W0256152

HANDBUCH DER MEDIZINISCHEN RADIOLOGIE

ENCYCLOPEDIA OF MEDICAL RADIOLOGY

HERAUSGEGEBEN VON · EDITED BY

L. DIETHELM
MAINZ

F. HEUCK
STUTTGART

O. OLSSON
LUND

K. RANNIGER
RICHMOND

F. STRNAD
FRANKFURT/M.

H. VIETEN
DÜSSELDORF

A. ZUPPINGER
BERN

BAND/VOLUME V
TEIL/PART 1

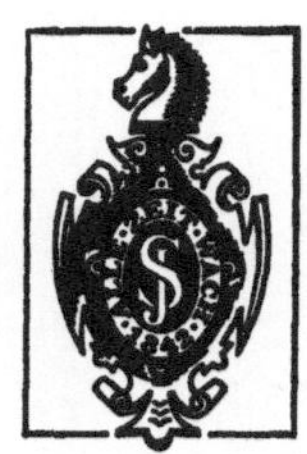

SPRINGER-VERLAG BERLIN · HEIDELBERG · NEW YORK 1976

RÖNTGENDIAGNOSTIK DER SKELETTERKRANKUNGEN

TEIL 1

DISEASES OF THE SKELETAL SYSTEM (ROENTGEN DIAGNOSIS)

PART 1

VON / BY

J. FRANZEN · F. HEUCK · J. KOLÁŘ · V. ŠVÁB
R. VRABEC · G. ZUBIANI

REDIGIERT VON · EDITED BY

L. DIETHELM

MAINZ

MIT 430 ABBILDUNGEN (886 EINZELDARSTELLUNGEN)
WITH 430 FIGURES (886 SEPARATE ILLUSTRATIONS)

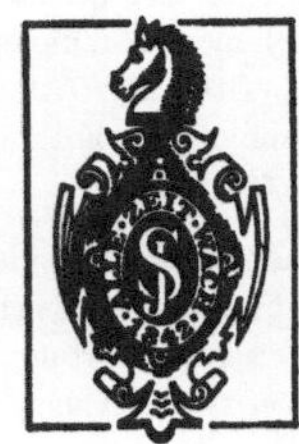

SPRINGER-VERLAG BERLIN · HEIDELBERG · NEW YORK 1976

ISBN-13: 978-3-642-80879-1 e-ISBN-13: 978-3-642-80878-4
DOI: 10.1007/978-3-642-80878-4

Library of Congress Cataloging in Publication Data (Revised). Diethelm, Lothar, 1910 – Röntgendiagnostik der Skeletterkrankungen. (Handbuch der medizinischen Radiologie, Bd. 5; Encyclopedia of medical radiology, v. 5) In German. Includes bibliographies. 1. Bones-Radiography. 2. Bones-Diseases-Diagnosis. I. Althoff, Hugo. II. Title. III. Title: Diseases of the skeletal system. IV. Series: Handbuch der medizinischen Radiologie, Bd. 5. [DNLM: 1. Spine-Radiography. WM100 H236 Bd. 6 T. 1 etc.] RC78.H295 Bd. 5 [RC930] 616.7'1'0757 68-12799.

Softcover reprint of the hardcover 1st edition 1976

Vorwort

Die Fortschritte unserer Kenntnisse über das „Organ Knochen", welche in dem vergangenen Jahrzehnt durch den Einsatz neuerer biochemischer, morphologischer und radiologischer Untersuchungsmethoden erreicht wurden, mußten zu der Überlegung führen, ob bereits der Zeitpunkt für die Darstellung einer „Allgemeinen Radiologie der Skeletterkrankungen" gekommen ist. Viele Diskussionen mit Professor Heuck seit den Jahren unserer gemeinsamen Tätigkeit in Kiel gaben mir die Gewißheit, daß er der richtige Autor für dieses schwierige Wagnis sein würde. Er hat auf der Basis seiner eigenen langwierigen und subtilen Forschungen und in engster Zusammenschau der radiologischen und pathologisch-anatomischen Publikationen eine bisher im Schrifttum noch nicht vorliegende Übersicht gegeben, die den aktuellen Stand unserer Kenntnisse umreißt und dabei auch vorhandene Probleme aufzeigt. Sein Beitrag leitet die Darstellung der speziellen Skeletterkrankungen ein und wird sicher die verdiente aufmerksamste Beachtung finden und zu weiterer Grundlagenforschung anregen.

Die Knochen- und Gelenkveränderungen durch Hitze und Kälte verdienen eine größere Aufmerksamkeit als bisher. Professor Šváb aus Prag hat an einem umfangreichen Krankengut von 940 durch Brand und 50 durch Kälte geschädigten Personen einen Einblick in die mit diesen Schädigungen zusammenhängenden Skelettveränderungen gewonnen, die ihm eine großartige Übersicht über alle Probleme der akuten Phase und der Folgezustände erlaubten.

Die in seinem Arbeitskreis gewonnenen Erfahrungen mit den strahlenbedingten Knochenschäden und die Knochenschäden durch Stromverletzungen werden in einer bis dahin nicht bekannten Geschlossenheit von den auf diesem Gebiet besonders erfahrenen Prager Autoren Kolář und Vrabec dargestellt, so daß man in ihren Beiträgen die Antwort auf so gut wie alle auf diesem Gebiete auftauchenden Fragen findet.

Die Osteopathien primär medullären Ursprungs, bearbeitet von Professor Zubiani, wurden besonders im Hinblick auf die allgemeinradiologischen Ausführungen von Professor Heuck bereits in diesem Band aufgenommen.

Den Abschluß bilden die zirkulatorischen Knochenveränderungen (die akute Sudeck-Kienböck'sche Knochenatrophie und der Knocheninfarkt), über deren Zustandekommen, Verhütung und Behandlung ein umfangreiches Schrifttum in einer sehr mühevollen Arbeit gesichtet und geordnet werden mußte, eine Aufgabe, die dankenswerterweise Professor Franzen übernommen und mit großer Sorgfalt gelöst hat.

Mainz, Februar 1976 L. Diethelm

Preface

Progress in our knowledge of the "organ bone", which in the past decade has been attained through new biochemical, morphologic, and radiologic methods of investigation, led inevitably to the consideration of whether the time had come for a new "general radiology of skeletal diseases". Many discussions with Professor HEUCK since the years of our association in Kiel convinced me that he would be the right man for this difficult enterprise. On the basis of his own lengthy and careful research, combined with a close inspection of radiologic and pathologic-anatomic publications he provides a comprehensive view of the subject which up to now has not been available in the literature and he outlines the current status of our knowledge and its problems. His contribution introduces the presentation of special diseases of the skeleton and will surely find the attention it deserves and provide a stimulus for further basic research.

Bone and joint changes caused by heat and cold deserve greater attention than they have hitherto received. Professor ŠVÁB of Prague, through his extensive case material including 940 burned and 50 frost-damaged patients, gained an insight into the related skeletal changes which permits an impressive survey of all problems of the acute phase and their sequelae.

The experience acquired with bone damages caused by radiation and electric burns are presented in an unprecedented comprehensive form by two Prague authors, KOLÁŘ and VRABEC, who are especially experienced in this area. Their contributions provide answers to virtually all questions which may arise.

The osteopathies of primarily medullary origin, Professor ZUBIANI's contribution, have been included in this volume in view of the general radiologic description provided elsewhere in the volume by Professor HEUCK.

The book concludes with a discussion of circulatory bone changes (Sudeck-Kienböck's atrophy and bone infarct). Professor FRANZEN deserves our thanks for taking on the laborious task of carefully sifting and arranging the voluminous literature on their occurrence, prevention, and treatment.

Mainz, February 1976 L. DIETHELM

Inhaltsverzeichnis — Contents

Teil 1: Allgemeine Radiologie und Morphologie der Knochenkrankheiten

Teil 2: Spezielle Radiologie der Knochenkrankheiten

Mitarbeiter von Band V/1 — Contributors to Volume V/1

Prof. Dr. J. Franzen, St. Elisabeth-Krankenhaus, Röntgen- und Strahlenabteilung, Werthmannstr. 1, 5000 Köln-Hohenlind

Prof. Dr. F. Heuck, Katharinenhospital der Stadt Stuttgart, Zentral-Röntgeninstitut, Kriegsbergstr. 60, 7000 Stuttgart 1

Doz. Dr. J. Kolář DrSc, Radiologische Univ.-Klinik, U nemocnice 2, Praha 2/CSSR

Prof. Dr. V. Šváb, Radiologická Klinika, U nemocnice 2, Praha 2/CSSR

Dr. R. Vrabec, Radiologische Univ.-Klinik, U nemocnice 2, Praha 2/CSSR

Dr. G. Zubiani, Piazza della Republica 6, Milano/Italia

Teil 1

Allgemeine Radiologie und Morphologie der Knochenkrankheiten

Allgemeine Radiologie und Morphologie der Knochenkrankheiten

Von

F. Heuck

Mit 195 Abbildungen

A. Einleitung

Das Skelettsystem ist bei Mensch und Tier aus verschiedenartig geformten und strukturierten Bausteinen, den einzelnen „Knochen“ in einer genetisch bestimmten, sinnvollen Ordnung zusammengefügt. Als inneres Stützgerüst des Organismus steht es in engem Zusammenhang mit Größe, Gestalt und Proportionen des Einzelindividuums. Durch die Verbindungen der einzelnen Knochen in den Gelenken dient das Skelett zusammen mit Muskulatur, Sehnen und Bändern als Bewegungsapparat des Organismus. Eine große Zahl von Erkrankungen der Knochen muß unter dem pathogenetischen Gesichtspunkt funktioneller Wechselwirkungen betrachtet werden.

Jeder einzelne Knochen stellt ein besonderes, außerordentlich dynamisches System dar, das zu einer erstaunlichen, reaktiven Plastizität befähigt ist. Der Knochen ist ein „Organ“, das als Mineraldepot entscheidend an der Homöostase des Kalzium- und Phosphatstoffwechsels beteiligt ist und mit seinem Markgewebe nicht allein dem Blutersatz, sondern wahrscheinlich noch weiteren, in den einzelnen Zusammenhängen wenig bekannten Aufgaben dient.

Das Röntgenbild des Knochens ist nicht nur ein Schattenbild, das Lage und Kontur eines Knochens im lebenden Organismus darstellt, sondern gleichzeitig ein „Durchstrahlungsbild“, mit dessen Hilfe Strukturen und Bauelemente jedes einzelnen Knochens in den makroskopischen Dimensionen erfaßt und analysiert werden können. Die Gelenkweichteile, wie Knorpel, Gelenkkapsel und Gelenkflüssigkeit, kommen normalerweise im Röntgenbild als „Weichteilschatten“ nicht zur Darstellung. Auch das Periost und das Knochenmark sind unter Standardbedingungen im Röntgenbild nicht sichtbar. Die den Knochen umgebenden Weichteile, wie Muskulatur, Unterhaut-Fettgewebe, die Haut und die Gefäße, können auf einem normalen Röntgenbild nicht weiter differenziert werden, da sie aus gleichen Elementen zusammengesetzt sind und neben Wasserstoff und Sauerstoff auch Kohlenstoff und Stickstoff enthalten, so daß die Schwächung einer Röntgenstrahlung etwa der des Wassers gleichzusetzen ist. Das Fettgewebe ist etwas strahlendurchlässiger als die übrigen Weichteile, da es spezifisch leichter ist. Mit Hilfe besonderer Aufnahmebedingungen (Weichstrahltechnik bei langwelliger Röntgenstrahlung zwischen 10—30 kV Anodenspannung erzeugt) ist die Darstellung und Beurteilung unterschiedlich dichter Weichteile im Bereich der weniger voluminösen Abschnitte der Extremitäten möglich. Die im Knochengewebe abgelagerten Kalksalze (vorwiegend Kalzium-Phosphor-Verbindungen) sind in der Regel in Form von Kristallen, seltener in amorpher Form in die organische Grundsubstanz eingelagert und innerhalb der Bauelemente des Knochens, wie Spongiosa, Kortikalis und Kompakta, bei gesunden Menschen in relativ gleichmäßiger Konzentration vorhanden. Durch seine Struktur ist das Knochengewebe gegenüber anderen unregelmäßigen und amorphen Mineralablagerungen in den Weichgeweben des

Organismus oder in den Organen röntgenologisch leicht zu differenzieren, so daß selbst heterotrope Verknöcherungen von makroskopischer Ausdehnung als solche erkannt werden können.

Die Erkrankungen des Skelettes sind in den Lehrbüchern und Handbüchern der Medizin meist nach ätiologischen, pathogenetischen, topographischen oder morphologischen Gesichtspunkten geordnet. Dabei bereiten die noch recht zahlreichen Unklarheiten über die Entstehung und Dynamik von Erkrankungen des „Organs Knochen" besondere diagnostische und differentialdiagnostische Schwierigkeiten. Eine Anzahl von Knochenkrankheiten ist erst nach Entdeckung der Röntgenstrahlen durch vergleichende röntgenmorphologische und anatomisch-histologische Untersuchungen analysiert und beschrieben worden. Die vergleichende Gegenüberstellung von Röntgenbefund und pathologisch-anatomischem Befund eines kranken Knochens konnte entscheidend zum Verständnis der unterschiedlichen Reaktionsformen des Knochens auf gleichartige Schäden und der besonderen oder charakteristischen Veränderungen bei verschiedenartigen Erkrankungen des Skelettes beitragen. Wesentliche Impulse zu einer intensiven Erforschung der Knochenkrankheiten durch die Pathologie sind zu Beginn unseres Jahrhunderts von der Röntgendiagnostik ausgegangen. Eine ständige Zusammenarbeit und der Gedankenaustausch zwischen Pathologie und Radiologie haben die Grundlagen unseres heutigen Wissens der Skeletterkrankungen geschaffen (KIENBÖCK, 1936; WEISS, 1951; SCHINZ, BAENSCH, FRIEDL, UEHLINGER, 1952; UEHLINGER, 1958/59; SCHMORL u. JUNGHANNS, 1968). Auf dem schwierigen Gebiet der genetisch bedingten Anomalien und Erkrankungen ist unser Wissen noch sehr unvollkommen und in ständiger Wandlung befindlich (FAIRBANK,1951; WIEDEMANN, 1960; RUBIN, 1964; LENZ, 1964; ALTHOFF u. a., 1967; KOZLOWSKI u. RUPPRECHT, 1972; CAFFEY, 1973; BAILEY, 1973; KAUFMANN, 1973; SPRANGER, LANGER u. WIEDEMANN, 1974).

Unsere Vorstellungen über die primären und sekundären Geschwülste des Knochens haben zu einer *vorläufigen Ordnung* geführt (COCCHI, 1953; JAFFE, 1959; DAHLIN, 1970; DOMINOK u. KNOCH, 1971; SPJUT u. Mitarb., 1971; SCHAJOWICZ u. Mitarb., 1972; UEHLINGER, 1973/74; SALZER-KUNTSCHIK, 1974; REMAGEN, 1974).

Die Resultate neuerer biochemischer, morphologischer und radiologischer Untersuchungsmethoden sowie vergleichende Forschungen am Knochen von Mensch und Tier werden unser Wissen über die normalen und krankhaft gestörten Lebensvorgänge im Gewebsverband Knochen erweitern oder modifizieren.

Das Hartgewebe der Tela ossea und der Zähne nimmt unter den übrigen Geweben des Organismus eine Sonderstellung ein. Unsere Kenntnisse über die Auseinandersetzung des Knochens mit dem Krankheitsherd, die als „reaktive Biodynamik" bezeichnet werden kann, sind lückenhaft und gründen sich auf Verlaufsbeobachtungen der Knochenkrankheiten im Röntgenbild und vergleichende pathologisch-röntgenologische Untersuchungen von Lokalisation, Form, Makro- und Mikrostruktur des Krankheitsherdes und seiner Nachbarschaft. Bei vergleichenden röntgenmorphologischen und pathologisch-histologischen Studien haben *solche* Methoden einen besonderen Wert erlangt, die den *unentkalkten, nativen Knochen untersuchen.* Die dabei zu überwindenden Schwierigkeiten und methodisch-technischen Probleme einer möglichst schonenden Fixierung, Färbung und Aufbereitung des Hartgewebsmaterials sind erheblich, doch lassen die bereits vorliegenden Befunde aus dem Grenzbereich zwischen Makro- und Mikrostruktur des Knochengewebes bei Skeletterkrankungen einen besonderen Informationswert und damit eine Verbesserung der Röntgenbildanalyse erwarten. Neben dem *Mazerationspräparat* des Knochens bei einer Erkrankung haben die Befunde der *Mikroradiographie* und der *Rasterelektronenmikroskopie* zum Verständnis der pathologisch veränderten Strukturen des Hartgewebes Knochen in den makroskopischen Dimensionen des Röntgenbildes beigetragen. *Die Biodynamik einer gestörten Transformation, einer Destruktion oder einer Apposition der Tela ossea kann am lebenden Menschen nur durch Verlaufsbeobachtungen der Erkrankungen des Knochens erfaßt werden.*

Der Versuch, eine Abhandlung über die „Allgemeine Radiologie der Skeletterkrankungen“ zu schreiben, ist ebenso gewagt wie schwierig. Im Schrifttum finden sich einige wenige grundlegende Ausführungen zur radiologischen Strukturanalyse von Knochen- und Gelenkerkrankungen, die sich auf vergleichende pathologisch-röntgenologische Untersuchungen stützen und noch heute weitgehend gültig sind. In dem vorliegenden Kapitel können aus der Aufgabenstellung heraus nur solche radiologischen Befunde abgehandelt und in eine gewisse Ordnung gebracht werden, die aus der Sicht einer allgemeinen Pathologie des Skelettes Bedeutung haben für die morphologische Bildanalyse und Dynamik der Knochenkrankheiten. Zwangsläufig werden die beispielhaft abgehandelten krankhaften Befunde am Knochen im Röntgenbild nicht erschöpfend dargelegt werden können. Aufgrund einer ungeheuren Vielfalt der Ausdrucksformen der gleichen krankhaften Veränderungen einerseits und der erstaunlichen Monotonie von röntgen-morphologischen Befunden der Knochen bei verschiedenartigen Erkrankungen andererseits, muß eine „Allgemeine Pathologie“ des Skelettes im Röntgenbild oder „Allgemeine Radiologie“ lückenhaft und unvollständig bleiben. In den speziellen Kapiteln dieses Handbuches wird der interessierte Leser alle gesuchten Einzelheiten finden, um verbliebene Lücken schließen zu können. Gleichzeitig soll diese Betrachtung der allgemeinen Pathologie des Knochens im Röntgenbild jedem Arzt, insbesondere dem Radiologen und Pathologen, Anregungen zu weiteren Forschungen geben. Allein aus der subtilen Bildanalyse der verschiedenen Knochenerkrankungen und ihrer Stadien während des Krankheitsablaufes bis zur Heilung oder dem Tod werden unsere noch unvollkommenen Kenntnisse über die „Biodynamik der Skeletterkrankungen“ erweitert werden können.

B. Knochenwachstum und Reifung

Das normale oder gestörte Knochenwachstum kann röntgenologisch bis zum Abschluß der Ossifikation verfolgt werden. Ferner können die Geschwindigkeit der verschiedenen Phasen der spätembryonalen Knochenbildung, des chondralen und enchondralen Längenwachstums, des periostalen Dickenwachstums und der Zeitraum der Skelettreifung ermittelt werden. Das Längenwachstum ist das Ergebnis der Wachstumsrate in der Zeiteinheit und der Zeitdauer des Wachstums.

I. Die normale und gestörte embryonale Osteogenese

Die embryonale Differenzierung des Knorpel- und Knochengewebes zu Bausteinen des Skelettes erfolgt aus dem Mesenchym. Es ist unbedeutend, ob die das Skelettsystem bildenden Gewebselemente mesodermaler oder ektodermaler Herkunft sind. Die Knochen des Rumpf- und Extremitätenskelettes entwickeln sich im wesentlichen aus dem Mesenchym mesodermalen Ursprungs, das Schädelskelett und die Klavikula (dieser Knochen nimmt in der Entwicklungsgeschichte des Skelettes eine Sonderstellung ein) weitgehend aus dem ektodermalen Mesenchym. Bisher sind nicht alle Faktoren bekannt, welche die Bildung der Skelettelemente determinieren (STARCK, 1975). Dagegen sind die mechanischen Konstruktionsprinzipien der Stützgewebe und der aus ihnen entstandenen Organe gut bekannt (s. S. 20 u. 62ff.). Eine Abänderung der Beanspruchung hat auch eine Änderung der Struktur zur Folge. Es ist zu vermuten, daß solche Faktoren, die eine Regeneration und den Umbau des Knochens bestimmen, auch in der Ontogenese wirksam sind. Durch tierexperimentelle Untersuchungen und klinische Beobachtungen am Menschen konnten mechanische und chemische Einflüsse teilweise analysiert werden. Bei einer Wertung der Forschungsresultate muß jedoch beachtet werden, daß die Art der Reaktionen auf einen von außen kommenden Reiz für jede Tierart sowie für den Menschen spezifisch ist, so daß die Beeinflussung der Ontogenese des Skelettsystems durch Störungen der normalen Stoffwechsel- und Umbauvorgänge (s. S. 52) oder toxische Schädigungen schwer erfaßt und schlüssig nachgewiesen werden kann.

Das Knorpelgewebe wächst schneller als das Knochengewebe. Durch Quellung von innen heraus (Intussuszeption) kann das Knorpelgewebe wachsen und so dem schnellen Wachstumstempo der Embryonalzeit besser folgen. Ein Wachstum des Knochengewebes ist nur durch komplizierte An- und Abbauvorgänge möglich. Das Knorpelgewebe spielt deshalb die Rolle des „Platzhalters“ für das Knochengewebe (STARCK, 1975) und wird

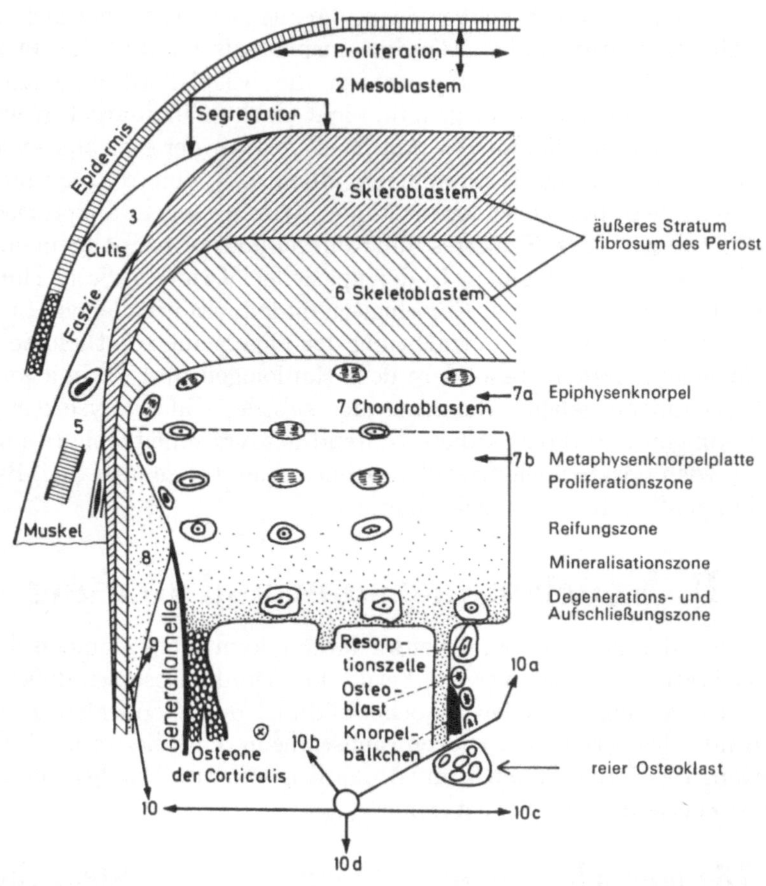

Abb. 1. Schema der embryonalen Entwicklung der Röhrenknochen (nach PLIESS, 1974)

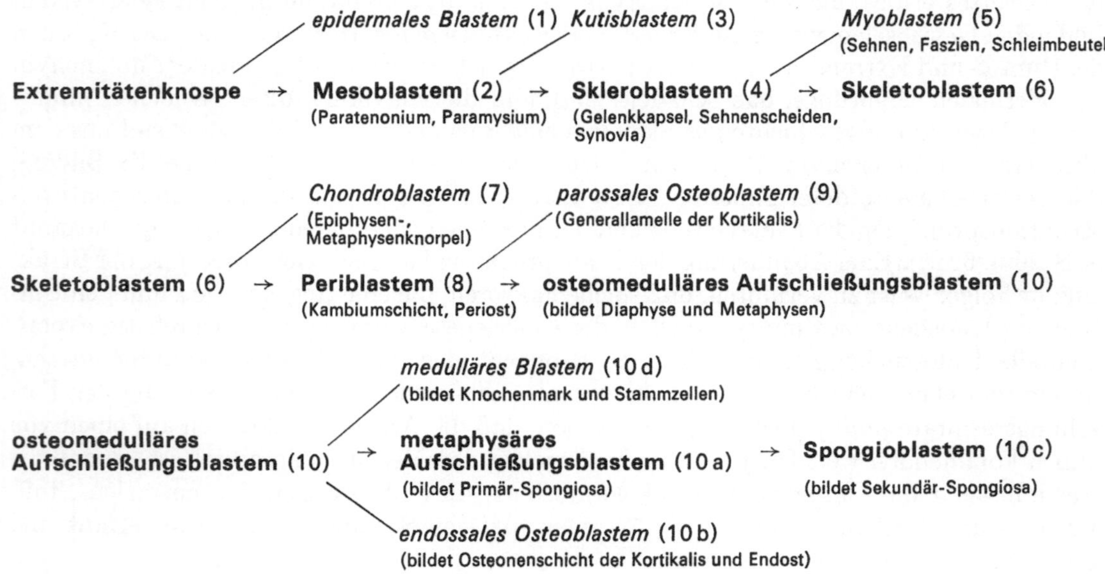

erst im Laufe der Ontogenese und des postembryonalen Wachstums durch Knochen ersetzt (chondrale und enchondrale Ossifikation). Die Knochen des Schädelskelettes und der Klavikula übernehmen als Deckknochen Teile des Exoskelettes und entstehen primär im Bindegewebe. Diese histogenetischen Vorgänge der Knochenbildung können jedoch nicht als entscheidende Kriterien für die Beurteilung eines Skeletteiles als Deck- oder Ersatzknochen betrachtet werden.

Histologisch-histochemische Untersuchungen zur Differenzierung der Skelettentwicklung hat PLIESS (1963/74) durchgeführt. Das Mesoderm oder Mesoblastem besitzt eine außerordentlich vielgestaltige *prospektive Potenz*, zu der die Differenzierung von osteomedullären Blastemen in eine osteogene und eine medullogene (Knochenmark-) Komponente gehört. Ein Rest der embryonalen Eigenschaften des Mesoblastems bleibt in Form von pluripotenten Mesenchymzellen — Histiozyten oder Fibrozyten — während des ganzen Lebens erhalten. Die embryonale Osteogenese erfolgt entweder als endesmale Osteogenese unmittelbar aus dem Mesoblastem oder als enchondrale Osteogenese über mehrere Segregationsschritte des Mesoblastems. Das Entwicklungsschema eines Röhrenknochens, basierend auf den Ergebnissen von PLIESS (1963/74), ist in der Abb. 1 dargestellt und erlaubt eine Orientierung bei verschiedenartigen Fragen zur Histo- und Morphogenese von Fehlformen oder Erkrankungen der Knochen. Die Fähigkeit der Mesenchymzellen oder „Histiozyten" zur heterotopen „metaplastischen" Knochenbildung auch postnatal und außerhalb der eigentlichen Skelettanlage ist bekannt (Sehnen, Muskeln, Haut, Tracheobronchialknorpel, ableitende Harnwege u. a.). Eine besondere Neigung zur Verknöcherung findet sich in Narben, Nekrosen und im Tumorstroma. Auf die Bedeutung der Embryogenese für das Verständnis der Entstehung von Knochentumoren hat PLIESS (1974) hingewiesen.

Die Ablagerung und Differenzierung von Knochengewebe in einer bestimmten Anordnung während der Embryonalphase ist bemerkenswert. Es entstehen Bälkchen oder Plättchen, zwischen denen weite, intertrabekuläre Spalten vorhanden sind. Die Rekonstruktionen von PINARD (1952) vermitteln einen Eindruck von der Gestalt dieser Plättchen sowie von dem sich entwickelnden Hohlraumsystem. Die Bälkchen erfahren während der Fetalzeit eine Verdickung, so daß sich aus den intertrabekulären Räumen die gefäßführenden, engen Havers'schen Kanäle zusammenfügen. Es konnten verschiedene Entwicklungsstufen der Osteogenese und Organbildung der Knochen festgestellt werden. Über die Möglichkeiten einer Beeinflussung der Knochenbildung in der frühen Embryonalzeit sind die vorhandenen Kenntnisse noch gering, da sich diese Phase der Morphogense grundsätzlich von Knochenbildung und Transformation der Tela ossea im Kindesalter und Erwachsenenalter unterscheidet (KNESE, 1957/59). Über die diaphysäre chondrale Osteogenese und die periostale Osteogenese des Menschen sind histologische Studien von KNESE (1956/57) und PLIESS (1963/74) vorgelegt worden. Die *diaphysäre chondrale Osteogenese* geht mit der Markraumbildung parallel und schreitet auf den periostalen Knochen hin fort. Aus der Knorpelschicht zwischen chondral-diaphysärem und periostalem Knochen entsteht eine Grenzlinie, die bis nach der Geburt zu beobachten ist. In dem neugebildeten Knochen treten Granula auf, die um die Gefäße und Markräume dichter gelagert sind. Nach diesem Entwicklungsstadium erfolgt die Ausbildung von Knochengewebe mit lamellären Strukturen, später durch Reifung und Transformation die Bildung von Osteonen als erster Schritt zur geordneten Entstehung von Havers'schen und Volkmann'schen Kanälen. Die *Mineralisation des embryonalen Knochens* haben MÜLLER, MÜLLER u. SAACKEL (1974) mit Hilfe der Mikroradiographie untersucht. Die Analyse der Mikroradiogramme von Knochendünnschliffen aus Femur, Tibia und Fibula von Frühgeborenen ergab neben einer Zunahme der Knochenmasse eine ansteigende Mineralkonzentration in der Tela ossea und eine Vermehrung der Osteozytenlakunen. Im Knochenquerschnitt kann an der Grenze zum Markraum eine verstärkte Strahlenabsorption beobachtet werden, auf die in Richtung zur Peripherie eine schmale, relativ homogene Zone mit wenig Zellen folgt, der wiederum eine aus mehreren, nebeneinander gelagerten Zellreihen be-

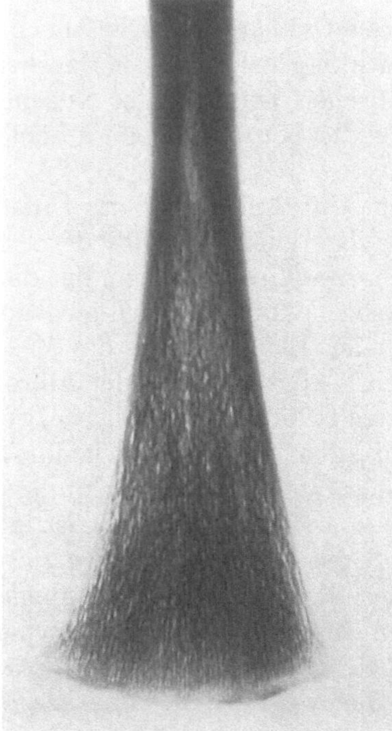

a

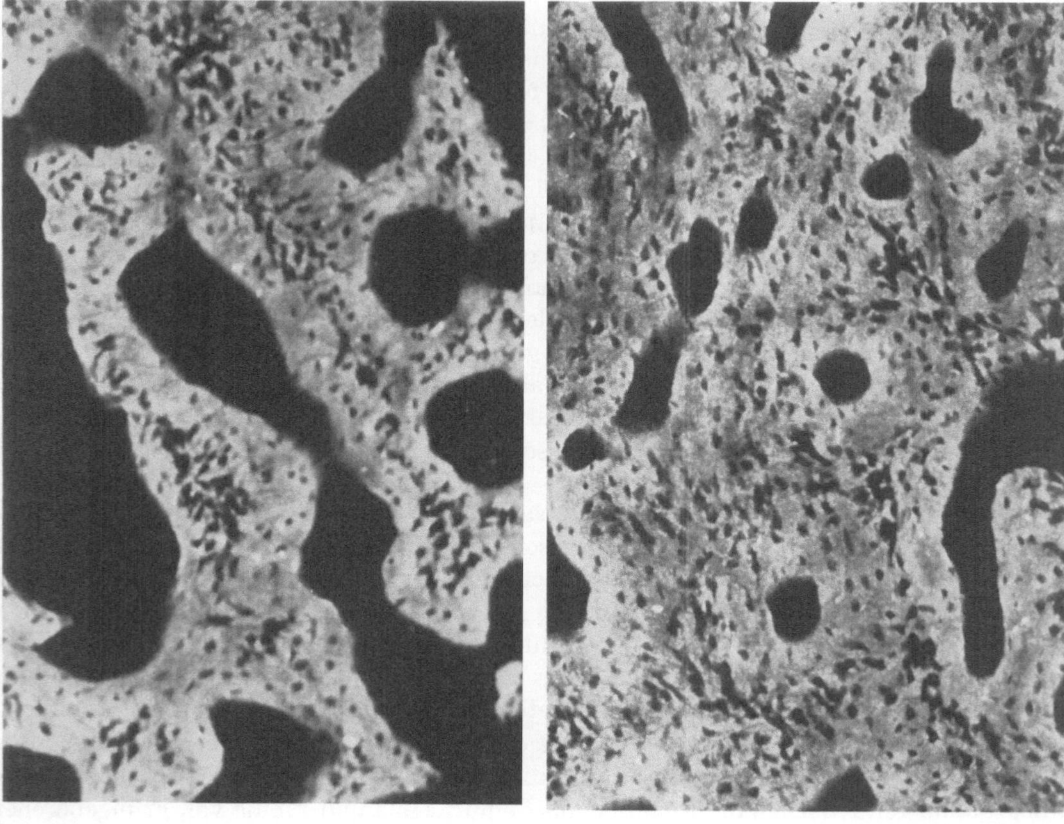

b

Abb. 2. Vergrößerungsaufnahme des Präparates der distalen Femurhälfte eines Frühgeborenen von 1550 g (a). Die Mikroradiogramme von 30—50 μ dicken Querschliffen aus der Diaphyse zeigen diffuse, im Gegensatz zum ausgereiften Knochen, regional nicht abgrenzbare Mineraleinlagerungen in die Tela ossea. Osteone sind noch nicht deutlich abzugrenzen. Zahlreiche Osteozyten mit sehr großen Osteozytenlakunen, die z. T. regellos zusammengelagert sind (b) (Vergrößerung 150×)

stehende „periostale Spange“ angelagert ist. Von dieser ersten periostalen Spange aus bilden sich relativ früh vom Markraum zur Peripherie hin kurze, dicke radiäre Zapfen, die eine Verbindung mit der zweiten periostalen Spange aufnehmen. Diese unterscheidet sich von der ersten periostalen Spange dadurch, daß sie nicht fortlaufend den Knochen umgibt, sondern aus unregelmäßig angeordneten einzelnen Lamellen besteht, die sich zum Teil überlappen und im Mikroradiogramm durch frühzeitige Kalkablagerungen erkennbar sind. Die Knochensubstanz zwischen erster und zweiter periostaler Spange wird zunächst in Form eines Bälkchenwerkes angelegt, das zu einer kompakteren Masse zusammentritt und ringförmige Bezirke abgrenzt, die den späteren Havers'schen Kanälen ähnlich sind.

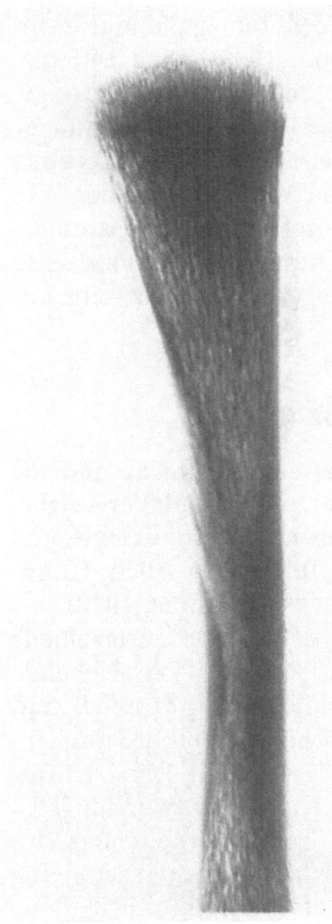

a

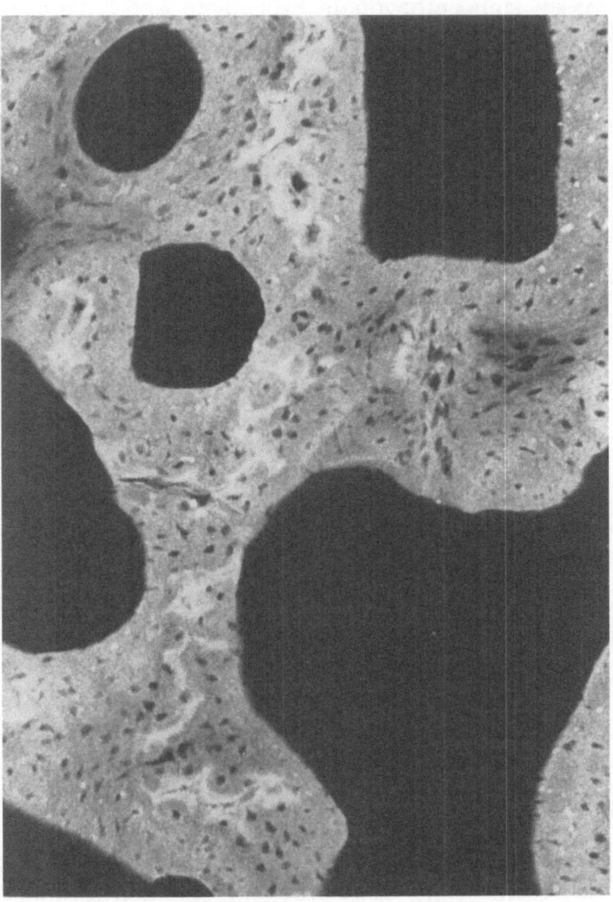

b

Abb. 3. Diaphysensklerose und breiter Gefäßkanal in der Mitte der Tibiadiaphyse bei 2120 g schwerem Frühgeborenen (a). Das Mikroradiogramm eines 50 μ dicken Querschliffes der Diaphyse zeigt neben sich formierenden Osteonen bereits eine Ordnung der Osteozyten. Die Osteozytenlakunen sind unterschiedlich groß. Die Tela ossea weist hochmineralisierte Zonen auf, die keine regelhaften Beziehungen zu den Knochenzellen erkennen lassen (b) (Vergrößerung 150×)

In diesem Stadium können diffuse, jedoch noch keine regional abgrenzbaren Bezirke unterschiedlicher Konzentration von Mineraleinlagerungen mikroradiographisch dargestellt werden. Im Gegensatz zum Erwachsenenknochen (s. S. 16 ff.) können inaktive und in Umbau befindliche sowie neugebildete Osteone und Schaltlamellen nicht differenziert werden (Abb. 2).

Von besonderem Interesse sind die auffallend dichten Zonen im Bereich der Röhrenknochen, die sich in der Fetalperiode der Knochenbildung finden. Wahrscheinlich kommt diese „Sklerose“ der Röhrenknochen durch die relativ dicke Kortikalis gegenüber den spongiösen Knochen zustande und ist Ausdruck der Transformation und Geschwindigkeit der Knochenneubildung (Abb. 3). Diese Befunde dürfen nicht mit den Veränderungen bei einer kongenitalen Lues verwechselt werden (Oehme, 1956). In den ersten Wochen und Monaten der postnatalen Ossifikation bilden sich die Diaphysen-Sklerosen zurück. Über weitergehende Einzelheiten der embryonalen Entwicklung von Knochen und deren Störungen können die Handbücher der Embryologie, Anatomie und Genetik Auskunft geben.

Während der *Embryonalphase* kann die fortschreitende intrauterine Ossifikation röntgenologisch untersucht werden, so daß die Knochenreifung bereits vor der Geburt bestimmt werden kann. Störungen der Ossifikation lassen sich ebenfalls röntgenologisch bereits in utero erfassen, so daß kongenitale Skelettanomalien und Dysplasien eines Knochens (z. B. eine Osteogenesis imperfecta) pränatal diagnostiziert werden können. Ferner lassen sich embryonale Störungen der Knochenbildung durch Viruserkrankungen nachweisen. Hierzu gehören die Fetopathie bei Röteln (Rubeolen), die Zytomegalie und wahrscheinlich auch die Pockenerkrankung (Cockshott u. McGregor, 1958). Eine Differenzierung des pathologischen Befundes erscheint röntgenologisch möglich (Singleton u. Mitarb., 1966; Williams u. Carey, 1966; Brandner, 1973). Eingehende Untersuchungen über die Entwicklungsgeschichte und die Fehlbildungen der Wirbelsäule sind von Töndury (1974) durchgeführt worden. Über die Ergebnisse der Analyse von Mißbildungen der Wirbel mit röntgenologischen Methoden hat Diethelm (1974) berichtet und eine zusammenfassende Darstellung in Band VI/1 dieses Handbuches gegeben. Durch den systematischen Einsatz röntgen-morphologischer Analysen von Skelettfehlbildungen ist eine Erweiterung unseres noch lückenhaften Wissens zu erwarten.

II. Die Wachstumsphasen und ihre Störungen

Die allgemeinen Gesetzmäßigkeiten des Knochenwachstums sind erforscht und die Kriterien der Skelettreifung an umfangreichen Reihenuntersuchungen und Verlaufsbeobachtungen erarbeitet und in den Handbüchern und Lehrbüchern der Radiologie und Pädiatrie niedergelegt (Todd, 1933; Schinz, Baensch, Friedl, Uehlinger, 1952; Greulich u. Pyle, 1959; Schmid u. Moll, 1960; Caffey, 1973; Edeiken u. Hodes, 1973).

Es ist bemerkenswert, daß das *Längenwachstum der Röhrenknochen* große Unterschiede bei verschiedenen Tierarten und dem Menschen erkennen läßt (Abb. 4). Vergleichende Studien an kleinen Säugetieren (Kaninchen, Katzen, Hühner, Schildkröten, Frösche) und dem Menschen lassen insbesondere Unterschiede im Aktivitätsverhältnis von proximalem und distalem Epiphysenknorpel während des Längenwachtums erkennen. Diese Unterschiede der Wachstumsaktivität des Epiphysenknorpels können aus entwicklungsgeschichtlicher Sicht nicht erklärt werden. Die Beurteilung des Knochenwachstums des Menschen gelingt mit Hilfe bandförmiger oder plattenförmiger „Knochennarben", die als Restzustand einer vorübergehenden Ossifikationsstörung (Infektionskrankheit, Vergiftung mit Blei oder Schwermetallen, Behandlung mit Phosphor-Lebertran u. a.) auftreten und zurückbleiben. Im Laufe des Wachstums entfernen sich diese Narben von den Epiphysenknorpeln, und das Verhältnis des Knochenlängenwachstums von proximaler zu distaler Epiphyse läßt sich röntgenologisch feststellen (Bergmann, 1929; Harris, 1933; Vahlquist, 1943; Wolf u. Psenner, 1954).

Weitere Untersuchungen über das Längenwachstum der Röhrenknochen des Menschen zur Beurteilung der Wachstumsaktivität der Epiphysenknorpel hat Heȓt (1959) durchgeführt. Als Fixpunkt und Wachstumszentrum des Knochens betrachtete er den Canalis nutritius der Röhrenknochen. Es fanden sich Unterschiede in der Wachstumsaktivität zwischen proximalem und distalem Epiphysenknorpel, die bereits im Fetalstadium erkennbar waren. Der Humerus zeigte ein stärkeres Wachstum des proximalen Epiphysenknorpels, während der Femur hauptsächlich im Bereich des distalen Knochenabschnittes wächst. Bisher ist nicht bekannt, wie diese typischen Unterschiede in der Wachstumsaktivität zwischen distalem und proximalem Anteil der Knochen zustande kommen. Es sind Zusammenhänge der Wachstumsaktivität mit den formerhaltenden Umbauprozessen der Knochen diskutiert und hierbei insbesondere das proximale Femurende als Beispiel angeführt worden. Die Ulna wächst an ihrem komplizierter gebauten proximalen Abschnitt ebenfalls langsam. Ein stärkeres Wachstum erfordert auch eine erheblich stärkere Transformation der Knochen, die im Bereich komplizierterer Formen der Bauelemente des Skelettes offenbar auf ein Minimum beschränkt wird (Abb. 5).

Eine Kenntnis von Unterschieden in der Wachstumsaktivität der proximalen und distalen Abschnitte der Knochen ist für die Unfallchirurgie und Orthopädie von besonderem Interesse. Da auch mechanische Kräfte einen Einfluß auf die Ossifikation und damit das Wachstum haben, können nach einem Trauma im Wachstumsalter aufgetretene Seitendifferenzen der Extremitäten durch Beschleunigung oder Verlangsamung der Wachstumsaktivitäten des Knochens ausgeglichen werden (Abb. 38).

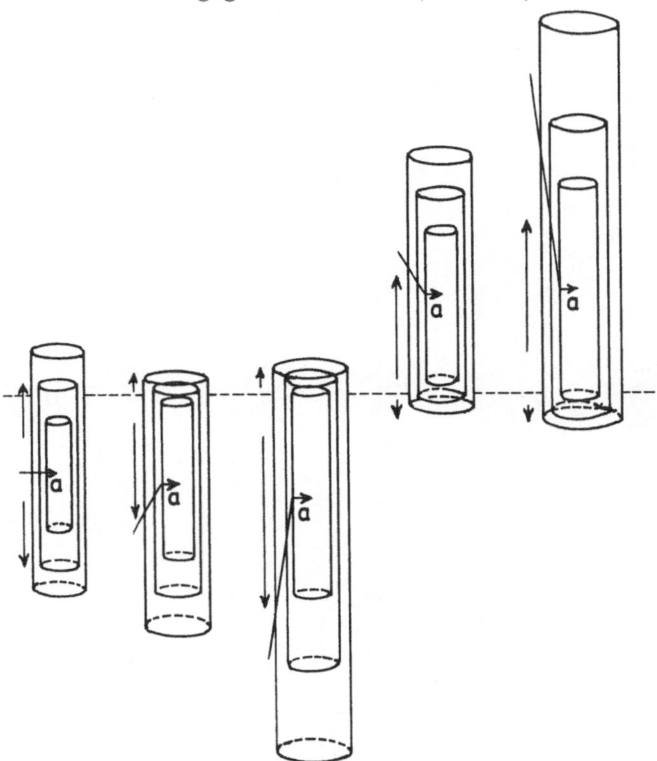

Abb. 4. Wachstum und Entwicklung der Röhrenknochen bei Mensch, Menschenaffe und Rind schematisch dargestellt. Die Gefäßkanäle zeigen während der Entwicklung einen verschiedenartigen Verlauf in der Diaphysenkompakta, der von der Richtung des rascheren Wachstums bestimmt wird. Bei a) ist die Eintrittsstelle des Gefäßes in der Phase der Knochenbildung zu sehen. Mit fortschreitendem Dickenwachstum verläuft der Gefäßkanal *senkrecht* zur Achse, wenn das Längenwachstum in den beiden Epiphysen in *gleicher* Geschwindigkeit erfolgt. Ist die Geschwindigkeit des Längenwachstums in der distalen und proximalen Epiphyse *unterschiedlich*, so wird der Gefäßkanal nach der Seite des *rascheren* Längenwachstums entsprechend deutlich abgewinkelt. Die Verlaufsrichtung scheint artspezifisch zu sein (nach KÜPFER u. SCHINZ, 1923)

Vergleichsuntersuchungen über die Ossifikation von unterernährten und normal ernährten Mädchen haben DREIZEN u. Mitarb. (1967) vorgenommen. Das Skelettwachstum und die Skelettreifung waren bei Unterernährung verlangsamt. Die Menarche trat bei den Mädchen einige Monate später ein. Durch noch unbekannte Regulationsmechanismen wurde trotz der verzögerten Ossifikation ein noch ausreichendes Wachstum festgestellt.

Seltene, jedoch beachtenswerte Störungen der Ossifikation des Skelettes und damit des Wachstums fanden sich bei zerebralen Allgemeinschäden, bei Veränderungen in den Gehirnrindenpartien und beim hypophysären Infantilismus (WEINGÄRTNER u. ZIEGLER, 1964; SCHMID, 1973).

Die Ossifikationsstufe des Kleinkindes wird nach einer Periode des Längenwachstums abgelöst durch die Ossifikationsstufe der Pubertät, die mit dem 18. Lebensjahr beim weiblichen Geschlecht und etwas später beim männlichen Geschlecht zum Abschluß gelangt, so daß dann die Ossifikationsstufe des Erwachsenen folgt. Untersuchungen über die *Wachstumsgeschwindigkeit* gesunder Kinder zeigten Phasen unterschiedlich raschen Wachstums (Abb. 6). Es sind zwei Phasen eines schnelleren Wachstums festzustellen.

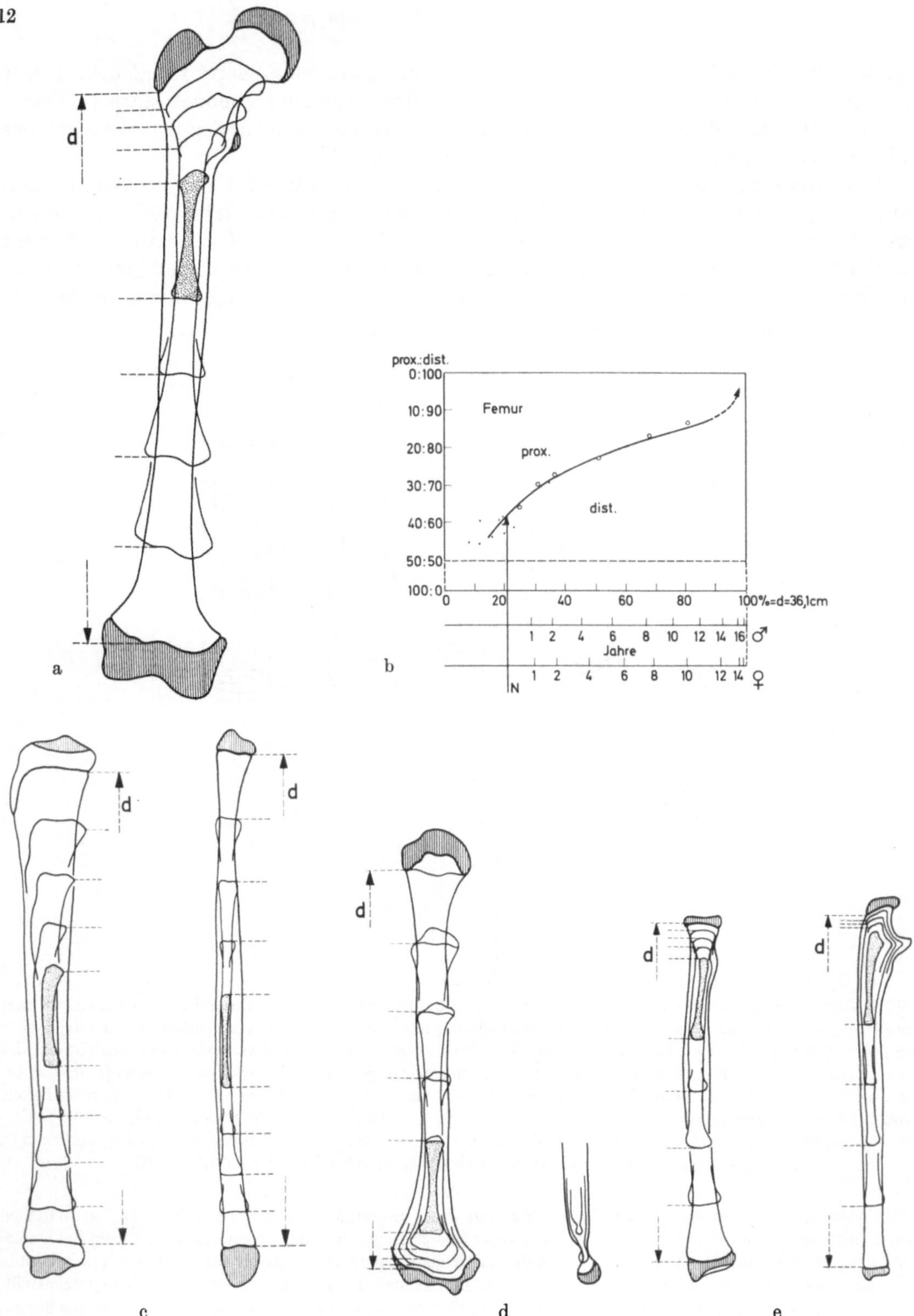

Abb. 5. Schematische Darstellung des Längenwachstums der Röhrenknochen beim Menschen und der unterschiedlichen Wachstumsaktivität der Epiphysenknorpel (Nach J. Heřt, 1959): (a) Wachstumsskizze des Femurs, (b) Darstellung des Wachstumsverhältnisses von proximaler zu distaler Epiphyse. Beim Neugeborenen beträgt das Verhältnis etwa 6 : 4 und steigt bis 9 : 11 am Ende des Wachstums an. Der Gesamtanteil der distalen Epiphyse an der Bildung der Diaphysen beträgt etwa 75%, der Anteil des Trochanterknorpel etwa 25%. Die Epiphyse des Femurkopfes bestimmt das Längenwachstum des Femurhalses. (c) Wachstumsskizzen von Tibia und Fibula. (d) Wachstumsskizze des Humerus. (e) Wachstumsskizze der Ulna. Bemerkenswert ist, daß das Aktivitätsverhältnis der Ulna von distal zu proximal 95 : 5 beträgt und daß die Ulna proximal nur eine Wachstumszone in der Apophyse des Olekranon besitzt. d = Länge der Diaphyse

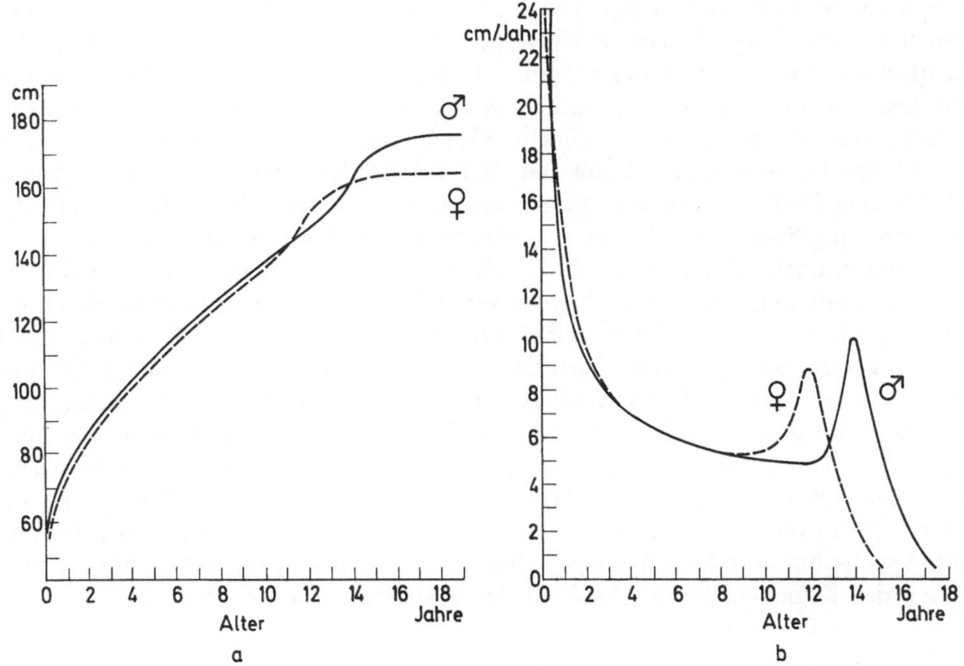

Abb. 6. Verlauf des Längenwachstums (a), jährliche Wachstumsgeschwindigkeit in cm (b) (Aus J. R. Bierich 1972)

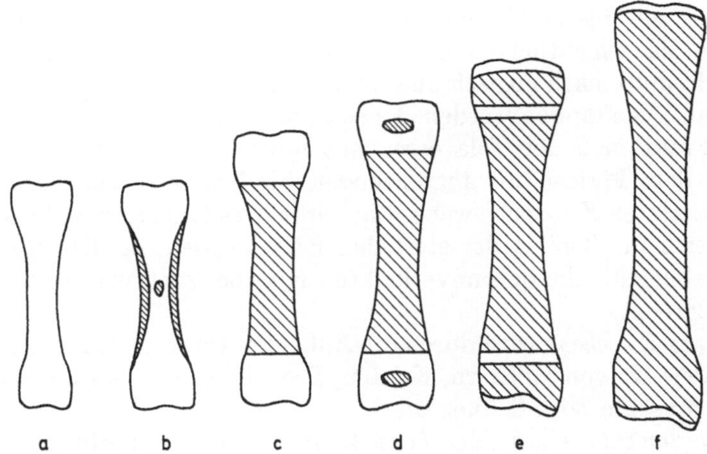

Abb. 7. Schema der Ossifikation eines langen Röhrenknochens in den verschiedenen Stufen (weiß = Knorpel, schraffiert = Knochen). (a) Knorpelstab, (b) perichondraler diaphysärer Knochenmantel und enchondraler diaphysärer Ossifikationsbezirk, (c) periostale diaphysäre Ossifikation bei noch knorpligen Epiphysen, (d) Auftreten von epiphysären enchondralen Ossifikationszentren, (e) Epiphysenfugen sind noch offen, (f) Abschluß der Ossifikation und des Längenwachstums. Es erfolgt nur noch ein geringes periostales Dickenwachstum (nach Schinz u. Mitarb., 1952)

Die erste Phase verläuft von der Geburt bis zum 2. Lebensjahr und repräsentiert die Ausläufer des in exponentieller Weise erfolgenden fetalen Wachstums, die zweite Phase liegt in der Zeit der Pubertät und damit der Wirkung der gonadalen und adrenalen Androgene und ist mit der sexuellen Reifung und dem Epiphysenfugenschluß beendet (Bierich, 1972). Die Zeiten der Bildung der Knochenkerne und die Verknöcherung der Wachstumszonen im Bereich der Epiphysenfugen, der Metaphysen und der Apophysen sind bekannt.

Im Bereich der Röhrenknochen kann eine diaphysäre, eine epiphysäre und eine apophysäre Knochenkernbildung unterschieden werden. Eine schematische Darstellung der Ossifikation eines Röhrenknochens und seines Wachstums unter normalen Bedingungen zeigt Abb. 7. Die Erforschung von Besonderheiten der enchondralen Ossifikation hat ergeben, daß multinukleäre Epiphysen- oder Apophysen-Verknöcherungen vorkommen können und keineswegs Ausdruck eines pathologischen Prozesses sind. Durch Verlaufsbeobachtungen der Ossifikationsvorgänge konnte sichergestellt werden, daß multizentrische Ossifikationen zu einem unizentrischen oder uninukleären Knochenkern verschmelzen. Das Auftreten der Ossifikationskerne erfolgt in einer gesetzmäßigen Reihenfolge. Auf die Bedeutung mechanischer Kräfte für den Zeitpunkt des Auftretens von Knochenkernen im Epiphysenknorpel des wachsenden Skelettes hat v. HAYEK (1954) hingewiesen. Die Apophysenkerne können — ebenso wie die Epiphysenkerne (diese jedoch seltener) — selbst nach Abschluß der Pubertät und damit des Wachstums bestehen bleiben, ohne daß sie mit dem Hauptknochen verschmelzen. Diese Gebilde imponieren dann als akzessorische Knöchelchen oder Schaltknochen und haben zum Teil Eigennamen erhalten.

Die normale oder gestörte Ossifikation und damit die Entwicklung des gesamten Skelettes werden primär durch Erbfaktoren gesteuert. Nach unserem heutigen Wissen wirken diese unmittelbar oder über den Einfluß von Hormonen. Durch eine hormonale Dysregulation oder als deren Folge ausgelöste Systemerkrankungen des Skelettes erlauben Rückschlüsse auf die normalen Regulationen des Skelettwachstums. Ferner sind Vitamine und deren Stoffwechselprodukte sowie der Kalzium- und Eiweißstoffwechsel für das normale Wachstum und den physiologischen Knochenaufbau sowie eine ungestörte Transformation des Knochens nach Abschluß des Wachstums von Bedeutung.

III. Die Form und Struktur des ausgereiften Knochens

Der normale, voll ausgereifte Knochen besteht aus verschiedenen Gewebselementen. Häufig wird nur das eigentliche Knochengewebe — die Tela ossea — als „Knochen“ bezeichnet, doch muß pathologisch-anatomisch und radiologisch unter diesem Begriff das ganze „Organ“ verstanden werden. Es setzt sich zusammen aus den organischen und anorganischen Fraktionen der Tela ossea mit ihren Zellelementen, dem Knochenmark (Medulla ossea), dem Periost mit angrenzenden Bindegewebselementen und dem unverkalkten oder verkalkten Knorpelgewebe. Ein verkalktes Knorpelgewebe kommt nur selten vor und findet sich im Bereich der sternalen Rippenenden, im Knorpel des Kehlkopfes und als Zwischenschicht, die den unverkalkten Knorpel zur Tela ossea der gelenkbildenden Knochen abgrenzt.

Die *Form eines Knochens* wird durch die Außenkonturen bestimmt, an denen Unregelmäßigkeiten in der Art von Höckern, Kanten, Protuberanzen und Leisten zu finden sind. Dort setzen die Muskeln oder Sehnen an.

Die *Strukturelemente eines Knochens* können, ihrer Anordnung, Gliederung und Zusammenlagerung entsprechend, in eine Ordnung gebracht werden (KNESE, 1970 — Handbuch Bd. IV/1):

1. Strukturen erster Ordnung,
Kompakta-Spongiosa-Verteilung.

2. Strukturen zweiter Ordnung,
als topographisch-spezifische Zusammenlagerung der Lamellensysteme im Sinne eines unterschiedlichen Aufbaues der Knochen.

3. Strukturen dritter Ordnung,
als Lamellensysteme, Osteone und Tangentiallamellen, Schaltlamellen und Generallamellen.

4. Strukturen vierter Ordnung,
die einzelnen Lamellen selbst.

5. Strukturen fünfter Ordnung,
die Fasern mit den anorganischen Substanzen.

6. Strukturen sechster Ordnung,
die Molekularstruktur der Fasern, der organischen und anorganischen Substanzen.

Ein derartiges Ordnungssystem stellt die Grundlage zum Verständnis für die statische Belastbarkeit und damit die Festigkeit eines jeden Knochens dar. Das Knochengewebe kann als Verbundbau angesehen werden, der aus zwei Materialien verschiedener Festigkeit — den organischen Formationen und dem Knochenmineral — zusammengesetzt ist (PETERSEN, 1930; KNESE u. Mitarb., 1954/58/70). Die Bausteine des Stützgerüstes sind meist aus spongiösen und kompakten Bauelementen, seltener aus reiner Spongiosa zusammengefügt. Die Spongiosa-Kompakta-Relation und die Architektur eines Knochens sind genetisch präformiert.

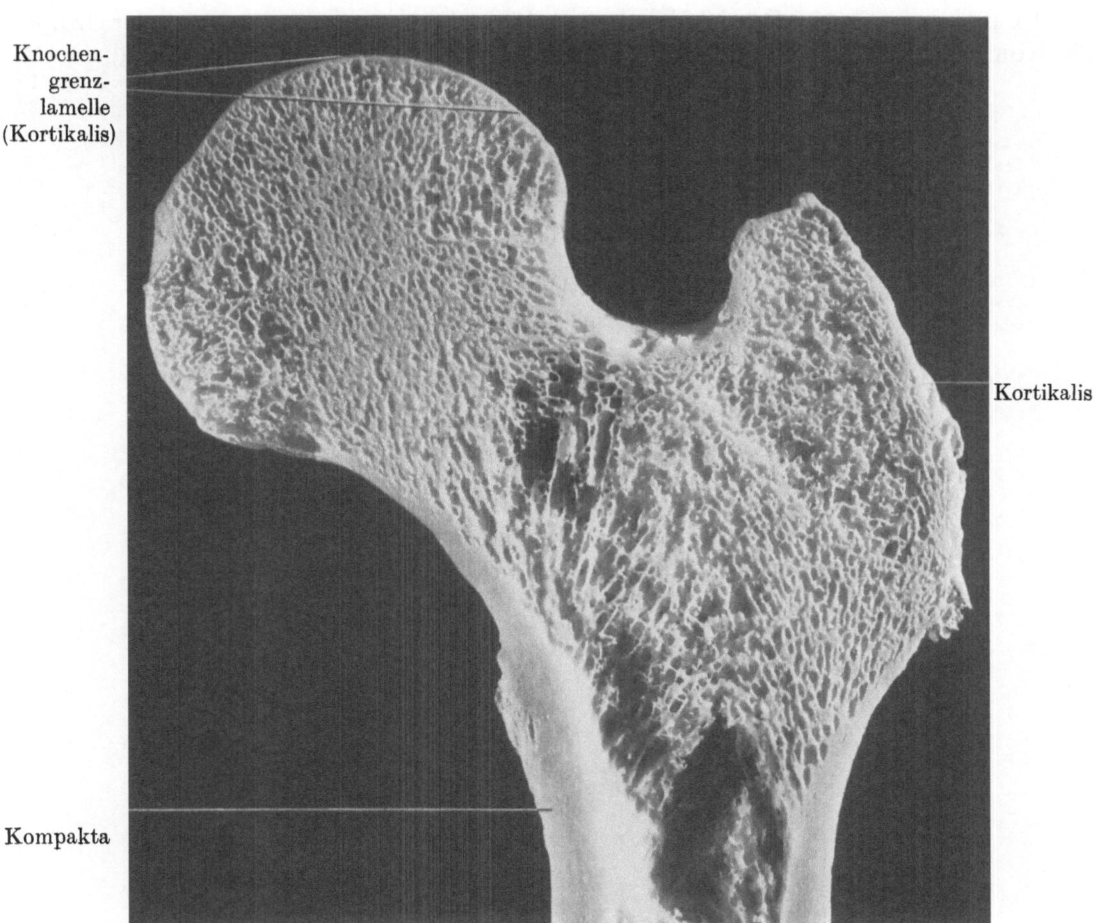

Abb. 8. Strukturen 1. Ordnung: Kompakta, Kortikalis und Spongiosa (am Mazerationspräparat des proximalen Femurabschnittes eines 61jährigen Mannes dargestellt). Die Unterschiede in der Verteilung und Ausbildung von Spongiosabälkchen, Lamellen und Plättchen sind deutlich zu erkennen

Die Strukturanalyse der Knochen des Skelettes zeigt eine sinnvolle Verteilung von Spongiosa und Kompakta. Ein Knochen, der allein aus Kompakta bestehen würde, hätte eine Tragfähigkeit, die über das erforderliche Maß weit hinausgeht. Zudem wäre dieses Material aus reinem Hartgewebe außerordentlichs chwer. An den Gelenkenden der Knochen wird die Gestalt der Skeletteile weitgehend durch die zur Bewegungsführung erforderliche Form und Größe der Gelenkkörper bestimmt. Dies gilt auch für die kleinen Hand- und Fußwurzelknochen (KNESE, 1956). Bei den platten Knochen, wie z. B. dem Beckenskelett und der Skapula, werden durch die Größe dieser Bauelemente entsprechende Flächen für die Muskelansätze gebildet. Eine sinnvolle Architektur von Skelettabschnitten spiegelt sich in den vielfältigen Aufgaben der Wirbelsäule wieder, die einmal Tragorgan des Rumpfes, zum anderen Schutzorgan des Rückenmarkes ist und schließlich mit Hilfe der verschiedenen Fortsätze der Wirbel als Ansatz- oder Ursprungspunkt von Muskeln und Bändern dient (KNESE, 1958).

Nach anatomischen Gesichtspunkten können die *Extremitätenknochen* in drei Abschnitte eingeteilt werden:

die *Diaphyse* oder den Schaft der Röhrenknochen,
die *Metaphyse* oder die Enden des Schaftes und
die *Epiphyse*, die aus den knorpelig präformierten Randzonen des Knochens entsteht und im allgemeinen die gelenkigen Verbindungen der Knochen entwickelt.

Im makroskopischen Bereich des Röntgenbildes können als Strukturen erster Ordnung die Kompakta oder Kortikalis und die Spongiosa differenziert werden (Abb. 8).

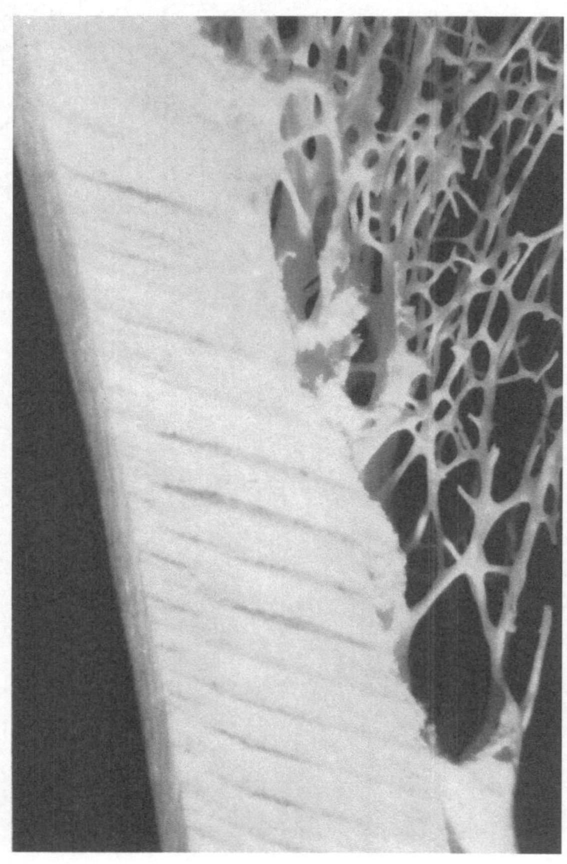

Abb. 9. Kompakta eines Röhrenknochens, die zum Markraum hin und in Richtung zur Metaphyse in spongiöse Formationen übergeht (Mazerationspräparat des Femur eines 42 Jahre alten Mannes) (Vergrößerung 4 ×)

1. Die Kompakta oder Kortikalis

Die gesunde Kompakta der Diaphysen und die Kortikalis spongiöser Knochen stellen sich im Röntgenbild als homogener, massiver Schatten dar. In Richtung zum Markraum und zu den Metaphysen der Röhrenknochen hin geht die Kompakta in spongiöse Formationen über (Abb. 9). Der kompakte Knochen ist feingeweblich im Bereich der Strukturen zweiter und dritter Ordnung aus Havers'schen Osteonen und den dazwischen angeordneten Schaltlamellen sowie den peripheren Grenzlamellen zusammengesetzt (Abb. 10).

Als wichtigster Baustein der Kompakta und Kortikalis eines Knochens wird das „Osteon“ angesehen. Dieser Begriff ist in Anlehnung an die bekannten Funktionseinheiten des „Nephrons“ oder des „Neurons“ gewählt worden. Untersuchungen an verschiedenartigem Knochenmaterial ergaben, daß die Orientierung der Lamellensysteme im Sinne einer „Umwicklung des Gefäßes" — die der ursprünglichen Vorstellung des Osteons entspricht — nicht überall zu finden ist. Es sind sehr verschiedenartige Verschmelzungen und Durchflechtungen der kollagenen Faserlamellen gefunden worden, so daß das „Osteon" als individuelles Gebilde nicht abgegrenzt werden kann (KNESE, RITSCHL, VOGES, 1954). Auch die äußere Form der Osteone und die Mineralkonzentration zeigen ein wechselndes Bild. Die Einwirkung der Torsionskräfte auf Strukturen zweiter und dritter Ordnung ist in der Anordnung der Osteone und im strukturellen Aufbau der Osteonlamellen erkennbar. Der zentrale Havers'sche Kanal wird im Wechsel von steil und flacher ansteigenden Fibrillen spiralig umwunden. Innerhalb des kompakten Knochens sind die Osteonen oder Havers'schen Systeme nicht als parallele Bündel nebeneinander angeordnet, sondern es können sich zwei oder mehrere Osteone von der äußeren zur inneren Zone

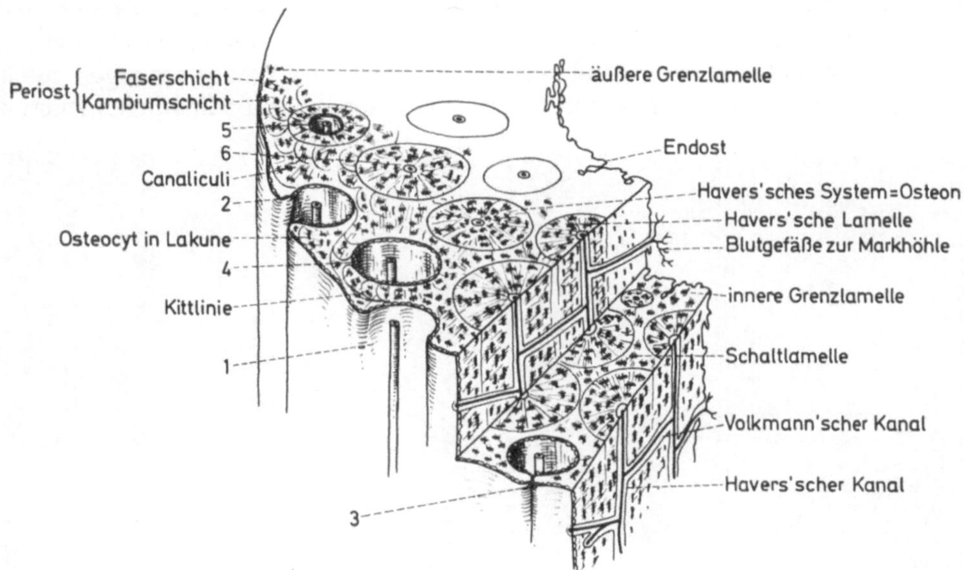

Abb. 10. Schematische Darstellung des Aufbaues der Kompakta aus Osteonen oder Havers'schen Systemen und Schaltlamellen. Die gefäßführenden Volkmann'schen und Havers'schen Kanäle sind erkennbar. 1—6: Entwicklungsstufen eines Havers'schen Systems von der Peripherie zur Mitte der Diaphysenkompakta (nach STEIN, STEIN u. BELLER, 1955)

spiralig umwickeln und zusammenschließen. Das einzelne Osteon ist nur im Knochenquerschnitt ein gut abgrenzbarer Baustein der Kompakta und Kortikalis, während im Längsschnitt Schwierigkeiten auftreten, die Osteone klar voneinander abzugrenzen. Der reife, ausgewachsene Knochen kann als ein Fasersystem besonderer Anordnung betrachtet werden.

Die *Mineralisation* der Osteone und der Schaltlamellen zwischen diesen ist unterschiedlich. Im jugendlichen, wachsenden Knochen kommen zahlreiche Umbauplätze oder Lakunen vor. Das Kalksalzmosaik der Tela ossea kommt im Mikroradiogramm gut zur Darstellung und läßt deutliche Unterschiede zwischen dem wachsenden, dem ausgereiften und dem alten Knochen von Kompakta und Kortikalis erkennen (Abb. 11). Die Geschwindigkeit des Knochenumbaus im wachsenden Knochen kommt in der geringeren Mineralkonzentration der Tela ossea der Osteone, der relativ großen Zahl der Knochenzellen und der Umbauplätze der Kompakta zum Ausdruck (ENGSTRÖM, 1946; SISSONS, 1950; LACROIX, 1951; BOHATIRCHUK, 1954; JUSTER u. Mitarb., 1958; JOWSEY, 1960; LAVAL-JEANTET, 1961; BERNHARD u. Mitarb., 1964; HEUCK, 1963/68/70/74).

Die einzelnen Knochen weisen nicht nur verschiedenartige Strukturen zweiter Ordnung sondern auch eine verschiedenartige Festigkeit auf (KNESE, HAHNE u. BIERMANN, 1955; KNESE, 1970 — Handbuch Bd. IV/1). Die Analyse einer größeren Anzahl von

Osteonen aus dem Skelett eines 43jährigen Mannes ergab, daß innerhalb eines Knochenquerschnittes *die größeren Osteone* zum Markraum, *die kleineren Osteone* zur periostalen Oberfläche des Knochens hin angeordnet waren. Dabei wiesen die größeren Osteone mehr Lamellen mit einer steilen, die kleineren Osteone eine größere Zahl von Lamellen mit flacher Wicklung der Kollagenfasern auf. In jedem Knochenquerschnitt konnte eine topographisch-spezifische Zusammenlagerung von Osteonen — also Strukturen zweiter Ordnung — gefunden werden. Es ergab sich, daß die Verteilung der verschiedenen Osteonformen über den Knochenquerschnitt mit der Gestalt der Querschnittsform zusammenhängt. Flächen und Kanten der Knochen haben einen voneinander verschiedenen Aufbau (KNESE, VOGES u. RITSCHL, 1954). Im Bereich der Tibia konnte AUERBACH (1957) nachweisen, daß 810 Osteone pro cm^2 mit einer Schwankung von $\pm$ 240 vorkommen. Die Zusammenlagerung der Osteone ist einmal im Bereich der drei Kanten der Tibia, dann aber auch im Bereich der Flächen *gleichartig*. Es konnte festgestellt werden, daß der Knochen in seinem Aufbau variiert und diese Variationen statistischen Gesetzen folgen.

Die Strukturanalysen am gesunden Knochen haben die Voraussetzungen geschaffen, um Veränderungen der Knochenstruktur unter pathologischen Bedingungen zu studieren.

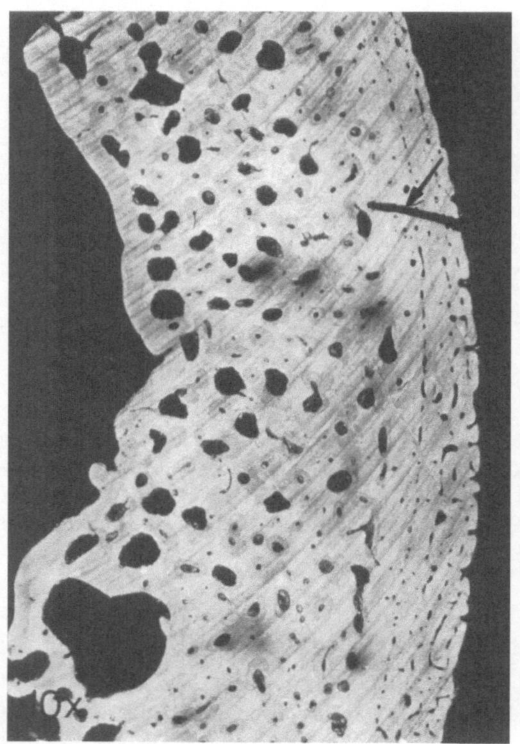

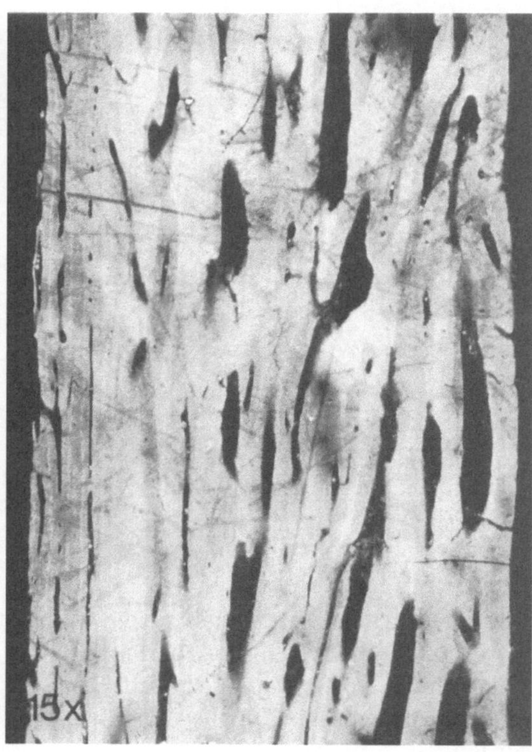

a

Abb. 11. Normaler Knochen der Diaphysenkompakta im Mikroradiogramm. (a) Übersichtsmikroradiogramme eines Querschliffes (links) und eines Längsschliffes (rechts) aus der Femurdiaphyse eines 8jährigen Mädchens (Unfalltod). Die Unterschiede im Aufbau der Kompakta, die Umbauplätze der Tela ossea in Form unterschiedlich großer Lakunen und ein Canalis nutritius (→) kommen zur Darstellung (Vergr. 10× und 15×), (b) Kalksalzmosaik des kindlichen Knochens im Mikroradiogramm (Dünnschliffe aus der proximalen Femurdiaphyse eines 4jährigen — links — und eines 12jährigen — rechts — Knaben. Unfalltod). Zahlreiche lakunenartige Umbauplätze (L) und niedrig mineralisierte Osteone (low density-Osteone →) mit einem Osteoidsaum sind charakteristisch für den wachsenden Knochen (Vergrößerung 100 ×). (c) Das Knochengewebe des *Erwachsenen* zeigt nur vereinzelte Osteone mit niedrigem Mineralgehalt (×) und einzelne Umbauplätze (Dünnschliffe aus der proximalen Femurdiaphyse eines 25jährigen — links — und eines 38jährigen — rechts — Mannes. Unfalltod). Es kommen hochmineralisierte, bandförmige Zonen in den Osteonen zur Darstellung. Die Kittlinien (+→) in der Peripherie der Osteone weisen eine niedrigere Mineralkonzentration auf als der Innensaum der Havers'schen Kanäle (→ = sog. resting-line) und die dichten Zonen der Kokardenosteone ++→). (Vergrößerung 100 ×) (Nach HEUCK 1969/74)

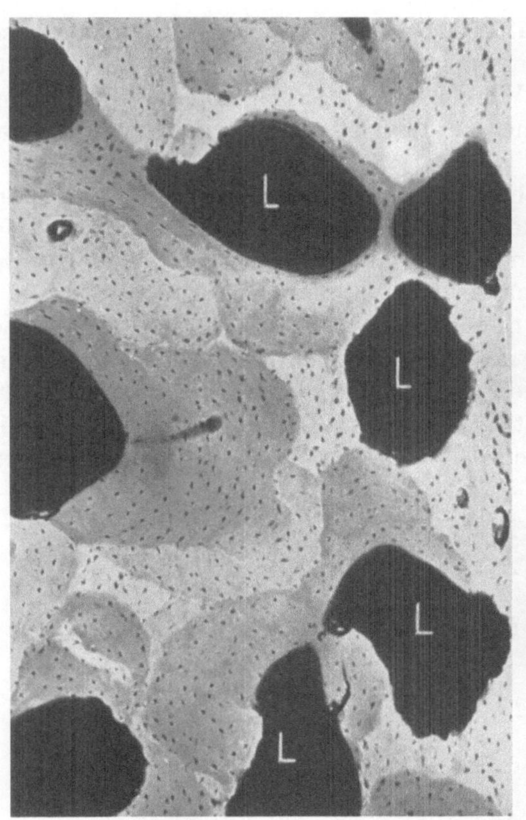

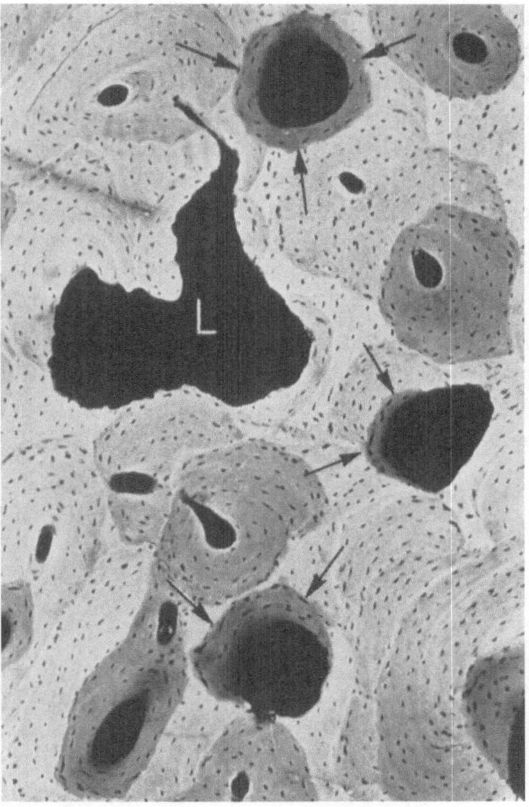

Abb. 11 b

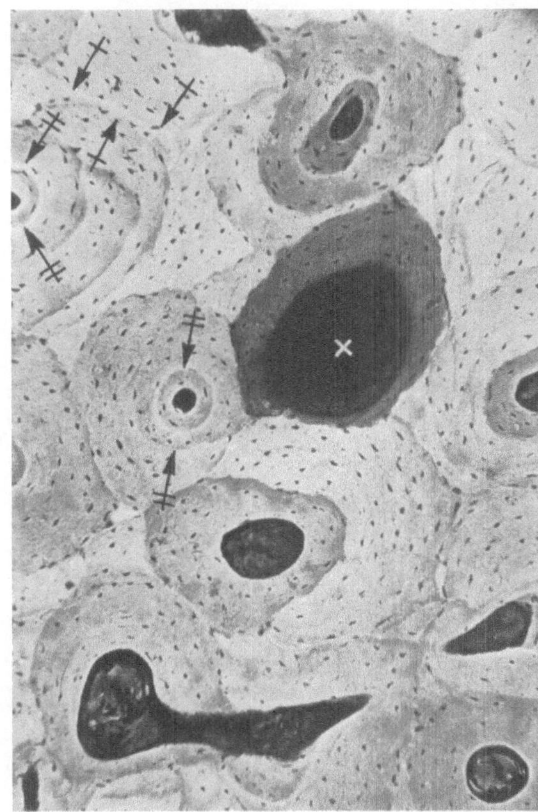

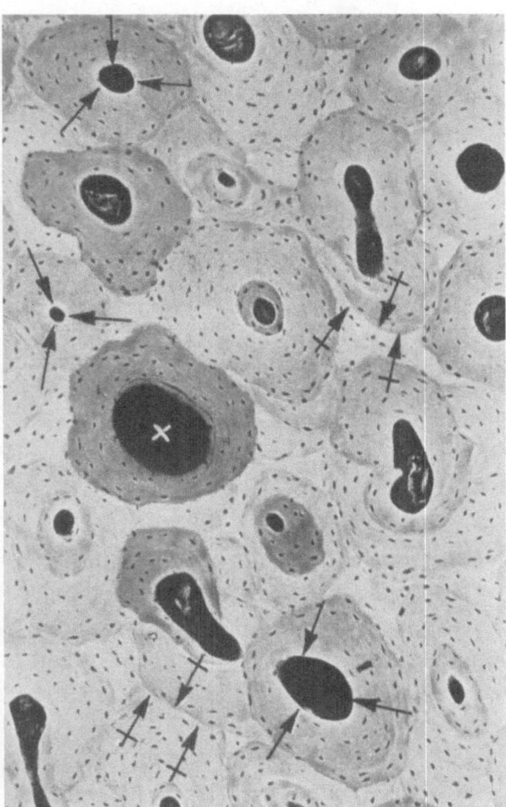

Abb. 11 c

In einem *frakturierten Femur* fanden Knese u. Mitarb. (1955) nicht nur eine vollkommen veränderte Struktur sondern auch einen andersartigen Aufbau der Osteone mit undeutlicher Lamellierung und überwiegend flacher Wicklung der Fibrillen. Diese Beobachtung spricht dafür, daß der Folgezustand nach einer Fraktur mit einer Veränderung des gesamten Knochengefüges einhergehen kann.

Einen besonderen strukturellen Aufbau besitzen die *platten Knochen* des Skelettes, die aus zwei Kompaktaschichten mit dazwischen liegenden Spongiosabälkchen zusammengefügt sind. In umschriebenen Regionen können diese Knochen auch aus reiner *flächenförmiger Kompakta* bestehen, wie dies am Schulterblatt zu erkennen ist.

Die *Kortikalis* umschließt als besonders dünne Kompaktazone die rein spongiösen Knochen. An den Wirbelkörpern, insbesondere des älteren Menschen, kann diese Kortikalis stellenweise oder weitgehend fehlen, so daß die Periostschicht den Knochen abgrenzt. Im Bereich der gelenknahen Knochenanteile geht die Kompakta fließend in eine Kortikalis über. Diese setzt sich in die schmale Kalkknorpelschicht fort, von der alle spongiösen

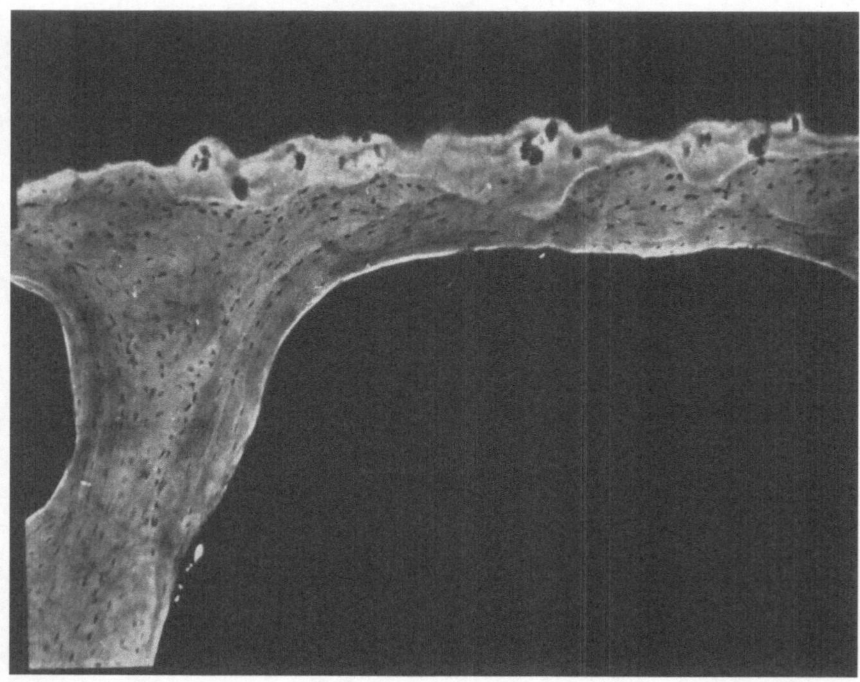

Abb. 12. Struktur und Mineralgehalt der Knorpelknochengrenze im Bereich des Femurkopfes im Mikroradiogramm (Knochendünnschliff von 55 μ). Unmittelbar unter der im Mikroradiogramm nicht dargestellten Knorpelschicht liegt die Schicht des verkalkten Gelenkknorpels, die ohne klar abgrenzbare Konturen in die Kortikalis der Spongiosa übergeht. Die Unterschiede der Mineralkonzentration und der relativ hohe Mineralisationsgrad in der Kalkknorpelschicht sind erkennbar (Vergrößerung 70$\times$)

Abschnitte der miteinander artikulierenden Knochen begrenzt werden. In dieser Grenzzone sind mikroradiographisch erhebliche Unterschiede der Mineralkonzentration nachweisbar (Abb. 12). Es ist bemerkenswert, daß diese Kalkknorpelschicht mit der angrenzenden Spongiosa auch bei Systemerkrankungen des Skelettes und regionalen Erkrankungen sehr lange von dem pathologischen Geschehen unberührt bleibt.

2. Die Struktur der Spongiosa

Die Makrostruktur der Spongiosa besteht aus Bälkchen, Röhrchen, Lamellen und Plättchen (Abb. 13), unter denen die primären Trabekel als die am stärksten belasteten

Bauelemente von den sekundären Trabekeln und den Querstreben — die weniger stark belastet sind — unterschieden werden können (KNESE, 1955/56/70). Während beim Menschen die Spongiosa gemischtförmig zusammengesetzt ist, kommen bei Tieren noch reine Spongiosatypen, wie die Spongiosa tubulosa (Wal-Wirbel), vor. Im Laufe des *Alterungsprozesses* erfahren die Bauelemente durch Substanzverlust, Fensterung der Plättchen und Röhrchen eine Strukturauflockerung (Abb. 14). Die Struktur der Spongiosa und die Ausbildung einer Architektur ist von statischen Momenten abhängig (CULMANN, 1866; AEBY, 1873; KÜNTSCHER, 1935; WYSS, 1948; PAUWELS, 1949/50; EVANS u. Mitarb., 1951; KUMMER, 1955/56).

Die Anordnung von Bälkchen, Lamellen und Plättchen im spongiösen Knochen hat zu Versuchen einer technischen Deutung dieser biologischen Strukturen geführt. Grundlegende Arbeiten „Über die innere Architektur der Knochen und ihre Bedeutung für die

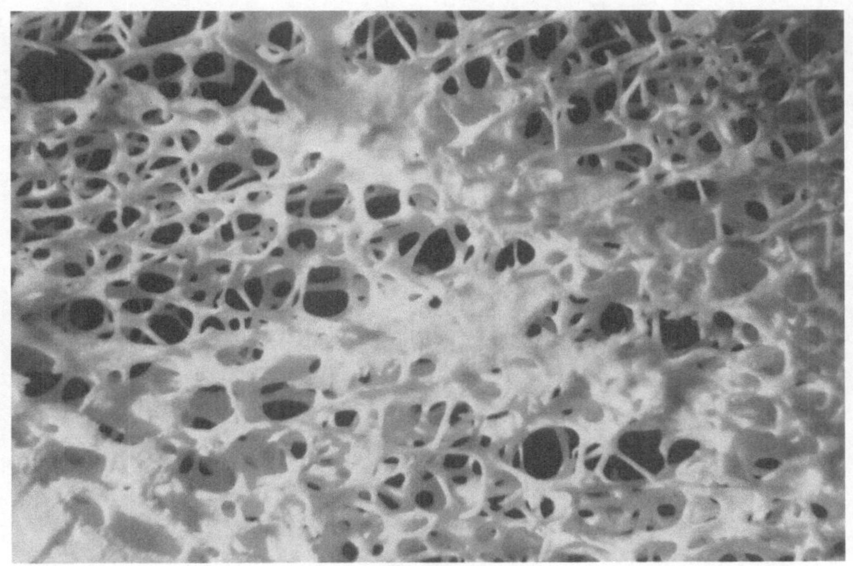

Abb. 13. Verschiedene Formationen der Spongiosa aus Bälkchen, Lamellen und Platten (Vergrößerung 4×)

Frage vom Knochenwachstum“ stammen von WOLFF (1870). Eine seiner späteren Arbeiten beschäftigt sich mit dem formativen Einfluß geänderter Zug- und Druckverhältnisse bei Skelettfehlbildungen und Fragmentfehlstellungen, deren Resultate in „Die Lehre von der funktionellen Knochengestalt“ zusammengestellt wurden. WOLFF (1869—99) hat als erster darauf hingewiesen, daß sich die Spongiosastrukturen unter Druck und Zug immer wieder erneut auf das rechtwinklige Kreuzungsprinzip (sog. ortho-genetisches Prinzip) einstellen (Abb. 15). Jede Änderung der Beanspruchung und Form eines Knochens hat eine Transformation der Bälkchen- und Lamellenarchitektur zur Folge, die als Anpassung an die veränderte Belastung zu verstehen ist (Wolff'sches Transformationsgesetz). Grundlegende Untersuchungen über die Bedeutung der mechanischen Beanspruchung eines Knochens für die Entwicklung der Strukturen von Spongiosa und Kompakta haben ROUX (1895) und später PAUWELS (1965) durchgeführt. Jeder Knochen ist nur mit einem Minimum an Gewebssubstanz für seine spezifische Aufgabe als Baustein des Stützgerüstes ausgestattet. Dichte, Dicke und Zahl der Spongiosa-Bauelemente entsprechen an jeder Stelle den auf sie einwirkenden Zug- und Druckbeanspruchungen (Abb. 41). Unter normalen Bedingungen werden nicht belastete Knochenstrukturen abgebaut. Für die Transformation und die Apposition von Tela ossea innerhalb der vorgegebenen

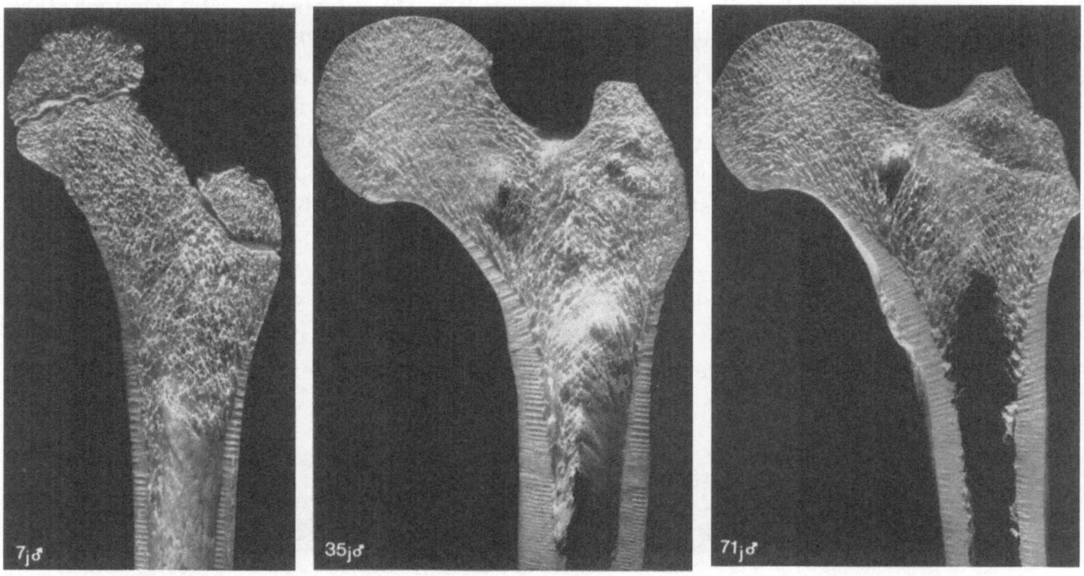

a

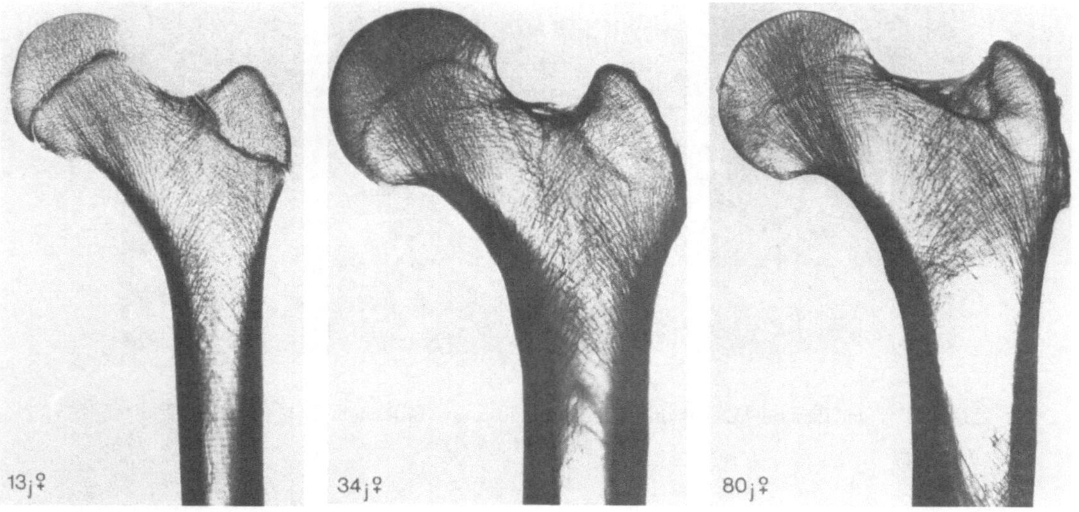

b

Abb. 14. Die Transformation der Spongiosa im Laufe von Wachstum und Alterung — bis zu einer Strukturauflockerung — kommt im Mazerationspräparat des proximalen Femurabschnittes (a) 7—35—71 ♂ und im Röntgenbild von Knochenpräparaten verschiedenen Alters zur Darstellung (b) 13—34—80 ♀

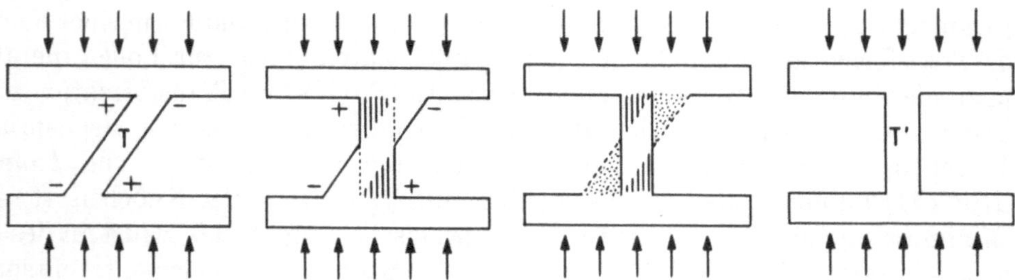

Abb. 15. Schematische Darstellung der Wirkung des Druckes auf ein Knochenbälkchen (T) und dessen Transformation (T'). + = Anbaustelle, — = Abbauzone. Der neu angebaute Knochen ist schraffiert. Die Pfeile geben die Richtung des einwirkenden Druckes an (nach SCHINZ u. Mitarb., 1952, modifiziert nach ROUX)

Strukturen haben Mikroströme und Potentialdifferenzen (Abb. 16) im Gewebe Bedeutung erlangt (BECKER u. Mitarb., 1964; FROST u. Mitarb., 1964; BASSETT, 1971).

Die „Bioelektrik" des Knochens setzt sich aus piezoelektrischen Potentialen, Wachstumspotentialen und permanenten Potentialen sowie Fraktur- oder Verletzungspotentialen zusammen (WEIGERT, 1973). Von YASUDA (1954) wurden die piezoelektrischen Eigenschaften des Knochens durch Verbiegungen und Druckeinwirkung nachgewiesen und von FUKADA und YASUDA (1957) gemessen. Nicht nur an devitalisiertem Knochen sondern auch an reinem Kollagen konnte der piezoelektrische Effekt hervorgerufen werden. Ein Potentialmaximum konnte durch Einwirkung der verformenden Kraft im Winkel von 45° zur Knochenlängsachse gefunden werden. Die unter Kompression stehenden Knochenbezirke wurden elektro-negativ, die unter Spannung stehenden Bereiche elektro-positiv; wobei die Amplitude des elektrischen Potentials von der Größe der Belastung, die Art der Polarisierung von der Richtung der einwirkenden Kraft abhing (BASSETT und BECKER, 1962). Für das Auftreten einer Ladung im Knochen sind auch die Strukturen (Osteone, Schaltlamellen) elektrisch relevant; so produzieren harte Osteone mehr Ladung als weiche. Diese Wechselwirkungen sind im Zusammenhang mit der Transformation des Knochens noch nicht vollständig aufgeklärt. Eine praktische Anwendung von elektri-

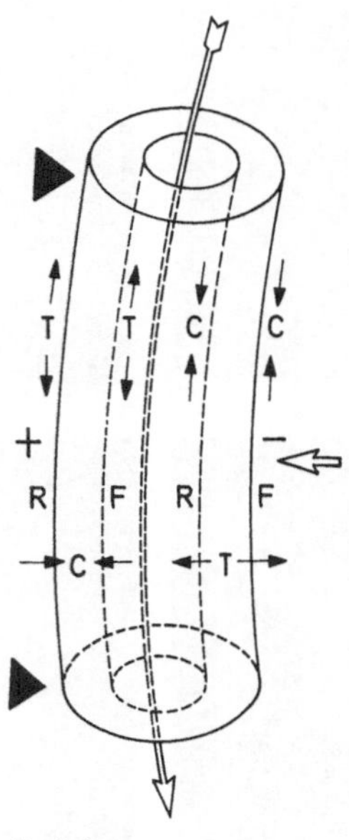

Abb. 16. Wirkung des Druckes auf die Transformationsvorgänge in einem Röhrenknochen (schematische Darstellung nach BASSETT, 1971; EPKER u. FROST, 1965). Die konkav gebogenen periostalen und endostalen Bezirke lassen eine negative Ladung erkennen, die konvex gebogenen Regionen eine positive Ladung. Als Folge dieser Potentialdifferenzen kommt es zu einer zellulären Antwort der Tela ossea in Form eines Abbaues an der konvexen und eines Anbaues an der konkaven Seite. Nach länger dauernder Druckeinwirkung resultiert ein neuer, der Druckrichtung entsprechender Knochenabschnitt (F = Knochenbildung oder Anbau, R = Knochenresorption oder Abbau, T = Tension oder Zugspannung, C = Kompression oder Druckspannung)

schem Strom bei Versuchen zur Stimulierung der Frakturheilung zeigte gute Resultate; denn die Knochenbildung konnte angeregt werden. Die Förderung der Osteogenese durch elektrische Potentiale erscheint auch am Menschen aussichtsreich (WEIGERT, 1973). Wahrscheinlich werden nicht nur strukturelle sondern auch hormonell oder vaskulär gesteuerte Transformationsprozesse von den im Knochen auftretenden bioelektrischen Potentialen (piezoelektrische Eigenschaften des Kollagens) maßgeblich beeinflußt.

Der feingewebliche Aufbau der Spongiosa unterscheidet sich von der Kompakta dadurch, daß Lamellenverbände zusammengefügt sind. Zwischen ihnen liegen meist höher mineralisierte Kitt- oder Zementlinien. Die Dicke der Bauelemente der Spongiosa ist unterschiedlich. Im gesunden Knochen sind neben vereinzelten Howship'schen Lakunen auch Anbauzonen erkennbar. Die Unterschiede der Mineralkonzentration im spongiösen Knochen können mikroradiographisch dargestellt werden (Abb. 17).

Die Untersuchungen über die Spongiosaarchitektur stützen sich entweder auf Knochenschnitte oder auf ein Röntgenbild. Dabei muß beachtet werden, daß die Darstellung eines dreidimensionalen Knochens auf einer

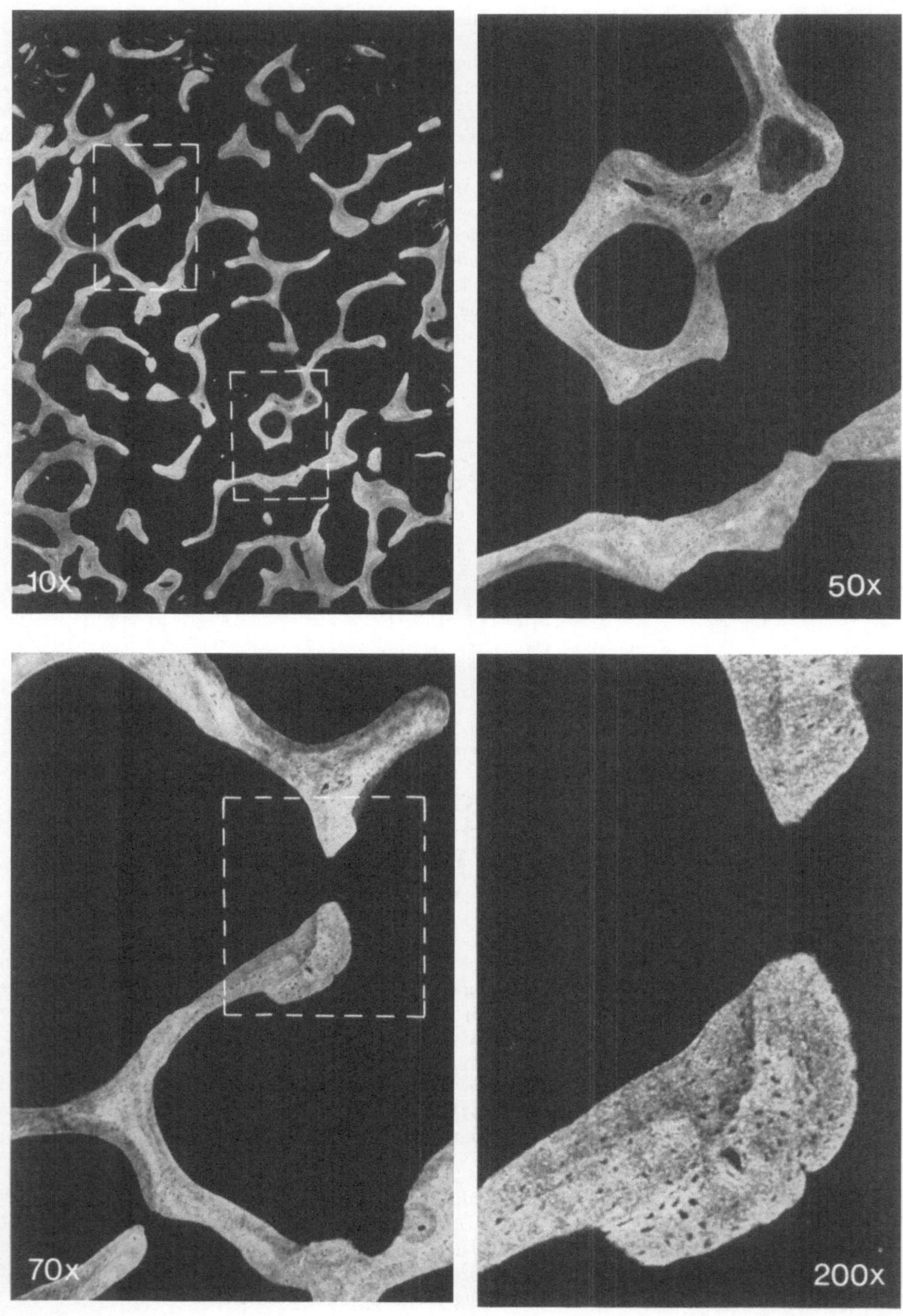

a

Abb. 17. Spongiosaabschnitte im Mikroradiogramm. (a) Femurkopfspongiosa (Dünnschliff von 50 μ) im Mikroradiogramm und bei unterschiedlicher Vergrößerung (37jährige Frau, Unfalltod). (b) Ausschnitte der Spongiosa eines 71 Jahre alten Mannes (Dünnschliffe aus der Femurkopfspongiosa in verschiedener Vergrößerung). Die Ausschnitte zeigen deutliche Unterschiede der Mineralkonzentration, der Größe und Form der Osteozytenlakunen und vereinzelt Lakunen in den Randbezirken als Ausdruck osteoklastärer Resorption

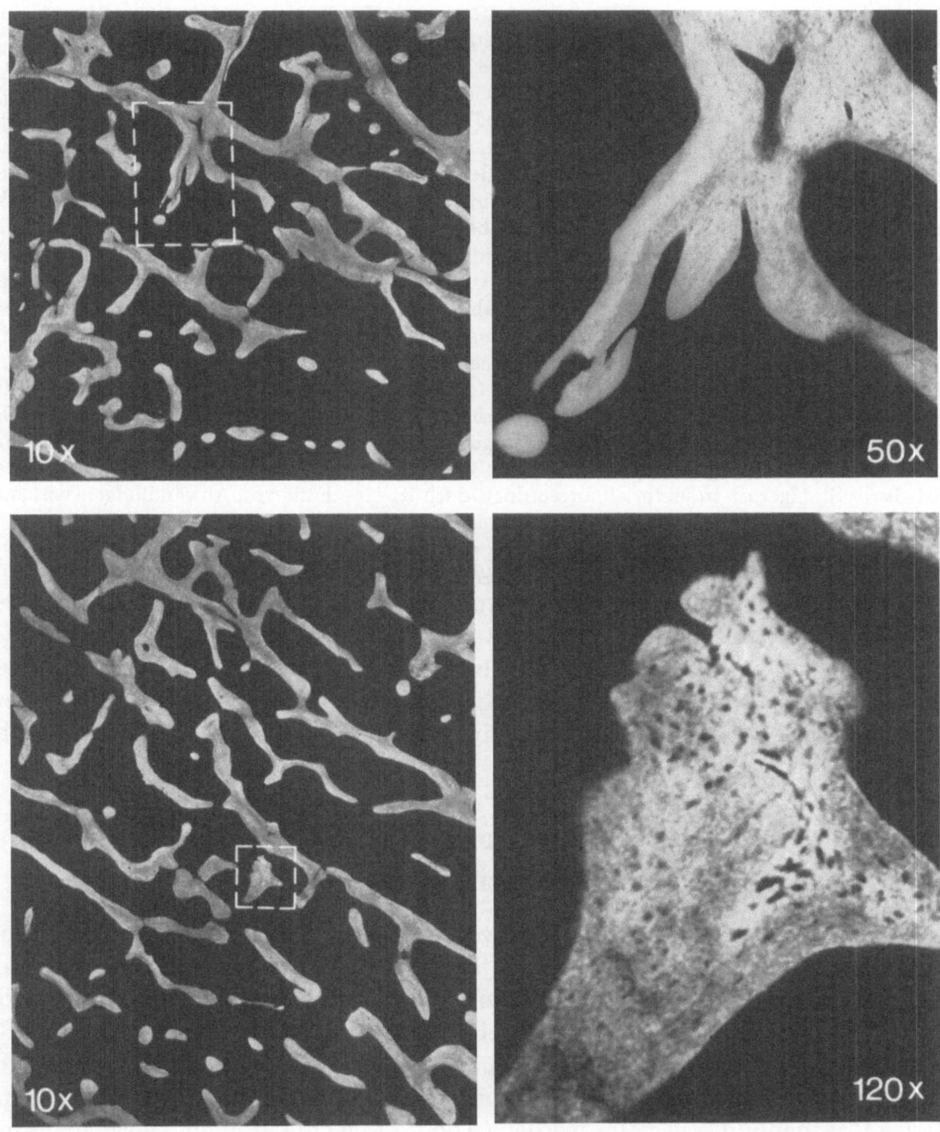

Abb. 17b

Fläche leicht zu Fehlüberlegungen führen kann. Voraussetzung für die Erkennung einer normalen und den Nachweis einer pathologischen Spongiosastruktur des Knochens ist die Kenntnis des Normalbefundes. Im Röntgenbild des Femur ist die wahre Röhrengestalt des Knochens nicht erkennbar. Es liegt ein optischer Schnitt durch den Knochen vor, aus welchem die Dichte der Vorder- und Hinterwand dieses röhrenförmigen Gebildes sowie die in der Röhre eingeschlossene Spongiosa kaum beurteilt werden kann. Ebenso lassen sich röhrenförmige Gebilde der Spongiosa im Röntgenbild nicht klar erkennen (KNESE u. Mitarb., 1955/56). Es ist daher erforderlich, den Aufbau der Spongiosa nach Durchstrahlung in verschiedenen Richtungen zu beurteilen. Im Femurkopf findet sich ein *radiäres System*, dessen einzelne Elemente zu der Oberfläche des Kopfes senkrecht angeordnet sind und in Richtung zur Epiphysennarbe konvergierend verlaufen. Eine Darstellung des Femurs in verschiedenen Ebenen zeigt annähernd ähnliche Liniensysteme, woraus zusammen mit anatomischen Studien der Schluß gezogen werden kann, daß diese Zone der Spongiosa aus Röhren- oder Halbröhrensystemen besteht. Im Bereich des *Schenkelhalses* zeigt die Orientierung parallel zur Ebene des Röntgenbildes die an der Epiphysennarbe beginnenden plättchenförmigen Systeme, die sich zur Schenkelhalsmitte aufwölben und mit der Kompakta Verbindung aufnehmen (Abb. 14).

Eine befriedigende Erklärung der Spongiosaanordnung aufgrund theoretischer Berechnungen (KOCH, 1917; EVANS, 1957) oder von Modellversuchen (MILCH, 1940; PAUWELS, 1949/50; KUMMER, 1956) ist nach KNESE (1956/70) schwer möglich. Die Versuche, mit Hilfe einer Belastung des gesamten Skelettstückes Druck- und Zugkräfte sowie Spannungen zu analysieren und die Ergebnisse auf den lebenden Menschen zu übertragen, müssen daran scheitern, daß es nicht gelingt, die Belastung vor allem durch die Muskulatur mit ihren differenten

Angriffspunkten experimentell nachzuahmen. Der Aufbau eines Knochens aus heterogenem Material, und zwar Spongiosa und Kompakta mit sehr verschiedener Festigkeit, läßt sich demgemäß nur aufgrund einer Prüfung einzelner Materialstücke analysieren. Die Prüfung der Festigkeit durch verschiedene Arbeitsgruppen (KNESE u. Mitarb., 1956/58; SCHLÜTER, 1964; PAUWELS, 1965; KNESE, 1970) läßt erkennen, daß die *Tragfähigkeit der Spongiosa* nicht in allen Skelettstücken gleich groß ist. Ferner ist die *Belastungsfähigkeit in einzelnen Richtungen* verschieden. Somit lassen sich die Bedenken, daß eine trajektorielle Struktur nur eine Belastung in einer einzigen Richtung und in einer bestimmten Größe zuläßt, zerstreuen. Die im Laufe des Lebens erforderliche Tragfähigkeit der Bauelemente des Skelettes wird nur durch das Zusammenwirken von kompakten und spongiösen Abschnitten eines Knochens erzielt. Dabei muß berücksichtigt werden, daß die Spongiosa mit Knochenmark und anderen Gewebselementen ausgefüllt ist, die eine halbflüssige oder flüssige Konsistenz aufweisen. So wird z. B. aufgrund der Untersuchungen von POLICARD u. ROCHE (1937) der Anteil des Knochenmarkes im Kalkaneus mit 80% angegeben. Es liegt also ein Verbundbau vor, d. h. Materialien verschiedener Festigkeitseigenschaften wirken in der Weise zusammen, daß der Baukörper besondere Eigenschaften erhält, die dem einzelnen Material nicht zukommen. Innerhalb eines Verbundbaues ist es notwendig, daß ein Teil eine weitgehend trajektorielle Anordnung besitzt. Bei technischen Verbundsystemen, wie z. B. dem Stahlbeton, sind die beiden zusammengefügten Materialien durch verschiedene Eigenschaften ausgezeichnet. Dem sehr druckfesten Betonmaterial steht das zugfeste Stahlgerüst gegenüber. Die Einlagerung der Stahlbewährung erfolgt in bestimmter Richtung und Stärke an jenen Orten, an denen Zugspannungen zu erwarten sind. Im Prinzip ist dieses Stahlgerüst trajektoriell angeordnet, doch ist eine Fülle von Abwandlungen vorhanden, wie sie auch im Knochengewebe vorkommen (KNESE, 1958/70).

Bemerkenswert ist, daß das Knochengewebe bereits im mikroskopischen und submikroskopischen Bereich eine Anordnung von Kollagenfasern und Kalksalzkristallen aufweist, die das Prinzip des Verbundbaues erkennen lassen. Damit sind in den verschiedenen Strukturebenen des Knochens sehr ähnliche Prinzipien eines Verbundbaues festzustellen. Ein nicht streng trajektorieller Aufbau der Spongiosastruktur in dem genannten Verbundbau läßt die Tragfähigkeit des Knochens in verschiedenen Richtungen verständlich erscheinen.

IV. Grundlagen der Physiologie und Pathologie der Transformation des Knochengewebes

Der Knochen ist ein *Hartgewebe*, das während des ganzen Lebens durch Umbauvorgänge eine ständige Erneuerung erfährt. Das normale Längen- und Dickenwachstum eines Knochens ist ohne modellierenden Umbau, aus dem die endgültige Größe und Form resultiert, nicht vorstellbar. Während der Phasen von Bildung, Wachstum und Reifung eines Knochens kann die innere Transformation der Strukturen und die äußere Umformung des Knochens als Ausdruck der normalen Lebensvorgänge im makroskopischen Bereich des Röntgenbildes verfolgt werden (Abb. 14). Wohl kaum ein Gewebe des menschlichen Körpers weist eine so hohe Umbau- und Neubildungsrate auf wie der Knochen (JUNG, 1937; LACROIX, 1951/61; MCLEAN u. URIST, 1955; SISSONS, 1971; JOWSEY u. GORDAN, 1971).

Jeder Knochen des Skelettes kann Störungen der normalen Entwicklung und der physiologischen Umbauvorgänge erfahren, traumatische Schäden als Baustein des Stützgerüstes erleiden oder eine Erkrankung entwickeln und durchmachen. Die biologischen Potenzen des Knochens und damit seine Fähigkeiten, durch Transformation innerhalb der Tela ossea entstandene Schäden auszugleichen, nehmen nach Abschluß der Wachstumsperiode deutlich und mit zunehmendem Alter weiterhin langsam ab. Die Beschreibung von Gesetzmäßigkeiten der im Röntgenbild erkennbaren krankhaften Veränderungen der Knochen nach allgemein-pathologischen Gesichtspunkten erfordert die Kenntnis des Aufbaues und der Zusammensetzung aller Gewebe im „Organ Knochen", der Physiologie und Pathologie der Tela ossea und der Bedeutung des Einflusses extraossärer Vorgänge auf die Biodynamik des Knochens.

Die Lebensvorgänge des Knochengewebes werden maßgeblich von den *zellulären Elementen* und den *Flüssigkeiten* im Gewebe beeinflußt (BÉLANGER, 1971; LEBLOND u. WEINSTOCK, 1971; OWEN, 1971). Unter den Zellen haben nicht nur die *Osteoblasten* und *Osteoklasten* sondern auch die in die Matrix eingebetteten *Osteozyten* und das Markgewebe, bei der normalen und gestörten Transformation der Tela ossea wichtige Aufgaben zu erfüllen. Die *Knochengrundsubstanz* selbst ist aus komplexen Stoffen zusammengesetzt. Die wichtigsten sind Protein-Polysaccharid-Verbindungen, unter denen die Polysaccharide zur Hälfte aus Galaktosamin, Galaktose und Hexoronsäure zusammengesetzt sind und Sulfate enthalten. Die Zusammensetzung der Kollagene ist noch nicht vollständig aufgeklärt. Eingelagert in die organische Grundsubstanz finden sich *Minerale*, die hauptsächlich aus Kalzium und Phosphor bestehen und vorwiegend in der Form des Hydroxylapatit vorkommen. Obwohl umfangreiche Untersuchungsergebnisse vorliegen, so sind doch unsere Kenntnisse über die Zusammenhänge von Knochenbildung und Stoffwechsel, die Vorgänge der Verkalkung und des Mineralaustausches in der Knochengrundsubstanz noch unzureichend für ein Verständnis der Biodynamik des „Organs Knochen".

1. Die Zusammensetzung und Ultrastruktur der Tela ossea

Die Tela ossea besteht aus einer organischen Matrix, in die Kalksalze eingelagert sind (Knese, 1970 — Handbuch Bd. IV/1). Die *organische Matrix* setzt sich aus einer Grundsubstanz von Mukoproteinen und Proteinfibrillen zusammen. Etwa die Hälfte des Gewichtes und zwei Drittel des Volumens eines Knochens bestehen nach Robinson (1952) aus den organischen Substanzen. Nach Clark und Iball (1957) entfallen etwa 35% des Gewichtes auf die organische und 65% des Gewichtes auf die anorganische Knochensubstanz. Der Wassergehalt des Knochens schwankt außerordentlich und beträgt im Mittel 20% des Frischgewichtes (Eastoe, 1956). Während Knochenbildung und Knochenwachstum konnten bis zu 60% und im Senium weniger als 10% Wassergehalt gefunden werden (Robinson, 1952). Der Kollagengehalt des Knochens von Mensch, Rind und Kaninchen wird mit 14,2—26,5% des fettfreien Trockengewichtes angegeben (Eastoe, 1956). Der Rest des Trockengewichtes entspricht der anorganischen Mineralsubstanz (siehe Dulce, Iball, Knese, 1970, Bd. IV/1).

Die organische Interfibrillärsubstanz stellt nur einen kleinen Teil der Knochengrundsubstanz dar. Es handelt sich um saure Mukopolysaccharide bzw. Glykosaminoglykane, deren Synthese in den Osteoblasten gemeinsam mit dem Eiweißkern der Proteoglykane in solcher Abhängigkeit erfolgt, daß eine Bildungshemmung auch zu einer Hemmung der Glykosaminoglykan-Synthese führt. Die Kollagensynthese *des Osteoids* erfolgt ebenfalls durch Osteoblasten und entspricht in den wesentlichen Mechanismen der Biosynthese anderer Proteine (Übersicht bei Lindner, 1974). Für den *Gesamtumsatz* — also für Synthese und Abbau — der aus Proteoglykanen und Kollagenen zusammengefügten organischen Knochenmatrix sind die produzierenden *Osteoblasten* verantwortlich. Im Laufe der physiologischen Alterung nehmen die Kollagensynthese und der Abbau des Kollagens ab, so daß dementsprechend der Gesamtgehalt der löslichen Kollagenfraktion eine Verminderung erfährt, während die Menge an unlöslichem Kollagen zunimmt. Die Forschungsergebnisse der Molekularbiologie und -pathologie der organischen Knochenmatrix haben wesentliche neue Kenntnisse über die Entwicklung, Reifung und Alterung der Tela ossea sowie über Veränderungen bei den verschiedenen Erkrankungen des Knochens gebracht.

Die *Kollagenfasern* im Knochen des Menschen und der Säugetiere entsprechen in ihrer chemischen Zusammensetzung und Struktur den Fasern in anderen Organen. Im präossalen Gewebe, dem sogenannten „physiologischen Osteoid", nimmt die Dicke der Kollagenfaser von 300 auf 430 Å zu (Knese u. Knoop, 1958). Vom Kindesalter bis zum 7. Dezennium ist eine Dickenzunahme der Kollagenfibrillen im Femur von 229 auf 615Å gefunden worden (Wolpers, 1949; Robinson u. Watson, 1952; Schwarz u. Pahlke, 1953; Ascenzi, 1955; Knese u. Knoop, 1958). Der Schädelknochen des Greises zeigte dagegen eine geringere Faserdicke. Es ist anzunehmen, daß die wechselnden Resultate von Messungen der Faserdicke von Kollagenfasern nicht nur auf unterschiedliche Untersuchungstechnik sondern auch auf Unterschiede der Knochen in den einzelnen Skelettabschnitten zurückzuführen sind. Die Kollagenfibrillen fügen sich an der Osteoblastenoberfläche zu Bündeln zusammen. Eine parallele Verlaufsrichtung der Kollagenfasern innerhalb einer Lamelle ist selten, da sie im allgemeinen durch vielfältige Überkreuzung *Fasermatten oder -netze bilden.* Es ist bekannt, daß die Netzbildung der Kollagenfasern von Lamelle zu Lamelle ebenso wie in den einzelnen Knochen verschieden sein kann. Die Lamellen stellen keine scharf begrenzten Schichten dar, sondern tauschen ihre Fasern aus. Durch polarisationsoptische und elektronenmikroskopische Untersuchungen konnte nachgewiesen werden, daß jede einzelne Lamelle aus einem *zentralen Faserpaket* besteht. Aus diesem scheren bogenförmig oder in Art einer Fiederung Fasern aus und treten in die benachbarten Lamellen ein. Als Bauelemente der Kollagenfibrillen wurden *Subfibrillen* gefunden, die wiederum aus fünf *Tripelhelices* bestehen, in denen drei Eiweißketten zusammengefügt sind (HÖHLING u. Mitarb., 1974). Die Aufklärung der Ultrastruktur der organischen Grundsubstanz ist noch nicht abgeschlossen.

Die *anorganische Mineralfraktion* der Tela ossea ist ein Kalziumphosphat, das im gesunden Knochen als *Hydroxylapatit* vorliegt (BRANDENBERGER u. SCHINZ, 1945). Einige verwandte Stoffe wie der Karbonatapatit und das Trikalziumphosphat, sind dem Hydroxylapatit in ihren physiko-chemischen Eigenschaften ähnlich (DALLEMAGNE, 1952; ARMSTRONG, 1952; TRAUTZ u. Mitarb., 1961). Durch die submikroskopischen Abmessungen der Kristalle in der Tela ossea ist deren Oberfläche beachtlich groß (1 g Kristall von 500: 250: 100 Å Kantenlänge hat eine Oberfläche von 106 qm — nach ROBINSON, 1952). An diese großen Oberflächen sind Karbonate, Zitrate, Natrium, Magnesium und *andere Ionen* gebunden, so daß beim Stoffaustausch nicht nur die Oberfläche der Elementarkristalle von Bedeutung ist (NEUMAN u. WEIKEL, 1955; NEUMAN u. NEUMAN, 1958).

Anordnung und Größe der Kristalle im Knochengewebe sind von der Struktur der Kollagenfasern abhängig. Die Mineralkeime bilden sich in den Kanälen der Subrifillen aus (HÖHLING u. Mitarb., 1969/70/71/74). In den Anfangsstadien der Mineralisation des Knochengewebes sind *amorphe Niederschläge* nachgewiesen worden (WALLGREN, 1957; SCHMIDT, 1967; HÖHLING u. Mitarb., 1974). Jede Mineraleinlage in das Knochengewebe setzt jedoch das Vorhandensein von Kollagenfasern oder deren Subfibrillen voraus. Die Kalksalzkristalle werden in einer gewissen Ordnung eingelagert und sind *sowohl im Innern der Faserbündel als auch an deren Peripherie* nachweisbar. Die Ansichten über die Größe der Kristalle im Knochenmineral sind unterschiedlich. WOLPERS (1949) gibt Kristallgrößen mit einer Länge zwischen 400 und 100 Å und einer Dicke von 30—60 Å an. CARLSTRÖM, u. FINEAN (1954) fanden Kristalle, die auch in der Längsachse geteilt sind und 200 Å lang sowie etwa 30—40 Å dick waren. Eine Kristallänge von 600—700 Å und eine Dicke von 50 Å beschreiben SPECKMAN u. NORRIS (1957), während DURNING (1958) Kristalle von 140—300 Å Länge und 40—60Å Dicke angibt.

Untersuchungen von POSNER (1970) haben ergeben, daß die Knochenminerale mit *zunehmendem Alter auch eine Zunahme der Kristallgröße* erkennen lassen und die amorphe Kalziumfraktion abnimmt. Im Wachstumsalter ist das Verhältnis der kristallinen Kalziumverbindungen zu den amorphen etwa 1: 2, während sich im Erwachsenen- und Greisenalter dieses Verhältnis umkehrt und etwa zwei Drittel der Kalziumverbindungen als kristalline und ein Drittel als amorphe Kalksalze vorliegen. Eine zusammenfassende Darstellung über die Knochenminerale findet sich bei DULCE (1970), IBALL (1970) — Handbuch Bd. IV/1. Über die *Vorstufen der Mineralkeimbildung* in Hartgeweben und die Mineralisierung des Kollagens haben HÖHLING u. Mitarb. (1974) berichtet. Die vorhandenen Kenntnisse über Zusammensetzung und Struktur der anorganischen Fraktion in der gesunden und kranken Tela ossea werden im allgemeinen überschätzt. Die verschiedenen Stufen des komplizierten Prozesses von Knochenbildung und Knochenabbau, der sich aus vielen Einzelprozessen zusammensetzt, sind noch nicht bekannt.

Die Beziehungen der *Mineralisation* zu den *Osteoblasten* sind sehr eng. Unmittelbar neben dem noch nicht verkalkten Osteoid sind Knochensalze in *amorpher Form* oder als subelektronenmikroskopische Kristalle abgelagert. In der daran angrenzenden Schicht können bereits *kleinste Kristalle* nachgewiesen werden, die sich in einer wiederholenden

Ordnung an den Kollagenfibrillen finden. Später wachsen diese Kristalle und man hat den Eindruck einer länglichen Kette kleinerer Einheiten von etwa 50 Å, die schließlich alle Fibrillenstrukturen überlagern. Es finden sich große Unterschiede der Konzentration des Knochenminerals in der organischen Grundsubstanz. Die Mineralkonzentration kann von Lamelle zu Lamelle wechseln. Im Mikroradiogramm werden die großen Unterschiede der Kalksalzkonzentration in der Tela ossea deutlich sichtbar (Abb. 18).

In der *pathologisch veränderten Grundsubstanz des Knochens* wurden Abweichungen der Struktur und Zusammensetzung des Knochenminerals festgestellt. Eine *deutliche Größenzunahme der Kristalle* und eine höhere Stabilität der Kalksalze fand POSNER (1970) nach Fluoraufnahme. Die größeren Kristalle zeigten auch eine geringere Reaktionsbereitschaft als kleinere Kristalle. Daraus kann geschlossen werden, daß die Fluorsubstitution eine geringere Löslichkeit des Knochenminerals zur Folge hat, verglichen mit fluorfreiem Knochen. Klinische Beobachtungen haben gezeigt, daß Patienten mit einer Osteoporose oder einem Morbus Paget nach Fluorbehandlung eine Verminderung des Kalziumverlustes erkennen ließen. Untersuchungen der Knochenminerale während der Behandlung sind noch nicht durchgeführt worden. Nach Vitamin D-Mangel konnte im Tierexperiment ein größerer Anteil an *amorphen Verbindungen* nachgewiesen werden. Die Befunde zeigten eine gewisse Ähnlichkeit mit der Komposition des Knochenminerals junger, wachsender Tiere. Bei *hormonellen Störungen*, z. B. nach Hypophysektomie, wurde ebenfalls ein *höherer Anteil an amorphen Kalziumverbindungen* gefunden. Das Gesamt-Aschegewicht dieser Knochen war bei der Versuchsgruppe und der Kontrollgruppe gleich. Es konnten also nur in der Teilchengröße der Kristalle Unterschiede festgestellt werden. Über feine Partikelchen in nicht strukturierten opaken Zonen hat auch JACKSON (1956) berichtet. Eine hohe Mineraldichte pro Volumeneinheit Grundsubstanz kommt durch die Packungsdichte vieler kleiner Mineralablagerungen im kranken Knochen zustande (HÖHLING u. Mitarb., 1972). Von besonderem Interesse für weitere Forschungen sind die hochmineralisierten Zonen im gesunden und kranken Knochen, insbesondere bei generalisierten Osteopathien (HEUCK, 1963—74).

2. Die zellulären Elemente der Tela ossea

Die für den modellierenden Umbau der normalen Tela ossea verantwortlichen Zellelemente werden nach ihrem Funktionszustand in Osteoblasten, Osteoklasten und Osteozyten unterteilt. Unsere heutigen Vorstellungen über die Transformation der Tela ossea basieren auf den von POMMER (1925) und M. B. SCHMIDT (1937) begründeten Ansichten eines Abbaues des Knochengewebes durch *Osteoklasten* auf der einen Seite und eines Anbaues der Tela ossea durch *Osteoblasten* auf der anderen Seite. Die Forschungen über Entstehung und Zusammensetzung der Knochengrundsubstanz haben ergeben, daß die Osteoblasten nicht nur in der Lage sind, die organischen Bausteine der Kollagene und Proteoglykane zu bilden, sondern zugleich diese Makromoleküle abbauen können (Übersicht bei LINDNER, 1974). Die Orte dieses An- und Abbaues werden als *Umbauplätze* bezeichnet (Abb. 19). Den im Knochengewebe „eingemauerten“ Osteozyten wurde keine wesentliche Bedeutung für die Lebensvergänge der Tela ossea zugeschrieben, doch konnten histologische und mikroradiographische Untersuchungsergebnisse in jüngster Zeit *die besondere Rolle der Osteozyten für die Transformationsprozesse des gesunden und kranken Knochens* nachweisen (BÉLANGER u. Mitarb., 1965; BAUD u. Mitarb., 1971; HEUCK u. Mitarb., 1961/74; SCHENK u. Mitarb., 1969/74; AARON, 1973). Über die Entstehung der Knochenzellen sind verschiedene Theorien entwickelt worden.

Von PLIESS (1974) werden eine konstruktive Zellreihe und destruktive Zelltypen unterschieden. Die Differenzierungsstufen der ersteren beginnen bei der osteogenen Stammzelle und schreiten über die Präosteoblasten zu den Osteozyten fort. Die *Präosteoblasten* können histologisch von den Fibroblasten unterschieden werden, sie haben jedoch histochemisch eine deutliche alkalische Phosphataseaktivität. Junge und

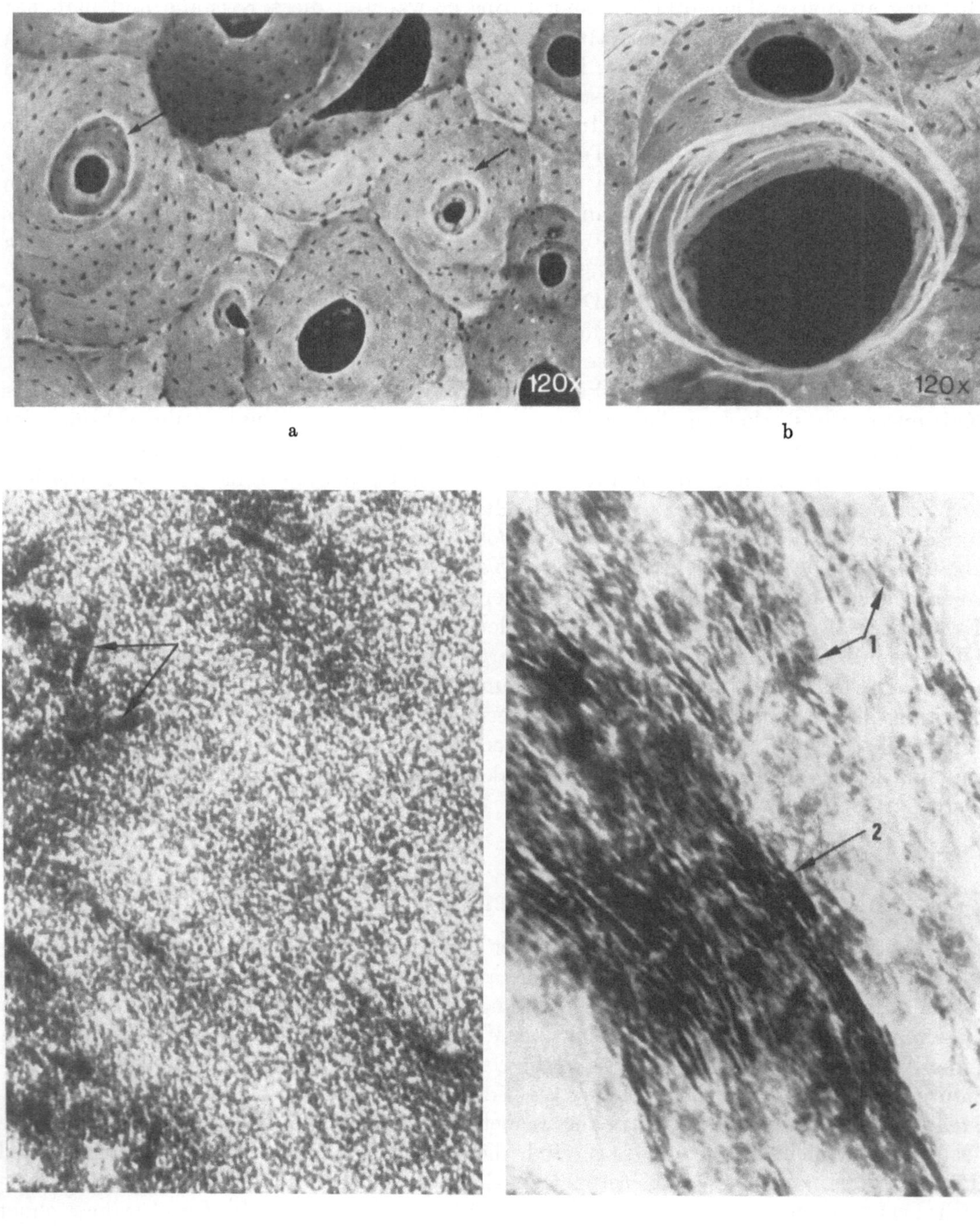

Abb. 18. Die Mineralkonzentration in der Tela ossea und ihre Unterschiede kommen am deutlichsten in solchen Osteonen zur Darstellung, die mehrere Kitt- oder Zementlinien besitzen und als „Kokardenosteone" bezeichnet worden sind. Sowohl im gesunden als auch im kranken Knochengewebe sind diese Formationen zu finden. (a) Knochendünnschliff von 50 μ aus der proximalen Femurdiaphyse eines 36 Jahre alten gesunden Mannes (Unfalltod), in dem 2 deutliche Kokardenosteone mikroradiographisch dargestellt sind. (b) Ausschnitt eines Mikroradiogrammes eines 50 μ dicken Knochendünnschliffes aus der proximalen Femurdiaphyse bei 53 Jahre alter Frau mit Osteopetrosis (Marmorknochenkrankheit Albers-Schönberg). Es sind zahlreiche unregelmäßige, z. T. auch unterschiedlich breite Zementlinien dargestellt. (c) Ultradünnschnittaufnahmen aus einer hochmineralisierten Zone der Tela ossea bei Osteopetrose. Auffallend ist eine dichte Zusammenlagerung von Punktkeimen und daneben einigen Nadeln (↙↖). Die benachbarten Bezirke des normal mineralisierten Osteopetroseknochens zeigen Blättchenkristalle (Pfeil 1) und Nadeln (Pfeil 2). (Nach HÖHLING u. Mitarb., 1972)

reife Osteoblasten zeigen morphologisch und histochemisch ähnliche Befunde des endoplasmatischen Retikulums mit Zisternen, zahlreichen Mitochondrien und einem gut ausgebildeten perinukleären Golgi-Apparat, sowie Aktivität an Dehydrogenasen, Diaphorasen, Aminopeptidase, Adenosin-Triphosphatase, alkalischer Phosphatase und reichlich Gehalt an polymerisiertem Glykogen. Die funktionelle Aufgabe der Zellen ist die Matrixsynthese.

Die *jungen Osteozyten* sind morphologisch durch Zellabrundung und Verlust der Zellpolarisation, durch Verminderung der Zellplasmaorganellen und der Zytoplasmaaktivität charakterisiert. In den *reifen Osteozyten* ist eine Zytoplasmaaktivität nicht mehr nachweisbar; die Zellmembran zeigt elektronenmikroskopisch unregelmäßige Konturen mit vereinzelten Mikrovilli, und das Zytoplasma enthält wenig Mitochondrien, „dense bodies“ von Mitochondriengröße, ein spärliches endoplasmatisches Retikulum, deutliche Ribosomen und Haufen von Glykogenkörperchen (PLIESS, 1974).

Die destruktiven Zelltypen durchlaufen keine kontinuierliche Differenzierung. Es sollen Zellformen sein, deren Stoffwechsel von der Knochenappositions- in die Resorptionsfunktion „umgeschaltet“ wurde. Folglich liegen *freie Osteoklasten* ohne erkennbare Beziehungen zur Knochenmatrix innerhalb eines osteogenen Blastems. Mehrkernige Osteoklasten liegen in Einbuchtungen der Knochensubstanz und zeigen auch Lagebeziehungen zu

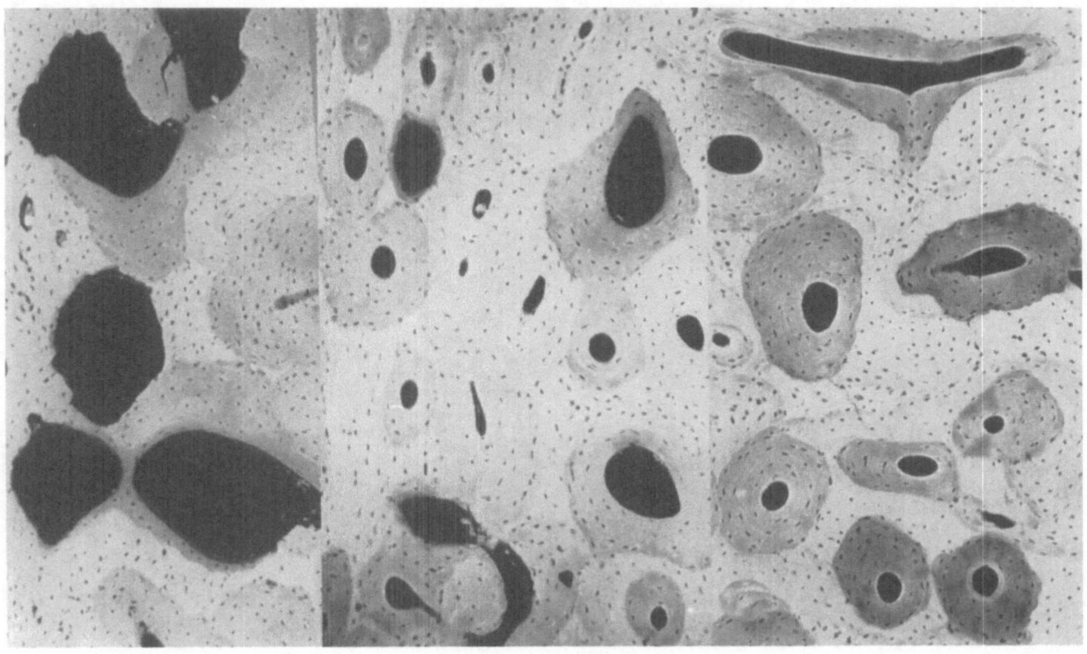

Abb. 19. Knochenumbau im Mikroradiogramm der gesunden Kompakta der Femurdiaphyse. Im wachsenden Knochen (4jähriger Junge, Unfalltod — linkes Bild) sind Umbauplätze wesentlich zahlreicher als im Erwachsenenknochen (32jähriger Mann, Unfalltod — Mitte). Die Unterschiede in der Mineralkonzentration der Osteone und Schaltlamellen sind nicht nur im wachsenden Knochen sondern auch in höherem Lebensalter mikroradiographisch deutlich erkennbar (68jähriger Mann, Unfalltod — rechtes Bild). (Vergrößerung 120 ×)

Blutkapillaren. Diese Zellformationen sollen sich auch aus mehreren Osteoblasten entwickeln können. Eine starke Aktivität an Diaphorase und saurer Phosphatase fällt auf. Die sogenannten Osteozytoklasten entstehen durch submikroskopische Transformation von jungen und reifen Osteozyten und gehören in die Gruppe der „onkotischen Osteozyten“. Unter „Onkose“ der Osteozyten verstand v. RECKLINGHAUSEN (1910) die lichtoptisch erkennbare Schwellung und Kernvergrößerung der Knochenzellen. Die *Osteolysozyten* gehören ebenfalls in diese Gruppe und sollen die Aufgabe haben, aus der Matrix schnell Kalzium freizusetzen. Der physioloigsche Umbau des Osteonknochens soll nach PLIESS (1974) wahrscheinlich durch die Onkose der Osteozyten ausgelöst werden.

Erweiterte Kenntnisse über die Umbauvorgänge im Knochen haben RASMUSSEN (1974) zu einer neuen Hypothese über die Bildung von Knochenzellen veranlaßt. Danach entwickeln sich aus den durch hormonelle Einflüsse aktivierten Mesenchymzellen (auch Endothelzellen?) als Osteoprogenitorzellen oder Stammzellen zunächst die Präosteoklasten, in denen sich durch Verschmelzung mehrkernige typische Osteoklasten bilden, die für die resorptive Phase des Knochenumbaues verantwortlich sind. Nach dieser Phase können sich die Osteoklasten durch Teilungen umwandeln und über die Präosteoblasten zu Osteoblasten differenzieren. Aus den Osteoblasten entwickeln sich dann die Osteozyten. Aufgrund vergleichender histologischer und mikroradiographischer Untersuchungen des Knochengewebes bei verschiedensten Systemerkrankungen wurde in Weiterentwicklung dieser Arbeitshypothese von HEUCK (1974) angenommen, daß die reaktivierten und aktiv in den Stoffwechsel eingreifenden Knochenzellen über die periosteozytäre Demineralisation und nachfolgende Osteolyse die Tela ossea zerstören können (Abb. 20). Die Metamorphose des Osteozyten zum Präosteoklasten und weiter zum Osteoklasten erscheint möglich

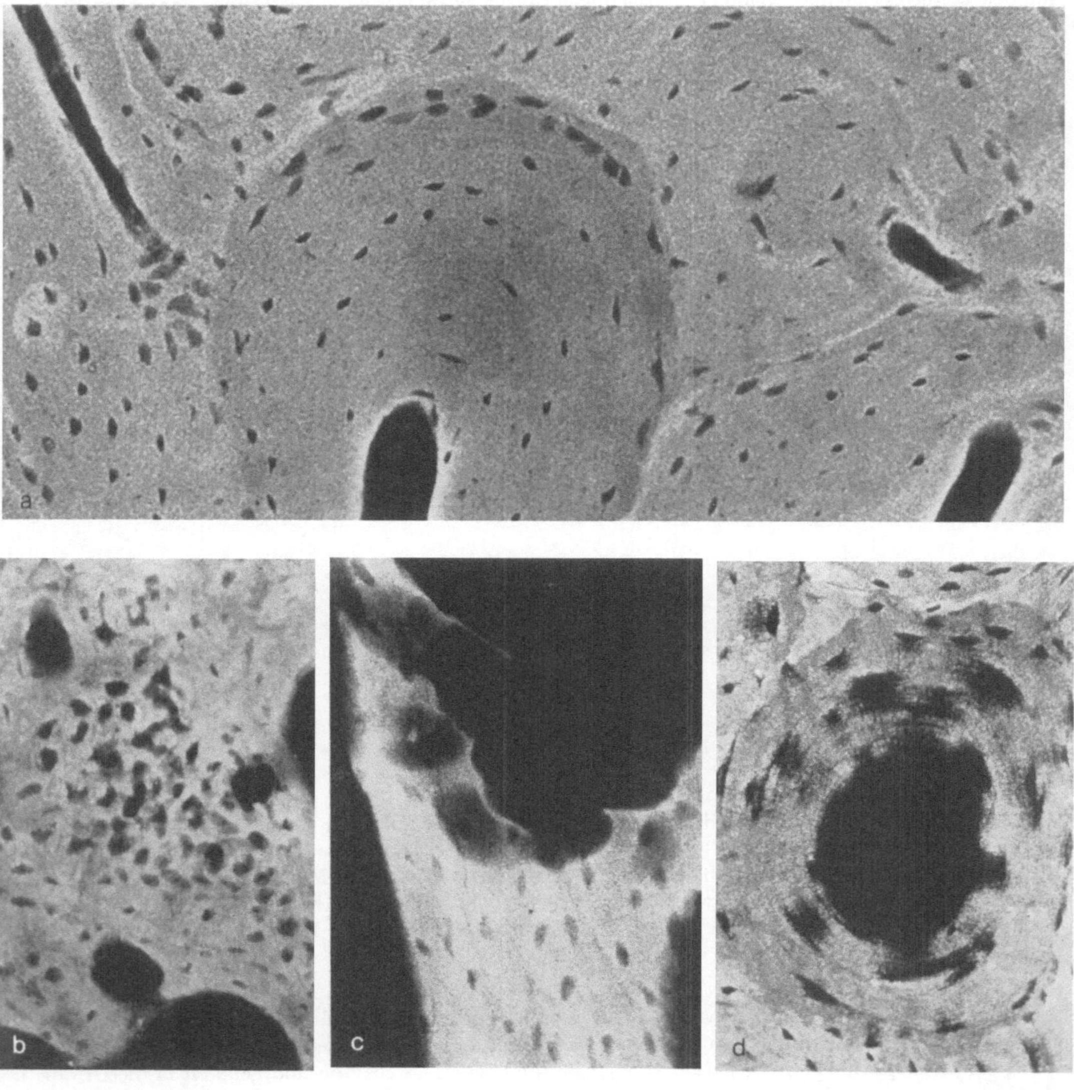

Abb. 20. Osteozytenlakunen im Mikroradiogramm. (Vergrößerung 280 ×) (a) Unterschiedlich große, meist glatt konturierte Osteozytenhöhlen im gesunden Knochengewebe. (b) Im heterotopen Narbenknochen, der als Geflechtknochen aufgebaut ist, finden sich unregelmäßig begrenzte und unterschiedlich große Osteozytenlakunen, die regional dicht zusammengelagert sind. (c) Periosteozytäre Demineralisation (Kalziolyse-BOHATIRCHUK) und osteozytäre Osteolyse, die bis zu den Randbezirken der Tela ossea reicht. Mikroradiogramm eines sekundären Hyperparathyreoidismus (renale Osteopathie). (d) Periosteozytäre und perikanalikuläre Mineralisationsdefekte der Knochenmatrix, die im Osteon radiär in Richtung zum blutführenden Havers'schen Kanal ausgerichtet sind. Daneben finden sich auch in den Schaltlamellen Osteozyten mit perikanalikulärer Demineralisation (sog. „Bartosteozyten") bei Vitamin D-resistenter Rachitis, seltener bei Vitamin D-Mangelrachitis

(Abb. 21). Eine Anzahl histomorphologischer, mikroradiographischer und makroskopischer Befunde zur Dynamik der Transformation von Knochen spricht dafür, daß die biologischen Potenzen der Knochenzellen groß sind und einen *Wechsel des Funktionszustandes* erlauben. Einen Richtung gebenden Einfluß auf die Lebensvorgänge in der Tela ossea und die Zelldynamik haben vor allem Hormone und Vitamine.

Im normalen Skelett des erwachsenen Menschen läßt die physiologische Transformation des Knochengewebes eine *ausgeglichene Bilanz* erkennen (UEHLINGER, 1958).

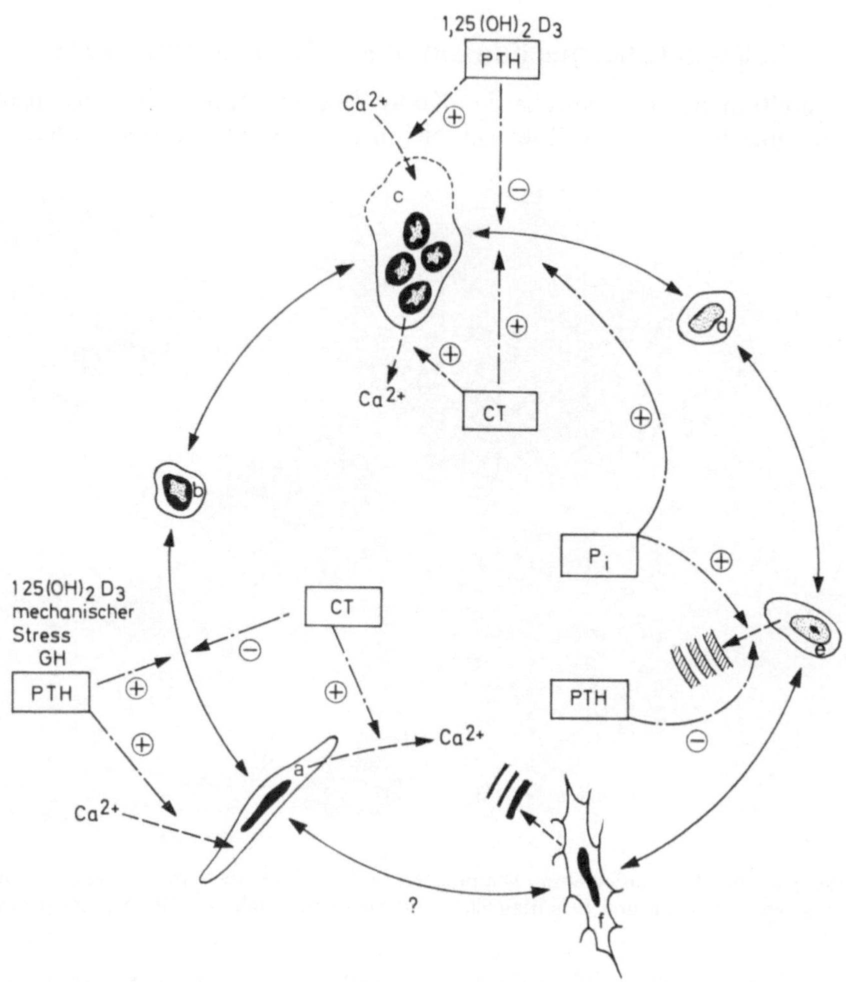

Abb. 21. Schema des Ablaufes der zellulären Prozesse innerhalb einer Knochenumbaueinheit mit einigen der Ionen- und Hormonfaktoren, die diesen Ablauf steuern (modifiziert nach RASMUSSEN, 1974). Die mikroradiographischen Befunde der Tela ossea bei Systemerkrankungen des Skelettes und der Krankheitsverlauf im Röntgenbild begründen die Annahme, daß die verschiedenen Funktionsphasen der Knochenzellen nicht nur in *einer* Richtung, sondern auch in der Gegenrichtung eine *Funktionsumkehr* erfahren können (HEUCK, 1974). (a) Osteoprogenitorzelle. (b) Präosteoklasten. (c) Osteoklasten. (d) Präosteoblasten. (e) Osteoblasten. (f) Osteozyten. — PTH = Parathormon, CT = Kalzitonin, Pi = anorganisches Phosphat

Die Vorgänge beim Knochenumbau hat FROST (1963) in ihrer Gesetzmäßigkeit durch mathematische Berechnungen zu erfassen versucht und die Formen der Knochenbildung und Knochenresorption quantitativ definiert. Die Untersuchungen über die Zytodynamik und den Knochenumbau sind am kompakten Knochen von Diaphysen durchgeführt worden. Mit Methoden der quantitativen Histologie und Mikroradiographie kann die

Dynamik der Transformation der Tela ossea objektiviert werden (Amprino, 1952; Bohatirchuk, 1963; Jowsey, 1966; Schenk u. Mitarb., 1969; Heuck u. Mitarb., 1971; Bordier, 1974).

Im gesunden Knochengewebe halten sich der Abbau und der Anbau von Tela ossea die Waage. Eine *Unterbilanz* führt zur Strukturauflockerung oder „Osteoporose", die in der physiologischen Form als Altersosteoporose oder Inaktivitätsosteoporose und als pathologische Form bei verschiedenen Systemerkrankungen vorkommt. Der vermehrte Anbau von Tela ossea hat eine Strukturverdichtung zur Folge, die als Osteosklerose, in der Spongiosa korrekter als Spongiosklerose, bezeichnet wird.

3. Steuerungsmechanismen des Knochenumbaues

Im ausgereiften Knochengewebe der Kompakta und Kortikalis werden die Osteone oder Havers'schen Systeme als Stoffwechseleinheiten betrachtet, die um ein ernährendes

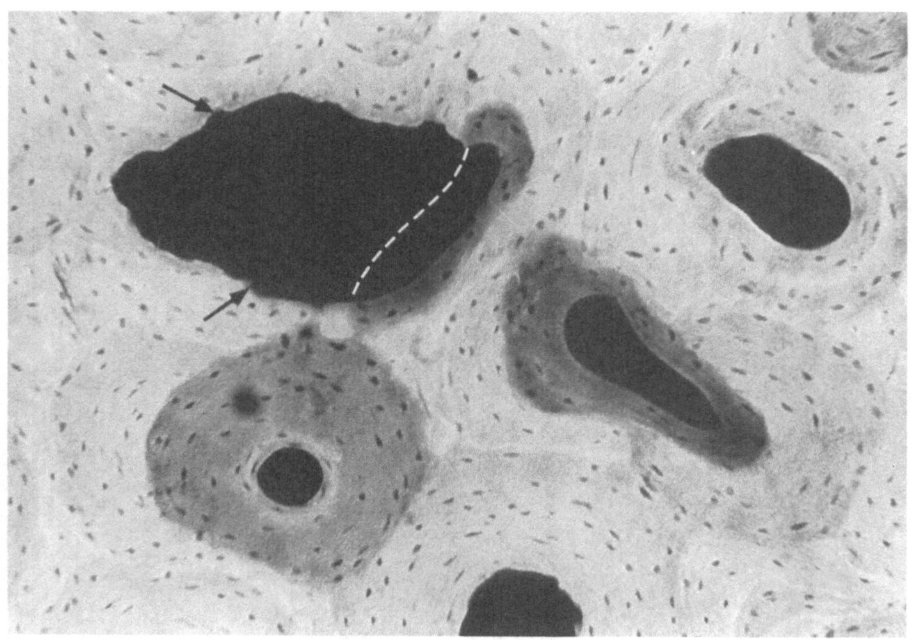

Abb. 22. Umbauplatz im Mikroradiogramm. Ein jüngeres Osteon ist bereits teilweise zerstört. Unterschiede der Mineralisation von Osteonen und Schaltlamellen sind deutlich. 52jähriger Mann (Vergrößerung 120 ×)

Gefäß angeordnet sind. Es wird angenommen, daß jedes Osteon autonom sei und sich gegen die Nachbarschaft abgrenzt (Bordier, 1974). Der spongiöse Knochen ist aus dicht aufeinander geschichteten Knochenlamellen zusammengefügt. Einen ähnlichen lamellären Aufbau zeigen die Schaltlamellen zwischen den Osteonen und die Grenzlamellen in Kompakta und Kortikalis. Die Umbauvorgänge des Knochens können im histologischen und mikroradiographischen Bild beurteilt und zu den Röntgenbefunden in Beziehung gesetzt werden (McLean u. Urist, 1961; Bourne, 1971; Heuck, 1965/74).

Die durch Resorptionsarbeit der Osteoklasten und Osteozyten entstandenen Substanzverluste im Knochen werden von den Osteoblasten in Form einer neuen Stoffwechseleinheit, einem „Osteon", wieder aufgebaut. Somit wird die Größe der Osteone von der zuvor vorhandenen Resorptionslakune im Knochen abhängig sein, die wiederum durch die Aktivität der Osteoklasten bestimmt wird (Jowsey u. Mitarb., 1965/66/71; Owen, 1971; Bordier, 1974). Das wachsende Skelett ist verständlicherweise einem viel stärkeren Umbau ausgesetzt als das Skelett des erwachsenen Menschen. Es ist bemerkenswert, daß die sogenannten „Resorptionslakunen" nicht an die Ordnung der Havers'schen Systeme oder Osteone gebunden sind, sondern sich unabhängig von diesen entwickeln, so daß lediglich Teile eines Osteons neben Abschnitten der Schaltlamellen von dem osteoklastären Knochenabbau betroffen sind (Abb. 22). Der Aufbau neuer Osteone erfolgt in verschiedenen Knochenabschnitten unterschiedlich und ist vom Lebensalter abhängig. Aussagen über die Anbaurate basieren meist auf mehrmaligen Gaben von Tetrazyklin und Bestimmung der *Tetrazyklinmarkierung* in den Osteonen, wobei die Abstände der Tetrazyklinringe gemessen werden (FROST, 1963; ENLOW, 1963; SCHENK u. Mitarb., 1965).

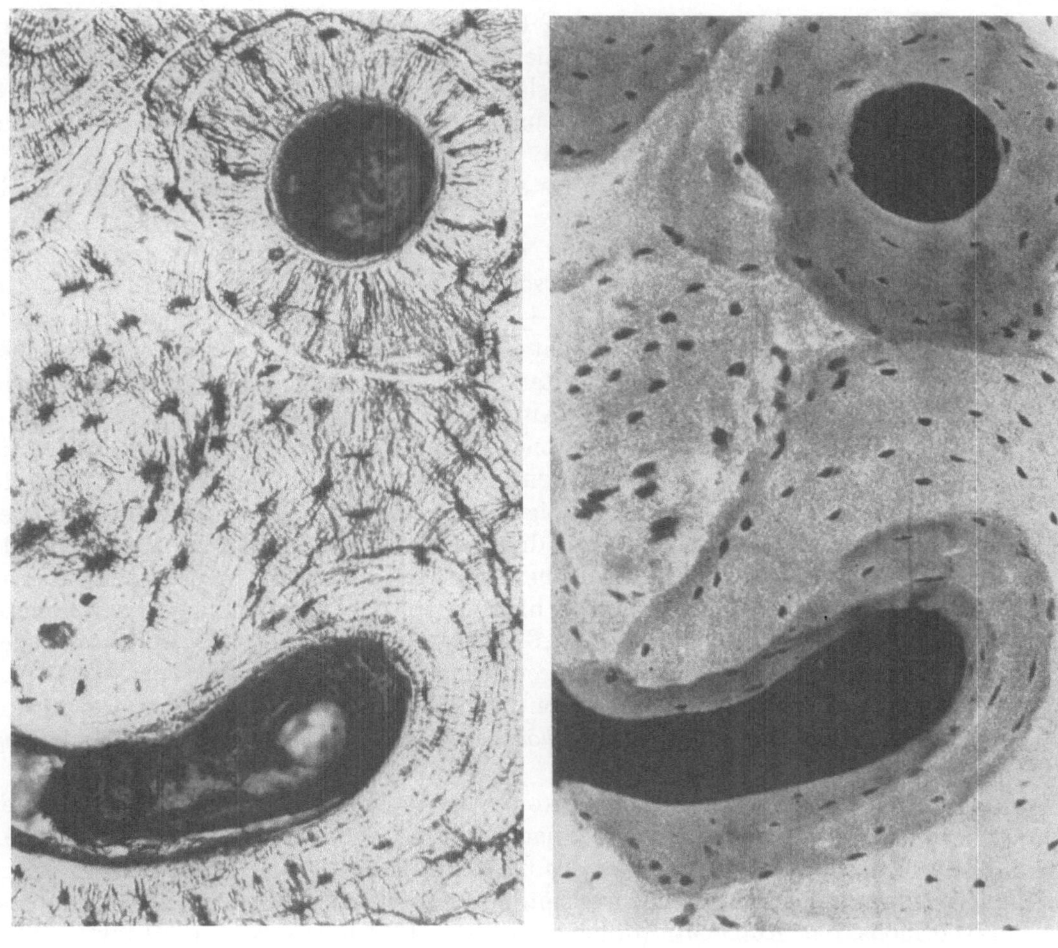

Abb. 23. Die zytoplasmatischen Zellfortsätze der Osteozyten stehen miteinander in Verbindung, so daß eine große Austauschoberfläche zwischen dem Knochengewebe und den Knochenzellen besteht. Die Osteone stellen z. T. in sich abgeschlossene Stoffwechseleinheiten dar. Das Mikroradiogramm zeigt die Kanalikuli in der normalen Tela ossea nicht. (Vergrößerung 200 ×) (a) Unentkalkter, nach der Fuchsin-Stück-Färbung präparierter Dünnschliff von 50 μ. (b) Mikroradiogramm desselben Dünnschliffes, das deutliche Unterschiede der Osteozytenlakunen in einer Schaltlamelle erkennen läßt (Femurkompakta, 34 Jahre alter Mann)

Über die Ergebnisse von Untersuchungen der Anbaurate des Osteoids im Rippenknochen wachsender, 24 Monate alter Hunde haben ILNICKI, EPKER, FROST u. HATTNER (1966) berichtet. In großen Osteonen fand sich eine stärkere Anbaurate als in den kleinen, doch war keine Relation zu den Osteonen festzustellen. Ergänzend zu der quantitativen Histologie und Mikroradiographie kann mit Hilfe *radioaktiv markierter Substanzen* (Isotope) die Geschwindigkeit eines Anbaues oder Umbaues im Knochen bestimmt werden. Bei Bewertung verschiedenartiger Methoden muß jedoch beachtet werden, daß nicht nur in den

Grenzzonen der Tela ossea, sondern auch im Gewebe selbst ein Stoffaustausch erfolgt. Dieser Austausch auf molekularer Ebene, wie er mit Hilfe von Isotopenverfahren analysiert werden kann, läßt sich mit der Transformation der Tela ossea im morphologischen, strukturellen Bereich nicht unmittelbar vergleichen.

Die Stoffwechselvorgänge in der Tela ossea werden in erster Linie von den in unterschiedlicher Anzahl vorhandenen *Osteozyten* gesteuert, die durch ihre zytoplasmatischen Zellfortsätze miteinander in Verbindung stehen (Abb. 23) und hierdurch eine große Austauschoberfläche zwischen Tela ossea einerseits und Knochenzellen andererseits zur Verfügung haben (REMAGEN u. Mitarb., 1968; BÉLANGER, 1969; BAUD u. AUIL, 1971; DONATH u. DELLING, 1971). Zwischen den Knochenzellen mit ihren Zellfortsätzeu und dem Knochengewebe finden sich unterschiedlich große Räume, die mit extrazellulärer Flüssigkeit ausgefüllt sind, über deren Kreislauf noch wenig bekannt ist. Intravitalmikroskopische Beobachtungen der Osteozyten und ihrer Lebensvorgänge werden Aufschluß über deren Funktion geben können (AARON, 1972/73).

Es sind Verbindungen zwischen den Osteoblasten- und Osteozyten-Ausläufern nachgewiesen worden, die für Ionen und kleinere Moleküle eine Passage von Zelle zu Zelle erlauben (HOLTROP u. WEINGER, 1972; LUCHT, 1972). Eine *Beteiligung der Osteozyten am Kalziumaustausch* ist also durchaus möglich. Ein solcher Austausch soll sich nach GROER u. MARSHALL (1973) jedoch nur innerhalb einer 1—4 μ breiten Grenzschicht entlang der mineralisierten Oberfläche abspielen. Dies steht nicht in Übereinstimmung mit einer osteolytischen Funktion der Osteozyten, auf die mit unterschiedlichen Methoden HEUCK u. Mitarb., (1961/66), BÉLANGER u. Mitarb. (1963/65), BAUD (1968), REMAGEN u. Mitarb. (1968), VITTALI (1968) u. a. hingewiesen haben. Als elektronenmikroskopisch verwertbare Merkmale für diese Aktivität der Osteozyten wird von SCHENK (1974) die Zahl der Mitochondrien, die Entfaltung des Ergastoplasmas und des Golgi-Apparates sowie der Gehalt an Lysosomen angesehen. Ein Wechsel in der Ausprägung dieser Strukturmerkmale der Osteozyten wird von den Altersveränderungen der Zellen überlagert, so daß ein massiver Knochenabbau im Sinne der „*osteozytären Osteolyse*" noch nicht allgemeine Anerkennung finden konnte. Die periosteozytäre Demineralisation oder „Kalziolyse" (BOHATIRCHUK, 1966) ist dagegen nicht mehr umstritten. Diese periosteozytären Vorgänge werden von BORDIER (1974) als „Miniknochenumbau" bezeichnet. Durch alternierende Phasen von Resorption, Reparation und Ruhezustand soll die *Homöostase des Phosphat- und Kalziumhaushaltes im Organismus* gesichert werden.

Durch die Wirkung des Parathormons kommt es zu einer Aktivierung der Osteozyten mit periosteozytärer Demineralisation und nachfolgender Osteolyse (BÉLANGER u. Mitarb., 1965; BORDIER u. Mitarb., 1970; ROWLAND u. Mitarb., 1971). Es ist ein direkter Einfluß auf die Transformation und Knochenresorption nachweisbar (Abb. 24). Der Antagonist des Parathormons, das *Kalzitonin* (COPP u. Mitarb., 1961/62; KUMAR u. Mitarb., 1963; FOSTER u. Mitarb., 1964/66) wirkt direkt auf die Knochenzellen und verlangsamt oder hemmt den Knochenabbau. Über die *Wechselwirkung* von Thyreokalzitonin und Parathormon bei der Regulation des Kalziumstoffwechsels haben ZIEGLER u. Mitarb. (1968) berichtet. Der physiologische Reiz für die Ausschüttung von Thyreokalzitonin ist in der *Hyperkalzämie* zu sehen. Nach Gabe von Kalzitonin wird — wahrscheinlich durch die Mitochondrien vermittelt — die sogenannte „Kalziumpumpe" der Osteozyten aktiviert und ein Austritt von Kalzium über die Zellmembran festgestellt. Es erfolgt eine Ablagerung amorphen Kalziumphosphates in den periosteozytären Bereich des Knochengewebes. Ferner wurde eine Abnahme der Größe der Osteozytenlakunen und des Osteoidvolumens nach Kalzitonin-Applikation festgestellt (OLAH, 1969). Das Knochengewebe nimmt sehr rasch Kalzium auf. Die Wirkung des Kalzitonins ist vom Alter und dem Ernährungszustand abhängig. Im wachsenden Skelett sowie bei Systemerkrankungen mit einem hohen Knochenumsatz kann der hemmende Effekt des Kalzitonin auf Mineralaustausch und Transformation der Tela ossea wesentlich deutlicher erkannt werden als im gesunden Knochen des Erwachsenen (HAAS u. Mitarb., 1971/72). Im Tierexperiment fand ZICHNER (1970)

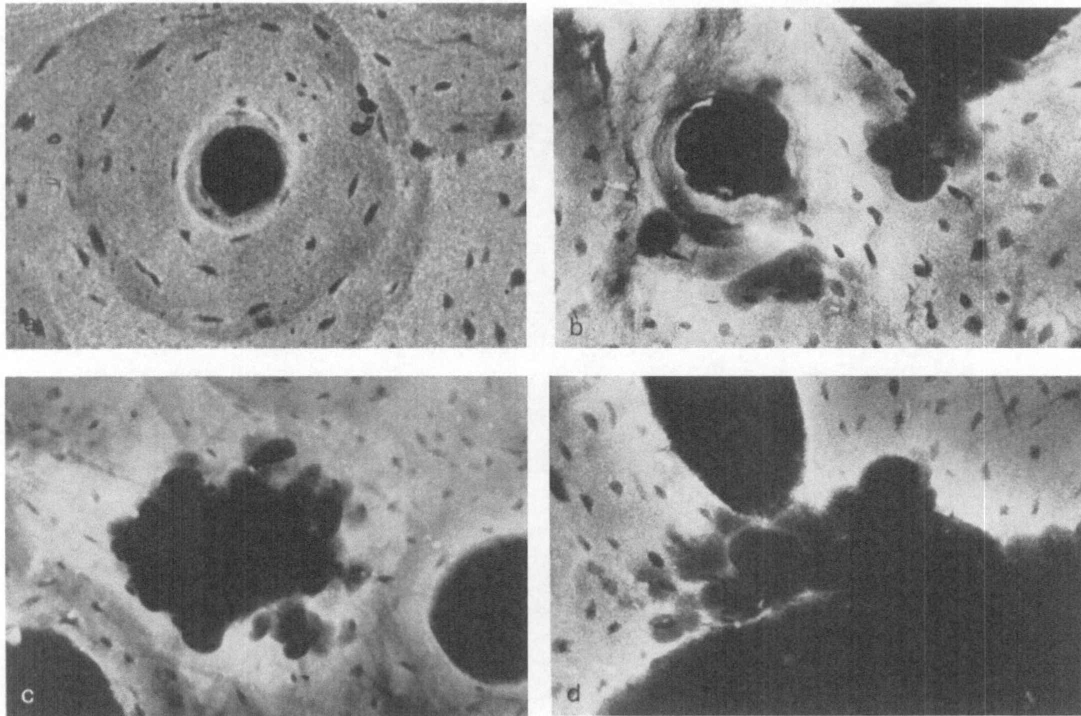

Abb. 24. Mikroradiographische Darstellung der verschiedenen Stadien einer periosteozytären Demineralisation oder „Kalziolyse", der osteozytären Osteolyse und der nachfolgenden Destruktion der Tela ossea in zentralen Bereichen (b + c) sowie in den Randzonen der Knochenmatrix mit Übergang in lakunenartigen Abbau im Sinne der osteoklastären Resorption (d) bei einem sekundären Hyperparathyreoidismus infolge Niereninsuffizienz (renale Osteopathie). Zum Vergleich ist ein normales Mikroradiogramm dargestellt (a). Das Kalksalzmosaik unterscheidet sich deutlich von den kranken Knochen (nach HEUCK, 1974). (Vergrößerung 250 ×)

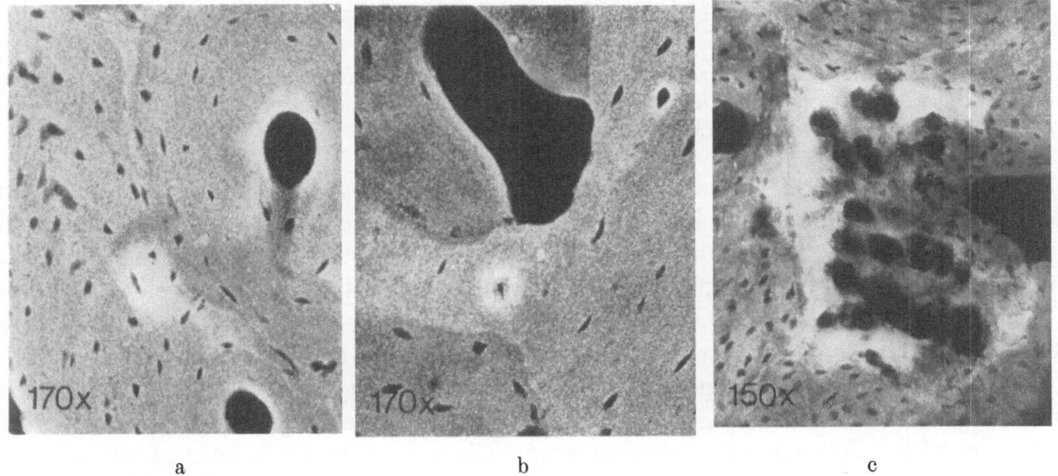

a b c

Abb. 25. Hochmineralisierte Zonen der Tela ossea, die sich vereinzelt periosteozytär (a) gesunder Knochen eines 36jährigen Mannes, Unfalltod, (b) Osteopetroseknochen einer 43 Jahre alten Frau) oder in flächenhafter Ausdehnung finden (c) sekundärer Hyperparathyreoidismus oder renale Osteopathie bei 20jähriger Frau). In unmittelbarer Nachbarschaft des hochmineralisierten Bezirkes finden sich sehr große Osteozytenlakunen als Ausdruck einer periosteozytären „Kalziolyse" und beginnenden Osteolyse (nach HEUCK, 1974)

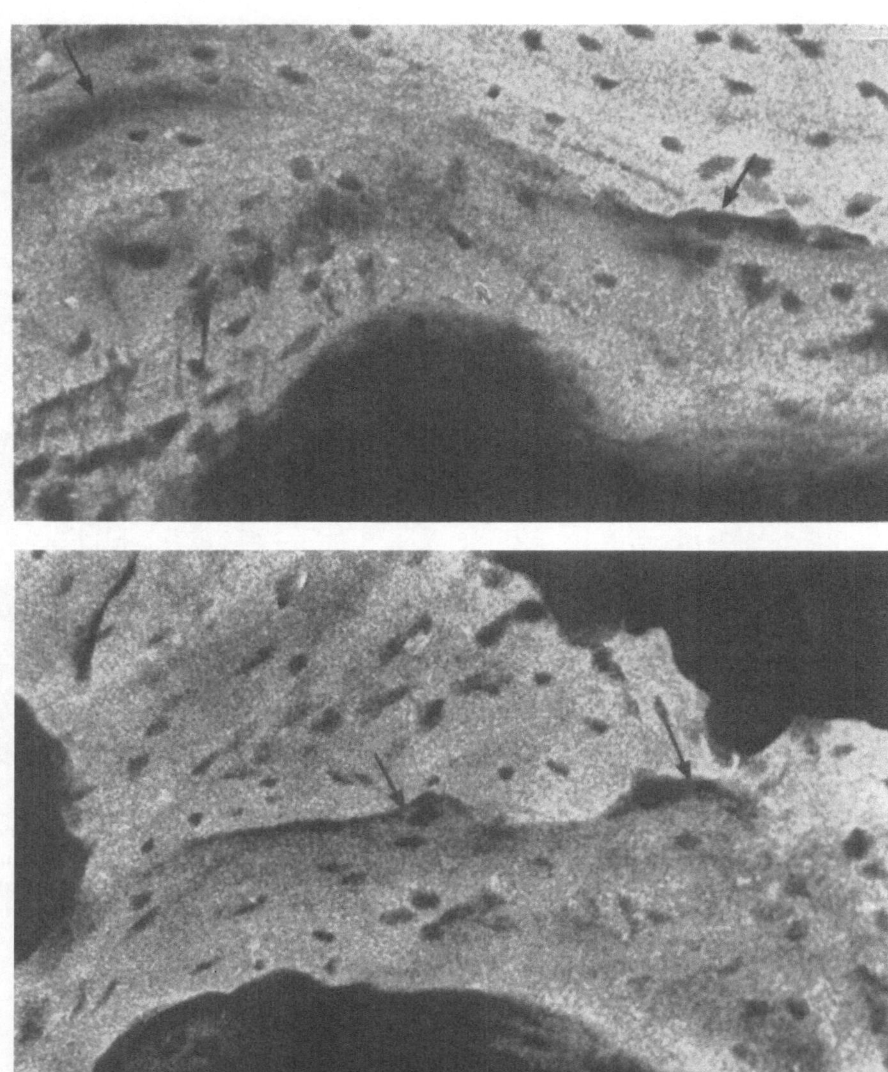

Abb. 26. Mikroradiographisch dargestellte Mineralisationsdefekte, die bandförmig in der Tela ossea angeordnet sind (als „begrabene Osteoidsäume“ im Schrifttum bekannt). Knochendünnschliffe aus der proximalen Femurdiaphyse bei Vitamin D-Mangelrachitis (14jähriger Junge). (Vergrößerung 250 ×)

nach Kalzitoningaben elektronenmikroskopisch in der Umgebung junger Osteozyten und der Osteoblasten eine Verbreiterung der Mineralisationszone sowie eine Ausschleusung von Kalziumverbindungen über die Zytoplasmaausläufer. Die präparatorische Verkalkungszone von Osteoblasten und Osteozyten beträgt etwa 4 μ, an die sich eine sogenannte „Hemmzone“ von 6—10 μ anschließt (LACROIX, 1961; BÉLANGER u. Mitarb., 1967; CAMERON, 1969). Eine sehr starke und zellnahe Verkalkung kann zur Mikropetrosis führen (FROST, 1960) und durch eine Hemmung der periosteozytären Flüssigkeitszirkulation zum Zelltod mit Mineralablagerungen in den Lakunen Anlaß geben. Der *vitale Osteozyt* mit ungestörter Zelldynamik induziert zum Selbstschutz einen Leistungswechsel durch periosteozytäre Demineralisation und nachfolgende Osteolyse (Abb. 25) und läßt in dieser Phase die histologisch-strukturellen Kriterien von Osteoklasten erkennen (BAUD, 1968; VITTALI, 1968; ZICHNER, 1970).

Nach länger dauerndem Vitamin D-Mangel sind bandförmige (Abb. 26) sowie *periosteozytäre und perikanalikuläre Mineralisationsdefekte* der Matrix mikroradiographisch nachweisbar (ENGFELDT u. Mitarb. 1954/56; STEENDIJK, 1962; HEUCK, 1969). Ein Zusammenhang mit dem gleichzeitig vorhandenen Hyperparathyreoidismus soll nicht bestehen. Nach Substitution mit 25-Hydroxycholekalziferol kommt es zur *periosteozytären Apposition von Knochenmineral*, und es entwickelt sich eine Verkalkungsfront.

In Tierversuchen und durch Experimente in Gewebskulturen wurde eine direkte Beeinflussung der *Knochengewebsresorption* durch *Vitamin A*, ferner durch einen *Anstieg der Sauerstoffsättigung* in der umgebenden Flüssigkeit, durch *Veränderung der Ionenkonzentration* bei einer Verminderung von Kalzium oder Phosphor, bei ansteigender Wasserstoffionenkonzentration und nach Heparingabe gefunden; umgekehrt wird die Resorption

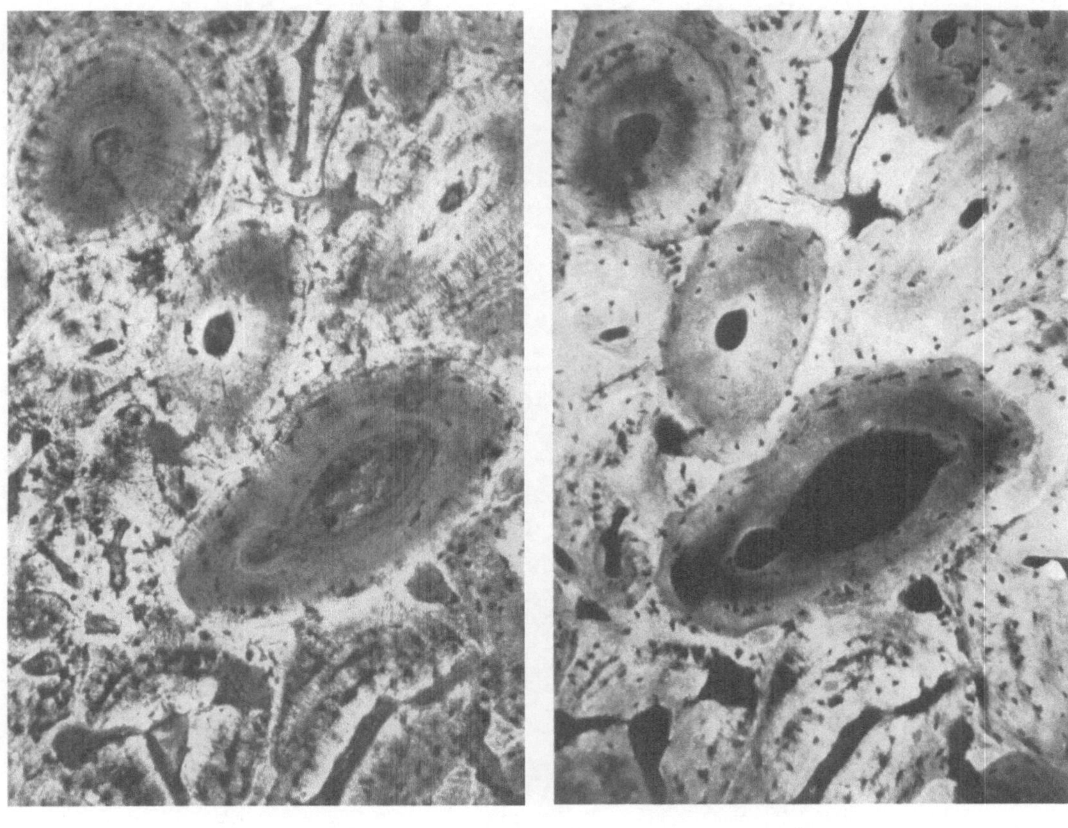

a b

Abb. 27. Mineralisationsdefekte in der Tela ossea eines Rinderfemurs nach Fluorintoxikation. (a) Dünnschliff von 50 μ nach Fuchsin-Stückfärbung, der eine stärkere Farbanreicherung in den niedrig mineralisierten Bezirken erkennen läßt. (b) Mikroradiogramm desselben Präparates, auf dem die Mineralisationsdefekte der Osteonen deutlicher zu erkennen sind. Unregelmäßig verteilte periosteozytäre Kalziolyse (Vergrößerung 120 $\times$)

von Knochengewebe nicht allein durch Kalzitonin unterdrückt, sondern auch durch Hormone, wie Oestrogene und andere steroide Hormone, das Cortison, durch Glukagon, durch Gabe von Fluor, Kalzium- und Phosphationen und durch eine Verminderung von Magnesium- oder Wasserstoffionen in den Gewebsflüssigkeiten.

Eine *Stimulierung der Knochenbildung* wurde nach Gabe von Vitamin D beobachtet, das auch die Matrixsynthese beeinflußt, sowie nach Thyreokalzitonin. Dieses Hormon kann jedoch die Knochenbildung auch unbeeinflußt lassen oder sogar eine Verminderung induzieren. Dagegen konnten Fluor und Phosphate einen stimulierenden Effekt auslösen (JOWSEY u. Mitarb., 1968; SCHMIDT u. Mitarb., 1968; SCHENK u. Mitarb., 1970; FREITAG u. Mitarb., 1971). Über die Wirkung des Fluors besteht noch keine endgültige Klarheit, zumal die Überdosierung zur Bildung *minderwertigen Knochens* führt (Abb. 27). Die Gabe von Phosphaten löst eine vermehrte Parathormonsekretion aus, so daß eine solche Behandlung nicht ohne Probleme ist.

Der *Einfluß des Säure-Basen-Gleichgewichtes* auf den Knochen ist erheblich. Nach Untersuchungen von BARZEL (1970) und einer Zusammenstellung von NORDIN (1973) ist erwiesen, daß im Knochenstoffwechsel der Mineralstoffwechsel dem Säure-Basen-Stoffwechsel untergeordnet ist. Dabei beschränkt sich die Reaktion des Knochens bei Veränderungen des Säure-Basen-Gleichgewichtes nicht allein auf die Mineralphase, sondern es wird auch eine verstärkte Resorption des Knochens induziert. Eine vermehrte Ausscheidung von Kalzium nach Säurediät ist sowohl im Tierversuch als auch beim Menschen

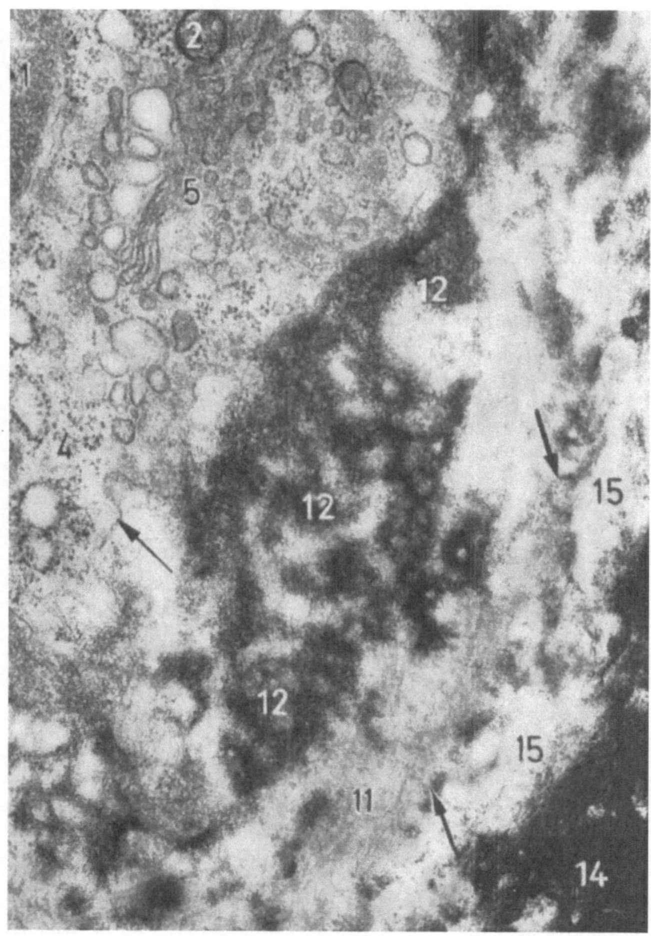

Abb. 28. Ausschnitt eines elektronenmikroskopischen Bildes des Osteozyten eines Rattenknochens nach Behandlung mit Dihydrotachysterin. Stark geschwollene Mitochondrien (2). Reichlich freies Kalzium (12) und viele feine Kollagenfibrillen (11) in der breiten Zellscheide. Durch ausgedehnte Entkalkung der Zellhöhlenwand ist die „osmiophile Lamina" freigelegt. (1 = Zellkern, 2 = Mitochondrien, 4 = Ribosomen, 5 = Golgi-Zone, 11 = feine Kollagenfibrillen, 12 = freies Kalzium, 14 = verkalkte interlakunäre Matrix, 15 = Entkalkungsbezirke). Nach REMAGEN u. Mitarb., 1968 (Vergrößerung 38500 ×)

wahrscheinlich ein Zeichen für die vermehrte Knochenresorption. Durch alkalische Diät kann eine Verminderung der Kalziumausscheidung und eine Zunahme der Knochenbildung erreicht werden.

Nach einer Behandlung mit *Dihydrotachysterin* (*AT 10*) ist eine Verbreiterung der periosteozytären Mukopolysaccharidscheide der Knochenzellen im Elektronenmikroskop erkennbar. Daneben finden sich nadelförmige oder runde Partikel in unterschiedlicher Verteilung und Dichte, die aus Kalziumphosphaten bestehen (Abb. 28). Durch den gesteigerten Kalziumstoffwechsel können Kalksalze in größeren Mengen aus der Grundsubstanz freigesetzt und im Bereich der Osteozytenlakunen morphologisch nachweisbar werden (REMAGEN u. Mitarb., 1968). Die Osteozyten nehmen aktiv am Mineralstoffwechsel teil, und die Grenzregion der Osteozytenlakunen sowie der Osteozytenzellfortsätze zeigt nicht nur elektronenmikroskopische sondern auch im Rasterelektronenmikroskop darstellbare Veränderungen im Vergleich zum gesunden Knochen. Die Stoffwechselaustauschvorgänge finden im Bereich der Mukopolysaccharidscheide der Osteozytenlakunen statt (WASSERMANN u. YAEGER, 1965). Die elektronenmikroskopischen Befunde stimmen mit den mikroradiographisch nachgewiesenen periosteozytären Mineralisationsdefekten bei verschiedenen Systemerkrankungen des Skelettes überein.

Bemerkenswert sind Untersuchungsresultate zur Frage der *Stimulation einer Knochenresorption durch Seren* (HAUSMANN, GENCO, WEINFELD u. SACCO, 1973). Mit Hilfe eines nicht erhitzten, normalen Serums von Kaninchen und Ratten konnte die Knochenresorption in einer Gewebekultur von embryonalem Knochen angeregt werden. Die Wirkung der Knochenresorption wird *erhöht*, wenn das Serum mit einem Antigen-Antikörper-Niederschlag inkubiert wird. Ein Serum, das vor der Behandlung mit Antigen-Antikörper-Niederschlag erhitzt worden war, hatte keine Wirkung auf die Knochenresorption. Diese Befunde berechtigen zu der Annahme, daß die Stimulation einer Knochenresorption durch Serum von einem *hitze-labilen Faktor* im Serum abhängig ist. Die Stimulation der Knochenresorption durch das Serum drückt sich in einer vermehrten Bildung von Osteoklasten aus.

Neben den genannten zellulären und biochemischen Faktoren haben die Lebensvorgänge des Markgewebes und die Blutzirkulation im Organ Knochen einen Einfluß auf die Biodynamik der Transformation der Tela ossea, die beide in der allgemeinen Pathologie und Radiologie des Skelettes wenig beachtet werden (s. Seite 47ff.).

4. Gefäßversorgung und Umbau des Knochens

Der Knochen wird von zahlreichen Gefäßen ernährt, die als kleine Arterien und Venen durch die Volkmann'schen Kanäle in den Knochen eintreten oder austreten und die von der Tela ossea umschlossenen, mit Knochenmark oder Bindegewebe ausgefüllten Räume versorgen (Abb. 29). Sie bilden ein Netzwerk, das sich in den spongiösen Knochenpartien verzweigt und in der Kompakta entlang der Havers'schen und Volkmann'schen Kanäle verläuft. Der spongiöse Anteil des Knochens ist besser vaskularisiert als der kompakte.

Durch die Gelenkkapsel treten ebenfalls Gefäße in den Knochen ein und bilden ein periostales Gefäßnetz und ein weiteres synoviales Netz im Gelenk selbst. Eingehende Untersuchungen der Gefäßanatomie und -architektur haben TILLING (1958) und TRUETA (1964) durchgeführt.

Im Röntgenbild sind nur die Kanäle der großen Gefäße sichtbar, die als *Vasa nutritia* durch den Knochen hindurchtreten und von einer deutlich abgrenzbaren Kortikalis umschlossen werden (Abb. 30 u. 3). Der Verlauf dieser Kanälchen erfolgt meist schräg durch die Diaphysen-Kompakta der Röhrenknochen. Es können jedoch auch im Bereich der spongiösen Knochen verzweigte und y-förmig auftretende Gefäßkanäle — wie z. B. im Darmbein — röntgenologisch dargestellt und erkannt werden. Der *schräge Verlauf* der Gefäßkanäle im Bereich der Diaphysen kommt durch unterschiedliche Wachstumsgeschwindigkeit der Gelenkenden der Röhrenknochen zustande (s. S. 10ff.). Die Gefäße ziehen von der frühzeitiger auftretenden und stärker wachsenden Epiphyse weg, die dann im allgemeinen auch zuletzt synostosiert (COCCHI, 1949). Im Tierreich durchgeführte, vergleichende Untersuchungen haben ergeben, daß ein *artspezifischer* Verlauf der Gefäßkanäle vorliegt. Aus einem atypischen Verlauf der Vasa nutritia sind Rückschlüsse auf Störungen des Wachstums und der Knochenbildung möglich. Über die Blutzirkulation im Knochen selbst wissen wir noch wenig. Der Gefäßverlauf und die Kapillarisierung

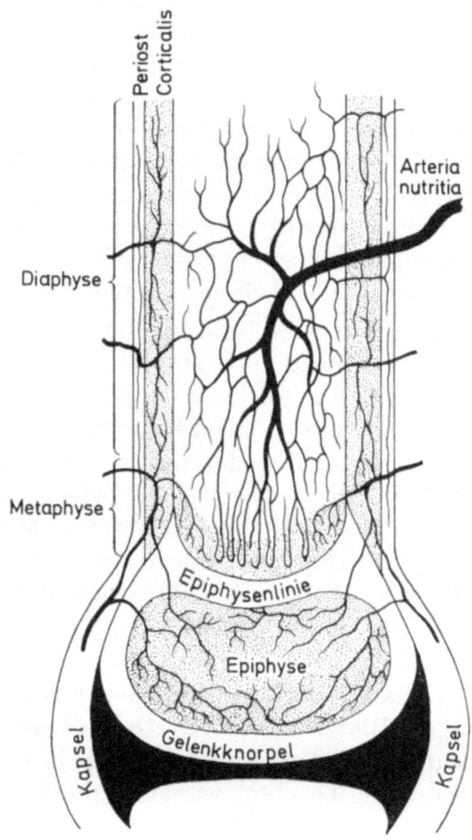

Abb. 29. Schematische Darstellung der Blutgefäßversorgung eines Röhrenknochens (nach CALLIUS, aus SCHINZ u. Mitarb., 1952)

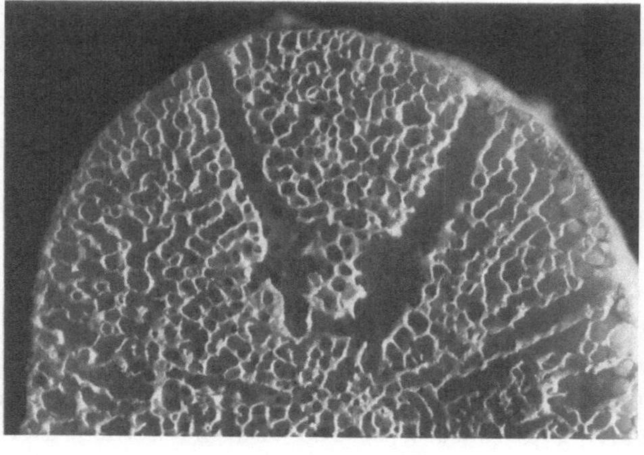

a

Abb. 30. Den Knochen versorgende Gefäßkanäle. (a) In der Wirbelspongiosa sind die Kanäle von Arterien oder Venen abgegrenzt. (b) Die Röntgenbilder der Wirbelkörper, deutlicher eines Wirbelsäulenpräparates zeigen die zentral und horizontal angeordnete „Aufhellung" des Gefäßkanals (Hahn'sche Spalte). (c) In der Beckenschaufelspongiosa ist der meist y-förmig ausgebildete Gefäßkanal durch eine schmale Kortikalis abgegrenzt. (d) Knochengefäßkanal in der Diaphysenkompakta des Femur (Canalis nutritius)

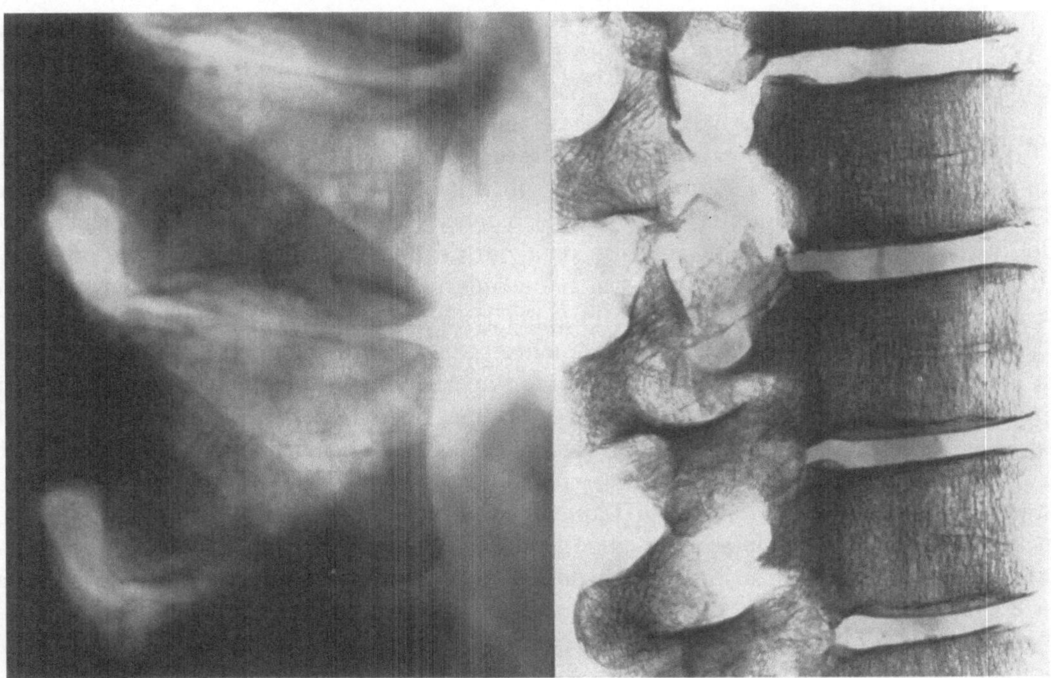

Abb. 30 b

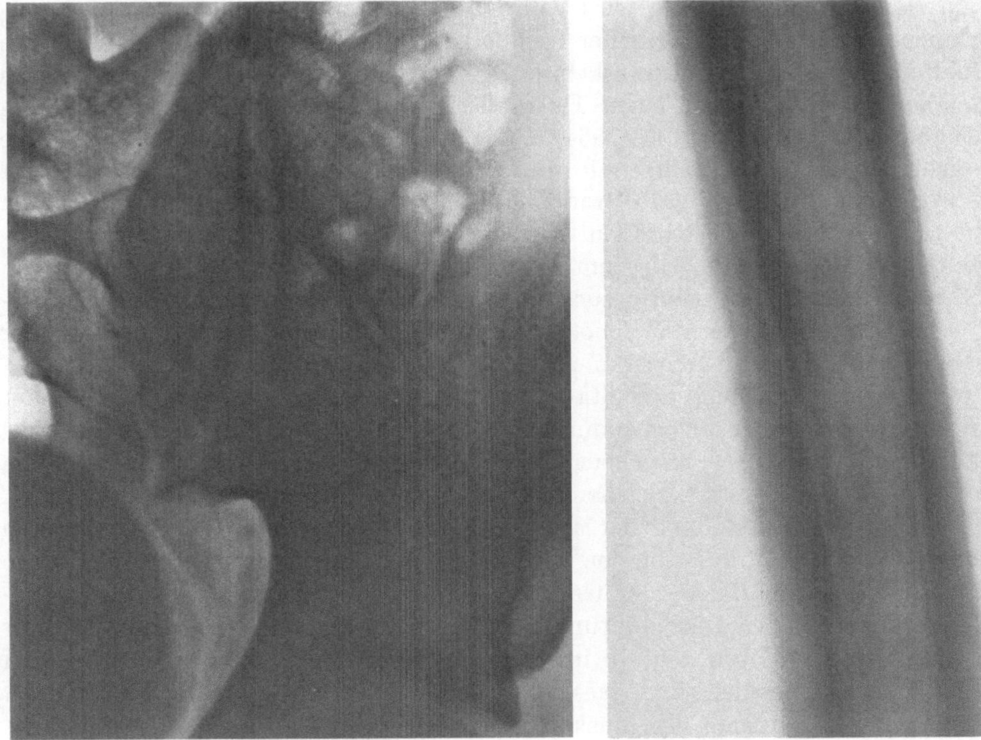

Abb. 30 c Abb. 30 d

lassen, ebenso wie Resultate von Untersuchungen über die Zirkulationsgeschwindigkeit des Blutes im Knochen, darauf schließen, daß in diesem Organ Besonderheiten vorliegen.

Die Architektur von Blutgefäßen und Kapillaren ist für die Knochenbildung von Bedeutung (Bellman, 1953; Crock, 1967). Vergleichende Untersuchungen zwischen platten Knochen und dem kompakten Knochen mit seinen Havers'schen Systemen hat Currey (1960) durchgeführt und hierzu auch Resultate der Analysen an platten Knochen von Tieren herangezogen. Die platten Knochen sollen sehr rasch entstehen und wachsen, so daß Schichten auftreten und der neugebildete Knochen von dem bereits vorhandenen entweder durch einen kleinen Spalt getrennt oder nur durch Brücken mit ihm verbunden ist. In dieser Zone entwickelt sich langsam Lamellenknochen. Der platte Knochen verfügt über eine wesentlich bessere Blutversorgung als der kompakte Knochen mit Havers'schen und Volkmann'schen Kanälen. Die Gefäßdichte in der Volumeneinheit Knochen ist zwar etwa gleich, doch soll der Abstand der Gefäße voneinander im platten Knochen geringer sein. Über die „kritische Dicke" des Knochengewebes hinsichtlich der Blutversorgung hat Voss (1954) berichtet. Bei den verschiedenen Knochen fand sich eine unterschiedliche maximale Diffusionsstrecke. Die Schwankungsbreite war erheblich und betrug 40—500 μ Abstand zwischen den Havers'schen Lamellensystemen. Im Gegensatz zum kompakten Knochen besitzt die Spongiosa sehr wenige große Gefäße, sondern meist kleine Blutgefäßgeflechte. Die maximale Diffusionsstrecke des Knochengewebes beträgt für die Spongiosa etwa 200 μ, für die Havers'schen Lamellensysteme der Kompakta etwa 300 μ. Das Knochengewebe kann bis zu einer maximalen Schichtdicke von 0,5 mm ohne Gefäße lebensfähig bleiben. Für den Austausch von Stoffwechselprodukten und die Transformation des Knochengewebes ist das versorgende Netz von Kapillaren und Gefäßen bedeutsam, doch sind unsere Kenntnisse über das Zusammenwirken der Bauelemente des Knochens beim Stoffaustausch noch lückenhaft.

Die *Blutzirkulation* im Knochen wird von den Muskelkontraktionen und den Regulationsmechanismen der Vasomotoren der Gefäße beeinflußt. Eine normale Kontraktion oder Erschlaffung der Extremitätenmuskeln wirkt wie eine Pumpe auf den intraossären Blutstrom. Die Kontraktion hat einen Druckanstieg im Markraum, die Erschlaffung einen Druckabfall zur Folge (Trueta, 1964). Die Entleerung der Extremitätenvenen, die in den Weichteilen eingebettet sind, wird durch die Muskelaktivität begünstigt. Dieser Ansicht wurde von Polster (1970) widersprochen, da er unter normalen venösen Druckverhältnissen einen verbessernden Pumpeffekt auf die Muskulatur nicht nachweisen konnte. Bei Messungen in Horizontallage unter Ausschaltung des hydrostatischen Druckes führten Muskelkontraktionen zur Abnahme der Knochendurchblutung. Die Zunahme der Durchblutung in der den Knochen umgebenden Muskulatur kann wegen der druckpassiven Regulation im Knochen nicht gleichzeitig eine verbesserte Knochendurchblutung zur Folge haben. Eine venöse Stauung führt infolge Widerstandszunahme in der Strombahn zur Abnahme der Knochendurchblutung. Die Untersuchungen von Polster (1970) zur Hämodynamik des Knochens durch intraossale Druckmessungen ergaben, daß das intraossale Gefäßsystem gleiche Eigenschaften wie die übrigen Gefäße besitzt. Durch eine Eng- oder Weitstellung der arteriellen Gefäße regulieren die Vasomotoren den Blutstrom, so daß die Zirkulation den Erfordernissen angepaßt werden kann. Ebenso können reflektorisch durch Reize oder Gewebszerstörungen über die Vasomotorenregulation Veränderungen in der Durchblutung hervorgerufen werden. Nach einer Fraktur ist distal von dieser die Blutzirkulation im Knochen gestört, und die Osteoporose wird unter der Ruhigstellung begünstigt. So lassen Störungen der Vasomotorenregulation nach Immobilisation und der Ausfall der Muskelfunktion die Blutüberfüllung der Knochengefäße und des Markraumes verstehen (Süsse, 1955; Böhme, 1968; Polster, 1970).

Untersuchungen über die *Durchblutungsverhältnisse im Knochen nach Amputationen* hat Langhagel (1968) mit Hilfe der Angiographie durchgeführt. Der Knochenumbau im Femurstumpf und die Anpassung der Zirkulation an die veränderten Verhältnisse sind nach etwa einem Jahr abgeschlossen. Für die Transformation des Knochens und eine stärkere Atrophie spielen auch die Zug- und Druckbeanspruchungen des Stumpfknochens eine Rolle, so daß eine sinnvolle Muskelplastik die Belastbarkeit des Knochens verbessert.

Es ist bisher noch keine Klarheit über die Wirkung der *Hyperämie* auf den Knochenan- und -abbau erzielt worden. In einer Hyperämie durch Stase (Phlegmasie) sah POMMER (1925) die Ursache der vaskulären und zellulären Knochenresorption. Es ist jedoch nicht bewiesen, daß die *passive venöse Stauungshyperämie* allein den Knochenabbau bewirkt, da Hyperämien auch als Begleiterscheinung des Knochenanbaues bekannt sind. Im kapillären Bereich der Strombahn kann histologisch nicht unterschieden werden, ob es sich um eine arterielle oder venöse Zone handelt. Aussagen über die Größenordnung der Durchblutung (Blutstromvolumen) sind nicht möglich. Die funktionellen Zusammenhänge zwischen Knochendurchblutung und Knochenumbau sind noch nicht geklärt (SÜSSE, 1955; RUTISHAUSER, 1956; JOHNSON, 1964; TRUETA, 1964; POLSTER, 1970).

Bereits im Embryonalstadium entwickeln sich Bindegewebe und Blutgefäße des Körpers, wobei das Bindegewebe die Blutgefäße umwächst. Alle übrigen Gewebe werden durch Kapillaren des Bindegewebes ernährt. Die Zellen des Bindegewebes und der übrigen Gewebe sind nicht unmittelbar neben den Kapillaren angeordnet, sondern es liegen unterschiedlich dicke Schichten einer interzellulären Substanz dazwischen. So muß es einen Mechanismus geben, der den Austausch von Nährstoffen und Schlacken zwischen Zelle und Kapillare steuert. Freie Gewebsflüssigkeit würde selbst dann, wenn sie nicht zirkuliert, die Diffusion der Nährstoffe von den Kapillaren in die Zellen hinein ermöglichen. Die Interzellulärsubstanz des Knochens wird von winzigen Kanälchen, den sogenannten Canaliculi durchdrungen, die als ein System von feinsten Röhrchen angesehen werden, mit dessen Hilfe im Knochen der Diffusionsvorgang zwischen den Kapillaren und den Zellen ablaufen kann, und zwar auch dann, wenn die Interzellularsubstanz selbst stark verkalkt ist (HARRIS u. HAM, 1956). In den Canaliculi befinden sich Zytoplasmafortsätze der Knochenzellen. Es wurde angenommen, daß diese Zellelemente nach der Bildung des Knochens ihre Aufgabe erfüllt haben und dann in den Canaliculi lediglich Gewebsflüssigkeit vorhanden sei. Diese Vorstellung bedarf schon deshalb einer Korrektur, weil die Knochenzellen bei Systemerkrankungen des Skelettes erneut Aktivitäten entwickeln und die Mineralsubstanz auflösen sowie den Knochen aufbrechen können (s. S. 34ff., 102ff.). Untersuchungen des Radius bei Hunden haben gezeigt, daß die Knochenzellen im Durchschnitt nicht mehr als $^1/_{10}$ mm von einer Kapillare entfernt liegen, so daß das Gesamtsystem der Kanälchen nur über eine begrenzte Entfernung hin wirksam bleiben muß.

Als *Folge einer Störung der Blutzirkulation* im Knochen sind lokal stärker ausgeprägte *Osteoporosen* und posttraumatisch auftretende *Osteolysen* aufgefaßt worden (siehe S. 145).

Die *posttraumatische Osteolyse* ist selten und kommt bevorzugt im Bereich der Klavikula, am Humerus, am Becken sowie an den Händen und Füßen vor (ALNOR, 1951; SOMMER u. REINHARDT, 1959; JACOBS, 1964; KNOCH, 1964; SMART, 1972; PURANEN u. SURAMO, 1973).

Eine *Knochenatrophie* kann dann auftreten, wenn altersbedingte, krankhafte Veränderungen der intra- und extraossären Arterien zu *Zirkulationsstörungen* Anlaß geben (SCOTT, 1959; RUTISHAUSER u. Mitarb., 1960/63; LINKE, 1965; KROKOWSKI u. FRICKE, 1975). Das Anastomosennetz zwischen den endostalen und periostalen Gefäßen erfährt eine Verstärkung, die Havers'schen und Volkmann'schen Kanäle werden erweitert, so daß eine „Porosierung" erfolgt. Das Bild einer *vaskulären Osteoporose* (Abb. 31) bei arteriosklerotischen oder thrombangiitischen Veränderungen ist beschrieben worden (HILLENBRAND u. SCHNEPPER, 1962; RAMSEIER, 1962; UEHLINGER, 1964; WILLERT, 1966; HAUSCHILD, 1974). Es ist bemerkenswert, daß auch schwere, stenosierende Prozesse im Bereich der Arterien der Knochen nicht zu anämischen Knocheninfarkten führen. So ist UEHLINGER (1950) der Ansicht, daß eher eine funktionell bedingte Ischämie zum Knocheninfarkt Anlaß gibt, als ein thrombotischer oder arteriitischer Gefäßverschluß. Weitere Untersuchungen über die Vorgänge bei vaskulär bedingten Transformationsstörungen des Knochens, die zu einer Osteoporose führen können, sind erforderlich.

Die Lymphgefäße des Knochens können bei Mißbildungen oder bei Erkrankungen durch die Zirkulationsstörung oder den raumfordernden Prozeß einer Lymphangiektasie (REILLY u. Mitarb., 1972) oder Knochenlymphangiomatose (MOSELEY u. STAROBIN, 1964; HAAS u. REICHELT, 1966; STEINER u. Mitarb., 1969; NIXON, 1970; WINTERBERGER, 1972; KOHOUTEK, 1973; EDEIKEN u. HODES, 1973) zu ausgedehnten, diffusen oder loka-

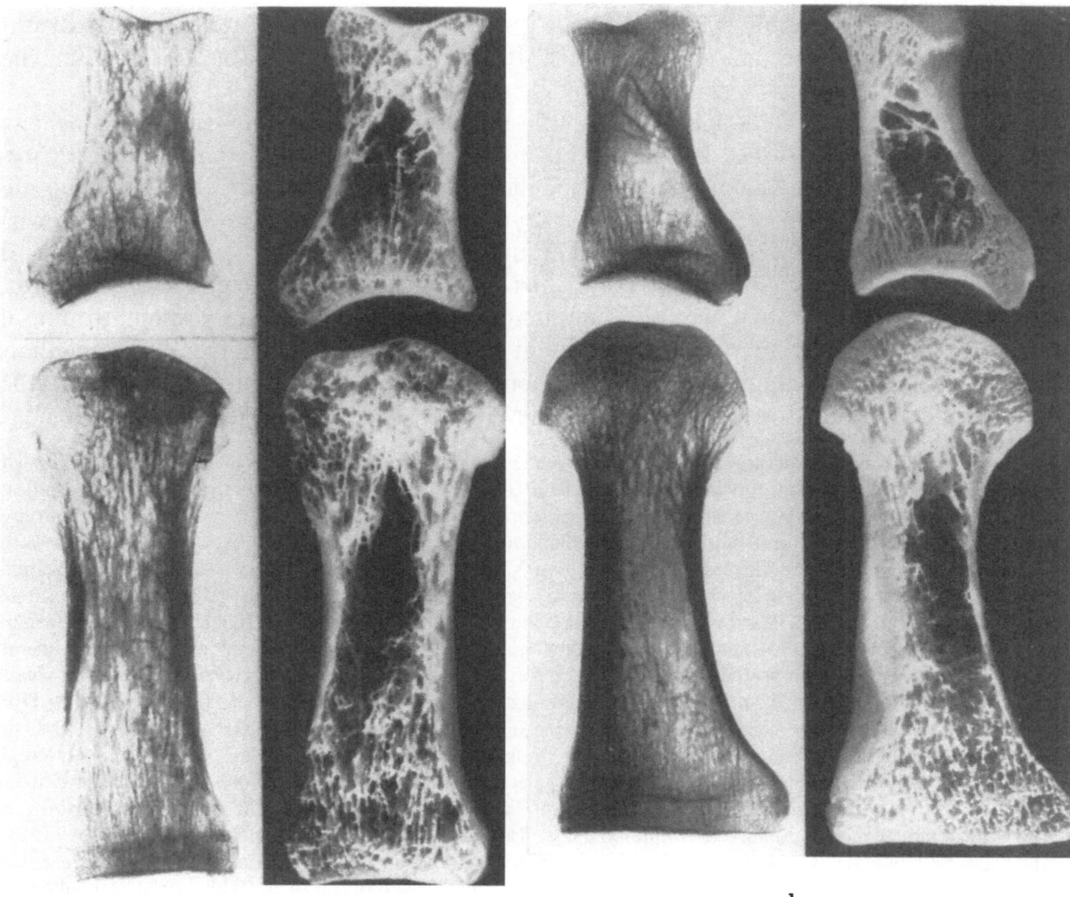

Abb. 31. Vaskuläre Osteoporose am Beispiel der linken Großzehe nach Thrombangiitis obliterans der A. femoralis links bei 58jährigem Mann. (a) Grobmaschige Transformation der Spongiosa, die im Röntgenbild und im Mazerationspräparat deutlich erkennbar ist. (b) Gesunder 1. Mittelfußknochen mit Grundphalanx der rechten Großzehe zum Vergleich (nach WILLERT, 1966)

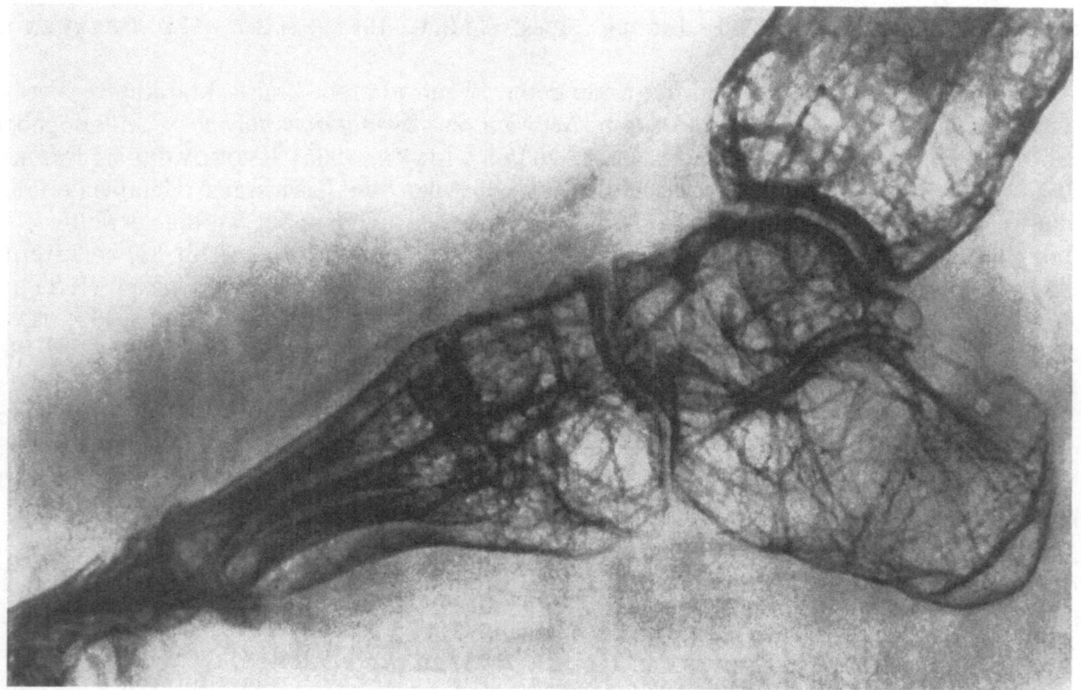

Abb. 32. Grobmaschige, osteoporotische Strukturauflockerung und Transformation der Knochen des Fußes und des Unterschenkels bei Lymphangiomatose (nach EDEIKEN und HODES, 1973)

lisierten Strukturauflockerungen und Defekten im Knochen führen (Abb. 32). Nach Behandlung der Störung kann es zur Regeneration oder Defektheilung des Knochens kommen.

5. Markgewebe und Knochenumbau

Angepaßt an das Knochenwachstum findet gleichzeitig eine ständige *Umbildung des Knochenmarkes* statt. Durch Zunahme der Markräume kommt es zu einer vermehrten Entwicklung von Fettmark, so daß im Erwachsenenalter rotes, blutbildendes Knochenmark lediglich im Stammskelett und im Bereich der epiphysären Spongiosa zu finden ist. Zum Verständnis der physiologischen Transformation und der krankhaften Störung der Lebensvorgänge im „Organ Knochen" sind Kenntnisse der Wechselwirkung zwischen Knochengewebe und Markgewebe wichtig (BURKHARDT, 1974). Auf die ontogenetischen Beziehungen zwischen den Keimgeweben, den Kapillaren und den Ursprungszellen der Blut- und Knochenbildung haben NEUMANN (1868) und HAMMAR (1901) hingewiesen. In pathogenetischen Überlegungen fanden die Zusammenhänge zwischen Markgewebe und Tela ossea zuerst durch POMMER (1924/25) Beachtung. Grundlegende Untersuchungen über die Wechselwirkungen zwischen Knochengewebe und Markgewebe mit Hilfe neuer Methoden sind im Arbeitskreis von BURKHARDT (1970) durchgeführt worden. Aus menschlichem Biopsiematerial sind Myelotomien bei atrophierenden, fibrosierenden und proliferierenden Markveränderungen analysiert worden.

Die *Osteoporose*, also eine Strukturauflockerung des Knochens, ist bei einer *Markatrophie* in etwa 70 % die häufigste Begleiterscheinung neben entzündlichen Veränderungen. Bei idiopathischer Osteoporose konnte in 41% der Kranken gleichzeitig eine Markatrophie gefunden werden. Im höheren Lebensalter kommt die Osteoporose häufiger bei partiellem Markschwund vor, während bei totalem Markschwund bereits nach kurzer Krankheitsdauer — selbst bei jungen Menschen — eine Osteoporose zu finden ist. Wenn bei Männern eine Osteoporose auftritt, so findet sich häufiger ein atrophisches Mark als bei Frauen.

Die *Gefäße des Knochenmarkes*, insbesondere das Kapillarnetz, sind bei der Osteoporose, stärker noch bei einer Markatrophie, verändert und vermindert. Die entzündlichen und degenerativen Veränderungen der Kapillaren sind Ursache des Schwundes aller von einer gemeinsamen Blutversorgung abhängigen Mark- und Knochengewebe (UMEHARA u. Mitarb., 1970; BURKHARDT u. Mitarb., 1971/74). Bei primären Gefäßleiden rheumatischer oder degenerativer Art fand BURKHARDT (1967/70) ähnliche Veränderungen am Markgewebe und der Tela ossea.

Von besonderem Interesse ist das Verhältnis zwischen Knochenmark und Knochengewebe bei solchen Krankheiten, die mit einer *Vermehrung des Fasermarkes* einhergehen. Die Myelofibrose und die Osteomyelosklerose stellen pathogenetisch nahe verwandte Folgezustände myelo-proliferativer Störungen dar (DAMESHEK, 1951; IKKALA u. Mitarb., 1967; BURKHARDT u. Mitarb., 1968/69; ROBERTS u. Mitarb., 1969; DEMMLER u. BURKHARDT, 1970, u. a.). Als Faktoren, die am Fibrosierungsvorgang beteiligt sein können, werden Veränderungen der Immunitätslage, verstärkter Zelluntergang bei ineffektiver Myelopoese, entzündliche Vorgänge mit Exsudation und Stauungen mit Transsudation genannt (RÖSSLE, 1934; STODTMEISTER u. Mitarb., 1968; BURKHARDT u. Mitarb., 1968/71/73). Die Folgeerscheinung ist ein bestimmter Fibrosetyp, der sich gefäßnah entwickelt und von einer Vermehrung und Veränderung der Zwischensubstanz auszugehen scheint. Die arteriellen Kapillaren sind bei der Myelofibrose und Osteomyelosklerose um das Doppelte bis Vierfache der Norm *vermehrt*. Die Osteomyelosklerose unterscheidet sich von der Myelofibrose, die häufiger mit einer Osteoporose einhergeht, durch stärkere, kapilläre Hyperplasie, die auch das Sinussystem einbezieht. Entgegen früherer Auffassung handelt es sich nicht um eine bis zur Osteosklerose fortschreitende Markverödung (OECHSLIN, 1956) oder um eine autonome Retikulumzellwucherung (ROHR, 1960), sondern wahrscheinlich um *einen fehlgeleiteten Reparationsvorgang* mit organoider Differenzierung

(BURKHARDT, 1974). Man gewinnt den Eindruck, daß die primäre Geflechtknochen-Neubildung eine typische osteoblastische Matrixbildung induziert und die Osteoklasie gestört ist (siehe S. 162ff.). Die knochennahen Retikulumzellen und Sinusendothelien werden vorwiegend durch die Produktion von Megakaryozyten in Anspruch genommen. Die Myelofibrosen können sowohl in Osteomyelosklerosen übergehen als auch zur Osteoporose führen. Betrachtet man die Vermehrung endothelbildender Mesenchymzellen als gemeinsame Voraussetzung von Myeloproliferation und Knochenmatrixbildung, so liegt es nahe, hier die Schaltstelle für die Verlagerung des Schwerpunktes der Zelldifferenzierung in Richtung auf die Myelopoese oder die Osteogenese zu suchen (BURKHARDT, 1974).

Bei der sogenannten *Ostitis deformans Paget* (besser Osteodystrophia deformans Paget) soll die Aktivität des Knochenmarkmesenchyms primär auf die Neubildung von arteriellen Kapillaren und Osteoblasten gerichtet sein (RUTISHAUSER u. Mitarb., 1954; DEMMLER, 1974), so daß eine venöse Stauung, Marksklerose und Osteoklasie resultieren. Dadurch entsteht der Eindruck einer gesteigerten, aber wohl differenzierten mesenchymalen Aktivität mit sekundärer Verdrängung der Myelopoese. Bei der fibrösen Osteodysplasie scheint die Bindegewebsproduktion auf einer die Knochenmatrix einschließenden Differenzierungsstufe zu überwiegen. Der Entwicklung von Fasermark wird ein Zustand besonderer Aktivität des Knochengewebes zugeschrieben, gleichgültig, ob es sich um einen Abbau oder Anbau handelt (HASLHOFER, 1968).

Der *Wechsel des Fasermarkes zum Fettmark oder hämatopoetischen Mark* sei Ausdruck der Remission von Erkrankungen und findet sich somit unter stationär gewordenen Verhältnissen. Ein harmonisch geordneter Umbau ist durch die mehrfache Schichtung von Anbau-Kittlinien repräsentiert, während aus einem überstürzten An- und Abbau „Mosaikstrukturen" resultieren können. In einer bestimmten Ausprägung sind derartige Mosaikstrukturen für einige Krankheiten charakteristisch, wie für die Osteopetrosis oder Marmorknochenkrankheit Albers-Schoenberg und die Osteodystrophia deformans Paget (s. S. 174ff.). Bei der ossären Form des Hyperparathyreoidismus sind differenzierte und undifferenzierte Bindegewebszellen stärker aktiviert. Die Markfibrose korreliert mit der Vermehrung der Osteoblasten (BEIL u. Mitarb., 1974). Die unreifen Knochenzellen gehen wahrscheinlich unmittelbar aus den Retikulumzellen und den Endothelien hervor. An dem Prozeß der Osteolyse sind die Osteozyten beteiligt (s. S. 29ff.). Somit erscheint als wesentliches Merkmal dieser verschiedenen, mit *Markfibrose einhergehenden Osteopathien* eine überwiegende Anregung der stromabildenden Potenz des Markmesenchyms, an der die endotheliale Differenzierung einen unterschiedlichen strukturformenden Anteil nimmt (BURKHARDT, 1974). Ob primäre mesenchymale Fehlbildung oder hormonal bedingte Überstimulation, immer verschwindet die Myelopoese, da ihr der mesenchymale Mutterboden entzogen ist. Der *Knochen* ist auch nur sekundär in diesen Prozess einbezogen und einmal *vermehrt*, einmal *vermindert* entwickelt. Über zytologische Befunde des Knochenmarkes bei Systemerkrankungen ist wenig bekannt. Eine reine *Osteoblastenvermehrung* konnte bei der Vitamin D-Mangelrachitis im zytologischen Befund gesichert werden. Lag ein begleitender *sekundärer Hyperparathyreoidismus* vor, so fanden sich daneben auch *Osteoklasten*. Der zytologische Nachweis von Osteoklasten im Knochenmark beim Hyperparathyreoidismus läßt sich durch das histologische Bild der Fibroosteoklasie bei dieser Knochenveränderung verstehen (ILLIG, UEHLINGER u. PRADER, 1959).

Sowohl bei proliferierenden, hämoblastischen als auch bei reticulären Neoplasien ist die Übereinstimmung in der Häufigkeit und dem überwiegend osteolytischen Charakter der Knochenveränderungen bemerkenswert. Die *hämoblastische Osteoporose* zeigt einen vollständigen Ersatz der Markgewebe durch die Leukosezellen. Der Knochen ist gleichmäßig rarefiziert, der Knochenumbau eingeschränkt. DEMMLER u. BURKHARDT (1974) haben gezeigt, daß bei unreifen — noch mehr als bei reifzelligen — granulozytären Myelosen eine bis zu vierfache Steigerung der arteriellen Kapillarisierung des Markes zusammen mit Verminderung der Marksinus vorkommt. Bei der Polyzythämie sind jedoch nur die Marksinus vermehrt und erweitert (DEMMLER, 1974). Danach kann diese Form der Osteoporose nicht mehr oder zumindest nicht allein durch mechanische Verdrängung erklärt werden, sondern wahrscheinlicher durch die Einbeziehung des Mesenchyms in den hämoblastischen Prozeß, aus dem sich auch der Knochen regeneriert. Dieser sogenannten *Suppressionsosteopathie* (BURKHARDT, 1973) steht die *destruktive Osteopathie* gegenüber. Im Bereich lympho-granulomatöser Wucherungen kommt es zu *herdförmigen Knochenzerstörungen*, die mit Vermehrung von Osteoklasten und Osteoblasten einhergehen. Der Knochenumbau beim Myelom und bei Karzinom-Metastasen zeigt ein ähnliches Bild.

Die Berücksichtigung der Befunde des Markgewebes bei Systemerkrankungen des Skelettes oder Osteopathien wird neue Erkenntnisse liefern und zum besseren Verständnis der Knochentransformation beitragen. Neben der Osteoblastenbildung aus dem Sinusendothel und dem Retikulum beim Morbus Paget oder der fibrösen Osteodysplasie ist der Nachweis von Osteoklasten im Markraum beim Morbus Paget und die Bildung von Osteoklasten aus Retikulumzellen bei der renalen Osteodystrophie ein Hinweis auf noch unklare Zusammenhänge. Besondere Beachtung verdienen die Wechselbeziehungen zwischen Markgewebe und Tela ossea bei örtlichen Zirkulationsstörungen, die mit einem pathologischen Umbau des Knochens einhergehen können.

C. Störungen von Knochenbildung und Knochenwachstum

In dem komplizierten Prozeß von Knochenbildung durch Differenzierung aus dem Mesenchym sowie von Knochenwachstum und Knochenumbau können die verschiedensten endogenen und exogenen Störungen zu Fehlentwicklungen Anlaß geben. Die äußere Form des Knochens wird, ebenso wie seine innere Struktur, normalerweise bereits im Wachstumsalter ausgebildet und ist von genetischen Faktoren geprägt. Die Zusammenhänge der verschiedenen Störungen von Knochenbildung und Knochenumbau sind komplex und nur lückenhaft erforscht. Von außen einwirkende Kräfte, Störungen der normalen Ernährung, Intoxikationen und Erkrankungen verschiedenster Art können zwar vorübergehend die Knochenbildung und damit das Wachstum beeinflussen, die vorbestimmte Gestalt und Architektur des Knochens werden hierdurch jedoch nur geringfügig verändert. Störungen der Transformation der Tela ossea werden nicht nur strukturelle Veränderungen sondern auch eine Umformung der Makrogestalt des Knochens in geordneter oder ungeordneter Weise hervorrufen. Die Mannigfaltigkeit der möglichen Erscheinungsformen bei einer Störung der Knochenbildung ist groß.

Die Zahl und die Anordnung der Skelettbausteine ist genetisch vorbestimmt. Eine Differenzierung der Zellen, die die Bausteine bilden, beginnt, bevor die Extremitätenknospen erscheinen (GARDNER, 1971). Kongenitale Abnormitäten genetischen Ursprungs resultieren aus Veränderungen der enzymatischen Kontrolle des Intermediärstoffwechsels. Für teratologische Forschungen ist die Feststellung wichtig, daß die durch Umgebungsschäden induzierten kongenitalen Abnormitäten den erblichen Abweichungen ähnlich oder mit ihnen identisch sind. Die verschiedenen *knorpeligen Elemente* der Extremitätenknochen des Skelettes sind frühestens im zweiten Embryonalmonat angelegt. Die kritische Periode für die Entstehung von Abnormitäten, charakterisiert durch zusätzliche Skelettelemente, liegt im ersten Monat der Gravidität, wahrscheinlich kurz *vor* dem Erscheinen der Extremitätenknospen. Eine Verminderung der Anzahl der Skelettelemente kann aus der Fusion von ein oder mehreren Anlagen resultieren. Diese Vorstellungen konnten durch Studien an Thalidomid-Mißbildungen belegt werden (GARDNER, 1971).

Eine Sonderstellung nimmt die *schwere traumatische Zerstörung* mit nachfolgender ungenügender Rekonstruktion der Knochenform aus den Fragmenten ein, die zur Fehlentwicklung des Knochens während des Wachstums Anlaß geben kann (s. S. 55ff.). An dieser Stelle sind nähere Ausführungen über die speziellen Veränderungen von Makrogestalt und Makrostruktur bei genetischen Störungen der Knochenbildung nicht sinnvoll. Ebenso können die differentialdiagnostisch wichtigen Laboratoriumsbefunde bei den Störungen der Knochenbildung in diesem Zusammenhang nicht ausführlich erörtert werden (s. hierzu MARQUARDT, 1968; MOSEKILDE, 1968; WEYERS, 1968; ALTHOFF, 1968; LAUR u. PERASSI, 1968; GASSMANN, 1968; CLAUS, 1968; GIOVANNELLI, 1968; TORI, 1968; HÄSSLER, 1968; PÖSCHL, 1971 Band V/3 + 4 + 5). Das Zusammenspiel der verschiedensten erblichen Komponenten konnte in den letzten Jahrzehnten teilweise erforscht werden, doch sind die in der Tela ossea oder dem Knochenmark ablaufenden Störungen in ihrer Biodynamik kaum bekannt. Besondere Aufmerksamkeit haben Veränderungen der Ultrastruktur der Tela ossea und biochemische Probleme des Stoffaustausches und der Transformation gefunden.

Unter den Störungen der Knochenbildung und des Knochenwachstums können *verschiedene Stadien* unterschieden werden, die sich nach der *graduellen Ausprägung der Formveränderung* des Knochens einerseits und der *makroskopisch erkennbaren Strukturveränderung* andererseits ordnen lassen.

I. Agenesie — Aplasie

Wenn die Bildung eines Knochens bereits im frühen Embryonalstadium bei Differenzierung der verschiedenen Anlagen gestört ist, so handelt es sich um eine *Agenesie* dieses Knochens. Benachbarte Skelettelemente können normal angelegt werden. Einige Knochen haben in der Entwicklungsreihe der Wirbeltiere und Säugetiere an Bedeutung verloren und kommen beim Menschen lediglich als Anomalie vor. Beispiele hierfür sind das Os centrale carpi (PFITZNER, 1895; KÖHLER-ZIMMER, 1967) und das echte Os acetabuli im Bereich des Hüftgelenks, das nur selten als Rudiment vorhanden ist (DE CUVELAND u. HEUCK, 1951).

Als *Aplasie* eines Knochens werden solche Störungen bezeichnet, bei denen die Anlage im Embryonalstadium ausgebildet wird, ohne daß es zu einer weiteren Differenzierung des Skelettelementes kommt. Ein solcher Knochen fehlt dann bei der Geburt und nach Abschluß des Wachstums vollständig. Als bekanntestes Beispiel ist die Patella-Aplasie beschrieben worden (KUTZ, 1949; KÖHLER-ZIMMER, 1967).

II. Hyperplasie — Hypoplasie

Eine *Hyperplasie* von Knochen kommt meist durch eine Volumenzunahme zustande, ohne daß eine Längenzunahme erfolgt. Als Beispiele hierfür sind die Hyperostosis generalisata, die Osteodystrophia deformans (Morbus Paget) oder der Knochen bei einer Akromegalie zu nennen (s. Bd. V/2 u. 3). Infolge struktureller Veränderungen der Knochen geht nicht selten eine *Hyperostose* mit einer Hyperplasie parallel. Bei stärkeren Störungen der Transformation der Tela ossea sind makroskopisch darstellbare Veränderungen der inneren Struktur und Architektur sowie Formveränderungen und Formverbiegungen wie bei der Osteodystrophia deformans Paget möglich (s. S. 174ff.). Tritt die Störung der Knochenbildung bereits in der Embryonalphase oder im Wachstumsalter auf, so werden die resultierenden Veränderungen generalisiert oder lokalisiert besonders deutlich ausgeprägt sein.

Die *Hypoplasie* eines oder mehrerer Knochen des Skelettes kann verschiedene Ursachen haben. Eine gestörte periostale Knochenbildung, wie sie bei der Osteogenesis imperfecta zu finden ist, hat eine Fehlentwicklung vor allem der Diaphysen der Röhrenknochen zur Folge. Die Knochen zeigen eine sehr schlanke Form und bleiben meist im Wachstum zurück. Nach einer mechanischen oder entzündlichen Schädigung der knorpeligen Epiphyse werden umschriebene, partielle Störungen des Wachstums beobachtet, die zu einer Hypoplasie und Deformierung des betroffenen Knochens führen können. Als

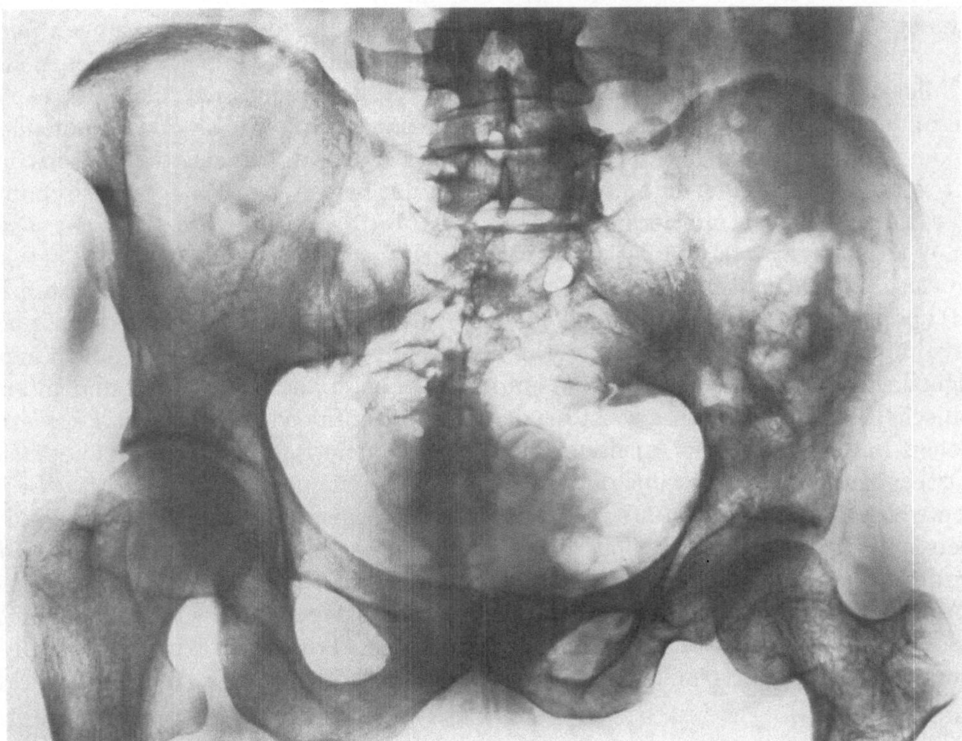

a

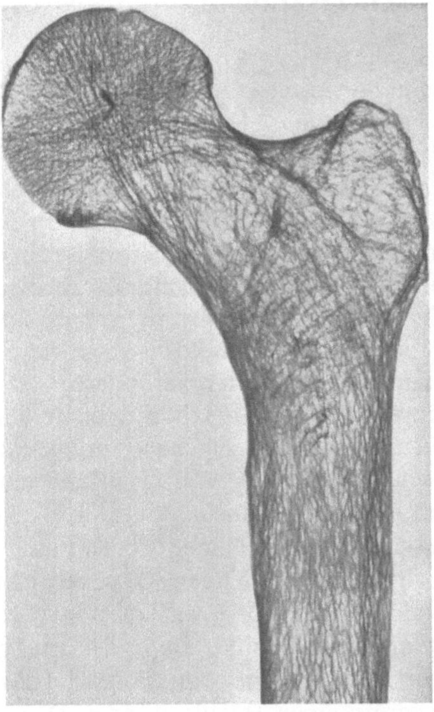

b

Abb. 33 (a) Halbseitige Hypoplasie der Knochen des Beckens auf der linken Seite und des linken Femurs nach Poliomyelitis im Kindesalter. Es liegt eine „verkleinerte Ausgabe" der gesunden und normal entwickelten rechten Beckenhälfte sowie eine Inaktivitätsastrophie der Spongiosastrukturen vor. Die Funktion des linken Hüftgelenkes ist, von der muskulären Bewegungseinschränkung abgesehen, unbehindert. 50jähriger Mann. (b) Röntgenbild eines Präparates vom proximalen Femurabschnitt mit ausgeprägter *Hypostose und Hypoplasie* sowie erheblicher Transformation der Spongiosa und Strukturauflockerung der Diaphysenkompakta im Sinne der Spongiosierung

Folge einer notwendigen Strahlenbehandlung im Wachstumsalter können Schädigungen des Knochens auftreten, die vor allem in den Wachstumszonen zu Störungen der Ossifikation führen. Neben einer Hypoplasie sind Formveränderungen der betroffenen Knochen als Folgezustand bekannt. Nach frühkindlich auftretenden nervalen Erkrankungen, insbesondere Lähmungen (Poliomyelitis), oder nach schweren entzündlichen Gelenkerkrankungen sind Störungen der Knochenbildung oder des Knochenwachstums möglich. Nicht selten ist nach einer Lähmung das Skelett der betroffenen Extremität hypoplastisch ausgebildet, verglichen mit der gesunden Seite (Abb. 33). Häufig wird von einer besonderen Form der Inaktivitäts-Hypoplasie gesprochen. Es liegt ein Knochen vor, der als „verkleinerte Ausgabe“ des normalen Knochens angesehen werden kann. Bei den meisten Formen der Hypoplasie ist *gleichzeitig* eine *Hypostose*, also eine Verminderung des Knochengewebsvolumens im Gesamtknochen vorhanden. Die betroffenen Knochen sind kleiner und weniger kräftig ausgebildet als der gesunde Knochen. Das histologische und mikroradiographische Bild der Tela ossea weist bei den meisten Formen der Hypoplasie keinen pathologischen Befund auf. Eine Ausnahme machen die genetisch bedingten Hypoplasien, wie die Osteogenesis imperfecta, bei der strukturelle Abweichungen in der Tela ossea nachgewiesen werden können (s. S. 100ff.). Nach abgeschlossenem Knochenwachstum sind Hypoplasien und Hypostosen lediglich durch einen Substanzverlust an Tela ossea möglich, während gröbere Formänderungen nur selten auftreten.

Auf die besonderen Probleme der Hyperostose und Hypostose wird im Zusammenhang mit der Strukturverdichtung und der Strukturauflockerung der Knochen bei der nachfolgenden Abhandlung der Dysplasien und der Osteodystrophien eingegangen werden (s. S. 154ff., 174ff.).

III. Dysplasie — Dysostose

Als *Dysplasien* werden sehr vielgestaltige und verschiedenartige Veränderungen der Form von einzelnen Knochen, bestimmten Abschnitten oder allen Bausteinen des Skelettes bezeichnet, die im Laufe von Bildung, Entwicklung und Wachstum der Knochen auftreten können. Die *Dysostose* kann als eine Sonderform der Knochenbildungsstörung von den Dysplasien nicht klar abgegrenzt werden. Es handelt sich um Verknöcherungsstörungen der knorpelig präformierten Skelettabschnitte, die im Laufe des Wachstums in Erscheinung treten. Die resultierenden Knochendeformierungen sind vom Zeitpunkt des Auftretens und von Besonderheiten des betroffenen Knochens abhängig. Meist ist die *Struktur der Knochen* bei Dysplasie und Dysostose *aufgelockert* oder *verdichtet*, doch kann sie *auch normal* entwickelt sein. Die Architektur von Spongiosa und Kompakta ist der Form des dysplastischen Knochens und der veränderten Statik des gesamten Skelettes deutlich angepaßt. Die Mikrostruktur und Ultrastruktur der Tela ossea kann nach unseren heutigen Kenntnissen unverändert sein oder grobe pathologische Befunde aufweisen. Die vielgestaltigen Erscheinungsbilder von Dysplasie und Dysostose werden von der Lokalisation der Störung im einzelnen Knochen oder im Skelett sowie vom Zeitpunkt des Einsetzens der Ossifikationsstörung entscheidend beeinflußt.

Es kann nach dem Stand unseres Wissens angenommen werden, daß die meisten Fehlformen der Knochenbildung und damit Skelettentwicklung des Menschen durch *genetisch determinierte Vorgänge* bedingt sind, die in der Embryonalphase oder im Wachstumsalter zu einem manifesten pathologischen Befund führen können. Dabei sind die Unterschiede in der Ausprägung einer Dysplasie oder Dysostose, die Grenzformen und Normvarianten so vielfältig, daß die Zuordnung eines pathologischen Skelettbefundes nicht immer mühelos gelingen wird. Neben genetischen Faktoren der Knochenbildung sind im Schrifttum Störungen des Vitamin-Haushaltes, hormonelle Störungen — die außerordentlich unterschiedlich und unregelmäßig einsetzen können — und Stoffwechselstörungen verschiedenster Ursache als mehr oder weniger mitbestimmende Faktoren diskutiert worden. Es können auch *erworbene Störungen* von Knochenwachstum und Reifung, wie

Erkrankungen des Stoffwechsels, verschiedene Formen einer Entzündung, hormonale Erkrankungen oder ein Vitaminmangel zu einer Dysplasie oder Dysostose Anlaß geben.

1. Angeborene Störungen der Knochenbildung

Die genetisch determinierten Dysplasien und Dysostosen des Skelettes weisen meist charakteristische, nicht selten jedoch auch vieldeutige morphologische Röntgenbefunde auf. Durch die Forschungsergebnisse der Pädiatrie, Radiologie und Biochemie, insbesondere der Genetik und Erbpathologie des Menschen und der Wirbeltiere, konnte herausgefunden werden, daß eine genetische Beeinflussung der normalen Knochenbildung in folgenden Bereichen sicher oder wahrscheinlich erscheint:

1. Steuerung des Knorpelwachstums und der Knorpelbildung
(z. B. Chondrodystrophie)
2. Periostales Dickenwachstum
(z. B. Osteogenesis imperfecta als Erbleiden mit herabgesetztem Dickenwachstum, Osteopetrosis oder Marmorknochenkrankheit mit periostaler Knochenneubildung)
3. Enchondrale Knochenbildung
(z. B. Dysostosen)
4. Regulation von Wachstum und Skelettreifung
(z. B. verschiedene Dysplasien mit angeborenem Zwergwuchs oder Riesenwuchs)
5. Lokale Einwirkung von Genen
(z. B. Aplasie, Störungen der Strukturen erster Ordnung)

Im Schrifttum ist eine verwirrende Vielzahl der verschiedensten Sammelbegriffe zu finden, wie „anlagemäßig bedingte Skelettentwicklungsstörungen" (SCHMID u. WEBER, 1955; SWOBODA, 1969), „ausgedehnte und allgemein erblich bedingte Bildungs- und Wachstumsfehler des Knochengerüstes" (WIEDEMANN, 1964), „Systemstörungen des Skelettes — korrelierbare Abartungen" (MAU, 1958), „Große Konstitutionskrankheiten des Skelettes" (WIEDEMANN, 1960) und viele andere mehr. Es ist auch bei Tieren über verschiedenartige Dysplasien mit besonderer Beteiligung der Metaphysen und Diaphysen berichtet worden (Zusammenfassung bei RUBIN, 1964). Den meisten genetisch bedingten Dysplasien ist eine Störung nicht nur des Knochenwachstums sondern *auch des Knochenumbaues* eigen, die zu Verplumpungen und Deformierungen führen können. Bereits während der Bildung, aber auch im Wachstum ist die Transformation der primären Knochenbälkchen in die Spongiosa gestört, so daß eigenartige Auftreibungen resultieren. Dabei können die einzelnen Spongiosabälkchen normal ausgebildet und nur unvollständig mineralisiert sein. In der Struktur und Mineralisation der Tela ossea können Dysplasien im Vergleich zum normalen Knochengewebe große Unterschiede aufweisen. Bei einigen Krankheiten sind genetisch bedingte Defekte im lysosomalen Mukopolysaccharid-Abbau nachgewiesen worden (Mukopolysaccharid-Speicherkrankheiten nach PASSARGE und Mitarb., 1974).

Vergleichende histologisch-mikroradiographische Studien des veränderten Knochenaufbaues und der gestörten Transformation haben zu Ergebnissen geführt, die auch für das Verständnis der normalen Umbauvorgänge im Knochen wichtig sind (HEUCK, 1973/74). Bei einigen Dysplasien, wie bei der Osteogenesis imperfecta, der Osteopetrose und den genetischen Sonderformen der Vitamin D-resistenten Rachitis (FANCONI u. GIRARDET, 1952) sind charakteristische Veränderungen der Struktur und des Kalksalzmosaiks der Tela ossea nachgewiesen worden (Abb. 34). Es ist nicht nur der Aufbau des Knochengewebes sondern auch die Transformation der Tela ossea im Laufe von Wachstum und Alterung erheblich gestört. Durch vergleichende autoradiographische Untersuchungen bei verschiedenen Dysplasien des Knochens und mit Hilfe der Skelettszintigraphie konnte nachgewiesen werden, daß insbesondere sklerotische Knochenpartien einen stärkeren Austausch von Bauelementen des Knochens aufweisen. Diese Erkenntnisse stehen im Gegensatz zu den alten Lehrmeinungen, nach denen die sklerotischen Dysplasien, wie z. B. die Marmorknochenkrankheit Albers-Schoenberg, in sich ruhende oder erstarrte Hyperostosen darstellen (HEUCK, 1971). Es kann heute neben einer hohen Umbaurate der Tela ossea auch ein sehr reger Austausch der organischen und anorganischen Stoffe im Dysplasieknochen angenommen werden. Die Ursachen dieser erheblich verstärkten Biodynamik des pathologischen Knochengewebes sind noch unbekannt und dürften in enzymatischen oder fermentchemischen Störungen zu suchen sein.

Die Mehrzahl der Bildungs- und Wachstumsstörungen des Knochens ist *symmetrisch* entwickelt (verschiedene Formen der Dysplasie, die Camurati-Engelmann'sche Erkrankung, die Osteopetrose usw.), doch kommen auch *asymmetrische* Störungen vor. Eine

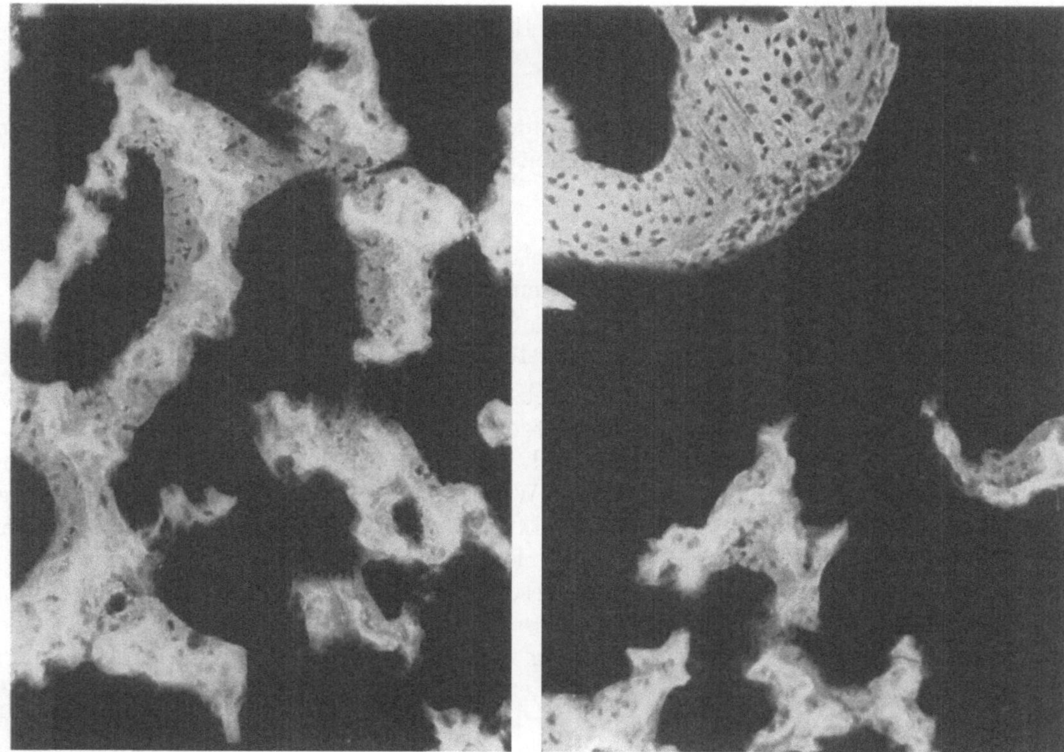

Abb. 34. Das Mikroradiogramm der Osteogenesis imperfecta zeigt verstärkte osteozytäre Osteolysen und Zeichen einer Transformation der Tela ossea (Knochendünnschliff aus dem Femur eines 14 Tage alten Säuglings s. auch Seite 100). (Vergrößerung 120 ×)

primär *einseitige Ausbildung* derartiger Veränderungen ist selten; wie bei der Sonderform der Melorheostose (GASSMANN, 1968 — Bd. V/3) und der kartilaginären Exostosenkrankheit. Das Röntgenbild der angeborenen Dysplasien (Camurati-Engelmann'sche Krankheit; LAUR u. PERASSI, 1968 — Bd. V/3; kartilaginäre Exostosen, kranio-metaphysäre Dysplasie, Morbus Pyle u. a.) und der angeborenen Osteopathien (Osteogenesis imperfecta, WEYERS, 1968, Osteopetrose — Marmorknochenkrankheit, ALTHOFF, 1968, Hyperostosis generalisata mit Pachydermie, LAUR u. PERASSI, 1968, Osteopoikilie, CLAUS, 1968) zeigt deutlich erkennbare Form- und Strukturänderungen der Knochen, die weiter analysiert werden können. Es sind neben Strukturauflockerungen der Spongiosa Verdichtungen und massive Spongiosklerosen bekannt. Die Kompakta kann durch eine relativ dünne Kortikalis ersetzt werden. Oft ist sie nur in den mittleren Abschnitten der Diaphysen noch erhalten. Unter den vorwiegend oder teilweise sklerosierenden Formen der Dysplasien ist die Osteopetrosis (Marmorknochenkrankheit Albers-Schoenberg) ein besonders typisches Beispiel. Gröbere, röntgenologisch nachweisbare morphologische Veränderungen der Knochenstruktur kommen bei den Dysostosen nur vereinzelt oder in bestimmten Phasen der Erkrankung vor. Grenzformen und Normvarianten sind sicher häufiger zu finden als bisher vermutet, so daß die Röntgenbildanalyse bei nicht voll ausgeprägten Formen einer Dysplasie oder Dysostose sehr große Schwierigkeiten bereiten kann (s. Bd. V/3).

Im wachsenden Skelett kommen Störungen der enchondralen Ossifikation vor, die als „aseptische Nekrose“ aufgefaßt werden (Pöschl, 1971 — Bd. V/4). Diese in den knorpelig präformierten Epiphysen und Apophysen erkennbaren Befunde sind durch Strukturunregelmäßigkeiten und Verdichtungen des Knochenkernes gekennzeichnet (z. B. Calvé-Legg-Perthes'sche Krankheit, Scheuermann'sche Krankheit, Osgood-Schlatter'sche Krankheit, Köhler'sche Krankheit u. a.). Bei familär gehäuftem Auftreten dieser Störungen kann die Einordnung in die genetische Reihe der Dysostosen oder Dysplasien des Skelettes erfolgen. Der Befund wird meist zwischen dem 3. und 15. Lebensjahr manifest. Das Geschlechtsverhältnis beträgt etwa 3: 1 zugunsten der Knaben. Die Pathogenese dieser eigenartigen Dysostosen des Knochens ist nicht hinlänglich geklärt. Die Hypothese, es handele sich um die Folge embolischer Gefäßverschlüsse, konnte widerlegt werden. Es sind auch Mikrotraumen angeschuldigt worden, die primär zu Strukturveränderungen und erst sekundär zu Ernährungsstörungen des Knochens führen können. Dennoch sprossen immer wieder Gefäße in den Knorpel ein und sorgen für einen Stoffaustausch. Bemerkenswert erscheint es, daß z. B. im Bereich des Hüftgelenkes nicht nur der Femurkopf sondern auch die Hüftpfanne strukturelle Veränderungen der Ossifikationszonen aufweisen kann. Beim Morbus Perthes wird das Ausheilungsstadium durch eine Dysplasie der gelenkbildenden Knochen des Hüftgelenkes gekennzeichnet sein. Sekundäre arthrotische Veränderungen, die als Spätfolge im Laufe der Alterung auftreten, sind nicht selten.

In den letzten Jahren ist es gelungen, eine größere Anzahl von genetisch bedingten Dysplasien und Dysostosen des Skelettes weitergehend zu analysieren und zu ordnen (Brailsford, 1945; Fairbank, 1951; Wiedemann, 1960; Hobaek, 1961; Lenz, 1964; Rubin, 1964; McKusick, 1966; Althoff u. Mitarb., 1967; Hammer u. Teller, 1972; Kozlowski u. Rupprecht, 1972; Bailey, 1973; Kaufmann, 1973; Spranger u. Mitarb., 1974). In den Kapiteln dieses Handbuches (V/3 + 4 + 5) über die Dysplasien und Dysostosen des Skelettes werden auch die Normvarianten einzelner Knochen und die Mißbildungen des gesamten Stützgerüstes eingehend abgehandelt.

2. Erworbene Störungen des Knochenwachstums

Infolge generalisierter Störungen des Knochenumbaues, die auch zu Störungen im Wachstumsprozeß Anlaß geben, sind verschiedenartige Befunde in den Regionen des aktiven Knochenwachstums festzustellen. Besondere Beachtung verdienen die Strukturveränderungen im Bereich der Epiphysen und Metaphysen. Als Ursache der Umbaustörungen während des Wachstums sind hormonelle Regulationsstörungen (Wachstumshormone, Keimdrüsenhormone, Nebennierenrindenhormone, Schilddrüsenhormone) und Stoffwechselstörungen (renaler oder intestinaler Minderwuchs, Rachitis usw.) von Bedeutung (Prader, 1957; Tanner, 1962; Hövels, 1964/65; Pechstein u. Hocke, 1968). Ferner beeinflussen konstitutionelle Entwicklungsverzögerungen das Knochenwachstum und können zum Zwergwuchs führen (Tab. 1 + 2; Zusammenstellung bei Bierich, 1972).

Als charakteristische Strukturunregelmäßigkeiten im Bereich der *Metaphysen* sind eine unvollständige Mineralisation und eine Auflockerung der Spongiosa in unmittelbarer Nachbarschaft der knorpeligen Wachstumszone der Epiphyse zu werten. Die präparatorische Verkalkungszone kann im Röntgenbild „verschwinden“. Die Verbreiterung des metaphysären Bereiches durch Mikrofrakturen im spongiösen und Aufwulstung im kortikalen oder subperiostalen Anteil des Knochens läßt sich auch röntgenologisch nach-

Tabelle 1. *Wirkung verschiedener Hormone auf das Skelettwachstum* (Nach BIERICH, 1972)

Hormon	Längen-wachstum	Knochenkern-entwicklung	Epiphysen-fugenschluß
Wachstumshormon	+ +	+	∅
Schilddrüsenhormone	+	+ +	∅
Androgene	+	+ +	+ +
Östrogene	∅	+ +	+ +

Tabelle 2. *Einteilung des Minderwuchses (MW)* (Nach BIERICH, 1972)

1. Minderwuchs infolge Mangels an Aufbaustoffen
Hypokalorischer MW
Eiweißmangel, Mehlnährschaden, Kwashiorkor (intestinaler MW)

2. Endokriner Minderwuchs
a) *Verminderte Sekretion wachstumsfördernder Hormone*

Hypothalamus-Hypophyse:	Hypothalamischer Minderwuchs, Dystrophia adiposogenitalis, Morbus Laurence-Moon-Bardet-Biedl, Hypophysärer Zwergwuchs
Schilddrüse:	Athyreose, Hypothyreose
Pankreas:	Diabetischer Zwergwuchs, Syndrome Mauriac

b) *Verzögerte hormonale Stimulation von Wachstum und Entwicklung*
Konstitutionelle Entwicklungsverzögerung (?)
c) *Vermehrte Sekretion katabolischer Hormone*

Hypothalamus-Hypophyse:	Morbus Cushing
Nebennierenrinde:	Cushing-Syndrom

d) *Vorzeitiger Epiphysenfugenschluß mit Wachstumsstillstand bei Pubertas und Pseudopubertas praecox*

Hypothalamus-Hypophyse:	Zerebrale und idiopathische Frühreife, Weil-Albright-Syndrom
Nebennierenrinde:	Adrenogenitales Syndrom
Keimdrüsen:	Zwischenzelltumoren, Granulosazelltumoren

3. Minderwuchs infolge nicht endokrin bedingter Stoffwechselstörungen

Renaler MW:	Nierenmißbildungen mit sekundärer Infektion, chron. Glomerulonephritis, kong. Tubulopathien
Intestinaler MW:	Mukoviszidose, Zöliakie u. a. Malabsorptionen
Hepatischer MW:	chron. Hepatitis, Zirrhose
Anoxämischer MW:	Vitum cordis cong., Bronchiektasen, chron. Anämie
Rachitischer MW:	Vitamin D-Mangel- und Vit. D-resistente Rachitis
Speicherkrankheiten:	Glykogenosen, M. Gaucher, M. Niemann-Pick, Zystinose, Mukopolysaccharidosen

4. Mangelhafte Wachstumspotenz des Skelettes
Intrauteriner Zwergwuchs
Gen-bedingte Störungen
Chromosomale Aberrationen (Trisomie 18 u. 21, Katzenschrei-Syndrom, XO-Syndrom)
Kyemopathien (C. de Lange-Syndrom, Silver-Russell-Syndrom)
Angeborene Skelettkrankheiten
MW im Rahmen multipler Abartungen

weisen. Dieser für eine Vitamin D-Mangelrachitis charakteristische Befund wird an den Rippen als „Rosenkranz“ beschrieben. Das „submetaphysäre Aufhellungsband“ bei noch gut erhaltener Trabekelstruktur des Knochens muß in der frühen Kindheit als ein uncharakteristisches Symptom bei den verschiedensten Erkrankungen gewertet werden (BRANDNER, 1973). Eine ähnliche Bedeutung wird unregelmäßig begrenzten sklerotischen Zonen am Übergang der Metaphyse zur Diaphyse zuerkannt. Liegt eine zusätzliche Unregelmäßigkeit der Trabekelstruktur vor, so muß an die Folgen einer Viruserkrankung gedacht werden (SINGLETON u. Mitarb., 1966).

In den *Epiphysen* sollte eine sehr unregelmäßige Struktur der Spongiosa als Ausdruck eines pathologischen Prozesses gewertet werden. Die normalerweise deutlich abgrenzbare Randzone als Ausdruck der präparatorischen Knorpelverkalkung kann im Röntgenbild verschwinden. In dieser Zone sind auch häufig Unregelmäßigkeiten zur knorpeligen, nicht schattengebenden Region nachweisbar (Abb. 35).

An den *Diaphysen* treten Unregelmäßigkeiten der Konturen, periostale Appositionen oder schichtweise Anlagerungen neuen Knochengewebes auf. Als typische generalisierte Periostreaktion im Kindesalter sind die Veränderungen bei der Lues bekannt und differen-

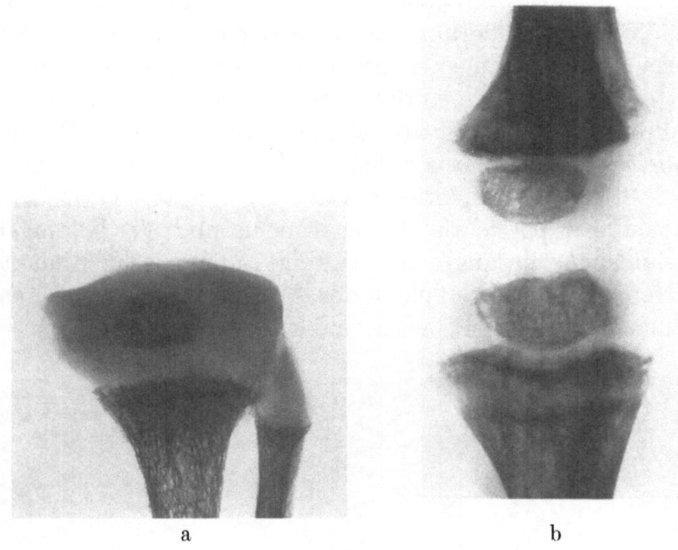

a b

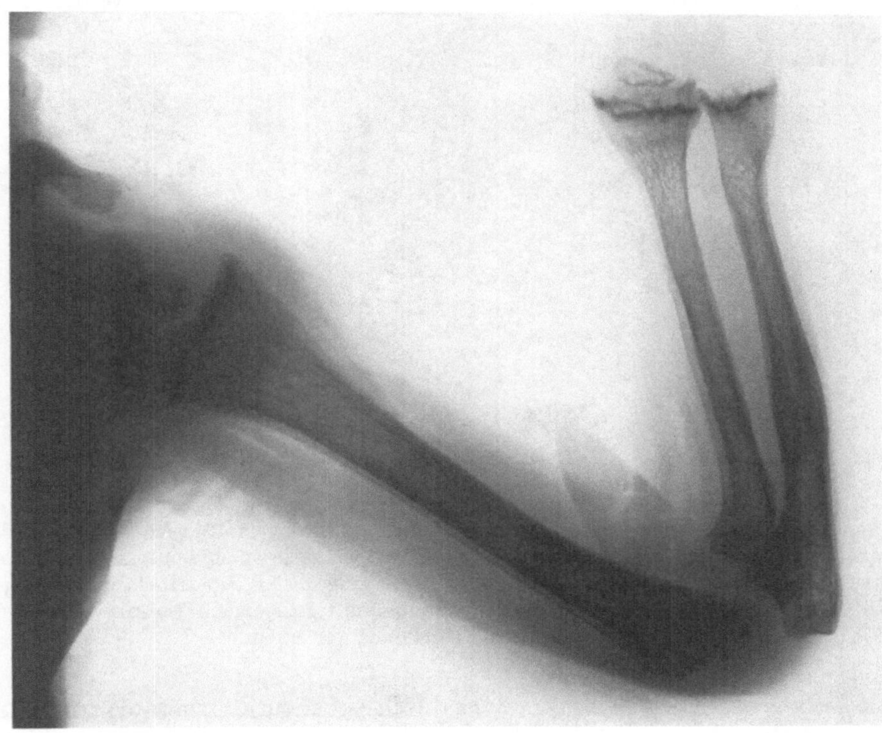

c

Abb. 35. Form und Strukturveränderungen des Knochens bei der Vitamin D-Mangelrachitis. (a) Floride Rachitis bei 10 Monate altem Knaben. Die präparatorische Verkalkungszone ist unregelmäßig begrenzt, die Metaphyse zeigt eine Strukturauflockerung, die Diaphyse ist als solche nur angedeutet entwickelt (Röntgenbild eines Sektionspräparates). (b) Befund einer schubweise abgelaufenen schweren Rachitis im Bereich der gelenkbildenden Knochen des rechten Kniegelenkes bei 2jährigem Knaben. Ungeordnete Struktur der Spongiosa in den Epiphysen und vor allem Metaphysen mit Auflockerung der präparatorischen Verkalkungszonen. Die Wachstumsschübe zeichnen sich an der Metaphyse als bandförmige Verdichtungen ab. (c) Unregelmäßige Konturen der Diaphysen und schichtweise periostale Anlagerungen im Bereich des Armskelettes rechts bei $1^1/_2$jährigem Knaben. Eine deutliche Kontur der Diaphysenkompakta ist nicht erkennbar. Verbiegungen von Radius und Ulna sowie unregelmäßige Verdichtungen der präparatorischen Verkalkungszonen

tialdiagnostisch wichtig. Bei einem Vitamin C-Mangel (Skorbut) führen massive subperiostale Blutungen zu ungewöhnlichen monströsen Knochenneubildungen, die eine besondere Form und Strukturänderung des erkrankten Knochens zur Folge haben (Abb. 36). Komplexe hormonelle Störungen können zu einer verzögerten oder beschleunigten Reifung des Skelettes Anlaß geben, so daß nicht nur die Form des einzelnen Knochens, sondern auch die Proportionen der Extremitätenabschnitte zum Rumpf verändert sein können. Die im *frühen Kindesalter* erkennbaren, allgemein radiologischen Symptome, wie Dichteunterschiede, Strukturveränderungen der Spongiosa, Transformationsstörungen im Laufe des Wachstums, periostale Auflagerungen und Verdickungen sowie gröbere Störungen des Ossifikationsvorganges sind für die radiologische Bildanalyse von besonderem Wert. Die Kenntnis der Häufigkeit des Auftretens solcher Wachstumsstörungen bei den verschiedenen Erkrankungen wird eine Zuordnung erleichtern.

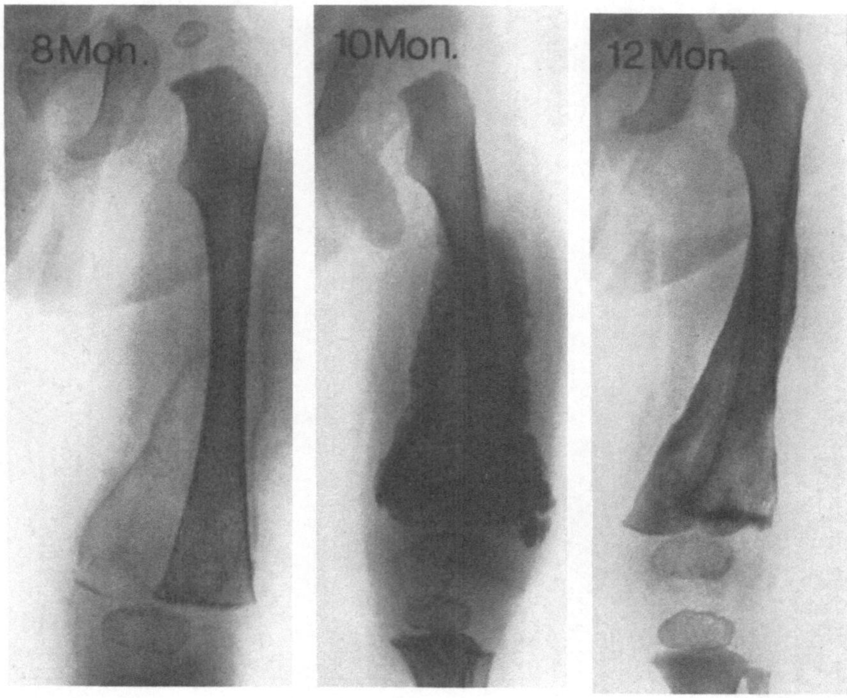

Abb. 36. Verlaufsbeobachtung einer mächtigen subperiostalen Blutung im Bereich des linken Femurs bei Vitamin C-Mangel (MÖLLER-BARLOW). Im Verlaufe von 3 Monaten nach Epiphysenlösung im distalen Femurabschnitt ist es auf dem Boden der massiven subperiostalen Blutung zu einer monströsen Verkalkung und nachfolgenden Knochenneubildung im medial-dorsalen Femurabschnitt gekommen. Der „alte" Knochen ist noch neben der periostalen Neubildung gut erkennbar

Nach *Ausheilung des Krankheitsgeschehens* durch Substitutionstherapie tritt stufenweise eine Rekonstruktion des spongiösen und kompakten Knochens auf, bis schließlich ein annähernd normaler Zustand erreicht wird. Noch im Erwachsenenalter können Folgezustände von Wachstumsstörungen der Knochen gefunden werden. Neben den Formveränderungen der Knochen haben die im Gebiet der präparatorischen Verkalkungszone auftretende streifen- oder plattenförmigen Verdichtungen als „Wachstumslinien" besonderes Interesse erlangt. Es handelt sich um eine *unspezifische Strukturbesonderheit der Spongiosa,* die von der metaphysären Wachstumszone ausgehend bis in die Diaphyse reichen kann und den schubweisen Ablauf von Erkrankungen mit Rezidiven markiert. Das Röntgenbild ist in diesem Sinne eine besondere „Krankengeschichte", da es Informationen über lange Zeit zurückliegende Störungen oder Erkrankungen und damit über die Vorgeschichte enthält.

a) Informationswert horizontaler Verdichtungen der Spongiosa (Wachstumslinien)

In der Spongiosaarchitektur von Extremitätenknochen und Wirbelsäule sind mehr oder weniger regelmäßig und häufig unterschiedlich breite und verschieden lange Verdichtungslinien gefunden worden, die als „Wachstumslinien" oder „Wachstumsstillstandslinien" im deutschen Schrifttum bekannt geworden sind (Abb. 37). In der anglo-amerikanischen Literatur werden diese Formationen als „Harrislines" in Anerkennung der Arbeiten von HARRIS (1933) bezeichnet. Eine Deutung dieser Formationen haben PARK u. RICHTER (1953) gegeben und sie als Folgezustand eines

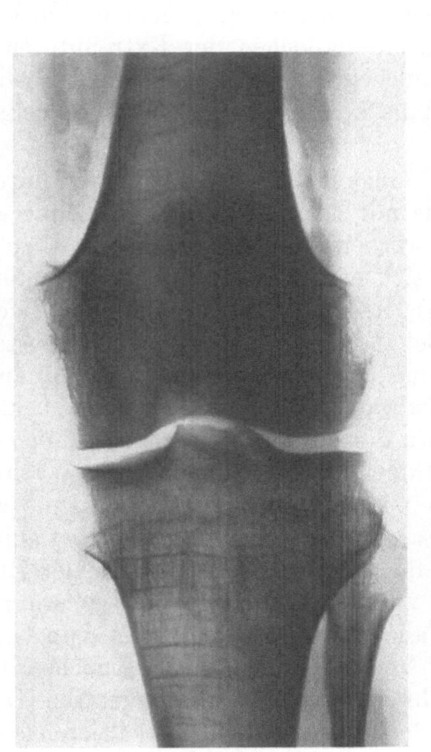

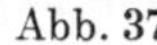

Abb. 37

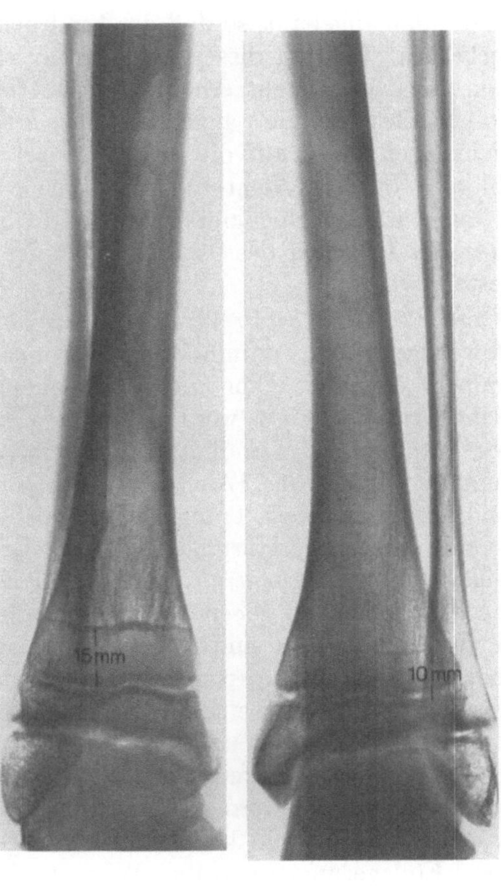

Abb. 38

Abb. 37. Zahlreiche Wachstumslinien in den Metaphysen der gelenkbildenden Knochen des Kniegelenkes als Folge wiederholter rachitischer Schübe im Wachstumsalter. 37jähriger Mann, Zufallsbefund

Abb. 38. Horizontale Wachstumslinien in der distalen Metaphyse der Tibia, die infolge Ruhigstellung nach einer Fraktur der rechten Tibia und Fibula (Skiunfall) aufgetreten sind. Die unterschiedliche Ausprägung der Wachstumslinien und deren Abstand zur Epiphysenfuge demonstrieren deutlich das kompensatorische Längenwachstum auf der Seite der Fraktur. 14jähriger Knabe

erneuten und verstärkten Wachstums nach vorausgegangener Wachstumshemmung, also als „Erholungslinien" charakterisiert. Die Formationen sind auch mit „Jahresringen" der Bäume verglichen worden, doch handelt es sich um einen pathogenetisch völlig anderen Prozeß. Diese Strukturbesonderheiten sind Ausdruck eines *schubweisen Längenwachstums*, bei dem Phasen raschen Wachstums mit Phasen des Wachstumsstillstandes abwechseln können. Nach Frakturen des Unterschenkels im Wachstumsalter treten derartige Spongiosaverdichtungen nicht selten in Erscheinung und bleiben bis in das Greisenalter erhalten (Abb. 38). Es handelt sich also um eine während der Knochenbildung in die Spongiosa eingebaute „Information", die noch nach Jahrzehnten dem Röntgenbild entnommen werden kann.

Bei Stillstand des enchondralen Längenwachstums bildet sich subchondral ein aus lamellärem Knochen bestehender „Querbalken" aus. Zur Knorpelschicht hin findet sich auf dieser Querlinie die normal breite, manchmal verbreiterte präparatorische Verkalkungszone des proliferierenden Knorpels. Wenn sich das enchondrale Wachstum nach vorübergehendem Stillstand fortsetzt, so kommt es zu einem normalen Abbau der verkalkten Knorpelschicht, während der besonders ausgebildete Querbalken erhalten bleibt. Mit fortschreitendem Wachstum wird die verkalkende Knorpelschicht offenbar ständig normal an- und abgebaut, so daß der Eindruck entsteht, die Epiphysenlinie hebe sich vom „Querbalken" ab, und dieser wird diaphysenwärts verschoben. Bei Wiederholung einer solchen Störung entsteht erneut ein „Querbalken", der parallel zu der bereits vorhandenen „Wachstumslinie" angeordnet ist. Aus dem Abstand der verschiedenen Strukturverdichtungen kann auf die Zeitdauer des dazwischen liegenden normalen Wachstums geschlossen werden. Nicht nur im Bereich der Röhrenknochen der Extremitäten sondern auch in der Spongiosa der Handwurzelknochen oder des Kalkaneus, sowie an den platten Knochen des Os ilium oder der Scapula können solche „Wachstumslinien" dargestellt werden.

Über die *Natur dieser Verdichtungslinien* sind eingehende Untersuchungen durchgeführt worden. Nach Vitamin-Mangelstörungen, die mit höheren Dosen insbesondere von Vitamin D oder Phosphor-Lebertran behandelt worden sind, können solche Strukturverdichtungen induziert werden. Sie entwickeln sich häufig im Zusammenhang mit Infektionskrankheiten (Windpocken, Keuchhusten), nach Tonsillektomie oder Pockenimpfung im Kindes- und Wachstumsalter. Nach Behandlung mit Hormonen (Testosteron-Behandlung) oder auch Transfusionen (Behandlung chronischer oder akuter Anämien) und nach Ernährungsstörungen sind solche Linien aufgetreten. Es ist ferner bekannt, daß sich *pränatale Besonderheiten des Stoffwechsels* in Form dieser Verdichtungslinien noch postnatal zu erkennen geben und damit Informationen über das intrauterine Wachstum vermitteln können. So sind solche Beobachtungen im Hinblick auf die Klärung angeborener Knochenbildungsstörungen, z. B. der *Osteogenesis imperfecta*, von besonderem Interesse. Da sie auch bei einer Frakturbehandlung, wahrscheinlich infolge der Ruhigstellung der Extremität und als Ausdruck der vorübergehenden Wachstumssunregelmäßigkeit auftreten, dürfen sie nicht in jedem Falle als Folge einer Erkrankung in der Adoleszenz angesehen werden. Manchmal sind die Verdichtungszonen im Knochen durch einen *hohen Mineralgehalt* der Tela ossea ausgezeichnet, doch kann diese verstärkte Dichte auch aus Einlagerungen von Blei, Wismut oder anderen *Schwermetallen* resultieren (PEASE u. NEWTON, 1962). In den Zähnen sind ähnliche Strukturbesonderheiten gefunden worden.

Die *Entstehung* solcher Wachstumslinien ist wahrscheinlich zeitlich begrenzt, denn nach dem 12. Lebensjahr sollen keine Strukturverdichtungen mehr auftreten. Eine über die ganze Breite des distalen Tibiaschaftes hinziehende Querlinie ist im höheren Alter selten. Die Linien nehmen dann etwa nur noch 50 % des Tibiaschaftdurchmessers ein. Die Beobachtung legt die Vermutung nahe, daß solche Strukturen durch die Transformation des Knochens, insbesondere eine superiostale Apposition und eine in der Spongiosa ablaufende Resorption verschwinden können (GARN u. Mitarb., 1967). Fortlaufende Röntgenbildanalysen bei einer größeren Zahl von Männern und Frauen bestätigen die Tatsache, daß *im Laufe des Alterungsprozesses ein Verlust an spongiösem Knochenmaterial* eintritt. Das langjährige konstante Bestehen dieser Strukturen ist jedoch ein Beweis dafür, daß auch im submikroskopischen und mikroskopischen Bereich ablaufende Transformationsvorgänge der Knochen *die einmal angelegten Strukturen beim gesunden Menschen nicht wesentlich verändern!* Der Stoffaustausch ist nicht gleich zu setzen mit einer Transformation, also einer Umbildung der Knochenformationen an sich. Ein Verlust der Querlinien ist in der Regel mit einem Verlust der ehemaligen Epiphysenlinie oder „Epiphysennarbe" verbunden.

Derartige Verdichtungslinien in spongiösen Knochenanteilen sowie band- oder plattenförmige Strukturen finden sich im Bereich der Röhrenknochen vorwiegend in der distalen Tibiaspongiosa, im proximalen Abschnitt der Tibia, in der distalen Region von Femur, Radius und Metakarpalia. Am Os ilium, dem Os ischii und der Skapula sind sie nicht häufig nachzuweisen. Unter besonderen Bedingungen finden sie sich auch in der Wirbelspongiosa (Abb. 39). Die Arbeitsgruppe von GARN (1967) untersuchte die Dauer der Nachweisbarkeit dieser Querlinien im Kindesalter. Einmal entstanden, bleiben sie immer an derselben Stelle des Knochens und weichen nicht von diesem Bezirk ab. Die *Schichtdicke* variiert zwischen 1 mm bis zu 1 cm, doch kommen im gleichen Knochen unterschiedlich

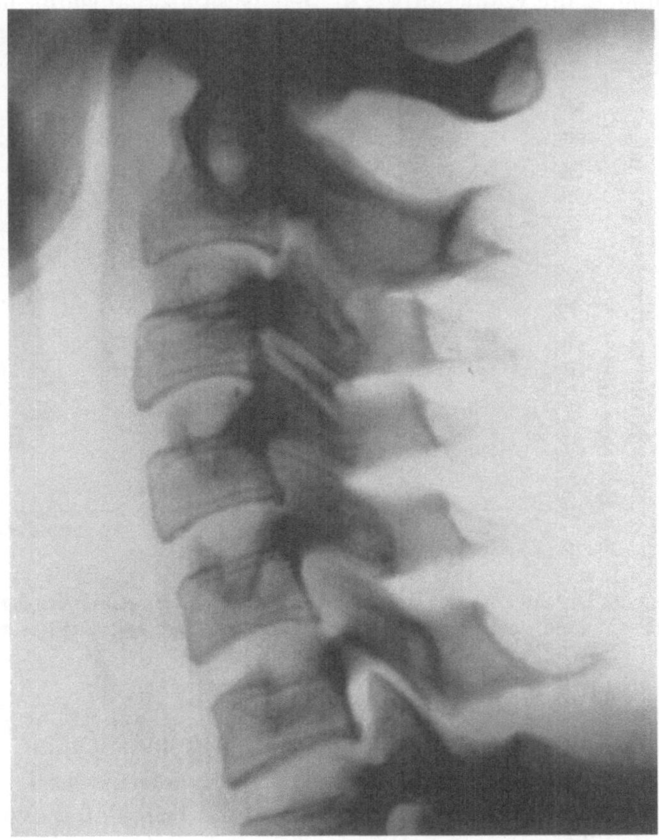

Abb. 39. Diskrete bandförmige Verdichtungen in der Wirbelspongiosa, die parallel zu den Grund- und Deckplatten der Hals-Wirbelkörper verlaufen. 33jährige Frau, Zufallsbefund, keine Anamnese

breite Zonen vor. Es konnte auch eine gewisse Regelmäßigkeit der Schichtdicke solcher Strukturverdichtungen gefunden werden. Verlaufen die Strukturen unregelmäßig kreuz und quer, so handelt es sich meist um den Ausdruck der Rekonvaleszenz einer länger dauernden Erkrankung. Mikrodensitometrische Untersuchungen der Schichtdicke dieser Strukturen des Knochens über einen längeren Zeitraum haben GARN u. Mitarb. (1970) durchgeführt. Eine Volumen-Zunahme war nicht festzustellen, im allgemeinen blieben die Gebilde konstant. Infolge der ständigen Transformation nehmen die am stärksten entwickelten Verdichtungslinien etwas an Volumen ab (Abb. 40).

Mit Hilfe dieser Querlinien kann auch *der Umbauprozeß des Knochens im subperiostalen Bereich* studiert werden. So konnte nachgewiesen werden, daß im Wachstum *Knochengewebe subperiostal verloren geht* und in der Adoleszenz wieder angelagert wird (GARN u. Mitarb., 1967). Es ist bemerkenswert, daß sich bei *Mädchen* solche Querlinien weniger häufig finden als bei *Jungen*. Möglicherweise sind die Knaben gegen Umwelteinflüsse weniger resistent. Infolge des erhöhten Umbaues der Knochen bei Knaben bestehen die Linien jedoch nicht so lange wie bei Mädchen. Im Erwachsenenalter kommen Verdichtungslinien in etwa 25 % bei Frauen und in nur etwa 12 % bei Männern vor.

Mit diesen „Wachstumslinien" schreibt der Knochen seine Entwicklungs- oder Krankengeschichte selbst, so daß deren Bewertung auf Röntgenbildern von Erwachsenen, insbesondere älteren Menschen, sehr aufschlußreich sein kann. Durch Bestimmung der Lage solcher Strukturen können Größenzunahme und Wachstum der Knochen ermittelt werden. Auf vielschichtige Fragen der Lebenserwartung könnten diese Strukturbesonderheiten des Skelettes eine Antwort geben. Es ist weitgehend unbekannt, welchen Einfluß schwere Erkrankungen im Kindesalter auf den Gesamtorganismus haben können und einen beschleunigten Alterungsprozeß und damit eine vorzeitige Arbeitsunfähigkeit hervorrufen können.

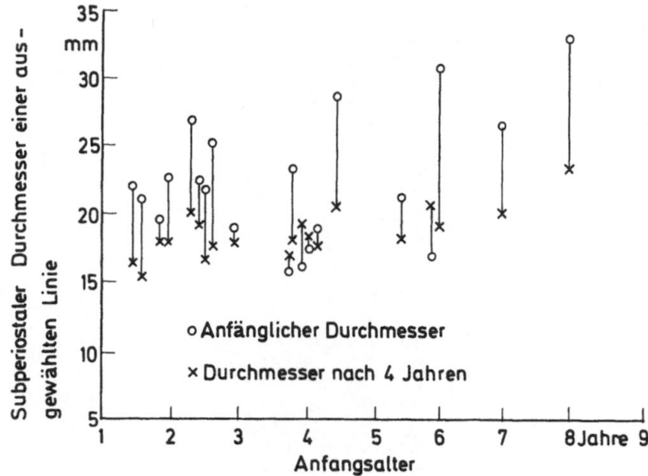

Abb. 40. Veränderungen des Durchmesser der Querlinien im subperiostalen Abschnitt der Tibia bei 20 Kindern. In der Zeit *vor* der Pubertät fand sich bei den meisten Kindern eine subperiostale Resorption (nach GARN und SCHWAGER, 1967)

b) Funktionelle Adaptation von Form und Struktur

Untersuchungen über die *statische Funktion* des Knochens sind von verschiedenen Arbeitskreisen durchgeführt worden. Als Resultat ergibt sich, daß die funktionelle Makrostruktur im Röntgenbild nach dem Prinzip der mehrfachen Sicherung aufgebaut ist. Im Experiment lassen sich die Spannungsverhältnisse dadurch bestimmen, daß vor oder nach Belastung eine Lackhaut über den Knochen gezogen wird und die Dehnungslinien des Knochens zur Abbildung gelangen (KÜNTSCHER, 1935/38; WYSS, 1948; KNESE, 1970 — Bd. IV).

Die *Architektur der Kompakta* kann im Röntgenbild nicht erkannt werden, sie läßt sich lediglich mikroskopisch erfassen (KNESE u. Mitarb., 1958). Im Mikroradiogramm stellt sich die Architektur des kompakten Knochens durch Verlaufsrichtung und den Bau der Osteone dar (s. S. 16ff.). Die *Hauptzüge der Spongiosa* setzen sich in die Kompakta fort oder treten zu dichteren Elementen zusammen (CULMANN, 1866). Durch vergleichende Untersuchungen konnte nachgewiesen werden, daß die Osteonenzüge der Kompakta mit der Spongiosaarchitektur ein zusammenhängendes System bilden. Zum Verständnis der Transformationsvorgänge bei Systemerkrankungen des Knochens, die mit einer Strukturauflockerung oder mit einer Strukturverdichtung einhergehen, erscheint dieses Prinzip des Aufbaues und der Architektur der Knochen von Bedeutung. Die funktionelle Makrostruktur eines Knochens — wie sie das Röntgenbild darstellt — wird bei der senilen oder Altersosteoporose deutlich. Es bleiben die „Zug- und Drucklinien" des Knochens erhalten,

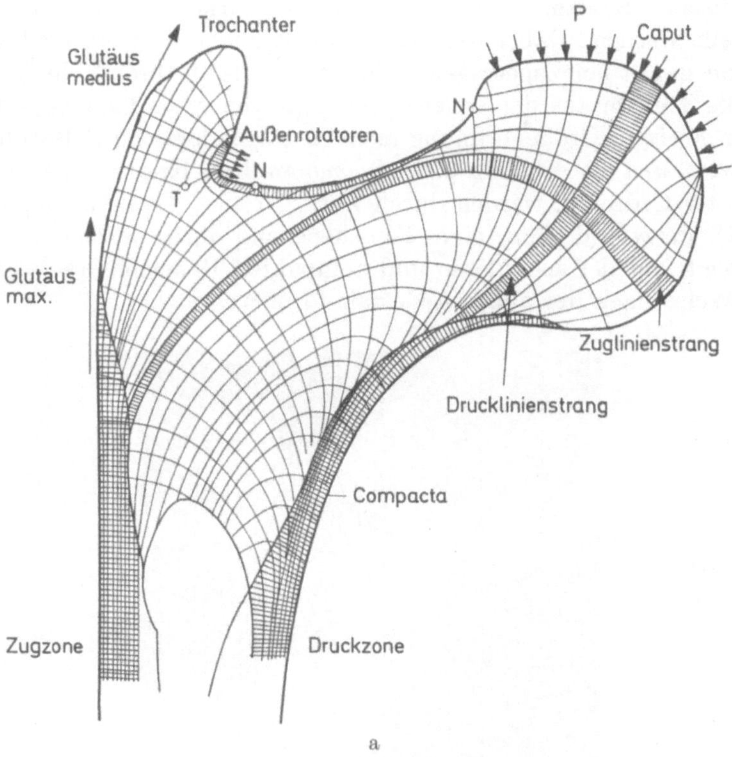

a

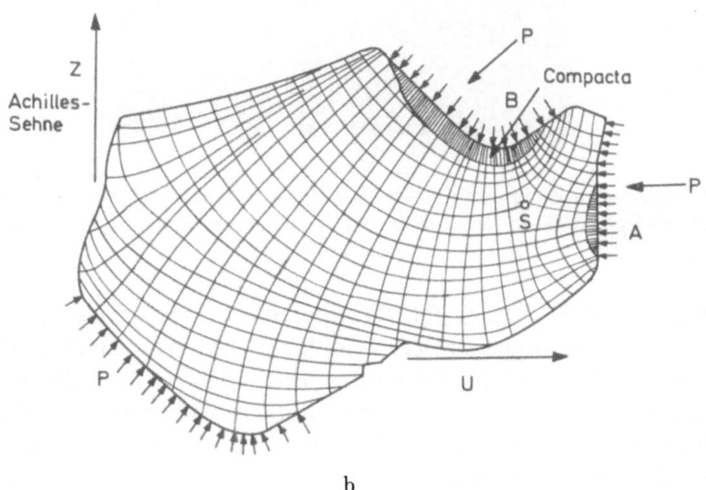

b

Abb. 41. Darstellung des Kraftfeldes in einem Femur (a) und in einem Kalkaneus (b). Die Druck- und Zuglinien entsprechen dem Verlauf der Spongiosabälkchen und Lamellen im Knochen. A, B: Zonen hohen Druckes – Kompaktabbildung, P: Druckkraft, U, Z: Zugkräfte, N: Singulärer Nullpunkt — Hauptspannungen gleich null, S, T: Singulärer Punkt — Hauptspannungslinien unbestimmt (nach Wyss, 1948)

während die statisch *weniger stark belastete Knochensubstanz* im Laufe der Transformation verloren geht (s. auch S. 82ff., 128ff.). Verglichen mit der Struktur des jugendlichen Knochens, die eine dichtere Spongiosaarchitektur aufweist, läßt der alternde Knochen eine Auflockerung erkennen (Abb. 14). Nach dem Prinzip der mehrfachen Sicherung ist offensichtlich Knochengewebssubstanz im Überschuß vorhanden (Roux, 1895; Triepel, 1922; Küntscher, 1936; Pauwels, 1949/50/55; Knese, 1955).

Die mechanischen Kräfte, die auf das Skelett einwirken, können in *dynamische* oder *statische* unterteilt werden. Dabei liegt ein grundsätzlicher Unterschied darin, daß das Trauma eine von *außen* her zugetragene Einwirkung ist, während die Kompression, die Traktion und die Torsion aus den inneren Bedingungen eines Knochens abzuleiten sind und bis zu einer gewissen Größenordnung auch als physiologische Belastungen anzusehen sind. Die *Strukturen und die Architektur der Spongiosa* eines Knochens, also die Strukturen zweiter und dritter Ordnung, werden durch Zug-, Druck-, Torsions- und Scherkräfte gestaltet (Abb. 41). *Form* und *Größe* eines Knochens sind durch *genetische Faktoren* vorbestimmt. Die *Architektur* der spongiösen und kompakten Bauelemente des Knochens wird in bestimmter Weise nach der äußeren Gestalt formiert.

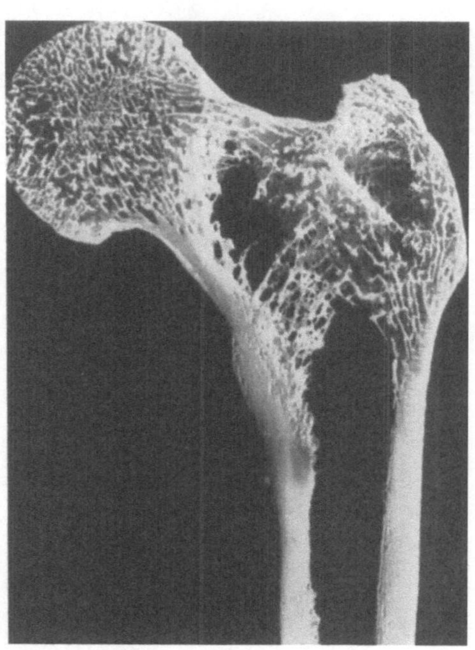

Abb. 42. Schwere Altersosteoporose im proximalen Femurabschnitt mit weitgehendem Abbau der Spongiosa im lateralen Schenkelhalsdreieck (Ward'sches Dreieck) und im Trochanter major. 67jährige Frau (nach UEHLINGER, 1968)

Bereits CULMANN u. v. MEYER (1866/67) haben darauf hingewiesen, daß die Spongiosazüge, z. B. im Schenkelhalsbereich, den Druck- und Zugtrajektorien entsprechend angeordnet sind. Wohl als erster hat WARD (1838) den strukturellen Aufbau des Femurs mit einem *Kran* verglichen. Er hat dabei zwischen Zug- und Drucksystemen unterschieden, die in den sich überkreuzenden Spongiosalamellen und -bälkchen wirksam geworden sind. WARD hat die von der medialen Kompakta in den Kopf des Femurs ausstrahlenden Spongiosabündel als Drucktrabekel bezeichnet und sie den von der lateralen Kompakta in großem Bogen in Schenkelhals und Kopf ausstrahlenden Zugtrabekeln gegenüber gestellt (Abb. 42). Das heute noch bekannte *Ward'sche Dreieck* stellt die Lücke zwischen diesen beiden Spongiosazügen dar. *Hier treten die Schenkelhalsfrakturen bei Osteoporose bevorzugt* auf. Von WARD stammt die Feststellung, daß mit der Altersatrophie des Knochengewebes die Zugtrabekel in viel stärkerem Maße zurückgebildet werden als die Drucktrabekel, so daß dem Druck gegenüber dem Zug als *Reizfaktor* für die Knochenzellen eine gewisse Priorität zukomme.

Der Knochen paßt sich dynamisch veränderten Belastungssituationen an. Dieses Anpassungsvermögen äußert sich darin, daß während einer gesteigerten Anforderung durch die Funktion eine Verstärkung oder *Hypertrophie* erfolgt, die dafür garantiert, daß ein späteres Funktionieren unter den veränderten Bedingungen möglich ist. Es handelt sich dabei um eine *echte funktionelle Anpassung* des Knochens, die wir auch von anderen Organen kennen. Sie ist als „funktionelle Hypertrophie" bekannt. Demgegenüber wirkt ein Ausfall der Funktion im Bereich des Knochens strukturzerstörend, so daß nach längerer Ruhigstellung oder Bettruhe ein Verlust an Knochensubstanz eintritt und röntgenologisch nachgewiesen werden kann (s. S. 94ff.).

Im Skelett gewinnt die „funktionelle Anpassung" großes Interesse. Immer wird der Organismus durch ständige Transformation der Knochen neue Formen und veränderte Strukturen und damit eine verbesserte Architektur des Skelettbausteines „Knochen" entwickeln, die sich den neuen statischen Bedingungen harmonisch anpaßt (Gesetz der Transformation von Wolff, 1892; Roux, 1895; und Pauwels, 1965). Während der *Heiung von Knochenbrüchen* und der Entwicklung von *Ankylosen der Gelenke* spielen diese

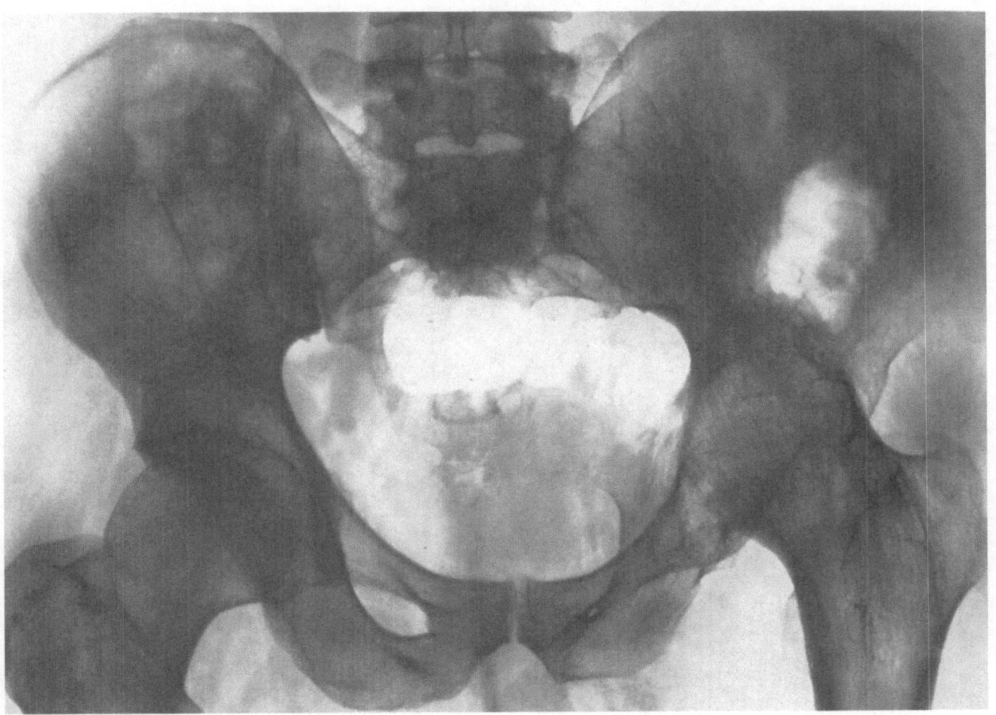

Abb. 43. Umbau der Spongiosastrukturen der gelenkbildenden Knochen des linken Hüftgelenkes nach Ankylose als Folge einer Koxitis. Die funktionelle Adaptation der Architektur hat die Ausbildung dicker Bälkchen und Lamellen in den Zonen stärkeren Druckes zur Folge und setzt sich bis in das linke Os ilium fort. 55jähriger Mann

Anpassungsvorgänge eine ausschlaggebende Rolle. Dabei werden nicht nur die Gesamtform sondern auch die Strukturen erster Ordnung, manchmal auch zweiter Ordnung im Röntgenbild sichtbar verändert (Abb. 43).

Bei in Fehlstellung geheilten Frakturen, beim Genu varum oder Genu valgum sowie in Knochenzonen einer abgeschlossenen Ankylose von Gelenken der Extremitäten, ferner an der Wirbelsäule, können die strukturellen Anpassungen deutlich erkannt werden. In der Zone *stärkeren Druckes* ist meist eine Vermehrung von Substanz, also eine Verdikkung festzustellen, während die weniger stark druckbelasteten Regionen eine *aufgelockerte Struktur* erkennen lassen. Bemerkenswert ist die *individuelle Adaptation* der Knochenstruktur und Architektur an die veränderten statischen Bedingungen (Abb. 44).

Nach Untersuchungen von Roux (1895) folgt einer veränderten Beanspruchung der Spongiosastruktur ein Umbau der einzelnen Bälkchen, deren Längsachse sich der Druckrichtung anpaßt, die in den gelenknahen Bezirken vom Gelenkknorpel auf den Knochen einwirkt. Diese Adaptation kann an einem Schema verdeutlicht werden (Abb. 15). Die für das einzelne Bälkchen dargestellte Dynamik der Transformation gilt für den gesamten Spongiosaverband. Die Bedeutung von *Mikroströmen* im Bereich des Knochens für die Transformation ist von BASSETT (1964/71), BECKER u. Mitarb. (1964), EPKER u. FROST (1965) untersucht worden. Die Aktivität des Knochenumbaues wird jedoch nur als ein komplexes Geschehen verstanden werden können. Unter *physiologischen Bedingungen* bleibt die Grundform einer Spongiosa erhalten, die Bälkchen erfahren durch die Anpassung lediglich eine andere Ausrichtung und ein der Aufgabe angepaßtes Volumen.

Demgegenüber wird ein *pathologischer Druck* auf den Knochen nicht zu einem funktionellen Umbau oder einer Vermehrung von Knochensubstanz, sondern zu einem *Knochenschwund* führen. So ist insbesondere der

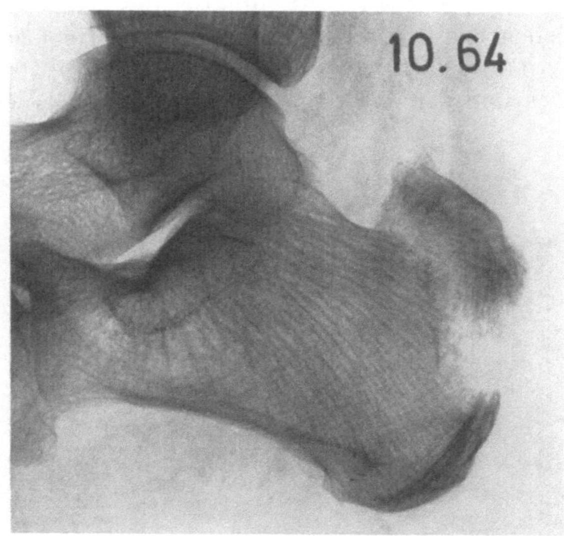

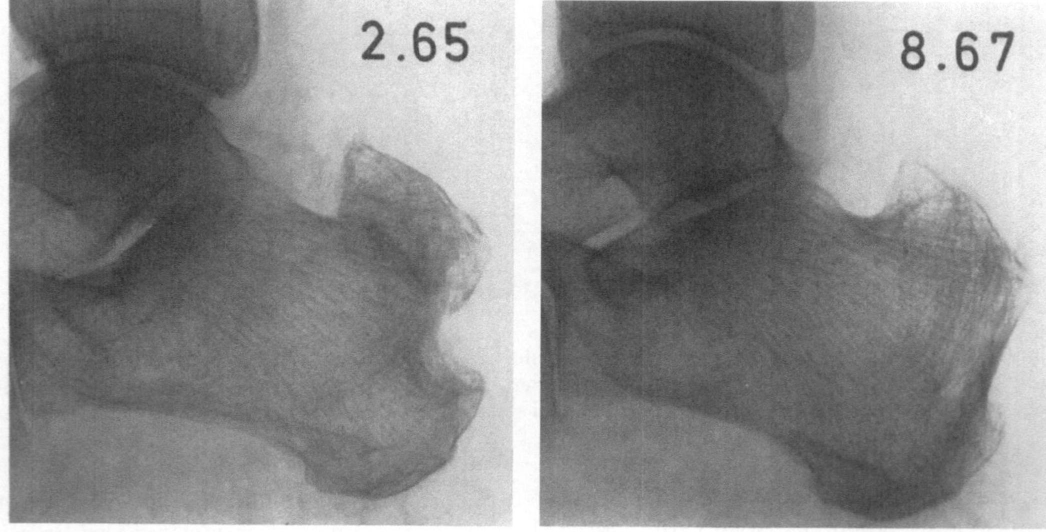

Abb. 44. Anpassung der Spongiosaarchitektur des Kalkaneus nach Heilung einer Abrißfraktur in der Ansatzregion der Achillessehne, die in Fehlstellung knöchern konsolidiert ist. 71jährige Frau

pulsierend auf den Knochen einwirkende Druck eines Aneurysmas oder einer Gefäßgeschwulst die bekannteste Ursache von Druckusuren am Knochen oder größeren Defekten im Knochen selbst. Ein abnorm starker Druck, von außen auf das Periost oder im Inneren des Knochens durch einen raumfordernden Prozeß ausgeübt, leitet den Knochenschwund ein und kann sehr ausgedehnte Defekte erzeugen, die röntgenologisch gut dargestellt werden können.

Als Folgezustand einer Amputation mit nachfolgender *verminderter Belastung* des Stumpfes und völlig veränderter Blutversorgung oder Durchblutung des Knochens (LANGHAGEL, 1968) ist die Transformation des Restknochens mit deutlich erkennbarem

Schwund der inneren Strukturen sowie einer nicht seltenen Anpassung des Stumpfendes an die Weichteile seiner Umgebung und die veränderte Belastung bekannt. Der abgerundete, häufig konisch zugespitzte Amputationsstumpf ist das Resultat der erfolgten funktionellen Adaptation des verbliebenen Knochens durch gerichtete Transformation (Abb. 45).

Nach langer *Ruhigstellung einer Extremität*, insbesondere nach Lähmungen, wie der Poliomyelitis, kommt neben einer *Hypoplasie* der Knochen der betroffenen Extremität auch eine Veränderung von Struktur und Architektur der Spongiosa im Sinne der Anpassung an die veränderte äußere Form zustande. Die Grundzüge der Struktur sind allerdings

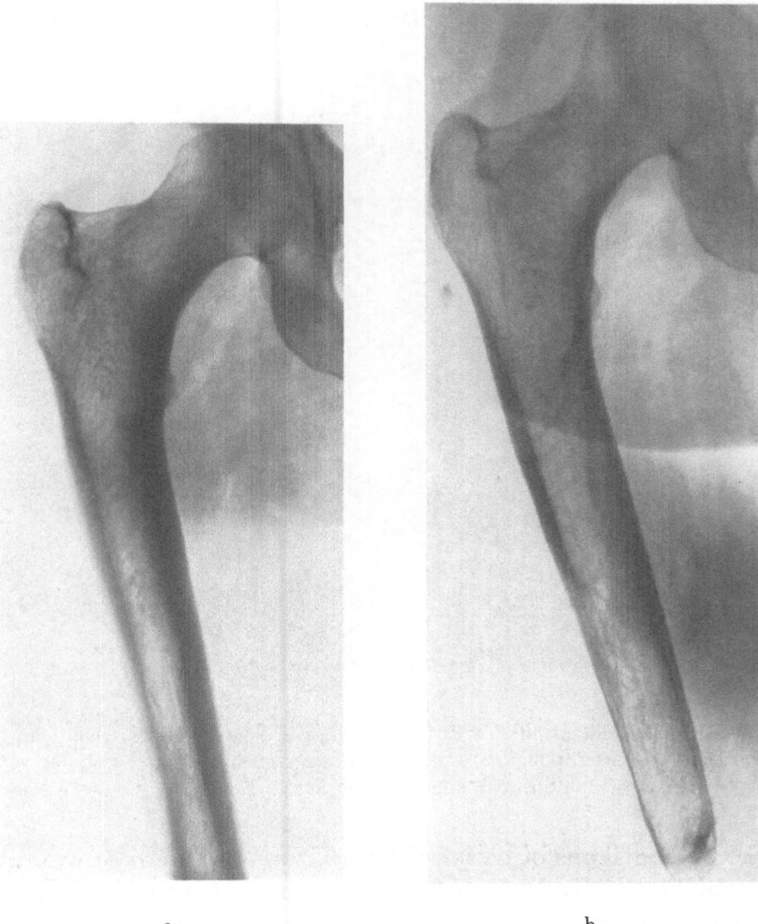

Abb. 45. Konzentrische Knochenatrophie des Femurs, die sich im Laufe von 5 Jahren nach einer Amputation ausgebildet hat. Es ist eine neue Kortikalis am distalen Stumpfende entstanden. Die Diaphysenkompakta ist weitgehend spongiosiert und geschwunden. 58jährige Frau. (a) Röntgenbild des Femurs vor der Amputation (b) Kontrollaufnahme 5 Jahre nach der Amputation

ähnlich wie an der gesunden Extremität. In solchen Fällen wird von einer „Inaktivitätsatrophie" gesprochen, um auszudrücken, daß die statische und dynamische Beanspruchung der Knochen durch die zugrunde liegende Erkrankung herabgesetzt sind und daraus die veränderte Größe, Form und Struktur des Knochens resultieren (s. S. 94ff.).

Eine *Hypertrophie* der Knochen infolge stärkerer mechanischer Belastung findet sich nicht selten bei körperlich schwer arbeitenden Menschen. Vergleichsuntersuchungen des Mineralgehaltes des Gesamtknochens am Radius haben ergeben, daß geistig arbeitende Menschen, im Gegensatz zu vorwiegend körperlich arbeitenden, einen geringeren Mineralgehalt aufweisen (SPIEGLER u. KEANE, 1961). Im Röntgenbild wird diese Hypertrophie nicht zur Darstellung kommen, da eine diffuse Verdickung der Bälkchen vom Auge des Betrachters nicht erfaßt werden kann. Dagegen wird sich eine *lokal umschriebene Hypertrophie von Knochenbälkchen* deutlicher erfassen lassen. Im Bereich der Wirbelsäule sind die Strukturen in Keilwirbel- oder Blockwirbelbildungen, die Folge eines abgelaufenen entzündlichen Prozesses sein können, ein charakteristisches Beispiel für die lokale Verstärkung einzelner Spongiosazüge im Laufe der Transformation und Adaptation des erkrankten Skelettabschnittes. Während die Spongiosa auf der *konkaven Seite* einer Kyphose der Wirbelsäule eine Substanzzunahme erfährt und damit dichter wird, erkennt man auf der *konvexen Seite* eine Strukturauflockerung des spongiösen Knochens. Diese funktionelle Adaptation des Knochens wird als *hypertrophische Knochenatrophie* bezeichnet (UEHLINGER, 1959; PUTSCHAR, 1963). Im Laufe einer solchen Adaptation beschränkt sich der Knochen

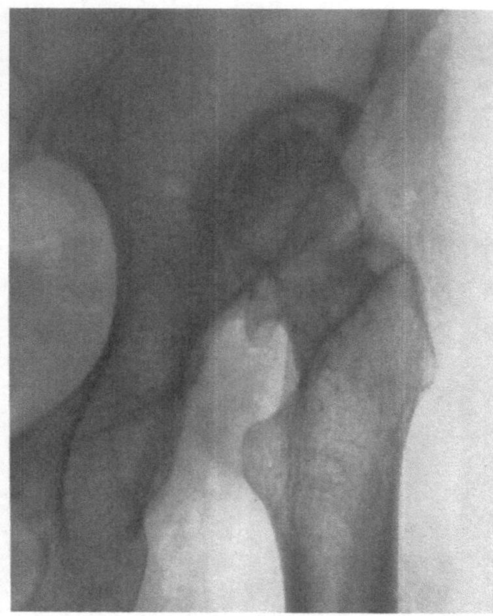

Abb. 46. Kongenitale Hüftgelenksluxation mit Entwicklung einer Nearthrose zwischen dem hypoplastischen Femurkopf und dem Os ilium. Die Spongiosastruktur des luxierten Femurs hat sich der veränderten Form und Statik angepaßt. 56jährige Frau

jedoch nicht nur auf eine Transformation der Strukturen, sondern es wird auch über die Vorgänge der Plastizität des Knochens eine Formanpassung erreicht. Neben der Kyphose der Wirbelsäule als Folgezustand entzündlicher Erkrankungen, die mit Substanzverlust des Knochens ablaufen, sei in diesem Zusammenhang auf die Coxa vara und die Adaptation der Spongiosaarchitektur im proximalen Femurabschnitt nach Hüftgelenksluxationen hingewiesen (Abb. 46). Aus der Art, Ausdehnung und Dichte des Substrates einer *funktionellen Adaptation* durch Transformation des Knochens sind Rückschlüsse auf den abgelaufenen Krankheitsprozeß möglich (s. S. 55ff., 62ff.). Fundierte Kenntnisse der Transformationsgesetze des Knochens spielen bei der Röntgenbildanalyse pathologischer Veränderungen des Skelettes eine nicht zu unterschätzende Rolle.

c) Regeneration von Knochen

Unter den Möglichkeiten einer Restitution ist auch die Regeneration von Bedeutung. In verschiedenen Geweben des Organismus ist die Regeneration durch Vorgänge der *Aussprossung von Zellen* aus den Rändern des Defektes bekannt. Die Leber ist ein Organ, das vor allem bei Tieren über eine hohe Regenerationsfähigkeit verfügt. Die Regeneration von Skeletteilen ist bei Säugetieren und beim Menschen außerordentlich gering. Über die Zusammenhänge im einzelnen wissen wir noch wenig, insbesondere ist nicht bekannt, inwieweit eine *embryonale Regeneration* des Skelettes möglich ist.

Im ausgereiften und normal entwickelten menschlichen Skelett können *größere Defekte des Knochens* nicht regeneriert werden. Es ist lediglich im Gebiet der Randzonen eine begrenzte Regeneration durch Adaptation möglich. Als Beispiele hierfür können die Defekte in der Diaphyse der Tibia nach Spanentnahme oder die Defekte des Schädelknochens nach einer Trepanation betrachtet werden. Durch Einfügen der bei einer Trepanation entfernten Region der Schädelkalotte ist in den Randgebieten eine Knochenneubildung und Überbrückung des Defektes begrenzt möglich, doch bleiben selbst kleinere Bohrlöcher über viele Jahre erhalten und röntgenologisch sichtbar. Der Knochendefekt nach einer Spanentnahme oder *Schußverletzung* wird nur außerordentlich langsam regeneriert und kann sich, ebenso wie der Einbau von Knochentransplantaten nach einer Plastik, über viele Jahre hinziehen.

Die Regeneration eines Knochendefektes aus dem Periostschlauch kann nach Rippenresektion beobachtet werden, doch kommt es bei größerem operativ gesetztem Defekt nicht zur Restitutio ad integrum. Wenn die Leitstrukturen von Spongiosa und Kompakta fehlen, wird eine narbige Heilung erfolgen.

Im Wachstumsalter und bei Jugendlichen ist die Regenerationsfähigkeit der Knochen noch deutlich besser als im späteren Lebensalter. So gelingt der Ausgleich einer Längendifferenz der Extremitäten durch Distraktion nach diaphysärer Osteotomie nur bei jungen Menschen im 2. oder 3. Lebensjahrzehnt (WAGNER, 1971; PESCH u. WAGNER, 1974).

Die Regenerations- und Resorptionsfähigkeit des Knochengewebes vermag im wachsenden Skelett auch körperfremdes Material, wie Elfenbein, einzubauen oder weitgehend zu zerstören (ZIELKE, 1936)!

In der *Frakturheilung* spielt die Regenerationsfähigkeit der Knochen eine entscheidende Rolle (MAATZ u. HAASCH, 1970 — Bd. IV/1). Bis in das hohe Greisenalter bleibt diese Fähigkeit des Knochengewebes, eine Fraktur zur Heilung zu bringen, uneingeschränkt erhalten. Die Heilung des Knochens geschieht durch Neubildung und Differenzierung osteogener Zellen, die die Knochenflächen bedecken. Auch die Schichten des Periostes beginnen, neuen Knochen zu bilden, so daß der periostale Kallus regelrecht vorgewölbt sein kann. Durch osteogene Zellen entstehen Knorpel oder Knochen, wobei der Knorpel später durch Knochen ersetzt wird. Ein myelogen entstandener Kallus bildet ebenfalls osteogene Zellen, die das Innere des Knochens einfassen, sowie undifferenzierte Zellen des Knochenmarkes, die ebenfalls in der Lage sind, Knochenmatrix zu bilden. Untersuchungen über die Heilung von Frakturen im Tierexperiment ergaben, daß sich zunächst im Bereich beider Fragmente Entkalkungen ausbilden. Es folgt eine Mineralanreicherung im proximalen Fragment. Eine wesentlich geringere Entkalkung findet sich im Bereich der übrigen, nicht frakturierten Knochen der Extremität und wird auf Gefäßerweiterungen mit lokaler Gewebsazidität zurückgeführt. Eine Beschleunigung der Verkalkung des Frakturkallus konnte bei Tauben durch Gabe von Parathormon und Vitamin D erreicht werden. Es wird eine Aktivierung der Nebenschilddrüsen während der Frakturheilung über den Blutchemismus vermutet. Eine Hypovitaminose C und A können die Knochenheilung verzögern. An dem Heilungsprozeß ist das gesamte „Organ Knochen", einschließlich der Periostzone und der endostalen Region, beteiligt.

Je nach Stellung der Fragmente zueinander erfolgt eine Angleichung der Strukturen des Knochens an die neu entstandenen statischen Bedingungen, insbesondere die Zug- und Druckbelastung des betroffenen Knochenabschnittes. Als Ziel der klinischen Frakturbehandlung ist nicht nur die Konsolidierung in bestmöglicher Stellung der Fragmente (stabile Osteosynthese) sondern auch eine möglichst weitgehende Erhaltung der Beweglichkeit der Knochen in den sie verbindenden Gelenken zu betrachten (MAATZ u. HAASCH, 1970). Durch die primäre oder sekundäre Schädigung des Gelenkknorpels bei Frakturen, die sich bis in das Gelenk erstrecken, wird ein Mechanismus in Gang gesetzt, der schließlich zur *dystrophen Knorpelschädigung* und damit zwangsläufig zur *deformierenden Arthrose* führt. Bei einer Altersatrophie kann daneben die Zusammensinterung der Spongiosa in der Frakturzone mit Deformierung der gelenkbildenden Knochen auftreten.

Am eindruckvollsten können die *reparativen Vorgänge* des Knochens beim Menschen *am Beispiel der Schenkelhalsfraktur* studiert werden. Über die Konsolidierung von Trümmerfragmenten und die Neubildung von Spongiosastrukturen im Bereich der Zug- und Drucklinien im Greisenalter haben Uehlinger u. Puls (1967/68) berichtet. Morphologische Untersuchungen über die Disposition der Schenkelhalsregion für Frakturen sind an 30 Femura von über 90 Jahre alten Menschen durchgeführt worden. Es ergab sich folgendes Resultat:

1. Immer war eine Spongiosaatrophie zu finden. Das Ausmaß der Atrophie war ungleich. Einige von der Norm kaum abweichende Veränderungen und ein weitgehender Verlust des Spongiosagerüstes im gesamten Schenkelhalsgebiet können vorkommen. Der Schwund von Bogentrajektorien, die von der lateralen Schaftkompakta zum Schenkelkopf hinziehen, trägt vorwiegend zur Schwächung dieses Knochenabschnittes bei.
2. In das Mosaik der Osteone eingelagert finden sich nekrotische Osteonenfragmente mit schlechter Lamellierung, Ausweitung der Osteozytenhöhlen, Schwund der Osteozyten und Mikrofissuren. In der unmittelbaren Nachbarschaft der Knochenrisse ist die Hartsubstanz stärker eosinophil verfärbt. Es wird angenommen, daß hier die angrenzende Knochengrundsubstanz aufgelockert ist. Obgleich die Einzelrisse und Nekrosen relativ gering sind, bedeutet deren Summation doch eine entscheidende Verminderung der Belastungsmöglichkeiten.

In einem Frakturgebiet sind alle Stufen der Knochenheilung bis zur hyperplastischen Kallusbildung und nachfolgenden Konsolidierung der Fragmente beobachtet worden.

Die große *Regenerationsfähigkeit des Knochengewebes* drückt sich auch in den Randzonen von eingebrachten Metallschienen oder Spongiosaschrauben zur stabilen Osteosynthese aus (Abb. 47). Es treten *lamelläre Knochenneubildungen* auf, so daß sich eine *regelrechte Kortikalis* um den metallischen Fremdkörper entwickelt, die noch nach Entfernung des Metalles lange Zeit röntgenologisch nachgewiesen werden kann (Collins, 1953; Puls, 1968). Diese Neukonstruktion eines „Metallagers" im Knochen durch Entwicklung einer der Form des Metalles angepaßten Kortikalis führt darüberhinaus zur Ausbildung von neuen Spongiosastrukturen im Sinne der *Querverstrebung*, die das Lager wiederum mit dem Hauptknochen verbindet. Wenn die Schraube bis in den Markraum eines Knochens hineinreicht, so wird das Schraubenlager in Richtung zum Markraum verlängert (Abb. 48). In der Umgebung einer Metallplatte entwickelt sich infolge der veränderten statischen Belastung des Knochens eine Strukturauflockerung und eine Atrophie des Trägerknochens (Abb. 49). Die Adaptation durch Transformation kann so weit gehen, daß sich aus dem kompakten Knochen der Diaphysen ein spongiöser Knochen entwickelt (Uehlinger u. Puls, 1967; Puls, 1968). Im höheren Lebensalter bildet sich eine solche Strukturveränderung der Kompakta häufiger aus, so daß die Altersatrophie noch eine Potenzierung erfährt. Es ist bekannt, daß nach Entfernen der Metallplatte *Spontanfrakturen* in diesen spongiosierten Bezirken auftreten können.

Die normale Rekonstruktion des kompakten Knochens im Frakturgebiet erfolgt derart, daß zunächst Kallusgewebe entsteht und dieses durch die Druck- und Zugbelastung eine langsame Transformation erfährt. Parallel hierzu geht die Mineraleinlagerung in die neugebildete Tela ossea vor sich. Bei einer idealen Heilung können histologisch und mikroradiographisch nach einer Fraktur weder eine Knochennarbe noch Unregelmäßigkeiten der Osteonenstruktur nachgewiesen werden (Schenk u. Willenegger, 1963/64).

Besonders deutlich wird die Fähigkeit des Organs Knochen zur Regeneration durch Transformation von Knochenstrukturen dadurch, daß nach *Entfernung der Metallteile* im Laufe von einigen Monaten die zurückgebliebenen Kanäle der Schrauben und Metall-

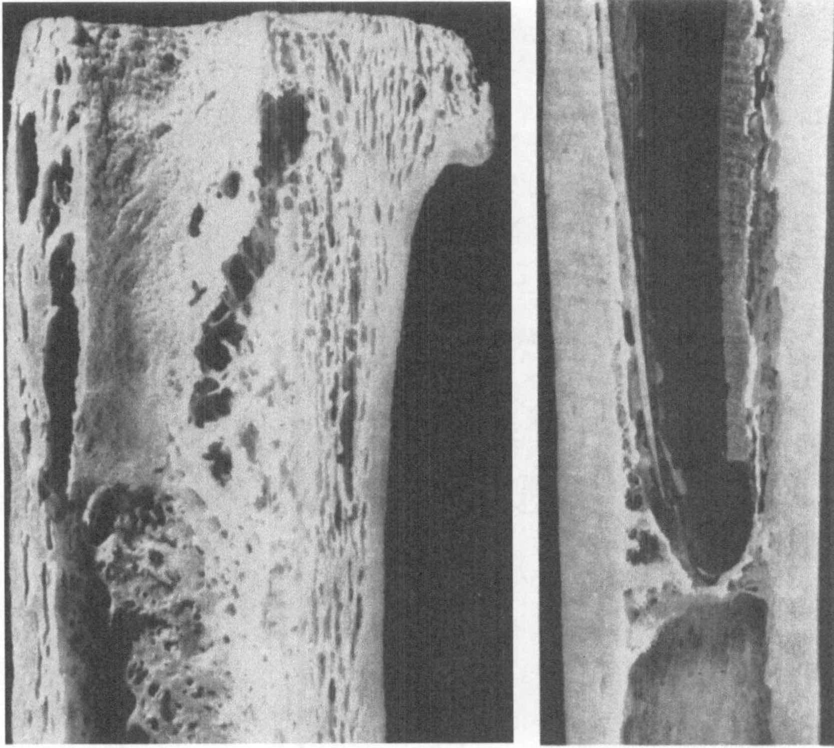

a

b

Abb. 47. Die Regenerationsfähigkeit des Knochengewebes hat um einen Küntschernagel (linke Bildhälfte) und um eine Thompsenprothese (rechte Bildhälfte) eine röhrenförmige Knochenmanschette entstehen lassen (a). Ausbildung einer Knochenlamelle um einen Dreikantnagel 10 Monate nach Versorgung der lateralen Schenkelhalsfraktur bei 81 jähriger Frau (b) (nach UEHLINGER und PULS, 1967)

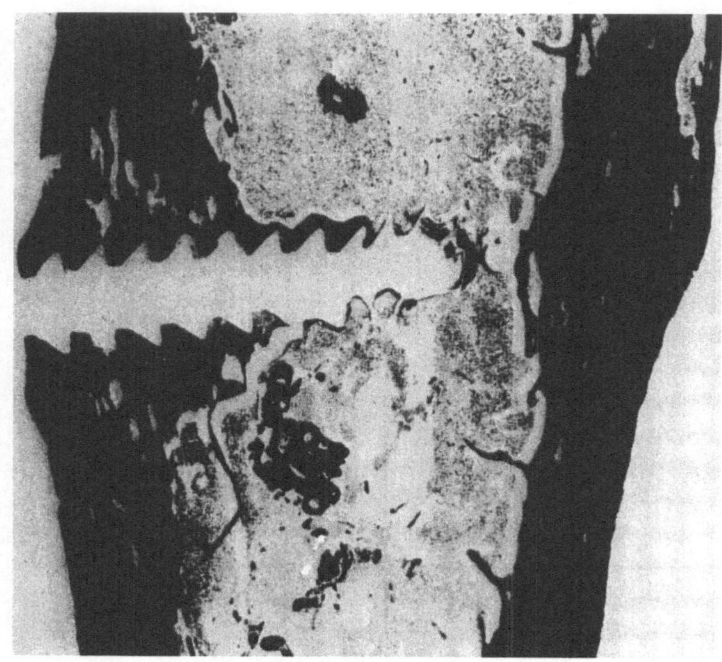

a

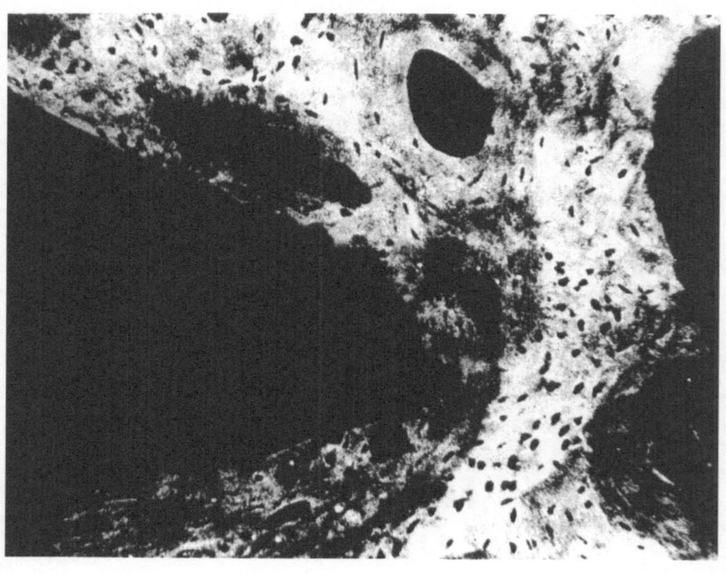

b

Abb. 48. Ausbildung eines knöchernen Schraubenlagers, das bis in den Markraum der Femurdiaphyse hineinreicht. Der Knochen hat sich im Laufe von 7 Jahren nach einer Korrekturosteotomie wegen einer Koxarthrose bei 70jähriger Frau entwickelt. (a) Histologisches Übersichtsbild (Nach UEHLINGER u. PULS, 1967). (b) Im Mikroradiogramm der neugebildeten Kortikalis eines Schraubenlagers sind glatte Konturen und osteon-ähnliche Formationen erkennbar. Die Osteozytenlakunen im neugebildeten Knochengewebe sind relativ groß. Der Mineralgehalt ist nicht ganz homogen (Vergrößerung 170 ×)

▶

Abb. 49 (a) Zunehmende Atrophie und Spongiosierung im Bereich der lateralen Diaphysenkompakta eines Femurs unterhalb der Metallplatte nach Schenkelhalsnagelung bei 70jähriger Frau. Die Verlaufsbeobachtung im Röntgenbild zeigt die Strukturveränderungen im proximalen Abschnitt der lateralen Femurdiaphyse. (b) Umschriebene Kompaktaatrophie und Spongiosierung des Knochens neben einer Metallschiene im histologischen Bild (nach UEHLINGER u. PULS, 1967)

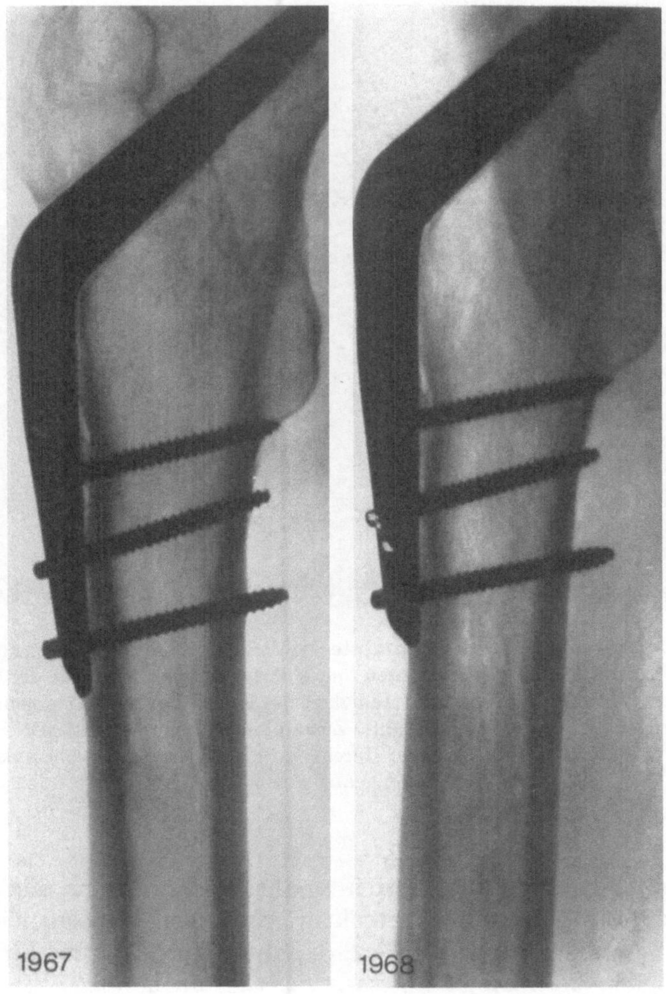

Abb 49 a

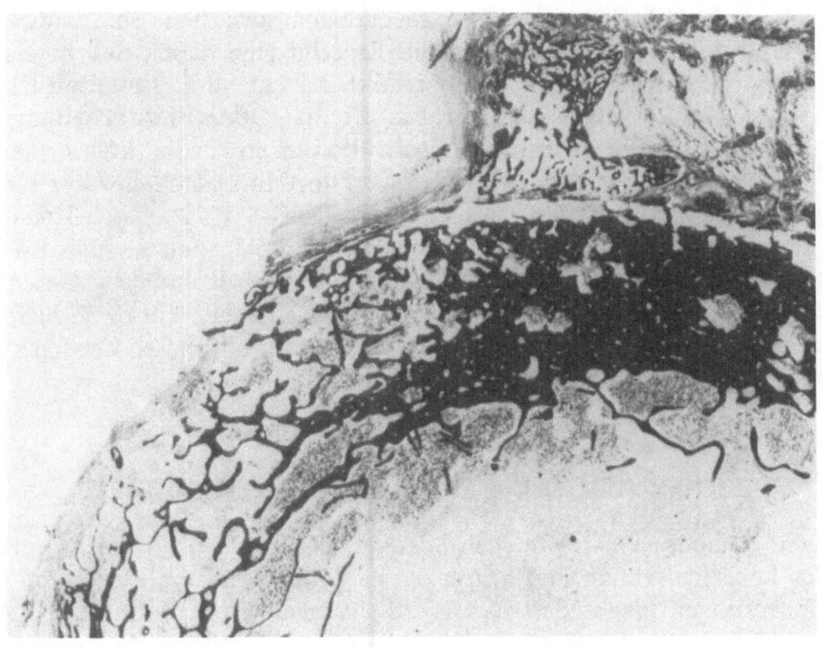

Abb. 49 b

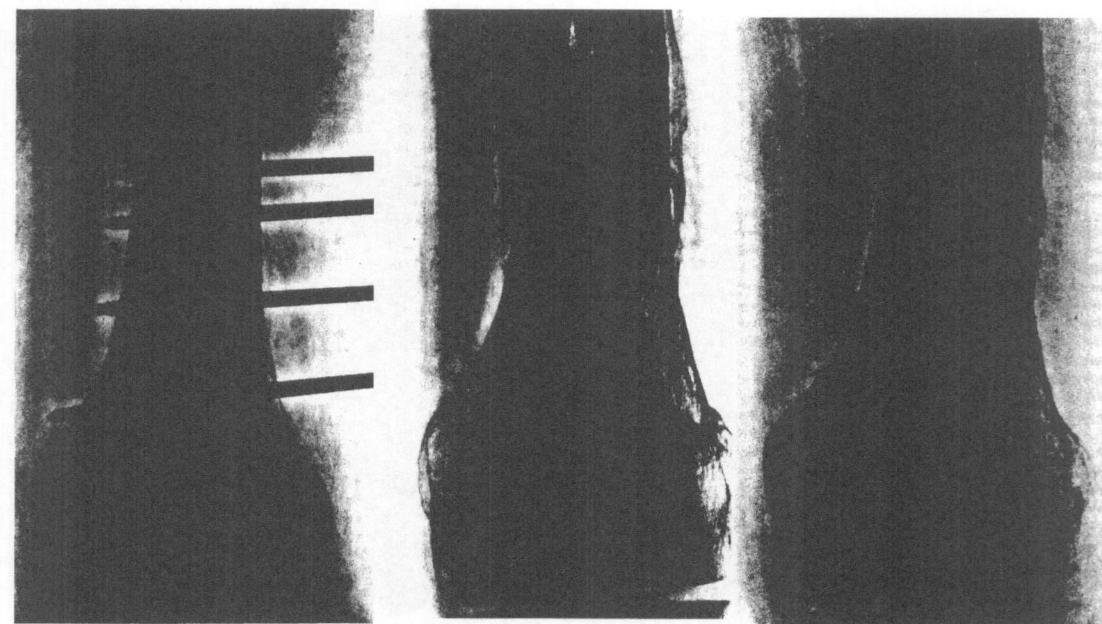

Abb. 50. Die Lager der Metallschrauben einer Korrekturosteosynthese wurden nach Entfernung des Metalls deutlich im Knochen sichtbar. Etwa 1 Jahr später konnten röntgenologisch nur noch Reste der Schraubenlager erkannt werden. Die Transformation und Regenerationsfähigkeit des Knochens haben zu einem Verschwinden der Schraubenkanäle und neugebildeten Kortikalis geführt. Zustand nach Trümmerfraktur des linken Femurs mit nachfolgender Osteomyelitis, die nach Abklingen durch eine Spongiosaplastik behandelt worden ist. 19 jähriger Mann

nägel durch Knochengewebe ausgefüllt werden und sich dann auch die entstandene Randkortikalis im Zuge der allgemeinen Umstrukturierung des Knochens wieder abbaut (Abb. 50). Es erscheint besonders bemerkenswert, daß diese Vorgänge der Frakturheilung *auch im Greisenalter* möglich sind. Die *biologischen Potenzen des gesunden Knochengewebes bleiben*, unabhängig von dem Grad einer Verminderung des Gewebsvolumens der Tela ossea im Organ Knochen, *erhalten*! Alle diese Vorgänge der Dynamik des Knochengewebes können durch röntgenologische Vergleichsuntersuchungen zwischen der frakturierten und der gesunden Extremität kontrolliert werden. Es zeigt sich dabei, daß primär eine Verminderung des Knochenmineralgehaltes in der frakturierten ruhig gestellten Extremität, insbesondere distal von der Fraktur, einsetzt, die nach der Frakturheilung rückläufig ist, so daß es zu einer weitgehenden Restitutio ad integrum kommt (s. auch S. 94ff.). Es sind jedoch auch deutliche Veränderungen des Mineralgehaltes der Knochen allein nach Bettruhe festgestellt worden (VOGEL u. ANDERSON, 1972). Nach Remobilisation kommt es zu einer Normalisierung des Knochenmineralgehaltes. Makroskopisch nachweisbare strukturelle Veränderungen der Spongiosa und Kompakta treten dann nicht auf. Eine länger anhaltende Zirkulationsstörung im Knochen führt zu bleibenden Veränderungen der Makrostruktur, die als „Knochennarben“ nachgewiesen werden können.

D. Veränderungen der Knochenstruktur

Die Reaktionsmöglichkeiten der Knochen oder des gesamten Skelettes auf eine *allgemeine Störung* der Lebensvorgänge sind begrenzt. Es kommen generalisierte und lokalisierte Strukturauflockerungen oder/und Strukturverdichtungen, Formänderungen oder/und Größenänderungen vor, die nicht immer als Krankheit im eigentlichen Sinne angesehen werden können. Unter den zahlreichen Empfehlungen für eine sinnvolle Ordnung der generalisierten Veränderungen des Skelettes ist es schwierig, die richtige Auswahl zu treffen. Die vorliegenden Kenntnisse über die Zusammenhänge der meist komplexen Störungen im Stoffwechsel — insbesondere im Mineralstoffwechsel — des Organismus mit dem Stoffaustausch und der Transformation der Tela ossea sind lückenhaft. Über die Rolle des Markgewebes im „Organ Knochen" bei normaler und gestörter Transformation wissen wir wenig (s. S. 47ff.). Der Einfluß der Blutzirkulation und damit des Flüssigkeitsaustausches auf die Lebensvorgänge in den verschiedenen Gewebselementen des Knochens ist unzureichend aufgeklärt (s. S. 41ff.). Die Wechselwirkungen zwischen Knochen und umgebendem Gewebe, wie Muskulatur, Haut, Bindegewebe und Fettgewebe, bei generalisierten und lokalisierten Erkrankungen sind kaum erforscht und in der klinischen Medizin wenig beachtet worden. Eine Zusammenstellung der allgemeinen Grundlagen der Knochen-Radiologie wird nicht nur unvollkommen sein, sondern viele Fragen offen lassen müssen. Es ist nicht zuletzt Sinn dieser Übersicht, Probleme aufzuzeigen und Anregungen zu geben.

Die Erkrankungen des Skelettes lassen nach dem Zeitpunkt ihres Auftretens im Laufe des Lebens, nach ihrer Lokalisation, nach Ausdehnung und Struktur, nach ihrer Biodynamik, nach Wechselwirkungen und Komplikationen sowie nach den Allgemeinerscheinungen des Organismus für jede einzelne Knochenkrankheit gewisse Gesetzmäßigkeiten erkennen. Die Erläuterung von Gesetzmäßigkeiten der im Röntgenbild darstellbaren morphologischen Veränderungen der Knochen nach allgemein-pathologischen Gesichtspunkten erfordert die Kenntnis des normalen Alterungsprozesses der Knochen und der im eigentlichen Sinne einer erworbenen Krankheit noch normalen oder durch endogene, genetische Faktoren mehr oder minder gestörten Struktur und Form eines Knochens. Nach unserem heutigen Wissen über Zahl und Variationsbreite von Erbkrankheiten und deren Bedeutung als prämorbider Faktor erscheint es fast unmöglich, Grenzen festzulegen zwischen dem Normalbefund, der Normvariante, dem noch nicht pathologischen Befund und einer Erkrankung des Knochens. Der Röntgenbefund kann uncharakteristisch sein oder für eine bestimmte Erkrankung ganz typische, fast pathognomonische Veränderungen aufdecken.

Zu den *wenig charakteristischen* pathologischen Knochenveränderungen, die Spongiosa, Kortikalis und Kompakta betreffen, gehören die diffusen Strukturauflockerungen — von denen die Altersatrophie der Knochen nicht klar abgegrenzt werden kann — und die diffusen Strukturverdichtungen, die bei Systemerkrankungen des Skelettes oder „Osteopathien" gefunden werden (Abb. 51). Unter den generalisierten Veränderungen der Makrostruktur des Knochens können folgende elementare Vorgänge unterschieden werden:

1. Die Atrophie oder Osteoporose
als Ausdruck einer Strukturauflockerung.
2. Die Hypertrophie oder Osteosklerose
als Resultat einer Strukturverdichtung.
3. Die Dystrophie
als Ausdruck einer ungeordneten Transformation.

Als *Knochenatrophie* werden solche Veränderungen bezeichnet, die über eine gestörte Transformation der Makrostruktur einen Verlust an Knochengewebe zur Folge haben. Bei der Osteoporose tritt ein Verlust an Tela ossea ein unter Erhaltung der äußeren Form und der Ordnungsprinzipien der Strukturen von Spongiosa und Kompakta. Dagegen kommt es bei einer Osteolyse zu lokalen Knochendefekten, die sowohl die innere Struktur als auch die äußere Form eines Knochens verändern.

Die *Knochenhypertrophie* oder Osteosklerose ist durch eine Neubildung von Knochengewebe charakterisiert. Es kann ein vermehrter Knochenanbau bei normalem Abbau oder ein normaler Knochenanbau bei vermindertem Abbau vorliegen. Die Hypertrophie kann als Periostreaktion an der Kompakta oder Kortikalis oder in der Spongiosa als „Spongiosklerose" entwickelt sein.

Während bei der Knochenatrophie oder der Knochenhypertrophie eine quantitative Regulationsstörung des geordneten Umbaues der Tela ossea vorliegt, handelt es sich bei der *Knochendystrophie* um eine Störung der normalen Transformation, die einen pathologischen, ungeordneten Knochenumbau zur Folge hat. Diese gestörte Transformation

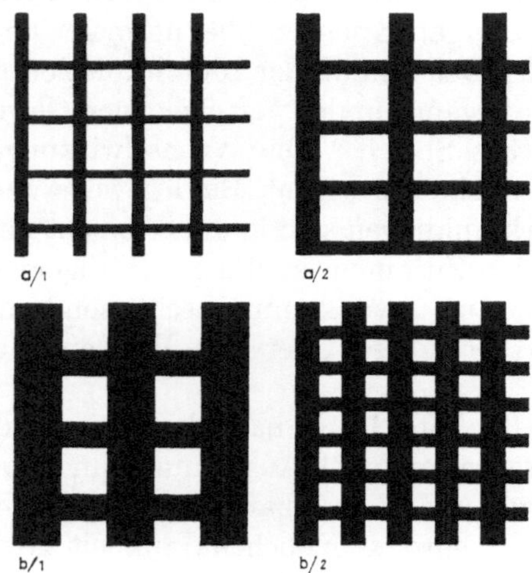

Abb. 51. Schematische Darstellung der Architektur der Wirbelspongiosa bei Strukturauflockerung (oben) oder niedrigem spezifischem Gewicht und bei Strukturverdichtung (unten) oder hohem spezifischem Gewicht (Knochensubstanz dunkel, Marksubstanz hell). a 1 = dünne Knochenbälkchen, normale Markräume, a 2 = normale Knochenbälkchen, weite Markräume, b 1 = dicke Knochenbälkchen, normale Markräume, b 2 = normale Knochenbälkchen, enge Markräume (nach BURKHARDT, 1955)

führt bei allen Formen der Dystrophie zu schweren Veränderungen der gesamten Struktur und Architektur von Spongiosa und Kompakta. Es finden sich im Bereich der spongiösen Anteile, aber auch in der Kompakta ungeordnete fein- und grobwabige, zum Teil „wollige“ Strukturen mit sklerotischen oder kalkarmen Bezirken. Meist geht eine Veränderung der äußeren Kontur des Knochens mit dieser Transformationsstörung parallel.

I. Die generalisierten Strukturauflockerungen des Knochens

Die Strukturauflockerungen der Knochen kommen meist generalisiert, seltener lokalisiert vor. Die Ursachen eines Substanzverlustes an Tela ossea sind unterschiedlich. Es ist versucht worden, eine „Altersatrophie“ oder „Altersosteoporose“ von der „pathologischen Osteoporose“ abzugrenzen oder eine „reine Osteoporose“ als Ausdruck einer Inaktivitätsatrophie von den „gemischtförmigen Osteoporosen“ zu unterscheiden (JESSERER u. KIRCHMAYR, 1955; WAGNER, 1965; DEQUECKER, 1972). Die im makroskopischen Bereich des Röntgenbildes darstellbaren Strukturveränderungen der Knochen sind monoton und Ausdruck eines Substanzverlustes an Tela ossea zugunsten des fibrösen Gewebes, der Gefäße und des Markgewebes. Dabei kann die verkalkte Matrix eine Reduktion bis zu 75 % des normalen Volumens erfahren. Bei den *erworbenen Formen* der Osteoporose oder Knochenatrophie bleiben die äußeren Dimensionen der Knochen unverändert. Dagegen ist bei den *kongenitalen Formen* der Osteoporose die Knochenbildung fehlerhaft, und dadurch werden auch Größe und Form der Knochen verändert.

Alle Formen einer Knochenatrophie oder Osteoporose haben charakteristische Zeichen im Röntgenbild. Zahlreiche Spongiosabälkchen sind dünn und ihre Anzahl ist vermindert (Abb. 52). Die Trabekel entlang der Kraftlinien, die das Körpergewicht tragen oder die Muskelkräfte abfangen, sind weniger von dem Prozeß betroffen und können sogar hypertrophieren. Die Kortikalis ist dünn, jedoch weniger arrodiert als der spongiöse Knochen. Bei den generalisierten Formen, wie der Altersosteoporose und einigen Formen der pathologischen Osteoporose, ist das Achsenskelett aufgrund des vorwiegend spongiösen Charakters seiner Knochen stärker beteiligt, verglichen mit den Extremitätenknochen, die relativ viel Kompakta besitzen.

Eine einfache, in der klinischen Radiologie praktikable Technik zum Nachweis von Strukturauflockerungen in der Diaphysenkompakta und von marginalen Rarefizierungen oder Umbauvorgängen in der Spongiosa haben MEEMA und SCHATZ (1970) empfohlen. Bei diesem als „*Mikroradioskopie*" bezeichneten Verfahren werden Röntgenaufnahmen des Handskelettes unter speziellen Aufnahmebedingungen (55—60 kV, 600 mAs, Spezialfilm für die Mammographie oder die Materialuntersuchung) oder mit der Mammographie-Apparatur (FISCHER, 1974) angefertigt und mit Hilfe der Lupenvergrößerung analysiert. Ferner sind röntgen-morphologische Strukturanalysen des Knochens bei Systemerkrankungen des Skelettes mit Hilfe der Feinfokus- und Vergrößerungstechnik durchgeführt

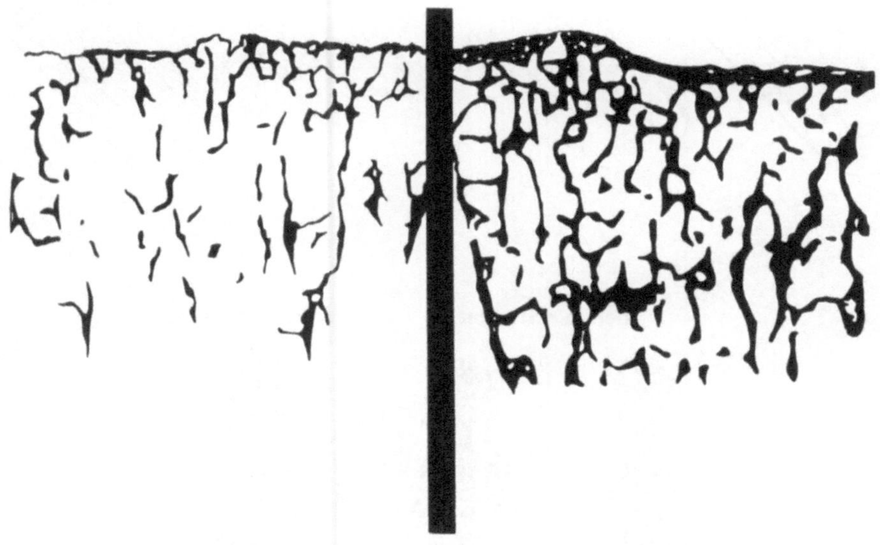

Abb. 52. Schematische Darstellung der Spongiosadichte bei einem 70jährigen Mann mit deutlicher Strukturauflockerung und einem 58jährigen Mann mit normaler Spongiosastruktur im Beckenkamm (nach BURKHARDT 1955). Linke Bildhälfte: spezifisches Gewicht 1,07, Knochensubstanz 8,3%, Spongiosierungsindex 0,73. Rechte Bildhälfte: spezifisches Gewicht 1,24, Knochensubstanz 23%, Spongiosierungsindex 1,35

worden (ZIMMER, 1951/53; FLETCHER u. ROWLEY, 1952; van der PLAATS, 1952; SCHOBER, 1953; ADERHOLD u. SEIFERT, 1954; MUNTEAN, 1954; MARTEL u. Mitarb., 1970; BOOKSTEIN u. POWEL, 1972; DOYLE, 1972; WEISS, 1972; CALENOFF u. NORFRAY, 1973; ISHIGAKI, 1973; GENANT u. Mitarb., 1973/74; DOI u. Mitarb., 1974; MALL u.Mitarb., 1974). Mit diesen Methoden bisher gewonnene Untersuchungsergebnisse bei verschiedenen Systemerkrankungen und rheumatischen Erkrankungen des Skelettes sind überzeugend (FISCHER, 1973/74; GENANT u. Mitarb., 1974 u. a.). Mit der Mikroradioskopie des Handskelettes konnten eindrucksvolle Resultate erzielt werden (MEEMA u. Mitarb., 1970—1974).

In der Diaphysenkompakta der Metakarpalia und der Fingerknochen können Strukturauflockerungen durch intrakortikale Resorption des Knochens erfaßt werden (Abb. 53). Diese Befunde stimmen mit den Ergebnissen der Mikroradiographie bei Osteopathien überein und entsprechen einer stärkeren lakunenartigen Erweiterung der Havers'schen und Volkmann'schen Kanäle (Abb. 85) oder kommen durch beschleunigten Umbau der Knochen und Mineralisationsdefekte in der Tela ossea zustande. Bei einigen hormonellen Osteopathien, wie der Hyperthyreose, dem Hyperparathyreoidismus, dem Morbus Cushing und der Akromegalie, können subperiostale Entkalkungen und Strukturauflockerungen von Kompakta und Spongiosa, endostale Resorptionen und periostale Appositionen deutlich erkannt werden. Es ist versucht worden, eine Differenzierung nach dem Grad der

Transformationsrate der Tela ossea vorzunehmen, um Aussagen über die Dynamik der Erkrankungen machen zu können. Einige Kriterien der Strukturveränderungen, wie die Art und Lokalisation des Substanzverlustes von Knochengewebe, die geordnete oder regellose Strukturauflockerung und/oder Strukturverdichtung, sind als differentialdiagnostische Hinweise auf die zugrunde liegende Störung des Knochenstoffwechsels und der Umbauvorgänge des Skelettes gewertet worden. Bei der Involutionsosteoporose, beim Morbus Cushing oder dem Cortisonschaden des Skelettes stehen eine endostale Strukturauflockerung und die Verschmälerung der Diaphysenkompakta im Vordergrund.

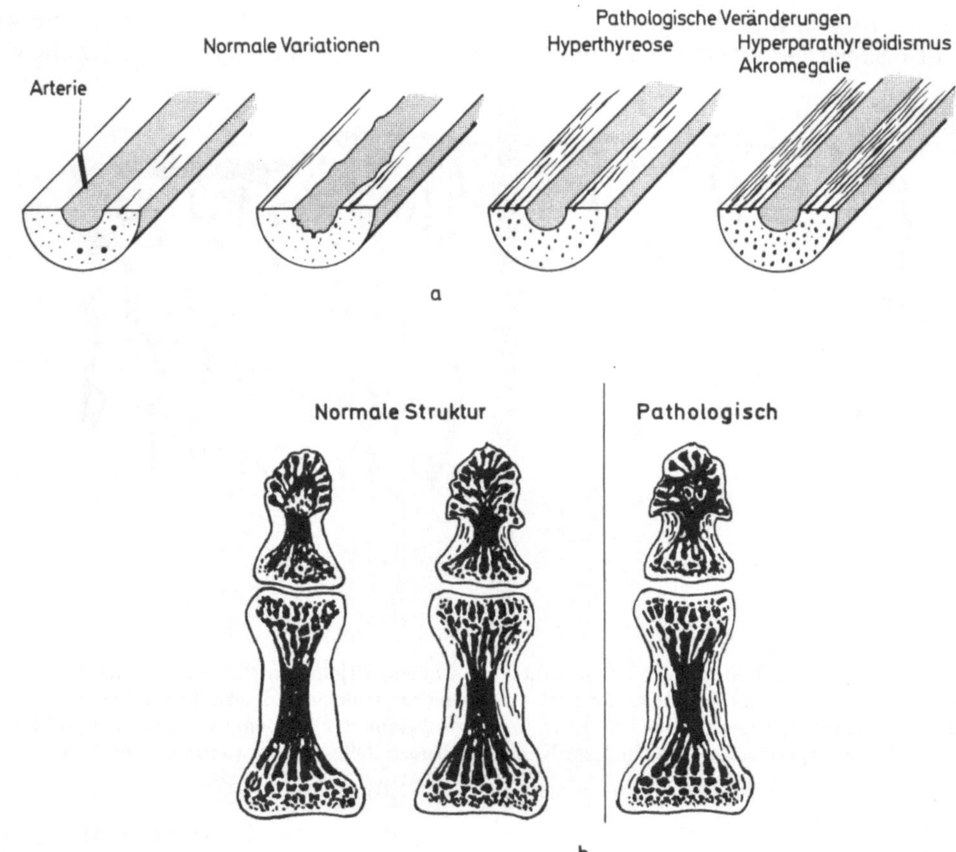

Abb. 53. Zielsetzung der Strukturanalyse mit Hilfe der „Mikroradioskopie“ (nach MEEMA, 1972). Die im Röntgenbild erkennbaren Strukturveränderungen der Kompakta am Metakarpale 1 (a) und an den Fingerknochen (b) sind zusammen mit den Normalbefunden schematisch dargestellt

Die Hyperthyreose oder Thyreotoxikose ist durch intrakortikale Resorptionsvorgänge mit Aufblätterung und Spongiosierung der Kompakta gekennzeichnet (MEEMA u. Mitarb., 1970/74). Eine deutlich nachweisbare periostale Apposition der Knochen neben intrakortikalen Resorptionen findet sich bei der Akromegalie. Die Strukturanalysen im Bereich des Metakarpale II und des 2.—4. Fingers mit Hilfe der *Mikroradioskopie* (MEEMA u. MEEMA, 1972) ergaben bei Patienten mit einer Thyreotoxikose in 73 % eine „atypische Streifenzeichnung“ in der Kompakta. Der Grad der *streifenförmigen Strukturauflockerung* des Metakarpale stimmte signifikant überein mit dem densitometrischen Wert des Knochenmineralgehaltes im Bereich des Radius (Abb. 178 u. 193). Die streifenförmige Strukturauflockerung der Diaphysenkompakta des Metakarpale ist zwar nicht typisch oder artspezifisch für eine Thyreotoxikose, doch kann gegenüber dem Hyperparathyreoidismus eine Differenzierung gefunden werden. Der Knochen ist bei primärem und sekundärem Hyperparathyreoidismus meist im *subperiostalen Bereich* entkalkt oder zeigt Resorptionszonen, während die Aufblätterung der Kompakta nicht in gleicher Häufigkeit vorkommt. Untersuchungen bei der renalen Osteopathie ergaben ebenfalls Übereinstimmung von densitometrischen und morphometrischen Befunden, doch war das Metakarpale nur bei 16 % der Patienten mit einer chronischen Nierenerkrankung aufgelockert. Bei allen Patienten fand sich dagegen eine subperiostale Reaktion an den Knochen der Hand.

Mit den Methoden der „Mikroradioskopie“ und Vergrößerungstechnik können röntgenologisch nachweisbare Symptome bei Systemerkrankungen des Skelettes im morphologisch-strukturellen Bereich erfaßt werden. Dadurch wird eine Lücke im Grenzbereich zwischen dem konventionellen Röntgenbild, das die Form und die Makrostruktur der Knochen erfaßt, und der Mikroradiographie der Tela ossea ausgefüllt (ENGSTRÖM, 1970, Band IV/1).

1. Die Altersatrophie oder „physiologische Osteoporose“

Die im Laufe des normalen, ungestörten Alterungsprozesses auftretende Verminderung des Knochengewebsvolumens sollte als „physiologische Osteoporose“ betrachtet und den übrigen Formen einer osteoporotischen Strukturauflockerung des Knochens gegenübergestellt werden. Eine Differenzierung der verschiedenen Osteoporose-Formen ist schwierig. Der morphologische Röntgenbefund allein ist hierzu nicht geeignet. Mit Hilfe histologisch-mikroradiographischer, elektronenmikroskopischer und biochemischer Befunde kann eine Differenzierung der zugrunde liegenden Störung bei einer Strukturauflockerung des Knochens gelingen. Mit radiologischen Methoden kann der Verlust an Knochengewebssubstanz oder Knochenmineral quantitativ erfaßt werden.

Die physiologische Altersosteoporose beginnt *bereits im 4. Lebensjahrzehnt* bei gesunden Menschen, wobei die Resorptionsrate des Knochens wechselnd ansteigt und eine normale oder leicht erhöhte Knochenbildung vorliegt. Das Ergebnis ist eine langsame Verminderung von Tela ossea innerhalb des konstant bleibenden Volumens des einzelnen Knochens. Diese Unterbilanz bei der physiologischen Transformation des Knochengewebes entsteht entweder durch eine vermehrte Aktivität der Osteoklasten (Osteoklasten-Osteoporose), oder durch eine verminderte Leistung der Osteoblasten (Osteoblasten-Osteoporose). Die physiologische Altersosteoporose wird, ebenso wie die noch umstrittene präsenile oder postmenopausische Osteoporose, die Inaktivitätsosteoporose, die Eiweiß- und Kalzium-Mangelosteoporose nach *histologischen Kriterien* als Osteoblasten-Osteoporose betrachtet (UEHLINGER, 1958). Der Knochenschwund ist infolge verminderter Tätigkeit der Osteoblasten planvoll und strukturell abgestuft. Von HEANEY u. WHEDON (1958) konnte festgestellt werden, daß eine Behinderung des Knochenanbaues nicht vorliegt, solange die Funktion der Parathyreoidea ungestört ist. Wenn die Transformation durch *vermehrte Produktion von Parathormon* jedoch gestört wird und beschleunigt abläuft, so liegt eine Osteoklasten-Osteoporose vor. Ein solcher Befund kann bereits auf den latenten primären oder sekundären Hyperparathyreoidismus und seine Varianten hinweisen.

Der Übergang zur „pathologischen Osteoporose“ ist meist fließend. Die zugrundeliegende Störung bestimmt die Art, die Intensität und damit das Ergebnis der pathologischen Transformation in der Tela ossea. Nach histologischen Kriterien können drei Formen der pathologischen Transformation unterschieden werden: die Osteoporose, die Osteomalazie und die Osteoklasie. Nur bei den histologisch reinen Formen wird auch die Makrostruktur röntgenologisch erkennbare Unterschiede aufweisen. Die Ergebnisse der feingeweblichen Untersuchungen der Tela ossea während des *normalen Alterungsprozesses* sollen zusammenfassend dargelegt werden.

a) Die Mikrostruktur und Ultrastruktur des alternden Knochens

Mit *verschiedenen Methoden* durchgeführte Untersuchungen des Alterungsprozesses der Knochen haben gezeigt, daß vom 4.—6. Lebensjahrzehnt an das Gleichgewicht zwischen der Osteoblasten- und der Osteoklasten-Tätigkeit zugunsten des Knochenabbaues gestört ist. Die Osteoblasten zeigen die Zeichen der Inaktivität und Insuffizienz und sind vermindert. Demgegenüber erscheint die Aktivität der osteoklastischen Resorption nach dem 5. Lebensjahrzehnt leicht vermehrt. Diese Aktivitätsverschiebung der Knochenzellen soll jedoch weniger bedeutsam sein als die wirkliche Verminderung der Knochenbildung (SCHENK u. Mitarb., 1970; DELLING, 1973). Im spongiösen Knochen des Beckenkammes konnte DELLING (1973) eine Abnahme des Knochengewebsvolumens zwischen dem 4. und 9. Lebensjahrzehnt von 21 % auf 12 % feststellen. Die „aktive Oberfläche" des Knochens nimmt in etwa gleichem Maße ab. In der Knochenmatrix ist eine Abnahme der

Tabelle 3. *Elektronische Analyse von Mikroradiogrammen normaler Knochen* (nach HEUCK, 1974)

Altersgruppe (Fall-Zahl)	% Flächenanteil Tela ossea		Osteocyten-Dichte (relative Zahl)	
	Kompakta	Spongiosa	Kompakta	Spongiosa
	S. D.	S. D.	S. D.	S. D.
0— 1 (n = 3)	80,0 (10,0)	30,0 (4,5)	2730 (85)	2440 (90)
2—19 (n = 8)	92,1 (3,6)	27,1 (6,6)	2720 (290)	2470 (230)
20—49 (n = 14)	93,9 (1,6)	24,5 (3,9)	2900 (370)	2080 (210)
50—70 (n = 5)	93,7 (1,3)	26,6 (4,4)	2950 (460)	2405 (310)

kleineren Osteozytenlakunen bei gleichzeitiger Zunahme der großen Osteozytenlakunen festzustellen. Diese Befunde sollen auf eine Onkose der Osteozyten hindeuten, der ein Zelltod folgt. Von FROST (1960) ist angegeben worden, daß im 70. Lebensjahr etwa 45 % der Osteozytenhöhlen in den Osteonen und etwa 75 % der Osteozytenlakunen außerhalb der Osteone in den Schaltlamellen frei von Zellen seien. Ferner konnte er eine Zunahme von mineralisierten Osteozytenhöhlen feststellen. Es ist bekannt, daß die spongiösen Knochengewebe an verschiedenen Skelettabschnitten Unterschiede aufweisen, und mit der Struktur des kompakten Knochens der Diaphysen schwer vergleichbar sind. Weitere Ergebnisse von histologischen und elektronenoptischen Untersuchungen über den Alterungsvorgang im Knochen hat DOMINOK (1968) vorgelegt. Mikroradiographische Untersuchungen haben JOWSEY u. Mitarb. (1960/67), SCHENK u. Mitarb. (1969) und HEUCK (1965/69) durchgeführt. Die Mineralisation der Tela ossea im kompakten Knochen zeigt eine Zunahme der Kalksalzkonzentration in den Osteonen bis zur 4. Dekade, ohne im späteren Alter von einer Abnahme der Mineralkonzentration abgelöst zu werden (Abb. 11). Die Zahl der „Umbauplätze" des kompakten Knochens nimmt bis zum dritten Jahrzehnt ab, die Zahl der Osteozyten im spongiösen Knochengewebe läßt im Laufe des Wachstums eine geringe Verminderung erkennen (Tabelle 3). Die großen Osteozytenlakunen nehmen während des Wachstums zugunsten der spindelförmigen, kleinen Zellen ab, ohne jedoch ganz zu verschwinden. Eine Zunahme der Knochenresorption, die sich in einer Vermehrung der Howship'schen Lakunen und der Osteoklastenaktivität ausdrückt, wurde mikroradiographisch von JOWSEY u. Mitarb. (1960/65) festgestellt. Dabei wird jedoch vorausgesetzt, daß derartige Lakunen eindeutig den Knochenabbau repräsentieren. Die Zahl unvollständig resorbierter Osteone steigt im Laufe des Alterungsprozesses an, so daß interstitielle Lamellen übrig bleiben und ein „Mosaikmuster" des Knochens resultieren kann. Durch diese Umbauprozesse kommt es zu einer *Erweiterung der Markräume* und einer *Verschmälerung der Diaphysenkompakta* (s. S. 92ff.). Die Havers'schen Kanäle in den Osteonen lassen eine Erweiterung des Lumens erkennen und enthalten Fettmark. Das Kalksalzmosaik des kompakten Knochens zeigt mikroradiographisch keine wesentlichen Veränderungen (Abb. 54).

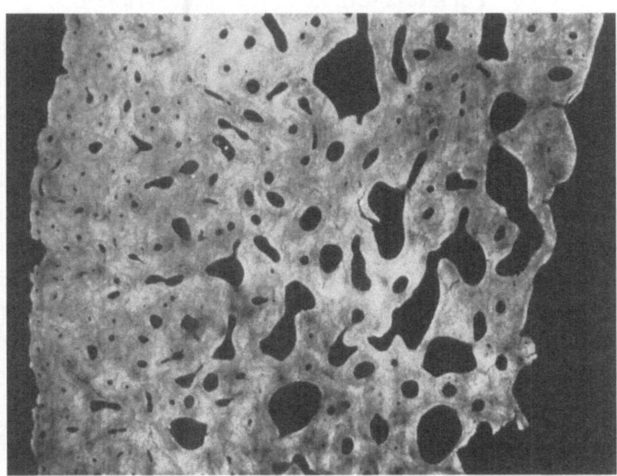

Abb. 54. Mikroradiogramm eines Querschnittes durch die proximale Femurdiaphyse eines 85 Jahre alten Mannes. Zum Markraum hin nehmen die lakunenartigen Strukturauflockerungen zu. Das vorhandene Knochengewebe zeigt kaum Veränderungen der Mineralkonzentration. Die Kompakta der Diaphysen ist verschmälert

Im *submikroskopischen Bereich* soll das Knochengewebe im Verlaufe der Alterung *quantitative Veränderungen* erfahren, die auf eine *Entquellung* der organischen Matrix der Fibrillen und der Kittsubstanz zurückzuführen sind. Neben dem nachweisbaren *Wasserverlust* des Knochengewebes werden Veränderungen der kristallinen Bestandteile des Knochens im Laufe des Alterungsprozesses für eine Herabsetzung der Plastizität des Knochengewebes verantwortlich gemacht. Die Mineralisierung der Tela ossea ist nicht nur im wachsenden und ausgewachsenen Knochen sondern auch im Frakturkallus und während des Alterungsprozesses abhängig von dem Gehalt an Zwischensubstanz und organischer Matrix. So können Änderungen in der Zusammensetzung der Zwischensubstanz bei der Knochenregeneration Störungen der Mineralisierung hervorrufen. Im hohen Alter ist während der Regeneration eine Proliferation und Differenzierung von Knochenzellen mit einer erhöhten Synthese von Proteoglykanen und Kollagen nachgewiesen worden. Unter normalen Bedingungen soll die *Kollagensynthese* im Knochen mit zunehmendem Alter *reduziert werden.* Ferner soll ein Abfall des Hexosamin- und Uronsäuregehaltes sowie des Hexosamin-Hydroxyprolin-Verhältnisses erfolgen, während der Hydroxyprolingehalt im hohen Alter konstant bleibt oder nur gering ansteigt. Der altersabhängigen Synthesereduktion entsprechend, ist auch der Umsatz der Proteoglykane des Knochens altersabhängig vermindert (LINDNER, 1974).

Die bisher vorliegenden morphologischen Untersuchungsergebnisse über altersabhängige Veränderungen der Kollagenfasern der Knochenzwischensubstanz sind nach KNESE (1970) aus methodischen Gründen unzureichend. Die biochemischen Analysen zeigen, daß die *Gesamtmenge löslicher Kollagenfraktionen* im Knochen auch im Alter nur wenig abnimmt. Die biologische Halbwertszeit des *unlöslichen Kollagens* nimmt altersabhängig zu, ferner sein prozentualer Anteil am Gesamtgehalt des Knochenkollagens. Der Umsatz der unlöslichen Knochenkollagenfraktion wird also im Laufe des Alters geringer, so daß — ähnlich wie in anderen Bindegeweben — eine Relationsverschiebung der Kollagenfraktionen zugunsten der unlöslichen Kollagene mit starker Vernetzung durch Kreuzbindungen eintritt. Es ist anzunehmen, daß *neben den artabhängigen Unterschieden* während Reifung und Wachstum auch entsprechend *altersabhängige Veränderungen* der biologischen Halbwertszeit des Kollagens im Knochen bestehen. Bis in das hohe Alter hinein ist das Knochenkollagen jedoch keineswegs konstant, sondern es bestehen *erhebliche Umsatzraten*, die zwar mit dem Alter verlängert sind, aber noch über den Umsatzraten das Knorpels liegen (LINDNER, 1974).

Der *Kollagenabbau* ist hinsichtlich seiner Abhängigkeit vom Alter des Knochens noch nicht genau analysiert worden. Ebenso wie im Bereich anderer Bindegewebe unterscheidet man auch im Knochen Kollagenproteasen und Kollagenpeptidasen. Die Zunahme der biologischen Halbwertszeit des unlöslichen Knochenkollagens (bis zu mehr als 400 Tagen) ist durch Verfestigung bedingt, so daß das *unlösliche Kollagen* im hohen Alter zunehmend dem Abbau und damit dem Umsatz entzogen wird (WOESSNER, 1968). Im Tierexperiment an Ratten ist die höchste Ausscheidung von Hydroxyprolin am Ende der Reifungsperiode nachzuweisen. Die Ausscheidung soll nach Abschluß des Wachstums etwa um die Hälfte abnehmen. Am Menschen sind noch keine übereinstimmenden Befunde über altersabhängige Abnahme der Hydroxyprolin-Ausscheidung erhoben worden. Die Reduktion der Hydroxyprolin-Ausscheidung wird auf die Abnahme der löslichen Kollagenfraktion zurückgeführt.

b) Veränderungen der Makrostruktur

Bei der Altersosteoporose liegt die klassische Form einer *Strukturauflockerung* oder *Atrophie* vor. Es kommt zu einer *Verschmälerung der Spongiosabälkchen und -Lamellen* bis zum weitgehenden oder völligen Schwund derselben. Im *kompakten Knochen* ist eine Erweiterung der Havers'schen und Volkmann'schen Kanäle zu größeren lakunenartigen Räumen nachweisbar. Der Prozeß kann so weit fortschreiten, daß eine Strukturauflockerung oder „Spongiosierung" der Kompakta eintritt. Vom Markraum her kommt es zur Verschmälerung der Diaphysenkompakta durch zunehmenden Abbau des Knochens (POMMER, 1885; KIENBÖCK, 1925; ALBRIGHT, 1941/47; UEHLINGER, 1958; CASUCCIO, 1962). Diese Vorgänge sind in den letzten Jahren auch quantitativ durch morphometrische Methoden erfaßt worden. So kann die normale Schichtdicke der Diaphysenkompakta der pathologisch veränderten Schichtdicke bei den verschiedenen Erkrankungen gegenüber gestellt werden (VIRTAMA u. HELELÄ, 1969, GARN u. Mitarb., 1971).

Mit Hilfe solcher Verfahren können Verlaufsbeobachtungen und Kontrollen durchgeführt werden, ohne daß eine wiederholte Biopsie und histologische Untersuchung des Knochengewebes erforderlich werden.

α) Befunde an der Spongiosa

Die Rarefikation der Spongiosa tritt *zuerst* in Erscheinung, dann kommt es zu einer Verschmälerung der Kompakta der Diaphysen. Da das Stammskelett vorwiegend aus spongiösen Knochen besteht, wird in diesem Abschnitt die Osteoporose zuerst sichtbar (Wirbel- und Beckenskelett). Auch im proximalen Abschnitt des Femurs und des Humerus, also in den spongiösen Anteilen dieser Knochen, tritt die Osteoporose frühzeitig auf. In einer Übersicht zur Problematik der Osteoporose weist BARTTER (1957) darauf hin, daß die reine Osteoporose eine Erkrankung oder Veränderung des Knochens sei, „bei der die *Knochenmasse* als Folge einer unangemessen niedrigen Matrixbildung reduziert sei." Die Kalzium-, Phosphor- und Phosphatasekonzentration ist jedoch normal. So wird die Erkrankung als Resultat einer *Inaktivität* oder eines *Östrogen- oder Androgenmangels* erklärt. Ferner kann ein gewisser Überschuß an Nebennierenrindenhormon und eine Stickstoff- oder Eiweißmangelernährung zur Osteoporose führen (SNAPPER, 1932). In diesem Zusammenhang sind Beobachtungen von ALBRIGHT u. Mitarb. (1950/1953) von Interesse, die *nach parenteraler Gabe von menschlichem Serumalbumin* eine Zunahme der Kalziumretention bei *allen Formen* der Osteoporose gefunden haben. Die Zufuhr von Albumin über den Intestinaltrakt konnte keine Kalziumretention hervorrufen. Es wurde vermutet, daß das Serumalbumin oder eine unvollständig hydrolisierte Komponente eine besondere Bedeutung für die Lebensvorgänge in der Knochenmatrix haben. Bei einer jungen Patientin mit idiopathischer Osteoporose konnten ALBRIGHT u. Mitarb. (1953) eine deutlich verlängerte Kalziumretention beobachten, und bei einer postmenopausisch aufgetretenen Osteoporose mit Morbus Paget konnte nach Gabe von Albumin eine Kalziumretention nachgewiesen werden.

Über die Knochenstruktur eines *100 jährigen Greises* hat UEHLINGER (1967) berichtet. Der Obduktionsbefund ergab eine *nur geringe senile Osteoporose des Stammskelettes* bei ausgeprägtem Rundrücken. Das Skelett der Gliedmaßen war, bis auf eine schwere deformierende Arthrose der kleinen Fingergelenke, unauffällig. Das Mazerationspräparat der Wirbelkörper zeigte nur leichte Strukturauflockerungen (Abb. 55). Im Humerus fand sich ein Spongiosaschwund der schultergelenksnahen Bezirke, während der Femur eine altersentsprechende, sehr geringe Transformation der Spongiosa mit stärkerem Hervortreten der belasteten Trajektorien erkennen ließ. Im Bereich der Übergangszone vom Schenkelhals zum Femurschaft war eine Strukturauflockerung erkennbar (Abb. 56). Der Femurkopf war glatt konturiert und von normalem Knorpel überzogen. Das histologische Bild der Wirbelspongiosa und der Diaphysenkompakta des Femurs ergab keinen pathologischen Befund. Die Osteozytenhöhlen waren zwar schmal, doch sehr selten im Sinne einer *Osteonekrose* oder *Mikropetrose* mit Mineralsubstanz ausgefüllt.

Im Gegensatz zu diesem bemerkenswert normalen Skelettbefund bei einem sehr alten Mann berichtet UEHLINGER (1958) über eine schwere Knochenatrophie bei *alten*

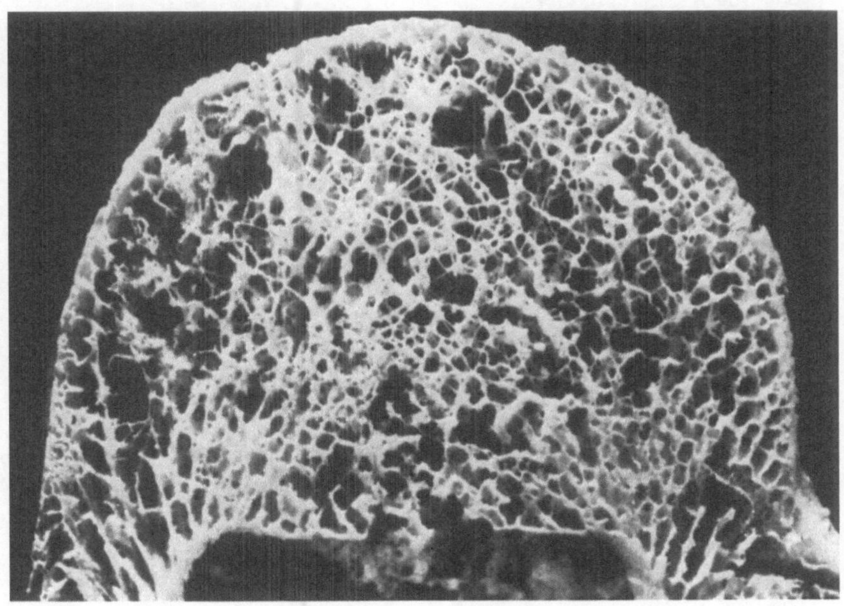

Abb. 55. Relativ geringe osteoporotische Strukturauflockerung der Wirbelspongiosa bei einem 100jährigen Mann (nach UEHLINGER, 1967)

Frauen, die infolge Verminderung der Östrogene nach der Menopause beginnt. Der Skelettbefund einer 98 jährigen Frau wird beschrieben, bei der die Spongiosa im Bereich des Femurs bis auf wenige in den Zug- und Drucklinien liegende Bälkchen verschwunden war und auch die Femurkompakta eine *deutliche Strukturauflockerung* aufwies (Abb. 57).

Eine schwere tubuläre Hodenfibrose und -atrophie des alten Mannes wirft die Frage auf, inwieweit dem Androgen überhaupt eine stimulierende Wirkung auf den Knochenumbau zukommt. Androgen-Mangel führt nach Ansicht UEHLINGER's nicht zur Osteoporose! Auch im Tierexperimemt konnten keine Unterschiede der Wirkung von Östrogenen oder Androgenen auf das Skelett nachgewiesen werden (HOLZER, 1965). Die graduellen Unterschiede der morphologischen Befunde des Alterungsprozesses der Knochen bei Mann und Frau können somit nicht allein durch eine hormonelle Insuffizienz erklärt werden. Es müssen noch weitere, bisher ungeklärte Störungen vorliegen.

Aufgrund von Strukturuntersuchungen der Spongiosa des *Wirbels* kommt BURKHARDT (1955) zu dem Ergebnis, daß das spezifische Gewicht der Wirbelkörper mit zunehmendem Alter absinkt und das weibliche Geschlecht stärker ausgeprägte *Altersveränderungen* der Knochenstruktur vor allem in der Menopause zeigt. Die strukturellen Veränderun-

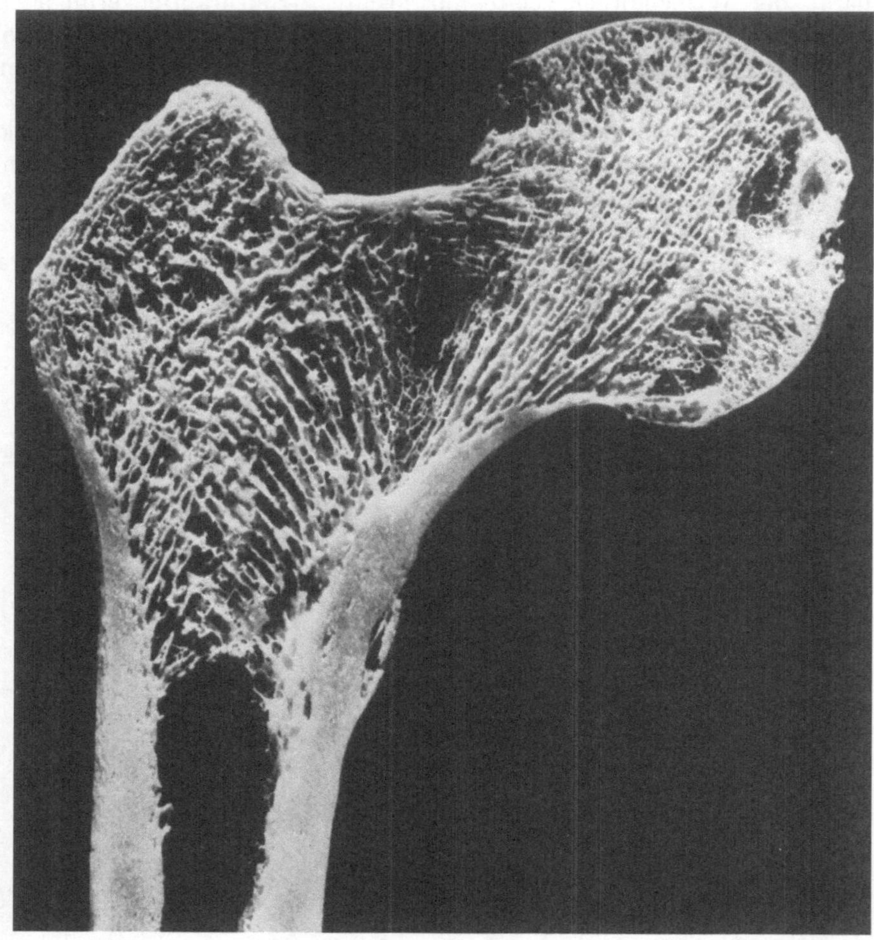

a

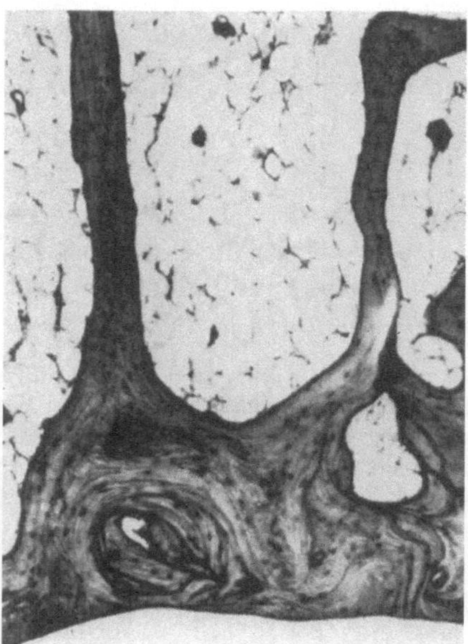

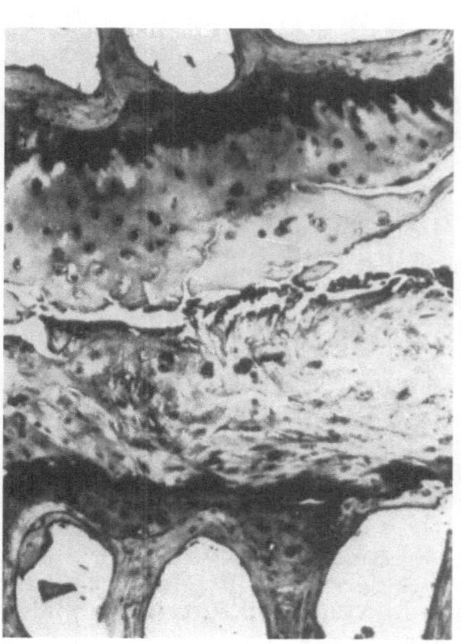

b

Abb. 56. Osteoporotische Strukturauflockerung der Spongiosa des Femurhalsgebietes bei allgemein nur geringfügiger Altersatrophie eines 100jährigen Mannes (a) Mazerationspräparat nach Uehlinger 1967. Bei demselben 100jährigen Mann fand sich eine schwere Altersarthrose der Fingergelenke mit Aufsplitterung (links) und Abschliff des Gelenkknorpels (rechts) bis auf den Knochen (b). Vergrößerung 50 : 1. (Nach Uehlinger, 1967)

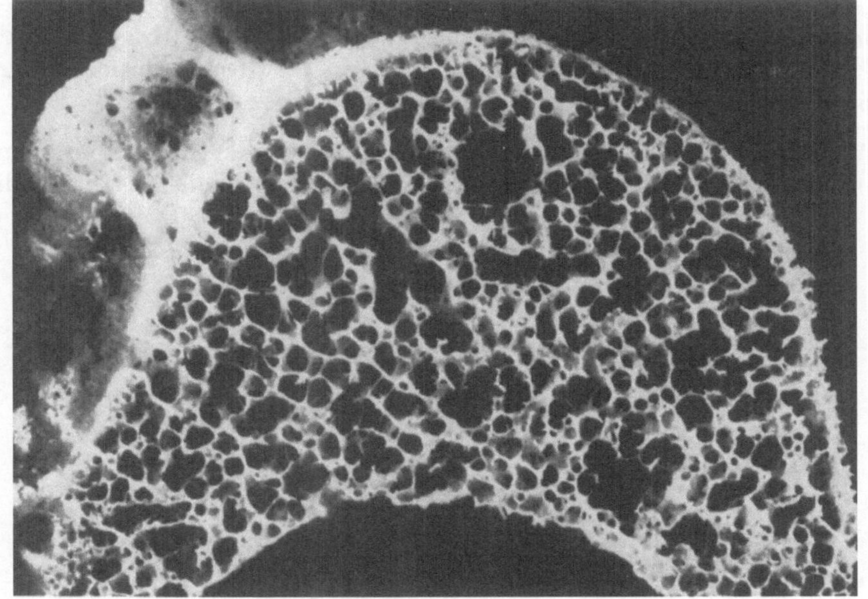

a

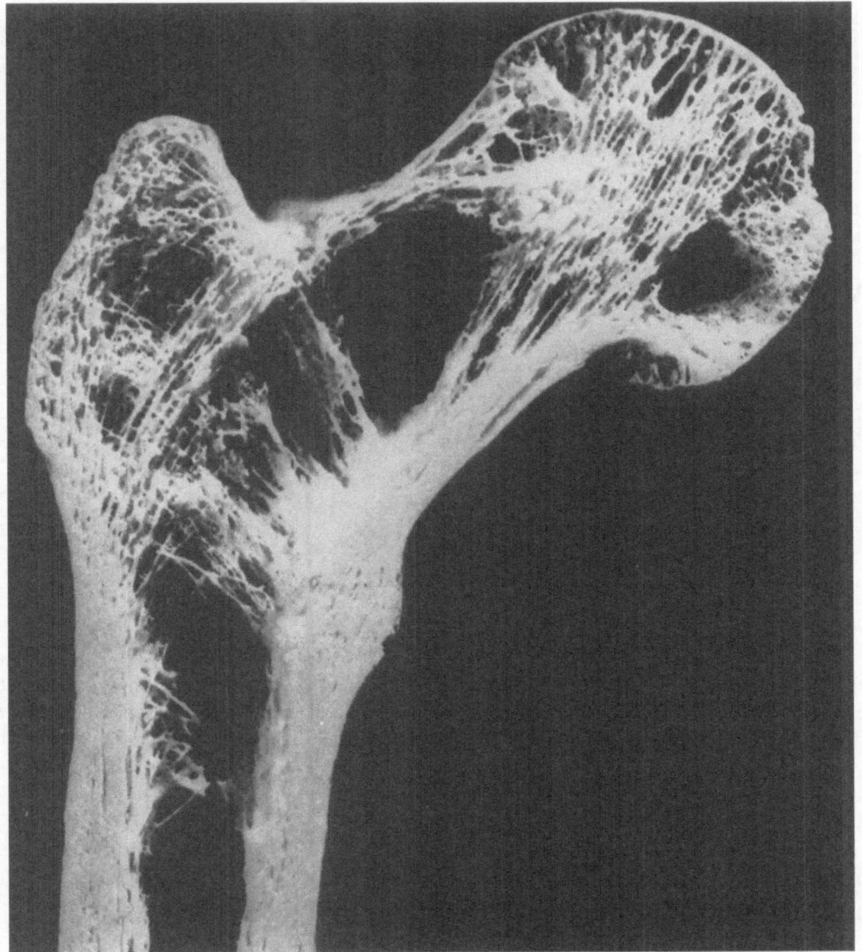

b

Abb. 57. Schwere osteoporotische Altersatrophie und Strukturauflockerung der Spongiosa in einem Lendenwirbelkörper mit Randapposition (a) und ausgeprägter Osteoporose des Femurs (b) bei 98 jähriger Frau. Das seitliche Schenkelhalsdreieck ist ohne Struktur, die restliche Spongiosa zeigt eine hypertrophische Atrophie. Die Diaphysenkompakta ist aufgeblättert (nach UEHLINGER, 1967)

gen im Laufe des Alterungsprozesses im Bereich von Schädelkalotte, Schlüsselbein und Wirbelkörper sind ähnlich. Das höchste spezifische Gewicht der Knochen wird im Alter zwischen 25 und 30 Jahren gefunden, danach nimmt die Strukturauflockerung im Sinne der Osteoporose während des Alterungsprozesses ständig zu (Abb. 58).

Das Verhältnis zwischen Knochen- und Markfläche im histologischen Schnitt wurde von BURKHARDT (1955) als „Spongiosierungsindex" bezeichnet. Es können die Gesetz-

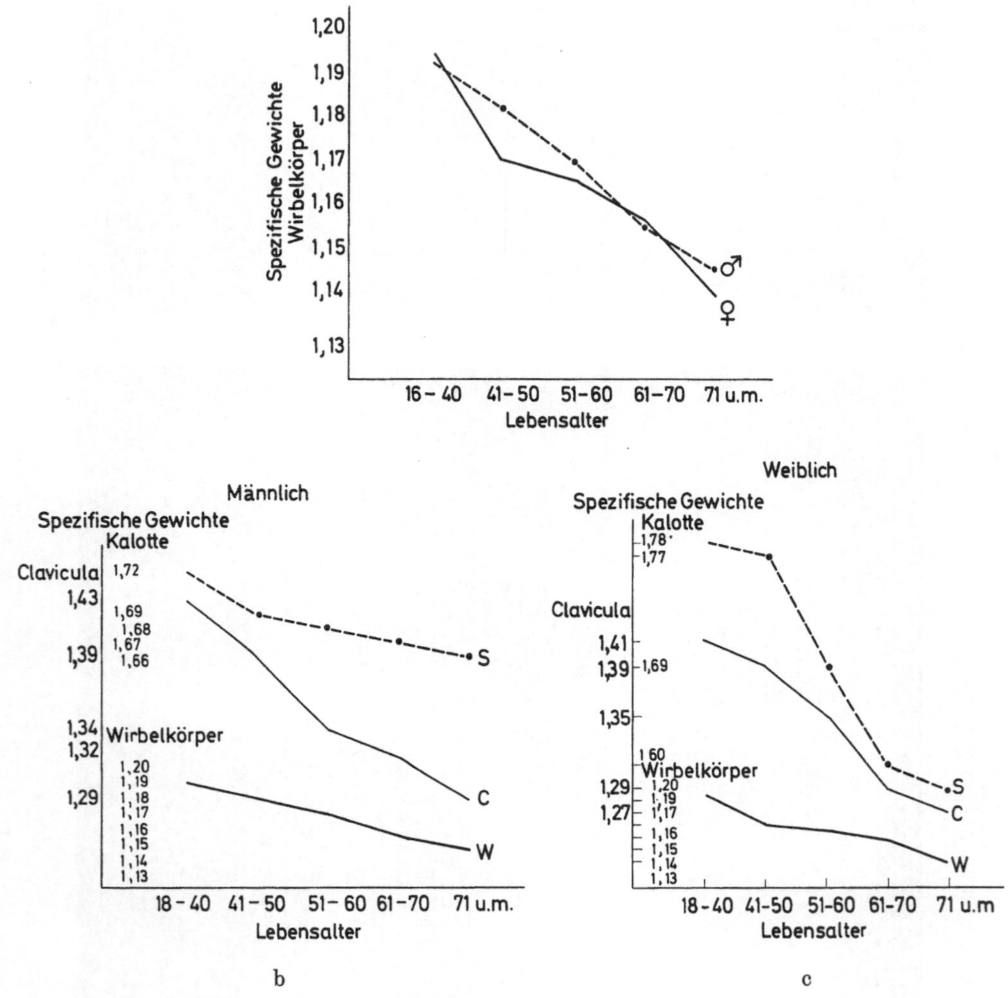

Abb. 58. (a) Das spezifische Gewicht der Wirbelkörper zeigt eine deutliche Abnahme mit zunehmendem Lebensalter bei beiden Geschlechtern. (b) u. (c) Das spezifische Gewicht der Knochen des Schädeldaches, des Schlüsselbeines und der Wirbelkörper nimmt im Laufe der Alterung bei beiden Geschlechtern deutlich ab (nach BURKHARDT, 1955)

mäßigkeiten der Altersmetamorphose verschiedener Skelettabschnitte aufgezeigt und Unterschiede zwischen den Geschlechtern erkannt werden.

Die im Bereich des *Wirbelkörpers* auftretende *Atrophie* der Tela ossea führt nach UEHLINGER (1958) zunächst zu einer *Verminderung der horizontalen Strukturen*, so daß die vertikalen Bälkchen und Lamellen deutlicher in Erscheinung treten. Im Röntgenbild der Wirbelsäule kommt dadurch eine charakteristische Zeichnung im Sinne der „Längssträhnung“ zustande (Abb. 59). Später tritt eine Verminderung auch der Zahl der axialen Bälkchen und Lamellen auf, so daß die Transformation der Strukturen noch deutlicher wird. Die Strahlendurchlässigkeit der Wirbelkörper nimmt zu, wodurch die Kortikalis der Wirbel, insbesondere Deck- und Grundplatten relativ stark hervortreten. Infolge Verminderung der statisch belasteten Trajektorien erfahren die verbliebenen Knochenbälkchen eine *Volumenzunahme* im Sinne der „hypertrophischen Atrophie“ und werden

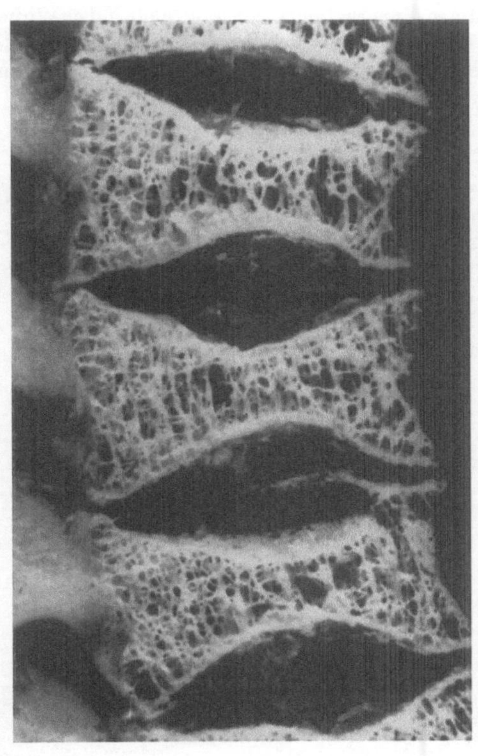

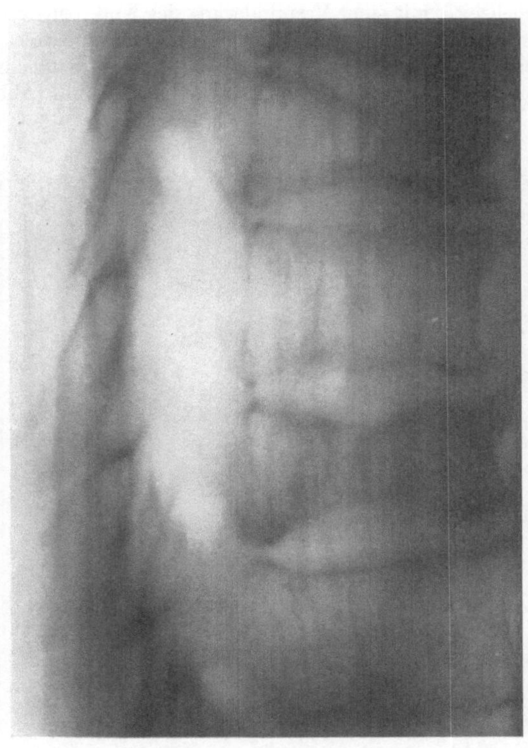

a b

Abb. 59. Hochgradige Altersosteoporose dargestellt an der Wirbelspongiosa. Die verbliebenen Spongiosabälkchen zeigen eine „hypertrophische Atrophie“. (a) Mazerationspräparat der Brustwirbelsäule. Ausschnitt (Sammlung Prof. Dr. E. UEHLINGER). (b) Tomographie der Brustwirbelsäule bei einer 68 jährigen Frau. Die „Längssträhnung“ und die Zusammensinterung der Wirbelkörper kommen deutlich zur Darstellung

dadurch im Röntgenbild deutlicher sichtbar. Bei weiterer Reduktion von Knochengewebe ist jedoch bald die kritische Grenze erreicht, der Wirbel ist der statischen Belastung nicht mehr gewachsen, er sintert zusammen oder erleidet eine Fraktur nach dem geringsten Trauma. Die Folgen sind entweder *keilförmige Verschmälerungen der Wirbel* nach ventral, eine *gleichmäßige Erniedrigung* der Wirbelkörperhöhe ventral und dorsal, oder durch vermehrte Kompression in den zentralen Abschnitten des Wirbels infolge des Turgors des Nucleus pulposus die *bikonkave Form des sogenannten „Fischwirbels“*. Diese besondere Art der pathologischen Fraktur tritt vorwiegend an der unteren Brustwirbelsäule und an der Lendenwirbelsäule in Erscheinung (GERSHON-COHEN, RECHTMAN u. SCHRAER, 1953). Als weitere Folge der statischen Insuffizienz infolge Altersatrophie der Wirbelspongiosa ist der *Deckplatteneinbruch* mit Vorfall von Bandscheibengewebe zu nennen (Schmorl'sches Knötchen). Die Geschwindigkeit des Ablaufes der geschilderten Alterungsvorgänge wird das Eintreten eines *pathologischen Zustandes* entscheidend mit beeinflussen.

Weitere Untersuchungen über den *Strukturumbau der Wirbelspongiosa* verdanken wir EDER (1960). Die Berechnung der durchschnittlichen Bälkchenstärke und -abstände mit Hilfe histologischer Schnitte ergab eine Verdünnung und Verminderung der Spongiosabälkchen von der Jugend bis in das hohe Lebensalter *parallel zu einer Abnahme des spezifischen Gewichtes.* Dabei war nicht in jedem Falle eine Verschmälerung, also Volumenabnahme der Bälkchen mit einer Vergrößerung der Abstände kombiniert. Die ursprünglich röhrenförmig angeordnete Spongiosa erfährt eine Erweiterung und eine Fensterung der Röhrenwandungen, ferner sind Unterschiede im Verhalten der längs und quer verlaufenden Strukturen festzustellen (ARNOLD, 1970). Dieser Alterungsprozeß und die Art der Transformation der Wirbelspongiosa sind unabhängig vom Körpergewicht. Als Ursache wird eine Veränderung des Verhältnisses der anabolen zu den antianabolen oder katabolen Hormonen angenommen. Die verschiedenartigen „pathologischen Osteoporosen" werden in ihrer Ausprägung weitgehend davon abhängen, auf welchen Zustand des Knochens sie treffen. Dabei ist neben einer Transformation des Knochens mit Volumenverminderung der eigentlichen Tela ossea die Mineralisation des Gewebes zu beachten. Gleichzeitig mit einer Verminderung des Knochengewebsvolumens innerhalb des konstant bleibenden Wirbelkörpervolumens tritt im Laufe des Alterungsprozesses eine Verschmälerung der Kortikalis, insbesondere der Deck- und Grundplatten in Erscheinung. Diese Bauelemente des Wirbels bleiben jedoch sehr lange erhalten und weisen im Alter einen erhöhten Mineralgehalt auf (Abb. 60).

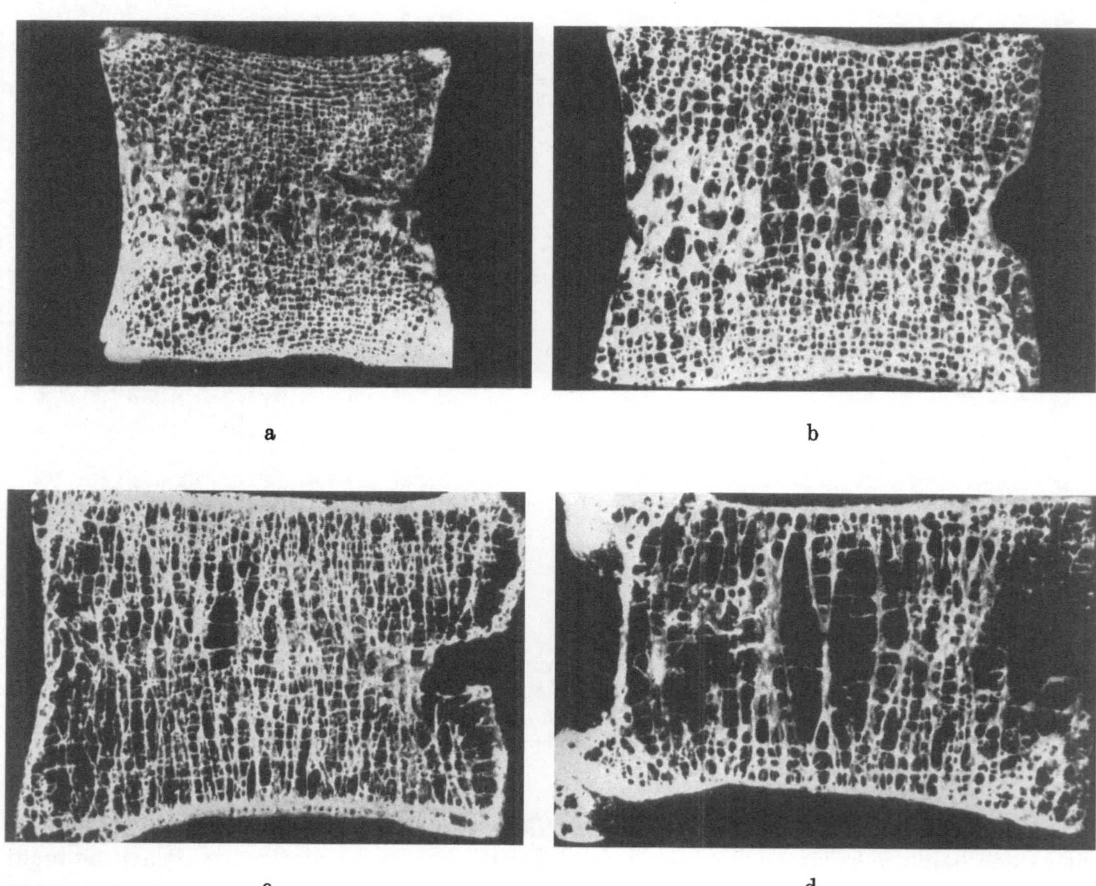

Abb. 60. Mazerationspräparate vom 3. Lendenwirbelkörper aus verschiedenen Lebensaltern (nach ARNOLD, 1970): (a) Im 2. Lebensjahrzehnt liegt eine dichte Spongiosastruktur mit Betonung der Plättchen und Lamellen ventral und dorsal vor. Ausgeprägtere dichte Strukturen im Gebiet der Venenkanäle. (b) Im 5. Lebensjahrzehnt findet sich eine Strukturauflockerung der Spongiosa durch Rarefizierung der Bälkchen und Fensterung der Plättchen. (c) im 6. Lebensjahrzehnt sind die Bälkchen und Lamellen noch stärker reduziert, und es sind nur vereinzelt Spongiosaplättchen vorhanden. (d) Im 8. Lebensjahrzehnt fortschreitende Atrophie von Bälkchen, die in horizontaler und longitudinaler Richtung angeordnet sind. Geringe Hypertrophie der Längsstrukturen

Während die Brust- und Lendenwirbelsäule Zusammensinterungen oder pathologische Frakturen aufweisen können, zeigt die *Halswirbelsäule* auch in fortgeschrittenem Lebensalter *kaum pathologische Frakturen* im Sinne der Kompression, Zerrüttung oder Fischwirbelbildung. Diese Beobachtung weist darauf hin, daß die *Relation von spongiösen Kno-*

chen zu der Kortikalis, insbesondere dem Deckplattenrandgerüst nicht unbedeutend ist. Eine tragfähige Kortikalis als Rahmen der Wirbelkörper wird selbst dann pathologische Frakturen verhindern können, wenn die spongiöse Zone durch hohe Abbauraten eine starke Rarefizierung und damit Verschmälerung und Verminderung der Bälkchen und Lamellen erfahren hat.

JUNGHANNS (1963) hat der senilen Osteoporose mit pathologischen Frakturen die Alterskyphose gegenüber gestellt. Bei einer Alterskyphose kommt es infolge Verminderung des Turgors der Bandscheiben zum Rundrücken und in späteren Stadien zu proliferativen Prozessen im Sinne von Randzacken oder Randwülsten. In seltenen Fällen kann es zur *knöchernen Metaplasie und Durchkonstruktion des Bandapparates und der Randbezirke der Bandscheiben* während des Alterungsprozesses kommen, so daß *ventrale Blockwirbel* entstehen, ohne Höhenverminderung der Wirbelkörper im Sinne pathologischer Frakturen. Die nachfolgende Transformation der Wirbelspongiosa führt infolge stärkerer statischer Belastung der tragenden Bälkchen zu einer *Verdickung* derselben. Das Röntgenbild zeigt schließlich eine durchgehende Struktur der Trajektorien im Bereich der gesamten Wirbelsäule als Ausdruck der erfolgten Anpassung an die veränderte Statik (Abb. 61).

Der *Alterungsprozeß der Zwischenwirbelscheiben* durch Turgorverlust führt zu Gefügestörungen in der Wirbelsäule, als deren Folge die spondylotischen Randzacken oder Randwülste an den Wirbelkörperrändern auftreten. Es ist eine Knochenproliferation im Bereich der ursprünglich bindegewebigen Elemente zu beobachten. Diese Metamorphose des Bindegewebes zu Knochengewebe ist für den Alterungsprozeß charakteristisch. Das neue Knochengewebe ist histologisch und mikroradiographisch sowie biochemisch, ungeachtet der heterotopen Entstehung dem normalen Geflechtknochen weitgehend ähnlich. Auf diese interessanten Fragen kann im einzelnen nicht eingegangen werden. Die Entwicklung von Randzacken und Osteophyten ist ein Teil des normalen Alterungsprozesses. Die Osteophyten können an den Wirbeln bereits ab dem 3. Dezennium entstehen (BOHATIRCHUK, 1954; NATHAN, 1962). Bei dem normalen Alterungsprozeß entwickeln sich die Appositionen gleichzeitig mit einer Verminderung der Dichte der benachbarten Knochen. Im osteoporotischen Skelett einer Systemerkrankung, insbesondere bei schweren Fällen, fehlen die Osteophyten oder sind nur sehr klein, selbst dann, wenn Bandscheibendegenerationen oder Wirbelveränderungen vorliegen.

Demgegenüber will JUNGHANNS (1963) die senile Osteoporose mit pathologischen Frakturen abgegrenzt wissen. Nach unseren heutigen Kenntnissen können wir eine derart strenge Trennung wohl kaum durchführen, zumal die im Laufe des Alterungsprozesses auftretende Osteoporose in vielen Fällen auch zu Zusammensinterungen und damit pathologischen Frakturen der Wirbel führen kann. Die Vorgänge, die einmal zum Bild der Kyphose mit Spongiosa-Transformation und teilweiser Blockwirbelbildung, zum anderen zum Bild der stärkeren Kyphose, Fischwirbelbildung und pathologischen Frakturen führen, sind noch nicht hinlänglich bekannt.

Die *senile Knochenatrophie* wird von WEISS (1957) als eine „exzentrische Atrophie" bezeichnet, da bekanntlich Änderungen der äußeren Form der Knochen bei diesem Vorgang nicht stattfinden. Lediglich im Bereich des Schädelskelettes kann neben der exzentrischen granulären Atrophie der Diploe auch eine *konzentrische Atrophie* im Unterkieferknochen und an der knöchernen Schädeldecke in Form der sogenannten „grubigen" Atrophie beobachtet werden, die meist im Bereich der Parietalia auftritt und selten im Gebiet des Stirnbeines zu finden ist (Abb. 62). Über die bevorzugte Lokalisation dieser „Lücken" im Bereich der Scheitelbeine ist viel diskutiert worden. Bereits VIRCHOW (1854) hat sich zu dieser Frage geäußert und die Ansicht vertreten, daß der Mangel an Muskelansätzen an diesem Knochen wohl eine Rolle spiele.

Alle diese Befunde einer Knochenatrophie lassen neben der Verminderung der normal verkalkten Knochensubstanz weitere pathologische Zustände der Tela ossea im histologischen Bild vermissen. Daher wird von WEISS (1957) die zutreffende Meinung vertre-

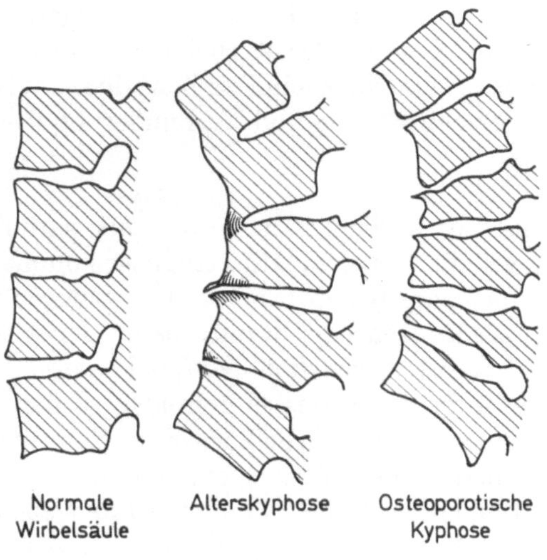

a

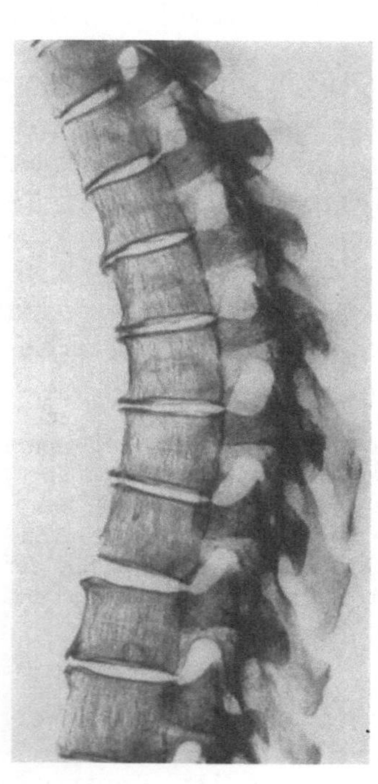

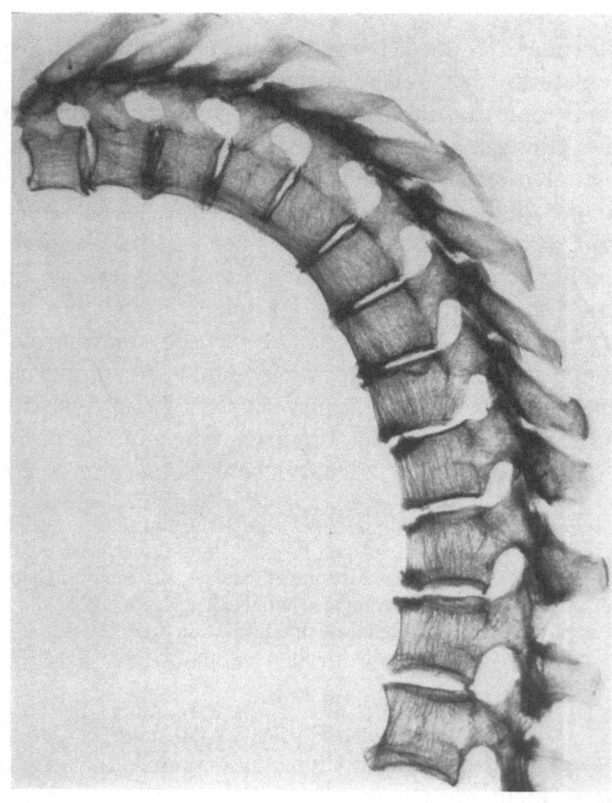

b c

Abb. 61. Senile Kyphose der Brustwirbelsäule mit Verschmälerung der ventralen Anteile der Bandscheiben, spondylotischen Randappositionen und Verschmelzungen der Wirbelkörper durch Metamorphose des Bindegewebes an der ventralen Kortikalis. (a) Schematische Darstellung von Alterskyphose und osteoporotischer Kyphose (nach UEHLINGER, 1958). (b) Spondylotische Randappositionen der Brustwirbelkörper bei deutlicher Strukturauflockerung. (c) Alterskyphose mit Kompression der ventralen Zwischenwirbelscheibenanteile und apiko-kaudal fortschreitender Knochenbildung durch Metamorphose des Bindegewebes. Es kommt zur Durchkonstruktion der ankylotischen Überbrückung der Zwischenwirbelräume und einer Transformation der Spongiosaarchitektur im Sinne der veränderten statischen Belastung. Daneben spondylotische und reaktive Knochenneubildung mit umschriebenen Sklerosen. Deutliche Spondylarthrose der Wirbelgelenke (Präparate: Sammlung Prof. Dr. UEHLINGER, Zürich)

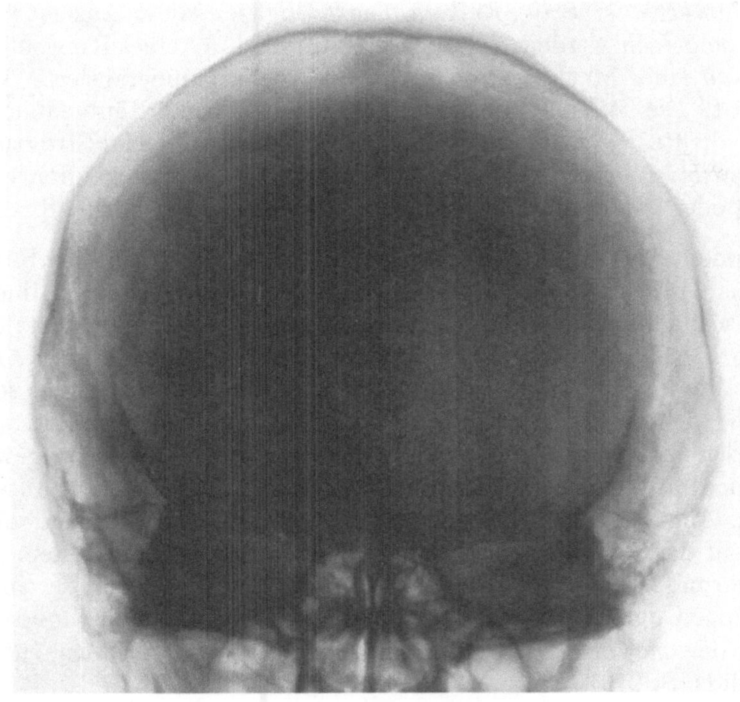

a

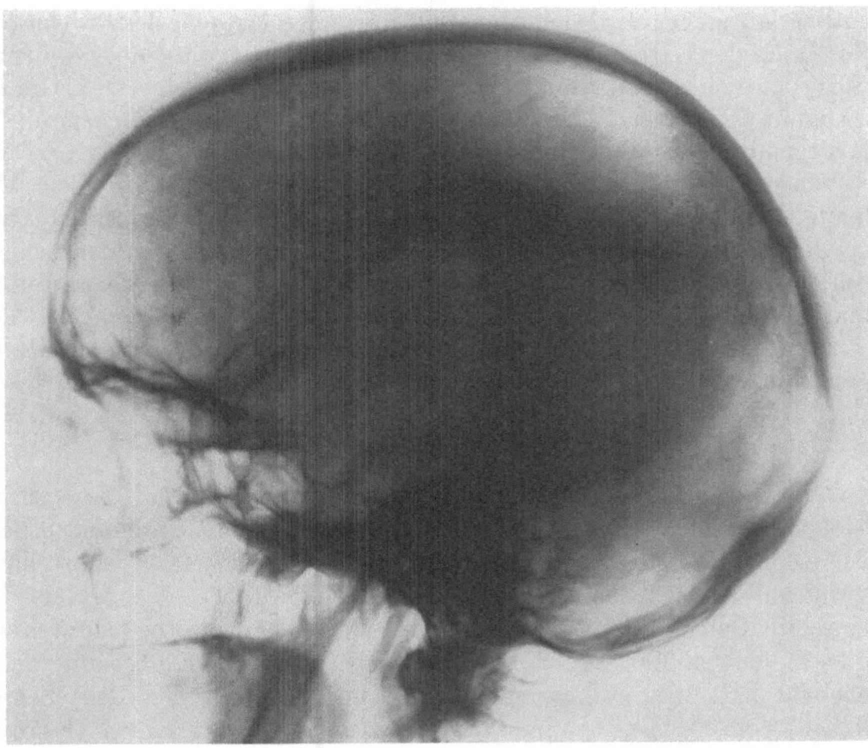

b

Abb. 62 a u. b. Hochgradige Altersatrophie des Hirnschädels — sog. „grubige Atrophie“ — die zu einer Verschmälerung des Schädelknochens, vornehmlich im Bereich der Ossa parietalia führt. 81 jährige Frau (nach HEUCK, 1970)

ten, daß es sich hierbei nicht um eine „Entkalkung" des Knochens handelt, *sondern die Atrophie des Knochens sei eine „Entknochung"*. Obgleich diese Ansicht richtig ist, darf daraus nicht geschlossen werden, daß die „Schattendichte" eines Knochens im Röntgenbild *in jedem Fall* einer Strukturauflockerung durch voll mineralisierte Knochenmatrix zustande kommt. Die *teilweise entkalkte Tela ossea* wird im Röntgenbild ebenfalls nur einen „weniger dichten" Schatten geben. Die Spongiosierung oder Strukturauflockerung des Knochens *ist bei vielen Systemerkrankungen des Skelettes* auch durch einen diskreten Kalksalzverlust oder Mineralisationsdefekte der Tela ossea bedingt (s. S. 100ff.).

Aus experimentellen Untersuchungen von Rutishauser u. Mitarb. (1960) ist bekannt, daß Schädigungen des Knochens auch mit Schwankungen der Mineralkonzentration der Tela ossea einhergehen. Diese Schwankungen sind jedoch quantitativ sehr gering, so daß man sie im Röntgenbild nicht erfassen kann. Im allgemeinen sollen sie unter 10% liegen, während röntgenologisch erst eine Mineralverminderung von über 30% nachgewiesen werden kann. Das Röntgenbild ist ein Summationsbild, so daß über die Mineralisation der Tela ossea einerseits und den Schwund des Knochengewebes andererseits bei Systemerkrankungen des Skelettes mit dieser Methode keine Aussagen gemacht werden können. Angaben über den „Kalksalzgehalt im Knochen" sind nur dann sinnvoll, wenn sie auf das *gesamte Knochenvolumen* bezogen werden, das dem „Schatten" im Röntgenbild zugrunde liegt (Heuck, 1970, Bd. IV/1). Ungeachtet der internen Transformationsstörungen der Tela ossea bei Systemerkrankungen sind Befunde quantitativer Bestimmungen der *globalen Mineralkonzentration in einem Knochen* für die klinische Medizin wertvoll (s. S. 219ff.).

β) Befunde an der Kompakta

Wesentlich langsamer wird sich eine altersabhängige Atrophie der *Diaphysenkompakta und der Kortikalis* der Extremitätenknochen entwickeln und röntgenologisch zu erkennen geben. Infolge deutlich verlangsamter Transformation, die später einsetzt als im spongiösen Knochen, kommt es zu einer *Verschmälerung der Schichtdicke von Kompakta und Kortikalis* durch vorwiegend endostale Reduktion des Knochengewebsvolumens. Ferner können die Havers'schen Systeme eine lakunäre Erweiterung erfahren, die sich im Mikroradiogramm darstellen läßt (Abb. 54). Es kommt zu einer exzentrisch fortschreitenden „Spongiosierung" der Kompakta (Uehlinger, 1958). Das Röntgenbild zeigt dann eine lamelläre Strukturauflockerung der Diaphysen. In schweren Fällen einer Altersatrophie hat die Transformation eine weitgehende Aufblätterung und Spongiosierung des kompakten Knochens zur Folge (Abb. 63). Die peripheren, subperiostal gelegenen Randlamellen bleiben weiterhin erhalten. Die Kortikalis der spongiösen Knochen kann bis auf einen geringfügigen Rest verschwinden. Diese Knochenpartien erhalten dadurch eine gegen die Nachbarschaft scharf abgesetzte Kontur.

Über eine *endostale Resorption* an der Femurkompakta während des Alterns, die zur senilen Osteoporose führt, hat Arnold (1970) berichtet. Die Vorstellungen basieren auf der Hypothese, daß die Osteoklasten einen *Aufbruch des Knochens* bewerkstelligen, indem sie gewissermaßen „einen Kanal in den Knochen hineinarbeiten", der von der Gegenseite her wieder durch Osteoblasten ausgefüllt wird. Dabei sind die sogenannten Kitt- oder Zementlinien diejenigen Markierungen, die anzeigen, in welchem Abschnitt der Knochen erneut angebaut hat. Mikroradiogramme von Knochengewebe aus dem Femur zeigen, daß die Osteone vom Periost nach innen zur Markhöhle hin unterschiedlich groß sind und die Havers'schen Kanäle verschieden große Durchmesser haben. Die am weitesten medial, also zum Mark hin gelegenen Knochenbezirke zeigen große Lakunen, die Folge der fortschreitenden Resorption sein sollen. Dies ist aus topographisch-anatomischen Gründen jedoch nicht sehr wahrscheinlich, da in den markhöhlennahen Knochenpartien in allen Lebensaltern kein rein kompakter, sondern ein gemischt spongiöser Knochen vorliegt,

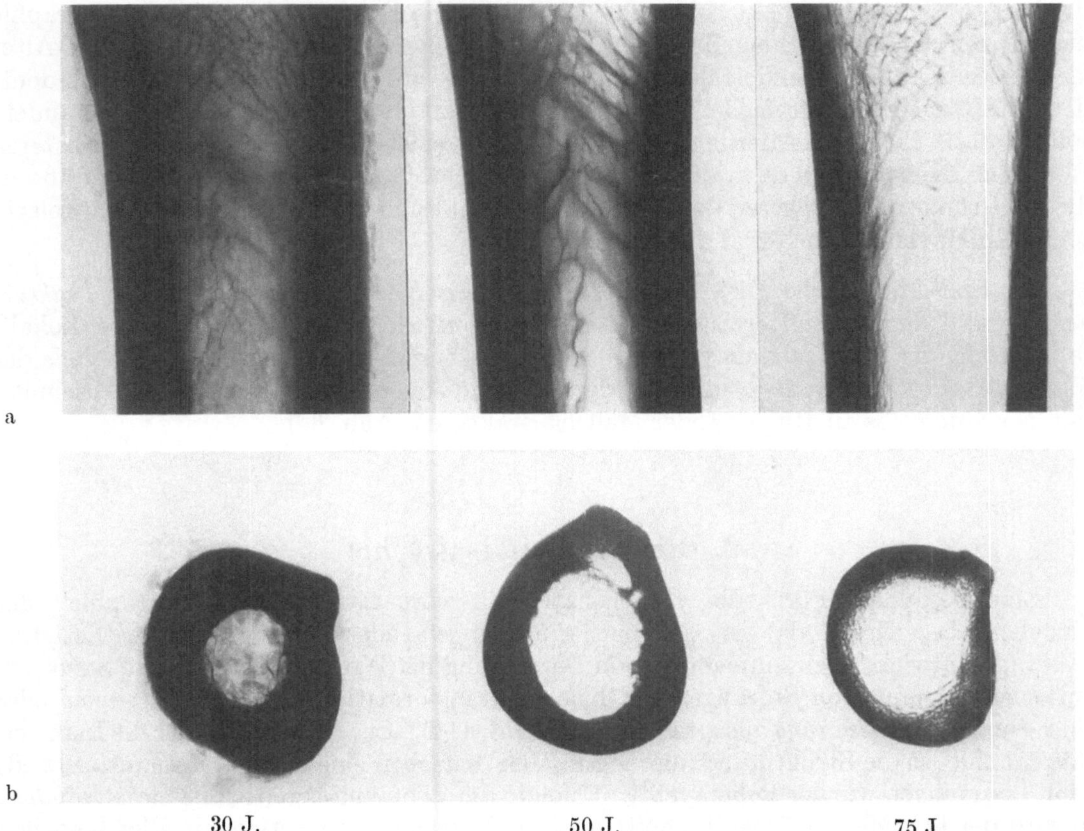

Abb. 63. Verschmälerung und exzentrisch fortschreitende „Spongiosierung“ der Diaphysenkompakta als Ausdruck der Altersatrophie. (a) Verschmälerung der Diaphyse des Femurs im Röntgenbild. (b) Querschnitte durch die Femurdiaphyse in verschiedenen Lebensaltern

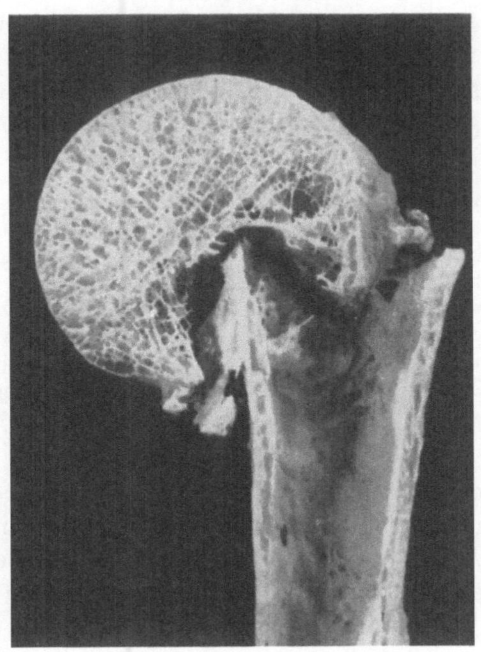

Abb. 64. Humeruskopffraktur bei hochgradiger Altersatrophie (61 jährige Frau). Die Spongiosastrukturen in der proximalen Humerusmetaphyse sind weitgehend reduziert. Verschmälerung und Spongiosierung der Diaphysenkompakta des Humerus (nach UEHLINGER, 1968)

der langsam in die Kompakta übergeht (s. S. 16ff.). Die Ergebnisse der Mikroradiographie berechtigen zu der Annahme, daß subperiostal gelegene Osteone mit zunehmendem Alter kleiner werden und die endostalen Lakunen an Größe zunehmen. Dabei sind jedoch deutliche individuelle Unterschiede festzustellen. ARNOLD (1970) vermutet, daß noch andere Faktoren als der reine Alterungsprozeß eine Rolle spielen müssen. In einem belasteten Rohr sind die Spannungen in den Außenzonen am größten. Es ist anzunehmen, daß aus diesem Grunde die peripheren Osteone dichter gepackt und kleiner sind sowie einen relativ schmalen Havers'schen Kanal aufweisen.

Als charakteristische *Folge der Altersatrophie des Knochens* ist eine erhöhte *Frakturneigung* und damit häufiger auftretende *Spontanfrakturen* zu nennen. Typichse Lokalisationen der im Alter gehäuft vorkommenden Frakturen sind neben der *Wirbelsäule* der *Femurhals*, der *Humeruskopf* und der *Radius* im distalen handgelenksnahen Abschnitt, seltener kommt es zu Rippen- oder Malleolarfrakturen (Abb. 64).

2. Die Inaktivitätsatrophie

Eine besondere Form der Knochenatrophie wird als „Inaktivitätsatrophie" des Knochens bezeichnet, da sie sich nach Lähmungen oder länger dauernder Bettruhe (Abb. 65) entwickelt (zusammenfassende Darstellung bei WILLERT 1966). Diese Strukturauflockerung muß von Störungen der Knochentransformation *nach einem Trauma oder einer Durchblutungsstörung* abgegrenzt werden (s. S. 41 ff.). Charakteristisch für die Inaktivitätsatrophie ist die Strukturveränderung in allen Knochen eines Skelettabschnittes, z. B. nach Lähmungen wie der Poliomyelitis. Erfolgte die Lähmung bereits im *Wachstumsalter*, so wird der betroffene Körperabschnitt oder die Extremität eine Atrophie aller Knochen und der Muskulatur entwickeln. Der einzelne Knochen der Extremität zeigt die Folgen einer Wachstumsstörung, ist wesentlich kleiner im Vergleich mit der gesunden Seite, ohne daß die Proportionen verändert sind, und weist in der Regel eine Atrophie der Spongiosa und Diaphysenkompakta auf. Die Inaktivitätsosteoporose bei muskulären Erkrankungen ist nach einer schlaffen Lähmung deutlicher ausgeprägt als nach spastischer Lähmung, da die Durchblutung des Knochens von der „Muskelpumpe" gesteuert wird. Wichtige tierexperimentelle Untersuchungen zu dieser Frage hat TRUETA (1964) durchgeführt und die besondere Bedeutung des *venösen Abflusses* für Zirkulationsstörungen im Knochen aufgezeigt (s. S. 45).

Eine Verminderung des Gesamtmineralgehaltes im „Organ Knochen" bis zu 44,5% des Ausgangswertes konnten VOGEL u. FRIEDMAN (1970) nach maximal 36 Wochen dauernder Bettruhe densitometrisch feststellen. Die Spongiosa des Kalkaneus reagierte rascher auf Bettruhe als die Kompakta von Radius und Ulna. Weder Bewegungsübungen während der Bettruhe noch eine Behandlung mit Phosphaten konnten die erhebliche Verminderung des Mineralgehaltes im Knochen verhindern. Auf die Schwierigkeiten der quantitativen Auswertung von Röntgenbildern infolge der Überlagerung des Knochens durch Weichteile und Veränderungen der Weichteilschichtdicke nach Bettruhe haben HURXTHAL u. VOSE (1969) hingewiesen und durch Versuche dargelegt, daß eine scheinbare Erhöhung der Mineralkonzentration im Kalkaneus bei gleichbleibenden Befunden von Fingerknochen und Radius gefunden werden kann. Eine Korrektur der Weichteile ist bei solchen Untersuchungen unerläßlich.

Als besondere Form der Atrophie kann die nach einer *Amputation* auftretende Transformation der Knochen gewertet werden (Abb. 45). Das Bild eines Amputationsstumpfes ist durch eine *konzentrische Knochenatrophie* gekennzeichnet, die — im Gegensatz zu der beschriebenen *exzentrischen Atrophie* des alten Menschen — eine Verkleinerung und meist auch eine Verschmälerung des Knochens zeigt (WEISS, 1957).

Diese eigenartige Zuspitzung des distalen Endes eines Amputationsstumpfes wurde in der französischen Literatur mit einer „abgelutschten Zuckerstange" verglichen. Im Bereich des distalen Endes eines derart veränderten Knochens finden sich häufig Appositionen, die eigenartige Formationen darstellen. M. B. SCHMIDT (1937) hat die Ansicht vertreten, daß bei dieser Atrophie des Knochens ein Zusammensintern durch den Druck

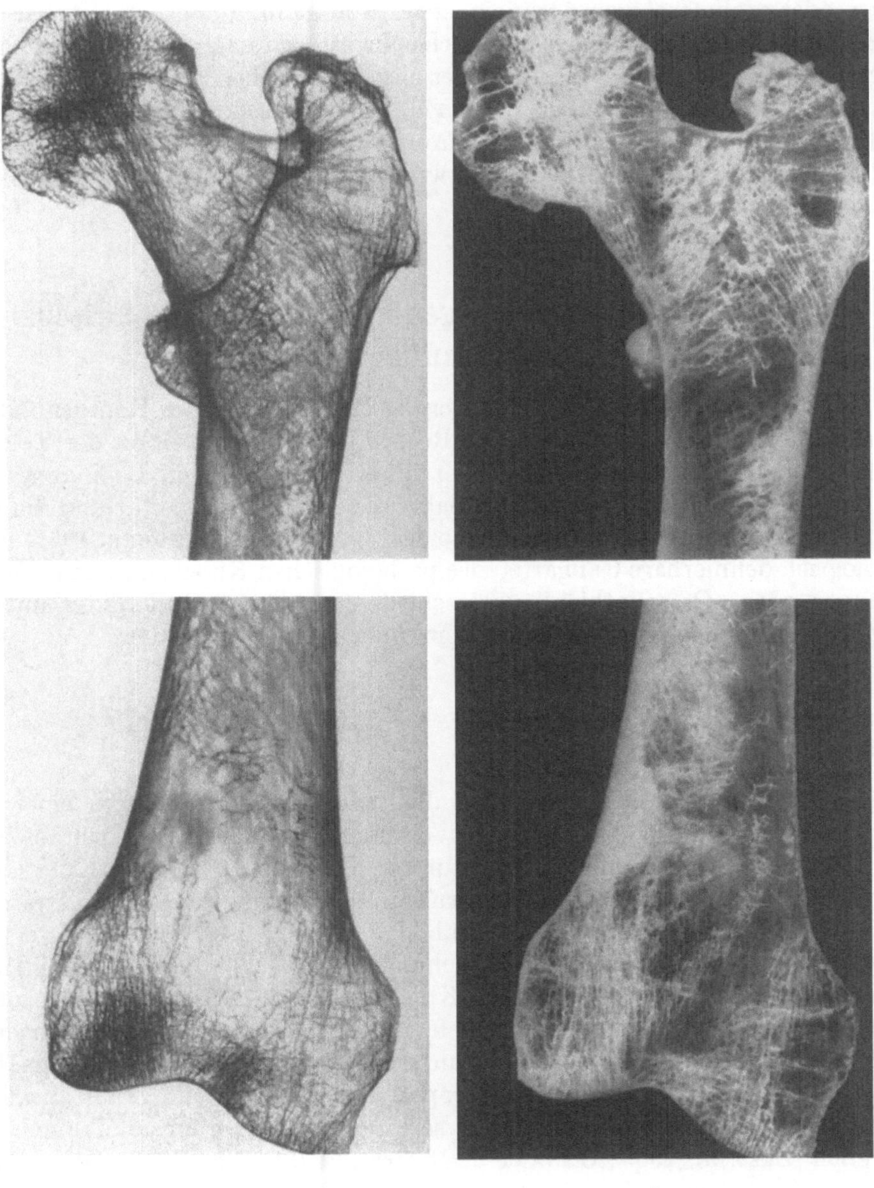

Abb. 65 a u. b. Immobilisationsosteoporose, die sich generalisiert im gesamten Skelett nach 6 Jahre dauernder Bettlägerigkeit wegen eines Morbus Parkinson bei einer 68 jährigen Frau entwickelt hat. Die „Knochenkachexie" hat zu einer hochgradigen Rarefizierung der Spongiosabälkchen, einer Verschmälerung der Kompakta mit Erweiterung des Markraumes und einer Transformation der verbliebenen Spongiosa geführt. Das Röntgenbild zeigt deutlicher als das Mazerationspräparat die strukturellen Veränderungen (nach WILLERT, 1966)

der Weichteile eintrete. Für diese Ansicht soll die Tatsache sprechen, daß an der Oberfläche eines Knochenstumpfes die alten Havers'schen Systeme konzentrisch zur Spitze verlaufen. Diese Vorstellung ist nicht unwidersprochen geblieben, da das makroskopische Röntgenbild deutlich den Umbau der Tela ossea aufzeigt, wobei der subperiostale Abbau und der endostale Anbau die Verplumpung oder Zuspitzung bedingen. Es ist damit eine insgesamt neue Knochensubstanz entstanden. Diese Vorstellung einer veränderten Transformation des Knochens ist überzeugender als die rein mechanische Deutung im Sinne eines „Zusammenfallens" der veränderten Knochenregion. Untersuchungen über die Struktur des Knochens im Bereich von Amputationsstümpfen sowie die Gefäßarchitektur des amputierten Gliedes hat LANGHAGEL (1968) vorgelegt.

Eine andersartige Atrophie mit Transformation der Spongiosaarchitektur eines Knochens tritt dann auf, wenn eine *Ankylose von Gelenken* im Heilungsstadium verschiedener Erkrankungen zustande kommt. Der Umbau der Spongiosa im Sinne einer grobsträhnigen oder grobmaschigen Atrophie ist im Röntgenbild deutlich sichtbar. Die Richtung der Trajektorien des spongiösen Knochens wird sich nach den statischen Momenten orientieren (s. S. 21 u. 62ff.). Die Wirkung eines piezoelektrischen Effektes auf die Transformationsvorgänge der Tela ossea haben BASSETT (1964), BECKER u. Mitarb. (1964), EPKER u. FROST (1965) studiert. Nicht nur bei der Transformation der Tela ossea sondern auch bei der Knochenbruchheilung fördert die Einwirkung von Mikroströmen die Knochenneubildung deutlich nachweisbar.

3. Verschiedene Arten der generalisierten, pathologischen Strukturauflockerung

Die Beurteilung einer Strukturauflockerung des Knochens im Röntgenbild erfordert die Kenntnis der Grundvorgänge bei der Resorption und Apposition der Tela ossea im Laufe des Transformationsprozesses, wie er unter pathologischen Bedingungen abläuft. Die zugrunde liegende Störung bestimmt dabei die Art, die Intensität und die Dauer der pathologischen Transformation in der Tela ossea (EGER, 1957; SCHOBER, 1961). Es können drei histologisch definierbare Gangarten des pathologischen Knochenumbaues bei Systemerkrankungen oder „Osteopathien" unterschieden werden, die allerdings nur selten in reiner Form vorkommen, sondern meist kombiniert gefunden werden:

1. Osteoporotische Formen
2. Osteomalazie
3. Osteoklastische Formen.

Die Makrostruktur des Knochens wird die zugrunde liegende Form einer Strukturauflockerung nur dann widerspiegeln, wenn Veränderungen der Architektur des spongiösen Knochens und der homogen dichten Struktur der Kompakta auftreten (KIENBÖCK, 1940; ELLEGAST, 1958). Zum Verständnis der strukturellen Veränderungen bei Systemerkrankungen des Skelettes, wie sie das Röntgenbild darzustellen erlaubt, sind vergleichende histologisch-mikroradiographische Untersuchungen nützlich. Die Mikroradiographie erfaßt die Verteilung und Konzentration des Knochenminerals in der Tela ossea und erlaubt damit den Nachweis von Mineralisationsdefekten bei Transformationsstörungen auf der zellulären Ebene und von Stoffwechselstörungen im molekularen Bereich. Eine begrenzte Differenzierung der verschiedenartigen Osteopathien ist mit der Mikroradioskopie (MEEMA u. Mitarb., 1972/73) und der Strukturanalyse durch Vergrößerungsaufnahmen des Knochens möglich (ZIMMER, 1953; GENANT u. Mitarb., 1973). Die osteoporotischen Formen der Strukturauflockerung zeigen in der Regel scharfe Konturen der Bauelemente eines Knochens, während die Osteomalazie infolge der unvollständigen Mineralisation der Tela ossea unscharfe Konturen aufweist. Bei den osteoklastischen Formen der Strukturauflockerung wird neben der Unschärfe der Konturen auch sehr frühzeitig eine Veränderung der Architektur des spongiösen Knochens, der Struktur und Kontur der Kompakta und Kortikalis erkennbar werden (Abb. 66).

▶

Abb. 66. Verschiedene Arten der pathologischen Strukturauflockerung von Spongiosa und Kompakta. (a) Röntgenaufnahmen der Mazerationspräparate von Wirbelkörpern bei osteoporotischer und vorwiegend osteoklastischer Form der Strukturauflockerung der Spongiosa. (b) Strukturauflockerungen der Diaphysenkompakta des Femur bei verschiedenen Systemerkrankungen des Skelettes. Die elektronisch-densitometrische Bildanalyse zeigt die Unterschiede der Knochenmasse von gesunder Femurdiaphyse und den verschiedenen Arten der Strukturauflockerung (nach HEUCK, 1974)

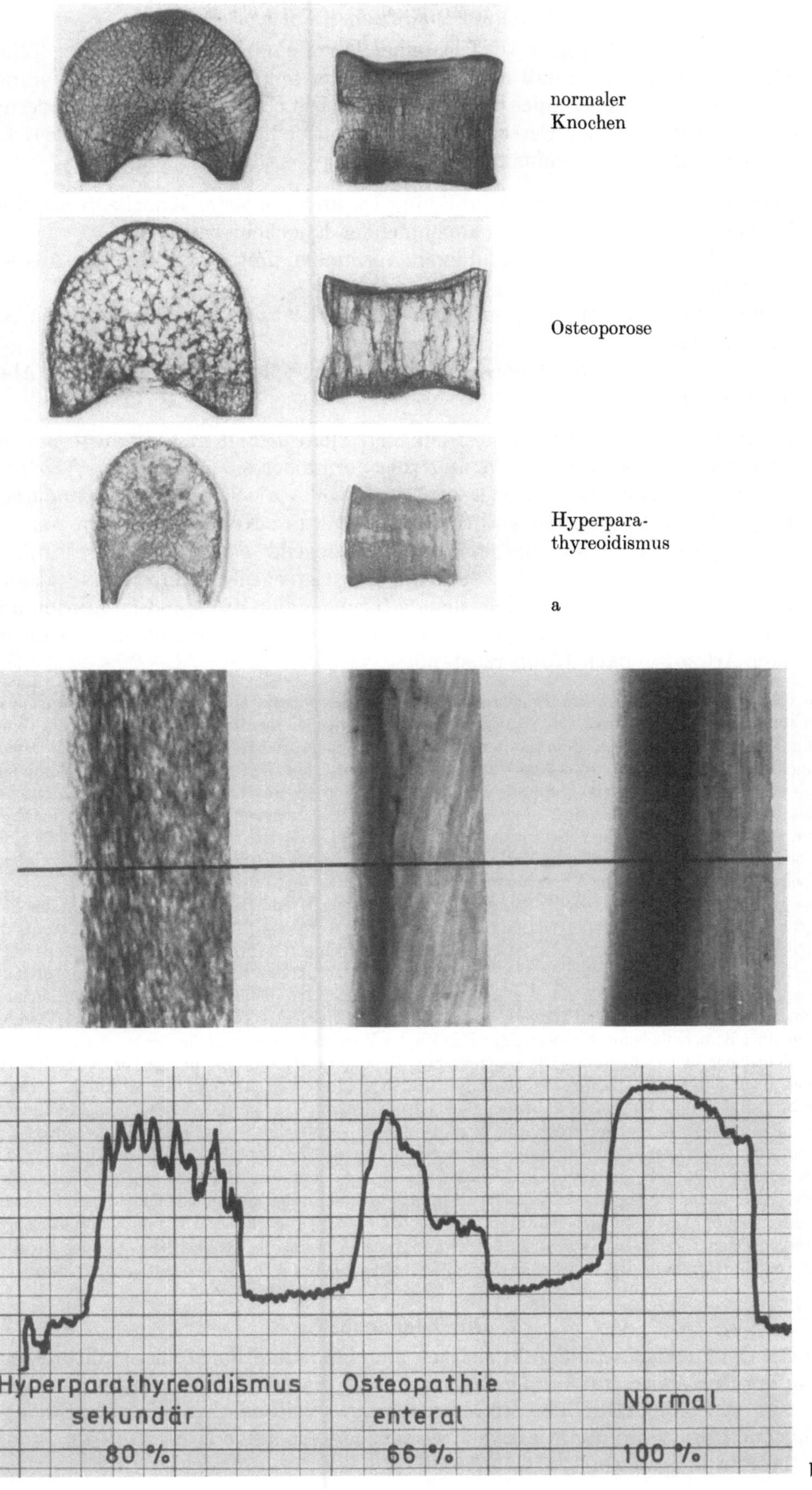
normaler
Knochen
Osteoporose
Hyperpara-
thyreoidismus
a
Hyperparathyreoidismus
sekundär
80 %
Osteopathie
enteral
66 %
Normal
100 %
b

a) Die osteoporotischen Formen

Die *pathologische Osteoporose* wird in reiner Form eine Verminderung der Tela ossea im Knochen aufweisen, ohne daß feingewebliche oder mikroradiographische Veränderungen des Knochengewebes gefunden werden können. Die *Ursachen* einer Verminderung der Tela ossea als Ausdruck der Osteoporose sind verschieden. Nach Frost (1964) können folgende Möglichkeiten vorkommen:

1. Verminderung der Knochenneubildung bei unveränderter Knochenresorption.
2. Normale Knochenbildung bei zunehmender Knochenresorption.
3. Verminderung der Knochenbildung, verbunden mit gleichzeitigem Anstieg der Knochenresorption.
4. Anstieg der Knochenneubildung mit einem gleichzeitigen noch größeren Anstieg der Knochenresorption.
5. Eine Verminderung der Knochenapposition, die jedoch größer ist als das Absinken der Knochenresorption.

Eine Differenzierung der genannten Möglichkeiten gelingt nur mit histo-morphometrischen Methoden. Das Röntgenbild zeigt die verminderten, jedoch *scharf konturierten Strukturen*, die als grobmaschige oder grobsträhnige Auflockerung der Spongiosa, Verschmälerung oder Aufblätterung und Spongiosierung der Kompakta imponieren. Neben der Altersatrophie des Knochens kommen vorwiegend osteoporotische Strukturauflockerungen bei angeborenen Störungen, wie der Osteogenesis imperfecta, endokrinen Störungen durch Ausfall der Sexualhormone, Störungen der Hypophysenfunktion und der Nebennierenfunktion, bei einer Hyperthyreose und bei gastro-intestinalen Störungen verschiedenster Art sowie nach Hungerzuständen vor.

Die osteoporotischen Strukturauflockerungen des Knochens nach länger dauerndem Nahrungsentzug wurden nach dem ersten Weltkrieg als „*Hungerosteopathie*" im Sinne einer kalzipriven Osteopathie verstanden (G. H. Schmitt, 1949). Auch nach dem zweiten Weltkrieg sind schwere Skelettveränderungen bei Osteoporose nach länger dauerndem Hungerzustand beobachtet worden. Durch subtile Untersuchungen der Veränderungen von Form und Struktur der Wirbelkörper kommt Lob (1954) zu der Ansicht, daß bei jüngeren Menschen sehr lange Zeit ein Gleichgewicht besteht, ohne daß strukturelle Veränderungen im Skelett oder pathologische Frakturen auftreten. Die Ansicht von Jesserer u. Kirchmayr (1955), die Hungerosteopathie stelle eine kombinierte osteoporotisch-osteomalazische Veränderung der Tela ossea dar, ließe sich nur durch vergleichende histologisch-mikroradiographische Untersuchungen sichern.

Eine grundlegende Studie über die röntgenologisch nachweisbaren Strukturauflockerungen des Skelettes nach Unterernährung haben Sassen u. Schenkelberg (1958) vorgelegt. Es wird besonders betont, daß die Osteopathie dieser Spätheimkehrer aus Kriegsgefangenschaft eine deutlich osteoporotische Reparation des Knochens aufweist, während Zeichen einer Osteomalazie nicht vorhanden waren. Die röntgenmorphologischen Befunde erinnerten an das Bild der senilen Osteoporose oder Altersatrophie. Neben einer Strukturauflockerung durch Verschwinden von Knochenbälkchen war das stärkere Hervortreten der belasteten Trajektorien und Strukturen eines Knochens bemerkenswert. Im Bereich der Wirbelkörper traten die Deckplatten und die Randkortikalis deutlicher in Erscheinung. Die weitmaschige Spongiosa als Resultat der gestörten Transformation bleibt auch noch lange Zeit als „Narbenstadium" bestehen, doch verschwindet die strähnige Struktur bei normaler Nahrungszufuhr langsam. Wahrscheinlich ist nicht allein der schwere Eiweißmangel sondern auch ein Kalziumdefizit für die Hungerosteopathie verantwortlich. Vergleichbare Strukturauflockerungen kommen bei gastrointestinalen Osteopathien und der hepatogenen Osteopathie vor. Nach starkem Substanzverlust an Tela ossea können sich — besonders im Bereich der Spannungsspitzen des Skelettes — Umbauzonen langsam entwickeln. Eine überschießende, wulstförmige Kallusbildung fehlt bei diesen pathologischen Frakturen, so daß eine Abgrenzung gegenüber der schweren Osteomalazie möglich erscheint. Die radiologische Beurteilung einer pathologischen Osteoporose wird die Ausdehnung des Prozesses im Skelett, die Art der Strukturveränderung und die Dynamik der Krankheit durch Verlaufsbeobachtungen berücksichtigen müsssen.

b) Die Osteomalazie

Bei der Osteomalazie handelt es sich um eine besondere Form der strukturellen Veränderung der Tela ossea. Im Vordergrund steht die *gestörte Verkalkung* des vermehrt gebildeten Osteoid. Mit Hilfe der Mikroradiographie und elektronischer Methoden der Densitometrie gelingt der quantitative Nachweis der Mineralkonzentration im Knochengewebe (Heuck u. Saackel, 1971/73).

Die Ergebnisse vergleichender Untersuchungen der Tela ossea im mikroskopischen Bereich haben wesentlich zum Verständnis *der verschiedenen Formen einer Strukturauflockerung des Knochens bei Systemerkrankungen beigetragen.* Der histologische Befund einer Zunahme des Osteoids wird auch dann nur Teilinformationen geben, wenn die Histomorphometrie eingesetzt wird (VITTALI u. Mitarb., 1968; OLAH, 1974). Über die Aktivität der Knochenzellen bei der Osteomalazie sind weitergehende Informationen zur Beurteilung der Zytokinetik erforderlich. Bei Umbauvorgängen, die von einer stärkeren Parathormonwirkung begleitet sind, wird die Osteoklasie in den Randzonen der Tela ossea nachweisbar sein. Über die Bedeutung eines sekundären Hyperparathyreoidismus beim Malabsorptionssyndrom für den gestörten Knochenumbau haben BARTELHEIMER u. KUHLENCORDT (1965) berichtet. Die früher als charakteristisch betrachtete Symptomatik einer Fibroosteoklasie ließ sich histologisch nicht bei jeder Osteomalazie infolge Malabsorption feststellen. Eine subperiostale Resorption im Bereich der Röhrenknochen des Hand- und Fußskelettes war röntgenologisch nicht nachweisbar.

Der *makroskopische Befund* der Strukturauflockerung bei Osteomalazie *im Röntgenbild* weist folgende Kriterien auf:

1. Allgemeine Veränderungen des Knochens (verminderte Dichte, Verschmälerung der Kompakta und Kortikalis, Strukturauflockerungen der Spongiosa begleitet von einer ,,hypertrophischen Atrophie", Unschärfe verwaschener Strukturen).
2. Deformierungen der Knochen (Verbiegungen durch stärkere Belastung bei insuffizientem Knochen, Symptome des ,,Kartenherzbeckens", der Protrusio acetabuli, der Fischwirbelbildung mit Kyphose der Wirbelsäule und der basalen Impression des Schädelknochens).
3. Folgen der ,,Knochenerweichung" (Umbauzonen nach Looser oder Milkman — häufig symmetrisch entwickelt —, seltener Kontinuitätstrennungen).

Die Folgeerscheinungen der Strukturauflockerungen des Knochens mit Verminderung der Mineralkonzentration in der Tela ossea können sehr vielgestaltig sein (STEINBACH u. Mitarb., 1954; DENT u. HARRIS, 1956; LE MAY, 1958; ELLEGAST, 1961; BARTELHEIMER u. KUHLENCORDT, 1965).

Die Röntgenbildanalyse sollte auch quantitative Methoden, wie die Densitometrie, Morphometrie und Mikroradioskopie, einsetzen, um das Vorliegen der Osteomalazie bei einer Strukturauflockerung erkennen zu können (s. S. 100ff., 217ff.).

c) Die osteoklastische Form

Bei dieser Form der Strukturauflockerung des Knochens steht eine auffallend verstärkte *zelluläre Aktivität der Osteoklasten* im Vordergrund. Im histologischen Bild findet sich eine ungewöhnlich große Zahl von Abbaulakunen, die weitgehend mit osteoklastären Zellformationen besetzt sind. Die *dissezierende Fibroosteoklasie* des Knochens ist für den Hyperparathyreoidismus charakteristisch. Wenn das histologische und mikroradiographische Bild der Tela ossea bei einer Transformationsstörung eine größere Anzahl von Osteoklasten in Howship'schen Lakunen erkennen läßt, so kann eine verstärkte Aktivität der Nebenschilddrüsen im Sinne des regulativen Hyperparathyreoidismus angenommen werden.

Eine Osteoklasten-Osteoporose ist dadurch gekennzeichnet, daß sowohl die Spongiosa als auch die Kompakta und die Kortikalis einen verstärkten Abbau erkennen lassen. Es resultiert eine *meist unregelmäßige Kontur* der Knochen, die auch im subperiostalen Bereich der Kompakta und Kortikalis nachweisbar ist. Besonders eindrucksvoll sind die auch im Röntgenbild erkennbaren kortikalen, subperiostalen Osteolysen und die im spongiösen Knochen auftretenden Defekte im Sinne einer fibrozystischen Osteoklasie beidem primären und sekundären Hyperparathyreoidismus (s. auch S. 102ff., 132ff.). Es sind *alle Knochen des Skelettes* betroffen. Infolge des häufig rasanten Knochenabbaues sind *Zusammen-*

sinterungen und *Spontanfrakturen* nicht selten. Die dissezierende Fibroosteoklasie führt in der Diaphysenkompakta zu einer Aufsplitterung und Spongiosierung des Knochens (WIMBERGER, 1925; M. B. SCHMIDT, 1937; UEHLINGER, 1958).

Eine besondere Form der Osteoklasten-Osteoporose ist als die sogenannte „akute Osteoporose Askanazy“ bekannt, bei der eine sehr rasche Zerstörung des Knochengewebes auffällt. Da die Destruktion von Tela ossea durch einen Osteoklasten etwa der 200fachen Aufbauleistung des Osteoblasten entspricht, ist der ungewöhnlich starke Verlust an Knochengewebssubstanz verständlich (UEHLINGER, 1958). Die Randstrukturen des Knochens sollen am längsten erhalten bleiben, da sie den stärkeren statischen Belastungen ausgesetzt sind. Das biologische Geschehen bei allen Formen der osteoklastären Zerstörung von Knochengewebe, das zu einer Strukturauflockerung führt, ist wahrscheinlich sehr viel komplizierter als dies bisher angenommen wurde. Mit zunehmender Kenntnis der Steuerungsmechanismen des Knochenumbaues werden viele bisher unklare morphologische Befunde im Verlaufe einer Erkrankung verständlich werden (SISSONS u. Mitarb., 1960; JOWSEY u. PHIL, 1966; BORDIER u. Mitarb., 1970; RASMUSSEN u. BORDIER, 1973; HEUCK u. Mitarb., 1974).

4. Ursachen und morphologische Befunde generalisierter Strukturauflockerungen des Knochens

Die Steuerungsmechanismen des Knochenstoffwechsels und der Transformation der Tela ossea sind kompliziert und nur teilweise bekannt. Neben der normalen generalisierten Veränderung der Knochenstrukturen während des ungestörten Alterungsprozesses sind generalisierte Störungen von Stoffwechsel und Transformation der Knochen als Ausdruck verschiedenartiger Krankheiten des Organismus bekannt geworden (MC LEAN u. URIST, 1961). Die meist reaktiven Veränderungen im „Organ Knochen“ werden das gesamte Skelett als System betreffen und daher als *Osteopathien* bezeichnet. Ein grob vereinfachter Überblick der bisher bekannten Ursachen von Störungen des Knochenstoffwechsels und der sich daraus ergebenden speziellen morphologischen Befunde der Knochenstruktur soll Zusammenhänge aufzeigen und die Schwierigkeiten einer Differenzierung verschiedenartiger, generalisierter Osteopathien verständlich machen.

a) Angeborene, genetische Ursachen

Auf die verschiedenartigen, in ihrer Pathogenese noch weitgehend unbekannten angeborenen Störungen von Knochenbildung, Wachstum und Transformation der Bauelemente des Skelettes bei Dysplasien und Dysostosen wurde bereits kurz hingewiesen. Unter den Erbkrankheiten ist die *Osteogenesis imperfecta* als Beispiel für eine generalisierte Strukturauflockerung des Knochens für Überlegungen zur allgemeinen Radiologie des Stützgerüstes besonders wertvoll. Die Osteogenesis imperfecta beruht nach unserem heutigen Wissen als generalisierte Erkrankung des Bindegewebes auf einer Störung der Kollagenbildung.

Das Mikroradiogramm der Spongiosa und Kompakta deckt deutliche Veränderungen in der Mineralkonzentration auf. Es sind Mineralisationsdefekte neben hoch mineralisierten Bezirken erkennbar (Abb. 34). Die Osteozytenlakunen sind unregelmäßig angeordnet und meist unterschiedlich groß. Es finden sich periosteozytäre Kalziolysen und Osteolysen in den zentralen und marginalen Bezirken der Tela ossea.

Die Knochen weisen meist eine dünne Kompakta und zarte, oft defekte Spongiosabälkchen und -lamellen auf. Entlang der stärker belasteten Trajektorien oder „Kraftlinien“ finden sich streifenförmige Verdichtungen, insbesondere bei den weniger schweren Erkrankungen. Manchmal ist der Markraum der Diaphysen weit, in der Regel sind die

Diaphysen jedoch relativ schmal gegenüber den breiten Metaphysen- und Epiphysenzonen. Die Kortikalis kann normal oder verschmälert sein (Abb. 67). Die Extremitäten sind manchmal verkürzt infolge kleinster Frakturen in den präparatorischen Verkalkungszonen des Metaphysenbereiches. Beachtenswert ist die blaue Verfärbung der Skleren, deren Intensität etwa parallel mit der Schwere der Knochenveränderungen gesehen werden kann.

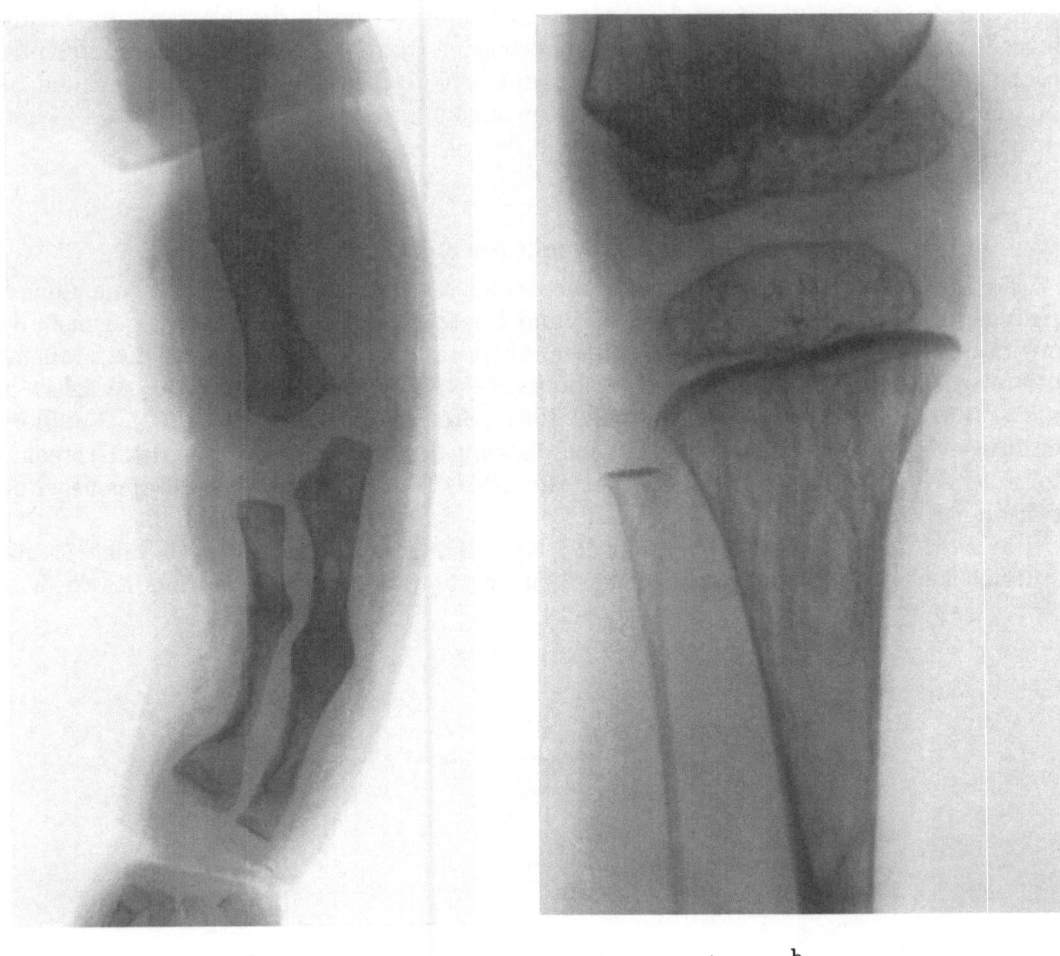

a b

Abb. 67. Form und Strukturveränderungen der Knochen bei Osteogenesis imperfecta. (a) Die Störung der Knochenbildung und die Knochenbrüchigkeit kommen in Verdichtungen der Metaphysen und Diaphysen zum Ausdruck. Der Markraum der Diaphysen ist erweitert. Unregelmäßigkeiten in der präparatorischen Verkalkungszone von Metaphysen und Epiphysen (kindlicher wachsender Knochen). (b) Verbiegung der ungewöhnlich schmalen Diaphysen beider Unterschenkelknochen. Transformation der unregelmäßigen Spongiosa, so daß die stärker belasteten Trajektorien (Kraftlinien) deutlicher zur Darstellung kommen. Die Ossifikationsstörung ist im Epiphysen-Metaphysenbereich deutlich durch Unregelmäßigkeiten der Form, Dichte und Struktur erkennbar. 7 jähriger Junge (Nach HEUCK, 1970)

Bei dieser Form der genetischen Osteoporose sind die Röhrenknochen bogig und das Becken dreieckig deformiert, wodurch die Erkennung auch im Erwachsenenalter erleichtert wird. Die Wirbel sind bikonkav geformt, und die Wirbelsäule weist oft eine Skoliose auf. Der Schädel zeigt als charakteristische Veränderung infolge verzögerter Ossifikation weite Nähte und aufgelockerte Knochenstrukturen. Manchmal tritt eine Verformung der temporalen und okzipitalen Schädelknochen auf, die mit einer basilaren Impression verbunden sein kann (CANIGGIA u. Mitarb., 1958; HURWITZ u. Mitarb., 1960; MCKUSICK,

1959/66). Im Erwachsenenalter ist der Schädel groß, die Kalotte selbst dünn. Die Nebenhöhlen und die Mastoidzellen sind gewöhnlich groß im Sinne einer ausgeprägten Pneumatisation. Eine überschüssige Kallusbildung mit Auftreibungen ist nach Knochenverletzungen beschrieben worden (SCHWARZ, 1961). Über Ergebnisse von Langzeitbeobachtungen der Osteogenesis imperfecta bis zum Erwachsenenalter haben STEINBACH u. YOUNG (1966) berichtet. Einige Patienten erlitten eine oder mehrere Frakturen bereits während der Kindheit, andere wiederum hatten erstmals Frakturen im Erwachsenenalter. Die meisten dieser Erwachsenen waren von normaler Statur. Bei einigen wurde die Erkrankung zufällig röntgenologisch entdeckt durch auffallend verbogene Röhrenknochen, ein dreieckförmiges Becken, die charakteristische Verformung des Schädelskelettes im temporalen und okzipitalen Anteil, eine basilare Impression sowie sehr große Nebenhöhlen. Blaue Skleren wurden nicht bei allen Patienten festgestellt.

b) Einfluß endokriner Störungen

Die verschiedenartigen Hormone haben einen bedeutenden Einfluß auf die Lebensvorgänge im „Organ Knochen" (Abb. 68) und besitzen die Fähigkeit, durch gegensinnige Einwirkung auf Stoffwechsel und zelluläre Aktivitäten in der Tela ossea die Transformation zu steuern (ALBRIGHT, 1947; REIFENSTEIN, 1957/58; URIST, 1960; MCLEAN u. URIST, 1961; CASUCCIO, 1962; FRASER, 1962; ŠILINKOVÁ-MÁLKOVÁ, 1963). Fundierte Kenntnisse liegen über die antagonistische Wirkung des Parathormons und des Thyreokalkitonin vor. Die Ausschüttung der Wirkstoffe in das Blut wird über den Serumspiegel des ionisierten Kalziums reguliert.

Das *Parathormon* beeinflußt direkt den Knochenumbau. Über den noch umstrittenen Wirkungsmechanismus sind verschiedene Theorien aufgestellt worden (GAILLARD, TAL-

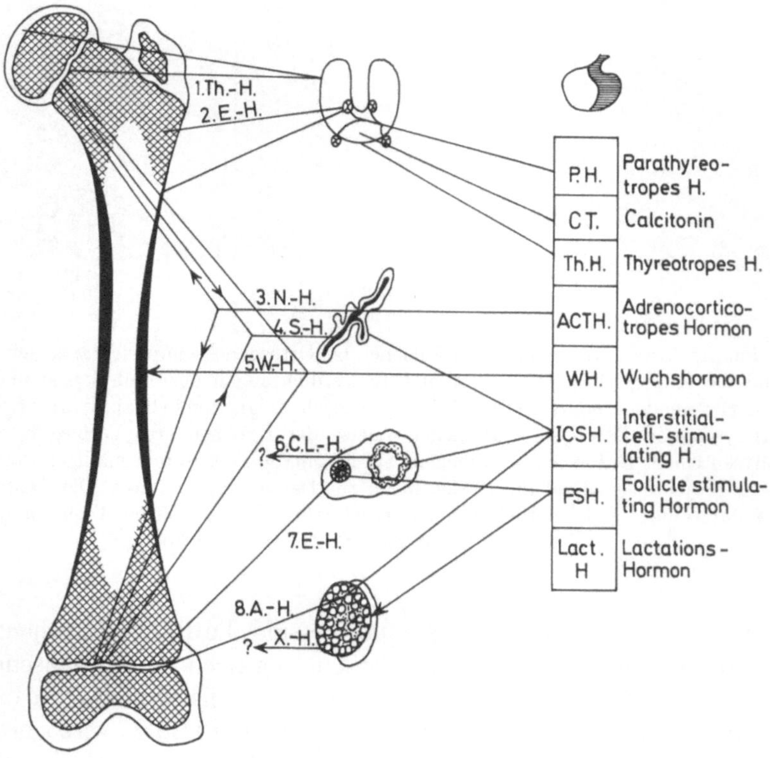

Abb. 68. Beziehungen zwischen den Hormonen und dem Skelettwachstum, der Skelettreifung und der Transformation des Knochens (Schema ergänzt nach SCHINZ u. Mitarb., 1952)

MAGE u. BUDY, 1965; HAAS, 1966; RASMUSSEN u. Mitarb., 1970). Alle diese Theorien sind jedoch noch nicht absolut gesichert. Eine direkte Wirkung des Parathormons auf die Enzyme des Glykolyse- und Krebszyklus haben NEUMAN u. NEUMAN (1958) und NICHOLS (1963) angenommen, durch die wiederum saure Stoffwechselprodukte erzeugt werden, so daß eine Mobilisation des Knochenminerals erfolgen kann. Von FLEISCH u. Mitarb. (1966) wird angenommen, daß das Parathormon die Aktivität der Pyrophosphatase steuert und dadurch die Konzentration von Pyrophosphat reguliert. Das Parathormon kann lysosomale Enzyme herauslösen, die eine Knochendestruktion bewirken (VASE, 1968). Einen Einfluß des Parathormons auf die Permeabilität der zellulären und subzellulären Membranen für Kationen, Kalzium und Magnesium haben RASMUSSEN u. Mitarb. (1967/70) angenommen.

Durch Untersuchungen in vivo und in vitro konnte in den letzten Jahren die Ansicht bestätigt werden, wonach *Kalzium* und *Phosphat* eine *bestimmende Wirkung auf die Knochenzellfunktion* ausüben (Abb. 69). Diese Festellungen haben zu der Annahme ge-

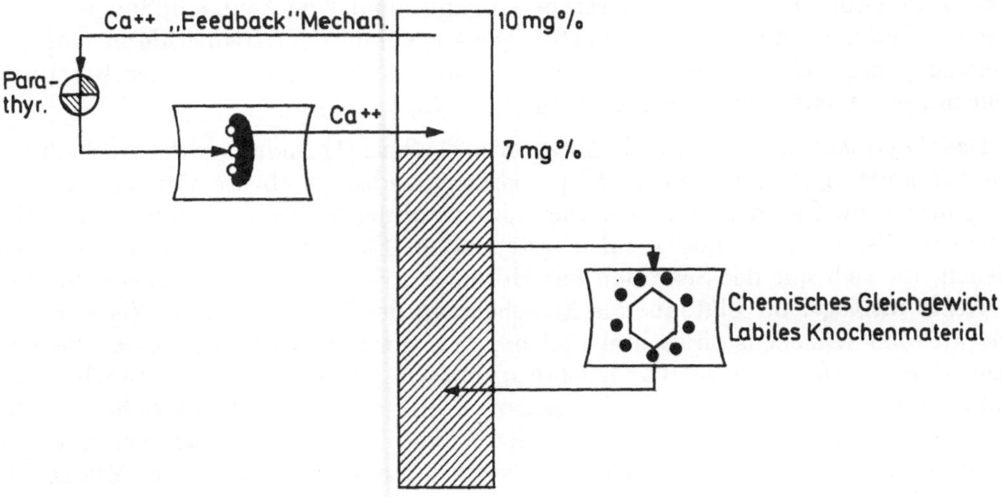

Abb. 69. Regulationsmechanismus der Parathormonsekretion über den Serum-Kalzium-Spiegel. Mit der labilen Fraktion des Knochenminerals im Skelett erfolgt ein Ausgleich, der den Blut-Kalzium-Spiegel auch nach Ausfall der Nebenschilddrüsen auf 7 mg konstant hält (nach UEHLINGER, 1966)

führt, daß die Kontrolle der Knochenzellfunktion von diesen Ionen ausgeht und daß die wichtigsten Hormone, wie das Parathormon, das Thyreokalzitonin, aber auch das Vitamin D die Zellfunktionen nur dadurch kontrollieren, daß sie die Ionenkontrolle lediglich modifizieren (RASMUSSEN u. TENENHOUSE, 1967). Auf die zunehmende Bedeutung der Osteozyten und der ruhenden Osteoblasten für die Knochentransformation wurde hingewiesen (s. S. 29 ff.). Es kann als gesichert gelten, daß die ruhenden Osteoblasten und die Osteozyten ein *funktionelles Synzytium* bilden, das durch die Plasmafortsätze der Canaliculi im Knochen miteinander kommuniziert. Dieses Synzytium kann als eine große funktionelle Membran betrachtet werden (HEUCK, 1963—74; BAUD u. Mitarb., 1963/68; BÉLANGER u. Mitarb., 1965; CAMERON 1969; RASMUSSEN u. BORDIER, 1973).

Die Kalziumhomoeostase kann als ein Prozeß angesehen werden, der den Austausch von Kalzium und Phosphor durch Membranen reguliert. Unter normalen Bedingungen erfolgt ein direkter Austausch der Minerale. Funktionell können verschiedene Knochenoberflächen angenommen werden, und zwar eine solche, die für den zellulären Umbau, insbesondere die Knochenbildung verantwortlich ist, und eine weitere Oberfläche zu den Osteozyten und den Canaliculi der Knochenzellen (Abb. 70).

Auf die Biochemie der Knochentransformation kann im einzelnen nicht eingegangen werden. Das Resultat der verstärkten Transformation durch Parathormonwirkung kommt im *mikroskopischen Bereich als Osteoklasie, periosteozytäre Entkalkung und nachfolgende osteozytäre Osteolyse* zur Darstellung (STANBURY, 1962/68; UEHLINGER, 1963/64; BÉLANGER u. Mitarb., 1965; ROWLAND u. Mitarb., 1971; HEUCK, 1974).

Der morphologische Befund der veränderten Makrostruktur des Knochens im Röntgenbild wird entscheidend von der Dynamik der Transformation bestimmt (MEEMA u. Mitarb., 1964/73; DOYLE, 1972; GENANT u. Mitarb., 1973; HEUCK, u. v. BABO, 1974). Neben der *generalisierten Strukturauflockerung* sind *lokalisierte* fleckige oder zystenähnliche Aufhellungen sowie *marginale* Entkalkungen und Destruktionen im subperiostalen Bereich der Knochen nachweisbar (ŠILINKOVÁ-MÁLKOVÁ, 1963; FOGEL u. Mitarb., 1964; MEEMA u. Mitarb., 1964/73; CALENOFF u. NORFRAY, 1973). Sowohl bei der primären als auch bei der sekundären Form des Hyperparathyreoidismus ist das morphologische Substrat der pathologischen Umbaustörung mit Strukturauflockerung im Röntgenbild sehr vielgestaltig (Abb. 71). Durch reparative Vorgänge sind Knochenneubildungen im Sinne einer Dystrophie nachweisbar (s. S. 174ff.). Die Ausheilung der Osteopathie nach operativer Beseitigung des Nebenschilddrüsenadenoms erfolgt nur selten mit einer Restitutio ad integrum, meist mit einer Narbenheilung (Abb. 72).

Das *Thyreokalzitonin* wirkt als Antagonist des Parathormons bei der Ausheilung von Skelettveränderungen nach einem Hyperparathyreoidismus ebenso mit wie bei der Gegenregulation im Rahmen einer Knochenumbaustörung infolge eines sekundären Hyperparathyreoidismus oder einer renalen Osteopathie. Es sind zahlreiche Mitteilungen erschienen, die sich mit der Sekretion des Hormons sowie der Wirkung dieses Stoffes auf den Kalziumspiegel im Blut, auf die Ausscheidung des Kalziums durch Niere und Darm sowie auf den Knochenstoffwechsel und die Transformation der Tela ossea beschäftigt haben (COPP u. Mitarb., 1961/62; KUMAR u. Mitarb., 1963, FOSTER u. Mitarb., 1964/66, KUHLENCORDT u. KRACHT, 1968; ROWLAND u. Mitarb., 1971). Nicht sicher geklärt ist die Frage, ob das Thyreokalzitonin und der Wirkstoff Kalzitonin zwei verschiedenartig wirksame Substanzen sind oder sich gegenseitig beeinflussen (KRACHT u. Mitarb., 1968; HAAS u. Mitarb., 1971/72).

Tierexperimentelle Untersuchungen über die Wirkung des Thyreokalzitonin auf den Knochen sind von FOSTER, DOYLE, BORDIER u. MATRAJT (1966) durchgeführt worden. In Langzeitversuchen an parathyreoidektomierten Ratten wurde der Effekt einer subkutanen Applikation von Thyreokalzitonin an den Schwanzwirbeln mit Hilfe quantitativröntgenologischer und mikroskopischer Untersuchungen studiert. Unabhängig von der Wirkung des Parathormons war eine Zunahme des spongiösen Knochens im Bereich der Metaphysen der Wirbel festzustellen. Der Befund wird als Resultat einer verminderten Resorption betrachtet. Untersuchungen über die Wechselwirkung von Thyreokalzitonin und Parathormon bei der Regulation des Kalziumstoffwechsels haben ZIEGLER u. Mitarb. (1968) durchgeführt. Als physiologischer Reiz für eine Thyreokalzitoninausschüttung wird die *Hyperkalzämie* angesehen. Die Hypothesen über die Bedeutung des Kalzitonins für die Regulation eines gestörten Kalziumstoffwechsels und Transformationsstörungen des Knochens konnten nicht alle bestätigt werden.

Versuche zur Behandlung einer Osteoporose von alten Menschen mit Thyreokalzitonin haben BAUD u. Mitarb. (1969) durchgeführt. Von der zweiten Woche an konnte ein Nachlassen der Schmerzsymptome festgestellt werden. Die histologischen und mikroradiographischen Befunde ergaben eine *Abnahme der großen Osteozytenlakunen und der perilakunären Resorption* sowie einen Anstieg der Zahl der kleineren Osteozyten. Der Mineralgehalt des Knochengewebes zeigte in den perilakunären Zonen eine Zunahme.

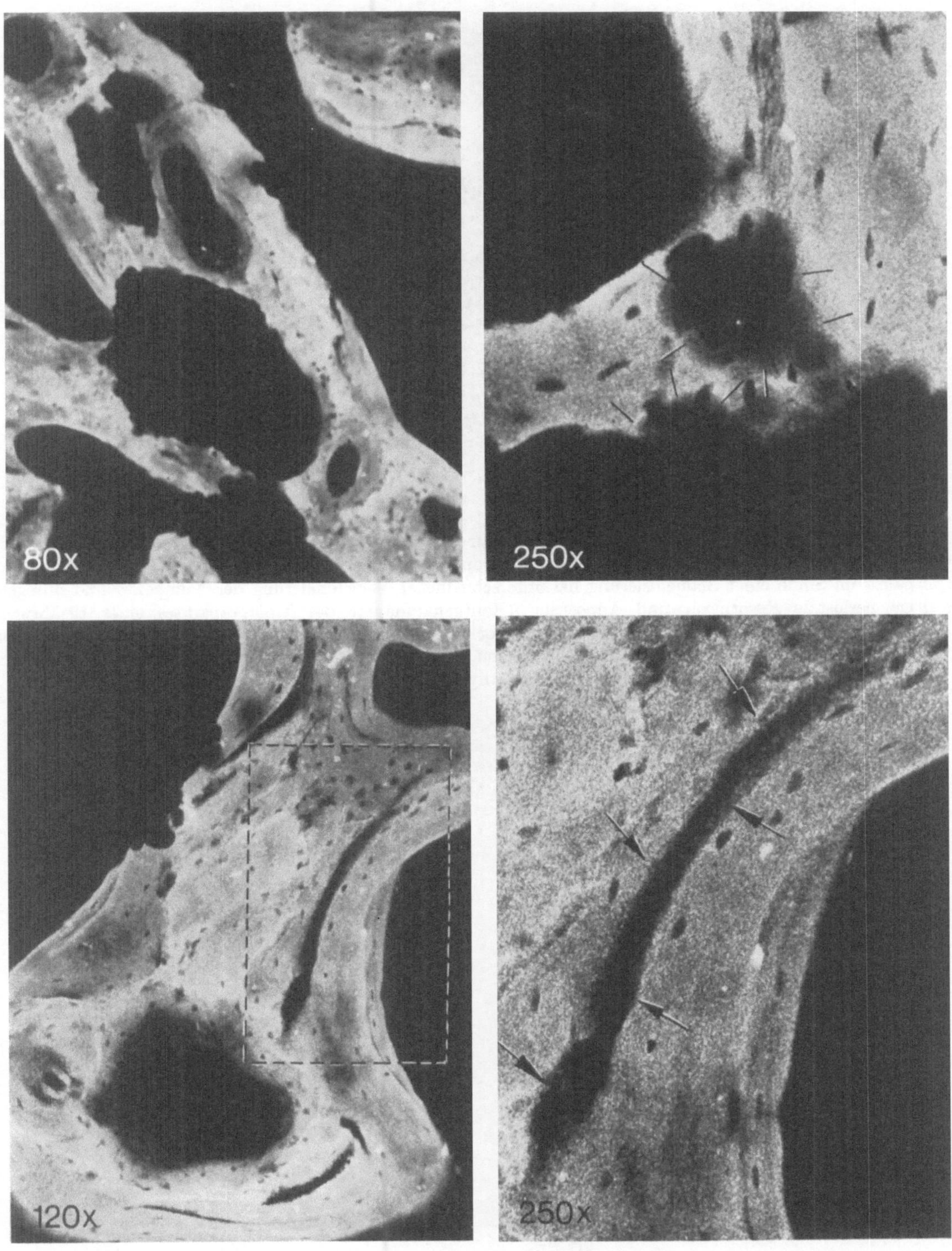

Abb. 70. Die Wirkung des Parathormons auf die zellulär gesteuerte Transformation des Knochens kommt im Mikroradiogramm zur Darstellung. Neben einer periosteozytären Demineralisation der Tela ossea finden sich alle Stadien der osteozytären Osteolyse und der osteoklastären Resorption (obere Bildhälfte). Die apponierte Tela ossea weist Mineralisationsdefekte und „begrabene Osteoidsäume" auf (untere Bildhälfte). Nach HEUCK u. von BABO, 1974

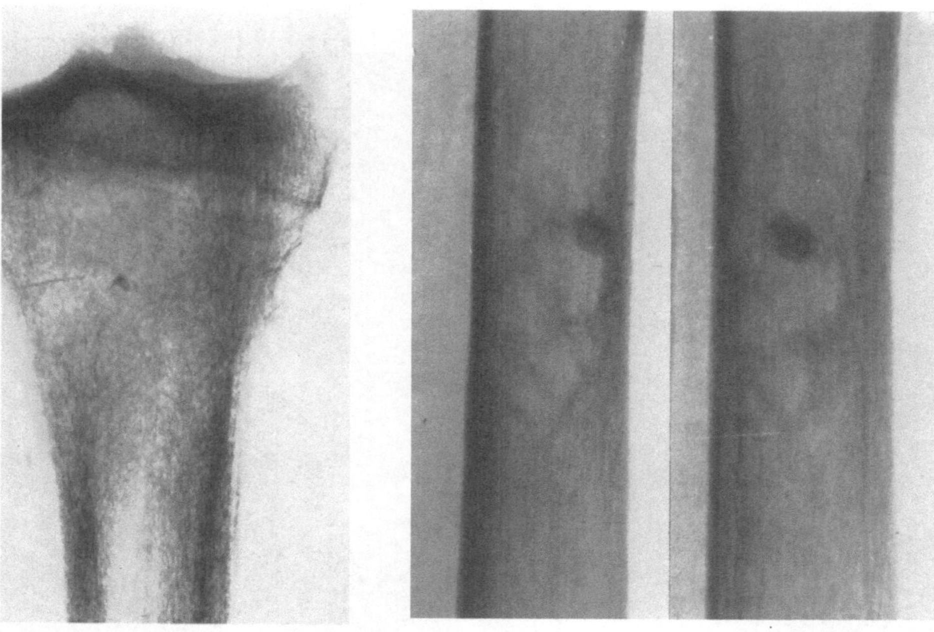

Abb. 71. Das röntgenmorphologische Bild der Strukturveränderungen bei Hyperparathyreoidismus ist unterschiedlich. (a) Unregelmäßige, „wollige" Transformation der Spongiosa, Strukturauflockerung der Diaphysenkompakta im Sinne einer Spongiosierung bei unterschiedlicher Verschmälerung der Kompakta und unregelmäßige periostale Resorption und Apposition (Röntgenaufnahme des Tibiapräparates eines 19jährigen Mannes). (b) Neben der generalisierten Strukturauflockerung finden sich pseudozystische Veränderungen der Knochenstrukturen und in derselben Knochenregion lokalisierte Sklerosen (50jährige Frau mit primärem Hyperparathyreoidismus)

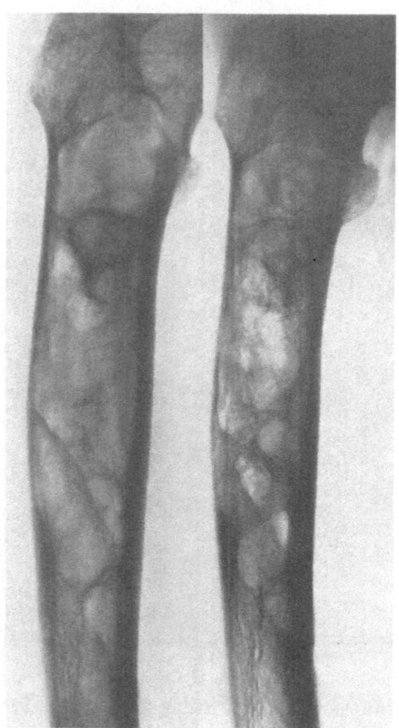

Abb. 72. Pseudozystische Dysplasie und grobe Strukturveränderungen des Femurs bei primärem Hyperparathyreoidismus, die nach operativer Entfernung eines solitären Nebenschilddrüsen-Adenoms nur eine geringfügige Rückbildung erkennen lassen. Die Knochendefekte sind nur teilweise mit neugebildeter Tela ossea ausgefüllt. Der Mineralgehalt hat post-operativ zugenommen, so daß die Strukturen klarer zur Darstellung kommen. Narbenheilung des Knochens bei 68jähriger Frau mit primärem Hyperparathyreoidismus (nach HEUCK u. von BABO, 1974)

Eine Hypokalzämie war nicht nachweisbar. Das Thyreokalzitonin stimuliert offenbar die metabolische Aktivität der Osteozyten und erhöht die Mineralisation der organischen Matrix. Dadurch wird einer Zerstörung von Tela ossea entgegengewirkt. Es kann angenommen werden, daß *die sklerotischen Formen der renalen Osteopathie* oder des sekundären Hyperparathyreoidismus auf eine Kalzitoninwirkung zurückzuführen sind (Abb. 73). Die *Osteosklerose* bleibt auch dann bestehen, wenn die Nebenschilddrüsen entfernt worden sind. Die unregelmäßige, fleckige Verteilung osteosklerotischer Zonen in der Spongiosa von Knochen kann röntgenologisch dargestellt und in ihrer Dynamik über einen längeren Zeitraum beobachtet werden (v. BABO u. HEUCK, 1974).

Das *Thyreoidea-Hormon* beeinflußt den Stoffwechsel generell, hat jedoch nach unserem heutigen Wissen keinen spezifischen Einfluß auf die Knochentransformation. Die Angaben über die Häufigkeit einer thyreotoxischen Osteopathie sind unterschiedlich. Selbst bei schweren Fällen von Morbus Basedow und toxischem Adenom konnten nicht regelmäßig Skelettveränderungen beobachtet werden. Dementsprechend sind die Mitteilungen über das histologische Bild dieser Osteopathie nicht einheitlich. Es konnte sowohl eine erhöhte Aktivität der Osteoklasten als auch der Osteoblasten gefunden werden, wobei die Knochenzerstörung überwiegt. So wird die thyreotoxische Osteopathie als reine endostale Knochenresorption betrachtet, bei der lakunäre Veränderungen fehlen. Über eine thyreogene Osteodystrophie bei inkretorisch aktivem kleinfollikulärem Schilddrüsenadenom hat UEHLINGER (1957) berichtet.

Knochendestruktionen im subperiostalen Bereich sind nicht nachweisbar. Histologisch-morphometrische Untersuchungen der Tela ossea ergaben keinen Anhalt für eine Veränderung im Osteoblasten-Osteoklasten-Verhältnis (DAMBACHER u. Mitarb., 1966). Die Kalzium 45-Bilanz zeigte entsprechend der etwas erhöhten Knochenumbaurate ebenfalls erhöhte Werte. Eine Übereinstimmung mit den Resultaten von Stoffwechseluntersuchungen konnte festgestellt werden (KRANE u. Mitarb., 1956; FRASER u. Mitarb., 1960; HAAS, 1966). Wahrscheinlich kommen verschiedene Schweregrade der Osteopathie vor, wie dies bereits FOLLIS (1953) vermutet hat. Wenn die Osteoklastenaktivität ansteigt, so kann das histologische Bild dem einer Ostitis fibrosa sehr ähnlich sein. Durch vermehrte Knochenneubildungen kommen breite osteoide Säume vor, die an eine Osteomalazie erinnern. Die osteomalazische Komponente konnte auch mit Hilfe der abgekürzten Kalziumbilanz gesichert werden (CLERKIN u. Mitarb., 1964). Diese verschiedenartigen Befunde der Tela ossea machen es verständlich, daß im Schrifttum einmal von einer Osteoporose, dann von einer Osteomalazie und manchmal von einer Ostitis fibrosa bei einer Hyperthyreose oder Thyreotoxikose berichtet wird.

Das *Röntgenbild der thyreotoxischen Osteopathie* entspricht in der Regel dem einer Osteoporose; nur selten kommt es zur Ausbildung von Umbauzonen im Sinne der Osteomalazie. Die Strukturveränderungen sind durch eine *grobmaschige Transformation der Spongiosa* im Bereich der Wirbelsäule, des Handskelettes, der Beckenknochen und einen auffallend fleckigen, heterogenen Umbau der Schädeldiploe gekennzeichnet (Abb. 74; LAAKE, 1955; LEGRAND u. Mitarb., 1959; MEGLIOLI, 1966; FRASER u. Mitarb., 1970/71; MEUNIER u. Mitarb., 1972). Mit Hilfe einer speziellen Aufnahmetechnik können Strukturauflockerungen in der Diaphysenkompakta erfaßt werden. Besonders geeignet zur Strukturanalyse ist das Verfahren der Mikroradioskopie von MEEMA u. Mitarb. (1972), mit dem Schichtdicke und Struktur der Kompakta analysiert werden können (Abb. 75). Über Verlaufsbeobachtungen der thyreotoxischen Osteopathie haben ZWEYMÜLLER u. JESSERER (1973) berichtet und fortschreitende Strukturauflockerungen der Knochen des Stammskelettes mit nachfolgenden pathologischen Frakturen beschrieben. Nach Behandlung der Hyperthyreose mit 131-Jod konnten FRASER u. Mitarb. (1971) keine Rückbildung der Strukturveränderungen des Knochens beobachten. Selbst nach klinischer Besserung der Hyperthyreose kommen Spontanfrakturen vor (SNAPPER, 1949). Die ausgeprägten Verkalkungen von Rippenknorpel und Trachealknorpel bei einer Hyperthyreose zeigten keine Rückbildungstendenz.

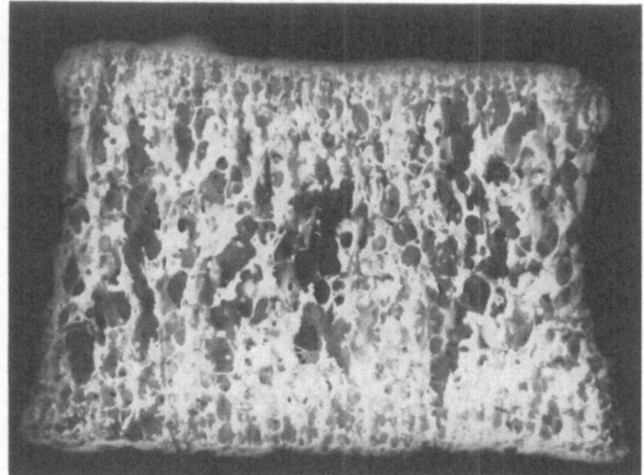

a

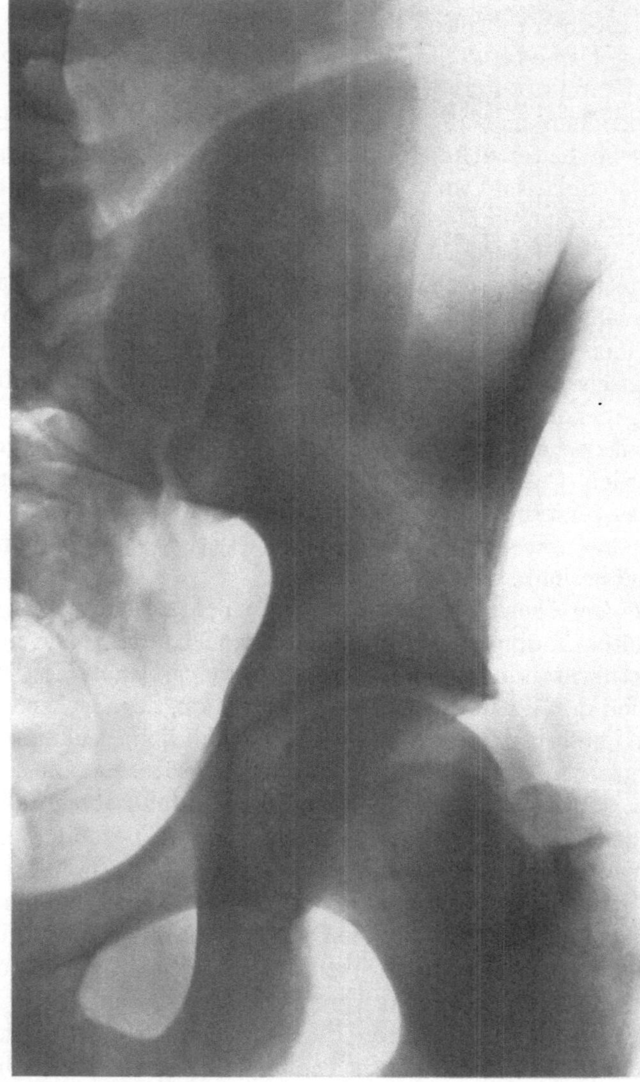

b

Abb. 73. Strukturveränderungen der Spongiosa mit reaktiver sklerotischer Knochenneubildung nach längerer Hämodialyse. (a) Das Mazerationspräparat eines Wirbelkörpers zeigt neben grobmaschiger Transformation eine Spongiosklerose durch Knochenneubildung, insbesondere in den deckplattennahen Bezirken (bei regelmäßiger Ausbildung auch als „Dreischichtung“ bekannt). 27jähriger Mann. (b) Ausgeprägte generalisierte Spongiosklerose des Beckenskelettes nach Hämodialyse bei 18 Jahre altem Patienten

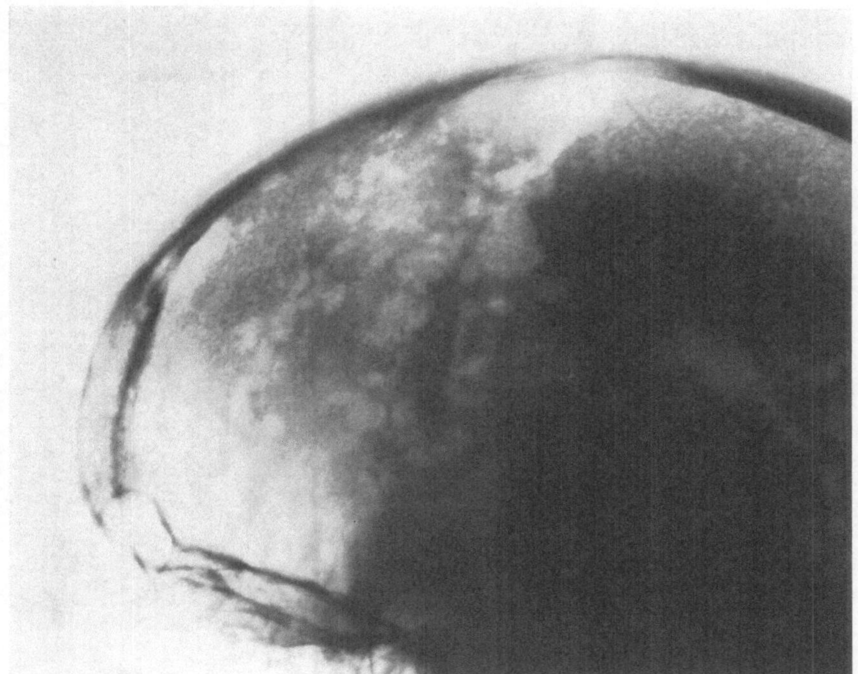

a

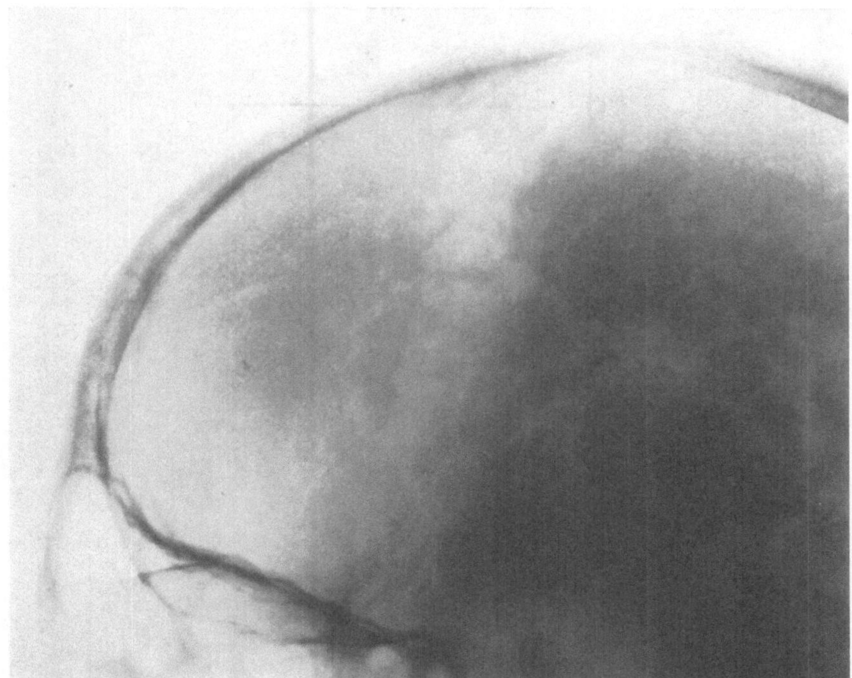

b

Abb. 74. (a) Strukturauflockerung der Diploespongiosa mit stärker hervortretenden Venenkanälen bei Hyperthyreose (49 Jahre alter Patient). (b) Kontrolle 2 Jahre nach Schilddrüsenoperation

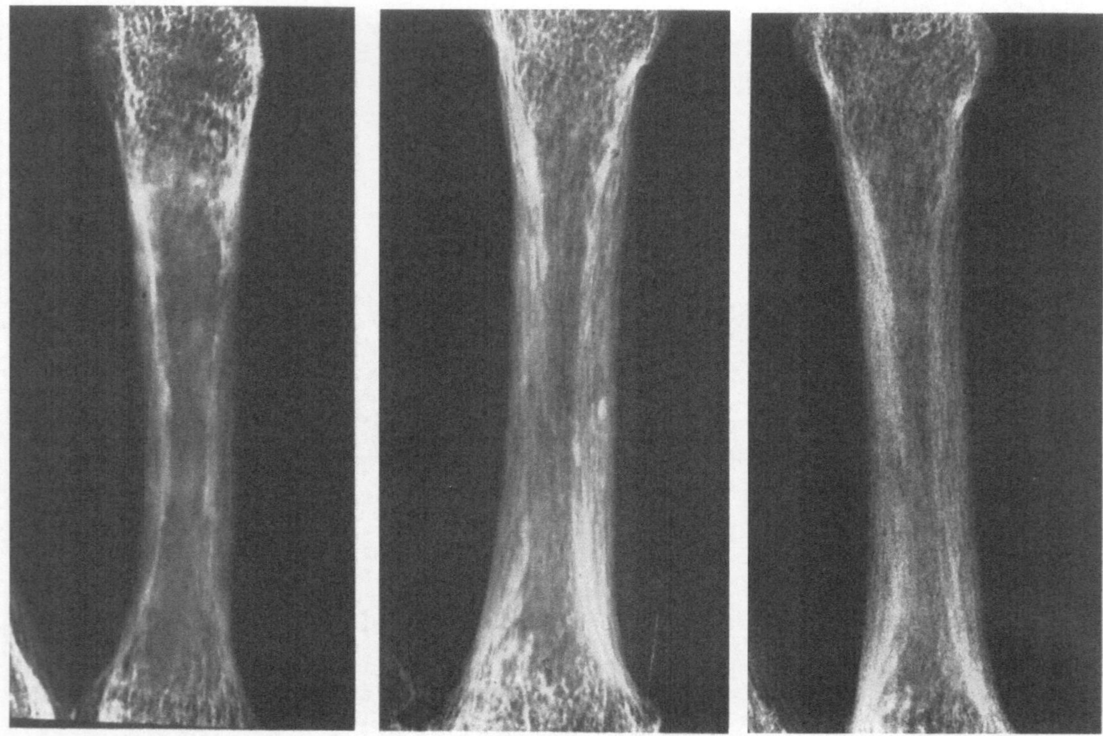

a

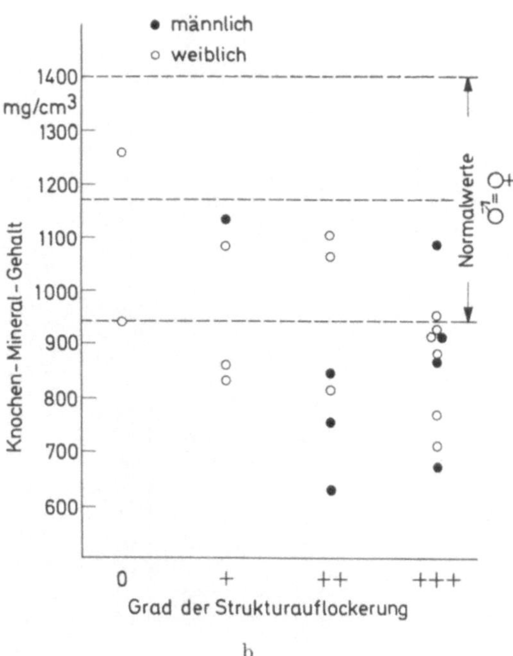

b

Abb. 75. Thyreotoxische Osteopathie mit deutlicher Strukturauflockerung der Diaphysenkompakta. (a) Vergrößerungsaufnahme (2×) des 2. Metakarpale, die zum Vergleich auf Industriefilm (links u. Mitte) und auf normalem Röntgenfilm (rechts) hergestellt wurden (MEEMA u. SCHATZ, 1970). (b) Ergebnis der Gegenüberstellung des Mineralgehaltes im proximalen Radius und der streifigen Strukturauflockerung im Metakarpalknochen (Mikroradioskopie) bei Patienten mit Thyreotoxikose. Gradeinteilung: 0, +, ++, +++ (nach MEEMA u. MEEMA, 1972)

Die *Geschlechtshormone Östrogen und Androgen* haben in ihrer Bedeutung für die Knochentransformation besonderes Interesse erlangt. Es wird angenommen, daß die Knochenresorption nach Hormongabe verlangsamt abläuft, während keine eindeutige Wirkung auf die Knochenbildung gefunden werden konnte. Bei der *Gonadendyskinesie* (Turner Syndrom) finden sich Ossifikationsstörungen, Zwergwuchs und *Osteoporose*. Die nur gering ausgeprägte Osteoporose tritt bereits im Kindesalter auf und wird daher meist nicht auf einen Östrogenmangel bezogen. Die Hand- und Fußknochen und die Epiphysen der Röhrenknochen weisen dicke, weit auseinanderstehende Spongiosabälkchen auf, und — im Gegensatz zu anderen Formen der Osteoporose — fehlen die Querbälkchen nicht. Die Kompakta der Röhrenknochen erscheint normal. Die Gesamtdichte des Knochens ist gewöhnlich leicht vermindert, kann jedoch, trotz atypischer Spongiosastrukturen, normal sein. Die Patienten haben zahlreiche andere kongenitale Anomalien, wie Mißbildungen der Halsweichteile (Flügelhals), Verkürzung des 4. Metakarpalknochens, Coxa valga, kurze Ulna, Prognathie und Gefäßfehlbildungen (ACHESON u. ZAMPA., 1961; ASTLEY, 1963).

Die *präsenile oder postmenopausische Osteoporose* ist eine viel diskutierte, immer noch umstrittene Systemerkrankung des Skelettes, die ausschließlich das weibliche Geschlecht betrifft. Nach oder unmittelbar während der Menopause oder einer frühzeitig operativ oder strahlentherapeutisch induzierten hormonellen Veränderung im Organismus kommt es zu einer Verminderung des Knochengewebsvolumens im „Organ Knochen" und infolge der dann auftretenden statischen Insuffizienz der Knochen zu *pathologischen Frakturen* (s. S. 195ff.), Zusammensinterungen der Wirbelkörper mit Kyphose oder Kyphoskoliose, zu Schenkelhalsfrakturen mit sekundären Gelenkerkrankungen und Immobilität, der weitere Komplikationen folgen. Der Begriff „präsenile Osteoporose" stützt sich auf Arbeiten der Pathologie, insbesondere auf POMMER (1925) und seine Schule. Im Röntgenbild ist diese generalisierte Skeletterkrankung durch die zuerst sichtbaren Wirbelsäulenveränderungen als „porotische Kyphose" von POLGAR (1931) und KIENBÖCK (1940) beschrieben worden (Abb. 76). Da die Strukturauflockerung bevorzugt in den spon-

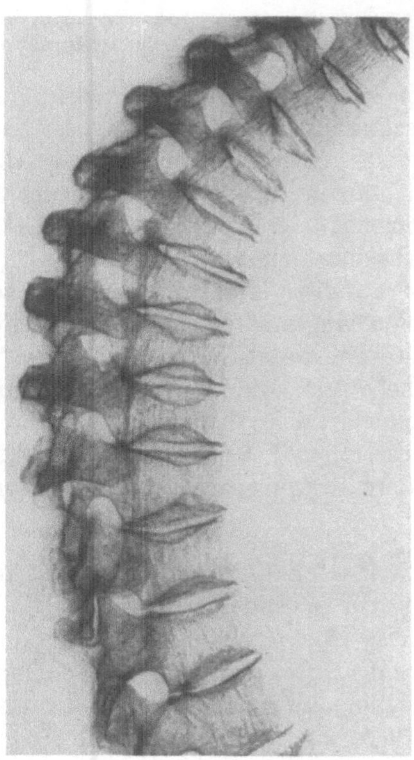

Abb. 76. Osteoporotische Kyphose der Brustwirbelsäule mit keilförmiger Kompression der Wirbelkörper und deutlicher Eindellung der Deckplatten (Fischwirbelform). Diese Art der Kyphose wird von UEHLINGER (1958) als Ausdruck einer postmenopausischen Osteoporose angesehen

giösen Knochen auftritt und die statische Insuffizienz sich besonders *frühzeitig* und deutlich im Bereich der Wirbelsäule zu erkennen gibt, wurde der Begriff „Stammskelettosteoporose" geprägt. Albright u. Reifenstein (1948) haben der „präsenilen Osteoporose" besondere Aufmerksamkeit gewidmet. Weitere umfangreiche Zusammenstellungen über klinische und radiologische Befunde bei dieser systematisierten Strukturauflockerung haben Wernly (1952), Jesserer (1955/71, Bartelheimer u. Schmitt-Rohde (1956), Wagner (1965), Haas (1966/68) vorgelegt.

Als Ursache der „präsenilen Osteoporose" wird die *vorzeitige Abnahme der Osteoblastentätigkeit* bei unverminderter Knochenresorption angesehen, so daß es zu einem Verlust an Tela ossea kommt (Albright u. Reifenstein, 1948) und eine aregeneratorische Porose oder hypoplastische Knochenatrophie entsteht. Es ist bisher kein überzeugender Beweis erbracht worden, daß die *Östrogene* beim Menschen die Bildung des Knochens stimulieren, jedoch bewiesen, daß die Östrogene die osteoklastische Resorption des Knochens hemmen. Das Knochenwachstum wird vor dem Epiphysenfugenschluß durch Östrogene behindert. Die *Androgene* sind für die Wachstumsschübe vor der Pubertät *bei beiden Geschlechtern* erforderlich, doch ist über deren eigentliche Rolle bei der Knochenbildung noch wenig bekannt. Obgleich bei Eunuchen manchmal eine leichte Osteoporose beobachtet wurde, entwickeln sich schwere Erkrankungsformen der osteoporotischen Osteopathie mit pathologischen Frakturen bei beiden Geschlechtern erst im späteren Lebensalter. Die Substitutionsbehandlung mit Östrogen oder Androgen bei Patienten mit Osteoporose hat bisher noch keine so deutliche Knochenneubildung ergeben, daß sie auch röntgenologisch objektiviert werden konnte.

Die Knochenmasse und damit die Dichte der Knochen nehmen nach dem 35. Lebensjahr physiologischerweise ab. Messungen am Skelett haben ergeben, daß diese Abnahme in der Regel ein kontinuierlicher Prozeß ist ohne deutlich stärkere Veränderungen nach dem Einsetzen der Menopause. Das Skelett von Frauen weist in allen Lebensaltern eine geringere Dichte auf. Aus diesem Grunde werden auch Frakturen beim weiblichen Geschlecht in früherem Lebensalter und in größerer Zahl festgestellt als bei den Männern (Ingalls, 1931; Trotter, Broman u. Peterson, 1960; Caldwell u. Collins,1961).

In diesem Zusammenhang ist ein *Antagonismus zwischen Parathormon und Östrogen* interessant, der sich auch in der Gewebekultur nachweisen ließ. So scheint die postmenopausische Osteoporose mit einer *erhöhten Empfindlichkeit auf das Parathormon* zusammenzuhängen. Frauen mit einem Hyperparathyreoidismus wiesen häufiger eine Osteoporose mit pathologischen Frakturen auf als Frauen mit Hypoparathyreoidismus im Vergleich zu hormonell völlig gesunden Frauen. In der Postmenopause ist ein erhöhter Calciumverlust durch die Nieren festzustellen, der durch Phosphorgaben gebremst werden kann. Die Rolle des Antagonismus von Parathormon und Kalzitonin bei den verschiedenen Formen der Osteopathien ist noch nicht geklärt.

Als Folge der postmenopausischen Strukturauflockerung wird die *statische Insuffizienz* des Stützgerüstes mit ihren sekundären Veränderungen der Knochen, z. B. das keilförmige, gleichmäßige Zusammensintern von Wirbelkörpern, betrachtet. Im histologischen und mikroradiographischen Bild können *Mikrofrakturen* in der Spongiosa der Wirbelkörper bei der präsenilen oder postmenopausischen Osteoporose nachgewiesen werden (Arnold, 1970). Ein spontaner Wirbelzusammenbruch, der meist im Scheitelpunkt der Kyphose der Brustwirbelsäule auftritt, konnte selten beobachtet werden. Im Bereich der Lendenwirbelsäule ist eine langsam fortschreitende, schüsselförmige Eindellung der Knochendeckplatten festzustellen, die als „Fischwirbelform" bekannt ist. Diese „Fischwirbelform" der Lendenwirbelkörper kommt jedoch nur dann zur Ausbildung, wenn der Nucleus pulposus der Bandscheibe noch erhalten ist, also durch degenerative Veränderungen kein Turgorverlust eingetreten ist. Der Befund darf nicht als pathognomonisches Zeichen für die eine oder andere Störung der Transformation des Knochens angesehen werden.

Die „*idiopathische Osteoporose*" hat große Ähnlichkeit mit der postmenopausischen Osteoporose und tritt auch vorwiegend bei Jugendlichen weiblichen Geschlechtes in Erscheinung, die jedoch meist eine normale Hormonproduktion aufweisen (Jackson, 1958). Diese *idiopathische juvenile Osteoporose* ist durch generalisierte Strukturauflockerungen des Skelettes gekennzeichnet, die im Wachstumsalter auftreten (Abb. 77; Schwarz, 1965; Dent u. Friedman 1965; Jowsey u. Johnson 1972; Stöver u. Mitarb., 1974). Die Wirbelsäule ist bevorzugt betroffen, und man erkennt Deformierungen der Wirbelkörper (Lindemann, 1950; Catel, 1954; Dent, 1955; Mattiash, 1955; Hepp u. Mattiash, 1957; Rathke, 1957; Fanconi u. Mitarb., 1966; Seiler, 1968). Pathogenese und

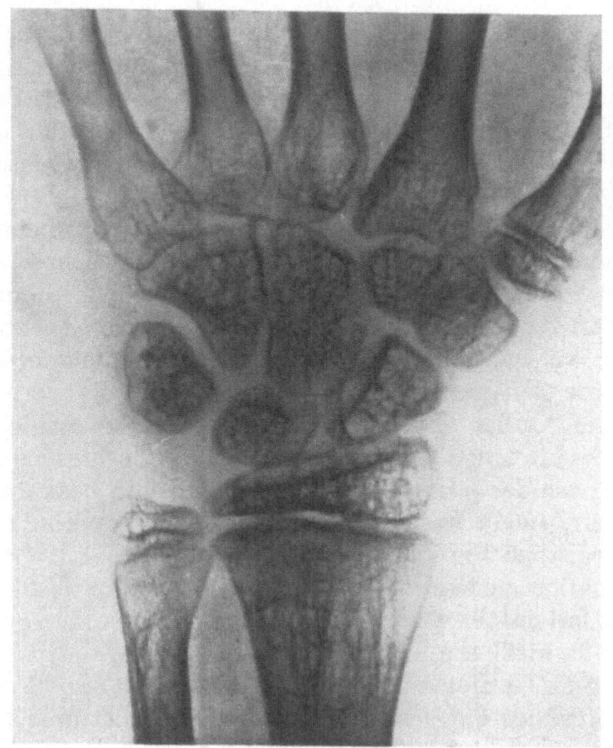

a

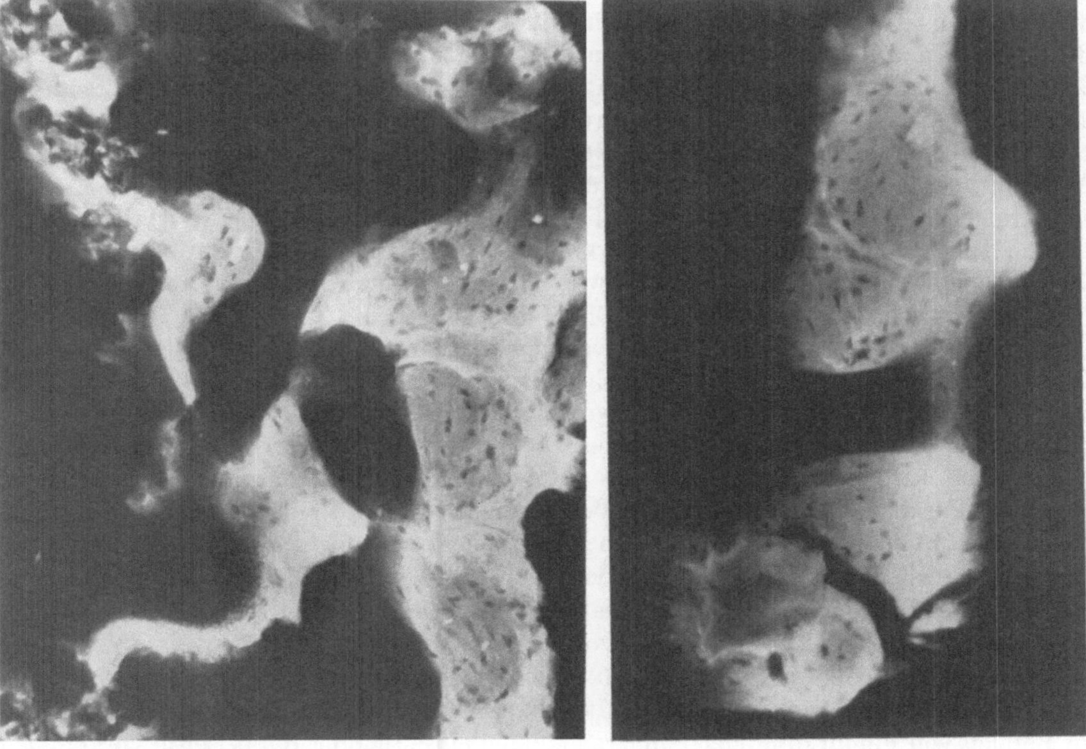

b

Abb. 77. Idiopathische Ostecporose mit grobmaschiger Spongiosastruktur ohne Störungen des Knochenwachstums bei einem 13jährigen Jungen. (a) Im Bereich der Handwurzelknochen fällt die grobmaschige Spongiosastruktur auf. Die präparatorischen Verkalkungszonen in Epiphyse und Metaphyse sind nicht pathologisch verändert. (b) Das Mikroradiogramm der Beckenkammspongiosa (Biopsie) zeigt spärliche und unregelmäßig begrenzte Spongiosabälkchen mit zahlreichen Umbauplätzen als Ausdruck einer erhöhten Transformation des Knochens. Die Randzonen der normal kalkhaltigen Knochenmatrix zeigen eine partiell erhöhte Kalksalzkonzentration. Auch innerhalb der Knochenbälkchen sind Unterschiede der Mineralkonzentration nachweisbar. Die Osteozytenlakunen sind unterschiedlich groß. und man erkennt eine periosteozytäre Kalziolyse und durch Osteozyten eingeleitete Osteolysen im Knochen. Es herrscht das Bild einer verstärkten Transformation unter Mitwirkung der Osteozyten vor (Wirkung des Parathormons? Störung des Vitamin-D-Stoffwechsels?)

Ätiologie der Veränderung sind unklar. Bei den meisten Beobachtungen konnten keinerlei labor-chemische Befunde erhoben werden. Es ist eine hormonelle Störung angenommen worden. Bei Verlaufsbeobachtungen war erkennbar, daß Wachstum und Knochenbildung zur Norm zurückkehren und die Struktur der Knochen im Erwachsenenalter unauffällig ist.

Die *Nebennierenrinden-Hormone* (Kortikosteroide) bewirken beim Menschen eine verminderte Knochenneubildung bei meist unveränderter Knochenresorption. Die Wirkung dieser Hormone ist bei verschiedenen Tierarten unterschiedlich. Eine besondere klinische Bedeutung hat die Strukturauflockerung des Knochens durch Nebennierenrindenhormone bekommen, weil bei verschiedenen Erkrankungen, insbesondere aus dem rheumatischen Formenkreis, die Behandlung mit Kortikosteroiden (Cortison) zu einem *iatrogenen Hyperkortisonismus* geführt hat. Neben dem bekannten Krankheitsbild *des Morbus Cushing* als Folge der Überproduktion von Kortikosteroiden sind verschiedene Formen des Cushing-Syndroms, am häufigsten der jatrogene Hyperkortisonismus bekannt geworden (STRICKLAND, 1954; ELLEGAST, 1966). Der Schweregrad einer Osteoporose ist abhängig von *der Zeitdauer* der pathologischen Einwirkung des Hormons auf den Knochenumbau und dem Verhältnis von Formation zu Destruktion in der Tela ossea selbst (ELLEGAST, 1966/74). In Versuchen konnte festgestellt werden, daß die Resorptionsrate vor der Appositionsrate im Knochen beeinflußt wird. Die Transformation ist herabgesetzt. Nach *Adrenalektomie* konnte eine Erhöhung des Kalziumaustausches im Skelett festgestellt werden. Eine deutlich ausgeprägte Osteoporose als Folge des Morbus Cushing mit ihren Komplikationen, wie pathologischen Frakturen und Kompressionen der Wirbelkörper, tritt erst relativ spät in Erscheinung. Nach Cortisonbehandlung ist eine Osteoporose erst dann zu beobachten, wenn täglich 50 mg Cortison über etwa ein Jahr lang verabfolgt werden (MURRAY, 1960/61). Bei Frauen und älteren Menschen kann die Osteoporose etwas früher auftreten, da die Masse der Tela ossea in einem Knochen geringer ist. Eine Manifestation der Osteoporose mit röntgenologisch sichtbaren Veränderungen erfolgt zuerst im Bereich des Stammskelettes, also an der Wirbelsäule und am Beckenskelett. Die diskrete „Dreischichtung“ der Wirbelkörper beim Morbus Cushing ist durch horizontale, bandförmige Kompressionszonen von einigen mm Schichtdicke unmittelbar unter den Deckplatten der Wirbelkörper bedingt (HEPP u. MATTIASH, 1957; LICHTWITZ u. Mitarb., 1959; MUSSHOFF u. MÜLLER, 1964; ELLEGAST, 1966). Dieser Befund wird meist in der unteren Brust- und oberen Lendenwirbelsäule beobachtet (Abb. 78). Die Wirbel weisen die Zeichen von Frakturen auf und sind bikonkav oder keilförmig verschmälert. Das Beckenskelett zeigt bei der *Steroidosteoporose* umschriebene Verdichtungen und Aufwulstungen, die an *unvollständige Umbauzonen* denken lassen. Histologisch findet sich meist kein Anhalt für eine Osteomalazie der Tela ossea selbst. Es kommen auch typische „Umbauzonen“ vor. Von ELLEGAST (1965) wird ein *kostaler Typ* des jatrogenen Hyperkortisonismus hervorgehoben, der durch kugelige Verdichtungen und Verdickungen der Rippen im Bereich von Umbauzonen gekennzeichnet ist (Abb. 79). An allen Skelettabschnitten sind Strukturauflockerungen der Knochen beschrieben worden; auch das Schädelskelett zeigt ein fleckiges Bild im Sinne der „endokrinen Kraniopathie“ (ELLEGAST, 1963/65/74) als Ausdruck einer gestörten Transformation. Als Folge von *Knocheninfarkten* treten *aseptische Nekrosen* bei der Steroidosteoporose auf (Abb. 80), die Ursache weiterer Struktur- und Formveränderungen der Knochen sein können (UEHLINGER, 1950/64). Die „aseptischen Nekrosen“ im Bereich von Femurkopf oder Humerus können einseitig oder doppelseitig vorkommen und zum Bild der Charcot'schen Gelenke führen (MURRAY, 1960; MCFARLAND u. FROST, 1961; BOKSENBAUM u. MENDELSON, 1963; DIHLMANN, 1965; ELLEGAST, 1965; HEUCK, 1966; ELLEGAST u. SCHMOLLER, 1974).

Zuerst und am häufigsten sind *Kompressionen der Gelenkflächen* mit unterschiedlicher relativer Verdichtung der darunter liegenden Spongiosastrukturen erkennbar. Anatomische Untersuchungen resezierter Femurköpfe zeigten oft nur eine Osteoporose und Kompressionsfrakturen mit unvollständiger Heilung (UEHLINGER, 1959/64; MCFARLAND

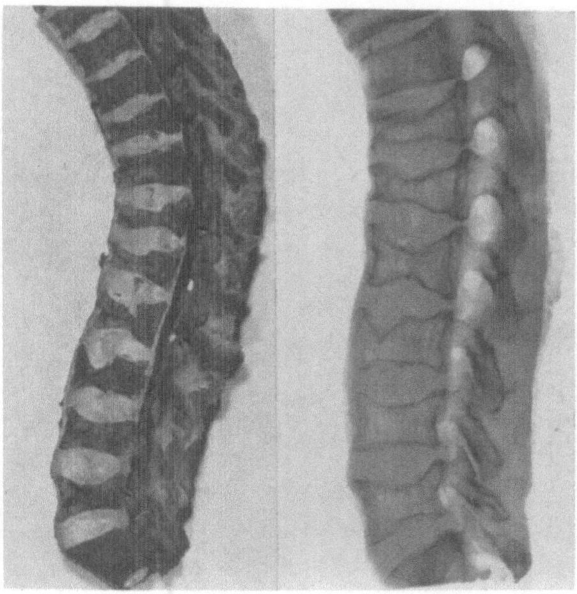

Abb. 78. Form- und Strukturveränderungen des Knochens bei Morbus Cushing. Präparat und Röntgenbild einer Wirbelsäule bei Steroid-Osteoporose und medikamentösem Cushing (nach HEUCK, 1970)

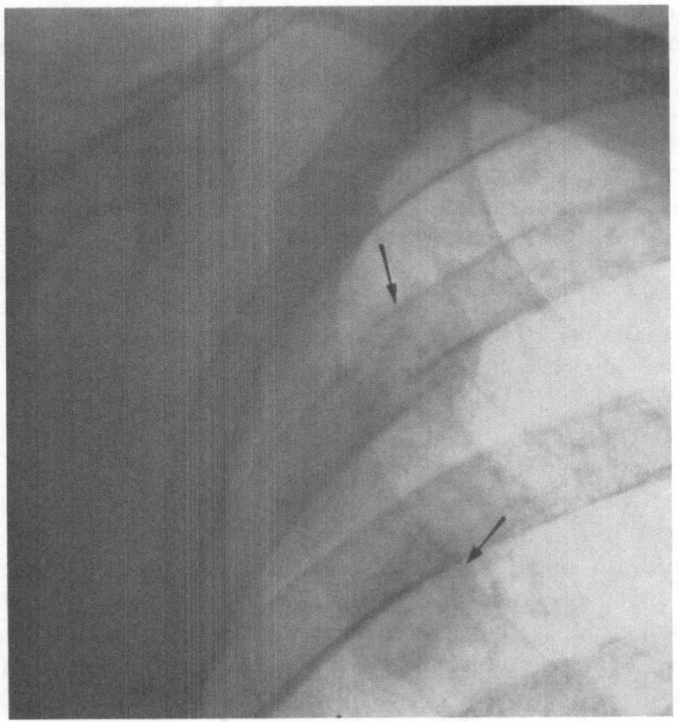

Abb. 79. Kugelig aufgetriebene Verdichtungen in Umbauzonen durch überschießende Kallusbildung bei Morbus Cushing. 53jähriger Mann (nach HEUCK, 1970)

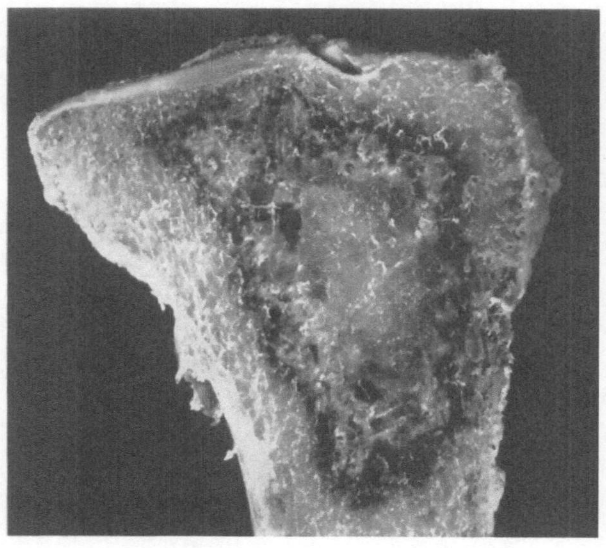
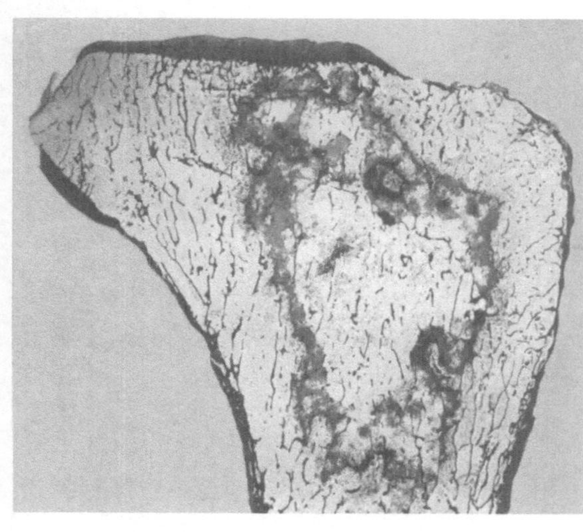

a b

Abb. 80. Aseptische Knochennekrose in der proximalen Tibiaepiphyse und -metaphyse nach Steroidbehandlung (a) Aufsicht des Präparates, (b) histologischer Schnitt. 76 jährige Frau (nach UEHLINGER, 1964)

u. FROST, 1961). Sehr ähnliche Veränderungen haben STEINBACH u. YOUNG (1966) in den lateralen Anteilen der Femurkondylen und den distalen Bereichen des Humerus (insbesondere bei Kindern) beobachtet. Die *schweren Skeletterkrankungen* sind bei der *jatrogenen Form des Morbus Cushing* häufiger zu finden als bei den durch Nebennierentumoren hervorgerufenen Erkrankungen. Die Strukturauflockerung der Knochen des Skelettes verschwindet auch nach Besserung des Cushing-Syndroms nicht vollständig (MURRAY, 1960/61). Im Kindesalter sind Knochenwachstum und Reifung verzögert (MEIXNER u. ELLEGAST, 1968/70). Die Wachstumszone im Bereich der Epiphysen ist sehr schmal. Nach Beseitigung der hormonellen Störung normalisieren sich Wachstum und Reifung. Die Osteoporose wird durch Bildung neuen Knochens neben dem alten Knochen ausgeglichen, doch bleibt die ursprüngliche Strukturauflockerung besonders im Bereich der Wirbel und der langen Röhrenknochen erhalten und auch im Erwachsenenalter nachweisbar (Abb. 81).

Es ist besonders bemerkenswert, daß *einige Tumoren*, wie das verhornende Plattenepithelkarzinom des Bronchus, *Polypeptide* erzeugen, die — ähnlich *wie das ACTH — die Nebennierenrinde* stimulieren können. Es kommen dann ebenfalls Strukturauflockerungen der Knochen im Sinne einer Osteoporose vor.

Das *sekundäre Cushing-Syndrom* durch vermehrte Ausschüttung der von der *Hypophyse* produzierten Wirkstoffe sei erwähnt, doch sind die Zusammenhänge *der komplexen hormonellen Störung* mit der Transformation des Knochens unzureichend bekannt. Die Strukturauflockerungen des Knochens bei der „osteoporotischen Fettsucht" („Askanazy") sind von RUTISHAUSER (1933) eingehend untersucht worden. Häufig findet sich als auslösende Ursache ein *basophiles Adenom des Hypophysenvorderlappens*, eine Hypertrophie der Nebennieren und eine Atrophie der Schilddrüse und der Ovarien. Es sind Parallelen zum Morbus Cushing erkennbar. Die hochgradige Osteoporose des Skelettes erleichtert das Auftreten von Spontanfrakturen, insbesondere am Stammskelett und den Rippen, die eine normale Heilungstendenz zeigen.

Durch die *Wachstumshormone* wird eine Stimulation der Knochenbildung mit Zunahme der Tela ossea im „Organ Knochen" erreicht, ohne daß es zu einer Spongiosklerose kommt (JACKSON u. Mitarb., 1968; JULIANI u. Mitarb., 1968/70; HARRIS u. HEANEY, 1969; RIGGS u. Mitarb., 1972; IKKOS u. Mitarb., 1974). Eingehende Kenntnisse über den Einfluß dieser Hormone auf die Transformation der Tela ossea liegen nicht vor.

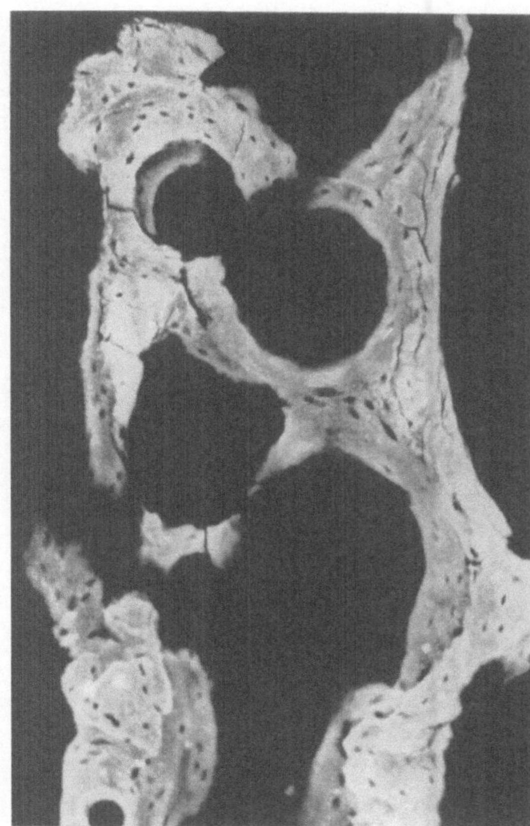
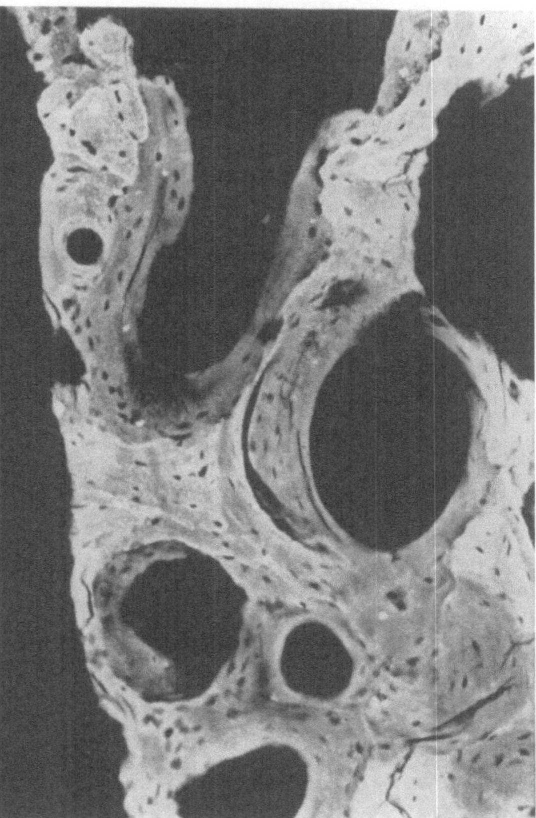

Abb. 81. Das Mikroradiogramm der Rippenspongiosa bei Morbus Cushing zeigt nach Beseitigung der hormonellen Störung neben der Strukturauflockerung den neu angebauten Knochen, ohne daß die ursprüngliche Strukturveränderung verschwunden ist. Die Mineralisationsdefekte des alten und neuen Knochens kommen zur Darstellung. Vereinzelte „begrabene Osteoidsäume", die durch mangelhafte Mineraleinlagerungen auffallen. Es liegt eine mosaikähnliche Struktur vor. Knochendünnschliff der Rippenspongiosa von etwa 50 μ. Ausschnitte verschiedener benachbarter Regionen (Vergrößerung 120 $\times$).

c) Störungen im Vitaminhaushalt

Neben den Hormonen spielen *die verschiedenen Vitamine* eine große Rolle im Knochenstoffwechsel. Als Folge eines Über- oder Unterangebotes von Vitaminen treten Veränderungen der Knochenstruktur auf. Der Zeitpunkt des Beginnes einer *Hypovitaminose* oder *Hypervitaminose* wird die Knochenveränderungen maßgeblich beeinflussen. Alle im Wachstumsalter auftretenden Störungen haben nicht nur einen Einfluß auf Knochenbildung und Knochenwachstum, sondern hinterlassen bleibende Veränderungen von Form und Struktur der Knochen (s. S. 55ff.). So muß bei Deformierungen des Skelettes und Strukturauflockerungen der spongiösen Knochenanteile immer eine komplexe Störung des Vitaminhaushaltes erörtert werden. Im Erwachsenenalter wird sich eine Hypovitaminose erst relativ spät röntgenologisch erfassen lassen, da die Strukturauflockerung und deren Folgen, wie Umbauzonen oder pathologische Frakturen, erhebliche feingewebliche Veränderungen voraussetzen (s. S. 195ff.). Die größte Bedeutung für den normalen Ablauf von Knochenbildung und Transformation der Tela ossea kommt dem *Vitamin D* und seinen Metaboliten zu (SNAPPER u. Mitarb., 1954; UEHLINGER u. FRICSAY, 1958; FRASER u. Mitarb., 1970; DE LUCA, 1972; SCHAEFER u. Mitarb., 1973), während das *Vitamin C* nur bei verminderter und das *Vitamin A* (CAFFEY, 1951) bei übermäßig starker Aufnahme durch den Organismus im Wachstumsalter Störungen der Knochenbildung hervorrufen können.

Die *generalisierte Strukturauflockerung* des spongiösen Knochens zeigt meist eine Vergröberung der erhaltenen Bälkchen und Lamellen bei Verminderung der Zahl, und in der Diaphysenkompakta ist die „Aufblätterung" oder Spongiosierung des Knochens beachtenswert (Abb. 82). Horizontale Bälkchen oder Platten in den Metaphysen können als

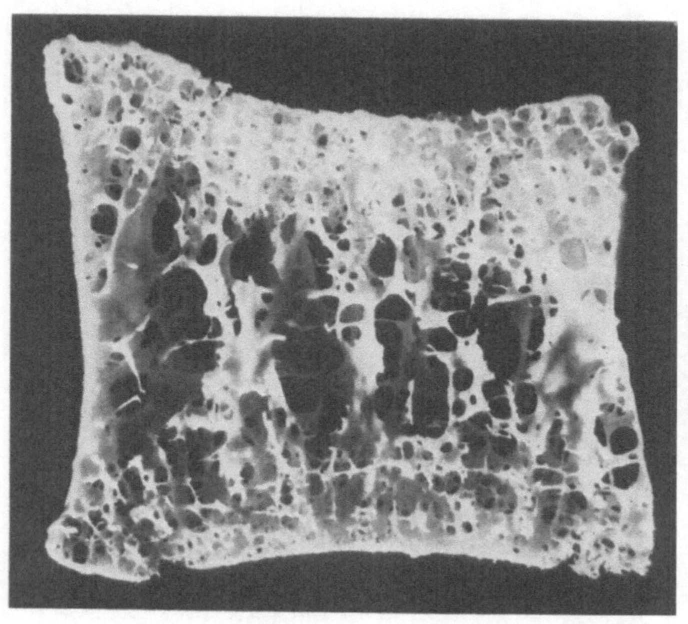

a

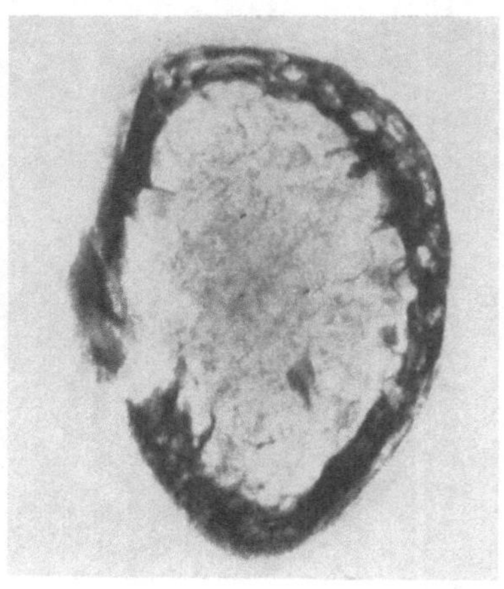

b

Abb. 82. Generalisierte Strukturauflockerung des spongiösen und kompakten Knochens bei schwerer Osteomalazie. (a) Mazerationspräparat eines Wirbelkörpers, der die Zusammensinterung der kranialen Spongiosa als Ausdruck zahlreicher Mikrofrakturen erkennen läßt. Es resultiert eine „relative" Verdichtung der Spongiosa. (b) Querschnitt durch die Diaphysenkompakta eines Röhrenknochens. Aufblätterung der Kompakta mit gröberen Defekten als Ausdruck der Transformation und des gestörten Knochenanbaues. 51 jährige Frau

narbige Restzustände einer Störung im Vitaminhaushalt des Knochens auch nach Abklingen der Erkrankung noch lange nachgewiesen werden (s. S. 59ff.). Die bei dem gestörten Umbau des Knochens auftretenden Mineralisationsdefekte in der Matrix (Abb. 83), insbesondere bei den osteomalazischen Formen der Hypovitaminose D (MIGNANI u. Mitarb., 1960; FROST, 1963; FRAME u. Mitarb., 1965) geben durch veränderte Festigkeit der Tela ossea Anlaß zu Umbauzonen an den Prädilektionsstellen des Skelettes (s. S. 195ff.), und es kommen Deformierungen der Knochen des Stammskelettes und Verbiegungen der Extremitätenknochen vor. Der Umbaumodus wird durch die Einwirkung von *Mikroströmen* auf die Transformation der Tela ossea beeinflußt. Durch die Belastung des Knochens infolge einer Biegung entstehen an den Oberflächen unterschiedliche Ladungen, die den Abbau oder Anbau von Knochengewebe zusätzlich stimulieren (s. S. 20ff.).

Eine *hyperostotische Komponente* der Strukturveränderung kommt bei der Hypervitaminose A vor und kann sich in periostalen Reaktionen und Verdickungen der kompakten Knochenpartien zu erkennen geben (CAFFEY, 1951). Die verminderte Aufnahme von Vitamin C führt im Wachstumsalter zu der Moeller-Barlow'schen Krankheit, bei der neben Störungen der Knochenbildung mit Strukturunregelmäßigkeiten in der Wachstumszone („Trümmerfeldzone") *subperiostale Hämatome* an den Röhrenknochen auftreten, die mit einer ungewöhnlichen Knochenneubildung im Hämatomgebiet einhergehen. Nach Substitution des Vitamin C-Mangels kommt es durch Transformationsvorgänge im Laufe des Wachstums zu einer Normalisierung von Form und Struktur des Knochens.

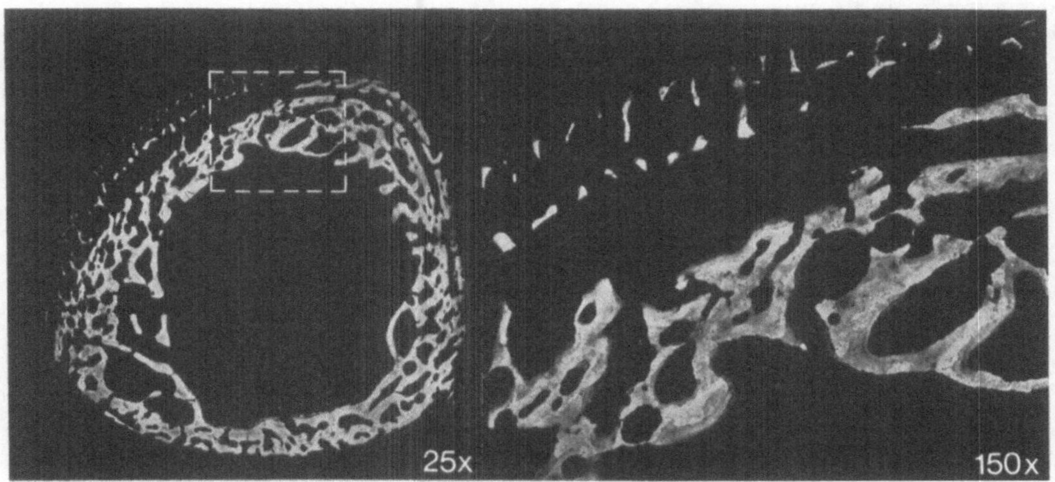

a

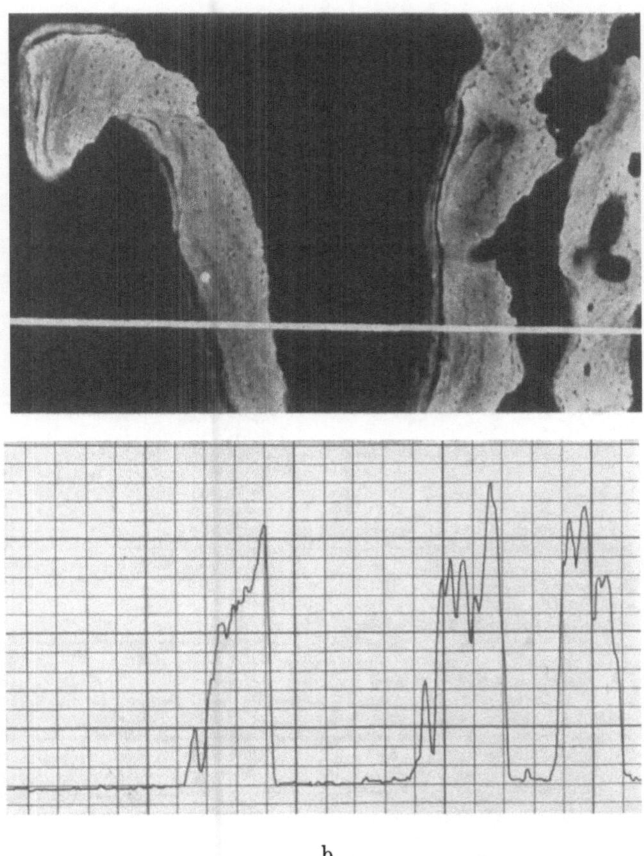

b

Abb. 83. Verschiedenartige Mineralisationsdefekte in der Tela ossea bei Vitamin-D-Mangelerkrankungen im mikroradiographischen Bild des Knochens. (a) Floride Rachitis bei 10 Monate altem Knaben. Das Mikroradiogramm eines Querschnittes durch den Femurschaft zeigt die Strukturauflockerung und eine ungeordnete periostale Apposition deutlich. In der Ausschnittsvergrößerung sind die Mineralisationsdefekte der Tela ossea erkennbar. (b) Das Mikrodensitogramm zeigt die großen Schwankungen der Mineralkonzentration, insbesondere die niedrige Mineralisation der „begrabenen", nicht verkalkten Osteoidsäume (Vergrößerung 170 ×).

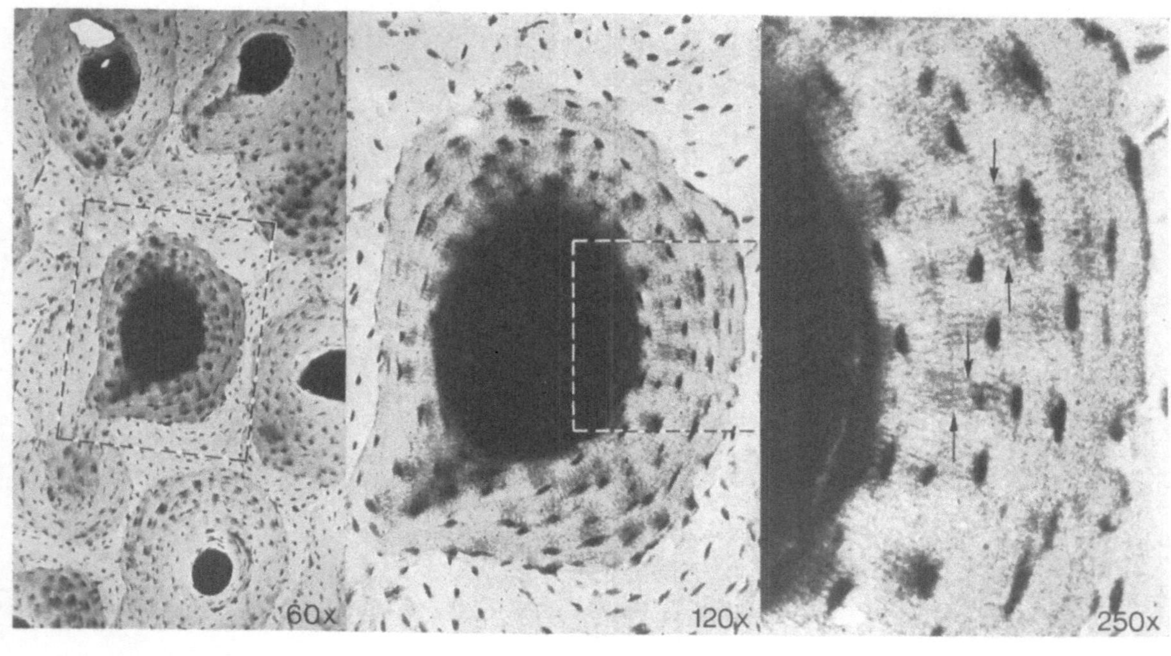

c

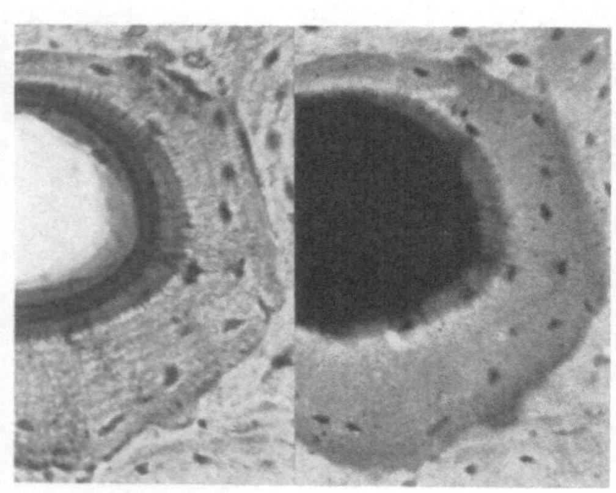

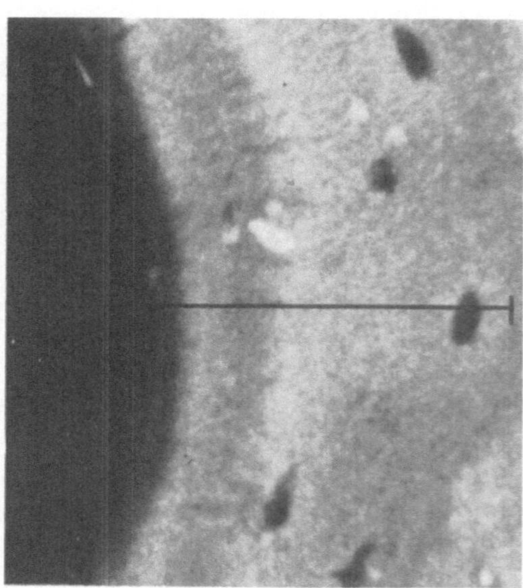

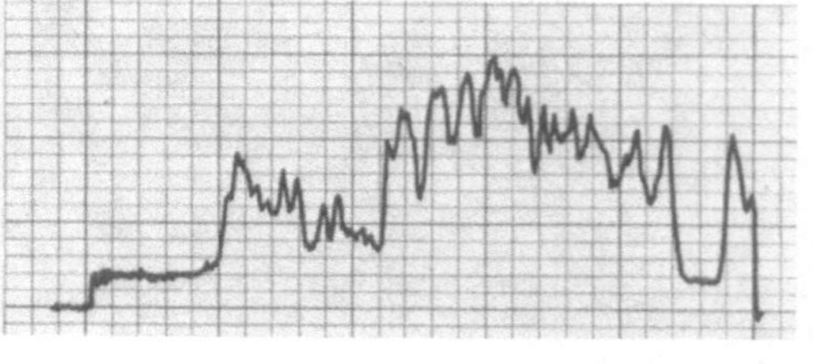

e

Abb. 83. (c) Mineralisationsdefekte der Tela ossea bei Vitamin D-resistenter Rachitis eines 12jährigen Jungen. Neben der unterschiedlichen Größe der Osteozytenlakunen sind periosteozytäre und perikanalikuläre Mineralisationsdefekte (sog. „Bartosteozyten") bei zunehmender Vergrößerung gut erkennbar (nach HEUCK, 1969). (d) Knochendünnschliff einer Osteomalazie (links gefärbtes Präparat, rechts Mikroradiogramm), der Unterschiede in der Mineralkonzentration im Bereich des osteoiden Saumes und des Osteons zeigt (Vergrößerung 200 ×). (e) Mit Hilfe der Mikrodensitometrie können die Unterschiede der Mineralkonzentration objektiviert werden. In der breiten Demarkationslinie des Osteons findet sich der höchste Mineralgehalt (Vergrößerung 380 ×) (nach HEUCK, 1974)

Die subtile Strukturanalyse der morphologischen Veränderungen im Röntgenbild und Verlaufsbeobachtungen der Erkrankungen durch Störungen im Vitaminhaushalt werden wichtige Informationen zur Biodynamik des Krankheitsgeschehens geben.

d) Stoffwechselstörungen

Alle im Organismus auftretenden Stoffwechselstörungen, insbesondere Veränderungen im Mineralhaushalt, werden sich auf die normale Transformation der Tela ossea im „Organ Knochen" direkt oder indirekt auswirken und zu einer reaktiven Veränderung der Struktur führen (Abb. 84). Eine zentrale Bedeutung kommt dem Kalzium- und Phosphorstoff-

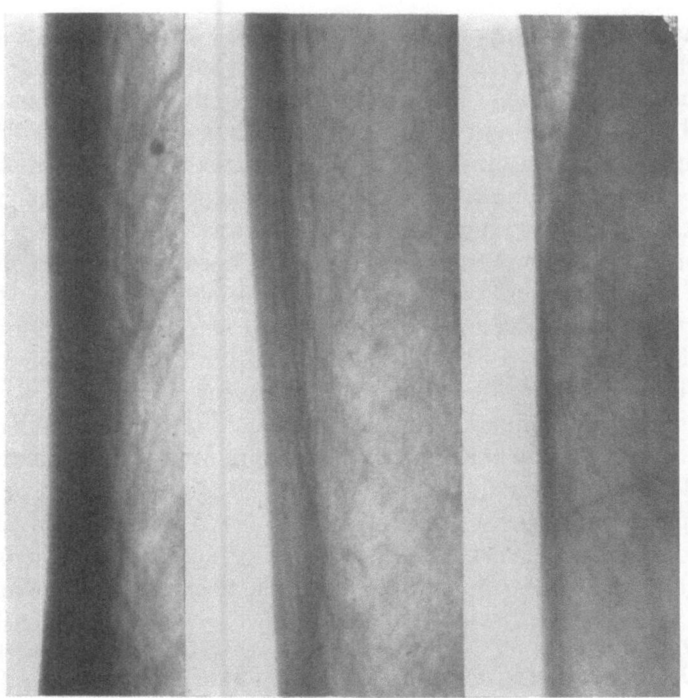

Abb. 84. Stufen der Strukturauflockerung der Diaphysenkompakta bei enterogener Osteopathie infolge Malabsorption, Steatorrhoe und Zustand nach ausgedehnter Dünndarmresektion. Die Femurdiaphyse zeigt im Röntgenbild eine vom Markraum zur Peripherie fortschreitende Verschmälerung mit Strukturauflockerung im Sinne der Spongiosierung (von links nach rechts)

wechsel für die Lebensvorgänge im Knochen zu. Der Eiweißstoffwechsel beeinflußt die Knochenbildung, so daß nach Ernährungsstörungen, insbesondere längeren Hungerperioden, eine Reduktion des Knochengewebsvolumens und damit eine Strukturauflockerung der einzelnen Knochen auftritt (Uehlinger, 1948; Schmitt, 1949; Sassen u. Schenkelberg, 1958). Durch Resorptionsstörungen im Magen-Darm-Kanal infolge einer Steatorrhoe, nach ausgedehnten operativen Eingriffen und Resektionen im Bereich des Magen-Darm-Kanals, nach Erkrankungen der Bauchspeicheldrüse oder der Leber und des galleableitenden Systems, als Folge chronischer Enterokolitis, des Morbus Crohn und des Morbus Whipple oder der idiopathischen Steatorrhoe kommen Strukturauflockerungen der Spongiosa im Sinne einer Osteoporose nach einer mehr oder weniger langen Latenzzeit zustande, die sich auch röntgenologisch nachweisen lassen (BUSSABARGER u. Mitarb., 1938; MIYAKAWA u. STEARNS, 1942; REINWEIN, 1962; FOURMAN u. Mitarb., 1968; HEUCK, 1968).

Durch Stoffwechseluntersuchungen konnte nachgewiesen werden, daß nicht allein der Eiweißmangel, sondern insbesondere ein Kalziumdefizit infolge der Resorptionsstörung durch den Darm eintritt (DELLER, 1966). Es konnte mit Hilfe radioaktiv markierter Kalziumverbindungen bei einer großen Anzahl verschiedenartiger Erkrankungen des Magen-Darm-Kanals als Ursache der Strukturveränderungen des Knochens ein sekundärer Hyperparathyreoidismus mit einer Störung im Mineralhaushalt festgestellt werden (BARTELHEIMER u. KUHLENCORDT, 1965). Neben einer Verminderung der Tela ossea im Gesamtvolumen eines Knochens sind histologisch-mikroradiographisch deutliche Veränderungen im Kalksalzmosaik festgestellt worden (ELLEGAST, 1958; HAAS, 1966; HEUCK, 1968).

Die osteomalazische Komponente mit vermehrt auftretenden Osteoidsäumen und Mineralisationsdefekten der Tela ossea ist nur bei gleichzeitig vorhandener Störung im Vitamin D-Haushalt zu finden. Das makroskopische Röntgenbild zeigt ebenso wie der mikroradiographische Befund ein Überwiegen der Osteoporose (Abb. 85). Mit zunehmendem Substanzverlust an Tela ossea tritt auch bei dieser Form der metabolischen Osteopathie eine *statische Insuffizienz der Knochen* auf, die eine erhöhte Knochenbrüchigkeit zur Folge hat (ELLEGAST, 1958/61; ATZENHOFER-BAUMGARTNER, 1972). Bei den verschiedenen Formen der gastrointestinalen Osteopathie und der hepatogenen Osteopathie können sich Umbauzonen in den typischen Skelettregionen entwickeln (ASK-UPMARK, 1939; COCCHI, 1951; HEUCK, 1968). Das Mikroradiogramm zeigt bei diesen Systemerkrankungen des Skelettes auch Mikrofrakturen. Es fällt jedoch auf, daß oft hoch mineralisierte Bezirke der Spongiosa und Kompakta bevorzugt Mikrofrakturen erkennen lassen. In der Nähe von Kittlinien und hoch mineralisierten Bezirken der Schaltlamellen des kompakten Knochens fand FROST (1960) häufiger Mikrofrakturen als in den niedrig mineralisierten Osteonen, ein Befund, der für die osteoporotische Komponente der Osteopathie spricht. Die meist komplexe Stoffwechselstörung macht das Auftreten von Mischformen einer Osteoporose und Osteomalazie, nach Mitbeteiligung des Parathormons bei der Regulation der vorliegenden Störung auch einer osteoklastischen Komponente verständlich.

Der *Kalziumstoffwechsel* spielt bei allen Strukturauflockerungen des Knochens, insbesondere der Osteoporose und Osteomalazie, die entscheidende Rolle (NEUMAN u. NEUMAN, 1958). Der Kalziumspiegel im Serum ist auf 9—11 mg % eingestellt. Die ionisierte Fraktion mit 3—6 mg % bestimmt den Schwellenwert der Impulsübertragung, ist ferner erforderlich für den normalen Ablauf der Blutgerinnung und spielt bei der Regulation der Gefäßpermeabilität eine wichtige Rolle. Da der Spiegel des Serumkalzium auch als *Puffer* bei Azidose und Alkalose wirkt, ist eine Kontrolle durch verschiedene Sicherungssysteme des Organismus gewährleistet, so daß eine hohe biologische Konstanz garantiert werden kann (Abb. 86). Der Konstanthaltung des Serumkalziumspiegels dient ein hormonal gesteuertes und ein physikalisch-chemisches Regulationssystem. Die hormonale Steuerung wird vom Parathormon und dem Thyreokalzitonin gewährleistet. Eine Entfernung aller Epithelkörperchen führt zu einem Absinken des Kalziumspiegels im Serum auf 7 mg %. Dieser „Basiskalziumspiegel" von 7 mg % wird durch den Ionenaustausch zwischen Skelett und Gewebsflüssigkeit konstant gehalten. Die Blutflüssigkeit steht mit der Gewebsflüssigkeit des Knochens in einem ständigen Austausch. Es ist bekannt, daß nicht nur das Parathormon, sondern auch das Cortison den Kalziumgehalt des Knochens über eine Beeinflussung des Zitratstoffwechsels reguliert. Ein Nebennierenausfall hat eine kalziummobilisierende Wirkung auf das Skelett, so daß es über diesen Weg zu einem Hyperkalzämiesyndrom kommt. Einzelheiten dieses Mechanismus sind noch nicht bekannt (PRADER, UEHLINGER u. ILLIG, 1959).

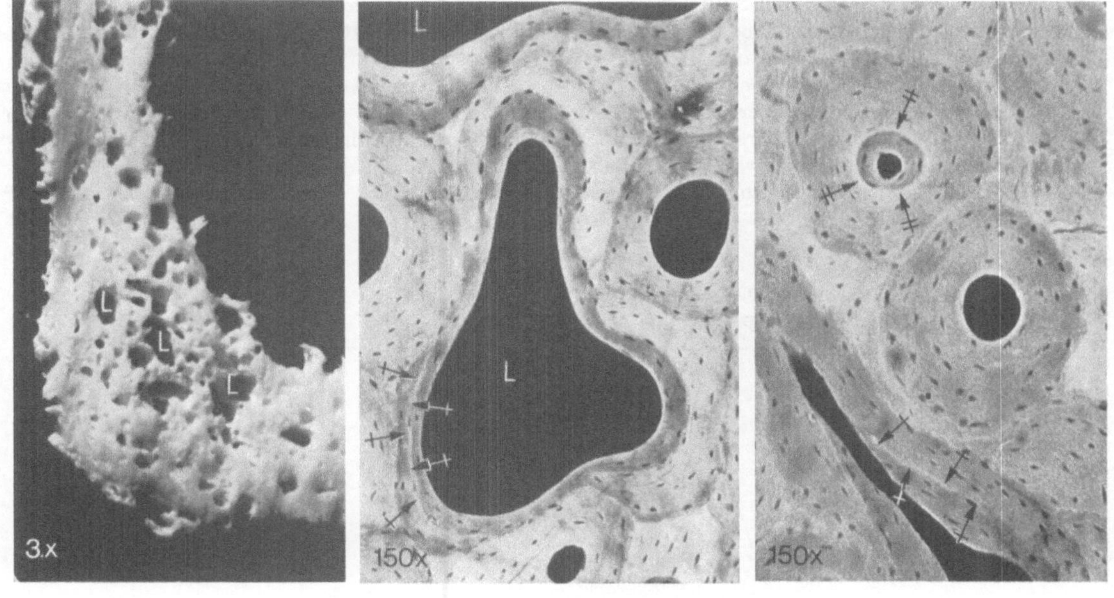

a

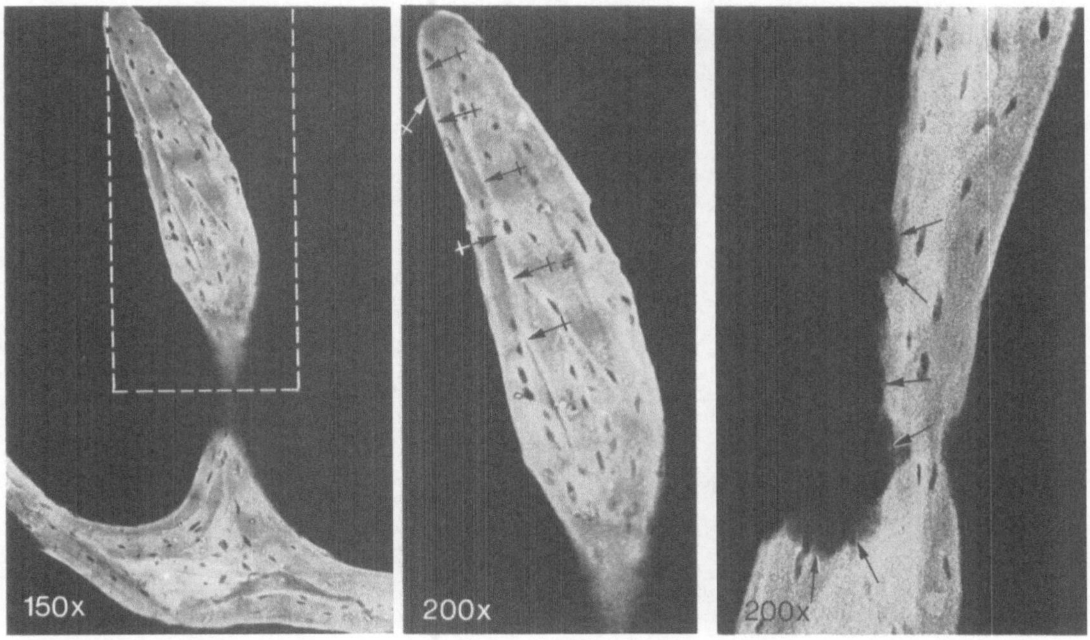

b

Abb. 85. Knochenstruktur nach länger bestehender hepatogener Osteopathie. (a) Das Mazerationspräparat der Femurdiaphyse zeigt einen Verlust an Knochengewebe durch Spongiosierung der Kompakta infolge lakunären Aufbrauchs (L). Im Mikroradiogramm sind Kitt- und Zementlinien (+→) und Kokardenosteone (++→) neben Unterschieden der Mineralkonzentration der Knochenmatrix erkennbar. (b) In der Spongiosa des proximalen Femurabschnittes zeigt das Mikroradiogramm relativ glatt konturierte Bälkchen und Lamellen, vereinzelt osteoklastären Abbau durch Howship'sche Resorptionslakunen (→) und innerhalb der Tela ossea hochmineralisierte Kitt- oder Zementlinien (+→). (Nach HEUCK, 1969)

In den meisten Kulturländern wird eine Kalziummenge von 1000 mg mit der täglichen Nahrung aufgenommen (Abb. 87). Als durchschnittlich ausreichend sichere Menge werden 400—500 mg Kalzium pro Tag „Sicherheitsdosis" (Uehlinger, 1964/66) angegeben. Während des Wachstums und der Gravidität benötigt der Organismus eine größere Menge an Kalzium, die etwa 1500 mg pro Tag betragen sollte. Serienuntersuchungen an Frauen während der Stillzeit haben gezeigt, daß deutliche Verluste an Knochensubstanz eintreten (Atkinson u. West, 1970). Die Aufnahme einer größeren Menge an Kalzium wird nur unter Bedingungen eines gestörten Stoffwechsels zu Schädigungen führen (z. B. Vitamin D-Überempfindlichkeit bei Kindern). Zur sicheren Analyse einerStörung im Kalziumstoffwechsel sind Bestimmungen des Serumkalzium und Phosphors nicht ausreichend. Spezielle Untersuchungen zum Kalziumhaushalt, insbesondere eine Korrektur des Serumkalziums auf

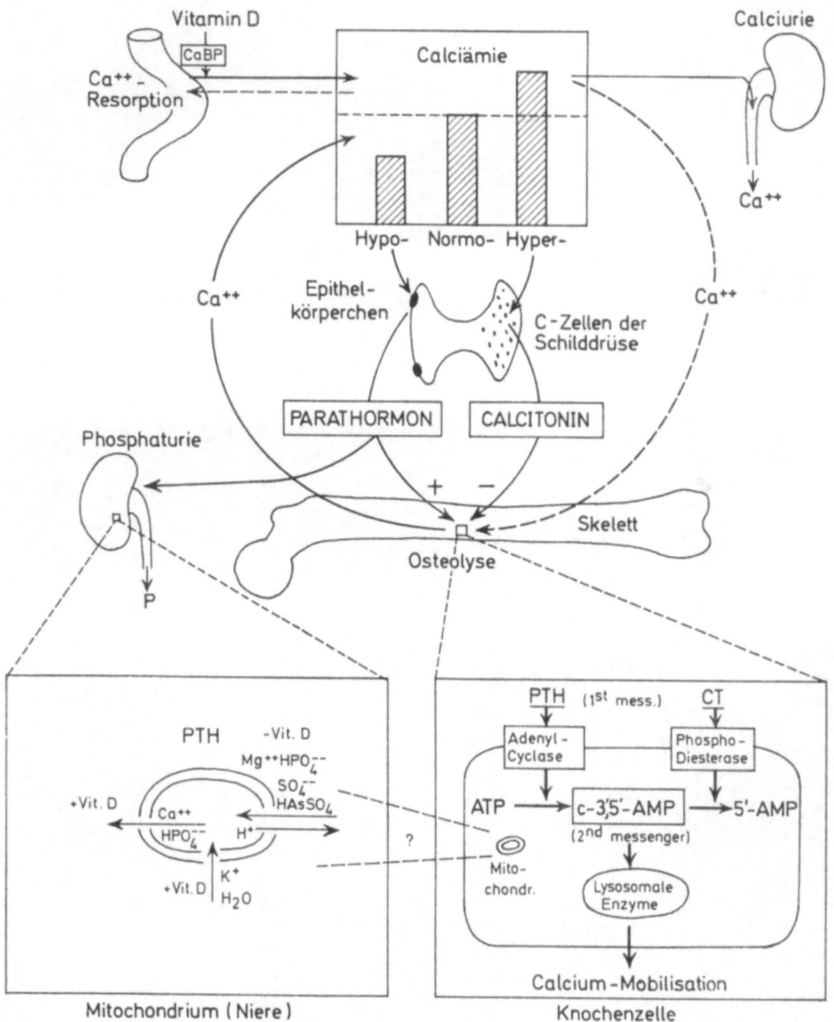

Abb. 86. Schematische Darstellung der Kalzium-Homöostase durch hormonelle Steuerung sowie die Mitwirkung der Knochenzellen und der Nieren (nach Ziegler, 1971)

das Gesamtprotein sind sinnvoll. Eine weitere Differenzierung der Störung des Kalziumstoffwechsels gelingt mit 45-Ca und 47-Ca (North u. Mitarb., 1962; Sack, 1967/73; Schneider u. Montz, 1971; Montz u. Mitarb., 1973/74; Hehrmann u. Mitarb., 1974). Mit dem Stoffwechselmodell von North, Belcher u. Fraser (1962) konnten Schneider u. Montz (1971) verschiedenartige Veränderungen des Kalziumstoffwechsels nachweisen. Neben einem intestinalen Typ mit Störung der enteralen Kalziumresorption fand sich ein nephrogener Typ mit vermehrter Kalziumausscheidung durch den Urin und bei Frauen in der Menopause ein vermehrter Kalziumverlust durch den Stuhl.

Eine *Osteoporose* konnte im Tierexperiment *durch Kalziummangeldiät* erzeugt werden. Nach McClendon u. Gershon-Cohen (1959) muß diese Mangelernährung jedoch *bereits im Wachstumsalter* beginnen, da bei ausgewachsenen Tieren die Kalziummangeldiät nur eine geringe Wirkung auf das Skelett erkennen ließ. Das Auftreten einer Osteoporose nach Kalziummangeldiät haben VIRTAMA u. KALLIO (1961) durch densitometrische und morphometrische Analysen des Röntgenbildes von Röhrenknochen bei Ratten kontrolliert. Bereits nach 6 Monaten war ein Mineralverlust von 10 % festzustellen. Mit dem Röntgenbild konnten jedoch Mineralverluste erst bei 20 % erfaßt werden, die nach 9 Monaten vorlagen. Es war keine Bevorzugung eines Knochens im Skelett festzustellen, der Entkalkungsgrad war in allen Knochen etwa gleich ausgeprägt. Vergleichsuntersuchungen über die Bedeutung der Kalziumaufnahme mit der Nahrung haben HURXTHAL u. VOSE (1969) an 53 osteo-

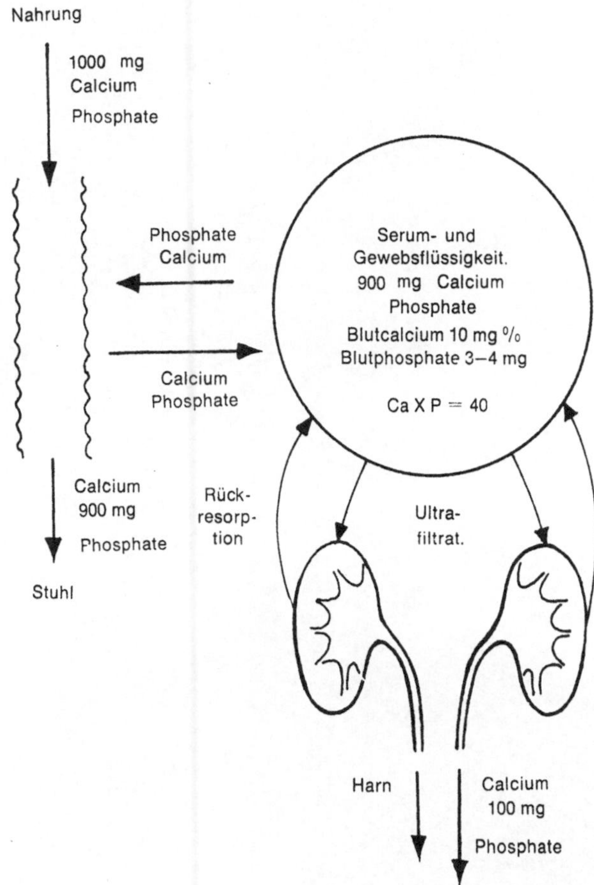

Abb. 87. Schematische Darstellung der Kalzium-Bilanz des Organismus (nach UEHLINGER, 1964/66)

porotischen Personen und 53 gesunden Menschen durchgeführt. Es fand sich, daß *die Kranken mit einer Osteoporose wesentlich weniger Kalzium* mit der Nahrung aufgenommen hatten als das Vergleichskollektiv. Die Mineralkonzentration im Wirbelknochen lag um 60 % niedriger als in einer Kontrollgruppe. Die Gesamtkalziumaufnahme war bei den Patienten mit Osteoporose, verglichen mit den gesunden Menschen, etwa 20 % geringer. Da im Laufe des Alterungsprozesses die Kalziumabsorption im Magen-Darm-Kanal vermindert ist, wird eine größere Aufnahme von Kalzium bei älteren Menschen erforderlich, um eine positive Kalziumbilanz aufrecht zu erhalten. Durch eine negative Calciumbilanz wird während der normalen Umbauvorgänge im Knochen ein Defizit im Sinne der Osteoporose auftreten. Bei den verschiedenen Systemerkrankungen des Skelettes ist die Kontrolle des Kalziumstoffwechsels erforderlich, um die Ursache der zugrunde liegenden Störung aufzuklären.

e) Strukturauflockerungen bei medullären Störungen

Zu den Systemerkrankungen des Skelettes, bei denen eine Strukturauflockerung durch Verminderung des Knochengewebsvolumens zunächst nur sehr diskret und meist generalisiert auftritt, gehören solche pathologischen Zustände, die nicht in der Tela ossea selbst

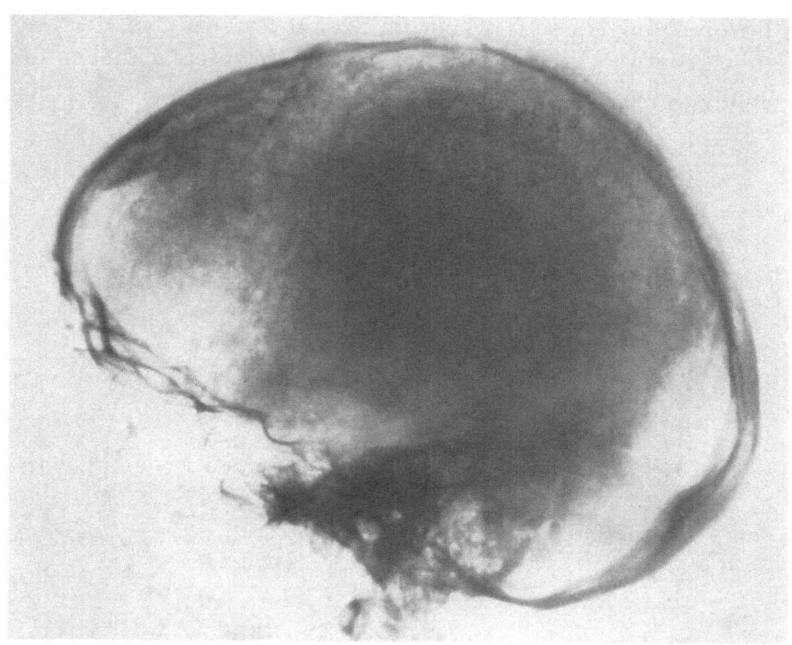

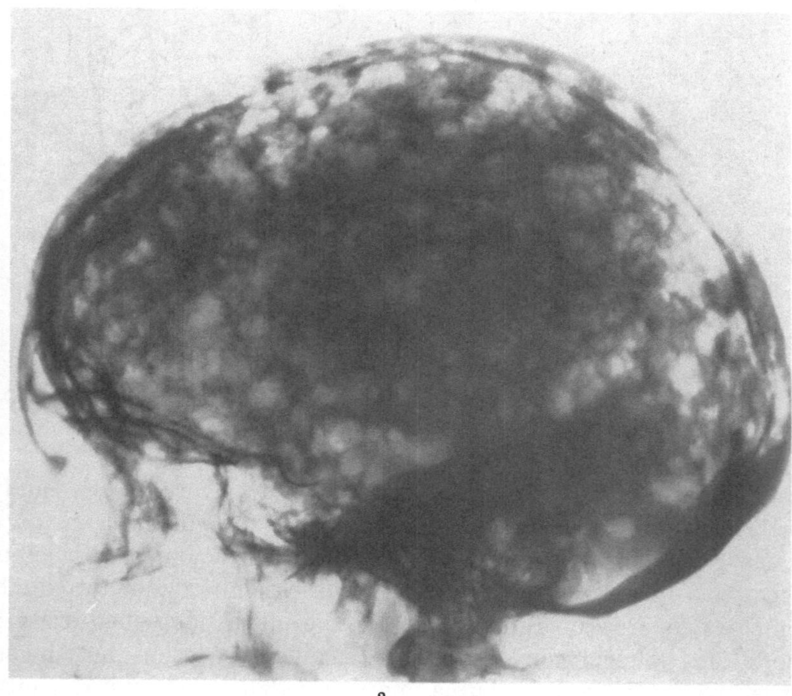

a

Abb. 88. Diffuse und fleckige Strukturauflockerungen der Spongiosa bei Plasmozytom. (a) Zunahme der Osteolysen im Bereich der Diploespongiosa des Schädelknochens im Laufe eines Jahres. (b) Das mikroradiographische Bild der Spongiosa bei Plasmocytom zeigt nur vereinzelt Zeichen einer osteoklastären Resorption. Die stark verminderte Spongiosa weist glatte Randkonturen auf. Der Mineralgehalt der verbliebenen Bälkchen zeigt im Vergleich zum Normalknochen keine Unterschiede (nach HEUCK 1970)

ablaufen, sondern im *Markgewebe* lokalisiert sind. An erster Stelle ist das *diffuse Plasmozytom* zu nennen, bei dem eine allgemeine Strukturauflockerung und damit eine erhöhte Strahlendurchlässigkeit des Knochens beobachtet werden kann (Abb. 88). In der Auseinandersetzung zwischen dem neoplastischen Knochenmarkprozeß und der Tela ossea kommt es zu einer vermehrten Resorption des Knochengewebes. Diese Formen des Myeloms werden manchmal von pathologischen Frakturen und Umbauzonen, Verbiegungen des Knochens und Fischwirbelbildungen begleitet. Die *lokal stärkere Destruktion von Knochen* bei der *tumorösen Form* des Plasmozytoms wird diese differential-diagnostischen Probleme gegenüber Osteopathien nicht aufweisen. Eine frühzeitige Erkennung der diffus über das ganze Skelett verteilten Strukturauflockerung wird noch dadurch erschwert, daß die Plasmozytome in den späteren Lebensjahrzehnten auftreten, also einen bereits atrophischen Knochen zusätzlich verändern. Das morphologische Erscheinungsbild der

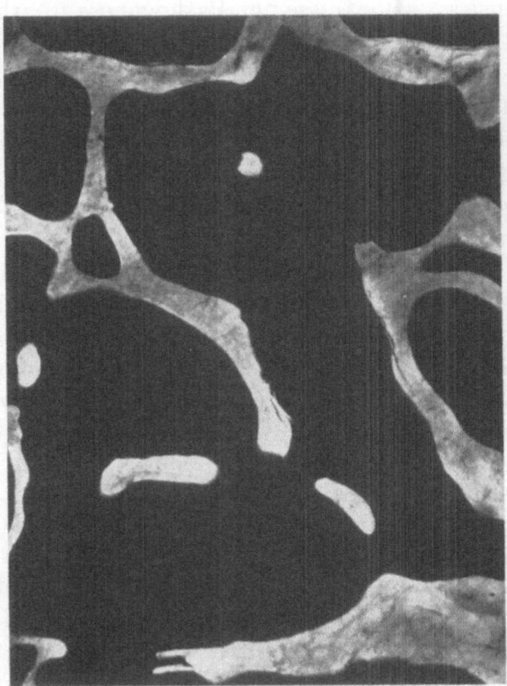

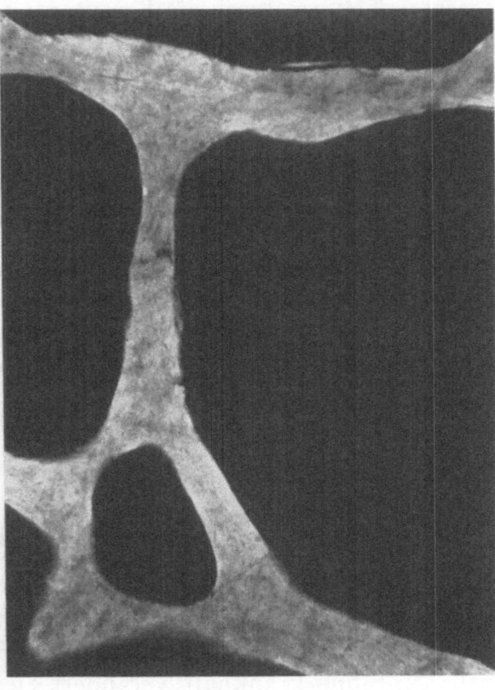

Abb. 88 b

Knochen ist dadurch gekennzeichnet, daß die zentralen Spongiosabezirke verschwinden und nur die relativ dünne Kortikalis erhalten bleibt. Im Gegensatz zur senilen Knochenatrophie bleiben beim diffusen Plasmozytom z. B. im Bereich der Wirbelkörper auch die *zentralen*, tragenden Bälkchen und Lamellen, die in kranio-kaudaler Richtung verlaufen und zum Bild der „hypertrophischen Atrophie" führen, *nicht erhalten*, sondern es kommt *zu einer diffusen Rarefizierung der Knochenstrukturen*. Ein solches Röntgenbild sollte immer zu weiteren klinischen Untersuchungen Anlaß geben, da nur die Serum-Eiweiß-Analyse und das Sternalpunktat die Vermutungsdiagnose sichern können.

Eine ausgeprägte Strukturauflockerung mit lokal stärkeren, fleckigen Knochendefekten kommt bei der *Makroglobulinämie* Waldenström vor (Vermess, Pearson, Einstein u. Fahey, 1972). Die plasmozytomähnlichen Destruktionen sind nicht nur generalisiert sondern auch solitär, multipel oder zystisch ausgebildet.

In diese Gruppe von Strukturauflockerungen durch diffuse Rarefizierung der Tela ossea gehören auch die seltenen Formen einer *generalisierten metastatischen Knochenkarzinose*. Es kommt zu diffusen Strukturauflockerungen durch den raumfordernden Prozeß der im Markraum infiltrierend wachsenden Metastasen.

II. Die lokalisierte, pathologische Strukturauflockerung

Neben den erläuterten Formen der Umbaustörungen des Knochengewebes, die zu einer *generalisierten Strukturauflockerung* führen, kommen *lokal stärker ausgeprägte oder umschriebene, monostisch oder polyostisch entwickelte Strukturveränderungen* des Knochens bei verschiedenartigen Erkrankungen vor. Die gestörte Transformation betrifft in regelloser Weise einzelne oder mehrere Knochen des Skelettes, ist manchmal symmetrisch angeordnet oder als umschriebener, pathologischer Prozeß in bestimmten, für die Erkrankung charakteristischen Abschnitten eines Knochens röntgenologisch nachweisbar. Zu dieser Form der Strukturauflockerung gehören die *diffusen*, manchmal flächenhaften Veränderungen, die posttraumatisch in den distalen Abschnitten eines frakturierten Knochens auftreten können und eine „Stauungsosteoporose" darstellen. Die häufig im Schrifttum für diesen Knochenprozeß gewählte Bezeichnung „Inaktivitätsosteoporose" oder „Inaktivitätsatrophie" ist durch die Erweiterung unserer Kenntnisse zur Pathogenese überholt (BORDEAUX u. HUTCHINSON, 1953; GEISER u. TRUETA, 1958; CHAPCHAL, 1964; WAGNER, 1965; WILLERT, 1966; MACH, 1971).

Bleibt die der Transformationsstörung zugrunde liegende *Stauung oder Zirkulationsstörung* über einen längeren Zeitraum bestehen, so entwickelt sich eine völlig *veränderte Struktur des spongiösen Knochens*, die nach Ausheilung der Erkrankung als vergröberte Architektur der spongiösen Bauelemente noch sehr lange röntgenologisch nachweisbar bleibt.

Flächenhafte, manchmal landkartenartig begrenzte Strukturauflockerungen oder Entkalkungen des Knochens finden sich bei verschiedenen Formen des Hyperparathyreoidismus, bei der Osteodystrophia deformans Paget, den fibrösen Dysplasien und als sekundäre Knochen-Veränderung bei Erkrankungen des Knochenmarkes (s. S. 47ff.). Von den flächenhaft diffusen Strukturveränderungen sind fließende Übergänge zu den *pseudozystischen oder zystischen Formationen* erkennbar, die durch Verlaufskontrollen im Röntgenbild die Dynamik der reparativen Rekonstruktion des Knochens erkennen lassen.

1. Die lokalisierte, diffuse Strukturauflockerung

Nach Ruhigstellung einer Extremität tritt durch Verminderung des Knochengewebsvolumens (Knochenmasse) im Gesamtorgan eine Inaktivitätsosteoporose oder Inaktivitätsatrophie auf, die alle Knochen des betroffenen Skelettabschnittes erfahren, ohne im eigentlichen Sinne krankhaft verändert zu sein (s. S. 94ff.). Es bestehen grundsätzliche Unterschiede zwischen der Inaktivitätsatrophie und einer posttraumatisch auftretenden Strukturveränderung des Knochens infolge Immobilisation und Zirkulationsstörung, die auf den beteiligten Skelettabschnitt beschränkt sind. Neben der Strukturveränderung der Knochen entwickeln sich nach Ruhigstellung einer Extremität ein Muskelschwund und eine Hautatrophie. Der *krankhaft gesteigerte Zustand* eines gestörten Knochenumbaues mit Strukturveränderungen ist als „Sudeck'sches Syndrom" oder „akute Knochendystrophie" bekannt (WEISS, 1957; LETTERER, 1959; UEHLINGER, 1959). Im Vordergrund steht neben der Strukturauflockerung des Knochens eine Zirkulationsstörung mit Marködem und ein osteoklastärer Knochenabbau, dem ein nur geringer Knochenanbau gegenübersteht. Die Steuerungsmechanismen werden bei dieser Art der Transformation des Knochengewebes einen vollständigen Schwund im Sinne der progressiven Osteolyse verhindern (JENTSCHURA, 1963). Die Parallelen des gesteuerten Substanzverlustes durch Transformation zur posttraumatischen Osteolyse eines Knochenabschnittes sind bemerkenswert.

Am Beginn einer posttraumatisch und/oder nach Ruhigstellung auftretenden Strukturauflockerung des Knochens steht der Kalksalzverlust der Tela ossea, der durch vermehrte Kalziumausscheidung im Urin erkennbar wird. Frühestens nach 2—3 Wochen können fleckige oder streifenförmige Aufhellungen zuerst in den Metaphysen der betroffenen

Knochen röntgenologisch nachgewiesen werden. Nicht nur im Wachstumsalter sondern auch im Erwachsenenalter ist die Spongiosa der Metaphysen und nachfolgend der Epiphysen am deutlichsten verändert. In diesen Zonen ist durch den Gefäßreichtum des Knochens eine stärkere Durchblutung vorhanden, so daß sich Zirkulationsstörungen und eine venöse Stase im Bereich der intraossären Venensinus des Knochens zuerst auswirken müssen. In den Epiphysen manifestiert sich die Strukturauflockerung frühzeitig subchondral und dehnt sich dann erst auf die übrige epiphysäre Spongiosa aus (WILLERT, 1966). Die Randkortikalis (Kalkknorpelschicht der spongiösen Knochen) wird demgegenüber im Röntgenbild deutlicher sichtbar werden. Die Konturen erscheinen „wie mit dem Bleistift nachgezeichnet". Innerhalb der Spongiosaarchitektur werden zunächst diejenigen Bälkchen und Lamellen eine Entkalkung oder Resorption erfahren, die zwischen den Zug- und Drucktrajektorien liegen, während die stärker belasteten Bauelemente länger erhalten bleiben und später während der Heilungsphase eine Volumenzunahme erfahren können. Über quer verlaufende „atrophische Zonen" im Bereich der Metaphysen, die als Folge einer Stauungshyperämie angesehen werden, hat STERN (1936) berichtet. Der aktive Umbau bei einer „Stauungsosteopathie" nach Knochenverletzung kann von dem mehr passiven Prozeß der Inaktivitätsatrophie des Knochens (s. S. 94ff.) unterschieden werden (CHAPCHAL, 1964).

Durch experimentelle Untersuchungen konnten BORDEAUX u. HUTCHINSON (1953) zeigen, daß die posttraumatischen Knochenveränderungen durch eine Stase, also eine Zirkulationsstörung mit ihren Folgen bedingt sind. Mit der Hyperämie ist häufig eine *ödematöse Durchtränkung* und feinfibrilläre Fibrose des Knochenmarkes verbunden. Die Hyperperfusion des immobilisierten Knochens wurde von GEISER u. TRUETA (1958) angiographisch im Tierexperiment nachgewiesen. Die Blutfülle tritt mit dem 5. Tag auf und hält bis zur 4. Woche an. Das Frühstadium einer Immobilisationsosteoporose hat FONTAINE (1958) auch als „rote Osteoporose" bezeichnet. Diese Form wurde der „gelben Osteoporose" gegenüber gestellt, die nach Abklingen der Hyperämie im chronischen Stadium eintritt und ihre Namensgebung der Farbe des Fettmarkes verdankt. In unmittelbarer Nachbarschaft erweiterter und prall mit Blut gefüllter Gefäße und Kapillaren ist eine *Vermehrung der Osteoklasten* aber auch der *Osteoblasten* festzustellen. Die Zahl mehrkerniger Osteoklasten ist erhöht. Die Osteoklasie führt zu einer verstärkten Knochenresorption, neben der zellig infiltrative Veränderungen, ein erhöhter Eiweißgehalt der Extrazellularflüssigkeit und Knochenmarkveränderungen auffallen. Die Gefäße liegen häufig unmittelbar dem Knochen an, und durch einen erhöhten Kapillardruck kann eine Zunahme der Sauerstoffkonzentration eintreten. Da sowohl die Abbaurate im Knochen nach Immobilisation als auch die Anbaurate erhöht sein sollen, kann von einer *gesteigerten Transformation* gesprochen werden (DHEM, 1961; LANDRY u. FLEISCH, 1964; WILLERT, 1966; u. a.). Die Arbeitsleistung der Osteoklasten beträgt etwa das 100—200fache der Anbautätigkeit der Osteoblasten, so daß die Bilanz der Transformation negativ werden muß („Osteoklasten-Osteoporose"; HEANEY, 1962).

Infolge des erhöhten Abbaues von Knochensubstanz wird *die Kalziumbilanz negativ*, und in den ersten Tagen einer Ruhigstellung ist meist eine *Hyperkalziurie* festzustellen, die lange anhält und ihr Maximum nach einem Monat erreicht. Bei funktionstüchtigen Nieren bleibt der Kalziumspiegel im Blut normal oder steigt nur vorübergehend geringgradig an. Eine länger dauernde Hyperkalzämie kann zur Nephrokalzinose und zur Störung der renalen Funktion führen (HOWARD, PARSON u. BIGHAM, 1945; DEITRICK, WHEDON u. SHORR, 1948; HEUBERGER, 1962; UEHLINGER, 1958—64; WINTERS, KLEINSCHMIDT, FRENSILLI u. SUTTON, 1966; WILLERT, 1966).

Nach einem Zeitraum von einem bis mehreren Monaten tritt die Blutüberfüllung der Knochengefäße zurück, der Knochenumbau kommt zur Ruhe und das Frühstadium der Immobilisationsosteoporose geht in ein *chronisches Stadium* über. In diesem Spätstadium sinkt der Blutgehalt der intraossären Gefäße stärker ab, die Abbaurate des Knochens kehrt zur Norm zurück, während die Anbaurate noch abfällt. Eine weitere Reduzierung der Knochensubstanz, diesmal im Sinne der *Osteoblasten-Osteoporose*, fällt auf, da die Bilanz der Transformation weiterhin negativ bleibt (WILLERT, 1966). Die *Strukturveränderung der Diaphysenkompakta*, welche von den Havers'schen und Volkmann'schen Kanälen ausgeht, ist röntgenologisch meist erst jetzt erkennbar. Der Spongiosierung folgt nach zwei Monaten eine zunehmende Resorption vom Markraum her, so daß die Kompakta, manchmal auch die Kortikalis der Knochen verschmälert sind. Im Wachstumsalter haben posttraumatische Schädigungen oft Wachstumsstörungen zur Folge, die in einem beschleunigten Längenwachstum oder in einer direkten Schädigung der Wachstumsfuge mit Wachstumsstillstand zum Ausdruck kommen können. Die Ruhigstellung der Extremitäten sollte im Wachstumsalter möglichst eingeschränkt werden.

Das Spätstadium dieser Strukturveränderungen kann *nach frühzeitiger Mobilisation* der betroffenen Extremitäten mit einer vollkommenen Restitutio ad integrum ablaufen. Ein solcher Vorgang setzt voraus, daß die Spongiosabälkchen und Lamellen in ihrer Architektur erhalten bleiben oder lediglich eine Entkalkung oder Verschmälerung erfahren (Abb. 89). Die Knochenapposition kann dann an den noch existenten Oberflächen erfolgen. Fehlt jedoch ein Teil der Leitstrukturen, so ist die Rückbildung nicht mehr vollständig möglich, und es entsteht das Bild der „hypertrophischen Atrophie" der Spongiosa, in der die funktionell am stärksten belasteten Bauelemente in den Vordergrund treten und eine

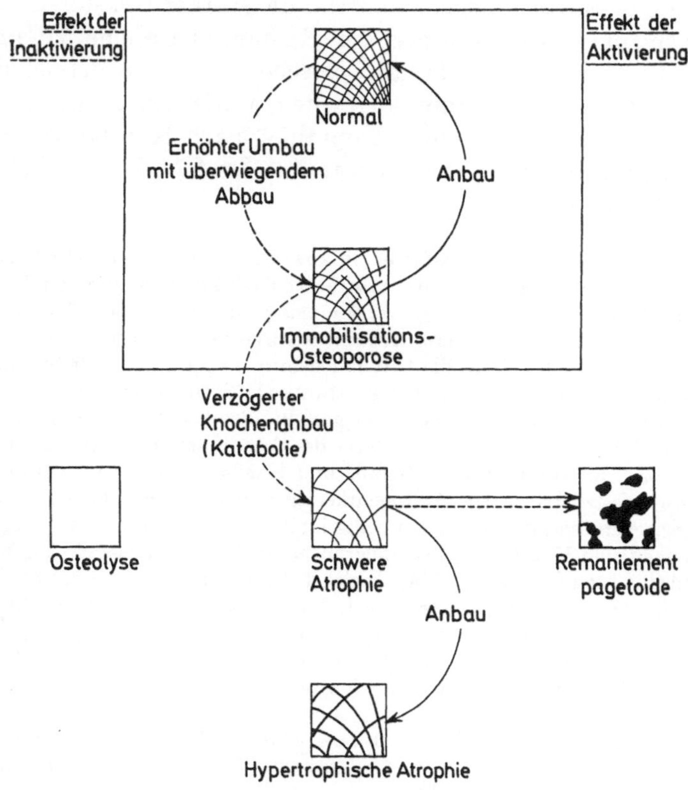

Abb. 89. Schematische Darstellung von Immobilisation (Inaktivierung) und Mobilisation (Reaktivierung) in ihrer Wirkung auf den Knochen. Der obere Bildabschnitt zeigt, daß eine völlige Restitutio möglich ist, wenn die Bälkchen und Lamellen der Spongiosa erhalten geblieben sind. Eine Transformation der Spongiosa im Sinne der „hypertrophischen Atrophie" tritt nur ein, wenn die Leitstrukturen abgebaut worden sind. Eine Störung der Transformation führt zur paget-artigen Dystrophie-Remaniement pagétoide (nach WILLERT, 1966)

Volumenzunahme erfahren. Noch nach langer Zeit kann die vergröberte Struktur der Spongiosa eines Knochens auf den Folgezustand einer Fraktur oder Immobilisation hinweisen.

2. Die umschriebene Strukturauflockerung

Ein stark *beschleunigter Knochenumbau* kann zu umschriebenen Strukturdefekten im Knochen führen. Diese Defekte können so groß werden, daß sie im Röntgenbild zur Darstellung kommen. Eine sehr häufige Form der lokalen Strukturauflockerung findet sich bei *primärem oder sekundärem Hyperparathyreoidismus* infolge verstärkter osteoklastärer Destruktion der Tela ossea (s. S. 102ff.). Die Entwicklung von *Pseudozysten* als

Ausdruck der Osteoklastentätigkeit und Fibrosierung des Markes ist ein Charakteristikum dieser Erkrankung (Abb. 71). Nach Beseitigung der zugrunde liegenden Störung können diese lokalen pathologischen Strukturauflockerungen mit einem *narbigen Defekt* ausheilen (Abb. 72).

Eine ungewöhnliche, *flächenhafte Form der Strukturauflockerung* bei gestörter Transformation der Tela ossea findet sich in den Frühstadien der *Osteodystrophia deformans Paget* (SøGÅRD JOHNSEN, 1966; HEUCK, 1972; RANNIGER, 1973). Diese zuerst von SCHÜLLER (1908/12) beschriebene „Osteoporosis circumscripta" ist am Schädelskelett röntgenologisch besonders deutlich erkennbar (Abb. 90). Bei gut erhaltener mechanischer Festigkeit der Knochen ist eine landkartenartig begrenzte Aufhellung nachweisbar, die zunächst keinerlei Struktur aufweist. Im weiteren Verlauf der Krankheit kommt es durch die Transformation der Tela ossea und eine Remineralisation zu den bekannten, deutlich

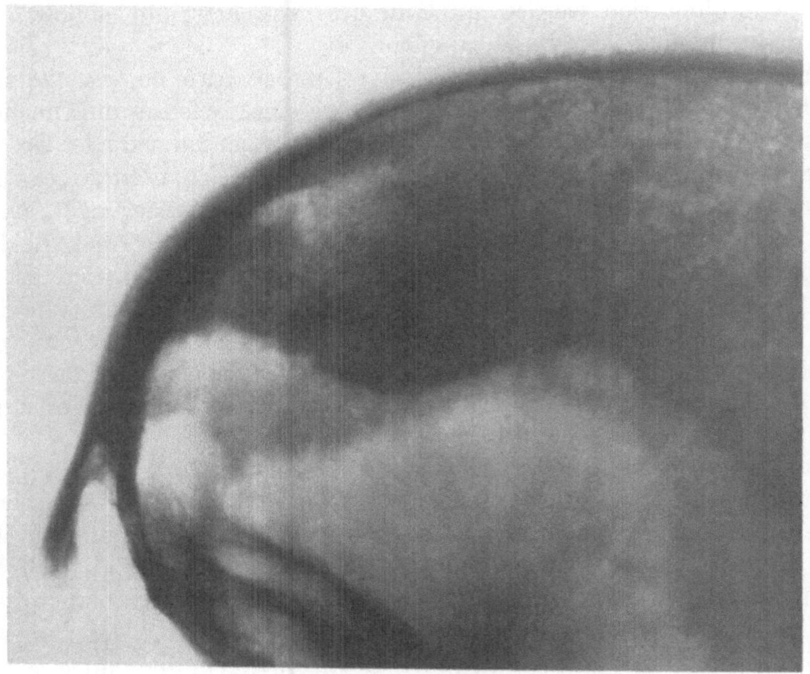

Abb. 90. Scharf konturierte, umschriebene flächenhafte Form der Strukturauflockerung im Frühstadium der Osteodystrophia deformans Paget (sog. „Osteroporosis circumscripta cranii" SCHÜLLER). (Nach HEUCK, 1970)

vergröberten Knochenstrukturen, und häufig ist infolge überschießender Knochenneubildung eine Verplumpung und Deformierung der betroffenen Knochen im Sinne einer erworbenen Dysplasie festzustellen (s. S. 174ff.).

Der Vorgang einer gestörten Transformation mit eigenartigen, jedoch prinzipiell ähnlichen Veränderungen der Makrostruktur und äußeren Form des Knochens ist bei der fibrösen Dysplasie röntgenologisch nachweisbar. Jeder Knochen des Skelettes kann eine solche Strukturauflockerung erfahren. Die pathogenetischen Zusammenhänge sind noch weitgehend unbekannt, während das anatomische und histologische Substrat der veränderten Knochen und der morphologische Befund im Röntgenbild charakteristisch sind (UEHLINGER, 1940/68; MURRAY u. JACOBSON, 1971; EDEIKEN u. HODES, 1973).

3. Die Defekte im Knochen

Eine lokale, unizentrisch oder multizentrisch auftretende *Zerstörung von Tela ossea* verschiedenster Ätiologie und Pathogenese hat die Auslöschung der normalen Strukturen von Spongiosa und/oder Kortikalis und Kompakta des erkrankten Knochens zur Folge. Die Dynamik des krankhaften Prozesses auf der einen Seite und die *reaktiven Vorgänge* im Gewebsverband Knochen — insbesondere die biologische Aktivität der Tela ossea — auf der anderen Seite bestimmen die Art der Ausbreitung und damit die Stadien der Entwicklung des Krankheitsherdes im Knochen.

Das morphologische Substrat der durch einen *Defekt* charakterisierten Knochenkrankheit weist im Röntgenbild strukturelle Details auf, die Informationen über die Pathogenese, häufig auch die Ursache der Erkrankung geben können. Eine *flächenhafte Ausbreitung*, die gleichmäßig oder unregelmäßig erfolgen kann, die Art der *Begrenzung* des Krankheitsherdes, die unscharf-verwaschen oder scharf, zerrissen oder glatt, bogig oder polyzyklisch sein kann, das *reaktive Geschehen* im Krankheitsherd mit seinen vielfältigen Ausdrucksformen, wie Entwicklung einer Randkortikalis, Neubildung von Knochenbälkchen, Leisten, Septen, Ausbildung einer fleckig-unregelmäßigen oder massiven Sklerose durch Knochenproliferation, werden mit Hilfe des „Durchstrahlungsbildes" der Knochen erfaßt und dadurch einer Analyse zugänglich.

Der Krankheitsherd kann die *anatomischen Grenzen des Knochens überschreiten*. Dabei dringt der pathologische Prozeß nach Ausbildung eines Defektes im Knochen selbst entweder in die benachbarten Gewebe ein, wie dies bei Entzündungen oder Geschwülsten — insbesondere bösartigen Tumoren geschehen kann — oder es kommt zu reaktiven, proliferativen Vorgängen im erkrankten Organ Knochen mit Deformierungen, pathologischen Strukturen und Konturen. Eine Auftreibung, Verplumpung oder Verdickung des Knochens durch den pathologischen Prozeß kann ebenso wie die Art des Defektes selbst, seine Topographie im Skelett oder die Lokalisation in den verschiedenen Abschnitten eines kranken Knochens (Epiphyse, Metaphyse, Diaphyse — zentral oder peripher) sehr wichtige Hinweise auf die Art der Erkrankung geben. Besondere Reaktionsformen der Spongiosa und Kortikalis, der Kompakta und des Periostes sind von diagnostischem Wert und verdienen bei der Röntgenbildanalyse Beachtung.

Ein Krankheitsherd kann *verschiedenartige Entwicklungsstufen* durchlaufen und pathologisch-anatomisch unterschiedliche Formen im Röntgenbild aufweisen. Das floride Stadium z.B. einer Entzündung oder metastatischen Tumorkrankheit kann durch rasch fortschreitende Zerstörung des Knochens charakterisiert sein, während nach einer erfolgreichen Behandlung das dann chronische Verlaufsstadium der Krankheit oder die Heilungsphase zu einer röntgenologisch nachweisbaren Veränderung des früheren morphologischen Bildes vom kranken Knochen führt. Ebenso wird ein über lange Zeit stationärer, jedoch nicht ausgeheilter entzündlicher Prozeß im Knochen nach Änderung der Abwehrlage des Organismus erneut aktiv werden und zu Veränderungen des morphologischen Befundes im Röntgenbild führen können.

a) Die zystischen Knochendefekte

Unter den umschriebenen Strukturauflockerungen sind zystische Formationen in der Spongiosa als lokale Veränderungen der Knochen auch im *gesunden Skelett* zu finden. Bevorzugt in den kleinen Handwurzelknochen und Fußwurzelknochen sind einzelne oder multiple, bis linsengroße Zysten ein nicht seltener Nebenbefund. Am Handskelett finden sie sich sehr häufig in der Spongiosa des Os naviculare, des Os capitatum und des Os lunatum. In den Kieferknochen kommen größere Spongiosazysten vor. Diese zystischen Aufhellungen werden meist von einer feinen Randkortikalis umschlossen. Es handelt sich histologisch um eine diskret abgegrenzte *Markfibrose* mit einem deutlich entwickelten Knochenmantel (s. S. 134). Die Pathogenese bleibt im allgemeinen unklar. Es kommen jedoch auch *nach einer Blutung in die Spongiosa* Zysten zur Ausbildung, wie dies im Tierversuch von Cottier (1952) überzeugend bewiesen werden konnte. Dabei handelt es sich nicht um ein pathologisches Geschehen im eigentlichen Sinne, sondern um eine *noch dem physiologischen Bereich* der Störung der Transformation zuzuordnende *Atypie des Knochens*

(Abb. 91). Bei differentialdiagnostischen Überlegungen ist die Kenntnis der unterschiedlichen Möglichkeiten der Pathogenese von Spongiosazysten von Bedeutung.

In Tierversuchen konnte COTTIER (1952) zeigen, daß neben den Riesenzelltumoren im Knochen Strukturdefekte auftreten können, die histologisch den Knochenzysten gleich sind. Die Entstehung von Hohlraumbildungen im Knochen, die nicht selten an Größe zunehmen können, erfolgt nach Verletzung des Knochens mit einer einmaligen Blutung in die Spongiosa (TAXIN u. FELDMAN, 1975). Bei Kaninchen konnten durch Injektion einer größeren Menge von Eigenblut in den spongiösen Anteil der Knochen regelmäßig zystische Defekte hervorgerufen werden. Nach kleineren Hämatombildungen war die Entwicklung einer Zyste nicht regelmäßig festzustellen. Es müssen offenbar weitere Faktoren hinzutreten, um das Entstehen eines zystischen Defektes zu ermöglichen. *Wachsende Knochencysten* entstanden nach *einmaliger Injektion* von eingedicktem, autolysiertem Blut. Riesenzellhaltige Wucherungen traten nach *wiederholten Injektionen* von autolysiertem oder mit Salzsäure angesäuertem Kaninchen- oder auch Menschenblut in die Spongiosa auf. Eine Ansäuerung des Blutes führte zu stärkerer lokaler Fibrose und zur Osteoporose. Die gleichzeitige Gabe von AT 10 begünstigte eine glatte Resorption des injizierten Materials und bewirkte eine allgemeine fibroosteoklastische Proliferation, verbunden mit einer Hyperämie. Die Entstehung von Spongiosadefekten, Zysten oder „braunen Tumoren" beim Hyper-

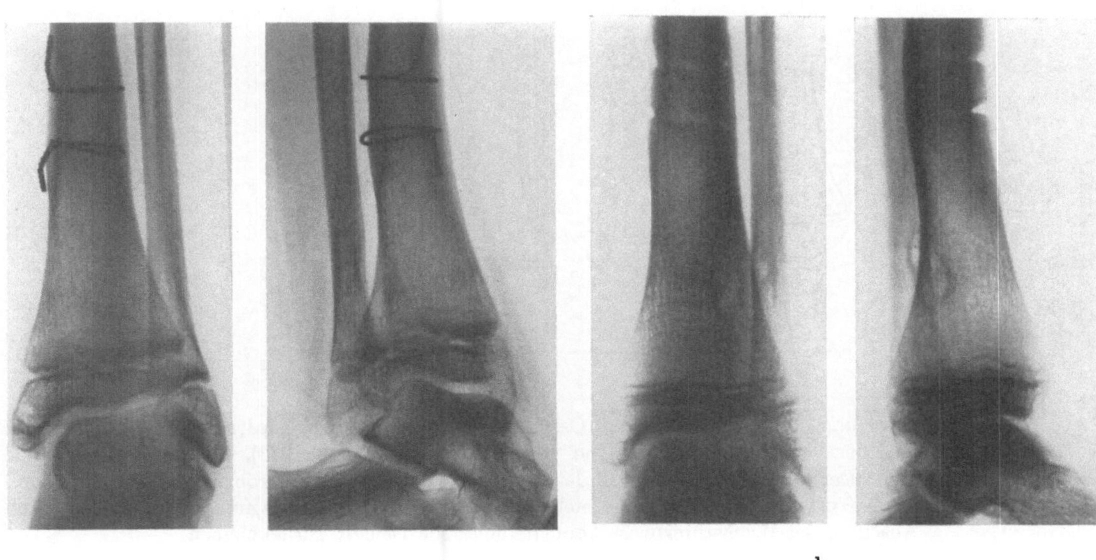

a b

Abb. 91. Posttraumatisch entstandene Zysten in Tibia und Fibula, die sich von der Wachstumszone der Epiphyse kranialwärts verschoben haben. 12jähriges Mädchen. (a) Kontrolle nach Heilung der Fraktur mit beginnender Zystenbildung. (b) Nach Entfernung der Drahtcerclage kommen die Zysten an Tibia und Fibula gut zur Darstellung

parathyreoidismus kann mit einer stark erhöhten Brüchigkeit des Knochengewebes bei dieser Erkrankung zusammenhängen, die Blutungen in das Markgewebe zur Folge haben kann. Bei Knochenzysten mit riesenzellhaltiger Umgebung ist neben der Blutung möglicherweise auch eine Gewebseinschmelzung an dem Zustandekommen des Defektes mit beteiligt. Der einer Zyste benachbarte Knochen weist im Stadium der Progression des Prozesses mit Zystenerweiterung histologisch die Zeichen eines vermehrten aktiven Umbaues auf. Im *Endstadium der Zyste* ist ein lamellärer Aufbau der Tela ossea mit normaler Apposition und Osteoklasie zu finden.

Im *Laufe des Knochenwachstums* können im Bereich *der metaphysären Partien* bei normaler Form und Größe der Knochen scharf konturierte Aufhellungen entstehen, die mehrkammerig oder einkammerig vorkommen und von einer *Kortikalis begrenzt werden* (Abb. 92). Hierbei kann es sich um das Röntgenbild des nicht-ossifizierenden Knochenfibroms, der exzentrischen Knochenzyste oder des periostalen Desmoids handeln. Derartige Strukturlücken entfernen sich mit zunehmendem Wachstum vom Metaphysengebiet und wandern in die Diaphyse. Meist kommt es im Laufe der Transformationsvorgänge zu einer spontanen Heilung und damit Normalisierung der Struktur der betroffenen Knochenregion. Es ist verständlich, daß das außerordentlich wechselnde Bild dieser „Knochenlücken" mit verschiedenen Namen belegt worden ist (UHELINGER, 1940; JAFFE, 1959;

Ackermann u. Spjut, 1962; Deak, 1966; Dominok, 1968; Dahlin, 1970; Dominok u. Knoch, 1971; Köteles u. Wein, 1973).

Im Anfangsstadium liegen die Defekte unmitelbar oberhalb der Epiphysenfuge an der Grenze der Wachstumszone des Knochens. Zunächst ist der Bezirk nicht scharf von der Spongiosa abgegrenzt, doch bildet sich bald ein sklerotischer Randsaum im Sinne einer Kortikalis aus. Es kommen ferner scharf konturierte, *subperiostale Defekte* vor, die von Caffey (1955) als „Kortikalisdefekte" bezeichnet worden sind. Nicht nur das makroskopische Röntgenbild sondern auch die Histologie dieser Veränderungen ist mit den Spätstadien des nicht ossifizierenden Knochenfibroms identisch. Solche zystischen Veränderungen können multipel am gleichen Knochen auftreten. Bei den meisten Formationen handelt es sich um gutartige Gebilde, die im Laufe von Wachstum und Alterung spontan abheilen können. Zur Vereinfachung der Nomenklatur haben Köteles u. Wein (1973) alle gutartigen, juvenilen, subkortikalen Knochenlücken oder fibrösen metaphysären Defekte unter dem Ausdruck der *„metaphysären Ossifikationsdefekte"* zusammengefaßt. Die

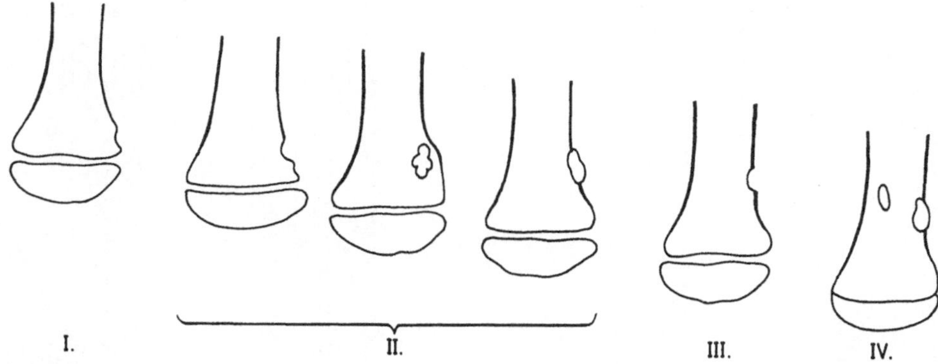

Abb. 92. Stadieneinteilung von „metaphysären Ossifikationsdefekten", die Ausdruck verschiedenartiger krankhafter Störungen der Verknöcherung darstellen (nach Köteles u. Wein, 1973). Die zusammenfassende Bezeichnung „zystische Defekte" im Knochen soll das periostale Desmoid, das Fibroma non-osteogeneticum, die exzentrische Knochenzyste und den Kortikalisdefekt als ineinander übergehende Zustände darstellen. Nach Abschluß der Wachstumsphase können auch noch Defekte zurückbleiben

Häufigkeit wird im Schrifttum mit 20—50 % angegeben, wobei das männliche Geschlecht häufiger betroffen ist (Caffey, 1955; Gefferth, 1971). Eine operative Behandlung wird nicht empfohlen, da die zystischen Defekte *meist spontan abheilen*. Bei symmetrisch entwickelten metaphysären Ossifikationsdefekten fand Gefferth (1971) im Bereich *der operativ excochleierten Herde eine wesentlich langsamere und schlechtere Heilungstendenz* als auf der nicht operierten Gegenseite. Diese Beobachtungen weisen auf die Bedeutung einer sorgfältigen Röntgenkontrolluntersuchung für die Beurteilung der Biodynamik eines Krankheitsherdes hin.

Als weiteres Beispiel „zystischer Aufhellungen" im Knochen sei auf die *Hämangiome* hingewiesen. Als Sonderform ist die *diffuse, zystische Angiomatose* der Knochen bekannt (Jacobs u. Kimmelstiel, 1953; Brower, Culver u. Keats, 1973). Das Röntgenbild ist durch teils runde, glatt konturierte, teils landkartenartig oder polyzyklisch begrenzte Aufhellungen charakterisiert, die im spongiösen oder kompakten Knochen vorkommen und in der Regel *eine Kortikalis* entwickelt haben. Die klassische Form des Hämangioms zeigt meist innerhalb des begrenzten zystischen Defektes eine mehr oder weniger grobmaschige Struktur, durch die zwischen den Gefäßkonvoluten noch vorhandenen Knochenlamellen bedingt.

Der zystische Defekt im Knochen kann auch *mit einer Auftreibung*, also Deformierung des betroffenen Abschnittes einhergehen, wie dies bei *Enchondromen* an kleinen Knochen zu beobachten ist. Durch das langsame Wachstum dieses wie anderer gutartiger Knochentumoren kann sich eine *Randkortikalis durch Transformation* ständig neu entwickeln und den „zystischen Defekt“ umschließen. Sehr ähnliche zystische Defekte mit einer Randkortikalis können auch um *Gichttophi* entwickelt sein. Einige Formen der „*Pseudozysten*“, wie sie bei rheumatischen Erkrankungen, bei der Gicht oder *nach Blutungen in die Tela ossea* bei einer Hämophilie vorkommen (s. S. 138), überschreiten oft die Grenzen des Knochens und dringen in die umgebenden Weichteile weiter vor. So entsteht aus dem umschriebenen, manchmal zystischen Defekt eine Arrosion oder Exkavation im Knochen,

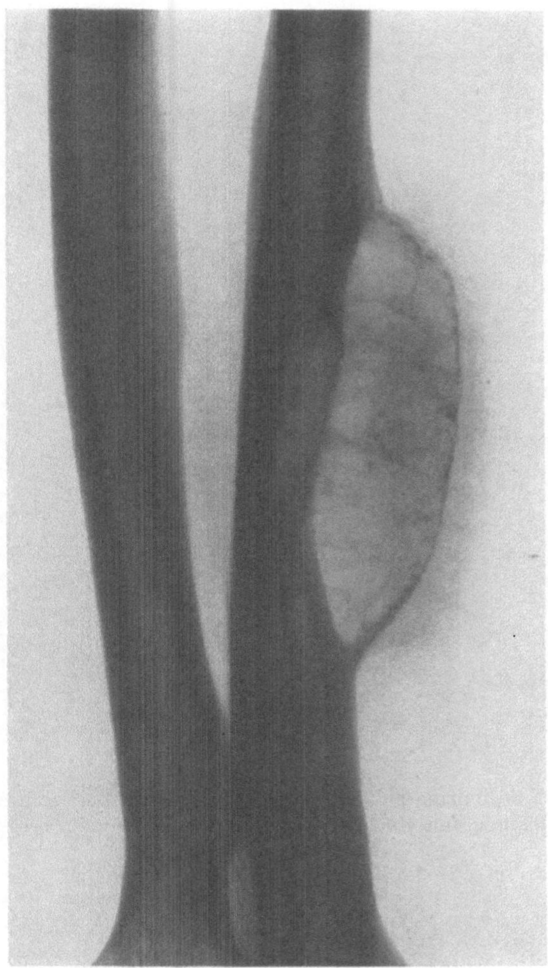

Abb. 93. Grobwabige Strukturveränderung der Diaphysenkompakta der Ulna bei aneurysmatischer Knochenzyste. Die Lokalisation der aneurysmatischen Knochenzyste ist relativ selten, Form und Struktur der Veränderung sind charakteristisch (Beobachtung von Babo, nach Heuck, 1970)

die nicht allseits von Kortikalis umschlossen wird. Ein meist nicht zentral im Knochen, sondern peripher oder parossal ausgebildeter zystischer Defekt ist als *aneurysmatische Knochenzyste* bekannt (Carlson u. Mitarb., 1972), bei der sich in der Regel eine Randkortikalis findet (Abb. 93). Innerhalb massiv kompakten Knochens sind scharf konturierte, pseudozystische Aufhellungen bekannt, wie sie bei den Osteoid-Osteomen vorkommen. Eine sorgfältige Differenzierung von Größe, Form, Kontur und Umgebung zystischer Defekte im Knochengewebe ist erforderlich, um über die Dynamik und Pathogenese der Veränderung Aussagen machen zu können.

Umschriebene, relativ scharf begrenzte, manchmal zystische, meist flächenhaft ausgebreitete und „landkartenartig" begrenzte Defekte im Knochen kommen bei Einlagerungen knochenfremder Substanzen, Parasiten im Gewebe oder bei den Retikuloendotheliosen vor (Abb. 94). Eine Größenzunahme der Herde oder eine Verkleinerung nach therapeutischen Maßnahmen kann röntgenologisch nachgewiesen werden. Die Lokalisation, Größe, Anzahl und Form der Defekte in einzelnen Knochen des Skelettes sind für die Bildanalyse und Wertung eines Röntgenbefundes von Bedeutung. Bei einigen Erkrankungen kann der morphologische Röntgenbefund von „Defekten" pathognomonisch sein.

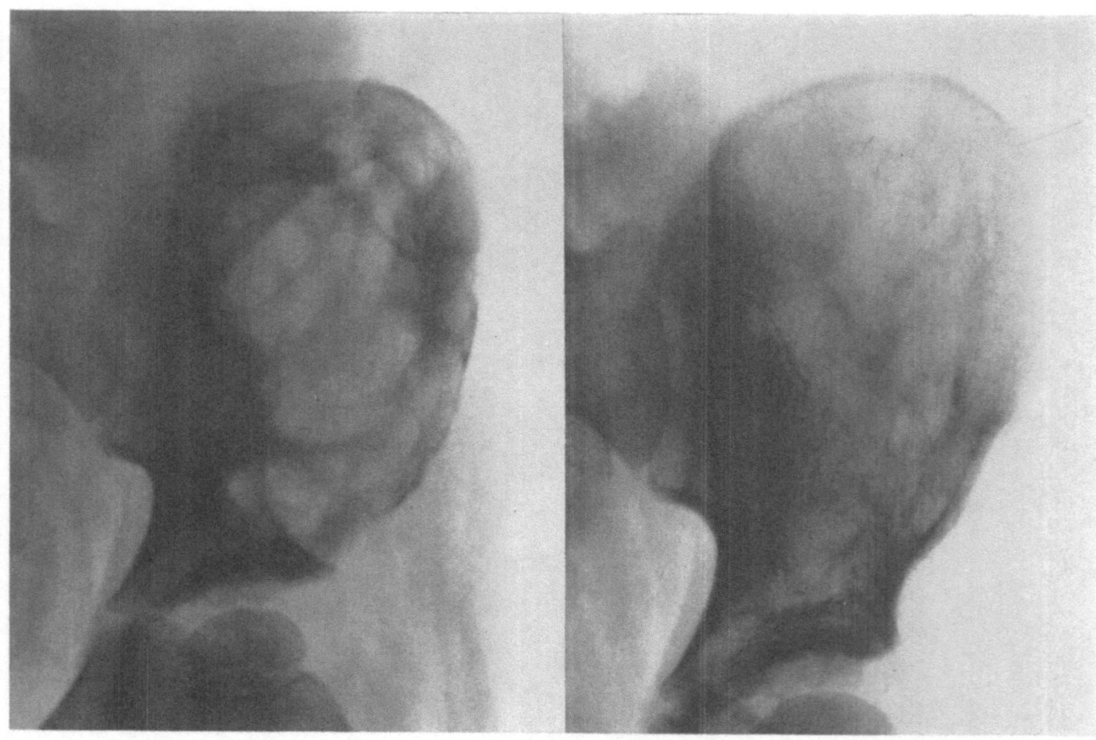

Abb. 94. Multilokuläre, scharf begrenzte, landkartenartige Defekte im Bereich des Beckens. Nach Strahlenbehandlung Rückbildung und vom Rand her ausgehende Reossifizierung des Defektes.

b) Die Osteolysen

Als *Osteolysen* im Sinne eines Knochenschwundes werden *Defekte* des Knochens bezeichnet, die entweder durch einen verstärkten und damit pathologischen lokalen Druck (Druckatrophie) im Verlaufe verschiedener Erkrankungen als Symptom oder durch eine Zerstörung des Knochengewebes ohne erkennbare Ursache auftreten können. Es handelt sich um einen lokalen, herdförmigen Prozeß, bei dem die Kompakta, die Kortikalis und die Spongiosa verschwinden. Manchmal bildet sich eine Randzone in Form einer neuen Kortikalis aus. Die Veränderung kann als eine Formatrophie im eigentlichen Sinne betrachtet werden. Der resultierende Defekt weist unterschiedliche Formen auf und kann zentral oder peripher entwickelt sein. Im allgemeinen ist er scharf konturiert und erscheint wie ausgestanzt. Gegen den gesunden Knochen läßt er sich mit einer scharfen Kontur abgrenzen. Liegt ein oberflächlicher Substanzverlust des Knochens an der Außenkontur vor, so wird von einer „Knochenusur" gesprochen. Die im Innern des Knochens auftretenden Defekte können als zystisches Gebilde oder „Knochenzyste", ferner als „Knochenkaverne" imponieren.

α) *Die Druckatrophie als Sonderform der Osteolyse*

Eine besonders charakteristische Defektbildung im Knochen als Ausdruck einer reinen Osteolyse durch Druckausübung ist der Knochenschwund oder die Arrosion eines Knochens. Es handelt sich hierbei um eine besondere Form des Knochenschwundes, die durch einen Nachbarschaftsprozeß zustande kommt und als eigentümliche Reaktionsform des Knochengewebes bekannt ist. Es entwickelt sich durch periostalen Abbau des Knochens bei gleichzeitigem Anbau einer dünnen Kortikalis als *Abgrenzung* gegen den Nachbarschaftsprozeß ein mehr oder weniger großer Defekt im Knochen. So ist ein Aneurysma der Aorta nicht selten Ursache einer Arrosion der Wirbelkörper, die sich auf einen ganzen Abschnitt der Wirbelsäule ausdehnen kann und zu einem größeren Defekt Anlaß gibt. Das anatomische Präparat einer solchen Exkavation des Wirbelknochens in unmittelbarer Nachbarschaft eines Aneurysmas läßt eine meist sehr dünne, aber fast *vollständig ausgebildete Kortikalis* erkennen. Ähnliche Usuren kommen in der Nachbarschaft gutartiger, also *langsam sich vergrößernder raumfordernder Prozesse* vor. Ein typisches Beispiel hierfür ist die „Defektbildung" in einem Knochen der Finger bei Epithelzysten. Eine Druckatrophie der Knochen soll auch den ausgedehnten Zerstörungen von Tela ossea zugrunde liegen, die bei der *Hämophilie* beobachtet worden sind (Petersen, 1947; Steim u. Doll, 1959; Middlemiss, 1960; Hall u. Mitarb. 1962; Harrison, 1964; Eichler, 1966; Keinert, 1967; Brant u. Jordan, 1972; Bücheler u. Klammer, 1974). Nach einer Blutung in das Gewebe kommt es bei der Hämophilie nicht zur Organisation des Hämatoms, sondern zur Ausbildung einer bindegewebigen Kapsel, die infolge ständiger Nachblutungen unter Spannung gehalten wird. Im Knochen treten Usuren und in ähnlicher Weise wie bei einem Aneurysma oft stärker ausgeprägte Druckosteolysen auf. Es kommen intramedulläre, wabige oder pseudozystische Formationen (Abb. 95) und kortikale Druckusuren vor. Manchmal ist ein begleitender Weichteiltumor dargestellt oder zu palpieren. Unklar ist es, inwieweit die Blutgerinnungsstörung selbst die normale Transformation der Tela ossea beeinflussen kann.

Nicht nur die *lokale* Druckwirkung auf den Knochen hat den Schwund von Tela ossea zur Folge. Im Bereich des Hirnschädels wird der *erhöhte Schädelinnendruck* bei prämaturer Synostose, bei Geschwülsten, bei entzündlichen Erkrankungen u.a. einen charakteristischen Knochenschwund hervorrufen, der als Zunahme der Impressiones digitatae im Sinne des „Wolkenschädels" erkennbar ist. Dabei ist eine gleichzeitige Atrophie der Processus clinoides posteriores und anteriores der Sellaregion nicht selten. Diese sehr feinen Knochen erfahren oft zuerst eine Druckatrophie. In unmittelbarer Nachbarschaft von Hirntumoren kann eine lokale Druckatrophie des Schädelknochens auftreten. Die Beachtung einer Verschmälerung des Schädelknochens durch Druckosteolyse im Bereich der Tabula interna stellt nicht selten den ersten Hinweis auf einen pathologischen intrakraniellen Prozeß dar.

Der feingeweblich zugrunde liegende Vorgang bei einer Druckatrophie ist im einzelnen noch nicht bekannt. Bisher wurde eine vermehrte Osteoklastentätigkeit angenommen, doch muß die im allgemeinen beobachtete Randkortikalis als Resultat der Transformation des betroffenen Knochenbezirkes durch Osteoblastentätigkeit und Knochenaufbau zustande kommen. Vielleicht sind Zirkulationsstörungen des Knochens und damit ein Einfluß auf die normale Transformation des unmittelbar oder mittelbar beteiligten Knochenareals mit verantwortlich für den Knochenschwund.

β) *Die marginalen Osteolysen*

In den Randbezirken eines Knochens tritt bei verschiedenartigsten Erkrankungen ein osteolytischer Knochenschwund auf, der in echte Destruktionen übergehen kann. Eine bedeutende Funktion haben hierbei die Kapsel- und Sehnenansätze sowie das Periost des Knochens. Die zugrunde liegende Erkrankung bestimmt weitgehend die *Reaktionsformen* von Knochen und Periost.

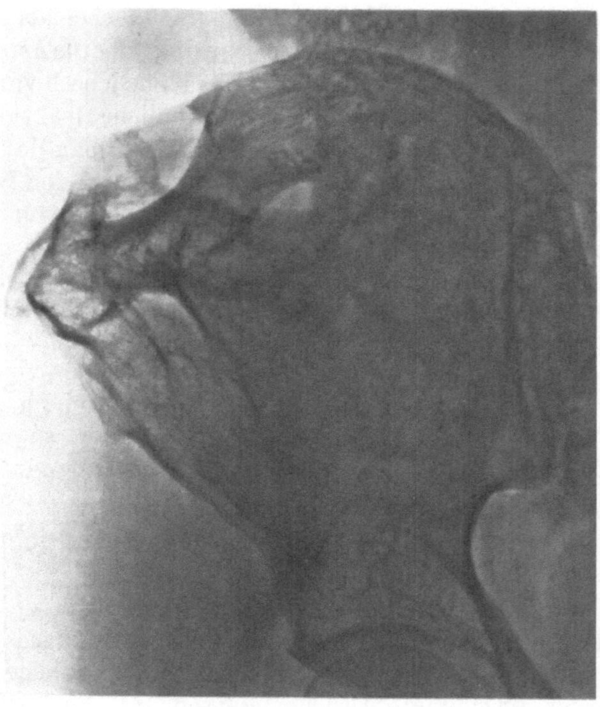

a

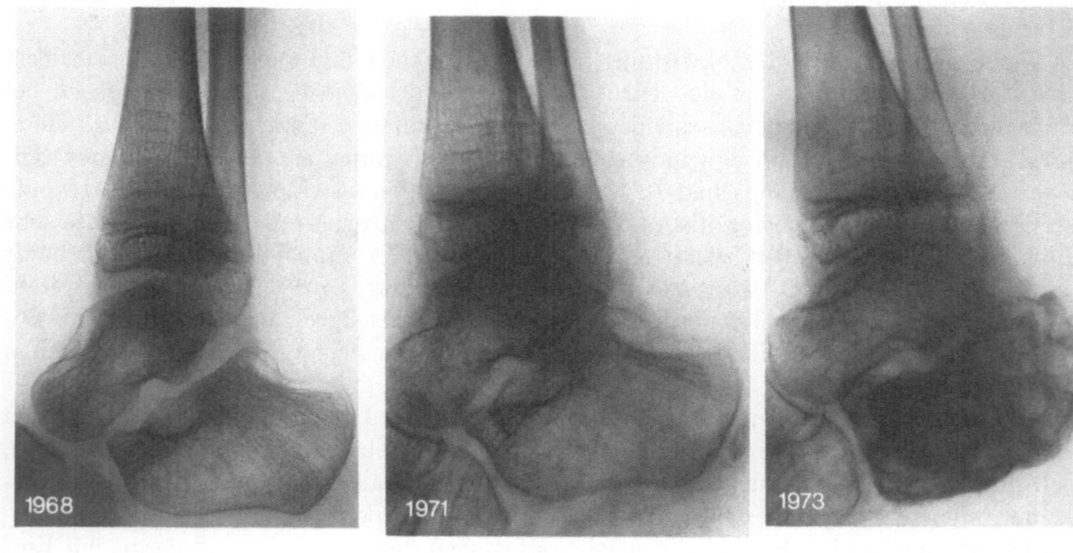

b

Abb. 95. Defekte in der Spongiosa bei Hämophilie. Infolge wiederholter Blutungen in den Knochen kommt es durch fehlende Organisation des Hämatoms zur Ausbildung einer bindegewebigen Kapsel, die bei Nachblutung unter Spannung gehalten wird. Hierdurch ist die wabige Struktur der Defekte zu erklären. (a) Grobwabige Defekte in der Spongiosa des Os ilium auf der rechten Seite. 42 Jahre alter ♂. (b) Zunehmend stärkere grobwabige Umbauvorgänge im Kalkaneus nach mehrfachen Mikrotraumen. Durch die Transformation der Spongiosa resultiert insgesamt eine größere Dichte dieses Knochens. 11—12 Jahre alter Knabe (Beobachtung R. D. SCHULZ, Stuttgart)

Die *marginale Osteolyse* ist bei verschiedenen rheumatischen Erkrankungen beobachtet worden (Abb. 96). Die morphologischen Skelettveränderungen der primärchronischen Polyarthritis zeichnen sich im Röntgenbild meist allein durch eine mehr oder weniger stark ausgeprägte Osteoporose aus. Neben diesen *diffusen* Strukturauflockerungen finden sich auch herdförmige Defekte und Osteolysen (WEISS, 1958; SEAMAN u. WELLS, 1961; ALPERT u. Mitarb., 1961/1964; ELKE, 1963; KREEL u. URQUHART, 1963). Das *anatomische Substrat* derartiger Strukturauflockerungen mit nachfolgenden Osteolysen hat AUFDERMAUR (1957/58/65) untersucht. In den peripheren Bezirken verschiedener Knochen, also

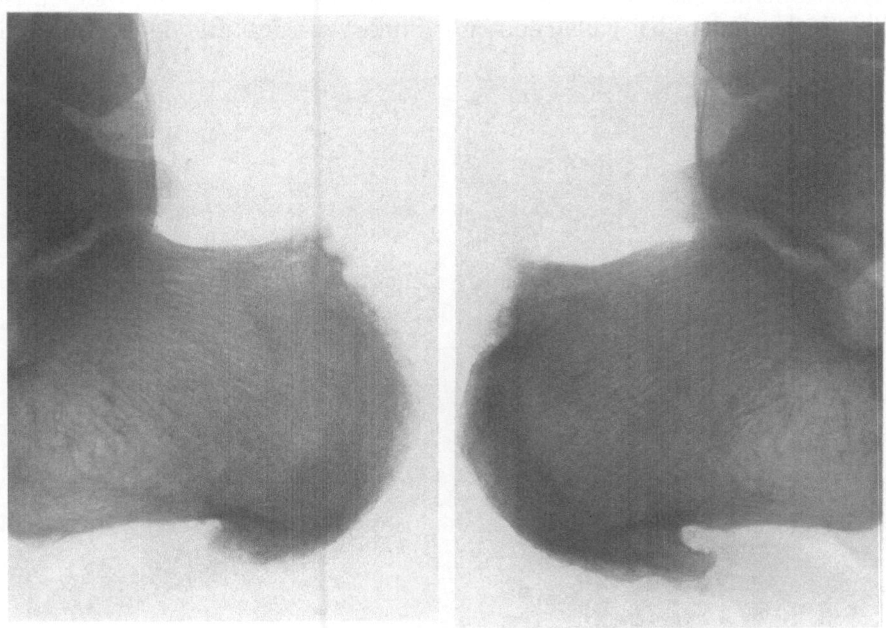

Abb. 96. Marginale Defekte durch Osteolyse an der Ansatzstelle der Achillessehne am Kalkaneus nach abgeklungener akuter Phase einer primär-chronischen Polyarthritis, die auch im Bereich des Hand- und Fußskelettes von osteolytischen Veränderungen begleitet war. 47 jähriger Mann

subperiostal und kortikal an den Oberflächen im Bereich der Wirbelsäule, des Beckenknochens, des Handskelettes, insbesondere der Finger, der Zehenknochen und der Rippen können Osteolysen auftreten. Das Röntgenbild zeigt *Veränderungen der äußeren Form der Knochen*. Histologisch können im Bereich der Dornfortsätze der Wirbel zwischen dem Bandapparat und dem Knochen rheumatische Granulome nachgewiesen werden. Die Knochenlamellen sind mit Granulationsgewebszügen und fibrinoiden Bändern belegt, während die Havers'schen Kanäle von fibrinoiden Massen ausgefüllt und erweitert sind. Das Fibrinoid stellt eine Früherscheinung der rheumatischen Gewebeschädigung dar, während das Granulationsgewebe Ausdruck einer späteren Krankheitsphase ist. Die Kortikalis der Knochen kann durch Granulationsgewebe ersetzt werden, das vernarbt und eine irreversible Zerstörung des Knochens hinterläßt.

Der *osteolytische Prozeß* mit Zerstörung einer größeren Zahl von Knochenbälkchen findet sich in allen Abschnitten der Randzonen eines Knochens. Der Röntgenbefund einer Atrophie und Zuspitzung des Dornfortsatzes (vor allem an C 7) wird als charakteristisch für den narbigen Ausheilungszustand einer primär-chronischen Polyarthritis betrachtet (SCHILLING u. Mitarb., 1963). Über das Auftreten multizentrischer Randzerstörungen des Knochens und multipler Osteolysen haben PETER, SCHULER u. DIHLMANN (1964) berichtet.

Besonders bemerkenswert ist es, daß die Strukturauflockerung mit nachfolgender Osteolyse bei primär-chronischer Polyarthritis *unabhängig von dem Gelenkprozeß auftritt*. Nach der Phase einer rheumatischen Gewebsschädigung kommt es in der reaktiven Phase durch Granulombildungen und Osteoklasten zum Abbau von Knochengewebe und im dritten Stadium zur Ausheilung und bindegewebigen Narbe, die im Röntgenbild des Knochens als „Defekt" oder „Kortikalislücke (Abb. 97) über lange Zeit konstant nachgewiesen werden kann (AUFDERMAUR, 1965). Schwere Formen der rheumatischen Erkrankung können mit ausgedehnten Osteolysen einhergehen. Als Beispiel hierfür sei die „Arthritis mutilans" genannt, die nicht nur im Bereich des Hand- und Fußskelettes sondern auch am Ellenbogengelenk, am Schultergelenk und an den Wirbelgelenken auftreten kann.

Neben der primär-chronischen Polyarthritis sind Strukturauflockerungen des Knochens mit peripheren Osteolysen auch bei anderen Erkrankungen des rheumatischen Formenkreises, insbesondere bei Kollagenosen gefunden worden. Bei der *Psoriasis* findet sich

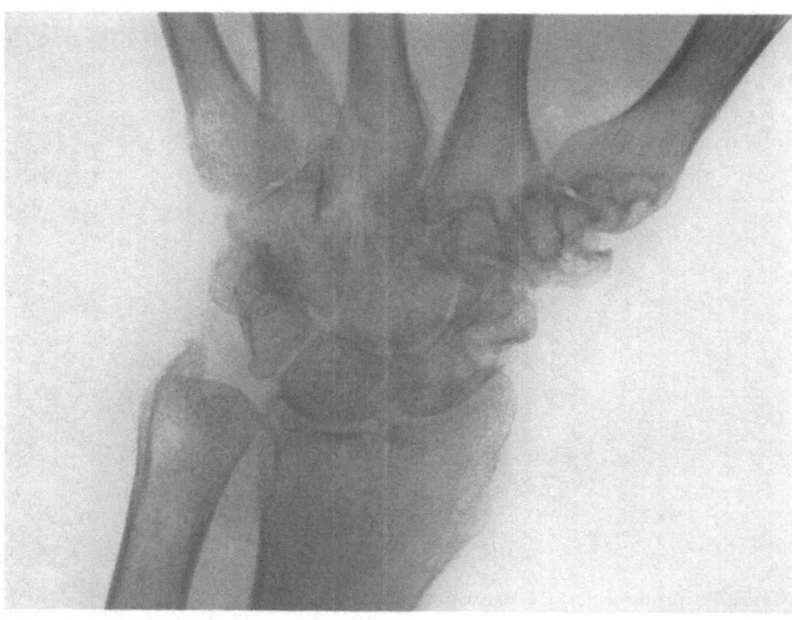

Abb. 97. Scharf konturierte pseudozystische Defekte in den Randbezirken und der Spongiosa der Handwurzelknochen und Metakarpalia nach ausgeheilter primär chronischer Polyarthritis. Die Verschmälerung des Gelenkknorpels und die Strukturauflockerung der Spongiosa mit reaktiven, scharf konturierten Verdichtungen entsprechen dem morphologischen Befund bei Polyarthritis. 50jährige Frau

im Bereich der Akren, und hier wiederum der Endglieder der Finger und Zehen eine langsam fortschreitende, konzentrische Atrophie. Ausdehnung und damit Schweregrad der Veränderungen sind sehr unterschiedlich. Es können alle Fingerknochen, die Metakarpalia und die Handwurzelknochen betroffen sein. Die *konzentrische Zuspitzung* des Randbezirkes einer Osteolyse nach Abklingen der akuten, progressiven Phase ist charakteristisch. Die Fingerweichteile können sich teleskopartig zusammenschieben, so daß eine Verkürzung der Finger eintritt. Bemerkenswert ist es, daß schmerzhafte Zustände und gröbere Gelenkschwellungen bei diesem Prozeß nicht auftreten und Störungen der Beweglichkeit der Finger und damit des Gebrauches der Hand in erster Linie durch die Überstreckbarkeit und das „Schlottern" in den nicht mehr funktionsfähigen Gelenkverbindungen gekennzeichnet sind. Diese bei verschiedenen rheumatischen Erkrankungen beobachteten morphologischen Veränderungen des Hand- und Fußskelettes sind von P. MARIE (1890) und LÉRIE (1922) treffend als „main en lorgnette" bezeichnet worden. Später haben KLINGE (1934) u. a. auf die rheumatische Genese dieser Destruktionen der Knochen hingewiesen.

Bei der Hyperurikämie sind marginale Osteolysen besonders in Gelenknähe zu finden. Die Destruktionen des Knochens bei der *echten Gicht* sind unscharf begrenzt (Abb. 98). Eine begleitende Weichteilschwellung und Verdichtungen der Gelenkweichteile kommen bei der Gicht regelmäßig vor (TALBOTT, 1967).

Eine marginale Osteolyse der Knochen tritt auch bei verschiedenen *neurogenen Erkrankungen* auf. Neben dem periostalen Abbau des Knochens ist häufig eine chronische Zuspitzung oder eine gröbere Formänderung der Knochen festzustellen. Im Bereich der Gelenke kommt es nach ausgedehnten Knorpelnekrosen und epichondraler Pannusbildung zum Knochenabbau und einer stärkeren Deformierung der gelenkbildenden Flächen. In der französischen Literatur wird dieser Vorgang treffend als ,,Decollement" bezeichnet. Der fortschreitende Prozeß kann einen Teilverlust des Knochens mit schweren Deformierungen zur Folge haben. Neben verschiedenartigen Nervenerkrankungen sind ,,neurogene Osteolysen" beim Diabetes mellitus beschrieben worden (KLÜMPER u. Mitarb., 1968).

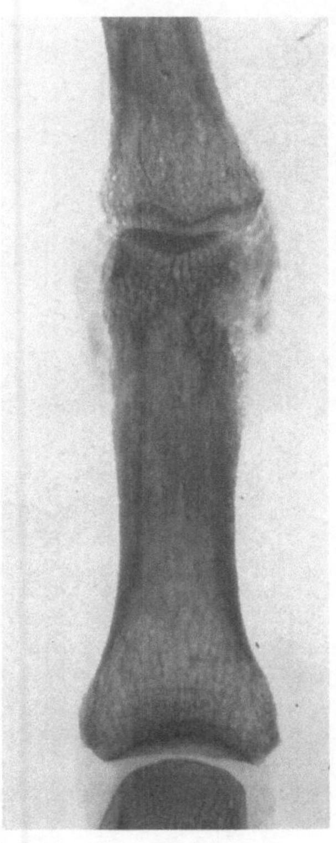

Abb. 98. Marginale Osteolyse im distalen Abschnitt des Grundgliedes vom 3. Finger bei Gicht. Die begleitende Weichteilschwellung zeigt inhomogen wolkige Verschattungen als Ausdruck von Kalkeinlagerungen. 62 jährige Frau

Das eigenartige Phänomen der ,,marginalen Osteolyse" tritt ferner bei *hormonellen Störungen der Umbauvorgänge des Knochens* auf. So gehören diese Osteolysen in den subperiostalen Randzonen der Knochen bei dem primären und den verschiedenen Formen des sekundären Hyperparathyreoidismus zu den pathognomonischen Röntgenbefunden (Abb. 99). Die Osteolyse des lateralen Klavikulaendes wurde bei sekundärem Hyperparathyreoidismus zuerst beobachtet (ALBRIGHT u. Mitarb., 1941; HERBERT u. Mitarb., 1941; NATHANSON u. SLOBODKIN, 1950, u.a.). Später sind *subperiostale Osteolysen* oder Destruktionen am Handskelett (MEEMA u. Mitarb., 1973) und vorwiegend im Bereich der *medialen Kompakta der Extremitätenknochen* beschrieben worden (DENT u. HODSON, 1954; UEHLINGER, 1956; STANBURY u. Mitarb., 1969; GREENFIELD, 1972; KIRKWOOD u. Mitarb., 1972; RITZ u. Mitarb., 1973; HEUCK u. Mitarb., 1974).

γ) *Die Akroosteolysen*

Der morphologische Röntgenbefund einer *Akroosteolyse* ist nicht pathognomonisch für eine primäre oder sekundäre Knochenkrankheit, doch können Besonderheiten der

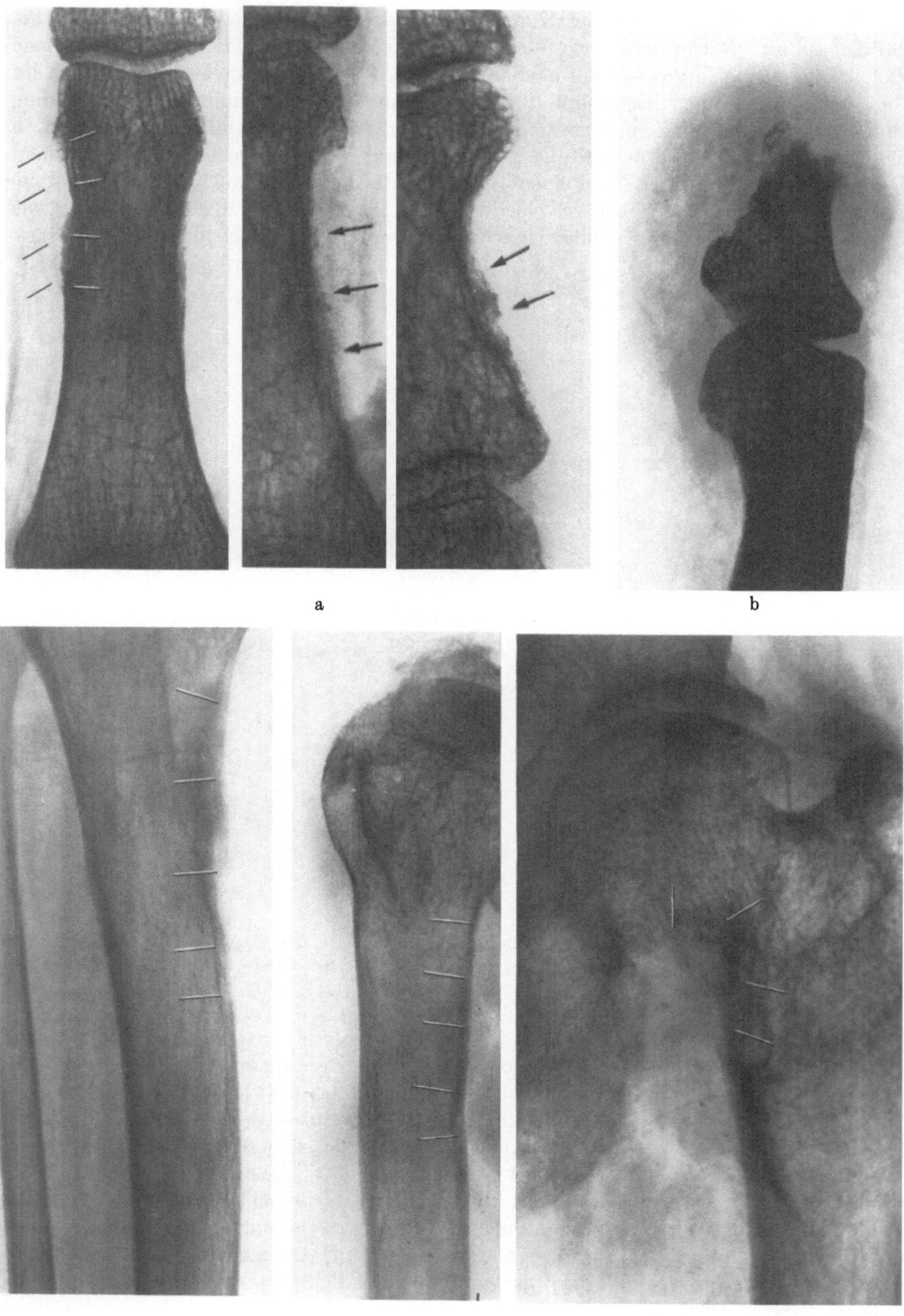

Abb. 99. Superiostale Entkalkungen und marginale Osteolysen bei primärem und sekundärem Hyperparathyreoidismus. (a) Subperiostale Resorption im Bereich der Fingerknochen mit spikulaähnlichen Knochenformationen (nach HEUCK u. VON BABO, 1974). (b) Seltene Form einer Akroosteolyse am Processus unguicularis des Daumenendgliedes bei renaler Osteopathie. 32jährige Frau, chronische Hämodialyse. (c) Verschiedene Beispiele der subperiostalen, marginalen Osteolyse an der medialen Kompakta von Tibia, Humerus und Femur. 66jährige Frau (nach HEUCK u. VON BABO, 1974)

Dynamik des Prozesses und der im Röntgenbild erkennbaren Strukturen und Konturen der veränderten Knochen gewisse Hinweise auf die zugrunde liegende Erkrankung geben. Eine *idiopathische, familiär vorkommende,* langsam fortschreitende Akroosteolyse am Hand- und Fußskelett ist bekannt geworden. Bei zahlreichen Erkrankungen kommen Akroosteolysen vor, die bandförmig oder marginal fortschreitend auftreten können. Die *bandförmige Akroosteolyse* ist besonders charakteristisch bei der progressiven Sklerodermie. Das Handskelett zeigt bei der Sklerodermie eine allgemeine Knochenatrophie und nur im Bereich der Akren osteolytische Prozesse (Abb. 100). Seltene, aus dem Rahmen fallende Erkrankungsformen der Sklerodermie weisen ausgedehntere Osteolysen auf. Die bandartige Resorptionszone (?) unmittelbar oberhalb der Basis der Fingerendglieder und die weitgehende oder vollständige Osteolyse der Processus unguiculares sind bei Sklerodermie nicht selten (Barsony u. Frisch 1933; Gebauer u. Halter, 1948; Jesserer, 1952; Schinz u. Mitarb., 1952; Sommer, 1968 — Bd. V/3 u. 1973 — Bd. V/2).

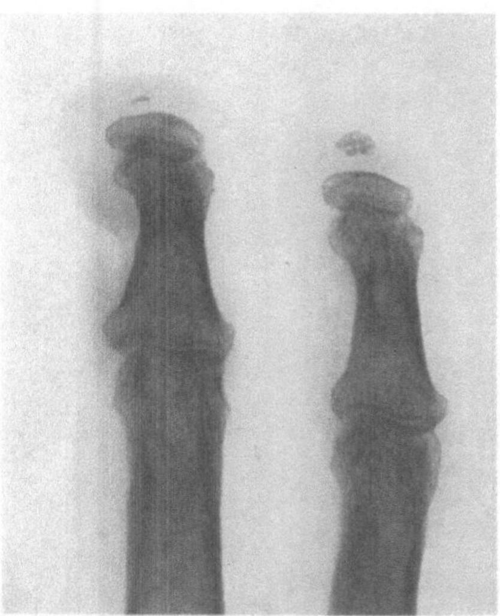

Abb. 100. Akroosteolyse im Bereich der Endglieder der Finger beider Hände mit scharf konturierten Restknochen bei einer Sklerodermie. Allgemeine atrophische Strukturauflockerung des Knochens mit sehr feinmaschiger Spongiosaarchitektur und Verschmälerung der Diaphysenkompakta. Die Sklerodermie besteht seit etwa 14 Jahren bei dieser 60jährigen Frau (nach Heuck, 1970)

Bei einer Akrosklerose haben Barsony u. Frisch (1933) bandförmige Osteolysen in den Endphalangen beschrieben. Harnasch (1949) fand bandförmige Osteolysen, die keinem Krankheitsbild zugeordnet werden konnten.

Nach den bisher vorliegenden Mitteilungen sind, neben einer diffusen Strukturauflokkerung oder Atrophie der Knochen, „bandförmige Akroosteolysen“ für die „*Venylchloridkrankheit*“ charakteristisch, die mit einem Raynaud-Syndrom und sklerodermie-ähnlichen Hautveränderungen beginnt (Abb. 101). Ferner wurden kleine Randusuren und zystische Spongiosadefekte am Hand- und Fußskelett sowie umschriebene Spongiosklerosen an den Iliosakralgelenken beschrieben. Wahrscheinlich handelt es sich um das Ergebnis toxischer Wirkungen auf den Knochenstoffwechsel durch Polyvenylchlorid (PVC), die zuerst bei Autoklavenreinigern in einem Fabrikbetrieb beobachtet worden sind. Der morphologische Befund der bandförmigen Akroosteolysen ist den Veränderungen bei der Sklerodermie sehr ähnlich (Harris u. Adams, 1967; Chatelein u. Motillon, 1967; Wilson u. Mitarb., 1967; Lefevre, 1972; Stein u. Mitarb., 1973; Kind u. Hornstein, 1975). Die Skelettveränderungen kommen zusammen mit Hautveränderungen im Bereich der Fingerendglieder vor, die verkürzt und kolbig aufgetrieben sind. Histologische Untersuchungen von Knochen und Haut liegen bisher nicht vor. Nach Beendigung der Expo-

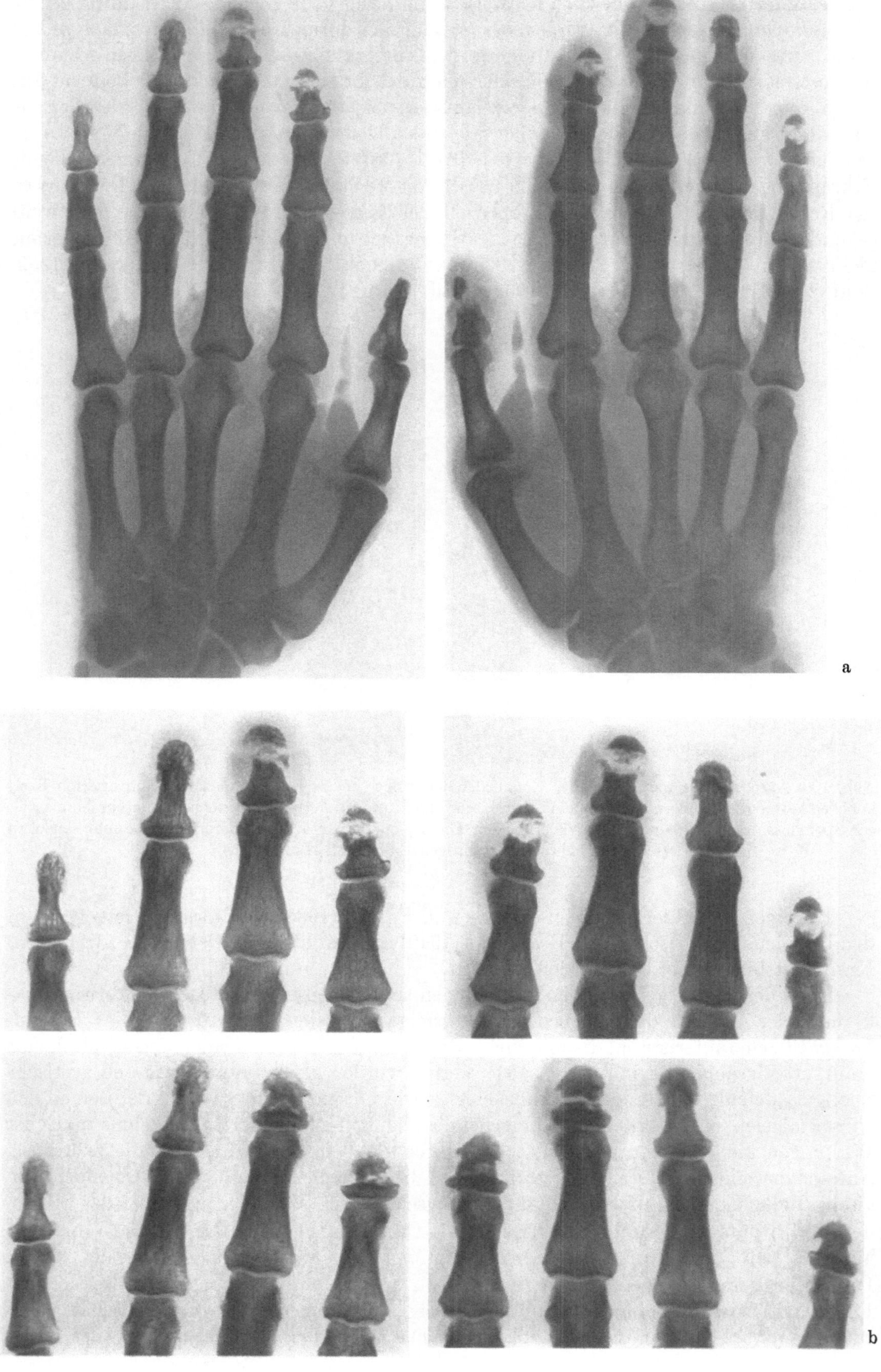
a
b

sition sollen sich die bandförmigen Osteolysen ebenso wie die Hautveränderungen zurückbilden können. Von STEIN u. Mitarb. (1973) konnte eine Besserung des Knochenbefundes festgestellt werden, und die vollständige oder weitgehende Überbrückung des „Defektes" war erkennbar. Es muß daher die Frage aufgeworfen werden, inwieweit tatsächlich ein Knochenabbau vorliegt oder lediglich eine Demineralisation der Tela ossea Grundlage dieses eigenartigen Röntgenbefundes ist.

δ) Die posttraumatische, lokalisierte Osteolyse

Im Anschluß an eine *Fraktur* oder ein umschriebenes, stärkeres *Trauma* des Knochens kann es *ohne erkennbare Ursache* zum Knochenschwund kommen. Meist ist das distal vom Trauma liegende Knochenstück betroffen, doch kann der Prozeß auf weitere Skelettbausteine übergreifen. Weder eine lokal-infektiöse, noch eine endokrine Störung konnten für die *lokalisierte Osteolyse* verantwortlich gemacht werden. Der Versuch, mit Hilfe von Knochentransplantaten den osteolytischen Defekt zu überbrücken, ist in der Regel fehlgeschlagen, *da auch das Transplantat* der Osteolyse anheimfiel. Bisher wurde die lokalisierte, progressive Osteolyse an der Klavikula, an Radius und Ulna, im Gebiet der Mittelhandknochen und Metakarpalia, an der Tibia und vereinzelt auch in anderen Skelettregionen beobachtet. Eine Bevorzugung des Pubertätsalters ist festzustellen. Es werden beide Geschlechter gleichmäßig betroffen. In den wenigen Beobachtungen, die bisher beschrieben worden sind, bleiben Fragen der Zusammenhänge mit anderen Erkrankungen offen (SCHINZ u. Mitarb., 1952; zusammenfassende Darstellung bei SOMMER, 1973).

Über eine Osteolyse des lateralen Klavikulaendes nach einem schweren Trauma des Schultergelenkes haben WERDER (1950), MORDEJA (1957) und MADSEN (1963) berichtet. In einer Beobachtung von ALNOR (1951) entwickelte sich die Osteolyse innerhalb von vier Wochen nach dem Schultergelenktrauma, bei dem ein *ausgedehntes Hämatom* auftrat. Eine Fraktur des Schlüsselbeines konnte nicht nachgewiesen werden, doch wird ausdrücklich betont, daß auch eine nicht sichtbare Fraktur vorgelegen haben könnte. Besonders hingewiesen wird auf das ausgeprägte Hämatom (hat gegebenenfalls eine Sprengung des Akromioklavikulargelenkes vorgelegen?). Der Röntgenbefund zeigte 14 Monate später einen relativ scharf begrenzten Defekt des lateralen Klavikulaendes, der von einer *neuen Kortikalis* begrenzt war. Klinische Beschwerden bestanden zu diesem Zeitpunkt nicht mehr. Insgesamt 7 Beobachtungen sind von MADSEN (1963) beschrieben worden, ohne daß in den Krankengeschichten über ein Hämatom im Verletzungsgebiet berichtet wird. Bei *histologischer Untersuchung* fand sich eine dünne, lamelläre Begrenzung der Osteolyse und innerhalb des Knochens eine Verminderung der Lamellen. In anderen Abschnitten des Knochens war eine Zunahme der Schichtdicke festzustellen, insbesondere im Bereich der Ansatzstellen von Bändern. Die Pathogenese dieser seltenen lokalen Osteolysen im Bereich der Klavikula bleibt unklar. Hypothetisch wurde angenommen, daß eine nervale Schädigung der Gefäßversorgung vorliege. In allen Beobachtungen einer posttraumatischen Osteolyse kommt der Prozeß nach einer gewissen Zeit zum Stillstand und damit zum Abschluß.

ε) Die massive, progressive Osteolyse

Eine besondere Form des Knochendefektes, die mit einer konzentrischen Atrophie einhergehen kann, stellt das Bild der *essentiellen oder kryptogenen Osteolyse* dar. Hierbei kann es zu ungewöhnlichen Resorptionsvorgängen in einem Knochen oder — bei Extremfällen — auch ganzer Skelettpartien kommen (WEISS, 1957). Die Ergebnisse vergleichender röntgenologischer und pathologisch-anatomischer Untersuchungen haben aufgedeckt,

---

◀ Abb. 101. Unscharf begrenzte „bandförmige Akroosteolysen" der Fingerendglieder mit sklerodermieähnlichen Hautveränderungen bei einer Venylchlorid-Krankheit (nach STEIN u. Mitarb., 1973). (a) Befund zu Beginn der Erkrankung. (b) Gegenüberstellung des Befundes mit der Kontrolle nach 10 Jahren

daß diese Form der „progressiven Osteolyse“ durch eine *Hämangiomatose* (GORHAM u. STOUT, 1955) ausgelöst werden kann. Obgleich die Diskussion um das Zustandekommen der osteolytischen Prozesse des Knochens noch nicht abgeschlossen ist, scheinen diese sehr ausgedehnten, meist ohne klinische Symptome ablaufenden *Resorptionsvorgänge* durch einen proliferativen Gefäßprozeß bedingt zu sein (SOMMER, 1973).

Die Beobachtung einer progressiven Osteolyse mit *Verlust des gesamten Beckenskelettes, des proximalen Anteiles des Femurs, des Kreuzbeines und Steißbeines* hat WEISS (1957) mitgeteilt und hierbei auf die Erstpublikationen von KIENBÖCK (1933) und HARTMANN (1947) hingewiesen. Das Röntgenbild des Beckenskelettes zeigte keine Spur von Knochensubstanz, die proximalen Enden der beiden Femura — auf der linken Seite auch des Femurschaftes — waren verschwunden. Auf der rechten Seite war der Femurstumpf durch eine konzentrische Atrophie begrenzt, wie sie bei Amputationsstümpfen vorkommt. Die Lendenwirbelsäule schien in den Weichteilen zu enden, die kaudalen Wirbel waren verschwunden. Das übrige Skelett zeigte röntgenologisch keine Besonderheiten. Die Unterschenkelknochen, verstärkt auf der linken Seite, wiesen eine leichte Inaktivitätsosteoporose auf. Der Prozeß hatte sich im Laufe von 12 Jahren entwickelt, beginnend mit dem 16. Lebensjahr, und war zunächst als tuberkulöse Koxitis behandelt worden. Die Osteolyse kam dann spontan zum Stillstand. Von

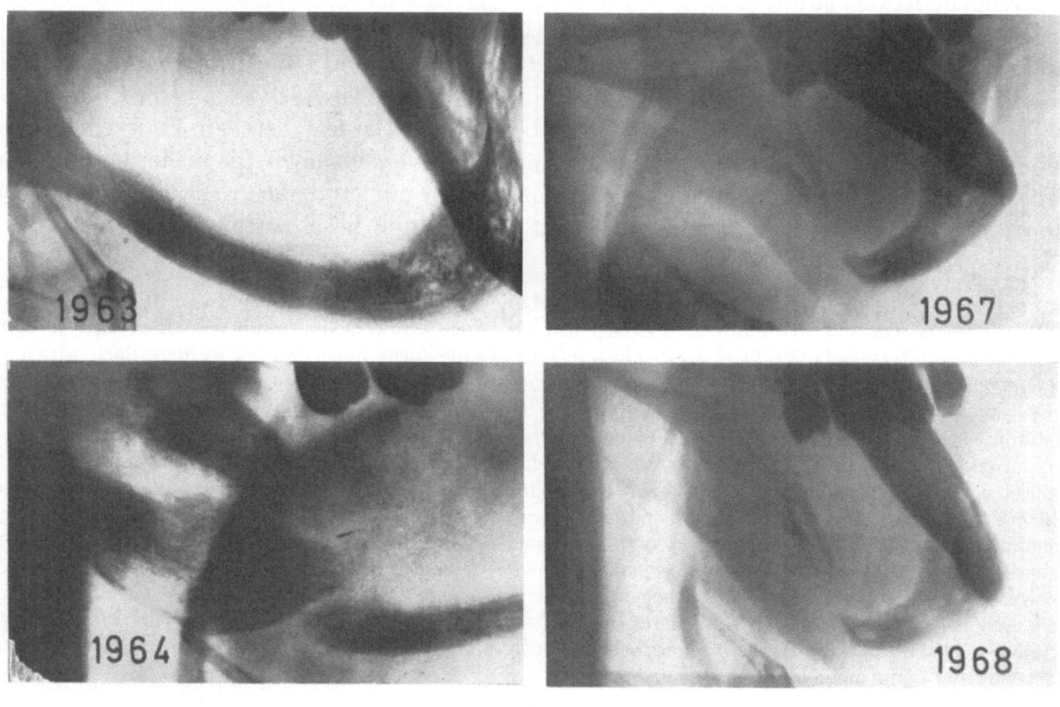

a

Abb. 102. Progressive Osteolyse bei Hämangiomatose im Bereich des linken Unterkiefers. Die Strukturauflockerung des Kieferknochens hat fortschreitend zu einem Verlust des Unterkieferquerastes geführt. 30 Jahre alter Mann. (a) Fortschreitende Osteolyse des Unterkieferknochens im Laufe von mehr als 4 Jahren. (b) Das Mikroradiogramm von einem operativ gewonnenen Knochenstück aus der Grenzzone der Osteolyse zeigt die fortschreitende Strukturauflockerung und die unscharfen Randbezirke der Tela ossea zum hämangiomatösen Gewebe. Sehr große Osteozytenlakunen und im Randgebiet des Knochens erkennbare osteozytäre Osteolyse sind bemerkenswert. Ein osteoklastärer Abbau mit Howship'schen Lakunen fand sich nur vereinzelt. Die Mineralkonzentration der Tela ossea ist unterschiedlich (Mikroradiogramme von 30—50 μ dicken Knochenschliffen aus verschiedenen Arealen der Grenzzone der Osteolyse. Vergrößerung oben 70×, unten 250×)

WEISS (1957) ist eine weitere Beobachtung von progressiver Osteolyse des rechten Hüftgelenkes und der angrenzenden Abschnitte von Scham- und Sitzbein bei einem 30jährigen Mann mitgeteilt worden, der seit etwa 6 Jahren über unbestimmte Schmerzen im Bereich der Hüftregion klagte. In der Anamnese waren lediglich ein Trauma durch Sturz vom Pferd und später ein Sturz mit dem Rad erwähnenswert. Das Röntgenbild zeigte den restlosen Schwund des Sitzbeines sowie eines großen Teiles des Schambeines und eine schwere porotische Veränderung des Darmbeines und des proximalen Femurdrittels. Bei einer 28jährigen Bäuerin konnte WEISS (1957) anläßlich einer konsiliarischen Beratung die ausgedehnte Osteolyse der linken unteren Beckenhälfte mit Scham- und Sitzbein, Femurkopf und Hüftgelenkpfanne beobachten.

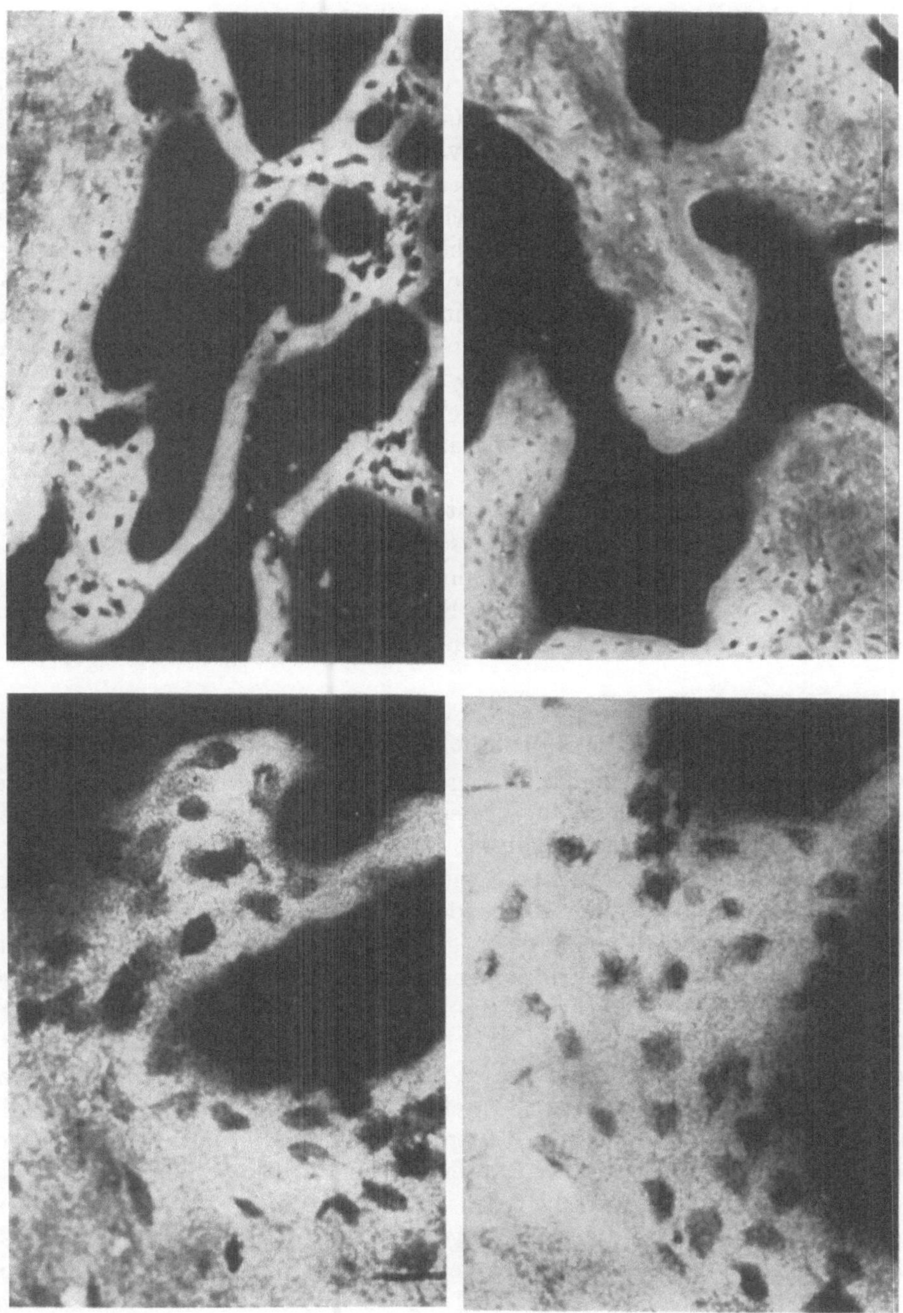

Abb. 102 b

In den Grenzzonen der osteolytischen Knochenpartien kommt es nach Stillstand des Prozesses zu einer charakteristischen *konischen Zuspitzung oder Abflachung* der Knochen im Sinne der „konzentrischen Atrophie“. Im Schrifttum sind eine Reihe solcher und ähnlicher Beobachtungen insbesondere an den Extremitäten beschrieben worden (Nicod, 1945; Leger u. Mitarb., 1949; Chiappa u. Pagano, 1955; Sommer u. Reinhardt, 1959). Die röntgenologisch erkennbaren morphologischen Veränderungen zeigen, unabhängig von der Lokalisation des osteolytischen Geschehens am Skelett, gewisse Übereinstimmung *in der Dynamik des Knochenschwundes*. Der Prozeß ist *nicht auf einen Knochen beschränkt*, sondern kann Gelenke überschreiten und ganze Skelettpartien zum Verschwinden bringen.

Es erscheint nach unserem heutigen Wissen nicht berechtigt, von einem *Krankheitsbild der „Osteolyse“* zu sprechen, da es sich offensichtlich nur um ein Symptom handelt, das bei verschiedenartigen Erkrankungen auftreten kann. Als Ursache wird in vielen Beobachtungen auch ein Trauma angeschuldigt (s. S. 145), das den Knochenschwund ausgelöst haben soll. Histologische Untersuchungen von Nicod (1945) zeigten lediglich *einen lakunären Abbau der Tela ossea ohne Anwesenheit von Osteoklasten* und ein eigenartiges „Zerfließen“ der Knochengrundsubstanz mit Freisetzen von Osteozyten. Bei einer progressiven Osteolyse im Bereich des Unterkieferknochens, der eine Strukturauflockerung im Sinne der Spongiosierung und eine fleckige Osteolyse voranging, konnte eine Knochenbiopsie histologisch-mikroradiographisch untersucht werden. In den *Randzonen des noch strukturierten Knochens* treten mehrere Osteozyten nach einer Demineralisation und Auflösung der Grundsubstanz zusammen. Das Areal wird schließlich größer und bildet eine Lakune (Abb. 102). Die Mineralkonzentration der Tela ossea ist in einigen Zonen nahe der Tumorgrenze inhomogen, und das Mikroradiogramm zeigt eine sehr *ungleichmäßige Dichte*. Neben den unscharfen Randkonturen des Knochens zum benachbarten Tumorgewebe der Hämangiomatose waren nur wenige osteoklastäre Resorptionslakunen, dagegen eine *ausgeprägte periosteozytäre Kalziolyse und Osteolyse* des Knochens festzustellen. Es kommt zum Aufbruch der Knochenstrukturen von innen her, zur Tunnellierung mit Verschwinden größerer Knochenareale, so daß die Art der Strukturauflockerung im Röntgenbild und die nachfolgende Osteolyse verständlich werden.

c) Die Destruktionen des Knochens

Die *Destruktion des Knochens* ist im allgemeinen ein *reaktives Phänomen* als erste Erscheinung einer lokalen Schädigung und gelegentlich das einzige röntgenologische Zeichen der Erkrankung. Unabhängig davon, ob die Erkrankung des Knochens durch eine Infektion, durch ein Neoplasma, durch eine Speicherkrankheit, durch eine lokale Schädigung des Knochenstoffwechsels oder durch irgendeinen anderen Prozeß zustande kommt, sind Reaktion oder Reparation der Tela ossea grundsätzlich gleich, und der morphologische Befund der makroskopischen Veränderungen ist der Struktur im Röntgenbild sehr ähnlich. Zwischen dem Anstoß zur Destruktion und der tatsächlichen Erscheinung im Röntgenbild findet sich, unabhängig von der Natur der auslösenden Ursache einer Destruktion, eine *Latenzperiode*. Die Dauer dieser Latenzperiode ist unterschiedlich und bis zu einem gewissen Grade abhängig von den strukturellen Eigenschaften des zu zerstörenden Knochens. Im *spongiösen Knochen*, wie z.B. den Wirbeln, im Becken, den Rippen oder den gelenknahen Abschnitten der langen Röhrenknochen — wo größere Mengen von spongiösem Knochen unerkannt verschwinden können — findet sich erst sehr spät ein meist diskreter Befund im Röntgenbild. Dagegen sind selbst geringfügige Veränderungen der *Kompakta* leichter zu erkennen. Der generalisierte Verlust des Knochens im Laufe des Alterungsprozesses macht die Aufdeckung von destruktiven Veränderungen noch schwieriger (s. S. 79ff.).

α) Der „osteoneutrale“ Krankheitsherd

Zwischen dem Beginn einer Krankheit und dem frühesten Zeitpunkt der Sichtbarkeit einer Destruktion kann eine *Latenzperiode von 10 Tagen* angenommen werden (Lodwick, 1971). Diese Ansicht stützt sich auf Beobachtungen bei der Osteomyelitis, da die Knochendestruktion den klinischen Symptomen verspätet folgt. Bei anderen Knochenkrankheiten kann die Latenzperiode noch sehr viel stärker variieren. Die Metastasen eines Neoplasmas im Knochenmark können unter Umständen ohne eine Zerstörung des Knochens infiltrierend wachsen (Edeiken u. Hodes, 1973; Heuck, 1970). Für diese Form der sekundären Tumorkrankheit ist die Bezeichnung „osteoneutrale Metastase“ (Abb. 103) treffend (Weiss, 1957). Die Zerstörung von Knochen wird sich unabhängig von der

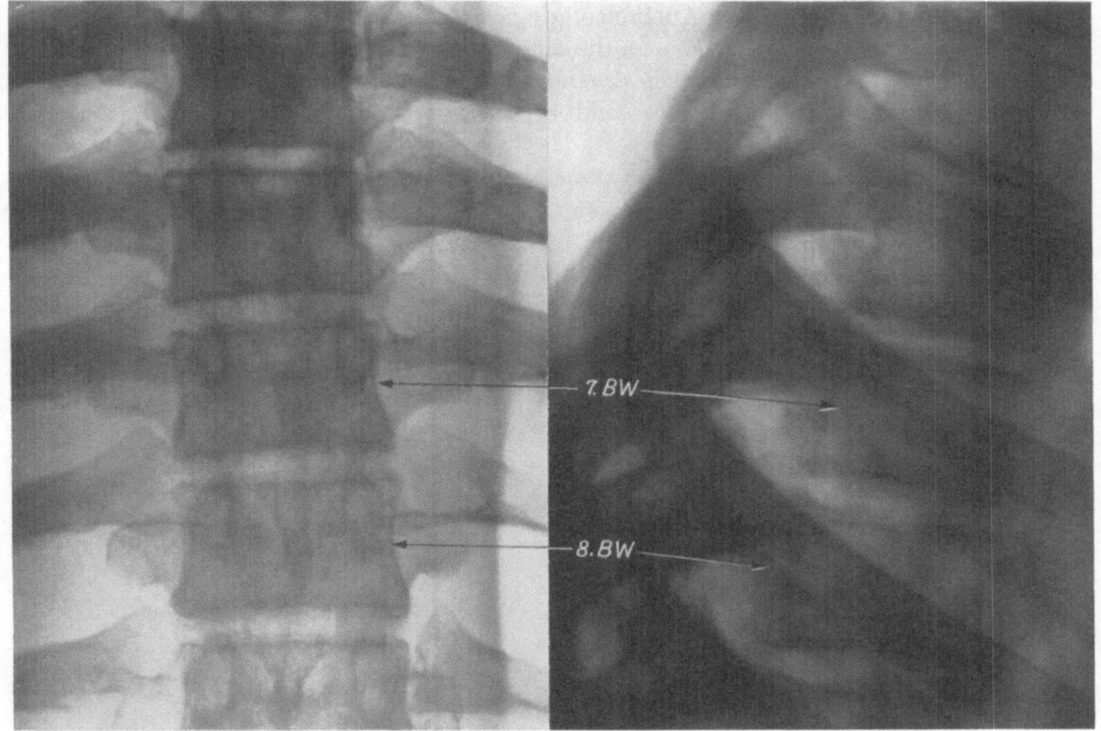

a

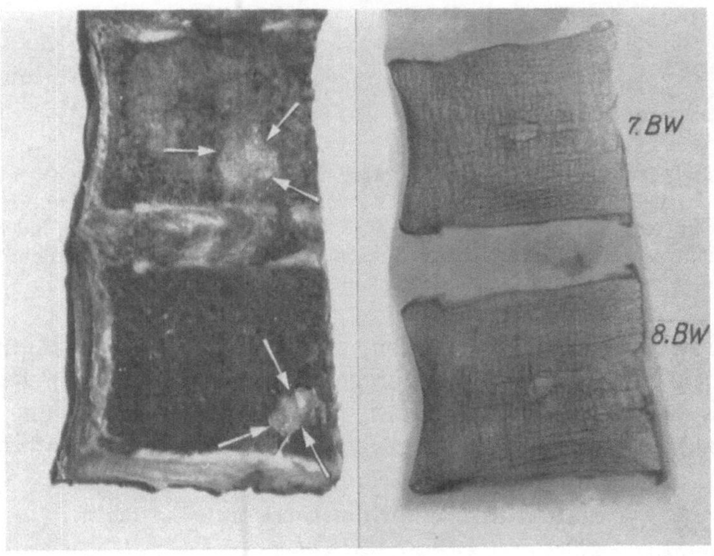

b

Abb. 103. Die „osteoneutrale" Knochenmetase ist nur im anatomischen Präparat deutlich erkennbar, während die Spongiosastruktur der Wirbelkörper noch keinen Defekt zeigt. Das lymphogranulomatöse Gewebe wächst infiltrierend im Knochenmark. 21jähriger Mann (nach HEUCK, 1970). (a) Röntgenaufnahme der Brustwirbelsäule mit 7. und 8. Brustwirbel, die noch keinerlei Veränderungen erkennen lassen. (b) Das Präparat zeigt deutlich die metastatischen Herde, während die Röntgenaufnahme des Präparates noch keine Veränderungen der Spongiosastruktur aufweist

Ursache durch folgende röntgenologische Zeichen darstellen, die von der Aktivität und damit der Geschwindigkeit der Ausbreitung eines Prozesses abhängen:

1. *Ausgedehnte Knochenzerstörung*, die als einfacher, relativ großer Defekt imponiert.

2. *Mottenfraßähnliche Knochendestruktionen* durch zahlreiche Defekte verschiedener Größe, die zusammentreten. Dieses Bild repräsentiert eine unterschiedliche Aktivität der Erkrankung.

3. *Infiltrierend weiter wachsende Knochendestruktionen* sind charakterisiert durch das Fehlen einer klar definierbaren Randzone im Röntgenbild der Destruktion und einen langsamen Übergang in die normalen Bezirke.

Besteht der Verdacht auf eine Knochendestruktion im Bereich der Spongiosa, die sich auf dem Summationsbild nicht erkennen läßt, so sollte immer die Tomographie durchgeführt werden (Abb. 104). Bei einer Diskordanz zwischen dem klinischen Befund und dem Röntgenbefund ist die kurzfristige Kontrolle erforderlich. Mit Hilfe der Szintigraphie kann

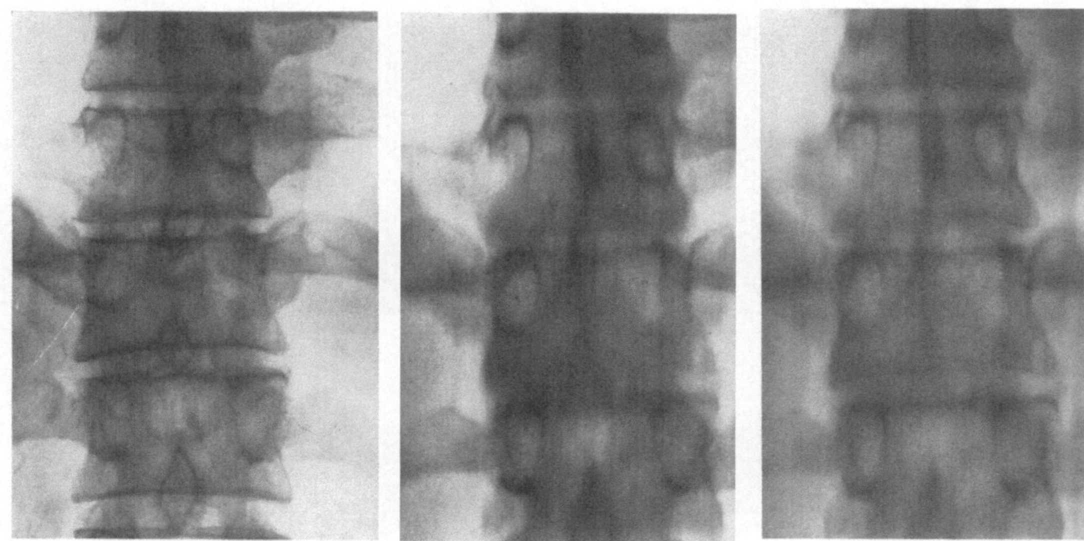

Abb. 104. Beginnende Osteolysen im rechten Wirbelbogen des 9. und im linken Wirbelbogen des 10. Brustwirbels, die trotz heftigster klinischer Beschwerden etwa 8 Wochen unerkannt geblieben sind. Es handelt sich um die Metastasen eines Bronchial-Karzinoms bei einem 49jährigen Mann. Eine reaktive Sklerose liegt nicht vor. Die Übersichtsaufnahme läßt die Osteolysen im Bereich der Brustwirbelkörper erkennen, doch kommen sie deutlicher auf dem Tomogramm zur Darstellung

ein Knochenherd frühzeitig erfaßt werden, da Umbauprozesse die Aufnahme knochensuchender, radioaktiver Stoffe bevorzugt erkennen lassen (s. S. 258ff.). Die Darstellung in verschiedenen Ebenen sowie Zielaufnahmen mit Hilfe der Vergrößerungstechnik können wichtige Ergänzungen zur Röntgenuntersuchung und zusätzliche Informationen geben.

β) *Reaktive Destruktionen bei Entzündungen*

Der *Abbaumechanismus des Knochens bei entzündlichen Erkrankungen*, wie z.B. einer Osteomyelitis oder der Tuberkulose und der Lepra ist noch unklar. Das Granulationsgewebe des Herdes muß auf den Knochen, also die Tela ossea selbst, in besonderer Weise einwirken, um den Abbau auszulösen. In diesem Zusammenhang wird häufig auf das sogenanntes „Endost" hingewiesen. Hierbei handelt es sich nach den neueren Vorstellungen um das *Bindegewebe* und das *Markgewebe* zwischen den Spongiosabälkchen. In welcher Weise diese Gewebe auf einen entzündlichen oder tumorösen, raumfordernden Prozeß reagieren ist noch weitgehend unbekannt (s. S. 47ff.). Es können verschiedenartige Prozesse eine herdförmige, endostale Knochenresorption induzieren, und es hängt meist von der Größe eines Herdes, seinen Konturen und seiner Lokalisation ab, inwieweit diagnostische oder differentialdiagnostische Schwierigkeiten bei der Analyse der Erkrankung im Röntgenbild auftreten. Wenn ein entzündlicher Herd längere Zeit besteht, so nimmt er meist an Größe zu und kann die Kortikalis des Knochens überschreiten. Damit tritt er in Beziehung zu den umgebenden Weichteilen oder zu der Gelenkfläche eines Knochens. Hierdurch nimmt die Wahrscheinlichkeit zu, daß die Reaktion des Knochens auf verschiedene Noxen charakteristische Unterschiede der Morphologie des Knochenabbaues im Röntgenbild aufweist, die wiederum eine sicherere Differenzierung der Erkrankung erlauben.

γ) Reaktive Destruktionen bei Tumoren

Die durch einen Tumor induzierte Osteolyse des Knochens wurde von MILCH u. CHANGUS (1956) an über 780 histologischen Schnitten von Knochenmetastasen eines Malignoms untersucht. Verantwortlich für den Knochenabbau könnten folgende Faktoren sein:

1. Knochenabbau durch Zellen, die vom Tumorstroma abstammen.
2. Knochenabbau durch vielkernige Osteoklasten und durch vielkernige Tumorriesenzellen.
3. Absonderung knochenresorptiv wirksamer Stoffe durch die Tumorzellen oder Stimulation des Knochenabbaues durch Störung der physiologischen Homöostase des Knochens.
4. Tumorzellen lösen einen Knochenabbau durch mechanischen Druckeffekt auf den umgebenden Knochen aus.

Im Schrifttum liegen verschiedenartige Ergebnisse über Untersuchungen zur Destruktion des Knochens bei der Tumorkrankheit vor. Eine *Dekalzifizierung des Knochens* in der hyperämischen Umgebung eines osteolytisch wachsenden osteogenen Sarkoms haben WATSON JONES u. ROBERTS (1933/34) beschrieben. Von HELLNER (1963) wird in der Umgebung gut- und bösartiger Tumoren ein gesteigerter Knochenumbau als reaktiver Prozeß angenommen und als sogenannte „lokalisierte Ostitis fibrosa" bezeichnet. Über die riesenzellhaltige Osteoklasie mit lakunärer Resorption will EGER (1965) den krankhaften örtlichen oder generalisierten Abbau des Knochens verstehen. Der physiologische Abbau des Knochens als Ausdruck einer ständigen Transformation soll über Osteolyocyten erfolgen. Dieses sind kleine, bandförmig liegende, einkernige Zellen am Knochen. Von SANDRITTER (1967) wird der Knochenabbau bei Tumorleiden als glatte Resorption durch einen Saum einkerniger Osteoklasten und durch lakunäre Resorption über mehrkernige Osteoklasten in Howship'schen Lakunen aufgefaßt. Außerdem soll ein Knochenabbau durch perforierende Resorption über Kapillarsprossen möglich sein. Der *destruierende Knochenabbau* wird von BELANGER (1969) als Ausdruck der Tätigkeit vielkerniger Osteoklasten betrachtet, die immer dann auftreten sollen, wenn im Knochen besondere Bedingungen vorherrschen. Eine Vermehrung vielkerniger Osteoklasten soll nach VITTALI (1970) dann einsetzen, wenn durch hormonelle Stimulation, bei Hyperparathyreoidismus, bei lokaler oder generalisierter Azidose sowie bei mechanischen Knochenstörungen wie starker Druckbelastung ein Anstoß hierzu gegeben ist. Maligne Tumoren bilden manchmal Hormone oder hormonähnliche Substanzen, obgleich die Muttergewebe der Tumoren endokrin nicht aktiv sind. Die örtlichen Veränderungen bei der Tumorosteolyse sollen nach VITTALI durch vom Tumor selbst erzeugte Stoffe induziert werden. So läßt die Osteolyse im Bereich eines metastatischen Knochenprozesses und in der Umgebung an das histologische Bild bei einem Hyperparathyreoidismus denken. Die Knochenbälkchen zeigen die Zeichen der Druckatrophie mit muldenförmiger Arrosion durch die Tumorzellnester, Osteoklasten sind nur selten zu finden.

Von DIHLMANN u. FRIK (1973) sind vergleichende röntgenologische und histologische Untersuchungen des Knochens zur Frage der Tumor-induzierten, spezifischen Kompaktareaktionen durchgeführt worden. Einer fortschreitenden Osteolyse durch vorwiegend mehrkernige Osteoklasten an der Tumorfront steht eine gleichzeitige Knochenapposition im Grenzbezirk Tumorgewebe-Knochengewebe gegenüber. Wahrscheinlich lösen vom Tumor produzierte Stoffwechselverbindungen neben der zur Destruktion führenden Osteolyse auch eine über diesen Bezirk hinausgehende Strukturauflockerung der Tela ossea aus (Abb. 105). Von differentialdiagnostischem Interesse ist diese Beobachtung bei der Analyse des Röntgenbildes der Knochen neben *parossal wachsenden Tumoren.* Es finden sich Strukturauflockerungen, die nicht mit einem infiltrierenden Wachstum des Tumorgewebes selbst in den Knochen verwechselt werden dürfen. Durch eine Röntgenbildanalyse des tumorkranken Knochenareals werden die topographischen Unterschiede in den Beziehungen zwischen Tumorwachstum und Knochengewebe herausgearbeitet. Dabei wird die osteoklastäre Osteolyse nicht nur an der Grenzzone zwischen Tumorgewebe und Knochengewebe, sondern auch in der *weiteren Umgebung* des eigentlichen Tumors als bestimmender biologischer Vorgang angesehen. Die Untersuchungen lassen vermuten, daß im Bereich der Zone einer unspezifischen Kompaktareaktion bei Tumormetastasen die verschiedensten Abstufungen eines zellulären Knochenabbaues mitspielen (Abb. 106). Dabei sind nicht nur die tumornahen, vielkernigen Osteoklasten sondern auch die einzelligen Osteoklasten oder die osteoklastären Funktionsformen von Osteoblasten zu nennen. Eine

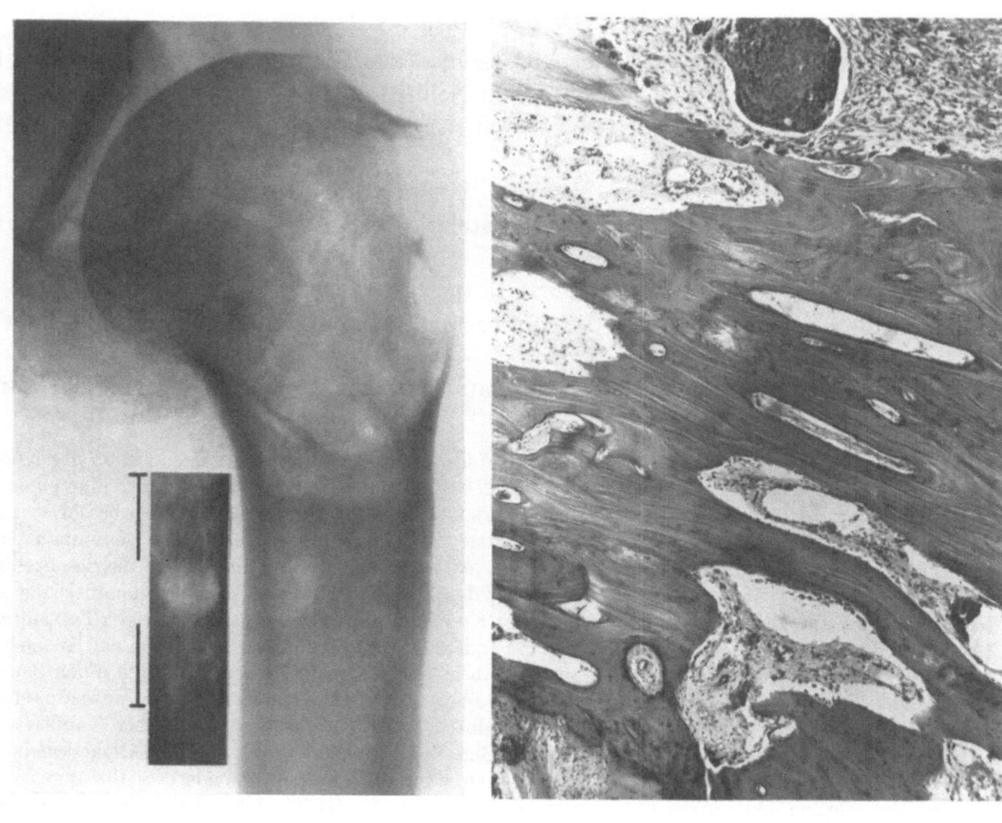

a b

Abb. 105. Knochendestruktion durch Metastasen eines Bronchial-Karzinoms im Humerus. 65 Jahre alter Mann. (a) Die kleine osteolytische Metastase im proximalen Humerusschaft stellt sich mit regelrecht strukturierter Kompakta-Umgebung im Röntgenbild dar. Die im linken Bildanteil (Ausschnitt) erkennbare unmittelbare Umgebung des osteolytischen Herdes zeigt eine aufgelockerte Kompaktastruktur. (b) Im histologischen Bild ist ein Übergang der Tumorosteolyse (oben) zu dem Bereich der unspezifischen Kompaktareaktion erkennbar. In unmittelbarer Grenzzone des Tumors lakunärer Knochenabbau mit vielkernigen Osteoklasten. Ferner Abbau über perforierende Kanäle durch Resorption. Die Knochenlücken sind mehr oder weniger dicht von einem Saum einkerniger Zellen ausgekleidet, die nicht in Lakunen liegen. Zwischen den Knochenformationen Gefäße und zellreiches Bindegewebe, jedoch keine Tumorzellverbände (nach DIHLMANN u. FRIK, 1973)

Strukturauflockerung durch perforierende Gefäßaufbrüche des Knochens in der Nähe der Tumormetastase kann vorkommen. Diese Form der Reaktion des Knochens in der Umgebung von Tumoren oder Tumormetastasen läßt darauf schließen, daß humorale örtliche Faktoren eine gewichtige Rolle spielen. Die infiltrierend wachsende Metastase eines Mamma-Karzinoms im Humerus ohne Kontinuitätstrennung oder pathologische Fraktur des Knochens zeigt das Resultat einer unspezifischen Kompaktareaktion im Röntgenbild (Abb. 107). Die röntgenologischen Verlaufsbeobachtungen der Tumorosteolyse und der reaktiven Knochenneubildung und Sklerose können wesentlich zum Verständnis der Biodynamik von Knochentumoren oder Metastasen beitragen.

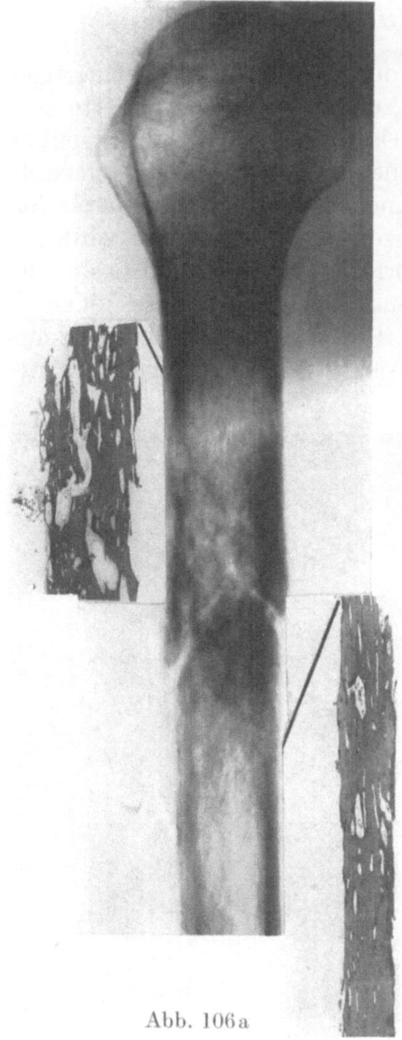

Abb. 106a

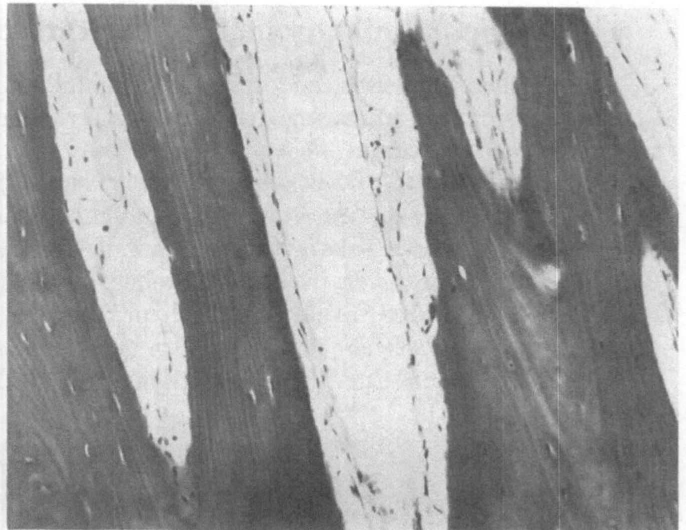

Abb. 106b

Abb. 106. Knochendestruktion durch überwiegend chondroplastisch wachsendes Humerussarkom, das eine Spontanfraktur gesetzt hat. 49 Jahre alter Mann. (a) In der oberen Grenzzone findet sich eine unspezifische Kompaktareaktion (Ausschnittsbild). In der unteren Grenzzone eine annähernd normale Humerusschaftkompakta (Ausschnittsbild). (b) Das histologische Bild der unspezifischen Kompaktareaktion zeigt in den Knochenlücken zellarmes Bindegewebe und überdimensional große kapilläre Gefäße (nach DIHLMANN u. FRIK, 1973)

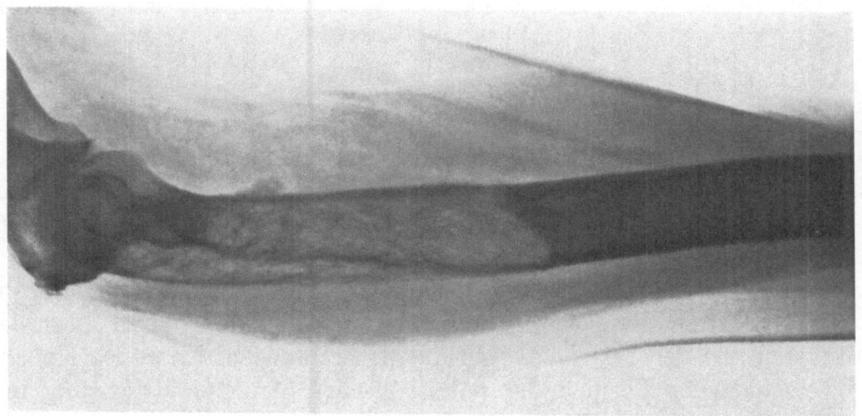

Abb. 107. Infiltrierend wachsende Metastase eines Mamma-Karzinoms im distalen Abschnitt der Humerusdiaphyse bei einer 85 Jahre alten Frau ohne vollständige Zerstörung des Knochens oder pathologische Fraktur. Die Randzone der Strukturauflockerung zum gesunden Knochen ist unscharf begrenzt. Es findet sich ein röntgenologisch erkennbarer spindelförmiger Weichteilschatten parossal

III. Die pathologische Strukturverdichtung — Hyperostose

Durch überschießende, endostale Knochenbildung kommt es bei verschiedenartigen Erkrankungen zur Verdickung der Spongiosastrukturen, die sich als generalisierte oder umschriebene, manchmal fleckige Verdichtung oder „Osteosklerose" im Röntgenbild darstellt. Der Begriff „Osteosklerose" im strengen Sinne ist falsch, da pathologisch-anatomisch darunter eine qualitative Beschaffenheit der Knochensubstanz, also eine außergewöhnliche Härte der Tela ossea durch hohe Mineralkonzentration verstanden wird. Die *quantitative Vermehrung* des Knochengewebes über das normale Maß hinaus zu Lasten des Markraumes (Abb. 108) sollte eigentlich präziser als „endostale Hyperostose" oder als „Spongiosklerose" bezeichnet werden (UEHLINGER, 1941). Der pathologische Prozeß kann so weit gehen, daß die eigentliche Spongiosastruktur oder -architektur nicht mehr erkenn-

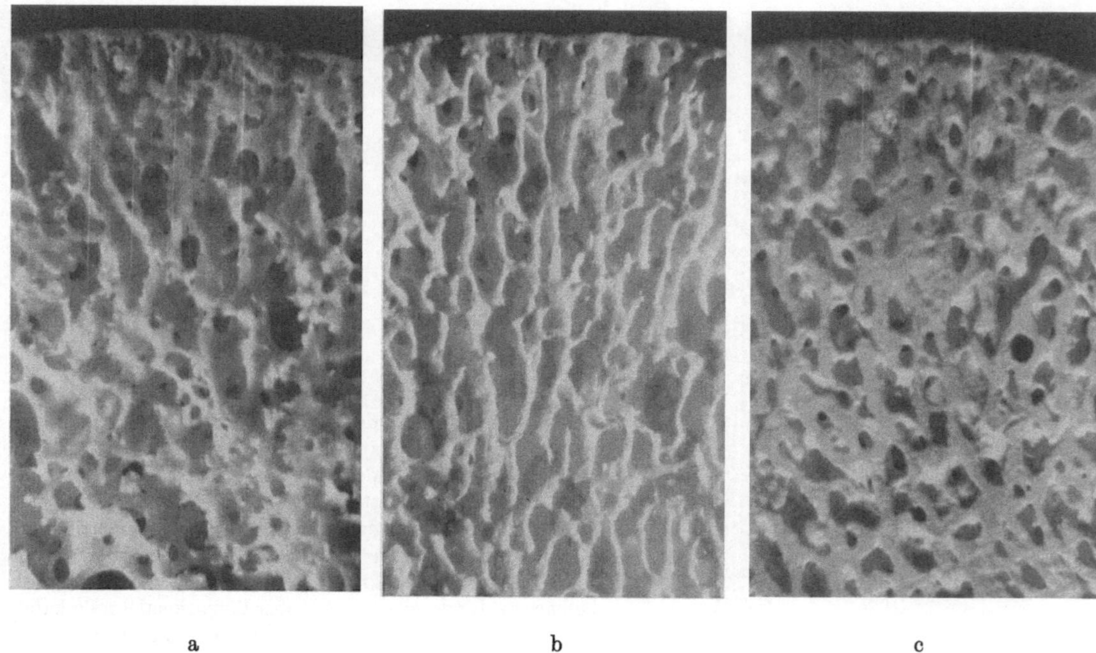

a b c

Abb. 108. Reaktive Hyperostose der Spongiosa oder „Spongiosklerose" im Femurkopf bei myeloischer Leukämie (b) und Osteomyelosklerose (c) zusammen mit dem Mazerationspräparat eines gesunden gleichalterigen Femurs (a) dargestellt

bar ist. Der gesamte Markraum des Knochens wird durch neugebildete, oft ungeordnet entwickelte Tela ossea ausgefüllt. Die periostale Knochenneubildung kann bei einer generalisierten oder lokalisierten Strukturverdichtung parallel zu einer Spongiosklerose vorkommen (SHIERS u. Mitarb., 1957). Es ist in diesem Zusammenhang nicht erforderlich, die manchmal vorhandene Mitbeteiligung der peripheren Knochenbezirke zu erwähnen. Besonderheiten der periostalen Reaktionen und die verschiedenartigen morphologischen Befunde nach periostaler Knochenneubildung werden auf Seite 180ff. besprochen.

Die Mikrostruktur der Tela ossea und die Mineralkonzentration des Knochengewebes lassen bei verschiedenen Formen der pathologischen Strukturverdichtung im Röntgenbild nur geringfügige Abweichungen erkennen. Das mikroradiographische Bild der Tela ossea zeigt flächenhafte, bandförmige oder periosteozytär umschriebene Bezirke einer Hypermineralisation in Kompakta und Spongiosa bei osteosklerotischen Formen der Systemerkrankungen, wie der Osteopetrose oder Marmorknochenkrankheit Albers-Schoenberg (Abb. 109). Der Anteil der flächenhaften oder bandförmigen Zonen einer Hypermineralisation beträgt bei der Osteopetrose maximal 10 %, und die elektronische Bestimmung der

Mineralkonzentration aus dem Mikroradiogramm ergab nur geringfügige Abweichungen der Globalwerte von den Normalbefunden (Abb. 110). In diesen hochmineralisierten Zonen fand sich elektronenmikroskopisch eine Abweichung in der Teilchengröße des abgelagerten Minerals, so daß die Packungsdichte der anorganischen Fraktion in der organischen Grund-

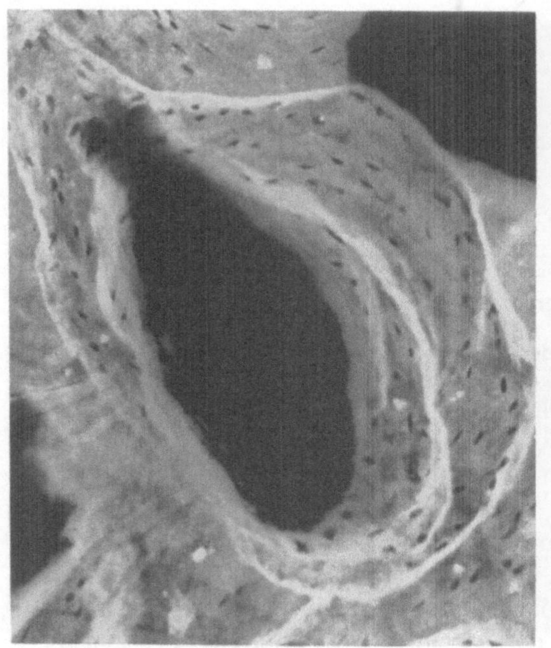

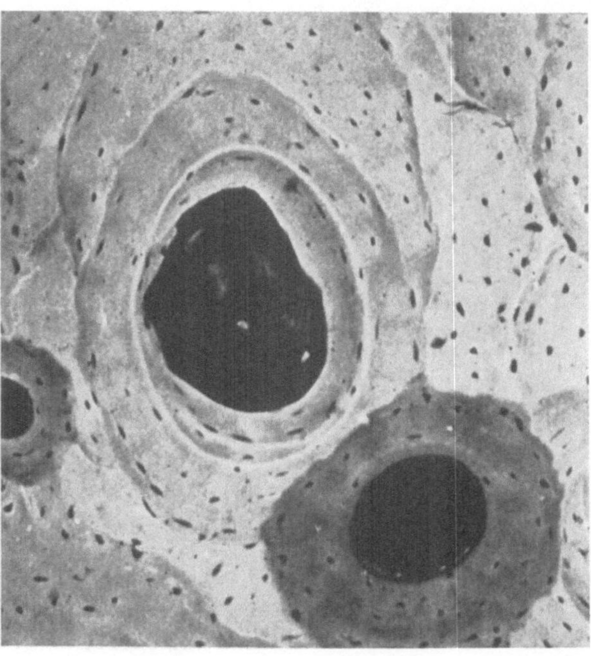

a

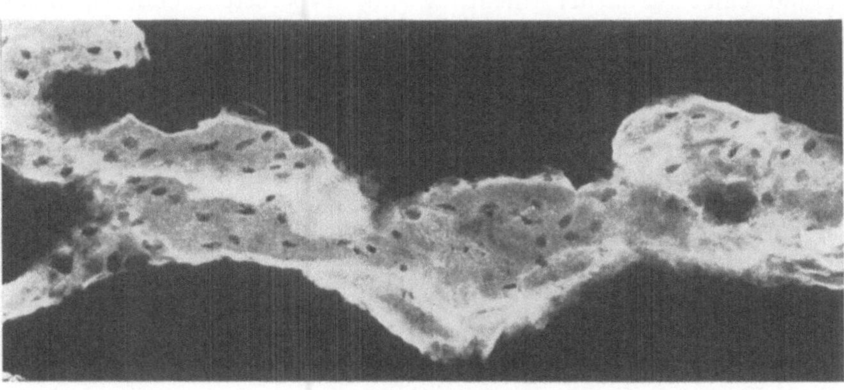

b

Abb. 109. Hochmineralisierte Zonen in der Tela ossea bei Osteopetrose (Marmorknochenkrankheit ALBERS-SCHÖNBERG). (a) Mikroradiogramm eines Dünnschliffes von 50 μ, das unregelmäßig breite, bandförmige Sklerosen zeigt (links). Im gesunden Knochen kommen ebenfalls mehrfach ausgebildete Kitt- oder Zementlinien vor, die als „Kokardenosteone" bezeichnet werden (rechte Bildhälfte). (Vergrößerung 150 ×). (b) Die Spongiosa zeigt bei Osteopetrose „Mosaikstrukturen" mit hochmineralisierten Bezirken der Tela ossea. Daneben sind osteozytäre Osteolysen und ein marginaler Knochenabbau erkennbar (Vergrößerung 180 ×)

substanz die vermehrte Strahlenabsorption im Mikroradiogramm erklären kann (HÖHLING u. Mitarb., 1972).

Nach länger dauernder, stärkerer Parathormonwirkung konnten hoch mineralisierte Zonen in der Tela ossea mikroradiographisch nachgewiesen werden (Abb. 25 u. 73). Eine umschriebene, auffallend hohe Mineralkonzentration im periosteozytären Bereich der Tela ossea ist das Resultat einer besonderen Stoffwechselaktivität der Knochenzellen, die wahr-

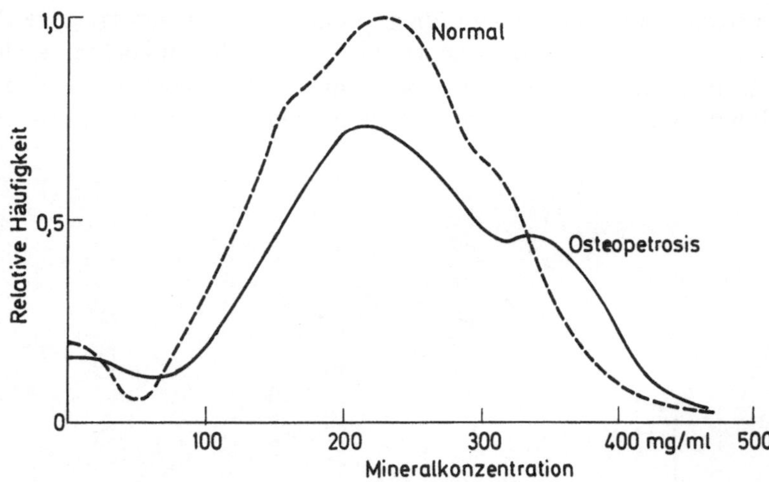

Abb. 110. Die Bestimmung der Mineralkonzentration aus dem Mikroradiogramm bei Osteopetrose ergibt keine deutlichen Abweichungen, verglichen mit dem Mikroradiogramm eines normalen Knochens. Die Unterschiede im Kurvenverlauf können mit den hochmineraliserten Zonen in der Tela ossea bei Osteopetrose erklärt werden (nach HEUCK, 1974)

scheinlich so zu verstehen ist, daß die „Kalziumpumpe" nur in einer Richtung wirkt (HERTING u. LIEBEGOTT, 1971; RASMUSSEN u. TENENHOUSE, 1967; WOODS u. NICHOLS, 1965). Diese lokalen Unterschiede der Mineralkonzentration im Knochengewebe führen jedoch nicht zu einer Veränderung oder Zunahme der Aschewerte der fettfreien Trockensubstanz der Tela ossea bei sekundärem Hyperparathyreoidismus (Tab. 4). Der morphologische Befund einer Strukturverdichtung mit Hyperostose oder Spongiosklerose im Röntgenbild kann allein durch eine Zunahme des Knochengewebsvolumens im gesamten Knochen zustande kommen.

Tabelle 4. *Aschewerte der fettfreien Trockensubstanz (g %) des Femur* (Nach HEUCK, 1974)

		Kompakta	Spongiosa
Normaler Knochen	♂ n = 18	60,4 (0,8)	48,6 (2,4)
(Erwachsen)	♀ N = 12	60,0 (0,6)	49,5 (2,8)
renale Osteopathie	♂ n = 14	60,0 (1,6)	50,0 (4,3)
	♀ N = 6	59,6 (2,8)	46,3 (1,2)

1. Die generalisierte Spongiosklerose

Das Röntgenbild der generalisierten Spongiosklerosen läßt in der Regel die ursprüngliche Architektur der Bauelemente des Knochens noch erkennen. Je nach Intensität des pathologischen Prozesses wird die Spongiosa entweder fein- oder grobmaschig verdichtet sein oder bei vollständiger Eburnisierung Kompaktacharakter annehmen. Das Röntgenbild zeigt dann eine ungewöhnliche homogene Dichte der Knochen. Diese nicht immer generalisierten, sondern manchmal lokalisiert stärker betonten Spongiosklerosen können verschiedene Ursachen haben.

Erkrankungen des *hämatopoetischen Systems* können mit einer generalisierten Spongiosklerose einhergehen. Bei einigen Formen der *osteosklerotischen Anämie* findet sich in 40% der Fälle eine Spongiosklerose, die in den peripheren Abschnitten des Knochens stärker entwickelt ist (EDEIKEN u. HODES, 1973).

In der Spongiosa von Epiphysen und Metaphysen ist die Hyperostose homogen, doch kommen manchmal unregelmäßig fleckige Verdichtungen des Knochens vor.

Unter den generalisierten Strukturverdichtungen des Knochens finden sich einige, *familiär gehäuft auftretende Sonderformen*, die bereits hinlänglich bekannt sind. Neben der diffus ausgeprägten Form der Osteopetrose (Marmorknochenkrankheit Albers-Schoenberg), die allerdings auch symmetrisch angeordnete, umschriebene, schubweise auftretende Spongiosklerosen entwickeln kann (Abb. 111), ist die „Osteopathia striata" (VOORHOEVE, 1924; FAIRBANK, 1925/35/51; CLAUS 1968 — Bd. V/3) als eine mehr streifig angeordnete Sonderform der Spongiosklerose im Bereich der Extremitätenknochen bekannt geworden. Die Entstehung dieser eigenartigen sklerotischen Spongiosaarchitektur ist unklar. Von

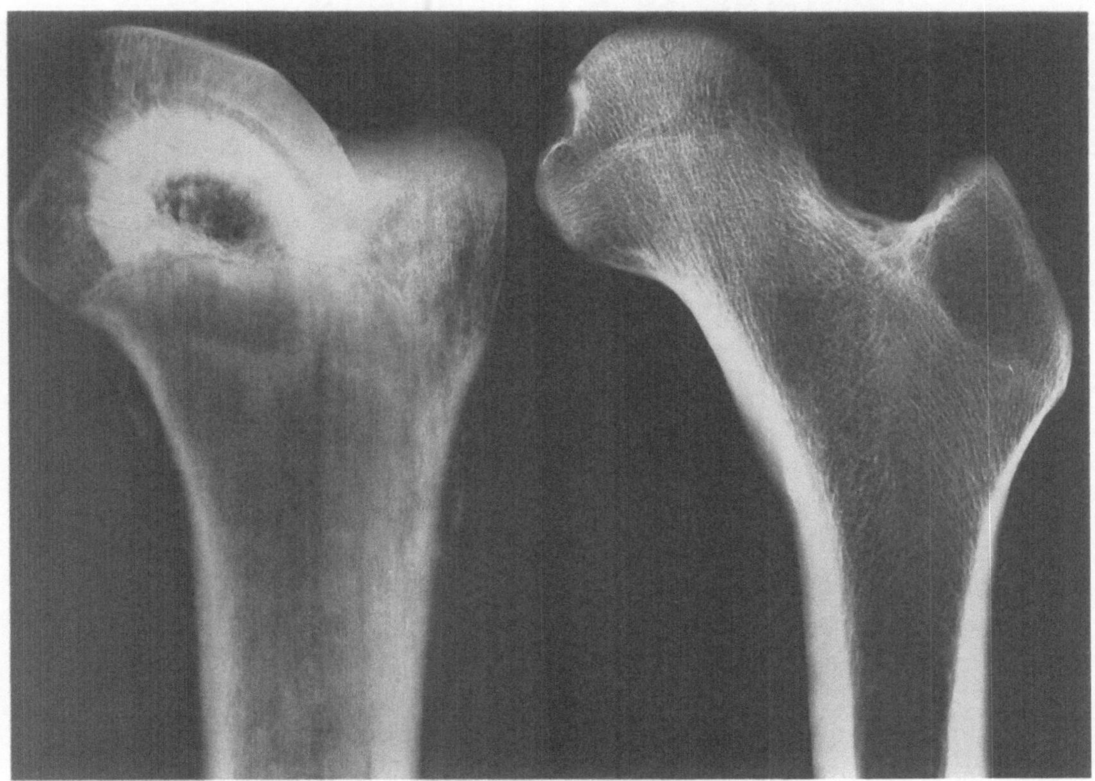

Abb. 111. Unregelmäßig und schubweise ausgebildete massive Spongiosklerose im Femurkopf bei Osteopetrose (Marmorknochenkrankheit Albers-Schönberg), die von einer allgemeinen Dysplasie des Knochens begleitet wird. Das Röntgenbild des Femurpräparates zeigt die Abweichungen von Form und Struktur, die unregelmäßige Schichtdicke der Diaphysenkompakta und periostale Reaktion des Knochens. 43jährige Frau. Das Röntgenbild eines Femurpräparates einer gleichaltrigen Frau ist zum Vergleich mit dargestellt

RUBIN (1964) wird der Befund als metaphysäre Dysplasie eingeordnet. Im europäischen Schrifttum wurde diese Spongiosklerose als Sonderform einer Osteopoikilie aufgefaßt und der fleckigen Spongiosklerose durch „multiple Kompaktainseln" an die Seite gestellt. Die Anordnung der strähnigen Spongiosklerosen ist in der Regel symmetrisch. Es sind nur wenige Beobachtungen einer einseitigen Strukturanomalie im Sinne einer „Osteopathia striata" beschrieben worden (GEHWEILER u. Mitarb., 1973). Die normale Spongiosaarchitektur wird ersetzt durch eine weitgehend parallelstreifig verlaufende Anordnung von Bälkchen und Lamellen in Richtung der Körperlängsachse. Der Befund ist so charakteristisch, daß er bei Kenntnis dieser Form der Spongiosklerose keine differentialdiagnostischen Schwierigkeiten bereiten dürfte.

Ein Erbleiden, das zur *grobsträhnigen, generalisierten Hyperostose* der Spongiosa führt, ist als „Hyperostosis generalisata mit Pachydermie" (UEHLINGER, 1941; LAUR u. PERASSI, 1968 — Bd. V/3) bekannt. Die Architektur der Spongiosa der einzelnen Knochen des Skelettes bleibt lange Zeit erhalten (Abb. 112). Häufig ist eine Verplumpung und Verbreiterung der Knochen zu finden, ferner kommen Hautverdickungen mit Vergröberungen der äußeren Formen des Körpers vor. Dieses Erbleiden mit rezessivem Erbgang wurde bei weißen Rassen und Japanern beobachtet. Eine unterschiedliche Manifestation und Ausprägung der Störung, die zur Hyperostose führt, wird Unterschiede im morphologischen Erscheinungsbild der Strukturverdichtung hervorrufen.

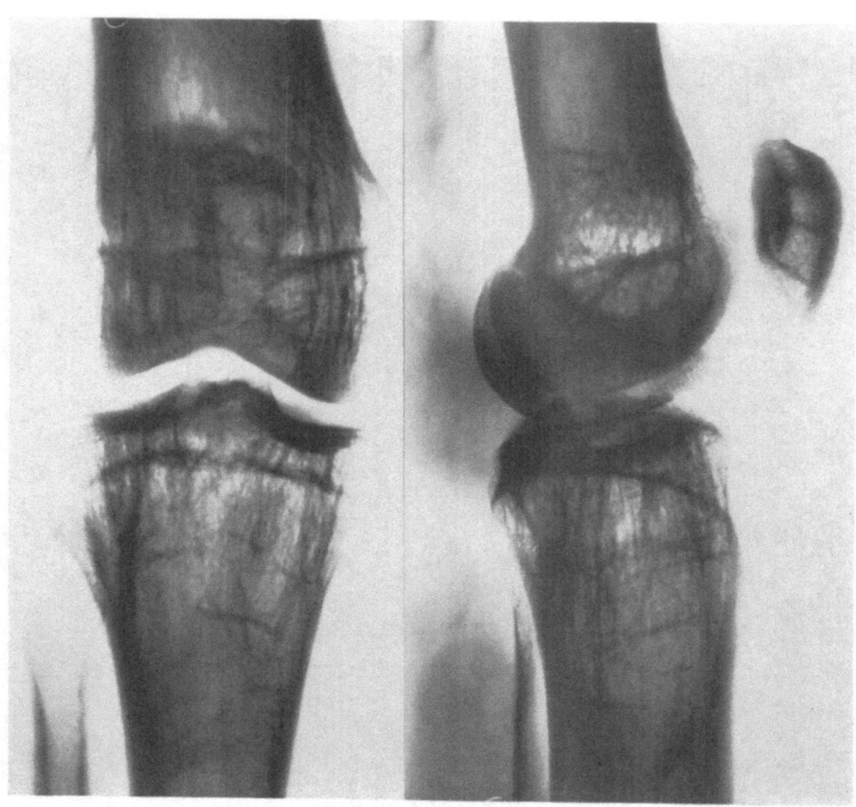

Abb. 112. Grobsträhnige generalisierte Hyperostose der Spongiosa mit knotenförmigen Verdichtungen und sehr unregelmäßiger Architektur. Hyperostosis generalisata mit Pachydermie eines 29 Jahre alten Mannes. Das rechte Kniegelenk in 2 Ebenen läßt neben Längsstrukturen auch querverlaufende breite Formationen in der Spongiosa erkennen

Nach länger dauernder *Einwirkung von Schwermetallen*, die bevorzugt im Skelett abgelagert werden, treten generalisierte, bei unregelmäßiger Exposition auch umschrieben verstärkt ausgeprägte Spongiosklerosen auf. Bekannt sind die nach Blei-, Strontium- oder Radiumvergiftung durch eine Hyperostose charakterisierten toxischen Osteopathien. Im Wachstumsalter wird eine Bleiintoxikation quer verlaufende, bandförmige Zonen erhöhter Dichte und unterschiedlicher Breite in den Metaphysen der Röhrenknochen hervorrufen. Da die Metaphysen gegenüber den vor der Intoxikation entstandenen Diaphysen eine Verplumpung aufweisen können, haben PEASE u. NEWTON (1962) mit Recht von einer *Metaphysendysplasie nach Bleiintoxikation* gesprochen. Die differentialdiagnostische Abgrenzung gegenüber einer Osteopetrose kann manchmal schwierig sein. Weiterhin kommen nach Fluor- und Phosphorvergiftungen generalisierte und lokalisiert stärker entwickelte Spongiosklerosen vor (Abb. 113). Die massive Knochensklerose nach einer Fluorintoxikation geht mit Verkalkungen oder Verknöcherungen von Sehnen und dem Bandapparat der Gelenke einher. Nach hohen Phosphorgaben im Wachstumsalter sind Strukturverdichtungen der Spongiosa bis in das Erwachsenenalter nachweisbar (s. S. 59ff.).

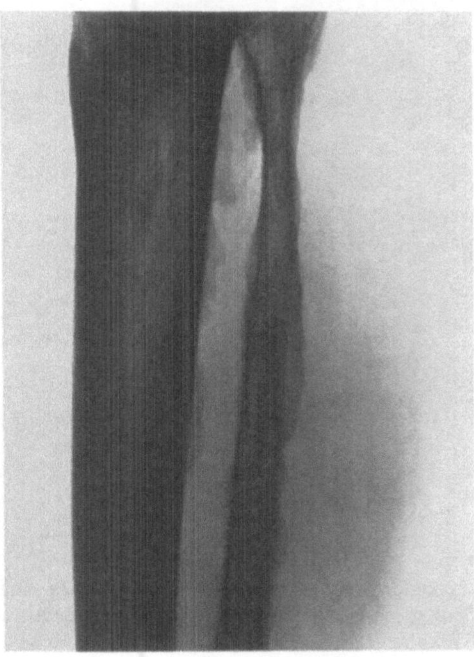

Abb. 113. Massive Spongiosklerose nach Fluorintoxikation mit periostalen Appositionen und Verkalkungen oder Verknöcherungen der Sehnenansätze und des Kapselbandapparates im Bereich der Unterschenkelknochen (nach HEUCK, 1970, Beobachtung von H. FRITZ, Dresden)

2. Die lokalisierte Spongiosklerose

Neben generalisierten Strukturverdichtungen der Spongiosa mit oder ohne Appositionen an der Diaphysenkompakta oder Kortikalis kommen umschriebene oder diffuse, monostisch oder polyostisch entwickelte Hyperostosen vor. Es können kleinflächige oder kugelähnliche und großflächige oder massive, kompakte Knochensklerosen auftreten. Die lokalisierten Spongiosklerosen erlauben es häufig nicht, deutliche Grenzen von Normvarianten zum pathologischen Geschehen im „eigentlichen Sinne einer Krankheit" aufzuzeigen.

Die bekannteste *lokalisierte Spongiosklerose* ist die *solitäre Kompaktainsel.* Eine solche Strukturverdichtung kommt in der Spongiosa der kleinen Knochen und in den Epiphysen der langen Röhrenknochen nicht selten vor. Neben umschriebenen engmaschigen Spongiosainseln sind stecknadelkopf- bis erbsgroße, meist scharf konturierte Herde beschrieben worden, die solitär aber auch multipel vorkommen können. Bei der als *Osteopoikilie* bekannten Erbkrankheit (CLAUS, 1968 — Bd. V/3) tritt diese Strukturanomalie polytop in fast allen spongiösen Knochen des Skelettes im Sinne einer genetischen Osteopathie in Erscheinung. Durch Konfluieren von Einzelherden können größere Areale zustande kommen. Derartige Befunde sind nicht selten im Bereich der Spongiosa des Beckenknochens nachweisbar (Abb. 114).

Die *fleckige Spongiosklerose* kann von einer *diffusen Form der „Osteopathia striata"* abgegrenzt werden (s. S. 53). Für beide Arten der Strukturverdichtung ist die Pathogenese noch unklar.

Einige in ihrer Pathogenese noch unbekannte Hyperostosen kommen oft als Nebenbefund im Röntgenbild zur Darstellung, wie die Hyperostose des Hirnschädels im Bereich

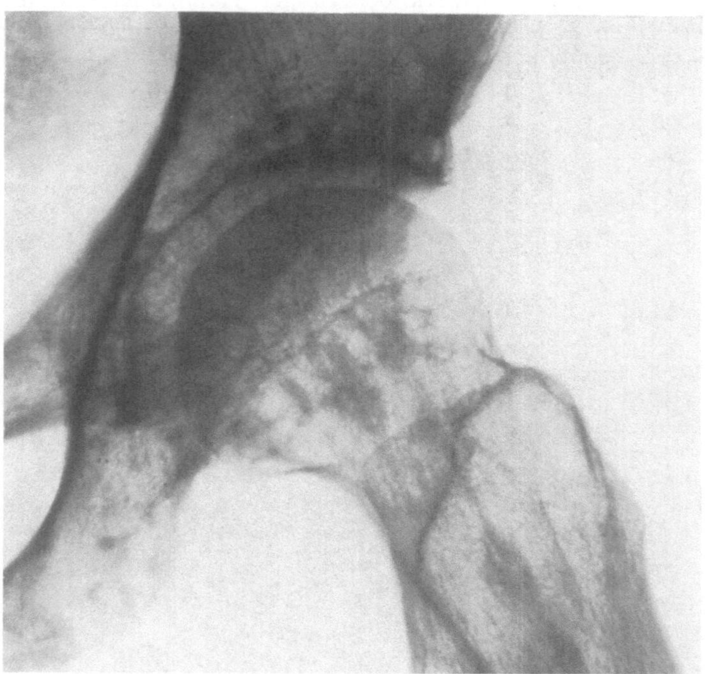

Abb. 114. Multiple, herdförmige Spongiosklerosen bei Osteopoikilie. Durch Konfluieren einzelner Herde oder Kompakta-Inseln massive lokale Sklerosen in der Spongiosa von Femurkopf und Trochanter major sowie im Pfannendach des Os ilium. 40jährige Frau

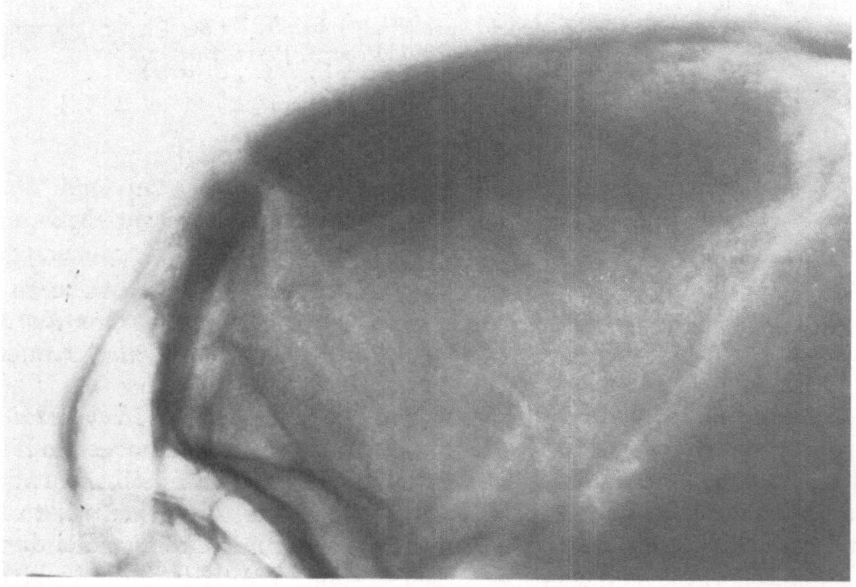

Abb. 115. Hyperostosis frontalis und parietalis interna, die als „wolkige" Verdichtung im Röntgenbild des Schädels zur Darstellung kommt. 73jährige Frau. Zufallsbefund

der Tabula interna (meist als „Hyperostosis [frontalis] interna" bekannt geworden — Abb. 115) und eine Osteosklerose der Knochen des Hand- oder Fußskelettes, die als „Akroosteosklerose" (DEÁK u. FRIED, 1960) durch hormonale Dysregulationen verschiedener Art zustande kommen soll (BARTELHEIMER, 1939; ALBRIGHT u. REIFENSTEIN, 1948).

Auf Zusammenhänge der „Hyperostosis frontalis" und der „Hyperostosis ossis ilii" hat ELLEGAST (1962) hingewiesen und die Bedeutung hormoneller Einflüsse betont.

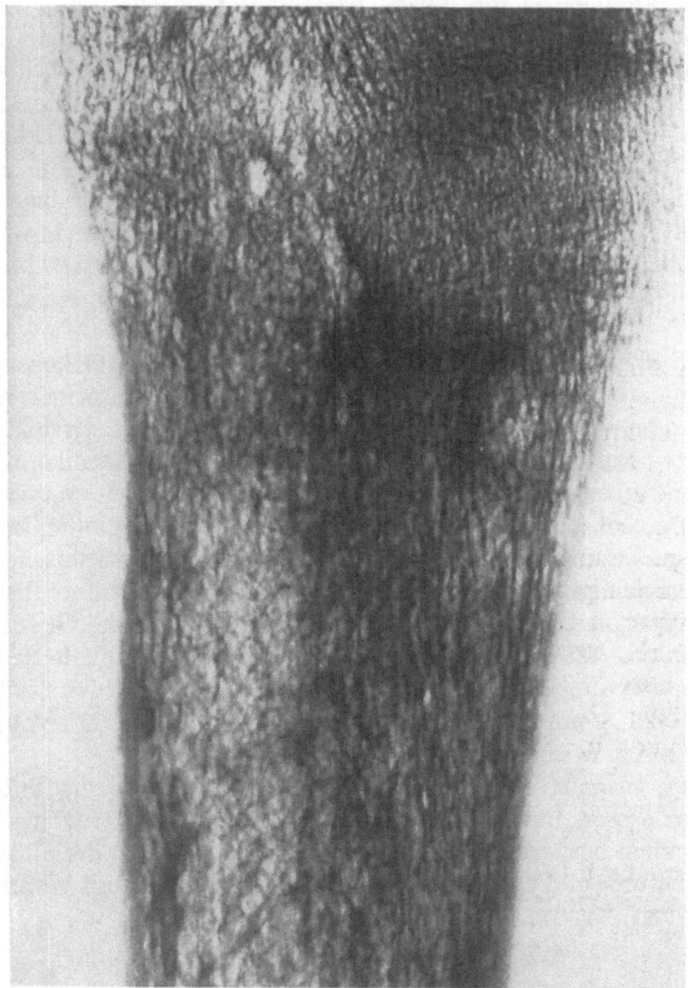

a

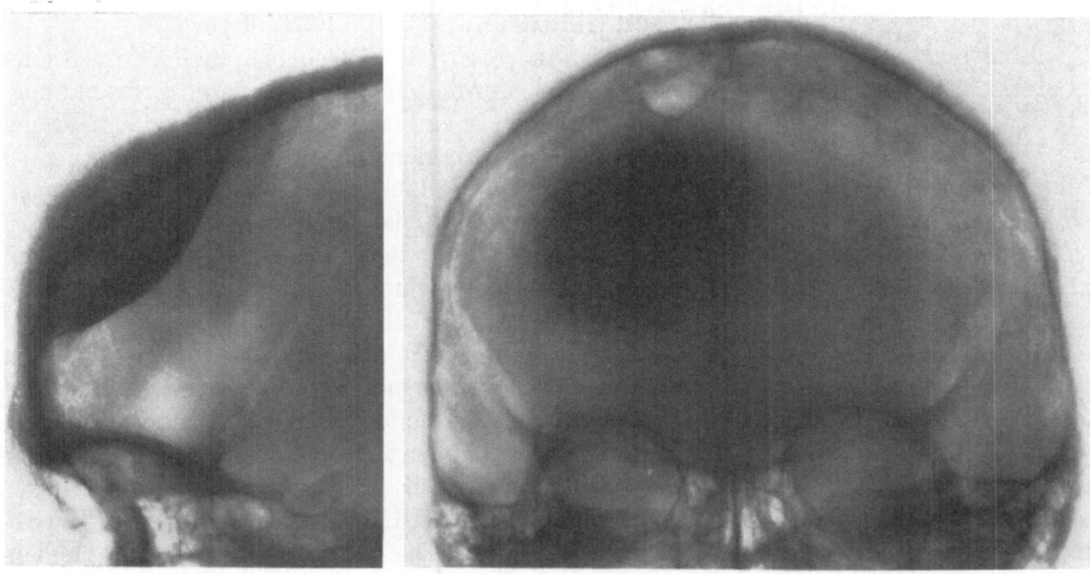

b c

Abb. 116. Spongiosklerosen und hyperplastische osteomartige Knochenneubildung neben Strukturauflockerungen des Knochens bei primärem Hyperparathyreoidismus. (a) Vergrößerungsaufnahme des proximalen Tibiaabschnittes. 58jährige Frau. (b) u. (c) Tumorartige Knochenbildung des Os frontale neben granulärer Strukturauflockerung der Schädeldiploe. 68jährige Frau (nach HEUCK u. VON BABO, 1974)

Das besondere Phänomen ist die lokale, flächenhaft ausgebreitete, häufig symmetrisch entwickelte Spongiosklerose, die als „Ostitis condensans ilii“ oder „Hyperostosis ossis ilii“ bekannt geworden ist. Es handelt sich um eine pathogenetisch noch unklare Spongiosklerose des Os ilium in unmittelbarer Nachbarschaft des Iliosakralgelenkes. Die lange gültige Annahme, es handele sich um eine entzündliche Erkrankung, ist umstritten (ELLEGAST, 1962; GLOGOWSKI, 1963; DIHLMANN, 1967). Bei einigen *Erbkrankheiten*, insbesondere den Sonderformen, sind flächenförmige oder bandförmige Spongiosklerosen bekannt, die meist symmetrisch ausgebildet sind. Diese in der Spongiosa eines Knochens auftretenden Osteosklerosen werden auch als *Endostosen* bezeichnet. Sie können in allen spongiösen Knochenabschnitten und in der Diploe des Schädelknochens vorkommen.

Im gesamten Skelett verstreut auftretende, umschrieben stärker ausgebildete Spongiosklerosen kommen bei Systemerkrankungen vor, denen ein primärer oder sekundärer Hyperparathyreoidismus zugrunde liegt (Abb. 116). Bei den „renalen Osteopathien“ steht zwar die Strukturauflockerung der Tela ossea durch beschleunigten, vorwiegend osteoklastären und osteozytären Umbau im Vordergrund, doch treten meist gleichzeitig umschriebene Sklerosen auf, die sich auch im Röntgenbild darstellen lassen. Dem makroskopischen Röntgenbefund liegen als histologisch-mikroradiographisches Äquivalent eine Zunahme des Knochengewebsvolumens mit zum Teil hoch mineralisierten Zonen der Tela ossea und hyperplastische Knochenneubildungen zugrunde (OLAH u. Mitarb., 1970; EUGENIDIS u. Mitarb., 1972; PFEIFLE u. Mitarb., 1974). Über lokale Strukturverdichtungen oder eine massive Spongiosklerose bei renalen Osteopathien ist berichtet worden (ZIMMERMANN, 1962; UEHLINGER, 1963; STANBURY, 1968/71; DOYLE, 1972; HAAS u. Mitarb., 1974; HEUCK u. Mitarb., 1974).

Bei familiärer, primärer Vitamin D-resistenter Rachitis, dem „Phosphat-Diabetes“, werden Spongiosklerosen und lokal deutlicher ausgeprägte Strukturverdichtungen der Knochen ausdrücklich hervorgehoben, da diese im Gegensatz zu der allgemeinen schweren Störung des Wachstums und der Umbauvorgänge der Knochen mit vermindertem Mineralgehalt stehen (SCHMIDBERGER, GRUBBAUER u. HOLZER, 1974).

3. Die reaktiven Sklerosen des Knochens

Eine *reaktive Hyperostose oder Spongiosklerose* (im klinischen Sprachgebrauch auch „Osteosklerose“ besser Pachyostose genannt) bei primären oder sekundären Erkrankungen des Knochens, die zu Beginn mit einer Osteolyse einhergehen, wirft besondere Fragen der Osteogenese auf. Die Probleme der Osteodystrophien, die zu Dysplasien der Knochen führen können (Morbus Paget, Osteodystrophie Jaffé-Lichtenstein u. a.) werden gesondert abgehandelt (s. S. 174 ff.). Nachfolgend sollen nur die meist monotonen reaktiven Hyperostosen des Knochens nach verschiedenartigen Erkrankungen, wie Entzündungen, Tumorkrankheiten, medullären Erkrankungen u. a., unter allgemein-radiologischen Gesichtspunkten besprochen werden.

Unter den Reaktionsmöglichkeiten des Knochens auf einen pathologischen Reiz spielt die Sklerose bei *entzündlichen, spezifischen* und *unspezifischen Erkrankungen* eine besondere Rolle. In den Spätstadien einer Osteomyelitis oder der Knochentuberkulose, seltener der Knochenlues, kommen meist fleckige, seltener ausgedehnte, massive Osteosklerosen vor, die sich nach Struktur, Ausdehnung und Lokalisation differenzieren lassen (Abb. 117). Dagegen kann bei differentialdiagnostischen Überlegungen eine in der Wirbelspongiosa lokalisierte Sklerose Probleme aufwerfen. Die Strukturanalyse bandscheibennaher Spongiosklerosen wird dann nicht schwierig sein, wenn gleichzeitig eine Osteochondrose vorliegt (ELLEGAST, 1974). Ebenso können die im ventralen Anteil des Wirbelkörpers bei der Alterskyphose oder nach Frakturen auftretenden Strukturverdichtungen der Spongiosa unschwer dem zugrunde liegenden pathologischen Prozeß zugeordnet werden (Abb. 61). Dagegen lassen sich ausgedehnte, einen halben Wirbel oder einen noch größeren Abschnitt der Wirbelspongiosa einnehmende Sklerosen nicht immer zwanglos einordnen. Über die Problematik der Wirbelsklerosen hat DIHLMANN (1968) berichtet. In Ergänzung zu den ausführlichen Darlegungen von BROCHER (1962) haben POHL u. KRÄNZLEIN (1973) an 22 Patienten mit ausgeprägten Wirbelkörperspongiosklerosen die Lokalisation und Ausdehnung des Prozesses untersucht (Abb. 118). Von besonderem diagnostischem Interesse ist die Gruppe der unspezifisch-entzündlichen Ursachen einer

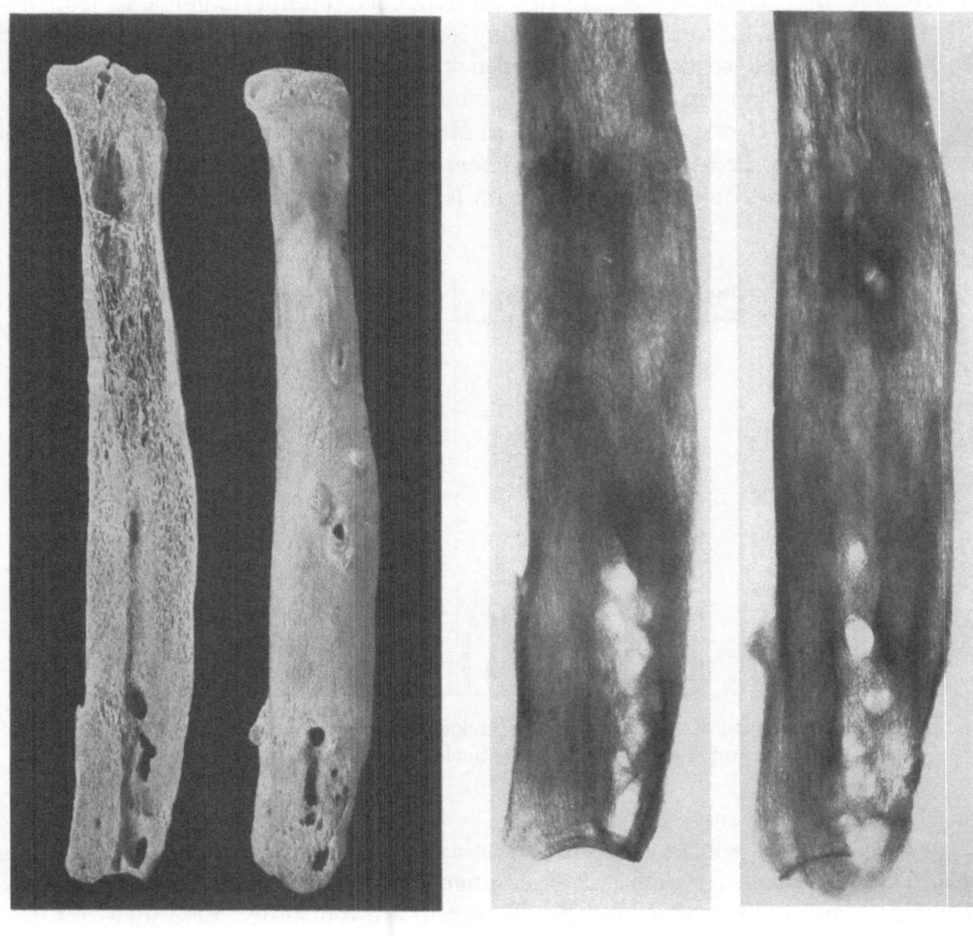

Abb. 117. Reaktive Sklerose und ausgeprägte Transformation des Knochens mit Dysplasie der Tibia infolge rezidivierender chronischer Osteomyelitis. (a) Mazerationspräparat (Sammlung Pathol. Institut der Univ. Zürich, Prof. Dr. UEHLINGER). (b) Röntgenaufnahme der distalen Hälfte des Präparates

Wirbelspongiosklerose. Bei 17 Patienten waren ein unspezifischer Infekt nach Tonsillitis, Otitis oder Appendizitis und im Urogenitalbereich schwelende Entzündungsherde wahrscheinlich die Ursachen der Sklerose. In Einzelfällen wurde eine metastatische Osteomyelitis nach Typhus, Morbus Bang oder einer Bruzellose-Infektion angenommen. In nur zwei Beobachtungen war die Spongiosklerose Folge einer Bandscheibenoperation. Hierbei ist der ausgedehnte, bandscheibennahe Sklerosebezirk charakteristisch. Die Häufung der Lokalisation der Herde im Bereich der Lendenwirbelsäule, insbesondere am 3. und 4. Lendenwirbel, war auffallend. Für die Röntgenbildanalyse kann die *Schichtuntersuchung* der erkrankten Wirbelregion weitere Informationen liefern. Mit einer sorgfältigen Anamnese und durch die klinischen Befunde sollte eine Einengung der Differentialdiagnose angestrebt werden. Die Abgrenzung entzündlicher Veränderungen gegenüber den metastatischen Herden bei einem Tumorleiden ist in der Regel nicht schwierig, da Metastasen meist *multilokulär* auftreten.

Als weitere Form einer lokalisierten Strukturverdichtung sind die primären Knochentumoren und die diffus wachsenden Karzinommetastasen mit *osteoplastischen reaktiven Sklerosen* des Knochens zu nennen. Die diffuse Skelettkarzinose geht nicht nur mit einer Anämie sondern auch mit myeloischer Metaplasie einher. Am häufigsten kommen solche Sklerosen beim *Prostatakarzinom*, hin und wieder beim *Mammakarzinom*, seltener beim *Magenkarzinom* zur Ausbildung (Abb. 119). Die Knochenveränderungen sind jedoch meist nicht rein osteoplastisch, sondern durch ein Nebeneinander von Osteolyse und Osteosklerose gekennzeichnet, so daß Strukturauflockerungen und unregelmäßig fleckige Verdichtungen der Knochen im Röntgenbild einen differentialdiagnostischen Wert haben können. Die *reaktive Sklerose des Knochens* bei Metastasierung in das Skelett ist für einige Geschwülste, wie das Prostatakarzinom, charakteristisch. Nach einer primären, sehr diskreten Osteolyse des Knochens durch die im Knochenmark wachsenden metastatischen

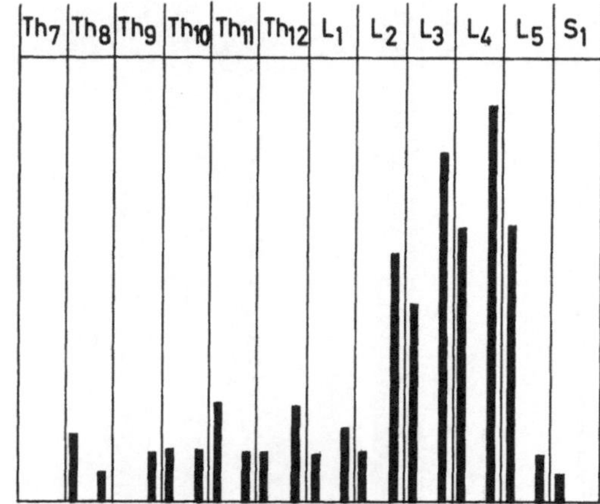

Abb. 118. Häufigkeit und Lokalisation von Wirbelkörpersklerosen. Linke Säule kranialer Anteil, rechte Säule kaudaler Anteil des Wirbelkörpers (nach POHL u. KRÄNZLEIN, 1973)

Tumormassen kommt es sehr bald zu einer erheblichen, manchmal massiven Osteosklerose (Abb. 120). Der Knochen reagiert mit einer ungewöhnlichen Neubildung, die bis zur totalen Eburnisation spongiöser Zonen der Knochen führen kann. Besonders interessant ist in diesem Zusammenhang die veränderte *Biodynamik des Knochens* bei der metastatischen Tumorkrankheit. So wird nach Behandlung des Mammakarzinoms mit zytostatischen Stoffen oder gegengeschlechtlichem Hormon die zunächst *generalisierte Osteolyse* bei einer metastatischen Knochenkarzinose von einer *generalisierten Osteosklerose* abgelöst. Die *mikroradiographische Analyse* des neuangebauten Knochens zeigt normale Bauelemente der Tela ossea. Es kommen in der eburnisierten Wirbelspongiosa Osteone vor, die normalerweise dieser spongiöse Knochen nicht besitzt. Die Knochengrenzen werden von den sklerosierenden Formen der Metastasen im Skelett im allgemeinen respektiert; nur selten überschreitet der pathologische Befund die vorgegebene Form des Knochens. In dieser besonderen Art der Biodynamik eines Knochenprozesses liegen sehr viele Fragen begründet, zu deren Lösung es weiterer Forschungen bedarf. Bekanntlich können osteoplastische Karzinommetastasen bei erfolgreicher zytostatischer Behandlung oft Jahre bis Jahrzehnte „stumm" bleiben, so daß der Kranke im klinischen Sinne gesund erscheint. Nach zehn und mehr Jahren tritt dann plötzlich eine Reaktivierung der metastatischen Krebskrankheit auf, das Skelett erfährt eine neuerliche Destruktion mit vorwiegender Osteolyse durch das fremde Tumorgewebe, und als Folge hiervon treten pathologische Frakturen mit De-

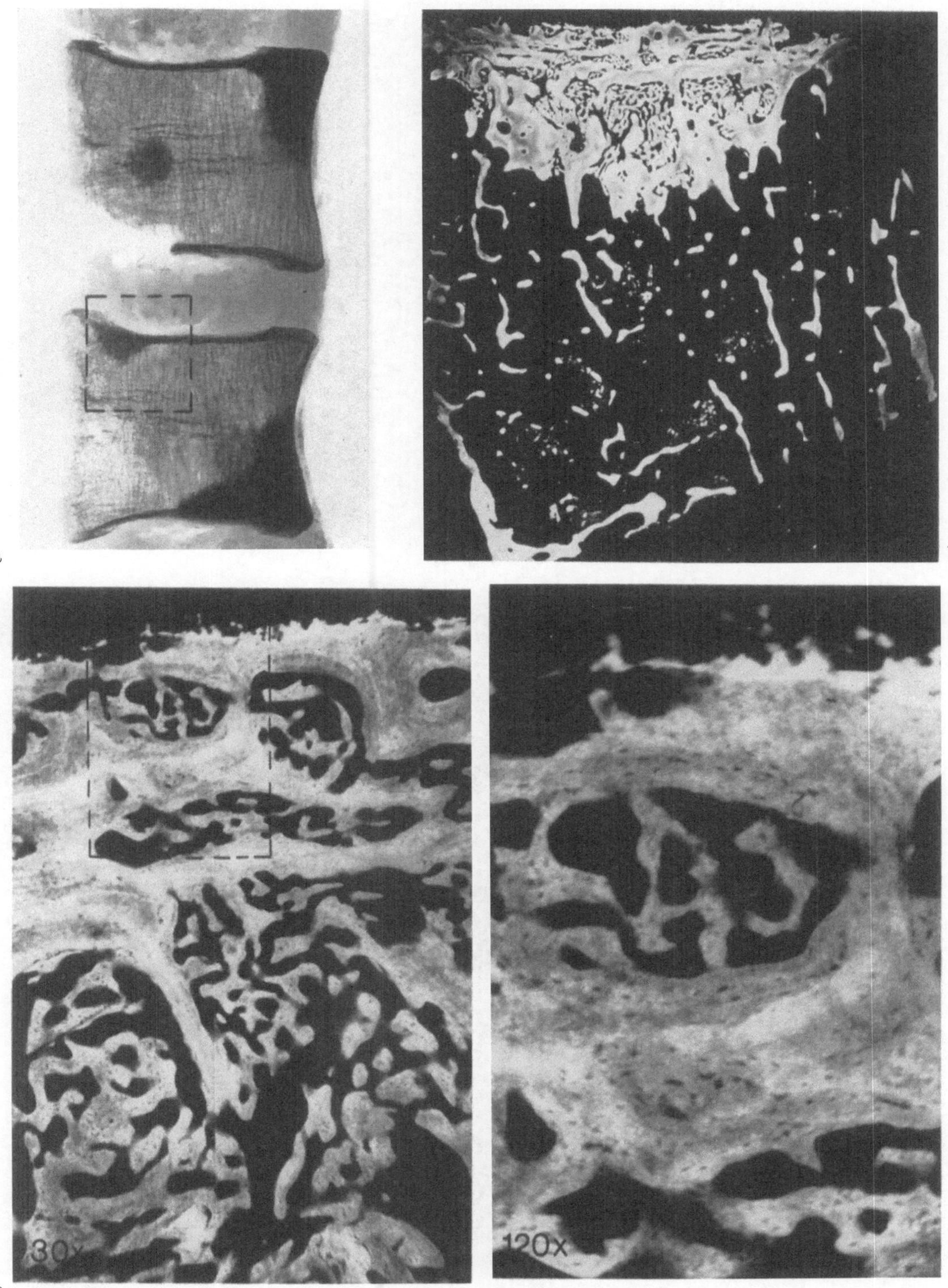

Abb. 119. Reaktive Sklerosen des Knochens bei metastatischer Skelettkarzinose. (a) Osteoplastische Metastasen eines Magen-Karzinoms in der Wirbelspongiosa eines 50jährigen Mannes. Die Sklerose kommt durch reaktive Knochenneubildung an den alten Strukturen der Spongiosabälkchen zustande. (b) Die Mikroradiographie eines Spongioskleroseherdes zeigt die Neubildung von Tela ossea innerhalb der alten Strukturen (Vergrößerung 6 ×). (c) Eine weitere Teilvergrößerung läßt den unregelmäßig strukturierten Faser- und Geflechtknochen innerhalb der Markräume erkennen. Die Knochenbildung erfolgt im Zusammenhang mit den alten Formationen der Spongiosa. Die Osteozyten des neugebildeten Knochens liegen in großen Lakunen. Es sind osteoklastäre Vorgänge in den Randbezirken erkennbar. Der Befund spricht für eine noch ablaufende Transformation der Tela ossea (Vergrößerung 30 × und 120 ×)

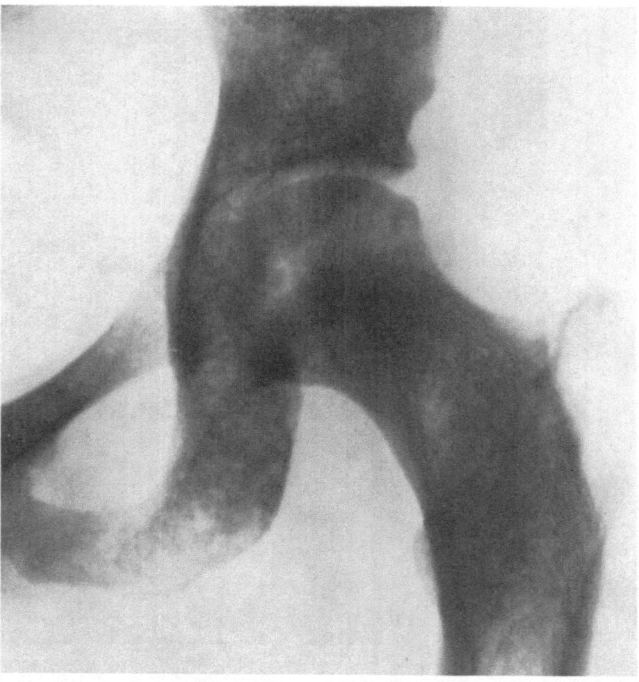

a

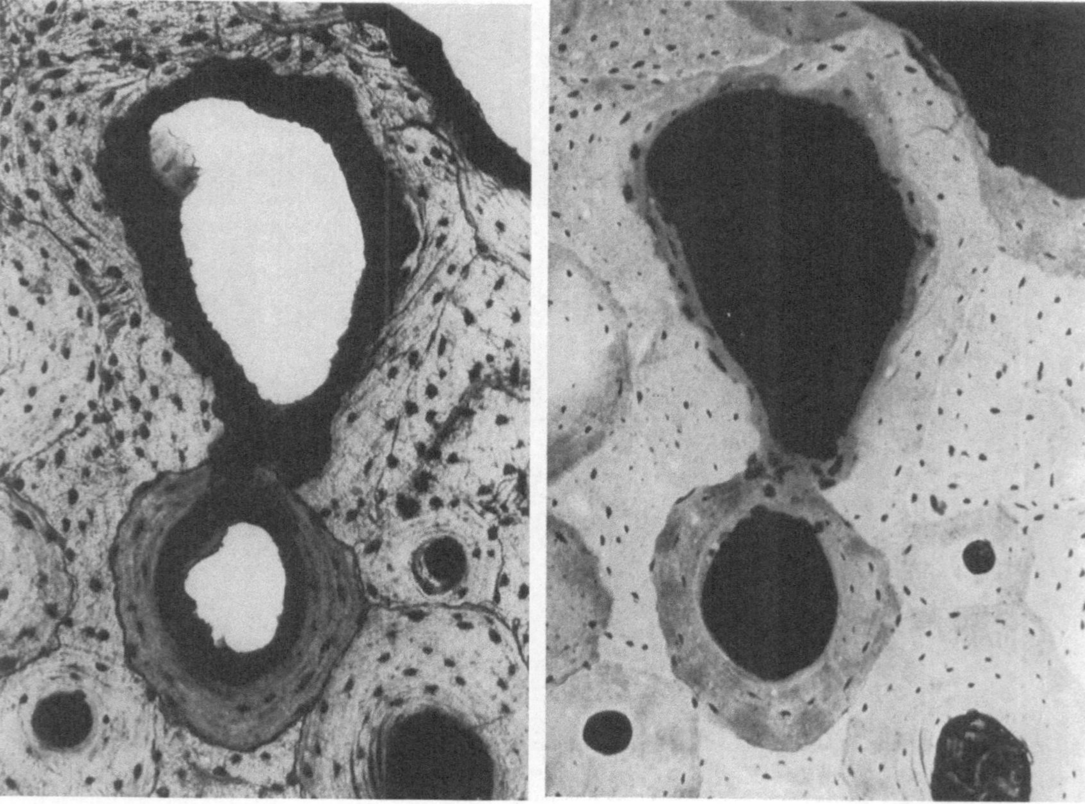

b

Abb. 120. (a) Röntgenbild einer generalisierten Metastasierung in das Skelett bei Mamma-Karzinom. 61jährige Frau. Das Nebeneinander von Osteolysen und Osteosklerosen zeigt die Dynamik des Knochenprozesses. (b) Im Bereich der osteoplastischen Sklerosen geordneter lamellärer Knochen mit Osteonen. Das fuchsingefärbte unentkalkte Präparat weist neben weitgehend entwickelten Osteonen eine Knochenbildung durch osteoide Säume auf (linke Bildhälfte). Das Mikroradiogramm läßt neben unterschiedlicher Mineralkonzentration der Tela ossea im Bereich der Anbauzone eines in Bildung befindlichen Osteons große Osteozytenlakunen erkennen (rechte Bildhälfte)

formierungen der Knochen auf. Im anatomischen Präparat findet sich dann eine bunte Anordnung osteolytischer und osteosklerotischer Zonen (Abb. 121). Bisher unklar ist die Frage, durch welche Mechanismen auf der einen Seite die Knochenzerstörung ausgelöst, auf der anderen Seite gestoppt und durch eine Knochenneubildung abgelöst wird. Dieses Geschehen weist auf ein besonders faszinierendes Gebiet der allgemeinen Biologie der Transformation des Knochengewebes hin, das in den makroskopischen Dimensionen durch *Verlaufsbeobachtungen des Krankheitsherdes im Röntgenbild* näher erforscht und analysiert werden kann.

Unter den *reaktiven Spongiosklerosen oder Hyperostosen* bei *primären Erkrankungen des Knochenmarkes* ist die Osteomyelosklerose allgemeinpathologisch und röntgenologisch besonders interessant (Markoff, 1942). Das hervorstechende Merkmal der strukturellen

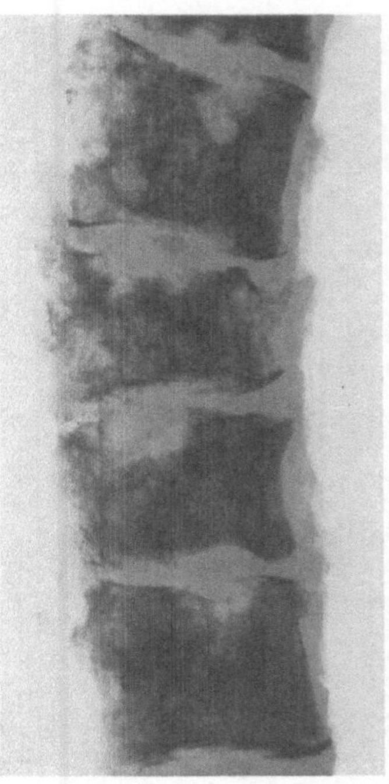

Abb. 121. Das Röntgenbild eines Präparates der Wirbelsäule zeigt die osteolytischen und osteosklerotischen Zonen der Metastasen eines Mamma-Ca nebeneinander. 37 jährige Frau

Veränderungen bei der Osteomyelosklerose besteht in der *endostalen Zunahme des Knochengewebsvolumens.* Das Gerüst der Spongiosaformationen, die Bälkchen und Lamellen werden dick und plump (Abb. 122). Schließlich kommt es durch einen weiteren Anbau von Knochengewebe zu röntgenologisch erkennbaren, *unregelmäßig fleckigen Sklerosen,* und nach Konfluieren dieser Zonen zu landkartenartig ausgebildeten Herden und weitgehender Eburnisation des Knochens (Abb. 123). Die Kompakta und Kortikalis beteiligen sich meist nur in den Randzonen an der Knochenneubildung. Es kann auch zu einer Strukturauflockerung von Spongiosa und Diaphysenkompakta kommen, so daß sich die Grenzen zum Markraum hin verwischen können oder ein fleckiges Bild entsteht (Uthgenannt u. Callsen, 1972). Eine ausgedehnte, doppelseitige, im Muster gleichartige Knochenverdichtung — ähnlich wie bei der Marmorknochenkrankheit — findet sich bei der Osteomyelosklerose nur selten. Die *unregelmäßige Sklerose* führt zu Dichteunterschieden und einer herdförmigen Ausbreitung der Veränderungen, die für das morphologische Substrat einer Osteomyelosklerose typisch sind. Auftreibungen und Deformierungen der Knochen kommen nicht vor.

Bereits vor Entdeckung der Röntgenstrahlen wurde eine schwere Osteosklerose bei *degenerativer Knochenmarkserkrankung* durch Heuck (1879) zufällig bei einer Obduktion entdeckt. Nach den grundlegenden Mitteilungen von ASSMANN (1935) und M. B. SCHMIDT (1937) nahm die Zahl der Mitteilungen über die Osteomyelosklerose deutlich zu. Die Röntgenbildanalyse hat bei den degenerativen Erkrankungen des Knochenmarkes, die häufig mit einer Osteosklerose einhergehen, einen besonderen diagnostischen Wert. Röntgenologische Verlaufskontrollen über einen längeren Zeitraum geben — zusammen mit der pathologisch-anatomischen Untersuchung des Knochens — Gelegenheit, die Dynamik des Prozesses zu erfassen.

Die Erkrankung ist charakterisiert durch eine *ausgedehnte Knochenmarksfibrose*, eine endostale Spongiosklerose und eine extramedulläre Myeolopoese (STODTMEISTER u. Mitarb., 1953; ROHR, 1960). Eine eingehende Untersuchung des Skelettes bei Osteomyelosklerose hat OECHSLIN (1956) vorgelegt (Abb. 124). Die ersten Knochenveränderungen finden sich in den Abschnitten, die im Erwachsenenalter aktives, also blutbildendes Knochenmark enthalten. Es kommt zu einer fleckförmigen, fibrösen Transformation des Mar-

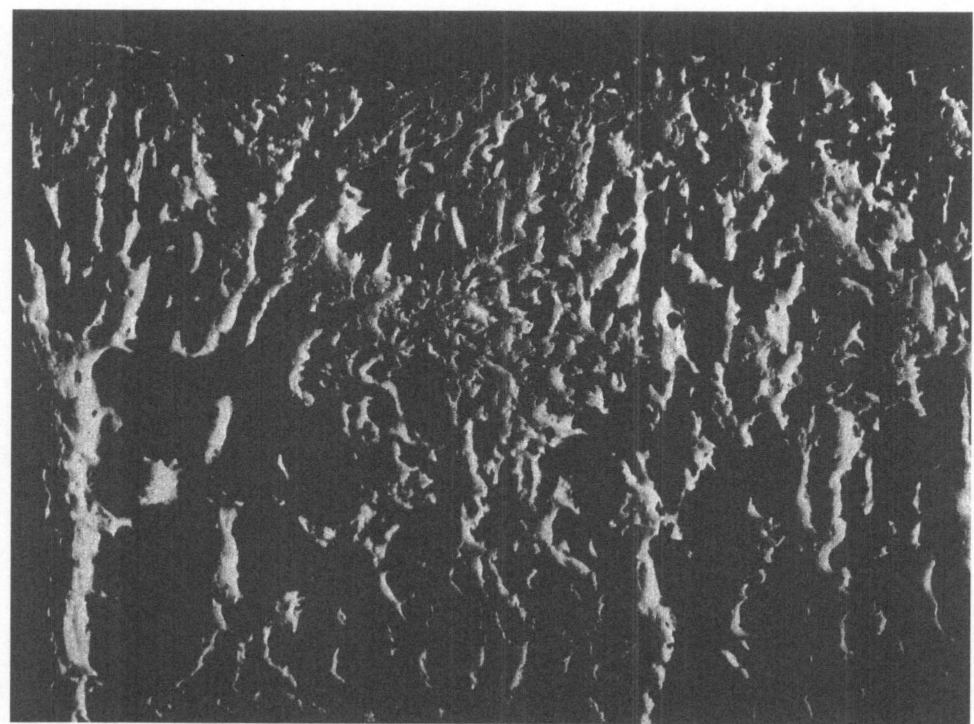

Abb. 122. Knochenapposition im Bereich der Wirbelspongiosa bei Osteomyelosklerose. Das Mazerationspräparat zeigt die ungeordneten Strukturen der Spongiosa und die zunehmende Ausfüllung des Markraumes (Sammlung Pathologisches Institut der Universität Zürich, Prof. Dr. E. UEHLINGER)

kes sowie einer Umwandlung des Fettmarkes in blutbildendes Mark. Nach Umwandlung des Fettmarkes in den peripheren Skelettabschnitten in blutbildendes Mark sind erneut die Voraussetzungen gegeben zur stufenweisen weiteren fibrösen Markverödung, der endostaler Knochenanbau folgt. Dieser Ausbreitungsmodus erlaubt es nach OECHSLIN (1956), eine fibroosteoklastische Phase, eine osteoidoplastische Phase und eine osteoplastische Phase zu unterscheiden, obgleich diese Phasen ineinander übergehen können. Infolge der zeitlichen Unterschiede des Auftretens der Veränderungen sind im Stammskelett bereits Spongiosklerosen nachweisbar, während in den peripheren Extremitäten erst die Initialphase abläuft. Diese Phase ist durch fleckförmige Fibrosierung des Markes und Fibroosteoklasie gekennzeichnet. Die Osteoklasie führt zu einem buchtenförmigen Abbau des Knochens in breiter Front und zu einem Umbau der ursprünglichen Spongiosa. Es resultieren im Röntgenbild Strukturen, wie sie beim Morbus Paget vorkommen können. Der ursprünglich lamelläre Knochen kann weitgehend oder vollständig durch neugebildeten Faserknochen ersetzt werden, so daß lediglich im Bereich der Diaphysenkompakta der Röhrenknochen und vereinzelt in den Wirbelkörpern noch Reste alten Knochens

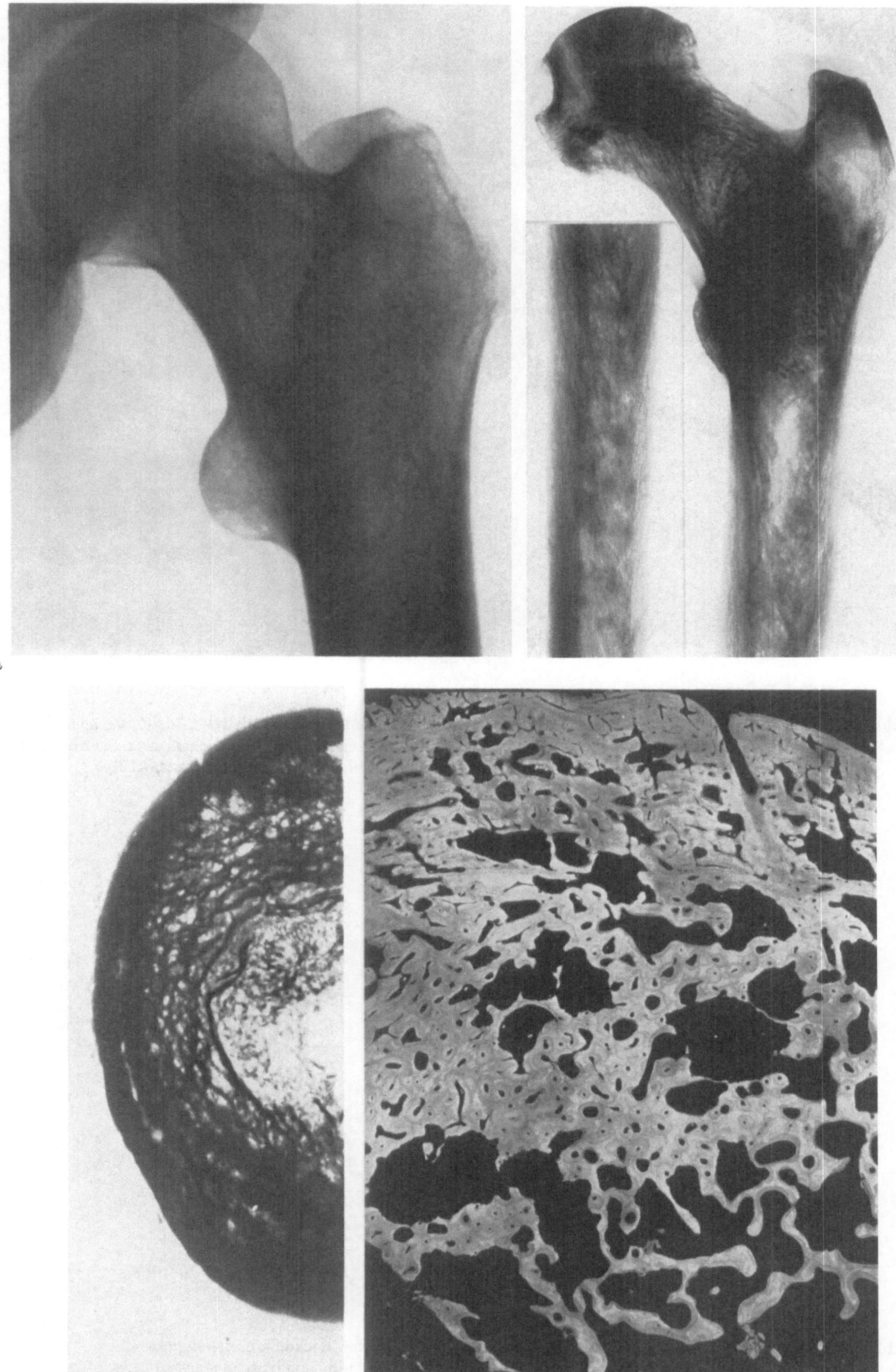

Abb. 123. Fleckige Spongiosklerose und endostale Sklerose bei Osteomyelosklerose. (a) Die Veränderungen lassen sich in vivo röntgenologisch weniger deutlich erkennen als auf dem Röntgenbild des dazugehörigen Präparates (Nach HEUCK, 1970). (b) Röntgenbild eines Querschnittes der Femurkompakta und Mikroradiogramm eines Ausschnittes dieses Knochens

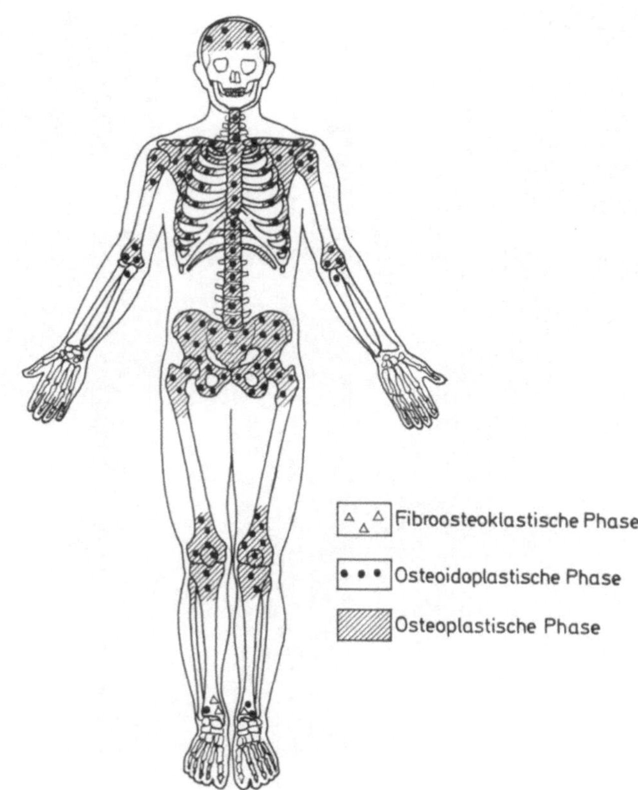

Abb. 124. Die proliferativen Prozesse bei der Osteomyelosklerose können hinsichtlich der Ausbreitung im Skelett in 3 Phasen aufgeteilt werden: 1. Initialphase oder fibroosteoklastische Phase. 2. Zwischenphase oder osteoidoplastische Phase. 3. Stabilisationsphase oder osteoplastische Phase (nach OECHSLIN, 1956)

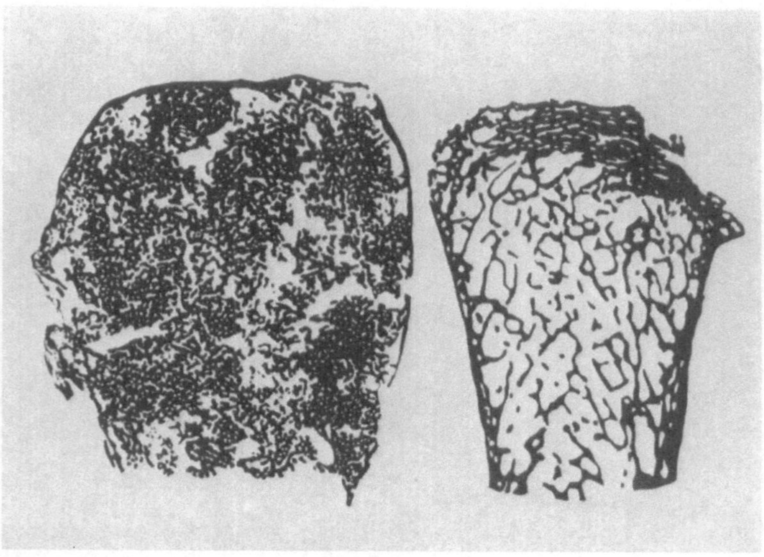

Abb. 125. Schematische Darstellung der Knochenneubildung in der Beckenkammspongiosa einer 74jährigen Frau mit Osteomyelosklerose (linker Bildanteil) und der Beckenkammspongiosa einer gesunden, etwa gleichaltrigen Patienten (rechter Bildanteil). (Nach OECHSLIN, 1956)

histologisch nachweisbar sind. In der Zwischenphase kommt es durch Metaplasie des fibrosierten Knochenmarkes zur Bildung von trabekulärem Osteoid, das sich zu einem engmaschigen Netzwerk zusammenschließt und bis erbsgroße Knochenherde bilden kann (Abb. 125). Hieraus resultiert schließlich die fleckförmige Sklerose des Knochens, die für die Osteomyelosklerose charakteristisch ist. Das neugebildete Osteoid gewinnt Anschluß an die Spongiosa und kann diese überwuchern. Das histologische Bild ist dadurch auffallend, daß Osteoblasten nicht vermehrt vorkommen. Diese Diskrepanz ist von SUSSMAN (1970) damit erklärt worden, daß wahrscheinlich ein *außergewöhnliches Knocheneiweißsubstrat* mit abnormer Kalkfällung diesem pathologischen Vorgang zugrunde liege. Eine starke alkalische Phosphatasereaktion im sklerosierten Mark wie in sklerosierten Bezirken der Milz fanden ARNOLD u. SANDKÜHLER (1951). In der Stabilisationsphase erfolgt die Umwandlung des Osteoids in Faserknochen. Bisher nicht bewiesen, jedoch wahrschein-

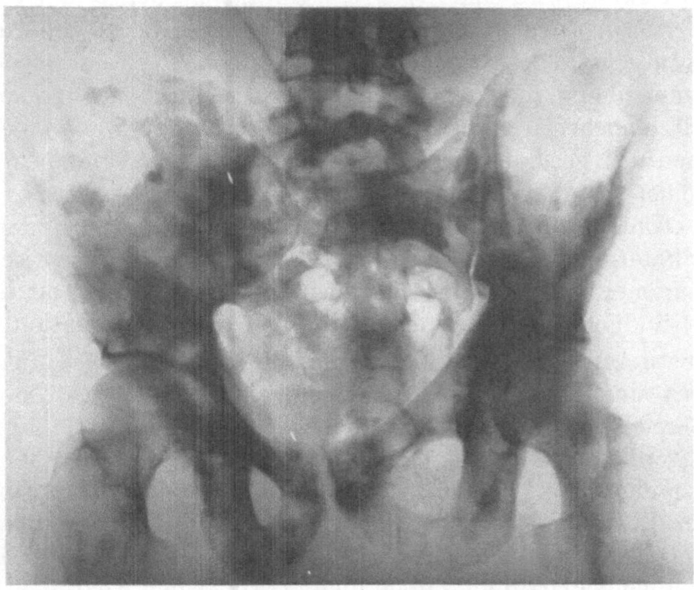

Abb. 126. Spongiosklerosen bei der seltenen Form des osteosklerotischen Plasmozytoms (autoptisch gesichert). Das Röntgenbild zeigt unregelmäßige, z. T. runde, unterschiedlich große Skleroseherde in der Spongiosa des Skelettes. Der Befund war im Bereich der Beckenknochen am eindrucksvollsten. 48jähriger Mann (nach HEUCK 1970)

lich erscheint eine *weitere Transformation dieses Knochens in lamellären Knochen*. Sichere Hinweise auf einen osteoklastischen Abbau der verkalkten Faserknochenbälkchen fanden sich im histologischen Bild allerdings nicht. So kann der Untersucher den Eindruck gewinnen, alsob der Knochenmark- und Knochenprozeß endgültig zur Ruhe kommt und damit das Endstadium der Osteomyelosklerose, wie es von zahlreichen Autoren beschrieben worden ist, erreicht wird.

Das *Myelom* oder die Kahler'sche Krankheit ist durch einen charakteristischen Röntgenbefund herdförmiger oder diffuser Strukturauflockerungen gekennzeichnet, die morphologischer Ausdruck der Osteolyse des Knochengewebes sind (s. S. 126ff.). Eine *reaktive Sklerose* in der Umgebung von Myelomherden war lange Zeit umstritten. Im Röntgenbild konnten jedoch eindeutige Spongiosklerosen des Knochens, die herdförmig (Abb. 126) oder diffus verteilt vorkommen, nachgewiesen werden (HODLER, 1958; KURAI, 1964; HEUCK, 1972). Die pathogenetischen Zusammenhänge dieser osteoplastischen Reaktion des Knochens sind noch weitgehend unklar. Eine abnorme extramedulläre Blutbildung ließ an eine Kombination des Plasmozytoms mit einer Osteomyelosklerose denken. Bemerkenswert ist, daß die für das Plasmozytom charakteristische Veränderung in der Zusammensetzung der Serum-Eiweißkörper bei sklerosierender Form des Myeloms nicht gefunden werden konnte. Von Kurai (1964) wurde ein herabgesetzter Serum-Eiweißgehalt und eine atypische Zusammensetzung der Eiweißfraktionen festgestellt.

Diese Spongiosklerosen können diffus grobfleckig oder der Architektur angepaßt auftreten. Wenn die Strukturverdichtungen von makroskopischer Ausdehnung sind, lassen sie sich im Röntgenbild nachweisen. Nach Strahlenbehandlung der Plasmozytomherde kommt es zum Stillstand der Prozesse und einer *Reossifizierung* der früheren Defekte des Knochens. Eine leichte, fleckige Auflockerung der Struktur bleibt meist bestehen.

IV. Die Nekrose des Knochens

Als Knochen-Nekrose wird eine *Ernährungsstörung mit Gewebsuntergang* und die nachfolgende *lokale Zerstörung und Abgrenzung der Knochenstrukturen* in Form eines *Sequesters* bezeichnet. Im Röntgenbild des Knochens ist eine Osteonekrose erst sehr spät zu erkennen, da sie im Zusammenhang mit dem noch lebenden Knochengewebe nicht abgegrenzt werden kann. Die Knochen-Nekrose wird erst dann sichtbar, wenn eine Abgrenzung des nekrotischen gegen den gesunden Knochen erfolgt (Abb. 80). Der nekrotische Knochen kann auch von einer „Umbauzone" zum gesunden begrenzt werden, so daß eine *relative Vermehrung* der Dichte resultiert. Ein „Knochensequester" in der Spongiosa kann durch eine endostale Sklerose abgegrenzt werden. Dabei bleibt die aseptische Osteonekrose zunächst im Zusammenhang mit dem gesunden Knochengewebe. Durch sekundäre ostelytische oder entzündliche Veränderungen wird sich eine Demarkation entwickeln.

Die im Wachstumsalter auftretenden sogenannten *aseptischen Epiphyseonekrosen und Apophyseonekrosen* sind nach Uehlinger (1966) als Überlastungsschäden des Skelettes anzusehen. Im Bereich der Dauerfraktur schieben sich schachbrettartig Fragmente, Faserknochen und neugebildeter Knochen ineinander. Zwischen den Fragmenten ist fibrilläres Bindegewebe zu finden, das sich tief in die Markräume vorschiebt. Ein Gefäßverschluß konnte bei diesen Zuständen nicht nachgewiesen werden. Die juvenilen Osteochondropathien weisen Parallelen zu den enchondralen Dysostosen auf, sind in ihrer Pathogenese noch nicht hinlänglich geklärt und können nicht kritiklos den Nekrosen des Knochens zugeordnet werden.

Zu den *aseptischen Osteonekrosen* sind die Destruktionen der Spongiosa des Navikulare und des Lunatum zu rechnen. Es ist erwiesen, daß diese Veränderungen Folgezustände einer pseudarthrotisch geheilten Fraktur darstellen oder durch wiederholte Mikrotraumen zustande kommen (Kienböck, 1936; Axhausen u. Bergmann, 1937; Weiss, 1953; Uehlinger, 1966). Die histologische Untersuchung des Knochens ergab keine Hinweise auf Gefäßveränderungen als Voraussetzung für eine Zirkulationsstörung, die zur Knochennekrose geführt haben könnte. Das Röntgenbild der erkrankten Knochen ist durch eine Verdichtung der Spongiosastrukturen gekennzeichnet. Dagegen konnte bei den „idiopathischen Hüftkopfnekrosen" neben anderen Ursachen auch eine Ischämie gefunden werden (Mankin u. Brower, 1962; De Seze u. Mitarb., 1964; Jentschura u. Rompe, 1965; Hipp, 1966; Mau, 1966; Schlungbaum, 1967; Bessler, 1971).

Nicht selten tritt nach einer *intensiven Strahlenbehandlung* des Knochens eine Demarkation der „*Osteoradionekrose*" gegenüber dem gesunden Knochen in Erscheinung (Heuck u. Gössner, 1973). Im Röntgenbild ist der tote Knochen nicht scharf und klar konturiert, sondern geht über eine Strukturauflockerung in den gesunden Knochen über. Die reparativen Vorgänge in den Randzonen von Osteoradionekrosen können ein unregelmäßig fleckiges Bild der morphologischen Veränderung des Knochens hervorrufen.

In ähnlicher Form grenzen sich die *aseptischen Nekrosen* des Knochens nach einem Trauma und die Nekrosen nach *Erfrierung* oder *Verbrennung* ab. Im Randgebiet der Nekrosezone bildet sich neuer Knochen, der manchmal einen höheren Mineralgehalt aufweist. Innerhalb des abgestorbenen Knochens ist auch das Knochenmark histologisch als Nekrosezone zu erkennen. Die Intensität und Wirkungsdauer der Hitze oder Kälte werden den Grad der Nekrose und damit das Resultat des histologischen Befundes maßgeblich mit bestimmen (EVANS u. SMITH, 1959; KOLAR u. VRABEC, 1960).

Eine besondere Form der aseptischen Knochennekrose tritt nach *Gefäßerkrankungen* oder einem *embolischen Verschluß der Arterien* auf, der nicht nur durch Blutgerinnsel, sondern auch *durch Gewebsgase*, die nur sehr langsam resorbiert werden, zustande kommen kann. Es handelt sich pathologisch-anatomisch um das charakteristische Bild des *Infarktes* im „Organ Knochen". Nach Unterbrechung der Blutzirkulation kommt es zur Marknekrose mit oder ohne Nekrose des Knochengewebes. Es kann ein *primärer* von einem *se-*

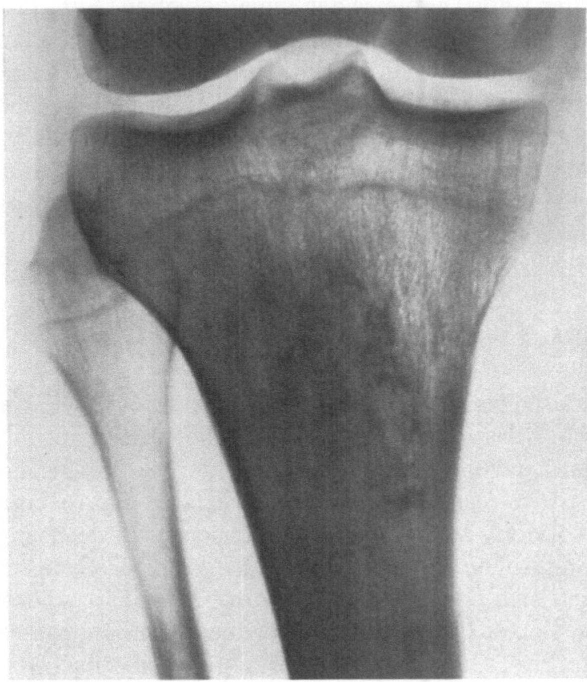
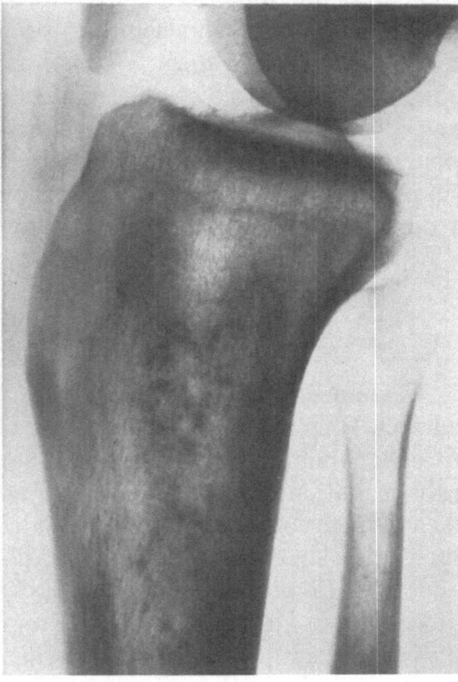

Abb. 127. Fleckige Spongiosklerose in der proximalen Metaphyse der rechten Tibia als Folge multipler primärer Knocheninfarkte bei einem Taucher (Caissonkrankheit). 42jähriger Mann

kundären Knocheninfarkt unterschieden werden. Während beim primären Infarkt der Gefäßverschluß der entscheidende und einleitende Vorgang ist, sind sekundäre Knocheninfarkte die Folge einer mechanischen oder entzündlichen Knochenläsion. Bei primären Infarkten sind solitäre und multiple, herdförmige Spongiosklerosen bekannt geworden, die entweder polyostotisch oder monostotisch auftreten können. Der morphologische Befund im Röntgenbild kann unterschiedliche Formen und Strukturen aufweisen. Es kommen streifige und strähnige, fleckförmig konfluierende, ringförmige und polyzyklische Verdichtungen in der Spongiosa vor.

Bei den Infarktsklerosen handelt es sich um eine besondere Form der lokalisierten strukturellen Veränderung der Spongiosa infolge verschiedenartiger Zirkulationsstörungen im Knochen. Meist finden sie sich als Einzelherde bei stenosierender Arteriosklerose, der Endangiitis obliterans oder einer Thrombangiitis in der Spongiosa von Metaphysen oder Epiphysen lokalisiert.

Eine besondere Form der Knochen-Nekrose ist nach Langzeitbehandlung mit Kortikoiden als „idiopathische Knochen-Nekrose" bekannt geworden (HEIMANN u. FREIberger, 1960; Bock, 1961; McFarland u. Frost, 1961; Edström, 1961; Frost, 1964; Uehlinger, 1964; Ellegast, 1965; Klümper u. Mitarb., 1967; Zinn, 1971). Häufige Lokalisation dieser Nekrose ist die Spongiosa der Femurköpfe. Die Pathogenese der anämischen Knocheninfarkte erscheint noch nicht hinlänglich geklärt. In den kurzen Knochen, den platten Knochen und den Wirbelkörpern sind Knocheninfarkte mit nachfolgenden Nekrosen nicht beschrieben worden.

Relativ häufig finden sich bei *Caisson-Arbeitern* multiple, polyostotische Infarkte, bevorzugt im Bereich der Spongiosa der Epiphysen, seltener der Metaphysen der großen Röhrenknochen (Schinz u. Mitarb., 1952; Carlström, 1954; Zinn, 1971). Der Gefäßverschluß kommt bei dieser Form des Knocheninfarktes durch Gasblasen zustande, die bei der Ausschleusung von Tauchern extra- oder intravasal frei werden. Besonders häufig sind der Humeruskopf und der Femurkopf sowie die distale Spongiosa der Metaphyse des Femurs und die proximale Spongiosa der Meta-Diaphyse der Tibia betroffen (Abb. 127). Als Resultat eines Knocheninfarktes entwickelt sich nach Demarkation der Nekrose eine unregelmäßige, *sehr dichte Spongiosklerose*, die bis weit in die Diaphysenregion ausgedehnt sein kann. Das akute Infarktstadium ist verständlicherweise im Röntgenbild nicht darstellbar. Die fleckigen, unregelmäßig strukturierten, meist symmetrisch entwickelten Spongiosklerosen treten erst nach Wochen oder Monaten in Erscheinung und sind dann röntgenologisch nachzuweisen. Für differentialdiagnostische Überlegungen zur Pathogenese ist die Kenntnis der Röntgenspätbefunde von Knocheninfarkten bedeutsam.

E. Die Dystrophie mit Dysplasie der Knochen

Der einer *Knochendystrophie* zugrunde liegende Vorgang kann als pathologisch veränderter Knochenumbau betrachtet werden. Es handelt sich dabei nicht allein um eine Zu- oder Abnahme der Tela ossea, sondern darum, daß als Resultat der pathologischen Transformation eine *veränderte Makrostruktur* resultiert. Nicht nur in den makroskopischen Dimensionen des Röntgenbildes, sondern auch im mikroskopischen Bereich sind durch Histologie und Mikroradiographie deutliche Veränderungen des strukturellen Aufbaues der Tela ossea nachweisbar. Es finden sich breite osteoide Säume, Mosaikstrukturen mit stärkerem Hervortreten der Kitt- und Zementlinien und ungeordnete Umbauprozesse mit Vermehrung des fibrösen Knochenmarkes (Abb. 128). Die normalerweise scharf konturierte, geordnete Spongiosaarchitektur wird durch wollige oder wabige Strukturen ersetzt. Die Kompakta oder die Kortikalis können in den Umbau einbezogen werden, so daß auch eine Veränderung der äußeren Form — eine Dysplasie der Knochen — resultiert (Abb. 129). Das Röntgenbild weist in den Anfangsstadien der Knochendystrophie auf eine Verminderung des Gesamtmineralgehaltes im Knochen hin, während sich in den Spätstadien eine erhebliche Strukturverdichtung mit unregelmäßig-fleckigen Appositionen und Hyperostosen entwickelt. Eine Umwandlung von Bindegewebe im Knochen- oder Knorpelgewebe findet statt, und es kommen ganz bizarre Strukturen vor.

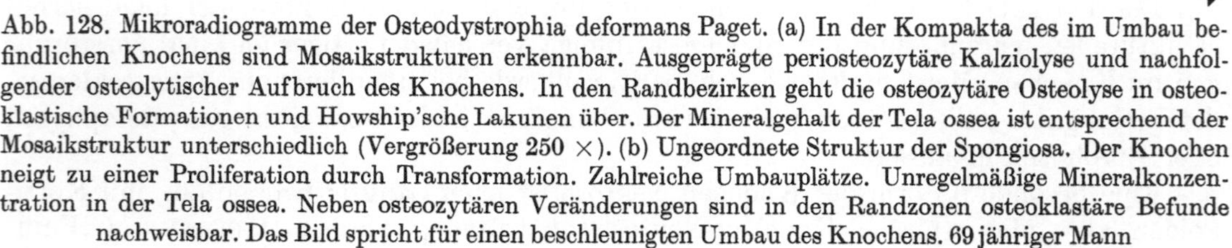

Abb. 128. Mikroradiogramme der Osteodystrophia deformans Paget. (a) In der Kompakta des im Umbau befindlichen Knochens sind Mosaikstrukturen erkennbar. Ausgeprägte periosteozytäre Kalziolyse und nachfolgender osteolytischer Aufbruch des Knochens. In den Randbezirken geht die osteozytäre Osteolyse in osteoklastische Formationen und Howship'sche Lakunen über. Der Mineralgehalt der Tela ossea ist entsprechend der Mosaikstruktur unterschiedlich (Vergrößerung 250 ×). (b) Ungeordnete Struktur der Spongiosa. Der Knochen neigt zu einer Proliferation durch Transformation. Zahlreiche Umbauplätze. Unregelmäßige Mineralkonzentration in der Tela ossea. Neben osteozytären Veränderungen sind in den Randzonen osteoklastäre Befunde nachweisbar. Das Bild spricht für einen beschleunigten Umbau des Knochens. 69jähriger Mann

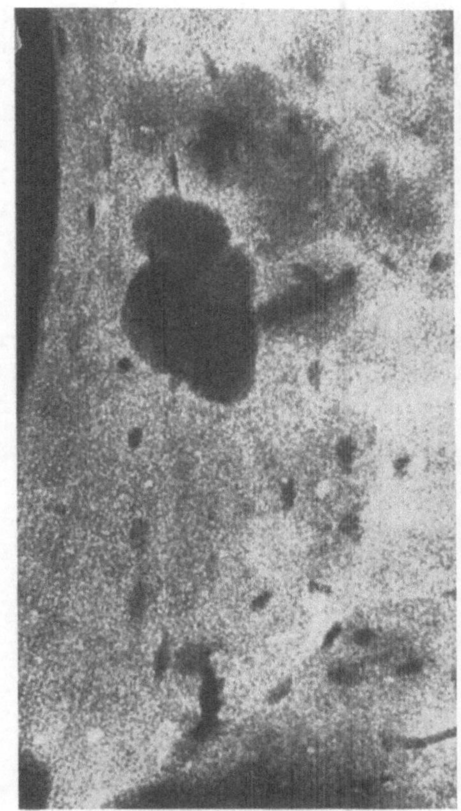
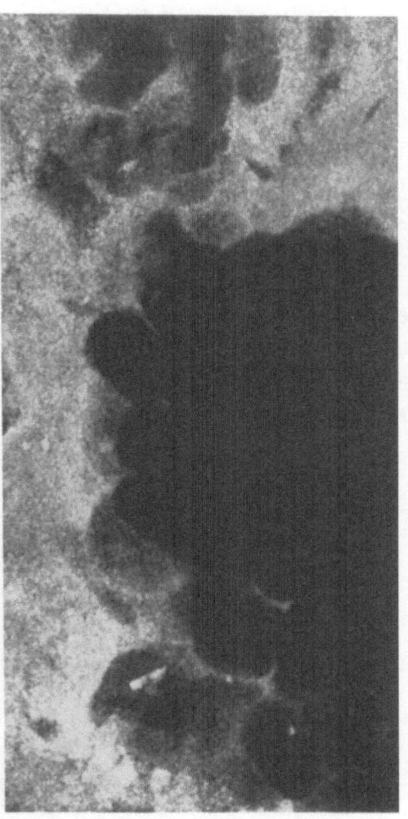

a

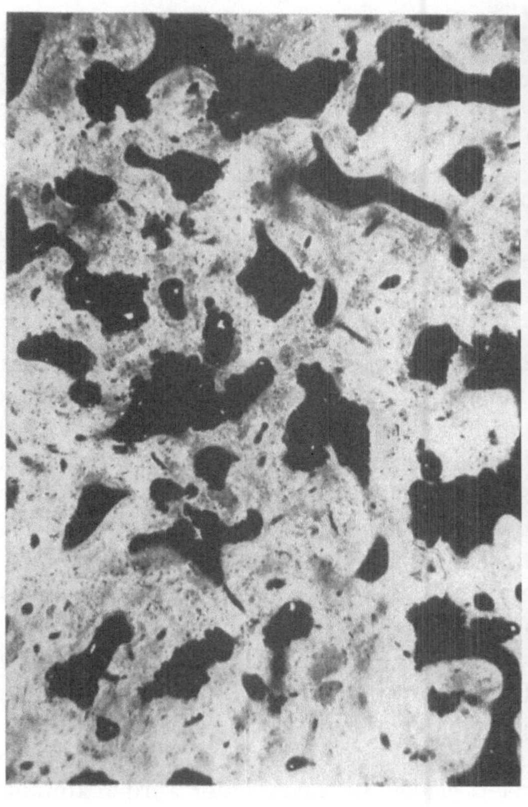
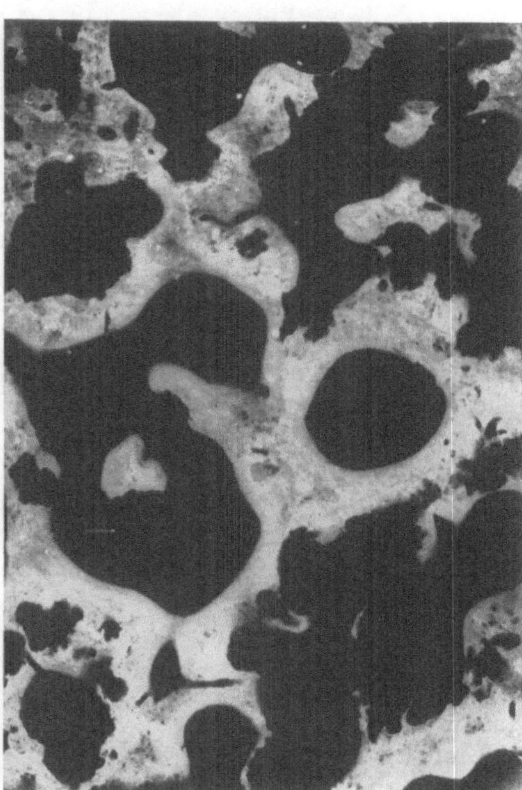

b

Zu diesem Formenkreis gehören die fibröse Knochendysplasie Jaffé-Lichtenstein und Uehlinger, die Sonderform des Albrigth-Syndroms dieser Knochendystrophie, die Osteodystrophia deformans Morbus Paget, im Hinblick auf die strukturellen Veränderungen des Knochens auch die Osteodystrophia fibrosa generalisata zystica Recklinghausen (als betont ossäre Form des primären Hyperparathyreoidismus) und der posttraumatisch entstandene Paget-ähnliche Umbau eines Knochens (Albright u. Mitarb., 1937; Uehlinger, 1940/41; Lichtenstein u. Jaffé, 1942; Dockerty u. Mitarb., 1945; Harris u. Mitarb., 1962; Leeds u. Seaman, 1962; Lorenz, 1963; Taenzer u. Härtel, 1970; van Tilbury, 1972; Malin u. Wende, 1974).

Bei den *Knochendystrophien* handelt es sich um *monostische* oder *polyostische*, niemals um generalisierte Strukturveränderungen des Skelettes. Es konnten Halbseitenformen bei den fibrösen Knochendysplasien gefunden werden. Die Osteodysplasia fibrosa ist durch eine Transformationsstörung des Knochens charakterisiert. Zunächst tritt eine zentrale

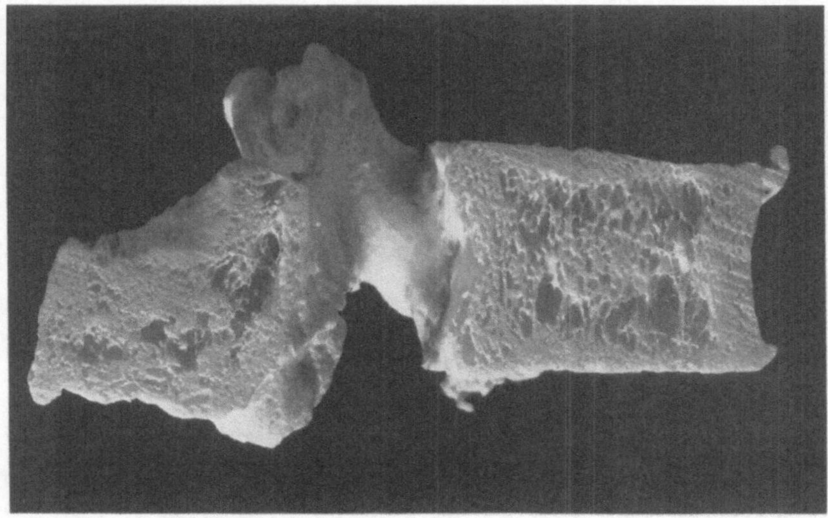

Abb. 129. Mazerationspräparat bei Osteodystrophia deformans Paget. Wirbel mit deutlicher Verplumpung des Dornfortsatzes bei noch gut erhaltener Form des Wirbelkörpers

Markfibrose auf, der die exzentrische Atrophie des Knochens folgt. Im Bindegewebe finden sich vereinzelt Riesenzellen und Schaumzellen. Durch ein Vordringen des fibrösen Gewebes in die Havers'schen Kanäle der Kompakta tritt eine *Spongiosierung des Knochens* auf. Die Transformationsprozesse in der Spongiosa verlaufen in den Knochen sehr ähnlich und führen zu einer ungeordneten, wabigen und pseudozystischen Struktur. Die zystischen Räume sind nicht nur mit Bindegewebe sondern auch mit gelblicher, hämorrhagischer Flüssigkeit ausgefüllt. Die Rolle der Knochenzellen bei dem Prozeß einer gestörten Transformation ist unklar. Auf die Bedeutung intraossärer Hämorrhagien hat Pommer (1925) bereits hingewiesen. Der pathologische Umbau beginnt in den zentralen Abschnitten des Knochens, die Kompakta und Kortikalis der Diaphysen werden durch Umbauvorgänge verändert, und es kommt zu Auftreibungen der Knochen, ohne daß stärkere Verlängerungen oder gar Verkürzungen eines Knochens auftreten (Uehlinger, 1940).

Die *Osteodystrophia deformans Paget* (Ranniger, 1973 — Bd. V/2) weist im sklerotischen Stadium ausgedehnte, massive Spongiosklerosen bei ungeordneter Architektur der Bälkchen und Lamellen und deutlicher Verbreiterung von Kortikalis und Kompakta der Knochen auf. Das Frühstadium dieser Dystrophie ist durch diffuse, unregelmäßig begrenzte, manchmal fleckförmige Entkalkungen der Tela ossea mit beginnendem diskretem Umbau der Strukturen gekennzeichnet (s. S. 138ff.). Wenn *verschiedene Stadien* der Osteodystrophia deformans Paget an einem Skelett *gleichzeitig* beobachtet werden können, so ist die differentialdiagnostische Abgrenzung dieses Prozesses gegenüber anderen

Knochendystrophien und Strukturverdichtungen nicht schwierig. Verbiegungen und Deformierungen der erkrankten Knochen, die manchmal symmetrisch ausgebildet sind, finden sich zusammen mit den betont hyperostotischen Strukturen eines Knochens nur beim Morbus Paget. Eine erhebliche Zunahme der periostalen Blutversorgung konnte SÜSSE (1955) angiographisch beim Morbus Paget feststellen. Die transossalen Venogramme sprachen für Stauungszustände. Für arterio-venöse Anastomosen fand sich kein Anhalt. Da die Entstehung der Osteodystrophia deformans Paget noch ungeklärt ist, gewinnen Beobachtungen einer sogenannten „*symptomatischen Form des Paget*" Bedeutung und sollten in pathogenetische Überlegungen einbezogen werden.

Von SERRE u. MIROUZE (1952) wurden pagetoide Knochenveränderungen bei Patienten mit einer *Gicht* und einem *Diabetes* beobachtet, so daß ein kausaler Zusammenhang zwischen diesen Stoffwechselstörungen und der „Ostéose pagétoide" angenommen wird. Eine *posttraumatische Form* des Paget-Umbaues hat LIÈVRE (1936/1949) als „Remaniement pagétoide posttraumatique" bezeichnet. Darunter wird ein *lokalisierter, pagetartiger Knochenumbau* verstanden, der bevorzugt im Bereich der Tibia nach einem Trauma auftreten kann. Es muß nicht zu einer Kontinuitätstrennung des Knochens kommen. Nach Abheilung der primären Veränderungen tritt im Laufe eines freien Intervalles von Monaten bis Jahren eine Knochenerkrankung in Erscheinung, die klinisch und röntgenologisch der Osteodystrophia deformans Paget entspricht. Es entwickelt sich eine langsam zunehmende Anschwellung der vorderen Tibiakante, im allgemeinen mit Schmerzen und einer Funktionsbehinderung verbunden. Das Röntgenbild zeigt umschriebene lokalisierte Veränderungen im Sinne einer Verdickung und Verbiegung des erkrankten Knochens mit Umbau der Architektur von Spongiosa und Kompakta, wie sei beim klassischen Morbus Paget vorkommen. Es wurden ähnliche Beobachtungen auch am Femur und Beckenskelett mitgeteilt. Die Frage erscheint berechtigt, ob es sich bei diesen Beobachtungen um einen nach zufälligem Trauma aufgetretenen klassischen Morbus Paget handelt, der monostisch beginnt und später polyostische Fortentwicklung zeigt. Im Schrifttum sind weitere Beobachtungen der Sonderform eines „posttraumatischen Paget" zu finden (ROHNER, 1957). Die Veränderungen wurden am Femur (HURWITZ, 1914; SCHULMANN u. MEILLAUD, 1932), am Schädelknochen und an mehreren Knochen gleichzeitig, also polyostisch (BROSER, 1951) beschrieben. Eine *histologische Untersuchung* ist nur von LOOSER (1934) durchgeführt worden.

In seiner ausführlichen Mitteilung hat ROHNER (1957) drei Beobachtungen mit autoptischen und histologischen Befunden vorgelegt. Das klinische Bild und der Röntgenbefund waren der Osteodystrophia deformans Paget sehr ähnlich. Die histologischen Befunde zeigen dagegen Abweichungen, die mehr an das chronische Sudeck-Syndrom oder dessen Folgezustände denken lassen. Die Röntgenbilder eines 77 Jahre alten Patienten, der nach einer Unterschenkelfraktur einen ausgeprägten Strukturumbau des proximalen Fragmentes der Tibia entwickelte, zeigen einen dem Morbus Paget sehr ähnlichen Befund. Dabei fällt auf, daß auch eine *Volumenzunahme des Knochens* vorliegt und die Konturen und Strukturen der *Diaphysenkompakta* weitgehend verschwunden sind. Die lamelläre Aufblätterung ist im Bereich der Kompaktamittelschicht erfolgt. Es wird angenommen, daß durch Ausweitung der Havers'schen Kanäle in axialer Richtung eine Spongiosierung aufgetreten ist. Die Tela ossea besteht aus breiten, länglichen Balken mit unregelmäßig gewellten und abgerundeten Konturen sowie plumpen Verzweigungen. Es handelt sich ausschließlich um *lamellären Knochen*, dessen Lamellensysteme vorwiegend in der Längsrichtung des Schaftes verlaufen und nur selten durch zarte, bogenförmige Kittlinien unterbrochen werden. Damit fehlen eigentliche Mosaikstrukturen, wie sie beim Paget vorkommen. Die Bälkchen weisen meist glatte Konturen auf und zeigen nur an den abgerundeten Enden zahlreiche tiefe Howship'sche Lakunen, die mit Osteoklasten oder einem fibrösen Markgewebe ausgefüllt sind. Osteoblasten finden sich nur selten. In den Markräumen ist Fettmark nachweisbar. Ein wichtiger Unterschied gegenüber dem Paget-Bild besteht in der Verplumpung der Knochenbälkchen und ihrer Orientierung in der Längsrichtung des Knochens. Die *bimssteinartige Spongiosa* besteht aus zahllosen feinsten, hirschgeweihartig verästelten und zackigen Knochenbälkchen, die zum Teil netzartig miteinander verbunden sind. Diese werden von ungeordnetem und unregelmäßig-körnig verkalktem Faserknochen gebildet, welcher kleine, muschelförmige Anlagerungen von kalkarmem, lamellärem Knochen aufweist. Osteoklasten und Osteoblasten finden sich hier in großer Zahl. Zwischen den einzelnen Bälkchen liegt ein gemischtes Fett- und Fasermark vor. Auf der Tibiaoberfläche finden sich nur unbedeutende Auflagerungen von neugebildetem verkalktem Faserknochen. Die weitporige Kompakta und die grobmaschige Spongiosa im alten Frakturgebiet weisen lamellären Knochen mit axial angeordneten Lamellensystemen auf. Im *distalen Bereich der Fraktur* sind dagegen schlanke Spongiosabälkchen zu finden ohne die Zeichen eines stärkeren Umbaues. Auch das übrige Skelett zeigt keinen nennenswerten pathologischen Befund, lediglich eine leichte Osteoporose. Der Tod des Patienten erfolgte an einer Herzinsuffizienz. Während einer Beobachtungszeit von 1½ Jahren hatten sich diese schweren Veränderungen entwickelt. Als Ursache *lokalisierten Knochenumbaues* wurden Störungen der statisch-dynamischen Verhältnisse angesehen, da die Fraktur nicht in idealer Stellung knöchern verheilt war. So kam es durch dauernde abnorme Beanspruchung des Knochens zu einer gestörten Transformation und einem zirkulus vitiosus, der nicht mehr zur Ruhe kam.

Bei allen Beobachtungen war anläßlich des Traumas die Struktur und Form der Knochen völlig normal. Die posttraumatisch auftretenden Veränderungen können rönt-

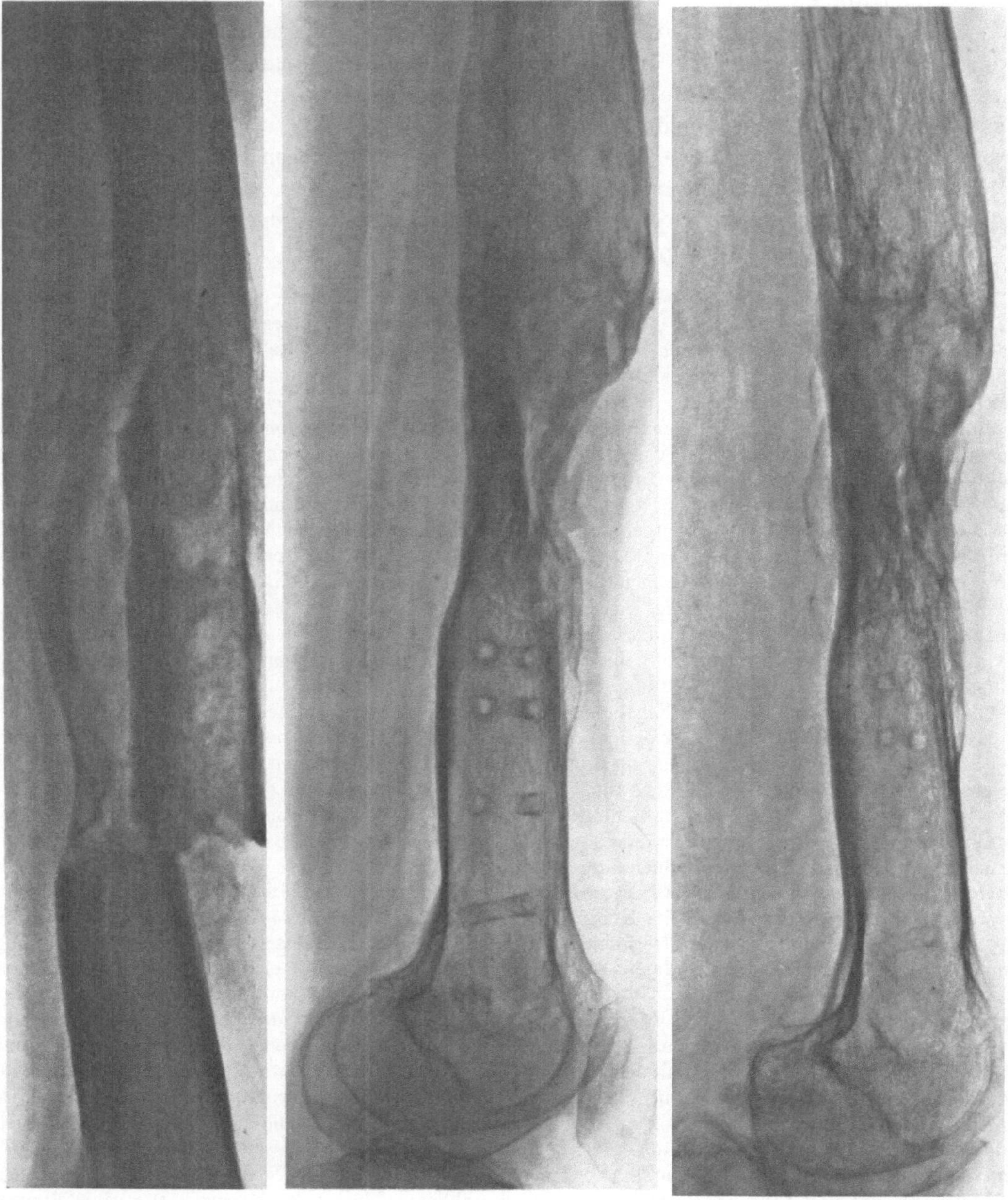

Abb. 130. Ungewöhnliche Transformation und Apposition bei Defektheilung des linken Femurs nach infizierter komplizierter Fraktur. Nicht nur im Frakturgebiet, das durch Spongiosaspäne ausgefüllt worden ist, sondern auch im benachbarten Knochen liegt eine Dystrophie vor, die an den Morbus Paget erinnert

genologisch nicht von einem klassischen Morbus Paget eindeutig unterschieden werden. Lediglich in einer Beobachtung waren die Strukturen der umgebauten Knochenpartie, verglichen mit dem Morbus Paget, ausgerichteter, und es fehlte die Betonung der *sklerotischen Komponente*. Ferner sind die Verdickung und Verkrümmung des Knochens erwähnenswert. Das morphologische Bild der posttraumatischen Knochenumbaustörung unterscheidet sich vom Paget, doch sind auch Parallelen festzustellen! Während beim Morbus Paget im Bereich der Makrostruktur ungeordnet nebeneinander liegende Bälkchen und Mosaikstrukturen vorkommen, sind die Strukturen beim Paget-ähnlichen Knochenumbau nach Frakturen klarer ausgerichtet (Abb. 130). Der grundlegende Unterschied liegt im Aufbau des einzelnen Bälkchens (Mignani u. Mitarb., 1960; Heuck, 1974). Beim Morbus Paget sind die Spongiosabälkchen aus unregelmäßigen Fragmenten zusammengesetzt, die durch zahlreiche zackige, breite Kittlinien miteinander verbunden sind, so daß die klassische *Mosaikstruktur* resultiert. Die bei der Paget-ähnlichen Transformation gefundenen Bälkchen stellen axial orientierte Lamellen dar, die nur von wenigen zarten, bogenförmigen Kittlinien unterbrochen werden. Während es sich bei diesen Befunden offenbar um Reste des vorhanden gewesenen Knochens, also der Havers'schen Osteone handelt, zeigt der Paget-Knochen eine deutliche Knochenneubildung, die den ehemaligen Knochen ersetzt hat. Im Bereich der Makrostruktur ist also eine Übereinstimmung mit der typischen Form der Ostitis deformans Paget nur röntgenologisch deutlich, während die histologischen Strukturen Differenzen erkennen lassen. Das Endresultat ist eine *hypertrophische Atrophie* im eigentlichen Sinne.

Das *Knochenmark* zeigt bei beiden Formen der dystrophischen Veränderungen keine eindeutigen Unterschiede im *histologischen Befund*. Es wird von zahlreichen stark gefüllten Gefäßen durchzogen, die teilweise erweitert erscheinen. Im Mark selbst ist eine *ödematöse Durchtränkung* nachweisbar, wie sie auch beim Sudeck-Syndrom gefunden wird. Der Typ der Gefäßbildungen ist schwer zu klassifizieren, da es sich um Kapillaren, Präkapillaren, aber auch um postkapilläre Venen handelt. Die Parallelen zum Sudeck-Syndrom sind auffallend. Durch den Umbau entsteht ein biologisch minderwertiger Knochen, der den Anforderungen nicht mehr genügen kann. Dadurch kommt der Umbauprozeß nicht zur Ruhe und tritt in ein chronisches Stadium ein. Die Entwicklung Looser'scher Umbauzonen oder Dauerfrakturen ist für diesen Zustand bemerkenswert. Nach therapeutischen Maßnahmen kann schließlich ein Gleichgewicht zwischen der statischen Belastung und der Leistungsfähigkeit des Knochens erreicht und der Prozeß zum Stillstand gebracht werden. Über den Heilungsverlauf der Osteodystrophia deformans Paget nach Langzeitbehandlung mit Kalzitonin haben Doyle und Mitarbeiter (1974) berichtet. Auf die interessanten Parallelen im feingeweblichen Befund zwischen der Knochendystrophie, insbesondere dem Morbus Paget, der posttraumatischen Paget-artigen Umbaustörung des Knochens, dem Sudeck-Syndrom und den Störungen bei Entstehung von *Pseudozysten der Spongiosa* sei besonders aufmerksam gemacht (s. S. 132ff.).

Die *reparativen Vorgänge beim primären Hyperparathyreoidismus* oder der Osteodystrophia fibrosa generalisata zystica Recklinghausen, wie diese Systemerkrankung des Skelettes zuerst bezeichnet worden ist, lassen ebenfalls *Parallelen* zu den verschiedenen Gangarten der Knochendystrophie erkennen. Während der Rekonstruktionsphase weist der Knochenumbau neben einer zunehmenden Mineralisation der Tela ossea die Entwicklung von Pseudozysten und sogenannten „braunen Tumoren" auf, die dem morphologischen Bild der Makrostruktur des erkrankten Knochens ein eigenartiges Aussehen geben können. Nach Entfernung der die hormonale Osteopathie auslösenden Tumoren der Nebenschildrüsen kommt es während der Heilung der Knochenkrankheit nicht zur Ausbildung einer normalen Spongiosaarchitektur (Bartlett u. Cochran, 1964; Heuck u. v. Babo, 1974; v. Babo u. Heuck, 1974). Die Verbiegungen und Deformierungen der stärker veränderten Knochen bleiben bestehen. Eine Rekonstruktion der Strukturen von Spongiosa und Kompakta tritt nur dort ein, wo die Transformation die Größe, Form und Architektur der Bauelemente eines Knochens nicht verändert hat (am Handskelett, insbesondere an den Fingerknochen bilden sich subperiostale Resorptionszonen oder Entkalkungen der Tela ossea weitgehend zurück). Es ist verständlich, daß die Dichte der durch Heilung normalisierten Knochenstrukturen normal oder erhöht ist. Der Röntgenbefund der ausgeheilten ossären, zystischen Form eines primären Hyperparathyreoidismus weist zahlreiche Parallelen zu den Befunden der fibrösen Knochendysplasien auf (s. S. 106). Die Differentialdiagnose erfordert Kenntnisse der Vorgeschichte und eine sorgfältige Röntgenbildanalyse, um Fehlbeurteilungen zu vermeiden.

F. Die periostalen Reaktionen

Das Periost ist eine bindegewebige, leicht matt-glänzende und etwas dehnbare, gefäß- und nervenreiche Knochenhaut mit verschiedenartigen Funktionen, die noch nicht alle bekannt sind. Diese Knochenhaut entspricht einem „larvierten" osteomedullären Blastem (Pliess, 1974). Es ist in eine äußere und eine innere Schicht gegliedert. Dabei entspricht die äußere, fibröse Schicht dem larvierten Rest des Sklero- und Skeleto-Blastems. Die innere oder „Kambiumschicht" ist ein persistierendes Periblastem. Der *Blastemcharakter des Periostes* der Knochen ermöglicht sowohl die Reaktion einer ossifizierenden Periostitis oder Periostose als auch einer reaktiven parossalen Hyperostose. Neben den Prozessen mit einer *periostalen Apposition* ist die *periostale Resorption* bekannt, die unter verschiedenartigen Bedingungen auftreten kann (s. S. 137).

Das Röntgenbild erlaubt die Darstellung des *morphologischen Substrates* einer periostalen Reaktion der Knochen nach verschiedenartigen Schädigungen und die Beurteilung der Dynamik des Prozesses, die von der Osteogenese und Transformation der Tela ossea bestimmt werden. Es sind *generalisierte*, periostale Appositionen und *lokalisierte*, polyostotische oder monostotische periostale Anlagerungen bekannt. Das Röntgenbild wird diese Veränderungen erst dann aufdecken können, wenn aufgrund des periostalen Prozesses entweder Knochen neu gebildet worden ist und bereits Mineral enthält, oder der Periostschlauch selbst eine Mineraleinlagerung aufweist. Eine über das normale Maß hinausgehende Neubildung von Knochengewebe kann zu einer *Knochenhypertrophie* führen.

Die *reaktiven periostalen* Auflagerungen können — entsprechend dem resultierenden morphologischen Befund der Knochen, wie er sich im Röntgenbild darstellt — in *solide und unterbrochene Knochenappositionen* unterteilt werden (Cocchi, 1953; Edeiken u. Hodes, 1973). Die Ursachen, die zu einer Periostreaktion Anlaß geben, sind unterschiedlich (Tab. 5).

Tabelle 5. *Vorkommen von periostalen Reaktionen* (nach Cocchi, 1953)

a) Spikulabildung	
1. Osteoblastisches Sarkom	6. Hypernephrom-Metastase
2. Chondrosarkom	7. Thalassämie (Cooley-Anämie)
3. Ewing-Sarkom	8. Sichelzell-Anämie
4. Meningiom	9. Knochen-Hämangiom
5. Sympathogoniom-Metastase	10. Madurafuß
b) Lamellenbildung	
1. Ewing-Sarkom	11. Fluor-Intoxikation
2. Retikulosarkom	12. Osteopathia hypertrophicans toxica (Pierre-Marie-Bamberger)
3. Sympathogoniom-Metastase	13. Kortikalisosteoid
4. Periostitis ossificans bei extraperiostalem Sarkom	14. Ostitis deformans Paget
5. Osteomyelitis	15. Periostitis luica
6. Knochentuberkulose	16. Marmorknochenerkrankung (Form m. rezessivem, polyphänem Erbgang; frühinfantiler, maligner Verlauf)
7. Caffey-Syndrom	17. A-Hypervitaminose
8. Leukämien bei Kindern	18. Möller-Barlow-Erkrankung
9. Phosphor-Intoxikation	19. Rachitis
10. Strontium-Intoxikation	

Ein Trauma, das subperiostale Hämatom, lokale umschriebene, entzündliche Veränderungen, toxische Erkrankungen des Knochens und reaktive, periostale Veränderungen bei primären oder sekundären Tumoren im Knochen können eine periostale Knochenneubildung auslösen.

I. Die soliden Periostreaktionen

Das Röntgenbild des neugebildeten periostalen Knochens zeigt unterschiedliche Formationen. Bei den soliden Periostappositionen kommen von 1 mm dicken Schichten bis zu massiven, manchmal elliptischen Verdickungen unterschiedliche Variationen vor. Die neue Oberfläche des Knochens ist glatt oder leicht wellig (Tab. 6).

Tabelle 6. *Radiologische Beschreibung periostaler Reaktionen* (nach Edeiken und Hodes, 1973)

Art der Reaktion	Beispiele der Erkrankung
I. dichte periostale Reaktionen	
A. dünn	eosinophiles Granulom und Osteoid-Osteom
B. dicht und wellig	Gefäß-Erkrankung
C. dünn und wellig	pulmonale Osteoarthropathie
D. dicht und oval	Osteoid-Osteom
1. mit Destruktion	lange verlaufende maligne Tumoren
E. umhüllend	Speicherkrankheiten, chronische Infektionen
F. Codman'sche Trias	maligne Blutkrankheiten
II. unterbrochene periostale Reaktionen	
A. senkrechte Spikulae	Osteo-Sarkom, Ewing-Sarkom, Infektionen
B. schicht-artig wie Zwiebelschalen	Osteo-Sarkom, Ewing-Sarkom, Infektionen
C. amorph	maligne Tumoren

Die physiologische Form einer soliden Periostapposition wird durch den periostalen Anbau von Knochengewebe *nach Frakturen* und *subperiostalen Blutungen* repräsentiert, der unterschiedliche morphologische Befunde aufweisen kann (Geiger u. Schmid, 1967; Sörensen u. Banzer, 1973). Eine periostale Reaktion des Knochens kommt bereits nach Geburtsverletzungen vor. Infolge subperiostaler Blutung bei Metaphysenverletzungen entwickeln sich nach etwa 2 Wochen im Hämatom Verkalkungen, später Knochenneubildungen, die eigenartige Formationen annehmen können. Eine gleichmäßige und geordnete periostale Knochenapposition tritt nach Frakturen im Wachstumsalter auf. Wenn ein subperiostales Hämatom zu großflächiger Abhebung des Periostes geführt hat — ein Ereignis, das nicht nur nach Frakturen, sondern auch z. B. bei einem Vitamin C-Mangel (Skorbut) eintreten kann —, so entwickeln sich Knochenformationen innerhalb der subperiostalen Zone, die zunächst wolkige Strukturen, später eine flächenhafte Verdichtung im Röntgenbild erkennen lassen. Im Kindesalter können diese reaktiven Vorgänge eindrucksvolle morphologische Befunde hervorrufen, deren Verlaufsbeobachtung die *Biodynamik der periostalen Reaktion* aufzeigt.

Das Periost und die periostalen Zonen des Knochens können bei generalisierten Störungen der Knochenbildung und des Knochenumbaues auch *unregelmäßige Appositionen* entwickeln. So finden sich bei verschiedenen Erbkrankheiten des Skelettes im periostalen Bereich der Knochen ausgebildete, unregelmäßige, bizarre, manchmal wulstige, exostosenartige Appositionen, wie bei der *Osteopetrose* oder der *Melorheostose* (Althoff, 1968; Gassmann, 1968 — Bd. V/3). Der angebaute Knochen ist sehr dicht elfenbeinartig eburnisiert (Abb. 131). Bei verschiedenen erworbenen Systemerkrankungen (primärer und sekundärer Hyperparathyreoidismus, gastrointestinale oder hepatogene Osteopathie u. a.) sind mehr oder weniger gleichmäßig begrenzte, solide Periostreaktionen nachweisbar (Heath u. Martin, 1970; Eugenidis u. Mitarb., 1972; Meema u. Mitarb., 1974; Heuck, u. v. Babo, 1974). Eine Abhebung des Periostes und die nachfolgende Entwicklung einer feinen Randzone im Bereich der Röhrenknochen sind nicht selten mit Transformationsstörungen des Knochens verbunden, die zum osteoporotischen Typ gehören (Abb. 132).

Solche periostalen Verdichtungen werden im weiteren Verlauf der Erkrankung oder nach einer Heilung mit dem Hauptknochen verschmelzen und sind dann nicht mehr nachweisbar.

Eine Knochenapposition mit Verdickungen im periostalen Bereich der Diaphysenkompakta von Zehenknochen, meist an den Grundphalangen, haben DIHLMANN, CEN u. STURM (1972) beobachtet. Diese als „Diaphysenmanschette" bezeichnete Kompaktaverstärkung wird als eine Zweckmäßigkeitsreaktion des veränderten oder kranken Knochens (etwa bei Osteopathien oder der Osteoporose) zur Erhaltung der Tragfähigkeit angesehen.

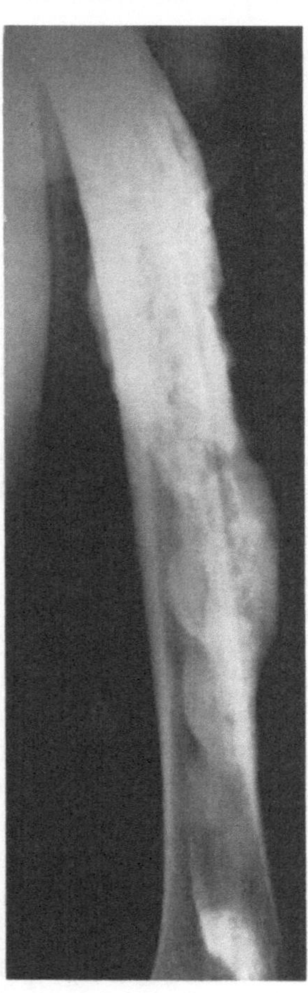

Abb. 131. Unregelmäßige bizarre, exostosenartige Knochenapposition im Bereich der linken unteren Extremität bei Melorheostose. Die proliferative Knochenbildung geht vom Periost aus (Zeichen der „tropfenden Wachskerze"). (Nach HEUCK, 1970, Beobachtung K. RANNIGER)

Unter den *generalisierten Formen einer lamellären, soliden Periostreaktion* wäre die *hypertrophische Osteoarthropathie Pierre Marie* als charakteristisches Beispiel zu nennen. Die noch unklare Pathogenese des Prozesses wird mit einer über den Blutweg wirksamen „Noxe" erklärt, die insbesondere bei chronischen Lungenerkrankungen, neoplastischen Prozessen in der Lunge oder anderen Geweben auftreten und wirksam werden soll. Das Periost zeigt eine fibröse und osteoplastische Verdickung, die mit einer Pachyostose der Kompakta (sogenannter „Pseudo-Paget") und einer Osteoporose der Spongiosa verbunden sein kann. Ausdruck dieser Veränderungen des periostalen Bindegewebsschlauches der Knochen ist eine zunächst sehr diskrete, später deutlich erkennbare zirkulär entwickelte Apposition neuen Knochens ohne Defektbildung oder Arrosion am alten, ursprünglich vorhandenen Knochen (Abb. 133). Die Diaphysenkompakta der Extremitätenknochen, vor allem an Radius und Ulna, Tibia und Fibula, Metakarpalia und Metatarsalia, zeigt

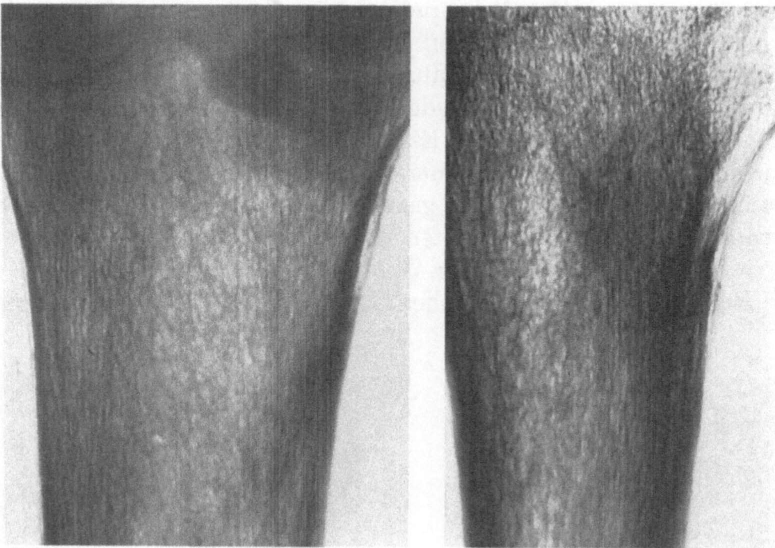

Abb. 132. Diskrete periostale Appositionen im Bereich der Tibia bei hepatogener Osteopathie vom porotischen Typ (linke Bildhälfte) und bei einer Osteomalazie (rechte Bildhälfte)

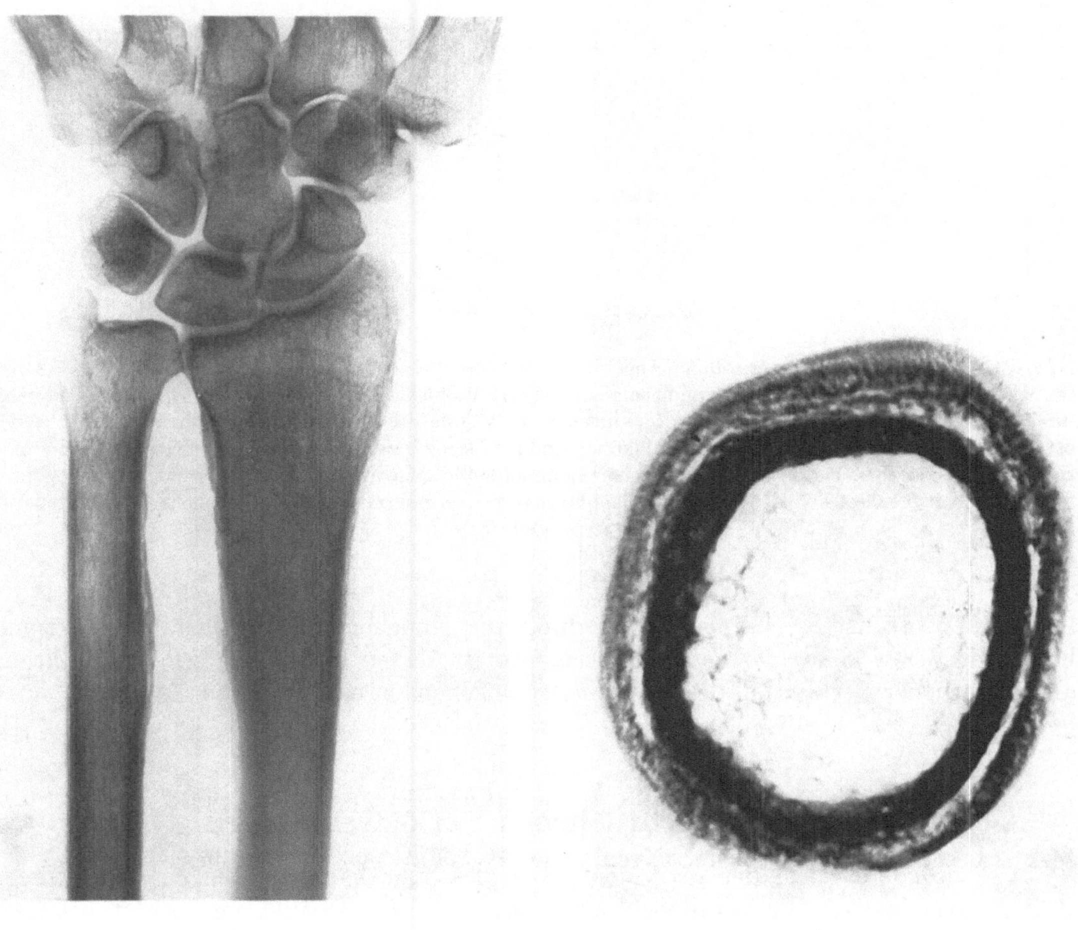

a b

Abb. 133. Röntgenbild der Ulna (a) und eines Ulnaquerschnittes (b) bei Osteoarthropathia hypertrophicans toxica. 57jähriger Mann mit Plattenepithel-Karzinom des linken Lungenoberlappens

zuerst die solide Periostose. Das Mikroradiogramm des neu angebauten Knochens läßt die Zeichen einer starken Transformation erkennen (Abb. 134). Hierfür spricht auch eine hohe Aufnahme und ein stärkerer Austausch radioaktiv markierter Substanzen.

In den Weichteilen findet sich ein Ödem, in dessen Folge Trommelschlegelfinger oder -zehen und „Uhrglasnägel" entstehen. Es handelt sich nicht um eine alleinige Skeletterkrankung, sondern um eine *generalisierte Stoffwechselstörung im Bindegewebe.* Einige Knochenerkrankungen lassen ähnliche, generalisierte, diffuse Knochenneubildungen des Periostes erkennen, so der im Kindesalter auftretende *Morbus Caffey.* Diese periostalen Reaktionen verschwinden im Laufe des Wachstums und nach Abklingen der chronisch entzündlichen Befunde sowie der klinischen Symptomatik vollständig (CAFFEY, 1955/73).

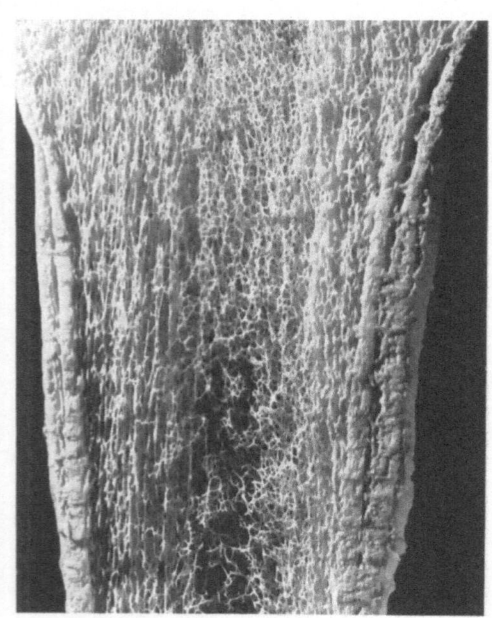

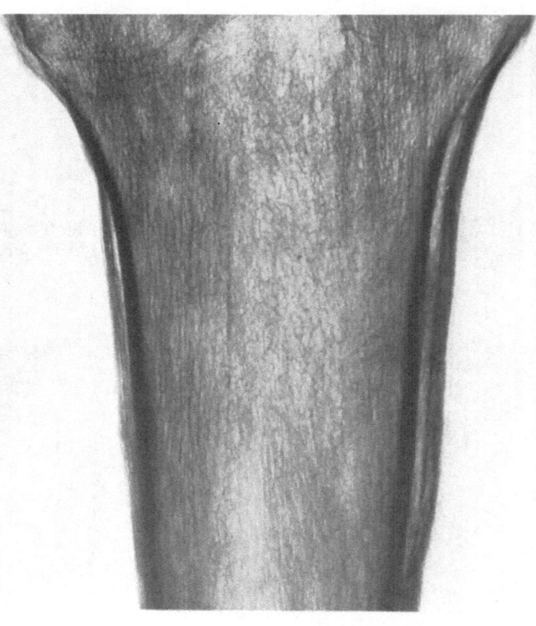

a

Abb. 134. Die Schichten der periostalen Apposition von neuem Knochengewebe können im Präparat (a) und im Mikroradiogramm von der ursprünglichen Kompakta unterschieden werden. Struktur und Mineralgehalt des alten Knochens sind unregelmäßig, z. T. aufgelockert (b). Die zuletzt angebaute periphere Schicht des periostalen Knochens besitzt große Osteozytenlakunen und periosteozytäre Mineralisationsdefekte. Daneben finden sich osteoklastäre Resorption in Howship'schen Lakunen, eine ungeordnete Knochenstruktur mit hochmineralisierten Knochenbezirken des an embryonale Formationen erinnernden Geflechtknochens (c). (Vergrößerung 30 × und 70 ×)

In den Frühstadien einer Entzündung im Knochen sind periostale Reaktionen häufig das *erste Symptom der Krankheit.* Es ist daher immer die „Periostreaktion" als wesentlicher Bestandteil des Krankheitsgeschehens in eine Röntgenbildanalyse einzubeziehen.

II. Die unterbrochenen Periostreaktionen

Als besondere Form der reaktiven periostalen Knochenneubildungen ist die vielgestaltige *unterbrochene* Periostapposition zu beachten. Die Ossifikation erfolgt bei dieser Form der Periostreaktion *schichtweise parallel angeordnet oder lamellär („zwiebelschalenartig") und strahlig unregelmäßig (Spikulae)* neben der Kompakta oder Kortikalis der Knochen (Abb. 135). Die bei Röntgenkontrolluntersuchungen erkennbare starke Ver-

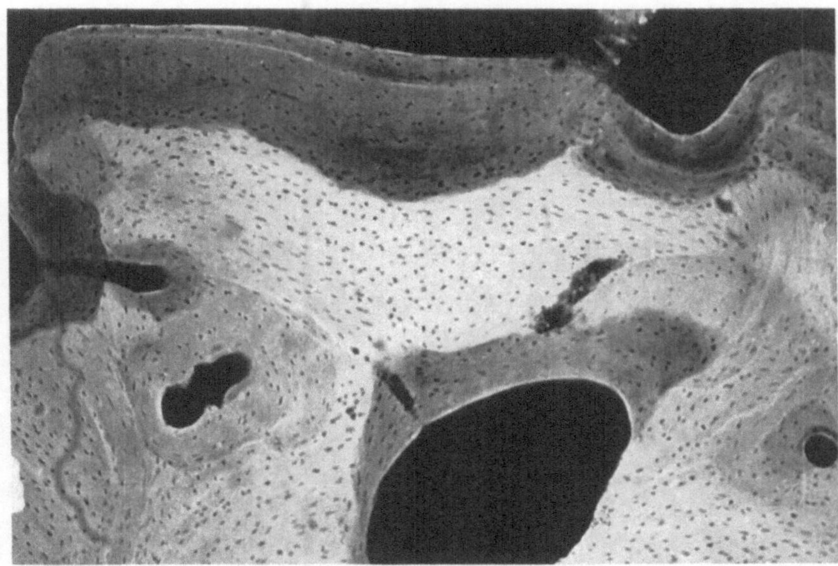

Abb. 134b

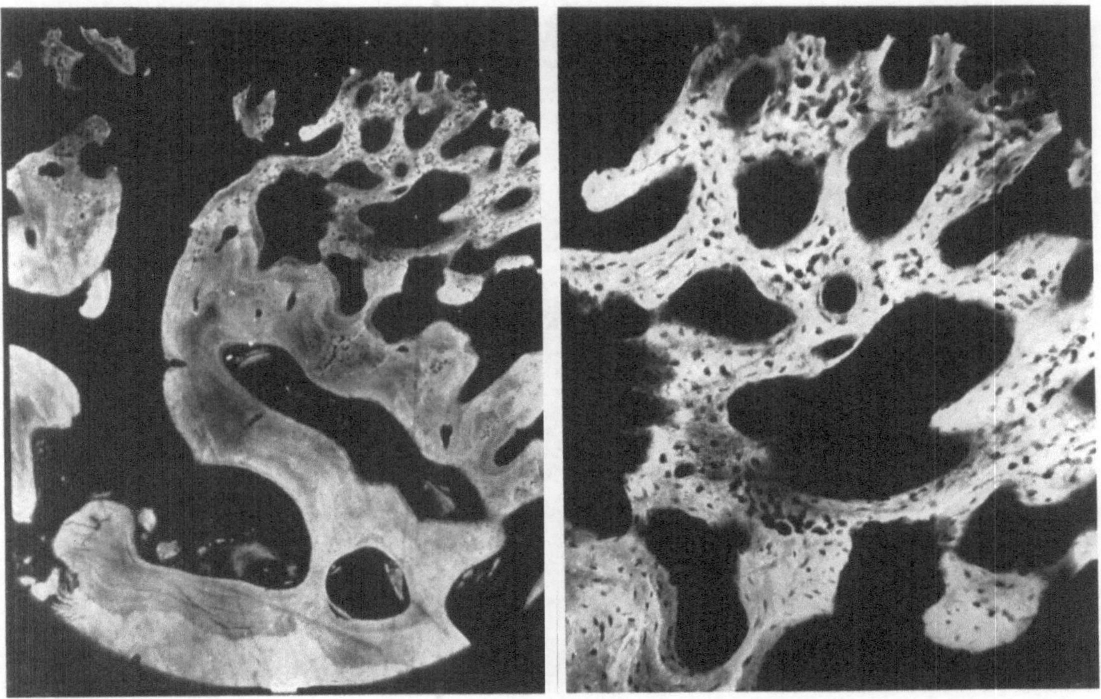

Abb. 134c

änderung des morphologischen Bildes weist auf eine *rasche Transformation* der neu entstandenen Tela ossea hin. Bei einer differentialdiagnostischen Beurteilung der zugrunde liegenden Erkrankung sind Informationen über die Dynamik des Prozesses von großem Wert. Je agressiver z. B. das Wachstum eines primären oder sekundären *Tumors im Knochen* abläuft, um so schneller erfolgt ein Wechsel des anatomischen Befundes im Röntgenbild. Bereits nach einer Woche können Veränderungen der lamellären oder radiären Strukturen erkennbar sein (BRUNSCHWIG u. HARMON, 1935; SISSONS, 1949; EDEIKEN u. HODES, 1973).

Unterschiede der Wachstumsgeschwindigkeit und schubweise Appositionen des Periostes werden von der Biodynamik der Krankheit bestimmt. Eine *Unterbrechung* der lamellären Periostapposition kann auftreten (sogenanntes Codman'sches Dreieck), die auf einen malignen Prozeß hinweisen soll (JAFFÉ, 1959; MURRAY u. JACOBSON, 1971; EDEIKEN u. HODES, 1973).

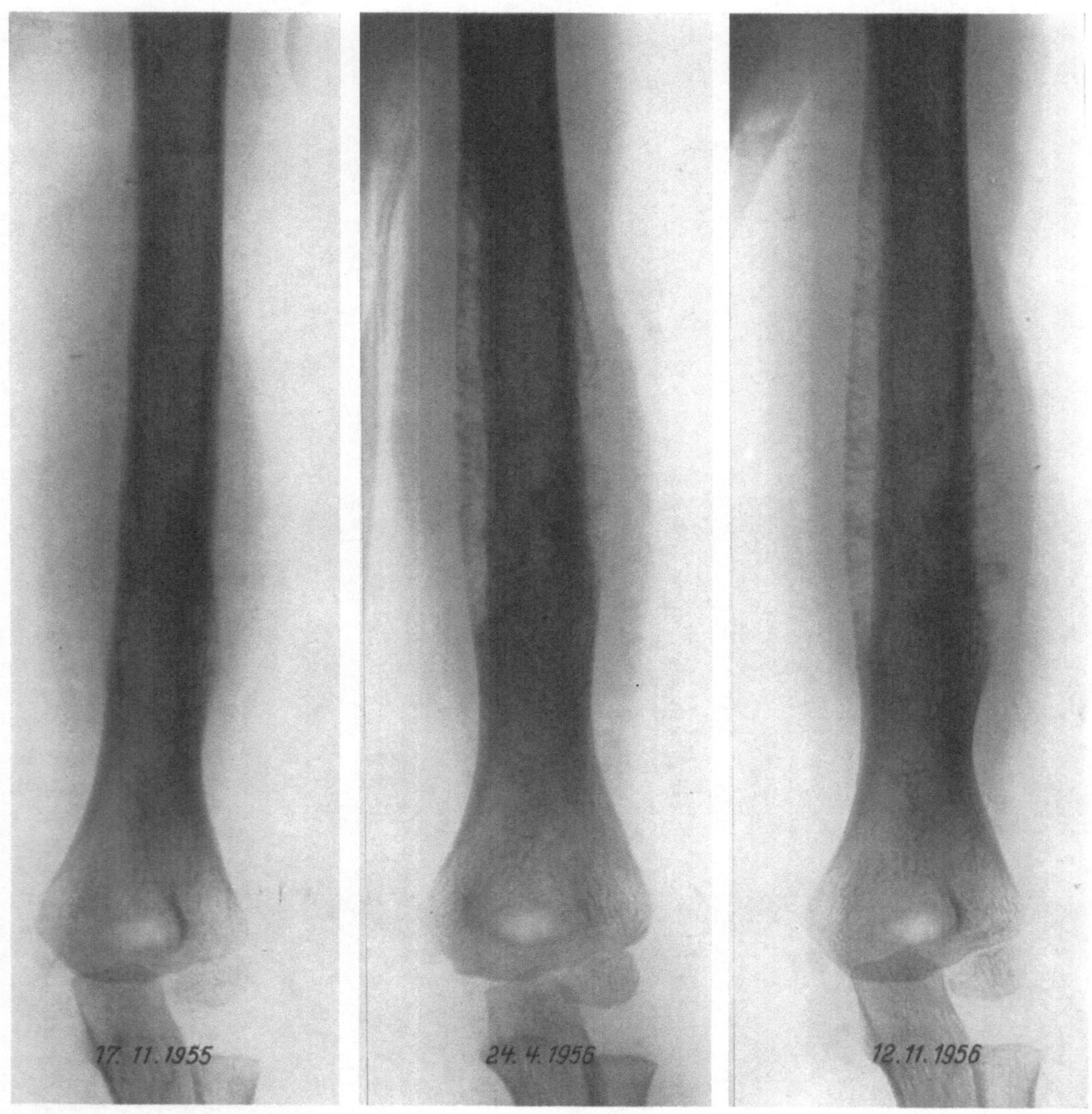

Abb. 135. Periostale Knochenapposition und unregelmäßige Struktur der Diaphysenkompakta des Humerus bei osteogenem Sarkom. 7jähriger Knabe. Verlaufsbeobachtung des Knochenprozesses und der unterbrochenen Periostreaktion im a. p.-Strahlengang (nach HEUCK, 1970)

Neben der *reaktiven periostalen Knochenneubildung* nach Frakturen, Systemerkrankungen oder entzündlichen Veränderungen sind die primären Knochentumoren zur pathologischen Osteogenese befähigt. Der „neugebildete Tumorknochen" ruft umschriebene, elfenbeindichte Formationen (z. B. Osteoblastom, Osteoid-Osteom, Osteosarkom) oder fleckige, unregelmäßig strukturierte, oft überschießende Neubildungen (Chondrom, Chondroblastom, Chondrosarkom) hervor. Die in der Peripherie des erkrankten Knochens auftretenden *Periostreaktionen* können bei den primären Tumoren der Tela ossea nicht immer leicht von tumoreigenen Formationen unterschieden werden. Bei differentialdiagnostischen Überlegungen sind daher Form und Struktur periostaler Knochenneubildungen wertvolle Hinweise.

Neben *schalenförmigen, geschichteten, unregelmäßig unterbrochenen Periostappositionen* haben die „*Spikulae*" besondere Bedeutung erlangt (Laval-Jeantet u. Mitarb., 1962). Die Spikulae sind meist geordnete, seltener unregelmäßig formierte, im rechten Winkel zur Knochenlängsachse ausgerichtete Knochenstrukturen, die als reaktive Apposition bei malignen Geschwülsten vorkommen (Abb. 136). Ferner finden sich solche Befunde nach subperiostalen Blutungen, die im Verlaufe einer hämolytischen Anämie auftreten können. Die Entstehung des Faserknochens erfolgt an bindegewebigen Schienen und entlang der Blutgefäße, die zwischen Periost und Tela ossea der Kortikalis entwickelt sind. Das histologisch-mikroradiographische Bild zeigt normale Mineralisation des Knochengewebes der Spikulae, relativ zahlreiche Osteozyten und große Osteozytenlakunen, vereinzelt hoch mineralisierte Zonen und Zeichen der gesteigerten Transformation mit Osteoklasten und Osteoblasten an der Oberfläche des neuen Knochens. Dichte Spikulae finden sich bei den primären Knochentumoren, wie Osteosarkom, Osteochondrosarkom, und bei den sekundären metastatischen Tumoren, insbesondere dem Sympathogoniom und anderen neurogenen Geschwülsten (Abb. 136d). Spiculae können bei den verschiedenartigsten Metastasen des Skelettes entstehen und sind beim Magenzarkinom und Mammasarkom beobachtet worden. An der Leitschiene von Spiculae können massive amorphe Knochenneubildungen entstehen.

III. Die exostosenähnlichen Knochenappositionen

Umschriebene, periostale Auflagerungen, die als *Osteophyten* bezeichnet werden, treten an den Randstrukturen von gelenkbildenden Knochen und Wirbelkörpern im Laufe des Alterungsprozesses auf (Abb. 61). Knöcherne Zacken- und Wulstbildungen im Bereich der Wirbelkörperkanten (oder Randleisten) sind als „Spondylosis deformans" oder „hyperostotica" bekannt und finden sich am häufigsten im Bereich der Vorderseitenränder der Wirbelkörper (Spondylophyt, Syndesmophyt, Mixtaosteophyt, Parasyndesmophyt — Dihlmann, 1974). Bei stark ausgeprägten Formationen kann es durch die Knochenneubildung bei Spondylosis deformans zu Brückenbildungen zwischen zwei Wirbeln und damit zur festen Verbindung kommen (ankylosierende Hyperostose Forestier). Als Voraussetzung für die Entwicklung einer Spondylosis werden Gefügestörungen im Bereich der Zwischenwirbelscheiben angesehen (Ecklin, 1960). Nach dem Abriß des Randleistenanulus übernimmt der spondylotische Randwulst die gleiche Funktion, die zuvor dieser Anulus als Hülle der Zwischenwirbelscheibe erfüllt hat. Die Spannungen werden auf den spondylotischen Randwulst übertragen, der sich vergrößern und weiter entwickeln kann. Spannungs-optische Modellversuche sprechen dafür, daß die Spondylosis deformans nicht als primär krankhafter Vorgang gewertet werden darf. Es handelt sich um *Umbauvorgänge* an den Wirbelkörpern, meist an deren ventraler und lateraler Kante, die als sinnvolle pathologisch-physiologische Reaktion des Stützgewebes mit *Ausbildung einer Ersatzkonstruktion* angesehen werden können (Schlüter, 1964).

In jedem Skelettabschnitt kann eine umschriebene, passagere, entzündliche Veränderung oder ein chronischer Reizzustand zur Entwicklung von *Periostosen* Anlaß geben, die sich nicht immer von der ursprünglichen Randkortikalis des benachbarten Knochens abgrenzen lassen (Weiss, 1958). Die Ansatzstellen von Bändern und Faszien weisen in fortgeschrittenem Alter bevorzugt periostale Appositionen auf.

Die bekannteste *exostosenartige* Knochenneubildung kommt posttraumatisch zustande. Aus Knochentrümmern und dem Periostschlauch entstehen meist bizarre, unterschiedlich große Appositionen, so daß auch die *Form* des Knochens verändert wird. Von diesen erworbenen Exostosen sind die im Bereich von Epiphysen und Metaphysen entwickelten kartilaginären Exostosen zu unterscheiden, die in der Regel von einer Kortikalis umschlossene Spongiosastrukturen aufweisen und zu den angeborenen Dysplasien der Knochen zu rechnen sind (s. S. 52ff.).

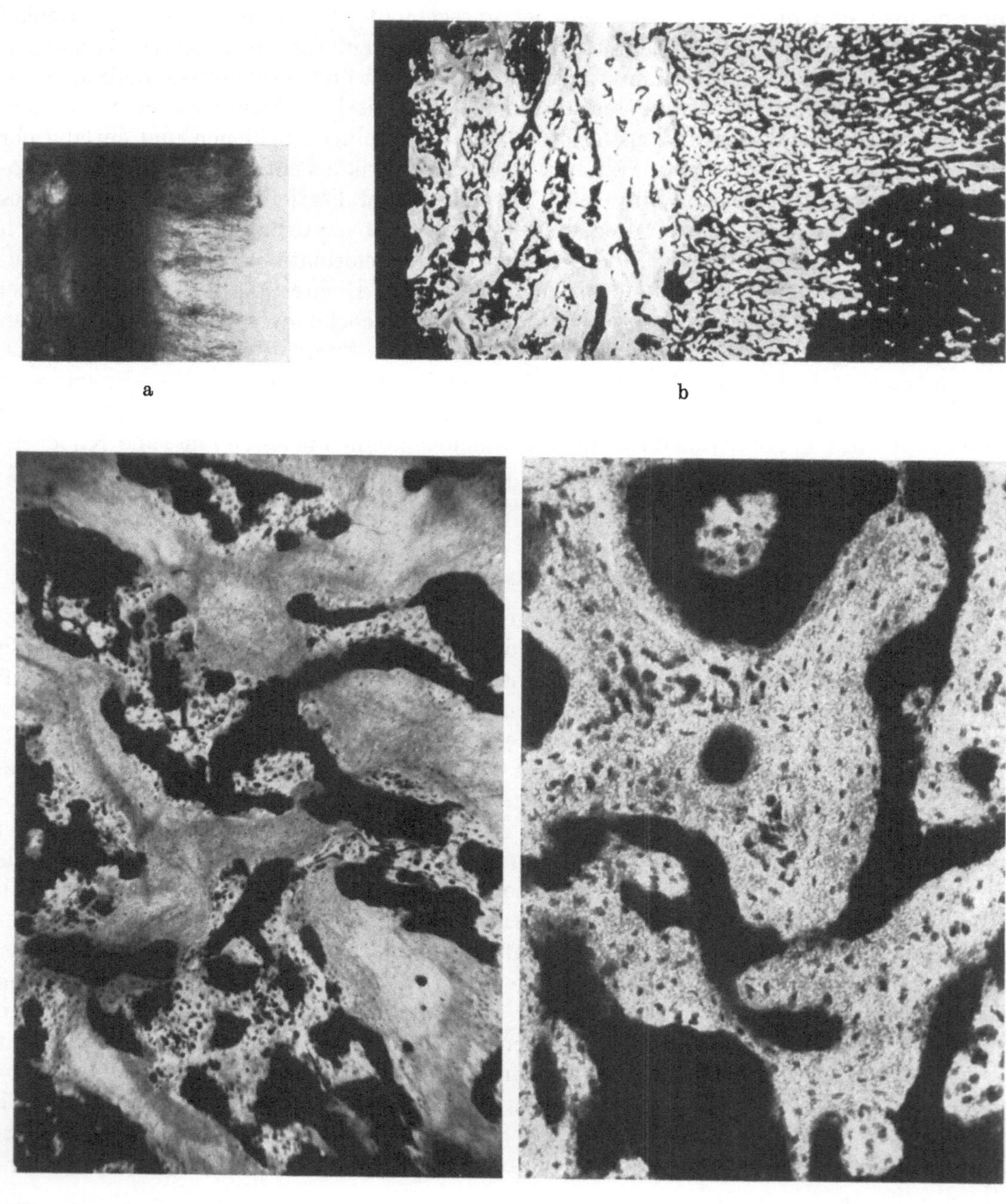

Abb. 136. Unterbrochene periostale Reaktionen in Form von „Spiculae" bei Knochengeschwülsten. (a) Röntgenbild eines Präparates vom Femurschaft bei Osteochondrosarkom mit periostalen Neubildungen in Form von Spiculae. (b) Die Apposition von Knochen kommt im Übersichtsbild eines Mikroradiogrammes gut zur Darstellung. Die neu gebildeten Strukturen sind senkrecht zur Knochenlängsachse ausgerichtet. 7 ×. (c) Strukturauflcckerung der Diaphysenkompakta und reaktive Neubildung ungeordneten Knochengewebes mit großen Osteozytenlakunen, osteoklastärem Abbau und unregelmäßiger Mineralkonzentration. Der Befund spricht für einen raschen Umbau des Tumorknochens. Vergrößerung 50 × und 200 ×. (d) Spindelförmige reaktive Knochenapposition mit Spiculae im Bereich einer Rippe durch die Metastase eines Sympathogonioms. 28jähriger Mann

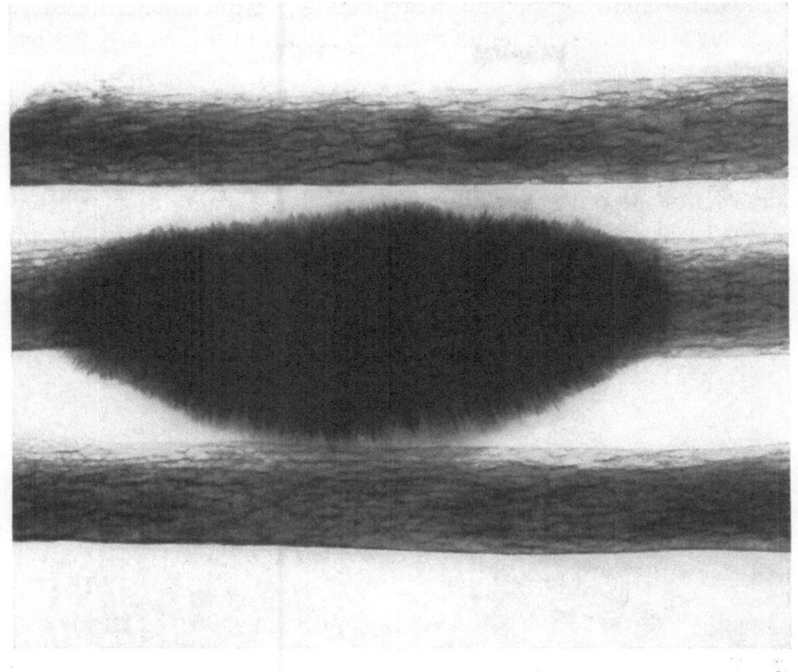

Abb. 136d

G. Der chronisch-traumatische Knochenschaden

Die *traumatische* Spontanfraktur eines Knochens kann als das Resultat einer *einmaligen Überlastung* angesehen werden. Die Kontinuitätstrennung des Knochens tritt dann auf, wenn die Sicherheitsgrenze überschritten worden ist. Demgegenüber entspricht der *chronisch-traumatische* Skelettschaden einem *Summationseffekt* von rhythmisch oder arrhythmisch sich wiederholenden Einzelbelastungen, bei denen jeweils die *Sicherheitsgrenze nicht überschritten wird.* Zahl, Zeitfolge und Größenordnung der Einzelbelastung bestimmen die Form und den Umfang des Skelettschadens (MÜLLER, 1922/24; NAGURA, 1941; UEHLINGER, 1959). Ein Vergleich mit dem Verschleißschaden an totem Material drängt sich auf, doch können derartige Erfahrungen der Statik und Materialprüfung nicht ohne weiteres auf das lebende Gewebe übertragen werden. Insbesondere fehlt der Materie des Knochens die Konstanz der Zusammensetzung, ferner läuft der physiologische Knochenumbau unabhängig von den reparativen Vorgängen bei einem Überlastungsschaden parallel ab. Die Materialprüfung der Technik unterscheidet zwischen einer Momentanfestigkeit und einer Dauerfestigkeit. Während beim gesunden Knochen das zerrüttete Material im biologischen Sinne normal ist, kann bei Systemerkrankungen des Skelettes eine Veränderung der Knochengewebsstruktur der Entstehung von Dauerbrüchen Vorschub leisten. Prinzipiell läuft der Ermüdungs- oder Dauerbruch sowohl im gesunden als auch im kranken Knochen ähnlich ab. Über die Entstehung und die Heilungsvorgänge im Bereich von Ermüdungsbrüchen haben ASAL (1936), MÜLLER (1944), SCHINZ (1947), UEHLINGER (1959/66) und viele andere berichtet. Es können vier Stadien abgegrenzt werden:

1. Nach einer primären Schwächung des Knochengewebsmaterials tritt die Dauerfissur auf. Sie kann im Röntgenbild sichtbar oder nur mikroskopisch erkennbar sein.

2. Die weitere Zerrüttung führt zum Dauerbruch und damit zu einer Kontinuitätstrennung.

3. Im Frakturbereich werden die Bruchflächen, Knochenstückchen und Trümmerfelder geordnet, und es entsteht eine reaktive Neubildung von Knochengewebe. Eine Dreischichtung kann auftreten.

4. Danach kommt es zur Reparation und durch Konsolidierung der Fraktur zur knöchernen Heilung mit Transformation der Strukturen.

Der gesunde Knochen zeigt einen normalen Heilungsprozeß, während der pathologisch veränderte Knochen eine *Defektheilung* aufweist. Es entstehen Aufhellungszonen im Bereich des frakturierten Gebietes, die die typische „Dreischichtung" erkennen lassen.

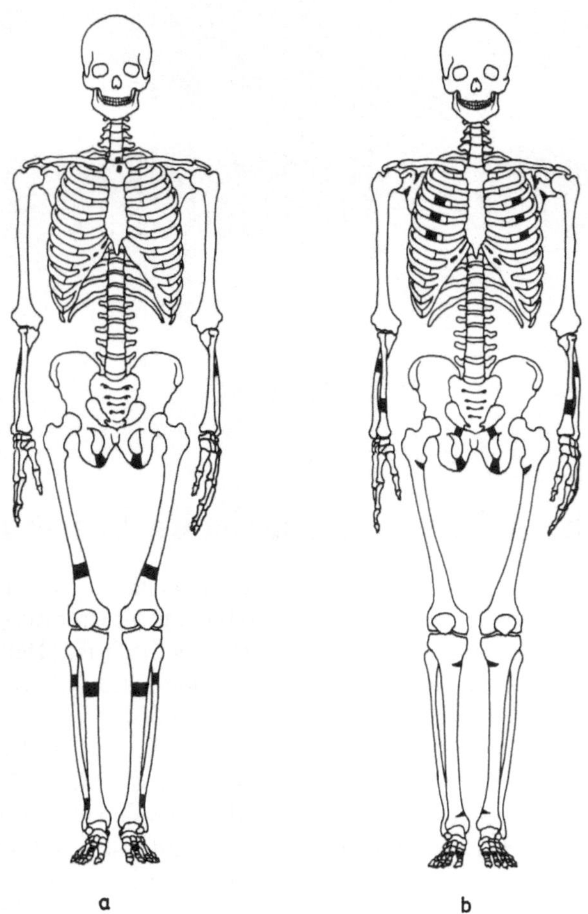

Abb. 137. Schematische Darstellung der häufigsten Lokalisationen von Dauerbrüchen (a) und Umbauzonen (b) im Skelett (nach Uehlinger, 1959)

Die chronischen Überlastungsschäden des Skelettes sollten nach Uehlinger (1959) klar in *Dauerfrakturen* und *Umbauzonen* getrennt werden (Abb. 137). Dabei wird der Dauerbruch als Folge eines Knocheneinrisses zur Kallusbildung führen, die also *sekundär* auftritt. Histologisch ist die Dauerfraktur dadurch gekennzeichnet, daß periostaler und endostaler Kallus durch eine Bruchzone scharf getrennt sind. Demgegenüber besteht in einer Umbauzone bereits zu Beginn ein Osteoidkallus, so daß die pathologische Fraktur erst sekundär auftritt. Ferner haben die Umbauzone und der Dauerbruch ein *unterschiedliches Zeitmaß*, indem der Dauerbruch nach Ruhigstellung in wenigen Wochen ausheilt, während die Umbauzone hierzu Monate benötigt. Eine Dauerfraktur kann als Resultat der mechanischen Überlastung des *normalen Skelettes* angesehen werden, während die Umbauzone eine pathologische Fraktur des *kranken Skelettes* bei Osteopathien darstellt.

Als *bevorzugte Lokalisationen* für Umbauzonen sind die Regionen der sogenannten „Spannungsspitzen" (KÜNTSCHER, 1935) bekannt. In der Diskussion um die Entstehung von Umbauzonen sind neben Spannungsspitzen auch Bezirke einer verminderten Belastbarkeit genannt worden. Eine Beziehung zwischen den Umbauzonen und den skelettnahen Arterien haben LE MAY u. BLUNT (1949) herzustellen versucht. Von UEHLINGER (1943) konnte jedoch dargelegt werden, daß die Umbauzonen bei Osteopathien (Looser-Milkman-Syndrom) von den Gefäßkanälen im Knochen getrennt vorkommen (Abb. 138).

Im Tierexperiment wurden die verschiedenen Überlastungsschäden von RUTISHAUSER u. MAJNO (1949) an Hunden untersucht. Es konnten neben Spontanfrakturen Dauerbrüche, die pathologische Hypertrophie mit Übergang in eine Umbauzone und die Arbeitshypertrophie erzeugt werden. Der *pathologische Knochen* zeigte eine Formänderung ohne Hypertrophie, die durch einen Umbau fixiert wurde. Das Knochengewebe reagierte auf Überlastung durch eine Veränderung der Form des Knochens, entsprechend der Einwir-

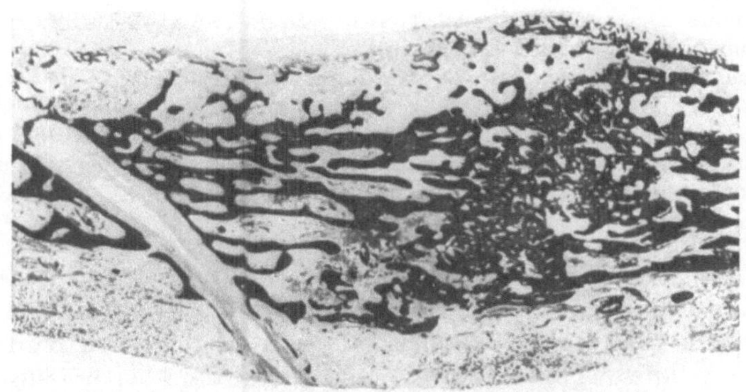

Abb. 138. Infratrochantäre Umbauzone in der Femurkompakta, die unabhängig vom Gefäßkanal (Canalis nutritius) bei einer Osteomalazie entstanden ist. Histologisches Übersichtspräparat Maßstab 10:1 (nach UEHLINGER, 1959)

kung mechanischer Kräfte, ohne daß es zu einer deutlichen Knochenneubildung kam. So ist der Überlastungsschaden eines normalen Knochengewebes von dem des pathologisch veränderten Knochens der Osteopathien auch im histologischen Bild zu unterscheiden.

I. Festigkeit und Belastbarkeit des Knochens

Die Überlastungsschäden des Skelettes sind Folgeerscheinungen einer statisch-dynamischen Überbeanspruchung der Knochen. Die Lokalisation, die Form und die Ausdehnung der Schädigung sind einmal abhängig von der *Struktur des Knochens* (Relation von organischer zu anorganischer Substanz), zum anderen von Dauer, Intensität und Rhythmus der Belastung. Der Ermüdungsbruch ist ein Begriff aus der Materialkunde. Es wird damit eine Zerrüttung der kristallinen Mikrostrukturen bezeichnet, die mit einer überstürzten und fehlerhaften Umkristallisation verbunden ist. Die Ermüdung steht in direkter Abhängigkeit zu der *statisch-dynamischen Belastung in der Zeiteinheit.* Ein direkter Vergleich dieser Phänomene mit dem Umbauprozeß in der Tela ossea ist nicht möglich, da ein Knochen der ständigen Erneuerung durch Transformation unterworfen ist. Es sind also — abhängig von der strukturellen Zusammensetzung des Knochengewebes als „Material" — auch *reparative Vorgänge* bei der Entwicklung einer pathologischen Fraktur wirksam.

Durch Strukturanalysen verschiedener Knochen, insbesondere des proximalen Femurabschnittes, Belastungsversuche und spannungs-optische Verfahren (PAUWELS, 1949/50; KUMMER, 1955; KNESE, 1956, u. a.) wurde festgestellt, daß die Materialverteilung und die Eigenschaften des Knochenmaterials einen Körper gleicher Festigkeit ergeben, so daß bei einer starken Belastung an allen Orten die jeweils noch zulässige Spannung auftritt. Mit Hilfe experimenteller Untersuchungen über die Maximalspannung und die Bruchspannung des proximalen Femurendes fanden Knese u. Mitarb. (1955), daß sowohl die spongiösen Gelenkenden als auch der Schaft des Femurs einen Sicherheitsgrad zwischen 1,8 und 3,0 besitzen und dieser den technischen Forderungen für ein sprödes Material entspricht. Das relativ hochwertige Material „Knochen" besitzt eine große Biegefestigkeit (im Mittel 1780 kg/cm²), eine erhebliche Druckfestigkeit (1425 kg/cm²) und eine ebenfalls hohe Zugfestigkeit (1025 kg/cm²). Die Zug- und Druckkräfte beeinflussen die Knochenstrukturen und das Spongiosa-Kompakta-Verhältnis (Knese u. Mitarb., 1954; Bassett, 1971). Neben den *Rahmenstrukturen*, die vor allem Druckkräften ausgesetzt sind, stehen die statisch beanspruchten spongiösen Knochen mit einer vorwiegend auf Zug ausgerichteten Sicherung. Einer besonderen Gefährdung unterliegen die *Kreuzungspunkte* von Zug- und Drucklinien sowie die Sehnenansatzstellen und die Knorpelknochengrenzen.

Die Epiphysenfugen stellen einen Locus minoris resistentiae dar (Morscher, 1966/68). Über die Ergebnisse statischer und populationsgenetischer Erhebungen zur Biomechanik von Epiphysenfugen- und Gelenkknorpel an Fußknochen wachsender Schweine hat Wegner (1974) berichtet. Die Zugfestigkeit der Fugen wird offenbar durch den Funktionszustand und den Grad der Durchblutung des angrenzenden Knochengewebes maßgeblich beeinflußt (Wegner, 1974). Von Morscher (1966) wird darauf hingewiesen, daß bei dem Vorliegen lokaler, epiphysärer, chondrotischer Störungen an allgemeine endokrine Dysregulationen gedacht werden sollte.

Durch experimentelle Untersuchungen am Schultergelenk zur Aufklärung des Mechanismus bei Krampfbrüchen konnte Lentz (1954) feststellen, daß bei 50—100 kg Belastung in jedem Falle in der Konvexität des Humeruskopfes eine Vertiefung auftritt.

Untersuchungen über die *Bedeutung der Struktur* für die auf einen Knochen einwirkenden Kräfte wurden von Evans (1952/57/58) durchgeführt. Die Zugfestigkeit von Knochenproben aus der Fibula und dem Femur wurden verglichen. Dabei konnte festgestellt werden, daß die größere Zahl von *kleinen Osteonen* eine größere Zugfestigkeit mit sich bringt, verglichen mit solchen Knochenstücken, in denen größere Osteone vorhanden sind. Die Zugfestigkeit ist ferner dann größer, wenn die kollagenen Fasern des Knochengewebes zur Belastungsachse parallel orientiert sind.

Die Resultate dieser experimentellen Forschungen, statischen und anatomisch-histologischen Untersuchungen haben die unerläßliche Basis zur Entwicklung verschiedener Methoden der Gelenkplastik, insbesondere im Bereich des Hüftgelenkes geliefert (Huggler, 1968). Wahrscheinlich sind die Mikrostrukturen der organischen und anorganischen Komponenten der Tela ossea in ihrem Verbundbau für die Belastbarkeit des Knochens von großer Bedeutung. So ist die wichtigste Unbekannte bei den Überlastungsschäden des Skelettes die *genetisch determierte Qualität des Knochengewebes* (Gade, 1962). Für die Beurteilung röntgen-morphologischer Befunde bei Verletzungen des Knochens, und deren kritische Wertung im Gesamtzusammenhang eines Krankheitsgeschehens, sind nicht nur die Kenntnisse histologischer sondern auch biodynamischer Untersuchungsresultate wertvoll.

II. Die „Zerrüttungszonen" des gesunden Knochens

Unter der Wirkung einer extremen Beanspruchung kommt es in bestimmten Bereichen des *normalen Skelettes* zu einem Dauerbruch oder Ermüdungsbruch. Die mit den normalen Bewegungen des Körpers verbundene Beanspruchung der Knochen erweist sich dann, wenn sie *rhythmisch oder in wiederholter Folge* auftritt, als eine Dauerbelastung mit einer Dauerschlag- oder Dauerstoßbeanspruchung des Knochens. Die im Knochen entstehenden Dauerbrüche treten meist als Querbrüche auf. Eine Kontinuitätstrennung des Knochens bei Dauerbruch kann von einer Infraktion röntgenologisch nicht immer unterschieden werden.

Dauerbrüche am gesunden Skelett werden insbesondere bei jungen Soldaten im Bereich der langen und kurzen Röhrenknochen beobachtet und sind als „militärischer Dauerbruch" im Schrifttum erwähnt (Deutschländer, 1921; Asal, 1936; Nordentoft, 1940; Nagura, 1941; W. Müller, 1944). Am häufigsten betroffen sind die Metatarsalia II, III und IV, ferner das Wadenbein, das Schienbein, seltener der Femur und die Grenze von Scham- und Sitzbein sowie der Kalkaneus (Abb. 139). Infolge stärkerer Belastung durch lange Märsche wird die untere Extremität bevorzugt betroffen sein, während im Bereich der oberen Extremität Dauerbrüche sehr selten und dann nur auf der rechten Seite zu finden sind. Zur Erklärung der Dynamik des Krankheitsprozesses und der Einwirkung verschiedener Kräfte sind experimentelle Untersuchungen durchgeführt worden. Es stellte sich heraus, daß vor allem die *Gelenkbremsung während einer Bewegung der Extremität* einen Einfluß auf die Lokalisation der Zerrüttungszonen ausüben muß. Für die Entstehung derartiger Veränderungen wird eine gewisse Disposition angenommen. Möglicherweise liegt bei den veränderten Knochen eine *Gefügestörung der organischen oder anorganischen Bauelemente des Knochens vor.* Von KAINBERGER u. HAIDENTHALER (1971) wird die Ansicht vertreten, daß Ermüdungsbrüche im gesunden Knochen nach außergewöhnlicher und langdauernder Belastung nur dann auftreten können, wenn die *Muskulatur* dieser Belastung nicht gewachsen ist. Wenn der normale Tonus wegfällt, erlaubt die erschlaffte Muskulatur eine ungeordnete, stoßartige Belastung des Knochens (TYNER u. HILEMAN, 1944). So können auch ungewöhnlich lokalisierte Ermüdungsfrakturen im gesunden Knochen entstehen.

Nicht nur nach militärischen Übungen sondern auch nach einer Überanstrengung durch sportliche oder berufliche Belastungen kann es zum Auftreten von Dauerfrakturen kommen (JENKINS, 1952; KRONENBERGER, 1957; DIETZEL u. SCHIRMER, 1972). Bemerkenswert erscheint, daß der *Schutzfaktor Schmerz* bei dem Auftreten derartiger Veränderungen

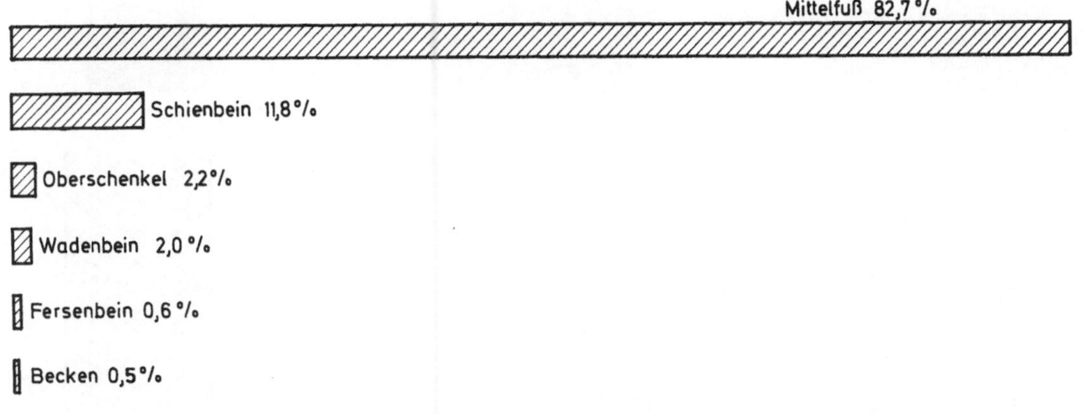

Abb. 139. Verteilung der Dauerbrüche auf verschiedene Knochen des Skelettes bei 590 Soldaten (nach ASAL, 1936)

häufig unbeachtet bleibt oder ausgeschaltet wird. So kann bei Sportlern die Ausschaltung des Schmerzes als Schutzfaktor infolge eines besonderen Ehrgeizes die Entstehung von Überlastungsschäden begünstigen.

Ähnliche Überanstrengungsschäden am Skelett konnten bei *neuropathischen Erkrankungen*, insbesondere der Tabes dorsalis, infolge Ausschaltung des Schmerzes als Schutzfaktor beobachtet werden. Ein Überanstrengungsschaden im Bereich der Wirbelsäule tritt als Folgeerscheinung einer Tetanus-Erkrankung mit Muskelkrämpfen auf.

Der *röntgenologische Nachweis eines Dauerbruches* kann schwierig sein. Durch den klinischen Befund, insbesondere die umschriebenen Schmerzen, ist ein Hinweis gegeben. Als erstes Zeichen der statischen Insuffizienz wird eine *Fissur im Röntgenbild* erkennbar, die von einem periostalen Kallus überbrückt sein kann, so daß es nicht zu einer durchgehenden Frakturlinie oder zu einer Kontinuitätstrennung kommt (GARRETA u. Mitarb., 1964). Immer ist eine plötzlich auftretende starke Belastung durch ungewohnte körperliche Anstrengung als auslösende Ursache beschrieben worden. Bei Zweifeln wird die Darstellung des verdächtigen Bezirkes in mehreren Ebenen und die Schichtuntersuchung des Knochens zusätzliche Informationen geben (GARRETA u. Mitarb., 1964; KÖHLER u. ZIMMER, 1967, u. a.). Eine diskrete Spongiosklerose ist im Bereich von Ermüdungsfrakturen nicht selten zu finden (Abb. 140).

Nach *Schonung der Extremität* kann die Fissur oder der Dauerbruch *ausheilen.* In der Reparationsphase werden die aufgebrochenen Havers'schen Kanäle ausgeweitet, der Knochen umgebaut und schließlich der überschüssige periostale und endostale Kallus wieder abgebaut (Abb. 141). Diese verschiedenen Phasen eines Überlastungsschadens

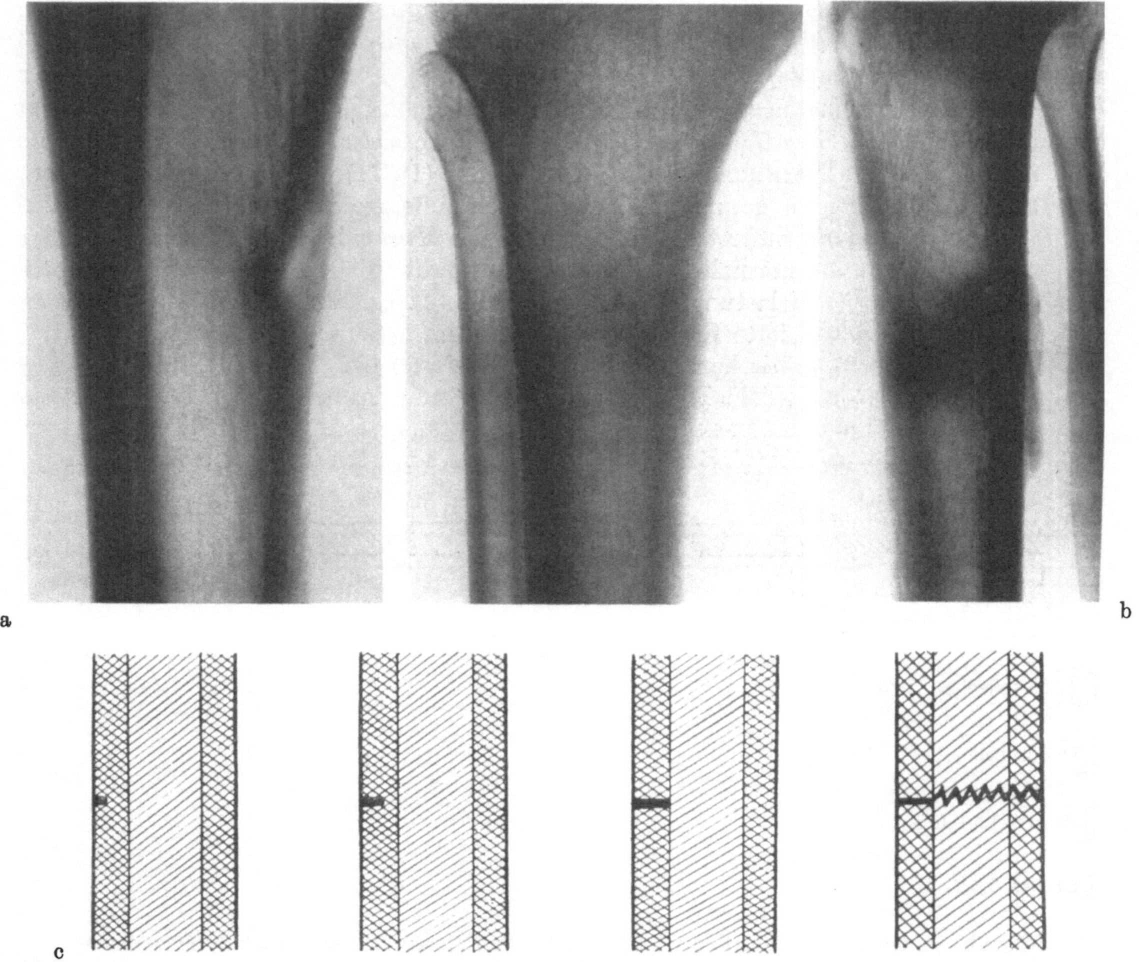

Abb. 140. Nach länger dauerndem Marsch von 25 km im proximalen Abschnitt der Tibia aufgetretene Umbauzone als Ausdruck einer Dauerfraktur, die nach Ruhigstellung in etwa 3 Monaten ausgeheilt ist (a). Eine überschießende Kallusbildung trat 2 Monate nach Marschfraktur der proximalen linken Tibia auf (b) nach Garretta u. Mitarb. 1964. (c) Schema eines Dauerbruches, der als Dauerfissur beginnt, sich infolge Dauerbeanspruchung vergrößert und als Restbruch endet: Dauerbruch = Dauerfissur + Restbruch (Spontanfraktur 1. Art nach Schinz u. Mitarb., 1952)

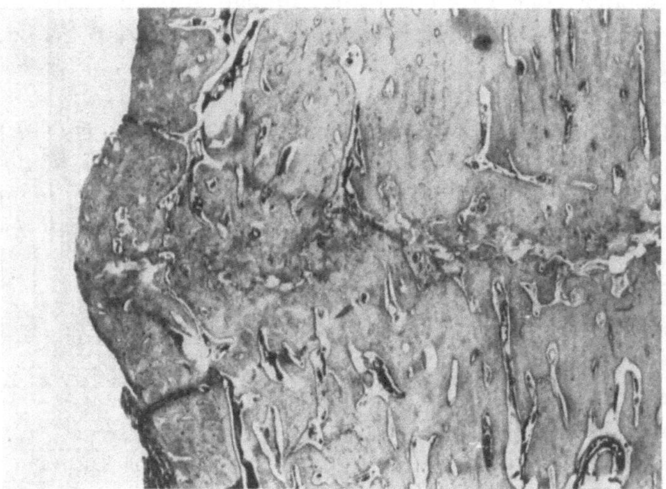

Abb. 141. Histologisches Bild einer Überlastungsfissur in der Tibia. Die intrakortikalen Gefäßkanäle sind zu beiden Seiten der Fissur ausgeweitet (nach Uehlinger, 1968)

können auch im histologischen Bild abgegrenzt werden (UEHLINGER, 1968/69). Ist die Ruhigstellung nicht möglich, so wird sich nach einem Dauerbruch eine Kontinuitätstrennung entwickeln und damit die Funktionsfähigkeit der Extremität aufgehoben sein. Das Röntgenbild zeigt nun einen *vollständigen Querbruch* des Knochens. An einigen Skelettabschnitten wurde wiederholt eine typische Verlagerung der Fragmente beobachtet. So ist der Dauerbruch der Dornfortsätze am Übergang der Halswirbelsäule zur Brustwirbelsäule (7. Halswirbelkörper oder 1. Brustwirbelkörper) als „Schipperfraktur" bekannt. Die abgetrennte Dornfortsatzspitze ist dann in der Regel kaudalwärts disloziert.

III. Die Umbauzone

Ein sehr ähnlicher Mechanismus, wie er bei den Dauerbrüchen im gesunden Knochen wirksam wird, kann für die Entstehung der „*Umbauzonen*" oder *pathologischen Frakturen*

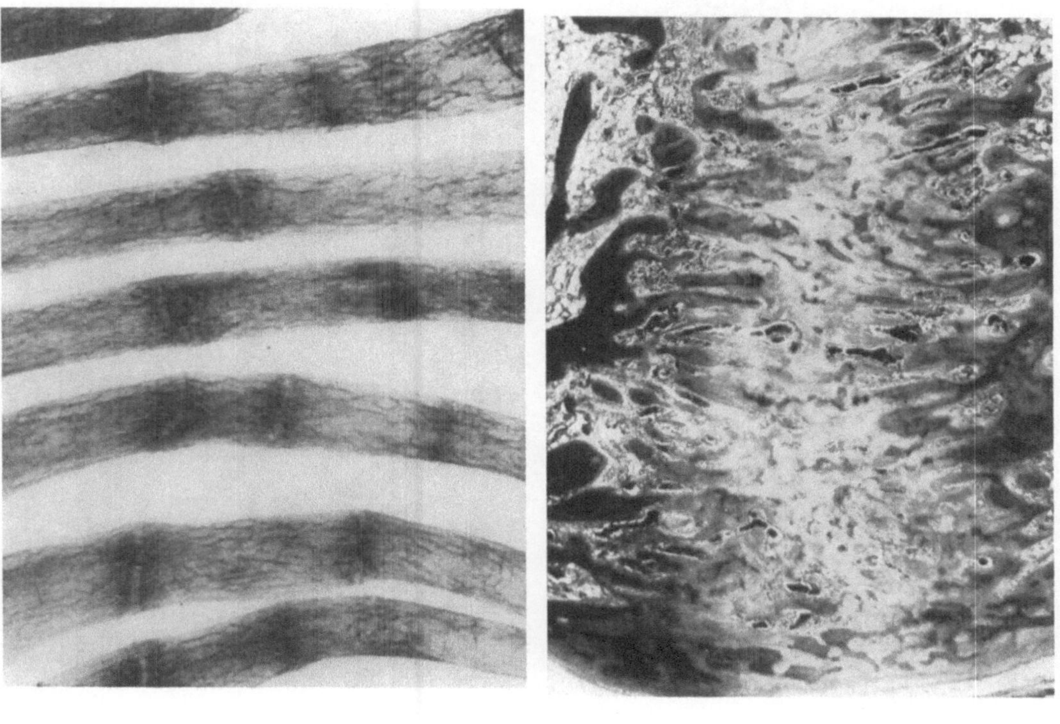

a b

Abb. 142. Multiple Umbauzonen in Rippen. (a) Röntgenaufnahme eines anatomischen Präparates. (b) Die histologische Übersicht zeigt den Ersatz der Rippenspongiosa durch Osteoid und fibrilläres Bindegewebe. Die Randsklerose und Hyperämie sind charakteristisch. Maßstab 20:1 (nach UEHLINGER, 1959)

des kranken Knochens angenommen werden. Die Umbauzonen sind in den gleichen Regionen des Skelettes lokalisiert, in denen auch Dauerbrüche nach stärkerer Belastung des gesunden Knochens entstehen können. Im Gegensatz zu den Dauerbrüchen bilden sich Umbauzonen meist multipel und symmetrisch aus. Die „pathologische Fraktur" eines Knochens wird durch die zugrunde liegende Systemerkrankung des Skelettes eine verzögerte Heilung aufweisen und histologisch eine *überschießende Osteoidbildung* erkennen lassen (Abb. 142). Tritt nach Behandlung der Heilungsprozeß bei Umbauzonen ein, so kann es auch zu einer weitgehenden Wiederherstellung von Form und Struktur des betroffenen Knochenareals kommen (Abb. 143).

Diese Veränderungen sind zuerst eingehend von LOOSER (1908/1920) beschrieben worden, nachdem sie durch JAKSCH u. ROTKY (1908) entdeckt worden sind. In der ersten grundlegenden Beschreibung „eigenartig bandförmiger Spongiosaveränderungen an Rippen, Becken und langen Röhrenknochen" bei der Spätrachitis und Osteomalazie hat LOOSER (1908/20) den Namen „Umbauzonen" gewählt. Da die Befunde zuvor als Frakturen aufgefaßt worden sind, hat LOOSER die im Röntgenbild eines Knochens erkennbaren quer oder schräg verlaufenden, spalt- oder bandförmigen, seltener z-förmigen oder unregelmäßig herdförmig gestalteten Aufhellungen des Knochenschattens als merkwürdige „Pseudofrakturen" von den echten traumatischen Verletzungen abgetrennt. Die Befunde konnten bei schwerer Rachitis, Spätrachitis und Osteomalazie, ferner bei der idiopathischen Osteopsathyrose (Osteogenesis imperfecta) und der hereditären Lues erhoben werden. Eine Häufung der pathologischen Frakturen konnte nach dem 1. Weltkrieg bei Hungerosteopathien insbesondere in Wien beobachtet werden (HAASS, 1919; SIMON, 1920). Aufgrund eigener Beobachtungen in Wien kommt LOOSER (1920) zu dem Schluß, daß sich die bei der Hungerosteopathie beobachteten Veränderungen nicht von den Befunden der Osteomalazie und Rachitis unterscheiden und auch histologisch mit diesen Krankheitsbildern vollkommen übereinstimmen. Diese Pseudofrakturen sind von KIENBÖCK (1925) als „Resorptionsringe" beschrieben worden. Zur Lokalisation der Umbauzonen hat bereits LOOSER (1920) mitgeteilt, daß alle Knochen des Skelettes, insbesondere Humerus, Radius, Ulna, Schenkelhals, Femurschaft, Tibia, Fibula, Talus, Mittel-

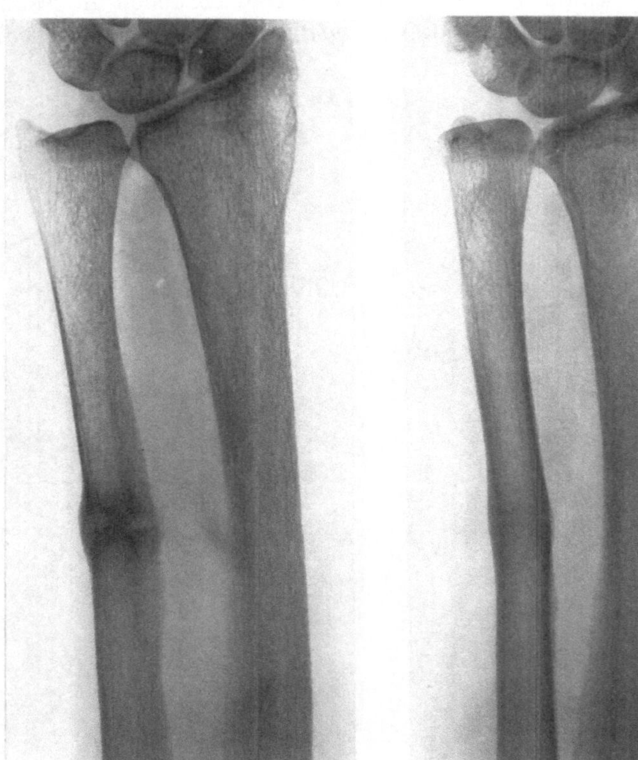

Abb. 143. Reparative Rekonstruktion des Knochens im Bereich einer Umbauzone der Ulna mit Wiederherstellung der Konturen der Diaphysenkompakta bei nur leichter periostaler Verdickung. Die Heilung erfolgte im Laufe von etwa 7 Monaten (nach HEUCK, 1972)

fußknochen, Becken, Klavikula und Rippen befallen sein können, daß eine symmetrische Ausbildung gehäuft vorkommt und die Entwicklung mehrerer Pseudofrakturen an einem Knochen möglich ist. Dabei ist die Verbiegung des kranken Knochens nicht Voraussetzung für das Auftreten der „Pseudofrakturen". Diese seinerzeit zuerst beobachteten Veränderungen entsprechen etwa 10—15 mm breiten, hellen, querverlaufenden, bandförmigen Strukturveränderungen, die über den Gesamtquerschnitt des Knochens ausgedehnt sind und so den Eindruck eines vollständigen Defektes vermitteln. Eine Dislokation der Fragmente, wie sie bei der echten Knochenverletzung fast ausnahmslos beobachtet werden kann, fehlte bei diesen eigenartigen Veränderungen meist. Nur selten zeigte das Röntgenbild eine echte Verschiebung der Knochenenden oder eine Stauchung derselben ineinander bei breit entwickeltem Pseudokallus. Auch der Heilungsprozeß dieser „Umbauzonen" wurde bereits von LOOSER (1908) ausführlich beschrieben. Über verdichtete Randzonen im Bereich der Aufhellung, eine spindelförmige periostale Verdickung des Knochens und feine Längsstrukturen kommt es zur Heilung der Pseudofraktur. Der mikroskopische Befund der Aufhellungszonen zeigt eine fibröse Umwandlung, lakunäre Resorption und gleichzeitig geflechtartigen Knochen im fibrösen Mark. Die Befunde werden als eine schleichende, langsame Kallusbildung innerhalb des Knochens unter ständiger Einwirkung mechanischer Irritation aufgefaßt, die den Umbau des Knochens unterhalten. Da der Kallus bei einer Osteomalazie längere Zeit kalklos bleibt, konnte die Aufhellung im Röntgenbild erklärt werden. LOOSER (1920) weist bereits auf die allgemeinpathologische Bedeutung dieser Vorgänge hin.

Später hat MILKMAN (1930) bei einer 40jährigen Frau ebenfalls bandförmige, quer verlaufende Zerrüttungen subtrochantär im Femurschaft, im distalen Bereich der Ulna, im Metatarsale II, im Bereich des Schulterblattes und an zahlreichen Rippen beschrieben. Die Zerstörung des Knochens begann im Bereich der Kortikalis und dehnte sich dann im Verlaufe einer längeren Zeit über den Querschnitt des Knochens aus. Im Verlaufe des Prozesses kam es schließlich zu einer Kontinuitätstrennung und einer stärkeren Verschiebung der Fragmente. Der autoptische Befund des Skelettes ergab keinen bemerkenswerten pathologischen Befund; auch die Nebenschilddrüsen und endokrinen Organe waren unauffällig. Allerdings fehlt eine sorgfältige histologische Untersuchung. Aus diesem Grunde wurde in späteren Arbeiten Kritik an den Vorstellungen Milkman's geübt, und DENT (1955) nimmt an, daß der Beobachtung eine hypophosphatämische Osteomalazie zugrunde gelegen haben müßte. Die von LOOSER (1908 und 1920) beschriebenen „Umbauzonen" sind sowohl morphologisch als auch topographisch den von MILKMAN mitgeteilten idiopathischen symmetrischen Frakturen gleich.

Eingehende Untersuchungen über *die Pathologie und Histologie der Umbauzonen* verdanken wir UEHLINGER (1943/59/66/68). Danach können diese auch röntgenologisch frühzeitig nachweisbaren besonderen Veränderungen des Skelettes bei Systemerkrankungen folgendermaßen charakterisiert werden:

1. Es handelt sich um Dauerfrakturen in einem kranken Skelett.
2. Die Lokalisation ist vornehmlich in den sogenannten „Spannungsspitzen" zu beobachten.
3. Penetrierende Gefäße (Vasa nutritia) sind nur selten für die Lokalisation der Umbauzonen von Bedeutung (LE MAY u. BLUNT, 1949).

Am Anfang einer Umbauzone steht die *Kortikalisfissur*, die immer tiefer in den spongiösen Knochen fortschreitet. Es folgt im zerrütteten Spongiosagebiet die *Räumung* der Frakturtrümmer durch Umbauprozesse mit *gleichzeitiger Kallusbildung*. Das etwas ungewöhnliche pathologisch-histologische Bild sowie der eigenartige Röntgenbefund spiegeln diese Vorgänge sowohl bei der Osteomalazie als der Osteodystrophie wider, so daß der recht komplexe Prozeß deutlich wird (SALINGER, 1929; CAMP u. MCCULLOUGH, 1941; LIESS, 1955; HEUCK, 1970).

Ein Vergleich des histologischen Bildes der Umbauzonen mit den *Dauerfrakturen am gesunden Skelett* macht deutlich, daß die Umbauzone mit einem Einriß der Kortikalis beginnt, der lediglich mit osteoidem Gewebe, nicht mit Knochengewebe geschlossen werden kann, da die zugrundeliegende Systemerkrankung des Skelettes eine normale Mineralisation des neugebildeten Knochens ausschließt. So bleibt die Heilung der Umbauzonen unvollständig bis zur Beseitigung der zugrunde liegenden Gesamtstörung.

Im Bereich des besonders strukturierten Frakturspaltes kann Faserknorpel auftreten, der in die angrenzende Spongiosa einstrahlt und die Fragmente in der Art einer Pseudarthrose, ohne die Verschiebung zu ermöglichen, in guter Stellung verbindet. Ferner entwickelt sich ein vom Periost ausgehender Kallus, der eine Vorwölbung hervorruft und den Frakturspalt zusätzlich überbrückt. Dieses reparativ gebildete Osteoid kann intensiv verkalken. Im Röntgenbild erkennt man eine relativ dichte Randzone, die den Faserknorpel begrenzt, so daß eine annähernd durchgehende „Frakturlinie" resultiert (Abb. 143). Eine subtile Strukturanalyse der Umbauzonen im Röntgenbild läßt jedoch deutlich den zugrunde liegenden Prozeß einer Reparation und Kallusbildung erkennen. Nach Besserung der Grundkrankheit ist auch mit einer *vollständigen Heilung der „Umbauzonen" oder pathologischen Frakturen* zu rechnen, so daß schließlich eine weitgehende Restitutio ad integrum mit Durchkonstruktion der Knochenstrukturen erfolgt.

Im *histologischen Bild* beginnt der Prozeß mit einer umschriebenen Zunahme der Knochenvaskularisation und einer Öffnung aller Markkapillaren sowie hochgradiger Blutstase (UEHLINGER, 1959/68). Im Bereich der Spongiosa erweitern sich die Osteozytenhöhlen. Die Spongiosa weist Mikrofissuren auf, die sich allmählich zu größeren Bruchfeldern entwickeln. Die Ausweitung der Fraktur wird von reparativen Prozessen begleitet, es bilden sich Faserknorpel und Faserknochen aus. Von beiden Seiten dringen Kapillarschlingen und Osteoblasten in den Faserknorpel ein. Dadurch füllen sich die angrenzenden Markräume mit Osteoid, das sich auf das bestehende Spongiosageflecht abstützt. Schließlich wird der Faserknorpel mehr oder weniger von einer relativ dichten und engmaschigen Osteoidspongiosa ersetzt, die im weiteren Verlauf verkalken kann. Im Laufe des Heilungsprozesses ist die Durchkonstruktion des Knochens nachweisbar.

Am häufigsten treten die Umbauzonen bei der *Spätrachitis* und der *Osteomalazie* auf (Ellegast, 1961). Sie sind ferner bei anderen Systemerkrankungen des Skelettes, wie dem Morbus Cushing (Ellegast, 1965/66), dem primären und sekundären Hyperparathyreoidismus und der Thyreotoxikose (Jaksch u. Rothky, 1908/09) beobachtet worden. Voraussetzung für das Auftreten dieser Frakturen ist eine veränderte Struktur der Tela ossea oder eine überstürzte Transformation des Knochens mit Anbau unvollständig mineralisierten Knochengewebes. So sind Umbauzonen auch bei einer Kortikoidosteoporose (Ellegast, 1966), beim Morbus Paget, der Osteodystrophie (Salinger, 1929) und der hypophosphatämischen Malazie beschrieben worden. Diese Sonderform der Osteomalazie, die mit und ohne eine Neurofibromatose Recklinghausen beobachtet wurde, zeigt die größte Häufung von Umbauzonen an einem Skelett. Aus diesem Grunde wurden „Umbauzonen" wohl auch zuerst bei dieser Erkrankung festgestellt.

Als Folge der schweren pathologischen Frakturen des Skelettes sind Verunstaltungen und Deformierungen festzustellen, so daß der in der Literatur zu findende Begriff der „Knochenkachexie" berechtigt erscheint. Die *frühzeitige Erkennung von Systemerkrankungen des Skelettes* im Röntgenbild kann das Auftreten von Umbauzonen verhüten. Eine der Erkrankung angepaßte Therapie führt zur Rekalzifizierung, zur Rekonstruktion einer weitgehend normalen Spongiosaarchitektur und Diaphysenkompakta der einzelnen Bausteine des Skelettes und im Bereich der Umbauzonen zu einer Ausheilung mit Kallusbildung und Durchkonstruktion im Sinne einer Restitutio ad integrum.

Untersuchungen über die *Knochenplastizität* bei Osteopathien hat Tschumi (1949) durchgeführt. Bei einem Mißverhältnis zwischen den statischen Eigenschaften eines pathologisch veränderten Knochengewebes und der Belastung kommt es in der Spongiosa zu einem *Zusammenrücken der Trabekel*, ohne daß sich eine Spongiosklerose entwickelt. Die mechanische Deformierung löst biologische Transformationsvorgänge aus, indem an der konvexen Seite der Knochenverbiegung eine Osteoklasie und an der konkaven Seite eine Knochenapposition auch bei schwerer Osteopathie einsetzt. Diese Transformation führt schließlich zur Stabilisierung des Knochens unter Beibehaltung der Deformierung.

Eine *Sonderform der Kontinuitätstrennung des Knochens* im Sinne der „Umbauzone" ist als *dissezierende Riesenzellosteodystrophie* beschrieben worden (Putschar u. Uehlinger, 1962; Uehlinger, 1969). Dabei handelt es sich um einen komplexen Vorgang des Knochenabbaues durch Osteoklastentätigkeit, der zu einer biologischen Knochentrennung im proximalen und mittleren Schaftdrittel der Tibiavorderkante führt. Das histologische Bild ist durch einen überstürzten Umbau mit schichtweiser Aufblätterung der Kompakta gekennzeichnet. Es sind zahlreiche ein- und mehrkernige Osteoklasten zu finden. Die Riesenzellosteodystrophie kommt als Skelettschaden des Wachstumsalters oder des frühen Erwachsenenalters vor, der durch eine wiederholte Überlastung oder ein einmaliges Trauma gegen die Tibiakante entstehen soll. Die differentialdiagnostische Abgrenzung gegenüber der Looser'schen Umbauzone und dem Osteoid-Osteom sowie den Formen der periostalen Sarkome und der chronischen Osteomyelitis kann schwierig sein. Eine große Ähnlichkeit des morphologischen Befundes im Röntgenbild mit atypischen Osteoid-Osteomen fällt auf.

Aus dem Tierreich sind mit einer Osteoklasie verbundene Vorgänge durch den Abwurf des Geweihes bei Rehen und Hirschen bekannt. Ein hormonal gesteuerter Mechanismus führt zu einer Trennung von gesundem Knochen und dem sich abgrenzenden toten Anteil des Geweihes. Bei diesem Prozeß sind mechanische Einwirkungen unbedeutend, da sie in der Endphase dieses Vorganges lediglich durch einen Restabbruch zum Abwurf des Geweihes führen.

Eine Demarkation von totem Knochen ist sowohl in der Pathologie von Säugetieren als auch des Menschen aus verschiedenartigster Ursache möglich. Als Beispiel aus der menschlichen Pathologie kann an die Entwicklung eines Sequesters erinnert werden, wie er sich nach toxischer Schädigung des Knochens oder infolge einer Entzündung (Osteomyelitis) und einer Durchblutungsstörung entwickeln kann (s. S. 114ff., 172ff.).

H. Heterotope Knochenbildung

Es ist bekannt, daß unter bisher *unklaren Voraussetzungen* in allen Geweben des Körpers, insbesondere jedoch im Bereich der Bindegewebsabkömmlinge eine *Knochenentstehung* möglich ist. Obgleich nach der sogenannten „Osteoblastentheorie" eine Knochenneubildung auch nach Frakturen oder einer Transplantation von Knochengewebe ausschließlich von den Osteoblasten ausgehen soll, sind experimentelle Untersuchungen durchgeführt worden, um eine Substanz zu finden, die eine spezifisch osteogene Wirkung haben soll und als „Osteogenin" oder als „osteogener Faktor" bezeichnet worden ist. Im Schrifttum der Chirurgie und Orthopädie finden sich zahlreiche Mitteilungen zu dieser Problematik (Zusammenfassung bei HEGEMANN, 1951). Es wurde als wahrscheinlich angesehen, daß mit einem alkohollöslichen, spezifisch knochenbildenden Faktor in Muskeln und Weichteilen eine heterotope Knochenneubildung experimentell hervorgerufen werden könne (s. bei KÜNTSCHER, 1950). Diese insbesondere für die Problematik der Knochenbruchheilung und der Behandlung von Pseudarthrosen aufsehenerregenden Beobachtungen sind nicht unwidersprochen geblieben. Schließlich sind die Vorstellungen von einem spezifisch „osteogenen Faktor", der die Eigenschaft haben sollte, eine Knochenneubildung auch ohne die direkte Mitwirkung lebenden Knochengewebes auszulösen, widerlegt worden. Mit Hilfe völlig unspezifischer Reize verschiedenster Art, wie z. B. nach einem mechanischen Trauma, nach chemischen Reizen oder nach einer Strahleneinwirkung, konnte gelegentlich eine *heterotope Knochenneubildung* induziert werden. Einzelheiten über die Entstehungsbedingungen heterotoper Knochen in der Muskulatur sowie in den Geweben verschiedener innerer Organe sind bisher nicht bekannt geworden.

I. Die Myositis ossificans circumscripta traumatica

Die *Myositis ossificans localisata* stellt eine umschriebene Verknöcherung im Bereich der Skelettmuskulatur dar, die im Laufe einer Metaplasie von Bindegewebszellen, seltener

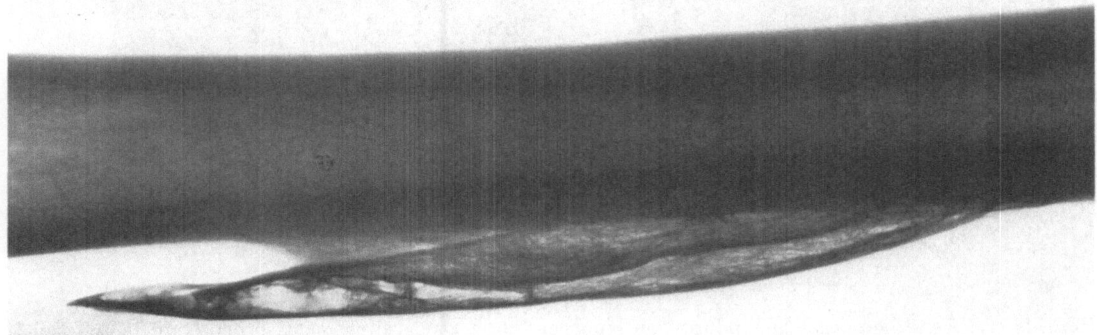

Abb. 144. Myositis ossificans localisata, die breitbasig vom Periost des Femurschaftes ausgeht und sich in die benachbarte Muskulatur entwickelt hat. Die Spongiosastruktur und eine den exostosenartigen Knochen begrenzende Kortikalis sind im Präparat deutlich zu erkennen (Sammlung Pathologisches Institut der Universität Zürich, Prof. Dr. E. UEHLINGER)

Muskelzellen, auftreten kann (MEFFERT u. WEBER, 1973). Es müssen nicht immer versprengte Periostgewebsteile vorliegen (Abb. 144). Die *Myositis ossificans localisata traumatica* entwickelt sich meist nach schweren Traumen, die mit Luxationen, Frakturen oder Prellungen einhergegangen sind (VIEHWEGER, 1968). Nach chronischen Dauertraumen ist die Myositis ossificans localisata traumatica ebenfalls beobachtet worden.

Die Myositis ossificans circumscripta traumatica oder posttraumatica *entsteht entlang der Muskelsepten*, häufig in der Oberschenkelmuskulatur, und zeigt im Röntgenbild bei geeigneter Aufnahmetechnik die Struktur eines *spongiösen Knochens* (HOPF, 1955; HERWIG, 1956; SCHILLING, 1960; REISCHLE, 1962; SCHMIDT, 1963; WASCHULEWSKI, 1963; FELDMÜLLER u. SCHILDHAUER, 1972). Nach Luxationen im Bereich des Ellenbogengelenkes kommen solche Veränderungen in etwa 5% vor, während nach Luxationsfrakturen in etwa 10% Ossifikationen im Weichteilgewebe auftreten. Als Folge von Hüftluxationen wurden in etwa 10% Verknöcherungen beschrieben. Nicht selten tritt eine Knochenbildung auch bei Leistungssportlern auf. So fanden BEDACHT, GEHRKE u. PÖSCHL (1973) bei zwei Fußballspielern eine Knochenneubildung im Musculus quadriceps

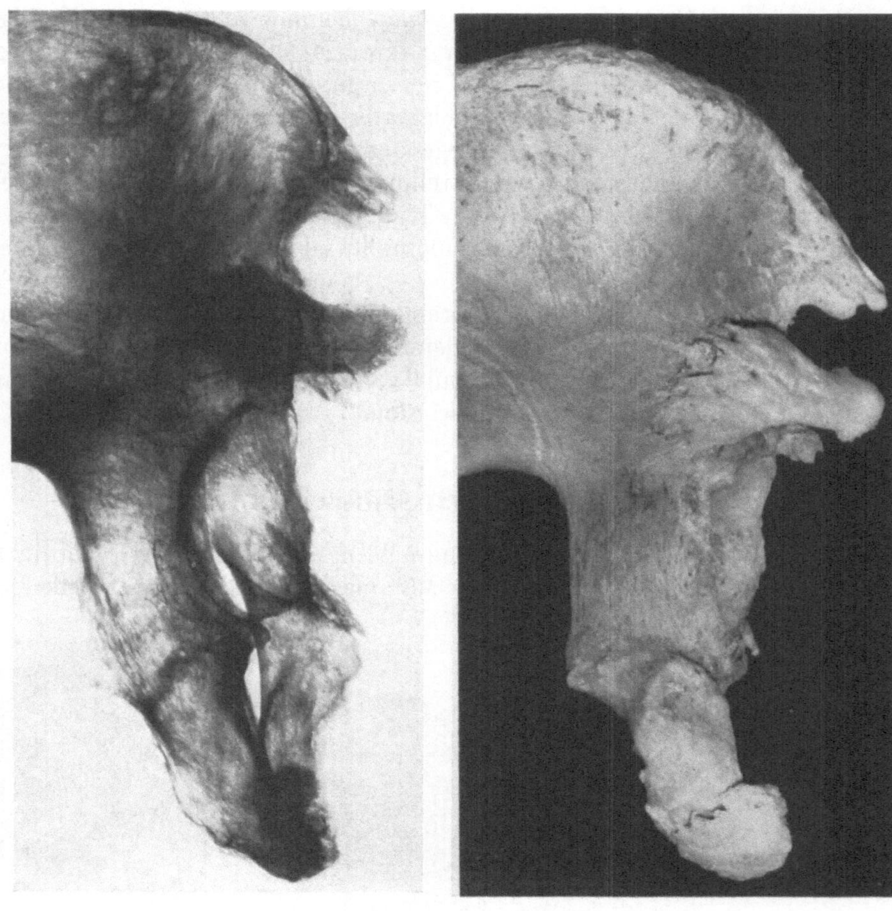

a

Abb. 145. (a) Exostosenartige Neubildung von Knochen durch Bindegewebsmetamorphose am Beckenskelett im Endstadium einer Psoriasis. Röntgenbild des Präparates einer Beckenhälfte (links). Das Mazerationspräparat zeigt die in den Hauptknochen einstrahlenden Exostosen. 51jährige Frau. (b) Im Mikroradiogramm kommen geordnete Strukturen (links) und ein Geflechtknochen zur Darstellung (rechts)

femoris. In den Adduktoren des Oberschenkels kommen Knochenbildungen bei Reitern vor. Im Bereich der Oberarmmuskulatur (Musculus brachialis und Musculus biceps) sind Ossifikationen bei Geräteturnern beobachtet worden. In den Sehnen, nahe ihrer Ansatzstellen, kommen Verknöcherungen weniger häufig vor. Grundsätzlich kann eine Knochenbildung *in jedem Bindegewebe* auftreten. Als Ursache der Entstehung werden, neben dem Hämatom nach einem Trauma, insbesondere der Periostausriß oder Knochenabsprengungen genannt. Durch direkte Metaplasie des Bindegewebes kann eine Knochenneubildung auch bei den verschiedenartigsten Erkrankungen auftreten (Abb. 145).

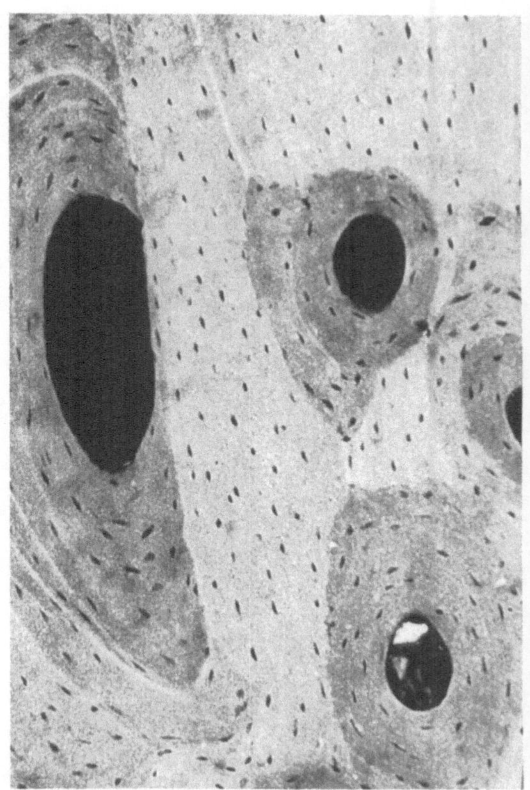
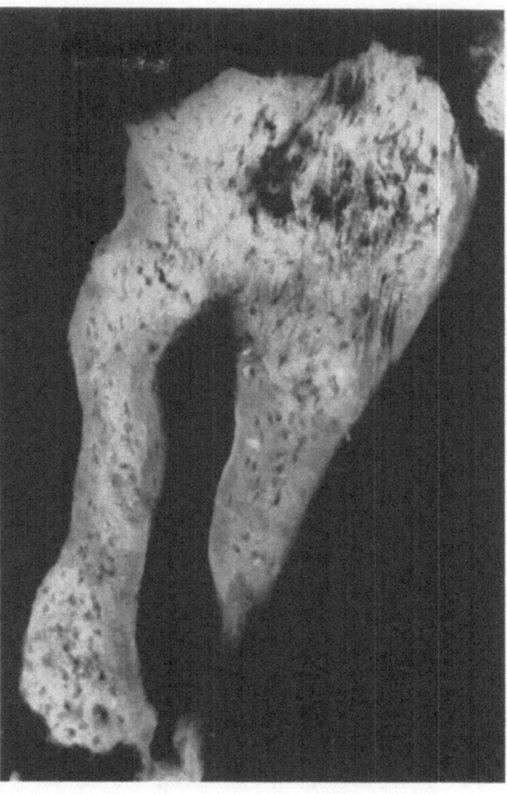

Abb. 145b

Die *Entstehung von Knochen im Bereich der Weichteile* bei Myositis ossificans localisata geschieht in *drei Stufen*, die voneinander getrennt werden können. Das *erste Stadium* stellt den Zeitraum dar, der zwischen dem Trauma und dem Beginn einer Knochenbildung verstreicht. Das histologische Bild ist durch entzündliche Veränderungen und Bindegewebselemente gekennzeichnet. Nach etwa vier Wochen treten Kalkeinlagerungen auf, so daß nun die *Knochenbildung* im eigentlichen Sinne beginnt. Das *zweite Stadium* zeichnet sich dadurch aus, daß im Röntgenbild bei Anwendung einer weichen Röntgenstrahlung zunächst strukturlose, mehr wolkige Verdichtungen erkennbar werden. Seltener sind lamelläre, parallel zueinander angeordnete streifenförmige Verschattungen. Das *dritte Stadium* der Myositis ossificans localisata ist durch die Strukturierung des neugebildeten Knochens gekennzeichnet. Im Röntgenbild finden sich sowohl spongiöse als auch kortikale Partien in der Knochenneubildung (Abb. 146).

Als eine besondere Form der Myositis ossificans traumatica kann die Knochenbildung in Muskelnarben nach einem operativen Eingriff betrachtet werden (Abb. 147). In *Narbenknochen* sind auch knorpelige Elemente histologisch nachgewiesen worden. Neben Faserknorpel ist hyaliner Knorpel anzutreffen. Über die regionalen Voraussetzungen zur Knochenneubildung wissen wir wenig. Die Ausfällung von Kalzium- und Phosphationen ist vom Milieu abhängig, in dem auch Pyrophosphat eine Rolle spielt, das die Ausfällung und Kristallisation verhindert (FLEISCH u. BISAZ, 1964). Im Entwicklungsstadium der Myositis ossificans traumatica können Ruhigstellung und die Ausschaltung mechanischer Reize das Wachsen dieses neugebildeten heterotopen Knochens einschränken.

Die *Rückbildung einer Myositis ossificans localisata traumatica* durch Röntgenstrahleneinwirkung wurde bereits 1914 von NERI beschrieben. Später ist die Wirkung der Röntgenstrahlen auf diesen Knochenbildungsprozeß heftig umstritten gewesen (BÖHLER,

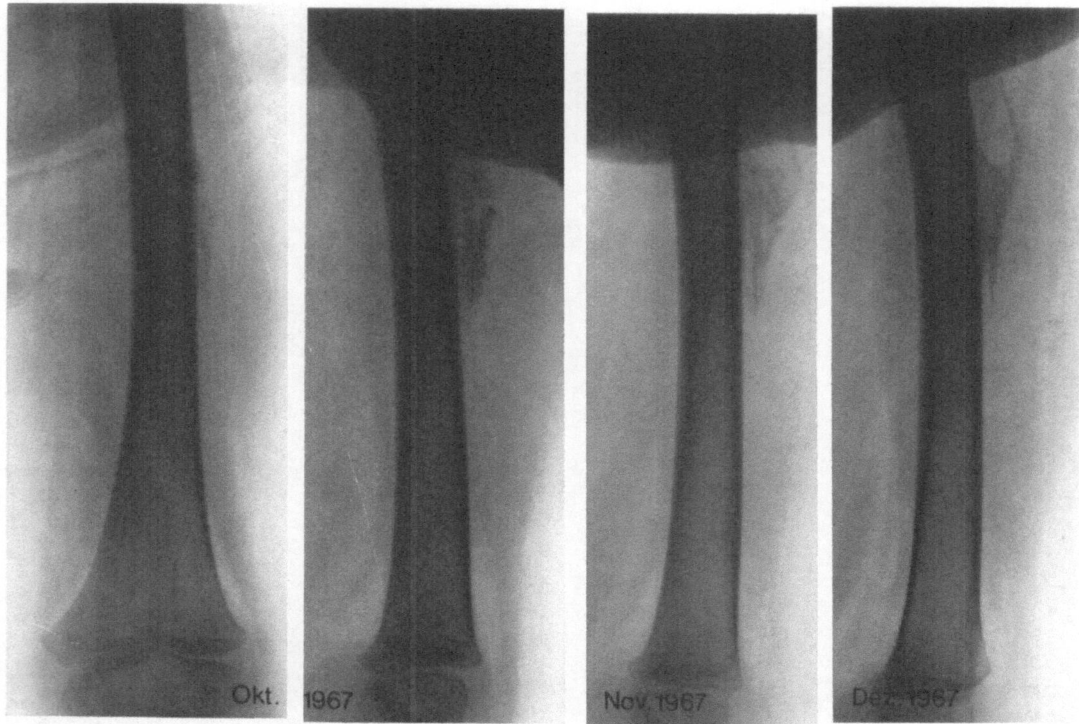

Abb. 146. Myositis ossificans localisata, die sich nach einem stumpfen Trauma entwickelt hat. Die Stadien der Knochenbildung über strukturlose wolkige Verdichtungen zu echtem Knochen mit Spongiosastrukturen sind erkennbar. Der Knochen ist entlang der Muskelsepten des Oberschenkels ausgebildet. 2jähriges Mädchen

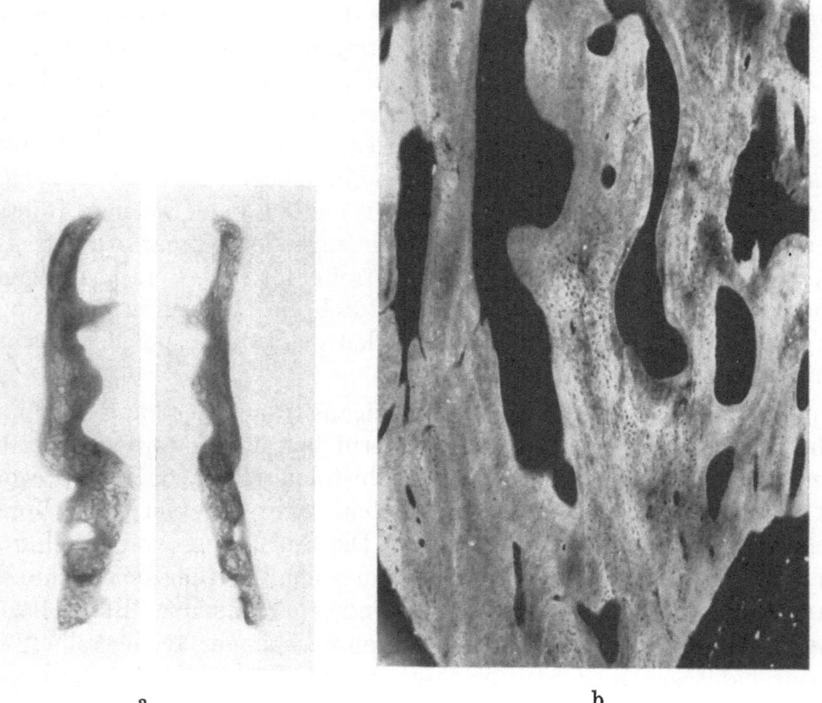

Abb. 147. Bizarr geformter Narbenknochen, der sich nach einer Cholezystektomie in der Bauchwand entwickelt hat. (a) Röntgenbild des Präparates. (b) Das histologisch-mikroradiographische Bild zeigt die Zeichen von Umbauvorgängen im ungeordneten Faserknochen. Die Mineralisation ist ungleichmäßig. Die Osteozytenlakunen sind unterschiedlich groß

1953). Von anderen Autoren ist über eindeutige Erfolge der *Strahlenbehandlung* auf eine Myositis ossificans localisata berichtet worden, da eine vollständige Rückbildung eintrat (HEIDRICH, 1932; GRASSBERGER u. SEYSS, 1956; SCHILLING, 1960). Über den Erfolg einer Strahlenbehandlung der Myositis ossificans localisata im *Wachstumsalter* haben HARTMANN u. BÖTTGER (1973) berichtet. Es hatten sich bereits eine deutliche Spongiosastruktur und Kortikalis des neu entstandenen Knochens entwickelt, die dann etwa 20 Monate nach Strahlentherapie verschwunden waren und röntgenologisch nicht mehr dargestellt werden konnten.

II. Die heterotope Knochenbildung nach Lähmungen — Die Para-Osteo-Arthropathie

Eine heterotope Ablagerung von Mineral mit darauf folgender Entwicklung eines histologisch und histochemisch vollwertigen Knochengewebes findet sich bei dem Bild der sogenannten „Para-Osteo-Arthropathie" als Folge von nervalen Störungen und Querschnittslähmungen. Gleichartige Knochenbildungen in der Muskulatur wurden auch nach Intensivpflege beobachtet. Der Röntgenbefund wird im allgemeinen erst *relativ spät* Verdichtungen in den Weichteilen aufdecken (PAESLACK, 1972; ROSSIER u. Mitarb., 1973; HEUCK u. EUCHENHOFER, 1974). Eine Beurteilung der *Aktivität* des Knochenbildungsprozesses gelingt mit Hilfe der szintigraphischen Untersuchung verdächtiger Regionen nach Applikation von Strontium-87 oder Strontium-85. Die Aktivitätsanreicherung und -aufnahme sind bestimmend für die Festlegung eines Operationstermines zur Mobilisierung versteifter Gelenkabschnitte. Im Röntgenbild können die strukturellen Umwandlungen der Weichteilossifikationen in eine Spongiosa des neugebildeten Knochens nachgewiesen werden (Abb. 148). Nach *Entwicklung einer Kortikalis* um den heterotopen Knochen kann die Dynamik der Knochenneubildung als abgeschlossen betrachtet werden (COUVÉE, 1971).

In Tierversuchen konnte an Ratten gezeigt werden, daß eine länger dauernde *Immobilisierung* der Hinterbeine durch einen Gipsverband nicht nur eine erhebliche Atrophie und Verkümmerung der Extremität hervorruft, sondern nach etwa vier Wochen auch eine Zunahme der Kalziumkonzentration in den verschiedenen Geweben des immobilisierten Hinterbeines auftritt (BOOTH u. GIANNETTA, 1973). Der nicht ruhiggestellte Muskel der Ratte zeigt dagegen keine bemerkenswerte Zunahme der Kalziumkonzentration. Die prozentuale Zunahme von Kalzium im Skelettmuskel *nach einer Ruhigstellung* kann mit der absoluten Herabsetzung der Muskeltätigkeit gegenüber der Kontrollregion in Zusammenhang gebracht werden. Die Kalziumanreicherung im Muskel ist das Resultat einer Inaktivität. Diese experimentellen Untersuchungen haben eine gewisse Bedeutung für das Verständnis der Genese von Verkalkungen und Verknöcherungen in der Muskulatur und im Bereich der Gelenke bei Paralysen und Paraplegien.

III. Die Myositis ossificans progressiva congenita

Ausgedehnte zunehmende Knochenbildungen in den Weichteilen kommen ferner bei der *Fibrodysplasia (Myositis) ossificans progressiva congenita* vor, die als autosomal-dominantes Erbleiden bekannt geworden ist. Bisher ist die formale Pathogenese der Affektion ungeklärt. Nach unserem heutigen Wissen ist die von MÜNCHMEYER (1869) gewählte Bezeichnung einer „Myositis ossificans progressiva" irreführend, da weder ein Entzündungsprozeß der Muskulatur im eigentlichen Sinne noch eine Muskelerkrankung vorliegen. Es handelt sich wohl *primär um Veränderungen des Bindegewebes, die erst sekundär eine Beteiligung der Muskulatur induzieren*, obgleich die histologischen Befunde einiger Untersuchungen gezeigt haben, daß offenbar eine primäre Schädigung der Muskulatur

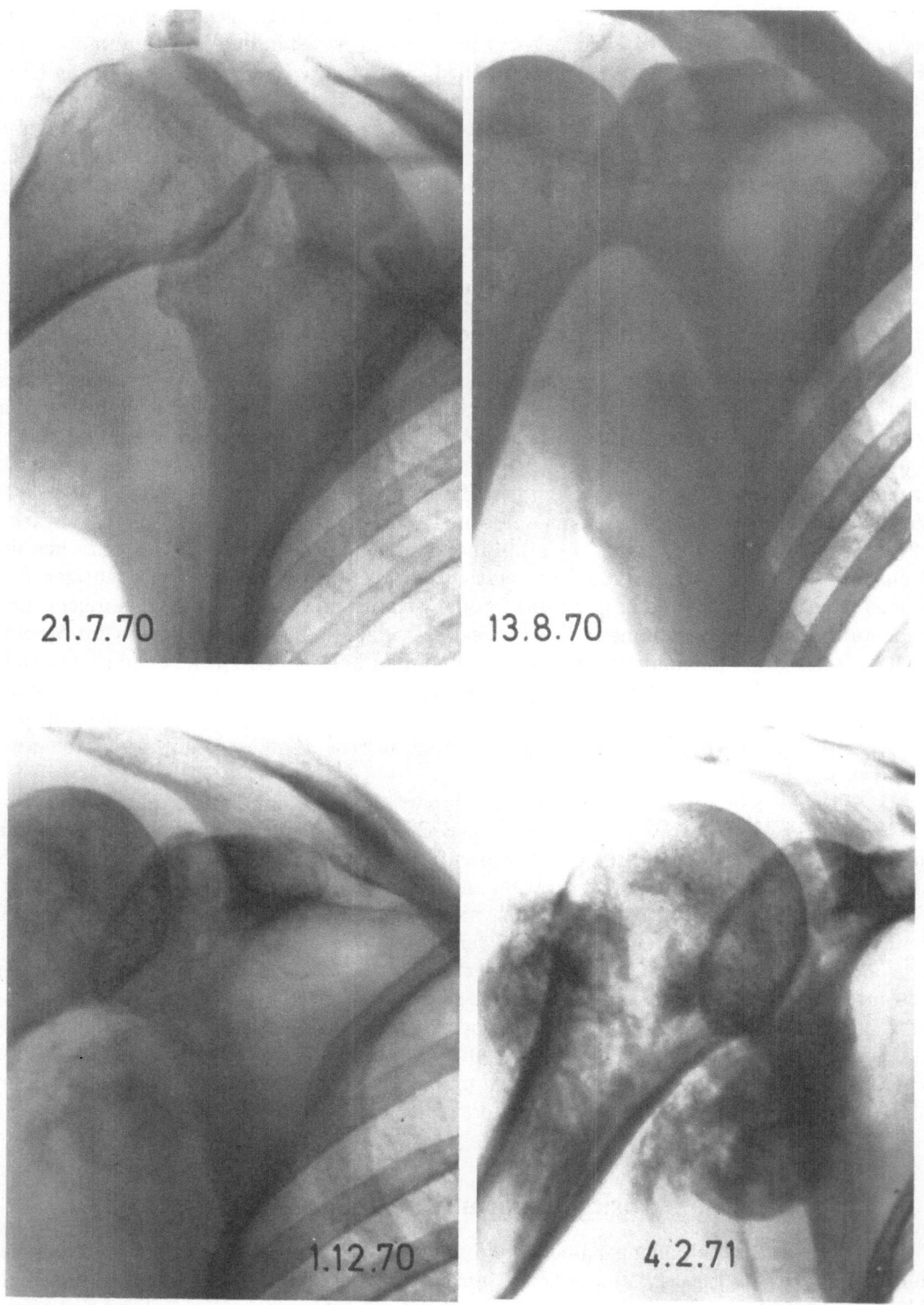

Abb. 148. Heterotope Knochenneubildung in den Weichteilen des rechten Schultergürtels, die aus einer diffusen Entkalkung entstanden sind. Die ungeordnete Struktur des Knochens bei dieser Paraosteoarthropathie ist charakteristisch. Es handelt sich um einen Zustand nach Intoxikation mit sekundärer Nierenschädigung, der eine Intensivpflege über mehrere Monate erforderlich machte. 51 jährige Frau (nach HEUCK u. EUCHENHOFER, 1974)

nicht ausgeschlossen werden kann (SMITH u. Mitarb., 1966). Die nach einem Vorstadium schmerzhafter Knotenbildungen und Schwellungen im Bereich der Weichteile auftretenden Verkalkungen und Verknöcherungen lassen sich röntgenologisch darstellen (UEHLINGER, 1936; KÜBLER, 1954; LUTWAK, 1964). Meist kommt zunächst eine mehr inhomogene wolkige Verdichtung und erst später eine stärkere Verkalkung mit Strukturen zur Darstellung. Die plattenförmigen oder der Struktur des Muskels angepaßten Knochenforma-

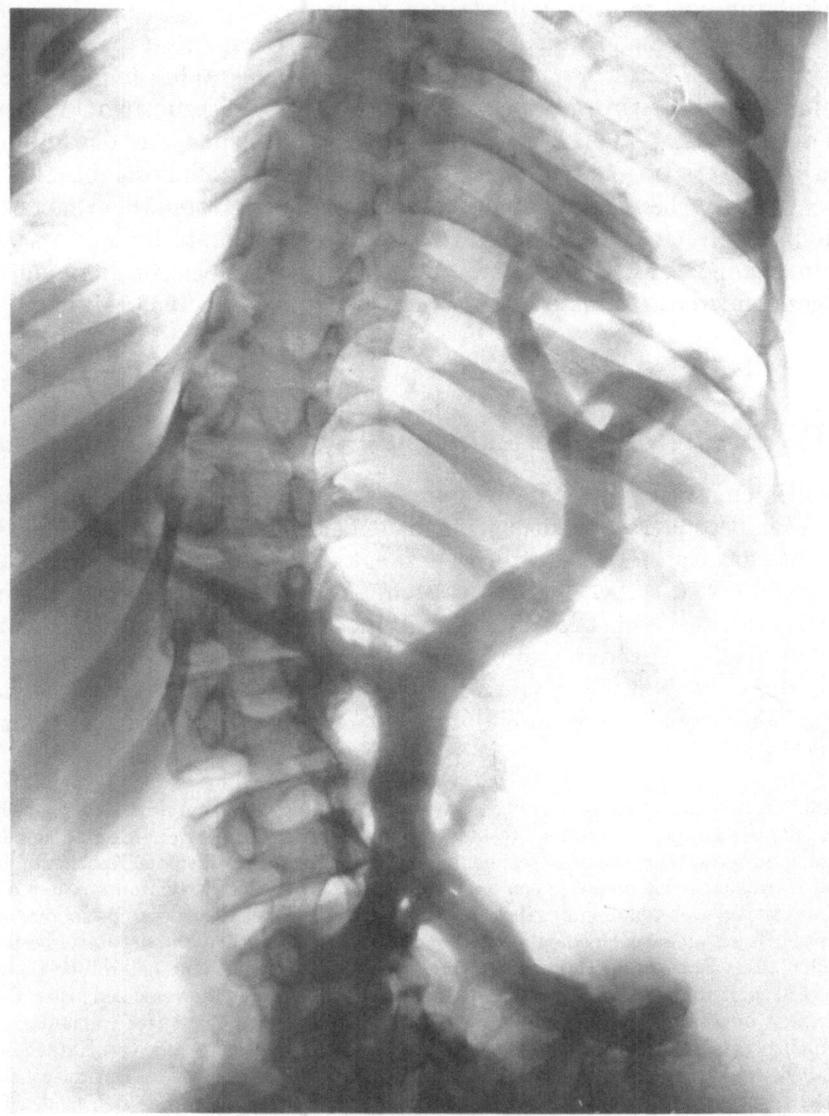

Abb. 149. Myositis ossificans progressiva congenita. Ungewöhnliche, geweihartige Knochenbildung in der Muskulatur des Rumpfes einer 32jährigen Frau

tionen zeigen auch im Röntgenbild eine Struktur, die der Spongiosa ähnlich sein kann (Abb. 149). Eine operative Entfernung dieser Knochenbildungen gelingt *meist nicht ohne Rezidiv*, so daß Besserungen der Beweglichkeit von Gelenken nur vorübergehend zu erreichen sind. Der Röntgenkontrolle kommt besondere Bedeutung zu, da die Dynamik des Ablaufes von Verkalkungen und daraus resultierenden Knochenbildungen erfaßt werden kann. Mit Isotopenuntersuchungen können die Aktivität des Prozesses verfolgt und frühe Phasen der Ossifikation erkannt werden (LUTWAK, 1964; ERBE u. REGLER,

1973). Bei diesem Krankheitsbild sind in letzter Zeit *Behandlungserfolge durch „Diphosphonat“* (*EHDP*) erreicht und beschrieben worden. Da die Erkrankung meist schubweise verläuft, erscheint die Therapie sinnvoll. Als Prophylaxe bei dem Versuch einer Gelenkmobilisation durch operative Entfernung der entstandenen Knochenformationen wird die Gabe von Diphosphonat ebenfalls empfohlen (McKusick, 1966; Fleisch u. Mitarb., 1969; Francis u. Mitarb., 1969; v. Schnakenburg, Gross-Selbeck u. Wiedemann, 1972).

Die *differentialdiagnostische Abgrenzung* der verschiedenartigen Knochenbildungen in der Muskulatur von *parossal auftretenden Sarkomen oder reaktiven Veränderungen* bei einem Osteosarkom ist nicht immer leicht. Ausgedehnte organisierte, verkalkte oder verknöcherte Hämatome können selbst mit Hilfe der Angiographie nicht weiter analysiert werden. Im allgemeinen wird die röntgenologische Differenzierung von Verknöcherungen im Bereich der Weichteile nicht besonders schwierig sein, so daß eine Zuordnung als Myositis ossificans localisata traumatica oder die Diagnose einer Calcinosis interstitialis und die Bildanalyse von Knochenneubildungen bei neurogenen Arthropathien möglich sind. Die Unterscheidung von einem Sarkom, insbesondere dem juxta-kortikalen Osteosarkom, ist nicht immer möglich, so daß weitere klinische und histologische Befunde zur Beurteilung herangezogen werden müssen (Hellner, 1961; Möbius, 1963; Meffert u. Weber, 1973).

IV. Die heterotope Knochenbildung in Organgeweben

In fast allen Organen konnte die heterotope Entstehung von Knochengewebe beobachtet werden. Eine besondere Bedeutung für die experimentelle Aufklärung der heterotopen Ossifikation hat das Epithel der Harnwege erlangt. Nach Unterbindung der Nierenarterien konnten Sacerdotti u. Frattin (1902) regelmäßig eine heterotope Knochenbildung im Bereich der Nieren auslösen. Die seltene spontane Knochenbildung in Nieren und Nebennieren kommt nach schweren, gewebszerstörenden Erkrankungen oder Neubildungen vor. Dem Nierenbeckenepithel und dem Bindegewebe des Nierenlagers wird eine besondere Rolle bei der heterotopen Knochenbildung in den Nieren zugeschrieben (Salik u. Abeshouse, 1962).

Es ist in unterschiedlich durchgeführten Versuchsreihen häufig gelungen, durch Verpflanzen von Epithel der Harnblase oder des Harntraktes in die Muskulatur bei verschiedenen Säugetierarten eine heterotope Knochenbildung zu induzieren. Die ersten experimentellen Untersuchungen über die Knochenbildung nach Implantation von Harnblasenschleimhaut gehen auf Huggins (1931) zurück. Er vermutete, daß die Osteogenese in verschiedenen Bindegewebsabkömmlingen durch das Epithel induziert wurde, und mehrere Autoren haben diese Versuche am Hund, an der Katze, am Meerschweinchen, am Kaninchen und der Ratte bestätigt (Johnson u. McMinn, 1956). Das Epithel der Gallenblase schien ebenfalls geeignet, eine heterotope Osteogenese anzuregen (Huggins u. Sammett, 1933). Von Urist u. McLean (1952) wurden die verschiedensten Gewebe auf ihre osteogene Wirkung hin untersucht, indem sie in die vordere Kammer des Auges implantiert worden sind. Die Zusammenhänge dieser heterotopen Osteogenese blieben unklar. Im Tierversuch an Katzen haben Johnson u. McMinn (1956) versucht, die Gewebsreaktionen nach Transplantation von Harnblasenschleimhaut zu analysieren. Die Knochenbildung scheint von dem Bindegewebe auszugehen, das sich in der Umgebung des implantierten Epithels entwickelt und eine große Mitoseaktivität, Metachromasie sowie eine intensive Bildung alkalischer Phosphatase erkennen läßt. Fragen der Immunreaktion scheinen keine besondere Bedeutung zu besitzen. Mit Hilfe anderer Gewebsimplantate konnte keine Knochenneubildung in der Muskulatur angeregt werden. Es wurde von einer „spezifisch osteogenen Fähigkeit“ des Harnepithels gesprochen. Eine Erklärung zur Pathogenese dieser besonderen heterotopen Knochenbildung, die allgemeine Anerkennung finden konnte, fehlt.

Eine diffuse Ossifikation im Bereich des *Lungengewebes* ist beobachtet worden. Hierbei kommt es zu einer metaplastischen Verkalkung und Verknöcherung des Interstitiums der Lunge, die sich röntgenologisch nachweisen läßt (Schinz u. Mitarb., 1952; Pear, 1968; Jacobs u. Mitarb., 1973). Die Verkalkungen und Verknöcherungen in der Lunge kommen als Knötchen oder in Form von Ästen vor (Abb. 150). Die Pathogenese dieser Verknöcherungen ist oft unklar. Man nimmt an, daß sie der Folgezustand einer chronisch-entzündlichen Erkrankung sind. Im histologischen Bild sind sowohl Knochenbälkchen als *auch Knochenmark* in diesem neugebildeten Knochen gefunden worden.

Tierexperimentelle Untersuchungen zur Pathogenese von Verkalkungen im *Bereich der Haut* sind von verschiedenster Seite durchgeführt worden und basieren auf den Experimenten von SELYE (1962). Nach Applikation von Dihydrotachysterol kommt es zu

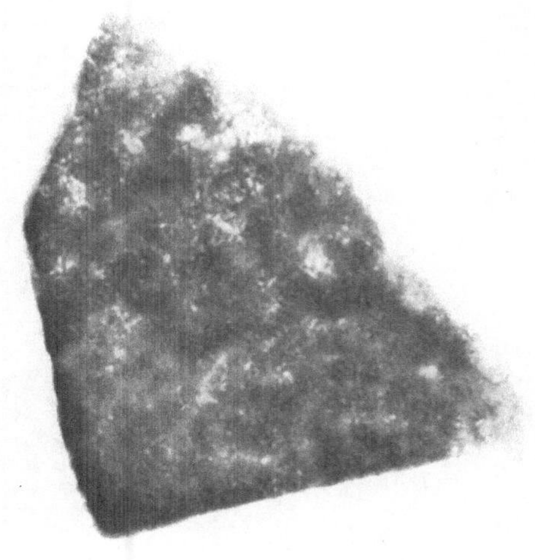

a

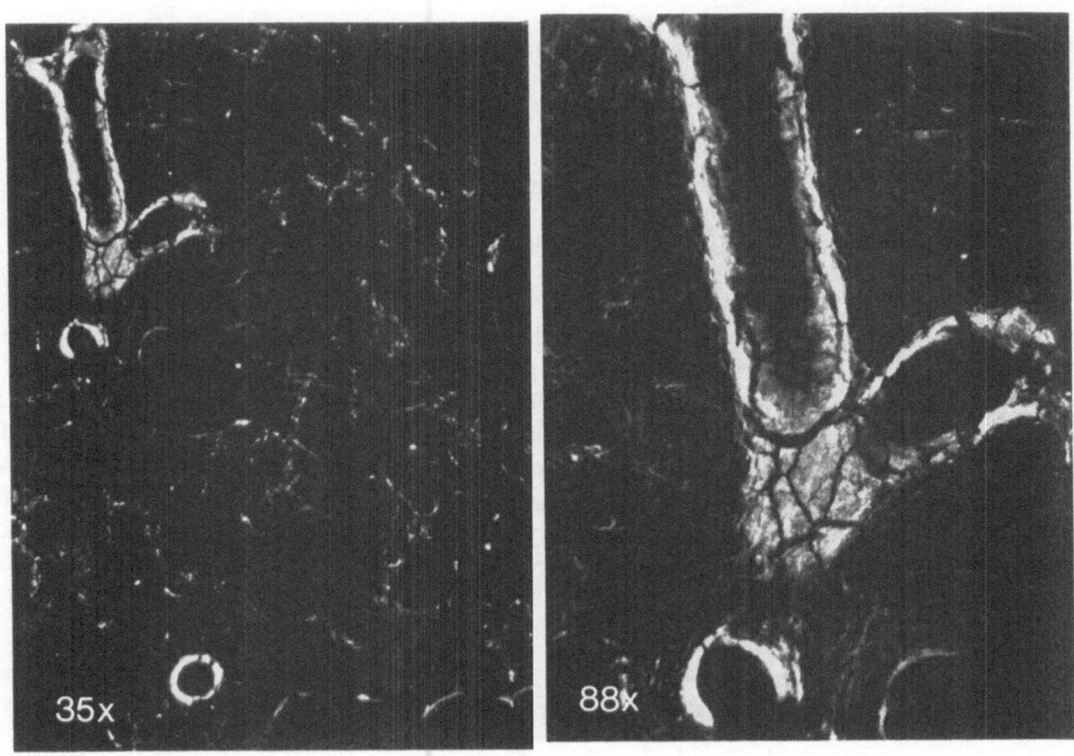

b

Abb. 150. Verknöcherungen und Verkalkungen in verschiedenen Geweben: (a) Röntgenbild eines Präparates von Lungengewebe mit Verkalkungen und Verknöcherungen bei primärem Hyperparathyreoidismus (48jähr. Frau). (b) Das Mikroradiogramm des Lungengewebes von a) zeigt die Verkalkungen und Verknöcherungen im Interstitium, in den Gefäßen und Bronchien. (c) Tangentiale Röntgenaufnahme der Weichteile beider Wangen mit kalkdichten Schatten in der Haut nach Acne vulgaris (nach HALTER, 1965). (d) Im histologischen Schnitt sind die Mikro-Osteome aus lamellärem Knochen mit Fettmark erkennbar

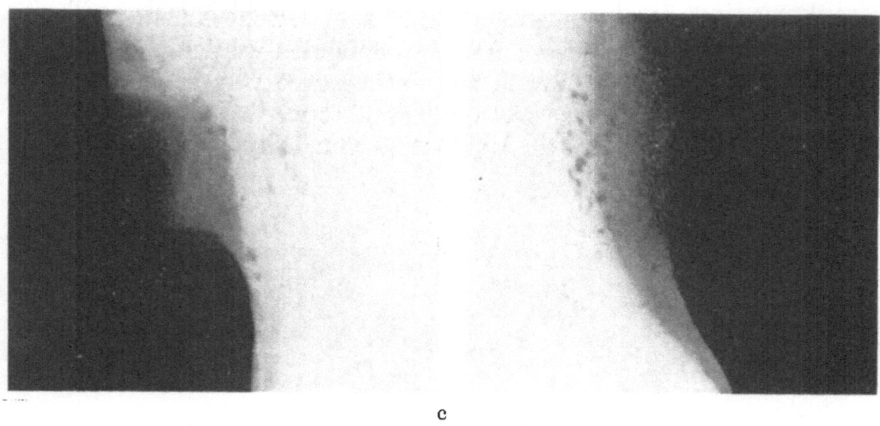

c

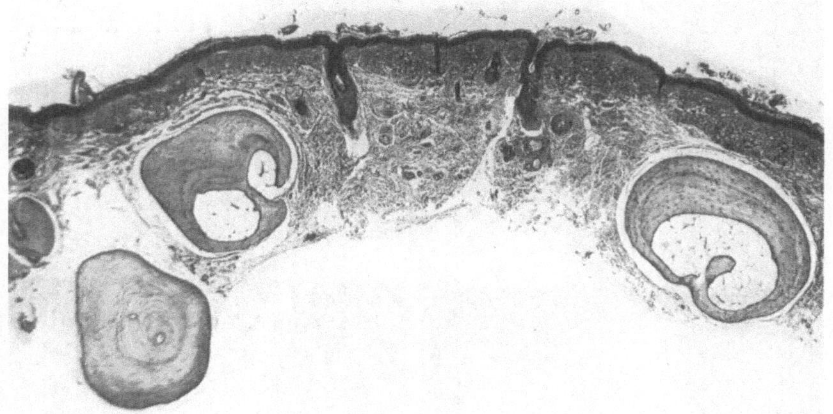

d

einer Hyperkalzämie bei Ratten. Nachfolgende Enthaarung und damit *oberflächliche Verletzung des Hautgewebes* hat die Zerstörung und erhöhte Permeabilität der Zellmembranen sowie eine Abgabe von Adenosintriphosphat zur Folge. Dieser Stoff kann in einer Spülflüssigkeit nachgeweisen werden. Es entsteht nun Kalziumadenosin-5-Triphosphat, aus dem nach Hydrolyse ein Kalziumorthophosphat-Nukleationskern für den Verkalkungsvorgang resultiert (LEONARD u. HEGYELI, 1973). Knochenbildungen in der Haut und im Subkutangewebe sind sehr selten. Multiple, kutane Verknöcherungsherde nach Acne vulgaris (Abb. 150c u. d) in der Gesichtshaut sind von HALTER (1965) beschrieben worden.

Knochenbildungen in der Wand des Magen-Darm-Kanals sind äußerst selten. Innerhalb von Myomen, insbesondere Fibroleiomyomen, konnten neben Verkalkungen (GRAHAM, 1972) echte Knochenbildungen nachgewiesen werden (KOLOSKI u. Mitarb., 1950; BENEZOWSKI, 1965; GROSS u. OGHUIHI, 1973; HEITZEBERG, 1974).

J. Allgemeine Radiologie und Morphologie der Gelenkerkrankungen

Als *Gelenke* werden Verbindungen von zwei Skelettbausteinen bezeichnet, in denen eine geregelte Bewegung möglich ist. In den *Diarthrosen* oder „Vollgelenken" ist die Verbindung der Knochen durch bindegewebige Hüllen und Sehnen gesichert. Als *Synarthrosen* oder „Halbgelenke" werden solche Verbindungen zwischen zwei Knochen bezeichnet, die von einem Faserknorpel oder Bindegewebsstrukturen gehalten werden.

I. Die normale und gestörte Gelenkentwicklung

Die *Entwicklung von Gelenken* kann auf zwei Wegen erfolgen. Meist entstehen die Gelenke durch Abgliederung innerhalb einer ursprünglich einheitlichen Anlage des Blastems, die in der Zone des späteren Gelenkes eine Zellverdichtung aufweist. Aus den äußeren Zellformationen bildet sich die Gelenkkapsel mit den Ligamenten, und durch Dehiszenzbildung im Zwischengewebe entwickelt sich der Gelenkspalt, aus dem schließlich der Gelenkknorpel entsteht. Die äußeren Formationen der Zellelemente gehen in das spätere Perichondrium und Periost über. In den Synarthrosen bleibt das embryonale Zwischengewebe erhalten. In solchen Gelenken, die eine aus dem Zwischengewebe stammende „Zwischenscheibe" (Meniskus oder Diskus) besitzen, bilden sich zwei Gelenkkammern aus. Es ist erwiesen, daß die *vorbestimmte Gelenkform bereits erblich fixiert ist*, so daß mechanische Einflüsse für die embryonale Gelenkentwicklung unbedeutend sind (STARK, 1975). Die angeborenen Gelenkluxationen (z. B. kongenitale Hüftgelenksluxation) stellen eine erblich bedingte Inkongruenz der gelenkbildenden Knochen dar. Den mechanischen Faktoren kommt erst in der weiteren Differenzierung der Gelenkenden der Knochen Bedeutung zu. Im Normalfalle sind die gelenkbildenden Flächen so geformt, daß es zu einer *Kongruenz* kommt, doch können geringfügige *Inkongruenzen* noch im Rahmen der physiologischen Normvarianten liegen. Die *pathologische Inkongruenz* der gelenkbildenden Flächen der Knochen kann verschiedenste Ursachen haben, wie Dysplasien, Dysostosen oder Dystrophien des Skelettes (siehe Beiträge in Bd. V/3 u. 4), Knochenbildungs- oder Wachstumsstörungen (bei Hypovitaminosen, Blutungsübeln — FONIO, 1938; BUCHNER, 1965 — siehe auch Bd. V/3), entzündliche, unspezifische oder spezifische Erkrankungen, rheumatische Krankheiten, Knochennekrosen und Traumafolgen mit Fehlbelastungen der betroffenen Gelenke (WEISS, 1951/68).

II. Der Gelenkknorpel

Die ungestörte Funktion eines Gelenkes ist von einer intakten Knorpelschicht der gelenkbildenden Knochen, der Kongruenz der Gelenkflächen und einer ausreichenden Menge normal zusammengesetzter Synovialflüssigkeit abhängig (BENNINGHOFF, 1925; COTTA, 1962/70; DETTMER u. COTTA, 1967; KNESE, 1970 — zusammenfassende Darstellung über den Knorpel in Bd. IV/1; GARDNER, 1971; KUMMER, 1974; RICHTER, 1974; UNSWORTH, 1974). Im Röntgenbild der Gelenke werden die beiden Knorpelschichten der gelenkbildenden Anteile der Knochen, die keine Mineraleinlagerungen enthalten und daher Röntgenstrahlen nicht schwächen, als sog. „Gelenkspalt" zur Darstellung gelangen. Der *echte Gelenkspalt* wird im Röntgenbild nur dann sichtbar, wenn Gas in die Gelenkhöhle austritt (durch Unterdruck im Gelenk) oder ein Kontrastmittel in das Gelenk eingegeben wird (siehe HAAGE u. FISCHEDICK sowie WEISS, 1973, Bd. V/2). Der Gelenkknorpel wird gegen den Knochen durch eine dünne Schicht von Kalkknorpel abgegrenzt, die aus dem Rest der präparatorischen Verkalkungszone der Wachstumszone hervorgeht und während des Lebens erhalten bleibt. Der Kalkknorpel ist an der Knorpel-Knochen-Grenze mit einer dünnen Grenzlamelle des spongiösen Knochens eng verbunden.

Im Röntgenbild ist diese Zone als „Gelenklinie" bekannt, die als zarter, homogener Streifenschatten den Knochen oder den „Gelenkspalt" begrenzt. Das histologisch-mikroradiographische Bild zeigt den Aufbau aus dem Knorpelgewebe, einer Kalkknorpelschicht und der abschließenden Knochengrenzlamelle des Spongiosageflechtes der Epiphyse des gelenkbildenden Knochens (Abb. 151). Der Mineralgehalt des *Kalkknorpels* ist etwas höher als der des Knochens in der Grenzlamelle, doch kommt dieser feine Unterschied im makroskopischen Röntgenbild nicht zur Darstellung. Die Struktur und Kontur dieser Gelenklinie ist ein sehr feiner Indikator für den Beginn oder das Vorliegen eines pathologischen Prozesses als Folge gestörter Statik an der Knorpel-Knochengrenze des Gelenkes (WEISS, 1968).

Die *Schichtdicke des Knorpels* beträgt bei kleinen Gelenken etwa 0,2—0,5 mm und bei den großen Gelenken 2—4 mm. Somit ist der „röntgenologische Gelenkspalt", also die Entfernung der Kortikalis oder Kalkknorpelschicht der gelenkbildenden Knochen voneinander, doppelt so breit. Während der Jahre des Wachstums ist die Knorpelschicht wesentlich breiter, da die enchondrale Ossifikation noch nicht abgeschlossen ist. Eine *Verbreiterung* der Zone zwischen den gelenkbildenden Knochen — dem „röntgenologischen Gelenkspalt" — kann jedoch auch Zeichen einer Flüssigkeitsansammlung (Gelenkerguß) oder einer Gewebsvermehrung (Neubildungen der Synovia) im Gelenk sein. Der unterschiedliche *Ablauf der Ossifikation* des normalen Skelettes kann im Bereich der Epiphysen der gelenkbildenden Knochen ungewöhnliche Röntgenbefunde ergeben, so daß die Kenntnis geringfügiger *Normvarianten* für die Beurteilung *krankhafter Veränderungen* wichtig ist. In diesem Zusammenhang können die verschiedenen Variationen der normalen Knochenbildung und des Knochenwachstums nicht ausführlich besprochen werden (s. hierzu PÖSCHL, 1971 Band V/4 des Handbuches). Für die Beurteilung von *Gelenkdysplasien* sind

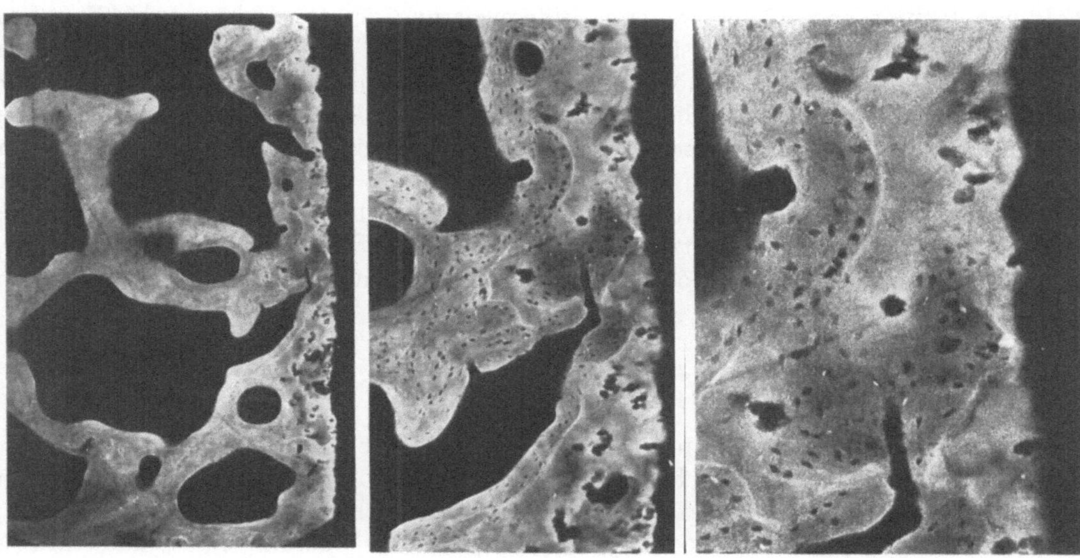

Abb. 151. Darstellung der Knorpel-Knochen-Grenze („Gelenklinie") im Mikroradiogramm. Die Unterschiede der Mineralkonzentration der Kalkknorpelschicht und der direkt angrenzenden Knochenlamellen („Knochengrenzlamelle") sind ebenso wie die Zellformationen und Unterschiede der Mineralkonzentration in der Tela ossea erkennbar. Ausschnitte aus der Grenzlamelle des Femurkopfes (Vergrößerung 30 ×, 80 ×, 150 ×)

Kenntnisse über die normale und gestörte Ossifikation sowie das Knochenwachstum erforderlich.

Der Gelenkknorpel ist einer ständigen physiologischen Druckbelastung ausgesetzt. Die Knorpelschichtdicke der Gelenke ist unterschiedlich, und straffe Gelenke weisen eine geringere Knorpelstärke auf als bewegliche Gelenke (WEGNER, 1974). Eine Fehlbelastung der Gelenke oder stark vermehrte umschriebene Überbelastung des Knorpels hat krankhafte Veränderungen zur Folge. Über die Reaktionsformen und Schädigungen des hyalinen Knorpels und des Faserknorpels infolge Druckbelastung hat WALCHER (1974) berichtet.

Die Grenze der mechanischen Beanspruchung eines Gelenkes, insbesondere der Knorpelschichten hängt nicht allein von der Größe der beanspruchenden Kraft und von der Ausdehnung der druckaufnehmenden Fläche ab, sondern wird ganz wesentlich auch durch die Lage der Kraft innerhalb der Gelenkfläche und durch die Form der Gelenkfläche bestimmt (KUMMER, 1974).

Zur Frage der Entstehung einer *Osteochondrosis dissecans*, die das jugendliche Alter bevorzugt, sind verschiedenartige experimentelle Untersuchungen durchgeführt worden

(AXHAUSEN, 1927; BURCKHARDT, 1932; RUTISHAUSER, u. MAJNO 1949 u. a.; REHBEIN, 1950). Die Einwirkung eines einmaligen definierten schweren Traumas auf den Gelenkknorpel der Femurkondylen bei unterschiedlicher Beugestellung des Kniegelenkes haben MAY, KUHN und DIETHELM (1962) untersucht. Aus den Ergebnissen der Experimente an menschlichen Kniegelenken wird die einmalige primäre Stoßbelastung auf die Patella nicht als einzige Ursache der Osteochondrosis dissecans betrachtet, sondern auch auf die Bedeutung chronischer, kleinerer Traumen und primärer Knorpelveränderungen hingewiesen.

PAUWELS (1950) hat am Beispiel des menschlichen Schulterpfannenknorpels gezeigt, daß die Deformation des belasteten Gelenkknorpels zu einer Ausrichtung der oberflächen-

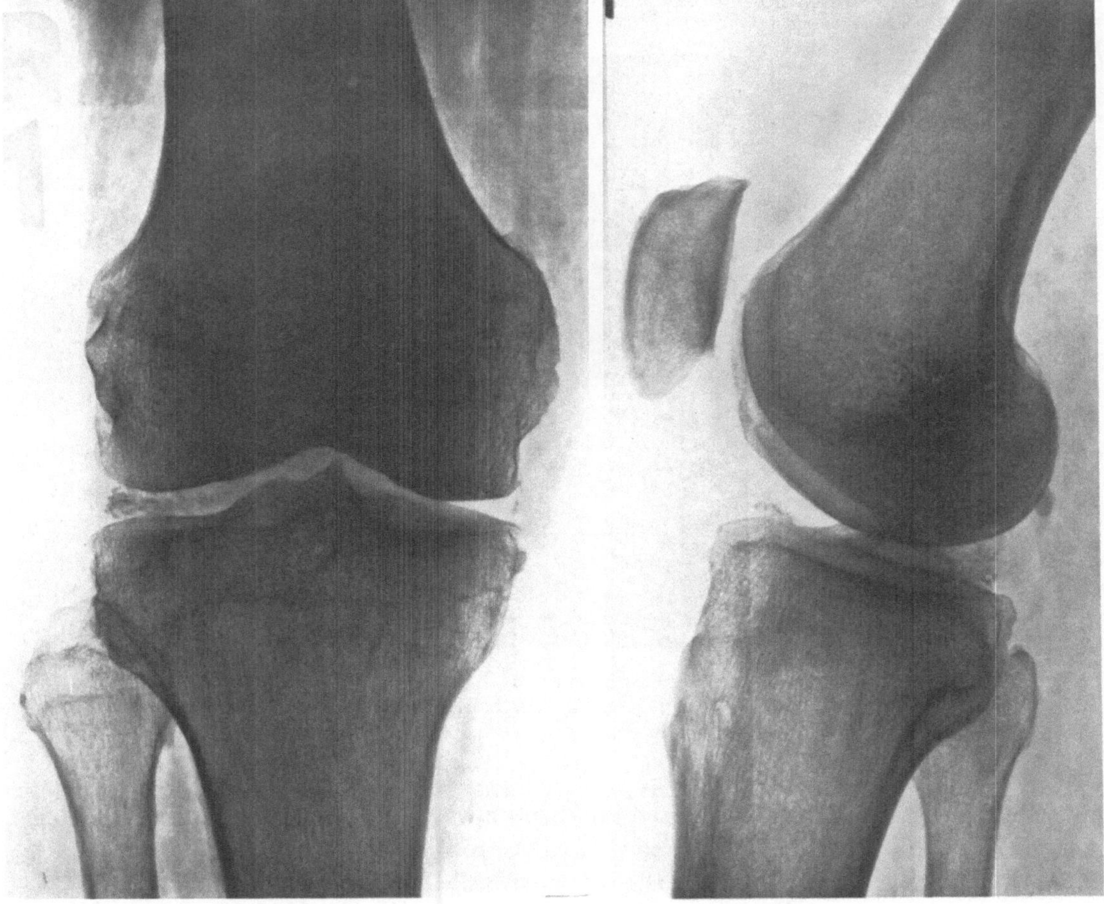

Abb. 152. Chondrokalzinose im Bereich des rechten Kniegelenkes bei Hyperparathyreoidismus (nach LUSKA u. Mitarb., 1974)

nahen Kollagenfasern in die Zugspannungstrajektorien führt. Zu dem gleichen Ergebnis kamen MOLZBERGER (1973) bei Untersuchungen an der Facia lunata des Hüftgelenkes und KONERMANN (1971) an der proximalen Gelenkfläche des Naviculare pedis und an der Gelenkfläche des Caput tali.

Das Prinzip der ,,kausalen Histogenese" nach PAUWELS (1965) besagt, daß unter dem Einfluß von *Dehnung* im Mesenchym Fibrillen entstehen, die sich in die Hauptdehnungsrichtung trajektorisch einstellen. *Hydrostatischer Druck* wird als spezifischer Stimulus für die Entstehung von Knorpelgewebe angesehen. Da gleichzeitig auch die reichliche Bildung von Chondroitinsulfat beobachtet wird, muß angenommen werden, daß hydrostatischer

Druck den Zellstoffwechsel entsprechend verändert. Bei *anhaltendem* rein hydrostatischem Druck persistiert Knorpelgewebe beim Menschen jedoch nicht. Es wird über die chondrale Ossifikation abgebaut und durch Knochengewebe ersetzt. Ein hyaliner Knorpel bleibt beim Menschen nur dann erhalten, wenn dieser Ossifikationsvorgang verhindert wird. Dies gelingt durch *intermittierende Deformation*, die sich dem hydrostatischen Druck überlagert. Der Knorpel wird sich jedoch bei zu starker Dehnung zu Bindegewebe entdifferenzieren, bei zu geringer Deformation überwiegt die Wirkung des hydrostatischen Druckes, die Knorpelzellen beginnen zu quellen und die chondrale Ossifikation wird eingeleitet. Die Erhaltung eines normalen Gelenkknorpels ist also an physiologische Belastungen gebunden, so daß chronische Überbeanspruchung Veränderungen auslöst.

Der Gelenkknorpel kann durch Einlagerung von Mineral im Röntgenbild sichtbar werden. Die als „Chondrokalzinose" beschriebene Veränderung stellt pathologisch-anato-

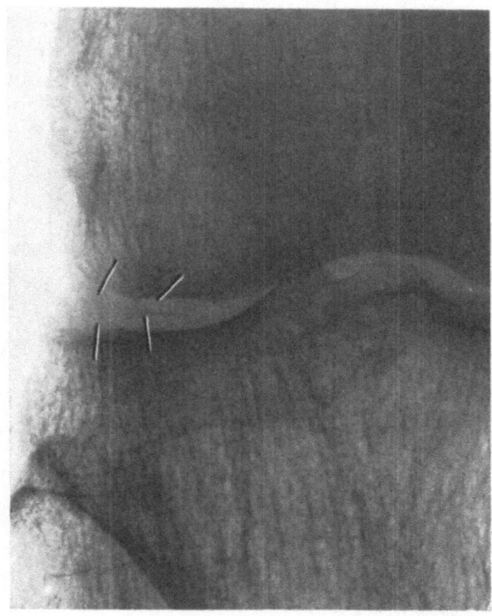

Abb. 153. Kalkeinlagerungen im lateralen Meniskus des Kniegelenkes bei primärem Hyperparathyreoidismus (nach HEUCK u. VON BABO, 1974)

misch eine Ausfällung von Kalksalzen im Faserknorpel oder hyalinen Knorpel des Gelenkes dar. Verkalkungen des *Gelenkknorpels* (Abb. 152) kommen bei den verschiedenartigsten Erkrankungen vor (WOLKE, 1935; SWOBODA, 1952; MCCARTY, 1963; DIAMANTIS, 1964; LUNDERQUIST u. RAFSTEDT, 1966; MARTEL u. Mitarb., 1970; LUSKA u. Mitarb., 1974; DE REUS, 1974). Bekannte Ursachen sind Vitamin D-Intoxikation, Ernährungsstörungen, Entzündungen, primärer Hyperparathyreoidismus, Hämochromatose, Diabetes mellitus oder ein Trauma (HOSKING u. CLENNAR, 1960; BYWATERS u. Mitarb., 1963; TWIGG u. Mitarb., 1964; MCCARTY, 1966). In manchen Fällen ist die Ursache unbekannt (sogenannte „idiopathische Chondrokalzinose", Kalkgicht oder Pseudogicht). Eine familiäre Häufung weist auf erbliche Faktoren hin (MOSKOWITZ u. KATZ, 1964; NIENHUIS u. Mitarb., 1966; PRAKKE u. DEUTMAN, 1972; DE REUS, 1974).

Auch in Gelenken vorhandene „Zwischenschichten", wie die *Menisci*, kommen im Röntgenbild nur dann zur Darstellung, wenn Kalksalze eingelagert werden, wie dies bei einem Hyperparathreoidismus vorkommen kann (Abb. 153). Es sind auch periartikuläre Bindegewebs- und Kapselverkalkungen an einigen Gelenken beschrieben worden. Eine Rückbildung der Kalkeinlagerungen kann röntgenologisch festgestellt werden (BASTIN, 1964; LUSKA u. Mitarb., 1974).

III. Die chronisch-destruktiven Gelenkschäden

Das Röntgenbild chronisch-destruktiver Gelenkerkrankungen ist durch einen Substanzverlust von Knorpel und Knochen gekennzeichnet, der zu Defekten im Bereich der gelenkbildenden Knochen führt. In der Pathogenese chronischer Gelenkschäden spielen entzündliche, rheumatische oder neurogene Erkrankungen, traumatische Schäden und genetisch bedingte Veränderungen im Aufbau des Gelenkknorpels eine Rolle. Die deformierende Entrundung der Gelenkflächen kann auch auf einen primären Knochenschaden zurückgehen. Nach längerer Ruhigstellung infolge traumatischer Knochenverletzung und/oder bei einer Zirkulationsstörung der Extremitäten kommt subchondral eine Entkalkung des Knochens zustande. In dieser Phase eines gestörten Knochenumbaus ist zwar die Beweglichkeit der Gelenke nicht eingeschränkt, die *Belastungsfähigkeit* jedoch deutlich vermindert. Es kann zu Mikrofrakturen kommen, die einen Knorpelschaden zur Folge haben. Aus größeren Einbrüchen entwickeln sich fortschreitend Pseudozysten („Degenerationszysten") mit Bindegewebsformationen, Knochentrümmern und Blutungsresten. Für die Pathogenese einer deformierenden Arthropathie ist das *Mißverhältnis* zwischen den Anforderungen an die statische Belastbarkeit und der Leistungsfähigkeit der Strukturen des Knochens entscheidend wichtig.

Als weitere Ursache einer deformierenden Arthropathie mit Substanzverlust sind aseptische Knochennekrosen zu nennen, die zu einer statischen Minderwertigkeit des Knochens der Gelenke führen. Nach *Knocheninfarkten*, insbesondere bei dem jatrogenen Hyperkortisonismus, bei Hyperurikämie, Hyperlipidämie und Diabetes mellitus kommt es zu aseptischen Nekrosen, als deren sekundäre Folge weitere Struktur- und Formveränderungen mit Zerstörungen der gelenkbildenden Knochen eintreten (UEHLINGER, 1964; ELLEGAST, 1966; WILKE u. Mitarb., 1974). Ferner sind Verkalkungen und Verknöcherungen in den periartikulären Weichteilen beobachtet worden. Die Osteoarthropathie bei einem Cortisonschaden tritt bevorzugt im Bereich der Hüftgelenke, seltener der Schultergelenke auf (ELLEGAST, 1965/66). Am Anfang des Krankheitsprozesses steht die Strukturauflockerung des Knochens, eine Störung der Transformation und Mineralisation der Tela ossea, Störungen der Zirkulation im Knochen und schließlich über den Knocheninfarkt die Entwicklung von nekrotischen Zonen. Das Röntgenbild vermittelt durch Verlaufsbeobachtungen der Skelettveränderungen beim Morbus Cushing oder einem Cortisonschaden einen Einblick in die Dynamik dieser Osteopathie (BOCK, 1961; MURRAY, 1961; UEHLINGER, 1961/64; DIHLMANN, 1965; ELLEGAST, 1965/66; KLÜMPER u. Mitarb., 1967).

Als besondere Gruppe der chronisch-destruktiven Gelenkschäden sind die *neurogenen Arthropathien* aufzufassen, die mit erheblichen, manchmal grotesken Deformierungen der Gelenke durch Zerstörungen der Knochen einhergehen (Arthropathie bei Lues — Abb. 154 — oder Syringomyelie).

Im Bereich der gelenkbildenden Knochen, insbesondere an den Insertionen des Kapselbandapparates kommen Entkalkungen, Randusuren und osteolytische Destruktionen vor. Diese Veränderungen sind bevorzugt bei den Erkrankungen des rheumatischen Formenkreises zu finden (NØRGAARD, 1965). Es handelt sich anatomisch um eine *regionale Destruktion oder Osteolyse* der Tela ossea, die auch relativ scharf begrenzt sein kann (STRÊDA u. PAZDERKA, 1966; FISCHER u. MANOLAKIS, 1967). In diesen Bezirken findet sich ein pathologisches Granulationsgewebe mit zahlreichen Gefäßen und Kapillaren, das auch den Knorpel und die subchondralen Knochenpartien zerstören kann. Eine gesteigerte Osteoklasie und osteolytische Destruktion kann zu einer fortschreitenden Zerstörung der Knochen führen, so daß der Prozeß nach erfolgreicher Behandlung mit einer Ankylose und Durchkonstruktion der Spongiosa-Bauelemente endet (Abb. 43, 44, 45). Sehr ähnliche, jedoch weniger stark ausgeprägte und vorwiegend *zystische Veränderungen* der gelenkbildenden Knochen sind als „Heberdensche Knoten" bei einer familiär gehäuft vorkommenden Gelenkerkrankung bekannt geworden. In der Grenzzone von bindegewebiger Kapsel und

Knochen entwickelt sich ein atypisches Granulationsgewebe, das auch die Knorpel-Knochengrenze erreichen und partiell zerstören kann. Die reparativen Vorgänge führen zu einer reaktiven Apposition von Knochen, so daß sich um die Destruktion eine Kortikalis entwickeln und auch Randwülste ausbilden können (WEISS, 1954).

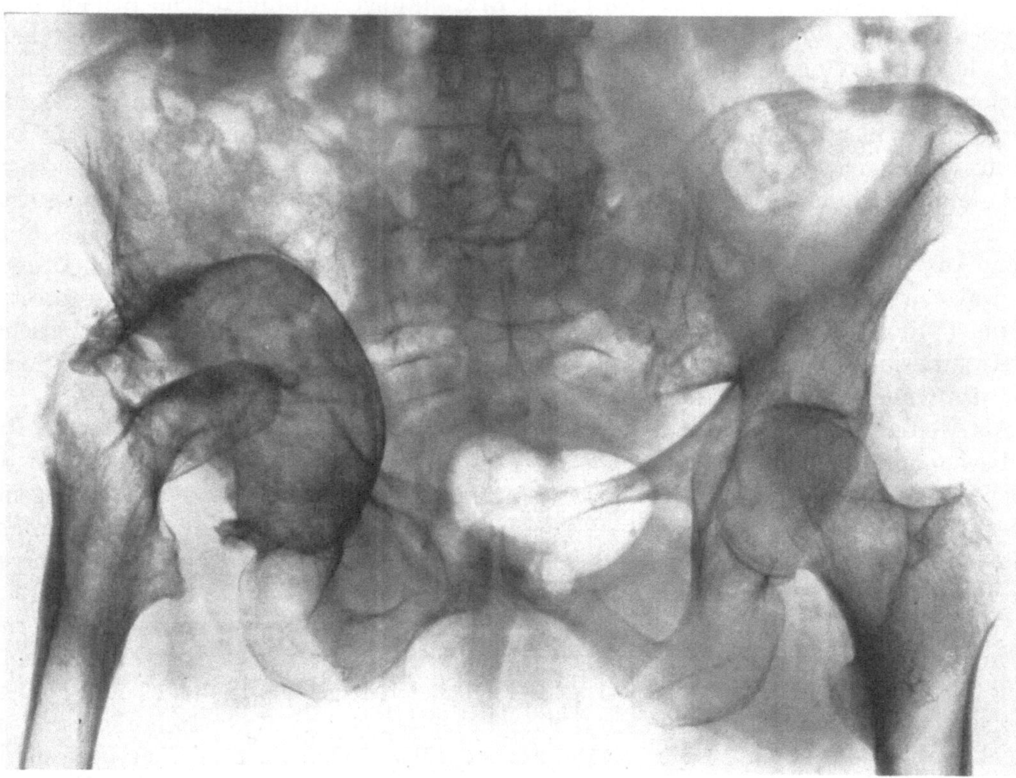

Abb. 154. Schwere deformierende Erkrankung des rechten Hüftgelenkes mit Inkongruenz der gelenkbildenden Knochen bei Lues. 75jährige Frau

IV. Die reparativen Gelenkprozesse

Die Ursachen degenerativer, chronisch-deformierender Gelenkerkrankungen sind pathologisch-anatomisch als chondrale und subchondral-ossäre Veränderungen beschrieben worden. Die Destruktion von Knorpel und Knochen geht mit einer Rekonstruktion im Bereich der Knorpel-Knochen-Grenzen parallel.

Im *Laufe des Alterungsprozesses* treten im Bereich der Hüftgelenke und der Kniegelenke anatomisch am stärksten ausgeprägte und daher röntgenologisch leicht darstellbare, deformierende arthrotische Veränderungen der Knochen auf (Abb. 155). Es kommt zur *Inkongruenz der Gelenkflächen*, die sich fortschreitend immer weiter verstärkt. Selbst dann, wenn es zur funktionellen Anpassung des Gelenkknorpels kommen sollte, ist eine zunehmende Deformierung nachweisbar (WEISS, 1940/46/51; GSCHWEND, 1964). Bemerkenswert ist es, daß *im Bereich der Sprunggelenke* derart schwere Arthrosen kaum oder nur nach einer Fraktur in diesem Skelettabschnitt zu finden sind, obgleich die Belastung dieser Gelenke wohl mit der von Knie- und Hüftgelenken annähernd gleich zu setzen ist. So können *rein mechanische* Faktoren als auslösende Ursachen der Arthrosis deformans, vor allem im Hüftgelenk, nicht befriedigen. Im Zusammenhang mit der Arthrosis deformans der Gelenke ist immer wieder auf *entzündliche Gelenkprozesse*, insbesondere der Gelenkkapsel, hingewiesen worden, die jedoch nur *eine* der Voraussetzungen für eine Arthrosis deformans darstellen können (KLINGE, 1934; RUTISHAUSER u. JAQUELINE, 1959).

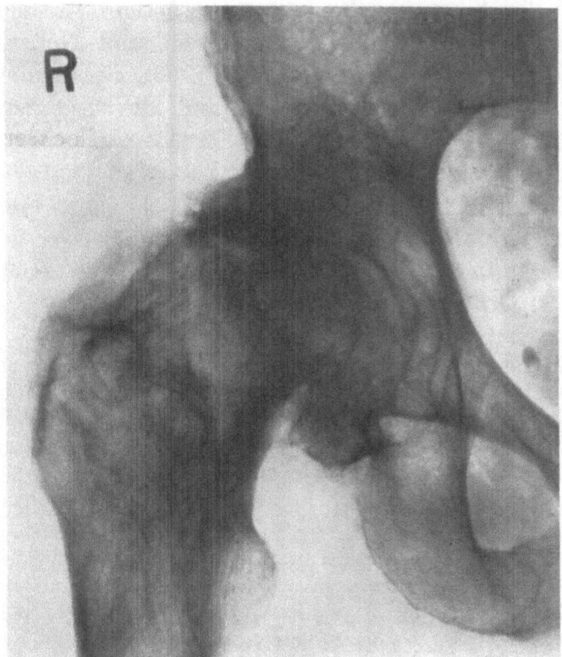

a

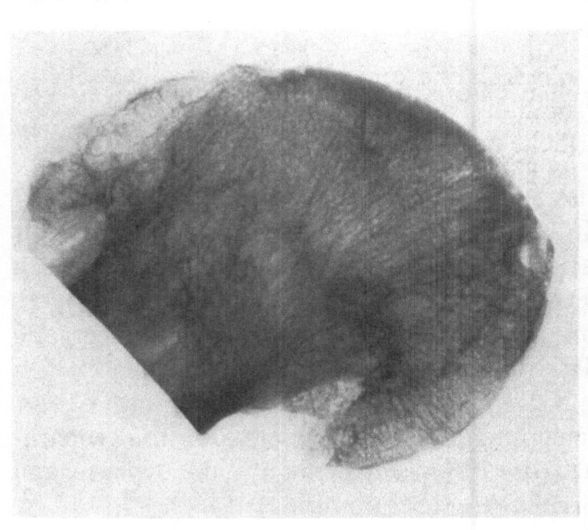

b

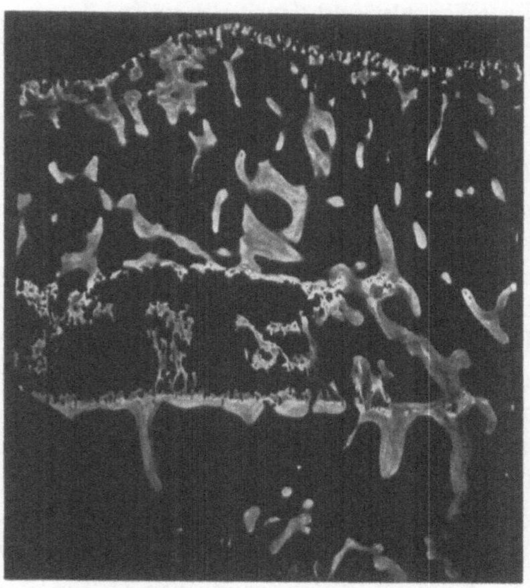

c

Abb. 155. Deformierende Arthrose des rechten Hüftgelenkes mit weitgehendem Verlust des kranial-lateralen Anteiles vom Femurkopf und schichtweisem Knochenanbau medial-kaudal im Sinne einer funktionellen Adaptation, um die Inkongruenz der Gelenkflächen auszugleichen. 74jährige Frau. (a) Im Röntgenbild sind die Form- und Strukturveränderungen gut erkennbar. (b) Das Röntgenbild des Operationspräparates zeigt die schichtweise Neubildung von Knochen am Femurkopf. (c) Im Mikroradiogramm ist der schichtweise erfolgende und von der Kalkknorpelregion ausgehende Knochenanbau im Bereich des Femurkopfes erkennbar. Die jeweils persistierende Kalkknorpelschicht macht den in drei Schüben erfolgten Anbau von Spongiosa deutlich (Vergrößerung 6 ×)

Das morphologische Substrat der Arthrosis deformans des alten Menschen ist durch degenerative Prozesse der Knorpelzellen mit asbestartiger Auflockerung der Grundsubstanz, Verkalkung der Basilarschicht des Knorpels und Nekrose der oberflächlichen Knochenschichten gekennzeichnet (Sedgenidse, 1960). Der Knochen weist eine diffuse Strukturauflockerung im Sinne der Osteoporose auf, die besonders im Bereich der Epiphysenspongiosa deutlich wird. Innerhalb der Strukturauflockerung sind kleinere und größere rundliche, zystenartige Defekte nachweisbar (sogenannte Degenerationszysten oder Geröllzysten). Eine Differenzierung der osteoporotischen Gelenkveränderungen im Alter gegenüber der Osteoporose bei Stoffwechselstörungen ist nur selten möglich. Als eindrucksvolles Beispiel kann die Gicht genannt werden (Talbott, 1967; Schilling, 1969; Müller u. Löhr, 1969; Dihlmann u. Fernholz, 1969).

Untersuchungen der Hüftgelenke von über 90 Jahre alten Patienten durch Uehlinger (1959) haben ergeben, daß selbst im hohen Lebensalter schwere Knorpelveränderungen nicht *zwangsläufig* vorliegen müssen. Die Hüftgelenke dieser sehr alten Menschen zeigten einen wohlerhaltenen Knorpelbelag des Femurkopfes. Die „degenerativen Veränderungen" im eigentlichen Sinne fanden sich im Bereich der Grenzzone von Gelenkknorpel und Kortikalis des Schenkelhalses. An den Ansatzzonen der Gelenkkapsel und des Bandapparates der Gelenke sind Verkalkungen und Verknöcherungen festzustellen, die als Randzacken oder Randwülste im Röntgenbild erkennbar werden (Sedgenidse, 1960; Lang u. Thurner, 1965; Weiss, 1946/54).

Von Uehlinger (1959) wurden gleichzeitig Untersuchungen an 18 Fingergelenken bei über 80jährigen Menschen durchgeführt, die Verschleißschäden ergaben, welche denen am Hüftgelenk ähnlich waren. Die degenerativen Vorgänge im Bereich der *Fingergelenke* waren *stärker* ausgeprägt. Es fand sich kein Fingergelenk jenseits des 80. Lebensjahres, das *noch als normal* angesehen werden konnte. Uehlinger (1959) beschreibt Phasen des Knorpeluntergangens, wie sie für die Arthrosis deformans charakteristisch sind. Die Deckfläche des Knorpels war uneben, eine Demaskierung der Fibrillen lag vor, Kalkhofbildung und Kapselbildung der Knorpelzellen konnten gefunden werden. Ferner fanden sich eine *Verdoppelung der Kalklinie*, radiäre Spaltbildungen, dissezierende Brüche in der Knorpel-Knochen-Grenzzone und Abschliffe des Knorpels bis auf den Knochen. Diese Verschleißerscheinungen des Knorpels werden durch Randwülste ergänzt, die auch den Heberdenschen Knoten zugrunde liegen. In schweren Fällen kann es zu Kantenabbrüchen im Bereich der Sehnenansätze kommen (Weiss, 1950/54).

Als Ergebnis dieser vergleichenden pathologisch-anatomischen Untersuchungen von Hüftgelenken und Fingergelenken alter Menschen kann festgestellt werden, daß *rein mechanische Einwirkungen* nicht als ausschließliche und überragende Ursache einer Arthrosis deformans angesehen werden dürfen, wie dies zumindest hinsichtlich der Altersveränderungen der Hüftgelenke bisher geschehen ist. Für die Entstehung einer Arthrosis deformans müssen noch andere Einflüsse maßgeblich sein, die zu einem Knorpelschwund und zu Destruktionen führen. Uehlinger (1959) meint, daß die schlechtere und wechselvollere *Durchblutung* der peripheren Gelenke der Hand im Alter entscheidend für den Untergang des Gelenkknorpels mit verantwortlich ist. Die Bewegung ist nur der *gestaltende Faktor*, der im einzelnen das außerordentlich bunte Bild der Verschleißvorgänge bestimmt (Weiss, 1951/54; Gschwend, 1964). Zu den Folgeerscheinungen der deformierenden und reparativen Vorgänge bei der Arthrose gehört auch die *Protrusio acetabuli*, die vorwiegend beim weiblichen Geschlecht beobachtet worden ist (Gschwend, 1964).

Nach einer *Zerstörung von Gelenkknorpel*, z. B. infolge entzündlicher oder rheumatischer Erkrankungen kommt es in der Regel über die *bindegewebige Versteifung* des betroffenen Gelenkes (Kontraktur) zu einer *knöchernen Verbindung* der gelenkbildenden Skelettbausteine im Sinne der Ankylose. Im Röntgenbild können zunächst einzelne Zonen der Umwandlung von Knorpel oder Bindegewebe in Knochenbrücken beobachtet werden. Es kommen „Ankylosen" mit einer völligen oder partiellen knöchernen Überbrückung der Knorpel- oder Bindegewebszone vor. Im Bereich der Synchondrosen (z. B. Symphyse) sind ebenfalls brückenförmige Knochenneubildungen beobachtet worden. Die Randkortikalis erfährt einen Umbau und die Spongiosaarchitektur durch Transformation eine Veränderung der Strukturen. Häufig sind *inkomplette Ankylosen* lediglich Übergangsstadien zur völligen Durchkonstruktion des Knochens, die mit einer veränderten Architektur der Spongiosa abschließt (s. auch Seite 62ff.).

Die *Metaplasie des Bindegewebes zu Knochen* ist ein pathogenetisch noch wenig bekanntes Geschehen, das bei den verschiedenartigsten Erkrankungen des Skelettes im Bereich des Kapselbandapparates der Gelenke zu ungewöhnlichen und bizarren Veränderungen führen kann. Der Kapselbandapparat der Gelenke und der Syndesmosen ist Ort der pathologisch-anatomischen Vorgänge, die häufig mit einer *Knochenbildung* enden. Nicht selten kommt es während eines schubweisen Ablaufes der Erkrankung zu Bewegungseinschränkungen der betroffenen Gelenke bis zu einer bindegewebigen oder knöchernen Ankylose. Als besonders eindrucksvolles Beispiel sei die Spondylitis ankylopoetica (Morbus Bechterew) mit ihren Spielarten und Folgezuständen am Skelett von Mensch und Tier genannt, in deren Verlauf es zu Bewegungseinschränkungen und vollständigen Versteifungen der Wirbelsäule und einiger Gelenke kommen kann (Dihlmann, 1966/68).

Alle am Aufbau eines Gelenkes beteiligten Gewebsarten können *im Verlaufe reparativer Prozesse gutartige oder bösartige Neubildungen entwickeln.* Die gutartigen Neubildungen entstammen vornehmlich dem Bindegewebe, dem Fettgewebe, dem Knorpel- oder Knochengewebe. Sie kommen häufiger vor als bösartige Neubildungen und können meist im Röntgenbild dargestellt werden. Die aus Knorpel oder Knochen bestehenden Neubildungen treten meist gemischtförmig auf, können jedoch auch in *einem Gelenk nebeneinander* entwickelt sein (Chondrome und Osteome). Die Gelenkchondromatosen oder -osteomatosen sind oft von schweren sekundären deformierenden Arthrosen begleitet (Weiss, 1932/1968), ohne daß immer ein kausaler Zusammenhang besteht. Es kommen freie Gelenkkörper in normalen Gelenken vor. Die Entstehungsgrundlage für Gewebsneubildungen in Gelenken ist nach K. Weiss (1932/68) eine organgebundene Disposition, die auslösende Ursache eine Gelenkschädigung, die verschiedenartig sein kann.

K. Quantitative Röntgenbildanalyse und Isotopen-Densitometrie

Eine möglichst exakte Analyse von Veränderungen der Knochen mit Hilfe des Röntgenbildes erfordert den Einsatz verschiedener radiologischer Methoden. Die konventionelle Beurteilung des Röntgenbildes kann *Formabweichungen* und *Strukturveränderungen* erfassen, die im makroskopischen Bereich liegen. Die Bestimmung der *Dichte eines Knochens*, die von dem Mineralgehalt im durchstrahlten Bereich, also der Schwächung der Röntgenstrahlung, abhängig ist, bereitet große Schwierigkeiten. Das Auge des Betrachters kann im allgemeinen erst Differenzen des Kalksalzgehaltes im kranken Knochen von etwa 30 %, unter günstigsten Voraussetzungen bereits von etwa 10 % erkennen (Babaiantz, 1947; Cobb, 1951; Lachman, 1955; Heuck u. Schmidt, 1960; Heuck, 1970 — Bd. IV/1). Die Schwärzungsunterschiede zwischen den umgebenden Weichteilen und dem Knochen können zwar deutlich erkannt und beurteilt werden, doch lassen sich kleinste Defekte oder geringe Veränderungen der Mineralkonzentration im Knochengewebe durch visuellen Vergleich nicht frühzeitig erfassen.

Informationen über die *Mineralkonzentration in der Tela ossea selbst* und die Vorgänge bei der Transformation des Knochengewebes können mit histologisch-mikroradiographischen Methoden gewonnen werden, die immer eine *Knochenbiopsie* voraussetzen (Albright u. Reifenstein, 1948; Schüpbach, 1948; Wernly, 1952; Notter u. Labhart, 1953; Bartelheimer u. Schmitt-Rohde, 1956; Bartelheimer, 1963). Ein solcher, wenn auch nur kleiner Eingriff kann nicht an jeder Skelettregion und nicht wiederholt im Laufe einer Krankheit durchgeführt werden. Die *klinisch-chemischen Bilanzmethoden* erlauben nur dann begrenzte Aussagen über den Knochenstoffwechsel und Störungen des Kalziumaustausches, wenn eine Kalziumbilanzkinetik mit der Infusionstechnik verbunden wird (Haas, 1966). Ein Rückschluß auf die Pathogenese der vorliegenden Stoffwechselstörung ist jedoch nicht möglich. Es sollte auch vermieden werden, den radiologischen Befund einer Osteoporose mit dem pathogenetisch definierten nosologischen Osteoporose-Begriff zu verwechseln (Pliess, 1974). Mit morphologischen Methoden gelingt eine Differenzierung der einer Systemerkrankung des Skelettes zugrunde liegenden Störung nur begrenzt, wenn charakteristische Veränderungen von Form und Struktur des Knochens vorliegen.

Die Bestimmung des Anteils der anorganischen Kalksalze am Gesamtvolumen eines Knochens ist mit verschiedenen Methoden möglich. *Die größte Genauigkeit weist die chemische Analyse auf.* Dabei kann von der Frischsubstanz des Gesamtknochens (Tela ossea + Knochenmark + Blut- oder Gewebsflüssigkeit + Fett + übrige Gewebe), von der Trockensubstanz des Gesamtknochens (entwässerter Knochen), von der fettfreien Frischsubstanz oder der fettfreien Trockensubstanz eines Knochens oder einer Knochenprobe ausgegangen werden (Robinson u. Elliott, 1957; Heuck u. Schmidt, 1960; Frercks, 1968; Dulce, 1970 — Bd. IV/1; Heuck, 1970 — Bd. IV/1). Durch quantitative chemische Analysen von Knochenproben aus einigen Skelettpartien konnte nachgewiesen werden, daß die Zusammensetzung der verschiedenen Knochen während des Alterungsprozesses Veränderungen erfährt (Abb. 156). Da sich bei knochengesunden Menschen die äußere Form und Größe eines Knochens im Laufe des Alterungsprozesses nur unbedeutend

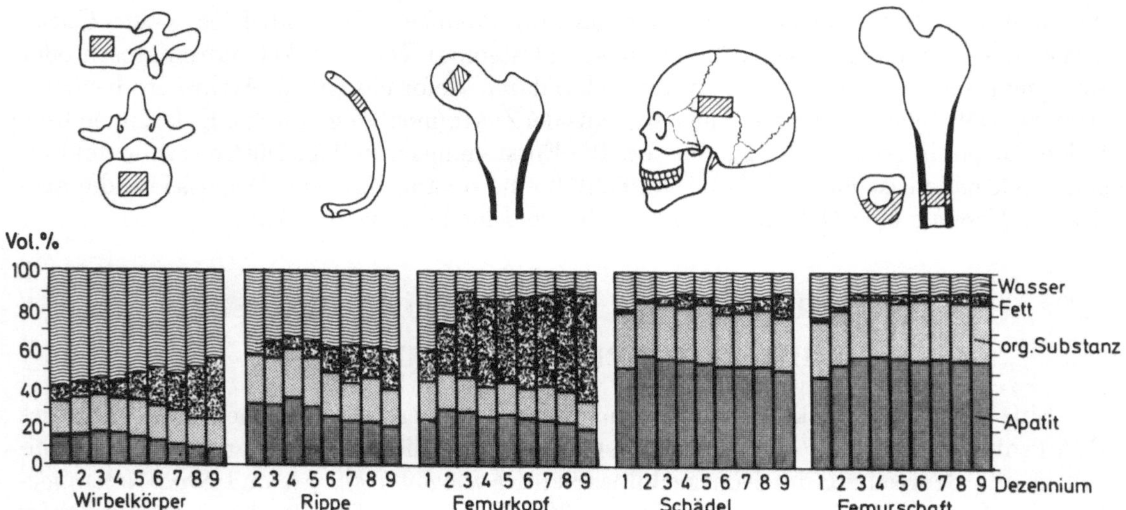

Abb. 156. Veränderungen in der Zusammensetzung einiger Knochen des Skelettes im Laufe des Alterungsprozesses. Die Darstellung der Analysenergebnisse in den verschiedenen Dezennien erfolgt in Volumenprozenten von Mineralsubstanz (Apatit), organischer Substanz, Fett und Wasser. In die Skizzen der untersuchten Skelettregionen sind jeweils die Orte der Gewebsentnahme eingezeichnet (nach Frercks 1968 u. Heuck, 1970)

ändert (mit Ausnahme der Knochenverletzungen und ihrer Folgen), können die verschiedenen Fraktionen der untersuchten Knochenproben zueinander in Beziehung gesetzt werden. Die Ergebnisse der Analysen der *Knochenfrischsubstanz* erlauben folgende Aussagen:

1. Der Kalksalzgehalt im *Gesamtknochen* steigt bis zum 2. oder 4. Dezennium an, um dann kontinuierlich abzunehmen. Hierdurch verringert sich das spezifische Gewicht des Knochens im Laufe des Alterungsprozesses.

2. Die fettfreie Knochenfrischsubstanz (Tela ossea und Markgewebe) nimmt mit zunehmendem Lebensalter ab.

3. Der Fettgehalt steigt im Laufe des Lebens mehr oder weniger deutlich an, wodurch die Abnahme des Knochengewebes (fettfreie Frischsubstanz) verständlich wird.

4. Der Wassergehalt verringert sich besonders in der Spongiosa.

Am *lebenden Menschen* sind Rückschlüsse auf den Mineralgehalt im Skelett (halbquantitative oder quantitative Messungen der Kalksalzkonzentration eines Knochens) nur mit Hilfe physikalischer Methoden möglich (Abb. 157). Die einzelnen Elemente, aus denen der *Gewebsverband Knochen* zusammengesetzt ist, absorbieren Röntgenstrahlen oder Gammastrahlen eines Isotops unterschiedlich. Die Größenordnung der Absorption (oder Schwächung) ist von der Ordnungszahl der Elemente, der Dicke und der Dichte der durchstrahlten Medien abhängig. Einen zusätzlichen Einfluß haben die Qualität der verwendeten Strahlung und die Makrostruktur des Knochens. Es sind verfeinerte radiologische Methoden zur Analyse der Makrostruktur und zur Messung des Gesamt-Mineralgehaltes in einem Knochenabschnitt entwickelt worden, von denen einige in der klinischen Routinearbeit eingesetzt werden konnten. Die *quantitative Radiologie* des Knochens verwendet verschiedenartige Methoden, wie die Densitometrie, die Morphometrie, die elektronischen und optischen Strukturanalysen (siehe auch S. 97). Eine Zusammenstellung der physikalisch-technischen Grundlagen der bisher bekannten Methoden wurde vom Ver-

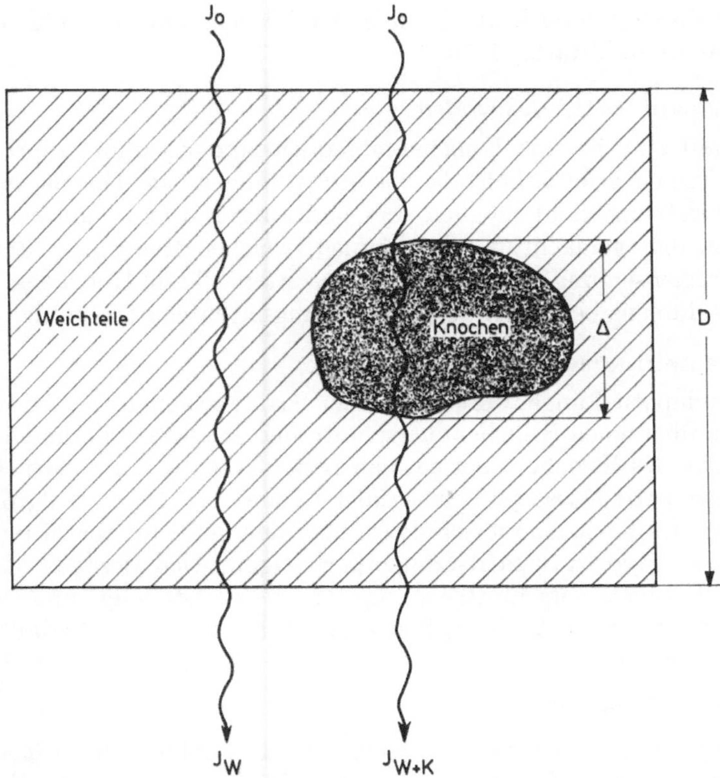

Abb. 157. Schematische Darstellung der Schwächung einer Strahlung durch Knochen und Weichteile

fasser in Band IV/1 dieses Handbuches vorgelegt. Die nachfolgende Übersicht soll sich daher auf einige wesentliche Gesichtspunkte des *klinischen Einsatzes* quantitativer radiologischer Meß-Methoden und eine referierende Darstellung bisher erarbeiteter Meßergebnisse, insbesondere bei *Knochenerkrankungen* beschränken.

I. Die Methoden der Densitometrie

Eine generalisierte Störung des Knochenumbaues und des Mineralaustausches in der Tela ossea kann entweder zu einer *Verminderung* des Knochengewebsvolumens oder zu einer *Entkalkung* der Knochenmatrix führen (s. Seite 26ff.). Beide Arten einer Strukturveränderung sind *frühzeitig im spongiösen Knochen nachweisbar*. Die densitometrischen Methoden zur quantitativen Bestimmung der *Mineralmenge* in einem Knochenabschnitt sind daher vornehmlich am spongiösen Knochen eingesetzt worden. Jede radiologische Messung der Kalksalzkonzentration (Volumenwert) eines Knochens am Lebenden kann nur auf den *Gesamtknochen* (also die „Frischsubstanz") bezogen werden. Ein Vergleich der mit *unterschiedlicher Methodik* (chemische Analyse oder radiologisch-densitometrische Messung) gewonnenen Werte der Kalksalzkonzentration eines Knochens oder Knochenbezirkes ist nur dann möglich, *wenn alle Werte auf die Frischsubstanz des Gesamtknochens berechnet* und in mg/ml Mineral im Knochenvolumen angegeben werden. Als einheitliche Meßbasis wurde die Kalksalzkonzentration in Einheiten des im gesunden Knochen vorwiegend nachgewiesenen Hydroxylapatits gewählt. Die Angaben der Meßwerte erfolgten in *Hydroxylapatit-Äquivalenten*, als *„Apatitwert"* oder in *Kalziumwerten*. Aus der bekannten Zusammensetzung des Hydroxylapatits kann der *Kalziumgehalt* im untersuchten, also durchstrahlten Knochenareal, unabhängig von der jeweils vorliegenden Form der Kalziumverbindung, leicht berechnet werden (Heuck, 1970 — Zusammenstellung Bd. IV/1). Es sind verschiedene Versuche zur Vereinheitlichung der Nomenklatur unternommen worden. Im europäischen Bereich wurden folgende Bezeichnungen und Meßeinheiten empfohlen (nach Rassow u. Mitarb., 1974):

1. Hydroxylapatit = HA-Äquivalent

Der Bezug auf eine für die Knochenmineralzusammensetzung repräsentative Substanz ist grundsätzlich erforderlich, da bei in-vivo-Messungen chemische Analysen der Mineralzusammensetzung nicht möglich sind und aufgrund von Schwächungsmessungen nur Aussagen darüber gemacht werden können, welchen Mengen an Referenzsubstanz bekannter Zusammensetzung das Mineral des untersuchten Knochens innerhalb des durchstrahlten Volumens bezüglich der Schwächungseigenschaften äquivalent ist.

2. HA-Längenwert (g/cm)

Der Hydroxylapatit-Längenwert wird bei Scan-Methoden bestimmt und macht durch Integration über einen Knochenquerschnitt eine Aussage über die Knochenmineralmasse einer Scheibe des Knochens der axialen Länge von 1 cm, ausgedrückt in der äquivalenten Hydroxylapatit-Masse pro cm axialer Länge. Bei dieser Meßgröße werden die Absolutmessungen des Knochenquerschnittes, über den der Scan ausgeführt wurde, nicht berücksichtigt. Der Hydroxylapatit-Längenwert eignet sich deshalb ohne zusätzliche Bestimmung des Knochenquerschnittes weniger für die Feststellung von Normalbereichen. Er ist jedoch wegen einer guten Reproduzierbarkeit besonders für Verlaufskontrollen an einem Patienten sinnvoll.

3. HA-Flächenwert (g/cm^2)

Der Hydroxylapatit-Flächenwert beschreibt die Schwächungseigenschaften des Minerals eines untersuchten Knochens durch Angabe der äquivalenten Hydroxylapatit-Masse, die pro Flächeneinheit (cm^2) angeordnet und von dem Strahlenbündel durchdrungen wurde. Ähnlich wie bei dem Hydroxylapatit-Längenwert ist auch der Hydroxylapatit-Flächenwert ohne zusätzliche Bestimmung der durchstrahlten Knochenschichtdicke nur für Verlaufskontrollen geeignet.

4. HA-Volumenwert (g/cm^3)

Der Hydroxylapatit-Volumenwert („Apatitwert") gibt eine von den individuellen äußeren Knochenabmessungen unabhängige spezifische Größe an: Die äquivalente Hydroxylapatit-Konzentration oder die Hydroxylapatit-Masse pro Volumeneinheit (cm^3) eines Knochens oder Knochenabschnittes. Die Größe ist für die Festlegung von Normal-Bereichen und den Vergleich der Meßwerte an verschiedenen Patienten besonders geeignet, jedoch ist die Reproduzierbarkeit wegen der Hinzunahme schwierig zu bestimmender Knochengeometrie-Meßdaten oft weniger gut als bei Hydroxylapatit-Längenwerten oder Hydroxylapatit-Flächenwerten.

Wenn nicht nur *relative* Maßzahlen für Verlaufskontrollen gewonnen werden sollen, so ist eine möglichst genaue *Dickenmessung* der durchstrahlten Schicht von Knochen und Weichteilen erforderlich. Die präzise Bestimmung der Schichtdicke des interessierenden

Knochenbezirkes wird nicht nur für Messungen eines Volumenwertes des Knochenminerals mit Hilfe einer monochromatischen oder polychromatischen Strahlung, sondern auch bei Methoden, die zwei Strahlenenergien verwenden, unerläßlich sein. Alle die Zahl der Meßgrößen vermindernden und die Messung oder Auswertung erleichternden Näherungen werden zu erheblichen systematischen Fehlern führen, die sehr oft bei guter Reproduzierbarkeit nicht erkannt werden und dann Fehlurteile verursachen (RASSOW u. Mitarb., 1974). Bei einem Vergleich von Messungen an verschiedenen Patienten unter Festlegung von Normalbereichen werden Messungen von Volumenwerten immer am günstigsten sein, während die Längen- und Flächenwerte vorwiegend für Verlaufsuntersuchungen herangezogen werden sollten. Die Feststellung von Normalbereichen ist wünschenswert, da hinter allen diagnostischen Untersuchungen das Ziel steht, eine Therapie zum richtigen Zeitpunkt einzusetzen. Die Festlegung von Normalbereichen ist schwierig, da die biologische Varianz immer in die Meßergebnisse eingeht. Nach bisher vorliegenden Resultaten sind die Abweichungen der Meßwerte des Knochenmineralgehaltes bei verschiedensten Erkrankungen auch bei großer Streubreite der Normalwerte so deutlich, daß die densito-

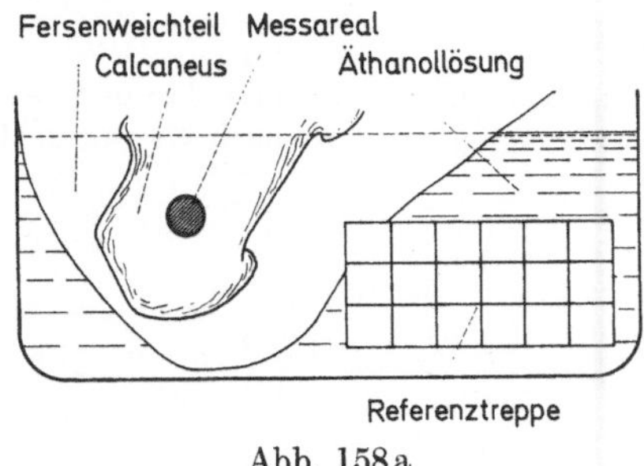

Abb. 158a

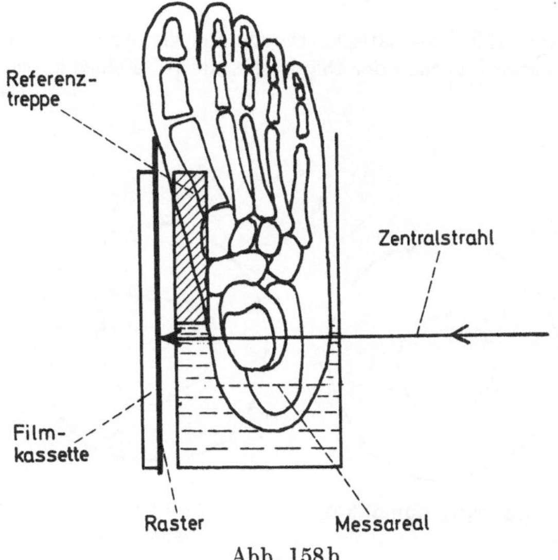

Abb. 158b

Abb. 158. Aufnahmeanordnung zur densitometrischen Bestimmung des Mineralgehaltes in Kalkaneus mit Hilfe eines knochengleichen Referenzsystems (dreiteilige Treppe aus Hydroxylapatit und Kunststoff nach HEUCK u. SCHMIDT 1960). Der Kalkaneus und das Referenzsystem sind zum Ausgleich der Weichteilüberlagerung in einer 50%igen Äthanollösung in einem Plexiglasgefäß dargestellt. (a) Skizze des resultierenden Röntgenbildes, (b) Darstellung des Strahlenganges durch den Kalkaneus

metrische Bestimmung des Knochenmineralgehaltes eine wichtige zusätzliche Information darstellt.

Für densitometrische Messungen sind solche Skelettabschnitte besonders geeignet, in denen *planparallele Kortikalisflächen einen spongiösen Knochen* begrenzen. Diese Forderung erfüllt in erster Linie der *Kalkaneus* (Abb. 158). Die gonaden-ferne Lage dieses Knochens läßt ihn für densitometrische Messungen ohne nennenswerte Strahlenbelastung besonders geeignet erscheinen. Als weitere Meßorte wurden die spongiösen Abschnitte der distalen *Radiusmetaphyse* (QUINTAR, 1962), der *Schenkelhalsregion* (HEUCK u. SCHMIDT, 1954/60) und der Lendenwirbel (KROKOWSKI u. Mitarb., 1959/64) gewählt. Ferner sind Mineralgehaltsbestimmungen in kompakten Knochen der Diaphysen vorgenommen worden (Abb. 159). Neben der Diaphyse von *Radius* und *Ulna* (DOYLE, 1961; CAMERON u. Mitarb., 1963; MEEMA u. Mitarb., 1964; ADACHI u. OKUYAMA, 1966; SCHUSTER u. Mitarb., 1969) sind die *Fingerknochen* (STRANDJORD u. LANZL, 1965/66; GENANT u. Mitarb., 1973), seltener der *Femur* (HENNY, 1950) für densitometrische Bestimmungen des Kalksalzgehaltes herangezogen worden. Die bisher mit densitometrischen Verfahren oder einer chemischen Analyse gewonnenen Meßwerte der Mineralkonzentration im Knochen (HA-Volumenwert oder „Apatitwert") sind in Tab. 49 bei HEUCK (1970 Bd. IV/1 S. 283) zusammengestellt. Die Knochenregionen, in denen vorwiegend Kompakta oder eine relativ dicke Kortikalis um den spongiösen Knochen vorhanden ist, werden bei entsprechender

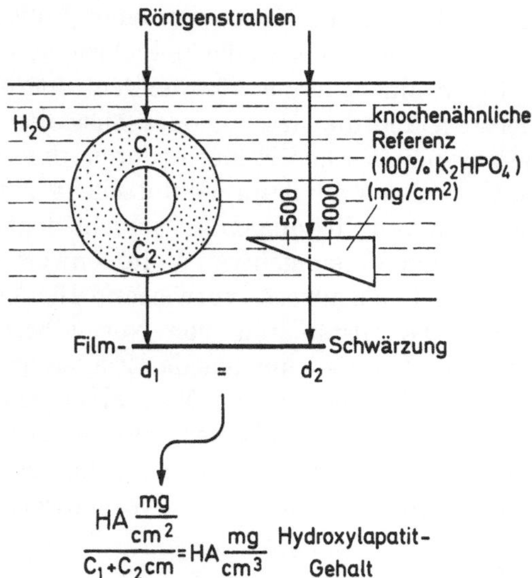

Abb. 159. Schematische Darstellung der Aufnahmeanordnung zur Messung der Mineraldichte in einem kompakten Knochen der Diaphysen mit Hilfe eines knochenähnlichen Referenzsystems (nach MEEMA u. MEEMA, 1969)

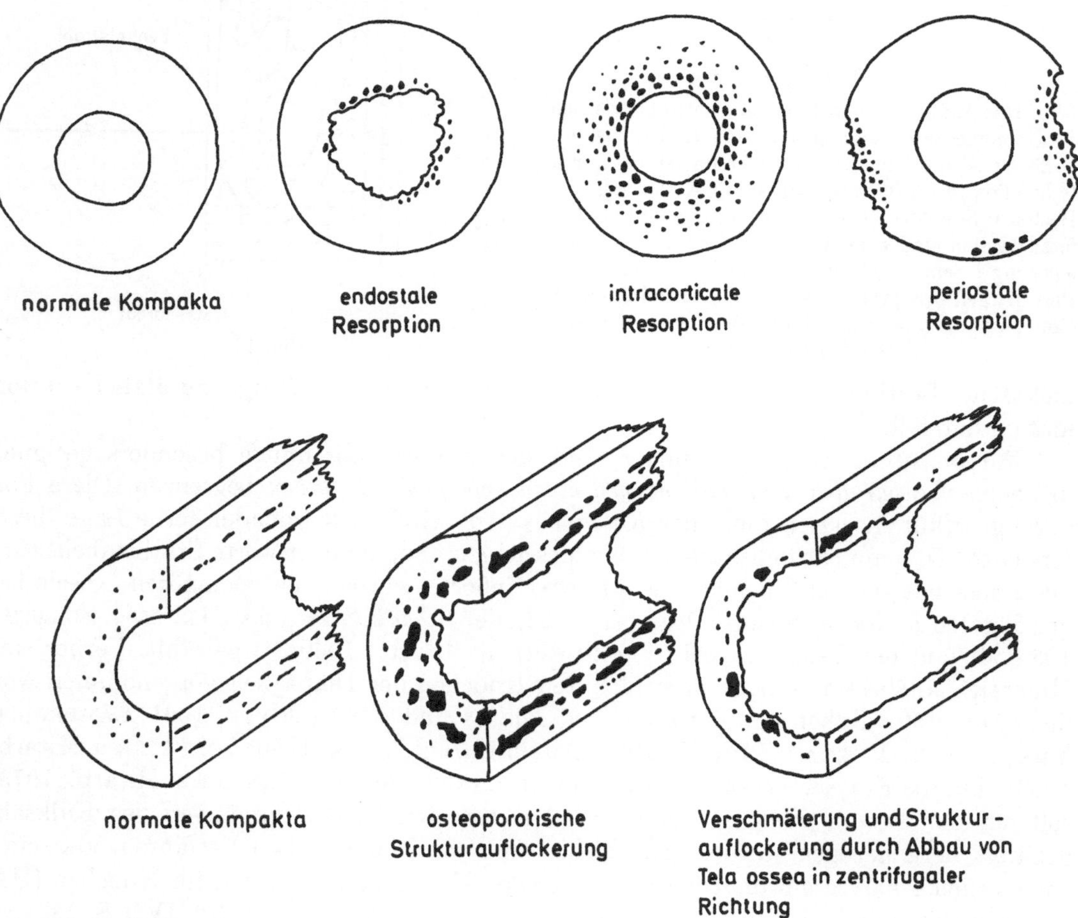

Abb. 160. Strukturelle und morphologische Veränderungen der Diaphysenkompakta des Radius bei Systemerkrankungen des Skelettes (Schematische Darstellung nach MEEMA u. MEEMA, 1969)

Schichtdicke der Kompakta verständlicherweise den höchsten Mineralgehalt in der Volumeneinheit aufweisen. Wenn eine Strukturauflockerung und/oder eine Verschmälerung der Diaphysenkompakta vorliegt, wird sich dies in einer Verminderung der Mineralkonzentration im Gesamtquerschnitt des Knochens ausdrücken (Abb. 160). Ein kompakter Knochen reagiert bekanntlich weniger empfindlich auf Stoffwechselstörungen im Organismus als die Spongiosa, so daß Veränderungen hier erst relativ spät erkannt werden können (siehe S. 92).

In der klinischen Arbeit sind bisher zwei unterschiedliche radiologische Verfahren zur Messung des Mineralgehaltes im Knochen eingesetzt worden:

a

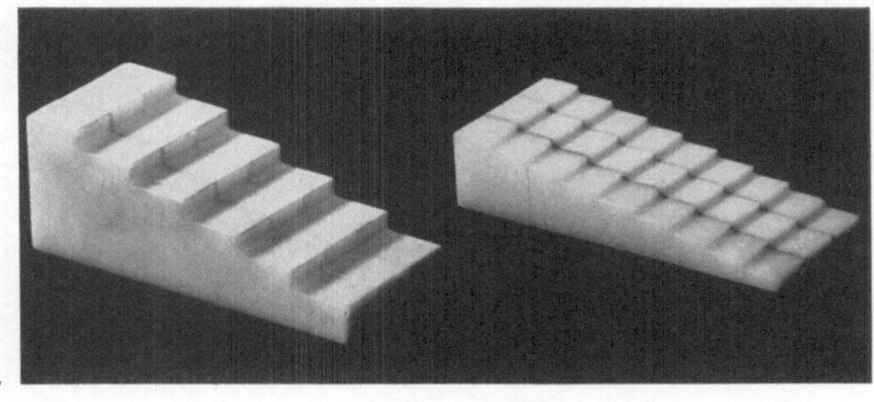

b

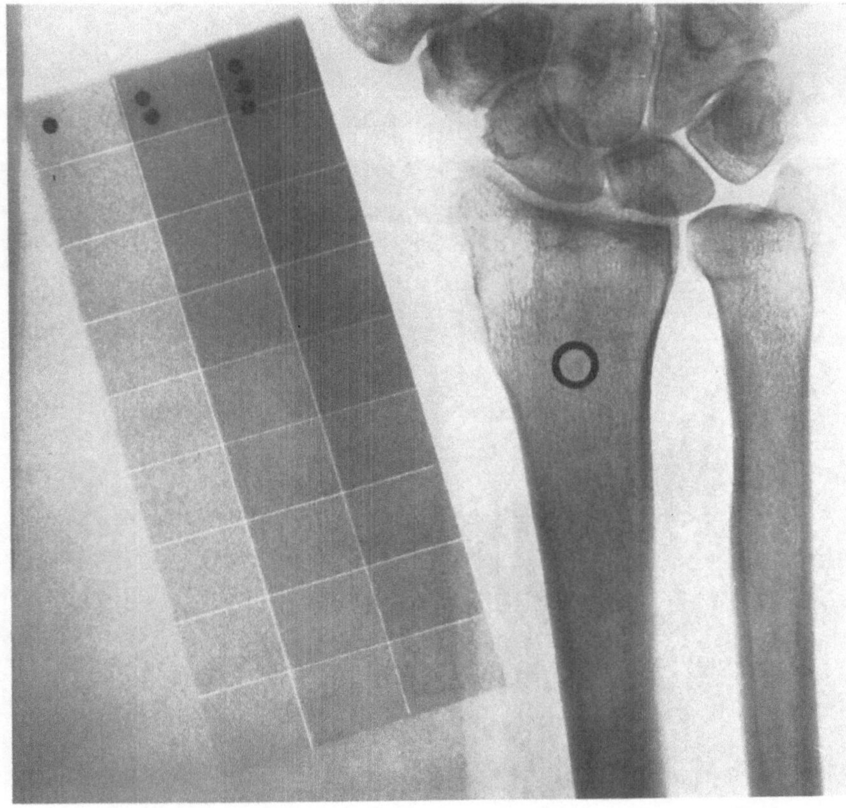

Abb. 161. (a) Vergleichskörper aus Hydroxylapatit und Kunststoff in unterschiedlicher Größe zur densitometrischen Bestimmung des Knochenmineralgehaltes (nach HEUCK u. SCHMIDT, 1954/60). (b) Das Röntgenbild zeigt die gleichzeitige Darstellung von Referenzsystem und zur quantitativen Bildanalyse ausgewähltes Knochenareal (Radiusmetaphyse markiert durch Kreis). Das Handgelenk ist zusammen mit der Hydroxylapatit-Treppe (bestehend aus drei Teilen unterschiedlicher Konzentration) in 50%iger Äthanollösung aufgenommen worden (nach HEUCK u. Mitarb., 1973)

1. Vergleichende Messung der Filmschwärzung

Diesem ältesten Verfahren liegt eine photometrische Auswertung der Röntgenfilme zugrunde (s. bei HEUCK, 1970, Bd. IV/1). Eine Verbesserung der Meßresultate konnte durch die *gleichzeitige Darstellung von Referenzsystemen* zusammen mit dem interessierenden

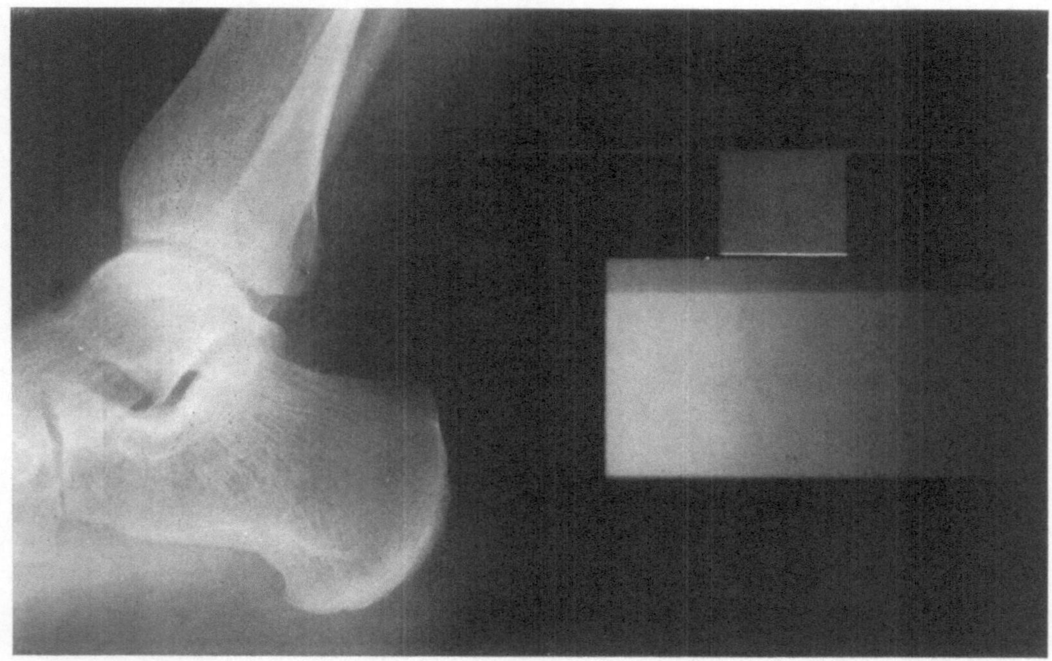

a

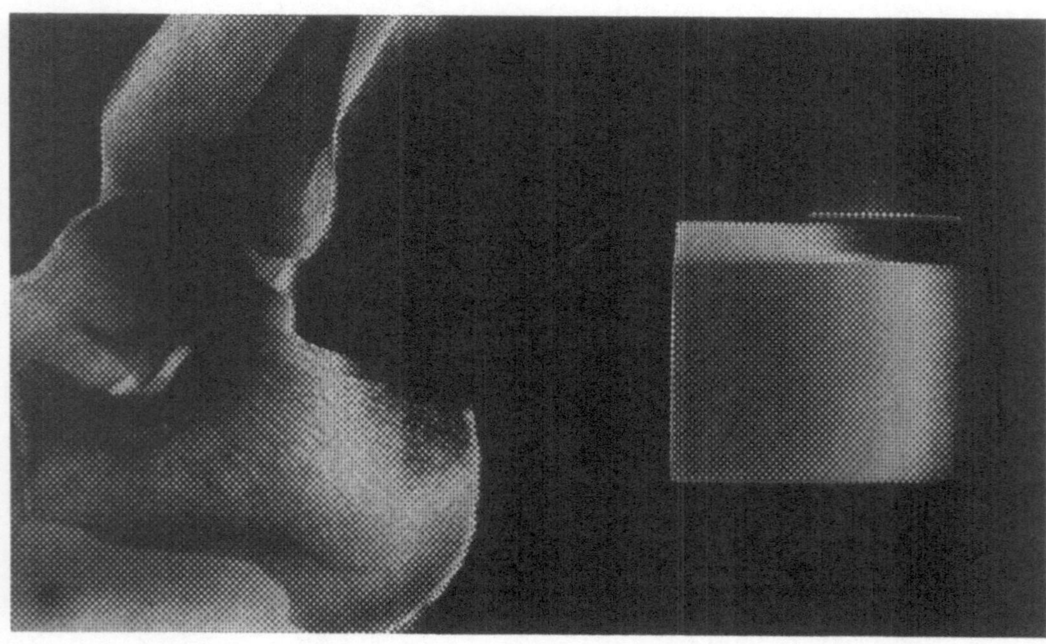

b

Abb. 162. Methode der „Raster-Äquidensitometrie". (a) Röntgenbild des Kalkaneus mit Vergleichskörper aus einem Aluminiumkeil und einem Kupferfilter. (b) Raster-Äquidensitenbild von a. (c) Umsetzung von Filmschwärzungen in Symbole mit Hilfe der Rasterkopie auf Agfa-Konturfilm. (d) Schematische Darstellung der Relation von Hydroxylapatitkonzentration (in mg/ml), Schichtdicke des Aluminiumkeiles D für verschiedene Knochendicken d (nach BORCKE u. HEUCK (1972/75)

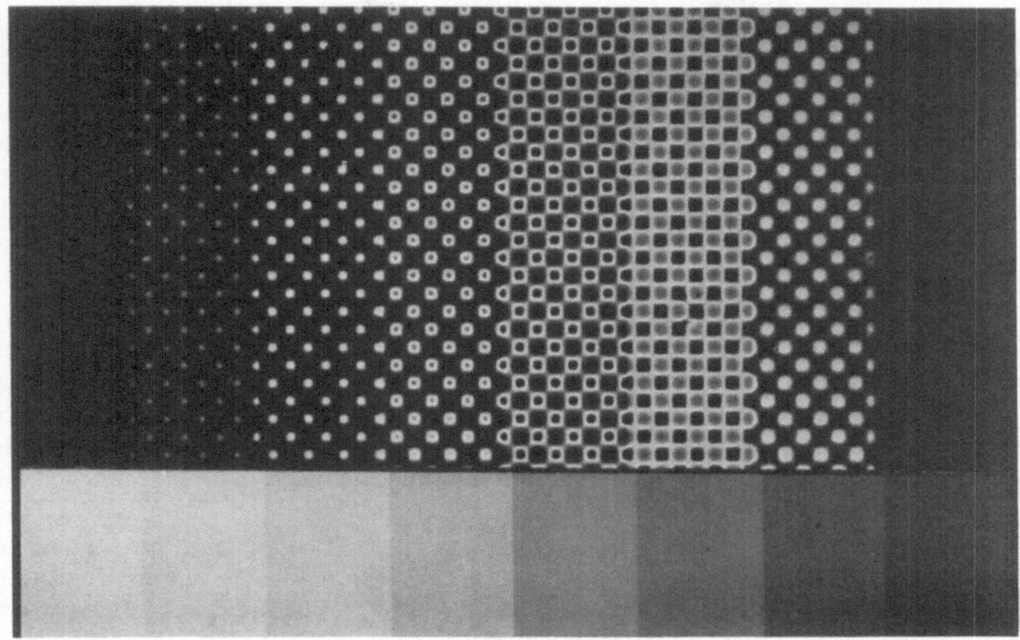

Abb. 162 c

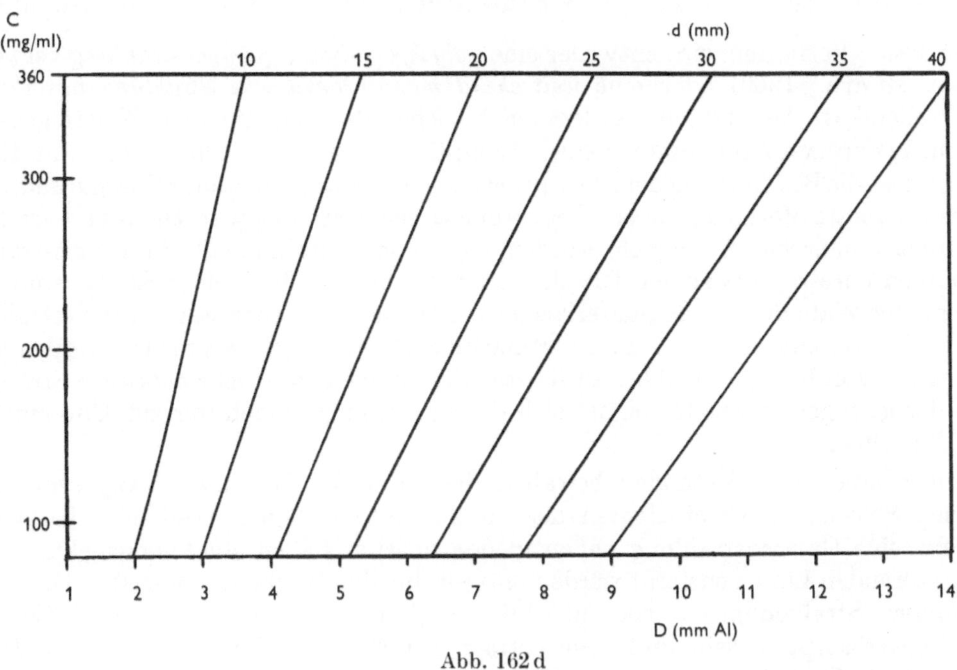

Abb. 162 d

Knochenareal erreicht werden. Neben „Standardknochen" sind Vergleichskörper aus Aluminium, Metall-Legierungen und knochenähnlichem Material verwendet worden. Die vergleichende Schwärzungsmessung über dem Referenzsystem und dem interessierenden Knochenareal ergab *Flächenwerte* oder *Volumenwerte der Mineral- oder Kalzium-Konzentration* im durchstrahlten Knochenbezirk. Diese Verfahren der *Messung identischer Schwärzungen* können zahlreiche Probleme der Filmdensitometrie eliminieren (Abb. 161).

Eine weitere Verbesserung der Methodik wurde durch Standardisierung der Aufnahmeanordnung, der Strahlenqualität, der Filmentwicklung und durch die densitometrische Auswertung der Röntgenfilme mit einem Rechner erreicht (Epple u. Heuck, 1972).

Durch entsprechende Programmierung können ungeeignete Aufnahme erkannt und eliminiert werden. So wird eine größere Sicherheit der photometrischen Analyse und eine Reduzierung der Fehlerbreite erreicht. Als *besonderer Vorzug der densitometrischen Meßverfahren zur Bestimmung des Knochenmineralgehaltes* unter Zugrundelegung *des Röntgenbildes* werden die Möglichkeiten zur besseren räumlichen Orientierung über den Meßort und gleichzeitigen Beurteilung struktureller Veränderungen des Knochens betrachtet (Heuck u. Mitarb., 1959/72; Meema, 1964). Dabei ist es möglich, eventuelle Fehlerquellen, wie Weichteilüberlagerungen, Verkalkungen oder lokale Knochendefekte, sofort zu erkennen und bei der Interpretation des Meßresultates zu berücksichtigen.

Die Transformation der Grauwerte eines Röntgenbildes in Farbunterschiede mit Hilfe elektronischer Verfahren oder in unterschiedliche Symbole über photographische Methoden zeigt neue Wege der quantitativen Analyse des Röntgenbildes auf (Ranz, 1971/73; Borcke u. Heuck, 1972/75; Bauer, 1975). Durch Umwandlung der Schwärzungsunterschiede des Röntgenbildes mit einem besonderen Kopierverfahren können „Raster-Äquidensiten" gewonnen werden, deren unterschiedliche Symbole zum Vergleich der Dichte zwischen verschiedenen Referenzsystemen und dem interessierenden Knochenareal herangezogen werden (Abb. 162). Mit Hilfe eines geeichten Diagrammes läßt sich die Mineralkonzentration im Knochen ermitteln. Das Verfahren scheint für die Routine geeignet, wenn die erforderliche Standardentwicklung der Spezialfilme durchgeführt werden kann.

2. Die direkte Messung der Strahlenschwächung durch den Knochen

Bei diesen Verfahren wird entweder eine *polychromatische Röntgenstrahlung* verwendet (Vose u. Mitarb., 1969) oder eine *weitgehend monochromatische Strahlung* unterschiedlicher Wellenlänge benutzt, um an kleinen Knochen des Skelettes den Mineralgehalt zu bestimmen (Frommhold u. Schoknecht, 1960; Gebhardt u. Mitarb., 1973). Für Einzelmessungen ist die Bestimmung der Absorption einer Strahlung bekannter Energie und Intensität die genaueste Methode, wobei monochromatische Strahlung wünschenswert erscheint. Es ist daher immer wieder versucht worden, eine andere Strahlung als die Bremsstrahlung der Röntgenröhre zu verwenden. Die charakteristische Strahlung einer Röntgenröhre hat bei geeigneter Wahl des Anodenmaterials im Untergrund eine sehr starke Bremsstrahlung, so daß nicht von einer streng „monochromatischen Strahlung" gesprochen werden kann. Die Beugung von Röntgenstrahlen an Kristallgittern liefert monochromatische Strahlung. Wegen der geringen Intensität eignet sich diese Strahlung jedoch nur zur Untersuchung kleiner Knochen.

Ferner haben sich Methoden bewährt, die mit einer *Gammastrahlung radioaktiver Stoffe* den Schwächungskoeffizienten der durchstrahlten Region ermitteln. Isotope als Quelle für eine Gammastrahlung haben in den meisten Fällen ein Linienspektrum, aus dem die störenden Linien entfernt werden müssen. Bei den für die radiologische Diagnostik notwendigen Strahlenhärten von 30—130 kV (^{125}J, ^{210}Pb, ^{241}Am, ^{170}Tn, ^{150}Co u. a.) ist die Eigenabsorption sehr groß. So beträgt bei ^{5}Ci ^{170}Tn bei einer aktiven Fläche von 1 mm^2 die Dosisrate in 1 m Abstand 0,21 mR/min. Bei einer vergleichbaren Röntgenstrahlung von 60 kV und einem Röhrenstrom von 1 mA bei 1 mm Gesamtfilterung beträgt die Dosisrate in 1 m Abstand 800 mR/min. In diesem Falle wird die Belichtungszeit der Isotopenstrahlung gegenüber der Röntgenstrahlung 4000mal länger, um vergleichbare Effekte zu erzielen. Die gebräuchlichen Strahlenquellen sind nicht ideal für quantitative Bestimmungen des Knochenmineralgehaltes geeignet, so daß immer ein Kompromiß erforderlich erscheint, der am zweckmäßigsten durch Eichungen mit Referenzsystemen abgesichert werden kann (Heuck u. Mitarb., 1960; Vanselow u. Heuck, 1970; Rassow u. Mitarb., 1974).

Neben der *Ein-Isotopenmethode* mit ^{125}J als Strahlenquelle sind *Mehr-Isotopenmethoden* eingeführt worden. Bei Kenntnis der Schichtdicke des Knochens kann aus der

Schwächung der Strahlung die Mineralkonzentration im interessierenden Knochenareal berechnet werden. Neben dem Arbeitskreis von CAMERON, MAZESS u. SORENSEN (1968) haben die Arbeitskreise um GERSHON-COHEN (1958), JACOBSON (1964), NILSSON (1968), BÖRNER (1968/72), SCHUSTER (1970), VOGEL (1970), HENDRIKS (1973) u. a. Untersuchungen durchgeführt und Ergebnisse vorgelegt. Kürzlich haben REINERS u. Mitarb. (1973) zur Beurteilung der Dichte und Dicke von Fingerknochen ein Computerprogramm für Absorptionsmessungen mit ^{125}J-Isotopenstrahlung entwickelt. Neben der Information über die Knochenmasse kann durch unterschiedliche Druckzeichen des Rechners eine Aussage über die Knochendichte gegeben werden.

In der *Klinik* haben sich bisher nur wenige Methoden als *brauchbar* erwiesen, da es nicht immer möglich erschien, *eine gute Reproduzierbarkeit der Werte* zu erreichen. So haben bei wiederholten Messungen des Mineralgehaltes in der Mittelphalanx des linken Zeigefingers von Dialysepatienten BREUEL u. Mitarb. (1975) mit dem ^{125}J-Profilscanner „Spongiograph" Unterschiede von 7—35% der Werte gefunden. Es wird vermutet, daß die großen Unterschiede durch eine schlechte Reproduzierbarkeit des Meßortes am Knochen und durch die unzureichende elektronische Streustrahlendiskriminierung des Meß-Systems zustande kommen. Die diagnostische Aussage über eine Veränderung des Mineralgehaltes ist bei dem einzelnen Patienten unzureichend, da sich die Werte mit denen des Normalkollektivs überschneiden.

Durch Einsatz *verschiedener Strahlenqualitäten* von Röntgenstrahlen oder Gammastrahlen mehrerer Isotope zur Bestimmung des Mineralgehaltes wurde eine Verbesserung der Meßresultate angestrebt. Die Methoden beruhen auf einer unterschiedlichen Schwächung der verwendeten Strahlung durch die zu untersuchende Region des Knochens, so daß entweder über die Schwärzungswerte eines photographischen Filmes oder eine direkte Absorptionsmessung und Diskriminierung (Zweienergiemethode) eine Bestimmung der Mineralkonzentration im Gesamtvolumen der interessierenden Knochenregion vorgenommen werden kann. Diese Verfahren sind im Arbeitskreis von KROKOWSKI (1959—1975), ferner durch RASSOW u. STRÜTER (1969), ROOS u. Mitarb. (1970), MAZESS u. Mitarb. (1970) eingesetzt worden. Die Verwendung von *zwei* Strahlenenergien hat folgende Vorteile (nach RASSOW u. Mitarb., 1974):

1. Unabhängige und genaue Berechenbarkeit sowohl des Hydroxylapatit-Volumenwertes als auch der Bindegewebskonzentration ohne fehlerträchtige Näherungen und Voraussetzungen.
2. Eine wesentliche Verringerung des Einflusses des Knochendickenmeßfehlers.
3. In erster Näherung den Wegfall des Einflusses des Weichteilmantels und dessen Dickenmeßfehlers.

Es konnte mit differenten Strahlenqualitäten von polychromatischer Röntgenstrahlung die Mineralkonzentration in Wirbelkörpern und deren Abnahme mit dem Alterungsprozess oder bei Osteopathien durch KROKOWSKI u. Mitarb. (1974) gemessen werden. Da die Wirbel als *rein spongiöse Knochen* sehr empfindlich und frühzeitig auf jegliche Störung reagieren, ist eine Weiterentwicklung und Verbesserung dieser Methoden aussichtsreich.

Die vielschichtigen Probleme einer densitometrischen Bestimmung des Knochenmineralgehaltes lassen die Forderung berechtigt erscheinen, allen Meßverfahren eine möglichst *einheitliche Eichung durch Referenzsysteme* zugrunde zu legen, um dadurch einen Abgleich der Meßwerte anzustreben. Die Vielzahl der bisher verwendeten Referenzsysteme brachte den großen Nachteil mit sich, daß die Meßwerte nur durch komplizierte Rechenoperationen oder überhaupt nicht miteinander vergleichbar waren. Aus diesem Grunde haben HEUCK u. SCHMIDT (1959/60) ein Referenzsystem empfohlen, das jederzeit reproduzierbar ist und knochenähnliche physikalische Eigenschaften besitzt (Abb. 163). Es besteht aus einer Mischung von *Hydroxylapatit* und Kunststoff (dessen Strahlenabsorption dem Knochenmark entspricht), besitzt Treppenform und enthält unterschiedliche Konzentrationen von Hydroxylapatit in zwei oder drei zusammengefügten Teilen (Abb. 161). Die Form des Referenzsystems berücksichtigt die unterschiedliche Dicke der für quantitative Messungen interessanten Knochenregionen. Eine große Zahl von Messungen der Mineralkonzentration im Knochen basiert auf dem Hydroxylapatit-Äquivalent oder bezieht die gefundenen Meßwerte auf dieses Knochenmineral. Annähernd ähnliche Eigenschaften besitzt Kaliumhydrogenphosphat-K_2HPO_4 (MEEMA u. Mitarb., 1964). Diese knochenäquivalente Lösung erlaubt es, in einem weiten Bereich eine bestimmte Konzentration einzustellen, hat jedoch den Nachteil einer homogenen Verteilung des Stoffes in der Lösung und berücksichtigt damit nicht den Einfluß der Struktur von spongiösen Knochenpartien (HEUCK u. SCHMIDT, 1960; VANSELOW u. HEUCK, 1970). Weiterhin wird als Eichstandard *Aluminium* in reiner Form oder in Legierungen benutzt. Jeder Meß-

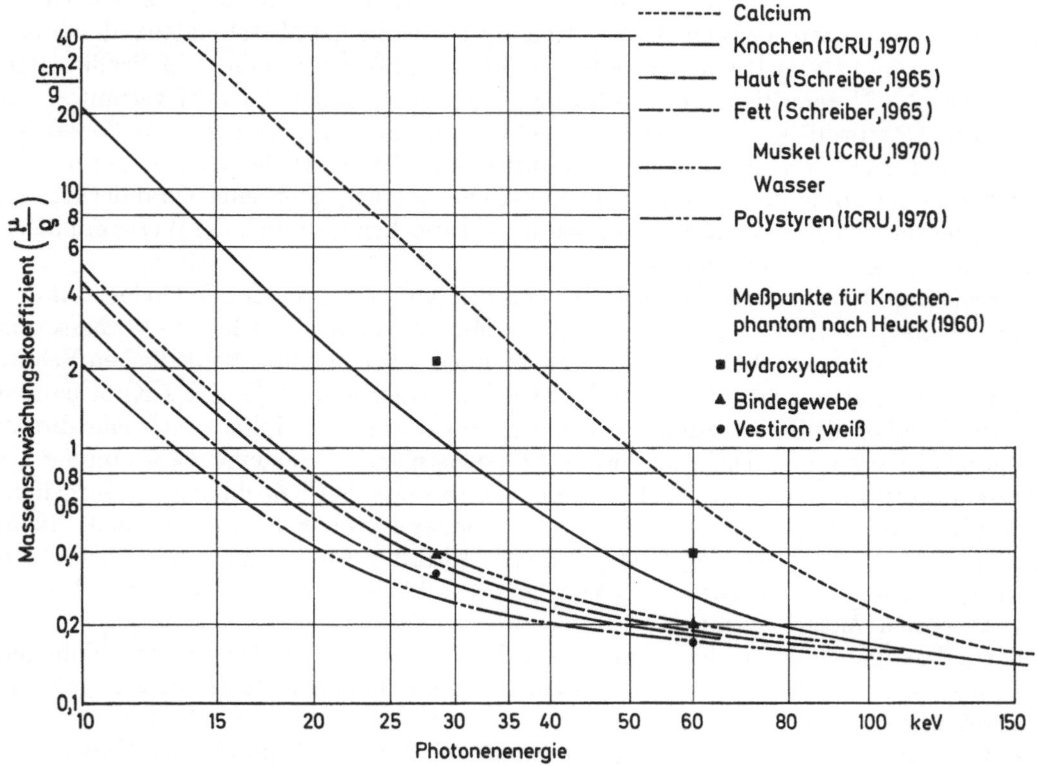

Abb. 163. Energieabhängigkeit der Massenschwächungskoeffizienten (μ/ρ) für einige Substanzen, die bei der Densitometrie des Knochens von Bedeutung sind (von RASSOW, 1974 berechnet nach JÄGER, 1959 im Vergleich zu Meßwerten an dem Knochenphantom nach HEUCK u. SCHMIDT, 1960)

standard dient zum Abgleich densitometrisch ermittelter Werte, um einen Vergleich von Meßresultaten zu ermöglichen, die mit unterschiedlichen Methoden gewonnen worden sind.

Die *Genauigkeit* von Meßverfahren sollte nicht unbeachtet bleiben. Es ist jedoch verfehlt, mit großer Meßgenauigkeit arbeiten zu wollen, wenn z. B. allein die Einstellung des Meßareals bei Kontrollmessungen erhebliche Fehler mit sich bringt. Die *grobmethodischen Fehler*, die *zufälligen Fehler* und die *systematischen Fehler* sollten in einem vernünftigen Verhältnis zueinander stehen. Der *tatsächliche Fehler* eines jeden Meßverfahrens kann nur durch vergleichende Gegenüberstellung der Ergebnisse dieses Verfahrens mit einem völlig andersartigen Meßverfahren — wie der chemischen Analyse des untersuchten Knochenbezirkes — festgestellt werden. Die *theoretische Analyse von systematischen Fehlern* haben COLBERT (1965/66), CAMERON (1969), VANSELOW u. Mitarb. (1970), RASSOW (1974) vorgenommen. Eine Verbesserung und *Standardisierung der Methoden* zur Bestimmung des Knochengewebsvolumens und des Mineralgehaltes im Knochen am lebenden Menschen sollte angestrebt werden.

II. Meßergebnisse der Densitometrie

In der zusammenfassenden Übersicht der Möglichkeiten einer radiologischen Erfassung des Mineralgehaltes der Knochen, die vom Verfasser in Band IV/1 des Handbuches der Medizinischen Radiologie vorgelegt wurde, sind einige *Resultate* quantitativer Messungen der Mineralkonzentration bei verschiedenen Systemerkrankungen mitgeteilt worden. Es sollen daher nachfolgend nur solche Ergebnisse referiert werden, die später veröffentlicht worden sind und für die Beurteilung von Knochenkrankheiten sinnvoll sein können.

Die bisher erarbeiteten *Normalwerte der Mineralkonzentration* in verschiedenen Knochenarealen und ihre Abnahme mit dem Alterungsprozeß folgen etwa dem Verlauf einer Parabel und haben die Vergleichsbasis ergeben, um bei generalisierten Störungen von Transformation oder Mineralisation der Knochen Verlaufskontrollen durchführen zu können. Ein solcher parabelähnlicher Verlauf der Kurven ist nicht auf die Mineralkonzentration im Knochen beschränkt, denn auch die Altersveränderungen der Hirndurchblutung, der Organgewichte u. a. zeigen diesen Verlauf. Die Standardabweichungen und

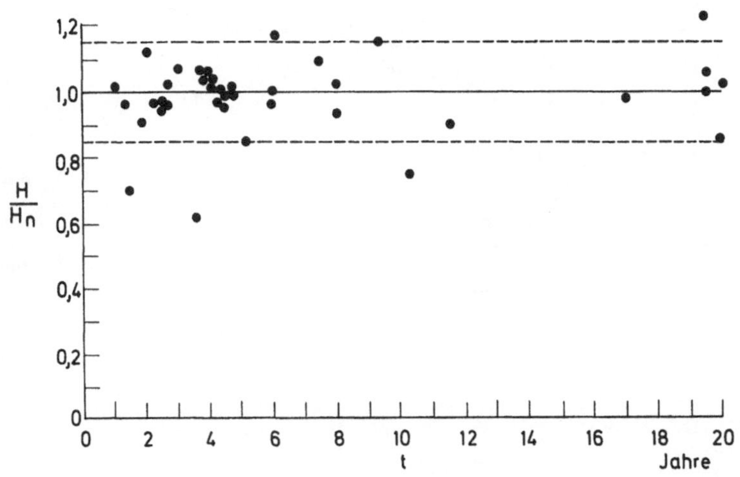

Abb. 164. Meßergebnisse des Hydroxylapatitgehaltes (H) der Spongiosa von Lendenwirbelkörpern bei 42 Frauen mit einer vorzeitigen Menopause, in Beziehung gesetzt zum altersentsprechenden mittleren Normwert des Hydroxylapatitgehaltes (Hn × t = menopausische Periode, nach KROKOWSKI, 1974)

die *biologische Streubreite* sind relativ groß, so daß deren Berücksichtigung bei der *klinischen Wertung von Meßresultaten bei Systemerkrankungen des Skelettes* unerläßlich erscheint.

Eine Differenzierung zwischen physiologischer und pathologischer Strukturauflockerung oder Osteoporose ist nach unseren heutigen Kenntnissen sinnvoll (s. Seite 76ff.). Die „postmenopausische Osteoporose" als Folge eines Östrogenmangels entspricht keineswegs einem eigenen Krankheitsbild (Abb. 164), sondern dem gleichen altersphysiologischen Vorgang (HEUCK u. Mitarb. 1960/68; MEEMA u. Mitarb., 1964; KROKOWSKI u. Mitarb., 1965/67; BÖRNER u. Mitarb., 1972). Die *pathologische Osteoporose* kann in mehreren Phasen oder Schüben verlaufen. Eine Verminderung des Knochengewebsvolumens oder die Abnahme der Mineralkonzentration in der Tela ossea wird infolge verminderter statischer Belastbarkeit das Frakturrisiko erhöhen (HEUCK, 1963; KROKOWSKI, 1962/63; MEEMA u. Mitarb., 1962/63; VOSE u. MACK, 1963). Im gesunden Skelett kann *durch länger dauernde Inaktivität oder Bettruhe* ein Abfall der Mineralkonzentration (Abb. 165) festgestellt werden (VOSE u. HURXTHAL, 1969; VOGEL, 1970; KEELE u. VOSE, 1971). Einen Abfall der Mineralkonzentration im kontrollierten Knochenareal konnten RAMBAUT u. Mitarb. (1972) nicht nur nach Bettruhe bis zu 24 Wochen sondern auch bei den Astronauten nach Gemini- und Apollo-Raumflügen im Kalkaneus feststellen. Im Zusammenhang mit Überlegungen zur Inaktivitätsosteoporose und der Involutionsosteoporose haben Meema u. Mitarb. (1973) Untersuchungen über die Korrelation zwischen der Muskelmasse und dem Knochenmineralgehalt im Laufe des Alterungsprozesses durchgeführt (Abb. 166). Bei gesunden Männern und Frauen wurden radiologische Messungen des Mineralgehaltes im proximalen Radius und der Schichtdicke von Muskulatur und subkutanem Fettgewebe des Unterarmes vom 2.—9. Dezennium vorgenommen. Der Knochenmineralgehalt zeigte keine signifikanten Veränderungen beim männlichen Geschlecht bis zum 60. Lebensjahr, beim weiblichen Geschlecht bis zum 50. Lebensjahr, um dann jedoch abzusinken. Die Schichtdicke der Muskulatur des Unterarmes nahm beim männlichen Geschlecht vom 30. Lebensjahr an ab, während bei den Frauen keine signifikante Verminderung der Muskel-

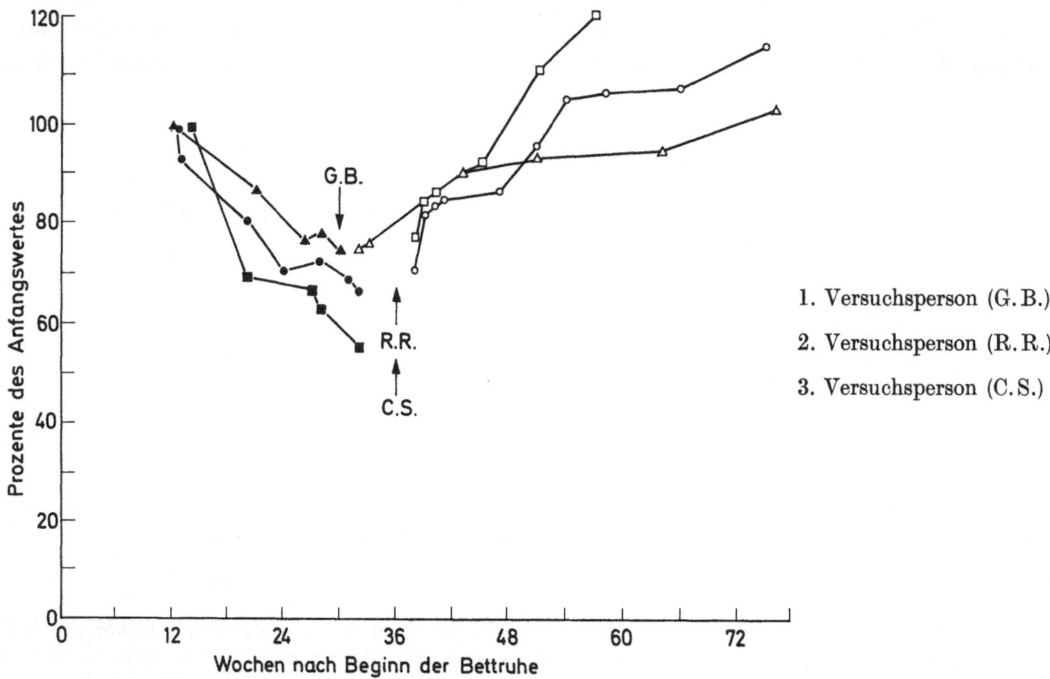

Abb. 165. Ergebnisse von Messungen des Mineralgehaltes in der Kalkaneus-Spongiosa mit der Einisotopenmethode (^{125}J) nach totaler Ruhigstellung und Reaktivierung (durch Pfeile angezeigt) von drei jungen gesunden Männern (Immobilisation durch Bettruhe zwischen 30 und 36 Wochen). Aus dem Kurvenverlauf wird deutlich, daß der Mineralgehalt in der Kalkaneusspongiosa nach der Reaktivierung die Anfangswerte übersteigt (nach Vogel u. Anderson, 1972)

schichtdicke bis zum 60. Lebensjahr festgestellt werden konnte. Die Korrelation zwischen dem Knochenmineralgehalt und der Muskelschicht war bei Männern und Frauen unterschiedlich; während beim männlichen Geschlecht der Mineralgehalt des Knochens und die Muskelschichtdicke in jedem Alter eine positive Korrelation ergab, konnte beim weiblichen Geschlecht nach dem 60. Lebensjahr keine signifikante Korrelation festgestellt werden (Tab. 7). Es fand sich jedoch beim weiblichen Geschlecht eine gute Korrelation zwischen Knochenmineralgehalt und der Schichtdicke des subkutanen Fettgewebes in der Gruppe nach dem 60. Lebensjahr, während beim männlichen Geschlecht in keiner der Altersgruppen eine signifikante Korrelation festgestellt werden konnte. Wenn eine Osteoporose des Skelettes vorlag, so konnte beim männlichen Geschlecht eine Verminderung von Knochenmineralgehalt und Muskelschichtdicke festgestellt werden im Vergleich zu Kontrolluntersuchungen bei gesunden Menschen gleicher Altersgruppen. Dagegen war beim weiblichen Geschlecht keine Veränderung der Muskelschichtdicke bei einer Osteoporose nachweisbar,

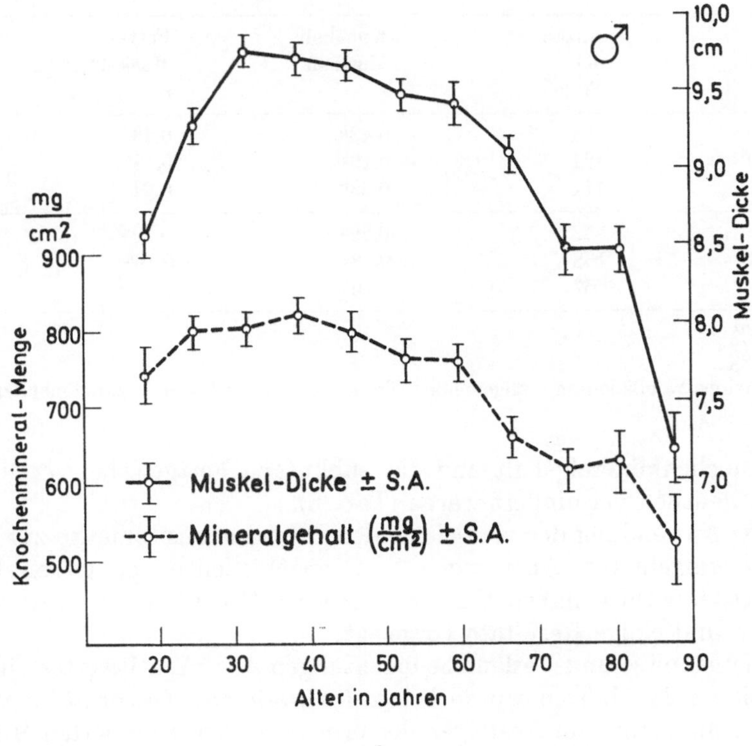

a

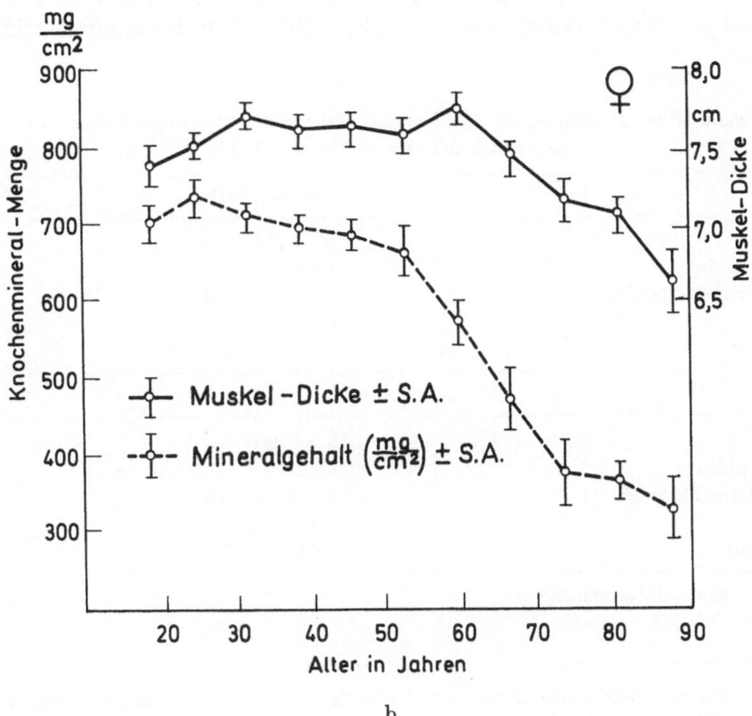

b

Abb. 166. Veränderungen der Mineralmenge in der Diaphyse des Radius und der Schichtdicke des Muskels im Bereich des Unterarmes bei gesunden Männern (a) und gesunden Frauen (b). Graphische Darstellung nach MEEMA u. Mitarb. (1973)

Tabelle 7. *Korrelations-Koeffizienten (r) von Meßwerten des Mineralgehaltes, der Muskel- und Fettgewebs-Dicke bei Normalpersonen* (nach Meema u. Meema, 1973)

Alter		Anzahl der Fälle	Knochen + Muskeln *r*	Fett+ Muskeln *r*	Knochen + Fett *r*
Männer	< 30	64	0.43[b]	0.19	0.17
	30–59	127	0.19[a]	0.18[a]	0.02
	> 60[c]	114	0.28[b]	0.04	0.16
Frauen	< 30	73	0.29[a]	0.29[a]	0.23[a]
	30–59	168	0.18[a]	0.19[a]	0.05
	> 60[c]	67	0.16	0.12	0.43[b]

[a] Signifikanz bei 5%
[b] Signifikanz bei 1%
[c] teilweise Korrelations-Koeffizienten, allgemeiner Trend verschwindet mit zunehmendem Alter

während der Knochenmineralgehalt und das subkutane Fettgewebe, verglichen mit gesunden Frauen, deutlich vermindert waren (Tab. 8).

Die klinische Anwendung der vergleichenden Röntgendensitometrie zur Bestimmung des Knochenmineralgehaltes (Apatitwertes) in verschiedenen spongiösen Knochen bei generalisierten Osteopathien haben Heuck u. Mitarb. (1968/70), Krokowski u. Mitarb. (1974) empfohlen und einige Resultate vorgelegt.

Über Einzelergebnisse und Verlaufsbeobachtungen des „Apatitwertes" in der Femurhalsspongiosa bis zu 2½ Jahren wurde bei *gastrointestinalen Osteopathien* verschiedener Genese berichtet. Es konnte ein Ansteigen der primär stark verminderten Mineralkonzentration im Knochen auf Normalwerte festgestellt werden (Heuck, 1968/72). Die erhebliche Verminderung der globalen Werte des Mineralgehaltes im spongiösen Knochen bei der *primär-chronischen Polyarthritis* konnte an der Femurhalsspongiosa und der Spongiosa der Radiusmetaphyse objektiviert werden (Abb. 167). Die Häufigkeit röntgenologisch

Tabelle 8. *Gegenüberstellung der Meßergebnisse von Normal-Fällen und Osteoporose-Patienten des entsprechenden Alters* (nach Meema u. Meema, 1973)

Frauen	Normal-Fälle	Osteoporose
Anzahl der Fälle	n = 154	n = 33
Alters-Durchschnitt (Jahre)	66,4	64,9
Knochenmineral-Gehalt (mg/cm^2)	676,7' ± 12,4	509,7' ± 28,4
Muskel-Dicke (cm)	8,98 ± 0,07	8,61 ± 0,15
Fettgewebs-Dicke (cm)	0,51 ± 0,02	0,44 ± 0,04
Männer		
Anzahl der Fälle	n = 106	n = 33
Alters-Durchschnitt (Jahre)	65,8	65,7
Knochenmineral-Gehalt (mg/cm^2)	492,6' ± 16,3	363,6' ± 24,9
Muskel-Dicke (cm)	7,40 ± 0,05	7,37 ± 0,12
Fettgewebs-Dicke (cm)	1,51 ± 0,06	1,19 ± 0,10

' = Mittelwerte mit Standardabweichung ±

Abb. 167. Ergebnisse der röntgendensitometrischen Bestimmung der Mineralkonzentration in einigen spongiösen Knochen bei primär-chronischer Polyarthritis. (a) Zusammenstellung der Meßwerte in der Femurhalsspongiosa mit den Normalwerten in den verschiedenen Dezennien. (b) Die Mineralkonzentration in der Kalkaneusspongiosa ist bei rheumatischen Erkrankungen gegenüber der Norm deutlich vermindert. (c) In der distalen Radiusmetaphyse konnte beim weiblichen Geschlecht eine Verminderung der Mineralkonzentration („Apatitwert") gefunden werden (nach Heuck, 1968) ▶

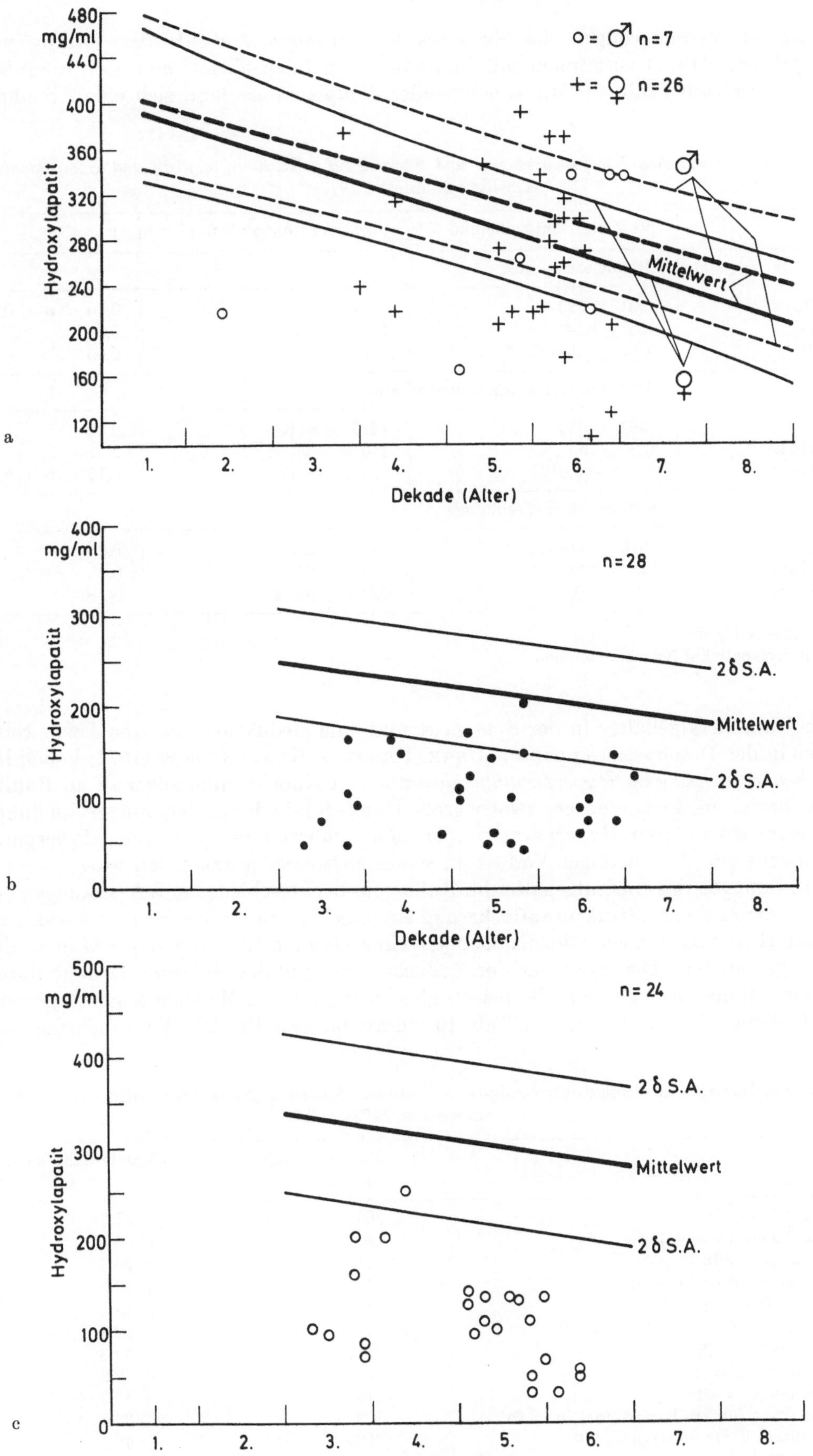
a
480
mg/ml
440
400
360
320
280
240
200
160
120
Hydroxylapatit
○ = ♂ n = 7
+ = ♀ n = 26
♂
Mittelwert
♀
1.
2.
3.
4.
5.
6.
7.
8.
Dekade (Alter)
b
400
mg/ml
300
200
100
0
Hydroxylapatit
n = 28
2δ S.A.
Mittelwert
2δ S.A.
1.
2.
3.
4.
5.
6.
7.
8.
Dekade (Alter)
c
500
mg/ml
400
300
200
100
0
Hydroxylapatit
n = 24
2δ S.A.
Mittelwert
2δ S.A.
1.
2.
3.
4.
5.
6.
7.
8.
Dekade (Alter)

nachweisbarer Veränderungen des Skelettes bei *chronisch Nierenkranken* wurde von RITZ u. Mitarb. (1973) zusammen mit klinischen und labor-chemischen Kontrolluntersuchungen ermittelt (Tab. 9). Mit zunehmender *Dialyse-Dauer* fand sich eine Abnahme

Tabelle 9. *Beziehung zwischen Röntgensymptomen und Serum-PTH, Skelettmineralgehalt und Kompaktadicke* (nach RITZ u. Mitarb., 1973)

	positiver Röntgenbefund	negativer Röntgenbefund	p
	Schädelosteoporose		
Serum PTH[a]	1931 ± 223	1001 ± 48,1	$0{,}10 < p < 0{,}05$
Mineralgehalt[b]	136 ± 8,54	176 ± 7,76	0,05
Barnett-Index	0,467 ± 0,0117	0,51 ± 0,0084	0,05
	Akromioklavikulargelenkerweiterung		
Serum PTH	2393 ± 386	1237 ± 88,8	0,05
Mineralgehalt	153 ± 16,9	170 ± 7,55	N. S.
Barnett-Index	0,473 ± 0,017	0,505 ± 0,075	$0{,}10 < p < 0{,}05$
	Extraossale Verkalkungen		
Serum PTH	2013 ± 476	1315 ± 95,8	0,05
Mineralgehalt	143 ± 10,5	180 ± 7,89	0,05
Barnett-Index	0,502 ± 0,016	0,493 ± 0,074	N. S.

[a] pgÄq bovines PTH/ml
[b] mg Hydroxylapatit/ml Knochenvolumen

des Knochenmineralgehaltes in der Spongiosa und eine Reduktion des Knochengewebsvolumens in der Diaphysenkompakta. RINGE, KRUSE u. KUHLENCORDT (1974) haben bei *primärem und sekundärem Hyperparathyreoidismus* den Knochenmineralgehalt an Radius und Ulna bestimmt. Es fanden sich relativ große Unterschiede der Meßergebnisse am linken Radius beim sekundären Hyperparathyreoidismus, während bei primärem Hyperparathyreoidismus ein gleichmäßiger Verlust an Knochenmineral festzustellen war.

Bestimmungen des Mineralgehaltes im Kalkaneus bei verschiedenen Erkrankungen des Knochens, die mit einer Strukturauflockerung einhergehen, haben BANZER u. SCHNEIDER (1973) mit Hilfe von Transmissionsmessungen einer Gammastrahlung des ^{125}J und des ^{241}Am vorgenommen. Die Kontrolle der Meßgeometrie und des Meßortes erfolgte durch Röntgenaufnahmen in 2 Ebenen, die jeweils gleichzeitig mit der Messung angefertigt worden sind. Einige Resultate sind in Tab. 10 zusammengestellt. Die Verminderung des

Tabelle 10. *Ergebnisse von Mineralgehaltsmessungen im Kalkaneus bei verschiedenen Krankheiten* (nach BANZER u. SCHNEIDER, 1973)

	Mineral-Gehalt (mg/ml)	Standardabweichung
Normal-Fälle ($n = 108$)	266	± 31,7
Nieren-Insuffizienz (n = 41)	199	± 66,0
Hämodialyse (n = 52)	191	± 35,4
Nieren-Transplantation (n = 8)	176	± 47,2
Gonaden-Insuffizienz (n = 31)	210	± 48,5
Kastration (n = 35)	214	± 52,8
Hyperthyreose (n = 22)	169	± 34,3
Thyreoidektomie (n = 11)	180	± 42,2
Rheumatismus (n = 23)	210	± 47,3
Gefäßerkrankung (untere Extremität) (n = 64)	193	± 33,9
Arthrose (untere Extremität) (n = 20)	202	± 46,5

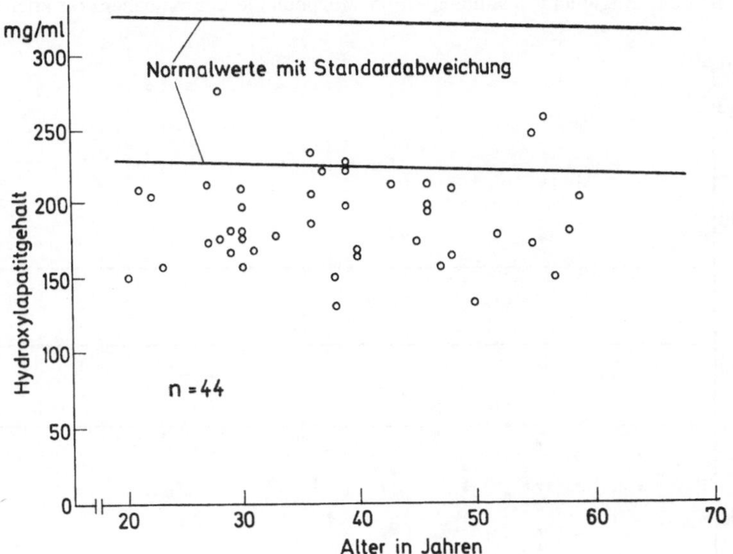

Abb. 168. Absinken des Knochenmineralgehaltes in der Kalkaneusspongiosa bei Patienten mit einer Dauerdialyse (n = 44), aufgetragen zusammen mit der Streubreite von Normalwerten in den verschiedenen Dezennien (nach BANZER u. SCHNEIDER, 1973)

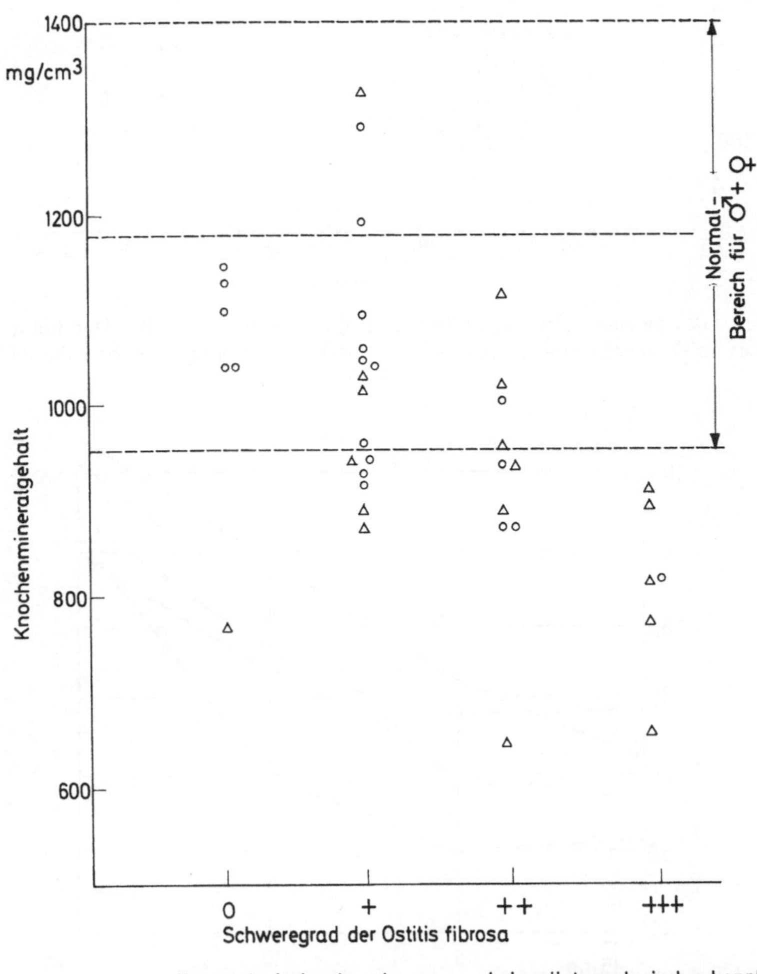

Abb. 169. Knochenmineralgehalt in der proximalen Radius-Diaphyse, verglichen mit dem Grad der Knochenfibrose im Beckenkamm bei Patienten mit einer Niereninsuffizienz, die mit oder ohne Dialyse behandelt worden sind (n = 38) (nach MEEMA u. Mitarb., 1973)

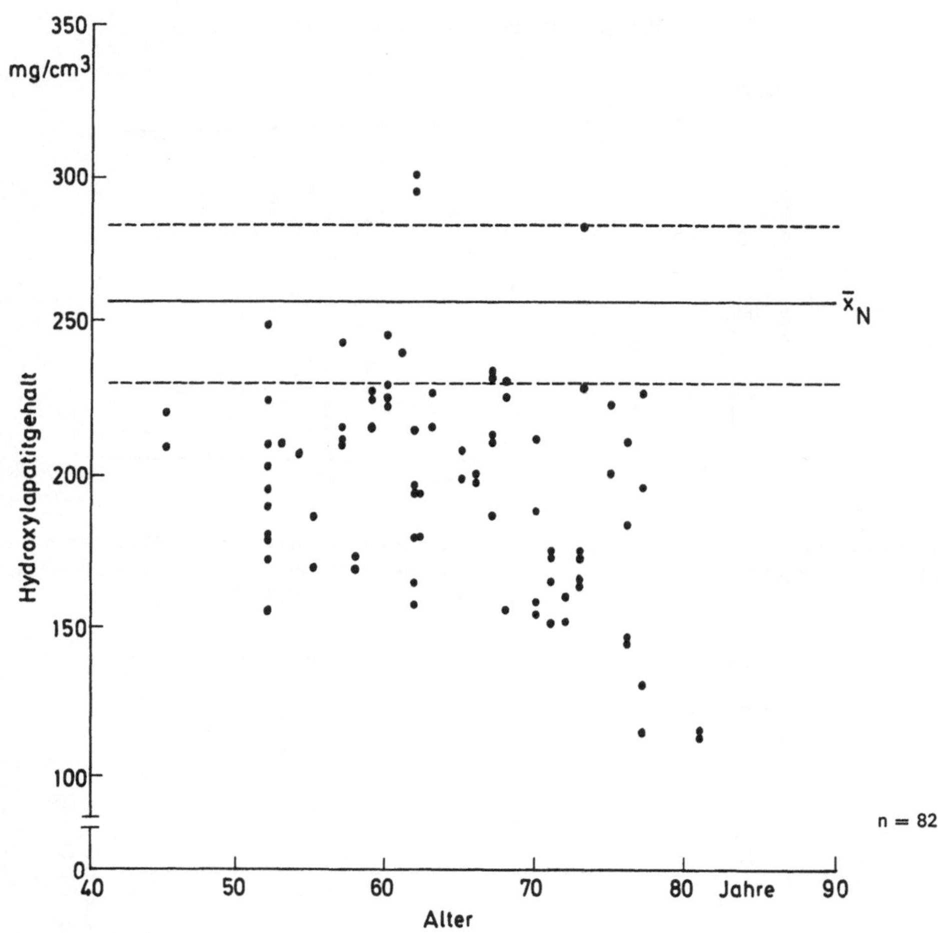

Abb. 170. Meßwerte des globalen Mineralgehaltes im Kalkaneus bei arteriellen Durchblutungsstörungen der unteren Extremität im Vergleich zu den Normalwerten und deren physiologischer Streubreite (nach HAUSCHILD, 1974)

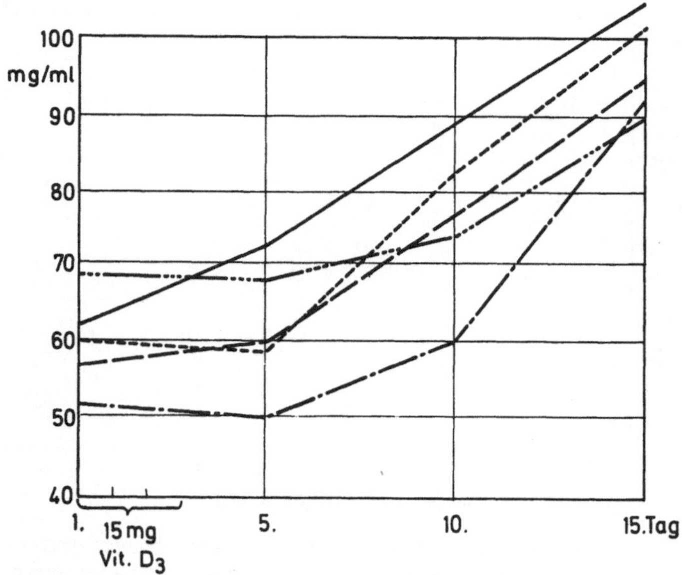

Abb. 171. Verlaufskontrollen des Mineralgehaltes in der distalen Ulna-Diaphyse bei Säuglingen mit florider Rachitis, die Vitamin D 3 erhalten haben. Die Messungen wurden mit der Einenergie-Isotopen-Methode (125 J) vorgenommen. Geringer Anstieg des Mineralgehaltes nach etwa 15 Tagen (nach SCHUSTER u. Mitarb., 1969)

globalen Mineralgehaltes (Hydroxylapatit/cm³) im Kalkaneus und Radius bei *Hämodialyse-Patienten* (Abb. 168 u. 169) und bei Patienten mit einer *arteriellen Verschlußkrankheit* (Abb. 170) konnte objektiviert werden (BANZER u. SCHNEIDER, 1973; MEEMA u. Mitarb., 1973; HAUSCHILD, 1974).

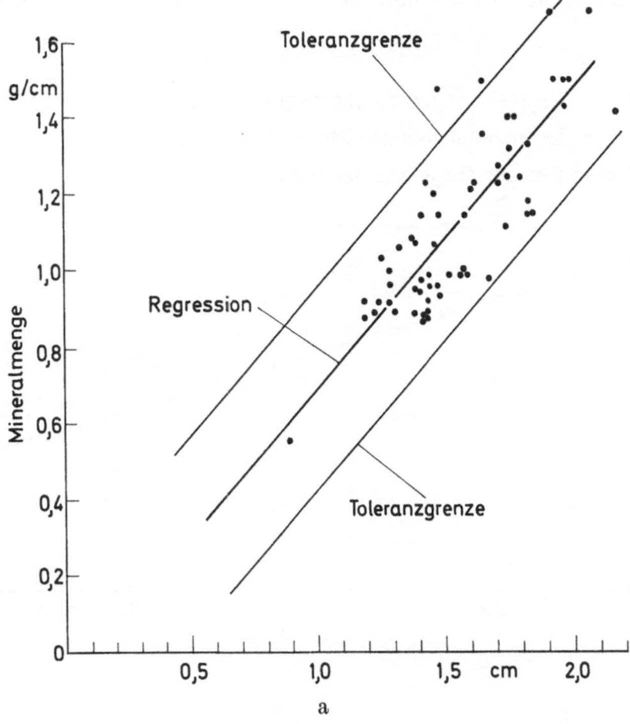

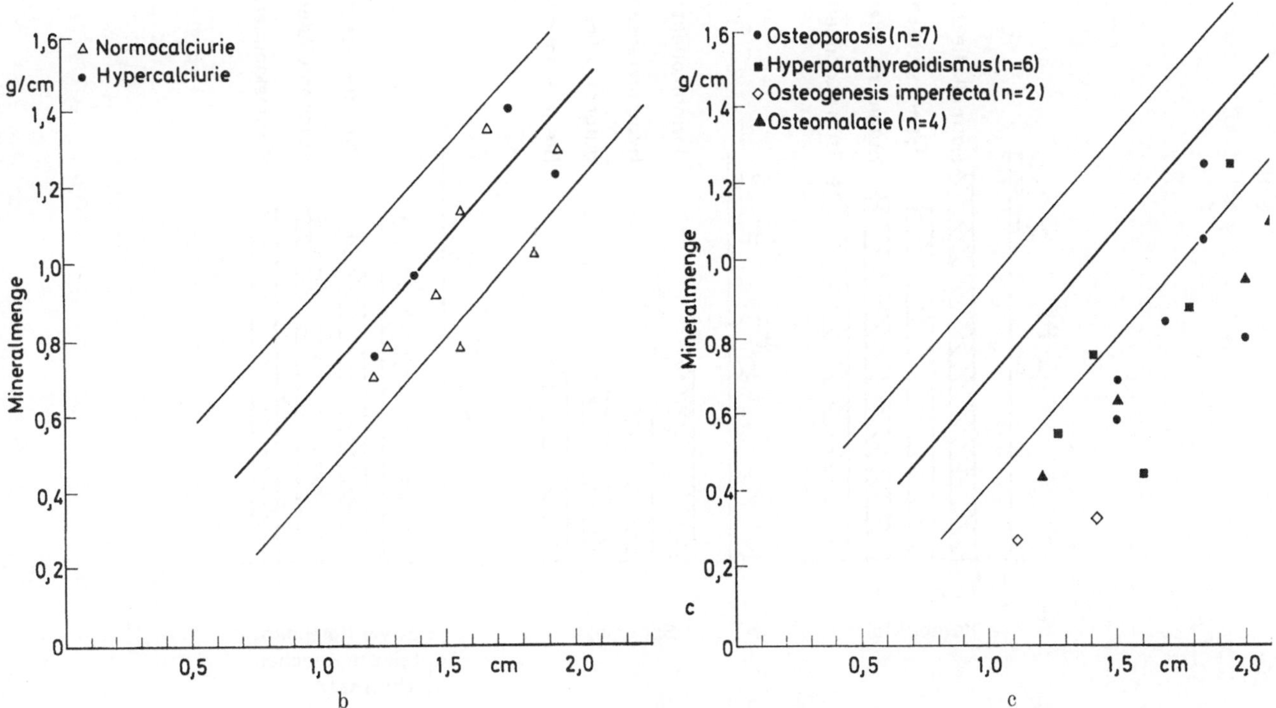

Abb. 172. Ergebnisse von Messungen des Mineralgehaltes (g/cm) in verschiedenen Abschnitten der Radiusdiaphyse. (a) Normalwerte von 61 knochengesunden Menschen mit Regressionslinie und Toleranzgrenzwerten. Die Abszisse zeigt die Schichtdicke des untersuchten Knochenareals. (b) Mineralgehalt bei Nierenkranken. (c) Knochenmineralgehalt bei verschiedenen Systemerkrankungen des Skelettes (nach EVENS u. Mitarb., 1969)

Messungen in Abschnitten der Diaphysenkompakta wurden bei verschiedenartigen Knochenkrankheiten durchgeführt. SCHUSTER, REISS u. KRAMER (1969) konnten neben Normalwerten der distalen Ulna bei Kindern *Verlaufskontrollen bei verschiedenen Krankheiten*, wie der floriden *Rachitis*, chronischen *Harnwegsinfekten*, der *Osteogenesis imperfecta* und *Entwicklungsstörungen*, vornehmen (Abb. 171). Nach den Ergebnissen von EVANS,

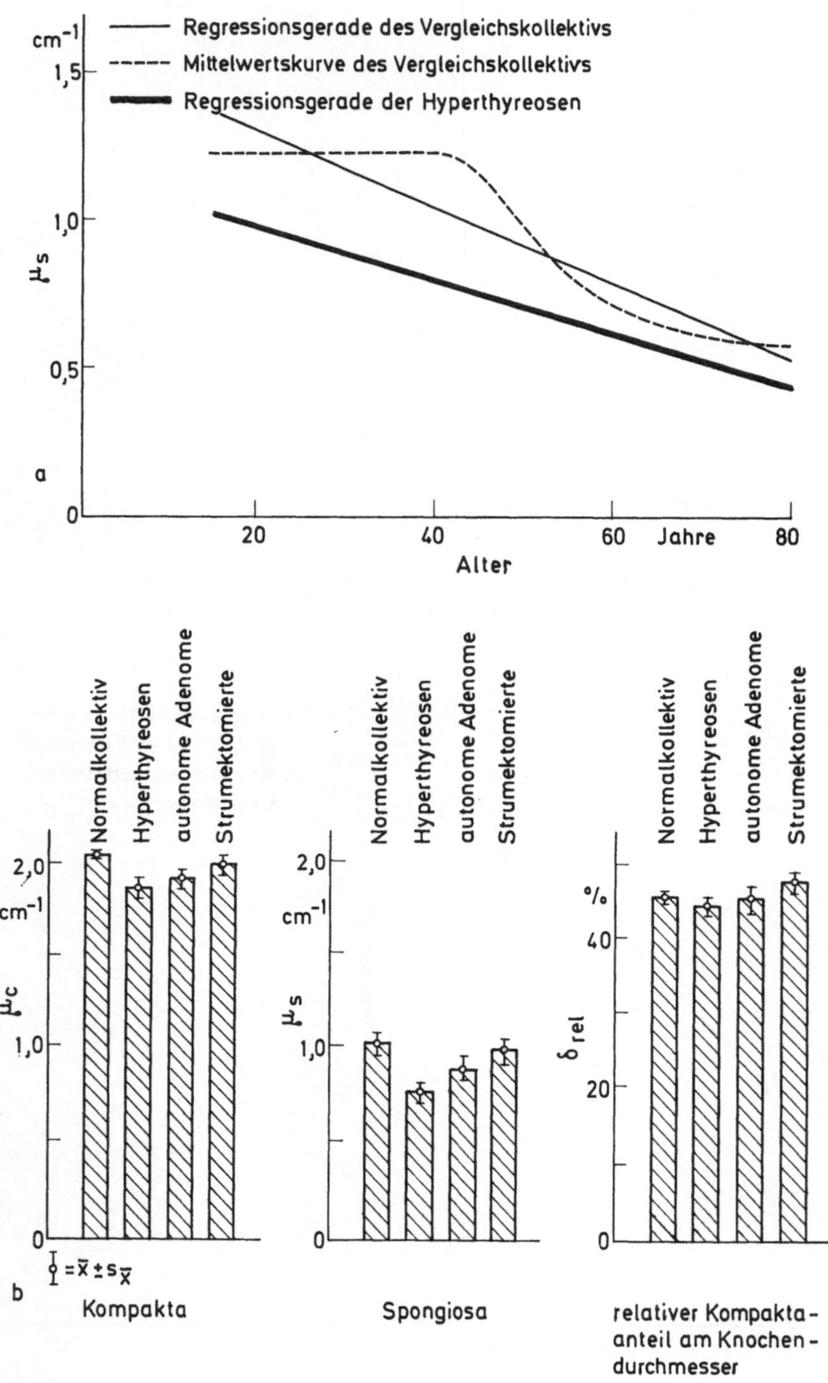

Abb. 173. Ergebnisse der Densitometriewerte des Knochens in der Mittelphalanx des Mittelfingers bei Hyperthyreose und einem Normalkollektiv (a). Die Gegenüberstellung der Werte der Knochenmessung bei Schilddrüsenerkrankungen (Hyperthyreosen, autonome Adenome, Strumektomie) zum Normalkollektiv (b) nach GREHN u. Mitarb., 1973

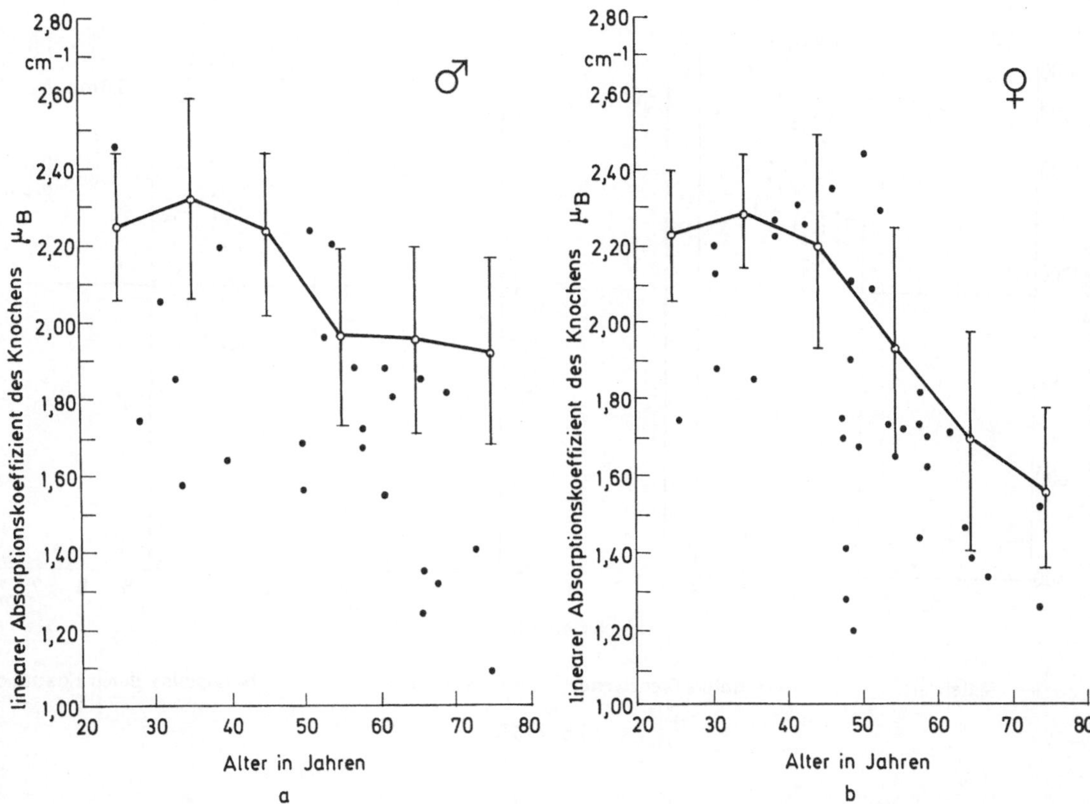

Abb. 174. Resultate der Bestimmung des linearen Absorptionskoeffizienten im Metakarpale 2 mit Hilfe der Einisotopenmethode bei Patienten mit einem Hyperparathyreoidismus. (a) Meßwerte bei 25 Männern, zusammengestellt mit den Normalwerten der entsprechenden Altersgruppen. (b) Meßresultate bei 35 Frauen, zusammen aufgetragen mit den Normalwerten der entsperchenden Altersgruppen (nach GENANT u. Mitarb., 1973)

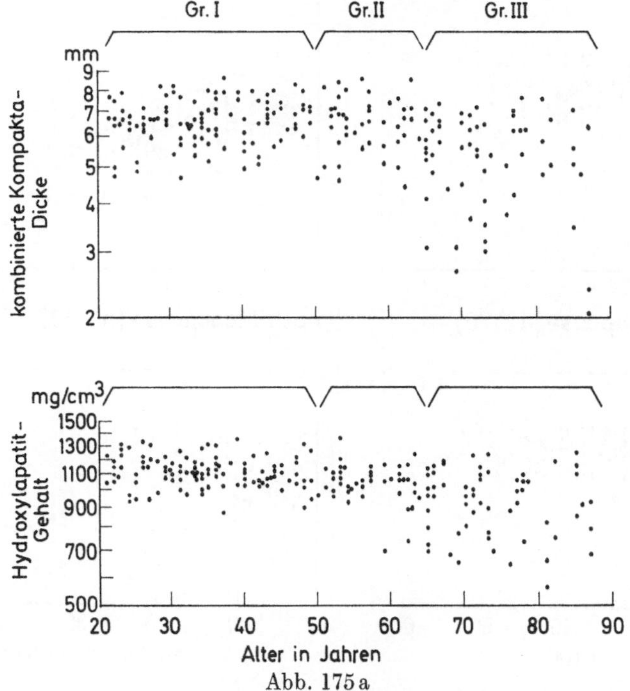

Abb. 175a

Abb. 175a. Zusammenstellung der Ergebnisse kombinierter Untersuchungen des Mineralgehaltes, ausgedrückt in Volumenwerten des Hydroxylapatits und der kombinierten Kompaktadicke im proximalen Abschnitt der Diaphyse des Radius bei knochengesunden Personen beiderlei Geschlechts (nach MEEMA u. MEEMA, 1969). (a) Graphische Darstellung der Meßwerte von 211 knochengesunden Männern. Die Werte sind exponentiell aufgetragen, um den Altersgang deutlich darzustellen.

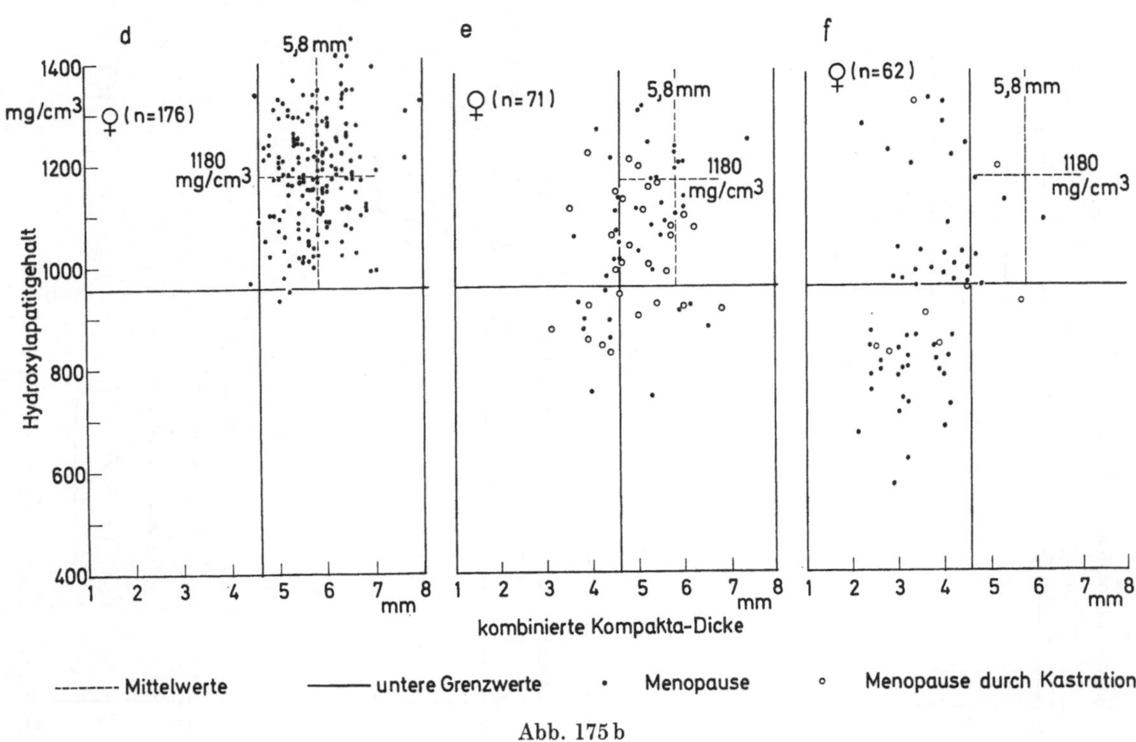

Abb. 175 b

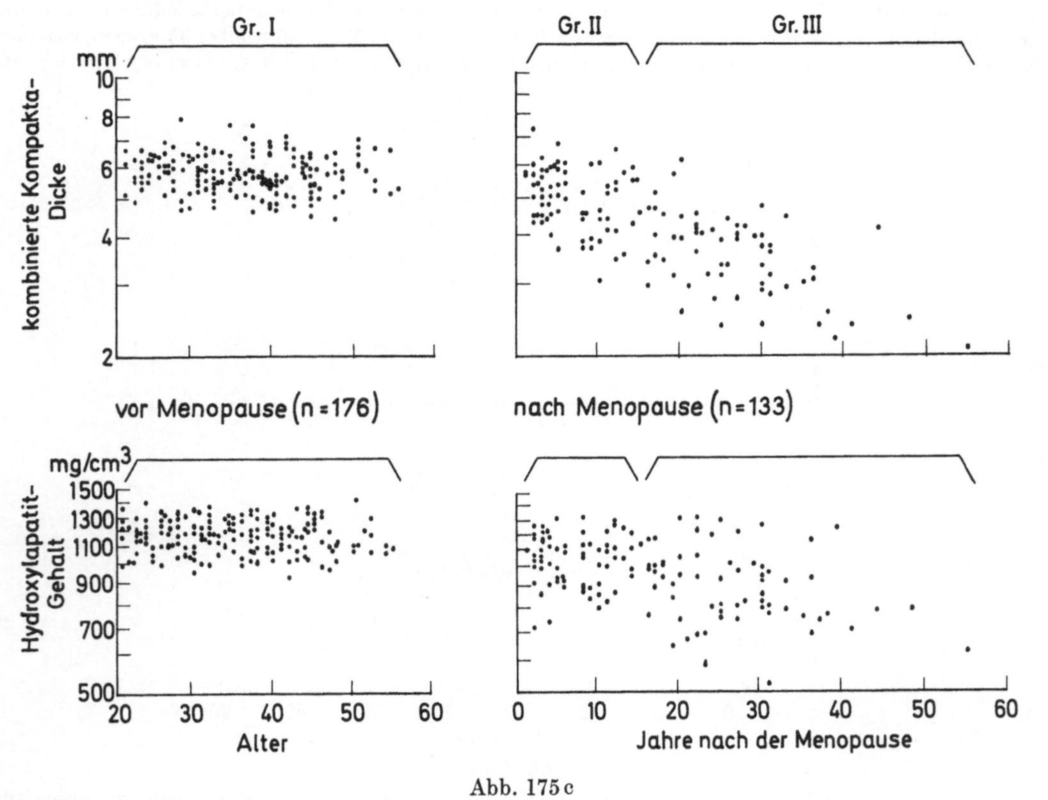

Abb. 175 c

Abb. 175 b, c. (b) Einzeldarstellung derselben Meßergebnisse nach Altersgruppen. (c) Graphische Darstellung der Meßresultate von 309 gesunden Frauen. Die Ergebnisse sind in Altersgruppen zusammengefaßt und nach Meßwerten *vor* der Menopause und *nach* der Menopause geordnet.

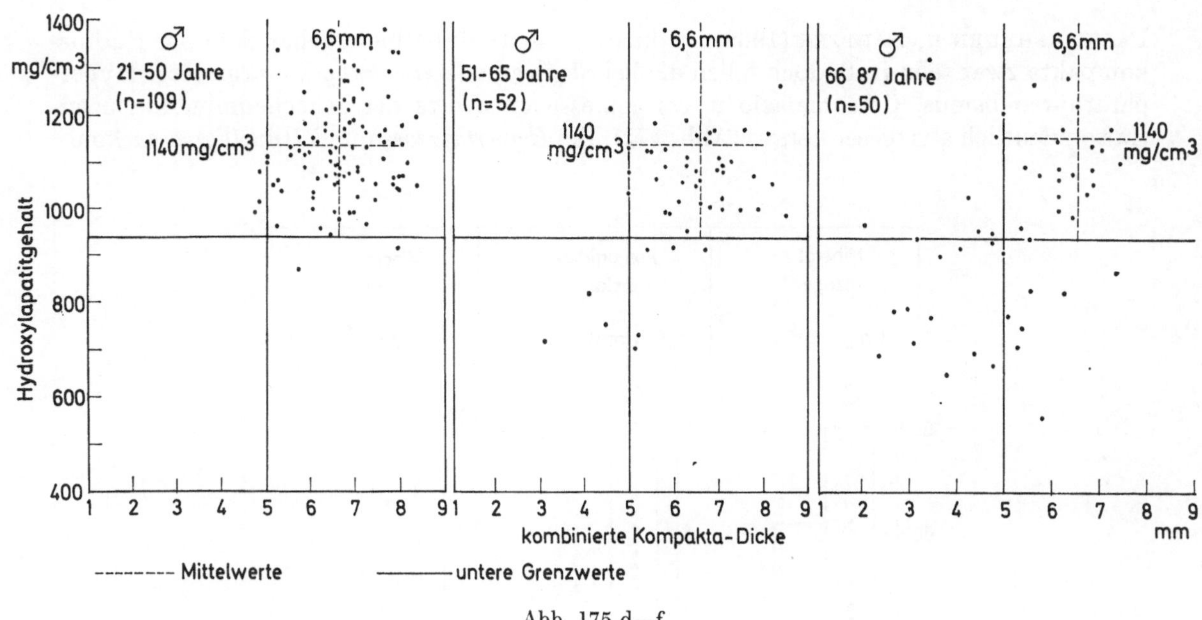

Abb. 175 d—f

Abb. 175 d—f. (d) Einzeldarstellung der Normalwerte bei Frauen *vor* der Menopause. (e) Einzeldarstellung der Normalwerte von Frauen *1—15 Jahre nach* der Menopause. (f) Einzeldarstellung der Normalwerte von Frauen, die *später als 15 Jahre nach* der Menopause ermittelt worden sind

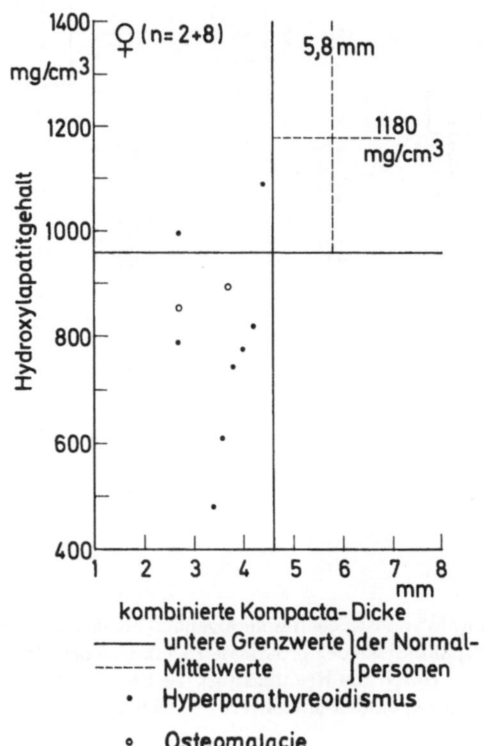

Abb. 176. Meßresultate des Knochenmineralgehaltes (Volumenwerte Hydroxylapatit) und kombinierter Kompaktadicke in der proximalen Diaphyse des Radius bei Patienten mit Hyperparathyreoidismus und Osteomalazie. Die Werte wurden in das Schema der Mittelwerte von Gesunden eingetragen (nach MEEMA u. MEEMA, 1969)

PACK, ASHBURN u. BARTTER (1969) ist die Streubreite des Mineralgehaltes in der Radiuskompakta zwar sehr groß, doch fallen die bei *Stoffwechselerkrankungen* (sekundärer Hyperparathyreoidismus, Osteomalazie u. a.) gemessenen Werte der Knochenmineralkonzentration deutlich aus dieser heraus (Abb. 172). Bei *Hyperthyreosen* und *Hypothyreosen* konn-

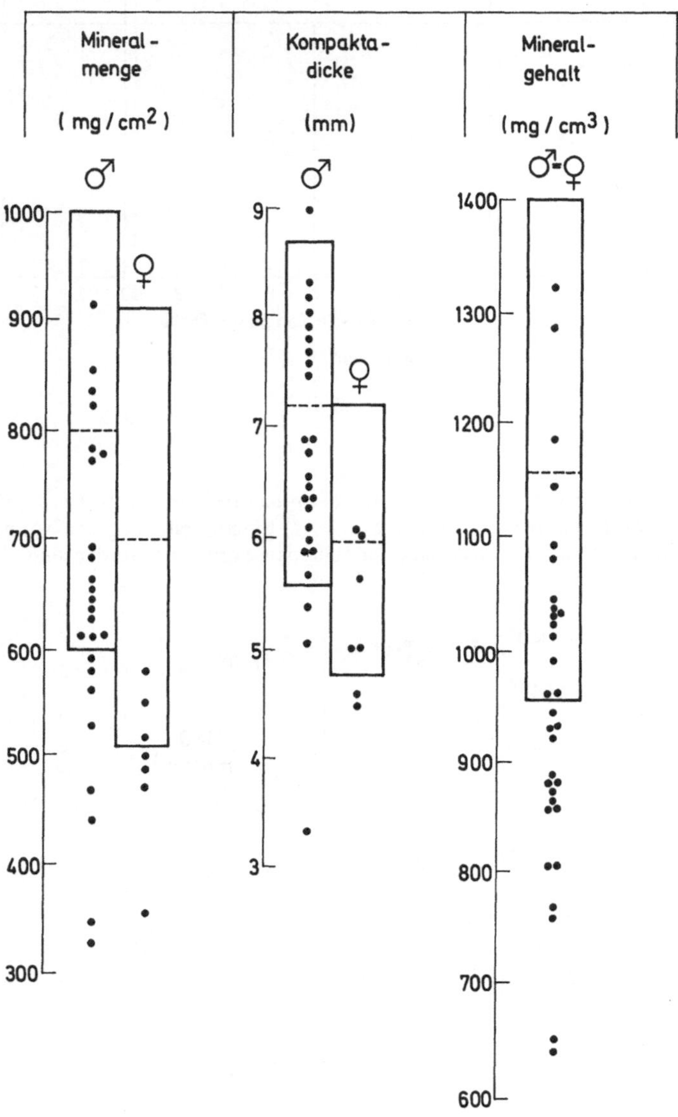

Abb. 177. Darstellung der Meßresultate von Knochenmineralgehalt (Flächenwerte und Volumenwerte Hydroxylapatit) und der kombinierten Kompaktadicke der proximalen Diaphyse des Radius von 32 Nierenkranken mit den Normalwerten dieses Knochens. Durch die Rechtecke ist die Streubreite der Normalwerte dargestellt, die unterbrochenen Linien zeigen den Mittelwert an (nach MEEMA u. Mitarb., 1972/73)

ten verminderte Dichtewerte des Knochens mit einem 125 J-Profilscanner festgestellt werden (Abb. 173) (GREHN u. Mitarb., 1973). Von GENANT u. Mitarb. (1973) wurden die Resultate von Messungen des linearen Absorptionskoeffizienten mit der Einisotopenmethode (STRANDJORD u. LANZL, 1964) am Metakarpale 2 bei Patienten mit einem Hyperparathyreoidismus mitgeteilt (Abb. 174). Kombinierte densitometrische und morphometrische Untersuchungen an der Diaphysenkompakta des Radius haben MEEMA u. Mitarb. (1969/72/73) durchgeführt und Meßresultate bei *verschiedenen Osteopathien* vorgelegt (Abb. 175, 176, 177, 178 u. Tab. 11).

Eine besondere Bedeutung kommt der radiologischen Verlaufskontrolle des Mineralgehaltes in verschiedenen Knochen des Skelettes *während der Behandlung* von patholo-

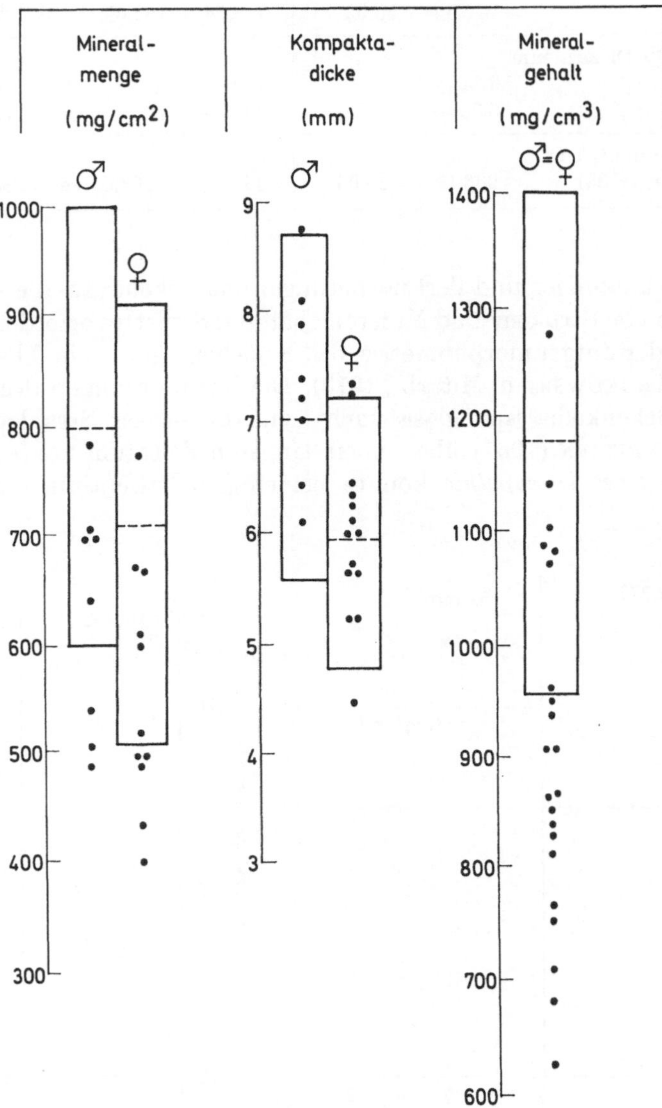

Abb. 178. Meßwerte des Knochenmineralgehaltes (Flächenwerte und Volumenwerte Hydroxylapatit) und der kombinierten Kompaktadicke in der proximalen Diaphyse des Radius von 22 Patienten mit einer Thyreotoxikose (beiderlei Geschlechts), dargestellt mit den Normalwerten dieses Knochenareals. Die Rechtecke zeigen die Streubreite der Normalwerte, die unterbrochenen Linien die jeweiligen Mittelwerte an (nach MEEMA u. MEEMA, 1972)

gischen Osteoporosen zu. Die Knochenbildung kann — selbst bei schweren generalisierten Osteopathien verschiedenster Ursache — zum Beispiel durch eine Natriumfluorid-Behandlung gebessert werden. Nach Fluorapplikation entsteht neben dem Hydroxylapatit das schwerlösliche Fluorapatit, so daß der neu apponierte Knochen gegenüber Umbau- oder Abbauprozessen widerstandsfähiger wird. Eine Überdosierung des Natriumfluorid-Präparates kann zur ungewollten Ossifikation von Bindegeweben führen, so daß Sehnen und

Tabelle 11. *Zusammenstellung von Meßergebnissen des Knochenmineralgehaltes – Flächenwerte (mg/cm²) und Volumenwerte (mg/cm³) – und der kombinierten Kompakta-Dicke (mm) bei chronisch-nierenkranken Patienten und Normalpersonen beiderlei Geschlechts* (nach Meema u. Mitarb., 1972)

Knochen-Mineral-Menge in mg/cm²	Mittelwerte $\pm_1$ Standard-Anweichung: renale Osteopathie	normale Kontrollen	Signifikanz-Zahl der Differenz der Mittelwerte (α)
Männer (n = 25)	649,92 ± 151,44	799,94 ± 105,11 (n = 116)	< 0,001
Frauen (n = 7)	515,14 ± 95,92	718,54 ± 103,09 (n = 192)	< 0,001
Kombinierte Kompakta-Dicke in mm			
Männer (n = 25)	6,74 ± 1,19	7,09 ± 0,76 (n = 116)	nicht signifikant
Frauen (n = 7)	5,35 ± 0,56	6,05 ± 0,62 (n = 172)	< 0,01
Hydroxylapatit-Gehalt in mg/cm³			
Männer und Frauen (n = 32)	963,19 ± 150,06	1163,00 ± 108,62 (n = 288)	< 0,001

Gelenkkapseln Verkalkungen und Verknöcherungen entwickeln. Aus diesem Grunde ist eine ständige Kontrolle von Struktur und Mineralgehalt des Skelettes erforderlich. Mit Hilfe der Densitometrie und Röntgenmorphometrie des Knochens kann ein Therapie-Erfolg kontrolliert werden (Krokowski u. Mitarb., 1973). Die Veränderungen des Knochenmineralgehaltes in der Schenkelhalsspongiosa nach gynäkologischer Strahlenbehandlung sind von Heuck u. Lauritzen (1967) über einen längeren Zeitraum kontrolliert worden. Im Verlaufe der *radiogenen Osteopathie* konnte bei einigen Patientinnen eine Zunahme der

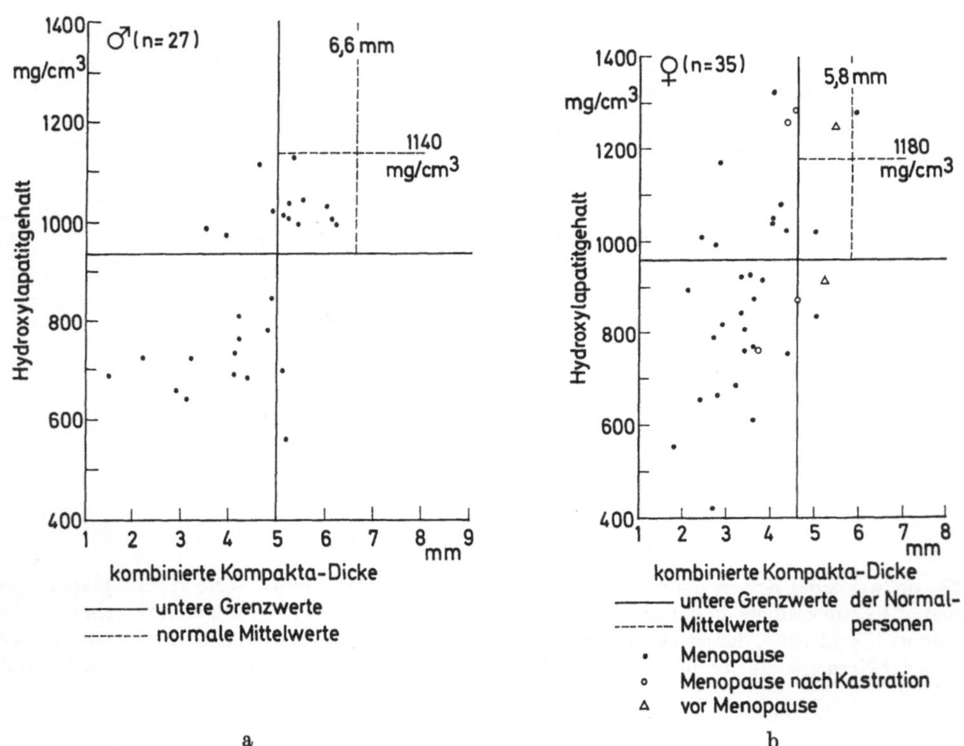

Abb. 179. Meßergebnisse von Knochenmineralgehalt (ausgedrückt in Volumenwerten des Hydroxylapatit) und kombinierter Kompaktadicke bei Patienten beiderlei Geschlechts, die wegen Wirbelfrakturen behandelt worden sind. (a) Bei Männern im Alter von 49–84 Jahren (N = 27) weisen Patienten mit einer Wirbelfraktur häufig pathologische Werte auf. Nur etwa ein Drittel der Patienten zeigte noch annähernd normale Werte. (b) Bei Frauen im Alter von 31–84 Jahren (N = 35) mit Wirbelfrakturen sind häufiger pathologische Meßresultate festzustellen. Dabei ist der Meßwert der kombinierten Kompaktadicke, bis auf wenige Ausnahmen, vermindert. Der Mineralgehalt ist bei etwa einem Drittel der Frauen noch normal (nach Meema u. Meema, 1969)

Mineralkonzentration festgestellt werden, während die radiogene Osteopathie im allgemeinen mit einer Strukturauflockerung einhergeht.

Die Zusammenhänge zwischen *Strukturauflockerung und Frakturrisiko* haben besonders interessiert (siehe S. 76ff., 191ff.). Bei pathologischen Wirbelkompressionsfrakturen haben MEEMA u. MEEMA (1969/74) den Knochenmineralgehalt an der proximalen Radiusdiaphyse densitometrisch bestimmt (Abb. 179 u. 180, Tab. 12). Die größte Zahl der Patientin-

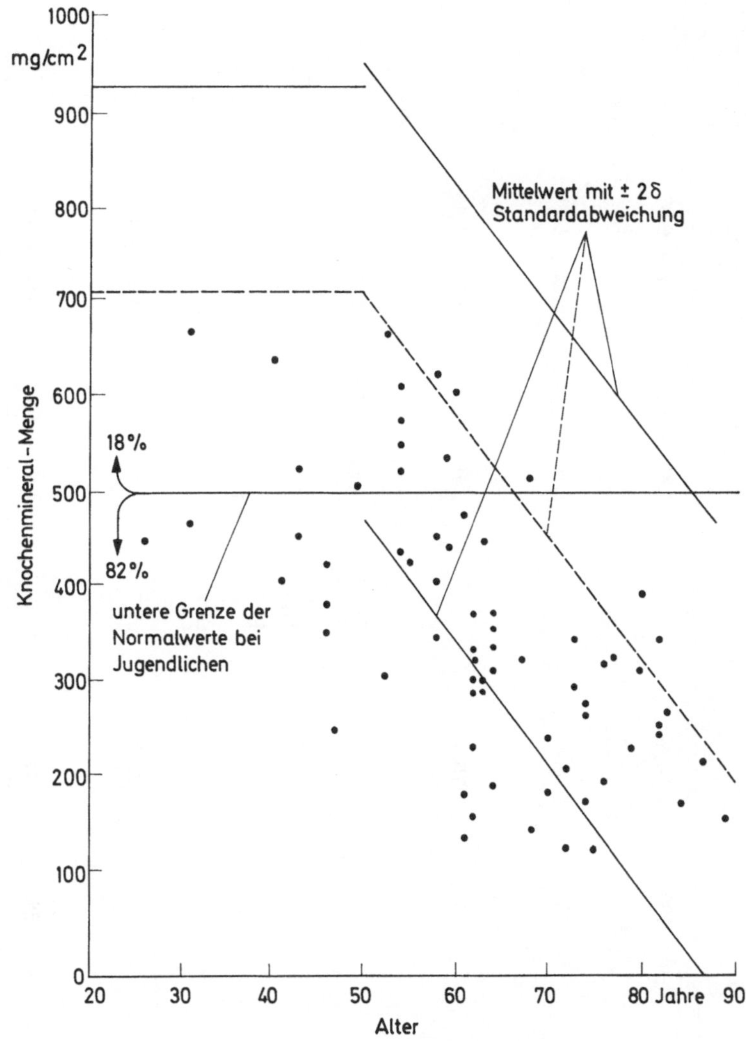

Abb. 180. Knochenmineralgehalt im proximalen Bereich des Radius (Diaphyse) von 71 Frauen, die Wirbelfrakturen infolge einer Involutionsosteoporose aufwiesen, zusammengestellt mit Normalwerten der entsprechenden Altersgruppen (nach MEEMA u. MEEMA, 1974)

nen über 45 Jahre zeigte Werte, die an der unteren Grenze der normalen Streubreite oder unter dieser lagen, so daß die Entstehung von *spontanen Wirbelfrakturen* im osteoporotischen Knochen verständlich erscheint. Die kombinierte Kompaktadicke des Radius lag bei 36 Patientinnen mit *Schenkelhalsfrakturen* im unteren Bereich der Streubreite der Normalwerte (Abb. 181). Das Röntgenbild der Knochen zeigte jedoch keine *makroskopisch deutlich erkennbaren Strukturveränderungen!* Über Zusammenhänge zwischen der Häufigkeit von Schenkelhalsfrakturen und einem verminderten Mineralgehalt sowie Knochengewebsvolumen in der Diaphysenkompakta von Radius und Ulna haben ALHAVA u.

Tabelle 12. *Zusammenstellung von Meßergebnissen mit statistischer Auswertung von Knochendurchmesser, kombinierter Kompakta-Dicke und Knochenmineral-Gehalt (Volumenwerte Hydroxylapatit) der proximalen Radiusdiaphyse von Gesunden beiderlei Geschlechts sowie von Patienten mit Wirbelfrakturen* (nach MEEMA u. MEEMA, 1969)

Altersgruppen		Anzahl der Fälle	Mittl. Alter	mittl. Jahre nach Menopause	Knochen-Durchmesser (cm)	kombinierte Kompakta-Dicke (mm) + α	Hydroxylapatit-Gehalt (mg/cm³) + α
normale ♂							
I. Alter	21–50	109	34,6		1,47 ± 0,01	6,67 ± 0,87	1131,4 ± 101,7
						< 0,05	< 0,001
II. Alter	51–65	52	58,4		1,46 ± 0,02	6,32 ± 1,11	1051,0 ± 131,5
						< 0,001	< 0,01
III. Alter	66–87	50	75,4		1,46 ± 0,02	5,32 ± 1,40	961,4 ± 172,1
						< 0,01	< 0,05
Wirbelfrakturen Alter	49–85	27	64,6		1,46 ± 0,02	4,47 ± 1,14	869,4 ± 167,5
normale ♀							
I. Alter: (vor Menopause)	21–55	176	35,5		1,19 ± 0,01	5,77 ± 0,62	1183,0 ± 105,8
						< 0,001	< 0,001
II. Alter: (1–15 J. nach Menopause)	27–69	71	52,3	6,8	1,21 ± 0,01	5,01 ± 0,84	1057,4 ± 140,1
						< 0,001	< 0.001
III. Alter: (über 15 J. nach Menopause)	45–91	62	72,0	27,0	1,22 ± 0,01	3,61 ± 0,84	935,0 ± 192,4
						n. s.	n. s.
Wirbelfrakturen Alter	31–84	35	63,8	20,4	1,19 ± 0,02	3,69 ± 0,96	911,2 ± 215,3

S. A. = Standardabweichung α = Signifikanz-Zahl der Differenz der Mittelwerte

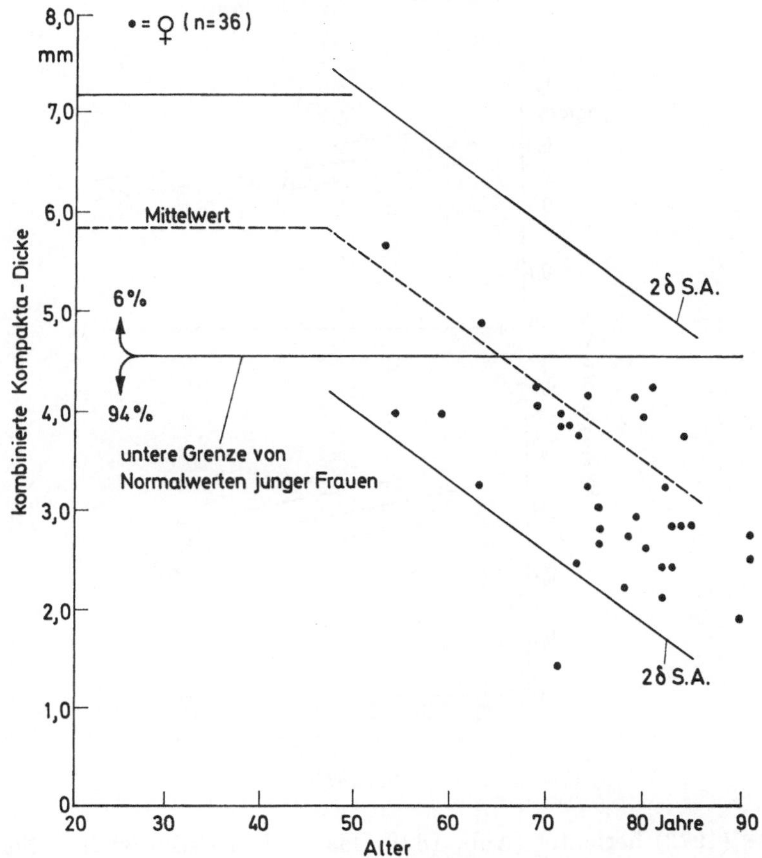

Abb. 181. Die kombinierte Kompakta-Dicke der proximalen Radiusdiaphyse bei 36 Frauen mit Schenkelhalsfrakturen, aufgetragen mit der Streubreite von Normalwerten der Röntgenmorphometrie des Radius nach MEEMA u. MEEMA (1974)

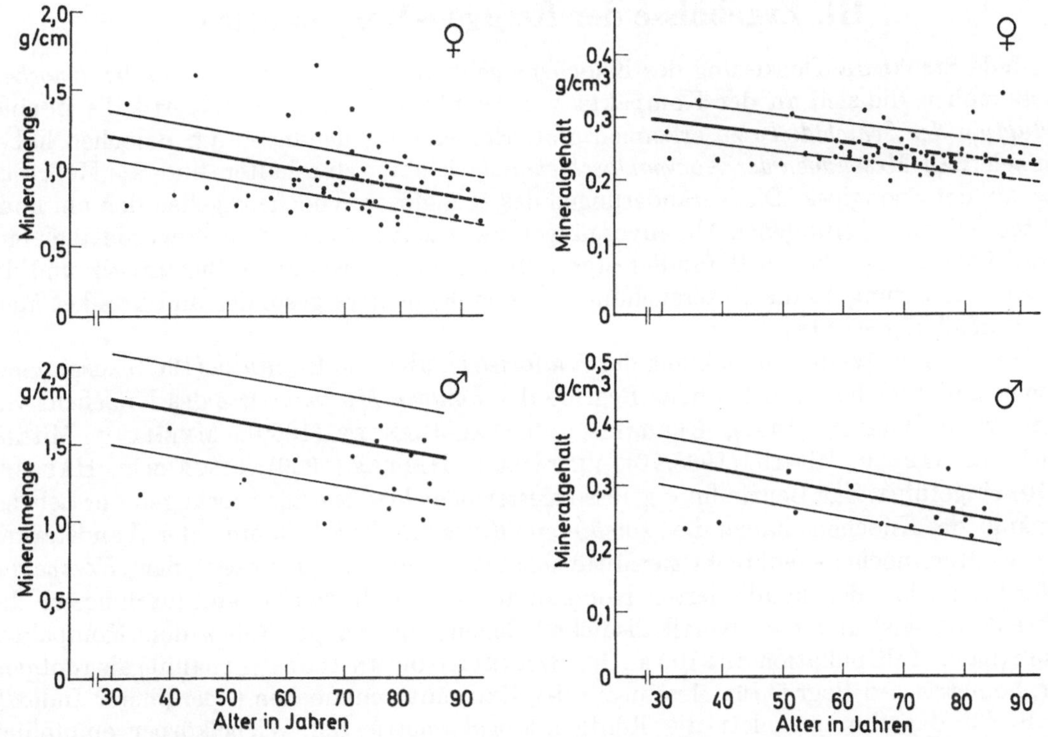

Abb. 182a, b. Mineralmenge (g/cm) und Mineralgehalt (g/cm³) in der Spongiosa des distalen Radius bei 80 Patienten mit pathologischen Femurhalsfrakturen, in Beziehung gesetzt zu den Normalwerten (mit ± 1 SA = Standardabweichung). Die Messungen wurden mit ^{241}Am durchgeführt (nach ALHAVA u. KARJALAINEN, 1973)

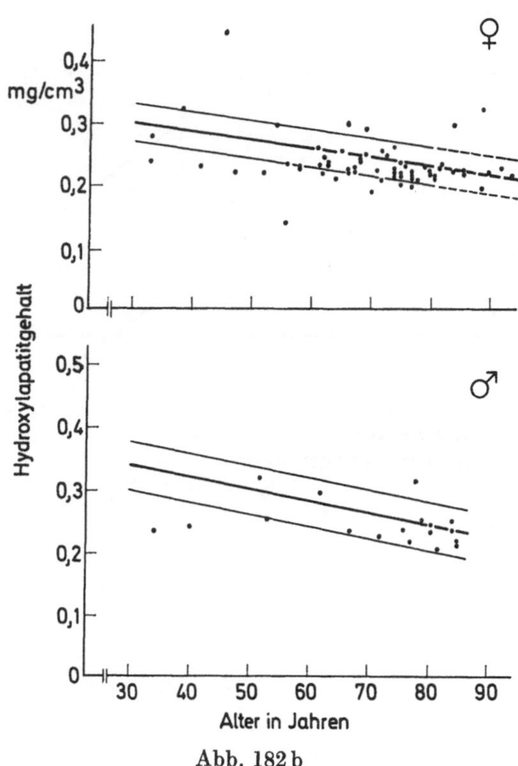

Abb. 182 b

KARJALAINEN (1973) berichtet (Abb. 182). Das Frakturrisiko ist bei allen Formen einer Strukturauflockerung des Knochens erhöht.

III. Ergebnisse der Röntgen-Morphometrie

Jede Strukturauflockerung des Knochens geht mit einer *Verminderung der Knochenmasse* einher, die sich an der Kompakta von Diaphysen und an der Kortikalis in einer *Reduktion der Schichtdicke* zu erkennen gibt. Reihenuntersuchungen am Knochen haben ergeben, daß *Messungen der Kompaktaschichtdicke* leichter zu erhalten sind, als Meßresultate an der Spongiosa. Die Veränderungen des spongiösen Knochens gehen den am kompakten Knochen gefundenen Abbauvorgängen zwar zeitlich vorauf, doch wurde auch eine Parallelität der erhobenen Befunde festgestellt. Mit dem Ausbau der Biostatistik und der Datenverarbeitung ist die Untersuchung größerer Kollektive gesunder und kranker Menschen möglich geworden.

Neben einer Weiterentwicklung der *Radiometrie*, über die BÜCHNER (1963) zusammenfassend berichtet hat, wurden neue Begriffe der *Röntgen-Morphometrie* des Knochens von BARNETT u. NORDIN (1961), BERNARD u. LAVAL-JEANTET (1960), MEEMA u. Mitarb. (1964/69), GARN u. Mitarb. (1968/70), VIRTAMA u. HELELÄ (1969), FISCHER u. HAUSSER (1970) eingeführt. Zur Beurteilung generalisierter oder lokalisierter Störungen der Lebensvorgänge des Knochens haben die „*kombinierte Kompaktadicke*" (Summe der Wandstärken eines Röhrenknochens senkrecht zur Mittelachse des Knochens gemessen), der „*Kompakta-Index*" (Division der kombinierten Kompaktadicke durch den Gesamtdurchmesser des Röhrenknochens) und die „Kortikalisdicke" Bedeutung erlangt. Neben dem Kompakta-Index (nach Multiplikation mit 100 auch „BARNETT-NORDIN-Index" genannt) als röntgenmorphometrischer Begriff für Messungen der Extremitätenknochen („peripherer Index") wurde für das Stammskelett die Röntgen-Morphometrie der Wirbelkörper empfohlen und zur Bestimmung eines „zentralen Index" (BARNETT u. NORDIN, 1961) eingesetzt. Die Meßwerte können aus jedem Röntgenbild unter Verwendung eines Maßstabes oder mit

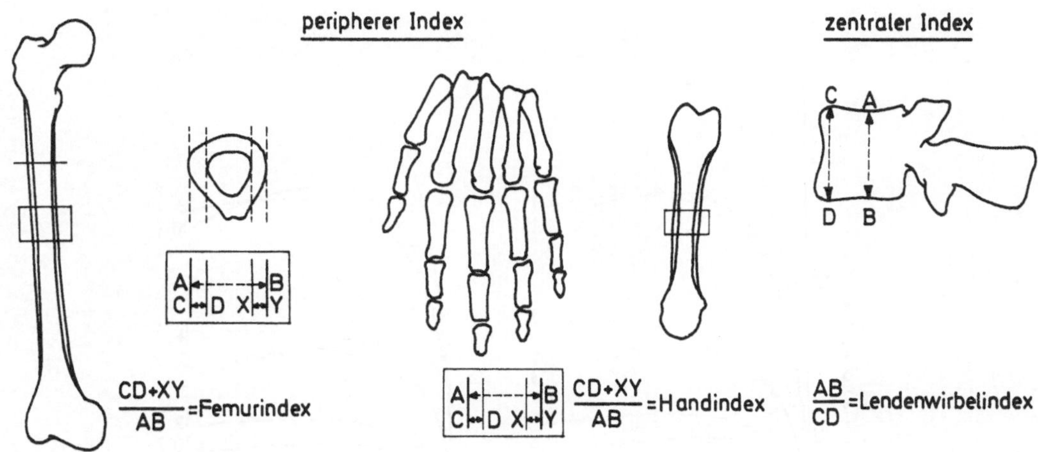

AB = äußerer Kompakta-Durchmesser

CD = „einfache" Kompakta-Dicke

CD + xy = kombinierte Kompakta-Dicke

$$\frac{CD + xy}{AB} = \times 100 = \text{BARNETT-NORDIN-Index}$$

$$\frac{CD + xy}{AB} = \text{Kompakta-Index}$$

(im anglo-amerikanischen Schrifttum Kompakta = Kortikalis)

Abb. 183. Schematische Darstellung der bisher in der Röntgen-Morphometrie verwendeten Knochen-Indizes

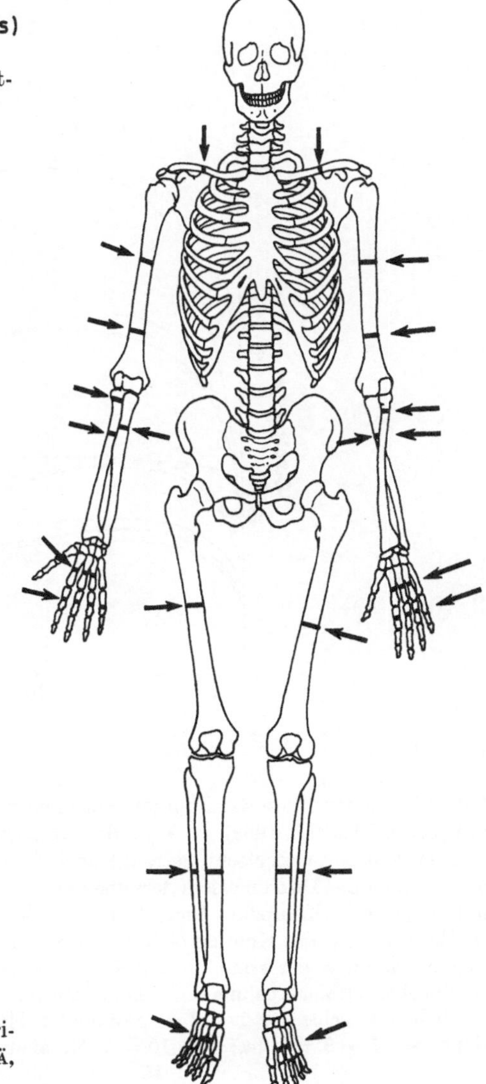

Abb. 184. Meßorte am Skelett, die zur röntgenmorphometrischen Untersuchung geeignet sind (nach VIRTAMA u. HELELÄ, 1969)

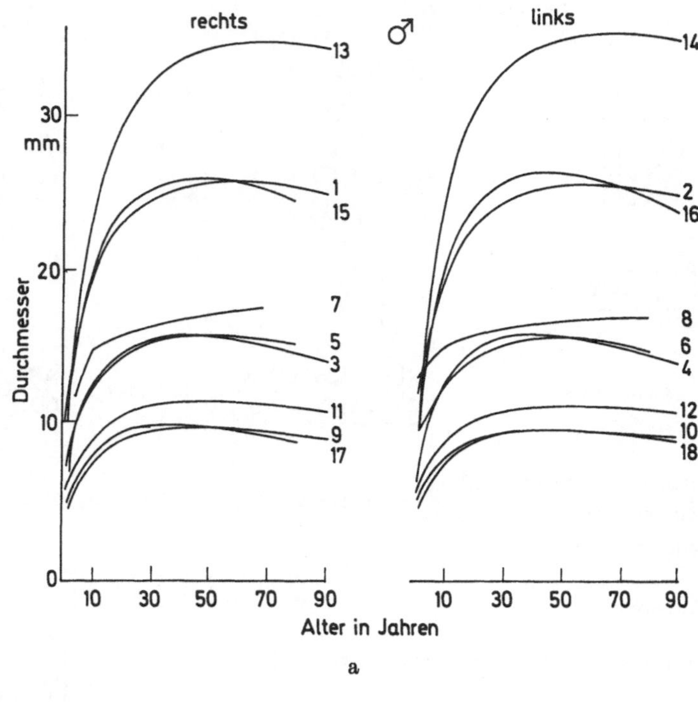

a

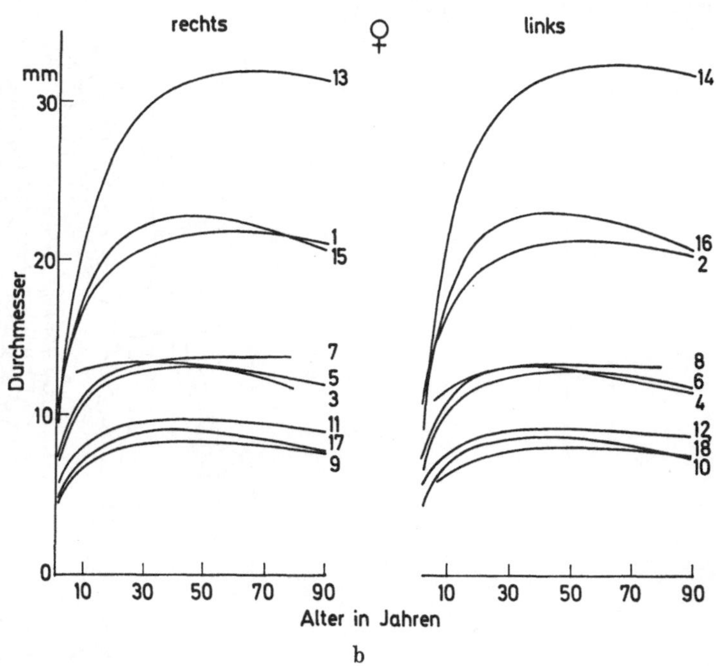

b

Abb. 185. Meßresultate der Röntgen-Morphometrie einiger Diaphysen von Röhrenknochen des Skelettes (nach VIRTAMA u. HELELÄ, 1969). (a) Veränderungen der Meßwerte des äußeren Durchmessers im Laufe der Alterung beim männlichen Geschlecht, getrennt nach rechter und linker Seite graphisch dargestellt. (b) Ergebnisse der Bestimmung des Durchmessers derselben Diaphysen von Röhrenknochen beim weiblichen Geschlecht. (c) Veränderungen des „Kompakta-Index" einiger Röhrenknochen im Laufe der Alterung beim männlichen Geschlecht. (d) Meßresultate des Kompakta-Index der Diaphysen einiger Röhrenknochen beim weiblichen Geschlecht. (e) Meßergebnisse der kombinierten Kompaktadicke der Diaphysen einiger Röhrenknochen beim männlichen Geschlecht. (f) Meßergebnisse der kombinierten Kompaktadicke von Diaphysen einiger Röhrenknochen beim weiblichen Geschlecht. 1 + 2 = proximaler Humerus; 3 + 4 = Radiushals; 5 + 6 = proximale Radiusdiaphyse; 7 + 8 = Ulna; 9 + 10 = 2. Metakarpale; 11 + 12 = 2. proximale Phalanx; 13 + 14 = Femur; 15 + 16 = Tibia; 17 + 18 = 2. Metatarsale

Hilfe der Densitometrie gewonnen werden (Abb. 183). Auf die Problematik der Meßmethodik und der Meßgenauigkeit haben GARN u. Mitarb. (1966), HINESS (1968), BREITLING u. HINESS (1971/73) hingewiesen. In größeren Maßreihen sind Normalwerte an verschiedenen Knochen des Skelettes erarbeitet worden (siehe HEUCK Bd. IV/1 — 1970).

Vergleichende Studien über die biometrisch erfaßbaren Veränderungen an der subperiostalen und endostalen Oberfläche der Diaphysenkompakta verschiedener Knochen bei 15036 Menschen aus 37 Nationen Nord- und Mittelamerikas haben GARN u. Mitarb. (1968) vorgelegt. Es fanden sich Gesetzmäßigkeiten in den Transformationsvorgängen *während des Alterungsprozesses*. Eine *initiale Phase* der endostalen Resorption wurde von einer *steroid-gesteuerten Reifungsphase* der endostalen Apposition abgelöst, der wiederum

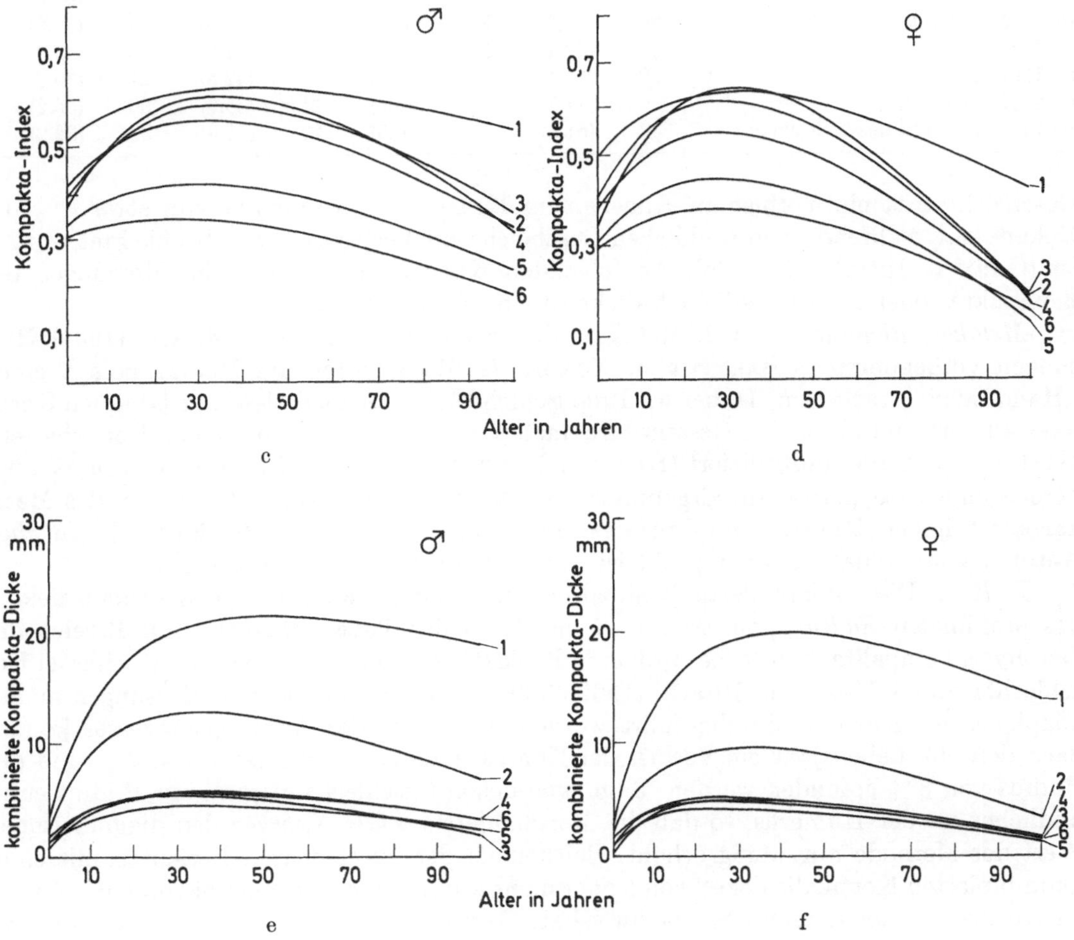

in der *Erwachsenenphase* eine endostale Resorption folgte. Einen Katalog über die morphometrischen Untersuchungsergebnisse an 38013 Knochen des menschlichen Skelettes aus einer Bevölkerung Südwest-Finnlands haben VIRTAMA u. HELELÄ (1969) herausgegeben. Die zur Messung herangezogenen kurzen und langen Röhrenknochen mit den Meßzonen an den Diaphysen sind in Abb. 184 dargestellt. Die im Laufe von Wachstum und Alterung nachweisbaren Veränderungen an der Diaphysenkompakta verschiedener Knochen können aus der Abb. 185 und Tab. 13 entnommen werden. Vergleichende Untersuchungen *der Beziehungen zwischen Kompaktadicke und den densitometrisch ermittelten Werten des Mineralgehaltes der Diaphysenkompakta* haben in größerem Umfange MEEMA u. Mitarb. (1968) vorgenommen. Die Messungen wurden am proximalen *Radiusende* durchgeführt. Während des ganzen Lebens sind *Umwandlungsvorgänge* des Knochens im Bereich der Grenze zum Markraum und in der subperiostalen Region festzustellen. Beim männlichen

Tabelle 13. *Zusammenstellung der Lebensalter, in denen die Maximalwerte ( ) von „kombinierte Kompakta-Dicke", und „Kompakta-Index" in einigen Röhrenknochen röntgen-morphometrisch bei beiden Geschlechtern festgestellt worden sind* (nach HELELÄ, 1970)

	Frauen		Männer		Frauen		Männer	
	Alter in Jahren	kombinierte Kompakta-Dicke in mm	Alter in Jahren	kombinierte Kompakta-Dicke in mm	Alter in Jahren	Kompakta-Index in mm	Alter in Jahren	Kompakta-Index in mm
re. Femur	41	(85,1)	50	(87,7)	31	(50,5)	40	(42,6)
re. 2. Metatarsale	30	(65,3)	34	(63,8)	28	(59,5)	34	(47,3)
re. Humerus	30	(72,4)	33	(66,2)	27	(57,2)	31	(43,3)
re. Radius	29	(64,1)	30	(62,2)	25	(42,5)	21	(30,7)
re. 2. Metakarpale	30	(77,7)	33	(76,6)	31	(65,9)	36	(56,2)
re. prox. Phalanx des 2. Fingers	32	(61,8)	33	(56,5)	27	(51,9)	30	(32,2)

Geschlecht tritt ein Verlust an Knochen im Bereich der Kompakta von etwa 3 % pro Dekade auf, während beim weiblichen Geschlecht ein Verlust von 8 % beobachtet worden ist (GARN u. Mitarb., 1965/66). An folgenden Knochenabschnitten sind Messungen der Kompakta- oder Kortikalis-Schichtdicke durchgeführt worden:

Metakarpalknochen: Am 2. Metakarpalknochen haben GARN u. Mitarb. (1964) Messungen vorgenommen. BARNETT u. NORDIN (1961) konnten am Metakarpale 2 einen „Handindex" erarbeiten. Dabei wird die Schichtdicke der medialen und lateralen Kortikalis addiert und durch den Gesamtdurchmesser des Metakarpale dividiert. Der erhaltene Wert wird mit 100 multipliziert (BARNETT-NORDIN-Index). Ein Index-Wert von 44 zeigt bereits eine Osteoporose an. Ergebnisse von Messungen des Kompakta-Index des Metakarpale 2 haben HELELÄ und VIRTAMA (1968) mitgeteilt (Abb. 186). Es wird von allen Autoren betont, daß es nicht leicht ist, die Meßgrenzen exakt festzulegen.

Radius: Die „kombinierte Kompaktadicke" (oder „kombinierte Kortikalisdicke") des proximalen *Radius*, gemessen 1—2 cm distal der Tuberositas radii im Bereich der Diaphysenkompakta, wurde bei größeren Kollektiven von Normalpersonen beiderlei Geschlechts durch MEEMA u. Mitarb. (1962/63/68) bestimmt. Ferner sind Messungen an der Diaphyse des *Humerus* durchgeführt worden. Im Laufe des Alterungsprozesses konnte nach dem 45. Lebensjahr ein Verlust der Kompaktadicke des Humerus von 7 % und des Radius von 8 % gefunden werden. Beim weiblichen Geschlecht reagiert der Radius empfindlicher als der Humerus, so daß die Morphometrie *beider Knochen* den diagnostischen Wert der Methode nur wenig erhöht. Bei keinem der untersuchten Patienten mit einer „kombinierten Kortikalisdicke" von 5 oder mehr waren Kompressionsfrakturen der Wirbel als Ausdruck einer Osteoporose nachweisbar. Dagegen waren bei 43 % der Patienten mit einer „kombinierten Kortikalisdicke" von 2 und bei 31 % der Patienten mit einer „kombinierten Kortikalisdicke" von 3 multiple Kompressionsfrakturen der Wirbel zu finden. Eine kombinierte Kortikalisdicke von 4 ist etwa der Grenzwert für eine Strukturauflockerung.

Femur: Im Bereich des Femurs wurden von BARNETT u. NORDIN (1961) Messungen der Kompaktadicke durchgeführt. Die Schichtdicke vom medialen und lateralen Anteil der Kompakta wird durch den Gesamtdurchmesser geteilt und ein Index ermittelt (Abb. 183). Es wurde dort gemessen, wo der größte Durchmesser des Femurs vorliegt. Bei einem Wert unter 46 im kompakten Knochen handelt es sich um eine Atrophie. Mit der endostalen Resorption geht *gleichzeitig* eine *geringe periostale Apposition* einher (SMITH u. WALKER, 1964). Die Änderung des Kompakta-Index vom Femur während des Alterungsprozesses haben HELELÄ u. VIRTAMA (1968/70) mitgeteilt (Abb. 187). Messungen am Femur waren weniger zuverlässig als solche am Metakarpalknochen oder am proximalen Radius.

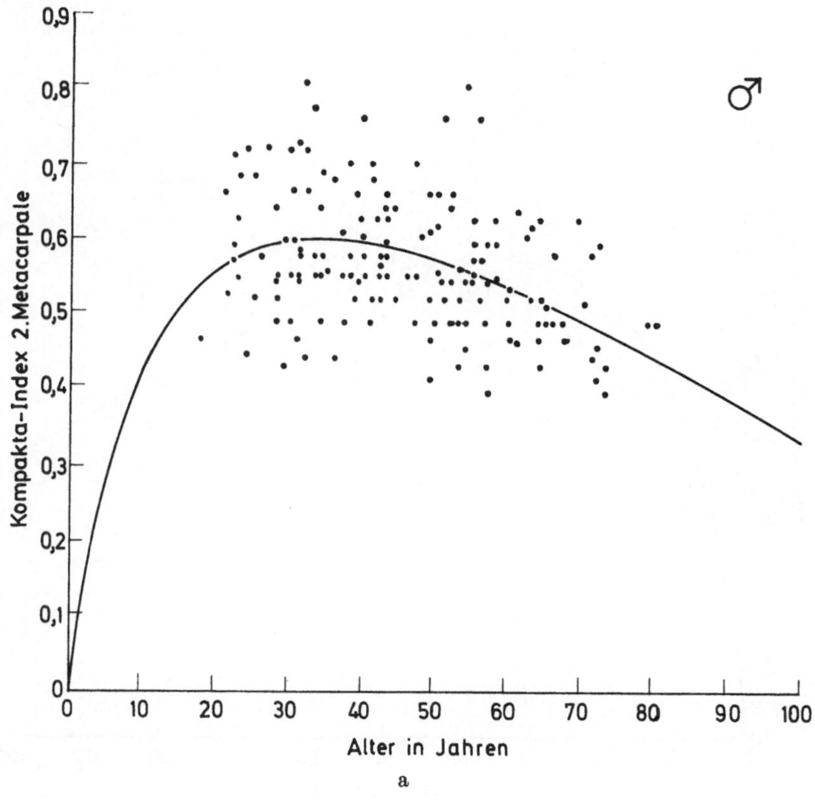

a

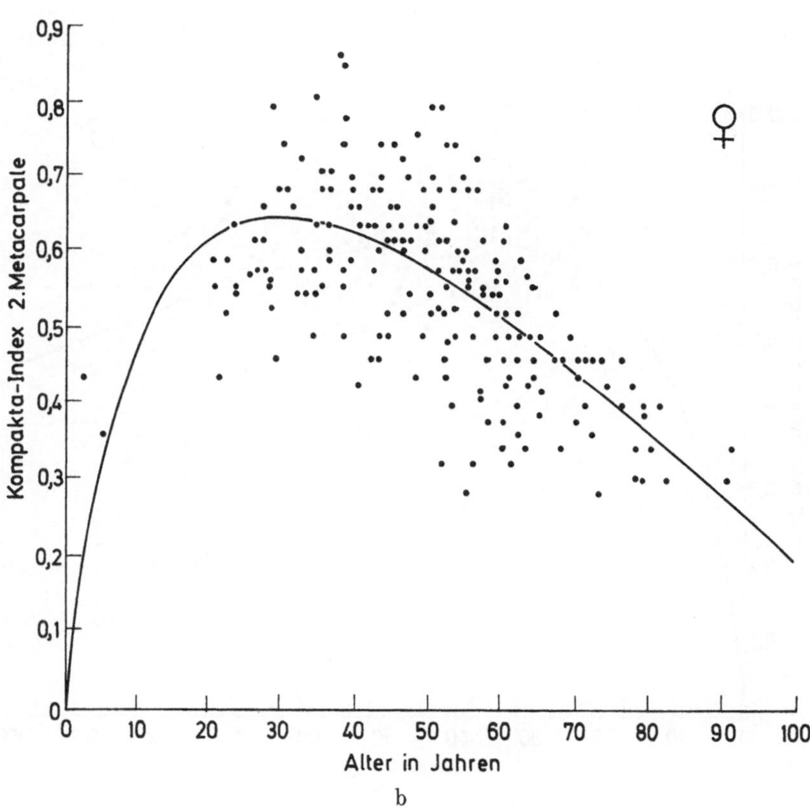

b

Abb. 186. Meßresultate des Kompakta-Index vom Metakarpale 2 bei gesunden Männern (a) und gesunden Frauen (b), deren Mittelwert das Absinken des Index im Laufe des Alterungsprozesses erkennen läßt (nach HELELÄ u. VIRTAMA, 1968/70)

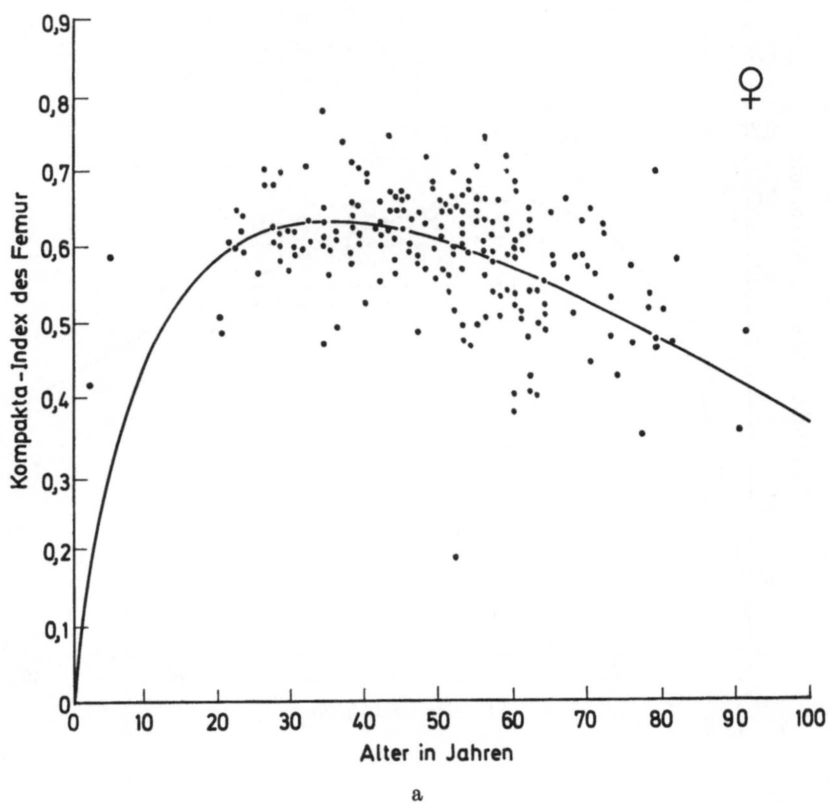

a

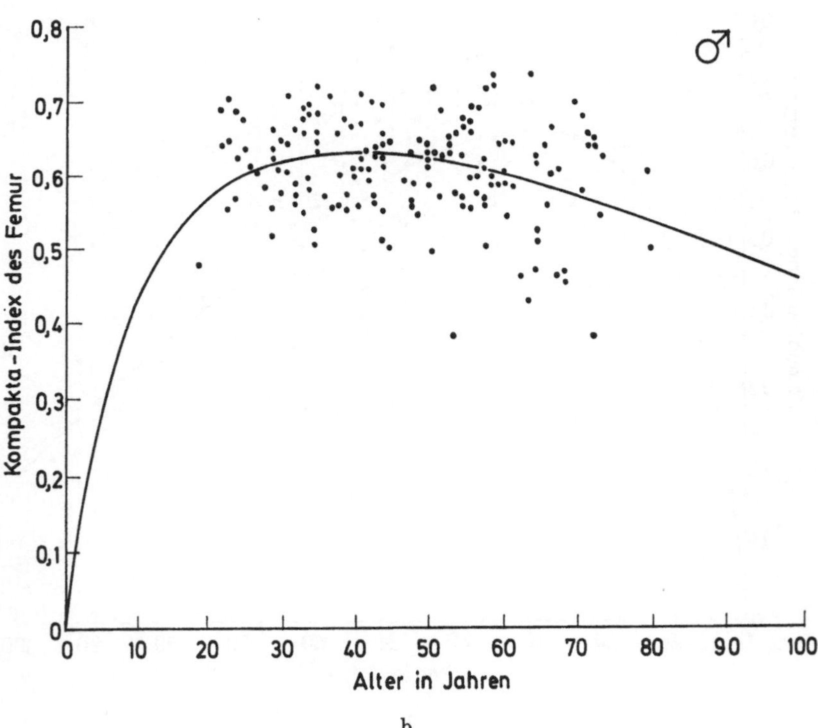

b

Abb. 187. Änderungen des Kompakta-Index vom Femur im Laufe des Alterungsprozesses bei gesunden Männern (a) und gesunden Frauen (b) nach HELELÄ u. VIRTAMA (1968/70)

Tibia: Messungen der Kompakta-Dicke in der Mitte der Tibia-Diaphyse haben BERNARD u. LAVAL-JEANTET (1960) vorgenommen.

Klavikula: Im Bereich der Klavikula sind Messungen der Kompakta von ANTON (1969) sowie von FISCHER u. HAUSSER (1970) durchgeführt worden. Die Schichtdicke wird in der Mitte der Klavikula bestimmt. Dort findet sich eine signifikante Beziehung der Verminderung der Dicke der Kompakta zu weiteren Zeichen der Osteoporose in anderen Skelettabschnitten.

Rippen: Messungen der Kortikalis von Rippen haben FISCHER u. HAUSSER (1970) an der 4. und 5. Rippe vorgenommen. Neben Normalwerten an einem größeren Kollektiv sind Meßergebnisse bei Patienten mit Nierenerkrankungen, Erkrankungen des Magen-Darm-Kanals, Leberzirrhose und Diabetes mellitus vorgelegt worden.

Die Morphometrie im Bereich der Metaphysenregion der Knochen soll eine größere Empfindlichkeit aufweisen (ATKINSON u. Mitarb., 1962). *Die Kombination von Morphometrie und Messungen der Dichte mit einem Vergleichskörper aus Aluminium* ist von DOYLE

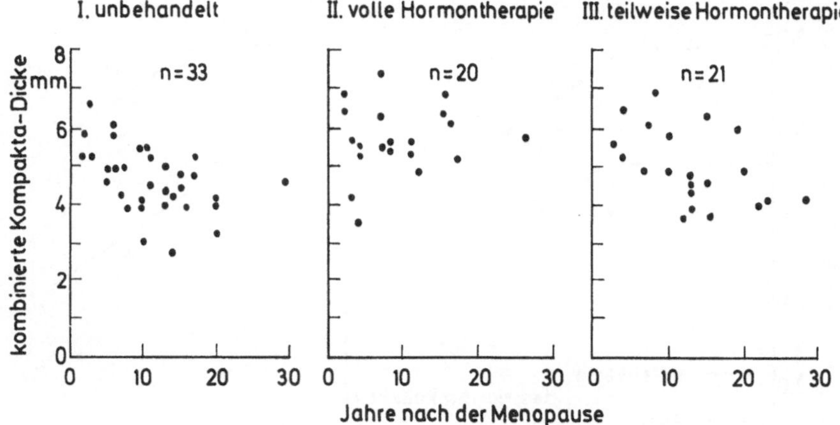

Abb. 188. Ergebnisse einer Hormonbehandlung von Frauen in der Menopause, kontrolliert durch Messungen der „kombinierten Kompakta-Dicke“ (nach MEEMA u. MEEMA, 1968)

(1961), MACK u. Mitarb. (1967) u. a. empfohlen worden. Am proximalen Radiusende konnte MEEMA (1966) zeigen, daß die *Densitometrie* die empfindlichere Methode ist, um Frühveränderungen festzustellen. Die *Kombination von Morphometrie und Densitometrie* liefert jedoch optimale Informationen über den Zustand eines Knochens.

Die *Anwendung der Morphometrie* in der klinischen Radiologie zur Beurteilung von Osteopathien wurde von verschiedenen Arbeitskreisen versucht (MEEMA u. Mitarb., 1963/69; VIRTAMA, u. HELELÄ, 1969; ANTON, 1969; FISCHER u. HAUSSER, 1970; GENANT u. Mitarb., 1973). Die vorgelegten Resultate von morphometrischen Untersuchungen an großen Kollektiven von Normalpersonen haben eine fundierte Basis zum breiten Einsatz der Morphometrie in der Klinik geliefert.

Von GARN (1970) ist der *Alterungsprozeß bei angeborenen Systemerkrankungen der Knochen* untersucht worden. Im ersten Lebensjahr schreitet die *Apposition* langsamer fort als die *endostale Resorption*, so daß es zu der ,,physiologischen Osteoporose“ kommt. Ein Umbau in der endostalen Oberfläche des Knochens findet bei beiden Geschlechtern statt, doch ist er beim weiblichen Geschlecht bis zum 30. Lebensjahr deutlicher. In der *Gravidität* steigt die endostale Apposition an, und während der Stillzeit erfolgt dann wieder ein Abbau von der endostalen Oberfläche her. Zu der wichtigen Frage, ob und wie sich eine *endostale Oberfläche umbaut und aufbaut*, sind Untersuchungen bei der Osteogenesis imperfecta durchgeführt worden. Es zeigte sich, daß auch bei dieser angeborenen Osteopathie während der Schwangerschaft und in der Reifungsphase (bei beiden Geschlechtern) eine endostale Apposition erfolgt. Eine endostale Resorption kann unter verschiedenen Bedingungen bis zum Ende der 4. Dekade wieder ausgeglichen werden. Es konnte nachgewiesen werden, daß bei den *genetisch bedingten Osteopathien* (wie z. B. der Osteogenesis imperfecta) nach endostaler Resorption erneut eine Apposition von Knochengewebe und damit ein Ausgleich möglich ist.

MEEMA u. MEEMA (1968) haben bei Frauen *nach der Menopause die Wirksamkeit einer Hormonbehandlung* (Östrogene und Androgene) auf den Knochen morphometrisch kontrolliert. Es fand sich ein deutlicher Unterschied der kombinierten Kortikalisdicke am rechten Radius zwischen behandelten und unbehandelten Patientinnen (Abb. 188 u. 189).

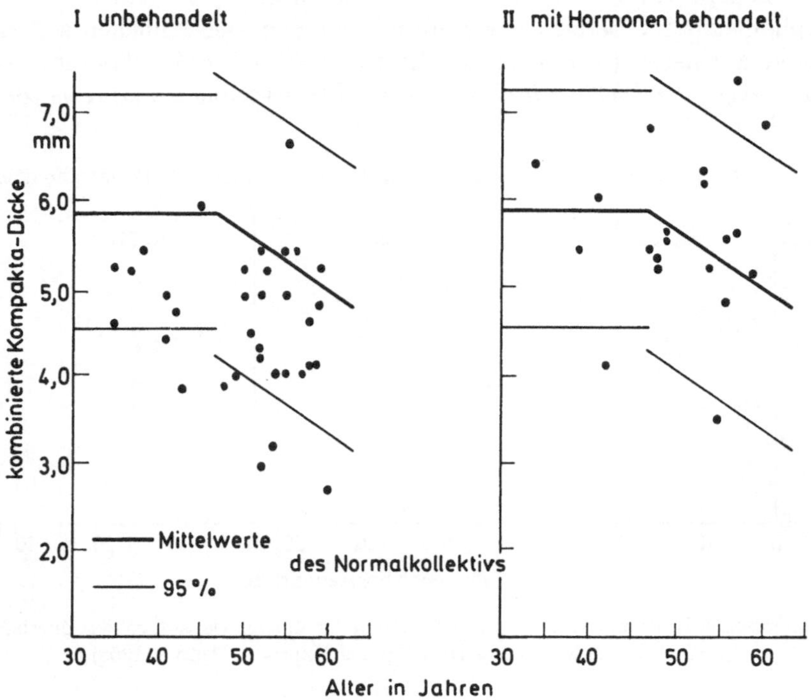

Abb. 189. Vergleich der Kontrollmessungen einer kombinierten Kompaktadicke bei unbehandelten und mit Hormonen behandelten Frauen nach Ovarialexstirpation. Die Normalwerte der entsprechenden Altersgruppen sind mit 95% Vertrauensintervall eingezeichnet (nach MEEMA u. MEEMA, 1968)

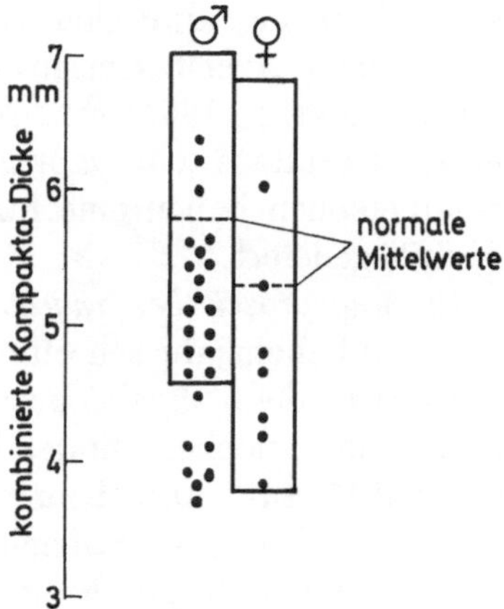

Abb. 190. Meßwerte der „kombinierten Kompakta-Dicke" der Diaphyse des Metakarpale 2 bei 32 Patienten mit einer chronischen Niereninsuffizienz. Die Normalwerte und deren Streuung sind als Rechtecke, der Mittelwert als gestrichelte Linie angegeben (nach MEEMA u. MEEMA, 1972)

Kombinierte morphologisch-densitometrische Messungen am Radius bei 32 Patienten mit *schwerer chronischer Niereninsuffizienz* wurden von MEEMA u. MEEMA (1972) durchgeführt. Nicht selten fand sich bei diesen Patienten eine subperiostale Resorption am Handskelett (Abb. 190). Messungen der kombinierten Kompaktadicke an der Radiuskompakta bei *Osteomalazie* haben MEEMA u. MEEMA (1973) vorgenommen und neben einer Abnahme des Knochengewebsvolumens *mikroradioskopisch* eine Strukturauflockerung gefunden (Abb. 191). Untersuchungen der kortikalen Knochenmasse bei *Akromegalie* mit morphometrischen Methoden (Exton-Smith-Index) haben IKKOS u. Mitarb. (1974) durchgeführt und einen statistisch signifikanten Anstieg des äußeren Diameters und der Kompaktadicke ermittelt. Bei *primärem Hyperparathyreoidismus* haben GENANT u. Mitarb. (1973) Bestimmungen der kombinierten Kompaktadicke am Metakarpale 2 vorgenommen

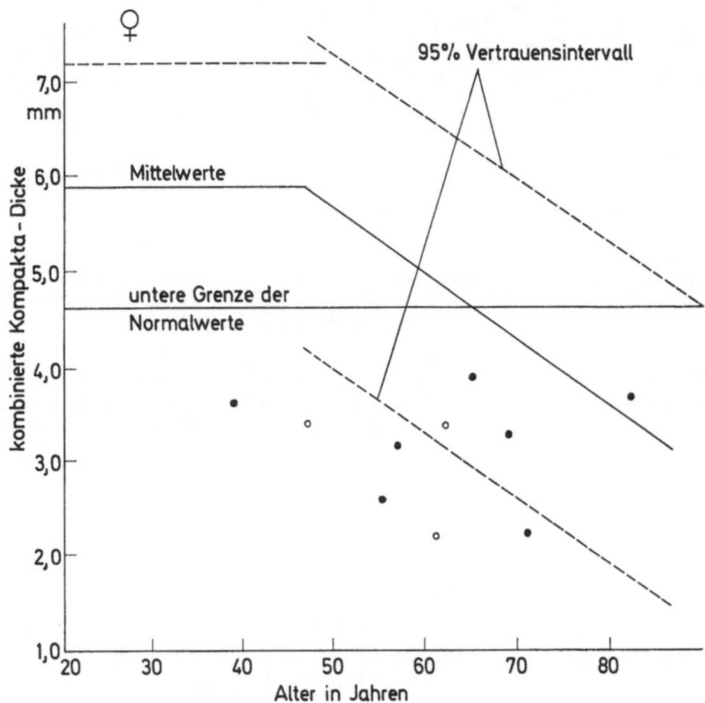

Abb. 191. Ergebnisse von Messungen der „kombinierten Kompakta-Dicke“ in der proximalen Diaphyse des Radius bei 10 Frauen mit einer *Osteomalazie*, aufgetragen mit den Normalwerten der entsprechenden Altersgruppe (nach MEEMA u. MEEMA, 1973)

und die Meßwerte zu den Normalwerten von GARN (1970) in Beziehung gesetzt (Abb. 192). Die Verminderung des Knochengewebsvolumens ist deutlich. Die Verschmälerung der Diaphysenkompakta des Metakarpale 2 bei Thyreotoxikose konnten MEEMA u. MEEMA (1972) objektivieren (Abb. 193).

Morphometrische Messungen bei *Rheumatismus* und dem *Morbus Bechterew* an Metakarpale 2 und Tibia sowie Bestimmungen des Wirbelindex (BARNETT u. NORDIN, 1961) sind von HAVELKA u. Mitarb. (1973) durchgeführt worden, um eine Strukturauflockerung im Sinne der Osteoporose oder Osteopenie zu objektivieren. Umfangreiche Untersuchungen des Knochengewebsverlustes bei verschiedenen generalisierten Skeletterkrankungen und bei der Altersatrophie hat DEQUEKER (1972) vorgelegt.

Der Einsatz und der Informationswert morphometrischer Verfahren bei verschiedenen Osteopathien wird auch im Zusammenhang mit der Abhandlung der Systemerkrankungen des Skelettes besprochen werden. Die radiologische Untersuchung und Kontrolle des Skelettes mit den Methoden der Morphometrie und Densitometrie hat in der klinischen Diagnostik von angeborenen Systemerkrankungen oder erworbenen Osteopathien sowie *bei Verlaufsbeobachtungen nach therapeutischen Maßnahmen* bereits große Bedeutung erlangt. Besonders wertvoll sind quantitative Messungen neben der morphologischen Röntgenbildanalyse bei der *Überwachung von Dialyse-Patienten* und der *Kontrolle des Behandlungsergebnisses bei schweren Osteopathien* (HEUCK, 1970; RITZ u. Mitarb., 1972; KROKOWSKI u. Mitarb., 1973).

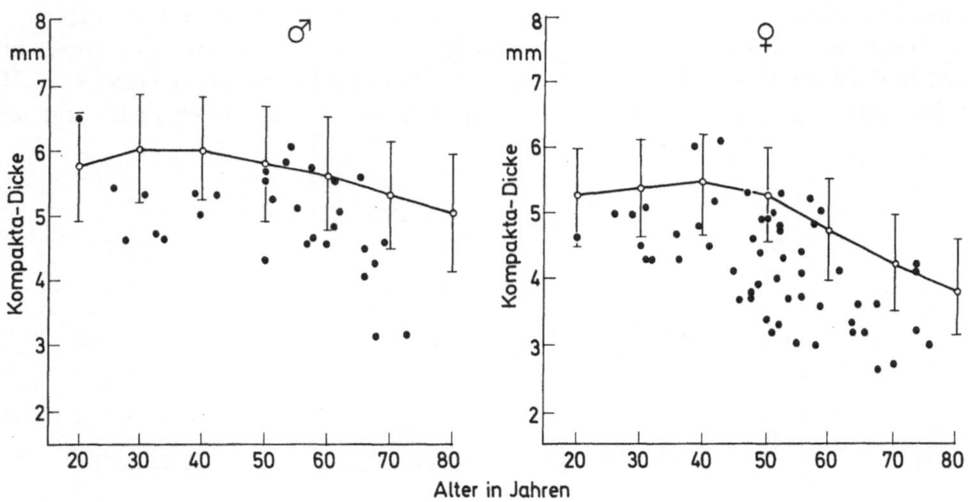

Abb. 192. Meßergebnisse der „kombinierten Kompakta-Dicke“ des Metakarpale 2 bei Männern und Frauen mit einem primären *Hyperparathyreoidismus*. Als Normalwerte wurden die Resultate von GARN (1970) zugrunde gelegt (nach GENANT u. Mitarb., 1973)

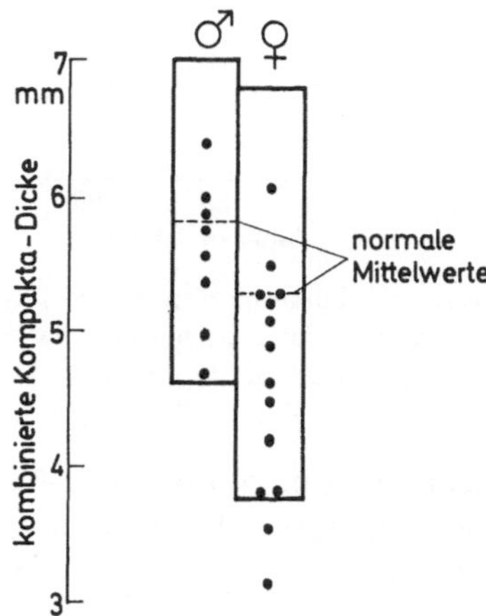

Abb. 193. Meßwerte der „kombinierten Kompakta-Dicke“ der Diaphyse des Metakarpale 2 bei 22 Patienten mit einer Thyreotoxikose. Die Normalwerte und die Streubreite beider Geschlechter sind als Rechtecke, die Mittelwerte als unterbrochene Linie dargestellt (nach MEEMA u. MEEMA, 1972)

L. Die Szintigraphie als ergänzende Informationsquelle

Die Umbauvorgänge im Knochengewebe sind durch einen ständigen Stoffaustausch gekennzeichnet. Von besonderem Interesse ist hierbei der Austausch des Knochenminerals. Die bisherigen Resultate von Untersuchungen im mikroskopischen Bereich mit Hilfe vergleichender histologisch-histochemischer und mikroradiographischer Verfahren, der Autoradiographie und der Elektronenmikroskopie lassen eine Deutung des Knochenumbaues zu. Neben dem Abbau der Tela ossea durch Osteoklasten und dem Anbau durch Osteoblasten spielen die Osteozyten eine Rolle in der Transformation des Knochens. Nicht allein der Umbau des Knochengewebes als Materialaustausch ist für die Lebensvorgänge, insbesondere den Mineralstoffwechsel des Makroorganismus von Bedeutung, sondern in gleicher Weise und wahrscheinlich noch sehr viel stärker als bisher vermutet der ständige Ionen-Austausch zwischen Knochengewebe einerseits, den Gewebsflüssigkeiten und dem Blut andererseits, der durch die interzellulären Bereiche erfolgt.

Als Ergänzung zur morphologischen Darstellung des Knochens und seiner Transformationsvorgänge im Röntgenbild kann *die Dynamik des Umbaues und des Mineralaustausches im Knochen* durch Isotopenverfahren in ihrer Wertigkeit abgeschätzt werden (FREY u. Mitarb., 1967; FEINE u. ZUM WINKEL, 1969; EDEIKEN, 1972; FUEGER, 1973; GENANT u. Mitarb., 1974; ZUM WINKEL, 1974; MERRICK, 1975). So demonstrieren Skelettszintigramme nach Applikation eines knochensuchenden Radioisotops die Regionen eines normalen oder erhöhten Mineralstoffwechsels. Dabei werden Verteilung und Konzentration der radioaktiven Einlagerungen auch Informationen über den Kalziumaustausch geben können. Es wird nicht allein die Osteogenese — also der Knochenanbau — mit Hilfe der Szintigraphie erfaßt (BESSLER, 1969; HERMANN u. LOCHMANN, 1975) sondern auch der *Austausch* der Knochenminerale. Geeignete Tracer-Substanzen für die Skelettszintigraphie sind vor allem Radio-Strontium-Isotope (87m-Strontium, 85-Strontium). Die Isotope des Kalziums (47-Kalzium oder 45-Kalzium) sind für szintigraphische Untersuchungen weniger gut geeignet, da einmal eine sehr hohe Energie der Gammastrahlung, zum anderen lediglich eine Betastrahlung abgegeben werden (FEINE u. ZUM WINKEL, 1969). Die Strontiumverbindungen werden vom Knochengewebe in annähernd gleicher Weise aufgenommen wie Kalziumverbindungen, obgleich die Nierenclearance für Strontium höher liegt als die für Kalzium (BAUER u. WENDEBERG, 1959). Die Speicherung von radioaktivem Strontium im Knochen ist nach etwa 24 Stunden bei einem Maximum angelangt und fällt dann langsam wieder ab. Metastatische Destruktionen des Knochens zeigen nach dieser Zeit von 24 Stunden im Verlauf von etwa 1—2 Wochen noch eine weitere geringe Aktivitätsanreicherung (BESSLER, 1969). Neben dem Radiostrontium wurde in letzter Zeit das 113m-Indium zur Durchführung von up-take-Messungen herangezogen. Der Einsatz von *zwei Isotopen* erlaubt, durch Anwendung der *Subtraktionsmethode* die Aktivität im Weichteilbereich der Gelenke und im Knochen zu differenzieren. Bei Gelenkerkrankungen, insbesondere der chronischen Polyarthritis, wird die Akkumulation von 87m-Strontium im Bereich der gelenkbildenden Knochen sowie den umgebenden Weichteilen wichtige Informationen geben. So kann bei einseitig erkrankten Gelenken infolge einer chronischen Polyarthritis oder einer Arthrose mit Hilfe von zwei unterschiedlichen Isotopen eine Unterscheidung, also eine Differentialdiagnose zwischen Arthritis und Arthrose erreicht werden (BÜLL u. Mitarb., 1973; FEINE, 1974). Neben der chronischen Polyarthritis wurden die Arthritis urica und pathogenetisch verschiedene arthrotische Gelenkerkrankungen mit Hilfe der Szintigraphie auf Einlagerungen von Radionukliden (85-Strontium, 87m-Strontium, 18-Fluor, 99m-Tc-Pertechnetat, 99m-Tc-Pyro- und Poly-Phosphatverbindungen u. a.) untersucht (GOEBEL u. Mitarb., 1970; SUBRAMANIAN u. Mitarb., 1971/72; BLAIR u. Mitarb., 1972; ZUM WINKEL, 1974).

Eine weitere Möglichkeit der Analyse von *Stoffwechselvorgängen* im Knochen wurde durch die Einführung von 99m-Tc-Pyrophosphat und 99m-Tc-Polyphosphat gegeben (HENNE u. Mitarb., 1973). Untersuchungen bei der chronischen Polyarthritis durch BÜLL u. Mitarb. (1973) zeigten eine sehr gute Anreicherung von 99m-Tc-Phosphatverbindungen im Knochen, insbesondere in den flachen Knochen bei gleichzeitig geringeren Störungen durch den Weichteiluntergrund. Vergleichende Untersuchungen mit diesem Isotop und mit 87m-Strontium ergaben keine Unterschiede hinsichtlich der Lokalisation der Anreicherung bei verschiedenen Skeletterkrankungen. Die Szintigramme erlauben jedoch nur eine Aussage über die Einlagerung des Isotops bzw. den Austausch dieses Stoffes gegen Verbindungen, die im Knochengewebe vorhanden sind. Eine Strukturanalyse ist nicht möglich. Weitergehende Informationen über den Umbau der erkrankten Skelettpartie sind nicht zu erwarten. Ferner wurden ^{18}F-Verbindungen zur Skelettdiagnostik verwendet (McCarty u. Mitarb., 1970). Mit Fluorpräparaten konnte eine *Differenz in der Anreicherung zwischen gesunden Knochen und z. B. Tumormetastasen* gefunden werden, die sich dadurch auszeichnete, daß im Laufe von 14 Tagen nach der Tracer-Injektion eine *Zunahme der Anreicherung* des Isotops im Tumorbereich festzustellen war. In der relativ langen Halbwertszeit von 85-Strontium wird hinsichtlich der Knochenszintigraphie ein besonderer Vorteil darin erblickt, daß die Differenzen in der Anreicherung des Isotops zwischen kranken und gesunden Knochen im Laufe der Zeit zunehmen. Dies gilt grundsätzlich für alle Knochenerkrankungen, bei denen ein Austausch von Knochenmineral oder ein Umbau des Knochengewebes ablaufen. Das 87m-Strontium hat eine wesentlich kürzere Halbwertzeit von nur 2,8 Stunden bei etwa 200mal geringerer Strahlenbelastung als das 85-Strontium, so daß es zur Anwendung bei Jugendlichen besser geeignet ist. Im Wachstumsalter sollte mit einer geringen Dosis des 87m-Strontium gearbeitet werden (Bessler, 1969). Auf technische Einzelheiten der Durchführung der Knochenszintigraphie kann nicht eingegangen werden.

Die bisher zur Knochenszintigraphie eingesetzten Radionuklide besitzen hohe Gammaenergien (^{85}Sr, ^{18}F, ^{47}Ca), die eine *schlechte Auflösung bei Untersuchungen mit der Gammakamera* bedingen. Ferner haben sie eine lange (^{85}Sr) oder extrem kurze physikalische Halbwertszeit (^{18}F, ^{87}Sr), so daß sich einige Nachteile ergeben (Weber u. Mitarb., 1974). Insbesondere resultiert ein niedriger Knochen-Blut-Quotient, und die Untersuchungen sind an die Nähe eines Reaktors gebunden. Der in jedem nuklear-medizinischen Laboratorium vorhandene ^{99m}Tc-Generator erlaubt mit fertigen Reagenzien problemlos die Herstellung der beiden Komplexverbindungen ^{99m}Tc-Polyphosphat und ^{99m}Tc-Pyrophosphat, mit denen Umbauprozesse im Knochen erfaßt werden können.

Es ist in der Zwischenzeit eine Vielzahl von Mitteilungen erschienen, die Ergebnisse mit diesen Methoden vorlegen. Im wachsenden Knochen wird, der höheren Umbaurate entsprechend, auch mehr Radioaktivität abgelagert (Bell u. Mitarb., 1972). Dabei sind die *spongiösen Abschnitte* der Epiphysen und der Metaphysen durch eine wesentlich höhere Aufnahmerate, also eine *größere metabolische Aktivität* ausgezeichnet als die Diaphysen der Röhrenknochen (Bandilla u. Mitarb., 1972; Subramanian u. Mitarb., 1972). Der Zeitpunkt einer Szintigraphie nach Eingabe eines knochensuchenden Isotops wird Informationen liefern über den austauschbaren Kalziumanteil einerseits und die Kalziumaccretionsrate andererseits (Blau u. Mitarb., 1972). So können die Systemerkrankungen des Skelettes als generalisierte Störungen des Knochenumbaues und des Mineralstoffwechsels der Tela ossea gegenüber lokalen pathologischen Skelettveränderungen abgegrenzt werden. Die lokalen Befunde sind jedoch nicht geeignet, zwischen Knochenabbau und Knochenanbau zu differenzieren. Auch bei osteolytischer Metastasierung in das Skelett findet sich deshalb häufig eine Anreicherung von Strontium im perifokalen Knochengewebe, da neben der Destruktion des Knochens auch immer im Randgebiet ein Austausch von Mineralsubstanzen stattfindet, soweit der Knochen den Versuch unternimmt, durch reaktive Neubildung von Knochengewebe den Herd abzugrenzen. Verständlicherweise ist die Anreicherung und damit die Impulsrate bei den *osteoplastischen Metastasen* höher als bei rein *osteolytischen Metastasen* (Bessler, 1969).

Vergleichsuntersuchungen über die Anreicherung von 87m-Strontium und ^{99m}Tc-Polyphosphat oder -Pyrophosphat bei verschiedenen Knochenerkrankungen haben Creutzig u. Hundeshagen (1973) durchgeführt. Dabei fand sich eine höhere Nachweiswahrscheinlichkeit von 85-Strontium, z. B. bei den *Metastasen des Mammakarzinoms,* während die Anreicherung beider Substanzen bei nicht malignen, chronisch verlaufenden Erkrankungen etwa identisch erschien. Dagegen war eine Verminderung der 87m-Strontium-Anreicherung bei *akuten, nicht malignen Erkrankungen* und *semimalignen Tumoren* zu beobachten. Somit kann die Szintigraphie zur Aufdeckung von Knochenstörungen mit beiden Substanzen vorgenommen werden. Es erscheint durchaus möglich, daß die besser geeignete Substanz des ^{99m}Tc-Polyphosphats in der Mehrzahl der Skeletterkrankungen das 87m-Strontium ersetzen kann.

Einen besonderen Wert besitzt die Skelettszintigraphie bei der Suche nach *frischen, entzündlichen Herden und Nekrosen im Knochen.* Da bekanntlich ein Abbau der Tela ossea, also Destruktionen und Defekte, röntgenologisch erst nachgewiesen werden können, wenn im Spongiosanetz eine *Lücke* aufgetreten ist, deckt der Szintigraphiebefund wesentlich früher eine pathologische Anreicherung des Isotops infolge verstärkten Stoffaustausches im Bereich des entzündlichen Herdes auf (BESSLER, 1970; WILLIAMS u. Mitarb., 1973).

Untersuchungen über die Aufnahme von Radiostrontium in der Wirbelsäule *bei Hyperthyreose* haben ANTTONEN u. Mitarb. (1973) durchgeführt. Sie fanden gegenüber dem normalen Wert bei der Hyperthyreose eine deutlich erhöhte Strontiumaufnahme, die nach Behandlung des Krankheitsbildes wieder zurückging. So ergab die Strontium-85-Aufnahme bei behandelten euthyreoten Patienten gegenüber den Kontrolluntersuchungen keinen Unterschied. Die Korrelation zwischen dem Zustand der Thyreoidea und der Aufnahme von 85-Strontium in der Wirbelsäule war gut. Es fand sich auch eine gewisse Übereinstimmung mit dem Hydroxyprolinspiegel im Urin bei diesen Kranken. Aus den Ergebnissen wird auf eine erhöhte Knochenbildung oder Transformationsrate geschlossen.

Die Schwierigkeiten der Analyse von *diffusen Skeletterkrankungen* liegen darin, daß eben nur eine diffuse Anreicherung des Isotops in allen Knochen gefunden werden kann (Abb. 194). So können allein Vergleiche mit der Isotopenaufnahme im gesunden Skelett Informationen über Unterschiede in der Impulsratenhöhe erbringen. Es sind Differenzen bis zu 100 % bei osteoporotischen Erkrankungen des Skelettes gefunden worden. Die Skelettszintigraphie hat wesentliche neue Erkenntnisse zur Problematik der Systemerkrankungen gebracht. Nicht bewiesen erscheint die Ansicht, daß bei osteoporotischen Osteopathien eine erhöhte osteogenetische Aktivität vorliegt und nicht nur ein vermehrter Abbau oder Stoffaustausch stattfindet (HEANEY u. WHEDON, 1958). Unter Berücksichtigung der bei einer Osteoporose verminderten Knochengewebsmasse wird eine normale Höhe der Impulsratenwerte bereits eine stärkere Ablagerung von Radiostrontium im Knochen anzeigen. Daher erscheint es durchaus sinnvoll, die verschiedenen Systemerkrankungen des Skelettes im Hinblick auf den Austausch von Kalzium zu untersuchen, um *die Aktivität der Transformation des Knochengewebes* abschätzen zu können (KUTZNER u. Mitarb., 1974). Die bisher vorliegenden, zumeist nur orientierenden Untersuchungen bei präseniler Osteoporose oder dem Morbus Cushing, ferner bei osteoporotischen Zuständen infolge einer Hyperthyreose, nach länger dauernder Immobilisation oder bei Störungen der Resorption durch Erkrankungen im Bereich des Magen-Darm-Kanals ergaben in der Regel eine erhöhte Aufnahme von Radiostrontium und damit szintigraphisch ein Ansteigen der Impulsratenwerte. Bemerkenswert erschien es BESSLER (1969), daß Osteoporosen mit dem Bild der „hypertrophischen Atrophie“ (UEHLINGER) eine besonders hohe Strontiumanreicherung aufwiesen, was auf einen stärkeren Mineralaustausch hindeutet.

Es ist zu erwarten, daß vergleichende Untersuchungen besser fundierte Vorstellungen über die Lebensvorgänge des Knochens bei Systemerkrankungen des Skelettes vermitteln werden. Neben der Transformation des Knochens oder einer Knochenneubildung, z. B. nach Frakturen (BESSLER, 1970; GREBE u. Mitarb., 1971; SAUER, 1971), die eindeutig mit dem Aufbau neuen Knochengewebes einhergeht, spielen die *Austauschprozesse* eine wesentlich größere Rolle als bisher vermutet wurde (Abb. 195).

Alle szintigraphischen Untersuchungen des Skelettes geben in erster Linie Informationen über den Stoffaustausch und den Einbau von Kalziumverbindungen in den Knochen. Nur dann wird ein *verminderter* oder *fehlender Einbau* von radioaktiven Stoffen festzustellen sein, wenn der Knochen vorwiegend oder ausschließlich durch osteolytische Vorgänge verändert wird. Derartige Krankheiten sind außerordentlich selten. Bisher wurde insbesondere beim Plasmozytom eine geringe Strontiumaufnahme festgestellt.

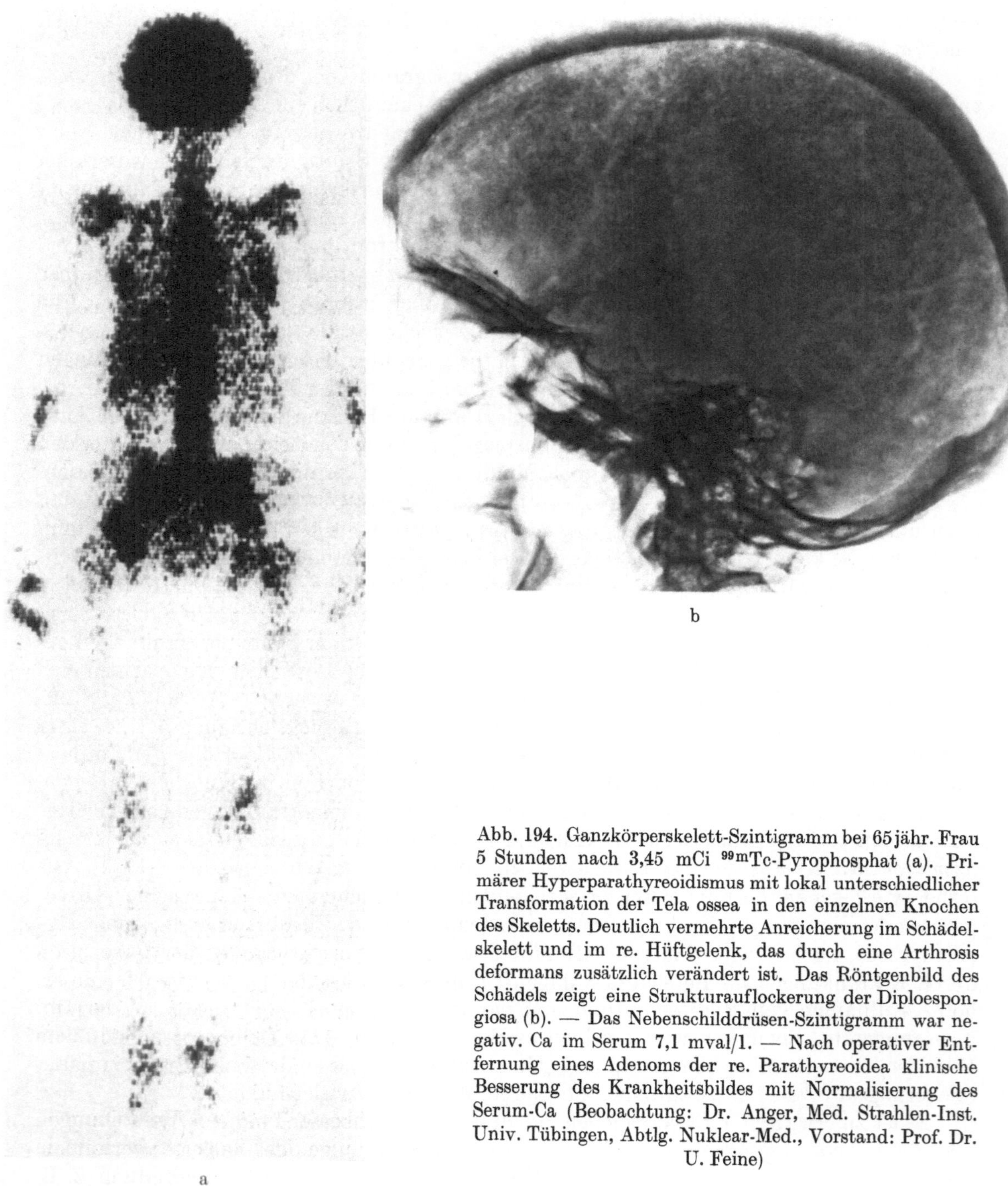

Abb. 194. Ganzkörperskelett-Szintigramm bei 65jähr. Frau 5 Stunden nach 3,45 mCi ^{99m}Tc-Pyrophosphat (a). Primärer Hyperparathyreoidismus mit lokal unterschiedlicher Transformation der Tela ossea in den einzelnen Knochen des Skeletts. Deutlich vermehrte Anreicherung im Schädelskelett und im re. Hüftgelenk, das durch eine Arthrosis deformans zusätzlich verändert ist. Das Röntgenbild des Schädels zeigt eine Strukturauflockerung der Diploespongiosa (b). — Das Nebenschilddrüsen-Szintigramm war negativ. Ca im Serum 7,1 mval/l. — Nach operativer Entfernung eines Adenoms der re. Parathyreoidea klinische Besserung des Krankheitsbildes mit Normalisierung des Serum-Ca (Beobachtung: Dr. Anger, Med. Strahlen-Inst. Univ. Tübingen, Abtlg. Nuklear-Med., Vorstand: Prof. Dr. U. Feine)

Über die eigentliche Transformation des Knochengewebes und damit eine stärkere Ab- und Anbautätigkeit der zellulären Elemente der Tela ossea vermag das Szintigramm keine Informationen zu geben. Es ist zu erwarten, daß Langzeitbeobachtungen über die verbliebene Rate von Aktivität im Knochen auch Aussagen über den Einbau der Isotope

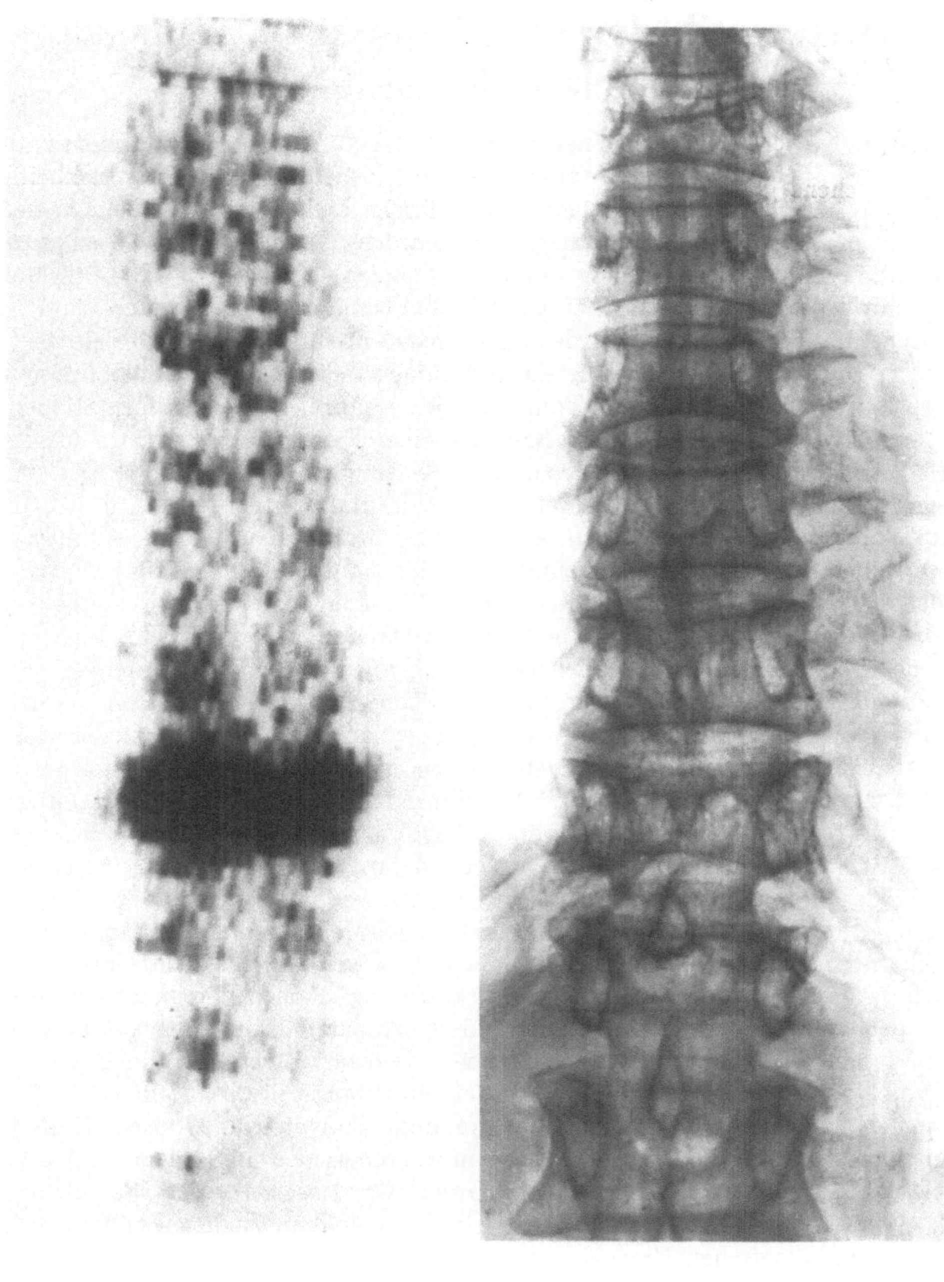

a b

Abb. 195. Fischwirbelbildung bei Altersosteoporose eines 62jähr. Mannes. Nach einem Sturz traten Rückenschmerzen auf. Im Szintigramm erkennt man 3 Stunden nach 5 mCi ^{99m}Tc-Pyro-Phosphat eine verstärkte Anreicherung eines Wirbelkörpers der unteren Brustwirbelsäule (a). Es handelt sich um eine zusätzliche Verletzung des 12. Brustwirbelkörpers, der im Röntgenbild eine deutliche Höhenverminderung zeigt (b). (Beobachtung: Prof. Dr. K.W. Frey, Radiol. Klinik und Poli-Klinik der Univ. München, Direktor: Prof. Dr. J. Lissner)

in die kristalline Mineralphase des Knochens erlauben. Eine Zunahme des globalen Mineralgehaltes oder ein Anbau von Tela ossea im Knochen läßt sich nur durch radiologische Messungen oder eine Strukturanalyse feststellen.

M. Systematik der radiologischen Diagnostik von Skeletterkrankungen

Der röntgenologische Nachweis einer krankhaften Veränderung von Form und Struktur eines Knochens gelingt nur bei entsprechender Ausdehnung des Krankheitsherdes. Alle Fragestellungen nach Erkrankungen des Skelettes können am lebenden Patienten allein mit einer subtilen Röntgenbildanalyse beantwortet werden. Nicht selten wird die Beurteilung einer Knochenerkrankung nur dann möglich sein, wenn gleichzeitig die gesunde Extremität dargestellt wird. Bleibt ein Befund unklar, so sind weitere zusätzliche Röntgenaufnahmen des Krankheitsherdes im Knochen in verschiedenen Projektionen erforderlich. Die Durchleuchtung und die Zielaufnahmen mit einer Feinfokusröhre können ebenso wie die Schichtuntersuchung (Tomographie) ergänzende Detailinformationen liefern. Bei generalisierten Störungen aller Knochen einer Extremität sind Untersuchungen weiterer Skelettabschnitte sinnvoll, um zu einer Klärung über die Art der Erkrankung zu gelangen. Die Dynamik des Krankheitsgeschehens im Röntgenbild wird sich durch wiederholte Röntgenkontrollen erfassen lassen. Dabei muß beachtet werden, daß sich in der Makrostruktur der Tela ossea entzündliche oder tumoröse Erkrankungen des „Organes Knochen" erst nach einem längeren Intervall zu erkennen geben werden. Die Kenntnis der *Röntgen-Latenzzeit* einer Krankheit bis zur Darstellbarkeit ist sehr wichtig und muß bei jeder Beurteilung von Knochenerkrankungen berücksichtigt werden!

Die Radiologie ist in der Lage, die verschiedenen Stadien einer Knochenkrankheit zu erfassen, Unterschiede der Verlaufsformen jeder einzelnen Krankheit in der gleichen oder in verschiedenen Knochenzonen nachzuweisen und dadurch einen weit gespannten Überblick zu Fragen der Entstehung, des Krankheitsablaufes und der Heilung von Knochenschäden oder Erkrankungen zu geben. Mit Ausnahme der traumatischen Veränderungen des Skelettes kann jeder pathologische Vorgang im Knochen als eine Gleichgewichtsstörung des physiologischen Umbaues angesehen werden, die durch eine Steigerung oder Hemmung der den Anbau oder Abbau steuernden Mechanismen verstanden werden kann. Annähernd der ganze Formenreichtum der Pathologie kann auf eine derart einfache Formel zurückgeführt werden, da nicht die Erkrankung an sich den Knochen zerstört oder neu bildet, sondern die Tela ossea mit ihren zellulären Elementen auf bestimmte krankhafte Vorgänge in charakteristischer Weise antwortet. Es ist also die *Reaktion* des Knochengewebes auf den pathologischen Prozeß und damit die sehr aktive Rolle der Steuerungsmechanismen der Transformation erkennbar. So bietet die klinische Radiologie als wesentliche Ergänzung zu den bekannten morphologischen Befunden des Skelettes die Möglichkeit einer *Analyse der Dynamik des Krankheitsgeschehens am lebenden Menschen.*

Für das Verständnis des morphologischen Bildes von Knochenkrankheiten und die Dynamik eines pathologischen Prozesses, wie sie sich auch in den makroskopischen Dimensionen eines Röntgenfilmes erfassen und analysieren läßt, sind vergleichende Untersuchungen der Radiologie und Pathologie, ausgehend von der Form und Struktur des kranken Knochens über den histologisch-mikroradiographischen und elektronenoptischen Bereich bis zu den molekularen Zusammensetzungen der Tela ossea von hohem Wert. In letzter Zeit konnten Ergebnisse mikroradiographischer und autoradiographischer Untersuchungen des unentkalkten Knochengewebes wichtige Ergänzungen unserer Kenntnisse über die Biodynamik des „Mineralspeichers" im Organismus beitragen. Als Ergebnis dieser Forschungen verfügt die medizinische Radiologie heute bereits über fundierte Kenntnisse des anatomischen Äquivalentes einer großen Zahl von charakteristischen Röntgensymptomen bei den verschiedensten Knochenerkrankungen. Einige röntgenologisch erkennbare Veränderungen des Skelettes sind jedoch vieldeutig und haben damit nur den Informationswert eines Hinweises, der bei verschiedenen Erkrankungen gefunden werden kann. Aus der Summe sicherer und weniger fundiert gesicherter Symptome kann die Wahrscheinlichkeit für die eine oder andere Knochenkrankheit sprechen. Bei einem typischen morphologischen Symptomenmosaik des Röntgenbildes kann die Diagnose der Krankheit gestellt werden.

Für die Bildanalyse eines Krankheitsherdes sind einige Gesichtspunkte beachtenswert. In erster Linie interessiert die *Topographie* des pathologischen Prozesses im Bereich des Skelettes. Dabei ist die Frage nach einer *monostischen* oder *polyostischen* Veränderung, nach einer *lokalisierten*, *generalisierten* oder *systematisierten* Erkrankung zu stellen. Nach Klärung der topographisch-anatomischen Situation folgt die Analyse der *Form des Krankheitsherdes* und des befallenen Knochens. Es kommen Verlängerungen oder Verkürzungen, Verbiegungen oder Verdickungen der Knochen vor. Während des Wachstums kann ein hyperplastischer und hypoplastischer Knochen unterschieden werden. Der Beurteilung von Topographie und Morphologie des Krankheitsherdes folgen Fragen nach der Struktur von Spongiosa, Kortikalis und Kompakta. Im Vergleich mit dem gesunden Knochen der Gegenseite sind Strukturauflockerungen oder Verdichtungen, also eine Osteoporose, Osteolyse oder Dystrophie einerseits sowie eine Enostose, Spongiosklerose und Periostose andererseits festzustellen und einzuordnen.

Bei normaler Form und Größe eines Knochens kommen *herdförmige* Veränderungen innerhalb des Knochens vor, die solitär scharf begrenzt oder multipel und konfluierend ausgebildet sein können. Die weitergehende Bildanalyse wird Fragen nach der Kontur des pathologischen Bezirkes stellen und beantworten müssen.

In der *Umgebung des Krankheitsherdes* erkennbare Veränderungen der Weichteile müssen ebenfalls erfaßt und analysiert werden. Auf Verdichtungen und Verkalkungen, die strukturlos oder mit einer bestimmten geordneten oder unregelmäßigen Struktur entwickelt sind, ist zu achten. Sekundäre Veränderungen der Knochen nach Frakturen, Infraktionen oder Verbiegungen müssen erfaßt werden. Durch eine systematische Bildanalyse aller Röntgenaufnahmen gelingt es manchmal, die Pathogenese der vorliegenden Erkrankung des Knochens aufzuklären, so daß der Röntgenbefund durch die Ergebnisse der Laboratoriumsuntersuchungen und die klinischen Befunde lediglich ergänzt und erweitert werden kann.

Nicht selten wird sich jedoch eine Vermutung oder die klinische Verdachtsdiagnose weder bestätigen noch ausschließen lassen. Bei einer solchen Situation ist die *Verlaufsbeobachtung*, also die Feststellung der Dynamik des Krankheitsherdes, von unschätzbarem Wert. Eine probatorische Behandlung mit Röntgenstrahlen oder Zytostatika kann z. B. bei dem Verdacht auf einen malignen Krankheitsherd die Aussagen über die Dynamik der Erkrankung verbessern helfen. Für die Diagnostik von Knochentumoren ist ein solches Vorgehen oft entscheidend wichtig, da selbst die feingewebliche Untersuchung des Knochengewebes noch Zweifel offen lassen kann. Die Durchführung weiterer Untersuchungen und eine sorgfältige Beobachtung des klinischen Verlaufes werden schließlich auch bei unklaren Skeletterkrankungen zu einer Klärung führen können.

Die densitometrische Bestimmung der Mineralkonzentration, die Anwendung der Röntgenmorphometrie und eine Strukturanalyse der Knochen können für die Diagnose wichtige Informationen liefern. Auskunft über den Mineralaustausch und die Transformation des Knochengewebes können szintigraphische Befunde geben. In dem Mosaik aller Befunde, die zur Diagnose führen, kann der Röntgenbefund manchmal der zuverlässigste Teil sein. Diese Feststellung sollte nicht die wichtige Rolle des Pathologen schmälern, der sich jedoch sehr oft nur auf eine kleine Biopsie aus einer umschriebenen Zone eines einzelnen Knochens stützen kann. So gibt z. B. eine solche kleine Probe keinen Eindruck von einem größeren Knochentumor. Ferner kann ein kleines Gewebsstück keine Informationen über die Ausbreitung des Tumors im Knochen vermitteln.

Die Röntgendiagnostik von Knochenerkrankungen sollte folgende Forderungen erfüllen:

1. Die Knochenveränderung muß mit den umgebenden Weichteilen nach topographisch-anatomischen, morphologischen und funktionellen Gesichtspunkten beurteilt werden.

2. Eine subtile röntgenologische Strukturanalyse ist erforderlich.
3. Es folgt die Beurteilung der Art der Veränderung (gutartig, bösartig oder unklar).
4. Wenn eine klare Aussage über die Art der Erkrankung nicht erreicht werden kann, müssen die verschiedenen Möglichkeiten der Differentialdiagnose erörtert und in der Reihenfolge ihrer Wahrscheinlichkeit geordnet werden.
5. Weitere Verlaufskontrollen des Befundes sind erforderlich, um die Dynamik der Krankheit beobachten und daraus Schlüsse ziehen zu können.
6. Sollte eine pathologisch-anatomische Klärung notwendig sein, so muß ein Vorschlag zur Lokalisation der Biopsieentnahme gegeben werden.
7. Nachfolgende Kontrolle der Biopsiezone im Knochen und Röntgenaufnahmen der Biopsie, des Resektionspräparates oder des Amputationspräparates mit umgebenden Weichteilen vor der weiteren Bearbeitung durch den Pathologen.

Eine Knochendestruktion ist oft das erste röntgenologische Zeichen einer Erkrankung und gelegentlich sogar ein Zufallsbefund. Die verschiedenen Erkrankungen haben unterschiedliche „Latenzperioden", die eine Abhängigkeit von der Knochenstruktur erkennen lassen. Die Spongiosa wird zwar schneller zerstört als die Kompakta, jedoch muß sehr viel Spongiosa verschwunden sein, bevor im Röntgenbild ein Defekt erkennbar wird. Die Zerstörung von Kompakta oder Kortikalis geht dagegen wesentlich langsamer vor sich, doch können bei der hohen Dichte dieser Bauelemente des Knochens bereits kleinste Defekte früh nachgewiesen werden. Für die meisten Knochenkrankheiten ist eine Mindest-Latenzzeit von 10 Tagen bis zum Erscheinen der Veränderungen auf dem Röntgenbild angegeben worden, doch verstreicht im allgemeinen ein längerer Zeitraum zwischen dem Krankheitsbeginn und der deutlichen Nachweisbarkeit im Röntgenbild. Die *Art einer Knochenveränderung* kann auch aufgrund der Röntgenuntersuchung von Anfang an klar sein, wie dies bei den häufigsten Befunden — Frakturen und Metastasen — in der täglichen klinischen Routinearbeit festzustellen ist. Einige Erkrankungen, wie die Osteodystrophia deformans Paget, das nicht-ossifizierende Knochenfibrom, das Hämangiom, die Osteomyelitis, die Osteomalazie oder die schweren Formen einer Osteoporose, bieten meist keine diagnostischen Schwierigkeiten. Es gibt jedoch zahlreiche Fälle von Frakturen oder Metastasen, die diagnostische Probleme aufwerfen. Manche Knochenerkrankungen sind röntgenologisch und nach dem klinischen Bild uncharakteristisch und erfordern eine Ergänzung durch histologische und biochemische Befunde. Eine sorgfältige Bearbeitung der Differentialdiagnose unter Berücksichtigung und Wertung wichtiger klinischer Daten kann für das weitere Schicksal des Kranken entscheidend sein.

Die eigenen Forschungsarbeiten über vergleichende histologisch-mikroradiographische Untersuchungen des Knochens wurden mit dankenswerter Unterstützung der Deutschen Forschungsgemeinschaft durchgeführt.

Besonders danken möchte ich der medizinisch-technischen Assistentin Brigitte Bast für ihre unermüdliche Hilfe bei der Durchführung der zugrunde liegenden wissenschaftlichen Arbeiten und dem Photo-Ingenieur Manfred Hesse für die sorgfältige Herstellung des Bildmaterials zu dem vorliegenden Beitrag.

Literatur

AARON, J. E.: Osteocyte types in the developing mouse calvarium. Calc. Tiss. Res. **12**, 259–279 (1973).

—, PAUTARD, F. G. E.: Ultrastructural features of phosphate in developing bone cells. Israel J. med. Sci. **8**, 625–629 (1972).

ACHESON, R. M., ZAMPA, G. A.: Skeletal maturation in ovarian dysgenesis and Turner's syndrome. Lancet **1**, 17–20 (1961).

ACKERMAN, L. V., SPJUT, H. J.: Tumors of Bone and Cartilage. Armed Forces Inst. Pathol. Washington D. C. 1962.

ADACHI, T., OKUYAMA, T.: A study of the quantitative analysis in the mineral contents of the bone by x-rays. Bull. Tokyo med. dent. Univ. **13**, 349–367 (1966).

ADERHOLD, K., SEIFERT, L.: Ergebnisse der radiologischen Vergrößerungstechnik mit einer neuen Feinstfokusröntgenröhre für Abbildungsmaßstäbe größer als 2:1. Fortsch. Röntgenstr. **81**, 181–194 (1954).

AEBY, C.: Zur Architektur der Spongiosa. Zbl. med. Wiss. **11**, 785–786 (1873).

ALBRIGHT, F.: Osteoporosis. Ann. Intern. Med. **27**, 861–882 (1941).

— The parathyroids. Physiology and therapeutics. J. Amer. Med. Assoc. **117**, 527–533 (1941).

— Osteoporosis. Amer. J. Int. Med. **27**, 861 (1947).

—, BUTLER, A. M., HAMPTOM, O. H., SMITH, P. H.: Syndrome characterized by osteitis fibrosa disseminata, areas of pigmentation and endocrine dysfunction with precocious puberty in females. Report of five cases. New Engl. J. Med. **216**, 727 (1937).

—, BURNETT, C. H., COPE, O., PARSON, W.: Acute atrophy of bone (Osteoporosis) simulating hyperparathyroidism. J. clin. Endocrinol. **1**, 711–716 (1941).

— — PARSON, W., REIFENSTEIN, E. C., ROOS, A.: Osteomalacia and late rickets. Medicine **25**, 399 (1946).

— REIFENSTEIN, E. C.: The Parathyroid Glands and Metabolic Bone Disease. Baltimore: William & Wilkins 1948.

ALBRIGHT, F., FORBES, A. P., BARTTER, F. C., REIFENSTEIN, E. C., BRYANT, D., COX, L. D., DEMPSEY, E. F.: Studies on the fat of intravenously administered human plasma proteins in idiopathic hypoproteinemia and in osteoporosis. Symp. Nutrition-Plasma Proteins Vol. 2, Robert Gould Research Foundation, New York 1950.

— BARTTER, F. C., DEMPSEY, E. F., FORBES, A. P., HENNEMANN, P. H., REISENSTEIN, E. C.: Serum albumin and bone matrix. Transact. 5th Conf. Metab. Interrel. Josiah Macy Foundation, New York 1953.

ALHAVA, E. M., KARJALAINEN, O.: Mineral content and density of the forearm bones measured by Am-241 Gamma ray attenuation method in 80 patients with osteoporotic hip fractures. Ann. Clin. Res. **5**, 244–247 (1973).

ALLGÖWER, M., MÜLLER, M. E., SCHENK, R. K., WILLENEGGER, H.: Biochemische Prinzipien bei der Metallverwendung am Knochen. Langenb. Arch. klin. Chir. **305**, 1–14 (1963).

ALNOR, P.: Die posttraumatische Osteolyse des lateralen Claviculaendes. Fortschr. Röntgenstr. **75**, 364—365 (1951).

ALNOR, P. C., HERGET, R., SEUSING, J.: Druckluft-erkrankungen. München: Barth 1964.

ALPERT, M., MEYERS, M.: Osteolysis of the acromial end of the clavicles in rheumatoid arthritis. Amer. J. Roentgenol. **86**, 251–259 (1961).

— Feldman, F.: The rib lesions of rheumatoid arthritis. Radiology **82**, 872–875 (1964).

ALTHOFF, H.: Marmorknochenkrankheit (Morbus Albers-Schönberg). In: Handbuch Med. Radiologie V/3 Springer, Berlin-Heidelberg-New York 1968.

— HANSEN, H. G., SCHÖNENBERG, H., SCHRÖDER, G., SPRANGER, J., WIEDEMANN, H.-R.: Generalisierte Entwicklungsstörungen des Skeletts. In: Handbuch der Kinderheilkunde, Ed.: OPITZ-SCHMID. Berlin-Heidelberg-New York: Springer 1967, S. 136ff.

ALTMANN, K.: Zur kausalen Histogenese des Knorpels. W. ROUX's Theorie und die experimentelle Wirklichkeit. Erg. Anat. Entw.-Gesch. **37**, 1–167 (1964).

— Von der Entstehung gelenkkopfähnlicher knorpelbedeckter Gebilde auf den Stumpfenden der teilresezierten Rattenfibula im Experiment. In: Biopolymere und Biomechanik von Bindegewebssystemen. Ed.: F. HARTMANN. Berlin-Heidelberg-New York: Springer 1974.

ALWENS: Über die Beziehungen der Unterernährung zur Osteoporose und Osteomalacie. Münch. med. Wschr. **38**, 1071 (1919).

AMBS, E., BONSE, G.: Familiäres Vorkommen einer Calcinosis interstitialis universalis. Z. orthop. Chir. **78**, 543 (1949).

AMPRINO, R., Rapporti fra processi di ricostrucione e distribuzione dei minerali nelle ossa. Z. Zellforschung **37**, 144–183 (1952).

— Microhardness testing as a means of analysis of bone tissue biophysical properties. In: Biochemical Studies of the Musculo-Skeletal System. Ed.: EVANS, F. G., Springfield/Ill.: Thomas 1961.

— Biological bases of the radioisotope investigation of the skeleton. In: Handbuch Med. Radiologie IV/1. Berlin-Heidelberg-New York: Springer 1970.

— Engström, A.: Studies on X-ray absorption and diffraction of bone tissue. Acta anat. **15**, 1–22 (1952).

AMPRINO, R., CAMANNI, F.: Historadiographic and autoradiographic researches on hard dental tissues. Acta ant. **28**, 217–258 (1956).

ANTON, H. C.: Width of clavicular cortex in osteoporosis. Brit. med. J. **1**, 409–411 (1969).

ANTTONEN, V.-M., KARJALAINEN, P., RAUNIO, H., HOLOPAINEN, T.: Uptake of radioactive 85Sr by the spine in patients with untreated and treated hyperparathyroidism. Ann. clin. Res. **5**, 225–230 (1973).

APITZ, K.: Über tubuläre Sklerose des Skeletts. (Zur Kenntnis gutartiger, generalisierter Osteosklerosen). Virch. Arch. path. Anat. **305**, 216–229 (1939).

ARMSTRONG, W. D.: Phosphorus metabolism in the skeleton. In: Phosphorus Metabolism II. Ed.: MCELROY-GLASS. Baltimore: John Hopkins Press 1952.

ARNER, O., LINDVALL, N., RIEGER, A.: Calcific Tendinitis (Tendinitis Calcarea) of the Shoulder Joint. Acta Chir. Scand. **114**, 319–331 (1957).

ARNOLD, J. S.: External and trabecular morphologic changes in lumbar vertebrae in aging. In: Progr. in Methods of Bone Mineral Measurement. Bethesda 1968. U.S. Department Health, Education, Welfare Washington D. C. 1970.

ARNOLD, W., SANDKÜHLER, St.: Zur Pathogenese der Knochenmarkscirrhose und Osteosklerose. Virchows Arch. **320**, 37–42 (1951).

ASAL: Überlastungsschäden am Knochensystem bei Soldaten. Arch. klin. Chir. **186**, 511–522 (1936).

ASCENZI, A.: Die Knochengewebestruktur untersucht mit dem Elektronenmikroskop. Sci. Med. Ital. 2/III, 701–730 (1955).

— The relationship between mineralization and bone matrix. In: BONE and TOOTH. Ed.: BLACKWOOD, H. J. J., Oxford-London-NewYork-Paris: Pergamon Press 1964.

ASK-UPMARK, E.: Über Röntgenuntersuchung der Nieren bei gewissen diagnostisch schwer zu deutenden Krankheitsfällen in der inneren Medizin. Acta med. Scand. **96**, 390–402 (1938).

— Osteomalacie hepatica. Acta med. Scand. **99**, 204 (1939).

ASSMANN, H.: Beiträge zur osteosklerotischen Anaemie. Beitr. path. Anat. **41**, 565 (1907).

— Ein Fall von lymphatischer Leukämie mit Osteosklerose. Klin. Wschr. **1**, 909 (1931).

— Zur osteosklerotischen Anaemie. Schweiz. med. Wschr. **1**, 293 (1935).

ASTLEY, R.: Chromosomal abnormalities in childhood, with particular reference to Turner's syndrome and mongolism. Brit. J. Radiol. **36**, 2–10 (1963).

ATKINSON, M., NORDIN, B. E. C., SHERLOCK, S.: Malabsorption and bone disease in prolonged obstructive jaundice. Quart. J. Med. N. S. **25**, 299 (1956).

ATKINSON, P. J., WEATHERELL, J. A., WEIDMANN, S. M.: Changes in density of the human femoral cortex with age. J. Bone Joint Surg. **44B**, 496–502 (1962).

— WEST, R. R.: Loss of skeletal calcium in lactating women. J. Obstet. Gynaec. Brit. Comm. **77**, 555–560 (1970).

ATKINSON, P. J., WEST R. R., PARSONS, F. M., REED, G. W.: Loss of skeletal calcium by patients on maintenance dialysis. Brit med. J. **3**, 490–492 (1970).

ATZENHOFER-BAUMGARTNER, K.: Zur gastro-intestinal bedingten Osteomalazie. Münch. med. Wschr. **114**, 542–547 (1972).

AUERBACH, E.: Untersuchungen über die Variation der Knochenstruktur, dargestellt an der Tibia. Inaug. Diss. Kiel 1957.

AUFDERMAUR, M.: Bandscheibenbefunde der Wirbelsäule beim chronischen Gelenkrheumatismus. Schweiz. Z. Path. **20**, 684 (1957).

— Wirbelsäulenbefunde bei der chronisch entzündlichen Polyarthritis. Z. Rheumaforsch. **17**, 175–181 (1958).

— Skelettbefunde bei primär-chronischer Polyarthritis. Dtsch. med. Wschr. **90**, 1845–1847 (1965).

AXHAUSEN, G.: Über die Osteochondrosis dissecans (König). Klin. Wschr. **3**, 1057 (1927).

— BERGMANN, E.: Die Ernährungsunterbrechungen im Knochen (traumatische Knochennekrose). In: Handbuch spez. pathol. Anat. Histol. IX/3, Berlin: Springer 1937.

AYAKAWA, Y.: Optimal magnification ratio of direct macroradiography in high magnification. Nagoya J. Med. Sci. **3**, 34 (1972).

BAASTRUP, Chr. I.: „The acute bone atrophy" and its roentgen picture. Acta radiol. **2**, 364 (1923).

BABAIANTZ, L.: Les ostéoporoses. Radiol. Clin. (Basel) **16**, 291 (1947).

VON BABO, H., HEUCK, F.: Hormonal bedingte Knochenveränderungen bei der renalen Osteopathie, Radiologe **14**, 225–231 (1974).

BACZYK, S.: Der Einfluß körperlicher Antrengung auf die Kalzium- und Magnesiumausscheidung des Menschen. Wien. med. Wschr. **116**, 253 (1966).

BADENOCH, J.: Steatorrhoe in the adult. Brit. med. J. **2**, 879 (1960).

BAILEY, J. A.: Disproportionate Short Stature. Diagnosis and Treatment. Philadelphia-London-Toronto: Saunders 1973.

BAMBERGER, E.: Über Knochenveränderungen bei chronischen Herz- und Lungenleiden. Z. klin. Med. **18**, 193 (1891).

BANDILLA, K., PFANNENSTIEL, P., DÖPPER, TH.: Gelenkscintigraphie mit 99-m-Tc, eine neue Möglichkeit zur objektiven Messung der Synovitis. 15. Tg. Dtsch. Ges. Rheumatol. Hamburg 1972.

BÁNKI, Z., Kortison-Schädigungen zur Zeit der Ossifikation. Fortschr. Röntgenstr. **107**, 809–810 (1967).

BANZER, D., SCHNEIDER, U.: A computerized method of determination of bone mineral content by a transmission-scanner. Int. Conf. Bone Mineral Measurement Chicago 1973. U. S. Dept. Health, Education, Welfare.

BARER, M., JOWSEY, J.: Bone formation and resorption in normal human rib. Clin. Orthop. **52**, 241–247 (1967).

BARNETT, E., NORDIN, B. E. C.: Radiological assessment of bone density. Brit. J. Radiol. **34**, 683–692 (1961).

BÁRSONY, TH., FRISCH, E.: Beiträge zur Röntgenologie der „Akrosklerose". Fortschr. Röntgenstr. 47, 287–293 (1933).

BARTELHEIMER, H.: Die Hyperostosis frontalis interna als Symptom des hydrophysären Diabetes. Wien. med. Wschr. 89, 341–343 (1939).

— Zur Klinik und Röntgenologie der systemartigen kalzipenischen Osteopathien. Dtsch. Med. Wschr. 82, 1400–1405 (1957).

— Die klinische Bedeutung der Knochenbiopsie. Verh. Dtsch. Ges. Path. 47. Tag. Stuttgart: Fischer 1963, S. 129–137.

— Funktionsdiagnostik der Nebenschilddrüsenerkrankungen. In: Klinische Funktionsdiagnostik. Stuttgart: Thieme 1965.

— SCHMITT-ROHDE, J. M.: Osteoporose als Krankheitsgeschehen. Erg. Inn. Med. N. F. 7, 454–585 (1956).

— — Die Biopsie des Knochens als differentialdiagnostische klinische Methode. Klin. Wschr. 35, 429–440 (1957).

— KUHLENCORDT, F.: Der sekundäre Hyperparathyreoidismus beim primären und sekundären Malabsorptionssyndrom. Dtsch. Arch. klin. Med. 120, 98–118 (1965).

BARTLETT, N. L., COCHRAN, D. Q.: Reparative processes in primary hyperparathyroidism. In: Symposia in Radiology for the Orthopaedic Surgeon. Ed.: LODWICK, G. S., Philadelphia-London: Saunders 1964.

BARTTER, F. C.: Osteoporosis. Amer. J. Med. 23, 797–806 (1957).

BARZEL, U. S.: Osteoporosis. New York-London: Grune & Stratton 1970.

BASSAN, J., FRAME, B., FROST, H.: Osteoporosis: A review of pathogenesis and treatment. Ann. Intern. Med. 58, 539–550 (1963).

BASSETT, C. A. L.: Environmental and cellular factors regulating osteogenesis. In: Bone Biodynamics, Ed.: FROST, H. M., London: Churchill 1964.

— Biophysical principles affecting bone structure. In: The Biochemistry and Physiology of Bone Vol. III, 2. Aufl. Ed.: BOURNE, G. H. New York-London: Acad. Press 1971.

— BECKER, R. O.: Generation of electrical potentials by bone in response to mechanical stress. Science 137, 1063 (1962).

BASTIN, J. M.: Deux cas de chondrocalcinose articulaire diffuse. Disparation des images radiologiques dans l'un des cas. Rev. Rhum. 31, 137 (1964).

BAUD, C. A.: Morphologie et structure inframicroscopique des ostéocytes. Acta anat. (Basel) 51, 209–225 (1962).

— Submicroscopic structure and functional aspects of the osteocyte. Clin. Orthop. 56, 227–236 (1968).

— MORGENTHALER, P. W.: Structure sub-microscopique du rebord lacuno-canaliculaire osseux. Morph. Jahrb. 104, 476–486 (1963).

— SIEBENTHAL, J. DE, LANGER, B., TUPLING, M. R., MACH, R. S.: Effects de l'administration prolongée de thyrocalcitonin dans l'ostéoporose sénile humaine. Schweiz. Med. Wschr. 99, 657–661 (1969).

BAUD, C. A., AUIL, E.: Osteocyte differential count in normal human alveolar bone. Acta anat. 78, 321–327 (1971).

— LANGER, B., MACH, R. S., SIEBENTHAL, J. DE., TUPLING, M. R.: Effects of prolonged thyrocalcitonin administration in human senile osteoporosis: A clinical, histological and microradiographical study. London: Calcitonin 1969, S. 54.

BAUER, G. C. H., WENDEBERG, B.: External counting of Ca^{47} and Sr^{85} in studies of localized skeletal lesions in man. J. Bone Joint Surg. 41 B, 558–580 (1959).

BAUER, K.: Elektronischer Umsetzer für Grauwerte in Farbtöne. Elektronik 5, 56–58 (1975).

BECKER, D. L., BAGGENSTOSS, A. H., WEIR, J. F.: Parenchymal calcification of the kidneys in patients with duodenal ulcer. Amer. J. Clin. Pathol. 22, 843–854 (1952).

BECKER, R. O., BASSETT, C. A., BACHMAN, CH. H.: Bioelectric factors controlling bone structure. In: Bone Biodynamics. Ed.: FROST, H. M., London: Churchill 1964.

BECKMANN, H.: Osteomalazische Frakturen. Dtsch. Arch. klin. Med. 76, 1 (1903).

BEDACHT, R., GEHRKE, N., PÖSCHL, M.: Die Myositis ossificans circumscripta mit besonderer Berücksichtigung der traumatischen Form. Fortschr. Med. 91, 223–227 (1973).

BEIL, E., PRECHTEL, K., BARTL, R., KRONSEDER, A.: Vergleichende histomorphometrische Untersuchungen von Beckenkammbiopsien und Epithelkörperchen bei primärem Hyperparathyroidismus. Verh. Dtsch. Ges. Pathol. 58, 344–350 (1974).

BÉLANGER, L. F.: Osteocytic osteolysis. Calc. Tiss. Res. 4, 1–12 (1969).

— Osteocytic resorption. In: The Biochemistry and Physiology of Bone Vol. III. Ed.: BOURNE, G. H., New York-London: Academic Press 1971.

— ROBICHON, J., MIGIKOVSKY, B. B., COPP, D. H., VINCENT, J.: Resorption without osteoclasts (osteolysis). In: Mechanism of Hard Tissue Destruction. Ed.: R. F. Sognnaes. Amer. Ass. Advanc. Sci. Publ. No. 75. Washington D. C. 1963.

— SEMBA, T., TOLNAI, S., COPP, D. H., KROOK, L., GRIES, C.: The two faces of resorption. 3, Europ. Symp. Calc. Tiss. 1965 in Davos. S. 1–10.

— RASMUSSEN, H.: Inhibition of osteocytic osteolysis by thyrocalcitonin and some antigrowth factors. In: Parathyroid Hormone and Thyrocalcitonin. Ed.: TALMAGE, R. V. and BÉLANGER, L. F., Excerpta Medica Found. Amsterdam 1967.

BELL, E. G., BLAIR, R. J., SUBRAMANIAN, G., MAC AFFEE, J. G.: Evaluation of 99-m-Tc-polyphasphate as a pediatric bone scanning agent. J. Nucl. Med. 13, 412 (1972).

BELLMAN, S.: Microangiography. Acta Radiol. 102 Suppl. (1953).

BENEZOWSKI, A.: Calcification in gastric malignancy. S. Afr. J. Radiol. 3, 31 (1965).

BENNETT, L., HUNTER, A., VAUGHAM, J.: Idiopathic steatorrhoe (Gee's disease). Quart. J. Med. 1, 603 (1932).

BENNINGHOFF, A.: Form und Bau der Gelenkknorpel in ihren Beziehungen zur Funktion II. Z. Zellforschung Mikrosk. Anat. **2**, 783 (1925).
— Form und Bau der Gelenkknorpel in ihren Beziehungen zur Funktion I. Z. Anat. Entw.-Gesch. **76**, 43 (1925).
BERENS, D. L., LIN, R. K.: Roentgen Diagnosis of Rheumatoid Arthritis. Springfield/Ill.: C. C. Thomas 1969.
BERGMANN, E.: Der Anteil der einzelnen Wachstumszonen am Längenwachstum der Knochen. Dtsch. Z. Chir. **213**, 303–313 (1929).
BERNARD, J., LAVAL-JEANTET, M.: L'épaisseur relative de la corticale du tibia, application à l'évaluation des ostéoporoses et des ostéoscleroses. Presse méd. **68**, 889–892 (1960).
— — JUSTER, M. DLUGATH, J.: Les structures fines de l'os diaphysaire au cour de la croissance. Ann. Radiol. **7**, 339–350 (1964).
BESSLER, W.: Veränderter Mineralgehalt des Knochens im Röntgenbild und Szintigramm. Radiologe **9**, 154–162 (1969).
— Bedeutung szintigraphischer Untersuchungen für die Beurteilung von Folgezustände nach Frakturen und Knochenoperationen. Langenbecks Arch. Chir. **327**, 146 (1970).
— Roentgenographic and scintigraphic findings in idiopathic aseptic necrosis of the femoral head. In: Idiophatic Ischemic Necrosis of the Femoral Head in Adults. Ed.: ZINN, W. M. Stuttgart: Thieme 1971, S. 145–151.
— Die Radiostrontiumszintigraphie beim Plasmocytom. Fortschr. Röntgenstr. **116**, 64–72 (1972).
— KAPPELER, H.: Die Radiostrontiumablagerungen im osteoporotischen Skelett. Schweiz. med. Wschr. **101**, 1545–1549 (1971).
BETHGE, F. J., RIDDERBUSCH, K.-E.: Über Osteopoikilie und das neue Krankheitsbild Hyperostose bei Osteopoikilie. Erg. Chir. Orthop. Bd. 49, S. 138–182. Berlin-Heidelberg-New York: Springer 1967.
BEVANS, M.: Pathology of scleroderma with special reference to the changes in the gastrointestinal tract. Amer. J. Path. **21**, 25 (1945).
BIDDER, A.: Osteobiologie. Arch. Anat. **68**, 137 (1906).
BIELER, E., ALBRECHT, H. J.: Das szintigraphische Bild der Osteoarthropathie hypertrophiante. Nuklear-Med. **10**, 196–200 (1971).
BIERICH, J. R.: Wachstumsstörungen im Kindesalter Fortschr. Med. **90**, 961–966 (1972).
— Wachstumsstörungen im Kindesalter. Fortschr. Med. **90**, 1051–1055 (1972).
BIERMANN, H.: Die Knochenbildung im Bereich periostaler-diaphysärer Sehnen- und Bandansätze. Z. Zellforschung **46**, 635 (1957).
BINSWANGER, U., FISCHER, J., SCHENK, R., MERZ, W.: Osteopathie bei chronischer Niereninsuffizienz. Dtsch. Med. Wschr. **96**, 1914–1919 (1971).
BLAIR, R. J., BELL, E. G., SUBRAMANIAN, G., MCAFFEE, J. G.: Evaluation of 99-m-Tc-polyphosphate imaging for nonneoplastic skeletal disease. J. Nucl. Med. **13**, 414 (1972).
BLAU, M., GANATRA, R., BENDER, M.: 18-F-fluoride for bone imaging. Sem. Nucl. Med. **2**, 31 (1972).
BLOOR, D. U.: Case of osteopathia striata. J. Bone Jt. Surg. **36 B**, 261–265 (1954).
BLOSS, W. H.: Das Bild als Informationsträger. In: Densitometrie in der Radiologie. Ed.: HEUCK, F. Stuttgart: Thieme, 1971/73.
Blumensaat, C.: Der heutige Stand der Lehre vom Sudeck-Syndrom. Hefte Unfallheilk. **51** (1956). Berlin, Göttingen, Heidelberg: Springer.
BOCK, H. E.: Nebenwirkungen der Therapie mit Nebennierenrindenhormonen. Arch. exper. Dermat. **213**, 193 (1961).
BÖHLER, L.: Die Technik der Knochenbruchbehandlung Bd. I, 13. Aufl. Wien: Maudrich 1953.
BÖHME, H.: Wechselbeziehungen zwischen Markraumdruck und peripherer Durchblutung. Fortschr. Med. **86**, 1097–1100 (1968).
BÖRNER, W., GREHN, S., MOLL, E., RAUH, E.: Messung der Dichte der Knochensubtsanz am Finger mit einem 125-J-Profilscanner. In: Radioisotope in Pharmakokinetik und klinischer Biochemie. Nucl.-Med. (Stuttgart) Suppl. **8**, 391 (1968).
— — — — Messung der Absorption des Fingerknochens mit einem 125-J-Profilscanner. Quantitative Methode zur Erkennung der Osteoporose. Fortschr. Röntgenstr. **110**, 378 (1969).
— HEIEIS, G., MOLL, E., RAUH, E., BRACHARZ, H., LONGIN, F.: Therapiekontrolle bei Osteoporosekranken mit einem 125-J-Profilscanner. Klin. Wschr. **47**, 1115 (1969).
— MOLL, E., RAUH, E., HEIEIS, G.: Ein empfindliches Meßverfahren zur radiologischen Bestimmung der Mineralsalzdichte in Spongiosa und Kompakta des Fingerknochens. Z. Orthop. **108**, 503 (1970).
— — — POHNER, A., GREHN, S., RUPPERT, G.: Diagnostik des autonomen Adenoms der Schilddrüse. Kritische Rückschau auf die Szintigramme von 229 Patienten. Dtsch. Med. Waschr. **96**, 1707 (1971).
— — — NAUMANN, P., RUPPERT, G.: Das Erscheinungsbild des toxischen Adenoms der Schilddrüse in Abhängigkeit vom Alter. In: Ergebnisse der klinischen Nuklearmedizin. Nucl.-Med. (Stuttgart) Suppl. **9**, 949 (1971).
— GREHN, S., MOLL, E., RAUH, E., SEYBOLD, K.: Altersphysiologische und pathologische Veränderungen der Dichte und Dicke des Fingerknochens. Radiologische Messung mit einem 125-J-Profilscanner an 223 Frauen. Fortschr. Röntgenstr. **116**, 552–558 (1972).
BOFINGER: Epidemiologisches aus dem Weltkrieg. Münch. med. Wschr. **82**, 1644–1646 (1935).
BOHATIRCHUK, F.: Some microradiographical data on bone ageing. Brit .J. Radiol. **27**, 177–182 (1954).
— Medico-biologic research by microradiography. In: Encyclopedia of Microscopy. Ed.: CLARK, G. New York: Reinhold Publ. Co. 1961.
— Microradiology of mammalian bone. J. Canad. Ass. Radiol. **14**, 29–38 (1963).
— The study of calcification of mammalian cartilage

in norm and pathology by stain historadiography Amer. J. Anat. **117**, 287–310 (1965).

BOHATIRCHUK, F.: Calciolysis as the initial stage of bone resorption.Amer. J. Med. **41**, 836–846 (1966).

BOKSENBAUM, M., MENDELSON, C. G.: Aseptic necrosis of the femoral head associated with theroid therapy. J. Amer. Med. Assoc. **184**, 262–265 (1963).

Bonse, G., SCHUERMANN, H.: Röntgenologische Diagnostik in der Dermatologie (unter besonderer Berücksichtigung der Weichstrahldiagnostik). In: Handbuch Haut- u. Geschlechtskrankheiten, Ergänzungsbd. V/2. Berlin-Göttingen-Heidelberg: Springer 1959.

Bonucci, E., ASCENZI, A., VITTUR, F., PUGLIARELLO, M. C., BERNARD, B. DE: Density of osteoid tissue and osteones at different degree of calcification. Calc. Tiss. Res. **5**, 100–107 (1970).

BOOKSTEIN, J. J., VOEGELI, E.: A critical analysis of magnification radiography. Radiology **98**, 23 (1971).

— POWEL, T. J.: Short-target-film rotating grid magnification. Comparison with air-gap magnification. Radiology **104**, 399 (1972).

BORCKE, E., HEUCK, F.: Rasteräquidensiten zur Ermittlung des Mineralgehaltes im Knochen. Dtsch. Röntgen-Kongr. **53**, 338 (1972). Stuttgart: Thieme 1973.

— — Das „quantitative Röntgenbild" des Knochens. Röntgen **22**, 3—9 (1975).

BORDEAUX, B. DE, HUTCHINSON, W. J.: Etiology of traumatic osteoporosis. J. Bone Joint Surg. **35 A**, 479 (1953).

BORDIER, P. J.: Histologische Aspekte des Knochenumbaus. Triangel **12**, 85–92 (1974).

— HIOCO, D., TUN-CHOT, S.: Calcitonin: Acute effect upon serum calcium, hydroxyproline excretion and osteoclasts in man. In: Calcitonin 1969, 2. Internat. Symp. New York: Springer 1970.

— WOODHOUSE, N. J. Y., SIGURDSON, G., JOPLIN, G. F.: Osteoid mineralization defect in primary hyperparathyroidism. Clin. Endocrinol. **2**, 377–386 (1973).

BOURGEOIS, M., BIERICH, J. R.: Die genuine Vitamin D-resistente Rachitis und ihre Behandlung mit hohen Vigantoldosen. Mschr. Kinderheilk. **114**, 472–476 (1966).

BOURNE, G. H.: The Biochemistry and Physiology of Bone. New York-London: Academic Press 1971. 2. Aufl. Bd. III.

BRAILSFORD, J. F.: Radiology of Bones and Joints. 3. Aufl. London: Churchill 1945.

BRANDENBERGER, E., SCHINZ, H. R.: Über die Natur der Verkalkung bei Mensch und Tier und das Verhalten der anorganischen Knochensubstanz im Falle der hauptsächlichen menschlichen Knochenkrankheiten. Helv. Med. Acta Ser. A **12**, Suppl. 16, 1–63 (1945).

BRANDNER, M.: Die Bedeutung der metaphysären Ossifikationsstörungen im Säuglingsalter mit besonderer Berücksichtigung der infektiösen Fetopathien. Fortschr. Röntgenstr. **118**, 531–537 (1973).

BRANDT, G.: Schleichende Frakturen (Umbauzonen, Überlastungsschäden). Ergebn. Chir. Orthop. **33**, 1 (1941).

BRANT, E. E., JORDAN, H. H.: Radiological aspects of hemophilic pseudo tumors in bone. Amer. J. Roentgenol. **115**, 525–539 (1972).

BRAUN, H., KLEINFELDER, H.: Beitrag zum Krankheitsbild der Osteomyelosklerose. Fortschr. Röntgenstr. **80**, 612–617 (1954).

BRAUN, P. H.: Die Beziehungen zwischen chronischer Glomerulonephritis und chronischer Polyarthritis. Diss. Zürich 1960. Basel: Benno Schwabe & Co.

BREITLING, G., HINESS, R.: Probleme der Dickenmessung. In: Densitometrie in der Radiologie. Ed.: HEUCK, F., Stuttgart: Thieme 1971/73.

BREUEL, H.-P., HESCH, R.-D., HENNING, H. V., EMRICH, D.: Osteoporose-Diagnostik durch Messung der 125-J-Absorption am Finger. Radiologe **15**, 251–255 (1975).

BRIDGES, J. B., PAISLEY, P. B.: Experimental heterotopic ossification. In: BONE and TOOTH. Ed.: BLACKWOOD, H. J. J. Oxford-London-New York: Pergamon Press 1964.

BROCHER, J.: Die Wirbelsäulenleiden und ihre Differentialdiagnose. Stuttgart: Thieme 1962.

BROSER, F.: Kasuistischer Beitrag zur Frage der traumatischen Entstehung der Ostitis deformans Paget. Mschr. Unfallheilk. **54**, 234 (1951).

BROWER, A. C., CULVER, J. E., KEATS, T. E.: Histological nature of the cortical irrigularity of the medialposterior distal femoral metaphysis in children. Radiology **99**, 389 (1971).

— — — Diffuse cystic angiomatosis of bone. Amer. J. Roentgenol. **118**, 456–463 (1973).

— SWEET, D. E., KEATS, TH. E.: Condensing osteitis of the clavicle: A new entity. Amer. J. Roentgenol. **121**, 17–21 (1974).

BRUNSCHWIG, A., HARMON, P. H.: Studies in bone sarcoma: III An experimental and pathological study of the role of the periosteum in formation of bone in various primary bone tumors. Surg. Gynaecol. Obst. **60**, 30 (1935).

BUCHNER, H.: Das Blutergelenk und seine Behandlung. Vortr. Prakt. Chir. **71** (1965). Stuttgart: Enke 1965.

BUCHWALD, W., SEVERIN, G.: Röntgendiagnostik der Muskeln, Sehnen und Bänder. Pathologische Verdichtungen und Aufhellungen im Weichteilmantel. In: Handbuch Med. Radiologie VIII. Berlin-Heidelberg-New York: Springer 1968.

BÜCHELER, E., KLAMMER, H. H. L.: Ossäre hämophile Pseudotumoren. Fortschr. Röntgenstr. **120**, 468–473 (1974).

BÜCHNER, H.: Radiometrie. Berlin-Heidelberg-New York: Springer 1963.

BÜLL, A., FREY, K. W., SCHATTENKIRCHNER, M.: Zur lokalen Kinetik von 87mSr bei Gelenkerkrankungen unter Berücksichtigung vergleichender Untersuchungen mit 113mIn. Fortschr. Röntgenstr. **119**, 91–100 (1973).

— — Untersuchungen zur Knochenanreicherung von 99mTc-Pyrophosphat, 99mTc-Polyphosphat und Radiostrontium. Fortschr. Röntgenstr. **119**, 569–577 (1973).

Büll, A., Frey, K. W.: Nuklearmedizinische Methoden in der Diagnostik von Knochenerkrankungen. Internist **16**, 353–364 (1975).

Bürger, M.: Altern und Krankheit. Leipzig: Thieme 1947.

Bürgstein, M.: Verletzungen der unteren Schienbeinepiphyse und traumatisch bedingte Wachstumsstörung am unteren Unterschenkelende. Arch. Orthop. Unfall-Chir. **42**, 292 (1943).

Burckhardt, H.: Die pathologische und klinische Bedeutung des inneren Traumas. Langenb. Arch. klin. Chir. **173**, 828 (1932).

Burkhardt, L.: Über Umbau und Strukturtypen der Wirbelkörperspongiosa als Ausdruck allgemeiner Gesetzmäßigkeiten der Knochenmodellierung. Verh. Dtsch. Ges. Pathol. **38**, 250–259 (1954).

Burkhardt, R.: Histomorphologische Untersuchungen über die Rolle des Knochenmarkes bei rheumatischen Krankheiten. Z. ges. exper. Med. **143**, 1–66 (1967).

— Histopathology of the bone marrow in myeloproliferative disorders. XII. Congr. Internat. Soc. Hematol. New York 1968.

— Farbatlas der klinischen Histopathologie von Knochenmark und Knochen. Berlin-Heidelberg-New York: Springer 1970.

— Diagnose und Therapie der Osteoporose. Münch. Med. Wschr. **115**, 1915–1923 (1973).

— Wechselwirkungen zwischen Knochenmark und Knochen. Verh. Dtsch. Ges. Pathol. **58**, 205–218 (1974).

— Pabst, W., Kleber, A.: Knochenmark-Histologie und Klinik der Polycythaemia vera. Arch. klin. Med. **216**, 64 (1969).

— Demmler, K.: Altersveränderungen von Knochenmark und Knochen. Z. Gerontol. **2**, 263 (1969).

— — The vascularization of the bone marrow in aplastic anemia. 1. Meeting Europ. Div. Int. Soc. Hematol. in Milano 1971.

Burnett, C. H., Commons, R. R., Albright, F., Howard, J. E.: Hypercalemia without hypercalcuria or hypophosphatemia, calcinosis and renal insufficiency; syndrome following prolonged intake of milk and alkali. New Engl. J. Med. **240**, 787–794 (1949).

Burstone, M. S.: Esterase activity of developing bones and teeth. Arch. Pathol. **63**, 164–167 (1957).

— Hydrolytic Enzymes in Dentinogenesis and Osteogenesis. In: Calcification in Biological Systems. Washington: AAAS-Press 1960.

Bussabarger, R. A., Freeman, S., Ivy, A. C.: The experimental production of severe homogeneous osteoporosis by gastrectomy in puppies. Amer. J. Physiol. **121**, 137–148 (1938).

Bywaters, E. G., Dixon, A. S., Scott, J. T.: Joint lesions of hyperparathyroidism. Ann. rheum. Dis. **22**, 171 (1963).

Caffey, J.: Chronic poisoning due to excess of vitamin A. Amer. J. Roentg. **65**, 12–26 (1951).

Caffey, J.: On fibrous defects in cortical walls of growing bones. In: Advances in Pediatrics. Ed: Levine, S. Z. Year Book Publ., Chicago 1955.

— Pediatric X-Ray Diagnosis Vol. 1 + 2, Year Book Medical Publ. Inc. 6. Aufl. London: Lloyd-Luke 1973.

Caldwell, R. A., Collins, D. H.: Assessment of vertebral osteoporosis by radiographic and chemical methods post-mortem. J. Bone Joint Surg. **43B**, 346–361 (1961).

Calenoff, L., Norfray, J.: Magnification digital roentgenography: A method for evaluating renal osteodystrophy in hemodialyzed patients. Amer. J. Roentgenol. **118**, 282–292 (1973).

Cameron, D. A.: The fine structure of bone and calcified cartilage. Clin. Orthop. **26**, 199 (1963).

— The ultrastructural basis of resorption. Calc. Tiss. Res. **4**, 279–280 (1969).

Cameron, J. R.: Summary of data on bone mineral of the radius in normals. In: Progress Report Univ. Wisconsin, Madison Wisconsin 1969.

— Sorensen, J. A.: Measurement of bone mineral in vivo: an improved method. Science **142**, 230–232 (1963).

— — Bone mineral measurement by improved photon absorption technique. In: Progress in Development of Methods in Bone Densitometry. NASA Sp-64, Washington D. C. 1966.

— Mazess, R. B., Sorenson, J. A.: Precision and accuracy of bone mineral determination by direct photon absorptiometry. Invest. Radiol. **3**, 141–150 (1968).

Camp, J. D., McCullough, J. A. L.: Pseudofractures in diseases affecting the skeletal system. Radiology **36**, 651–663 (1941).

Caniggia, A., Stuart, C., Guideri, R.: Fragilitas ossium hereditaria tarda. Acta med. scand. Suppl. **340** (1958).

Carlson, D. H., Wilkinson, R. H., Bhakkaviziam, A.: Aneurysmal bone cysts in children. Amer. J. Roentgenol. **116**, 644–650 (1972).

Carlström, D.: Microhardness measurements on single haversian systems in bone. Experientia **10**, 171 (1954).

— Finean, J. B.: X-ray diffraction studies on ultrastructure of bone. Biochim. biophys. Acta **13**, 183–191 (1954).

Casuccio, C.: Concerning osteoporosis. J. Bone Joint Surg. **44-B**, 453–463 (1962).

Catel, W.: Pupertätsfischwirbelkrankheit. Kinderärztl. Prax. **22**, 21 (1954).

Chapchal, G.: Zur Kenntnis der Knochenschäden durch Gliedmaßenruhigstellung. Chir. Praxis **8**, 197–201 (1964).

Chatelein, A., Motillon, P.: Un syndrome d'acro-ostéolyse d'origine professionelle et de constation nouvelle en France. J. Radiol. Èlectrol. **48**, 277–280 (1967).

Chiappa, S., Pagano, G.: Sur l'affection dite ostéolyse de nature essentielle. J. Radiol. Electrol. **36**, 870–873 (1955).

Clark, S. M., Iball, J.: The x-ray crystal analysis of bone. Progr. Biophysics **7**, 225–253 (1957).

CLAUS, H. G.: Osteopoikilie. In: Handbuch Med. Radiologie V/3. Berlin-Heidelberg-New York: Springer 1968.

CLERKIN, E. P., HAAS, H. G., MINTZ, D. H., MELONI, C. R., CANARY, J. J.: Osteomalacia in Thyrotoxicosis. Metabolism **13**, 161–171 (1964).

COBB (1951) zitiert nach VIRTAMA, P.: Quantitative determination of bone minerals from roentgenograms. Experientia (Basel) **13**, 236–237 (1957).

COCCHI, U.: Vergleichend – anatomische Studie zur Frage der Skelettreifung. Fortschr. Röntgenstr. **72**, 32 (1949).

— Hepatogene Osteoporosen. Radiol. clin. (Basel) **20**, 362–382 (1951).

— Die Röntgendiagnose der Knochentumoren und die Indikation zur Strahlenbehandlung derselben. Fortschr. Röntgenstr. **79**, 421–435 (1953).

COCKSHOTT, P., MACGREGOR, M.: Osteomyelitis variolosa. Quart. J. Med. **27**, 369 (1958).

COHEN, J., HARRIS, H. H.: The three-dimensional anatomy of Haversian systems. J. Bone Jt. Surg. **40A**, 419 (1958).

COHEN, Y. M., PEREZ, R., HENRY, R., BARDY, A., PANNECIERRE, CH.: Radiopharmacologie. — Utilisation du pyrophosphate de sodium marqué par le 88-m-Tc dans la scintigraphie du squelette. C. R. Acad. Sci. Paris 1972, S. 275.

COLBERT, C.: Bone mineral measurement from x-ray images. In: Progress in Development of Methods on Bone Densitometry. NASA Sci. Techn. Inf. Div. Washington D. C. 1965/66.

— SPRUIT, J. J., DAVILA, L. R.: Biophysical properties of bone: determining mineral concentration from the x-ray image. Trans. NY Acad. Sci. 30 (1967) 271–290 Series II.

COLLINS, D. H.: Structural changes around nails and screws in human bones. J. Path. Bact. **65**, 109 (1953).

CONTZEN, H., STRAUMANN, F., PASCHKE, E.: Grundlagen der Alloplastik mit Metallen und Kunststoffen. Stuttgart: Thieme 1967.

COOKE, A. M.: Osteoporosis. Lancet I, 877–882 (1955).

— Osteoporosis. Lancet I, 929–937 (1955).

COOPER, R. R., MILGRAM, J. W., Robinson, R. A.: Morphology of the osteon, an electron microscopic study. J. Bone Jt. Surg. **48A**, 1239–1271 (1966).

COPP, H.: The hormones of the parathyroid glands and calcium homeostasis. In: Bone Biodynamics. Ed.: FROST, H.-M. London: Churchill 1964.

— Parathormone, Calcitonin, and Calcium Homeostasis. In: Mineral Metabolism Vol. III. Ed.: COMAR, C. L. and BRONNER, F., New York-London: Academic Press 1969.

COPP, D. H., CAMERON, E. C.: Demonstration of a hypocalcemic factor (calcitonin) in commercial parathyroid extract. Science **134**, 2038 (1961).

— — CHENEY, B. A., DAVIDSON, B. A., HENZE, K. G.: Evidence for calcitonin — a new hormone for parathyroid that lowers blood. Endocrinology **70**, 638–649 (1962).

— Cheney, B. A.: Calcitonin – a hormon from the parathyroid which lowers the calciumlevel of the blood. Nature (London) **193**, 381 (1962).

COTTA, H.: Elektronenoptische Untersuchungen an der Gelenkkapsel und ihre Bedeutung für die morphologisch-funktionelle Einheit des Gelenkes. Arch. orthop. Unfallchir. **54**, 443 (1962).

— PUHL, W.: Oberflächenbetrachtung des Gelenkknorpels. Arch. orthop. Unfallheilk. **68**, 152 (1970).

COTTIER, H.: Blutungen im Epiphysenbereich der langen Röhrenknochen und ihre Beziehung zur Entstehung isolierter Knochencysten und brauner Tumoren. Schweiz. Z. allgem. Pathol. Bakteriol. **15**, 46–79 (1952).

COUVÉE, L. M. J.: Heterotopic ossification and the surgical treatment of serious contructures. Int. J. Paraplegia **9**, 89–93 (1971).

CREUTZFELDT, W., BECK, K.: Erhebungen über Ätiologie, Pathogenese, Therapieerfolge und Überlebenszeit an einem unausgewählten Krankengut von 560 Patienten mit Leberzirrhose. Dtsch. med. Wschr. **91**, 682 (1966).

CREUTZIG, H., WITTENBORG, A., HERNADY, T.: Vergleichende Untersuchungen zur Gelenkszintigraphie mit 99-m-TcO_4 und 113-m-In. Fortschr. Röntgenstr. **117**, 51 (1972).

— HUNDESHAGEN, H.: Knochenszintigraphie mit 99mTc-Polyphosphat und Strontium Radionukliden. Fortschr. Röntgenstr. **119**, 560–568 (1973).

CREYX, M., LEVY, J., DAURIOS, J.: Deux cas d'ostéose thyroidienne. Sem. Hôp. Paris **24**, 2819–2823 (1948).

CROCK, H. V.: The Blood Supply of the Lower Limb Bones in Man. Livingstone, Edinburgh-London 1967.

CULMANN, K.: Graphische Statik. Zürich 1866.

CURREY, J. D.: Differences in the blood-supply of bone of different histological types. Quart. J. Microsc. Sci. **101**, 351–370 (1960).

CUVELAND, E. DE, HEUCK, F.: Osteochondropathie der Spina iliaca anterior inferior unter Berücksichtigung der Ossifikationsvorgänge der Apophyse des lateralen Pfannenrandes. Fortschr. Röntgenstr. **75**, 430–445 (1951).

DAHLIN, D. C.: Bone Tumors. C. C. Thomas Publ., Springfield/Ill. 1970, 2. Aufl.

DALLA PALMA, L., CAVINA, C., GIUSTI, G., BORGHI, A.: Skeletal development in gonadal dysgenesis, female in phenotype. Amer. J. Roentgenol. **101**, 876–883 (1967).

DALLEMAGNE, M. J.: Réflexions sur la biochimie de l'os. Schweiz. med. Wschr. **82**, 845–848 (1952).

DAMANSKI, M.: Heterotopic ossification in paraplegia. A clinical study. J. Bone Jt. Surg. **43B**, 286–299 (1961).

DAMBACHER, M., VITTALI, H. P., SCRIBA, P., BOTTERMANN, P., SCHWARZ, K.: Histologisch-morphometrische, blutchemische und röntgenologische Skelettveränderungen bei Hyperthyreose. 12. Symp. Dtsch. Ges. Endokrinol. 1966. Berlin-Heidelberg-New York: Springer 1967, S. 360–363.

DAMESHEK, W.: Some speculations on the myeloproliferative syndromes. Blood **6**, 372 (1951).

DEÁK, P.: Diagnostik der Knochen- und Gelenkkrankheiten nach führenden Röntgensymptomen. Akadémia Kiado, Budapest 1966.

Deák, P., Fried, L.: Über die einzelnen Formen der endostalen Hyperostose. Radiol. diagn. **1**, 73–79 (1960).

Deitrick, J. E., Whedon, G. X., Shorr, E.: Effects of immobilisation upon various metabolic and physiologic functions of normal man. Amer. J. Med. **4**, 3 (1948).

Deller, D. J.: Calcium and the alimentary tract. Bull. post-grad. Comm. Med. **22**, 51–58 (1966).

— Begley, M. D.: Calcium metabolism and the bones after partial gastrectomy. I. Clinical features and radiology of the bones. Aust. Ann. Med. **12**, 282 (1963).

— Edwards, R. G., Addison, M.: Calcium metabolism and the bones after partial gastrectomy. II. The nature and cause of the bone disorder. Aust. Ann. Med. **12**, 295 (1963).

— Worthley, B. W., Martin, H.: Measurement of calcium absorption by whole-body gamma spectrometry. Aust. Ann. Med. **14**, 223 (1965).

Delling, G.: Age-related bone changes. Curr. Top. Pathol. **58**, 117–147 (1973).

De Luca, H. F.: The role of vitamin D and its relationship to parathyroid hormone and calcitonin. In: Recent Progress in Hormone Research. New York-London: Academic Press 1971, S. 479ff.

— Parathyroid hormone as a trophic hormone for 1,25-dihydroxyvitamin D_3, the metabolically active form of vitamin D. New Engl. J. Med. **287**, 250 (1972).

Demmler, K.: Die Vaskularisation des Paget-Knochens. Dtsch. Med. Wschr. **99**, 91 (1974).

— Burkhardt, R.: Milzgröße und Knochenmarkfibrose. In: Die Milz. Ed.: Lennert-Harms. Berlin-Heidelberg-New York: Springer 1970, S. 99ff.

— — Gefäßveränderungen im Knochenmark bei granulozytären Myelosen. Blut **28**, 178–186 (1974).

Dent, C. E.: Idiopathic osteoporosis. Proc. Roy. Soc. Med. **48**, 574 (1955).

— Pain in some metabolic bone diseases not due to steatorrhoe or renal failure. Proc. Roy. Soc. Med. **50**, 377 (1957).

— Hodson, C. J.: Radiological changes associated with certain metabolic bone diseases. Brit. J. Radiol. **27**, 605–618 (1954).

— Harris, H.: Hereditary forms of rickets and osteomalacia. J. Bone Joint Surg. **38B**, 204–226 (1956).

— Friedman, M.: Idiopathic juvenile osteoporosis. Quart. J. Med. (N. S.) **34**, 177 (1965).

Dequeker, J.: Bone Loss in Normal and Pathological Conditions. Leuven: Leuven Univ. Press 1972.

Dettmer, N., Cotta, H.: Form- und Funktionsprobleme an der menschlichen Gelenkkapsel unter normalen und pathologischen Bedingungen. Arch. orthop. Unfallchir. **61**, 104–122 (1967).

Deutschländer, C.: Über eine eigenartige Mittelfußerkrankung. Zbl. Chir. **48**, 1422–1426 (1921).

Dhem, A.: Recherches expérimentales sur l'ostéoporose aigue. Ann. Anat. (Paris) N. S. **6**, 497 (1961).

Diamantis, K. I.: Über generalisierte Verkalkungen der Gelenkknorpel. Radiologe **4**, 13–17 (1964).

Dethelm, L.: Mißbildungen der Wirbelsäule. In: Handbuch Med. Radiologie VI/1. Berlin-Heidelberg-New York: Springer 1974.

Dietzel, F., Schirmer, H. F.: Doppelseitige Ermüdungsfraktur der ersten Rippe — Entstehung unter typischer Belastung. Fortschr. Röntgenstr. **117**, 228–229 (1972).

Digby, K. D.: The measurement of diaphyseal growth in proximal and distal directions. J. Anat. Physiol. **50**, 187 (1916).

Dihlmann, W.: Glukocorticoidnebenwirkungen am Stütz- und Gleitgewebe. Fortschr. Röntgenstr. **103**, 308–314 (1965).

— Die sog. Spondylitis anterior, Discitis und Spondylodiscitis bei Morbus Bechterew. Fortschr. Röntgenstr. **104**, 699 (1966).

— Röntgendiagnostik der Iliosakralgelenke und ihrer nahen Umgebung. Stuttgart: Thieme 1967.

— Spondylitis ankylopoetica — die Bechterewsche Krankheit. Stuttgart: Thieme 1968.

— Ausgedehnte Wirbelkörpersklerosierung bei banaler Osteochondrose oder blande, nicht eitrige sklerosierende Spondylitis. Fortschr. Röntgenstr. **108**, 767 (1968).

— Die ankylosierende Spondylitis (Morbus Bechterew). In: Entzündliche und degenerative Erkrankungen der Gelenke und der Wirbelsäule. Klinisch-radiologisches Seminar Bd. 3. Ed.: Frommhold-Gerhardt. Stuttgart: Thieme 1974.

— Fernholz, H. J.: Gibt es charakteristische Röntgenbefunde bei der Gicht? Dtsch. med. Wschr. **94**, 1909–1911 (1969).

— Cen, M., Sturm, W.: Über die Diaphysenmanschette an den Grundphalangen der Zehen. Fortschr. Röntgenstr. **117**, 350–354 (1972).

— Frik, W.: Die tumorinduzierte unspezifische Kompaktareaktion. Fortschr. Röntgenstr. **119**, 64–74 (1973).

Dinkel, L.: Der seltene Befund einer Osteochondritis dissecans am fibularen Rand der Talusrolle. Fortschr. Röntgenstr. **115**, 265–266 (1971).

Dockerty, M. B., Ghormley, R. R., Kennedy, R. L. J., Pugh, D. G.: Albrigth's Syndrome. Arch. intern. Med. **75**, 357 (1945).

Dodd, K., Graubarth, H., Rapoport, S.: Hypercalcemia and encephalopathy following immobilisation. Pediatrics **6**, 124 (1950).

Doi, K., Genant, H. K., Rossmann, K.: Effect of geometric unsharpness on image quality in fine detail skeletal radiography. Radiology **113**, 723 (1974).

Dominok, G. W.: Der altersbedingte Wandel des feingeweblichen Bildes menschlicher Knochen. Ergebn. Allgem. Pathologie u. pathol. Anat. Bd. 49. Berlin-Heidelberg-New York: Springer 1968, S. 229–274.

— Knoch, H. G.: Knochengeschwülste und geschwulstähnliche Knochenerkrankungen. Jena: VEB Fischer 1971.

Donath, K., Delling, G.: Elektronenmikroskopische Darstellung der periosteocytären Matrix durch Ultradünnschnitt-EDTA-Entkalkung. Virchows Arch. Abt. A. Path. Anat. **354**, 305–311 (1971).

DOYLE, F. H.: Radiological assessment of bone density III. Ulnar bone mineral concentration in metabolic bone diseases. Brit. J. Radiol. **34**, 968 (1961).
— Some quantitative radiological observations in primary and secondary hyperparathyroidism. Brit. J. Radiol. **39**, 161–167 (1966).
— Radiological assessment of endocrine effects on bone. Radiol. Clin. N. Amer. **5**, 289 (1967).
— Age-related bone changes in women. (A quantitative x-ray study of the distal third of the ulna in normal subjects). In: Progr. in Methods of Bone Mineral Measurements. Ed.: WHEDON, CAMERON. U.S. Dept. Health, Education, Welfare. Washington D. C., 1968/70.
— Radiological patterns of bone disease associated with renal glomerular failure in adults. Brit. Med. Bull. **28**, 220–224 (1972).
— Involutional Osteoporosis. In: Clinics in Endocrinology and Metabolism, Vol. I/1. Ed.: MACINTYRE, I., London 1972.
— GUTTERIDGE, D. H., JOPLIN, G. F., FRASER, R.: An assessment of radiological criteria used in the study of spinal osteoporosis. Brit. J. Radiol. **40**, 241 (1967).
— AUNG, T., CARROLL, R. N. P., WILLIAMS, E. D., SHACKMAN, R.: Bone resorption in chronic renal failure. Brit. med. Bull. **28**, 225–227 (1972).
— PENNOCK, J., GREENBERG, P. B., JOPLIN, G. F., MACINTYRE, I.: Radiological evidence of a dose-related response to long-term treatment of Paget's disease with human calcitonin. Brit. J. Radiol. **47**, 1–8 (1974).
— WOODHOUSE, N. J. Y., GLEN, A. C. A., JOPLIN, G. F., MACINTYRE, I.: Healing of the bones in juvenile Paget's disease treated by human calcitonin. Brit. J. Radiol. **47**, 9–15 (1974).
DREIZEN, S., SPIRAKIS, CH. N., STONE, R. E.: A comparison of skeletal growth and maturation in undernourished and well-nourished girls before and after menarche. J. Pediat. **70**, 256 (1967).
DROESE, W.: Beitrag zur Frage der senilen Osteomalazie und der Hungerosteopathien. Münch. med. Wschr. **85**, 1199–1202 (1938).
DULCE, H.-J.: Biochemie des Knochens. In: Handbuch Med. Radiologie IV/1. Berlin-Heidelberg-New York: Springer 1970.
DURIEZ, J., GHOSEZ, J. P.: La résorption ou lyse periostéocytaire et son rôle possible dans la destruction du tissu osseux. Presse méd. **73**, 2581 (1965).
DURNING, W. C.: Submicroscopic structure of frozen-dried epiphyseal plate and adjacent spongiosa of the rat. J. Ultrastruc. Res. **2**, 245–260 (1958).
DWORETZKY, M.: Reversible metastatic calcification (milk drinkers syndrome). J. Amer. Med. Ass. **155**, 830–832 (1954).

EASTOE, J. E.: The organic matrix of bone. In: The Biochemistry and Physiology of Bone. Ed.: BOURNE, G. H. New York: Academic Press 1956.
ECKLIN, U.: Die Altersveränderungen der Halswirbelsäule. Berlin-Göttingen-Heidelberg: Springer 1960.
EDEIKEN, J.: Radiological approach to diagnosis of bone disease. In: Clinical Uses of Radionuclides AEC Symp. Series **27**, 90 (1972).
— HODES, P. J.: Roentgen Diagnosis of Diseases of Bone. 2. Aufl. Baltimore: Williams & Wilkins Co. 1973.
EDER, M.: Der Strukturumbau der Wirbelspongiosa. Virchows Arch. path. Anat. **333**, 509–522 (1960).
EDLING, N. P. G.: Pathologic features of bone. Acta Radiol. **7**, 449–456 (1968).
EDSTRÖM, G.: Destruction of the hip joint as in rheumatoid arthritis during long term steroid therapy. Acta rheum. scand. **7**, 151 (1961).
EGER, W.: Ein Beitrag zur pathologischen Anatomie generalisierter Knochenerkrankungen insbesondere der Osteoporose, der Osteomalacie und der Osteodystrophia fibrosa generalisata als Ausdruck von Stoffwechselstörungen des Knochengewebes. Med. Wschr. **11**, 65–74 (1957).
— Pathologische Anatomie der Osteoporose unter Berücksichtigung der Mineralstoffwechselvorgänge im Knochengewebe. Verh. Dtsch. Ges. Inn. Med. 71. Kongr. München: J. F. Bergmann 1965, S. 533.
EGGELING, W., KNOLLE, H.: Beitrag zum Krankheitsbild der Calcinosis universalis. Bruns' Beitr. klin. Chir. **201**, 77 (1960).
EHALT, E.: Unfallchirurgie im Röntgenbild. Wien: Maudrich, 1950.
EIBL, M., FISCHER, M., KÜHBÖCK, J.: Pseudotumor des Darmbeins bei Hämophilie A. Dtsch. med. Wschr. **90**, 1864–1868 (1965).
EICHLER, J.: Tumorähnliche Knochenveränderungen bei Hämophilie. Fortschr. Röntgenstr. **104**, 104–107 (1966).
— Spontanfrakturen im Wachstumsalter nach Übungsbehandlung. Verh. Dtsch. Orthop. Ges. 52. Kongr. Stuttgart: F. Enke 1966, S. 59–63.
EISENSTEIN, R., TRUEHEART, R. E., HASS, G. M.: Pathogenesis of abnormal tissue calcifications. In: Calcification in Biological Systems. Washington: AAAS-Press 1960.
EISLER, F., HAAS, J.: Wirbelmalazie, gehäuftes Auftreten, Röntgenbefund. Wien. klin. Wschr. **6**, 55 (1921).
ELKE, M.: Dystrophische Rippenveränderungen bei Sklerodermie. Fortschr. Röntgenstr. **99**, 717–719 (1963).
ELLEGAST, H.: Die malazischen, pseudomalazischen und porotischen Erkrankungen des Skeletsystems. Wien. klin. Wschr. **70**, 136–140 (1958).
— Zur Röntgensymptomatologie der Osteomalazie. Radiol. Austr. **11**, 85–114 (1961).
— Über Sakroiliacalveränderungen bei „ossipenischen" Osteopathien und Dysharmonien. Wien. Klin. Wschr. **74**, 797–801 (1962).
— Osteopathien. Sekundäre, systemisierte Osteopathien bei endokrinen und metabolischen Störungen. In: Handbuch Med. Radiologie VII/1. Berlin-Göttingen-Heidelberg: Springer 1963, S. 303–339.
— Knochen- und Gelenkveränderungen bei Hypercorticismus und iatrogenem Hypercortisonismus. Verh. Deutsch. Ges. inn. Med. **71**, 873–876 (1965).

Ellegast, H.: Skelettveränderungen bei Morbus Cushing und bei iatrogenem Hypercortisonismus. XI. Internat. Congr. Radiol. 1965. Excerp. Med. Internat. Congr. Series.
— Das Röntgenbild der Cortisonschäden. Wien. klin. Wschr. **78**, 747–755 (1966).
— Die Radiologie der Osteopathien und Arthropathien beim Cushing-Syndrom und nach Glukokortikoidtherapie. Radiol. clin. biol. **35**, 1–13 (1966).
— Endokrine Osteopathien. Rö.-Blätter **24**, 405–411 (1971).
— Röntgendiagnostik degenerativer Wirbelsäulenerkrankungen. In: Klinisch-radiologisches Seminar. Bd. 3 Herausgeb.: Frommhold, W., Gerhard P. Stuttgart: Thieme 1974.
— Schmoller, Hj.: Skelettveränderungen beim Cushing-Syndrom. Radiologe **14**, 243–251 (1974).
Engelmann, G.: Ein Fall von Osteopathie hyperostotica (sclerotisans) multiplex infantilis. Fortschr. Röntgenstr. **39**, 1101–1106 (1929).
Engfeldt, B.: Biophysical studies on bone tissue. Cancer **7**, 815–825 (1954).
— Zetterström, R.: Biophysical and chemical investigation on bone tissue in experimental hyperparathyroidism. Endocrinol. **54**, 506–515 (1954).
— — Winberg, J.: Primary Vitamin-D-resistant rickets. J. Bone Joint Surg. **38A**, 1323–1334 (1956).
Engström, A.: Quantitative micro- and histochemical elementary analysis by roentgen absorption spectrography. Acta Radiol. Suppl. **63**, (1946).
— Microradiography of normal bone. In: Handbuch Med. Radiologie IV/1. Berlin-Heidelberg-New York: Springer 1970.
— Wegstedt, L.: Equipment for microradiographic with soft roentgen rays. Acta radiol. **35**, 345–355 (1951).
— Björnersted, R., Clemedson, C. J., Nelson, A.: Bone and Radiostrontium. Stockholm: Almquist and Wiksell 1958.
Enlow, D. H.: The Principles of Bone Remodelling. Springfield: C. C. Thomas 1963.
Epker, B. N., Frost, H. M.: Correlation of bone resorption and formation with the physical behavior of loaded bone. J. Dent. Res. **44**, 33–41 (1965).
Epple, E., Heuck, F.: Vereinfachte und verbesserte Bestimmung des Knochen-Mineral-Gehaltes aus dem Röntgenbild mit Hilfe digitaler Datenverarbeitung. Wiss. Kongr. Medizin-Technik, Stuttgart 1972.
Erbe, W., Regler, B.: Eine Beobachtung über den zeitlichen Verlauf der Myositis ossificans progressiva. Fortschr. Röntgenstr. **119**, 374–376 (1973).
Erdheim, J.: Über Epithelkörperbefunde bei Osteomalacie. S. B. Akad. Wiss. Wien. math.-nat. Kl. **94**, 311–370 (1964).
Etter, H.: Entzündliche Gelenkerkrankungen. In: Handbuch Med. Radiologie V/3. Berlin-Heidelberg-New York: Springer 1968.
Eugenidis, N., Olah, A. J., Haas, H. G.: Osteosclerosis in hyperparathyroidism. Radiology **105**, 265–275 (1972).
Evans, E. B., Smith, J. R.: Bone and joint changes following burns. J. Bone Joint Surg. **41B**, 785–799 (1959).
Evans, F. G.: Deformation studies of the femur under dynamic vertical loading. Anat. Rec. **101**, 225–241 (1948).
— The strength of human compact bone as revealed by engineering technics. Amer. J. Surg. **83**, 326–331 (1952).
— Stress and Strain in Bones. Springfield/Ill.: Thomas 1957.
— Relations between the microscopic structure and tensile strength of human bone. Acta Anatom. **35**, 285–301 (1958).
— Pedersen, H. E., Lissner, H. R.: The role of tensile stress in the mechanism of femoral fractures. J. Bone Joint Surg. **33A**, 485–501 (1951).
— King, A. I.: Regional differences in some physical properties of human spongy bone. In: Biomechanical Studies of the Musculo-Skeletal System. Ed.: Evans, F. G. Springfield/Ill.: Thomas 1961.
Evens, R. G., Pak, Ch. Y. C., Ashburn, W., Bartter, F. C.: Clinical investigation in metabolic bone disease. Quantitative measurements of bone mineral. Invest. Radiol. **4**, 364–369 (1969).
Exton-Smith, A. N., Millard, P. H., Payne, P. R., Wheeler, E. F.: Method for measuring quantity of bone. Lancet II, 1153–1157 (1969).

Fairbank, H. A. T.: Affections of epiphyses. Brit. med. J. **1**, 260–261 (1925).
— Unilateral affection of skeleton of unknown origin. Brit. J. Surg. **12**, 594–599 (1925).
— Generalized diseases of skeleton. Proc. Roy. Soc. Med. Clinical Section I **28**, 611 (1935).
— An Atlas of General Affections of the Skeleton. Edinburgh: E. & S. Livingstone Ltd. 1951.
Fanconi, G., Girardet, P.: Familiärer peristierender Phosphatdiabetes mit Vitamin-D-resistenter Rachitis. Helv. Paed. Acta **7**, 14–41 (1952).
Fanconi, A., Illig, R., Poley, J. R., Prader, A., Francillon, M., Labhart, A., Uehlinger, E.: Idiopathische transitorische Osteoporose im Pubertätsalter. Helv. pädiat. Acta **21**, 531 (1966).
Feine, U.: Nuklearmedizin. Diagnostik bei Wirbelsäulen- und Gelenkerkrankungen. In: Entzündliche und degenerative Erkrankungen der Gelenke und der Wirbelsäule. Klinisch-radiologisches Seminar Bd. 3. Ed.: Frommhold und Gerhardt. Stuttgart: Thieme 1974.
— Winkel, K. zum: Nuklearmedizin — Szintigraphische Diagnostik. Stuttgart: Thieme 1969.
Feldmüller, M., Schildhauer, M.: Traumatischbedingte Knochenneubildung („Myositis ossificans“) mit pseudarthrotischen Verbindungen. Fortschr. Röntgenstr. **117**, 731–733 (1972).
Fell, H. B.: Some factors in the regulation of cell physiology in skeletal tissues. In: Bone Biodynamics. Ed.: Frost, H. M. London: Churchill 1964.

FINEAN, J. B., ENGSTRÖM, A.: Low-angle scatter of x-rays from bone tissue. Biochim. biophys. acta **11**, 178–189 (1953).

FINLAY, J. M.: Osteoporosis. Canad. med. Assoc. J. **74**, 823–828 (1956).

FISCHEDICK, O.: Arthrographie des Kniegelenks. In: Handbuch Med. Radiologie V/2. Berlin-Heidelberg-New York: Springer 1973.

FISCHER, E.: Über Rippen- und Bronchialknorpelverkalkung im Alter. Z. Altersforschung **8**, 144–150 (1954).

— Der Nachweis einer chronischen Insertionstendopathie am Epicondylus humeri durch Weichstrahlaufnahmen. Fortschr. Röntgenstr. **119**, 358–361 (1973).

— Die progressive Sklerodermie der Finger im Weichstrahlbild. Fortschr. Röntgenstr. **119**, 372–374 (1973).

— Die röntgenologische Weichteildiagnostik der rheumatischen Arthritis (Weichstrahlaufnahmen der Hand). In: Klinisch-radiologisches Seminar 3. Ed.: FROMMHOLD-GERHARDT. Stuttgart: Thieme 1974.

— Weichteildiagnostik an den peripheren Extremitäten mittels Weichstrahltechnik I. Indikationen und Bemerkungen zur Aufnahmetechnik. Radiologe **14**, 454–456 (1974).

— Weichteildiagnostik an den peripheren Extremitäten mittels Weichstrahltechnik II. Erkrankungen der Achillessehne und ihrer angrenzenden Gewebe. Radiologe **14**, 457–467 (1974).

— Weichteildiagnostik an den peripheren Extremitäten mittels Weichstrahltechnik III. Der Nachweis diskreter Reizzustände der Bursa subachillea Radiologe **14**, 468–469 (1974).

— MANOLAKIS, P.: Das röntgenologische Frühzeichen der rheumatischen Polyarthritis nach Nørgaard bei der Osteopathia hypertrophicans toxica. Fortschr. Röntgenstr. **106**, 844–847 (1967).

— HAUSSER, D.: Die Kompaktadicke der Rippe und des Schlüsselbeins bei Erwachsenen und der Einfluß demineralisierender Erkrankungen. Med. Klin. **65**, 1212 (1970).

FISCHER, J. A.: Comparison of the biological potency of human and porcine calcitonin in man. Calcitonin 1969, London S. 62.

FLEISCH, H.: Neue Gesichtspunkte der Kalkablagerung. Schweiz. med. Wschr. **91**, 858 (1961).

— BISAZ, S.: Role of collagen, pyrophosphate and phosphatase in calcification. In: BONE and TOOTH. Ed.: BLACKWOOD, H. J. J. Oxford-London-New York-Paris: Pergamon Press 1964.

— RUSSELL, R. G. G., STRAUMANN, F.: Effect of pyrophosphate on hydroxyapatite and its implications in calcium homeostasis. Nature (London) **212**, 901–903 (1966).

— — FRANCIS, M. D.: Diphosphonates inhibit hydroxyapatite dissolution in vitro and bone resorption in tissue culture and in vivo. Science **165**, 1262 (1969).

FLEMING, H. A., ROBINSON, C. L. N.: Pulmonary ossification with cardiac calcification in mitral valve disease. Brit. Heart J. **19**, 532–538 (1957).

FLETCHER, D. E., ROWLEY, K. A.: The radiological features of rheumatoid arthritis. Brit. J. Radiol. **25**, 282 (1952).

FOCHEM, K.: Zum Röntgenbild der Osteoarthropathia diabetica. Radiol. clin. biol. **40**, 281–290 (1971).

FOGEL, M., KÁLLAY, K., NYUL-TROTH, P., TOMORY, I., VIRÁG, S.: Beiträge zur klinischen und radiologischen Diagnose des Hyperparathyreoidismus. Radiol. diagn. **5**, 429–443 (1964).

FOLLIS, R. H.: Skeletal changes associated with hyperthyroidism. Bull. Johns Hopkins Hosp. **92**, 405–411 (1953).

Calcification of Cartilage. In: Calcification in Biological Systems. Washington: AAAS-Press 1960.

FONIO, A.: Das Blutergelenk mit besonderer Berücksichtigung der Berner Bluter. Arch. Klin. Chir. **1**, 191 (1938).

FONTAINE, R.: Posttraumatische Osteoporose und Sudecksche Krankheit. Wien med. Wschr. **108**, 679 (1958).

FORLAND, M., STRANDJORD, N. M., PALOYAN, E., COX, A.: Bone density studies in primary hyperparathyroidism. Arch. Intern. Med. **122**, 236 (1968).

FOSTER, D. B., BASSETT, R. C.: Neurogenic arthropathy (Charchot joint) associated with diabetic neuropathy. Arch. Neurol. Psychiat. **57**, 173 (1947).

FOSTER, G. V.: Calcitonin (Tyrocalcitonin). New Engl. J. Med. **279**, 349–360 (1968).

— et al.: Thyroid origin of calcitonin. Nature **202**, 1303–1305 (1964).

— DOYLE, F. H., BORDIER, P., MATRAJT, H.: Effect of Thyrocalcitonin on bone. Lancet II, 1428–1431 (1966).

Fourman, P., MORGAN, D. B., PULVERTAFT, C. N.: Knochenerkrankungen nach Magenresektion. Z. ges. inn. Med. **23**, 165 (1968).

FRAME, B., SMITH, R. W.: Phosphate diabetes. Amer. J. Med. **25**, 771 (1958).

— ARNSTEIN, A. R., FROST, H. M., SMITH, R. W.: Resistant osteomalacia. Amer. J. Med. **38**, 134–144 (1965).

FRANCIS, M. D., RUSSEL, R. G. G., FLEISCH, H.: Diphosphonates inhibit formation of calcium phosphate cristals in vitro and pathologic calcification in vivo. Science **165**, 1264 (1969).

FRANCON, F.: Coxarthrose. Documenta rheumatol. Geigy Nr. 9. Geigy S. A., Basel 1956.

FRASER, R.: The problem of osteoporosis. J. Bone Joint Surg. **44B**, 485–495 (1962).

FRASER, D. R., HARRISON, M., IBBERTSON, K.: The rate of calcium turnover in bone. Quart. J. Med. N. S. **29**, 85 (1960).

— KODICKE, E.: Unique biosynthesis by kidney of a biologically active vitamin D metabolite. Nature (London) **228**, 764 (1970).

FRASER, S. A., SMITH, D. A., WILSON, G. M.: Effet des troubles thyroidiens sur le metabolisme et la densitè osseuse. Actual. Endocrinol. **11**, 219–227 (1970).

FRASER, S. A., ANDERSON, J. B., SMITH, D. A., WILSON, G. M.: Osteoprosis and fractures following thyrotoxi cosis. Lancet I, 981 (1971).
FREITAG, V., OELSCHLÄGER, W., LOEFFLER, K.: Fluorgehalt und mikroradiographische Befunde bei der Knochenfluorose des Rindes. Fluoride **3**, 167 (1970).
— — — HEUCK, F.: Mikroradiographische Untersuchungen bei Knochenfluorose – Ein Beitrag zur Diagnostik der Initialstadien der Fluorose. Dtsch. Zahnärztl. Z. **26**, 389–393 (1971).
— STETTER, W.: Röntgenröhre für Kontaktmikroradiographie verkalkter biologischer Objekte. Röntgen-Bl. **26**, 289–295 (1973).
FRERCKS, L.: Vergleichende chemisch-analytische Untersuchungen des spongiösen und kompakten Knochens aus fünf verschiedenen Skelettbezirken. Diss. Kiel 1968.
FREY, K. W., SONNTAG, A., SCHEYBANI, M., KRAUS, O., FUCHS, P.: Knochenszintigraphie mit Strontium-85. Fortschr. Röntgenstr. **106**, 201 (1967).
FRIED, K.: Cystic pseudotumors of bones of the extremities. Radiol. diagn. **5**, 229 (1964).
FROEHNER, M.: Osteomalazie, einheimische Sprue. Fortschr. Röntgenstr. **57**, 575 (1938).
FROMMHOLD, W., SCHOKNECHT, G.: Untersuchungen über die Absorption und Feinstruktur von Knochen mittels monochromatischer Röntgenstrahlung. Fortschr. Röntgenstr. **93**, 358–366 (1960).
FROST, H. M.: Micropetrosis. J. Bone Joint Surg. **42A**, 138–143 (1960).
— Presence of microscopic cracks in vivo in bone. Henry Ford Hosp. med. Bull. **8**, 25–35 (1960).
— Dynamics of Bone Remodeling. Intern. Symp. Bone Biodynamics, Springfield/Ill.: Thomas 1963, S. 315–333.
— Measurement of human bone formation by means of tetracycline labelling. Canad. J. Biochem. Physiol. **41**, 31 (1963).
— A unique histological feature of vitamin D resistent rickets observed in four cases. Acta orthop. scand. **33**, 220–226 (1963).
— The Laws of Bone Structure. Springfield: C. C. Thomas 1964.
— Mathematical Elements of Lamellar Bone Remodelling. Springfield/Ill.: Thomas 1964.
— The etiodynamics of aseptic necrosis of the femoral head. Proc. Conf. on Aseptic Necrosis of the Femoral Head 1964, S. 393.
— Bone Biodynamics. Henry Ford Hospital International Symposium. London: J. & A. Churchill 1964.
— Dynamics of bone remodeling. In: Bone Biodynamics. Ed.: H. M. FROST. London: Churchill 1964.
— An analysis of the relative complexity of cell system dynamics in bone. Henry Ford Hosp. Med. Bull. **13**, 271–283 (1965).
— VILLANUEVA, A. R.: Measurement of osteblastic activity in diaphyseal bone. Stain Techn. **35**, 179–189 (1960).
FUEGER, G. F.: Nuklearmedizinische Untersuchungen an Frakturen. In: Ergebnisse der medizinischen Radiologie IV. Stuttgart: Thieme 1973.
FUKADA, E., YASUDA, I.: On the piezoelectric effect of bone. H. Phys. Soc. Jap. **12**, 1158 (1957).

GADE, E. A.: Pseudofrakturen der Schienbeine bei eineiigen Zwillingen (Ermüdungsbrüche). Arch. Orthop. Unfall-Chir. **54**, 90 (1962).
GAILLARD, P. J., TALMAGE, R. V., BUDY, A. M.: The Parathyroid Glands. Univ. of Chicago Press, Chicago 1965.
GAJEWSKI, H., REISS, K. H.: Physik und Technik der Weichteildiagnostik. Radiologe **54**, 438–446 (1974).
GAMP, A.: Gelenkveränderungen bei Harnsäuregicht. In: Der Rheumatismus, Bd. 36. Darmstadt: Dr. Steinkopff 1965.
GARDNER, E.: Osteogenesis in the human embryo and fetus. In: The Biochemistry and Physiology of Bone Vol. III. Ed.: BOURNE, G. H. 2. Aufl. New York-London: Academic Press 1971.
GARN, ST. M.: The Earlier Gain and the Later Loss of Cortical Bone. Springfield/Ill.: Thomas Publ. 1970.
— PAO, E. N., RIHL, M. E.: Compact bone in Chinese and Japanese. Science **143**, 1439–1440 (1964).
— ROHMANN, CH, PAO, E. M., HULL, E. I.: Normal "osteoporotic" bone loss. In: Progress in Development of Methods in Bone Densitometry. NASA, Sci. Techn. Inf. Div. Washington D. C. 1965/66.
— SCHWAGER, P.: Age dynamics of persistent transverse lines in the tibia. Amer. J. Phys. Anthrop. **27**, 375–377 (1967).
— SILVERMAN, F. N., HERTZOG, K. P., ROHMANN, CH. G.: Knochenlinien und bandartige Verdichtungszonen. Med. Radiogr. Phot. **1**, 2–33 (1970).
— POZNANSKI, A. K., NAGY, J. M.: Bone measurement in the differential diagnosis of osteopenia and osteoporosis. Radiology **100**, 509–518 (1971).
GARRETA, L., WEBER, A., DELAHAYE, R. P., DEBONNIÈRE, C.: Les fractures de marche du tibia. Ann. Radiol. **7**, 839–857 (1964).
GARSCHE, R.: Über das eosinophile Granulom des Knochens. Arch. Kinderheilk. **145**, 115–137 (1952).
— Über eine connatale Knochenerkrankung unter dem Erscheinungsbild eines atypischen esoinophilen Granuloms. Fortschr. Röntgenstr. **78**, 63–70 (1953).
GASSMANN, W.: Melorheostose. In: Handbuch Med. Radiologie V/3. Berlin-Heidelberg-New York: Springer 1968.
GEBAUER, A., HALTER, K.: Röntgenologische und endoskopische Studien bei progressiver Sklerodermie. Arch. Dermat. **186**, 283–304 (1948).
GEBHARD, M., ZWICKER, H.: Zur röntgenologischen Mineraläquivalentbestimmung des Knochens. I. Die korrekte Anwendung der „röntgenologischen Substanzanalyse mittels differenter Strahlenqualität". Fortschr. Röntgenstr. **112**, 798–805 (1970).
— HEINEN, H., ZWICKER, H.: Zur röntgenologischen Mineraläquivalenzbestimmung des Knochens. III. Ein universell verwendbares, exaktes Mineraläquivalenzmeßgerät zur Bestimmung von Entkalkungsvorgängen im Fingerknochen. Fortschr. Röntgenstr. **118**, 574–578 (1973).

GEFFERTH, K.: Über Röntgensymptome des gutartigen, juvenilen, subkortikalen Knochenmangels. Gyermekgyògyászat. 22, 179 (1971).

GEHWEILER, J. A., BLAND, W. R., CARDEN, T. S., DAFFNER, R. H.: Osteopathia striata – Voorhoeve's disease: Review of the Roentgen manifestations. Amer. J. Roentgenol. 118, 450–455 (1973).

GEIGER, H., SCHMID, F.: Geburtstraumatisch bedingte Metaphysenverletzungen. Fortschr. Med. 85, 321–323 (1967).

GEISER, M., TRUETA, J.: Muscle action, bone rarefaction and bone formation. J. Bone Joint Surg. 40B, 282 (1958).

GENANT, H. K., VANDER HORST J., LANZL, L. H., MALL, J. C., DOI, K.: Skeletal demineralization in primary hyperparathyroidism. Int. Conf. Bone Mineral Measurement Chicago 1973. U. S. Dept. Health, Education, Welfare.

— HECK, L. L., LANZL, L. H., ROSSMANN, K., VANDER HORST, J., PALOYAN, E.: Primary hyperparathyroidism. Radiology 109, 513–524 (1973).

— BAUTOVICH, G. J., SINGH, M., LATHROP, K. A., HARPER, P. V.: Bone-seeking radionuclides: An in vivo study of factors affecting skeletal uptake. Radiology 113, 373–382 (1974).

— DOI, K., MALL, J. C.: Optical versus radiographic magnification for fine-detail skeletal radiography. Invest. Radiol. 10, 160–172 (1975).

GERSHON-COHEN, J., RECHTMAN, A. M., SCHRAER, H.: Asymptomatic fractures in osteoporotic spines of the aged. J. Amer. Med. Assoc. 153, 625–627 (1953).

— CHERRY, N. H., BOEHNKE, M.: Bone density studies with a Gamma gage. Radiat.-Res. 8, 509–515 (1958).

GIEBEL, M. G.: Arterielle und venöse Durchblutungsänderungen im Verlaufe der Frakturheilung an den Extremitäten. Arch. Orthop. Unfallchir. 56, 7 (1964).

GIOVANNELLI, G.: Münchmeyers Disease (Myosistis ossificans progressiva). In: Handbuch Med. Radiologie V/3. Berlin-Heidelberg-New York: Springer 1968.

GLATZEL, H.: Ernährungskrankheiten. In: Handbuch der Inneren Medizin VI/2. Springer, Berlin 1954.

Glogowski, G.: Abschließender Beitrag zur Ostitis condensans ilei. Z. Orthop. 97, 123 (1963).

GOCKEL, H. P.: Nichtossifizierendes Knochenfibrom oder kortikaler Defekt? Fortschr. Röntgenstr. 103, 482 (1965).

GOEBEL, R., EBER, O., WASCHER, H., HAYN, H., KLEIN, G.: Die Gelenkszintigraphie mit 99-mTc-Pertechnetat. Z. Rheumaforschg. 29, 75 (1970).

GÖTT, H.: Wuchs- und Reifestörungen. In: Handbuch Med. Radiologie V/3. Berlin-Heidelberg-New York: Springer 1968.

GOLDHABER, P.: Behavior of Bone in Tissue Culture In: Calcification in Biological Systems. Washington: AAAS-Press 1960.

GOLDSMITH, N. F., JOHNSTON, J. O., URY, H., VOSE, G., COLBERT, C.: Bone-mineral estimation in normal and osteoporotic women. J. Bone Jt. Surg. 53A, 83–100 (1971).

GORHAM, L. W., STOUT, A. P.: Massive osteolysis (acute spontaneous absorption of bone, phantom bone, disappearing bone). Its relation to hemangiomatosis. J. Bone Joint Surg. 37A, 985 (1955).

GOSSMANN, H. H., HELMS, H.: Knochenveränderungen bei intestinalen Resorptionsstörungen. Dtsch. med. Wschr. 93, 1219 (1968).

GOULD, D. M.: Generalized decreased bone density. Acta Radiol. 44, 569–580 (1955).

GRAHAM, J. C.: Calcified gastric leiomyoma. Amer. J. Roentgenol. 114, 529 (1972).

GRASSBERGER, A., SEYSS, R.: Beitrag zur Therapie der Myositis ossificans. Mschr. Unfallheilk. 59, 213 (1956).

GRAY, P. H. K.: Radiography of ancient Egyptian mummies. Med. Radiogr. Photogr. 43, 34–44 (1967).

GREBE, S. F.: Die Messung der Schilddrüsenhormonbedingten Stoffwechsellage mit dem T4- und T3-Test unter Berücksichtigung der Radiojod-Therapie. Radiologe 14, 161–165 (1974).

— SCHIRMER, H., BOSNAR, M., KRAUS, J.: Die Sr-87m-Szintigraphie bei Frakturen. Angiologie und Szintigraphie bei Knochen- und Gelenkerkrankungen. Stuttgart: Thieme 1971.

GREENFIELD, G. B.: Radiology of Bone Diseases. Philadelphia: J. B. LIPPINCOTT Co. 1969.

— Roentgen appearance of bone and soft tissue changes in chronic renal disease. Amer. J. Roentgenol. 116, 749–757 (1972).

GREHN, S., SEYBOLD, K., REINERS, Chr., BÖRNER, W., MOLL, E.: Veränderungen der Skelettmineralisation durch Schilddrüsenerkrankungen. Med. Klin. 68, 306–309 (1973).

GREULICH, W. W., PYLE, S. I.: Radiographic Atlas of Skeletal Development of the Hand and Wrist, 2. Aufl. Stanford/Calif.: Univ. Press 1959.

GREWE, H. E., NIEMANN, F.: Wachstumsstörungen nach Frakturen im Kindesalter. Bruns' Beitr. klin. Chir. 212, 185 (1966).

GROER, P. G., MARSHALL, J. H.: Mechanism of calcium exchange at bone surfaces. Calc. Tiss. Res. 12, 175–192 (1973).

GROSS, J., PIEZ, K. A.: The Nature of Collagen. 1. Intervertebrate Collagens. In: Calcification in Biological Systems. Washington: AAAS-Press 1960.

GROSS, U. M., OGHUIHI, S.: Fibroleiomyomatose des Magens. Med. Mschr. 27, 202 (1973).

GSCHWEND, N.: Involutionsosteoporose und Hüftgelenk. Arch. Orthop. Unfall-Chir. 56, 543–557 (1964).

GÜNTZ, E.: Schmerzen und Leistungsstörungen bei Erkrankungen der Wirbelsäule. Stuttgart: Enke 1937.

HAAGE, H., FISCHEDICK, O.: Die Kontrastdarstellung der Schultergelenke. In: Handbuch Med. Radiologie V/2. Berlin-Heidelberg-New York: Springer 1973.

HAAS, H. G.: Knochenstoffwechsel und Parathyreoideaerkrankungen. Stuttgart: Thieme 1966.

Haas, H. G.: Die Therapie der Osteoporosen. Triangel **8**, 155–158 (1968).
— Generalisierte Osteopathien – Fragen des Internisten an den Radiologen. Radiologe **13**, 94–96 (1973).
— Dambacher, M. A., Olah, A. J.: Calcitonin. Forschung und Klinik. Internist **12**, 205–210. (1971).
— — Gunčaga, J., Lauffenburger, Th., Lentner, Ch.: Fragen der Calcitonin-Forschung. Klin. Wschr. **50**, 2–11 (1972).
— — Laufenburger, Th., Olah, A. J.: Klinische Aspekte des Knochenstoffwechsels – Beziehungen zur Morphologie. Verh. Dtsch. Ges. Pathol. **58**, 135–136 (1974).
Haas, J. P., Reichelt, A.: Die isolierte Knochenlymphangiomatose — eine familiäre Erkrankung? Fortschr. Röntgenstr. **105**, 733 (1966).
Haass: Wien. klin. Wschr. **26** (1919).
Hässler, E.: Speicherkrankheiten. In: Handbuch Med. Radiologie V/3. Berlin-Heidelberg-New York: Springer 1968.
Hall, M. R. P., Handley, D. A., Webster, C. U.: The surgical treatment of haemophilic blood cysts. J. Bone Joint Surg. **44B**, 781–789 (1962).
Halter, K.: Multiple cutane Verknöcherungsherde nach Akne vulgaris. Aesth. Med. **14**, 58–63 (1965).
Ham, A. W., Harris, W. R.: Repair and transplantation of bone. In: The Biochemistry and Physiology of Bone. Ed.: G. H. Bourne. New York: Academic Press 1956.
Hammar, J. A.: Primäres und rotes Knochenmark. Anat. Anzeiger **19**, 567–570 (1901).
Hammer, B., Teller, W.: Dysplasia spondyloepiphysaria tarda. Bericht über zwei Fälle. Fortschr. Röntgenstr. **116**, 477–486 (1972).
Hansen, K., Staa, H. v.: Einheimische Sprue. Leipzig: Thieme 1936.
Harnasch, H.: Die Akroosteolysis, ein neues Krankheitsbild. Fortschr. Röntgenstr. **72**, 352–359 (1949).
Harris, D. K., Adams, W. F. G.: Acro-osteolysis occurring in men engaged in the polymerization of vinyl chloride. Brit. med. J. **3**, 712–714 (1967).
Harris, H. A.: The vascular supply of bone with special reference to the epiphysial cartilage. J. Anat. **64**, 3 (1930).
— Bone Growth in Health and Disease. London, 1933.
Harris, W. H., Dudley, H. R., Barry, J. R.: The natural history of fibrous dysplasia. J. Bone Joint Surg. **44A**, 207 (1962).
— Heaney, R. P.: Effect of growth hormone on skeletal mass in adult dogs. Nature **223**, 403 (1969).
Harris, W. R., Ham, A. W.: The mechanism of nutrition in bone and how it affects its structure, repair and fate on transplantation. Bone Structure Metab. 55/Ciba Foundation Symp. 1956, S. 135.
Harrison, J. F.: Haemophilic pseudotumor after fractured femur. Brit. med. J. **1**, 544 (1964).
Hartmann, G., Osteophtisis pelvis et femorum. Wien: Maudrich 1947.
Hartmann, R., Böttger, E.: Bemerkenswerter Verlauf einer Myositis ossificans localisata unter Röntgentherapie. Fortschr. Röntgenstr. **119**, 116–119 (1973).
Haslhofer, L.: Erkrankungen des Knochensystems. In: Lehrbuch der speziellen pathologischen Anatomie von Kaufmann und Staemmler Bd. II/4 9. Lieferung. Berlin: W. de Gruyter & Co. 1968.
Hauberg, G., Heuck, F.: Kniegelenksdeformierungen als Folge von partiellen Epiphysenstörungen. Med. Klin. **48**, 332–336 (1953).
Hauschild, O.: Untersuchungen zum Knochenmineralgehalt bei arteriellen Durchblutungsstörungen. Diss. FU Berlin 1974.
Hausmann, E., Genco, R., Weinfeld, N., Sacco, R.: Effects of sera on bone resorption in tissue culture. Calc. Tiss. Res. **13**, 311–317 (1973).
Havelka, S., Bartunková, Středa, A.: Bone indices and cortical thickness in assessing osteoporosis in rheumatic patients. Scand. J. Rheumatol. **2**, 57–60 (1973).
Hayek, E.: Die Mineralsubstanz der Knochen. Naturwiss. Rundschau **19**, 262–263 (1966).
— Die Mineralsubstanz des Knochens. Naturwiss. Rundschau **20**, 112–113 (1967).
— Die Mineralsubstanz der Knochen. Klin. Wschr. **45**, 857 (1967).
Hayek, H. von: Über den Zeitpunkt des Auftretens epiphysärer Knochenkerne. Z. Anat. Entwicklungsgeschichte **118**, 183–185 (1954/55).
Heaney, R. P.: Radiocalcium metabolism in disuse osteoporosis in man. Amer. J. Med. **33**, 188 (1962).
— Whedon, G. D.: Radiocalcium studies of bone formation rate in human metabolic bone disease. J. clin. Endocrinol. **18**, 1246–1267 (1958).
Heath, D. A., Martin, D. J.: Periosteal new bone formation in hyperparathyroidism associated with renal failure. Brit. J. Radiol. **43**, 515–521 (1970).
Heber, R.: Über die Problematik einer massiven Kalkablagerung bei chronischer Niereninsuffizienz. Ein kasuistischer Beitrag. Röntgen-Bl. **28**, 233–237 (1975).
Heckrodt, J.: Steigerung der diagnostischen Information über Verletzungen der Handwurzelknochen und ihre Folgen mit Hilfe mehrdimensionaler Tomographie. Radiologe **9**, 317–329 (1969).
Hegemann, G.: Untersuchungen zur Frage der Knochenneubildung durch einen zellfreien, stofflichen, spezifisch-osteogenen Faktor. Chirurg **22**, 25–28 (1951).
Hehrmann, R., Montz, R., Schneider, C.: Die Radiocalciumkinetik in der Diagnostik des autonomen Hyperparathyreoidismus. Radiologe **14**, 1–5 (1974).
— Scnheider, C.: Der Radioimmunoassay für Trijodthyronin und Thyroxin im Serum und seine Anwendung bei Hyperthyreosen. Radiologe **14**, 156–160 (1974).
Heidrich, L.: Zur Frage der Röntgenbestrahlung der Myositis ossificans circumscripta. Arch. klin. Chir. **170**, 256 (1932).

HEILMEYER, L., BEGEMANN, H.: Blut und Blutkrankheiten. In: Handbuch Inn. Medizin Bd. 2. Heidelberg: Springer 1951.

HEIMANN, G. W., FREIBERGER, R. H.: Avascular necrosis of the femoral and humoral heads after high-dosage corticosteroid therapy. New Engl. J. Med. **263**, 672 (1960).

HEITZEBERG, H.: Fibroleiomyomatose des Magens mit sekundärer Ossifikation. Fortschr. Röntgenstr. **121**–784–785 (1974).

HELELÄ, T.: Radiographic Measurements of the Human Long Bones. Turku: Vammala 1969.

— VIRTAMA, P.: Cortical thickness of long bones in different age groups. Symp. Ossium, London 1968, Livingstone, London 1970.

HELLNER, H.: Die übersehene, nicht erkannte und fehlgedeutete Knochengeschwulst. Chirurg **32**, 151–212 (1961).

— Die Biopsie. Notwendigkeit, Fehler, Grenzen. Chirurg **34**, 540 (1963).

— Geschwulstähnliche Fehlbildungen des Skeletts. Pädiat. Prax. **7**, 299 (1968).

— POPPE, H.: Röntgenologische Differentialdiagnose der Knochenerkrankungen. Thieme, Stuttgart 1956.

HELLSTRÖM, J.: Hyperparathyroidism and gastroduodenal ulcer. Acta Chir. Scand. **116**, 207 (1959).

HENDRIKS, J. H. C. L.: Radiologische bijdrage by het volgen van dialysepatienten. Boerhave Cursus, Leiden 1973.

HENNE, W., PFANNENSTIEL, P., PIXBERG, H. U.: Knochen- und Gelenkszintigraphie mit 99m-Tc-markiertem Pyrophosphat – ein vorläufiger Erfahrungsbericht. Fortschr. Röntgenstr. **119**, 187–193 (1973).

HENNY, C. G.: Roentgenographic estimation of the mineral content of bone. Radiology **54**, 202–210 (1950).

HENSCHEN, Überlastungsschäden am Knochensystem. Arch. klin. Chir. **186**, 98 (1936).

HEPP, O., MATTHIASH, H. H.: Stoffwechselerkrankungen des Skeletts. In: Handbuch der Orthopädie Bd. I. Stuttgart: Thieme 1957.

HERBERT, F. K., MILLER, H. G., RICHARDSON, G. O.: Chronic renal disease, secondary parathyroid hyperplasia, decalcification of bone and metastatic calcification. J. Path. & Bact. **53**, 161–182 (1941).

HERGET, R.: Primäre Infarkte der langen Röhrenknochen durch lokale Zirkulationsstörungen. Zbl. Chir. **77**, 1372–1375 (1952).

HERMANN, H. J., LOCHMANN, U.: Knochenszintigraphie bei benignen Skeletterkrankungen. Röntgen-Bl. **28**, 199–206 (1975).

HEȒT, J.: Das Längenwachstum der Röhrenknochen beim Menschen. Das Aktivitätsverhältnis der Epiphysenknorpel. Anat. Anzeiger **106**, 399–413 (1959).

HERTING, W., LIEBEGOTT, G.: Über die frühkindliche familiäre Osteopetrosis (Marmorknochenkrankheit ALBERS-SCHÖNBERG). Ein Beitrag zur Pathogenese. Beitr. Path. **143**, 183–196 (1971).

HERWIG, W.: Beitrag zum Krankheitsbild der Myositis ossificans progressiva. Z. Orthop. **88**, 238 (1956).

HEUBERGER, W.: Harnsteine als mittelbare Frakturfolge. Urol. int. (Basel) **14**, 319 (1962).

HEUCK, F.: Zur Topographie des mobilen Calcium im Knochen. Acta histochem. Suppl. III, 57–63 (1961).

— Der röntgenologische Nachweis generalisierter Osteopathien. Internist **3**, 252–267 (1962).

— Röntgenologische, historadiographische und chemisch-analytische Untersuchungen der Konzentration und Verteilung der Kalksalze im gesunden und kranken Knochen. Radiol. Austr. **14**, 29–56 (1963).

— Ergebnisse chemisch-analytischer und historadiographischer Untersuchungen der Knochenkalksalze bei Osteopathien. Verh. Dtsch. Ges. Pathol. **47**, 182–186 (1963).

— Die Bedeutung mikroradiographischer Untersuchungen für die Knochenpathologie. Tagg.-Bericht: Dtsch. Ges. Biophysik, Österr. Ges. reine u. angew. Physik, Schweiz. Ges. Strahlenbiol. Wien, 1964.

— Die Messung des Kalksalzgehaltes im Knochen bei Osteopathien. Med. Klin. **60**, 954–959 (1965).

— „Gelenkkapsel, Knorpel und Knochen". Symp. „Binde- u. Stützgewebe – Morphologische und biochemische Informationen. 1965 in Bad Bramstedt. Darmstadt: Dr. Steinkopff 1966.

— Neue Ergebnisse der Mikroradiographie bei Systemerkrankungen des Skeletts. Verh. Dtsch. Ges. Inn. Med. **71**, 597–607 (1965).

— Ergebnisse der Miroradiographie des gesunden und kranken Knochens. XI. Int. Congr. Radiol. 1965 Rom. Excerpta Med. Found., Amsterdam 1966.

— The osteolytic actiont of he osteocystes in disorders of bnoe metabolism. In: IV. Europ. Symp. Calc. Tiss. Excerpta Medica Found. Amsterdam 1966.

— Der Knochen bei gastrointestinalen Erkrankungen. In: Aktuelle Gastroenterologie. Ed.: BARTELHEIMER-HEISIG. Stuttgart: Thieme 1968.

— Investigations of the mineral content of the osteocyte halos. Calc. Tiss. Res. 2 Suppl., 81 (1968).

— Radiologische Befunde bei primären und sekundären Funktionsstörungen der Nebenschilddrüsen. 14. Symp. Dtsch. Ges. Endokrinol. 1968 Heidelberg. Berlin-Heidelberg-New York: Springer 1968.

— Mikroradiographische Untersuchungen der Mineralisation des gesunden und kranken Knochengewebes. Radiologe **9**, 142–154 (1969).

— Quantitative measurements of bone mineral content by densitometric methods. In: Progress in Methods of Bone Mineral Measurement. Ed.: WHEDON. U.S. Dept. Health, Education, Welfare. Washington D. C. 1968/70.

— Quantitative measurements of mineral content in bone diseases. Symp. Ossium, London 1968. Edinburgh-London: Livingstone 1970.

— Die radiologische Erfassung des Mineralgehaltes des Knochens. In: Handbuch Med. Radiologie IV/1. Berlin-Heidelberg-New York: Springer 1970.

Heuck, F., Allgemeine Morphologie und Biodynamik des Knochens im Röntgenbild. Fortschr. Röntgenstr. **112**, 354–365 (1970).
— Comparative investigations of the function of the osteocytes in bone resorption. Calc. Tiss. Res. 4 Suppl., 148–149 (1970).
— Röntgenbefunde bei hepatogener Osteopathie. Radiologe **10**, 234–241 (1970).
— Mikroradiographische Befunde zur Biodynamik des Knochens. Rö.-Bl. **23**, 1–12 (1970).
— Investigations of high density areas in metabolic bone diseases. Israel J. Med. Sci. **7**, 477–480 (1971).
— Skelet. Allgemeiner und Spezieller Teil. In: Klinische Röntgendiagnostik Innerer Krankheiten Bd. III. Berlin-Heidelberg-New York: Springer 1972.
— Radiologische Befunde bei Paraosteoarthropathien. In: Symposium Paraosteoarthropathien EKGS, Luxemburg 1972.
— Die Röntgenologie der generalisierten Osteopathien. Z. Rheumaforschg. **31**, 324–344 (1972).
— Ergebnisse der Mikroradiographie bei Osteopathien. Radiologe **13**, 102–110 (1973).
— Macro- and microstructure of bone in osteoporosis. XIII. Intern. Congr. Radiol. Madrid 1973. Excerpta Medica. Amsterdam 1973.
— Mikroradiographie. Verh. Dtsch. Ges. Path. **58**, 114–134 (1974).
— Schmidt, E.: Röntgenologische und chemisch-analytische Untersuchungen des pathologisch veränderten Knochens. Verh.-Bd. 37. Fortschr. Röntgenstr. **81**, 27 (1954).
— — Zur Osteoporose bei Diabetes mellitus. Verh. Dtsch. Ges. Inn. Med. **62**, 464–467 (1956).
— Schmidt, E.: Mikroradiographische und chemisch-analytische Untersuchungen des Knochens bei chronischen Lebererkrankungen. Verh.-Bd. 41. Fortschr. Röntgenstr. **90**, 87 (1959).
— — Neue Erkenntnisse über die Zusammensetzung der Knochensalze und ihre direkte Bestimmung in der Volumeneinheit Knochengewebe. IX. Int. Congr. Radiologie, Vortrag 306. München 1959.
— — Die quantitative Bestimmung des Mineralgehaltes der Knochen aus dem Röntgenbild. Fortschr. Röntgenstr. **93**, 523–554 (1960).
— — Die praktische Anwendung einer Methode zur quantitativen Bestimmung des Kalksalzgehaltes gesunder und kranker Knochen. Fortschr. Röntgenstr. **93**, 762–783 (1960).
— — Konzentration und Verteilung der Kalksalze in der Knochenmatrix bei Osteopathien. Verh. Dtsch. Orthop. Ges. **48**, 201–209 (1960).
— — Erfahrungen mit dem Philips-Mikroradiographen bei Untersuchungen des Knochens. Acta histochem. **9**, 229–230 (1960).
— Lauritzen, Ch.: Veränderungen von Mineralgehalt und Struktur des Femur nach gynäkologischer Strahlentherapie. Strahlenther. **66**, 87–92 (1967).
— Saackel, L. R.: Methoden zur quantitativen Auswertung von Mikroradiogrammen des Knochens. In: Densitometrie in der Radiologie. Ed.: Heuck, F. Stuttgart: Thieme 1971/73.
Heuck, F., Saackel, L. R.: Ergebnisse der elektronischen Bildanalyse von Mikroradiogrammen des Knochens. Kongr. Medizin-Technik, Stuttgart 1972.
— Gössner, W.: Strahlenempfindlichkeit der Knochen. In: Strahlenschutz in Forschung und Praxis Bd. 13, S. 153–171. Stuttgart: Thieme 1973.
— Babo, H. von: Röntgenbefunde bei primärem Hyperparathyreoidismus. Radiologe **14**, 206–224 (1974).
— Euchenhofer, M.: Röntgenbefunde einer Paraosteoarthropathie nach Intensivbehandlung infolge Intoxikation. Radiologe **14**, 470–477 (1974).
Heuck, G.: Zwei Fälle von Leukämie mit eigentümlichem Blut- resp. Knochenmarksbefund. Virchows Arch. **78**, 475–496 (1879).
Hillenbrand, H. J., Schnepper, E.: Zur Frage der Knochenatrophie bei der Endangitis obliterans. Fortschr. Röntgenstr. **97**, 372–379 (1962).
Hiness, R.: Untersuchungen zur Mineralgehaltsbestimmung von Knochen. Diss. Tübingen 1968.
Hipp, E.: Zur idiopathischen Hüftkopfnekrose. Z. Orthop. **101**, 457 (1966).
Hirsch, P. F., Gauthier, G. F., Munson, P. L.: Thyroid hypocalcemic principle and recurrent laryngeal nerve injury as factors affecting response to parathyroidectomy in rats. Endocrinology **73**, 244–252 (1963).
Hobaek, A.: Problems of Hereditary Chondroplasias. Oslo Univ. Press, Oslo 1961.
Hodler, J.: Über das Vorkommen osteoplastischer Knochenveränderungen bei der Kahlerschen Krankheit. Schweiz. med. Wschr. **42**, 1065–1067 (1958).
Höhling, H. J.: Collagen mineralization in bone, dentine, cementum and cartilage. Naturwiss. **56**, 466 (1969).
— Schöpfer, H., Höhling, R. A., Hall, T. A., Gieseking, R.: The organic matrix of developing tibia and femur, and macromulecular deliberations; electronmicroscopical electronprobe X-ray microanalysis. Naturwiss. **57**, 357 (1970).
— Kreilos, R., Neubauer, G.: Electron microscopy and electron microscopical measurements of collagen mineralization in hard tissue. Z. Zellforsch **122**, 36–52 (1971).
— Steffens, H., Heuck, F.: Untersuchungen zur Mineralisationsdichte im Hartgewebe mit Protein-Polysaccharid bzw. mit Kollagen als Hauptbestandteil der Matrix. Z. Zellforschung **134**, 283–296 (1972).
— — Ashton, B. A., Nicholson, W. A. P.: Molekularbiologie der Hartgewebsbildung. Verh. Dtsch. Ges. Pathol. **58**, 54–71 (1974).
Hövels, O.: Diagnose und Behandlung von Störungen des Wachstums und der Entwicklung. Regensb. Jb. ärztl. Fortb. **12**, 91 (1964).
— Reiss, D.: Vitamin D. In: Handbuch der Kinderheilk. IV. Berlin-Heidelberg-New York: Springer 1965, S. 423.
Holtrop, M. E., Weinger, J. M.: Ultrastructural evidence for a transport system in bone. In: Calcium, Parathyroid Hormone and the Calcitonins. Excerpts Medica, Amsterdam 1972.

Holzer, F.: Autoradiographische Untersuchungen über die Zellkinetik der enchondralen Ossifikation der Maus nach Oestrogen- und Testosteronverabreichung. Z. ges. exper. Med. **139**, 213 (1965).

Hopf, A.: Zur Frühdiagnose der Myositis ossificans progressiva. Arch. orthop. Unfall-Chir. **51**, 19 (1955).

Horváth, F., Rózsahegyi, I.: Bedeutung der Tomographie für die Diagnose der chronischen Caisson-Osteoarthropathie. Fortschr. Röntgenstr. **119**, 610–618 (1973).

Hosking, G. E., Clennar, G.: Calcification in articular cartilage. J. Bone Joint Surg. **42**, 530 (1960).

Hottinger, A., Gsell, O., Uehlinger, E., Salzmann, C., Labhart, A.: Hungerkrankheit, Hungerödem, Hungertuberkulose. Basel: B. Schwabe & Co. 1948.

Howard, J. E.: Some current concepts on the mechanism of calcification. J. Bone Joint Surg. **33 A**, 801 (1951).

— Parson, W., Bigham, R. S.: Studies on patients convalescent from fracture. III. The urinary excretion of calcium and phosphorus. Bull. John Hopk. Hosp. **77**, 291 (1945).

Huggins, C. B.: The formation of bone under the influence of epithelium of the urinary tract. Arch. Surg. Chicago **22**, 377–408 (1931).

— Sammett, J. F.: Function of the gall bladder epithelium as an osteogenic stimulus and the physiological differentiation of connective tissue. J. exper. Med. **58**, 393–400 (1933).

— McCarroll, H. R., Blocksom, B. H.: Experiments on the theory of osteogenesis. The influence of local calcium deposits on ossification; the osteogenic stimulus of epithelium. Arch. Surg. Chicago **32**, 915–931 (1936).

Huggler, A. H.: Die Alloarthroplastik des Hüftgelenkes mit Femurschaft- und Totalendoprothesen. Stuttgart: Thieme 1968.

Hulth, A.: Radiologische Prognostik der Knochenbruchheilung. In: Handbuch Med. Radiologie IV/1. Berlin-Heidelberg-New York: Springer 1970.

Hurt, R. L.: Osteopathia striata–Voorhoeve's disease: report of a case presenting features of osteopathia striata and osteopetrosis. J. Bone Jt. Surg. **35 B**, 80–96 (1953).

Hurwitz, L. J., McSwiney, R. R.: Basilar impression and osteogenesis imperfecta in a family. Brain **83**, 138–149 (1960).

Hurwitz, S. H.: Amer. J. med. Sci. **174**, 855 (1914).

Hurxthal, L. M., Vose, G. P.: The relationship of dietary calcium intake to radiographic bone density in normal and osteoporotic persons. Calc. Tiss. Res. **4**, 245–256 (1969).

Iball, J.: The Mineralogy of Bone. In: Handbuch Med. Radiologie IV/1. Berlin-Heidelberg-New York: Springer 1970.

Ikkala, E., Rapola, J., Kotilainen, M.: Polycythemia vera and myelofibrosis. Scand. J. Hematol. **4**, 1 (1967).

Ikkos, D. G., Ntalles, K., Velentzas, Ch., Katsichtis, P.: Cortical bone mass in acromegaly. Acta radiol. **15**, 134–144 (1974).

Illig, R., Uehlinger, E., Prader, A.: Sekundärer Hyperparathyreoidismus bei Vitamin-D-Mangel-Rachitis. Helv. Paed. Acta **14**, 566–579 (1959).

Ilnicki, L., Epker, B. N., Frost, H. M., Hattner, R.: The radial rate of osteon closure evaluated by means of in vivo tetracycline labeling in beagle dog rib. J. Lab. Clin. Med. **67**, 447–454 (1966).

Imhäuser, G.: Die intrapelvinen Vorragungen des Hüftpfannenbodens. In: Handbuch der Orthopädie II. Stuttgart: Thieme 1958, S. 1103.

Ingalls, N. W.: Observations on bone weights. Amer. J. Anat. **48**, 45–98 (1931).

Ingram, M. D.: Calcinosis in scleroderma. Amer. J. Roentgenol. **68**, 918–921 (1952).

Ishgaki, T.: First metatarsal-phalangeal joint of gout – macroroentgenographic examination in 6 times magnification. Nippon Acta Radiol. **48**, 839 (1973).

Jackson, D., Grant, D. B., Clayton, B. E.: A simple oral test of growth-hormone secretion in children. Lancet II, 373 (1968).

Jackson, S. F.: The fine structure of developing bone in the embryonic fowl. Proc. Roy. Soc. London **146 B**, 270–280 (1956).

Jackson, W. P. U.: Osteoporosis of unknown cause in young poeple. J. Bone Joint Surg. **40 B**, 420 (1958).

— Albright, F., Drewry, G., Hanelin, J., Rubin, M. I.: Metaphyseal dysplasia, epiphyseal dysplasia, diaphyseal dysplasia, and related conditions. Arch. Int. Med. **94**, 871–885 (1954).

— Hanelin, J., Albright, F.: Metaphyseal dysplasia, epiphyseal dysplasia, diaphyseal dysplasia, and related conditions. Arch. int. Med. **94**, 902–910 (1954).

Jacobs, A. N., Neitzschman, H. R., Nice, Ch. M.: Metaplastic bone formation in the lung. Amer. J. Roentgenol. **118**, 344–346 (1973).

Jacobs, J. E., Kimmelstiel, P.: Cystic angiomatosis of skeletal system. J. Bone Joint Surg. **35 A**, 407–420 (1953).

Jacobs, P.: Post-traumatic osteolysis of the outer end of the clavicula. J. Bone Joint Surg. **46 B**, 705 (1964).

Jacobson, B.: X-ray spectrophotometry in vivo. Amer. J. Roentgenol. **91**, 202–210 (1964).

Jaffe, H. L.: Tumors and Tumorous Conditions of the Bones and Joints. Philadelphia: Lea & Febiger 1959.

— Metabolic, Degenerative, and Inflammatory Diseases of Bones and Joints. München-Berlin-Wien: Urban & Schwarzenberg 1972.

— Lichtenstein, L.: Nonosteogenic fibroma of bone. Amer. J. Path. **18**, 205 (1942).

Jaksch, R. von, Rotky, H.: Über eigenartige Knochenveränderungen im Verlauf des Morbus Basedow. Fortschr. Röntgenstr. **13**, 1 (1908/09).

James, C. C. M.: Late bone lesions in caisson disease. Lancet **1**, 6–8 (1945).

Jande, S. S., Bélanger, L. F.: Electron microscopy of osteocytes and the pericellular matrix in rat trabecular bone. Calc. Tiss. Res. **6**, 280–289 (1971).

Jee, W. S. S.: The influence of reduced vascularity on the rate of internal reconstruction in adult long bone cortex. In Bone Biodynamics. Ed.: Frost, H. M. London: Churchill 1964.

Jenkins, S. A.: Spontaneous fracture of both first ribs. J. Bone Joint Surg. **34B**, 9 (1952).

Jentschura, G.: Die infantile und juventile Form der Sudeckschen Dystrophie. Arch. orthop. Unfallchir. **54**, 361 (1962).

— Das histologische Bild des Knochens bei der Sudeckschen Dystrophie im Kindes- und Jugendalter. Arch. Orthop. Unfallchir. **55**, 193–202 (1963).

— Rompe, G.: Über doppelseitige idiopathische Hüftkopfnekrosen. Arch. orthop. Chir. **57**, 157 (1965).

Jesserer, H.: Zum Erscheinungsbild der Akroosteolyse. Fortschr. Röntgenstr. **77**, 545–552 (1952).

— Osteoporose und Osteomalacie als Erkrankung alter Individuen. Wien. klin. Wschr. **64**, 472–476 (1952).

— Der heutige Stand des Osteomalacieproblems. Wien. klin. Wschr. **64**, 715 (1952).

— Die Involutionsosteoporose. Z. Rheumaforschung **12**, 261–291 (1953).

— Das Krankheitsbild der idiopathischen Hyperkalkurie. Dtsch. med. Waschr. **82**, 943–946/961 (1957).

— Skelettveränderungen im Alter. In: Alter und Krankheit. Maudrich, Wien 1957.

— Calcinosis interstitialis (Kalkgicht). Med. Klin. 55, 2229–2234 (1960).

— Kortisonschäden am Skelett. Wien. klin. Wschr. **78**, 745 (1966).

— Knochenkrankheiten. München-Berlin-Wien: Urban & Schwarzenberg 1971.

— Kirchmayr, W.: Die präsenile und die senile Involutionsosteoporose. Documenta rheumatol. Geigy Nr. 8. Geigy S. A., Basel 1955.

Johnson, F. R., McMinn, R. H. M.: The behaviour of implantation grafts of bladder mucosa. J. Anat. **89**, 450–456 (1955).

— McMinn, R. M. H.: Transitional epithelium and osteogenesis. J. Anat. **90**, 106–118 (1956).

Johnson, L. C.: Morphologic analysis in pathology: The kinetics of disease and general biology of bone. In: Bone Biodynamics. Ed.: Frost, H. M. London: Churchill 1964.

— Kindred, R. G.: Anatomy of bone cysts. J. Bone Joint Surg. **40A**, 1440 (1958).

Johnson, R. M.: Physiological study of blood supply of diaphysis. J. Bone Jt. Surg. **9**, 153 (1927).

Jowsey, J.: Age changes in human bone. Clin. Orthop. **17**, 210–218 (1960).

— Variations in bone mineralization with age and disease. In: Bone Biodynamics. Ed.: Frost, H. M., London: Churchill, 1964.

— Quantitative microradiography. Amer. J. Med. **40**, 485–491 (1966).

— Gershon-Cohen, J.: Clinical and experimental osteoporosis. In: Bone and Tooth. Ed.: Blackwood, H. J. J. Oxford-London-New York-Paris: Pergamon Press 1964.

Jowsey, J., Kelly, P. J.; Riggs, B. L., Bianco, A. L., Scholz, D. A., Gershon-Cohen, J.: Quantitative microradiographic studies of normal and osteoporotic bone. J. Bone Joint Surg. **47A** 785–806 (1965).

— Phil, D.: Quantitative microradiography – a new approach in the evaluation of metabolic bone disease. Amer. J. Med. **40**, 485–491 (1966).

— Schenk, R., Reutter, F. W.: Some results of the effects of fluoride on bone tissue in osteoporosis. J. clin. Endocrin. **28**, 869 (1968).

— Massry, S. G., Coburn, J., Kleemann, C. R.: Microradiographic studies of bone in renal osteodystrophy. Arch. intern. Med. **124**, 539–543 (1969).

— Gordan, G.: Bone turnover and osteoporosis. In: The Biochemistry and Physiology of Bone Vol. III. Ed.: Bourne, G. H., 2. Aufl. New York-London: Academic Press 1971.

— Johnson, K. A.: Juvenile osteoporosis: Bone findings in seven patients. Pediatrics **81**, 511 (1972).

Jühe, S., Lange, C.-E.: Sklerodermieartige Hautveränderungen, Raynaud-Syndrom und Akroosteolysen bei Arbeitern der PVC-herstellenden Industrie. Dtsch. Med. Wschr. **97**, 1922–1923 (1972).

Juliani, G., Agati, G., Molinatti, G. M.: Skeletal alterations in acromegaly. Symp. Ossium 1968 London. Edinburgh-London: Livingstone 1970.

Jung, A.: Les mécanismes de la résorption osseuse. Rev. Chir. **56**, 473–511 (1937).

Junge, H.: Marknagelung im abnorm brüchigen Knochen. Hefte Unfallheilk. **40**, 60–70 (1951).

Junghanns, H.: Die funktionelle Röntgenuntersuchung der Wirbelsäule. Radiologe **3**, 209–210 (1963).

Juster, M., Fischgold, H., Ecoiffier, J.: Microradiographie par amincissement progressif et radiographies sériées. Presse méd. **40**, 919–932 (1958).

Jurist, J. M., Dymond, A. M.: Reproducibility of ulnar resonant frequency measurement. Aerospace Med. **41**, 875–878 (1970).

Kainberger, F., Haidenthaler, W.: Ermüdungsfrakturen am gesunden und am kranken Knochen. Röntgen-Bl. **24**, 3–7 (1971).

Kaufmann, H. J.: Intrinsic Diseases of Bone. In: Progress in Pediatric Radiology. Vol. IV. Karger, Basel 1973.

Keele, D. K., Vose, G. P.: Bone denesity in nonambulatory children. Amer. J. Dis. Childr. **121**, 204–206 (1971).

Keinert, K.: Ausgeprägte Knochenusurierung an der Beckenschaufel bei Hämophilie. Fortschr. Röntgenstr. **106**, 472–473 (1967).

Kelly, P. J., Coventry, M. B.: Calcification of the articular cartilage with calcification of the capsule of the hip. Proc. Mayo Clin. **32**, 579 (1957).

Kenny, F. M., Preeyasombat, C., Richards, C.: Cortisol production rate. VI. Hypoglycemia in the neonatal and postneonatal period, and in association with dwarfism. J. Pediat. **70**, 65 (1967).

KIENBÖCK, R.: Über akute Knochenatrophie bei Entzündungsprozessen an den Extremitäten. Wiener. med. Wschr. **29**, 1389 (1901).
— Über infantile Osteopsathyrose. Fortschr. Röntgenstr. **23**, 122–168 (1915).
— Über Osteoporose. Fortschr. Röntgenstr. **33**, 862 (1925).
— Alimentärpsathyrose. Wien. klin. Wschr. **16**, 508 (1932).
— Röntgendiagnostik der Knochen- und Gelenkkrankheiten Bd. 1–7. München: Urban & Schwarzenberg 1933–41.
— Osteomalazie, Osteoporose, Osteopsathyrose, porotische Kyphose. Fortschr. Röntgenstr. **61**, 159 (1940).
KIND, R., HORNSTEIN, O. P.: Akroosteopathia ulceromutilans bei einem Kunststoffarbeiter. Dtsch. med. Wschr. **100**, 1001–1007 (1975).
KINDERMANN, G., WEBER, F., WENDEROTH, H.: Ungewöhnliche Knochenschäden nach Cortison. Med. Klinik **64**, 1919–1923 (1969).
KIRKWOOD, J. R., OZONOFF, M. B., STEINBACH, H. L.: Epiphyseal displacement after metaphyseal fracture in renal osteodystrophy. Amer. J. Roentgenol. **115**, 547–554 (1972).
KLEIN, E.: Die thyreogenen Osteopathien. Dtsch. med. Wschr. **88**, 1087 (1963).
KLINGE, F.: Die rheumatischen Erkrankungen der Knochen und Gelenke und der Rheumatismus. In: Handbuch spez. pathol. Anat. IX/2. Berlin: Springer 1934.
KLÜMPER, A., LOHMANN, V., UEHLINGER, E., WELLER, S., STREY, M.: Aseptische Knochennekrosen des Oberschenkelkopfes nach Glucocorticoidbehandlung. Fortschr. Röntgenstr. **107**, 96–112 (1967).
— STREY, M., WELLER, S., ROTH, U., BILDSTEIN, P.: Neurogene Osteolysen. Defekte an Fußknochen nach traumatischer Schädigung peripherer Nerven. Fortschr. Röntgenstr. **108**, 62 (1968).
— — — — MÜLLER-BERGH, H.: Neurogene Osteolysen bei Diabetes mellitus. Fortschr. Röntgenstr. **108**, 221–233 (1968).
KNESE, K.-H.: Die Statik des Kniegelenkes. Z. Anat. **118**, 471–512 (1955).
— Allgemeine Bemerkungen über Belastungsuntersuchungen des Knochens sowie spezielle Untersuchungen am Oberschenkel unter der Annahme einer Krankonstruktion. Anat. Anz. **101**, 186–203 (1955).
— Die Statik der oberen Extremität. Acta anat. **26**, 20–61 (1956).
— Knochenbildung und Knochenaufbau unter Berücksichtigung der Histopathologie. Regensb. Jahrb. ärztl. Fortbild. **5**, 1–12 (1956).
— Belastungsuntersuchungen des Oberschenkels unter der Annahme des Knickens. Morphol. Jahrbuch **97**, 405–452 (1956).
— Die periostale Osteogenese und Bildung der Knochenstruktur bis zum Säuglingsalter. Z. Zellforschg. **44**, 585–643 (1956).
— Die diaphysäre chondrale Osteogenese bis zur Geburt. Z. Zellforschg. **47**, 80–113 (1957).
KNESE, K.-H.: Knochenstruktur als Verbundbau. Versuch einer technischen Deutung der Materialstruktur des Knochens. Stuttgart: Thieme 1958.
— Eine Erörterung neuerer Untersuchungen über die Bedeutung der Spongiosaarchitektur. Tagg. Dtsch. Ges. Anthrop. **6**, 172–178 (1958).
— Die Ultrastruktur des Knochengewebes. Dtsch. Med. Wschr. **84**, 1640–1644 (1959).
— Neuere Untersuchungen über die Knochenbildung und ihre Beeinflussungsmöglichkeiten. Dtsch. Zahnärztl. Z. **14**, 925–1000 (1959).
— Struktur und Ultrastruktur des Knochengewebes. In: Handbuch Med. Radiologie IV/1. Berlin-Heidelberg-New York: Springer 1970.
— Mechanik und Festigkeit des Knochengewebes. In: Handbuch Med. Radiologie IV/1. Berlin-Heidelberg-New York: Springer 1970.
— Struktur und Ultrastruktur des Knorpels. In: Handbuch Med. Radiologie IV/1. Berlin-Heidelberg-New York: Springer 1970.
— VOGES, D., RITSCHL, I.: Die Strukturformen des Extremitätenskelettes beim Erwachsenen. Z. Zellforschung **40**, 323–360 (1954).
— RITSCHL, I., VOGES, D.: Quantitative Untersuchungen der Osteonverteilung im Extremitätenskelett eines 43-jährigen Mannes. Z. Zellforschung **40**, 519–570 (1954).
— HAHNE, O. H., BIERMANN, H.: Festigkeitsuntersuchungen am menschlichen Extremitätenskelett. Morph. Jb. **96**, 141–209 (1955).
— KNOOP, A.-M.: Elektronenmikroskopische Untersuchungen über die periostale Osteogenese. Z. Zellforsch. **48**, 455–478 (1958).
KNOCH, H. G.: Über posttraumatische Osteolysis. Zbl. Chir. **89**, 1511 (1964).
KNORR, D.: Ossifikationsstörungen bei behandelter Hypothyreose. Radiologe **7**, 382–384 (1967).
KOCH, J. C.: The laws of bone architecture. Amer. J. Anat. **21**, 177 (1917).
KÖHLER, A., ZIMMER, E. A.: Grenzen des Normalen und Anfänge des Pathologischen im Röntgenbild des Skeletts. Stuttgart: Thieme 1967, 11. Aufl.
KÖNIG, F.: Gelenkserkrankungen bei Blutern. Volkmann'sche Sammlung klin. Vorträge (1892) Heft 36.
KÖTELES, G., WEIN, G.: Zur Radiologie und Nomenklatur von metaphysären Knochenlücken bei Jugendlichen. Fortschr. Röntgenstr. **119**, 75–83 (1973).
KOHOUTEK, V.: Zur lymphographischen Diagnose der multiplen Knochenlymphangiomatose. Fortschr. Röntgenstr. **118**, 559–565 (1973).
KOLÁŘ, J., VRABEC, R.: Röntgenologische Knochenbefunde nach der Hochstromverletzung. Fortschr. Röntgenstr. **92**, 385–394 (1960).
KOLOSKI, E. L., SCHALLENBERGER, P. L., HANK, G. L.: Large partially calcified gastric leiomyoma. Amer. J. Surg. **80**, 419 (1950).
KONERMANN, H.: Funktionelle Analyse der Knorpelstruktur des Talonavikulargelenks. Z. Anat. Entw.-Gesch. **133**, 1–36 (1971).
KOZLOWSKI, K., RUPPRECHT, E.: Klinik und Röntgenbild der Osteochondrodysplasien Mucopolysaccharidosen. Berlin: Akademie-Verlag 1972.

KRACHT, J., HACHMEISTER, U., KRUSE, H., MATTHAES, P.: C-Zellen in der Schilddrüse des Menschen. Verh. Dtsch. Ges. Path. **52**, 485 (1968).
— — — Thyreocalcitonin und die C-Zellen der Schilddrüse. Münch. med. Wschr. **110**, 203 (1968).
KRAFT, H.: Radiologische und klinische Betrachtungen zur „Calcinosis" mit Hinweis auf einen Fall von „Calcinosis interstitialis localisata". Radiol. diagn. (Berlin) **1**, 594 (1960).
KRANE, ST. M., BROWNELL, G. L., STANBURY, L. B., CORRIGAN, H.: The effect of thyroid disease on calcium metabolism in man. J. Clin. Invest. **35**, 874–887 (1956).
KREEL, L., URQUHART, W.: Two unusual radiological features in rheumatoid arthritis. Brit. J. Radiol. **36**, 715–719 (1963).
KREMPIEN, B., RITZ, E., HEUCK, F.: Osteopathie bei Urämie. Histologische, mikroradiographische und mikromorphometrische Untersuchungen. Verh. Dtsch. Ges. Path. **55**, 821 (1971).
— — — Osteopathie bei Langzeitdialyse. Histomorphometrische und mikroradiographische Untersuchungen. Verh. Dtsch. Ges. Path. **56**, 439–442 (1972).
— — BECK, U., KEILBACH, H.: Osteopathy in maintenance hemodialysis. Virchows Arch. Abt. A Path. Anat. **357**, 257–275 (1972).
KROKOWSKI, E.: Die typische Radiusfraktur. Schweiz. med. Wschr. **92**, 1120 (1962).
— Traumatische und osteoporotische Wirbelfraktur – quantitativ beurteilt. Fortschr. Röntgenstr. **101**, 190 (1964).
— Osteoporose – kein Calciumangelsyndrom. Med. Klin. **66**, 1770–1776 (1971).
— Ist die Behandlung der Altersosteoporose gerechtfertigt? Med. Klinik **68**, 1155–1160 (1973).
— Die postmenopausische Osteoporose – ein Zeitabschnitt im normalen Knochenumbau. Med. Klin. **69**, 2100–2105 (1974).
— Radiologische Möglichkeiten zur individuellen Diagnostik und pathogenetischen Bedeutung der Osteoporose. Röntgenpraxis **28**, 82–93 (1975).
— SCHLUNGBAUM, W.: Die Objektivierung der Diagnose „Osteoporose". Fortschr. Röntgenstr. **91**, 740–746 (1959).
— FALCK, I., KRASTEL, A.: Natriumfluorid-Behandlung der Osteoporose. Münch. Med. Wschr. **115**, 511–512 (1973).
— KROKOWSKI, G.: Verlaufsbeurteilung der Osteoporose. Ärztl. Praxis **26**, 2745 (1974).
— FRICKE, M.: Osteoporose – mehr als eine Knochenkrankheit! Med. Klin. **70**, 822–829 (1975).
KROMPECHER, St.: Die Knochenbildung. G. Fischer, Jena 1937.
— Hypoxybiose und Mucopolysaccharidbildung in der Differenzierung und Pathologie der Gewebe sowie der Zusammenhang zwischen Schilddrüsenfunktion und Muchopolysacchariden. Nova Acta Leopoldina N. F. **22**, 3–56 (1960).
— THÔT, L.: Die Konzeption von Kompression, Hypoxie und konsekutiver Mucopolysaccharidbildung in der kausalen Analyse der Chondrogenese. Biophysikalische Versuche als Kritik der „hydrostatischen" Theorie von PAUWELS. Z. Anat. Entw.-Gesch. **124**, 268–288 (1964).
KRONENBERGER, F. L: Stress fracture of the first rib occurring in two sisters. Brit. J. Tuberc. **51**, 255 (1957).
KROOK, L.: Metabolische Knochenkrankheiten. In: Handbuch d. Spez. pathol. Anatomie der Haustiere Bd. I. Herausgeb. E. Joest. 3. Aufl. Berlin-Hamburg: P. Parey 1969.
KRUNER, E., WELLER, S., THOMA, H.: Epiphysiolysis traumatica. Dtsch. med. Wschr. **93**, 1423 (1968).
KÜBLER, E.: Neue Gesichtspunkte bei der Beurteilung der Verlaufsformen der Myositis ossificans progressiva. Fortschr. Röntgenstr. **81**, 354 (1954).
KÜNTSCHER, G.: Über den Nachweis von Spannungsspitzen am menschlichen Knochengerüst. Morph. Jb. **75**, 427–444 (1935).
— Die Spannungsverteilung am Schenkelhals. Arch. klin. Chir. **185**, 308–321 (1936).
— Über das Wesen der mechanisch bedingten Knochen- und Gelenkerkrankungen. Langenb. Arch. Klin. Chir. **193**, 665 (1938).
— Über Ermüdungsrißbrüche. Chirurg. **10**, 726–729 (1938).
— Dauerbruch und Umbauzone. Bruns Beitr. klin. Chir. **169**, 557 (1939).
— Die Marknagelung. Saenger, Berlin 1950.
— Praxis der Marknagelung. Stuttgart: Schattauer 1962.
— MAATZ, R.: Technik der Marknagelung. Leipzig: Thieme 1945.
KÜPFER, M., SCHINZ, H. R.: Beiträge zur Kenntnis der Skelettbildung bei domestizierten Säugetieren auf Grund röntgenologischer Untersuchungen. Denkschr. Schweiz. Naturforsch.-Ges. 59 (1923).
KUHLENCORDT, F.: Zur Steatorrhoe des Erwachsenen. Hamburg. Ärztebl. **18**, 233–234 (1964).
— LOZANO-TONKIN, C.: Resorptionsstörungen in Beziehung zur calcipenischen Osteopathie. Dtsch. Ges. Inn. Med. **70**, 902–908 (1964).
— KRACHT, J.: Chronischer Hyperparathyreoidismus mit C-Zellenhyperplasie der Schilddrüse. Dtsch. Med. Wschr. **93**, 2411–2415 (1968).
— BAUDITZ, W., LOZANO-TONKIN, C., KRUSE, H.-P., AUGUSTIN, H.-J., REHPENNING, W., BARTELHEIMER, H.: Osteopathien und Calcium-Phosphat-Stoffwechsel bei chronischer Hämodialyse. Klin. Wschr. **49**, 134–144 (1971).
KUMAR, M. A., FOSTER, G. V., MACINTYRE, I.: Further evidence for calcitonin: rapid-acting hormone which lowers plasma-calcium. Lancet II, 480–482 (1963).
KUMMER, B.: Eine vereinfachte Methode zur Darstellung von Spannungstrajektorien, gleichzeitig ein Modellversuch für die Ausrichtung und Dichteverteilung der Spongiosa in den Gelenkenden der Röhrenknochen. Zeitschr. für Anat. und Entw.-gesch. **119**, 223–234 (1955/56).
— Bauprinzipien des Säugerskelettes. Stuttgart: Thieme 1959.
— Die Beanspruchung des menschlichen Hüftgelenks. I. Allgemeine Problematik. Z. Anat. Entw.-Gesch. **127**, 277–285 (1968).

KUMMER, B.: Biomechanik der Gelenke (Diarthrosen). Die Beanspruchung des Gelenkknorpels. In: Biopolymere und Biomechanik von Bindegewebssystemen. Ed.: F. Hartmann. Berlin-Heidelberg-New York: Springer 1974.

KURAI, J.: Hyperostose und Sklerotisation verursachendes Myeloma multiplex. Fortschr. Röntgenstr. **101**, 296–301 (1964).

KUTZ, E. R.: Congenital absence of patellae. J. Pediatr. **34**, 760–762 (1949).

KUTZNER, J., HAHN, K., GRIMM, W., BROD, K. H.: Skelettszintigraphische Untersuchungen bei der Sudeckschen Knochendystrophie. Fortschr. Röntgenstr. **121**, 361–369 (1974).

LAAKE, H.: Osteoporosis in association with thyrotoxicosis. Acta Med. Scand. **151**, 229–236 (1955).

LAAS, S.: Die Chirurgie der Calcinose. Bruns' Beitr. Klin. Chir. **192**, 129 (1956).

LACHMAN, E.: Osteoporosis: The potentialities and limitations of its roentgenologic diagnosis. Amer. J. Roentgenol. **74**, 712 (1955).

LACROIX, P.: The Organisation of Bones. Desoer Liège 1951.

— Autoradiographic studies of bone with Ca^{45}. In: Radioisotope and Bone. Ed.: MCLEAN, F. C., BUDY, A. M. and LACROIX, P., Cioms Symp. Oxford: Blackwell, Sci. Publ. 1961.

— Post-traumatic osteoporosis in the growing skeleton. In: Bone and Tooth. Ed.: BLACKWOOD, H. J. J. Oxford-London-New York-Paris: Pergamon Press 1964.

— The internal remodelling of bones. In: The Biochemistry and Physiology of Bone Vol. III. Ed.: BOURNE, G. H., 2. Aufl. New York-London: Academic Press 1971.

LANDRY, M., FLEISCH, H.: The influence of immobilisation on bone formation as evaluated by osseous incorporation of tetracyclines. J. Bone Joint Surg. 46 B, 764 (1964).

LANG, F. J.: Über die Bedeutung des Traumas für die Entstehung der Osteochondrosis coxae juvenilis deformans, der Köhler'schen Krankheit, der Osteochondrosis dissecans, der Apophysitis tibialis sowie Osteochondritis des Mondbeines. Zbl. Chir. **58**, 770 (1931).

— THURNER, J.: Arthropathia deformans coxae. Erg. Allgem. Pathologie u. pathol. Anatomie Bd. 46. Berlin-Heidelberg-New York: Springer 1965, S. 1–80.

LANGE, C.-E., JÜHE, S., STEIN, G., VELTMAN, G.: Further results in polyvinyl chloride production workers. Ann. NY Acad. Sci. **246**, 28–31 (1975).

LANGHAGEL, J.: Angiographische Untersuchungen der Stumpfdurchblutung bei Beinamputierten unter besonderer Berücksichtigung osteo- und myoplastischer Stumpfkorrekturen. Stuttgart: Thieme 1968.

LANGLOH, N. D., HUNDER, G. G., RIGGS, B. L., KELLY, P. J.: Transient painful osteoporosis of the lower extremities. J. Bone Joint Surg. **55 A**, 1188–1196 (1973).

LAUCHE, A.: Die Zusammenhangstrennung der Knochen. In: Handbuch Spez. pathol. Anatomie und Histologie Bd. IX. Berlin: Springer 1937.

LAUR, A., PERASSI, F.: Hereditäre Hyperostose ohne Pachydermie (Camurati-Engelmannsche Krankheit). In: Handbuch Med. Radiologie V/3. Berlin-Heidelberg-New York: Springer 1968.

— — Hereditäre (generalisierte) Hyperostose mit Pachydermie. In: Handbuch Med. Radiologie V/3. Berlin-Heidelberg-New York: Springer 1968.

LAURENT, J., MEUNIER, P., COURPRON, P., EDOUARD, C., BERNARD, J., VIGNON, G.: Recherches sur la pathogénie des nécroses aseptiques de la tête femorale: evaluation du terain osseux sur 35 biopsies iliaque étudiées quantitativement. Presse méd. **2**, 1755–1760 (1973).

LAVAL-JEANTET, M.: Variations au cours de la vie de l'épaisseur relative et de la structure de la corticale tibiale étudiée sur des radiographies et de microradiographies. Mémoire C. E. S. Electro-Radiologie Paris 1961.

— Appositions osseuses sous-périostées avec aspect de double contour radiographiques des os longs du nourrisson. Presse méd. **69**, 2623–2626 (1961).

— JUSTER, M., PERTUISET, B., FISCHGOLD, H.: Étude microradiographique de lacunes craniennes dysplasiques et tumerales. J. Radiol. Électrol. **43**, 850–860 (1962).

LEBLOND, C. P., WEINSTOCK, M.: Radioautographic studies of bone formation. In: The Biochemistry and Physiology of Bone. Vol. III. Ed.: BOURNE, G. H., 2. Aufl. New York-London: Academic Press 1971.

LEEDS, N., SEAMAN, WM. B.: Fibrous dysplasia of the skull and its differential diagnosis. Radiology **78**, 570 (1962).

LEFÈVRE, M. J.: Internat. Symp. Werksärzte Chem. Industrie in Ludwigshafen 27.–29. 4. 1972.

LEGER, L., DUCROQUET, R., LEGER, H.: Maladies du Squelette. Paris: Masson 1949.

LEGRAND, R., LINQUETTE, M., GERARD, M., FOSSATI, P.: Ostéose hyperthyroidienne et syndrome de Looser-Milkman. Guérison après iode 131. Lille Med. **4**, 236–241 (1959).

LE MAY, M.: The early radiological diagnosis of osteomalacia in adults. Radiology **70**, 373–378 (1958)

— BLUNT, JR., J. W.: A factor determining the location of pseudofractures in osteomalacia. J. clin. Invest. **28**, 521 (1949).

LEMKE, G.: Möglichkeiten und Grenzen der Röntgenweichteildiagnostik von Hautkrankheiten. Radiologe **14**, 447–453 (1974).

LENTZ, W.: Krampfbrüche im Schultergelenk. Mschr. Unfallheilk. **57**, 11–20 (1954).

LENZ, W.: Anomalien des Wachstums und der Körperform. In: Humangenetik Bd. II S. 63ff. Stuttgart: Thieme 1964.

LÈRI, A.: Une affection non décrite des os: Hyperosteose en coulée sur toute la longeur d'un membre ou „Mélorhéostose". Bull. Soc. méd. Hôp. Paris **46**, 1141–1145 (1922).

LETTERER, E.: Allgemeine Pathologie. Stuttgart: Thieme 1959.

Levander, G.: On tissue induction. Acta path. microbiol. scand. **26**, 113–141 (1949).

Lichtenstein, L.: Bone Tumors. St. Louis: Mosby C. V. Co. 1952.

— Tumors of periosteal origin. Cancer **8**, 1060 (1955).

— Jaffé, H. L.: Fibrous dysplasia of bone: a condition affecting one, several or many bones, the gravest cases of which may present abnormal pigmentation of skin, premature sexual development, hyperthyroidism, or still other extraskeletal abnormalities. Arch. Path. **33**, 777 (1942).

Lichtwitz, A.: Physiopathologie des osteoporoses hormonales. Presse méd. **55**, 78–79 (1947).

— Seze, S. de, Hioco, D., Bordier, P.: Formes cliniques des ostéopathies seniles. Sem. Hôp. Paris **35**, 2233–2246 (1959).

— Parlier, R.: Calcium et maladies metaboliques de l'os. Sci. Francaise, Paris 1964.

Liechti, A.: Röntgendiagnostik der Wirbelsäule und ihre Grundlagen. Wien: Springer 1948.

Liess, G.: Die Insuffizienzschäden am gesunden und kranken Skelett. Dtsch. Gesundheitswesen 1954, S. 1181.

— Multiple symmetrische Umbauzonen (Milkman-Syndrom) ungewöhnlicher Aetiologie und Lokalisation. Fortschr. Röntgenstr. **82**, 15 (1955).

Lièvre, J. A.: Le remaniement pagétoide localisé d'origine traumatique. Presse méd. 1936, 45.

— Epinay, J.: L'ostéoporose circonscrite du crâne. Bull. Soc. méd. Hôp. Paris **65**, 705 (1949).

Lindemann, K.: Über die Osteoporose der Wirbelsäule unklarer Ursache. (Fischwirbelkrankheit). Arch. Orthop. Unfallchir. **44**, 403–411 (1950).

— Rathke, F. W.: Kongenitale Formstörungen bei juvenilen Kyphosen. Arch. Orthop. Unfallchir. **48**, 422–432 (1956).

Lindenfelser, R., Schmitt, H. P., Haubert, P.: Vergleichende rasterelektronenmikroskopische Knochenuntersuchungen bei primärem und sekundärem Hyperparathyreoidismus. Virchows Arch. Abt. A. Path. Anat. **360**, 141–154 (1973).

Lindner, J.: Molekularbiologie und Molekularpathologie der organischen Knochenmatrix. Verh. Dtsch. Ges. Pathol. **58**, 3–54 (1974).

Linke, H.: Osteoporosis in arterial circulation disorders in the area of the extremities. Verh. Dtsch. Ges. Inn. Med. **71**, 883 (1965).

Lium, O.: Bursitis calcarea subdeltoidea. T. norske Laegeforen. **86**, 1480 (1966).

Lob, A.: Die Wirbelsäulenverletzungen und ihre Ausheilung. Stuttgart: Thieme 1954.

Lodwick, G. S.: The Bone and Joints. In: Atlas of Tumor Radiology. Chicago: Medical Publ. 1971.

— Nelson, S. W.: Symposia in Radiology for the Orthopedic Surgeon. 1. Radiology and the Skeletal System. 2. The Radiology of Trauma. Philadelphia-London: W. B. Saunders Co. 1964/66.

Lösch, G. M.: Dysdaktylien – Anatomie, Entwicklung, Therapeutische Aspekte. Stuttgart: Thieme 1970.

Looser, E.: Spätrachitis und Osteomalacie. Mitt. Grenzgeb. Med.-Chir. **18**, 678 (1908).

Looser, E.: Über Spätrachitis und Osteomalacie. Klinische, röntgenologische und pathologisch-anatomische Untersuchungen. Dtsch. Z. Chir. **152**, 318 (1920).

— Über pathologische Formen von Infraktionen und Callusbildungen bei Rachitis und Osteomalazie und anderen Knochenerkrankungen. Zbl. Chir. **47**, 1470–1474 (1920).

— Ostitis deformans und Unfall. Arch. klin. Chir. **180**, 379 (1934).

Lorenz, R.: Fibröse Knochendysplasie. In: Handbuch Med. Radiologie VII/1. Berlin-Göttingen-Heidelberg: Springer 1963, S. 400ff.

Losada, M., Cox, F., Rodriguez, J., Ronban, E., Silva, L.: Generalized articular calcinosis. Report of a case. Ann. rheum. Dis. **16**, 454 (1957).

Lossen, H.: Osteomalazie (Unfallpraxis). Röntgenpraxis **9**, 343 (1937).

Lucht, U.: Absorption of peroxydase by osteoclasts as studied by electron microscope histochemistry. Histochem. **29**, 274–286 (1972).

Luetken, P.: Investigation on the position of the nutrient foramina and the direction of the vessel canals in the shaft of the humerus and femur in man. Acta anat. **9**, 57–68 (1950).

Lunderquist, A., Rafstedt, S.: Gelenkknorpel-Verkalkungen bei Säuglingen. Radiologe **6**, 69–70 (1966).

Luska, G., Zeidler, H., Stender, H. St.: Chondrocalzinose (Pseudogicht). Fortschr. Röntgenstr. **121**, 574–583 (1974).

Lutwak, L.: Myositis ossificans progressiva. Mineral metabolic and radioactive calcium studies of the effects of hormones. Amer. J. Med. **37**, 269 (1964).

Maatz, R., Haasch, K.: Vorgänge bei der Knochenbruchheilung und Pseuarthrosenentstehung. In: Handbuch Med. Radiologie IV/1. Berlin-Heidelberg-New York: Springer 1970.

— — Vorgänge bei der Knochentransplantation. In: Handbuch Med. Radiologie IV/1. Berlin-Heidelberg-New York: Springer 1970.

MacGregor, J.: Blood-bone equilibrium. In: Bone Biodynamics. Ed.: Frost, H.-M. London: Churchill 1964.

Mach, J.: Die Inaktivitätsosteoporose. Berlin: VEB Volk u. Gesundheit 1971.

MacIntyre, Foster, I. G., Kumar, M. A.: Calcitonin. In: Bone and Tooth. Ed.: Blackwood, H. J. J. Oxford-London-New York-Paris: Pergamon Press 1964.

Mack, P. B., O'Brien, A. T., Smith, J. M., Bauman, A. W.: A method for estimating the degree of mineralization of bones from tracings of roentgenograms. Science **89**, 467 (1939).

— Vose, G. P., Nelson, J. D.: New development in equipment for the roentgenographic measurement of bone density. Amer. J. Roentgenol. **82**, 303–310 (1959).

— La Chance, P. L., Vose, G. P., Vogt, F. B.: Bone demineralization of foot and hand of Gemini-Titan IV, V, and VII astronauts during orbital flight. Amer. J. Roentgenol. **100**, 503–511 (1967).

MADSEN, B.: Osteolysis of the acromial end of the clavicle following trauma. Brit. J. Radiol. **36**, 822–828 (1963).
MALIN, J.-P., WENDE, S.: Beitrag zur fibrösen Dysplasie. Fortschr. Röntgenstr. **121**, 12–20 (1974).
MALL, J. C., GENANT, H. K., SILCOX, D. C., u. a.: The efficacy of fine detail radiography in the evaluation of patients with rheumatoid arthritis. Radiology **112**, 37 (1974).
MANKIN, H. J., BROWER, T. D.: Bilateral idiopathic aseptic necrosis of the femur in adults „Chandler's disease". Bull. Hosp. Dis. **23**, 42 (1962).
MANZKE, E., HEUCK, F.: Möglichkeiten und Ergebnisse der Morphometrie des Knochens. Röntgen-Bl. **23**, 586–592 (1970).
MARIE, P.: De l'ostéoarthropathie hypertrophiante pneumonique. Rev. Méd. (Paris) **10**, 1 (1890).
MARKOFF, M.: Die myelogenen Osteopathien. Erg. Inn. Med. Kinderhk. **61**, 132–206 (1942).
MARKOFF, N. G.: Endemische Sprue. Helv. med. Acta **5**, 4 (1938).
MARQUARDT, W.: Erbschäden mit Knochen- und Gelenkveränderungen. In: Handbuch Med. Radiologie V/3. Berlin-Heidelberg-New York: Springer 1968.
MARSHALL, J. H.: Measurements and Models of Skeletal Metabolism. In: Mineral Metabolism Vol. III. Ed.: COMAR, C. L. and BRONNER, F. New York-London: Academic Press 1969.
MARTEL, W., CHAMPION, C. K., THOMPSON, R. G., CARTER, T. L.: A roentgenographically distinctive arthropathy in some patients with the pseudogout syndrome. Amer. J. Roentgenol. **109**, 587–605 (1970).
Mattiash, H. H.: Die mechanische Widerstandsfähigkeit der Wachstumszonen unter dem Einfluß von Testosteron. Verh. Dtsch. Orthop. Ges. **43**, 39–41 (1955). Stuttgart: Enke 1956.
MATZEN, P.-F., FLEISSNER, H. K.: Orthopädischer Röntgenatlas. Stuttgart: Thieme 1969.
MAU, H.: Wesen und Bedeutung der enchondralen Dysostosen. Stuttgart: Thieme 1958.
— Idiopathische Hüftkopfnekrosen Erwachsener. Z. Orthop. **101**, 18 (1966).
— Zur Frühdiagnose idiopathischer Hüftnekrosen Erwachsener. Beitr. Orthop. **13**, 438 (1966).
MAXWELL, J. P.: Osteomalacia and fetal rickets. Proc. Roy. Soc. Med. **23**, 19 (1930).
— Further studies in adult rickets (osteomalacia) and fetal rickets. Proc. Roy. Soc. Med. **28**, 265 (1935).
— HU, C. H., TURNBULL, H. M.: Foetal rickets. J. Path. Bact. **35**, 419 (1932).
MAY, E., KUHN, D., DIETHELM, L.: Knorpelläsionen an den Femurkondylen im Experiment bei Traumatisierung der Patella. Arch. orthop. Unfallchir. **54**, 301–323 (1962).
MAZESS, R. B., ORT, M. G., JUDY, P. F., MATHER, W. E.: Absorptiometric bone mineral determination using Gd 153. Proc. Bone Mineral Conf. Chicago 1970. CONF – 700 515.
MCCALLUM, R. I., WALDER, D. N., BARNES, R., CATTO, M. E., DAVIDSON, J. K., FREYER, D. I., GOLDING, F. C., PATON, W. D. M.: Bone lesions in compressed air workers. J. Bone Joint Surg. **48 B**, 207 (1966).
MCCARTY, D. J.: Crystal-induced inflammation; syndromes of gout and pseudogout. Geriatrics **18**, 467 (1963).
— Studies on pathological calcifications in human cartilage. J. Bone Joint Surg. **48**, 309 (1966).
— KOHN, N. N., FAIRES, J. S.: The significance of calcium phosphate crystals in the synovial fluid of arthritic patients: „The pseudogout syndrome". Ann. intern. Med. **56**, 711 (1962).
— HASKIN, M. E.: The roentgenographic aspects of pseudogout (articular chondrocalcinosis). Amer. J. Roentgenol. **90**, 1248 (1963).
— GATTER, R. A.: Pseudogoutsyndrome (articular chondrocalcinosis). Bull. rheum. Dis. **14**, 331 (1964).
— DOLCYN, R. E., COLLINS, P. A.: 99m-Technetium scintiphotography in arthritis. Arthr. Rheumat. **13**, 11 (1970).
MCCLENDON, J. F., GERSHON-COHEN, J.: Experimental „senile" Osteoporosis. Amer. J. Roentgenol. **82**, 300–302 (1959).
MCFARLAND, P. H., FROST, H. M.: A possible new cause for aseptic necrosis of femoral head. Henry Ford Hosp. Bull. **9**, 115 (1961).
MCHENRY, H.: Transverse line in long bones of prehistoric California indians. Amer. J. Phys. Anthrop. **29**, 1–17 (1968).
MCKUSICK, V. A.: Vererbbare Störungen des Bindegewebes. Stuttgart: Thieme 1959.
— Heritable Disorders of Connective Tissue. 3. Aufl. Mosby, St. Louis 1966.
MCLEAN, F. C., URIST, M. R.: Bone. Univ. Chicago Press, Chicago 1955.
— — Bone. 2. Aufl. Chicago-London: Univ. Chicago Press 1961.
— BUDY, A. M.: Radiation, Isotopes, and Bone. New York-London: Academic Press 1964.
MEEMA, H. E.: Menopausal and aging changes in muscle mass and bone mineral content. A roentgenologic study. J. Bone Joint Surg. **48 A**, 1138 (1966).
— The combined use of morphometric and microradioscopic methods in the diagnosis of metabolic bone diseases. Radiologe **13**, 111–116 (1973).
— Some preliminary in vivo microradioscopic-morphometric observations on bone resorption using a 70-mm roll-film englarger („Helio Contrastor"). Investigative Radiol. **8**, 418–422 (1973).
— MEEMA, S.: Measurable roentgenologic changes in some peripheral bones in senile osteoporosis. J. Amer. Geriat. Soc. **11**, 1170–1182 (1963).
— HARRIS, C. K., PORRETT, R. E.: A method for determination of bone-salt content of cortical bone. Radiology **82**, 986 (1964).
— BUNKER, M. L., MEEMA, S.: Loss of compact bone due to menopause. Obst. Gynecol. **26**, 333 (1965).
— MEEMA, S.: Prevention of postmenopausal osteoporosis by hormone treatment of the menopause. Canad. med. Assoc. J. **99**, 248–251 (1968).
— — The interrelationships between cortical bone thickness, mineral mass and mineral density in

human radius. In: Progress in Methods of Bone Mineral Measurement. U.S. Dept. Health, Education, Welfare. Washington D. C. 1968/70.

Meema, H. E., Meema, H. S.: Cortical bone mineral density versus cortical thickness in the diagnosis of osteoporosis: A roentgenologic-densitometric study. J. Amer. Geriat. Soc. **17**, 120–141 (1969).

— — The interrelationships between cortical bone thickness, mineral mass, and mineral density in human radius: A roentgenologic-densitometric study. In: Progress in Methods of Bone Mineral Measurement. Ed.: G.D. Whedon – J.R. Cameron. U.S.Dept. Health, Education, Welfare, Washington 1968/70.

— Rabinovich, S., Oreopoulos, D. G., Lloyd, G. J., Meema, S.: Changes in bone mineral content of radius in chronic renal disease. In: Progress in Methods of Bone Mineral Measurement. Ed.: Whedon-Cameron. U.S. Dept. Health, Education, Welfare. Washington D. C. 1968/70.

— Schatz, D. L.: Simple radiologic demonstration of cortical bone loss in thyrotoxicosis. Radiology **97**, 9 (1970).

— Rabinovich, S., Meema, S., Lloyd, G. J., Oreopoulos, D. G.: Improved radiological diagnosis of azotemic osteodystrophy. Radiology **102**, 1–10 (1972).

— Meema, S.: Comparison of microradioscopic and morphometric findings in the hand bones with densitometric findings in the proximal radius in thyrotoxicosis and in renal osteodystrophy. Invest. Radiol. **7**, 88–96 (1972).

— — Microradioscopic bone structure of the hand in thyrotoxicosis, renal osteodystrophy and acromegaly. In: Clinical Aspects of Metabolic Bone Disease. Excerpta Medica, Amsterdam 1973. Internat. Congr. Ser. 270.

— — Oreopoulos, D. G., Rabinovich, H., Husdan, H., Rapoport, A.: Periosteal new bone formation (Periosteal Neostisis) in renal osteodystrophy. Radiology **110**, 513–522 (1974).

— Meema, S.: Involutional (physiological) bone loss in women and the feasibility of preventing structural failure. J. Amer. Geriatr. Soc. **22**, 443–452 (1974).

Meema, S., Reid, D. B. W., Meema, H. E.: Age trends of bone mineral mass, muscle width, and subcutaneous fat in normals and osteoporotics. Calc. Tiss. Res. **12**, 101–112 (1973).

Meffert, O., Weber, H. G.: Beitrag zur Myositis ossificans localisata. Dtsch. med. Wschr. **98**, 653–656 (1973).

Meglioli, G. T.: Osteopathie bei Hyperthyreose. Schweiz. med. Wschr. **96**, 647 (1966).

Meinecke, V.: Skelettveränderungen bei der Hyperthyreose. Diss. Kiel 1964.

Meissner, J.: Über die radiologischen Verfahren zur Bestimmung des Mineralsalzgehaltes im Knochen. Radiologe **9**, 129–138 (1969).

Meixner, M., Ellegast, H.: Adrenocortical gonadogenic osteopathies. Symposium Ossium London 1968. Edinburgh-London: Livingstone 1970, S. 171–172.

Merrick, M. V.: Review article – Bone scanning. Brit. J. Radiol. **48**, 327–351 (1975).

Merz, W. A.: Die Streckenmessung an gerichteten Strukturen im Mikroskop und ihre Anwendung zur Bestimmung von Oberflächen-Volumen-Relationen im Knochengewebe. Mikroskopie **22**, 132–142 (1967).

Merz, W. A., Schenk, R. K.: A quantitative histological study on bone formation in human cancellous bone. Acta anat. (Basel) **76**, 1–15 (1970).

— — Quantitative structural analysis of human cancellous bone. Acta anat. (Basel) **76**, 140–149 (1970).

Meunier, P. J., Bianchi, G. G. S., Edouard, C. M., Bernard, Ph., Courpron J. C., Vignon, G. E.: Bony manifestations of thyrotoxicosis. Orthop. Clin. N. Amer. **3**, 745–774 (1972).

Meyer, H. von: Die Architektur der Spongiosa. Arch. Anat. Physiol. 615–628 (1867).

Meyer, T., Golter, L. E., Hawley, Ch.: A vascular necrosis of bone following systemic steroid therapy. Amer. J. Roentgenol. **80**, 422 (1963).

Meyer, W. W.: Arteriencalcinosen. Dtsch. Med. Wschr. **96**, 1093–1098 (1971).

Michaelis, L.: Systemerkrankungen des Skeletts. Fortschr. Röntgenstr. **45**, 187 (1932).

Middlemiss, J. H.: Haemophilia in Christmas disease. Clin. Radiol. **11**, 40-50 (1960).

Mignani, G., Thurner, J., Marchetti, P.-G. Hussl, B.: Verschiedene Knochenkrankheiten in mikroradiographischen Untersuchungen. Frankf. Z. Path. **70**, 606–620 (1960).

Milch, H.: Photo-elastic studies of bone forms. J. Bone Joint Surg. **22 A**, 621–626 (1940).

Milch, R. A., Changus, G.W.: Response of bone to tumor invasion. Cancer **9**, 340 (1956).

Milkman, L. A.: Pseudofractures (Hunger Osteopathy, Late Rickets, Osteomalacia). Report of case. Amer. J. Roentgenol. **24**, 29 (1930).

Mitchell, R. G., MacLeod, W.: Leontiasis ossea due to Albers-Schönberg disease. Brit. J. Radiol. **25**, 442–445 (1952).

Mixter, C. G., Keynes, W. M., Cope, O.: Further experience with pancreatitis as a diagnostic clue to hyperparathyroidism. New Engl. J. Med. **266**, 265 (1962).

Miyakawa, G., Stearns, G.: Severe osteoporosis (or osteomalacia) associated with long-continued low-grade steatorrhoea. J. Bone Joint Surg. **24**, 429–437 (1942).

Möbius, G.: Zur Pathogenese der Myositis und Periostitis ossificans. Histologische Differentialdiagnose zum osteogenen Sarkom. Chirurg **34**, 308 (1963).

Molnar, Z.: Development of the parietal bone of young mice. J. Ultrastruct. Res. **3**, 39–45 (1959).

Molzberger, H.: Die Beanspruchung des menschlichen Hüftgelenks. IV. Analyse der funktionellen Struktur der Tangentialfaserschicht des Hüftknorpels. Z. Anat. Entw.-Gesch. **139**, 283–306 (1973).

Montz, R., Hehrmann, R., Langbein, H., Schneider, H., Haug, C., Delling, H. P.: Osteapathy in hyperparathyroidismus: A study of Ca-47 kinetics and quantitative histology of bone. Acta endocrin. Suppl. **173**, 146 (1973).

Montz, R., Hehrmann, R., Schneider, C., Wiebe, V., Reichstein, K.-H., Schmitz, H.-M.: Calciumstoffwechsel bei Hyperthyreose. Radiologe **14**, 166–172 (1974).

Mordeja, J.: Die posttraumatische Osteolyse des lateralen Schlüsselbeinendes. Arch. orthop. Unfall-Chir. **49**, 289–303 (1957).

Morgan, D. B., Paterson, C. R., Woods, C. G., Pulvertaft, N. C., Fourman, P.: Osteomalacia after gastrectomy. Lancet **II**, 1089 (1965).

Morscher, E.: Endokrinologische Probleme bei Wachstumsstörungen in der Orthopädie. Ann. paed. **206**, 150–163 (1966).

— Strength and morphology of growth cartilage under hormonal influence of puberty. In: Reconstruction Surgery and Traumatology 10. Basel: Karger 1968.

— Desaulles, P. A.: Die Festigkeit des Wachstumsknorpels in Abhängigkeit von Alter und Geschlecht. Schweiz. med. Wschr. **94**, 582–587 (1964).

Mosekilde, E.: Chondroangiopathia calcarea seu punctata. In: Handbuch Med. Radiologie V/3. Berlin-Heidelberg-New York: Springer 1968.

Moseley, J. E., Starobin, S. G.: Cystic angiomatosis of bone: manifestation of hamartomatous disease entity. Amer. J. Roentgenol. **91**, 1114–1120 (1964).

Moskowitz, R. W., Katz, D.: Chondrocalcinosis (pseudogout syndrome). A family study. J. Amer. Med. Ass. **188**, 867 (1964).

Moos, A. J., Waterhouse, C., Terry, R.: Gluten-sensitive enteropathy with osteomalacia but without steatorrhoe. New Engl. J. Med. **272**, 825 (1965).

Moos, M. L.: Experimental induction of osteogenesis. In: Calcification in Biological Systems. Washington: AAAS-Press 1960.

Mühr, H.: Über eine generalisierte, primäre Kalkeinlagerung in der Gelenkknorpelgrenzfläche mit Demonstrierung der wahren Gelenkspalte. Fortschr. Röntgenstr. **88**, 650–655 (1958).

Müller, E., Löhr, E.: Arthritis urica des Hüftgelenkes. Zur Differentialdiagnose des idiopathischen Hüftkopfnekrose. Fortschr. Röntgenstr. **111**, 710-711 (1969).

Müller, K.-H.-G., Müller, R., Saackel, L.: Results of microradiographic analysis of bones of premature infants. 14. Internat. Kongr. Pädiat. 1974 in Buenos Aires. Editorial Med. Panamericana Bd. V. Buenos Aires 1974.

Müller, M. E., Allgöwer, M., Willenegger, H.: Technik der operativen Frakturbehandlung. Berlin-Göttingen-Heidelberg: Springer 1963.

— — — Manual der Osteosynthese (AO-Technik). Berlin-Heidelberg-New York: Springer 1969.

Müller, W.: Experimentelle Untersuchungen über mechanisch bedingte Umbildungsprozesse am wachsenden und fertigen Knochen und ihre Bedeutung für die Pathologie des Knochens, insbesondere die Epiphysenstörungen bei rachitisähnlichen Erkrankungen. Beitr. klin. Chir. **127**, 251 (1922).

— Neue Experimente zur Frage des Einflusses der mechanischen Beanspruchung auf Knochen und Wachstumszonen. Beitr. klin. Chir. **130**, 459 (1924).

Müller, W.: Überanstrengungsschäden des Knochens. Leipzig: Barth 1944.

Münchmeyer, E.: Über Myositis ossificans progressiva. Z. rat. Med. **3**, 9 (1869).

Munck, O.: Osteoporosis due to malabsorption of calcium responding favourably to large doses of vitamin-D. Quart. J. Med. (N. S.) **33**, 209 (1964).

Muntean, E.: Klinische Erfahrungen mit der direkten Röntgenvergrößerungsaufnahme. Fortschr. Röntgenstr. **81**, 812–818 (1954).

Murray, I. P. C., McKay, W. J., Robson, J., Sorby, P. J., Boyd, R. E.: Skeletal scintigraphy with „sceltec“. A technetium polyphosphate complex. IAEA-Symp. on Med. Radioisot. Scintigr. 1972 in Monte Carlo, S. 164.

Murray, P. D. F.: The physiology of supporting tissue. Ann. Rev. Physiol. **9**, 103–118 (1947).

Murray, R. O.: Radiological bone changes in Cushings syndrome and steroid therapy. Brit. J. Radiol. **33**, 1–19 (1960).

— Steroids and the skeleton. Radiology **77**, 729-743 (1961).

— Jacobson, H. G.: The Radiology of Skeletal Diseases. Edinburgh-London: Churchill & Livingstone 1971.

Musshoff, K., Müller, W.: Wirbelfrakruten unter Corticosteroid-Therapie. Radiol. clin. **33**, 167-178 (1964).

Nagel, M., Heuck, F., Epple, E., Decker, D.: Bestimmung des Knochenmineralgehaltes aus dem Röntgenbild mit Hilfe der digitalen Datenverarbeitung. Fortschr. Röntgenstr. **121**, 604–612 (1974).

Nagura, S.: Überlastungsschäden an Knochen im Lichte der Knorpelkallusbildung. Beitr. klin. Chir. **171**, 553 (1941).

Nathan, H.: Osteophytes of the vertrebal column. An anatomical study of their development according to age, race, and sex with considerations as to their etiology and significance. J. Bone Joint Surg. **44 A**, 243–268 (1962).

Nathanson, L., Slobodkin, M.: Acromioclavicular changes in primary and secondary hyperparathyroidism. Radiology **55**, 30–35 (1950).

Neiss, A.: Röntgen-Identifikation. Wehrmed. Mitt. **4**, 49–52 (1962).

Nellen, J. R., Kindwall, E. P.: Aseptic necrosis of bone secondary to occupational exposure to compressed air: roentgenologic findings in 59 cases. Amer. J. Roentgenol. **115**, 512–524 (1972).

Neri, L.: Röntgentherapie bei Myositis ossificans. Gazz. Osp. Clin. **35**, 319 (1914).

Netter, H.: Theoretische Biochemie. Berlin-Göttingen-Heidelberg: Springer 1959.

Neuhauser, E. B. D.: Growth, differentiation, and disease. Amer. J. Roentgenol. **69**, 723–737 (1953).

— Schwachman, H., Wittenborg, M., Cohen, J.: Progressive diaphyseal dysplasia. Radiology **51**, 11–22 (1948).

Neuman, W. F.: Blood-bone exchange. In: Bone Biodynamics. Ed.: H.-M. Frost. London: Churchill 1964.

NEUMAN, W. F., WEIKEL, H. J.: Recrystallisation in bone mineral. Ann. N.Y. Acad. Sci. **60**, 685 (1955).
— NEUMAN, M. W.: The Chemical Dynamics of Bone Mineral. Chicago: Univ. of Chicago Press 1958.
Neumann, E.: Centralbl. med. Wiss. 1868. zitiert nach R. Burkhardt 1974.
NICHOLS, G.: In vitro studies of bone resorptive mechanisms. In: Mechanisms of Hard Tissue Destruction. Ed.: R. F. Sognnaes. Amer. Assoc. Adv. Sci., Washington 1963.
NICOD, L.: Osteolyse. Acta helvet. Chir. **12**, 331–340 (1945).
NICOLAYSEN, R., RAGAARD, R.: Calcium and phosphorus metabolism in gastrectomized patients. Scand. J. clin. Lab. Invest. **7**, 298–299 (1955).
NIENHUIS, R. L. F., MEERTEN, O. H. van PERSI jn van: Chondrocalcinosis articularis oder Pseudogichtsyndrom (Chondrocalcinosis articularis of pseudo-jichtsyndroom). Ned. T. Geneesk. **110**, 567 (1966).
NILSSON, B.: Clinical studies with measurement of bone mineral content with a single photon beam. In: Progress in Methods of Bone Mineral Measurements. Ed.: Whedon. U.S. Dept. Health, Education, Welfare. Washington D. C. 1968/70.
NIXON, G.W.: Lymphangiomatosis of bone demonstrated by lymphangiography. Amer. J. Roentgenol. **110**, 582 (1970).
NOCKEMANN, P. F.: Ein Beitrag zum Krankheitsbild der Calcinosis interstitialis universalis. Langenb. Arch. klin. Chir. **299**, 292 (1962).
NØRGAARD, F.: Earliest roentgenological changes in polyarthritis of rheumatoid type: rheumatoid arthritis. Radiology **84**, 1 (1965).
NORDENTOFT, J. M.: Some cases of soldier's fracture. Acta radiol **21**, 615 (1940).
NORDIN, B. E. C.: Osteomalacia, osteoporosis and calcium deficiency. Clin. Orthop. **17**, 235 (1960).
— Effects of malabsorption syndrome on calcium metabolism. Proc. Roy. Soc. Med. **54**, 497 (1961).
— Some observations on the measurement of bone formation rate with bone seeking isotopes. In: Bone Biodynamics, Ed.: H. M. Frost. London: Churchill 1964.
— The application of basic science to osteoporosis. In: Bone Biodynamics. Ed.: H. M. Frost. London: Churchill 1964.
— Metabolic Bone and Stone Disease. Edinburgh-London: Churchill & Livingstone 1973.
NORMAN, A., DORFMAN, H. D.: Juxtacortical circumscribed myositis ossificans: Evolution and radiographic features. Radiology **96**, 301 (1970).
NORTH, K., BELCHER, E. H., FRASER, R.: Medical uses of Ca^{47}. IAEA Wien 1962, S. 34.
NOTTER, B., LABHART, A.: Die Knochenbiopsie. Schweiz. Med. Wschr. **83**, 1263 (1953).
NUSSBAUM, A.: Anatomie der Knochenaterien. Arch. klin. Chir. **126**, 40 (1923).

OBERDALHOFF, H., VIETEN, H., KARCHER, E. H.: Klinische Röntgendiagnostik chirurgischer Erkrankungen. Berlin-Heidelberg-New York: Springer 1959.
OECHSLIN, R. J.: Osteomyelosklerose und Skelett. Acta haemat. **16**, 214–234 (1956).
OEHME, J.: Lues connata. Leipzig: VEB Thieme 1956.
OHARA: Experimentelle Untersuchungen über den Einfluß des Periosts und Markextrakts auf die Callusbildung. Langenbecks Arch. klin. Chir. **188**, 19 (1937).
OLAH, A. J.: Bioptische Untersuchungen über die Wirkung des Thyrocalcitonin auf den Knochenumbau. Acta anat. (Basel) **73**, 312 (1969).
— Quantitative relations between osteoblasts and osteoid in primary hyperparathyroidism, intestinal malabsorption and renal osteodystrophy. Virchows Arch. Abt. A Path. Anat. **358**, 301–308 (1973).
— Histomorphometrie des Knochens. Verh. Dtsch. Ges. Path. **58**, 104–113 (1974).
— DAMBACHER, M., HAAS, H. G.: Histological effects of calcitonin in bone diseases. Calc. Tiss. Res. **4 Suppl.**, 154 (1970).
OTTE, P.: Degeneration des Gelenkknorpels. Münch. med. Wschr. **110**, 2677–2683 (1968).
OWEN, M.: Cellular dynamics of bone. In: The Biochemistry and Physiology of Bone Vol. III. Ed.: G. H. Bourne. 2. Aufl. New York-London: Academic Press 1971.

PAESLACK, V.: Paraosteoarthropathie nach Rückenmarksläsionen. In: Symposium Paraosteoarthropathien EGKS, Luxemburg 1972.
PARK, E. A.: The imprinting of nutritional disturbances on the growing bone. Pediatrics **33**, 815 (1964).
— RICHTER,: Transverse lines an bone: The mechanism of their development. Bull. J. Hopkins Hosp. **93**, 234–248 (1953).
PASSARGE, E., WENDEL, U., WÖHLER, W., RÜDIGER, H.W.: Krankheiten infolge genetischer Defekte im lysosomalen Mucopolysaccharid-Abbau. Dtsch. med. Wschr. **99**, 144–158 (1974).
PAUWELS, F.: Die Bedeutung der Bauprinzipien des Stütz- und Bewegungsapparates für die Beanspruchung der Röhrenknochen. Z. Anat. Entw.-Gesch. **114**, 129–166 (1949).
— Die Struktur der Tangentialfaserschicht des Gelenkknorpels der Schulterpfanne als Beispiel für ein verkörpertes Spannungsfeld. Verh. Anat. Ges. **48**, Kiel (1950).
— Über die Verteilung der Spongiosadichte im coxalen Femurende und ihre Bedeutung für die Lehre vom funktionellen Bau des Knochens. Morph. Jb. **95**, 35–54 (1955).
— Eine vereinfachte Methode zur Darstellung von Spannungstrajektorien, gleichzeitig ein Modellversuch für die Ausrichtung und Dichteverteilung der Spongiosa in den Gelenkenden der Röhrenknochen. Z. Anat. Entw.-Gesch. **119**, 223–234 (1955/56).
— Die Struktur der Tangentialfaserschicht des Gelenkknorpels der Schulterpfanne als Beispiel für ein verkörpertes Spannungsfeld. Z. Anat. Entw.-Gesch. **121**, 188 (1959).

PAUWELS, F.: Eine neue Theorie über den Einfluß mechanischer Reize auf die Differenzierung der Stützgewebe. Z. Anat. Entw.-Gesch. **121**, 478–515 (1960).
— Gesammelte Abhandlungen zur funktionellen Anatomie des Bewegungsapparates. Springer, Berlin-Heidelberg-New York 1965.
— Atlas zur Biomechanik der gesunden und kranken Hüfte. Berlin-Heidelberg-New York: Springer 1973.
PEAR, B. L.: Idiopathic dissiminated pulmonary ossification. Radiology **91**, 746–748 (1968).
PEASE, Ch. N., NEWTON, G. G.: Metaphyseal dysplasia due to lead poisoning in children. Radiology **79**, 233–240 (1962).
PECHSTEIN, J., HOCKE, R.: Bleibende Wachstumsminderung durch Rachitis – trotz Nachholwachstum. Fortschr. Med. **86**, 614–616 (1968).
PESCH, H. J., WAGNER, H.: Histomorphologische Befunde der Knochenregeneration unter Distraktion bei der diaphysären Verlängerungsosteotomie. Verh. Dtsch. Ges. Path. **58**, 305–308 (1974).
PETER, E., SCHULER, B., DIHLMANN, W.: Veränderungen der Wirbeldornfortsätze bei Arthritis mutilans. Dtsch. med. Wschr. **89**, 1990–1993 (1964).
PETERSEN, H.: Die Organe des Skeletsystems. In: Handb. mikr. Anat. II/2. Berlin: Springer 1930.
PETERSEN, J.: Case of osseous changes in patient with haemophilia. Acta radiol. **28**, 323–330 (1947).
PFEIFLE, K., KOCH, H., GRABENSEE, B., KNIERIEM, H. I.: Monströse tumorartige Veränderungen des Gesichtsschädels bei sekundärem Hyperparathyreodismus. Dtsch. med. Wschr. **99**, 389–391 (1974).
PFITZNER, W.: Schwalbes Morpholog. Arbeiten **4**, 347 (1895).
PIASZEK,. L., STAUCH, G.W., HETT, M. E.: Psoriatische Osteopathie ohne Arthritis. Fortschr. Röntgenstr. **119**, 764–766 (1973).
PIEZ, K. A., LIKINS, R. C.: The Nature of Collagen. 2. Vertebrate Collagens. In: Calcification in Biological Systems. Washington: AAAS-Press 1960.
PINARD, A.: Structure et vaisseaux de la diaphyse des os longs chez le foetus humain. Acta Anat. **15**, 188–216 (1952).
PINES, B., LEDERER, M.: Osteopetrosis: Albers-Schönberg disease (Marble Bones): Report of a case and morphologic study. Amer. J. Path. **23**, 755–775 (1947).
VAN DER PLAATS, G. J.: Prinzipien, Technik und medizinische Anwendung der radiologischen Vergrößerungstechnik. Fortschr. Röntgenstr. **77**, 605–610 (1952).
PLIESS, G.: Histochemische Differenzierung der Extremitäten-Skelettentwicklung. Verh. Dtsch. Ges. Path. **47**, 142 (1963).
— Die Bedeutung der Embryogenese für die Tumorgenese der Knochen. Verh. Dtsch. Ges. Path. **58**, 430 (1974).
— Bewegungsapparat. In: Organpathologie Bd. III. Ed.: W. Doerr. Stuttgart: Thieme 1974.
PÖSCHL, M.: Juvenile Osteo-Chondro-Nekrosen. In: Handbuch Med. Radiologie V/4. Berlin-Heidelberg-New York: Springer 1971.
POHL, W., KRÄNZLEIN, H. G.: Über blande sklerosierende Spondylotiden. Fortschr. Röntgenstr. **119**, 352–357 (1973).
POLGAR, F.: Plattwirbel (Präsenile Osteoporose). Röntgenpraxis **3**, 346 (1931).
POLICARD, A., ROCHE, J.: La formation de la substance osseuse. Essai de coordination des dennées histologiques et biochimiques. Ann. Physiol. Physiochim. Biol. **13**, 645–703 (1937).
POLSTER, J.: Die funktionellen Verteilungsräume der Knochendurchblutung und die Durchblutungswertigkeit von Femur und Tibia. Erg. Chir. Orthop. Bd. 51. Berlin-Heidelberg-New York: Springer 1968.
— Zur Hämodynamik des Knochens. Stuttgart: Enke 1970.
POMMER, G.: Untersuchungen über Osteomalacie und Rachitis. Leipzig: F. C. W. Vogel 1885.
— Über die Osteoporose, ihren Ursprung und ihre differentialdiagnostische Bedeutung. Dtsch. Arch. klin. Chir. **136**, 1–35 (1925).
PONLOT, R.: Le Radiocalcium dans l'Etude des Os. Brüssel-Paris: Arscia-Masson 1960.
PONSETI, I.V., FRIESMAN, B.: Evaluation of metaphyseal fibrous defects. J. Bone Jt. Surg. **3 A**, 582 (1949).
POPPEL, M. H., ZEITEL, B. E.: Roentgen manifestations of milk drinker's syndrome. Radiology **67**, 195–199 (1956).
PORTWICH, F.: Über das Milch-Alkali-(Burnett-) Syndrom. Z. Urol. **56**, 61–73 (1963).
POSNER, A. S.: The Nature of the Inorganic Phase of Calcified Tissues. In: Calcification in Biological Systems. Washington: AAAS-Press 1960.
— Significance of calcium phosphate cristallographic studies to orthopedics. Bull. Hosp. Joint Dis. **31**, 14–26 (1970).
PRADER, A.: Wachstum und Entwicklung. In: Klinik der inneren Sekretion. Berlin-Göttingen-Heidelberg: Springer 1957.
— UEHLINGER, E., ILLIG, R.: Hypercalcämie bei Morbus Addison im Kindesalter. Helv. Paediatrica Acta **14**, 607–617 (1959).
PRAKKE, P. C., DEUTMAN, R.: Pseudo-jicht en chondrocalcinosis articularis in de chirurgische kliniek. Ned. Tijd. Geneesk. **116**, 1554 (1972).
PROBST, J.: Indikationsprobleme der operativen Knochenbruchbehandlung. Med. Klin. **63**, 569–578 (1968).
PULS, P.: Morphologische Befunde beim Einbau von Schrauben in den Knochen nach operativer Frakturbehandlung. Langenbecks. Arch. klin. Chir. **320**, 34–49 (1968).
PURANEN, J., SURAMO, I.: Traumatische Osteolyse der lateralen Clavicula. Fortschr. Röntgenstr. **119**, 490–491 (1973).
PUTSCHAR, W. G. J.: General pathology of the musculoskeletal system. In: Handbuch Allgem. Pathologie. Berlin-Göttingen-Heidelberg: Springer 1960.
— Allgemeine Morphologie und Dynamik des Knochenumbaus unter normalen und pathologischen Bedingungen. Verh. Dtsch. Ges. Path. **47**, 113–129 (1963).

PUTSCHAR, W., UEHLINGER, E.: Giant cell osteodystrophy of the tibial tuberosity with secondary detachment of the patellar tendon. Virchows Arch. path. Anat. **335**, 484 (1962).

QUINTAR, H.: Quantitative Bestimmung des Kalksalzgehaltes am Radius. Diss. Kiel 1962.

RABINOVITZ, J. G., TWERSKY, J., GUTTADAURIA, M.: Similar bone manifestations of scleroderma and rheumatoid arthritis. Amer. J. Roentgenol. **121**, 35–44 (1974).

RAMBAUT, P. C., DIETLEIN, J. M., VOGEL, J. M., SMITH, M. C.: Comparative study of two direct methods of bone mineral measurement. Aerospace Med. **43**, 646–650 (1972).

RAMSEIER, E.: Untersuchungen über arteriosklerotische Veränderungen der Knochenarterien. Diss. Zürich 1962. Virchows Arch. path. Anat. **336**, 77–86 (1962).

RANNIGER, K.: Die Pagetsche Knochenerkrankung. In: Handbuch Med. Radiologie V/2. Berlin-Heidelberg-New York: Springer 1973.

RANZ, E.: Neuere photographische Methoden zur Densitometrie. In: Densitometrie in der Radiologie. Ed.: F. Heuck. Stuttgart: Thieme 1971/73.

RASMUSSEN, H.: Parathyroid hormone. Nature and mechanism of action. Amer. J. Med. **30**, 112 (1961).

— Die hormonale Steuerung der Knochenzellfunktion. Triangel **12**, 103–110 (1974).

— LUCA, H. DE, ARNAUD, C., HAWKER, C., STEDINGK, M. VAN: The relationship between Vitamin D and parathyroid hormone. J. clin. Invest. **42**, 967–968 (1963).

— TENENHOUSE, A.: Thyrocalcitonin, osteoporosis and osteolysis. Amer. J. Med. **43**, 711 (1967).

— — Biochemical actions of hormones. In: Parathyroid Hormone and Calcitonin. Ed.: G. Litwack. New York-London: Academic Press 1970.

— FEINBLATT, J.: The relationship between the actions of Vitamin D, parathyroid hormone and Calcitonin. Calc. Tiss. Res. **6**, 265–279 (1971).

— BORDIER, P.: The cellular basis of metabolic bone disease. New Engl. J. Med. **289**, 25–37 (1973).

— BORDIER, P.: Bone Cells, Mineral Homeostasis and Skeletal Remodelling. Baltimore: Williams & Wilkins 1975.

RASSOW, J.: Systematische Fehler bei der radiologischen Mineralgehaltsbestimmung am Knochen. Fortschr. Röntgenstr. **121**, 77–86 (1974).

— STRÜTER, H. D.: Über ein Verfahren zur quantitativen Bestimmung des Mineralgehalts der Knochen mit radioaktiven Isotopen. II. Zweiisotopenmethode. Fortschr. Röntgenstr. **111**, 155 (1969).

— BÖRNER, W., EIPPER, H. H., GEBHART, M., HEUCK, F., HÜDEPOHL, G., MOLL, E., ZWICKER, H.: Radiologische Mineralgehaltsbestimmung im Knochen in vivo. Fortschr. Röntgenstr. **121**, 90–99 (1974).

RATHKE, F.W.: Über die jugendliche Osteoporose der Wirbelsäule. (Fischwirbelkrankheit). Z. Orthop. **89**, 40–50 (1957).

RAVELLI, A.: Der Mineralhaushalt des Knochens. Dtsch. Röntgenkongreß Berlin 1956.

RECKLINGHAUSEN, F. VON: Untersuchungen über Rachitis und Osteomalacie. G. Fischer, Jena 1910.

REHBEIN, F.: Die Entstehung der Osteochondrosis dissecans. Langenb. Arch. klin. Chir. **265**, 69 (1950).

REIFENSTEIN, E. C.: Steroid hormones in the aging skeleton. In: 5. Symp. Dtsch. Ges. Endokrinol. Berlin-Göttingen-Heidelberg: Springer 1958.

REILLY, B. J., DAVIDSON, J.W., BAIN, H.: Lymphangiectasis of the skeleton. Radiology **103**, 385 (1972).

REINERS, C., MOLL, E., BÖRNER, W., GREHN, S.: Computer-Darstellung des Fingerquerschnitts bei der Knochendichtemessung mit einem 125-J-Profilscanner. Fortschr. Röntgenstr. **118**, 68–76 (1973).

REINWEIN, H.: Die Erkennung und Deutung des Malabsorptionssyndroms. Dtsch. med. Wschr. **84**, 713–718 (1959).

— Die Klinik des Malabsorptions-Syndroms. Gastroenterol. **97**, 313–339 (1962).

REISCHAUER, F.: Ermüdungserscheinungen am Knochensystem. Bruns' Beitr. klin. Chir. **166**, 315 (1937).

— Ermüdungs- und Übernutzungserscheinungen am Knochen. Fortschr. Röntgenstr. **58**, 343–365 (1938).

REISCHLE, G.: Myositis ossificans progressiva – eine Beobachtung über 40 Jahre. Münch. med. Wschr. **104**, 114 (1962).

REMAGEN, W.: Calciumkinetik und Knochenmorphologie. Normale und Pathologische Anatomie Heft 22. Stuttgart: Thieme 1970.

— Chondrosarkom der linken Beckenschaufel. Verh. Dtsch. Ges. Path. **58**, 274–276 (1974).

— CAESAR, R., HEUCK, F.: Elektronenmikroskopische und mikroradiographische Befunde am Knochen der mit Dihydrotachysterin behandelten Ratte. Virchows Arch. Abt. A path. Anat. **345**, 245–254 (1968).

— HÖHLING, H. J., HALL, T. A., CAESAR, R.: Electron microscopical and microprobe observations on the cell sheath of stimulated osteocytes. Calc. Tiss. Res. **4**, 60–68 (1969).

REQUADT, P.: Über eine Sonderform der renalen Osteopathie mit tumorförmigen Kalkablagerungen Diss. Kiel 1968.

REUS, H. D. DE: Chondrocalcinose („Pseudogicht") Dtsch. med. Wschr. **99**, 363-365 (1974).

REYNOLDS, J., PRITCHARD, J. A., LUDDERS, D., MASON, R. A.: Roentgenographic and clinical appraisal of sickle cell betathalassemia disease. Amer. J. Roentgenol. **118**, 378–400 (1973).

RIBBING, S.: Hereditary multiple diaphyseal sclerosis. Acta radiol. **31**, 522–536 (1949).

RICHELLE, L. J., ONKELINX, C.: Recent advances in the physical biology of bone and other hard tissues. In: Mineral Metabolism Vol. III. Ed.: C. L. Comar and F. Bronner. New York-London: Academic Press 1969.

RICHTER, I.-E.: Oberflächen- und Schichtenstruktur gesunden und kranken Knorpels. In: Biopolymere und Biomechanik von Bindegewebssystemen. Ed.:

F. Hartmann. Berlin-Heidelberg-New York: Springer 1974.
RITZ, E., KREMPIEN, P., PRAGER, P., BOMMER, J., MEHLS, O., ANDRASSY, K.: Knochenveränderungen bei chronischer Niereninsuffizienz. Med. Klin. **70**, 1112–1124 (1975).
RIEDER, W.: Die akute Knochenatrophie. Dtsch. Z. Chir. **248**, 270 (1936).
RIGGS, B. L., RANDALL, R. V., WAHNER, J., JOWSEY, J., KELLY, P. J., SINGH, M.: The nature of metabolic bone disorders in acromegaly. J. Clin. Endocrin. **34**, 94 (1972).
RINGE, J.-D., KRUSE, H.-P., KUHLENCORDT, F.: Repeated bone mineral measurements in patients with primary and secondary hyperparathyroidism by photon absorptiometry. Proc. Symp. Bone Mineral Determinations Stockholm 1974. Atomenergie, Nyköping 1974.
RITCHIE, G., ZEIER, F. G.: Hemangiomatosis of skeleton and spleen. J. Bone Joint Surg. **38 A**, 115–122 (1956).
RITTMANN, W.W., PERREN, S. M.: Corticale Knochenheilung nach Osteosynthese und Infektion. Berlin-Heidelberg-New York: Springer 1974.
RITZ, E., KREMPIEN, B., RIEDASCH, G., KUHN, H., HACKENG, W., HEUCK, F.: Dialysis Bone Disease. Proc. Europ. Dial. Transpl. Assoc. Berlin 1971, S. 131–136.
— ANDRASSY, K., KREMPIEN, B.: Osteopathie bei Dauerdialyse. Med. Klin. **67**, 1132–1137 (1972).
— KUHN, H. M., KREMPIEN, B., HEUCK, F., KERLE, W., ASCHERMANN, C.: Röntgenologische Zeichen gestörten Calciumstoffwechsels bei Dialysepatienten. II. Beziehung der Röntgensymptome zu möglichen pathogenetischen Faktoren. Fortschr. Röntgenstr. **119**, 194–202 (1973).
ROBERTS, B. E., MILES, D. W., WOODS, C. G.: Polycythaemia vera and myosclerosis: A bone marrow study. Brit. J. Haematol. **16**, 75 (1969).
ROBINSON, R. A.: An electron-microscopic study of the crystalline inorganic component of bone and its relationship to the organic matrix. J. Bone Joint Surg. **39 A**, 389 (1952).
— WATSON, M. L.: Collagen-crystall relationships in bone as seen in the electron microscope. Anat. Rec. **114**, 383–392 (1952).
— — Crystall-collagen relationship in bone as observed in the electron microscope. Ann. N.Y. Acad. Sci. **60**, 596 (1955).
— ELLIOTT, S. R.: Water content of bone. J. Bone Joint Surg. **39 A**, 167 (1957).
— SHELDON, H.: Crystal colagen relationships in healing rickets. In: Calcification in Biological Systems. Washington: AAAS-Press 1960.
RÖHLING, H.: Beitrag zum Krankheitsbild der Lipokalzinomgranulomatose. Beitr. Orthop. Traum. **8**, 191 (1961).
RÖSSLE, R.: Untersuchungen über Knochenhärte. Beitr. path. Anat. **77**, 174 (1927).
— Über wenig beachtete Formen der Entzündung von Parenchymen und ihre Beziehungen zur Organsklerose. Verh. Dtsch. Ges. Pathol. **27**, 152 (1934).
ROHNER, E.: Pagetoider Umbau des Knochens. Virchows Arch. **329**, 628–655 (1957).
ROHR, K.: Das menschliche Knochenmark. Stuttgart: Thieme 1949.
— Das menschliche Knochenmark. 3. Aufl. Stuttgart: Thieme 1960.
ROOS, B., ROSENGREN, B., SKÖLDBORN, H.: Determination of bone mineral content in lumbar vertebrae by a double gammaray technique. Bone Measurement Conf. 1970 Chicago. Proc. Conf. 700515.
ROSENBERG, E. F.: Acta Med. Scand. Suppl. **341** (1957).
ROSSIER, A. B., BUSSAT, PH., INFANTE, F., ZENDER, R., COURVOISIER, B., MUHEIM, G., DONATH, A., VASEY, H., TAILLARD, W., LAGIER, G., GABBIANI, G., BAUD, C. A., POUEZAT, J. A., VERY, J. M., HACHEN, H. J.: Current facts on para-osteoarthropathy. Paraplegia **2**, 36–78 (1973).
ROTTER, W., BÜNGELER, W.: Blut und blutbildende Organe. In: Lehrb. spez. path. Anat. Berlin: De Gruyter & Co. 1955.
ROUILLER, C., MAJNO, G.: Morphologische und chemische Untersuchungen an Knochen nach Hitzeeinwirkung. Beitr. Path. Anat. **113**, 100–120 (1953).
ROUX, W.: Gesammelte Abhandlungen über Entwicklungsmechanik der Organismen. Leipzig: Engelmann 1895, Bd. I + II.
ROWLAND, G. N., CAPEN, C. C., BLACK, H. E., YOUNG, D. M.: Microradiographic evaluation of bone and ultrastructure of C-cells and parathyroid glands of cows receiving parathyroid extract. Beitr. Path. **144**, 360–276 (1971).
ROWLAND, R. E.: Resorption and bone physiology In: Bone Biodynamics. Ed.: H. M. Frost. London: Churchill 1964.
RUBIN, P.: Dynamic Classification of Bone Dysplasias. Chicago: Year Book Publ. Inc. 1964.
— SQUIRE, L.: Clinical concepts in bone modeling. Amer. J. Roentgenol. **82**, 217–228 (1959).
RUTISHAUSER, E.: Osteoporotische Fettsucht. Dtsch. Arch. klin. Med. **175**, 640–680 (1933).
— Vascularity of bone in relation to pathological studies. In: Ciba-Foundation Symposium on Bone Structure and Metabolism. Boston: Little & Brown Co. 1956.
RUTISHAUSER, E.: Kreislaufstörungen im Knochensystem. Verh. Dtsch. Ges. Path. **47**, 91 (1963).
— MAJNO, G.: Les lésions osseuses par surcharge dansle squelette normal. Résultats expérimentaux. Schweiz. med. Wschr. **281**, 281 (1949).
— Physiopathology of bone tissue; the osteocytes and fundamental substance. Bull. Hosp. Joint Dis. **12**, 468 (1951).
— — ROUILLER, C.: L'halastasie du tissu osseux. Etude de variations minérales secondaires à un traumatisme thermiqué. Schweiz. Z. allg. Path. **16**, 118–124 (1953).
— VEYRAT, R., ROUILLET, C.: La vascularisation de l'os pagetique. Presse méd. **62**, 654 (1954).
— JAQUELINE, F.: Die rheumatischen Koxitiden. Acta rheumatol. Geigy Nr. 16. Geigy S.A., Basel 1959.
— ROHNER, A., HELD, D.: Experimentelle Untersuchungen der Ischämie auf den Knochen und das Mark. Virchows Arch. path. Anat. **333**, 101 (1960).

Saackel, L. R.: Elektronische Auswertung von Mikroradiogrammen. Biomed. Techn. **19**, 10–14 (1974).

Saackel, L. R., Bloss, W. H.: Elektronische Methoden der Röntgenbildverarbeitung. In: Densitometrie in der Radiologie. Ed.: F. Heuck. Stuttgart: Thieme 1971/73.

— Heuck, F., Babo, H. von: Quantitative analysis in microradiography. IV. Int. Symp. Osteology, Prag 1972.

— — — Analysis of microradiographs by an electronic evaluation method. 9th Europ. Symp. Calc. Tiss. Res. Baden bei Wien 1972.

Sacerdotti, C., Frattin, G.: Über die heteroplastische Knochenbildung. Virchows Arch. klin. Chir. **268**, 431–443 (1902).

Sack, H.: Die Untersuchung des Kalziumstoffwechsels mit radioaktiven Isotopen. I. Allgemeine Grundlagen und Methodik. Nucl.-Med. **6**, 203–215 (1967).

— Die Untersuchung des Kalziumstoffwechsels mit radioaktiven Isotopen. II. Kalziumresorption. Nucl.-Med. **6**, 251 (1967).

— Die Untersuchung des Kalziumstoffwechsels mit radioaktiven Isotopen. III. Bestimmung der Verteilungsräume. Nucl.-Med. **6**, 437–447 (1967).

— Isotopenuntersuchungen des Calcium- und Knochenstoffwechsels bei Systemerkrankungen des Skeletts. Radiologe **13**, 125–127 (1973).

Salik, J. O., Abeshouse, B. S.: Calcification, ossification and cartilage formation in the kidney. Amer. J. Roentgenol **88**, 125–143 (1962).

Salinger, H.: Über Loosersche Umbauzonen mit besonderer Berücksichtigung ihres Vorkommens bei Osteodystrophia fibrosa. Fortschr. Röntgenstr. **39**, 1049–1059 (1929).

Salvesen, H. A., Böe, J.: Osteomalacia in sprue. Acta med. Scand. **146**, 290 (1953).

Salzer, M., Schindelmaisser, H.: Wert der Angiographie bei der Diagnose der Knochentumoren. Wiss. Z. Ernst-Moritz-Arndt-Univ. Greifswald 20 (1971).

Salzer-Kuntschik, M.: Osteoid-Osteom des rechten Bogenanteils des 7. Halswirbels. Verh. Dtsch. Ges. Path. **58**, 251-153 (1974).

Samuels, L. D.: Si^{85m} Scans in children with extraosseous pathology. Amer. J. Roentgenol. **109**, 813–819 (1970).

Sandritter, W.: Histopathologie. 2. Aufl. Stuttgart: Schattauer 1967.

Sankaran, B., Gadekar, N. G.: Skeletal Fluorosis. In: Bone and Tooth. Ed.: H.-J. J. Blackwood. Oxford-London-New York-Paris: Pergamon Press 1964.

Sassen, G., Schenkelberg, K.: Stammskelettveränderungen nach Dystrophie. In: Arbeit und Gesundheit N. F. H. 65. Stuttgart: Thieme 1958.

Sauer, R.: Die Stellung des Sr-87m in der Skelett-Szintigraphie. Schweiz. med. Wschr. **101**, 1129 (1971).

Scott, J.: Bone changes in chronic arterial insufficiency. Angiology **10**, 382 (1959).

Seaman, W. B., Wells, J.: Destructive lesions of the vertebral bodies in rheumatoid disease. Amer. J. Roentgenol. **86**, 241–250 (1961).

Sedgenidse, G. A.: Senile und präsenile degenerative Veränderungen der Knochen und Gelenke. Radiol. diagn. **1**, 215 (1960).

Sedlin, E. D.: Uses of bone as a model system in the study of aging. In: Bone Biodynamics. Ed.: H. M. Frost. London: Churchill 1964.

Seelentag, W., Kistner, G.: Erzeugung von Krankheiten des Skelettes durch Strahlung. In: Handb. exper. Pharmakol. Bd. 16/8. Berlin-Heidelberg-New York: Springer 1969.

Seeliger: Hungerknochenkrankheiten, Spaltbildungen, schleichende Brüche. Arch. klin. Chir. **122**, 588 (1923).

Seiler, G.: „Idiopathische“ Osteoporose des Pubertätsalters. Fortschr. Med. **86**, 1031–1033 (1968).

Selye, H.: The dermatologic implications of stress and calciphylaxis. J. Invest. Dermat. **39**, 259–275 (1962).

Serre, H., Mirouze, J.: Les ostéoses métaboliques. Ann. Méd. **53**, 457 (1952).

Seyss, R.: Geschwülste der Gelenke. In: Handbuch Med. Radiologie V/3. Berlin-Heidelberg-New York: Springer 1968.

Sèze, S. de, Welfling, J., Lequesne, M., Phankim-Koupernik, M.: Nécrose primitif de la tête femorale de l'adulte. Presse méd. Suppl. **72** (1964).

Shiers, J. A., Neuhauser, E. B. D., Bowman, J. R.: Idiopathic hypercalcemia. Amer. J. Roentgenol. **78**, 19–29 (1957).

Sieber, E.: Das Sudeck-Syndrom im Kindesalter. Langenbecks Arch. klin. Chir. **288**, 423 (1958).

Ŝilinková-Málková, E.: The skelettal system and endocrine glands. Radiol. diagn. **4**, 637–664 (1963).

Silver, J. R.: Heterotopic ossification. A clinical study of its possible relationship to trauma. Int. J. Paraplegia **7**, 220–230 (1969).

Simon, G.: Principles of Bone X-Ray Diagnosis. 2. Aufl. London: Butterworths 1965.

Simon, H.: Medial distal metaphyseal femoral irregularity in Children. Radiology **90**, 258 (1968).

Simon, W. V.: Zur Frage der Spontanfrakturen bei den Hungerosteopathien der Adolescenten. Arch. Orthop. Unfallchir. **17**, 364–378 (1920).

Singleton, E. B., Rudolph, A. J., Rosenberg, H. S., Singer, D. B.: The roentgenographic manifestations of rubella syndrome in newborn infants. Amer. J. Roentgenol. **97**, 82 (1966).

Sissons, H. A.: Intermittent periosteal activity. Nature **163**, 1001 (1949).

— Microradiography of bone. Brit. J. Radiol. **23**, 2–7 (1950).

— The Osteoporosis of Cushing's Syndrome. J. Bone Jt. Surg. **38 B**, 418–433 (1956).

— The growth of bone. In: The Biochemistry and Physiology of Bone Vol III. Ed.: G. H. Bourne. 2. Aufl. New York-London: Academic Press 1971.

— Jowsey, J., Stewart, L.: Quantitative microradiography of bone tissue. In: X-ray Microscopy and X-ray Microanalysis. Amsterdam: Elsevier Publ. Comp. 1960.

Smart, M. J.: Traumatic osteolysis of the distal ends of the clavicles. J. Canad. Ass. Radiol. **23**, 264 (1972).

SMITH, D. A., NORDIN, B. E. C.: Effect of calcium supplements on spinal density in osteoporosis. In: Bone and Tooth. Ed.: H. J. J. Blackwood. Oxford-London-New York-Paris: Pergamon Press 1964.
— ZEMAN, W., JOHNSTON, C. C., DEISS, W. P.: Myositis ossificans progressiva. Metabolism **15**, 521 (1966).
— WALKER, R. R.: Femoral expansion in aging women: Implications for osteoporosis and fractures. Science **145**, 156–157 (1964).
— FRAME, B.: Concurrent axial and appendicular osteoporosis: its relation to calcium consumption. New Engl. J. Med. **273**, 73–78 (1965).
SNAPPER, I.: Osteoporosis. Med. Clin. North Amer. **36**, 847–863 (1932).
— Medical Clinics on Bone Diseases. 2. Aufl. London: Interscience Publ. 1949.
— BRADLEY, W. G., WILSON, V. E.: Metastatic calcification and nephro-calcinosis from medical treatment of peptic ulcer. Arch. Int. Med. **93**, 807–817 (1954).
— SELYE, R., FALK, S., FEDER, I.: Osteomalacia in New York. Ann. Int. Med. **41**, 893 (1954).
SØGÅRD JOHNSEN, T.: Osteoporosis circumscripta cranii. Nord. Med. **76**, 1301 (1966).
SÖRENSEN, R., BANZER, D.: Falsches Aneurysma bei Periostitis ossificans. Fortschr. Röntgenstr. **119**, 247–248 (1973).
SOMMER, F.: Das Osteolysesyndrom. In: Handbuch Med. Radiologie V/2. Berlin-Heidelberg-New York: Springer 1973.
— TRESS, E.: Beitrag zum Krankheitsbilde der Lipokalzinogranulomatose. Fortschr. Röntgenstr. **63**, 205–214 (1941).
— REINHARDT, K.: Das Krankheitsbild der Osteolyse. Radiol. Austr. **5**, 47–60 (1952).
— — Das Osteolyse-Syndrom. Arch. Orthop. Unfallchir. **51**, 69 (1959).
SONTAG, L. W., PYLE, S. I.: The distal femoral metaphyses of children. Amer. J. Roentgenol. **46**, 185 (1941).
SORENSEN, J. A., CAMERON, J. R.: A reliable in vivo measurement of bone-mineral content. J. Bone Joint Surg. **49 A**, 481–497 (1967).
SPECKMAN, T. W., NORRIS, W. P.: Bone crystallites as observed by use of the electron microscope. Science **126**, 753 (1957).
SPIEGLER, G., KEANE, B. E.: Hart- und Weichsubstanz im Knochen und die Absorption in beiden. Fortschr. Röntgenstr. **94**, (1961) 662–666.
SPIESS, H.: Die Knochenmarkinfusion mit Kontrastflüssigkeit im Röntgenbilde. Monatsschr. Kinderheilk. **98**, 217 (1950).
SPJUT, H. I., DORFMAN, H. D., FECHNER, R. E., ACKERMAN, V.: Tumors of bone and cartilage. In: Tumor Pathology Fasc. 5 AFIP, Washington 1971.
SPRANGER, J. W., LANGER, L. O., WIEDEMANN, H.-R.: Bone Dysplasias. An Atlas of Constitutional Disorders of Skeletal Development. Stuttgart: Fischer 1974.
SUBRAMANIAN, G., MCAFFEE, J. G.: A new complex of 99-m-Tc for skeletal imaging. Radiology **99**, 192 (1971).
SUBRAMANIAN, G., MCAFFEE, J. G., BELL, E. G.: 99-m-Tc-labeled polyphosphate as a skeletal imaging agent. Radiology **102**, 601 (1972).
Sudeck, P.: Über die akute entzündliche Knochenatrophie. Arch. klin. Chir. **62**, 147 (1900).
— Zur Altersatrophie und Inaktivitätsatrophie der Knochen. Fortschr. Röntgenstr. **3**, 201 (1900).
SÜSSE, H. J.: Angiographische Untersuchungen bei Ostitis deformans Paget. Fortschr. Röntgenstr. **83**, 498–506 (1955).
— Nachweis und Bedeutung der Inkompressibilität und Volumenkonstanz im Knochenmarkraum (angiographische Untersuchungen). Fortschr. Röntgenstr. **84**, 41–47 (1956).
SUSSMAN, H. H.: Source of the increased serum alkaline phophatase activity in Paget's disease. Clin. chim. Acta **27**, 124 (1970).
SWOBODA, W.: Die Röntgensymptomatik der Vitamin-D-Intoxikation im Kindesalter. Fortschr. Röntgenstr. **77**, 534 (1952).
— Das Skelett des Kindes. Stuttgart: Thieme 1969.
SCHAEFER, K., HERRATH, D. VON, KRAFT, D.: Vitamin-D-Stoffwechsel und chronische Niereninsuffizienz. Dtsch. Med. Wschr. **98**, 1338–1344 (1973).
SCHAJOWICZ, F., ACKERMAN, V., SISSONS, A. A., SOBIN, L. H., TORLONI, H.: Histological typing of bone tumors. Atlas WHO, Geneve 1972.
SCHALLOCK, G.: Die Osteoarthrosen. In: Der Rheumatismus Bd. 31. Dr. Steinkopff, Darmstadt 1956.
SCHENK, R. K.: Ultrastruktur des Knochens. Verh. Dtsch. Ges. Pathol. **58**, 72–83 (1974).
— WILLENEGGER, H.: Zum histologischen Bild der sogenannten Primärheilung der Knochenkompakta nach experimentellen Osteotomien am Hund. Experientia **20**, 593 (1963).
— — Zur Histologie der primären Knochenheilung. Langenb. Arch. klin. Chir. **308**, 440 (1964).
— WILLENEGGER, H.: Fluoreszenzmikroskopische Untersuchungen zur Heilung von Schaftfrakturen nach stabiler Osteosynthese am Hund. Proc. 2. Europ. Symp. Calc. Tiss. 1964. Coll. Univ. Liège 1965, S. 125–133.
— MERZ, W. A.: Histologisch-morphometrische Untersuchungen über Altersatrophie und senile Osteoporose in der Spongiosa des Beckenkammes. Dtsch. med. Wschr. **94**, 206 (1969).
— — MÜLLER, J.: A quantitative histological study on bone resorption in human cancellous bone. Acta anat. (Basel) **74**, 44–53 (1969).
— — REUTTER, F. W.: Fluoride in osteoporosis. In: Fluoride in Medicine. Ed.: VISCHER, T. L. Bern-Stuttgart-Wien: H. Huber 1970.
SCHILLING, F.: Differentialdiagnose der Gicht, atypische Gicht und Pseudogicht. Therapiewoche **19**, 245–260 (1969).
— Spondylitis Ankylopoetica. In: Handbuch Medizinische Radiologie VI/2. München: Bergmann 1974.
— SCHACHERL, M., BOPP, A., GAMP, A., HAAS, J. P.: Veränderungen der Halswirbelsäule (Spondylitis cervicalis) bei der chronischen rheumatischen Polyarthritis und bei der Spondylitis ankylopoetica. Radiologe **3**, 483–501 (1963).

SCHILLING, H.: Die traumatische Myositis ossificans. Bruns' Beitr. klin. Chir. **201**, 420 (1960).
SCHINZ, H. R.: Der Dauerbruch. Z. Unfallmed. Berufskrh. **1**, 1 (1947).
— TÖNDURY, G.: Zur Entwicklung der menschlichen Wirbelsäule. Die Frühossifikation der Wirbelkörper. Fortschr. Röntgenstr. **66**, 253–289 (1942).
— BAENSCH, W. E., FRIEDL, E., UEHLINGER, E.: Lehrbuch der Roentgendiagnostik. Skelett Bd. I u. II. 5. Aufl. Stuttgart: Thieme 1952.
— — — — Lehrbuch der Röntgendiagnostik. II/2. 5. Aufl. Stuttgart: Thieme 1952.
— — — Roentgen-Diagnostics. Thorax III. New York: Grune-Stratton 1953. First American Edition.
— GLAUNER, R., UEHLINGER, E.: Röntgendiagnostische Ergebnisse (1952–1956). Stuttgart: Thieme 1957.
SCHLÜTER, K.: Ist die Spondylosis deformans eine Krankheit? Umschau **16**, 502–507 (1964).
SCHLUNGBAUM, W.: Die beidseitige „idiopathische" Hüftkopfnekrose des Erwachsenen. Fortschr. Röntgenstr. **106**, 448–456 (1967).
Schmid, F.: Systematik der Dysostosen. Der Radiologe **12**, 365–376 (1972).
— Pädiatrische Radiologie Bd. I. Berlin-Heidelberg-New York: Springer 1973.
— WEBER, G.: Röntgendiagnostik im Kindesalter. München: Bergmann 1955.
— MOLL, H.: Atlas der normalen und pathologischen Handskelettentwicklung. Berlin-Göttingen-Heidelberg: Springer 1960.
SCHMIDBERGER, H., GRUBBAUER, H. M., HOLZER H.: Die familiäre primäre Vitamin D-resistente Rachitis (Phosphatdiabetes) – Verlaufsbeobachtungen zweier Fälle – ohne und mit Therapie. Fortschr. Röntgenstr. **120**, 200–209 (1974).
SCHMIDT, H.: Zum Krankheitsbild der Myositis ossificans progressiva. Zbl. Chir. **87**, 568 (1963).
— Verkalkungsstudien am entmineralisierten Zahn- und Knochengewebe. Nova Acta Leopoldina, **32**, 178 (1967).
— HARRIS, W. F., SHUPE, J. L.: Fluorose bei Tieren. Schweiz. Arch. Tierheilk. **111**, 109 (1968).
Schmidt, M. B.: Allgemeine Pathologie und pathologische Anatomie der Knochen. Erg. allg. Path. path. Anat. **4**, 531–647 (1897) und **5**, 895–1004 (1898).
— Atrophie und Hypertrophie des Knochens einschließlich der Osteosklerose. In: Handbuch der speziellen pathologischen Anatomie und Histologie von HENKE und LUBARSCH Bd. IX/3. Berlin: Springer 1937.
SCHMITT, G. H.: Über die Hungerosteopathie beim Erwachsenen. Fortschr. Röntgenstr. **71**, 2 (1949).
— Umbauzonen im Epiphysenbereich bei Arthrosis deformans und seniler Osteoporose. Fortschr. Röntgenstr. **71**, 483 (1949).
SCHMITT, G.: Über quantitative Messungen des Hydroxylapatitverlustes während der Fixierung im Gipsverband. Diss. Gießen 1968.
SCHMITT-ROHDE, J. M.: Über das Wesen malacischer Knochenveränderungen infolge innerer Krankheiten. Erg. Inn. Med. Kinderheilk. N. F. **10**, 383–426 (1958).
SCHMITT-ROHDE, J. M., HABERICH, F. J., DETTMER, N.: Über neue Wege zur frühzeitigen Diagnose der Osteopathien in der Klinik. Klin. Wschr. **34**, 291–297 (1956).
SCHMORL, G.: Die gesunde und die kranke Wirbelsäule in Röntgenbild und Klinik. 3. Aufl. Stuttgart: Thieme 1953.
— JUNGHANNS, H.: Die gesunde und die kranke Wirbelsäule in Röntgenbild und Klinik. 5. Aufl. Stuttgart: Thieme 1968.
SCHNAKENBURG, K. v., GROSS-SELBECK, G., WIEDEmann, H. R.: Zur Behandlung der Fibrodysplasie ossificans progressiva mit „Diphosphonat" (EHDP) Dtsch. Med. Wschr. **97**, 1873–1876 (1972).
SCHNEIDER, C., MONTZ, R.: Untersuchungen des Kalziumstoffwechsels bei Kranken mit Osteoporose. Röntgenbl. **24**, 446–450 (1971).
SCHOBER, H.: Die klinische Bedeutung der Feinfokusröhre. Röntgenbl. **3**, 101–113 (1953).
SCHOBER, R.: Die diffusen „porotischen" Erkrankungen des Skelettsystems. Radiologe **1**, 203–214 (1961).
SCHRAMM, W.: Klinische und tierexperimentelle Untersuchungen über die Transplantation autoplastischer Spongiosa. H. Unfallheilk. **104**, 1–88 (1970).
SCHÜLLER, A.: Die röntgenographische Darstellung der diploetischen Venenkanäle des Schädels. Fortschr. Röntgenstr. **12**, 232 (1908).
— Röntgendiagnostik der Erkrankungen des Kopfes. Wien-Leipzig: A. Hölder 1912.
SCHÜPBACH, A.: Endokrines System und Skelett. Helv. med. Acta **15**, 536–565 (1948).
SCHULMANN, E., MEILLAUD, P.: Un cas de maladie osseuse de Paget á détermination uniquement cranienne. Bull. Soc. Méd. Hôp. Paris **48**, 1178–1183 (1932).
SCHUR, M.: Osteoporose, Wirbelschwund. Wien. med. Wschr. **22**, 597 (1934).
SCHUSTER, W.: Die objektive Erfassung des Mineralgehaltes im kindlichen Skelett. Radiologe **11**, 280–285 (1971).
— Über Methoden und Ergebnisse quantitativer Mineralsalzbestimmungen am kindlichen Skelett. Arch. Kinderheilk. **180**, 256–281 (1970).
— REISS, K. H., KRAMER, K.: Quantitative Mineralsalzmessung am kindlichen Skelett. Dtsch. Med. Wschr. **94**, 1983–1987 (1969).
SCHWALBE, G.: Über die Ernährungskanäle der Knochen und das Knochenwachstum. Z. Anat. Entwicklungs-Gesch. **1**, 307 (1875).
SCHWARZ, E.: Hypercallosis and osteogenesis imperfecta. Amer. J. Roentgenol. **85**, 645–648 (1961).
— Orale Calciumtherapie bei zwei Fällen juveniler idiopathischer Osteoporose. Verh. Dtsch. Ges. Inn. Med. **71**, 884 (1965).
SCHWARZ, W., PAHLKE, G.: Elektronenmikroskopische Untersuchungen an der Interzellularsubstanz des menschlichen Knochengewebes. Z. Zellforschung **38**, 475 (1953).
SCHWEIBERER, L.: Experimentelle Untersuchungen von Knochentransplantaten mit unveränderter

und mit denaturierter Knochengrundsubstanz. H. Unfallheilk. **103**, 1–70 (1970).

STANBURY, S. W.: Osteomalacia. Schweiz. med. Wschr. **92**, 883 (1962).

— Bone disease in uraemia. Amer. J. Med. **44**, 714–724 (1968).

— Calcium and phosphorus metabolism in renal failure. In: Disease of the Kidney. Ed.: STRAUSS, M. B. u. WELT, L. G. Little Brown, Boston 1971.

— LUMB, G. A.: Metabolic studies of renal osteodystrophy. Médicine **41**, 1 (1962).

— — MAYER, E. B.: Osteodystrophy developing spontaneously in the course of chronic renal failure. Arch. Intern. Med. **124**, 274–281 (1969).

STARCK, D.: Embryologie. 3. Aufl. Stuttgart: Thieme 1975.

STEENDIJK, R.: On the pathogenesis of vitamin D-deficient rickets and primary vitamin D resistent rickets. Helv. pediat. Acta **17**, 65 (1962).

STEIM, H., DOLL, E.: Intraossale Blutungen bei Hämophilie. Fortschr. Röntgenstr. **91**, 746–750 (1959).

STEIN, G., JÜHE, S., LANGE, C.-E., VELTMAN, G.: Skelettveränderungen bei der sogenannten Vinylchlorid-Krankheit. Röntgen-Bl. **26**, 3–8 (1973).

— — — — Bandförmige Osteolysen in den Endphalangen des Handskeletts. Fortschr. Röntgenstr. **118**, 60–63 (1973).

STEIN, I., STEIN, R. O., BELLER, M. L.: Living Bone in Health and Disease. Philadelphia-Montreal: J. B. Lippincott 1955.

STEINBACH, H. L., KOLB, F. O., GILFILLAN, R. S.: A mechanism of the production of pseudofracturers in osteomalacia (Milkman's syndrome). Radiology **62**, 388–394 (1954).

— — CRANE, J. T.: Unusual roentgen manifestations of osteomalacia. Amer. J. Roentgenol. **82**, 875–885 (1959).

— YOUNG, D. A.: The roentgen appearance of pseudohypoparathyroidism (PH) and pseudo-pseudohypoparathyroidism (PPH). Differentiation from other syndromes associated with short metacarpals, metatarsals, and phalanges. Amer. J. Röntgenol. **97**, 49–66 (1966).

STEINER, G. M., FARMAN, J., LAWSON, J. P.: Lymphangiomatosis of bone. Radiology **93**, 1093 (1969).

STERN, W. G.: Conservative treatment of compound fractures. West Virginia Med. J. **32**, 71–76 (1936).

STEVEN, G. D.: X-ray appearances in chronic rheumatism. Ann. Rheum. Diseases **6**, 1–35 (1947).

STODTMEISTER, R., SANDKÜHLER, ST., LAUR, A.: Osteosklerose und Knochenmarksfibrose. Stuttgart: Thieme 1953.

— BECKER, H., CRONKITE, E. P., FLIEDNER, T. M.: Experimentelle Knochenmarkfibrose in Ratten nach subletaler Ganzkörperbestrahlung und Knochenmarkstransfusionen als Modell der menschlichen Myelofibrose. Schweiz. med. Wschr. **98**, 42 (1968).

STÖRIG, E.: Komplexe Mißbildungen. In: Handbuch Med. Radiologie V/3. Berlin-Heidelberg-New York: Springer 1968.

STÖVER, B., BALL, F., WALTHER, A.: Idiopathische juvenile Osteoporose. Fortschr. Röntgenstr. **121**, 435–444 (1974).

STOTZ, W., HERRMANN, K. O.: Wirbelbrüche, Osteoporose. Mschr. Unfallheilk. **45**, 568 (1938).

STRANDJORD, N. M., LANZL, L. H.: IODINE-125 bone densitometry. In: Progress in Development of Methods on Bone Densitometry. Sci. Techn. Inf. Div. Washington D. C. 1965/66.

STRAUSCHEID, F.: Männliche Osteomalacie. Dtsch. Med. Wschr. **48**, 1269 (1893).

STRÊDA, A., PAZDERKA, V.: Vergleichende röntgenologische und anatomische Untersuchungen der Knochen- und Gelenksymptome bei der primär chronischen Polyarthritis. Radiologe **6**, 39–50 (1966).

STRICKLAND, B.: Cushing's Syndrome. Proc. Roy. Soc. Med. **47**, 341–350 (1954).

STROHMANN: Zur Frage der Spontanfrakturen bei Osteomalazie und osteomalazieähnlichen Erkrankungen. Fortschr. Röntgenstr. **27**, 529–541 (1920).

TAENZER, V., HÄRTEL, M.: Die fibröse Dysplasie des SCHÄDELS, Fortschr. Röntgenstr. **113**, 207 (1970).

TALBOTT, J.: Die Gicht. Stuttgart: Hippokrates 1967.

TANNER, J. M.: Der Einfluß von Krankheiten auf die Wachstumsgeschwindigkeit. In: Wachstum und Reifung des Menschen. Stuttgart: Thieme 1962.

TAXIN, R. N., FELDMAN, F.: The tumbling bullet sign in a posttraumatic bone cyst. Amer. J. Roentgenol. **123**, 140–143 (1975).

TEUTSCHLÄNDER, O.: Über progressive Lipogranulomatose der Muskulatur. Zugleich ein Beitrag zur Pathogenese der Myopathia osteoplastica progressiva. Klin. Wschr. **14**, 451 (1935).

THEIMER, W.: Altern und Alter. Stuttgart: Thieme 1973.

THIEMANN, KL. J.: Methoden zur Diagnostik der Osteoporose aus radiologischer Sicht. Internist **7**, 564–572 (1966).

THOMS, J.: Epiphyseal separation as the cause of abnormal remodelling of bone. Acta radiol. **38**, 307–312 (1952).

THOMSON, G. R., NEALE, G., WATTS, J. M., BOOTH, C. C.: Detection of vitamin-D deficiency after partial gastrectomy. Lancet **I**, 623 (1966).

TILBURY, W. VAN: Fibrous Dysplasia. In: Handbook of Clinical Neurology **14**, 163 (1972).

TILLING, G.: The Vascular Anatomy of Long Bones. Acta Radiol. Suppl. **161** (1958).

TODD, T. W.: Growth and Development of the Child. New York: Century 1933.

— Atlas of Skeletal Maturation I. The Hand. St. Louis: C. V. Mosby Co. 1937.

TÖNDURY, G.: Embryonale und postnatale Entwicklung der Wirbelsäule. In: Handbuch Med. Radiologie VI/1. Berlin-Heidelberg-New York: Springer 1974.

TONNA, E. A.: Response of the cellular phase of the skeleton to trauma. J. Periodontics **4**, 105 (1966).

TORI, G.: Osseous alterations appearing in association with haemopathies of constitutional nature. In:

Handbuch Med. Radiologie V/3. Berlin-Heidelberg-New York: Springer 1968.

Trautz, O. R.: X-ray diffraction on biological and synthetic apatites. Ann. N. Y. Acad. Sci. **60**, 696 (1955).

— Certain aspects of the submicroscopic structure of enamel. J. Dent. Res. **39**, 1084 (1960).

— Bachra, B. N., Conetta, A. R.: Oriented precipitation of hydroxyapatite and other inorganic salts in fibrous matrix. J. Dent. Res. **40**, 702 (1961).

Triepel, H.: Die Architektur der Knochenspongiosa in neuer Auffassung. Z. Konstitutionsl. **8**, 269–309 (1922).

Trotter, M., Broman, G. E., Peterson, R. R.: Densities of bones of white and negro skeletons. J. Bone Joint Surg. **42 A**, 50–58 (1960).

Trueta, J.: The normal vascular anatomy of the human femoral head during growth. J. Bone Joint Surg. **39 B**, 358–394 (1957).

— Der Einfluß des Muskels auf den Blutstrom in den langen Röhrenknochen. Z. Orthop. **99**, 11 (1964).

— The dynamics of bone circulation. In: Bone Biodynamics. Ed.: Frost, H. M. London: Churchill 1964.

— Harrison, M. H. M.: The normal vascular anatomy of the femoral head in adult man. J. Bone Joint Surg. **35 B**, 442 (1953).

Tschumi, H.: Wirbelrahmeneinziehungen zur Frage der Knochenplastizität. Acta Radiol. **31**, 187–197 (1949).

Tucker, W. G., Perrett, L. V.: Traumatic aneurysma and traumatic arteriovenous fistulae. Aust. Radiol. **13**, 80 (1969).

Turano, L.: L'osteoporosi come fenomeno correlativo di malattie dell'apparato uropoietico. Nunt. Radiol. **20**, 1 (1954).

Twigg, H. L., Zvaifler, N. J., Nelson, C. W.: Chondrocalcinosis. Radiology **82**, 655 (1964).

Tyner, F. M., Hileman, W. T.: Ursache der Marschfraktur. Amer. J. Roentgenol. **52**, 165 (1944).

Uehlinger, E.: Myositis ossificans progressiva. Erg. med. Strahlenforschung **7**, 175 (1936).

— Osteofibrosis deformans juvenilis (Polyostotische fibröse Dysplasie Jaffé-Lichtenstein). Virch. Arch. Path. Anat. **306**, 255 (1940).

— Hyperostosis generalisata mit Pachydermie. Virchows Arch. **308**, 396–444 (1941).

— Untersuchungen über das Milkman-Syndrom. Schweiz. med. Wschr. **73**, 1310 (1943).

— Pathologische Anatomie der Hungerkrankheit und des Hungerödems. Basel: Schwabe 1948.

— Der akute Knocheninfarkt. Schweiz. Z. allgem. Path. **13**, 100 (1950).

— Die Skelettveränderungen bei Leukämie. Fortschr. Röntgenstr. **77**, 263–276 (1952).

— D-Avitaminose und renale Osteomalacie. Schweiz. med. Wschr. **22**, 521–527 (1955).

— Pathogenese des primären und sekundären Hyperparathyreoidismus und der renalen Osteomalacie. Verh. Dtsch. Ges. Inn. Med. 62. Kongr. 1956.

— Thyreogene Osteodystrophie bei inkretorisch aktivem metastasierendem kleinfollikulärem Schilddrüsenadenom. Schweiz. med. Wschr. **87**, 683 (1957).

Uehlinger, E., Zur Diagnose und Differentialdiagnose der Osteoporose. Schweiz. med. Jb. **39**, 39–48 (1958).

— Der chronisch-traumatische Skelettschaden. Verh. Dtsch. Ges. Path. 43. Tag. 1959. Stuttgart: Fischer 1959.

— Die Osteoporose als Symptom und einige andere Skeletterkrankungen: Pathologische Anatomie der Osteoporose. IX. Intern. Congr. Radiol. 1959 München. Stuttgart: Thieme und München: Urban & Schwarzenberg 1960.

— Pathologische Anatomie der Therapieschäden. Verh. Dtsch. Ges. Inn. Med. **67**, 457 (1961).

— Die Kinetik des Kalziumstoffwechsels. Verh. Dtsch. Ges. Pathol. **47**, 89–91 (1963).

— Das Skelett des 100-Jährigen. Mitteil. Naturforsch. Ges. **28**, 1–12 (1963/67).

— Aseptische Knochennekrosen (Knocheninfarkte) nach Prednisonbehandlung. Schweiz. med. Wschr. **94**, 1527 (1964).

— Hypercalciämie-Syndrom. Münch. med. Wschr. **106**, 692–701 (1964).

— Umbauzonen. Melsunger Med. Mitt. **40**, 109–118 (1966).

— Knochenschmerzen, Skeletterkrankungen. In: Vom Symptom zur Diagnose. Basel: Karger 1966.

— Skelettveränderungen bei Neurofibromatose. In: Handbuch Med. Radiologie V/3. Berlin-Heidelberg-New York: Springer 1968.

— Die Überlastungsschäden des Skelettes in anatomischer Sicht. Verh. Dtsch. Ges. Orthop. Traumatol. **55**, 290–301 (1968). Stuttgart: Enke 1969.

— Pathologische Anatomie der Knochengeschwülste. Helv. chir. Acta **40**, 5 (1973).

— Pathologische Anatomie der Knochengeschwülste (unter besonderer Berücksichtigung der semimalignen Formen). Chirurg **45**, 62 (1974).

— Fricsay, M.: Pathologisch-anatomische Gesichtspunkte zur Vitamin-D-Prophylaxe. Intern. Zeitschr. Vitaminforsch. Beiheft **7**, 109–120 (1958).

— Puls, P.: Funktionelle Anpassung des Knochens auf physiologische und unphysiologische Belastung. Langenb. Arch. klin. Chir. **319**, 362–374 (1967).

— — Frakturnagelung und Verschraubung aus morphologischer Sicht. Langenb. Arch. klin. Chir. **320**, 365–375 (1968).

Umehara, S., Yagi, K., Muron, M., Teramoto, M., Harada, H., Ito, H.: Sinocapillaropathy and inflammatory processes in the bone marrow as a cause of aplastic anemia. XII. Congr. Internat. Soc. Hematol. 1970 in München.

Unsworth, A.: Die Grenzfläche Knorpel-Gelenkflüssigkeit und die Typen von Gelenkschmierung bei verschiedenen Drucken und Geschwindigkeiten. In: Biopolymere und Biomechanik von Bindegewebssystemen. Ed.: Hartmann, F. Berlin-Heidelberg-New York: Springer 1974.

Urist, M. R.: Observations bearing on the problem of osteoporosis. In: Bone as a Tissue. Ed.: Rodahl, Nicholson, Brown jr. Blakiston Div. New

York-Toronto-London: McGraw Hill Book Co. Inc. 1960.
Urist, M. R., Osteoporosis. Ann. Rev. Med. **13**, 273 (1962).
— McLean, F. C.: Osteogenic potency and new bone-formation by induction and transplants to the anterior chamber of the eye. J. Bone Joint Surg. **34A**, 443–470 (1952).
Uthgenannt, H., Callsen, G.: Atypische Röntgenbefunde bei der Osteomyelosklerose. Fortschr. Röntgenstr. **117**, 330–335 (1972).

Vaes, G.: Parathyroid hormone-like action of N6-2'-O-dibutyryladenosine-3'5'(cyclid)monophosphate on bone explants in tissue culture. Nature (London) **219**, 939–940 (1968).
Vahlquist, B.: The longitudinal growth of the long tubular bones in man studied with the aid of lead lines. Acta chir. Scand. **89**, 291–308 (1943).
Vanselow, K., Heuck, F.: Kritische Überlegungen zur radiologischen Bestimmung des Knochenmineralgehaltes. Fortschr. Röntgenstr. **112**, 344–353 (1970).
Vastine, J. H., Vastine, M. F., Arango, O.: Myositis ossificans progressiva in homozygotic twins. Amer. J. Roentgenol. **59**, 204 (1948).
Veltman, G., Lange, C.-E., Jühe, S., Stein, G., Bachner, U.: Clinical manifestations and course of vinyl chloride disease. Ann. NY Acad. Sci. **246**, 6–17 (1975).
Vermess, M., Pearson, K. D., Einstein, A. B., Fahey, J. J.: Osseous manifestations of Waldenström's macroglobulinemia. Radiology **102**, 497–504 (1972).
Viehweger, G.: Schultergelenk – Schulterblatt. In: Handbuch Med. Radiol. IV/2. Berlin-Heidelberg-New York: Springer 1968.
Vincent, J.: Recherches sur la Constitution de l'Os adulte. Arscia, Brüssel 1955.
Virchow, R.: Über die Involutionskrankheit (Malum senile) der platten Knochen. Verh. phys.-med. Ges. Würzburg **4**, 354 (1854).
Virtama, P., Kallio, E.: Bone pattern in experimental osteoporosis of the rat. Ann. Med. Exper. Fenn. **39**, 154 (1961).
Virtama, P., Helelä, T.: Radiographic Measurements of Cortical Bone. Acta radiol. (Stockh.) Suppl. **293**, 1–268 (1969).
Vittali, H. P.: Funktionelle Histologie des Knochens. Blut **15**, 340–351 (1967).
— Osteocyte activity. Clin. Orthop. **56**, 213–226 (1968).
— Knochenerkrankungen. Histologie und Klinik. Sandoz, Basel 1970.
— Dambacher, M., Bottermann, P.: Klinische und quantitativ-histologische Untersuchungen von Osteomalacien beim Malabsorptions-Syndrom. In: Aktuelle Gastroenterologie. Stuttgart: Thieme 1968.
Vogel, J. M.: A study of bone mineral content performed by the gamma-ray absorption technique in prolonged bedrest subjects maintaining in a metabolically controlled environment. Final Report NASA CR-108316. 1970.
Vogel, J. M., Friedman, R. J.: Mineral Content Changes in the Os Calcis, Ulna and Radius Induced by Prolonged Bed Rest. Proc. Bone Measurement Conf. 1970. Chicago/Ill. USAEC Conf. 700515 S. 408–423.
— Anderson, J. T.: Rectilinear transmission scanning of irregular bone for quantification of mineral content. J. Nucl. Med. **13**, 13–18 (1972).
Vogt, A.: Die erbliche Calcinosis interstitialis universalis. Fortschr. Röntgenstr. **71**, 98 (1949).
Voorhoeve, N.: L'image radiologique non encore décrite d'une anomalie du squelette: ses rapports avec la dyschondroplasie et l'osteopathia condensans disseminata. Acta radiol. **3**, 407–427 (1924).
Vose, G. P.: Review of roentgenographic bone demineralization studies of the Gemini space flights. Amer. J. Roentgenol. **121**, 1–4 (1974).
— Mack, P. B.: Roentgenologic assessment of femoral neck density as related to fracturing. Amer. J. Roentgenol. **89**, 1296–1301 (1963).
— Hurxthal, L. M.: X-ray density changes in the human heel during bed rest. Amer. J. Roentgenol. **106**, 486–490 (1969).
Voss, H.: Die in Bezug auf den Gefäßgehalt „kritische“ Dicke des Knochengewebes, Anat. Anzeiger **101**, 106–108 (1954/55).

Wagner, H.: Präsenile Osteoporose. Stuttgart: Thieme 1965.
— Operative Beinverlängerung. Chirurg **42**, 260 (1971).
— Technik und Indikation der operativen Verkürzung und Verlängerung von Ober- und Unterschenkel. Orthopäde **1**, 59 (1972).
Wagner, R., Vent, J.: Tumorartige Verkalkung und metastatische Verkalkung bei tertiärem Hyperparathyreodismus. Dtsch. med. Wschr. **100**, 897–898 (1975).
Wagner, W.: Das Sudeck-Syndrom. Wien: Maudrich 1960.
Walcher, K.: Reaktionsformen des hyalinen und Faserknorpels unter Druckbelastung. In: Biopolymere und Biomechanik von Bindegewebssystemen. Ed.: Hartmann, F. Berlin-Heidelberg-New York: Springer 1974.
Wallgren, G.: Biophysical analyses of the formation and structure of human fetal bone. A microradiographic and x-ray cristallographic study. Acta paediatr. Suppl. **113** (1957).
Wallis, L. A., Asch, T., Maisel, B. W.: Diffuse skeletal hemangiomatosis: report of two cases and review of literature. Amer. J. Med. **37**, 545–563 (1964).
Wanke, R., Maatz, R., Junge, H., Lentz, W.: Knochenbrüche und Verrenkungen. 2. Auflage. München-Berlin-Wien: Urban & Schwarzenberg 1967.
Ward, F. O.: Outlines of human osteology. Renshaw, London 1838.
Waschulewski, H.: Zur Funktion des periostalen desmalen Ossifikationssystems. Langenbecks Arch. klin. Chir. **302**, 810–826 (1963).
Wassermann, F., Yaeger, J. A.: Fine structure of the osteocyte capsule and of the wall of the lacunae in bone. Z. Zellforschung **67**, 636–652 (1965).

Watson Jones, R., Roberts, R. E.: Calcification, decalcification and ossification. Brit. J. Surg. **21**, 461 (1933/34).

Weaver, J. B. J.: Calcification and ossification of menisci. J. Bone Joint Surg. **24**, 873–882 (1942).

Weber, D. A., Keyes, J. W., Landmann, S., Wilson, G. A.: Comparison of Tc-99m Polyphosphate and F-18 for bone imaging. Amer. J. Roentgenol. **121**, 184–190 (1974).

Wedell, J., Ringler, W., Brüster, H., Riech, P.-Chr., Göbel, U., Pfitzner, W.: Neue Behandlungswege bei großen chirurgischen Eingriffen an Patienten mit Hämophilie A. Dtsch. med. Wschr. **94**, 2539–2544 (1969).

Wegner, W.: Zur Bio-Rheologie des Epiphysen- und Gelenkknorpels bei Tieren. In: Biopolymere und Biomechanik von Bindegewebssystemen. Ed.: F. Hartmann. Berlin-Heidelberg-New York: Springer 1974.

Weidenreich, F.: Das Knochengewebe. In: Handb. mikr. Anat. II/2. Berlin: Springer 1930.

Weigert, M.: Anregung der Knochenbildung durch elektrischen Strom. Hefte zur Unfallheilk. Nr. 115. Berlin-Heidelberg-New York: Springer 1973.

Weingärtner, L., Ziegler, K.: Die Bedeutung der Ossifikation des Hand- und Fußskeletts zur Beurteilung zerebral gestörter Kinder. Radiol. diagn. **5**, 405–418 (1964).

Weinmann, J. P., Sicher, H.: Bone and Bones. 2. Aufl. St. Louis: C. V. Mosby Co. 1955.

Weiss, A.: A technique for demonstrating fine detail in bones of the hands. Clin. Radiol. **23**, 185 (1972).

Weiss, J. W.: Arthrographie des Hüftgelenks. Handbuch Med. Radiologie V/2. Berlin-Heidelberg-New York: Springer 1973.

Weiss, K.: Über die arthrogenen Neubildungen. Arch. Orthop. Unfall-Chir. **32**, 107–129 (1932).

— Die Röntgensymptomatologie der Knochenkrankheiten als Ausdruck der Funktion von Periost und Endost. Fortschr. Röntgenstr. **56**, 114–117 (1937).

— Über extraartikuläre Knochenveränderungen bei primärchronischer Polyarthritis. Fortschr. Röntgenstr. **60**, 280–283 (1939).

— Über die Verdoppelung von Gelenkflächen bei Arthritis deformans. Fortschr. Röntgenstr. **61**, 240–247 (1940).

— Die Knorpel-Knochengrenze der pars constituens articuli im Röntgenbild. Fortschr. Röntgenstr. **67**, 26–34 (1943).

— Über die Verlagerung der Knorpel-Knochengrenze der Gelenkteile durch enchondrale Ossifikation. Wien. Z. inn. Med. **27**, 126–162 (1946).

— Zur Diagnose, Differentialdiagnose und Nomenklatur der Gelenkerkrankungen. 1. Wien. Ärztetagg. Fortschr. Ther. Diagn. sozialhyg. Volkserkr. 1949, 43–46.

— Chondrale und ossale Arthritis deformans. Radiol. Austr. **3**, 131–158 (1950).

— Die Bedeutung der Funktion in der Gelenkpathologie. Radiol. Austr. **4**, 171–181 (1951).

— Über die sogenannte akute Knochenatrophie. Radiol. Austr. **5**, 1–11 (1952).

Weiss, K.: Rheumatismus und Arthrose. Wien. med. Wschr. **103**, 676–678 (1953).

— Die Röntgensymptomatologie der chronisch-degenerativen Gelenkleiden. Radiol. Austr. **6**, 109–138 (1953).

— Röntgendiagnostik der rheumatischen Gelenkerkrankungen. Wien. klin. Wschr. **66**, 49–52 (1954).

— Über das Röntgenbild der Knochenatrophie. Radiol. Aust. **9**, 227–245 (1957).

— Über gelenkferne Knochenveränderungen bei Rheumatikern. Fortschr. Röntgenstr. **89**, 686–693 (1958).

— Degenerative Gelenkerkrankungen. In: Handbuch Med. Radiologie V/3. Berlin-Heidelberg-New York: Springer 1968.

Wells, H., Lloyd, W.: Parathyriod Hormone and Thyrocalcitonin (Calcitonin). Excerpta Med. Foundation, Amsterdam 1968.

Went, H.: Zum klinischen Bild der isolierten diabetischen Osteoporose. Arch. orthop. Unfall-Chir. **51**, 674–679 (1960).

Werder, H.: Posttraumatische Osteolyse des Schlüsselbeines. Schweiz. med. Wschr. **80**, 912–913 (1950).

Wermer, P., Kuschner, M., Riley, E. A.: Reversible metastatic calcification associated with excessive milk and alkali intake. Amer. J. Med. **14**, 108–115 (1953).

Wernly, M.: Die Osteomalacie. Stuttgart: Thieme 1952.

— Osteoporose. Schweiz. Med. Wschr. **96**, 534–537 (1963).

West, R. R., Reed, G. W.: The measurement of bone mineral in vivo by photon beam scanning. Brit. J. Radiol. **43**, 886–893 (1970).

Weyers, H.: Osteogenesis imperfecta. In: Handbuch Med. Radiologie V/3. Berlin-Heidelberg-New York: Springer 1968.

— Erbliche Gelenkleiden. In: Handbuch Med. Radiologie V/3. Berlin-Heidelberg-New York: Springer 1968.

Whalen, J. P., Winchester, P., Lennart Krook, D. V. M., O'Donolme, Neil, Ph, D., Dische, R., Nunez, E.: Neonatal transplacental rubella syndrome. Amer. J. Roentgenol. **121**, 166–172 (1974).

Whedon, G. D.: Expansion of the concept of altered bone metabolism in osteoporosis; importance of nutritional factors. Acta endocrinol. Suppl. **51**, 519 (1960).

— Osteoporosis: atrophy of disease. In: Bone as a Tissue. Ed.: Fourman, P. New York: McGraw-Hill Book Comp. 1960.

Wheeler, C. E., Curtis, A. C., Cawley, E. P., Grekin, R. H., Zheutlin, B.: Soft tissue calcification, with special reference to its occurrence in the „collagen diseases". Ann. Internal Med. **36**, 1050–1075 (1952).

Wiberg, G.: Röntgenologische und anatomische Studien am Femoropatellargelenk. Acta orthop. scand. **12**, 319 (1941).

Wiedemann, H. R.: Ausgedehnte und allgemeine erheblich bedingte Bildungs- und Wachstumsfehler des Knochengerüstes. Mschr. Kinderheilk. **102**, 136 (1964).

WIEDEMANN, H. R., Die großen Konstitutionskrankheiten des Skeletts. G. Fischer, Stuttgart 1960.
— Dysostosen, generalisierte und lokalisierte Knochenentwicklungsstörungen. Stuttgart: G. Fischer 1966.
WILHELM, K., RUÉFF, F. L., BEDACHT, R., WILHELM, M.: Die Frakturheilung im Röntgenbild bei operativen und konservativen Behandlungsmethoden. Radiologe 9, 209–214 (1969).
WILKE, H., FRAHM, H., ZSERNAVIEZKY J., TORKLUS, D. VON: Multiple aseptische Knochennekrosen bei Hyperlipämie, Hyperurikämie und latentem Diabetes mellitus. Dtsch. Med. Wschr. 99, 1530–1532 (1974).
WILLERT, H.-G.: Immobilisationsosteoporose. Langenbecks Arch. klin. Chir. 315, 258–281 (1966).
WILLIAMS, J. H., CAREY, L. S.: Rubella embryopathy. Amer. J. Roentgenol. 97, 92 (1966).
WILLIAMS, J. L., CLIFF, M. M., BONAKDAPOUR, A.: Spontaneous osteonecrosis of the knee. Radiology 107, 15 (1973).
WILSON, H. R., MCCORMICK, W. E., TATUM, C. F., CREECH, J. L.: Occupational acroosteolysis. J. Amer. Med. Ass. 201, 577–581 (1967).
WIMBERGER, H.: Klinisch-röntgenologische Diagnostik von Rachitis, Skorbut und Lues congenita im Kindesalter. Erg. Inn. Med. Kinderheilk. 28, 264 (1925).
WINKEL, K. ZUM: Radiologische Diagnostik bei Knochen- und Gelenkerkrankungen. Therapiewoche 38, 487 (1974).
WINTERBERGER, A. R.: Radiographic diagnosis of lymphangiomatosis of bone. Radiology 102, 321 (1972).
WINTERS, J. L., KLEINSCHMIDT, A. G., FRENSILLI, J. J., SUTTON, M.: Hypercalcemia complicating immibilization in the treatment of fractures. J. Bone Joint Surg. 48A, 1182 (1966).
WISEMAN, G.: Absorption from the Intestine. London-New York: Academic Press 1964.
WOESSNER, J. F.: Biological mechanism of collagen resorption. In: Treatise on Collagen II. Ed.: GOULD, B. S. London-New York: Academic Press 1968.
WOLF, J. G., PSENNER, L.: Pathologisch-anatomische und klinisch-radiologische Studien über die sogenannten Wachstumslinien. Fortschr. Röntgenstr. 80, 141–153 (1954).
WOLFF, J.: Über die Bedeutung der Architektur der spongiösen Substanz. Zbl. med. Wiss. 54, 849–851 (1869).
— Über die innere Architektur der Knochen und ihre Bedeutung für die Frage vom Knochenwachstum. Virch. Arch. 50, 389–450 (1870).
— Über die Theorie des Knochenschwundes durch vermehrten Druck und der Knochenbildung durch Druckentlastung. Langenbecks Arch. klin. Chir. 42, 302–324 (1891).
— Das Gesetz der Transformation der Knochen. Hirschwald, Berlin 1892.
— Die Lehre von der funktionellen Knochengestalt. Arch. path. Anat. Physiol. 155, 256–315 (1899).
WOLKE, K.: Über Meniskus- und Gelenkknorpelverkalkung. Acta radiol. 16, 577 (1935).
WOLPERS, C.: Elektronenmikroskopie der Plasma-Derivate. Grenzgeb. Med. 2, 527–535 (1949).
WOODS, J. F., NICHOLS, G.: Collagenolytic activity in rat bone cells. J. Cell. Biol. 26, 747–757 (1965).
WYSS, TH.: Die Kraftfelder im festen Knochen. Viertelj. Naturf. Ges. Zürich 93, 151–186 (1948).

YASUDA, I.: On the piezoelectric activity of bone. J. Jap. Orthop. Soc. 28, 267 (1954).
YOUNG, R. W.: Specialization of bone cells. In: Bone Biodynamics. Ed.: FROST, H. M., Churchill, London 1964.

ZESAS, G. G.: Idiopathische Osteopsathyrose. Dtsch. Z. Chir. 123, 380 (1913).
ZICHNER, L.: Calcitonin-Wirkung auf die Osteocyten der heranwachsenden Ratte. Klin. Wschr. 48, 1444–1448 (1970).
— The effect of calcitonin on bone cells in young rats. An electron microscopic study. Israel J. med. Sci. 7, 359–366 (1971).
ZIEGLER, R.: Parathormon, Kalzitonin und Erkrankungen des Knochens. Dtsch. Med. J. 22, 160–163 (1971).
— RIECHMANN, K., GREBENSTEIN, R., PFEIFFER, E. F.: Über die hypocalcämische Wirkung von endogenem und exogenem Thyreocalcitonin bei der Ratte. Klin. Wschr. 46, 587–593 (1968).
— PFEIFFER, E. F.: Physiologie und Pathophysiologie des Thyreocalcitonins. 14. Symp. Dtsch. Ges. Endokrinol. Berlin-Heidelberg-New York: Springer 1968.
ZIELKE, H.: Eine neue Art der Knochenbolzung. Chirurg 8, 803–807 (1936).
— Gefahren der Knochenbolzung. Zbl. Chir. 68, 1768 (1941).
ZIMMER, E. A.: Methodische Bemerkungen und Leitsätze zur direkten Röntgen-Vergrößerung. Fortschr. Röntgenstr. 75, 292–302 (1951).
— Die praktische Anwendung und die Ergebnisse der radiologischen Vergrößerungstechnik. Fortschr. Röntgenstr. 78, 164–169 (1953).
ZIMMERMANN, H. B.: Osteosclerosis in chronic renal disease. Amer. J. Roentgenol. 88, 1152 (1962).
ZINN, W. M.: Indiopathic Ischemic Necrosis of the Femoral Head in Adults. Thieme, Stuttgart 1971.
— Idiopathische ischämische Femurkopfnekrose. Schweiz. med. Wschr. 101, 917–926 (1971).
ZVAIFLER, N. J., REEFE, W. E., BLACK, R. L.: Articular manifestation in primary hyperparathyroidism. Arthr. Rheumat. 5, 237 (1962).
ZWEYMÜLLER, K., JESSERER, H.: Thyreotoxische Osteopathie. Münch. Med. Wschr. 115, 548–553 (1973).
ZWICKER, H., GEBHARDT, M.: Zur röntgenologischen Mineraläquivalentbestimmung des Knochens. II. Röntgenologische Knochenuntersuchungen mit unterschiedlich harten monochromatischen Röntgenstrahlen. Fortschr. Röntgenstr. 113, 576–581 (1970).

Teil 2

Spezielle Radiologie der Knochenkrankheiten

A. Knochen- und Gelenkveränderungen durch Hitze und Kälte

Von

V. Šváb

Mit 26 Abbildungen

Die Symptomatologie der Verbrennung oder Erfrierung besitzt nicht nur theoretisches Interesse, sondern sie ist in erster Linie praktisch wichtig: Einerseits führt sie zur Lösung von wichtigen Problemen der Pathophysiologie und der allgemeinen Pathologie, andererseits versetzt ihre gründliche Kenntnis in die Lage, im Einzelfall die richtige Diagnose zu stellen und prophylaktisch zu wirken. Es war die erhebliche Zunahme von thermischen Verletzungen, die dieses Krankheitsbild in den Vordergrund des wissenschaftlichen, praktisch-ärztlichen und sozialwirtschaftlichen Interesses rückte. Die thermischen Einflüsse sind imstande, tiefe und ernste Veränderungen im menschlichen Körper zu verursachen, wobei auch die Knochen — sei es auf direktem oder indirektem Wege — an der Allgemeinreaktion des menschlichen Körpers teilnehmen.

Obwohl auf dem Gebiete der Ätiologie, der Pathogenese, der Therapie und der Versicherungsmedizin mit jedem Jahr eine sich immer steigernde Anzahl von Arbeiten erscheint und wichtige Erfahrungen gesammelt werden, ist den Veränderungen am Knochensystem — mit Ausnahme von Knochenveränderungen bei Erfrierung — relativ wenig Aufmerksamkeit geschenkt worden. Vereinzelte Arbeiten, die sich mit der Problematik in bezug auf die Verbrennung und Verbrühung befassen, sind eigentlich erst in den letzten Jahren erschienen. Die Arbeiten, die sich auf den Einfluß von thermischen Verletzungen auf das Knochensystem in röntgenologischer Sicht beschränken, treten stark in den Hintergrund, im Vergleich zu der fast unübersehbaren Menge von anderen wissenschaftlichen Abhandlungen, welche die pathophysiologische und klinische Seite des Problems behandeln. Und doch ist es in manchen Fällen gerade das Röntgenverfahren, dem in der klinischen Praxis die wichtige Aufgabe zukommt, über den Zustand der Knochen und Gelenke Auskunft zu geben. Während der Behandlung von akuten thermischen Verletzungen und deren Folgezuständen treten nach unseren Erfahrungen oft gewisse wichtige Komplikationen seitens des Knochensystems auf; bleiben sie unberücksichtigt, bedrohen sie in ungünstiger Weise das Ergebnis der oft mühevollen und kostspieligen Behandlung. Die richtige Einschätzung dieser Knochen- und Gelenkveränderungen ist zugleich Voraussetzung für die ordnungsgemäße rechtliche Erledigung des Einzelfalles im Straf- und Versicherungswesen.

Es ist weder möglich noch von uns beabsichtigt, die ganze Pathophysiologie thermisch bedingter Veränderungen im menschlichen Körper in diesem Bericht zu behandeln. Über dieses Thema steht heute eine beträchtliche Reihe von Monographien und Arbeiten zur Verfügung. Manche Entdeckungen, besonders in bezug auf das Verhalten des Knochensystems bei thermischer Verletzung, stehen uns noch bevor — ähnlich, wie es ja auf dem ganzen Gebiet der allgemeinen Knochenpathologie der Fall ist.

I. Die Veränderungen durch Hitze

EVANS und SMITH (1959) versuchten, die röntgenologisch sichtbaren Veränderungen wie folgt zu unterteilen:

1. Veränderungen, die nur auf die Knochen beschränkt bleiben: Osteoporose und periostale Anlagerungen.
2. Veränderungen, die sich in den gelenknahen Strukturen abspielen: Verkalkungen und Knochenbildung um die Gelenke herum; heterotope Knochenneubildungen.
3. Die Gelenkveränderungen.

Diese rein röntgen-morphologische Unterteilung ist eine absichtlich vereinfachte, da in Wirklichkeit die meisten Veränderungen als Symptomen-Komplex auftreten.

1. Die Osteoporose und der Knochenumbau nach Verbrennungen

Den Osteoporose- und Umbauvorgängen in den Knochen nach einer Verbrennung oder Verbrühung wurde bisher meistens nur im Rahmen allgemein gerichteter Studien Aufmerksamkeit gewidmet. Sie befassen sich mit der Osteoporose besonders vom ätiologischen Standpunkt aus: In einigen Berichten werden dabei auch vereinzelte Beobachtungen von Knochenveränderungen nach der Verbrennung erwähnt (DUBS (1921), HERFARTH (1924), BECKER (1947), TONUTI (1950), RUTISHAUSER (1953), COLSON und STAGNARA (1953), FONTAINE u. Mitarb. (1956), COLSON (1956), MONCRIEF (1958), KOLÁŘ u. VRABEC (1958), EVANS u. SMITH (1959), DOLEČEK u. ŠTĚPÁNEK (1959, 1960), VANNONI (1960)).

Eine Osteoporose oder ein Knochenumbau nach Weichteilverbrennungen werden vielleicht nur deshalb so selten gesehen, da in den meisten Fällen keine Indikation zu röntgenologischen Skelet-Untersuchungen besteht. Wenn jedoch trotzdem eine Röntgenuntersuchung unternommen wird, zeigt es sich, daß ein gewisser Grad von Knochenumbau besonders nach schweren Verbrennungen bei fast allen Kranken die Regel ist (EVANS u. SMITH, 1959). Nach ARZT u. REISS (1957) bestehen zwei wichtige Faktoren, die zur Osteoporose nach thermischer Verletzung Anlaß geben:

a) eine erhöhte adreno-kortikale Aktivität, die auch von DOLEČEK bei der Untersuchung der hormonalen Verhältnisse bei den Verbrannten bestätigt wurde (1958), und

b) eine langdauernde Immobilisation dieser Verunglückten.

COLSON, STAGNARA u. HOUOT (1953) haben versucht, die Osteoporose nach Verbrennungen in folgende Gruppen zu unterteilen:

a) eine lokale Osteoporose von kleinerem Ausmaße, die nur auf die verbrannten Gliedmaßen beschränkt bleibt. Meistens handelt es sich um begrenzte, tiefreichende Verbrennungen II.—III. Grades, die zu solchen Knochenveränderungen führen;

b) eine generalisierte Osteoporose bei ausgedehnten Verbrennungen. Auch sie entsteht in erster Linie an den Gliedmaßenknochen und wird von den Symptomen eines SUDECK-Syndroms begleitet;

c) eine chronisch verlaufende Osteoporose und Knochenatrophie, die als Folge von Narbenbildung und Bewegungseinschränkung nach schwersten Verbrennungen vorkommt.

Bei der Beurteilung von Osteoporose-Erscheinungen und des Sudeck-Syndroms nach Verbrennungen wie auch bei Erfrierungen ergeben sich bisher gewisse differential-diagnostische Schwierigkeiten und Unklarheiten. Es sind jene, die mit der Frage der Sudeckschen Dystrophie im allgemeinen verbunden sind und solche, die mit thermischen Verletzungen und deren Folgezuständen speziell zusammenhängen.

Auf die Frage der Pathogenese der Sudeckschen Dystrophie wollen wir absichtlich nicht näher eingehen, da sie in einem anderen Kapitel dieses Handbuches besprochen wird.

Bei der Deutung der Sudeckschen Dystrophie wird bisher noch oft von den Veränderungen an den Knochen ausgegangen: Das ist der größte gemeinsame Nachteil mancher bisheriger Arbeiten über dieses Thema. Die Auffassung, daß die Sudecksche Dystrophie in erster Linie oder ausschließlich als eine Knochenerkrankung gedeutet werden soll, ist schon lange überwunden. Zum wirklichen Sudeck-Syndrom gehören bekanntlich nicht nur Knochenveränderungen sondern auch Abweichungen in anderen Geweben, wobei die Weichteilveränderungen viel früher als die Strukturstörungen an den Knochen vorhanden sein können. Eine Diagnose des

Sudeck-Syndroms sollte also heute nicht mehr eine Sache der röntgenologischen Knochenuntersuchung sein. sondern sich auf mehrere klinische Befunde stützen, darunter auch auf die Veränderungen der Durchblutung der Haut, der Weichteile usw. Das Sudeck-Syndrom besteht in den Weichteilen aus einer Reihe von wichtigen Veränderungen und Symptomen: Schmerzen, Durchblutungsstörungen, Ödemen, Zyanose, erhöhte Hautwärme u.a. (Stoffwechselveränderungen, Muskelatrophie, Gelenkversteifungen und Hautanhangsveränderungen). Das erste Zeichen des beginnenden Sudeck ist der *Spontanschmerz*, das zweite Frühzeichen ist die *Durchblutungsänderung* und das *Weichteilödem*. Wenn wir nun diesen Symptomenkomplex in der Klinik der Verbrennung als erstes und wichtiges Zeichen einer beginnenden Sudeck-Dystrophie klarstellen und bei den Kranken suchen, ist es verständlich, warum gerade bei der Verbrennung diese Zeichen wenig zuverlässig sind. Bei der Verbrennung werden durch die direkte Hitzeeinwirkung meistens ähnliche Veränderungen in den Weichteilen verursacht; somit kann man sie beinahe bei allen Kranken in verschiedener Intensität beobachten, ohne daß ein Sudeck-Syndrom vorhanden ist. In den meisten Fällen bleiben sie noch in der zweiten bis dritten Woche bestehen, also gerade zu jenem Zeitpunkt, in welchem die ersten Zeichen eines Sudeck-Syndroms zu erscheinen pflegen. Auch die Schmerzen sind bei größerem und tieferem Ausmaße der Weichteilverbrennung leicht verständlich und bei entstehendem Sudeck klagen die Kranken oft erst beim Aufstehen und Umhergehen über heftige Schmerzen. Dazu kommt es jedoch bei ernsthaften Verletzungen erst nach langer Zeit. Dadurch ist es auch verständlich, warum in der klinischen Praxis und in den wenigen bisherigen Beobachtungen die Diagnose „Sudeck-Syndrom" vorwiegend auf Grund einer Röntgenuntersuchung der Knochen gestellt wurde und warum die Weichteilveränderungen in der Sudeck-Kasuistik nach Verbrennungen wirklich nicht immer maßgebend sind — wenigstens nicht in der akuten Phase der Erkrankung. Auch ist es nach unseren Erfahrungen bei schweren Verbrennungen, bei welchen die Erscheinungen einer Sudeck-Dystrophie auftreten können, in den ersten Wochen unmöglich, die Diagnose aus den Weichteilveränderungen zu stellen. Daraus erklärt sich auch die große praktische Wichtigkeit des Röntgenverfahrens bei der Überwachung und Feststellung einer drohenden Sudeckschen Dystrophie. Bei der Beurteilung von Folgezuständen einer Verbrennung ist es dagegen meistens möglich, aus den persistierenden Weichteilveränderungen das Sudeck-Syndrom, besonders die Atrophie, auch auf Grund von rein klinischen Zeichen zu beurteilen.

Das Studium etwaiger Sudeck-Veränderungen bei Verbrennungen stößt noch auf eine andere wichtige Schwierigkeit, nämlich auf die Tatsache, daß die Brandwunden meistens von einer Infektion nicht frei bleiben. Die Brandwunden werden oft schon während des Unfalles infiziert, manchmal bei unsachgemäß geleisteter ersten Hilfe. Unter den wichtigsten Ursachen eines Sudeck-Syndroms stehen bekanntlich an zweiter Stelle die chronischen Entzündungen und Eiterungen in den Weichteilen. Nun ist es schwer und in der Praxis bisher fast unmöglich, bei der Verbrennung die Ursachen eines auftretenden Sudeck-Syndroms voneinander zu trennen und zu entscheiden, ob in der Pathogenese des Sudeck-Syndroms die entscheidendste Rolle die Verbrennung selbst oder die zusätzliche Infektion oder beide Einflüsse zusammen spielen. Im Zusammenhang mit der Erfrierung hatte OEHLECKER (1942) die stärkste SUDECK-Reaktion bei längerem Bestehen von eitrigen Wundflächen und BECKER (1947) bei Stauungszuständen hervorgehoben — und auch bei den Verbrennungen kann die Situation ähnlich sein.

Bei der Phasen-Deutung des SUDECK-Syndroms schließen wir uns, gemeinsam mit BREITENFELDER und anderen, der ursprünglichen Auffassung SUDECKS an, daß die sog. erste Phase, die sich als kollateraler Knochenumbau äußert, eigentlich eine vom Entzündungsherd kollateral ausstrahlende Beteiligung an den physiologischen regenerativen Entzündungsvorgängen (sog. Heilentzündung) ist. Dieser Umbauvorgang ist also nicht als pathologisches Geschehen aufzufassen. Das eigentliche SUDECK-Syndrom wird daher von zwei Phasen, nämlich von einer Dystrophie und einer Atrophie, gebildet.

Das Vorkommen von Osteoporose haben wir bei insgesamt 990 Kranken in den Jahren 1956—1960 studiert, davon an 940 durch Brand und 50 durch Kälte geschädigten Personen.

In einer zusammenfassenden Übersicht bringen wir alle Angaben über das Vorkommen von Osteoporose und Sudeck-Erscheinungen in diesem Krankengut (Tab. 1). Aus praktischen Gründen hat es sich als nützlich erwiesen, das Krankengut in einige selbständige Gruppen, je nach der Art der Verletzung, zu unterteilen. Die Verbrennungen und Verbrühungen bilden dabei eine Gruppe, wenn sie nicht gleichzeitig mit einem anderen nachträglichen Trauma verbunden sind. In solchen Fällen steht im Vordergrund des pathologischen Geschehens die thermische Schädigung der Weichteilgewebe, auf welche sekundäre Reaktionen folgen (TONNUTI 1950). Ausdrücklich sei noch betont, daß es sich in allen Fällen um Verletzungen an den Gliedmaßen, den meist exponierten Körperteilen ohnehin handelt, Selbstverständlich bleiben diese Veränderungen nicht ausschließlich auf die Gliedmaßen beschränkt. Sie werden oft von Rumpf- oder Kopfverbrennungen begleitet. In einigen Fällen von Verbrühungen handelte es sich um eine gleichzeitige Kombination mit einer Verätzung durch heiße Säuren oder Laugen. Als eine selbständige Gruppe müssen alle Verletzungen zusammengefaßt werden, die in heißen Zylindern entstanden sind (Bügelmaschinen, Bearbeitung von Kautschuk, Papier usw.). Bei diesen Ereignissen handelt es sich nämlich um die kombinierte Wirkung einer thermischen und mechanischen Verletzung der Weichteile (die manchmal sehr tief ist), wobei zugleich noch eine mechanische Quetschung entsteht. Sie trifft nicht nur die Weichteile sondern auch die Knochen, wo Frakturen in einzelnen oder mehreren Fingergliedern entstehen können. Es hat sich gezeigt, daß nicht nur der klinische Verlauf sondern auch die Behandlung von solchen Verletzungen im gewissen Ausmaß von den anderen Verbrennungen und Verbrühungen abweichen.

Auch die Kategorie von strombedingten Verbrennungen muß selbstverständlich getrennt betrachtet werden, da die Art der traumatischen Noxe eine andere ist und außer den thermischen, noch weitere spezifische

Umstände in Betracht kommen. Diese Frage wird in einem selbständigen Kapitel behandelt und die Angaben, welche in unserer Tabelle stehen, sollen nur dem Vergleich mit den anderen thermischen Verletzungen dienen.

Tabelle 1. *Knochenporose und Dystrophie bei 940 Patienten mit Verbrennungen*

Verletzung	Gesamtzahl	Umbauvorgänge		Knochendystrophie		Knochenatrophie	
		Abs.	%	Abs.	%	Abs.	%
Verbrennungen u. Verbrühungen	740	603	81,4	194	26,2	105	14,2
Verletzung in heißen Zylindern	32	32	100	23	71,5	17	53,1
Stromverletzung	168	123	73,2	55	32,7	29	17,2
Summe	940	758	80,6	281	29,9	151	16,0

Bei allen Verletzungen in heißen Zylindern konnten Zeichen eines kollateralen Knochenumbaus gesehen werden, und bei mehr als der Hälfte resultierte eine Endatrophie, die sich meistens auf die Finger und Hände beschränkte. Bei den Verbrennungen anderer Herkunft wurde dagegen der kollaterale Knochenumbau zwar relativ oft beobachtet, das Vorkommen von Knochen-Dystrophie und -Atrophie war jedoch bedeutend niedriger. Eine allgemeine Übersicht ist nicht imstande, einen Überblick über das eigentliche Vorkommen von Dystrophie und Atrophie bei der Verbrennung zu bieten, wenn gleichzeitig nicht auch andere Umstände betrachtet werden, die bei der Verbrennung von ausschlaggebender Bedeutung sein können, wie z. B. das Alter des Kranken, der Umfang und die Tiefe der Verletzung und die Infektion in der Brandwunde. In unserem Krankengut befinden sich meistens umfangreichere Verbrennungen II. und III. Grades; in keinem einzigen Fall einer unkomplizierten Verbrennung I. Grades haben wir Zeichen eines reaktiven Knochenumbaus oder sogar einer Dystrophie oder Knochenatrophie festgestellt.

Bei ganz jungen Personen waren die positiven Knochenbefunde meistens viel seltener als im mittleren und höheren Alter. Diese Erfahrung stimmt mit den allgemeinen Kenntnissen überein.

Nähere Angaben darüber werden in einer Tabellenübersicht gebracht. In dieser sind die Knochenbefunde nur bei solchen Patienten berücksichtigt worden, bei welchen während der ersten 5 Wochen auch die bakteriologischen Abstriche aus der Wundfläche angefertigt werden konnten. Dadurch verkleinert sich unser Krankengut auf 227 Patienten mit Verbrennungen, 131 mit Verbrühungen und 32 in heißen Zylindern verletzte Personen (insgesamt 390 Personen).

Tabelle 2. *Die Altersverteilung von 227 Patienten mit Verbrennungen*

Altersgruppe	Normaler Befund		Kollateralumbau		Dystrophie		Atrophie	
	Frauen	Männer	Frauen	Männer	Frauen	Männer	Frauen	Männer
0—5	1		13	9	6	4	2	2
6—10		1	5	8	3	3	1	1
11—20	1	8	10	27	5	9	2	3
21—30	2	3	13	16	4	6	2	1
31—40		3	14	13	6	3	3	1
41—50	1	3	12	27	4	12	2	5
51—60		2	6	15	3	7		2
61 und mehr			7	7	3	3	1	1
Summe	25		202		81		29	

Tabelle 3. *Die Altersverteilung von 131 Patienten mit Verbrühungen*

Altersgruppe	Normaler Befund		Kollateralumbau		Dystrophie		Atrophie	
	Frauen	Männer	Frauen	Männer	Frauen	Männer	Frauen	Männer
0—5	1	1	8	2	3	—	1	
6—10	2	1	3	2				
11—20	3	4	4	12	2	6		3
21—30	1		7	15	3	8		3
31—40	1	1	6	6		2		
41—50	3	1	6	9		2		
51—60	3	2	10	6	2	2		1
61 und mehr	1		10		3			
Summe	25		106		33		8	

Tabelle 4. *Die Altersverteilung von 32 Kranken nach der Verletzung in heißen Zylindern*

Altersgruppe	Normaler Befund		Kollateralumbau		Dystrophie		Atrophie	
	Frauen	Männer	Frauen	Männer	Frauen	Männer	Frauen	Männer
11—20					2			
21—30			7	3	4	1	4	1
31—40			6	3	5	2	1	2
41—50			5	4	4	3	3	3
51—60			3		1		2	
61 und mehr			1		1		1	
Summe			32		23		17	

Tabelle 5. *Flächenausmaß bei 170 Verbrennungen II. Grades*

% der Körper-oberfläche	Normal		Kollateralumbau		Dystrophie		Atrophie		% der Atrophie
	Frauen	Männer	Frauen	Männer	Frauen	Männer	Frauen	Männer	
weniger als 3%	1	10	2	12		2			0%
4— 8%	3	5	6	11		1			0%
9—15%		1	14	24	4	6	1	1	5,1%
16—25%			9	13	4	4	2	1	13,6%
26—50%			11	16	7	8	3	3	22,2%
50% und mehr			9	3	5	2	5	1	50%
Summe	20		130		43		17		10,6%

Tabelle 6. *Flächenausmaß bei 77 Verbrennungen III. Grades*

% der Körper-oberfläche	Normal		Kollateralumbau		Dystrophie		Atrophie		% der Atrophien
	Frauen	Männer	Frauen	Männer	Frauen	Männer	Frauen	Männer	
weniger als 3%	1	4	4	7	1	4		2	12,5%
4— 8%			5	9	1	5		2	15,3%
9—15%			7	10	4	5	1	2	17,6%
16—25%				9		6		3	33,3%
26—50%			10	8	6	7	3	5	44,4%
50% und mehr			3		2		2		66,6%
Summe	5		72		41		20		25,9%

Tabelle 7. *Flächenausmaß bei 93 Verbrühungen II. Grades*

% der Körper-oberfläche	Normal		Kollateralumbau		Dystrophie		Atrophie		% der Atrophien
	Frauen	Männer	Frauen	Männer	Frauen	Männer	Frauen	Männer	
weniger als 3%	8	5	12	4	1				0%
4— 8%	5	3	15	5	4	1			0%
9—15%	2	1	12	2	4		1		5,8%
16—25%			4	7		2		1	9,0%
26—50%									
50% und mehr			5	3	3	2	2	1	38,5%
Summe	24		69		17		5		5,3%

Tabelle 8. *Flächenausmaß bei 38 Verbrühungen III. Grades*

% der Körper-oberfläche	Normal		Kollateralumbau		Dystrophie		Atrophie		% der Atrophien
	Frauen	Männer	Frauen	Männer	Frauen	Männer	Frauen	Männer	
weniger als 3%			1						0 %
4— 8%		5		23		13		4	14,2%
9—15%			2	1	1	1		1	33,3%
16—25%			3	3	3	2	2	1	33,3%
26—50%									
Summe	5		33		20		8		18,7%

Die Zahl der Beobachtungen in den einzelnen Gruppen ist für eine überzeugende statistische Bearbeitung meistens ungenügend, doch zeigt es sich, daß mit steigendem Grad der Schädigung und dem Ausmaß der geschädigten Hautfläche, nicht nur bei der Verbrühung, sondern auch bei der Verbrennung die Zahl der Dystrophien und Atrophien eine ansteigende Tendenz aufweist. Bei den Kranken mit Verletzungen in heißen Zylindern handelt es sich meistens um Befunde kleineren Ausmaßes als 4% der Hautoberfläche. Betreffend der Tiefe der Verletzung kann gesagt werden, daß es sich dabei größtenteils um Verletzungen III. Grades handelt. Die Verletzungsgrade verstehen sich als überwiegender Grad, weil z.B. bei einer Verbrennung von überwiegend III. Grad selbstverständlich auch Brandwunden des II.—I. Grades bestehen. Es gibt also manche Übergänge zwischen den einzelnen Verbrennungsgraden.

Wenn nun der Prozentsatz in den einzelnen Gruppen je nach der Tiefe der Verbrennung und dem Ausmaß der Brandwunden verglichen wird, zeigt sich eindeutig, daß mit steigender Tiefe der Verbrennung auch das Vorkommen von Sudeck-Dystrophie immer häufiger wird (Tab. 9).

Tabelle 9. *Zusammenhang zwischen dem Grad der Verbrennung und % des Sudeck-Syndroms*

Verletzung	Grad	Sudeck-Syndrom in %
Verbrühung	II	5,3%
Verbrennung	II	10,6%
Verbrühung	III	18,7%
Verbrennung	III	25,9%
Heiße Zylinder		53,1%

Dieses Bild stellt selbstverständlich keine Überraschung dar, da mit der Schwere und Tiefe der Verbrennung resp. Verbrühung nicht nur das Ausmaß der Schädigung und der dadurch ausgelösten pathologischen Vorgänge im Organismus gesteigert wird, sondern auch die Behandlungszeit naturgemäß verlängert wird. Auch die Anzahl von notwendigen plastischen Operationen zur Defektdeckung ist dabei immer größer. Die Tatsache, daß nach operativen Eingriffen ein Sudeck-Syndrom vorübergehend entstehen kann, oder seine Ausbildung unterstützt wird, ist allgemein bekannt (BLUMENSAAT 1956).

Biochemische Untersuchungen ergeben oft nur uncharakteristische Abweichungen im Mineralhaushalt, die nicht als spezifisches Begleitsymptom der posttraumatischen Osteoporose oder des Sudeck-Syndroms betrachtet werden können. So zeigten sich uncharakteristische Schwankungen der Kalzium- und Phosphorwerte im Blutserum; eine Mobilisation von Knochenmineralien konnten wir jedoch biochemisch nicht feststellen. Diese Erfahrung wird auch von anderen Autoren bestätigt (DOLEČEK u. Mitarb. 1959, 1960).

Dagegen hatte ÜBERMUTH (1956) darüber berichtet, daß man bei drohender Sudeck-Dystrophie gewisse Abweichungen im Gehalt von alkalischen Serum-Phosphaten feststellen kann. Darin sollen sich wichtige Abbauvorgänge, die sich während der Dystrophie im Knochen abspielen, äußern. Sie sind außer beim Sudeck-Syndrom auch bei einigen anderen Knochenerkrankungen bekannt, wie z. B. bei Osteomalazie, M. RECKLINGHAUSEN, bei Karzinommetastasen usw. Nach ÜBERMUTH konnten im Vorstadium des Sudeck-Syndroms bedeutend niedrigere Werte von alkalischen Serum-Phosphatasen, als sonst vorhanden, festgestellt werden. Während der Zeitperiode, in welcher die lokalen Abbauvorgänge im Knochen ihren Höhepunkt erreichen, und während der gesteigerten Azidose der Gewebe ist die Aktivität von alkalischen Serum-Phosphatasen so niedrig, daß ihre Werte im Blut-Plasma namhaft absinken, und zwar — was für den Röntgenologen wichtig ist — noch während der röntgenologisch stummen Zeitspanne.

Bei unseren Kranken haben wir versucht, auch diese biochemischen Beweise einer drohenden Sudeck-Dystrophie zu überprüfen. Deshalb sind bei insgesamt 130 Personen die alkalischen Serum-Phosphatasen regelmäßig bestimmt worden. Die Resultate dieser Untersuchungen waren nicht einheitlich und es scheint uns, daß bei den Verbrennungsgeschädigten der Spiegel der alkalischen Serum-Phosphatasen durch weitere Einflüsse beeinflußt wird.

Was speziell die röntgenologischen und klinischen Erscheinungen der Dystrophie bei Verbrennungen betrifft, so konnten wir äußerst charakteristische Zusammenhänge zwischen der Infektion in den Brandwunden und dem Knochenumbau resp. der Sudeckschen Dystrophie feststellen. Kurz nach Beginn unserer Untersuchungen war es uns klar, daß man ein gesteigertes Auftreten von Osteoporose besonders bei Kranken mit schweren Verbrennungen zu erwarten haben wird, bei denen verständlicherweise auch meistens eine intensivere Eiterung und große Granulationsflächen bestehen, alles Momente, die als Reizfaktor bei der Auslösung eines Sudeck-Syndrom dienen können. Bei allen Kranken, die in den oben angeführten tabellarischen Übersichten zusammengefaßt wurden, haben wir wiederholte Untersuchungen zur Feststellung der bakteriologischen Flora in den Brandwunden unternommen, wobei während mindestens 5 Wochen (in der Mehrzahl jedoch noch länger) bakteriologische Abstriche aus der Oberfläche der Hautwunden untersucht wurden. Nur bei 6,6% aller Kranken waren bei wiederholten Untersuchungen die verbrannten Hautflächen steril, hingegen konnte bei 93,4% aller Kranken eine Infektion meist schon kurz nach der Verletzung festgestellt werden. Bei solchen Kranken handelte es sich in 72,4% um eine kombinierte Infektion durch mehrere pathogene Keime und in 27,6% um eine reine Bakterienkultur. In einer kurzen Übersicht führen wir die häufigsten bakteriellen Verunreinigungen von Brandwunden an:

Staphylococcus pyogenes aureus haemolyticus	90,0%
Streptococcus beta-haemolyticus	41,8%
Staphylococcus albus	34,7%
B. pyocyaneus	9,0%
Escherichia coli	5,2%

Bei insgesamt 91% der Kranken, bei welchen sich die Zeichen einer Sudeck'schen Dystrophie im Verlaufe der Wundheilung gezeigt hatten, bestanden eine hartnäckige Eiterung und granulierende Wundflächen, die mehrmals operativ beseitigt werden mußten und erst nach Reinigung und nach der Hautübertragung zur Heilung gebracht werden konnten. Die meisten Osteoporose-Erscheinungen konnten vor allem im Zusammenhang mit einer virulenten Infektion beobachtet werden; in erster Linie bei der Infektion von B. pyocyaneus und Streptococcus beta-haemolyticus. Dagegen haben wir in keinem einzigen Fall die Sudecksche Dystrophie bei Kranken gefunden, bei welchen die bakteriellen Untersuchungen wiederholt negativ waren.

Ein Zusammenhang zwischen der Infektion und Eiterung in den Brandwunden, zwischen dem Verbrennungsgrad und dem Ausmaß der Verbrennung, resp. Verbrühung, scheint also ohne Zweifel zu bestehen. Nach unseren Erfahrungen haben sich vor allem umfangreiche und verunreinigte Verbrennungen als Quelle von Spätkomplikationen im Sinne einer Sudeckschen Dystrophie erwiesen; die Zahl solcher Patienten scheint in den letzten Jahren sogar in gewissen Grenzen zu steigen, vielleicht dadurch, daß dank der neuen Behandlungsmethoden heute auch Verunglückte mit schwersten Verbrennungen mit dem Leben davonkommen, während sie früher wegen Toxaemie, Erschöpfung und auf Grund sonstiger Komplikationen schon in den ersten Tagen oder erst Wochen nach der Verletzung gestorben sind, also zu einem Zeitpunkt, bevor man die ersten Zeichen eines beginnenden Sudeck-Syndroms wahrnehmen konnte.

Bei unseren Untersuchungen haben wir die ersten Röntgenaufnahmen möglichst kurz nach der Verletzung angefertigt. Die Röntgenaufnahmen von verbrannten Gliedmaßen wurden unter sterilen Bedingungen angefertigt und zwar auch in allen Fällen von periphersten Gliedmaßenpartien, weil die ersten röntgenologischen und klinischen Zeichen an der Peripherie der Extremität zu beginnen pflegen. Die durchschnittliche Beobachtungsdauer betrug mehr als 2 Jahre. Die Kranken sind mindestens so lange untersucht worden, bis der Knochenbefund stabil geblieben ist. Die Veränderungen an den Knochen können lange peristieren, auch dann, wenn sich die meisten Veränderungen der Weichteile schon zurückgebildet haben. Die ersten positiven röntgenologischen Zeichen eines beginnenden Knochenumbaus pflegten bei den Verbrennungen später als nach einer Erfrierung aufzutreten und konnten meistens später als etwa bei den Frakturen der Extremitätenknochen beobachtet werden. Größtenteils haben sich die ersten Zeichen eines kollateralen Knochenumbaus erst 7—9 Wochen nach der Verbrennung gezeigt: In Fällen besonders schwerer Verbrennungen, die von Allgemeinreaktion und Schock begleitet waren und bei denen auch schwere und umfangreiche Hautverbrennungen bestanden, wobei die Wunden meistens auch infiziert waren, konnten die ersten Zeichen von Knochenumbau schon nach 5—6 Wochen beobachtet werden. Bei mehreren Kranken haben wir dabei erlebt, daß sich deutliche Zeichen eines Knochenumbaus erst kurz nach den ersten operativen Eingriffen zeigten, bei welchen die nekrotischen Hautpartien und Granulationsflächen gereinigt und zur plastischen Hautübertragung vorbereitet worden waren. Es ist anzunehmen, daß sich dabei wohl noch weitere Einflüsse geltend machen und gelegentlich als zusätzlicher Reiz zur Ausbildung des Sudeck-Syndroms dienen können, wie z. B. die passiven und aktiven Rehabilitationsübungen in Bädern.

Das Röntgenbild weicht bei allen diesen Knochenveränderungen, sei es beim einfachen kollateralen Knochenumbau, bei der beginnenden Dystrophie oder Knochenatrophie, nicht von den bekannten röntgenologischen Bildern ab. Ähnlich wie bei den Frakturen, befällt der Knochenumbau nicht nur die peripher von der Verbrennungsstelle liegenden Knochen, sondern auch zuweilen die proximal gelegenen. Der Umbau äußert sich gelegentlich in gleichmäßigen feinen und zarten Aufhellungen in den Epiphysen, die erst nach einigen Wochen in die typische fein- oder grobfleckige herdförmige Entkalkung übergehen. Die Knochenzeichnung ist dabei unscharf. Bierling und Reisch (1955) haben beobachtet, daß der erste Sudeck-Hinweis die bandförmige Aufhellung im Metaphysenbereich ist, der zuerst die subchondrale und später die fleckförmige Entkalkung folgt (Abb. 1). Die Mittelfuß- und Mittelhandknochen weisen gewöhnlich zuerst eine subchondrale und später eine fleckförmige Aufhellung auf. Die bandförmigmetaphysäre Aufhellung haben wir besonders bei jüngeren Patienten oft gesehen. Geht das Syndrom in eine chronische Phase über, so erfahren die Röntgenveränderungen noch eine graduelle Zunahme; die Größe der Aufhellungsherde nimmt zu, bis zum Zusammenfließen in eine diffuse Aufhellung, und die Kortikalis ist so fein und dünn, daß von einer „bleistiftstrichartigen Umrandungszeichnung" gesprochen wird. Der Übergang der I. Phase in die II. und evtl. in die III. Phase ist oft fließend und erfolgt nach der Verbrennung relativ langsam. Die Beurteilung der Frage, ob das Sudeck-Syndrom schon seinen Stillstand erreicht hat, hängt mehr von dem klinischen als vom röntgenologischen Befund ab.

Nach einer lokal begrenzten Verbrennung können durch diese Knochenveränderungen entweder alle Knochen der verletzten Extremität befallen werden, wobei die peripheren Knochenpartien niemals frei blieben, auch dann nicht, wenn sich die Verbrennung nur auf die proximalen Abschnitte beschränkte und die Finger unverletzt waren. Bei der Verbrennung peripherer Gliedmaßenpartien haben wir bei den meisten Patienten Knochenumbauvorgänge auf den Röntgenaufnahmen oft nur im Handbereich gesehen, höchstens noch im Bereich der Ellbogengelenke. Nur zweimal stellten sich fleckige Veränderungen im Gebiet der Schultergelenke ein; nach der Verbrennung oder Verbrühung an den unte-

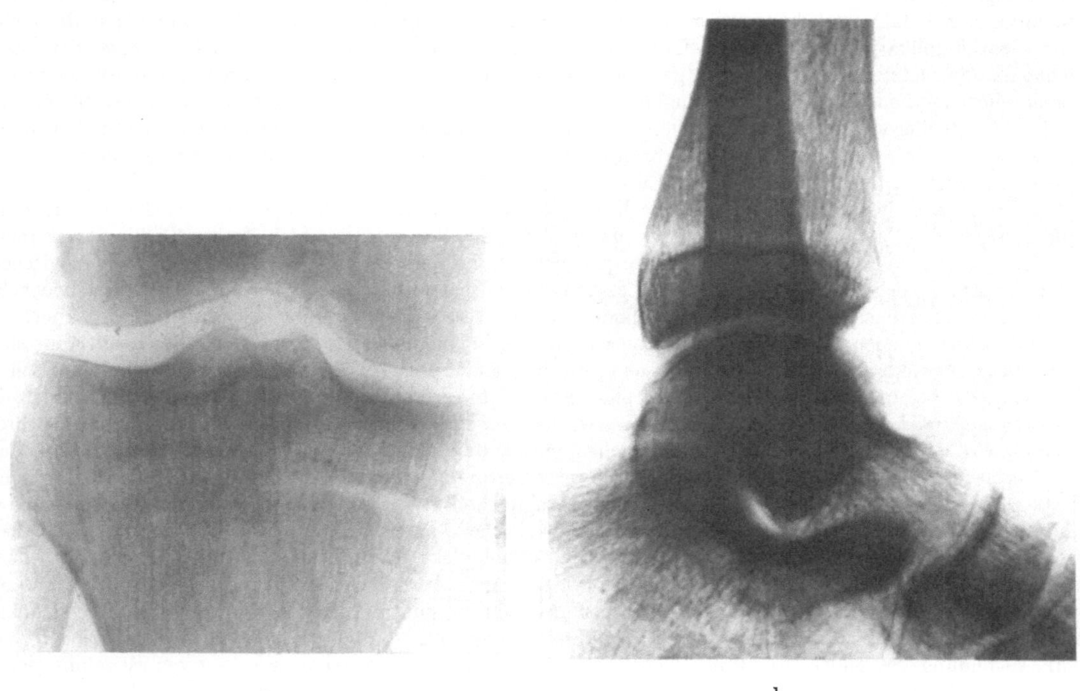

a b

Abb. 1 a, b. 21-jähriger Mann. Verbrennung von 16% der Körperoberfläche (II.—III. Grad). Quere metaphysäre Aufhellungslinien als Zeichen eines beginnenden Knochenumbaus

ren Extremitäten waren jedoch fleckige Umbauvorgänge an den Knochen in der Kniegegend fast die Regel, besonders, wenn es sich um eine schwere Verbrennung der Gliedmaßenperipherie handelte. Im Hüftgelenk- oder Beckenbereich haben wir sie dagegen niemals beobachtet.

Eine lokal begrenzte Atrophie kann besonders bei solchen Patienten gefunden werden, bei welchen es zwar zur begrenzten, jedoch tiefen und schweren Verbrennung einer relativ kleineren Hautfläche gekommen ist (z.B. durch Metalltropfen beim Schweißen usw.). Die Dystrophie setzt bei ihnen rasch ein und bleibt meistens nur auf die peripheren Hand- oder Fußknochen beschränkt. Eine Atrophie hat sich jedoch nur ausnahmsweise ausgebildet.

Mit schweren und definitiven Zeichen einer Knochenatrophie waren alle Verbrennungen verbunden, bei denen es zu beträchtlichen Verletzungen der Weichteile gekommen war, mit Narben und Kontrakturen, wobei die Finger steif gekrümmt und ohne Bewegung geblieben sind (Abb. 2).

Daneben gibt es noch eine andere Erscheinungsform des chronischen, zur Endatrophie führenden Knochenumbaus, nämlich eine generalisierte chronische Knochenatrophie. Sie stellt sich im Gefolge schwerster Verbrennungen ein, die mit generalisierter Verbrennung des ganzen Körpers (einer dispersen Verbrennung) verbunden ist, wobei das Ausmaß der Verbrennung oder Verbrühung oft mehr als 40 % der Körperoberfläche betrug. Chronische Immobilisierung des Kranken, langwierige Eiterung an den Oberflächen, ständige und zunehmende Schmerzen in den befallenen Hautpartien, die eine aktive oder auch nur passive Bewegung verhindern, wobei die Bewegungen und die Rehabilitation bei diesen Kranken in schwersten Fällen erst in der Narkose unternommen werden konnten, charakterisieren das klinische Bild einer solchen schweren Verletzung. Eigentlich stellt die generalisierte Atrophie eine sekundäre Reaktion auf die kachektisierende Erkrankung dar, die mit langwieriger Inaktivität und Bettruhe verbunden ist und die sich klinisch in einigen Beobachtungen durch Unterernäherung und chronischen Protein-Mangel äußerte und mit den Zeichen einer erhöhten Aktivität der Nebennieren-

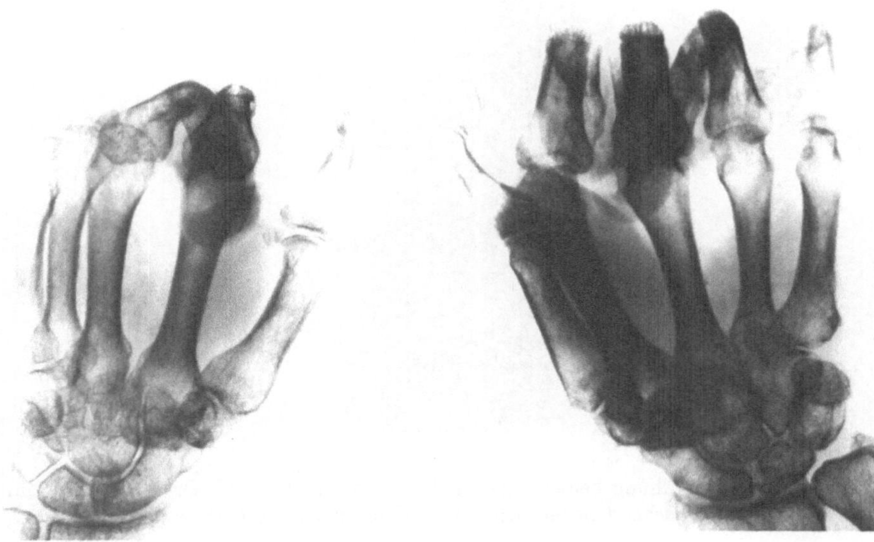

Abb. 2. 32-jähriger Mann. Verbrennung beider Hände (II.—III. Grad). Beugekontrakturen an allen Fingern. Schwerste Knochenatrophie als Endstadium des Sudeck-Syndroms

rinde verbunden war (Doleček, 1958; Evans u. Smith, 1959). Nach dieser Auffassung handelt es sich eigentlich um eine Alarm-Reaktion des Knochens. Eine chronische Kalzium-Mobilisation aus den Knochen ist mit höherem Verlust von Kalzium im Stuhl und Harn verbunden; es resultiert eine negative Kalzium-Bilanz. In einer Beobachtung von Doleček haben sich sogar 8 Monate nach der Verbrennung Konkremente in beiden Nieren gebildet (Doleček u. Mitarb., 1958). Ein protrahierter Hyperadrenokortikalismus ist eine ständige Erscheinung bei schwersten Verbrennungen von umfangreicherem Flächenausmaß (Arzt u. Reitz, 1957).

Die Knochendemineralisation beginnt bei diesen Patienten unauffällig und schreitet langsam über Monate fort, mindestens so lange, als der Patient nicht beweglich wird. Eine solche Alarm-Reaktion am Knochensystem findet sich in unserem Material dreimal vertreten: in allen Fällen nach einer Verbrennung von mehr als 45 % der Körperoberfläche II.—III. Grades, die mit schwerem traumatischen Schock verbunden war. Bei einem von diesen Verunglückten, von dem noch die Rede sein wird, hat sich dabei Kalzium in den Weichteilen abgelagert, und es bildete sich ein Krankheitsbild ähnlich der ossifizierenden Myositis, welches Kolář u. Vrabec beschrieben haben (1958) und das auch von Colson u. Mitarb. (1957) beobachtet wurde. Der zweite Kranke ist nach sieben Monaten gestorben, der dritte ist nun über vier Jahre seit der Verletzung am Leben; wir zweifeln, gemeinsam mit COLSON u. EVANS, daran, daß es möglich ist, bei der Mobilisation des Patienten und bei definitiver Ausheilung, eine komplette Remineralisation des Skeletes zu erreichen. Ähnlich wie in einer Beobachtung von COLSON u. Mitarb. (1957), die besonders auf die dauernden metaphysären Umbauvorgänge und die definitive Atrophie im Epiphysenbereich nach solch einer generalisierten schweren Dekalzifikation aufmerksam gemacht haben, können wir auch heute bei dem oben genannten Patienten nach vier Jahren immer noch Knochenveränderungen beobachten, die sich besonders im Epiphysenbereich durch hypertrophische Knochenatrophie manifestieren (Abb. 3).

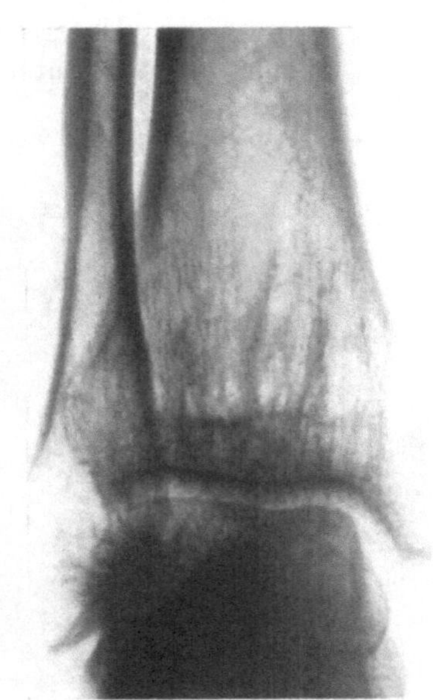

Abb. 3. 26-jährige Frau. Verbrühung beider unteren Extremitäten (II.—III. Grad.) Endzustand mit hypertrophischer Knochenatrophie, 5 Jahre nach der Verletzung

2. Nekrotische und entzündliche Reaktionen

Eine *Knochennekrose* wird bei der Verbrennung besonders an solchen Stellen beobachtet, an denen der Knochen nahe zur Oberfläche liegt und durch die Verbrennung oder Verbrühung freigelegt wird. Bei tiefen Verbrennungen werden oft die schützenden und ernährenden Periostschichten vernichtet, und der darunterliegende Knochenbezirk fällt leicht einer Nekrose zum Opfer. Es bilden sich gelegentlich Knochensequester (MONCRIEF, 1958; GLOVER, 1958; EVANS u. SMITH, 1959), die häufig durch chirurgische Eingriffe beseitigt werden müssen, da sich sonst eine endgültige Heilung der Hautnekrose nicht erreichen läßt. In den bisher veröffentlichten Berichten, deren Anzahl ganz beschränkt ist, wurde von solchen Verletzungen meistens als einer seltenen Komplikation berichtet: MONCRIEF hatte z. B. nur sechsmal eine Knochennekrose nach Verbrennung beobachtet, GLOVER oder PONYANNE u. GOUMAIN konnten einige wenige Fälle im Schädeldachbereich beobachten. Auch in unserem Krankengut war eine solche Komplikation äußerst selten — wir haben sie eigentlich nur bei vier Kranken beobachtet, zweimal an den Mittelhandknochen bei der Verletzung durch heiße Zylinder, einmal auf den Schädeldachknochen und einmal am Schulterblatt. Bei allen Kranken war eine operative Intervention notwendig geworden, wobei eine Sequestrotomie oder Nekrektomie des Knochens durchgeführt wurde (Abb. 4). Dabei stellte sich zweimal eine Osteomyelitis ein. Diese wies eine deutliche Tendenz zum chronischen-protrahierten Verlauf auf. Bei allen Beobachtungen waren die Knochen bei der Verbrennung direkt von der Hitze betroffen. Eine Verkohlung, die zur schwersten Knochenverbrennung gehört, haben wir bei überlebenden Patienten niemals beobachtet; auch sie ist selbstverständlich mit dem klinischen Bild einer Knochennekrose verbunden. Die röntgenologischen Zeichen einer Knochennekrose bei der Verbrennung sind relativ weniger auffällig und verraten sich im Röntgenbild dadurch, daß die nekrotischen Knochenbezirke dicht bleiben, während die vitalen Knochenpartien in ihrer Umgebung

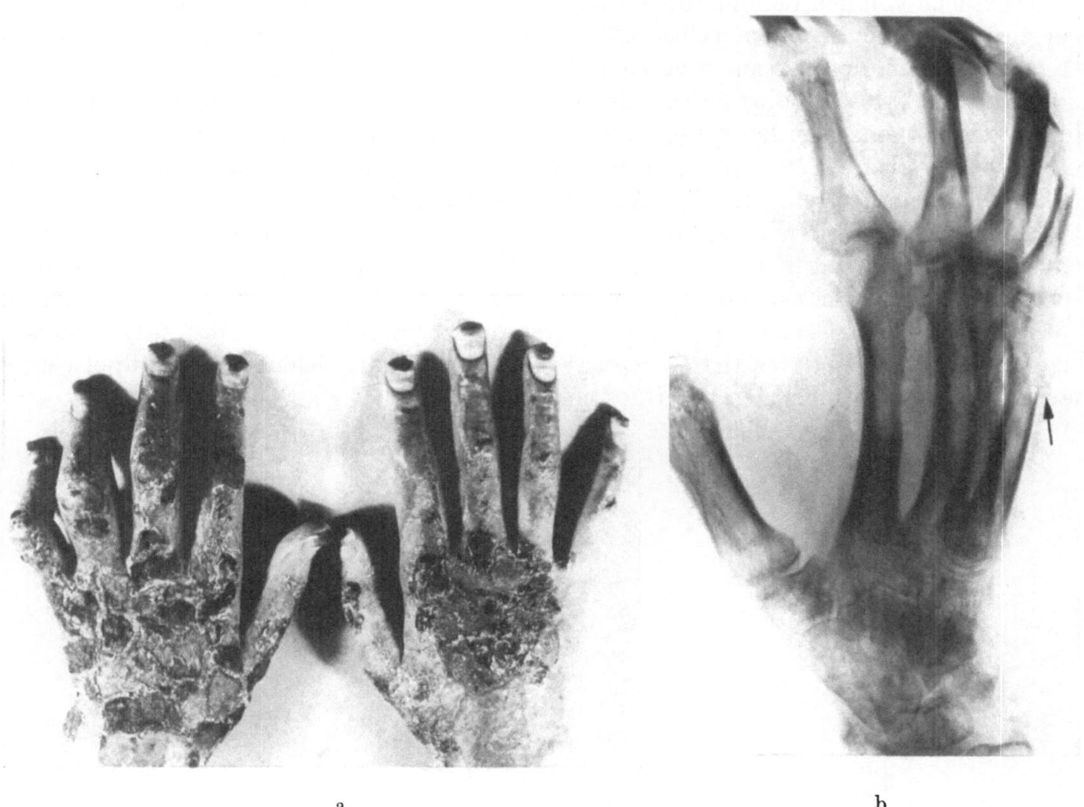

a b

Abb. 4. (a) 22-jähriger Bergmann. Verbrennung beider oberen Extremitäten und anderer Hautpartien (27% der Oberfläche, II.—III. Grad) bei einer Gasexplosion. (b) Derselbe Kranke. Oberflächliche Osteolysen und Knochennekrose an den dorsalen Flächen der Mittelhandknochen (↑), Sudecksche Dystrophie, zarte periostale Anlagerungen (Appositionen)

einen Knochenumbau durchmachen (Abb. 5). Bei unseren Kranken wurde jedoch eine Knochennekrose meistens erst klinisch festgestellt, weil die freigelegten Knochenpartien in den Brandwunden lagen und weich, ohne Durchblutung blieben; bei operativen Eingriffen wurden sie deshalb meistens entfernt, und erst dann konnte die Behandlung zum erfolgreichen Ziel führen (Abb. 4a).

3. Periostosen nach Verbrennung

Eine periostale Reaktion haben wir nach Verbrennung relativ oft, wenn auch nur im beschränkten Ausmaß, gefunden. Mehrere Momente unterstützen die Entstehung einer Periostitis oder Periostose. Oft gesellt sie sich zu manchen Weichteilprozessen in der Umgebung des Knochens, die von chronischer Eiterung, Granulationsgewebe oder entzündlichen Gelenkerkrankungen befallen sind. Bei den Verbrennungen kommen manche solcher Veränderungen in der Knochennachbarschaft vor, in erster Linie die entzündlichen Prozesse in den Brandwunden. Eine periostale Apposition an den benachbarten Knochenabschnitten, besonders im Diaphysenbereich, war dabei keineswegs eine Ausnahme (Abb. 4b). Es handelte sich um eine einfache periostale Anlagerung, um eine geschichtete, wie sie z. B. nach periostalen Hämorrhagien und bei Stromverletzung beobachtet wird. Sie stellt einen belanglosen Nebenbefund dar.

4. Gelenkveränderungen

Abgesehen von den Veränderungen, die sich in der unmittelbaren Gelenknachbarschaft abspielen, und die in einem selbständigen Kapitel behandelt werden, haben sich bei 9 Kranken Gelenkdestruktionen gezeigt, die bei anderen als Spätfolge zur fibrösen oder knöchernen Ankylose geführt haben. Es ist bemerkenswert, daß es sich dabei meistens um Kinder oder Jugendliche handelte, eine Tatsache, die auch EVANS u. SMITH beobachtet und erwähnt haben (1959). Dieses eigenartige Verhalten ist schwer zu erklären, da auch im Erwachsenenalter sehr oft dieselben Bedingungen bestehen.

Die Bedrohung oder Erkrankung eines Gelenkes äußert sich klinisch in einer lokalen Schwellung und Rötung in der Umgebung des befallenen Gelenkes, mit erneut auftretendem Fieber und lokalen Schmerzen; diese Veränderungen werden meistens erst nach einigen Wochen oder sogar Monaten nach der Verbrennung bemerkt — mit Ausnahme von solchen Fällen, bei denen durch tiefreichende Verbrennungen die Gelenkhöhle eröffnet wurde und der Weg zum Eindringen der Infektion offen stand.

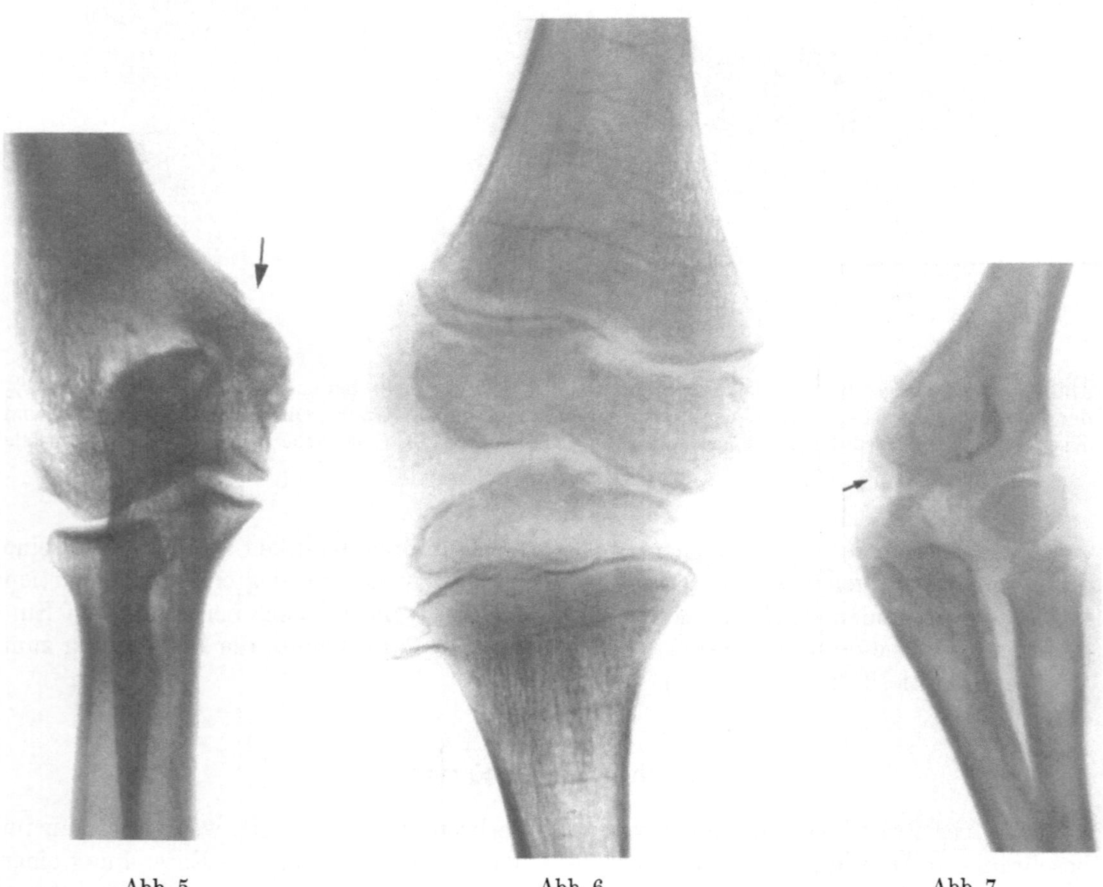

Abb. 5 Abb. 6 Abb. 7

Abb. 5. 18-jähriges Mädchen. Verbrennung von 52% der Hautoberfläche (überwiegend II. Grad). Knochennekrose und Umbau am ulnaren Epicondylus humeri (↑)

Abb. 6. 11-jähriger Knabe, Gelenkerguß und Arthritis, schwere Knochenatrophie. 10 Monate nach einer Verbrennung in der Kniegegend (II.—III. Grad)

Abb. 7. Arthritis, periostale Anlagerungen und periartikuläre Bandverkalkungen (↑) bei einem 9-jährigen Knaben, nach Verbrennung II.—III. Grades

Die Röntgenaufnahmen zeigen zuerst Zeichen einer fortschreitenden Knochenentkalkung (Abb. 6, 7), die sich in erster Linie auf die epiphysären Knochenenden beschränkt, verbunden mit einer metaphysären bandförmigen Entkalkung und daneben begleitet von subchondralen streifigen Aufhellungen. Dabei zeigen sich auf der Röntgenaufnahme Zeichen einer Schwellung der Weichteile rund um das Gelenk, evtl. ein Gelenkerguß (Abb. 6). Bei fortschreitenden Gelenkveränderungen sieht man ständige Usuren auf den Gelenkflächen, evtl. eine Destruktion von Gelenkflächen mit verschmälertem Gelenkspalt (Abb. 6). Bei entzündlich-eitrigen Gelenkveränderungen einer solchen Art und Intensität werden an den benachbarten Knochenpartien sehr oft begleitende periostale Anlagerungen beobachtet, die bis an die Diaphyse reichen (Abb. 7). Begrenzte Verkalkungen rund um die betroffenen Gelenke können besonders bei chronisch verlaufenden, langdauernden Gelenkprozessen beobachtet werden; sie sind meistens streifenförmig und von begrenztem Ausmaß (Abb. 7).

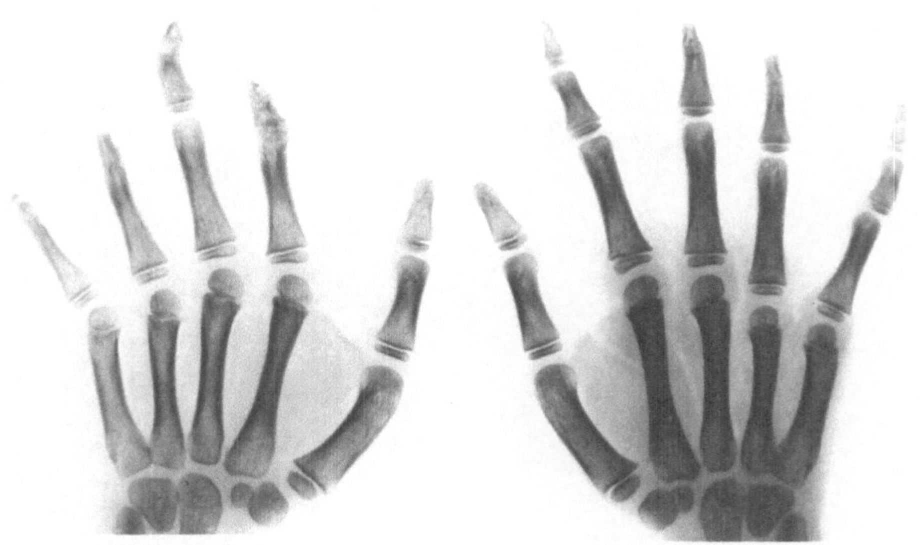

Abb. 8. Mehrfache Gelenkankylosen an kleinen Fingergelenken und Zustand nach partiellen Amputationen (nach einer schweren Verbrennung im Alter von 6 Jahren)

Bei der Stabilisierung von Knochenprozessen, die mit Gelenkveränderungen und Destruktionen verbunden sind, kommt es besonders auf die Intensität des entzündlichen Gelenkprozesses an; eine vollkommene Restitutio ad integrum haben wir fast niemals beobachtet. In den meisten Fällen, in denen die Gelenkveränderungen von einer Destruktion der Gelenkflächen begleitet waren, kommt es im Verlauf des Heilungsprozesses zur fibrösen oder knöchernen Ankylose. Da bei solchen Patienten (Abb. 8, 9) infolge der schweren Atrophie, Vernarbung und Sehnenschädigung sehr oft eine Tendenz zur krallenförmigen Haltung in interphalangealen Gelenken besteht, bilden sich in diesem Bereich die Ankylosen.

Zu den meist befallenen Gelenken gehörten in unserem Krankengut die kleinen Hand- und Fußgelenke, das Ellbogengelenk, das Handgelenk und in einigen Fällen auch das Fußgelenk (z. B. Sprunggelenk).

In den meisten Fällen lagen die geschädigten Gelenke in der unmittelbar verbrannten Gliedmaßengegend, in welcher sich anscheinend auch eitrige Prozesse in den Brandwunden abspielten; doch brauchen die Gelenkveränderungen nicht unbedingt im verbrannten Bezirk zu liegen. Eine Ausnahme bilden in erster Linie die Gelenkdestruktionen, die dadurch entstanden sind, daß durch die Verbrennung die Gelenkkapsel eröffnet wurde. In anderen Beobachtungen von Arthritis handelt es sich offensichtlich um eine septische Arthritis, die auch metastatisch entstehen kann, wobei die Keime auf hämatogenem Wege in die Gelenkgegend transportiert werden können. Diese Ausnahme wird durch die Tatsache gestützt, daß man bei manchen Verbrannten noch monatelang nach der Verletzung eine Bakteriämie feststellen kann, mindestens so lange, als noch ungedeckte Granulationsflächen bestehen, in welchen sich pathologische Keime lange Zeit aufhalten. Auch ARZT u. REISS (1957) sind zur Überzeugung gekommen, daß die arthritischen Komplikationen im Verlauf der Verbrennung meistens durch bakterielle, septische Vorgänge hervorgerufen werden. Dabei können keine definitiven Zusammenhänge zwischen dem Grade der Verbrennung und Art der Infektion und zwischen der Bedrohung der Gelenke durch solche arthritische Komplikationen festgestellt werden. Wir beobachteten septische Komplikationen in den Brandwunden, die in einigen Wochen ausheilten, kurz nach der Verletzung jedoch keinen Anlaß zur Beunruhigung gegeben hatten.

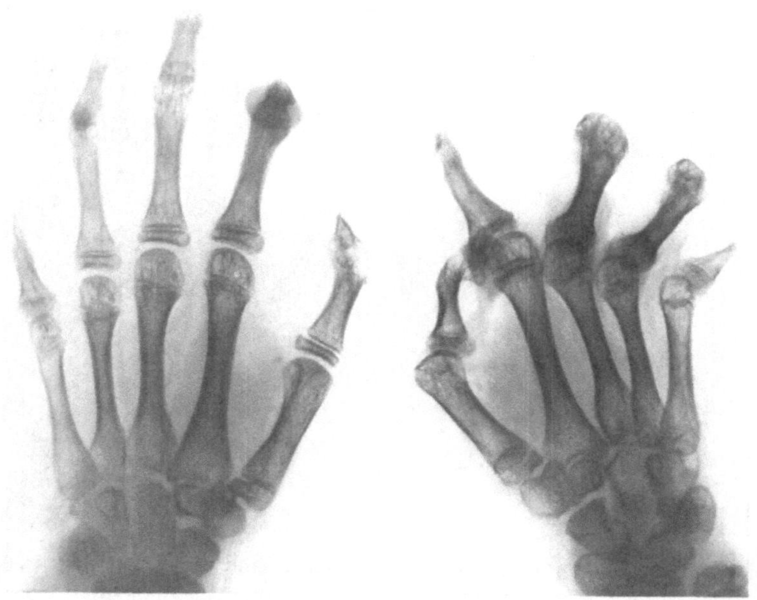

Abb. 9. Krallenförmige Kontrakturen, ausgeprägte Knochenatrophie, Ankylosen und Fingerabweichungen mit partiellem Knochenverlust nach einer Verbrennung II.—III. Grades im Alter von 5 Jahren

Bei der biologischen Untersuchung von zwei Resektionspräparaten, die EVANS u. SMITH unternommen haben, zeigte sich, daß im Gelenk ein Pannus mit Adhäsionen bestand, jedoch ohne Zeichen einer Suppuration. Dieser Befund macht den Eindruck, daß solche Gelenkveränderungen zuerst als degenerativer Prozeß beginnen können und dazu eine bakterielle Invasion notwendig ist.

5. Ungewöhnliche Reaktionen des Knochensystems auf Verbrennungen

Abgesehen von den Gelenkveränderungen, die bereits beschrieben wurden, und von Knochenveränderungen, die sich bei Kindern nach thermischer Verletzung einstellen, findet sich in der Literatur die Mitteilung einer ungewöhnlichen Folge von Verbrühung mit Weichteilquetschung durch heiße Zylinder, die KOLÁŘ u. VRABEC (1958) veröffentlicht haben. Es handelt sich um den Fall einer *posttraumatischen Osteolyse.*

Das Osteolyse-Syndrom stellt eine ganz seltene Erkrankung des Knochensystems dar, welche sich auf Grund verschiedener, teilweise noch unbekannter oder nur wenig erkannter Ursachen einstellt (SOMMER u. REINHARDT, 1959). Eine selbständige Gruppe bilden die Osteolysen, die im Anschluß an die verschiedensten Verletzungen eintreten. Die traumatischen Ursachen brauchen nicht erheblich zu sein. Scheinbar kommt dem Trauma mehr oder weniger nur die Bedeutung eines auslösenden Faktors bei bestehender lokaler

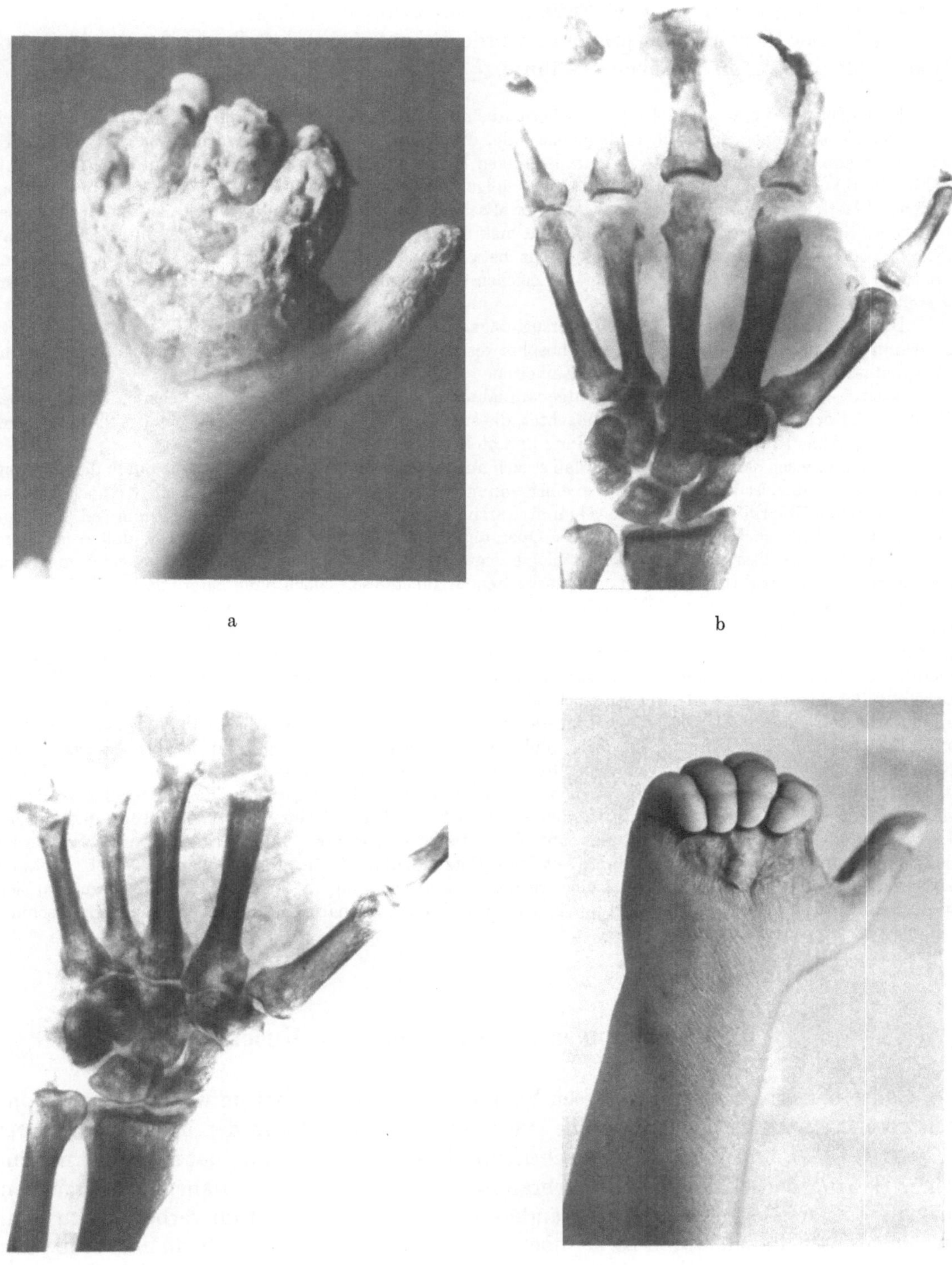

Abb. 10. (a) Die Weichteilwunde zwei Wochen nach einer Verletzung in der Bügelmaschine. Verbrennungen II.—III. Grades, (b) Fortschreitende Osteolysen nach 8 Wochen, (c, d) Endzustand im vierten Monat. Die Finger sind nach dorsal gebeugt

Disposition zu. Oft entwickeln sich die Osteolysen an einer Stelle, die früher schon von einem Trauma betroffen worden war, oder an der andere zusätzliche Faktoren einwirken. Diese posttraumatische Osteolyse hat mit der posttraumatischen Nekrose der Epiphyse nichts zu tun. Bei dieser brechen die Knochenpartien höchstens langsam zusammen, und nicht wie bei einer Osteolyse, wo sie wegschmelzen — wie zum Beispiel bei akralen Osteolysen bei zwei Patienten von Rabinov (1961).

Nach einer thermischen Verletzung wurde bisher keine andere Beobachtung von Osteolyse veröffentlicht, als die oben erwähnte.

Es handelte sich um eine 42jährige Wäscherin, die im Februar 1959 den 2.—5. Finger der linken Hand zwischen die Walzen einer elektrischen Bügelmaschine, die auf 80°C geheizt wurden, hineingesteckt hatte. Es kam dabei zur Verbrennung III. Grades an der linken Hand, die Knochen waren jedoch auf der Röntgenaufnahme intakt, ohne Fraktur — und auch nicht bloßgelegt (Abb. 10a). Die Kranke wurde lokal mit der sog. „offenen" Methode behandelt mit Bespritzen einer Mischung von Fibrinogen und Antibiotika und durch Ganglion- und Nervenblockaden mit Vovocain. Die nekrotischen Hautpartien stießen sich unter Eiterung ab (Staphylococcus pyogenes aureus, Streptococcus beta-haemolyticus, Micrococcus albus). Bei der Röntgenkontrolle wurden nach drei Wochen die ersten Zeichen einer beginnenden posttraumatischen Osteoporose festgestellt.

Die wiederholten biochemischen Untersuchungen zeigten nichts Typisches: Die Serumkalziumwerte schwankten zwischen 8,9—11,8 mg%, die Phosphorwerte zwischen 1,9—2,8 mg% und die alkalische Serumphosphatase zwischen 2,5—7,2 Bodansky-Einheiten.

Nach 5 Wochen wurden auf der Röntgenaufnahme die ersten Zeichen einer beginnenden Osteolyse der Grundglieder des III. und IV. Fingers beobachtet, die sich nach 8 Wochen auf alle Knochen des 2.—5. Fingers erstreckten (Abb. 10b), ohne Sequesterbildung und ohne Freilegung.

Da man klinisch den Eindruck hatte, daß es sich um eine Knocheneiterung handelt, die durch die Eiterung der Weichteile induziert wurde, wurden bei einer von mehreren Nekrektomien der Weichteile 3 Knochenstückchen, die beim Eingriff weich wie aus Gummi waren, aus einzelnen Fingergliedern entnommen und zur histologischen Untersuchung eingesandt. Der Operateur hatte nicht den Eindruck gehabt, daß es sich um eine eitrige Osteomyelitis handle, und die Histologie zeigte wirklich nur fibrinoide Knochennekrose mit mehreren Gefäßthrombosen, Strukturauflockerung, fortschreitende Halisterese, jedoch ohne Eiterung.

Nach dieser überraschenden Feststellung dachte man schon an die Möglichkeit einer posttraumatischen Osteolyse, die man dann durch mehrere Amputationen der befallenen Knochen zum Stehen zu bringen versuchte. Dadurch wurde das ganze klinische und röntgenologische Bild selbstverständlich im weiteren Verlauf atypisch modifiziert. Nach dem Abklingen der mehrfachen operativen Eingriffe wurde schließlich die Weichteilverletzung zur Beruhigung gebracht. Der Endzustand ist auf der Röntgenaufnahme dadurch charakterisiert, daß alle knöchernen Bestandteile des 2.—5. Fingers, in Höhe der Köpfchen der Mittelhandknochen beginnend, amputiert worden sind, während die übrig gebliebenen Knochen der linken Hand deutliche Zeichen eines Knochenumbaus und Atrophie zeigen (Abb. 10c). Die geschädigte und verbrühte Hautfläche wurde mit Erfolg durch Braunsche Plastik gedeckt und geheilt. Die atrophischen Fingerweichteile, die knochenlos geblieben sind und auch der Nagelplatten beraubt wurden, haben sich zum Handrücken gebeugt (Abb. 10d), und nur der Daumen ist noch zum Greifen fähig; dieses ganze dramatische Bild spielte sich in sechs Monaten ab. Seither ist der Befund (nun insgesamt mehr als 3 Jahre seit der Verletzung) ohne Veränderung geblieben. An der verletzten Extremität zeigen sich nun keine Zeichen einer vasomotorischen Störung und auch der Knochenbefund hat sich weitgehend zurückgebildet und es bleibt nun eine ganz leichte Knochenatrophie auf den periphersten Abschnitten der verletzten Extremität bestehen.

6. Veränderungen an den wachsenden Knochen

Es ist bemerkenswert, daß diesen Veränderungen im Schrifttum wenig Aufmerksamkeit geschenkt wurde. Mit Ausnahme einer kurzen Bemerkung in der Arbeit von Evans u. Smith (1959), haben wir im Weltschrifttum keine andere Stellungnahme zum Problem der evtl. Knochenschädigung bei verbrannten Kindern gefunden. Manche Verletzungen im Kindesalter pflegen mit einer Veränderung im Knochenwachstum verbunden zu sein. In den meisten Fällen waren es bei noch offenen Epiphysenfugen Schädigungen, die zur Wachstumshemmung führten. Die daraus resultierende Verlangsamung des Knochenwachstums ähnelt derjenigen Einwirkung von anderen physikalischen schädlichen Einflüssen auf die Epiphysenwachstumsknorpel (z. B. nach Röntgenbestrahlung, Erfrierung, Hochstromverletzung usw.).

Es ist selbstverständlich oft recht schwierig, bei einer schweren allgemeinen dispersen Verbrennung mancher Körperteile, die mit Schock, Kachexie und sonstigen Komplikationen zu langdauernder Immobilisation und verzögerter Heilung Anlaß gaben, Vorhandensein und Ausmaß einer Wachstumsverlangsamung objektiv zu beurteilen.

Gelegenheit zu einer solchen Feststellung bieten dagegen Verletzungen, bei denen eine Extremität von einer Verbrennung betroffen wurde und die andere entweder verschont blieb oder in einem weitgehend kleinerem Ausmaße verbrannt wurde. In solchen Fällen ist es möglich, durch Vergleichsaufnahmen das Schicksal der verletzten Extremität und ihr Wachstum zu verfolgen.

Dabei hatte sich in unserem Material relativ häufig, nämlich bei 13,7% aller Kinder mit solchen Verbrennungen oder Verbrühungen, eine Verlangsamung des Knochenwachstums gezeigt. In den meisten Fällen handelte es sich um eine vorübergehende Verkürzung von langen Knochen an der verletzten Stelle, die im späteren Wachstum rasch ausgeglichen wurde. Wenn definitive Veränderungen bestehen, die die Funktion der betroffenen Extremität einschränken, kann die Knochenwachstumshemmung länger oder für immer bestehen; vielleicht machen sich bei dieser Entwicklung einer Wachstumshemmung besonders die Einflüsse von seiten der geschädigten Blutversorgung geltend, von herabgesetzter Funktion, die auch mit einer veränderten formativen Funktion auf das Knochenwachstum verbunden ist. Über die Bedeutung und Rolle einer evtl. Nervenschädigung, die bei einigen Kindern beobachtet wurde, sind wir uns noch nicht im klaren, da im allgemeinen der Einfluß der Nervenfunktion auf das Knochenwachstum in seinen Einzelheiten noch nicht ganz geklärt ist. Dagegen ist die Tatsache gut bekannt, daß bei gelähmten Kindern (z. B. nach Poliomyelitis usw.) die erkrankten Extremitäten im späteren Wachstum zurückbleiben und die Knochentextur definitive Zeichen einer schweren Atrophie aufweist.

Bei unseren Kranken wurden die Zeichen einer Hypoplasie (gemeinsam mit Zeichen eines Knochenumbaus) besonders in Form von Knochenverkürzung beobachtet, welche bei besonders schweren Knochenschäden mit einer Schädigung der metaphysären Knochenzone und auch einer Knochenkrümmung verbunden waren (Abb. 11). Auch der Umfang der verletzten Knochen kann dabei kleiner als an der gesunden Seite sein. Mit Ausnahme der Patella sind es alle anderen Knochen der Extremitäten, die durch eine solche Hypoplasie betroffen wurden — in erster Linie die Röhrenknochen und auch die kleinen Knochen der Hand- und Fußwurzel.

Eine noch weniger bekannte und ungelöste Frage ist die Problematik der wachstumsfördernden Wirkung von Verbrennungen und Verbrühungen. Evans u. Smith erwähnten in ihrem Bericht die Tatsache, daß sie in einigen wenigen Fällen Zeichen von Vergrößerung der verbrannten Extremitäten beobachtet haben, besonders an den peripheren Gliedmaßenpartien. Es handelt sich wahrscheinlich in erster Linie um eine Vermehrung von Weichteilen (die Röntgenaufnahmen von diesen Kindern sind in dem oben genannten Bericht nicht enthalten). Doch meinen die beiden Autoren, daß eine Stimulation des Knochenwachstums möglich ist und sich vielleicht auf dem Wege abspielt, daß eine chronische Stase mit Hyperämie in der verletzten Extremität zu einer Stimulation führen kann. Sonst ist etwas Ähnliches auch bei den Beobachtungen bekannt geworden, in welchen sich in den benachbarten Weichteilen chronische Eiterung und Entzündung abspielen; dabei braucht der Knochen nicht direkt durch den schädlichen Einfluß getroffen zu werden. So sind z. B. stimulierende Einflüsse auf das Knochenwachstum bei chronischen Weichteilentzündungen bekannt, z. B. bei Tuberkulose u. a.

Bisher sind keine eindeutigen Beweise erbracht worden, daß eine Verbrennung wirklich zur Vermehrung des Knochenwachstums führen kann. Dieser Frage widmen wir noch unsere Aufmerksamkeit, und in drei Fällen konnten wir beobachten, daß sich wirklich eine Verlängerung der langen Röhrenknochen nach der Verletzung einstellte (Abb. 12). In allen diesen Fällen handelte es sich zwar um überzeugende, jedoch relativ nicht ernsthafte Veränderungen, die sich im Verlauf der Rehabilitation und Nachpflege weitgehend

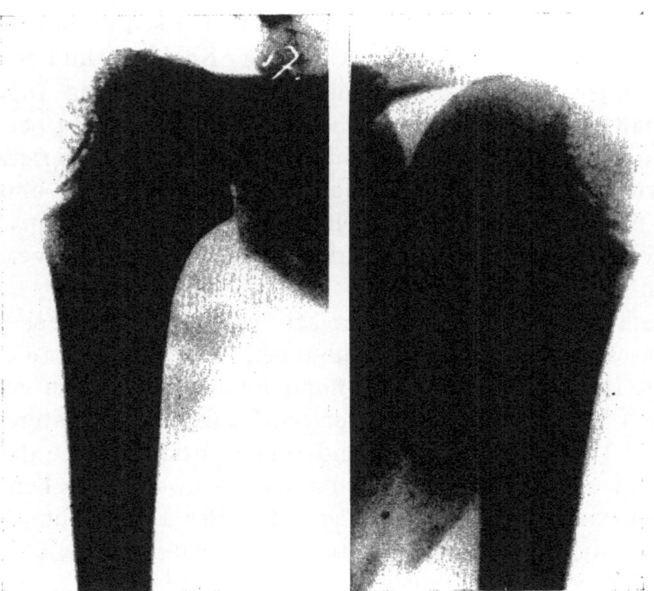

Abb. 11a

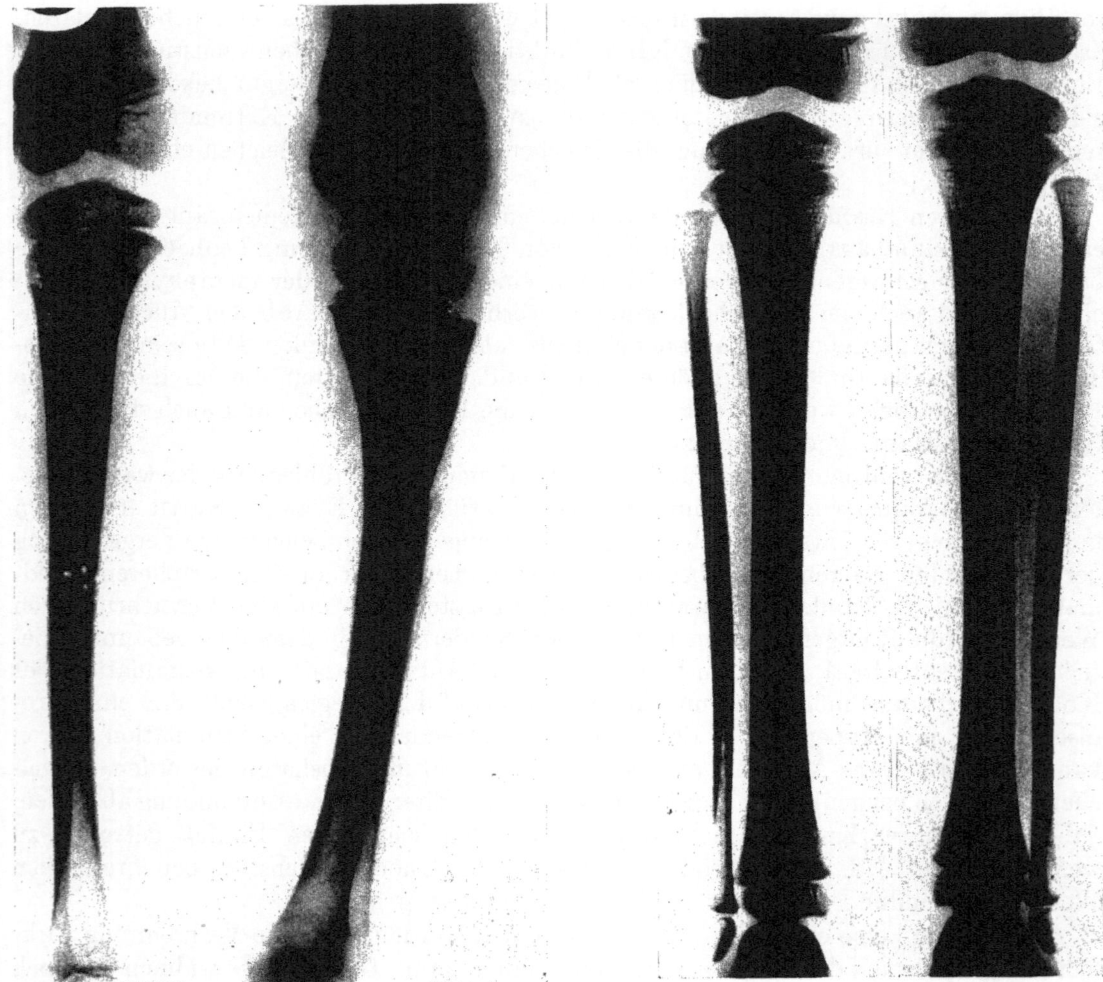

Abb. 11b

Abb. 12

Abb. 11a, b. Umfangsverkleinerung im Bereich des rechten oberen Humerusendes und der linken Tibia, mit Verkürzung des Knochens und Verunstaltung des oberen Knochenendes. Deutliche Umbauerscheinungen an der oberen tibialen Epiphysenfuge und Metaphyse

Abb. 12. Leichte Verlängerung der linksseitigen Unterschenkelknochen nach einer Verbrennung II.—III. Grades im Wachstumsalter

im weiteren Wachstum ausgeglichen haben. Eine auffallende Deformierung der Außenkontur der Gliedmaßen bestand nicht.

Über eine eigentümliche Komplikation einer schweren Verbrennung haben COLSON, STAGNARA, HOUOT u. LECLERCQ (1958) bei einem Knaben im Alter von 8 Jahren berichtet. Nach einer schweren und tiefen Verbrennung der beiden unteren Gliedmaßen zeigte sich einige Monate nach der Verletzung eine *Perthessche Erkrankung* des Hüftgelenkes. Eine zufällige Kombination von beiden Erkrankungen (Verbrennung und M. PERTHES) halten diese Autoren für unwahrscheinlich, da die aseptische Nekrose im Hüftgelenksbereich mit den Folgen der Verbrennung und Behandlung Schritt gehalten hatte. Eine Erklärung ist bisher nicht mit Sicherheit möglich. Die naheliegende Erklärung dafür ist, daß infolge der Weichteilveränderungen und Toxämie nach der Verbrennung eine Schädigung der Blutversorgung im Hüftgelenk entstand, die zu einer solchen Komplikation führen konnte.

7. Röntgenologisch nachweisbare Veränderungen in den Weichteilen

Bei einer gewissen, wenn auch beschränkten Zahl von Kranken, die eine Verbrennung oder Verbrühung erlitten haben, zeigten sich im weiteren Verlauf und während der Wundheilung ungewöhnliche Kalziumablagerungen in den Weichteilen. Sie sind entweder auf die unmittelbare Gegend eines Gelenkes im verbrannten Gebiet beschränkt, oder aber sie bilden sich in mehreren Stellen, bis zum Bild einer generalisierten, ossifizierenden Myositis mit polytop auftretenden Kalk- und Knochenherden in den Weichteilen, nicht nur im Bereich der Extremitäten sondern auch am Rumpf. In vereinzelten Fällen zeigen sich Zeichen einer Nephrokalzinosis und Nephrolithiasis. Auf das Auftreten von solchen Komplikationen haben KOLÁŘ u. VRABEC (1958) aufmerksam gemacht.

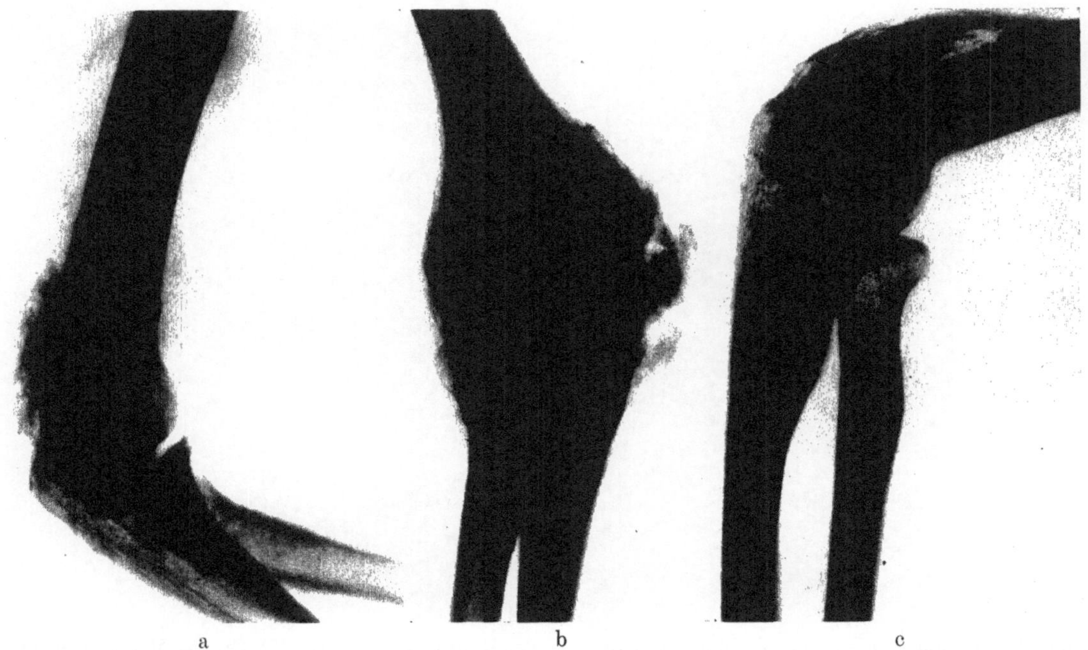

Abb. 13. (a) 42-jährige Frau. Verbrennung von beiden oberen Extremitäten II.—III. Grades. Beginnende, wolkige Verkalkungen im Bereich des Ellbogengelenkes, (b, c, d) Dieselbe Kranke: Verknöcherungen in den Weichteilen des Ellbogens- und Schultergelenkes nach 1,5 Jahren

Der ätiologische Zusammenhang einer Verkalkung mit einer thermischen Verletzung kann nicht bestritten werden, wenn auch solche Veränderungen zu den seltensten Formen von dystrophischen Verkalkungen in den Weichteilen gehören. Die meisten posttraumatischen Verkalkungen sind die Folge einer Verrenkung oder Distorsion der Gelenke. Es handelt sich in erster Linie um größere Gelenke, die an Spätfolgen einer Verletzung leiden, in erster Linie um das Ellbogengelenk, in dessen Nachbarschaft eine Verkalkung nach Luxation oder Fraktur in mehr als 40% zu entstehen pflegt (BELGRANO u. GARDELLA, 1946; BENEDETTI, 1953).

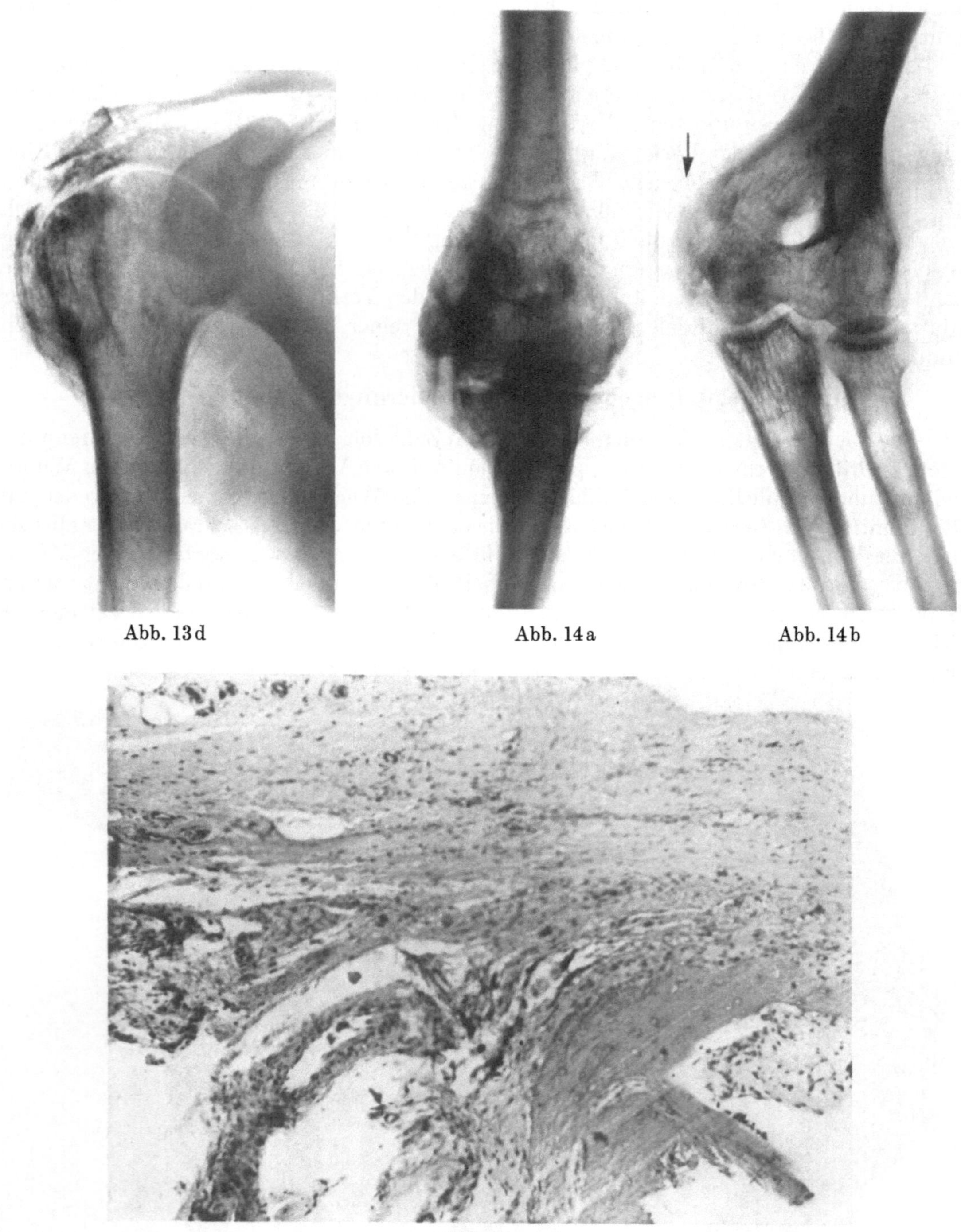

Abb. 13d

Abb. 14a

Abb. 14b

Abb. 14c

Abb. 14. (a) 38-jährige Kranke. Verbrennung von 34% der Hautoberfläche II.—III. Grades. Verknöcherungen am Ellbogengelenk, (b) Dieselbe Kranke. Die Ossifikationen haben sich nach kompletter operativer Beseitigung wiederum gebildet (↑), (c) Histologisches Präparat (Hämat.-Eosin, 90×) zeigt regelmäßig aufgebaute Knochenlamellen

Die Pathogenese einer dystrophischen Verkalkung in den Weichteilen ist bisher noch unklar, ähnlich wie bei anderen Verkalkungen solcher Art. Es handelt sich sicher um mehrere pathologische Veränderungen und Reaktionen. In erster Linie sind es gewisse Veränderungen in der Struktur und Lebensfähigkeit der verkalkenden Matrix, und eine Schwankung des Ionengleichgewichtes, mit Verschiebungen zwischen Anionen und Kationen des Plasmas und anderer Gewebe, mit gleichzeitiger Immobilisation des Mineralgehaltes im Skelett. Vasomotorischtrophische Schäden können dabei sicher auch eine gewisse, vielleicht sogar entscheidende Rolle spielen. Alle diese Umstände kommen sicher auch bei den Verbrennungen in den verschiedensten Kombinationen vor.

Die offenbar gewöhnlichste Form sind die *gelenknahen Verkalkungen und Verknöcherungen*, rund um die Gelenkkapsel. Diesen Veränderungen sind schon einige selbständige Arbeiten gewidmet worden: KOLÁŘ u. VRABEC (1957—1959), JOHNSTON (1957), MONCRIEF (1958), BOYD, ROBERTS u. MILLER (1959), SAINT-AUBERT u. POUPART (1961), WAGNER u. HAMPEL (1963), FISCHER (1966).

Auf den Röntgenaufnahmen können folgende Veränderungen beobachtet werden (KOLÁŘ u. VRABEC, 1957):

a) begrenzte, strichförmige oder schollige Verkalkungen, die nach mehreren Monaten verknöchern können. Dabei zeigen sich Zeichen einer Innenstruktur mit Knochenbälkchen und eine scharf begrenzte Kortikalis (Abb. 13, 15, 18).

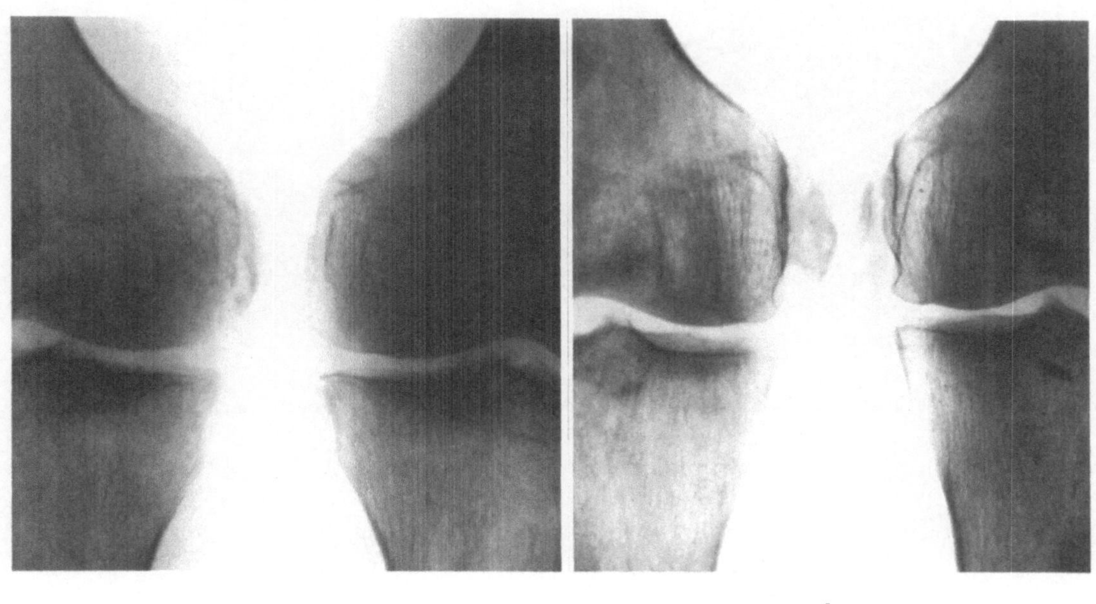

a b

Abb. 15. (a) 38-jähriger Mann. Verbrennung beider unteren Extremitäten III. Grades. Beginnende Verkalkungen im Bereich des inneren Condylus femoris, (b) Derselbe Kranke. Nach 1,5 Jahren sind die Verkalkungen in eine Ossifikation übergegangen, und es haben sich Exostosen gebildet

b) Periostale Anlagerungen von verschiedener Höhe und Länge, die oft mit Bandverkalkungen verbunden sind und bei gleichzeitigem Zusammenfließen mit den Verkalkungen in den Weichteilen eine Exostose an der Knochenoberfläche bilden können (Abb. 15).

c) Umfangreichere Verkalkungen, die sich konstant vergrößern, bis sie die Gelenkkapsel überbrücken und zu einer extraartikulären Ankylose führen oder aber die Gelenkbewegungen mindestens weitgehend einschränken. Solche schwersten Befunde haben wir besonders am Ellbogengelenk und Schultergelenk und vereinzelt auch am Hüftgelenk, also besonders an den statisch und mechanisch beanspruchten Gelenken festgestellt. Am Hüftgelenk kamen sie aber nur vereinzelt vor. Auch bei diesen schwersten Veränderungen blieben jedoch der Gelenkspalt und die Gelenkflächen gut erhalten (Abb. 13, 14, 16, 18).

Diese Veränderungen haben wir bisher bei 4,2% unserer Kranken beobachtet. Es handelte sich meistens um schwere und ausgedehnte Verbrennungen, die in die Tiefe reichten und in allen Fällen auch die zuständige Gegend, in welcher sich später die Verkalkungen entwickelten, getroffen hatten. Daneben scheint die Infektion in der Brand-

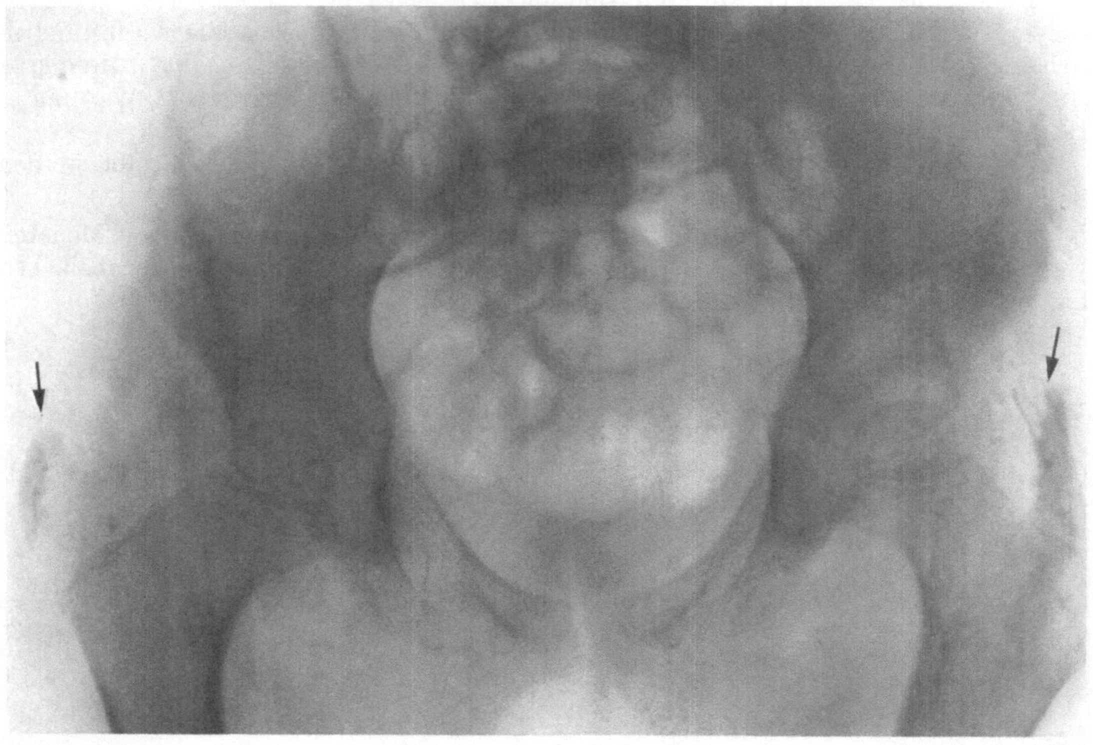

Abb. 16. 8-jähriges Mädchen. Ossifikationen (↑) an beiden Hüftgelenken 7 Monate nach einer Verbrennung des Unterleibes (II.—III. Grad)

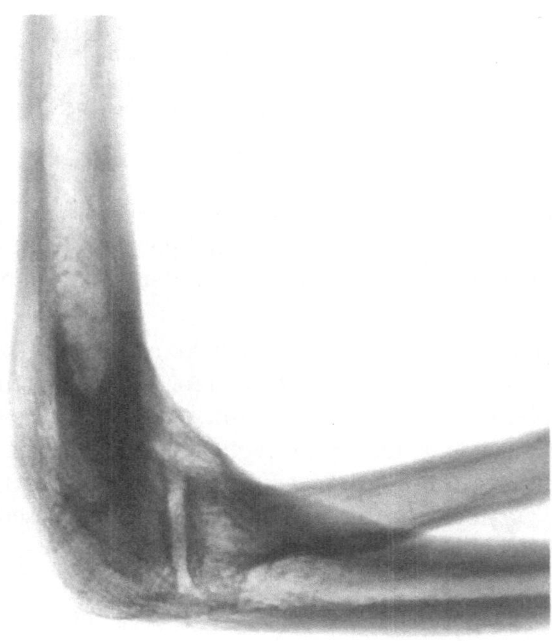

Abb. 17. Komplette exraartikuläre knöcherne Ankylose des Ellbogengelenks, 5 Jahre nach einer Verbrennung III. Grades

wunde eine gewisse Rolle zu spielen, da die meisten Verkalkungen bei den Kranken mit eitrigen und granulierenden Hautflächen aufgetreten sind, die von Staphylococcus pyogenes aureus und Streptococcus beta-haemolyticus übersät waren. Eine Altersdisposition gibt es anscheinend nicht. Der jüngste Kranke war nur 2 Jahre alt, und es wurden auch Verunglückte im 6. und 7. Dezennium mit einer solchen Komplikation beobachtet.

Die ersten Zeichen einer Weichteilkomplikation haben sich erst im Verlauf des dritten Monats nach der Verletzung auf den Röntgenaufnahmen gezeigt, und es dauerte durchschnittlich 1—1,5 Jahre, bis sich die Kalzifikationen und Ossifikationen stabilisiert hatten. Weitere Kontrolluntersuchungen ergaben keine neuen Veränderungen und keine Wachstumszunahme. Es ist auffallend, daß bei einigen Kranken mit weniger ausgebildeten Verknöcherungen fast keinerlei klinische Beschwerden bestanden, die darauf aufmerksam gemacht hätten, daß sich Veränderungen in den Weichteilen abspielen. Sie sind also nur auf Grund unserer periodischen Röntgenkontrollen entdeckt worden. Die umfangreicheren Verkalkungen sind selbstverständlich mit teilweise oder kompletter Bewegungshemmung im betroffenen Gelenk verbunden. Die Versuche, die Verknöcherung operativ zu beseitigen, wobei ihre Natur auch histologisch bestätigt werden konnte (Abb. 14c), hatten nur einen vorübergehenden Erfolg. Die Verkalkung und Verknöcherung bildete sich wieder aus.

Bei diesen Veränderungen bietet sich ein Vergleich an mit den bekannteren Verknöcherungen bei Verletzungen, die mit einer Querschnittslähmung verbunden sind, wie z. B. nach Poliomyelitis acuta und anderen Krankheiten. Auch in solchen Fällen handelt es sich um Verkalkungen in den Weichteilen von dystrophischer Natur, wobei sich manchmal lange Knochenstückchen in den ossifizierten Bändern ausbilden.

Die Röntgenuntersuchung ist die Methode der Wahl zur Feststellung von evtl. *Verknöcherungen* in den Hautnarben nach Verbrennung. Auch diese Verkalkungen und Verknöcherungen gehören zu den dystrophischen. Sie sind jedoch äußerst selten, und wir haben sie bisher niemals beobachtet. In seiner Arbeit hatte Dörffel (1936) über zwei eigene Beobachtungen nach einer schweren und tiefen Verbrennung an den Extremitäten berichtet und zwei weitere Berichte aus der Literatur bis zu diesem Zeitpunkt erwähnt.

Über eine *ossifizierende Myositis* nach Verbrennung haben bisher Johnston (1957), Kolář u. Vrabec (1958) und Evans u. Smith (1959) berichtet. Eine solche Spätkomplikation einer Verbrennung gehört zu den seltsamsten Veränderungen. In allen Berichten handelte es sich um eine Folge von besonders schweren Verbrennungen, bei welchen in einer dispersen Weise mehrere Partien der Hautoberfläche geschädigt wurden. Bei den Patienten zeigten sich Zeichen eines generalisierten Knochenumbaus mit einer Mobilisation von Knochenmineralien, die in die dystrophisch veränderten Weichteilpartien deponiert wurden.

In der Beobachtung von Kolář u. Vrabec (1958) handelte es sich um einen jungen Mann, welcher im Alter von 17 Jahren bei einer Benzinexplosion an 65% der Hautoberfläche Verbrennungen 2.—3. Grades erlitten hatte. Er wurde von seinem schweren Schock gerettet, aber mit Zeichen einer toxischen Leberschädigung und Subikterus mehrere Wochen behandelt, wobei sich sein kachektischer Zustand zuerst noch verstärkte. Nach einer gewissen Stabilisierung während des dritten Monates, wurde er nach Prag transportiert, (es handelte sich um einen Ausländer), wo die notwendigen plastischen Eingriffe zur Wundheilung durchgeführt werden sollten. Der Patient war 174 cm groß und wog bei der Aufnahme nur 41 kg. Es handelte sich um Verbrennungen beider Ober- und Unterschenkel, beider Oberarme, der Brust und Rückenoberfläche, mit Dekubitus an den Ellenbogen, in der Glutäalgegend, an beiden Fersen und in beiden Schulterblattgegenden. Der Kranke war apathisch, wollte sich nicht rühren, klagte über schwere Schmerzen in allen Gliedmaßen und blieb in einer geduckten Position, mit Ausnahme von passiv durchgeführten Übungen, die nur mit Hilfe einer leichten Allgemeinnarkose durchgeführt werden konnten. In der verbrannten Hautfläche wurden bakteriologisch Staphylococcus pyogenes aureus, B. pyocyaneus, E. coli und Proteus vulgaris nachgewiesen. Die ersten Röntgenaufnahmen bei Spitaleintritt deckten eine generalisierte fortgeschrittene Skelettentkalkung auf, mit ausgeprägten metaphysären, queren, bandförmigen Aufhellungen in den langen Röhrenknochen.

Der Patient wurde mehrmals operiert; nach einer Serie von Nekrektomien versuchte man, die Hautwunden zu decken, wobei in erster Linie die BRAUNSCHE Plastik benützt wurde — jedoch mit nur geringem Erfolg. Die Eiterung und die schlechte allgemeine Heilungstendenz haben einer definitiven Ausheilung dauernd entgegengewirkt. Bei den periodischen Röntgenuntersuchungen haben wir zum erstenmal im vierten Monat nach der Verletzung Zeichen einer Knochenbildung in den Adduktoren des Oberschenkels und zugleich weitere dystrophische Verkalkungen in den Weichteilen der Axilla, um die Schulterblätter herum, in beiden Ellbogengelenken und beiderseits entlang der Darmbeinschaufeln festgestellt. Die Myositis schritt nun relativ rasch fort. Die Serumkalziumwerte und die alkalischen Serumphosphatasen haben (wie sonst gewöhnlich) wiederholt

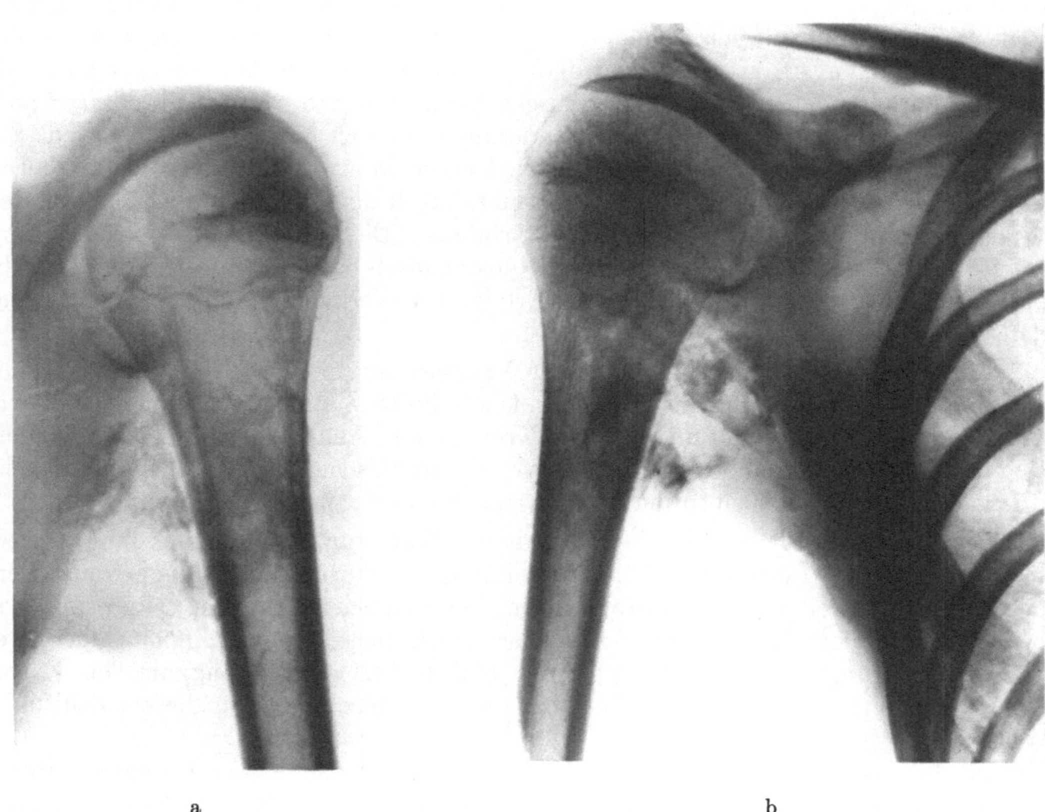

Abb. 18a—e. Ossifizierende Myositis mit generalisierter schwerer Knochenentkalkung bei einem 18-jährigen Mann nach einer Verbrennung II.—III. Grades, 4 Monate nach der Verletzung

nichts Ungewöhnliches gezeigt. Der Kranke konnte nur beschränkte Bewegungen mit den betroffenen Extremitäten machen, die Muskelatrophie war beträchtlich. Der Allgemeinzustand besserte sich langsam, die Hautflächen begannen endlich zu heilen. Der Patient wurde nun in seine Heimat abtransportiert mit der Absicht, daß er nach allgemeiner Besserung seines Zustandes zur plastischen Reparation nach Prag komme. Die Knochen- und Weichteilveränderungen waren damals noch nicht stabilisiert (Abb. 18). Wir haben dann nur die Nachricht bekommen, daß er gegen Ende 1957, also sieben Monate nach der Verbrennung, zu Hause gestorben ist. Näheres über den Knochenbefund zu diesem Zeitpunkt ist uns nicht bekannt.

Der Umfang der Verknöcherung kann bei der ossifizierenden Myositis nach Verbrennung ganz beträchtlich sein. In einer Beobachtung von EVANS u. SMITH (1959) wurden durch knöcherne Brücken sogar einzelne Rippen miteinander verbunden.

Eine nähere Erklärung dieser Komplikation nach Verbrennung fehlt noch. Auch konnten wir nicht feststellen, warum gerade bei *einem* Patienten Veränderungen entstanden, während bei einem *anderen*, unter anscheinend gleichen Bedingungen, Komplikationen ausblieben. Auch bei bedeutend schwierigeren Verbrennungen haben wir wiederholt beobachtet, daß es zu keiner generalisierten Osteoporose kam und die Verletzung nicht von Weichteilverknöcherungen begleitet wurde.

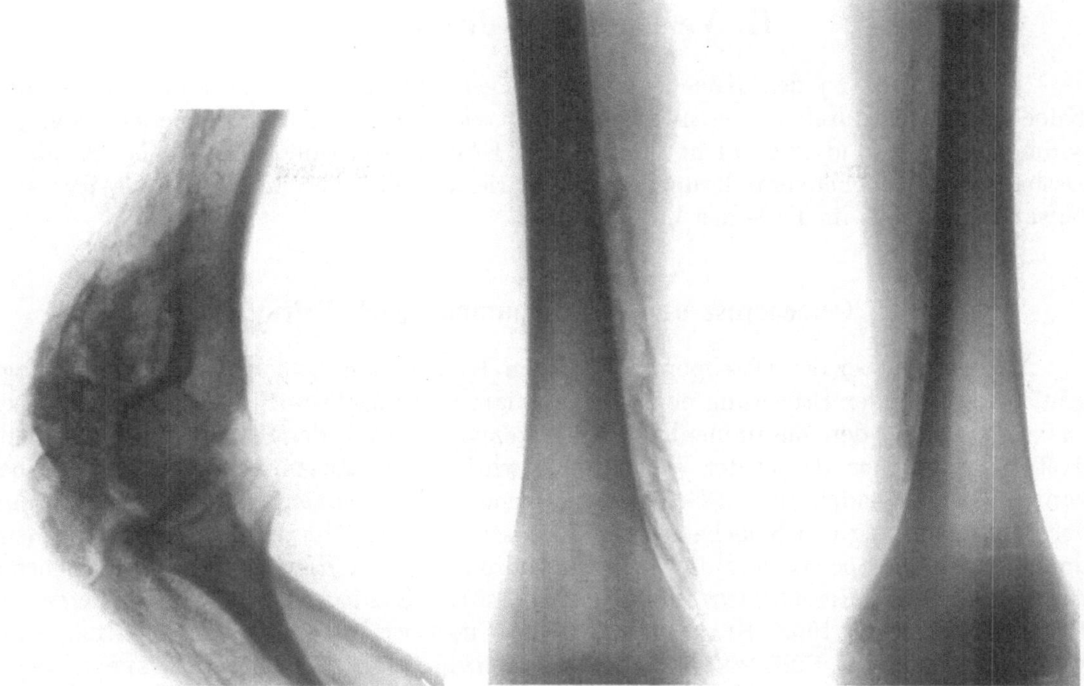

Abb. 18c

Abb. 18d

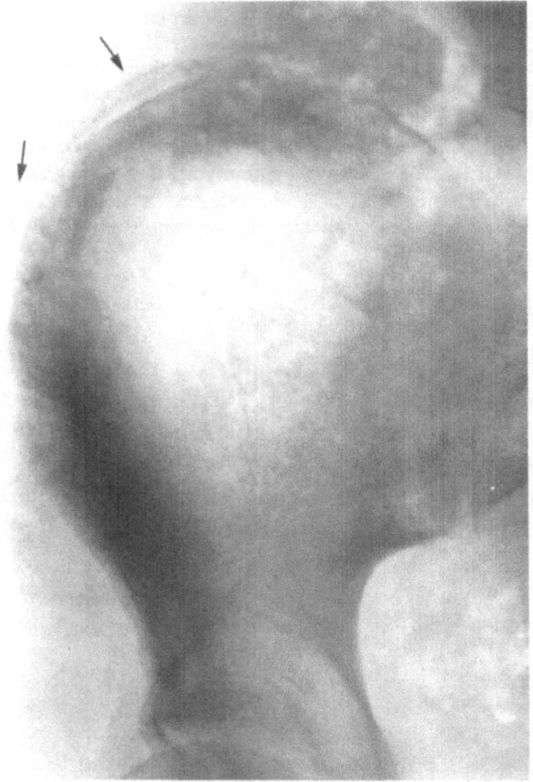

Abb. 18e

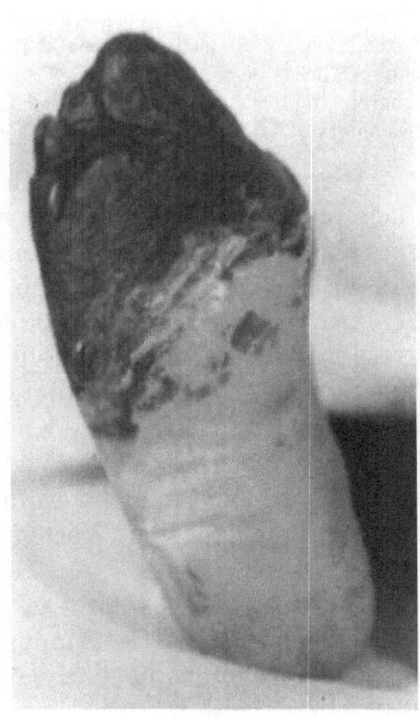

Abb. 19. Mumifikation nach einer Erfrierung III.—IV. Grades

II. Verletzungen durch Kälte

Im Gegensatz zu den Knochenveränderungen, die durch Hitze entstehen, ist den Knochenschäden durch Kälteeinwirkung schon viel früher größere Aufmerksamkeit gewidmet worden, und zwar nicht nur bei den Erwachsenen sondern auch bei Kindern. Deshalb sind Knochenveränderungen nach Erfrierung wie auch an den Gelenken relativ besser bekannt als im Falle der Verbrennung.

1. Osteoporose und Knochenumbau nach Erfrierung

Ähnlich wie bei der Osteoporose und dem Knochenumbau nach der Verbrennung, gibt es auch bei der Erfrierung noch viele unklare und ungelöste Fragen, besonders über das Ausmaß und den Zusammenhang der Osteoporose, evtl. der Sudeckschen Knochendystrophie. Stärker als bei der Verbrennung wird hier an Zusammenhänge mit den bekannten Kälteschäden an den Gefäßen (Kälteendangiitis) gedacht, die mit einer Störung der Blutversorgung des Knochens verbunden sein können. Mit der Frage des Knochenumbaus, der Osteoporose und des Sudeck-Syndroms nach Erfrierung haben sich mehrere Arbeiten befaßt (Hitschmann u. Wachtel, 1919; Herfarth, 1924, von Tempsky, 1931; Oehlecker, 1952, Starlinger, 1943; Chauvet, 1945; Ruckensteiner, 1947; Vis, 1947; Vinson u. Schatzki, 1950; Orr u. Feiner, 1952; Edwards u. Leeper, 1952; Lewis, 1955; Blumensaat, 1956; Blair, Schatzki u. Orr, 1957; Dobrkovsky, Sedläcek, Vrabec u. Kolář, 1958). In diesen Berichten sind besonders Erfahrungen zusammengefaßt, die während beider Weltkriege und während großer Frostwellen gewonnen wurden.

Die Kasuistik der Sudeck-Beobachtungen ist bisher relativ klein in bezug auf die Zahl der Autoren und Fälle; infolge gewisser, bisher bestehender Unklarheiten und differentialdiagnostischen Beurteilungsschwierigkeiten gibt es weit auseinandergehende Meinungen darüber, wie oft ein Sudeck-Syndrom nach der Erfrierung erwartet werden kann. Hitchmann und Wachtel haben es z.B. bei mehr als 80% aller Kranken beobachtet, Herfarth dagegen nur fünfmal unter 12500 Röntgenaufnahmen; in der angelsächsischen Literatur wird von einem Sudeck-Syndrom überhaupt nicht gesprochen und die Veränderungen als posttraumatische Osteoporose bezeichnet. Die Sudeck-Diagnose ist in den meisten Arbeiten ausschließlich und lediglich auf Grund des Röntgenverfahrens gestellt worden. Der Sudeck-Nachweis nach Erfrierungen ist besonders wegen der notwendigen Abgrenzung der eigentlichen Kälteschäden von der Dystrophie der Weichteile schwierig und stützt sich deshalb besonders auf den Befund der Knochendystrophie evtl. Atrophie.

Worauf schon Oehlecker aufmerksam gemacht hat, und wie in ihren Arbeiten auch Vinson u. Schatzki betonen, müssen in erster Linie direkte und sekundäre Folgen der Kältezirkulationsstörungen am Knochen unterschieden werden. Im ersteren Fall handelt es sich um den Knochentod. Die *Osteonekrose* kann man infolge völlig erhaltener Struktur im Röntgenbild gar nicht nachweisen, und sie wird erst durch die Weichteilnekrose oder Gangrän festgestellt (Abb. 19). Oft werden die Weichteile, die den Knochen bedecken, so schwer geschädigt, daß sie nach gangränösen Erscheinungen von selbst abfallen und die darunterliegenden Knochen dabei freilegen. Diese sind dann selbstverständlich auch nekrotisch, da sie bez. der Zirkulation ausgeschaltet werden. Deshalb ändert sich ihre innere Struktur nicht, während die mehr oder weniger gut ernährt gebliebenen Knochen in den nächsten Wochen durch Kalkschwund eine Aufhellung im Röntgenbilde zeigen.

In Wirklichkeit kommt es jedoch heute nicht mehr oft zu solchen Endzuständen, da die nekrotischen Partien amputiert werden. Auch bei unseren Kranken wurde meist eine Amputation vorgenommen, bevor die ersten Zeichen eines kollateralen Knochenumbaus auftraten.

Nach der Meinung von Fuchsig (1955) scheint es aber auch eine primäre, durch Kälteeinwirkung bedingte Knochen- und Knorpelnekrose zu geben, die als Folge einer Erfrie-

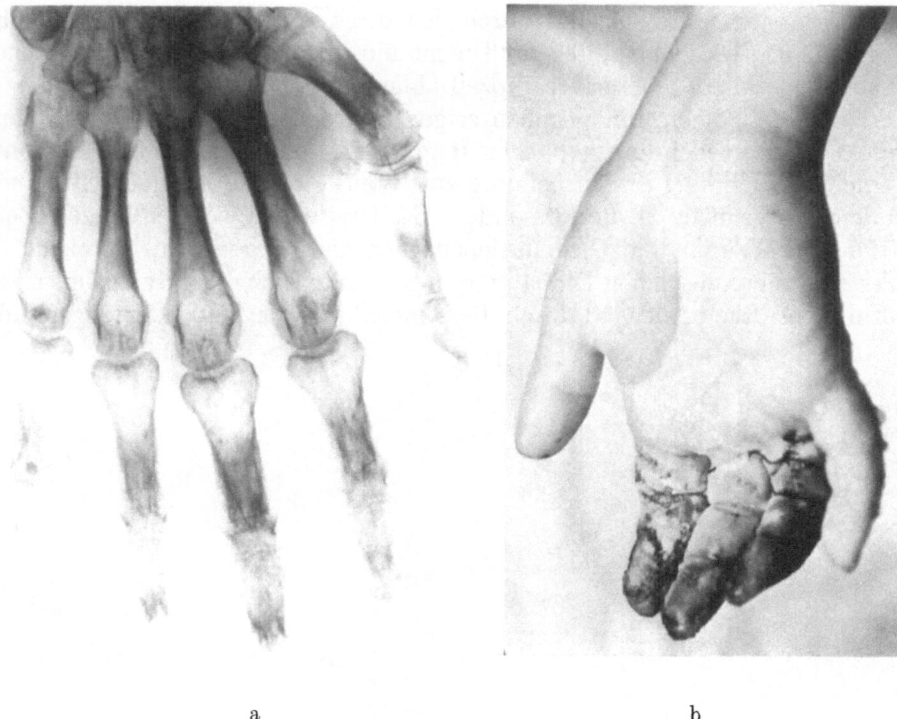

a b

Abb. 20a, b. Epidermiolysis bei einer Erfrierung II.—III. Grades und Knochenumbau mit Atrophie an kleinen Handknochen bei einer 28-jährigen Kranken

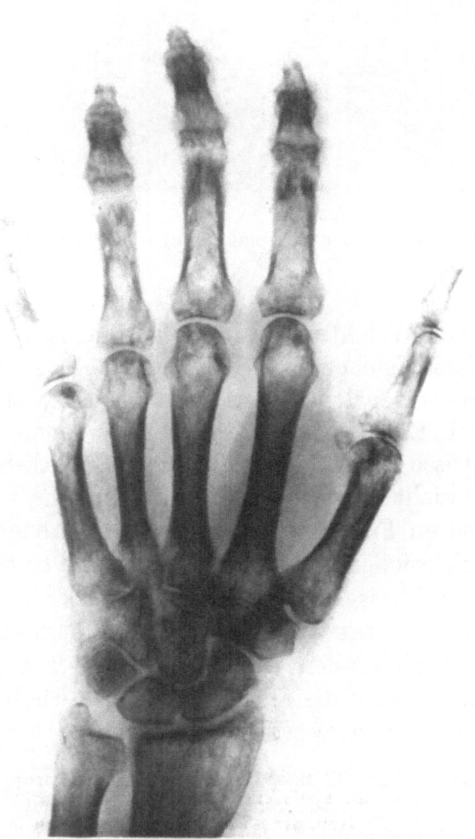

Abb. 21. Endatrophie der Handknochen nach einer Erfrierung vor einem Jahr

rung III.—IV. Grades entsteht und durch den direkten Einfluß auf die Knochen und Gelenke bedingt ist. Die Schädigung muß nicht nur unter dem Bilde des Knochentodes, sondern kann auch als degenerativer Prozeß ablaufen.

Die sekundären Folgen am Knochen zeigen sich erst 2—3 Monate nach der Erfrierung. Diese Umbauerscheinungen pflegen in unserem Material häufiger und intensiver als nach einer Verbrennung in Erscheinung zu treten. Sie sind besonders stark und nachhaltig bei den Erfrierungen II. und besonders III. Grades, bei welchen längere Zeit in der Demarkationszone Wund- und Granulationsflächen als Reizzentrum bestehen.

Die Feststellung von solchen Umbauvorgängen und des Sudeck-Syndroms ist auch bei der Erfrierung vorerst vorwiegend durch die Beurteilung von Knochenröntgenaufnahmen

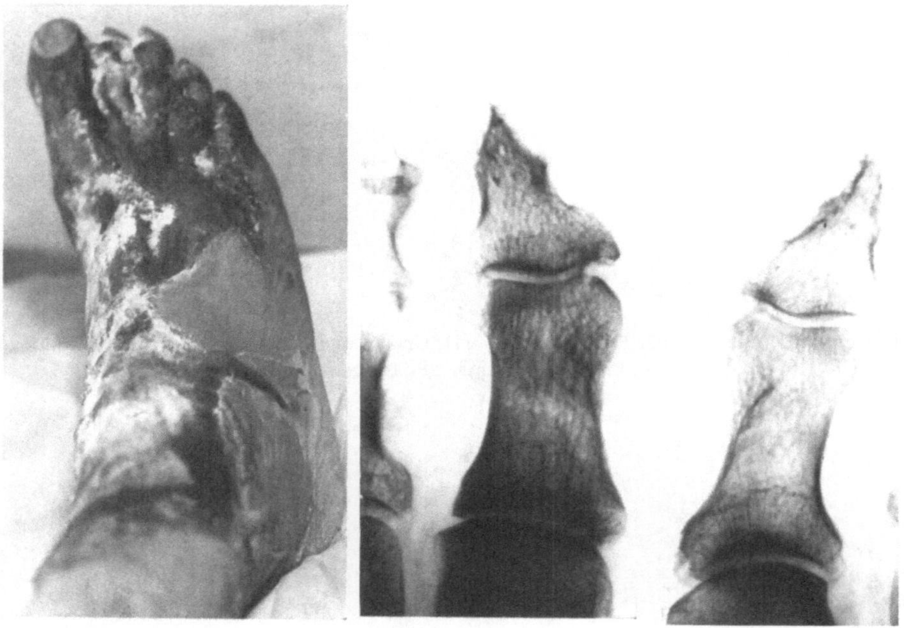

Abb. 22. Mumifikation und Akroosteolyse der terminalen Fingerglieder nach einer Erfrierung III.—IV. Grades

möglich. Die dystrophischen Weichteilveränderungen müssen nämlich bei der Erfrierung überhaupt nicht als früheste Zeichen einer beginnenden Dystrophie wahrgenommen werden. Die Erscheinungen der eigentlichen und direkten Kälteschäden stellen sich nämlich viel früher ein als die evtl. Erscheinungen einer beginnenden Dystrophie und haben daneben anfangs noch gewisse Ähnlichkeit mit dem Sudeck-Syndrom. Ähnlich wie bei den Verbrennungen, kann nicht mit Sicherheit gesagt werden, wie weit es sich beim Kälte-Sudeck um die unmittelbaren Folgen einer Kältedystonie oder um eine allgemeine oder mitwirkende Folge der bakteriellen Infektion handelt, wie es bei den Verbrennungen gezeigt wurde. Leider ist das klinische Krankengut von Erfrierungen meistens so gering, daß es keine eingehendere oder statistische Bearbeitung gestattet, auf Grund welcher die möglichen Einflüsse der begleitenden Infektion gewertet werden könnten. FUCHSIG, OEHLECKER u. BLUMENSAAT heben die Möglichkeit der Mitbeteiligung einer Begleitinfektion bei der Entstehung eines Sudeck-Syndroms hervor.

In unserem Krankengut finden sich 197 Beobachtungen von Erfrierungen, wovon 137 Erfrierungen an den Gliedmaßen lokalisiert waren. Alle wurden röntgenologisch untersucht; darin ist jedoch eine Reihe von leichten Erfrierungen I.—II. Grades enthalten, die nach der Behandlung schnell zurückgehen. Diese Patienten stellten sich deshalb zur weiteren Kontrolle nicht mehr ein. Es bleiben deshalb nur 50 Kranke, bei welchen die klinischen und röntgenologischen Kontrollen über eine längere Zeit (durchschnittlich 2 Jahre) vorgenommen werden konnten. Bei 19 Kranken mußte wegen Gangrän eine Amputation von einzelnen oder mehreren Fingern vorgenommen werden. Bei allen zeigten sich leichtere oder deutlichere Zeichen einer Sudeck-Dystrophie. Die Gesamtzahl von dystrophischen Veränderungen an den Knochen bei der beobachteten und untersuchten Gruppe (es handelte sich meistens um Erfrierungen II.—III., ausnahmsweise auch IV. Grades) betrug 74%, eine Atrophie konnte bei 32% aller Kranken beobachtet werden (Abb. 20, 21), darunter auch bei den meisten, bei welchen ein operativer Eingriff an den Knochen (Amputation) durchgeführt werden mußte.

Nach den Beobachtungen von VINSON u. SCHATZKI kommt die Osteoporose viel seltener vor als es in unserem Krankengut und auch in den Beobachtungen von RUCKENSTEINER oder OEHLECKER der Fall war. Von einer Sudeck-Dystrophie nach Erfrierung wird im Bericht von VINSON u. SCHATZKI überhaupt nicht gesprochen.

Außer der Osteoporose, dem Knochenumbau und den Nekrosen, kommen bei den Erfrierungen schwersten Grades auch *Akroosteolysen* vor. Die osteolytischen Veränderungen an den akralen Knochenpartien haben wir an den Füßen viermal beobachtet. Sie weichen in ihren röntgenologischen Erscheinungen von den gewohnten akroosteolytischen Erscheinungen nicht ab, die z.B. bei der Psoriasis, Sklerodermie usw. bekannt sind. Bei allen Kranken handelte es sich um eine Folge von schwersten Erfrierungen III.—IV. Grades, oft mit Ulzeration und Gangrän, und bei den meisten waren eine gewisse Zeit die akralen Knochenpartien der freien Luft ausgesetzt (Abb. 22). SCHATZKI u. VINSON (1954) haben als erste auf diese Tatsache aufmerksam gemacht und vertreten die Meinung, daß der Kontakt mit der Luft für die Entstehung von akroosteolytischen Veränderungen Voraussetzung ist. Bei den meisten Patienten ist später wegen Gangrän eine Amputation notwendig geworden.

2. Spätveränderungen an den Knochen und Gelenken

Die Kategorie von Knochenspätveränderungen ist äußerst interessant, obwohl diese Befunde relativ selten vorkommen und zweifellos auch seltener beobachtet werden als die Osteoporose und die Umbauvorgänge.

Die meisten Spätveränderungen nach Erfrierung spielen sich in der Nähe der Gelenke oder an den Gelenkflächen ab. Nach mehreren Monaten zeigten sich bei diesen Patienten scharf begrenzte Aufhellungen von pseudozystischem Aussehen, die in einigen Fällen auch von einem dichteren Knochensaum begrenzt waren. Die Mehrzahl der Aufhellungen befand sich in der Knochentextur, unter der Gelenkfläche. In einigen wenigen Beobachtungen konnten VINSON u. SCHATZKI (1954) eine Eröffnung von Aufhellungsherden in den Gelenkspalt beobachten (Abb. 23); sie liegen in der unmittelbaren Nähe der Gelenkkante, am Ansatzpunkt der Gelenkkapsel. Die Gelenkspalten sind dabei meistens verschmälert (FUCHSIG, 1955). Am häufigsten kommen solche Gelenkveränderungen an den Zehen vor, an der Hand werden sie nur selten beobachtet. Ein direkter Zusammenhang zwischen dem Grad der Erfrierung an den Fingern und den entsprechenden Knochenveränderungen besteht offensichtlich nicht; diese gelenknahen Veränderungen wurden öfter an den leichter geschädigten Fingern gefunden als an solchen mit Erfrierungen III.—IV. Grades.

Die Kälte-Arthritis wird als Spätfolge meistens erst 6—8 Monate nach der Erfrierung beobachtet. Bei TEMPSKY handelte es sich in einem Fall (1931) um einen 20jährigen Studenten, der sich schwere Erfrierungen an beiden Händen zugezogen hatte. Im Röntgenbilde war anfangs eine ausgedehnte Atrophie sichtbar, nach 14 Monaten jedoch schon eine schwere Destruktion an den Gelenken zwischen Grundphalanx und der Phalanx II. des fünften Fingers der rechten Hand. Destruierende Vorgänge zeigten sich daneben auch an weiteren Gelenkflächen. Sie manifestierten sich erst ein Jahr nach der Erfrierung. Es handelte sich also um eine ausgesprochene Spätschädigung. Ähnliche Schäden zeigten sich im Beobachtungsgut von JÄGER (zit. nach TEMPSKY). Auch in der Beobachtung von LÖHR (1930) handelte es sich um einen Gelenkschaden bei einem 16jährigen Jungen. Diesmal war es eine *Osteochondritis dissecans*, die als Spätfolge einer Erfrierung gedeutet wurde. TEMPSKY u. LÖHR kommen deshalb zur Ansicht, daß nicht nur die Epiphysen sondern auch die Gelenkknorpel gegen Kälte hochempfindlich sind.

VINSON u. SCHATZKI haben bei 7 von 100 Soldaten (also bei etwa 7% aller Beobachtungen), die sich im Winter 1950—1951 im Korea-Krieg Erfrierungen II.—III. Grades zugezogen hatten, Gelenkveränderungen beobachtet, die einer Arthritis entsprechen. Bei einigen Kranken traten die schweren Gelenkdestruktionen noch während der akuten Phase und der unmittelbaren Behandlung von Erfrierungsfolgen an der Haut und in den Weichteilen auf; in der Mehrzahl der Fälle handelt es sich jedoch um Spätfolgen

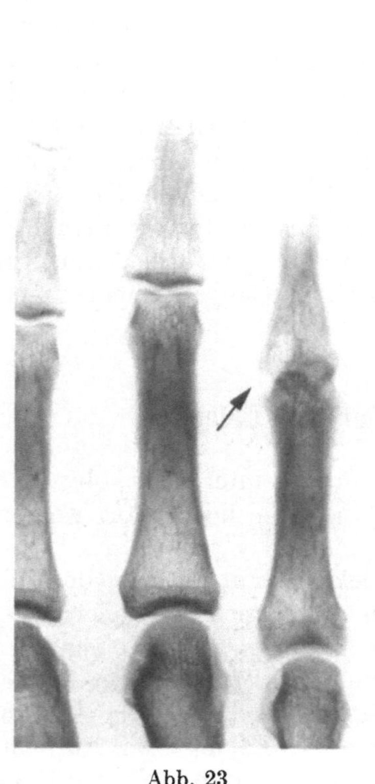

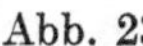

Abb. 23

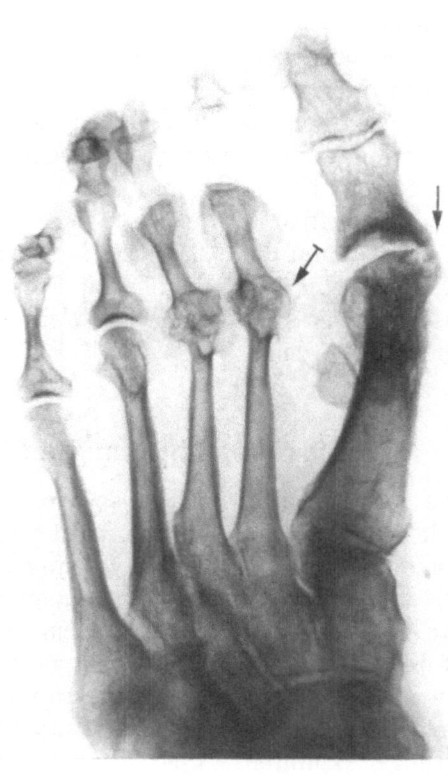

Abb. 24

Abb. 23. Aufhellungsherd im Bereich des Gelenkendes, 2 Jahre nach einer Erfrierung II.—III. Grades (↑)

Abb. 24. Schwere Gelenkdestruktionen mit Randusuren (↑) und Ankylosen (⊥) als Zeichen einer Arthritis, 2 Jahre nach der Erfrierung

6—8 Monate oder sogar ein Jahr nach der Erfrierung. Weitere Veränderungen nach einer längeren Frist als 1,5 Jahre seit der Verletzung konnten nicht beobachtet werden. Das Röntgenbild entspricht einer destruierenden Arthritis mit Gelenkflächenusuren, Gelenkspaltverschmälerung und evtl. einer kompletten Destruktion des befallenen Gelenkes. Auffallenderweise sind im Beobachtungsgut von VINSON u. SCHATZKI alle derartigen Gelenkveränderungen — bis auf eine einzige Ausnahme — klinisch stumm geblieben. Die Gelenkdestruktion im Röntgenbild wurde nicht erwartet. In der Beobachtung von LÖHR wurde zugleich eine Schwellung gefunden, in der Beobachtung von TEMPSKY Gelenkschmerzen bei Bewegungen, BOSSI fand, im Gegenteil, ohne Schmerzen bestehende Gelenkdestruktionen wie bei Charkotschen Gelenken.

In unserem Krankengut haben wir bisher nur zweimal eine schwere Gelenkschädigung durch Kälteeinwirkung beobachtet. Bei einer Frau traten die Gelenkschäden gleichzeitig an mehreren Gelenken der erfrorenen Extremität auf, bei einer anderen Beobachtung war nur das metatarsophalangeale Gelenk der großen Zehe befallen. In beiden Fällen stellten sich mäßige Schmerzen ein, und eine Gelenkkomplikation wurde schon auf Grund des klinischen Bildes erwartet (Abb. 24). Bei der Ausheilung kommt es zu einer fibrösen oder knöchernen Ankylose, und die klinischen Symptome treten dann zurück.

Die Ätiologie von solchen Gelenkveränderungen ist bisher nicht ganz klar. Es scheint, daß ein direkter Kälte-Einfluß auf die Knochen fast mit Sicherheit ausgeschlossen werden kann, da die Weichteile über den Knochen und Gelenken in den meisten Fällen nicht so tief geschädigt waren und sich auch keine Ulzerationen bildeten. Offensichtlich handelt es sich um Folgezustände von funktionellen und anatomischen Veränderungen an den Ge-

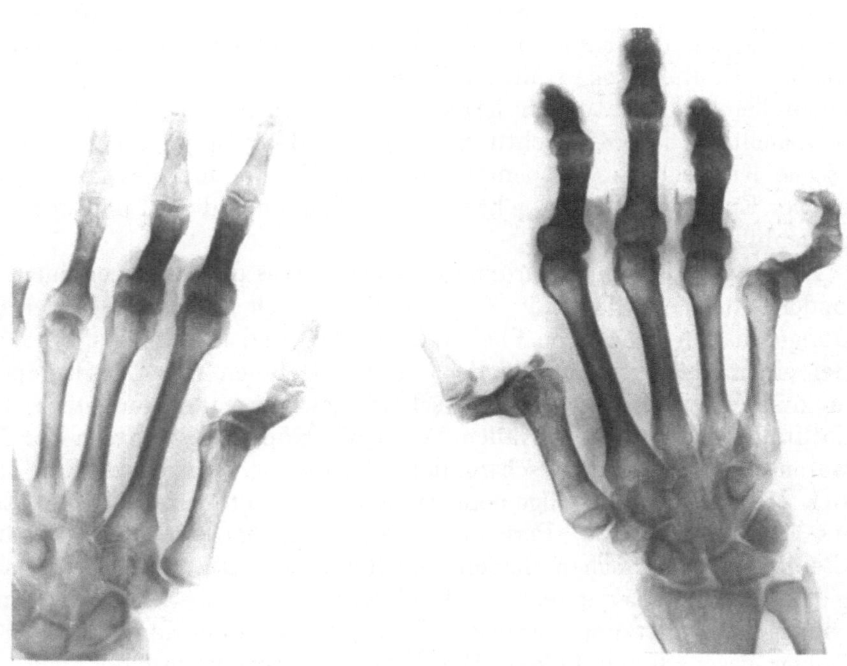

Abb. 25. Krallenförmige Kontrakturen, Ankylosen und schwere Knochenatrophie nach einer Erfrierung des II.—III. Grades vor 7 Jahren

fäßen, welche später zu Knochenveränderungen führen können. Daneben kommt (ähnlich wie bei der Gelenkschädigung durch Hitze) auch eine toxische Arthritis in Betracht, bei der durch Septikämie bakterielle Keime in die Gelenke gelangen, in welchen sie eine milde, chronische, schleichende Arthritis hervorrufen.

Gelenkfehlstellungen als Folgezustand einer Erfrierung kommen besonders an den Fingern vor (Abb. 25). Es handelt sich um eine Zwangshaltung durch Narbenbildungen und Kontrakturen, die durch Schädigung des Bindegewebes und der Sehnen entstanden sind. Die Gelenke bleiben dabei frei, oder es stellen sich auch Ankylosen in einzelnen Gelenken ein.

Eine *Periostitis* wird relativ selten im Verlauf von Erfrierungen beobachtet; wenn sie aber vorkommt, hat sie, ähnlich wie die Osteoporose, schon deshalb eine praktische Bedeutung, weil sie die lebensfähigen Knochenabschnitte befällt; sie tritt meistens proximalwärts von der Demarkationszone auf. An nekrotischen Knochenpartien wird sie nicht beobachtet. In unserem Krankengut war eine Periostitis ein relativ seltenes Ereignis.

Über die *Knochennekrose* haben wir schon am Anfang gesprochen. Sie stellt meistens die Folge einer direkten Kälteeinwirkung auf den Knochen dar. Auch im Versuch hat sich gezeigt (LEWIS, 1954), daß Hitze- und Kälteeinwirkung gleiche pathologische Gewebeveränderungen verursachen können. Diese *Tatsache* wurde auch im Tierexperiment von Chauvet (1954) bestätigt. An den entblößten, durch Kälteeinwirkung betroffenen Knochenabschnitten zeigten sich periostale Anlagerungen, wenn das Periost durch Kälte nicht definitiv vernichtet worden war. Bei gleichzeitigen Knochennekrosen sind dagegen die periostalen Reaktionen minimal geblieben, und im Knochenabschnitt sind histologisch Zeichen eines Knochentodes und nach weiteren Tagen einer Knochenneubildung nachgewiesen worden.

3. Veränderungen an wachsenden Knochen

Der schädlichen Wirkung der Kälte auf das Knochen*wachstum* wird gelegentlich in einzelnen Mitteilungen über Knochenschäden nach Erfrierung Aufmerksamkeit geschenkt. Der ungünstige Einfluß von Kälte auf den Epiphysenknorpel wurde nicht nur in tierexperimentellen Beobachtungen bestätigt, sondern auch in der Klinik an einigen Kranken beobachtet. Diese Beobachtungen zeigen, daß der Epiphysenknorpel gegen akute und chronische Kälteschäden hochempfindlich ist. Eine einmal gesetzte Schädigung ist irreparabel. Der Epiphysenknorpel geht meistens verloren und wird im Reparationsprozeß durch Knochenbildung ersetzt.

Löhr (1930) beschrieb nicht nur eine Osteochondritis dissecans bei einem 16jährigen Jungen sondern auch eine fehlende Epiphysenfuge nach Erfrierung beider Hände. Die Defektbildungen haben sich in den Phalangen des III. und IV. Fingers, besonders rechts, gezeigt. Bei einem 14-jährigen Mädchen ist am Daumen die Endgliedepiphyse verschwunden, andere Epiphysen waren unscharf, gewissermaßen aufgeteilt, bis in dreieckige, infarktähnliche Bezirke zerfallen. Auch die Köpfchenepiphysen der Mittelhandknochen waren entweder ganz verschwunden oder nur noch angedeutet.

Mazzola (1942) hebt die allgemein regressive Symptomatologie der Erfrierungen hervor, mit Atrophie, Ostitis, Periostosen und degenerativen Gelenkveränderungen, welche die epiphysären Knochenschäden begleiten. Thelander (1950) beobachtete eine Erfrierung II.—III. Grades der rechten Hand bei einem Knaben im Alter von 9 Jahren. 2½ Jahre nach der Verletzung waren die Finger der rechten Hand deutlich kürzer als an der weniger geschädigten linken. Die Diaphysen waren deshalb auch kürzer und plumper als an den Fingergliedern, deren Epiphysenfugen noch offen geblieben sind und in welchen sich das Knochenwachstum abspielen konnte.

Auch Dreyfuss u. Glimcher (1956) konnten ähnliche Knochenschäden bei einem Mädchen im Alter von 2½ Jahren nach einer Erfrierung II.—III. Grades beobachten. Nach sechs Monaten bildeten sich Beugekontrakturen an den Fingern der rechten, stärker geschädigten Hand. Im Alter von 7 Jahren waren die Knochen dieser Finger bereits deutlich kürzer als an der gesunden Hand. Die Knochenstruktur in den Wachstumszonen dieser Glieder war deutlich verändert, die Epiphysen fehlten teilweise überhaupt, besonders an den Grundgliedern. Dieser Befund wurde durch gleichzeitige Gefäßveränderungen erklärt, die sich bei der Erfrierung eingestellt hatten.

Eine andere Publikation (Wright, 1955) stellt ganz eigentümliche Knochenveränderungen dar. Ein Knabe von 13 Jahren erlitt während des Krieges Kälteschäden II.—III. Grades an beiden Füßen. Offensichtlich handelte es sich damals um eine Gangrän mit Ulzerationen und Eiterung in den Weichteilen und vielleicht auch in den Knochen, da angeblich spontan einige Sequester aus den Zehen abgestoßen wurden. Als Folgezustand dieser Verletzung sind alle knöchernen Bestandteile der Zehen an der rechten Seite zusammengeflossen, und es bestand deshalb eine knöcherne Ankylose und Syndaktylie. Sie wurde operativ teilweise gelöst. Die Knochenwachstumszonen waren vorzeitig geschlossen.

Erhöhte Empfindlichkeit der Epiphysen gegen Kälte beobachteten Florkiewicz u. Kozlowski (1962) bei einem fünfjährigen Knaben; schon zweieinhalb Jahre nach der

Erfrierung fand man mehrfache Defektbildungen von epiphysären Knochenkernen an den Fingergliedern. Die Metaphysen waren sklerotisch verdichtet. Sie meinen deshalb, gemeinsam mit CAFFEY (1961), daß manche Fälle der sog. Thiemannschen Erkrankung eigentlich einem Zustand nach Erfrierung entsprechen können. Auch dreizehn Beobachtungen von BIGELOW und RITCHIE (1963) deuten darauf hin. Arteriographisch ließen sich bei diesen Patienten arterielle Schäden nachweisen (LINDHOLM u. Mitarb. 1968).

Im eigenen Krankengut haben wir nur wenig Gelegenheit gehabt, Erfrierungen bei wachsenden Kindern zu beobachten. Und doch konnten wir bei einem Kind nach Erfrierung im Alter von drei Jahren deutliche Unregelmäßigkeit an einzelnen Epiphysenfugen beobachten (Abb. 26), die sich auch im dritten Jahr nach der Verletzung deutlich auf der Röntgenaufnahme feststellen ließen.

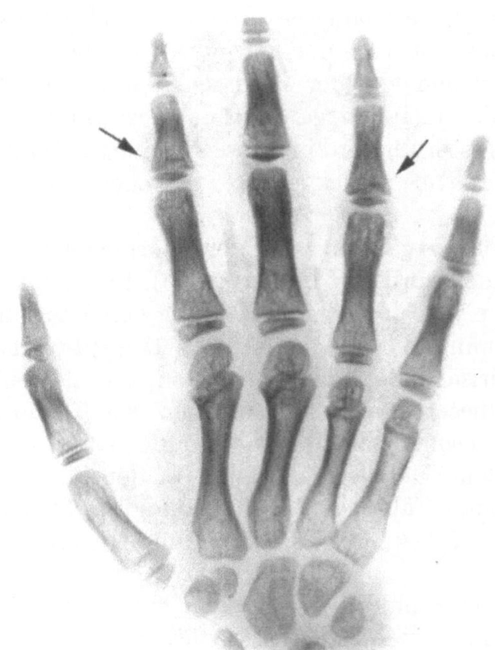

Abb. 26. 6jähriges Mädchen. Unregelmäßige Knochenstruktur und Epiphysenfugenbegrenzung, 3 Jahre nach einer Erfrierung überwiegend des II. Grades (↑)

Eine interessante Beobachtung von Spätfolgen einer Erfrierung hat GRAF (1960) mitgeteilt. Es handelt sich um eine nun 21-jährige Frau, die im Alter von sechs Jahren während des Krieges Erfrierungen beider Hände erlitt. Die Erfrierung am rechten Zeigefinger hatte zu einer spontanen Abstoßung nach Gangrän geführt. Die örtlichen Durchblutungsstörungen an beiden Händen dauern an. Alle Finger der rechten Hand sind kürzer als die der linken. Die Mittel- und Endgelenke einzelner Finger sind klinodaktylisch radialwärts geneigt, und die Mittelgelenke mehrerer Finger sind auffallend dick. Die Röntgenuntersuchung zeigte, daß die Mittel- und Endglieder aller Finger, mit Ausnahme des rechten Daumens, verkürzt und teilweise verplumpt sind (Brachydaktylie und Brachyphalangie). Eine arteriographische Untersuchung beider Hände hatte dabei gezeigt, daß die Arterien fast aller Finger eine auffallend geringe Lumenweite haben, und daß sie geschlängelt verlaufen. Einige feinere Äste sind überhaupt verschlossen.

Diese Beobachtung ist deswegen interessant, weil sie — außer den ungewöhnlichen Knochenveränderungen — den Zusammenhang zwischen Knochen- und Gefäßschäden aufdeckt.

4. Veränderungen in den Weichteilen

Lokale und generalisierte Verkalkungen oder Knochenbildung in den Weichteilen wie bei der Verbrennung haben wir im eigenen Krankengut nicht beobachtet, und es ist bisher im Schrifttum bei Kälteschäden darüber nichts berichtet worden.

Eine wichtige Rolle kommt aber bei der Erfrierung den dabei entstandenen Gefäßschäden zu. Stämmler (1944), Pässler (1952) und andere befassen sich in ihren Arbeiten mit dieser Frage. Fuchsig (1954) macht darauf aufmerksam, daß auch in der Klinik deutliche Abweichungen in der Blutversorgung der Extremitäten nach Erfrierung beobachtet werden können. Die Erfrierung III. Grades ist durch reaktive Hyperämie gekennzeichnet. Die Rekapillarisation auf Fingerdruck ist sehr verlangsamt, die Schweißsekretion oft deutlich vermehrt. Diese Symptome fehlen bei Erfrierungen II. und I. Grades häufig überhaupt und rechtfertigen die Annahme, daß die Folgen der Frostgangrän viel mehr die kleineren Kapillaren betreffen, als die großen Gefäße (Jenny, 1945) und vor allem in der Störung der peripheren vegetativen Regulation gelegen sind, die bis zu einer lokalen Blutleere führt. Für diese Veränderungen wird die Bezeichnung „*Kältedystonie*" vorgeschlagen. Bei einer völligen Ischämie (Niedner, 1943) kommt es bis zum Erlöschen aller Lebensvorgänge in der geschädigten Extremität. Mertens u. Windus (1952) haben mehrere Personen längere Zeit nach der Erfrierung untersucht und ein Fortschreiten der Zirkulationschädigung in den von der Kälteschädigung betroffenen Gliedmaßen festgestellt. Dabei ist prinzipiell eine Spätgangrän des geschädigten Gliedes möglich. Die Zunahme der Durchblutungsstörung wird in ihrer Mitteilung auf eine nerval ausgelöste Krampfstellung der Gefäßmuskulatur zurückgeführt, die auch organische Gefäßveränderungen zur Folge haben dürfte.

Auch an Amputationspräparaten sind Veränderungen nachgewiesen worden, die als *Kälteendangiitis* bezeichnet wurden (Fuchsig, 1955). Eine Endangiitis obliterans als Spätfolge der Erfrierung kann jedoch nach der Meinung von Pässler u. Fuchsig ausgeschlossen werden. Vielmehr kann die Tatsache festgestellt werden, daß die Kranken schon vor der Erfrierung endangiitische Beschwerden hatten, die also eine Erfrierung unterstützt haben und nicht durch diese hervorgerufen wurden. Eine Tonussteigerung des peripheren Sympathicus ist dabei besonders in der Wirkung des peripheren Sympathicus auf die Kapillaren möglich. Solche Gefäßschäden sind in der Zone der Erfrierungen II.—IV. Grades üblich. Die meisten Fälle einer Kälteendangiitis bleiben unerkannt und werden unter die echten Fälle der Bürgerschen Erkrankung eingereiht (Killian, 1959, Ervasti, 1962).

Wenn also die arteriographischen Befunde bei den durch Kältewirkung verletzten Personen deutliche Zeichen einer Endangiitis obliterans oder sogar einer Arteriosklerose an größeren Gefäßen aufweisen, soll dieser Befund so beurteilt werden, daß diese Erkrankungen wirklich bestehen und daß sie eher eine mitwirkende Ursache als eine Folge der Kälteschädigung sind. Die röntgenologischen Bilder dieser Gefäßschäden weichen von den bekannten Gefäßveränderungen jener Art nicht ab, und es erübrigt sich deshalb, auf sie näher einzugehen, da sie im entsprechenden Kapitel über Röntgendarstellung von Gefäßschäden erwähnt werden.

Schlußwort

Die röntgenologische Untersuchung ist somit nicht nur während der akuten Phase einer thermischen Verletzung imstande, wichtige Informationen über den Zustand der Knochen, Gelenke und Weichteile zu geben, sondern auch (und manchmal sogar in erster Linie) bei der Untersuchung von Folgezuständen einer solchen Verletzung interessante Befunde zu erbringen, welche die klinischen Beschwerden oder Abweichungen zu erklären vermögen (Kolář u. Mitarb. 1965). Das Kapitel der traumatologischen Röntgenologie ist bisher in einzelnen Abschnitten zu Unrecht vernachlässigt worden, und wir stehen sicher noch vor weiteren Entdeckungen auf diesem Gebiete. Gemeinsam mit den Erfahrungen aus der Physiologie, pathologischen Physiologie und Anatomie werden sie uns ermöglichen, die Veränderungen nach thermischer Schädigung des menschlichen Organismus besser zu verstehen und zu deuten.

Literatur

Appelrath, C.: Knochenschädigungen durch Kälte und deren Beobachtung im Röntgenbilde. Röntgenpraxis **15**, 241–249 (1943).

Artz, C. P.: Burns in my lifetime. J. Trauma **9**, 827–836 (1969).

— Reiss, E.: The Treatment of Burns. Philadelphia: Saunders 1957.

Axhausen, G.: in.: Henke-Lubarsch (Ed.): Handbuch der speziellen patologischen Anatomie und Histologie. Band IX/3, Berlin: Springer 1937.

Baastrup, Ch. I.: The acute bone atrophy and its roentgen picture. Acta radiol. (Stockh.). **2**, 364–417 (1923).

Babaiantz, L.: Les osteoporoses. Radiol. clin. (Basel) **16**, 291–322 (1947).

— Les osteopathies atrophiques. J. Radiol. Électrol. **29**, 333–361 (1948).

Bartelheimer, H.: Die klinische Bedeutung, der Nachweis und die Behandlung der Osteoporose. Ärztl. Wschr. **8**, 1137–1142 (1953).

Becker, F.: Zur klinischen Bedeutung der Druckatrophie des Knochens. Helv. Chir. Acta **14**, 327–331 (1947).

— Symptomatologie und Therapie der posttraumatischen Dystrophie. Z. Unfallmed. Berufskr. **45**, 243–252 (1952).

Bélanger, M.: Osteoporose-aspect clinique et methodes therapeutiques. Acta orthop. belg. Suppl. I, 219–440 (1956).

Belgrano, V., Gardella, G.: Ossificazione paraarticolari. Studio clinico, radiologico e anatomopatologico su 23 casi. Radiol. med. (Torino) **32**, 422–440 (1946).

Benedetti, G. B.: Le ossificazioni para-articolari post-traumatische del gomito. Minerva orthop. **4**, 164–173 (1953).

Bennett, R. B., Blount, W. P.: Destruction of epiphyses by freezing. J. Amer. med. Ass. **105**, 661–665 (1935).

Bierling, C., Reisch, D.: Über das Sudecksche Syndrom nach Frakturen Fortschr. Röntgenstr. **82**, 1–14 (1955).

Bigelow, D. R., Ritchie, G. W.: The effects of frostbite in childhood. J. Bone Jt. Surg. **45B**, 122–131 (1963).

Blair, J. R., Schatzki, R. Orr, K. D.: Sequalae of cold injury in 100 patients. J. Amer. med. Ass. **163**, 1203–1208 (1957).

Blumensaat, C.: Zur Phasen-Deutung des Sudeckschen Syndroms. Chirurg **23**, 449–457 (1952).

— Der heutige Stand der Lehre vom Sudeck-Syndrom. Hefte zur Unfall-Heilkunde. Berlin: Springer 1956.

Bossi, L.: Some considerations on 2 familial cases of Charcot-Marie disease occurring as a direct consequence of injuries of the extremities. Min. Med. **51**, 3377–3384 (1960).

Boyd, B. M., Roberts, W. M., Miller, G. E. R.: Periarticular ossification following burn. Sth. med. J. **52**, 1048–1051 (1959).

Breitenfelder, H.: Das Sudecksche Syndrom – eine Entstehungserklärung. Arch. orthop. Unfall-Chir. **52**, 88–101 (1960).

Brooks, J. W., Evans, E. I., Ham, W. T., Reid, D. J.: The influence of external body radiation on mortality from thermal burns. Ann. Surg. **136**, 533–544 (1952).

Bruskewitz, H. W., Ewel, G. H.: Osteoporosis of the pelvic bones (acute bone atrophy of Sudeck) Am. J. Surg. **77**, 705–712 (1949).

Burdeaux, B. D., Hutchinson, W. J.: Etiology of traumatic osteoporosis J. Bone Jt. Surg. **35**, 479–488 (1953).

Burian, F.: Fehlgriffe bei der Behandlung der Verbrennungen (tschechisch). Čas. lék. čes. **91**, 1170–1172 (1952).

Caffey, J.: Pediatric X-Ray Diagnosis. 4th. Ed. Chicago: Year Book Publ. 1961.

Carle, S., Augé, J., Semat, P., Weber, A.: Les altérations osseuses et ostéoarticulaires observés chez les brules graves. Ann. Radiol. (Paris) **11**, 663–678 (1968).

Chauvet, M.: La nécrose osseuse due au froid. Thèse 1849, Genève 1945.

Colson, M. P.: L'ostéoporose chez les brulures des membres. Lyon Chir. **49**, 950–956 (1953).

Colson, P., Stagnara, P., Houot, R., Leclercq, Q.: Altérations osseuses au cours des brulures cachectisantes. Lyon Chir. **53**, 361–369 (1957).

— — — — Sur un cas d'ostéochondrite de la hanche apparue au cours de l'évolution d'une brulure. Lyon Chir. **54**, 114–116 (1958).

Dobrkovský, M.: Grundsätze der lokalen Behandlung von Verbrennungen (tschechisch). Čas. lék. čes. **91**, 1172–1174 (1952).

— Die Pathologie und Klinik der Verbrennung (tschechisch). Voj. zdrav. listy **27**, 307–314 (1958).

— Sedláček, J., Vrabec, R., Kolář, J.: Bemerkungen zur Klinik der Erfrierung (tschechisch). Čsl. Fysiol. **7**, 335–337 (1958).

Doleček, E., Štěpánek, F.: Hyperkortikalismus bei schwerer Verbrennung und die Entstehung von Osteoporose und Nephrolithiasis (tschechisch). Acta Chir. orthop. Traum. čech. **26**, 334–337 (1959).

Dörffel, E. W.: Über Knochenbildung in Verbrennungsnarben. Münch. med. Wschr. **1936**, 1468–1469.

Dreyfuss, J. R., Glimcher, M. J.: Epiphyseal injury following frostbite. New Engl. J. Med. **253**, 1065–1068 (1955).

Dubs, J.: Über Sudecksche Knochenatrophie nach Verbrennungen. Münch. med. Wschr. **68**, 1141–1142 (1921).

Eccoifier, J., Geerts, A.: Aspect radiologique des ostéoporoses posttraumatiques. Acta orthop. belg. Suppl. **I**, 203–216 (1956).

Edwards, E. A., Leeper, R. W.: Frostbite. An analysis of 71 cases. J. Amer. med. Ass. **149**, 1199–1205 (1952).

Ehlert, H.: Beitrag zur Genese des Sudeckschen Syndroms. Arch. klin. Chir. **284**, 55–57 (1956).

Eichhorn, J.: Über das Sudecksche Syndrom. Dtsch. Gesundh.-Wes. **5**, 1362–1364 (1950).

Ervasti, E.: Frostbite of the extremities and their sequelae. Acta Chir. scand. Suppl. 229, 1962.

Evans, E. B., Larson, D. L., Yates, S.: Preservation and restoration of joint function in patients with severe burns. J. Amer. med. Ass. **204**, 843–846 (1968).

Evans, W. B., Smith, J. R.: Bone and Joint changes following burns. J. Bone Jt. Surg. **41 A**, 785–799 (1959).

Feller, A.: Osteomyelitis im Säuglingsalter (tschechisch). Acta Chir. orthop. Traum. čech. **22**, 129–132 (1956).

Ferrola, S.: Osseous changes in burned patients. Acta Chir. ital. **16**, 389–404 (1960).

Fischer, J. F.: Muskelverknöcherungen nach Verbrennungen. Zbl. Chir. **91**, 1008–1014 (1966).

Flatt, A.: Frostbite of the hands. J. Bone Jt. Surg. **45 B**, 426 (1963).

Florkiewicz, L., Kozlowski, K.: Symmetrical epiphyseal destruction by frostbite, Arch. Dis. Childh. **37**, 51–52 (1962).

Fontaine, R.: L'ostéoporose posttraumatique. Acta orthop. belg. Suppl. **I**, 19–74 (1956).

— Mandel, P., Muller, J. N., Sibilly, A., Bolleck, C., Wagner, R.: Ebel, A., Burckhardt, J., Viaud, J.: Contribution à la physiopathologie de l'ostéoporose posttraumatique. Acta orthop. belg. Suppl. **I**, 173–194 (1956).

Frantz, Ch. H., Delgado, S.: Limb-length discrepancy after third-degree burns about the foot and ankle. J. Bone Jt. Surg. **48 A**, 443–450 (1960).

Friedman, N. B., Lange, K., Weiner, D.: The pathology of experimental frostbite. Amer. J. med. Sci. **213**, 61–65 (1947).

Fuchsig, P.: Periphere Gefäßerkrankungen und Frostschäden. Acta neuroveg. (Wien) **11**, 287–299 (1955).

Fuhrman, F. A.: Thrombose und Spätgangrän nach Erfrierung. Münch. med. Wschr. **66**, 353–357 (1919).

Geisthövel, W. M., Majno, G., Rouiller, Ch.: L'halastazie du tissu osseux. Schweiz. Z. Path. Bakt. **16**, 118–124 (1953).

Glover, D. M.: Necrosis of skull and long bones, resulting from deep burns, with evidence of regeneration. Amer. J. Surg. **95**, 679–683 (1958).

Graf, R.: Spätschäden an den Händen nach Erfrierung im Wachstumsalter. Mschr. Unfallheilk. **63**, 50–56 (1960).

Greuer, W.: Zur Pathophysiologie und Therapie der Verbrennungskrankheit. Bruns' Beitr. klin. Chir. **198**, 257–283 (1959).

Grinberg, A. V.: Röntgendiagnostik der professionellen Knochen- und Gelenkerkrankungen. Leningrad: Medgiz 1962.

Gruber, G. B.: Gefäßstörung und Gangrän. Z. Kreislaufforsch. **23**, 537–542, 673–685 (1941).

Guinet, J.: Les altérations osseuses des brulés. Lyon: Bosc Frères 1960.

Hartenbach, W.: Erfahrungen über posttraumatische Knochenumbaustörungen und ihre Behandlung. Arch. klin. Chir. **284**, 67–69 (1956).

Herfarth, H.: Beitrag zur Frage der Sudeckschen Knochenatrophie. Bruns' Beitr. klin. Chir. **132**, 165–190 (1924).

Hitschmann, F., Wachtel, H.: Die sog. Sudecksche Knochenatrophie als häufige Folgen der Erfrierungen. Fortschr. Röntgenstr. **27**, 621–623 (1919).

Hník, P.: Der Einfluß des Sympathikus auf die reflektorische Osteoporose bei Ratten (tschechisch). Čsl. Fysiol. **3**, 306–311 (1953).

Jäger: zit. nach Fuchsig.

Jenny, F.: Wesen und Verlauf des reaktiven Umbaus, der Dystrophie und Atrophie der Gliedmaßen. Z. Unfallmed. Berufskr. **36**, 46–64 (1943).

— Unfallmedizinische Betrachtungen über Blutgefäßschädigungen nach Unfällen und Berufskrankheiten. Z. Unfallmed. Berufskr. **38**, 24–61 (1945).

Jessen, K. E., Andersen, J. E., Perdrup, A.: Follow-up examination of burns of the hand. Acta chir. scand. **100**, 155–160 (1950).

Killian, H.: Kälte-Endangitis und invisible Erfrierungen. Arch. klin. Chir. **292**, 272–282 (1959).

Kleinschmidt, H.: Über das Verhalten des Knochens gegenüber Kälteeinwirkung. Virchows. Arch. path. Anat. **197**, 308–341 (1909).

Klintschewich, G. N.: Surgical treatment of frostbiten fingers. (russisch). Vestn. Chir. **104**, 98–100 (1970).

Kolář, J., Vrabec, R.: Röntgenologischer Nachweis von Verkalkungen und Knochenbildung in den gelenknahen Weichteilen nach Verbrennungen. Fortschr. Röntgenstr. **87**, 761–766 (1957).

— — Eine ossifizierende Myositis nach Verbrennung. Zbl. Chir. **83**, 2253–2256 (1958).

— — Posttraumatische Osteolyse nach Verbrühung. Arch. orthop. Unfall-Chir. **50**, 163–165 (1958).

— — Periarticular soft-tissue changes as a late consequence of burns. J. Bone Jt. Surg. **41 A**, 103–111 (1959).

Kolář, J., Babický, A., Vrabec, R.: The Physical Agents and Bone. Praha: Academia 1965.

Korneev, I. J.: Knochenveränderungen bei Erfrierung (russisch). Voj. med. Zh. **1**, 53–56 (1959).

Köstlin, H.: Beziehung des Sudeck-Syndroms zu Unfall- und Berufskrankheit. Arch. klin. Chir. **284**, 29–32 (1956).

Kreyberg, L.: Development of acute damage due to cold. Physiol. Rev. **29**, 156–161 (1949).

Krupp, S., Nigst, N.: Verbrennungen der Hand in Verbindung mit ausgedehnten Verbrennungen der Körperoberfläche. Klin. Med. **22**, 396–400 (1967).

Kurbatov, A. I.: Disorders of the musculoskeletal system in burns. Voennomed. Zh. **4**, 76–77 (1967) russisch.

Lacroix, P., Ponlot, R.: Remarque sur l'histopathologie de l'ostéoporose posttraumatique. Acta orthop. belg. Suppl. **I**, 149–165 (1956).

LANGE, K., BOYD, L. J.: The functional pathology of experimental frostbite. Surg. Gynec. Obstet. **80**, 346–352 (1945).

LAPP, N., JUERGENS, J. L.: Frostbite. Mayo Clin. Proc. **40**, 932–948 (1965).

LEFFMANN, R.: Zur Problematik der traumatischen Reflexdystrophie der Extremitäten. Schweiz. med. Wschr. **77**, 451–455 (1947).

LAYANI, F., PEYRON, J.: Ossification peri-articulaire post-traumatique. Rev. Rhum. **22**, 697–700 (1955).

LENGGENHAGGER, K.: Zur Genese, Prophylaxe und Therapie der Sudeckschen Knochendystrophie. Med. Klin. **51**, 517–523 (1956).

LEWIS, T.: Observations on some normal and injurious effects of cold upon the skin and underlying tissues. Frostbite. Brit. Med. J. **2**, 869–874 (1941).

LEWIS, R. B.: The pathogenesis of local cold injury. Acta neuroveget. (Wien) **11**, 232–248 (1955).

— Local cold injury. Amer. J. Physiol. **34**, 538–587 (1955).

LICHTWITZ, A.: Les ostéoporoses aiques. Presse méd. **54**, 654–655 (1946).

LIEDBERG, C. F., KUHN, L. R., BARNES, B. A.: Infections in burns. Surg. Gynec. Obstet. **98**, 535–540, 693–699 (1954).

LINDHOLM, A., NILSON, O., SVARTHOLM, F.: Epiphyseal destruction following frostbite. Acta Chir. scand. **134**, 37–40 (1968).

LOMONACO, G.: Radiologic aspects of bone lesions in freezing injuries. Nuntius Radiol. (Belluno). **13**, 38–44 (1947).

LÖHR, W.: Die Verschiedenheit der Auswirkung gleichartiger bekannter Schäden auf den Knochen Jugendlicher und Erwachsener, gezeigt an Epiphysenstörungen nach Erfrierungen, bei den Hämophilien usw. Zbl. Chir. **57**, 898–909 (1930).

LORTHIOR, J., MOYSON, F.: Les ossifications heterotopiques. Acta chir. belg. **55**, 561–564 (1956).

LÜHMANN, H.: Inaktivitäts-Knochenatropie und Sudecksche Knochendystrophie. Med. Klin. **52**. 2154–2155 (1957).

MARSCHER, W. L.: Über die Rolle des zentralen Nervensystems für die Entstehung des Sudeck-Syndroms. Nervenarzt **21**, 67–74 (1950).

MAZZOLA, P.: Le alterazioni ossee recenti e tardive dei congelati. Arch. Sci. med. **74**, 459–468 (1942).

MCLEAN, F. C., URIST, R. M.: Bone. Chicago: The University Press, 1955.

MERTENS, H. G., WINDUS, H.: Über Spätfolgen nach Erfrierungen. Z. ges. inn. Med. **7**, 891–901 (1952).

MILLER, H. J., und G. F.: Posttraumatic reflex-dystrophy. Amer. J. Surg. **79**, 814–818 (1950).

MONCRIEF, J. A.: Complications of burns. Ann. Surg. **147**, 443–475 (1958).

MÜLLER, U.: Posttraumatische Dystrophie bei Kindern. Z. Unfallmed. Berufskrankh. **45**, 252–255 (1952).

NAGELSBACH, E.: Thrombose und Spätgangrän nach Erfrierung. Münch. med. Wschr. **66**, 353–357 (1919).

NICOLE, R.: Zur Frage des Sudeckschen Syndroms bei Bagatellverletzungen. Radiol. clin. (Basel) **16**, 93–102 (1947).

NIEDNER, F.: Physiologie und Therapie der Erfrierungen. Wien. klin. Wschr. **51**, 740-742 (1943).

OEHLECKER, F.: Die Sudecksche Krankheit, insbesondere nach Erfrierungen. Chirurg. **14**, 422–428, 451–472 (1942).

ORR, K. D., FAINER, D. C.: Cold injuries in Korea, during winter of 1950–1951. Medicine **31**, 177–220 (1952).

OWENS, N.: Osteoporosis following burns. Brit. J. plast. Surg. **1**, 245–256 (1949).

PAVLANSKY, R.: Knochenatrophie und Mineralienaustausch in den Knochen (tscheschisch). Sborn. Lék. **48**, 344–405 (1946).

PÄSSLER, H. W.: Die Angiographie zur Erkennung, Behandlung und Begutachtung peripherer Durchblutungsstörungen. Thieme, Stuttgart 1952.

PEDRUP, A.: The treatment of burns in a skin clinic. Acta Chir. scand. **100**, 136–154 (1950).

PEŠKOVÁ, H.: Allgemeine Veränderungen bei Verbrennung. (tschechisch) Čas. lék. čes. **91**, 1174–1177 (1952).

— Verbrennungen bei Kindern. Čsl. Pediat. **10**, 250–253 (1955).

PHELAN, J. T.: Frostbite. J. inter. Coll. Surg. **32**, 501–509 (1959).

PLATZBECKER, P., SEYFFARTH, G.: Zur Pathogenese und Therapie des Sudeckschen Syndroms, Arch. orthop. Unfall-Chir. **50**, 345–362 (1959).

PLEWES, L. W.: Sudeck's atrophy in the hand. J. Bone Jt. Surg. **38 B**, 195–203 (1956).

PONYANNE, L., GOUMAIN, J. M.: Brulures profondes du cuir chevelu avec atteinte osseuse. Ann. Chir. plast. **5**, 251–255 (1960).

RABINOV, D.: Acromutilation of the fingers following severe burns. Radiology **77**, 968–973 (1961).

RANEV, D., SHINDARSKY, B.: Operative treatment of deep burns of the scalp. Brit. J. plast. Surg. **22**, 309–312 (1969).

REICHLE, R.: Das Sudeck-Syndrom. Arch. klin. Chir. **284**, 18–29 (1956).

REISCH, D., BIERLING, G.: Beitrag zum Sudeckschen Syndrom. Arch. orthop. Unfall-Chir. **47**, 545–551 (1955).

RÉMÉ, H.: Das Sudeck-Syndrom. Arch. klin. Chir. **284**, 32–39 (1956).

ROUILLER, C., MAJNO, G.: Morphologische und chemische Untersuchungen an Knochen nach Hitzeeinwirkung. Beitr. path. Anat. **113**, 100–120 (1953).

RUCKENSTEINER, E.: Erwägungen zum Röntgenbilde örtlicher Erfrierungen. Zbl. Chir. **72**, 163–171 (1947).

RUSSE, O.: Dystrophische Muskelverkalkung auf neuroparalytischer und ischemischer Grundlage. Arch. orthop. Unfall-Chir. **47**, 255–262 (1955).

RUTISHAUSER, E., MAJNO, G., ROUILLER, CH.: L'halastazie du tissu osseux. Schweiz. Z. Path. Bakt. **16**, 118–124 (1953).

SAINT-AUBERT, P., POUPART, B.: Periarticular ossification in burned patients. Ann. Chir. infant. **2**, 50–55 (1961).

SALSANO, P.: Late effects of freezing of a lower limb in the light of radiological findings. G. med. **90**, 421–434 (1942).

SÁZAVSKÝ, K.: Reflex-Osteoporose (tschechisch). Praha: Melantrich 1948.

SCHEIBE, G.: Über den kontralateralen Sudeck nach Frakturen. Arch. klin. Chir. **284**, 57–61 (1956).

SCHMIDT, M. B.: in: HENKE-LUBARSCH (Ed.): Handbuch der speziellen pathologischen Anatomie und Histologie. Band IX/3, Berlin: Springer 1937.

SCHÖNBACH, G.: Aetiologische Betrachtungen zur Sudeckschen Dystrophie auf Grund klinischer und experimenteller Untersuchungen. Arch. klin. Chir. **284**, 53–55 (1956).

— Veränderte Umweltfaktoren als Ursache der Zunahme der Sudeckschen Dystrophie. Bruns' Beitr. klin Chir. **200**, 76–99 (1960).

SELKE, A. C.: Destruction of phalangeal epiphyses by frostbite. Radiology **93**, 859–860 (1969).

SEVITT, S.: Burns. London: Butterworth 1957.

SEYFFARTH, G.: Die Bedeutung der Sudeckschen Dystrophie in der poliklinischen Sprechstunde. Z. ärztl. Fortbild. **50**, 841–847 (1956).

SHLIAPTZEW, I. P.: Inflammation of large joints in the burned. Orthop. Travm. Protezir. **9**, 17–21 (1969) (russisch).

SIEBER, E.: Das Sudeck-Syndrom im Kindesalter. Arch. klin. Chir. **288**, 423–432 (1958).

SMITH, S. P., WALKER, F. W.: Arteriography in cold injury. Brit. J. Radiol. **37**, 471–474, 1964.

SOMMER, F., REINHARDT, K.: Das Osteolyse-Syndrom. Arch. orthop. Unfall-Chir. **51**, 69–107 (1959).

STAEMMLER, F.: Die Erfrierung. Leipzig: Thieme 1944.

ŠTĚPÁNEK, VL.: Knochenveränderungen nach Erfrierung. Čsl. Rentgenol. **12**, 21–24 (1958).

— DOLEČEK, R.: The skeletal changes in burned patients. Radiol. clin. (Basel) **29**, 82–94 (1960).

— Significance of skeletal changes in burns. Acta Chir. plast. **3**, 318–320 (1961).

— Thermische Einflüsse auf die Knochen (tschechisch). Čs. Rentgenol. **16**, 116–120 (1962).

STONE, N. H., BOSWICK, J. A., JOHNSON, H. A.: Complications associated with burns. Ind. Med. Surg. **37**, 903–912 (1968).

ŠVÁB, V., DOBRKOVSKÝ, M.: Osteoporose und Knochendystrophie bei Verbrannten. Čs. Rentgenol. **15**, 307–311 (1961).

TEMPSKY, VON, A.: Gelenkschädigung durch Erfrierung. Zbl. Chir. **58**, 339–343 (1931).

THELANDER, R. E.: Epiphyseal destruction by frostbite. J. Pediat. **36**, 105–110 (1950).

TIDRICK, R. T.: Bone and joint changes associated with thermal burns. J. Bone Jt. Surg. **42A**, 907 (1960).

TITZE, A.: Das Sudecksche Syndrom. Wien. med. Wschr. **106**, 647–649 (1956).

TONUTTI, H. E.: Toxische Gewebsschäden. Arch. klin. Chir. **264**, 61–68 (1950).

ÜBERMUTH, H.: Untersuchungen über die alkalische Serumphosphatase beim Sudeck-Syndrom. Arch. klin. Chir. **284**, 39–42 (1956).

VANNOVI, S.: Evoluzione a significato della strie di Baty e Vogt. Ann. Radiol. diagn. (Bologna). **35**, 15–25 (1960).

VIA, E.: Osteoporosi de freddo. G. med. **94**, 268–279 (1947).

VINNITSKY, A. R.: Remote sequels of frostbite trauma of the extremities. Klin. Chir. **5**, 56–59 (1964).

VINSON, H. A., SCHATZKI, R.: Roentgenologic bone changes, encountered in frostbite. Korea 1950/1951. Radiology **63**, 685–695 (1954).

VLASOV, V. V.: Einige experimentelle Eigenheiten von Knochenbrüchen bei gleichzeitiger Verbrennung. (russisch). Vestn. Rentgenol. Radiol. **34**, 53–59 (1959).

WAGNER, K., HAMPEL, F.: Verkalkungen und Verknöcherungen der Weichteile nach Verbrennungen. Acta Chir. orthop. Traum. čech. **30**. 416–420 (1963).

WEISS, K.: Die Knochen-Knorpelgrenze der pars constituens articuli im Röntgenbilde. Fortschr. Röntgenstr. **67**, 26–34 (1943).

WENZL, J., BURKE, E. C., BIANCO, A. J.: Epiphyseal destruction from frostbite of the hands. Amer. J. Dis. Child. **114**, 668–670 (1967).

WILLICH, E.: Das Röntgensymptom der metaphysären Aufhellungslinien im Säuglingsalter. Fortschr. Röntgenstr. **88**, 635–649 (1958).

WILLIS, E., SBORT J. G., SIMONDS, B. D.: Unilateral osteoarthritis of the distal interphalangeal joints following frostbite. Radiology **93**, 857–858 (1969).

WINTERNITZ, R.: Erfrierungen im Röntgenbild. Med. Klin. **15**, 239–242 (1917).

WRIGHT, J. K.: Interphalangeal fusion following frostbite. Brit. med. J. **10**, 1432 (1955).

ZSEBÖK, Z.: Neuropathische Knochenveränderungen. Psychiatr. Neurol. med. Psychol. **4**, 331–336 (1952).

B. Knochenschäden bei Stromverletzung

Von

J. Kolář und R. Vrabec

Mit 35 Abbildungen im Text

Die Verletzungen durch den elektrischen Strom beschäftigen den Röntgenologen, trotz der steigenden Ausdehnung der elektrotechnischen Anlagen und der vielfachen Benützung des elektrischen Stromes, nicht gerade häufig, weil die meisten im täglichen Leben vorkommenden Unfälle harmlos verlaufen und die Betroffenen überhaupt nicht in ärztliche Pflege kommen. Die anderen, bei denen die Einwirkung des elektrischen Stromes zu beträchtlichen traumatischen Veränderungen geführt hat, befinden sich in der Pflege verschiedenster Anstalten, was den Überblick über die wirkliche Häufigkeit des Trauma electricum erschwert.

Die Unfälle durch *Blitzschlag* treten dabei quantitativ ganz in den Hintergrund. Auch *Selbstmordversuche* mit elektrischem Strom spielen heute eine unwesentliche Rolle. Weitaus im Vordergrund des Geschehens stehen die *elektrischen Unfälle* am Arbeitsplatz.

In unserer Darstellung sollen die Knochen- und Gelenkschäden besonders vom röntgenologischen Standpunkt behandelt werden.

I. Allgemeines über die Stromwirkung auf den Körper

Zum elektrischen Unfall kommt es, wenn der ganze Körper oder ein Körperteil mit dem Stromleiter in Berührung kommt und für beliebig lange Zeit ein Bestandteil des elektrischen Stromkreises ist. Wenn es zum direkten oder indirekten Kontakt mit einem unter Spannung stehenden Leiter gekommen ist, und der elektrische Strom von der einen Elektrode zur anderen oder von einer Elektrode zur Erde fließt, werden im menschlichen Körper pathologische Veränderungen hervorgerufen. Sie erfolgen entweder unmittelbar oder sekundär und können evtl. zu einer Spätschädigung führen.

Kurzdauerndes Prickeln, Zucken oder Muskelkrampf in den betroffenen Gliedmaßen gehören, gemeinsam mit einem Schock, zu den allgemeinsten Folgen einer Berührung mit elektrischem Strom. Je nach den Umständen kann der Schock und eine Schädigung von lebenswichtigen Organen (Herz, Gehirn, Rückenmark) unmittelbar zum Tode führen. Andere schwere Folgen eines elektrischen Unfalles äußern sich auf die Herzmuskulatur, das Nervensystem und innere Organe (darunter auch Knochen und Gelenke), durch Destruktion von Geweben und Zellen und durch die Verbrennung der Körperoberfläche.

Die Art und Schwere der Schädigung durch den elektrischen Strom sind von zahlreichen Faktoren abhängig: von der Stromstärke, der Stromart, der Spannung, der Einwirkungsdauer und dem Körperwiderstand, von der Stromrichtung, von der individuellen Empfindlichkeit u. a.

Die Wirkungstiefe und Ausmaß sind in der Hauptsache von der *Intensität des Stromes*, also von der Ampere-Zahl abhängig. Eine Stromintensität von 70—80 mA genügt im Versuch am Tier, um einen irreversiblen Herzstillstand zu erreichen (Jaffe, 1928). Versuche und praktische Erfahrungen zeigen immerhin, daß Gleichstrom dabei weniger gefährlich ist als Wechselstrom von gleicher Intensität und Spannung. Zur Erzeugung von Muskelkrämpfen sind als Schwellenwert etwa 20 mA Gleichstrom bzw. etwa 10 mA Wechselstrom von 50 Perioden notwendig (Schwartz, 1960). Wenn zum Beispiel im Versuch am Tier ein Gleichstrom von 200—250 mA gefährlich ist, genügt zu einer ähnlichen Schädigung schon ein Wechselstrom von 70—80 mA. Deshalb kann für den Menschen schon eine Wechselspannung von 110 V lebensbedrohend sein, da seine Intensität im menschlichen Körper bei herabgesetztem Widerstand bis 90 mA erreicht (Jaffe, 1928). Der Grund dürfte in einem wenigstens anfänglich höheren Gleichstromwiderstand der Haut liegen.

Beim Wechselstrom kommt für die erregende Wirkung neben der Stromstärke auch der *Periodenzahl*, d.h. der Zahl der Richtungswechselpaare pro Sekunde Bedeutung zu. Am gefährlichsten sind die Frequenzen zwischen 30 und 150 Hz, also gerade solche, die sich vom praktischen Standpunkt aus als am brauchbarsten erwiesen haben. Die meisten Netze gebrauchen heutzutage einen Wechselstrom von 50—60 Hz. Bei Hochfrequenzströmen nimmt die Gefahr stark ab (Hemingway und Stenstrom, 1932); bei Frequenzen von 100000 Hz und mehr können oft noch Stromintensitäten von 500 mA ohne erregende Wirkung ertragen werden (Buckley, 1960; Schwartz, 1960).

Die sich beim Stromdurchgang durch den menschlichen Körper in Wirklichkeit auswirkende *Strommenge* kann zwar theoretisch nach dem Ohmschen Gesetz berechnet werden, praktisch kann sie jedoch nur in groben Umrissen geschätzt werden.

Ein elektrischer Unfall kann nur dann auftreten, wenn jemand zwei Punkte (Pole oder Phasen) berührt, zwischen denen elektrische Spannung besteht. Da elektrische Netze in der Regel mit einem Pol (Phase) geerdet sind, genügt auch eine einphasige Berührung des nicht mit der Erde in Verbindung stehenden Leiters (Phase) für einen Stromdurchgang durch den menschlichen Körper.

Die *Spannung* ist in den meisten Fällen bekannt, mit Ausnahme des Blitzschlages. Elektrische Ströme von 1000 Volt und weniger werden als niedrige Spannung, von mehr als 1000 Volt als hohe Spannung bezeichnet. Mehr als 50 Volt kann für den gut geerdeten Menschen lebensbedrohend sein (Lewis, 1957); Jellinek hält bei nassem und gut geerdetem Körper schon eine Spannung von 25 V und mehr für lebensgefährlich. Die üblichen Netzspannungen von 110 und 220 V können zum Tode führen, wenn der Strom durch das Herz geht und ein Ventrikelflimmern verursacht (Koeppen 1933, 1955; Bauer und Bissig, 1962). Die kurzdauernde Berührung eines Stromleiters von 1000 V Wechselstrom kann zu kleineren Schäden führen als eine Berührung von 110 V mit nasser Hand und bei gut geerdetem Körper (Lewis, 1950).

Der Widerstand eines menschlichen Körpers im Stromkreis setzt sich aus mehreren Komponenten zusammen. Wir haben zu unterscheiden zwischen dem eigentlichen Körperwiderstand, der in erster Linie durch die Haut und den Innenwiderstand einzelner Körpergewebe gebildet wird, und den Zusatzwiderständen. Darunter werden alle jene Widerstände verstanden, die sich an den Kontaktstellen zwischen dem Stromleiter und der Körperoberfläche, bzw. dem Stromleiter und der Erdungsstelle einschieben.

Wenn der allgemeine durchschnittliche Körperwiderstand mit 5000 Ohm oder mehr angegeben wird, besagt diese Angabe im Einzelfall eigentlich nichts, da die Verletzungsfolgen oft mehr von der Höhe des Widerstandes in begrenzten Körpergegenden abhängig sind als vom Widerstand des ganzen Körpers (Burger u. van Dongen, 1961). Dem Hautwiderstand kommt dabei eine besondere Bedeutung zu, weil er relativ hoch ist. Die Haut bildet, wenigstens im Bereich der Niederspannung, einen ausgezeichneten Schutz gegen Stromfluß.

Jeder Widerstand, der dem Strom entgegenwirkt, führt zur Wärmebildung, wobei sich der dadurch bedingte Energieverlust auch nach einer Formel des Ohmschen Gesetzes ausdrücken läßt:

$$N = R \cdot I^2 \text{ (in Watt)}$$

Diese Energie bezeichnen wir als Joulesche Wärme. Durch diese Widerstandswärme entstehen in der Haut die für die Diagnose des Stromdurchtrittes außerordentlich wichtigen und beweisenden Veränderungen, die je nach ihrem Aussehen und ihrer quantitativen Ausbildung als „Strommarke" oder als „elektrische Verbrennung" bezeichnet werden können.

Im Gegensatz zum Innenwiderstand, ist der Hautwiderstand eine stark wechselnde Größe, da er z.B. bei trockener Haut 40000—100000 Ohm/cm^2 beträgt. Das beste Dielektrikum bildet in der Haut ihre Hornschicht, deshalb spielt auch die Dicke dieser Schicht und die momentane Hautbeschaffenheit eine wichtige Rolle: je dicker die Hornschicht ist, desto größer ist der Anfangswiderstand und desto langsamer wird er durch die Stromwirkung zusammenbrechen. Extreme Widerstandsfähigkeit besitzen die stark verhornten Hautpartien an den Fußsohlen, in denen mit einem Widerstand bis zu 100000 Ohm im trockenen Zustand gerechnet werden kann. Schwitzende und gut durchblutete oder feuchte Haut leitet den Strom von Anfang an viel besser und wird deshalb auch schneller durchschlagen als trockene und blutleere Haut. Der Widerstand wird durch Feuchtigkeit um das 10—20fache herabgesetzt. Durch das Schwitzen ist die Häufung der Elektrounfälle in Sommermonaten teilweise erklärbar.

Die Widerstandsfähigkeit der Haut ändert sich beim Stromdurchgang: der Hautwiderstand ist im allgemeinen um so geringer, je länger der Strom einwirkt. Durch Austrocknung und Verschorfung der Haut steigt ihr Widerstand an, durch Verkohlung sinkt er wieder ab.

Auch zwischen der Größe der Kontaktfläche einerseits, der Größe der Stromdichte und des Widerstandes andererseits besteht bis zu einem gewissen Grade umgekehrte Proportionalität. Die Kontaktflächen zum Leiter sind unter den Bedingungen der Praxis meistens weniger als 1 cm^2 groß, die Erdungsstellen dagegen beträchtlich größer (meistens werden sie auf den Fußsohlen gefunden). Beim Schweißfuß, gut leitenden Unterlagen und genagelten Schuhen wird die Widerstandsfähigkeit der Haut derart herabgesetzt, daß keine Erscheinungen der Widerstandswärme auftreten können und die Austrittsstelle des Stromes nicht gefunden werden kann. Bei

Niederspannung kommt es also vor, daß oft nur die Eintrittsstelle gefunden wird. Der elektrische Leitungswiderstand der menschlichen Haut ist aber auch sonst bei ein und derselben Person zu verschiedenen Tagesstunden und unter dem Einfluß innerer und äußerer Bedingungen sehr erheblichen Schwankungen unterworfen.

Wenn sich also der elektrische Widerstand des Menschen aus drei hintereinandergelegenen Widerständen zusammensetzt, und zwar aus dem Hautwiderstand der Eintrittsstelle, der als Schutz gegen das Eindringen der Elektrizität in den inneren Körper dient, und aus dem Hautwiderstand der zweiten Berührungsstelle, bleibt nun noch der innere Körperwiderstand. Der Innenwiderstand ist bei kleinen Spannungen beträchtlich und beträgt bei 3—4 Volt etwa 500 Ohm (Schwartz, 1960). Bei Nieder- und Hochspannungen ist er kleiner, gleichgülig, ob es sich um einen Gleich- oder Wechselstrom handelt. Der Innenwidersand darf vernachlässigt werden, weil er nur unwichtigen Schwankungen unterworfen ist und damit als mehr oder weniger konstante Größe betrachtet werden kann. Eine Ordnung der Gewebe nach ihrem Widerstand ergibt absteigend folgende Reihe: Fett, Knochen, Haut, Nerven, Muskel, Blut. Einen Einblick in die Größenordnung geben die Untersuchungen von Kouwenhoven (1949), in denen der Widerstand pro Kubikzentimeter Knochen bis zu 900000 Ohm betrug. In den Gefäßen und sonstigen wasserhaltigen Geweben wird dagegen der Strom sehr gut geleitet.

Unter Zusatzwiderständen verstehen wir alle jene Widerstände, die sich an den Kontaktstellen zwischen dem Stromleiter und der Körperoberfläche einschieben. Ihre Größe ist u.a. durch Kleidungsstücke, Handschuhe, Schuhe, Unterlagen usw. gegeben. Trockene Kleider leisten z.B. einen Widerstand bis zu 150000 Ohm und mehr. Bei solchem Widerstand können die Kleider auch Feuer fangen. Verschiedene Unterlagen besitzen jedoch nach Witterungsverhältnissen sehr verschiedenen Widerstand, der sich mit zunehmender Luftfeuchtigkeit vermindert. Eine starke Erhöhung des Zusatzwiderstandes tritt durch lockeren und damit wenig ausgedehnten Kontakt ein. Bei Hochspannungen kann ein Strom ohne direkten Kontakt auf den Körper überspringen, bei einer Spannung von 10000 Volt schon im Abstand von einigen Zentimetern (Schwartz, 1960).

Die Gefahr wächst beim Stromunfall proportionell zur *Zeitdauer des Kontaktes*, ohne Rücksicht auf die Stromart, auf den Widerstand usw. Schwere tetanische Muskelkontraktionen werden beim langdauernden Kontakt von Muskel- und Knochenkomplikationen begleitet. Durch diese unkoordinierten Krämpfe können die Verunglückten von der Kontaktstelle weggeschleudert werden. In anderen Fällen bleiben sie jedoch am Stromleiter kleben.

Die Art und Stärke der hervorgerufenen Schäden sind davon abhängig, in welcher Weise der Strom den menschlichen Körper durchflossen hat. Es ist selbstverständlich, daß Ströme, die durch die linke Thorax- oder Körperhälfte durchgehen, gefährlicher sind, da mit größerer Wahrscheinlichkeit dabei das Herz getroffen wird (Robertaccio u. Marino, 1958; Wehner, 1960). Ähnlich ist es mit dem Durchgang durch den Kopf. Dagegen werden nur selten Todesfälle beobachtet, wenn der Strom durch eine Extremität eintritt und durch eine andere wieder austritt.

Nicht nur beim Durchschlagen der Haut sondern auch beim Durchgang durch den menschlichen Körper sucht der elektrische Strom den Weg des kleinsten Widerstandes (Schridde, 1928; Jaffe, 1929; Jellinek, 1953). Nach Harrison u. Arden (1956) wird deshalb der Strom besonders von Gefäßen geleitet. Dabei kann aber nicht gesagt werden, daß der elektrische Strom den kürzesten oder nur den einzigen Weg von der Ein- bis zur Austrittstelle nimmt (McLaughlin, 1954), da er sich in den Geweben vorübergehend oder dauernd verzweigen kann. Die höchste Stromdichte wird an der Ein- und Austrittstelle gefunden (Jaffe, 1928), und es können überraschenderweise Gewebeschäden auch im größeren Abstand von der vorausgesetzten Strombahn auftreten.

Die klinischen und morphologischen Bedingungen des Trauma electricum unterscheiden sich völlig von den Phänomenen der allgemeinen Pathologie, wie von Jellinek und anderen betont wurde; sie sollen deshalb als eine Laesio sui generis betrachtet werden, was die elektrische Verletzung in ihrer biopathologischen Beschaffenheit und in ihrem Heilungsverlauf auch tatsächlich ist. Die elektrische Verletzung, gleichgültig ob an der Körperoberfläche oder im Inneren des Körpers, ist ein eigenartiges Phänomen mit eigenen Gesetzmäßigkeiten. Die beim Stromdurchgang in den Geweben entstehenden morphologischen Veränderungen machen oft den Eindruck, daß sie durch Interaktion vom Strom und lebendigen Geweben geschaffen worden sind, da zum Beispiel die Zellen, je nach ihrer Herkunft, eine verschiedene Polarisierung erhalten, und weil diese Polarisierung gewebespezifisch ist (Ranzi u. Cartellieri, 1929); so gibt es ganz auffallende poldifferenzierte Stromeffekte, die eine Klasse für sich bilden.

Die Schädigung der Gewebe entsteht beim Trauma electricum:

1. durch den unsichtbaren Übertritt des elektrischen Stromes unter Entfaltung mechanischer, chemischer, thermischer und zellulärer elektrolytischer Veränderungen.

2. durch Bildung eines dem Spannungsangleich dienenden Licht- und Flammenbogens, der zur Brandwunde führt,

3. durch sog. statische Entladung.

Auf diesem Gebiete sind noch weitere Forschungen notwendig. Am besten bekannt und morphologisch gut deutbar sind die durch den Strom hervorgerufenen Wärmeveränderungen, also Folgen der Widerstands- oder Jouleschen Wärme oder des Flammenbogens. Verbrennungen durch letzteren können eintreten, ohne daß der Körper vom Strom durchflossen wird (besonders beim Kurzschlußflammenbogen). Da dabei Temperaturen bis zu 3000 °C entstehen können, werden manchmal große Oberflächenpartien verkohlt. Der Wechselstrom größerer Spannung kann eine genügende Wärmemenge produzieren, wodurch sogar Knochen geschmolzen werden können: Der Schmelzpunkt des Kalziums liegt zwischen 700—900 °C, weshalb Knochen leicht verschmolzen werden, wobei sog. Knochenperlen entstehen, von denen später noch die Rede sein wird.

Schwer erkennbar und deutbar sind dagegen Veränderungen, die ohne Wärmebildung zustande kommen und die Eigenart des Trauma electricum bedingen. Sie werden oft als Folgen einer „spezifischen" Wirkung des elektrischen Stromes bezeichnet. Es gibt eine ganze Reihe von Veränderungen und Stromwirkungen, die in diesen Rahmen gehören (Jellinek, 1928, 1934, 1937, 1947, 1954; Buris u. Mitarb., 1967).

Als Ausdruck einer spezifischen Wirkung gilt z. B. die Erregung der Nerven, Muskeln und des Herzens, die eigentlich keine faßbaren morphologischen Dauerfolgen zu hinterlassen braucht. In diese Gruppe gehören auch verschiedenste Verfärbungen von Geweben, eine eigentümliche Homogenisierung und Hyalinisierung der verschiedenen Gewebe. Diesen verschiedenen Zellverformungen und strombedingten Gewebeveränderungen liegen meistens auch verschiedene biologische Wirkungsmechanismen zugrunde, die sich nicht immer als destruktive, sondern auch als konstruktive Zeichen bis zur völligen Restitutio ad integrum manifestieren. Neben der eigentlichen Stromwirkung sind beim Elektrotrauma oft auch die vom Strom ergriffenen Gewebe und Gewebezellen aktiv im Spiel, wodurch die souveränen Wirkungsfolgen des elektrischen Stromes mehr oder weniger verändert werden. Wegen dieser Wechselwirkung von elektrischem Strom und Materie sind wir oft nicht imstande, das klinische Ausmaß der elektrischen Verletzung von allem Anbeginn zu bestimmen. Es gibt elektrische Verletzungen, die ihr ursprüngliches Ausmaß auch während des Heilungsverlaufes beibehalten und andere, deren Ausmaß sich in Tagen und Wochen nach dem Unfall vergrößert oder verkleinert. Das Erkennen des wahren Charakters und des Ausmaßes einer elektrischen Verletzung ist in den ersten Tagen in der Regel unsicher und erst die zweite oder dritte Woche kann als kritisch und entscheidend bezeichnet werden (Jellinek, 1957, 1958, 1960).

Die biologische Eigengesetzlichkeit dieser Vorgänge manifestiert sich in Knochen und Gelenken in oft sehr ungewohnter Weise, wie es einige merkwürdige Beobachtungen in der Literatur veranschaulichen.

Die elektrische Wunde verhält sich wie eine aseptische Wunde, auch wenn sie von ganz virulenten Keimen übersät ist. Sie bleibt auch im Bereich der Knochen und der Gelenke, die durch Verletzung freigelegt worden sind, von Entzündung, Sepsis und von toxischen Erscheinungen sehr oft ganz frei und zeigt gute Heilungstendenz. Die Weichteile bleiben häufig von späteren degenerativen Prozessen (Keloiden, Karzinombildung usw.) verschont.

Neben der thermischen und spezifisch-erregenden Wirkung kommt dem Strom in vielen Fällen noch eine mechanische Wirkung zu. Das gilt wenigstens für die Hochspannung und den Blitz. Ausdruck davon sind z. B. die häufigen Zertrümmerungen und das Zerreißen von Kleidungsstücken und Körpergeweben,das Fortschleudern von Verunglückten usw. Auch die Osteoschisis durch den Stromdurchgang wird mehr durch eine mechanische Stromwirkung verursacht (JELLINEK, 1926, 1955) als durch Blutverdampfung, die besonders JENNY (1945) voraussetzt. Die regulären mechanischen Einwirkungen führen in den Geweben zu Blitzfiguren, Stromfiguren, Stromrinnen usw. Daneben gibt es noch eine mechanische Kraft höherer Relation, die ihre Anwesenheit im elektromagnetischen Feld oder sogar im Wirbelfeld verrät. Manche von diesen Veränderungen, die ganz eigentümlich sind und bei unseren heutigen Erkenntnissen noch unklar bleiben, werden in überzeugender Weise im „Atlas zur Spurenkunde der Elektrizität" von JELLINEK gebracht.

Der chemische Einfluß des elektrischen Stromes findet seinen Ausdruck in einer Verfärbung von verschiedenen Zellen und Geweben und auch darin, daß in den Knochen und sogar in der Hirnsubstanz chemisch ausgeschiedener phosphorsaurer Kalk, Myelin usw. beobachtet werden.

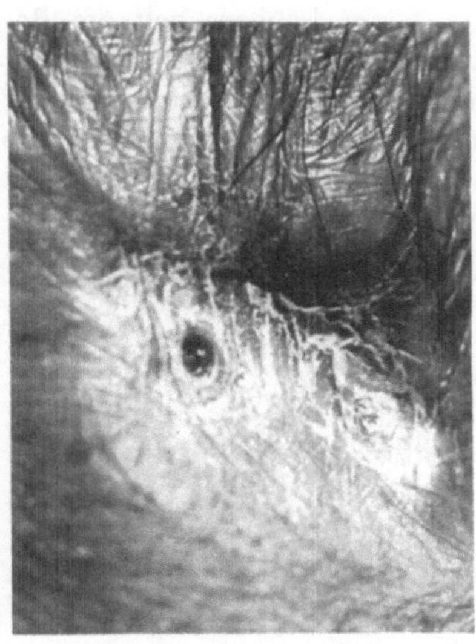

a

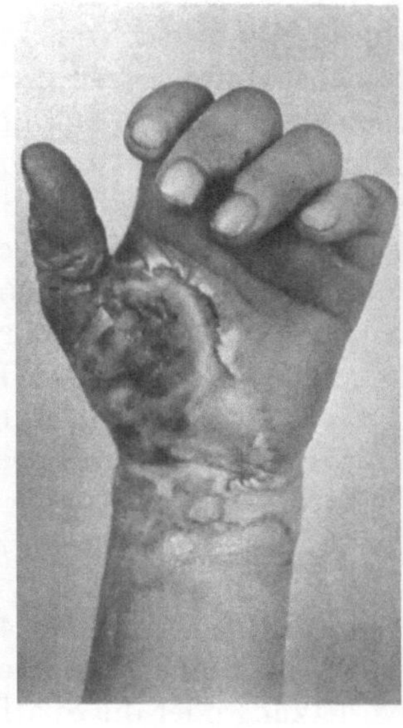

b

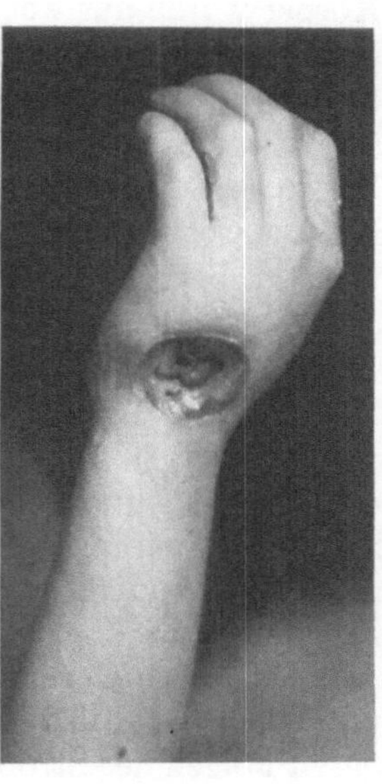

c

Abb. 1 a, b, c. Unterschiedliche Formen und Ausmaß der Stromeintrittsmarken in der Haut

Daneben gibt es Wandlungen der stofflichen Beschaffenheiten, die sich besonders dadurch äußern, daß sich die Wunden steril verhalten. Auch blieben bei schwersten Knochenveränderungen in einigen Beobachtungen von JELLINEK nekrotische Knochenstückchen aus dem freigelegten Knochen jahrlang erhalten, ohne die Arbeitsfähigkeit stärker zu beeinflussen, da auch die Funktion der Gelenke fast normal war.

Bevor wir zur eigentlichen Frage der Knochenveränderungen nach der Stromverletzung übergehen, sollen noch kurz die *Strommarken der Haut* erwähnt werden. Es kommt ihnen bei der Beurteilung der Knochenveränderungen insofern Bedeutung zu, als sie einmal einen wichtigen Hinweis für einen wirklich stattgefundenen Stromdurchgang durch den Körper darstellen, und zum anderen (wenn auch nicht im ganzen Ausmaß) den Verlauf der Strombahn andeuten (JELLINEK, 1925).

Die Morphologie der elektrischen Strommarke zeichnet sich durch eine gewisse Mannigfaltigkeit aus: Manche Marken präsentieren sich als einfache, kreisrunde Flecken, als Verfärbungen der Haut. Andere als Verdickungen oder sogar als knoten- oder warzenförmige Prominenzen von knorpelharter Konsistenz, zuweilen mit unverändertem Aspekt der Haut, gelblich, braun oder bis tiefschwarz verfärbt, mit oder ohne Zeichen von einer Laesio continui. An Körperstellen mit kräftig entwickelter Hornschicht kommt es beim Stromdurchtritt zur Abhebung der Oberhaut. Sie ist scharf begrenzt und nur gelegentlich von einem hyperämischen Saum umgeben. Sonstige Entzündungserscheinungen fehlen meistens überhaupt. Oft sehen die Strommarken aus, als ob es eine ganz alte Schnittwunde wäre (Landois, 1928), obgleich sie erst seit einigen Stunden oder Tagen bestehen (Abb. 1). Das Charakteristische dieser Strommarken, die meistens ganz schmerzlos sind und ohne Fieber und Eiterung verlaufen, besteht darin, daß nachträglich weit größere Bezirke der Nekrose anheim fallen als es anfänglich den Anschein erweckt. Die Grenze zwischen Strommarke und elektrischer Verbrennung ist oft schwer zu ziehen.

II. Strombedingte Veränderungen in den Knochen und Gelenken

Bei den Studien und Beobachtungen über die Stromwirkung auf den menschlichen Körper wurde nur wenig Aufmerksamkeit den Veränderungen an Gelenken und Knochen geschenkt. Es ist das große Verdienst von Jellinek, in seiner Lebensarbeit die Bedeutung der vom elektrischen Unfall hervorgerufenen krankhaften Störungen aufgrund sorgfältiger Beobachtungen, pathologisch-anatomischer Befunde und tierexperimenteller Versuche, zu einer Klinik der Stromverletzungen geordnet zu haben, in der auch über die Knochenschäden berichtet wurde. In der Weltliteratur werden nur wenige Mitteilungen über größeres klinisches Material von Knochenschäden gefunden (Palugyay, 1924; Jellinek, 1926, 1955; Pietrusky, 1939; Bürgel, 1942; Boesch, 1942; Jenny, 1944, 1945; Kaplan u. Berkowits, 1951; Tchicaloff, 1955; Kolář u. Mitarb., 1960, 1961, 1965; Brinn u. Moseley, 1966; Francone u. Linguiti, 1967; Carle u. Mitarb., 1968; Di Vincenti u. Mitarb., 1969; Moncrief u. Pruitt, 1970; Skoog, 1970; Barber, 1971; Gelfand u. Mitarb., 1971). Daneben gibt es noch eine Reihe kasuistischer Mitteilungen, in denen vereinzelte interessante Beobachtungen veröffentlicht worden sind, und daneben eine Reihe anderer Arbeiten, die sich mit verschiedenen Folgen des Trauma electricum befassen.

Wir haben Gelegenheit gehabt, schon über 430 Patienten mit elektrischem Unfall zu untersuchen und längere Zeit zu beobachten. Sie waren alle bettlägerig, da die unmittelbaren Folgen der Stromverletzung oder die Spätfolgen zur Hospitalisierung und zu operativen Eingriffen Anlaß gegeben hatten. Außerdem stehen in unserer Beobachtung noch mehrere leichte Fälle, bei denen der Stromdurchgang zu kleinen oder nicht nennenswerten Veränderungen geführt hat, welche spontan oder konservativ, ohne Bettruhe ausheilten. Aus diesem Krankengut haben wir insgesamt 187 Beobachtungen von Knochen- und Gelenkveränderungen im Gefolge des Stromunfalls gesammelt.

Nach ihrer Entstehungsart lassen sich die elektrischen Unfälle wie folgt unterteilen:

1. Die rein thermischen Verletzungen, bei welchen der Strom nicht durch den Körper geht. Die meisten Unfälle dieser Art entstehen durch den elektrischen Bogen zwischen der Anlage und dem Opfer. Die Temperaturen erreichen dabei 2500 bis 3000° C.

2. Die elektrische Verletzung i. e. S., bei welcher die Körpergewebe durch direkten Stromdurchgang geschädigt werden und zusätzlich oft auch eine thermische Verletzung eintritt.

Aufgrund dieser Unterteilung haben wir (Kolář u. Vrabec, 1960) folgende Klassifikation der Knochenveränderungen beim Trauma electricum vorgeschlagen:

1. Folgen einer elektrischen Verbrennung ohne Stromdurchgang, die ein ähnliches Aussehen haben wie Knochenschäden bei Verbrennungen und einen Verlauf ähnlich anderen thermisch bedingten Schäden. Des öfteren beobachtet man:

a) posttraumatische Osteoporose und Sudeck-Syndrom.

b) Verkalkungen und Verknöcherungen in den Weichteilen.

2. Die mit eigentlichem Stromdurchgang verbundenen Veränderungen pflegen vielgestaltiger zu sein:

a) Indirekte Knochenveränderungen bei der Verletzung von benachbarten Geweben und Organen:

α) posttraumatische Osteoporose und Sudeck-Syndrom.

β) Muskelzugfrakturen und Verrenkungen.

b) Direkte Knochen- und Gelenkveränderungen:

α) Die Kontinuitätstrennungen: Osteoschisis, Frakturen, lochförmige Knochendefekte, Knocheneinschmelzungen mit Knochenperlen, Spontansequestrierung von Knochen oder Knochenteilen.

β) Der Knochentod mit oder ohne Sequestrierung.

γ) Die Periostosen im Gefolge eines Periostrisses, subperiostaler Blutung oder entzündlicher Irritation.

δ) Veränderungen, die durch begleitende Entzündungen bedingt sind (Osteomyelitis, Knochensequestrierung).

ε) Veränderungen in den Gelenken: Destruktion, Ankylosen, Osteochondrosis dissecans.

ζ) Veränderungen in den wachsenden Knochen, besonders im Bereich der Wachstumszonen.

1. Knochenschäden bei elektrischen Verbrennungen

Die *posttraumatische Osteoporose* und das *Sudecksche Syndrom* werden nicht nur bei der Flammenbogenwirkung sondern auch beim Stromdurchgang beobachtet. Ähnlich wie bei den Verbrennungen anderer Herkunft (Kolář u. Mitarb., 1965; Šváb, S. 307), wird bei der posttraumatischen Osteoporose und dem Sudeck-Syndrom durch Stromwirkung ein gewisser Zusammenhang zwischen dem Grad der Gewebeschädigung, der Infektion und den Knochenveränderungen beobachtet.

Wenn wir der Unterteilung des Sudeckschen Syndroms nach Blumensaat (1956) folgen, muß ein Sudeck-Syndrom durch Stromwirkung in den sog. Formenkreis eingereiht werden. Nach Verletzungen durch elektrischen Strom ist die Zahl der Sudeck-Fälle, die in der Weltliteratur bisher mitgeteilt worden sind, beschränkt, und es gibt auch keine einheitliche Erklärung, in welcher Weise sie entstehen. Die Autoren sind sich nicht einmal darin einig, ob es sich um ein wirkliches Sudeck-Syndrom handelt (Colson u. Mitarb., 1958; Moncrief, 1958; Evans u. Smith, 1959).

Im Jahre 1924 hat Palugyay als erster über eine schwere Knochenatrophie als Endzustand nach einer Sudeckschen Dystrophie nach Hochstromverletzung bei zwei Knaben im Alter von 10 und 11 Jahren berichtet. Eine andere Beobachtung von Keller (1939) ist besonders interessant, da es sich um eine Sudecksche Dystrophie am Arm nach Blitzschlag, ohne Weichteilwunde, handelte. Auf den Röntgenaufnahmen konnte ein Knochenumbau nach vier Monaten beobachtet werden, und im Laufe eines Jahres normalisierten sich die Knochenbefunde völlig. Die Weichteilbefunde und Knochenschmerzen zeigten jedoch, daß es sich in diesem Fall um ein wirkliches Sudeck-Syndrom handelte.

Auch Jellinek beschrieb mehrmals Veränderungen im vegetativen Nervensystem, die von Hypertrichosis, Nagelwachstumsstörungen u. a. begleitet waren und die für die Annahme einer Sudeck-Ursache sprechen können. Pietrusky (1939) erklärt die Ursache der Dystrophie nach elektrischen Unfällen mit einer Vasomotorenstörung, die auch durch direkte Beeinflussung (spezifische Stromwirkung auf das Nervensystem) möglich ist. Kaplan (1951) beschrieb in seiner Monographie verschiedene Knochenveränderungen nach Stromverletzung und führte ausdrücklich an, daß die Osteoporose zu den gewohnten

Knochenerscheinungen nach dem Trauma electricum gehört. Aus dieser Mitteilung läßt sich zwar die Frequenz des Sudeck-Syndroms nach Stromverletzung nicht näher herauslesen; da aber außer den Umbauvorgängen und der Osteoporose auch andere klinische Symptome vom Sudeck-Typ erwähnt werden, ist anzunehmen, daß der Autor in seinem Material von 50 Kranken wirkliche Sudeck-Fälle beobachtet hat.

Liévre u. Hubault (1951) brachten eine seltene Beobachtung einer generalisierten Osteoporose in Form einer Alarm-Reaktion, die sich am axialen Skelet abspielte und sogar sekundär Kompressionsfrakturen an Wirbelkörpern zur Folge hatte. Diese merkwürdigen Abbauvorgänge haben jedoch mit einem klassischen Sudeck-Syndrom nur wenig gemeinsame Symptome. Ritvo (1955) behauptet, daß die Osteoporose nach Stromverletzung oft den einzigen pathologischen Knochenbefund darstellt. Lewis (1958) erwähnt bei einer 46jährigen Frau nach Stromverletzung der oberen Extremität nicht nur eine rarefizierende Osteoporose sondern gerade eine Endatrophie der Knochen an der Peripherie der Extremität. Mit hoher Wahrscheinlichkeit handelte es sich in diesem Falle um Folgen einer artiellen Blutgefäßstörung wie beim Raynaudschen Syndrom; nähere Angaben über Gefäßuntersuchungen in diesem Falle fehlen. Auch Platzbecker u. Seyffarth (1959) haben einmal ein Sudeck-Syndrom nach Stromverletzung beobachtet.

Jenny (1945) zweifelt dagegen überhaupt daran, ob beim Elektrotrauma eine Sudeck-Dystrophie vorkommt; wenn sie tatsächlich auftritt, bildet sie keineswegs eine spezifische Knochenveränderung nach der Stromverletzung. Auch Blumensaat (1956) nimmt in seiner Monographie zu dieser Frage eine abwartende Stellung ein, da die Gesamtzahl solcher Beobachtungen bisher klein ist und bis jetzt keine Mitteilung zur Verfügung stehe, die sich mit dieser Frage befaßt und sich auf ein größeres klinisches Material stützt.

In unserem Krankengut befindet sich keine Beobachtung des Sudeckschen Syndroms ohne gleichzeitige Weichteilverletzung, die etwa der Beobachtung von Keller (1939) ähnlich wäre. Einen kollateralen Knochenumbau und Osteoporose konnten wir jedoch bei fast allen Kranken feststellen, die wegen umfangreicher Brandwunden oder Strommarken hospitalisiert und behandelt wurden, besonders dann, wenn zur Ausheilung der Brandwunden operative Eingriffe notwendig waren, oder wenn die Hautwunden infiziert wurden, was auch bei Stromverletzungen nicht ausgeschlossen ist. Wir neigen auf Grund einiger Beobachtungen zu der Auffassung, daß der einfache Knochenumbau in der ersten Phase der Knochenreaktion beim Elektrounfall nicht als pathologischer Vorgang betrachtet werden soll, und es scheint uns eher die Erklärung berechtigt, daß es sich um Anpassungsvorgänge handelt wie etwa bei anderen Verbrennungen und Frakturheilung. Wenn wir diese erste Phase nicht als pathologisches Syndrom betrachten, bleibt in unseren Beobachtungen noch beinahe ein Drittel von bettlägerigen Patienten mit strombedingten Verbrennungen an den Extremitäten und mit Dystrophie-Zeichen. In 17,2 % kam es sogar zu einer Knochenatrophie. Es handelt sich dabei um schwerste Stromverletzungen, die mit Eiterungen, Nekrosen, Gelenkveränderungen, Durchblutungsstörungen und umfangreicheren Brandwunden verbunden waren. Nicht nur die großen Knochenveränderungen sondern das ganze klinische Bild haben den Symptomen eines Sudeck-Syndroms voll entsprochen, wie es nach Frakturen und anderen Erkrankungen bekannt ist (Bertoni, 1952; Bierling u. Reisch, 1955; Beneš, 1956, 1957). Eine spezifische Röntgensymptomatologie beim Elektrotrauma gibt es nicht.

Im Vergleich zu den Erfahrungen, die bei der Untersuchung von verbrannten und verbrühten Personen gewonnen wurden, liegt die Zahl der Atrophien höher als bei den üblichen Verbrennungen. Wir glauben jedoch, daß es sich dabei um die gleichen pathologischen Vorgänge und um eine gleiche Pathogenese handelt wie beim Sudeckschen Syndrom nach Verbrennungen anderer Art, und wir neigen gemeinsam mit Jenny dazu, diese Knochenveränderungen für unspezifische Folgen der Stromeinwirkung zu halten. Mit Ausnahme der Beobachtung von Keller, haben bei allen anderen Kranken mit

Sudeck-Erscheinungen nach Stromverletzung Hautverbrennungen bestanden, also noch ein anderes Reizzentrum als die eigentliche Stromspur im Körper.

Das Vorkommen von *Verkalkungen* und *Verknöcherungen* in den Weichteilen ist nach einer Stromverletzung grundsätzlich möglich, gehört jedoch, im Vergleich zu den anderen Verbrennungen, zum weit selteneren Ereignis. Wir haben sie nur bei zwei Kranken beobachtet. In beiden Fällen handelte es sich um eine Verletzung mit Flammenbogen bei Kurzschluß an einer Hochspannungsanlage. Bei den Verunglückten, die vom Strom getroffen wurden, ohne dabei eine größere Brandwunde zu erleiden, haben wir diese Komplikation nicht beobachtet. Bei den beiden erwähnten Kranken wurde die Gegend der großen Gelenke getroffen (Kolář u. Vrabec, 1959), und zwar die Ellbogen-, Knie- und Fußgelenkgegend (Abb. 2). Die klinischen und röntgenologischen Beobachtungen bei

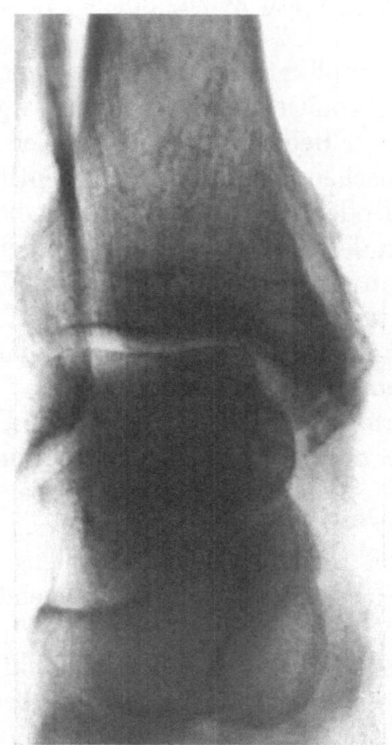

Abb. 2. 43jähriger Mann. Periostosen mit einer Bandverkalkung im Fußgelenk (6000 W Wechselstrom mit Flammenbogenwirkung)

diesen äußerst seltenen Komplikationen einer Stromverletzung stimmen mit den Erfahrungen bei anderen Verbrennungen überein (Kolář u. Vrabec, 1957, 1958, 1965). Die Verkalkungen und Verknöcherungen bilden sich im Laufe von mehreren Monaten und bleiben meistens auf die unmittelbare Nähe des Gelenkes beschränkt. Eine ossifizierende Myositis haben wir nach Stromverletzung bisher noch nicht beobachtet, und sie wurde auch unseres Wissens bisher noch nicht von anderer Seite berichtet. Eine Verknöcherung der amorphen Kalkanlagerungen ist im weiteren Verlauf möglich. In einem solchen Fall bekommen die Knochenschatten in den Weichteilen eine eigene Knochenbälkchenstruktur mit einer Kortikalis. Als Folge dieser Verkalkungen werden, je nach ihrem Ausmaß, Einschränkungen der Gelenkbewegungen beobachtet, die bei einem Kranken mit Verkalkung im Ellbogengebiet besonders auffallend waren.

Die Pathogenese dieser Weichteilveränderungen ist die gleiche wie nach anderen Verbrennungen.

2. Knochen- und Gelenkveränderungen nach Stromdurchgang

a) Indirekt entstandene Knochenveränderungen

α) *Posttraumatische Osteoporose und Sudeck-Syndrom*

Diese beiden Formen von Knochenabweichungen haben wir schon gemeinsam mit ähnlichen Schäden besprochen, die bei elektrischen Brandwunden ohne Stromdurchgang auftreten. Ihre röntgenologische und klinische Symptomatologie ist die gleiche.

β) *Muskelzugfrakturen und Verrenkungen*

Knochenläsionen treten sowohl durch direkte elektrische Verletzung als auch durch Muskelzug beim Stromdurchgang auf. Die Frakturen und Luxationen nach plötzlichem, durch Stromeinwirkung verursachtem Muskelzug spielen in der Traumatologie der Stromverletzung eine wichtige Rolle.

Die Verletzungen sind als Komplikationen beim Tetanus, nach epileptischen Anfällen und nach der Schock-Behandlung von Geisteskranken relativ gut bekannt. Bei elektrischen Unfällen kommen sie nur selten zur Beobachtung, da sie sich nicht nur bei der Obduktion sondern auch während der klinischen Behandlung gelegentlich dem Nachweis entziehen können, wenn keine Schmerzen oder Funktionsstörungen bestehen. Wir sprechen dabei nicht von Frakturen nach Sturz, der sich ja nicht selten an ein Elektrotrauma anschließt. Es handelt sich ausschließlich um Muskelzugfrakturen und Verrenkungen, wobei der auslösende Reiz zur Muskelkontraktion der elektrische Schlag ist. Daneben können ursächlich auch die heftigen Abwehrbewegungen beteiligt sein, die das Opfer zu seiner Befreiung unternimmt, wenn es vom Strom gehalten wird.

Die in der Literatur bisher am häufigsten beschriebenen Folgen solcher Krampfanfälle spielen sich in der Wirbelsäule ab. Während die Streckmuskulatur des Rumpfes straff angespannt ist und die dorsalen Partien der Wirbelkörper fixiert sind, setzen heftige Kontraktionen der Beugemuskeln ein. Der starke Muskelzug führt infolge Sprengwirkung des unter pathologisch erhöhtem Druck stehenden Nucleus pulposus zu Einbrüchen der Grund- und Deckplatte des Wirbelkörpers mit nachfolgender Kompressionsfraktur des Wirbelkörpers.

Da in der Klinik oft nicht beachtet wird, daß beim Elektrotrauma eigentlich ähnliche Bedingungen zu Wirbelsäulenkomplikationen führen wie bei der Schock-Therapie, wird oft an die Möglichkeit dieser Komplikation überhaupt nicht gedacht. Auch in Fachkreisen nicht, in denen die Wirbelkompressionen nach Elektroschock-Therapie sonst gut bekannt sind, da sie in etwa 2,4 % aller Fälle zu erwarten sind (Kelly, 1954). Die Angaben von Patienten, die über Rückenschmerzen und Funktionseinschränkung klagen, werden vernachlässigt oder sogar als Ausdruck einer Rentenneurose erklärt (Sturm, 1941). Wenn eine Röntgenuntersuchung nicht vorgenommen wird, bleiben diese Schäden unerkannt (Burrows, 1936; Sturm, 1941; Boesch, 1942; Jenny, 1944; Meschan u. Mitarb., 1950; Liévre u. Hubault, 1951; Auer, 1954; Dewald u. Mitarb., 1954; Kelly, 1954; Koeppen u. Panse, 1955; Newbury u. Etter, 1955; Kvasnička, 1956; Beresneva, 1957; Robertaccio u. Marino, 1958; Manzi, 1960; Ehalt, 1961; Grinberg, 1962; Taylor, 1962; Brinn u. Moseley, 1966; Francone u. Linguiti, 1967; Montoli u. Gallinotto, 1968; Di Viventi u. Mitarb., 1969; Moncrief u. Pruitt, 1970; Skoog, 1970; Kazda u. Holík, 1972; Stadaas, 1973; Herzman, 1974).

Leider sind auch nicht alle unsere Kranken im Hinblick auf ihre Wirbelsäule röntgenologisch untersucht worden; deshalb sind wir nicht imstande, die Häufigkeit einer solchen Komplikation im eigenen Material zu schätzen. Eine Kompressionsfraktur des Wirbelkörpers haben wir bei insgesamt acht Kranken gefunden. In keinem einzigen Fall wurde eine richtige Diagnose vor der Röntgenuntersuchung klinisch gestellt. Bei vier Kranken war die Röntgenuntersuchung wegen Rückenschmerzen und Funktionsstörungen, die zuerst für Folgen einer direkten Rückenmarkschädigung beim Stromdurchgang gehalten wurden, indiziert. Die meisten dieser Kompressionsfrakturen betreffen, ähnlich wie nach der Elektro-Schocktherapie, die mittlere und obere Brustwirbelsäule (Abb. 3), besonders die Segmente D 5—7.

Neben Wirbelfrakturen wurde bisher auch eine gewisse Anzahl von Brüchen im Bereich des Schultergürtels, des Beckens und der Extremitätenknochen erwähnt.

Die in der Gegend des Schultergürtels vorkommenden Frakturen betreffen meistens das obere Humerusende: Es handelt sich um Impressionsfrakturen des Kopfes, Abrißfrakturen des Tuberculum maius humeri oder sogar Querfrakturen im Collum chirurgicum humeri oder um Luxationsfrakturen im Schultergelenk (sehr oft verbunden mit Abriß

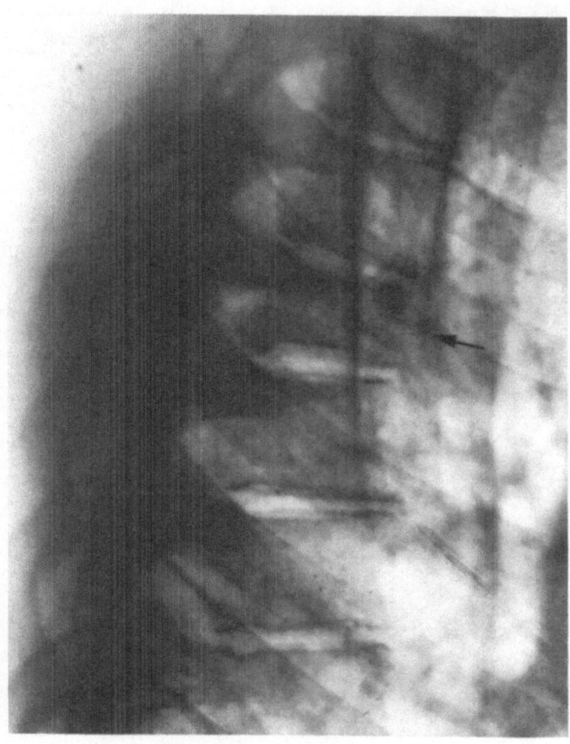

Abb. 3. 32jähriger Mann. Kompressionsfraktur des fünften Brustwirbelkörpers (Pfeil) durch tetanische Krämpfe beim Stromdurchgang von 380 Volt-Drehstrom

von Tuberculum maius oder minus humeri). Es scheint, daß solche Komplikationen nach Trauma electricum sogar häufiger vorkommen als nach der Schock-Therapie. Die dazu notwendigen Stromstärken und Spannungen brauchen gar nicht hoch zu sein; es genügt schon der gewöhnliche Lichtstrom. In einer Beobachtung von SCHILF (1930) kam es zur Zertrümmerung des Humeruskopfes nach Kontakt mit Wechselstrom von 220 V mit dem Zeigefinger. Es wurden noch weitere ähnliche Beobachtungen veröffentlicht (JÄGER, 1921; JELLINEK, 1926, 1929, 1931, 1955; MARTIN, 1931; FRÜHMANN, 1931; BURROWS, 1936; BÜRGEL, 1942; JENNY, 1944; LINGLEY, 1947; SYLWAN, 1949; LIMONTA, 1954; KOEPPEN u. PANSE, 1955; SIPOS, 1956; BERESNEVA, 1957; ŠTĚPÁNEK, 1958; MALSKA-WANIEWSKA, 1960; MANZI, 1960; SCHWARTZ, 1960; NAUČEVA u. KREJCER, 1962; SKLIARENKO, 1963; BRINN u. MOSELEY, 1966; THOMAS, 1966; MONTOLI u. GALLINOTTO, 1968; MONCRIEF u. PRUITT, 1970).

Eine Humerusfraktur konnten wir zweimal beobachten. Einmal handelte es sich um eine Luxationsfraktur im Bereich des Humeruskopfes (Abb. 4), bei dem anderen Kranken

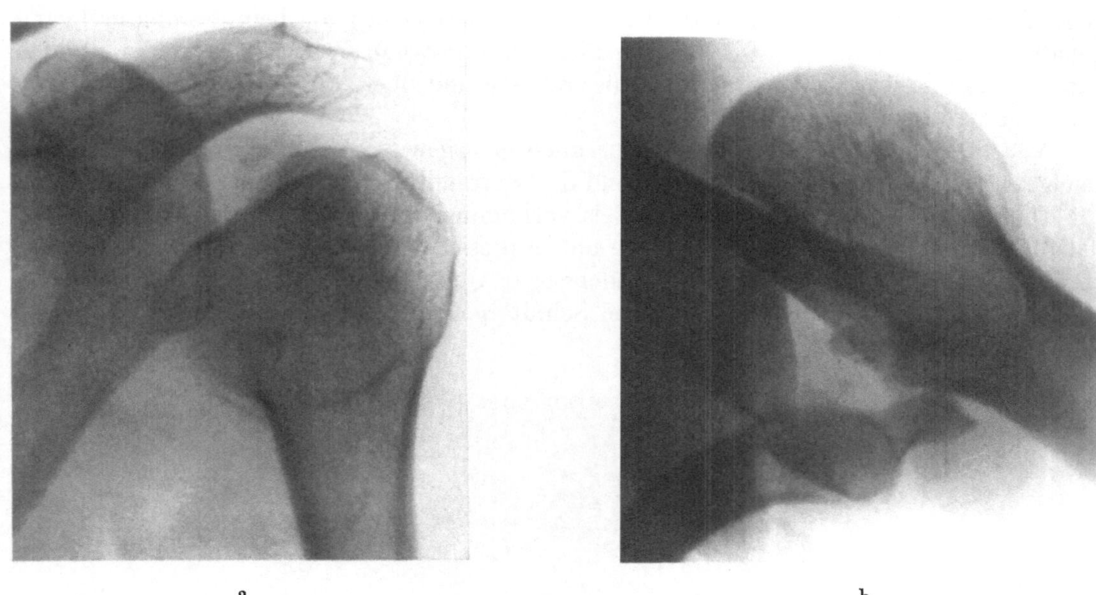

a b

Abb. 4a, b. Abriß- und Kompressionsfraktur mit Subluxation des Humeruskopfes nach Durchgang von 2000 Volt Wechselstrom

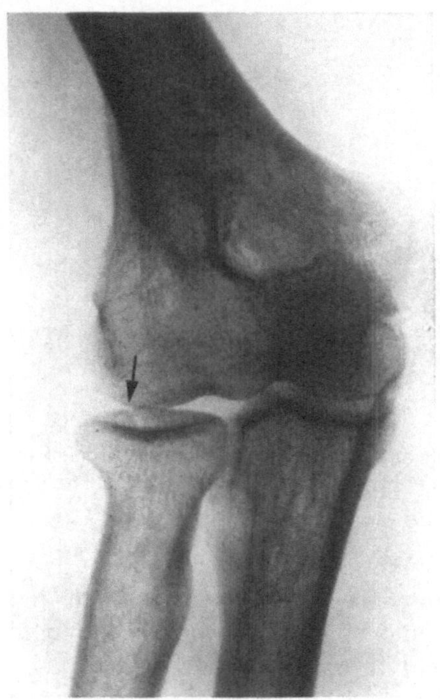

Abb. 5. 46jähriger Mann. Infraktion im Radiuskopf (Pfeil) nach tetanischen Krämpfen beim Durchgang von 22000 Volt Wechselstrom

um eine Infraktion im Collum chirurgicum humeri. In beiden Fällen waren die Bewegungen in den verletzten Gelenken eingeschränkt, und doch hatte der behandelnde Arzt zuerst an Beschwerden gedacht, die durch Spondylosis, Halsrippe oder Hernia nuclei pulposi in der Halswirbelgegend verursacht werden. Derartige Angaben findet man bei Beobachtungen anderer Autoren sehr oft (Hammond u. Clemmonds, 1948; Pizon, 1951).

Auch ein Scapulabruch kann durch eine Muskelkontraktion entstehen. Naheliegend ist die Annahme, daß bei fixiertem Arm die durch Einwirkung des elektrischen Stromes plötzlich einsetzende, heftige Kontraktion sowohl der Innen- (M. subscapularis, M. teres major) als auch der Außenrotatoren (M. infraspinatus und M. teres minor) entgegengesetzte und unkoordinierte heftige Zugwirkungen auf das Schulterblatt auslöst, die zur Fraktur führen. Dieses seltene Ereignis haben z.B. JENNY (1941), AUER (1954), REICHELT (1955), SCHWARTZ (1960), MALSKA-WANIEWSKA (1960), MANZI (1960) beobachtet.

Auch in der Hüftgelenkgegend sind Muskelzugfrakturen beschrieben worden: Schenkelhalsfrakturen traten in einigen Fällen sogar beiderseitig auf (LÖWENTHAL, zit. nach BÜRGEL, 1942; POWELL, 1960; PEARSON u. HARGADON, 1962). Sie sollen dadurch verursacht werden, daß bei den Krämpfen die Kniee zum Rumpf oder sogar bis zum Kinn gezogen werden, unter heftigem Zug von Muskelgruppen, die am oberen Oberschenkelende ansetzen.

Daneben sind gelegentlich noch seltenere Knochenbrüche beschrieben worden, z.B. der Rippen (AUER, 1954) und der Extremitätenknochen (ZIMMERN, zit. nach BÜRGEL, 1942; MANZI, 1960). Auch wir haben Gelegenheit gehabt, eine Infraktion am Radiusköpfchen zu beobachten, die der Aufmerksamkeit sicher entgangen wäre, wenn der Kranke in dieser Gegend nicht Schmerzen bei jeder Bewegung gehabt hätte, die zur Röntgenuntersuchung Anlaß gaben (Abb. 5).

Die praktische Wichtigkeit dieser indirekten Knochenschäden beruht besonders darauf, daß vernachlässigte Knochenfrakturen oder Verrenkungen zu Funktionsstörungen führen, die erst nach den abgeklungenen klinischen Symptomen (besonders, wenn gleichzeitig eine Verbrennung besteht) festgestellt werden. Es besteht die Gefahr, daß die nicht festgestellten Infraktionen bei der Behandlung und Rehabilitation völlig durchbrechen können, eine Komplikation, die sonst vermeidbar ist (FRÜHMANN, 1931). Dauerfolgen von unbehandelten Frakturen und Luxationen können den sonst guten Erfolg der Behandlung beim Trauma electricum ungünstig beeinflussen.

b) Direkte Knochenschäden

In diesem Kapitel sollen alle Knochenveränderungen besprochen werden, die entweder dadurch entstanden, daß der Strom das Knochengewebe durchschlagen hat, oder in der unmittelbaren Knochennähe Veränderungen verursachte, die Knochengewebe schädigten (z.B. eine Zerreißung von Periost usw.).

α) Die Kontinuitätstrennungen

Das Erkennen von Elektrizitätsspuren in Form von Kontinuitätstrennungen ist erleichtert, wenn sie nicht nur im Innern des Knochens lokalisiert sind, sondern bis an die äußerste Peripherie reichen und dabei auch andere, wenn auch manchmal nur feine Unterbrechungen der äußeren Kontur des Knochens auf der Röntgenaufnahme verursachen.

In erster Linie handelt es sich dabei um sog. *Knochenschisis*, die von mehreren Autoren beobachtet wurde: GERLACH (1912), JELLINEK (1926,1958), LANDOIS (1928), FRITZ (1934), PIETRUSKY (1939), KAPLAN (1951), GRUNDMAUR (1956), ŠTĚPÁNEK (1958), KOLÁŘ u. VRABEC (1960, 1965).

Eine solche Spur besteht entweder aus einer einzigen, gerade verlaufenden Linie (Abb. 6, 7, 8) oder bildet eine mehr oder weniger regelmäßige Sternform. Ausnahmsweise kommen auch Zeichen einer Knochensprengung vor, wie es z. B. in der Beobachtung von FRITZ (1934) der Fall war: Mehrere Knochenbrüche und freie Knochenstückchen wurden vom oberen Rand der Orbita abgesprengt, deren Inhalt durch Hitze koaguliert war. Frische Elektrizitätsspuren sind an den Knochen des Gesichtsskelets noch schwieriger als an den Knochen der Extremitäten zu erkennen. Deutlicher werden sie an den Knochen der Schädelkapsel sichtbar.

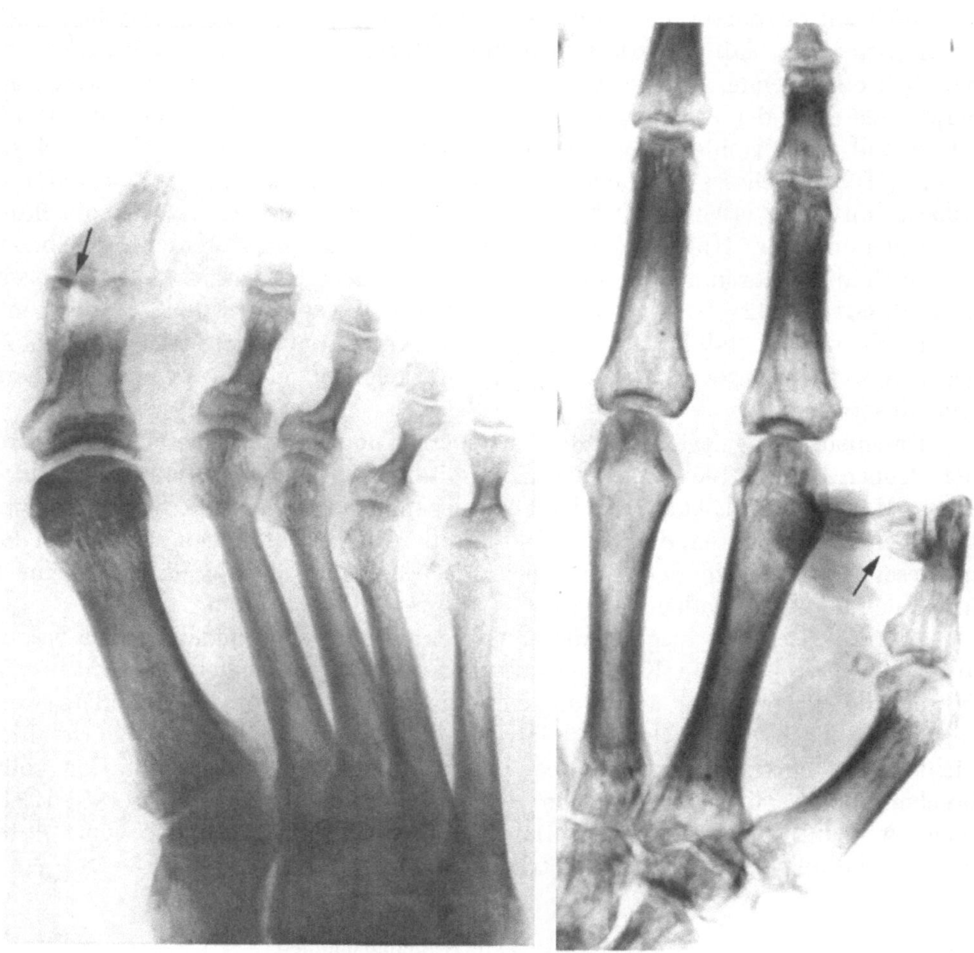

Abb. 6 Abb. 7

Abb. 6. 48jähriger Mann. Osteoschisis (Pfeil) nach Blitzschlagverletzung, an der Ausgangstelle des Stromes bei Erdung. Ausgang in Amputation wegen Gangrän

Abb. 7. 22jähriger Mann. Pseudarthrose bei einer Osteoschisis (Pfeil) durch 6000 Volt-Wechselstromwirkung

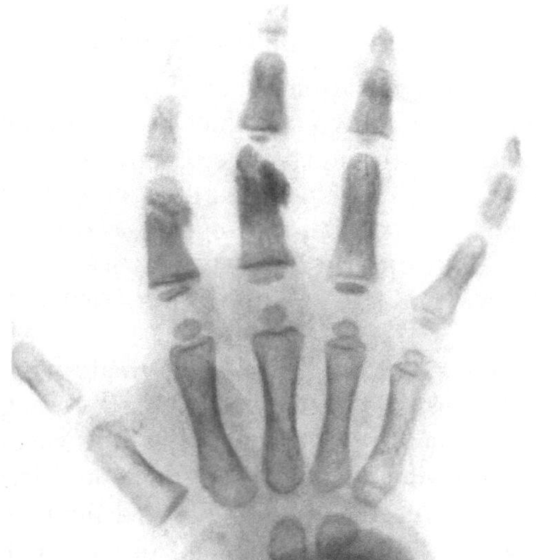

Abb. 8. 3jähriges Mädchen mit Knochensprengung nach Stromschlag (380 V Drehstrom). Hautstrommarken an denselben Fingern. Gute Ausheilung ohne operativen Eingriff

Die manchmal ungemein zarten und feinen Aufhellungen, in denen sich die frischen Elektrizitätsspuren im Knochen präsentieren, können leicht der Wahrnehmung entgehen, wenn an sie nicht gedacht wird.

Ein 22jähriger Elektromechaniker hat am 6. 11. 1951 in einer Werkstätte eine Wechselstromleitung von 5000 V zum Transformator angeschlossen, wobei von einem anderen Arbeiter die ganze Anlage vorzeitig unter Strom gesetzt wurde. Dadurch entstand eine Brandwunde II.—III. Grades an der linken Hand (Eintrittsstelle) und an der rechten Fußsohle (Austrittsstelle). An der linken Hand wurde am schwersten der Kleinfinger und der Daumen betroffen. Am Kleinfinger wurde das basale Fingergelenk eröffnet, und an beiden Fingern bildete sich als Folge der tiefreichenden Verbrennungen mit Beschädigung von Muskeln und Sehnen eine Beugekontraktur. Unmittelbar nach der Verletzung wurde keine Röntgenaufnahme gemacht. Erst nach elf Monaten, als sich der Kranke zur Korrektur der ungünstigen Fingerkontraktur einstellte, wurde eine Pseudarthrose als Zustand nach einer lokal nicht abgeheilten Fraktur an der Basis des Daumengelenkes entdeckt (Abb. 7), die bei den schweren lokalen Veränderungen an der Hautoberfläche der Aufmerksamkeit entgangen war. Der Kranke hatte keine andere Verletzung in diesem Bereich erlitten, und diese Fissur muß als Folge der damaligen Stromverletzung aufgefaßt werden, da auch die Eintrittsmarken oberhalb des Daumens lagen. Am Kleinfinger spielte sich inzwischen eine Gelenkdestruktion ab, weshalb eine Amputation des Kleinfingers vorgenommen wurde. Zu diesem Zeitpunkt zeigte die Röntgenaufnahme schon deutliche Zeichen einer Sudeckschen Dystrophie, die zuletzt in eine Atrophie überging (letzte Kontrolle sechs Jahre nach dem Unfall).

Durch mikroskopische Untersuchungen der Knochen ist es gelungen, bei tödlich Verunglückten zu zeigen, daß in der feineren Knochenstruktur oft charakteristische Kontinuitätstrennungen vorhanden sind. Sie verlaufen als allerfeinste Knochenbälkchenunterbrechungen und Zick-Zack-Linien über relativ lange Strecken. Auch experimentell ist es gelungen, bei Tieren solche Spuren zu erzeugen (PIETRUSKY, 1926; JAFFE, 1928).

Der Nachweis dieser Spuren gelingt nicht bei jeder Untersuchung, sogar auch dann nicht, wenn sie planmäßig mit Röntgenaufnahmen gesucht werden, weil sie in unterschiedlichen Flächen im Knochen liegen. Die anderen können deshalb nicht festgestellt werden, weil sie zu fein sind. Bei unklaren Befunden läßt die Entscheidung oft viele Wochen auf sich warten, da erst durch weitere Abbauvorgänge die ursprünglich sehr feine Kontinuitätstrennung endlich deutlicher hervortritt. In anderen Fällen bleiben sie dagegen unerkannt und heilen komplikationslos ab, wobei eine größere Kallusbildung ausbleibt (JELLINEK, 1947). Erleichtert wird ihre Auffindung, wenn sie unterhalb oder in der Nähe einer an der Haut befindlichen Strommarke liegen, die als Wegweiser dienen kann (Abb. 8).

Die Frage der Entstehung einer Knochenschisis ist noch umstritten. JELLINEK meint, daß die Schisis eine rein mechanische Folge des Stromes ist, die auch in anderen harten Stoffen auftreten kann (Holz, Metallen usw.), und daß im Knochengewebe bei der mikroskopischen Untersuchung alle Zeichen einer thermischen oder chemischen Aktion fehlen. JENNY (1945) meint dagegen, daß sie wohl auf die Erhitzung des Knochens zurückzuführen sei, und daß es sich um Hitzesprünge handelt. Eine ähnliche Meinung vertraten früher SCHRIDDE und ALVERSLEBEN (1932), die zudem behaupteten, daß eine frühere Knochenerkrankung bestehen müßte, da die gesunden Knochen durch Stromwirkung nicht gebrochen werden könnten. Als Beweis für die Theorie des Hitzesprunges führten sie an, daß solche Kontinuitätstrennungen nach Verletzungen durch hochgespannten Starkstrom beobachtet und beschrieben worden sind, der im menschlichen Körper bekanntlich in erster Linie Hitzeschäden verursacht.

Nach unserer Meinung ist die Auffassung, daß nur kranke Knochen durch Stromwirkung gebrochen oder gesprengt werden können, durch Beobachtungen von Knochenveränderungen bei sonst gesunden, jungen Personen widerlegt worden. Auch die Meinung, daß es sich ausschließlich um Hitzesprünge handelt, scheint uns zu autoritativ zu sein, da wir solche Knochenveränderungen bei einigen Kranken gesehen haben, bei denen es sich keineswegs um eine Starkstromverletzung handelte: Sie wurden vom Lichtstrom getroffen. Vielleicht handelt es sich um eine kombinierte mechanisch-thermische Verletzung der Knochenstruktur.

In unserer Beobachtung befanden sich insgesamt 16 Verunglückte, bei denen eine Knochenschisis durch Röntgenuntersuchung gefunden werden konnte. Eine Osteoschisis kann an den Röhrenknochen erst nach mehreren Tagen oder Wochen zum Vorschein kommen, wie es besonders Jellinek gezeigt hat. Sie bildet eine Grenze, jedoch nicht eine wahre Demarkationslinie zwischen den nekrotischen und gesunden Knochenpartien. Deshalb empfiehlt es sich, mit einer Amputation zu warten bis sich die nekrotischen Weichteile demarkieren. Die hie und da nachweisbare feine Aufhellungslinie im Knochen zeigt am besten, in welcher Höhe die Amputation erfolgen muß. Eine solche Linie kommt zwar nur selten vor, es lohnt sich aber trotzdem, mit der Amputation zunächst zu warten, da der ganze Umfang der Gewebeschädigung kurz nach der Verletzung nicht mit Sicherheit beurteilt werden kann.

Durch die Osteoschisis werden gelegentlich die anwesenden Sequester begrenzt (Jellinek, 1925, 1926). So fand Jellinek (1955) nach mehreren Monaten eine Spontanampu-

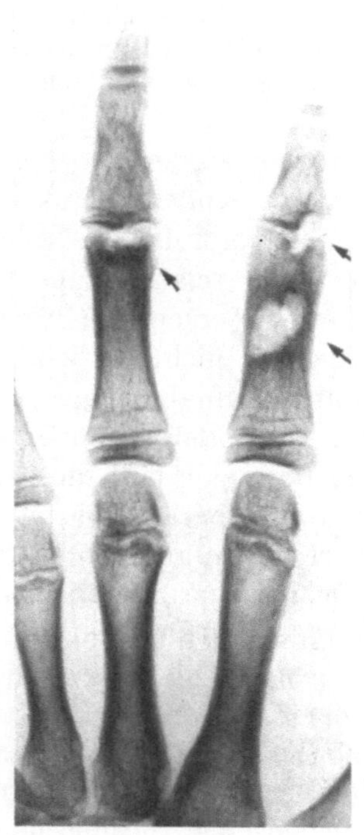

Abb. 9. 14jähriger Knabe. Lochförmige Knochendefekte (Pfeil) nach Wechselstromdurchgang im Alter von fünf Jahren. Keine Eiterung. Hautstrommarken ohne operativen Eingriff geheilt

tation des ganzen nekrotischen Armes in Höhe einer Osteoschisis im Humerus. Der Nachweis einer begleitenden Periostosreaktion ist ein wichtiges Zeichen dafür, daß an dieser Stelle das Periost noch lebensfähig geblieben ist. Eine gute Heilung der Osteoschisis ist üblich; eine Pseudarthrose nach Kontinuitätstrennungen wurde nur selten beobachtet (Martin, 1931; Kolář u. Mitarb., 1965), da bei schweren Knochenschäden und Gangrän, die eine Ausheilung unmöglich machen, die ganze Knochenpartie amputiert werden muß.

Ähnlich wie aus den Knochenrändern, können auch aus dem Knochengerüst beim Stromdurchgang begrenzte Knochenstückchen herausgebrochen werden, oder sie schmelzen ein. Dabei entstehen nach der Beruhigung der Umgebung relativ scharfe, manchmal durch eine dichtere Randzone begrenzte Knochendefekte von unregelmäßiger oder ovaler Form (Abb. 9). Ihr Nachweis kann leider weitgehend von günstiger und zufälliger Strahlengangrichtung abhängig sein. Werden diese Defekte nicht tangential getroffen, entziehen sie sich ganz der röntgenologischen Darstellung. Einen solchen Befund haben wir bisher bei fünf Kranken beobachtet. Auch dabei handelt es sich eigentlich um eine Kontinuitätstrennung, die jedoch ein anderes Aussehen hat als die Osteoschisis, obwohl es sich grundsätzlich um das gleiche Geschehen handelt. Diese Veränderungen dürfen z.B. nicht mit einer osteomyelitischen Sequestrierung verwechselt werden. Sie waren bei unseren Kranken gleich nach dem Unfall sichtbar und von keiner Knocheneiterung begleitet. In den nächsten Wochen und Monaten haben sie sich scharf begrenzt und gelegentlich einen dichteren Knochensaum bekommen.

Ein Arbeiter wurde im Alter von 50 Jahren in einer Transformatorenzelle durch Entladung von 22000 Volt Wechselstrom getroffen; an einem eisernen Gitter wurde er vom Strom für einige Sekunden wie angeklebt gehalten. Der Strom ist durch die linke Hand eingetreten, und an zwei Stellen wurden Austrittsmarken sichtbar: an der rechten Brusthälfte und am rechten Oberschenkel. Im Bereich der Ein- und Austrittstelle wurden tiefe Nekrosen, begrenzte Verbrennungen III. und IV. Grades mit Verkohlung gefunden. Die Knochen waren in diesem Bereich intakt, mit Ausnahme des letzten Fingergliedes am Ringfinger links, wo eine Knochendestruktion zu sehen war. Nach konservativer Behandlung wartete man mit einer Amputation, bis sich nach zwei Wochen wegen einer sehr guten Heilungstendenz in allen Hautbezirken eine Amputation als unnötig

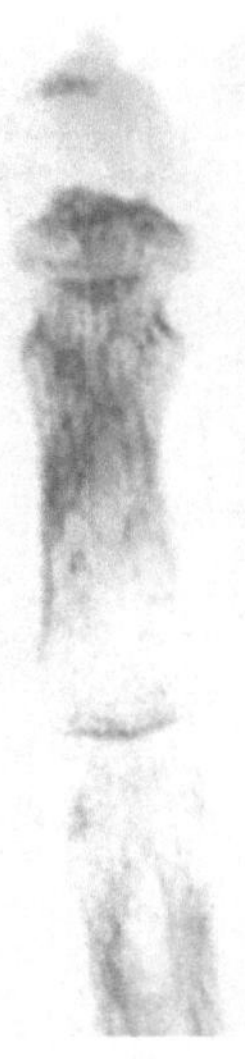

Abb. 10. 50jähriger Mann. Knochenatrophie und lochförmiger Defekt, fünf Jahre nach Einwirkung von 22000 Volt Wechselstrom

erwies. Es wurden nur kleinere nekrotische Hautbezirke beseitigt und nachfolgend plastisch mit Hautübertragungen gedeckt. Nach fünf Jahren klagt der Kranke noch über Überempfindlichkeit gegen Kälte und vasomotorische Störungen in der linken Hand. Es bestand eine Hautatrophie, die linke Hand ist kalt, die Nagelplatte durch tiefe Furchen gewellt — typische Begleiterscheinungen eines durchgemachten Sudeckschen Syndroms. Auch die Knochenaufnahme zeigte eine Atrophie der Knochenstruktur, die jedoch wenig auffallend war (Abb. 10). Im Bereich des verletzten Ringfingers bleibt nun ein scharf begrenzter Defekt in der Diaphyse des Endgliedes — ein Bild, das fast einem Enchondrom ähnlich ist.

Ähnliche Beobachtungen gehören, nach unseren Erfahrungen, zu großen Seltenheiten. Milicyn u. Sudakjević (1931) haben einen solchen Knochendefekt in den Vorderarmknochen als Dauerzustand nach einem Stromschlag von 6000 Volt Spannung gesehen. Auch Kaplan (1951) beschrieb eine zystenähnliche Aufhellung an der großen Zehe bei einem Knaben, an der Stelle, an welcher der hochgespannte Strom geerdet wurde. Jellinek (1941, 1957) beobachtete bei einem Elektromechaniker mehrere dieser lochförmigen Knochendefekte in den Schädeldachknochen mit einer konzentrischen Begrenzung, die mehr an mechanische „Gravüren" als an einen thermischen Stromeinfluß denken ließ. Grinberg (1962) veröffentlichte zwei Beobachtungen mit Defekten in den Fingern oder in der Ulna. Bei den anderen Beobachtungen (Risel, 1912; Gabka, 1955; Koeppen u. Panse, 1955; Schwartz, 1960) handelt es sich teilweise um kombinierte Schäden durch eine mechanische und thermische Wirkung des Stromes, besonders aber um Defekte, die durch eine nachfolgende Nekrose entstanden sind. In den Beobachtungen von Jellinek (1926) und Koeppen u. Panse (1955) entstanden auf solche Weise sogar größere durchgehende Knochendefekte in den Schädelknochen, und die Knochenlücke pulsierte deutlich.

Die soeben beschriebenen Knochendefekte haben wir bisher nur bei den Verletzungen mit hochgespannten Strömen beobachtet, bei denen bekanntlich auch eine größere Menge von Joulescher Wärme entsteht. Beschränkte Knochenpartien schmelzen leicht infolge der enormen lokalen Hitzeentwicklung; die verdampften Flüssigkeiten drücken dabei die erweichte Knochensubstanz nach außen. Durch kombinierten thermischen und chemischen Einfluß entstehen auch weiß-graue, perlenartige Gebilde aus phosphorsaurem Kalk, die als *Knochenperlen* bekannt sind. Mechanische Kräfte scheinen bei

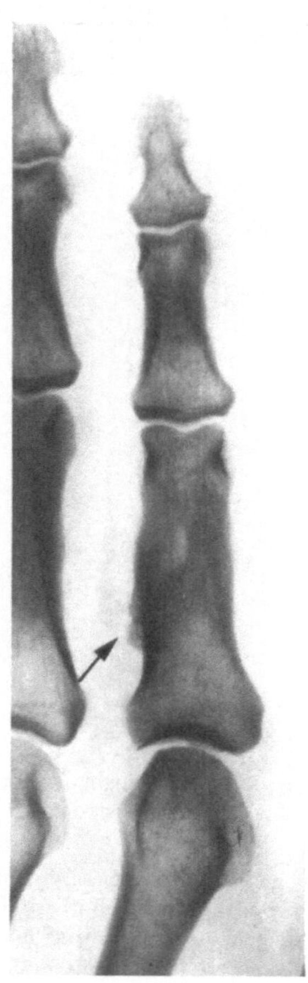

Abb. 11. 41jähriger Mann. Knochenperlen mit einem Defekt (Pfeil) im Zeigefinger (6000 Volt Wechselstrom)

ihrer Entstehung wenig beteiligt zu sein. Einmal haben wir einen solchen Knochendefekt nach Stromdurchgang am Zeigefinger gefunden, bei dem die geschmolzene Knochensubstanz wie Wachstropfen an der Oberfläche des Fingergliedes hing (Abb. 11) und eine Knochenperle bildete.

Diese Perlen mit glatter Oberfläche und grauer Farbe werden meistens an den Schädeldachknochen gefunden; da sie durch Einwirkung von Starkstrom und ganz besonders bei Flammenbogen entstehen, wobei eine höhere Temperatur Bedingung ist, kommen die Patienten meistens nicht mit dem Leben davon. Bei überlebenden Kranken ist ein solcher Befund relativ selten (Langer, 1914; Reuter, 1922; Jaffe, 1928; Landois, 1928; Milicyn u. Sudakjevič, 1931; Kaplan, 1951; Sroka, 1952; Jellinek, 1955) und kann meistens nur kurz nach der Starkstromverletzung beobachtet werden, bevor die Knochenperlen von der Oberfläche abgestoßen werden (Abb. 12).

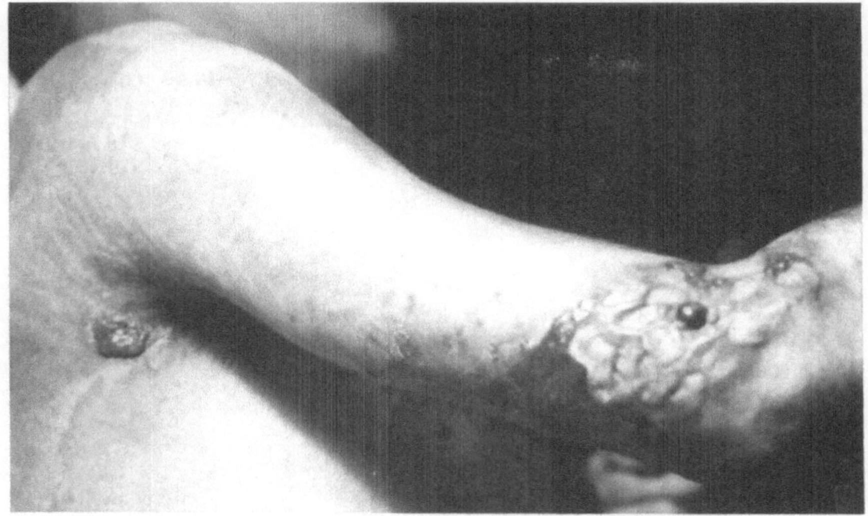

a

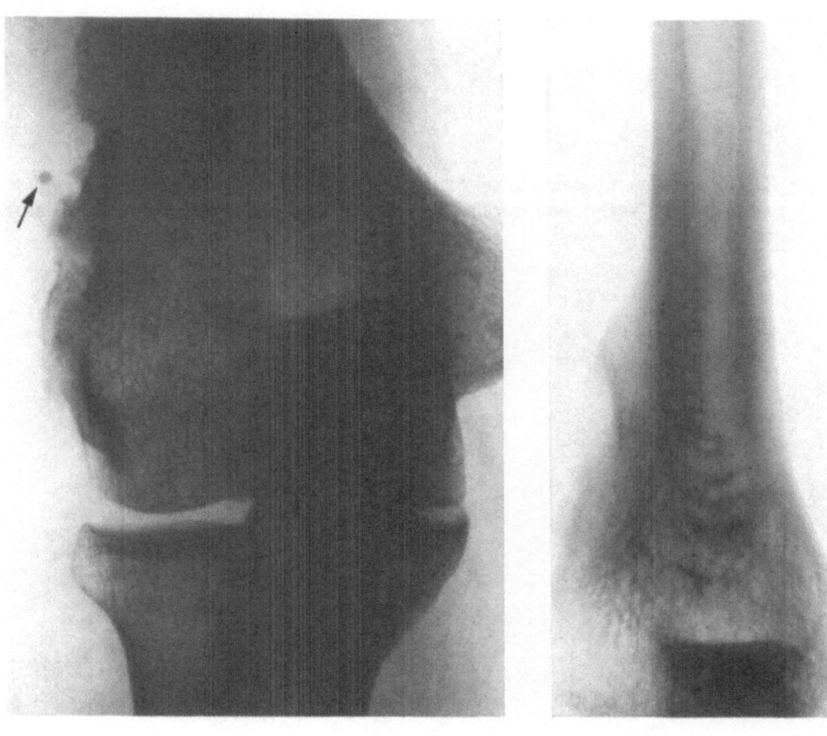

b c

Abb. 12. (a) 32jähriger Mann. Ein- und Austrittstellen einer 22000 Volt-Spannung (Wechselstrom). (b) Derselbe Mann, kurz nach der Verletzung. Knochenperle und kortikale Defekte (Pfeil) im distalen Humerusende. (c) Befund ein Jahr nach der Ausheilung

Ein Mechaniker wurde bei der Montage einer Hochspannungsanlage von 22000 Volt durch Strom verletzt. Die Spannung ist in der rechten Axilla und am Ellbogengelenk eingetreten und am rechten Fuß geerdet worden. Die dabei entstandenen Hautverbrennungen II. bis IV. Grades (mit Nekrose im Bereich des Ellbogengelenkes) waren begrenzt und heilten nach Entfernung der Nekrosen und Hautplastiken aus. Der handtellergroße nekrotische Hautdefekt am Ellbogen wurde durch einen Dermatomlappen vom Oberschenkel gedeckt (Abb. 12a). Die Röntgenaufnahme am zweiten Tag nach der Verletzung zeigte einen flächenförmigen Knochendefekt oberhalb des radialen Epicondylus humeri, mit einer isolierten Knochenperle (Abb. 12b). Trotz des bedrohlichen Aussehens der Knochenwunde, war die Heilungstendenz ausgezeichnet, und am Knochen kam es zu keinen entzündlichen und eitrigen Komplikationen (Abb. 12c).

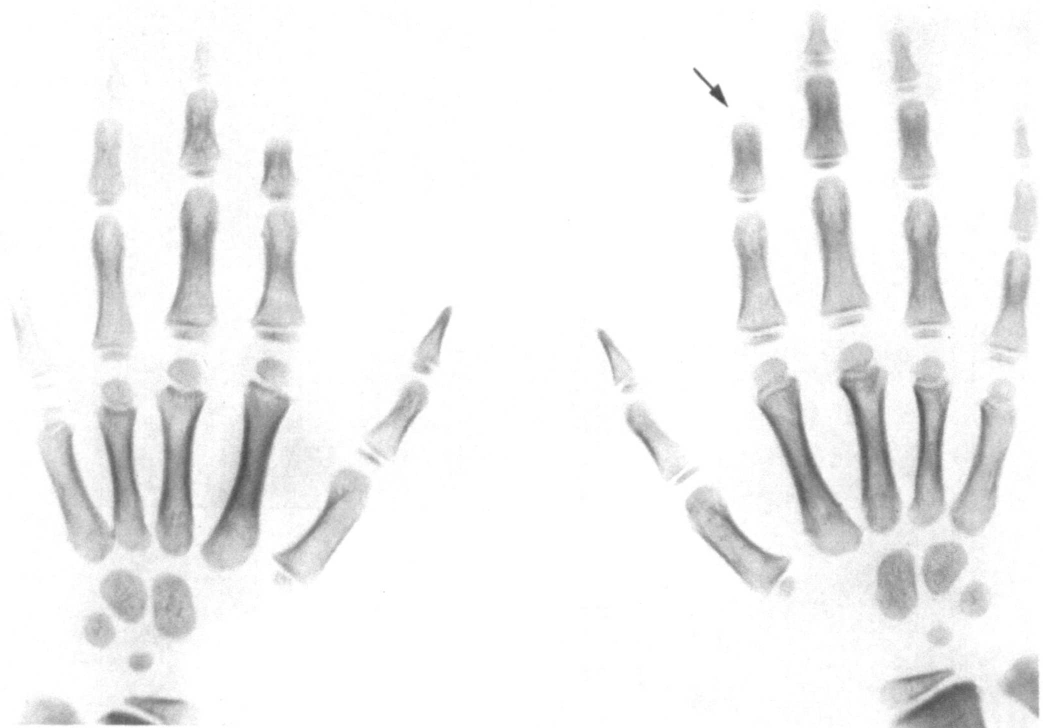

Abb. 13. 6jähriger Knabe nach spontaner Abstoßung des Endgliedes an beiden Zeigefingern; kleine Knochenreste noch rechts (Pfeil). Verletzung durch 220 V Wechselstrom im Alter von zwei Jahren

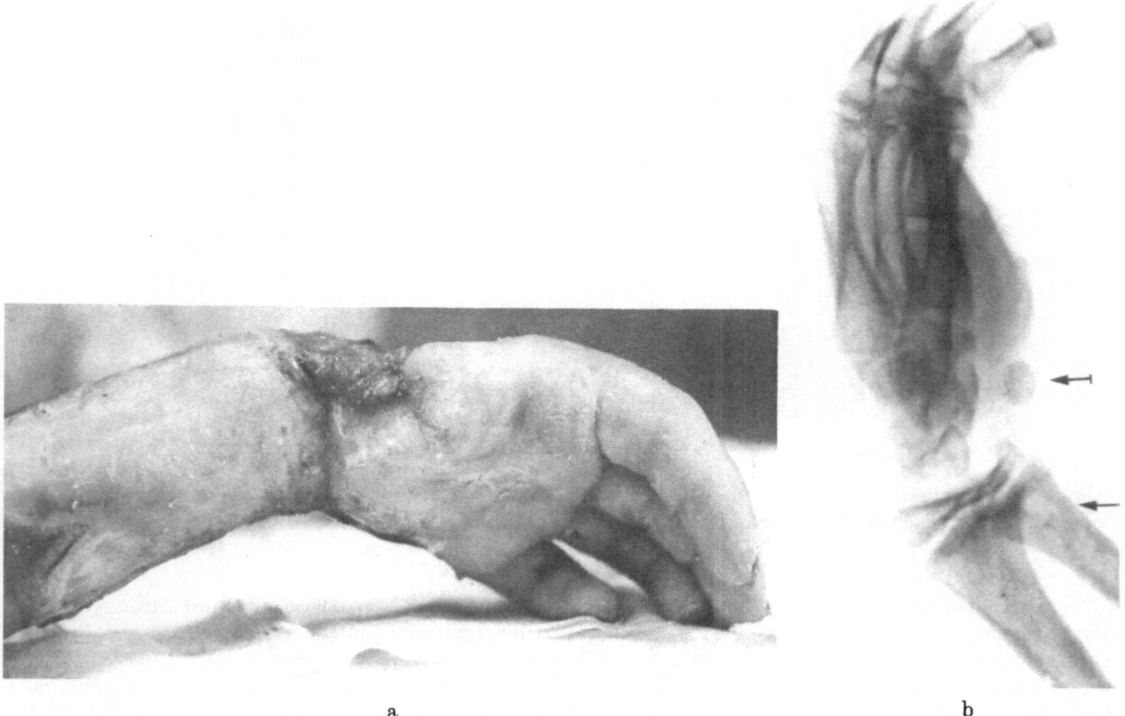

a b

Abb. 14. (a) Hand eines 12jährigen Knabens nach einer Verletzung durch 22000 V Wechselstrom. Lederartige Verbrennung auf der Handwurzel und Destruktion der Weichteile am Vorderarm. Ausgang in Mumifikation und Amputation unter dem Ellbogengelenk. (b) Derselbe Kranke, kurz vor der Amputation; im distalen Ende der Ulna zeigt sich ein lochförmiger Defekt (↑). Spontane Abstoßung des Os pisiforme (↑)

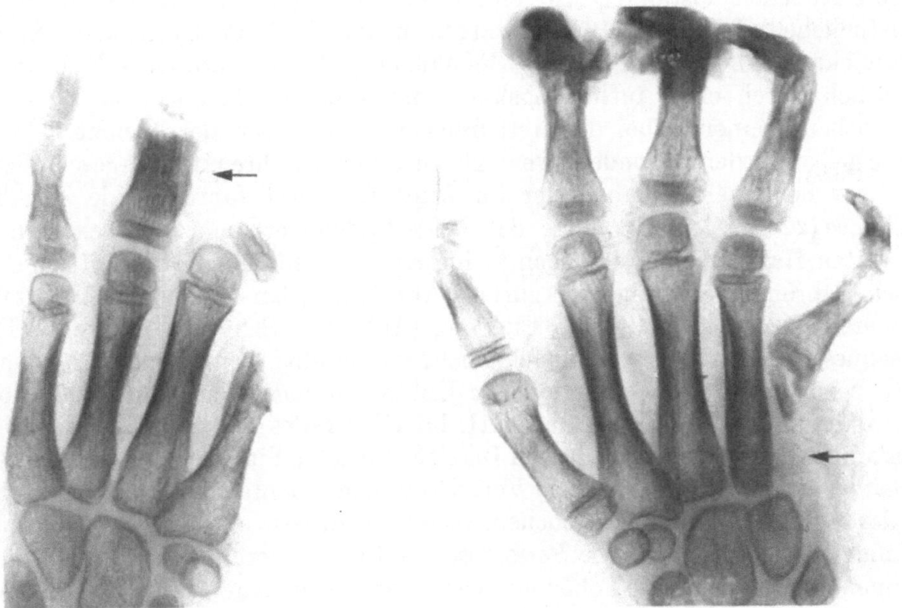

Abb. 15. 14jährige Kranke nach Verletzung durch 22000 Volt-Wechselstrom mit spontaner Abstoßung des V. Metakarpalknochens (↑) und Amputation von mehreren Fingergliedern; Knochenatrophie mit Periostosen; eine mantelförmige Periostose am linken Mittelfinger (↑)

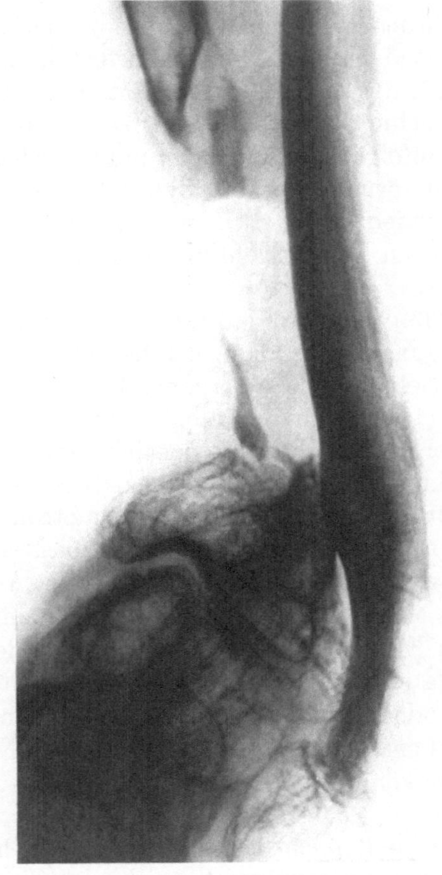

Abb. 16. 18jähriger Knabe. Schwere Deformation und Atrophie mit partieller Abstoßung des nekrotischen distalen Endes der Tibia. Der linke Schenkel ist um 7 cm verkürzt und in Varus-Krümmung. Ankylose im Sprunggelenk

Weitere Knochensubstanzverluste entstehen durch *Spontanabstoßung* von begrenzten Knochenstückchen (Jellinek, 1926; Koeppen u. Panse, 1955; Glover, 1958) oder von ganzen Knochen (Palugyay, 1924) u.a. Es handelt sich um nekrotische Knochenpartien, die allmählich durch eine Aufhellungslinie vom gesunden Knochen separiert werden. Ganze Knochen können dabei durch tiefreichende Nekrosen der Weichteile von ihrer Umgebung gelöst werden, besonders, wenn gleichzeitig auch ihre Vitalität geschädigt wurde. So sahen wir bei einem Knaben, der im Alter von zwei Jahren beide Zeigefinger in eine Steckdose (220 V) gesteckt hatte, daß beide Endglieder spontan abgestoßen wurden. An der rechten Hand blieben nur noch kleine Knochenteile übrig. Die mittleren Phalangen blieben in ihrem Wachstum etwas zurück (Abb. 13). In den meisten Fällen besteht dabei eine Weichteilnekrose, jedoch ohne Eiterung (Abb. 14). Schwerste Folgen bringt eine Spontansequestrierung, die auf Knochennekrose beruht, besonders bei Jugendlichen (Abb. 15). Nach einem Kontakt mit einer Hochspannungsanlage von 22000 Volt erlitt dieser zehnjährige Junge Verbrennungen II. bis IV. Grades mit tiefreichenden Nekrosen, besonders an der linken Hand im ulnaren Bereich. Einzelne Fingerglieder der rechten Hand blieben beim Verbandwechsel im alten Verband infolge Spontanabstoßung zurück, darunter auch der rechte V. Metakarpalknochen. Daraus resultierte eine sehr schwere Mutilation beider Hände mit Knochenatrophie, Periostosen und Deformierungen im Epiphysenbereich. Diese können auch bedeutende Fehlstellungen in den Gelenken zur Folge haben (Abb. 16).

β) *Knochennekrosen*

Eine Knochennekrose, die wir schon bei den Knochenkontinuitätstrennungen mehrfach erwähnt haben, kommt bei elektrischen Unfällen relativ häufig vor. Am häufigsten ist sie an den oberflächlich liegenden Knochen (Schädeldachknochen u.a.), die bei der Stromverletzung ihres natürlichen Weichteilschutzes beraubt und vom Strom durchflossen werden. Diese Knochenveränderungen bedürfen deshalb eines besonderen Hinweises, weil sie in erster Linie nur als Folge der spezifischen Stromwirkung sondern auch der Widerstandswärme bezeichnet werden können. Durch Hochspannung mit intensiver lokaler Hitzewirkung und infolge gestörter oder unterbrochener arterieller Blutzufuhr kommt es nicht nur zur Zerstörung und zum Gewebetod sondern auch zur Verkohlung der betroffenen Knochenpartien (Abb. 17). Bei der mikroskropischen Untersuchung der betroffenen Knochenpartien werden nekrotische Prozesse und oft eine rarefizierende Ostitis gefunden.

Mason und Lester (1909) meinten, daß diese Knochennekrose nur als Folge einer gleichzeitigen Periostschädigung entsteht, da der freigelegte und des Periosts beraubte Knochen einer aseptischen Nekrose und auch einer bakteriellen Invasion keinen Widerstand leisten kann. Quenu (1911) und andere haben dagegen einwandfrei bewiesen, daß der Knochen auch nach Verlust von Periostteilen lebensfähig ist, und daß die Nekrose mehr durch direkte Einwirkung des Stromes auf das Knochengewebe entsteht.

Man könnte eigentlich erwarten, daß der elektrische Strom bei der bekannten Widerstandsfähigkeit der Knochensubstanz eher durch die Weichteile als durch die Knochen geht. Im Schädelbereich wird in Wirklichkeit der Knochen von der überwiegenden Menge des Stromes durchflossen, da sich ihm eine besonders große Kontaktfläche bietet. Bei Verunglückten, die bei solchem Elektrotrauma getötet wurden oder rasch danach zum Exitus gelangten, ist die Tabula externa verfärbt, rauh, uneben und eingesunken. Die Tabula int. bleibt dabei intakt, oder die lochförmigen Defekte gehen durch die ganze Knochenbreite (Jellinek, 1955; Koeppen u. Panse, 1955 u.a.). Die Nähte im Bereich der Zerstörungen und in deren Nähe können gesprengt sein. In den betroffenen Bezirken werden oft Knochenperlen gefunden.

Da die Stromverletzung im Bereich des Schädels relativ häufig ist und dabei auch gleichzeitig eine Knochennekrose oft vorkommt, wurde über diese Knochenveränderungen von mehreren Autoren berichtet (Mason u. Lester, 1909; Schmidt, 1910; Quenu, 1911; Risel 1912; Gerlach, 1912; Langer, 1914; Lewis, 1918, 1953; Frommold, 1920;

JÄGER, 1921; LUTHER, 1923; BLOCK, 1925; GUBLER, 1926; JELLINEK, 1926, 1955; RANZI u. Mitarb., 1927; LANDOIS, 1928; KNJAZEV, 1932; JENNY, 1945; NORTH, 1948; PRIESSNITZ, 1948; KAPLAN, 1951; DALE, 1954; GABKA, 1955; KOEPPEN u. PANSE, 1955; BAGOZZI, 1955; BROWN u. FRYER, 1957; BÖHLER, 1957; GATEWOOD, 1957; NUNN, 1957; ANDINA, 1958; GLOVER, 1958; LINKE, 1958; MUIR, 1958; SINBIREV, 1959; IVANOV, 1959; MOUSSEAU u. Mitarb., 1959; SVERDLIK, 1959; KOLÁŘ u. VRABEC, 1960, 1965; LANG u. BAUR, 1960; PLONER, 1960; SCHWARTZ, 1960; SPRUNG, 1960; WEHNER, 1960; STRETI, 1960; KRAGH u. ERICH, 1961; MOSKOVSKAJA, 1961; OGANESIAN, 1961; STURMER, 1961; MICHON u. VICHARD, 1962; SKOOG, 1963; SNYDER, 1963; STUCKEY, 1963; AXELRAD u. MUCHINA, 1965; POLOMSKI, 1965; COLSON u. Mitarb., 1966; LANDA u. PLACHA, 1966; SCOCCIANTI u; FRIGNANI, 1966; VITCHENKO, 1966; AVELLAN, 1967; CHASMAR, 1967; SORENSEN, 1968.

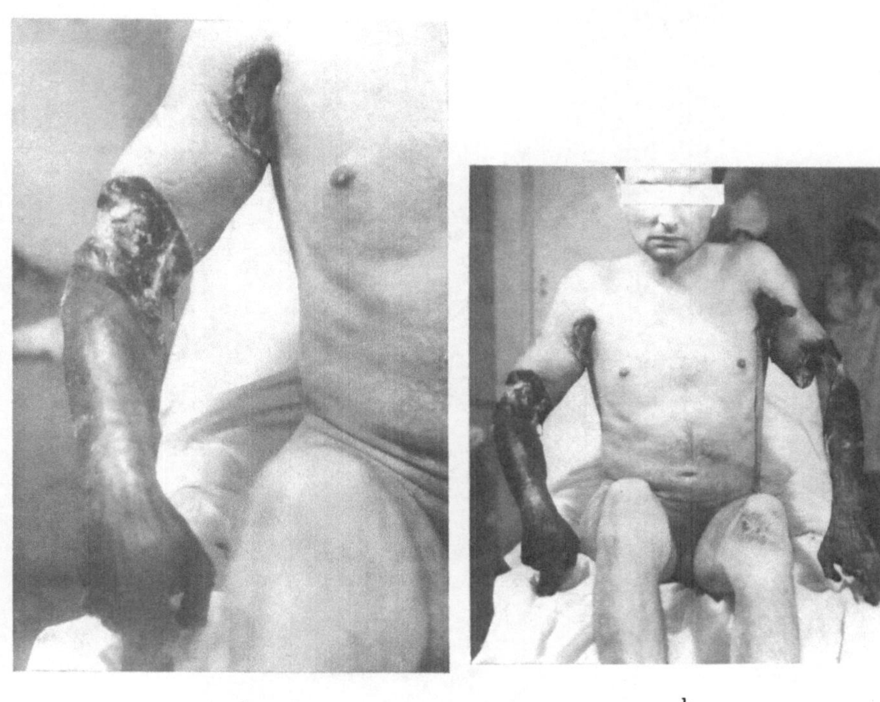

a b

Abb. 17a, b. Verlauf einer Mumifikation mit Nekrosen an beiden oberen Extremitäten. Hochspannungsunfall mit 22000 V

CAMPBELL u. Mitarb., 1969; PANOVA u. Mitarb., 1969, 1970; PITTS u. Mitarb., 1969; STURIM, 1969; BROWN, 1970; SKOOG, 1970; HARTFORD, u. ZIFFREN, 1971; WORTHEN, 1971; LAURENCON u. Mitarb., 1972; POLYCRATIS, 1972; MAKUCHOVA u. BOREJKO, 1973; SALISBURY u. Mitarb., 1973; STONE, 1973; CASTELLANOS u. LEVY, 1974).

Sehr oft bleiben die Weichteile sowie die elektrischen Knochenverletzungen von allen reaktiven Veränderungen und auch von einer Infektion verschont. Im Bereich des Schädeldaches entstandene, tief reichende Knochenwunden reinigen sich bei günstigem Verlauf ohne jegliche Nachhilfe spontan, und es kommt zur vollkommenen Ausheilung des Knochendefektes. Nicht immer ist jedoch das Ergebnis so einwandfrei. JÄGER (1921) referierte über Hirnabszeß als Begleitkomplikation einer Schädeldachnekrose; sein Kranker blieb nach Entleerung der Abszeßhöhle am Leben. In einer Beobachtung von JELLINEK bestand dagegen über 30 Jahre ein unbedeckter Knochendefekt, ohne Eiterung und sonstige Komplikationen.

Wenn es doch zur Sequestration des Knochens gekommen ist, bleiben die Knochensequester oft mit der Umgebung fest verbunden und werden nur sehr langsam, oft erst nach Monaten abgestoßen. Ein frühzeitiges Abstoßen findet nicht statt, weil eine Knocheneiterung meistens fehlt. In der Beobachtung von Ivanov (1959) dauerte die Sequesterabstoßung und Ausfüllung des entstandenen Knochendefektes sogar mehr als fünf Jahre. Die Knochenwunde in der Scheitelgegend (durch Einwirkung eines Wechselstroms von 6000 Volt) eiterte überhaupt nicht. Es ist bemerkenswert, daß es auch in solchen Fällen

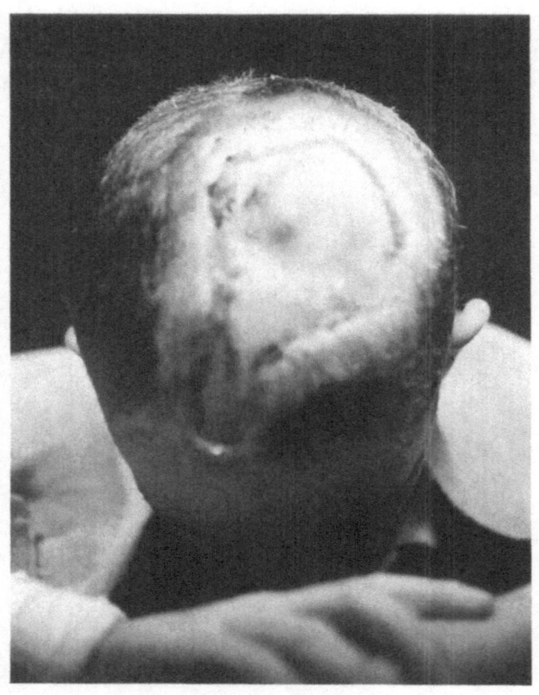

a

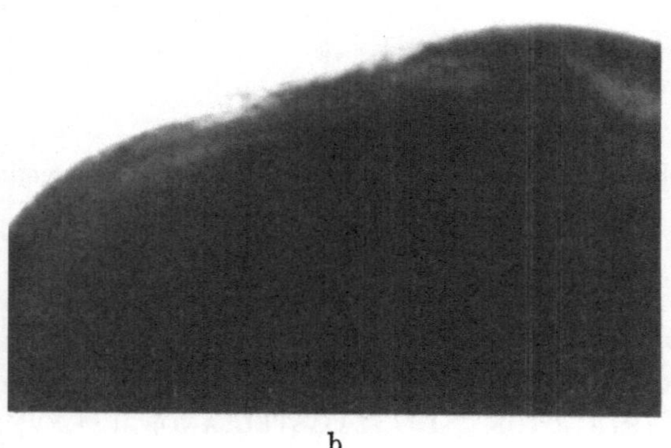

b

Abb. 18. (a) Weichteilnekrose 10×10 cm nach 22000 V Wechselstromwirkung bei einem 10jährigen Knaben. Keine Osteomyelitis. (b) Zwei begrenzte, in die Diploe vordringende nekrotische Knochenherde

nicht zu einer eitrigen Meningitis oder Hirnabszeß kommt, in denen durchgehende Knochendefekte in den Schädeldachknochen beobachtet wurden, und in der Knochenlücke sogar die pulsierende Hirnoberfläche zum Vorschein kam (Jellinek, 1926; Koeppen u. Panse, 1955). Bei einem Verunglückten von Brown u. Fryer (1957) erfolgte eine Perforation des Sinus frontalis nach Stirnbeinnekrose infolge einer elektrischen Verletzung. Diese gute Heilungstendenz zeigt Bild 18.

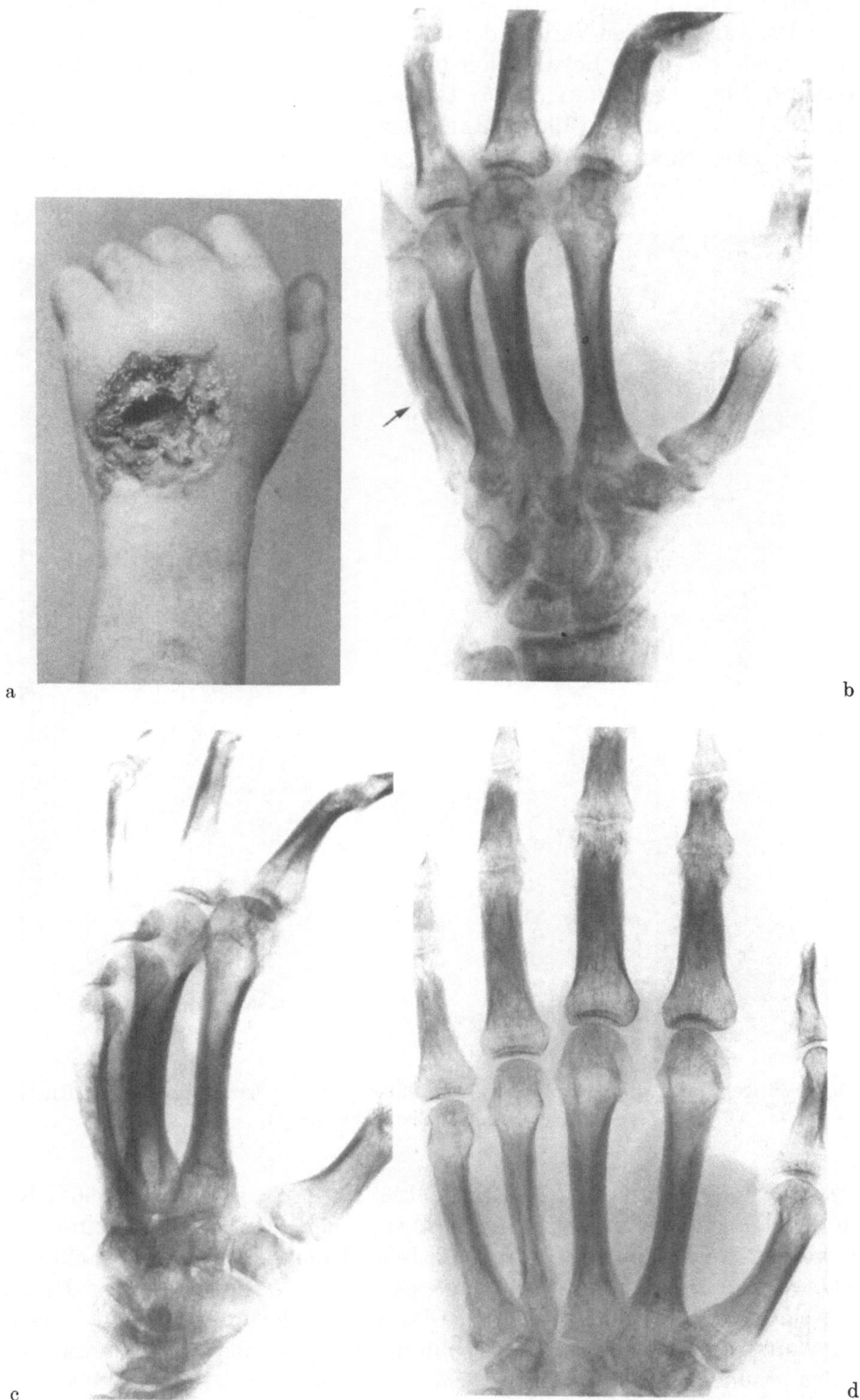

Abb. 19. (a) 25jähriger Mann. Umfangreicher Weichteildefekt durch 380 V-Drehstromdurchgang. (b) Derselbe Kranke, vier Wochen nach der Verletzung; Beginnender Knochenumbau und Osteoschisis am IV. und V. Metakarpalknochen (Pfeil). (c, d) Nach drei Monaten noch leichte Knochenatrophie, Periostosen; die Osteoschisen sind ausgeheilt

Außer den Knochennekrosen im Kopfbereich, kommen natürlich ähnliche Folgen einer Stromverletzung auch in anderen Knochenbezirken vor, besonders an den Extremitätenknochen. Alles, was über den Verlauf der Knochennekrose im Schädeldachbereich gesagt wurde, gilt auch für diese Lokalisation (Gerlach, 1912; Palugyay, 1924; Landois, 1928; Martin, 1931; Critchley, 1935; Huber, 1938; Lewis, 1950; Neumann, 1950; Erdélyi, 1953; Baldridge, 1954; Harrison, 1955; Connelly, 1956; Gatewood, 1957; Davies, 1959; Schedel, 1959, 1960; Štěpánek, 1958; Dupertuis, 1960; Freyer,

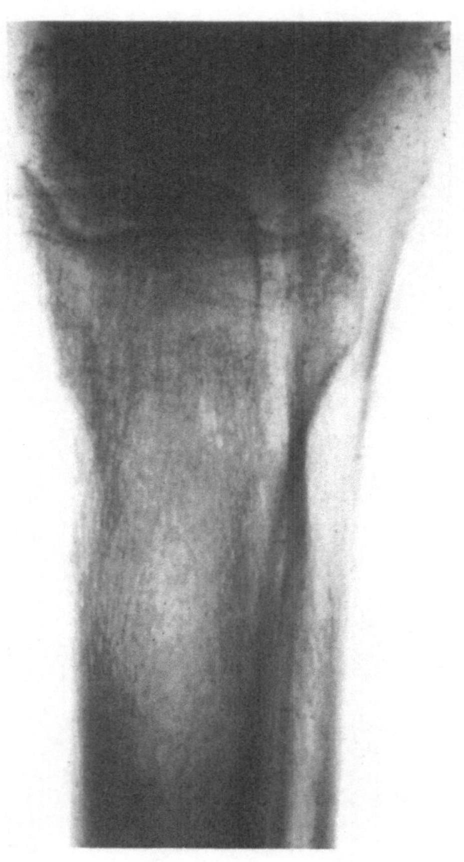

a

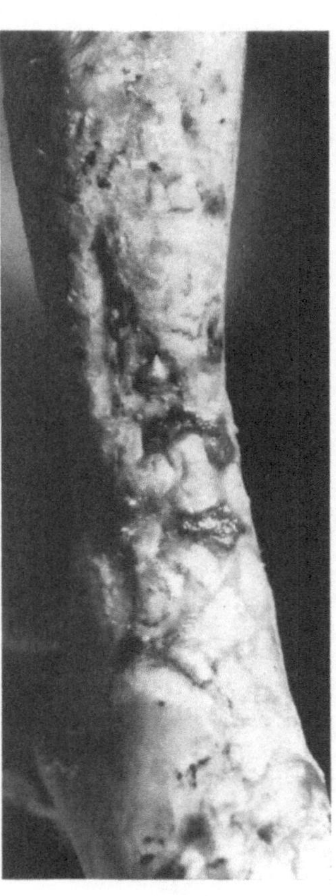

b

Abb. 20a, b. 26jähriger Mann, drei Monate nach einer 22000 V-Wechselstromwirkung mit Knochennekrose und fibröser Ankylose im Fußgelenk

1960; Shapiro, 1960; Potucha u. Mitarb., 1962; Colson u. Mitarb., 1964; Robinson u. Mitarb., 1965; Schmeiser, 1965; Suchatello, 1965; Scoccianti u. Frignani, 1966). Auch da werden nur vereinzelt osteomyelitische Komplikationen beobachtet. Es gibt aber noch weitere Abweichungen im Vergleich zu den Nekrosen anderer Herkunft. In erster Linie sind es die Trennungslinien, die Osteoschisis, die oft erst 30—40 Tage nach der Verletzung auftreten oder auf der Röntgenaufnahme beobachtet werden, und die Linien zwischen den gesunden und kranken Knochen darstellen. Solch schwere Stromverletzungen führen auch zu Spontanamputationen, die sich oft ohne Fieber und ohne Alteration des Allgemeinbefindens entwickeln. Das Erkennen des wahren Charakters und des Ausmaßes einer elektrischen Verletzung ist in den ersten Tagen in der Regel oft unsicher, und erst in der zweiten oder dritten Woche vermag man eine zuverlässige Entscheidung zu treffen. Die dritte bzw. vierte Woche nach dem Unfall ist also auch vom röntenologischen Standpunkt ein kritischer Termin zur Feststellung von Knochenveränderungen, die bei der Untersuchung kurz nach der Verletzung noch nicht voll entwickelt oder auf den Röntgenaufnahmen nicht differenzierbar waren.

Bei einem Elektromechaniker handelte es sich um eine Stromverletzung (380 V Drehstrom) in der Gegend des linken Handrückens, im Mittelhandbereich und an der Handwurzel und zwar mehr an der ulnaren Handfläche. Der Kranke wurde vom Strom gehalten (eine nähere Angabe darüber fehlt jedoch) und befand sich bei der Einlieferung in die Klinik in einem erethischen Schock. An der getroffenen Hautfläche war eine tiefe, etwa 3 × 3 cm große Hautnekrose. An der rechten Hand, wo der Strom den Austritt gefunden hatte, wurden dagegen nur oberflächliche Koagulationen der Hautschicht beobachtet, die schnell ausheilten. An der linken Hand vergrößerte sich die Nekrose langsam und vertiefte sich durch Zerfall des tiefen Unterhautgewebes (Abb. 19a). In der vierten Woche nach der Verletzung zeigten sich auf den Röntgenaufnahmen eine fleckige Osteoporose als Zeichen eines kollateralen Knochenumbaus und daneben flächenhafte Periostosen am V. und IV. Mittelhandknochen. Daneben wurde auf dieser Aufnahme eine Aufhellung im mittleren Diaphysendrittel des V. Metakarpalknochens gesehen, die einer Fissur entspricht (Abb. 19b). Der weitere Verlauf wurde deshalb mit Besorgnis erwartet, obwohl die Durchblutung der Hand normal aussah und keine Eiterung beobachtet wurde. Doch haben wir in erster Linie an eine Knochennekrose gedacht. Nach weiteren drei Monaten reinigte sich jedoch die Wunde in einem solchen Ausmaße, daß eine Hautplastik möglich wurde. Die Röntgenaufnahmen zeigten nur (Abb. 19c, d) eine Knochenatrophie und Periostosen am III.—V. Metakarpalknochen. Die Aufhellungslinie ist beinahe völlig verschwunden, die Knochenoberfläche ist glatt. Der Knochenumbau beschränkt sich nur auf eine relativ leichte Atrophie, die im Bereich der verwundeten Mittelhandknochen und an den Knochenenden der kurzen Röhrenknochen deutlicher hervortritt.

Bei einem anderen Kranken, geb. 1923, handelte es sich um eine Verletzung, die durch Strom von 22000 Volt im Bereich beider Hände und in der Gegend des rechten Fußgelenkes verursacht wurde. An den Händen waren an einigen Stellen begrenzte Verbrennungen II.—III. Grades, die gut ausheilten. Die vordere Fläche des rechten Unterschenkels hatte dagegen eine schwere Verbrennung bis IV. Grades erlitten, mit tiefen Nekrosen, die bis zum Knochen reichten, der während der zweiten Woche freigelegt wurde. Auf der Knochenoberfläche waren umschriebene Nekrosen sichtbar: es haben sich jedoch nur vereinzelte kleine Knochenstückchen abgestoßen, die ganze Wunde war ohne Eiterung und machte eine langsame Demarkation durch (Abb. 20a). Der weitere Krankheitsverlauf wurde dadurch kompliziert, daß sich bei dem Kranken Zeichen einer Psychose zeigten. Er mußte deshalb in die psychiatrische Klinik verlegt werden. Nach der Entlassung ist er zurückgekommen: Obwohl die Brandwunde mehr als drei Monate nur konservativ behandelt wurde, hatte sie sich weitgehend gereinigt und die Heilung konnte nun nach Braunscher Plastik erfolgen (Abb. 20b). Auch der Knochenprozeß war schon stabilisiert, im Fußgelenk zeigten sich dagegen Zeichen einer beginnenden Arthritis mit Usuren an den Gelenkflächen und einer Ankylose.

γ) *Periostale Appositionen*

Grundsätzlich kommen bei den Stromverletzten Periostreaktionen zweierlei Art vor. Die einen werden durch reaktive Heilungsvorgänge oder Entzündungen hervorgerufen (Abb. 15, 19). Tchicaloff (1945) erwähnt die Resultate von histologischen Untersuchungen, bei denen eine Aktivierung von basalen Periostschichten gefunden wurde. Auch Kaplan (1951) machte darauf aufmerksam, daß solche periostale Neubildungen oft in Verbindung mit feinsten Osteoschisen zum Vorschein kommen. Sie lassen sich bei nekrotischen Knochenbezirken oft nach drei bis vier Wochen seit der Verletzung nachweisen und stellen eigentlich eine Trennungslinie zwischen gesunden und lebensunfähigen Knochenbezirken dar. Obwohl von einigen Autoren behauptet wurde, daß die reaktiven Periostanlagerungen beim Elektrotrauma nur ausnahmsweise vorkommen, berichtet Kaplan (1951), daß er sie bei 9 von 50 eigenen Kranken beobachten konnte. Auch in unserem Krankengut werden sie bei ungefähr 12% aller Kranken mit Knochenschäden beobachtet.

Der Umfang von solchen periostalen Appositionen auf entzündlicher und reaktiver Basis ist meistens bedeutend größer als bei den nicht-entzündlichen und bei der Knochennekrose. Doch werden nach der Stromverletzung so große, flächenhafte Periostanlagerungen wie bei den gewöhnlichen Osteomyelitiden fast nicht beobachtet (Ranzi u. Cartellieri, 1929; Freyer, 1960). Flächenhafte, feine periostale Appositionen haben wir mehrmals an den Knochen beobachtet, die ihres natürlichen Schutzes durch die Weichteile beraubt und äußeren Reizen und Infektionen leicht zugänglich waren (Abb. 19, 20). Dornförmige Periostosen (Abb. 21) sahen wir nur vereinzelt.

Die anderen Periostosreaktionen haben eine ganz unterschiedliche Genese, da sie Folgen einer subperiostalen Blutung sind (Jellinek, 1926). Durch Osteoschisis und das

Zerreißen von Periost entstehen subperiostale Blutergüsse, die von der dritten Woche ab zu verkalken und verknöchern beginnen. Dabei entstehen manchmal geschichtete periostale Appositionen rund um die Knochendiaphyse, und der Knochenschatten sieht wie aufgebläht aus. Durch solche Verknöcherungen wird der Schatten um den Knochen immer

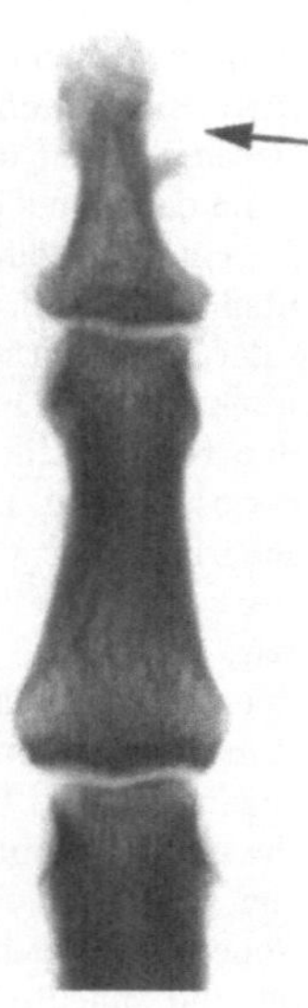

Abb. 21. 49jähriger Mann. Dornförmige Periostose (Pfeil) nach Durchgang von 220 V-Wechselstrom

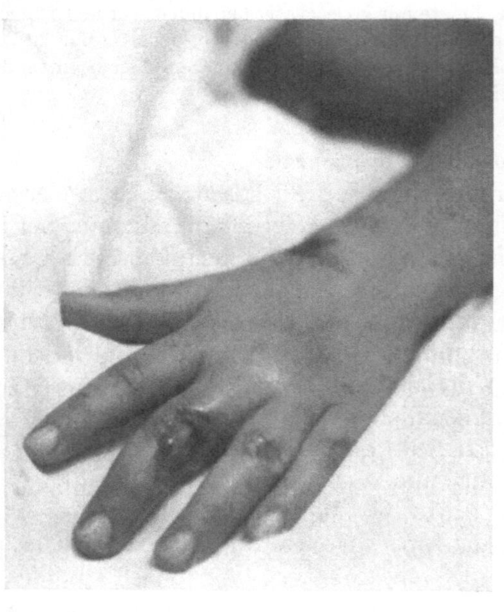

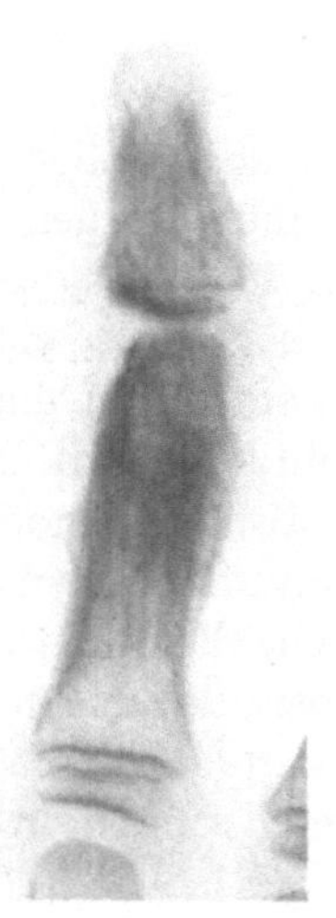

a b

Abb. 22. (a) Die Strommarken an der Basis des vierten Fingers und an der Grundphalanx des Mittelfingers beim 9jährigen Knaben (380 V-Drehstrom). Gute Heilung nach plastischer Hautübertragung. (b) Geschichtete Periostose bleibt bei demselben Patient auch nach drei Jahren unverändert

dichter, ja sogar sklerotisch dicht; ein Bild, das JELLINEK als „zylindrische periostale Diaphysensklerose" bezeichnet. Die meisten dieser Knochenveränderungen sehen fast einer Spina ventosa ähnlich, da sie sich oft nur auf die Diaphyse beschränken und die Epiphysen freilassen. Nach einer kompletten Verknöcherung bleiben häufig Verunstaltungen der äußeren Knochenkontur bestehen (Abb. 22, 23).

δ) *Entzündliche Komplikationen*

Es wird immer wieder von mehreren Seiten betont und besonders auch in mehreren Arbeiten von JELLINEK hervorgehoben, daß das Eigentümliche beim Elektrotrauma darin besteht, daß die verletzten Knochen, ähnlich wie die Weichteile, von einer Infektion und Eiterung verschont, und die Wunden aseptisch bleiben. Ähnlich wie bei den Weichteilwunden, gibt es aber auch hier Ausnahmen von der Regel; gelegentlich konnten wir Entzündungsvorgänge beobachten, die harmlos verliefen und nicht zu einer Osteomyelitis führten (Abb. 19, 20).

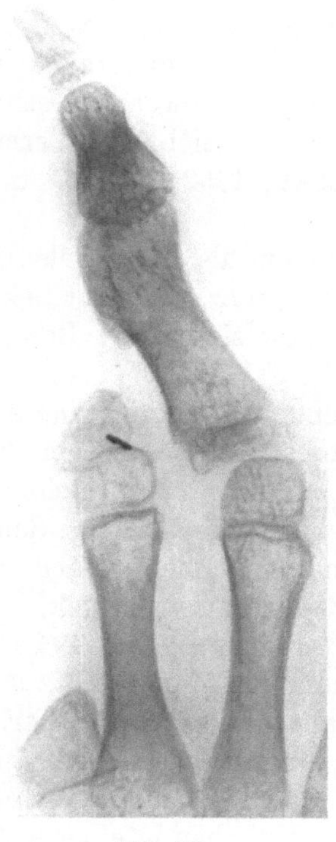

Abb. 23

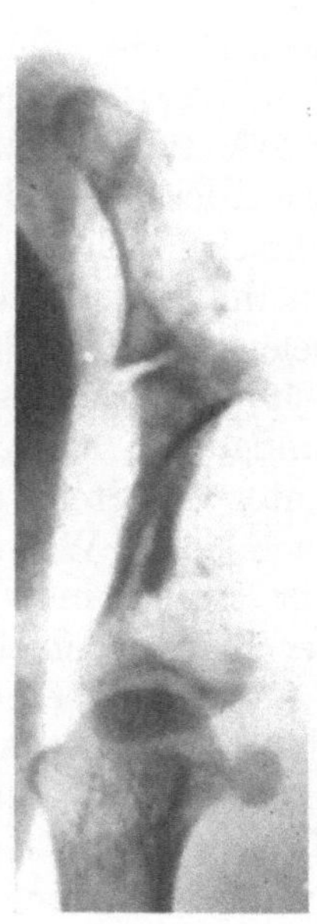

Abb. 24

Abb. 23. 8jähriger Knabe, partielle Amputationen einzelner Fingerglieder, Knochenatrophie und radiale Abweichung des deformierten Mittelfingers

Abb. 24. 33jähriger Mann. Osteomyelitis am Daumen nach Durchgang von 220 V-Wechselstrom, mit Weichteilnekrosen

Eine voll entwickelte Ostitis kommt jedoch auch bei den Stromverletzungen vor, und wir haben sie mehrmals beobachtet. Mit heftiger Eiterung und Schmerzen kam es z.B. zur Knochendestruktion am verletzten Daumen (Abb. 24); auch kleine nekrotische Sequester werden abgestoßen.

Die Zahl von Osteomyelitiden bleibt allerdings beim Elektrotrauma im Vergleich zu der Häufigkeit von Knochenkomplikationen bei anderen umfangreichen Weichteilveränderungen sehr klein. Der ganze Verlauf der Knochenerkrankung erweckt den Eindruck, daß es sich um eine weniger virulente Knocheninfektion handelt, die im widerstandsfähigen Terrain verläuft. Es kann also auch bei diesen Komplikationen (je nach der Schwere des klinischen Verlaufes u.a.) grundsätzlich zu einer konservativen Therapie geraten werden, wie es beim Trauma electricum übrigens allgemein der Fall ist.

ε) *Veränderungen an den Gelenken*

Die Gelenke spielen in der Elektropathologie deshalb eine wichtige Rolle, weil sie dem Strom einen großen Widerstand entgegensetzen. Es gibt mehrere Gründe dafür: Der Knochenumfang ist im Bereich der Gelenke größer als im Diaphysenbereich und auch der anatomische Bau bedingt, daß die Gelenkenden mehr Widerstand leisten als die Diaphysen (Martin, 1931; Schwartz, 1960). Daneben reduziert sich die gut leitende Muskulatur im Bereich der Gelenke auf ein Minimum, weil mehrere, gut leitende Muskelzüge dort in schwer leitende Bänder und Sehnen übergehen. Auch die Stromdichte wird im Bereich des Gelenkes im Knochengewebe dichter. Daneben sind viele Gelenke oberflächlich gelegen und beim Elektrotrauma ihres natürlichen Weichteilschutzes beraubt. Für das unmittelbare Schicksal eines Verunglückten kann deshalb von entscheidender Wichtigkeit sein, ob der Kontakt vor oder hinter einem großen Gelenk erfolgte (Pietrusky, 1939). Beim Durchfluß von Starkstrom bestehen in Höhe der Gelenke wegen des fast völligen Fehlens von anderen, besseren Leitern derart ungünstige Widerstandsverhältnisse, daß die frei werdende Joulesche Wärme auch die artikulären Gewebe zu schädigen vermag, wobei die Folgen für die Gliedmaßen schwerer sind, als bei bloßer Verletzung der Diaphyse (Kolář u. Vrabec, 1960; Taylor u. Pugsley, 1962; Colson u. Mitarb., 1966; Vrabec u. Kolář, 1969; Barber, 1971).

Es ist verwunderlich, daß die Gelenkveränderungen als Folgen elektrischer Unfälle, obwohl sie wahrscheinlich nicht so selten vorkommen, nur vereinzelt bekannt geworden sind. Eine Ausnahme bilden die Muskelzugfrakturen, die sich oft im Bereich der größeren Gelenke abspielen.

Lewis (1950) beschrieb als Folge einer elektrischen Verletzung eine Ankylose im Ellbogen- und Handgelenk, Kaplan (1951) eine Gelenkdestruktion an einem Finger, die nicht unmittelbar unter der Stelle des Stromkontaktes lag. Die ersten Gelenkveränderungen zeigten sich nach sieben Wochen, wobei zuerst flache Randusuren an den Gelenkflächen entstanden; ihr Maximum wurde nach drei Monaten erreicht, nach sieben Monaten bildete sich der Befund beinahe bis zur völligen Regeneration zurück.

Jellinek (1955) führte eine ungewöhnliche Beobachtung an: Bei einem Ingenieur wurde das rechte Ellbogengelenk nach einer Entladung von 50000 Volt zur Breite eröffnet. Keine Schmerzen, keine Blutung oder Eiterung. Während des ganzen Verlaufes, der einer aseptischen Nekrose entsprach, stellten sich Knorpeldestruktionen nur in beschränktem Ausmaß ein. Nach einer streng konservativen Behandlung bildete sich sogar ein Knochensequester an der Ulna, der jedoch mit dem gesunden Knochen in einer festen Verbindung geblieben ist und auf der Röntgenaufnahme nur durch eine feine Aufhellungslinie getrennt wurde, jedoch nicht durch eine echte Demarkationszone. Erst nach $4^1/_2$ Jahren stieß sich dieser Sequenster ab. Die Bewegung im Gelenk war möglich, und der Kranke konnte schon ein halbes Jahr nach der Verletzung seine Arbeit wieder aufnehmen.

Abgesehen von Gelenkveränderungen, die bei Kindern vorkommen und in den Rahmen einer Hypoplasie fallen, haben wir bei insgesamt 25 Kranken Gelenkveränderungen gesehen: eine Arthritis und als Folge der stattgefundenen Destruktion von Gelenkflächen eine Ankylose. Auch in beiden Beobachtungen von Moncrief (1958) konnten eitrige Komplikationen im Gelenk festgestellt werden, die das Gelenk schädigten und zur Ankylose brachten. Die am häufigsten befallenen Gelenke sind: das Ellbogengelenk, das Radiokarpalgelenk, das Sprunggelenk und die Fingergelenke.

Im Vergleich zu den Knochenschäden, die sich außerhalb des Gelenkes abspielen, waren bei unseren Kranken die Folgen einer Stromverletzung im Gelenkbereich unverhältnismäßig schlechter als es in der Pathologie der Knochenveränderungen durch Stromverletzung üblich ist. Vielleicht ist daran in erster Linie die geringere Regenerationsfähigkeit des Gelenkknorpels schuld. Es konnten meistens keine langdauernden Eiterungen oder Gelenkempyeme beobachtet werden. Doch endete jede Gelenkentzündung mit einer Einschränkung der Gelenkbewegungen oder sogar mit kompletter Ankylose.

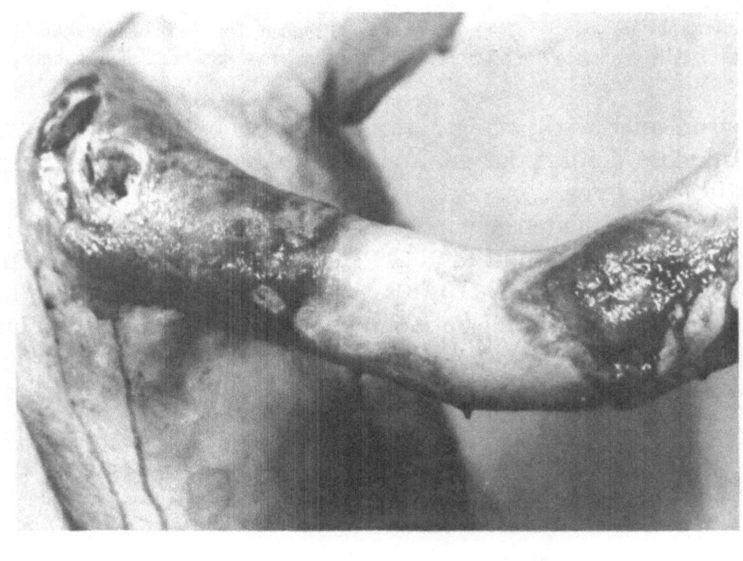

a

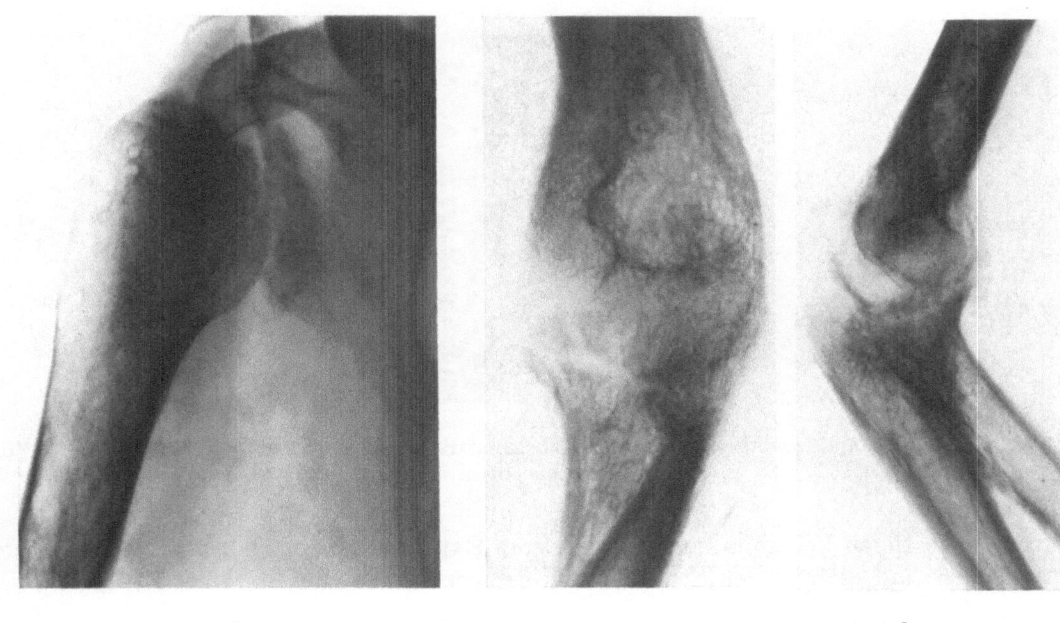

b c d

Abb. 25. (a) 37jähriger Mann, schwere Brandwunden und Weichteildestruktion an der Ein- und Austrittstelle von 600 V-Gleichstrom. (b, c, d) Derselbe Kranke, sechs Monate nach der Verletzung; fibröse, z. T. auch knöcherne Ankylose im Schulter- und Ellbogengelenk

Auch die Zahl der notwendigen blutigen Eingriffe und Amputationen war bedeutend höher, wenn beim Stromdurchgang die Gegend eines großen Gelenkes getroffen wurde.

Bei der Arbeit in einer Transformatorenzelle kam ein Elektromonteur, geb. 1926, mit einem Ölschalter in Berührung, der unter einer Spannung von 6000 Volt (Gleichstrom) stand. Der Verletzte zog einen Flammenbogen an sich und erlitt dadurch noch Verbrennungen am rechten Arm. Die Ein- und Austrittsstellen des Stromes lagen am rechten Arm, im Bereich des Schultergelenkes, wo eine Verbrennung II.—III. Grades bestand. An beiden Gelenken und am Schulterblatt spielten sich zuerst Umbauvorgänge ab, dann bildete sich eine Knochennekrose mit Gelenkflächendestruktion, jedoch ohne wesentliche Eiterung. Nach sechs Monaten versteiften beide Gelenke infolge einer fibrösen Ankylose. Die Röntgenaufnahmen zeigten eine Verformung der Gelenkflächen, die unscharf begrenzt, meistens sklerotisch dicht aussahen (besonders im Schultergelenkbereich — Abb. 25b).

Eine Ankylose entstand auch im Ellbogengelenk, obzwar die initialen Veränderungen nach der Verletzung in diesem Bereich weit günstiger als am Oberarm aussahen. Außer der Ankylose besteht dort eine periostale Apposition (Abb. 25c). Alle Knochen der oberen Extremität weisen deutliche Zeichen einer schweren Knochenatrophie auf.

Ähnliche, wenn auch evtl. weniger auffallende Beobachtungen von Gelenkschäden, die zu einer Ankylose geführt haben, kommen nach unseren Erfahrungen bei Stromverletzung relativ häufig vor.

Zu den großen Seltenheiten gehören dagegen Gelenkveränderungen in Form einer aseptischen Knochennekrose, wobei ähnliche Bilder entstehen wie bei einer *dissezierenden Osteochondrosis* oder bei *aseptischen Nekrosen.* In der Literatur fanden wir nur eine einzige Beobachtung über eine ähnliche Komplikation, und zwar eine Lunatum-Malazie nach Starkstromverletzung, die von Wagner (1932) veröffentlicht wurde. Etwa in diesem Sinn ist die Mitteilung von Colson u. Mitarb. (1958), in der das Entstehen eines M.

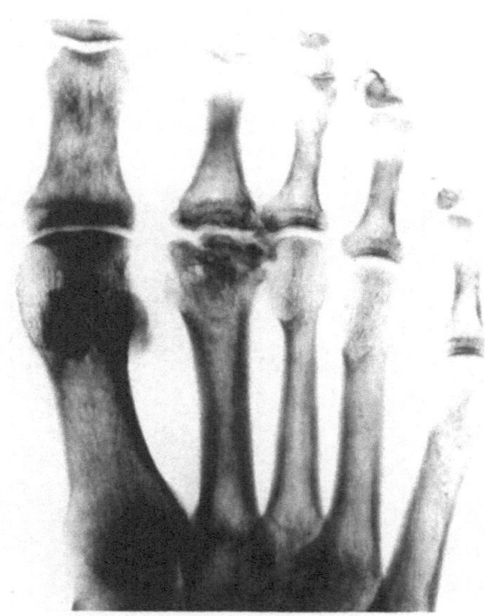

Abb. 26. 51jähriger Mann. Aseptische Nekrose des II. Metatarsalköpfchens nach Durchgang von 22000 Volt Wechselstrom

Perthes nach tiefen Verbrennungen der unteren Extremität beschrieben wird, die jedoch durch Feuer und nicht durch Stromeinwirkung verursacht wurden.

Bei unserer bisher einzigen Beobachtung von Knochennekrose im Bereich des 2. Metatarsalköpfchens handelt es sich um einen 51jährigen Monteur. An einem Transformator, der unter einer Spannung von 100000 Volt stand, kam er mit einer Phase von 220000 Volt mit der rechten Hand in Berührung. Der Strom trat an der rechten Hand ein und hat sich an der rechten Fußsohle geerdet. An der Ein- und Austrittstelle bestanden nur tiefe Strommarken mit begrenzter Hautnekrose. Die Röntgenaufnahme zeigte zuerst nichts Auffallendes. Nach 24 Tagen wurde der Kranke nach guter Heilung nach Hause entlassen und nach sechs Monaten zur Röntgenkontrolle bestellt. Dabei zeigte sich (Abb. 26) das Bild einer typischen Knochennekrose des II. Metatarsalköpfchens mit Abflachung, also ein Befund von M. Freiberg-Köhler. Dieser Befund besteht nun über zwölf Jahre unverändert.

Ein 44jähriger Elektromonteur, der elektrische Leitungen für die Eisenbahn installierte, wurde an der rechten Hand zweimal durch Gleichstrom von 6000 Volt verletzt. Im Jahre 1938 waren es alle fünf Finger, die vom Strom getroffen wurden; die Hautwunden haben sich damals sehr langsam gereinigt, die Ausheilung war aber sonst perfekt und er blieb voll leistungsfähig. Von neuem wurde er im Jahre 1953 getroffen, als der Strom durch seine defekten Schutzhandschuhe in die rechte Hand eindrang. Er wurde eine kurze Zeit vom Strom gehalten, wurde aber nicht bewußtlos. Bei der Einlieferung in die Klinik klagte er über Schmerzen in der Herzgegend und in der verletzten Hand und machte den Eindruck eines erschreckten Menschen nach einem grausamen Erlebnis. Man hat an zwei Stellen tief reichende, jedoch nur wenige Millimeter breite Strommarken gefunden und zwar am rechten Kleinfinger und Daumen, in der Höhe des Metakarpalköpfchens. Am linken Daumen

und zwar am rechten Kleinfinger und Daumen, in der Höhe des Metakarpalköpfchens. Am linken Daumen bestand nur eine abgerissene Bulla. Nach Wundreinigung und konservativer Behandlung wurde er mit negativen Röntgenbefund und gutem therapeutischen Erfolg nach Hause entlassen. Gelegentlich einer Röntgenkontrolle nach vier Jahren zeigt sich an dem Metakarpalköpfchen des rechten Daumens, also im Bereich, in dem der Strom eingedrungen war, eine relativ regelmäßige Aufhellung von rundlicher Form mit isoliertem rundlichen Knochenschatten in der Mitte, die unmittelbar am äußeren Gelenkrand lag — das Bild ähnelt einer Osteochondrosis dissecans (Abb. 27). Die Bewegungen in allen Gelenken sind frei.

ζ) *Veränderungen an den wachsenden Knochen*

Außerordentlich interessante Knochenbefunde nach Stromverletzung können im Kindesalter vorkommen. Sie sind dadurch bedingt, daß noch wachsende Knochen getroffen werden, und daß die dabei entstandenen Verletzungsvorgänge das weitere Schicksal des Knochenwachstums beeinflussen können. Das Charakteristische des wachsenden Knochens ist die Anwesenheit von außerordentlich empfindlichen Knochenwachstumszonen, die gegen Hitze, Kälte und Stromwirkung sensibel sind (GRANBERRY u. JANES, 1963; KOLÁŘ, BABICKY u. VRABEC, 1965; GELFAND u. Mitarb., 1971; ZELLNER, 1972).

Offensichtlich wurde dieser Tatsache bei der Stromverletzung nur wenig Aufmerksamkeit geschenkt. In beiden Beobachtungen von PALUGYAY (1924) handelte es sch um Kinder, bei denen infolge einer Knochennekrose eine Epiphysenschädigung entstand, die durch eine spontane Abstoßung der Epiphysen zum Wachstumsstillstand der Fingerglieder führte. In einer Beobachtung von DALE (1954) handelte es sich um eine Verletzung der linken oberen Extremität, die mit einer Lähmung des N. ulnaris verbunden war. Es zeigte sich eine deutliche Wachstumshemmung der betroffenen Extremität, die DALE als Folge der Nervenlähmung erklärte. Auch GABKA (1955) beschrieb eine interessante Knochenschädigung bei einem Kinde, und zwar eine Perforation des harten Gaumens durch elektrischen Strom. Epiphysenschäden bei Kindern nach Elektrotrauma erwähnen auch WILLIAMS (1955), NICOLETIS (1963) und LJAŠENKO (1964). ALEXANDER (1964) sah sogar eine Wachstumsschädigung des Zahnkeimes bei Stromeintritt durch den Mund.

In unserer Beobachtung stehen bisher insgesamt 56 Kinder mit Knochenveränderungen nach Stromverletzung. Dabei handelt es sich um ähnliche Knochenschäden wie wir sie eingangs beschrieben haben.

Folgen von Stromverletzungen im Kindesalter sind besonders durch Dauerveränderungen an den Epiphysen und Epiphysenfugen charakterisiert, die zu Knochenwachstumsstörungen führen.

Über mögliche Wachstumsfolgen bei Verbrennungen anderer Art haben in ihrer Arbeit EVANS und SMITH (1959) einige Bemerkungen gemacht. Bei vereinzelten Patienten hatten sie den Eindruck, daß die verbrannten Gliedmaßen ein größeres Längen- und Umfangswachstum aufwiesen als die anderen. Eine nähere Bestätigung dieses klinischen Eindrucks und Röntgenaufnahmen von Knochen sind jedoch im Schrifttum nicht zu finden.

Schwerste Verunstaltungen von wachsenden Knochen haben wir bei einigen Kranken beobachtet, die von hochgespannten Strömen getroffen wurden, wobei nicht nur Haut- sondern auch Knochennekrosen und Sequestrierungen entstanden, worauf z.T. spontane Abstoßung von einzelnen Knochenpartien oder ganzen Knochen folgte.

Ein fünfjähriger Knabe erkletterte den eisernen Gittermast einer elektrischen Hochspannungsanlage von 22000 Volt, um seinen Papierdrachen von der Leitung zu befreien. Dabei entstand ein Flammenbogen und eine Entladung. Die linke obere Extremität mußte wegen einer nach Fläche und Tiefe fortschreitenden Nekrose mit Gangrän in der Mitte des Oberarmes amputiert werden. An der rechten Seite wurden einige Handwurzelknochen und Knochenteile aus der Ulna abgestoßen. Zehn Jahre nach der Verletzung besteht nun eine Ankylose im Handwurzelgelenk, mit ulnaren und dorsalen Abweichungen der Hand. Bedeutende Haut- und Muskelatrophie und vasomotorische Störungen in der ganzen Extremität. Die Röntgenaufnahmen zeigen schwere Verunstaltungen im Bereich der Handwurzel: Die proximale Reihe der Handwurzelknochen fehlt überhaupt, daneben auch das Os multangulum majus. Die ganze distale Epiphyse der Ulna und ein Teil der Diaphyse sind nicht vorhanden, das zentrale Fragment zugespitzt und atrophisch. Die distale Epi- und Metaphyse am Radius sieht ganz eigentümlich aus, sie ist plump und ulnarwärts gebogen. Die Epiphysenfuge ist noch offen, trotzdem ist aber der linke Unterarm auffallend kurz (ein Vergleich mit der anderen Seite ist nach der Amputation nicht möglich). Die meisten Gelenkbewegungen sind nur passiv möglich, da auch die Muskelsehnen bei der Verletzung nekrotisch wurden. Im Handwurzelgelenk besteht lediglich eine beschränkte Bewegungsmöglichkeit im Sinne einer aktiven Flexion und Extension von höchstens 40° (Abb. 28).

Auch bei einem sechsjährigen Mädchen besteht nun, vier Jahre nach der Verletzung (6000 Volt Gleichstrom), eine deutliche Hypoplasie der ganzen linken Hand (Abb. 29). Es handelte sich um eine Verbrennung II.—IV. Grades mit Gangrän, und fast alle Finger mußten deswegen amputiert werden. Einzelne Fingerglieder fielen von selbst ab. Die zurückgebliebenen Mittelhandknochen, die sicher auch des formativen Einflusses einer aktiven Funktion entbehren, sind kurz, plump und breit, und ihre innere Knochentextur und äußere Begrenzung ist daneben auch deutlich atrophisch. Die Schwere von so intensiven Knochenveränderungen, die sich im Laufe

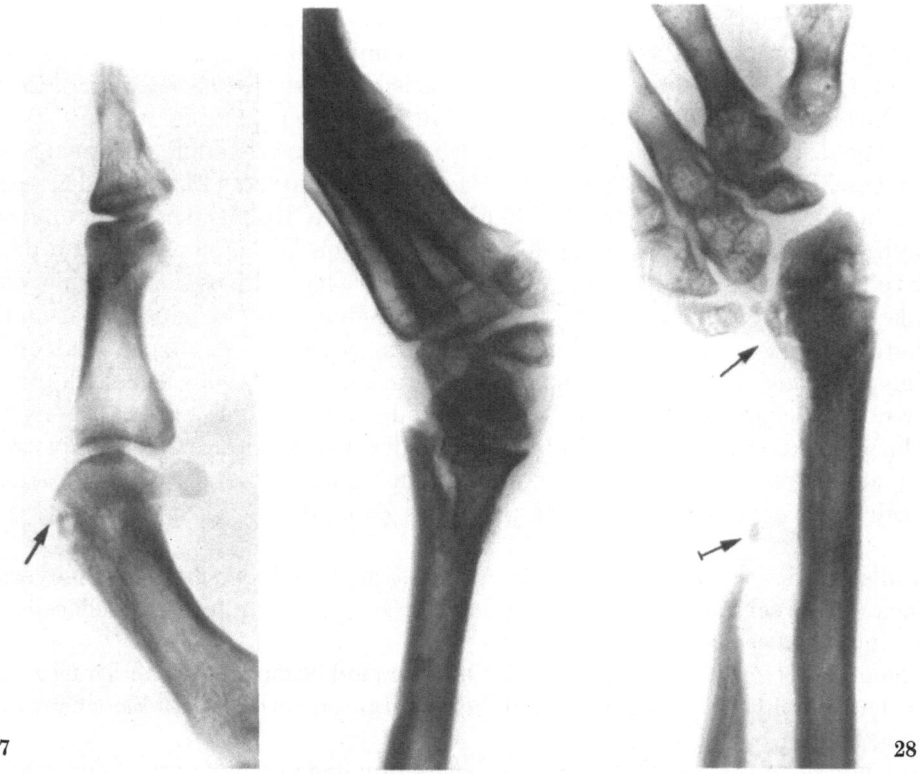

Abb. 27. 44jähriger Mann; dissezierende Osteochondrosis (Pfeil) nach Durchgang von 6000 V-Gleichstrom

Abb. 28. 15jähriger Knabe, zehn Jahre nach der Verletzung (22000 V Wechselstrom). Schwerste Deformierung der Handwurzel, der Epiphysen (↑) und partielle Knochensequestration mit Knochenresten (↑) am distalen Ende der Ulna

von vier Jahren seit der Verletzung entwickelt haben, kommt besonders deutlich zum Ausdruck, wenn die Befunde mit der gesunden rechten Hand verglichen werden.

Ein 15jähriger Junge wurde beim Berühren eines Stromleiters von 2000 Volt Wechselstrom an beiden Händen und Beinen verletzt. Wegen Gangrän mußten an beiden Händen einzelne Finger und Fingerteile amputiert werden. Die erhaltenen Finger, mit atrophischer Haut und atrophischen Weichteilen, sind in Beugekontraktur geblieben, ohne Möglichkeit einer aktiven Bewegung. Es bestehen schwere vasomotorische Störungen und Zeichen einer abgeklungenen Sudeckschen Dystrophie, die zur Atrophie führte (Abb. 30). In der Handwurzelgegend sind deutliche Verschmälerungen der Gelenkspalten sichtbar, ähnlich wie im Handwurzelgelenk, in dem eine fibröse Ankylose besteht. Die äußere Form des unteren Ulnaendes ist auch verändert. Der Grad dieser Verunstaltung ist jedoch im Vergleich zu den beiden früher beschriebenen Beobachtungen bedeutend geringer, da die Stromverletzung im späteren Alter erfolgte. Bei jüngeren Patienten pflegen gleich schwere Verletzungen mit verhältnismäßig schwereren Folgen verbunden zu sein.

Ein vierjähriges Mädchen wurde an beiden Händen verletzt, als es im unbewachten Augenblick aus einem Schaltbrett die Zuleitungsdrähte mit 380 V Drehstrom herausriß. An beiden Handrücken leichtere Verbrennungen und einige Strommarken. Am schwersten wurde der Mittelfinger der rechten Hand verletzt. Aus einer scheinbar oberflächlichen Verbrennung entwickelte sich zuletzt eine bis auf das Gelenk reichende Nekrose mit Sequestration. Es zeigte sich eine Destruktion im basalen interphalangealen Gelenk mit Ankylose und vorzeitigem Verschluß der Epiphysenfuge des mittleren Fingergliedes. Beide Fingerglieder sind zusammengewachsen, wobei der ganze Finger radialwärts gebeugt wurde und diese Abweichung sich im weiteren Knochenwachstum verstärkte (Abb. 31). Eine Dauerlösung wurde erst durch reparative Osteotomie ermöglicht.

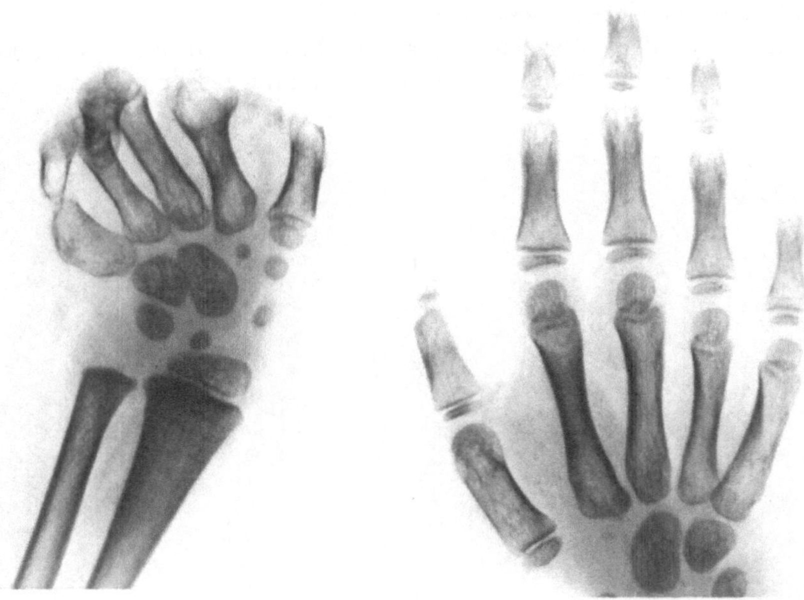

Abb. 29. 6jähriges Mädchen. Grobe Deformationen an Finger- und Mittelhandknochenresten, vier Jahre nach der Verletzung (6000 V-Wechselstrom)

Aus allen oben geschilderten Fällen ist zu entnehmen, daß Stromschäden am wachsenden Knochen mit Störungen des Knochenwachstums und der -entwicklung verbunden sein können.

Der Grad und das Ausmaß der Veränderungen ist nicht nur von der Schwere des Unfalles sondern auch von weiteren Einflüssen abhängig. In erster Linie ist es das Alter des Verunglückten und die verletzte Knochengegend. Da bekanntlich nicht alle Knochenwachstumszonen eine gleiche Wachstumsaktivität zeigen, werden diejenigen besonders schwer geschädigt, die sehr wachstumsaktiv sind. Eine wichtige Rolle spielen die Art der Behandlung und die evtl. Komplikationen (besonders Eiterung usw.). Es gibt sicher noch weitere, jedoch bisher wenig bekannte Einflüsse.

Außer den direkten Einwirkungen auf das Knochengewebe und die Wachstumsfugen, spielen Veränderungen in der Knochendurchblutung eine wichtige Rolle. Das Schicksal der verletzten Gewebe ist weitgehend von der Durchblutung abhängig. Je nach dem, in welchem Ausmaß die Durchblutung gedrosselt oder erneuert wurde, kann das Schadenausmaß geschätzt werden, wenn sich auch in den ersten Tagen diese Abschätzungen als trügerisch erweisen können, und der Umfang der eintretenden Gangrän größer oder kleiner sein kann.

Die Veränderungen in den Blutgefäßen, die auch histologisch studiert wurden, äußern sich in verschiedenen Graden und Formen, nicht nur in der Media, sondern auch in der Gefäßintima. Es kommen Veränderungen der elastischen Fasern, aber auch wirkliche Strommarken mit Einrissen in der Gefäßwand vor, die das Leben des Kranken durch eine arterielle Blutung bedrohen. In späterer Zeit bilden sich wandständige Thromben und Gefäßverstopfungen, die zu weiteren Ernährungsschäden führen können.

Diese Abweichungen in der Blutversorgung bleiben sicher nicht ohne Einfluß auf das Knochengewebe. So hat z.B. eine Hyperämie mit Venostase einen Kalkschwund zur Folge. Die Osteoporose und Knochendestruktion kann also nicht nur (oder nicht ausschließlich) durch eine direkte Einwirkung auf das Knochengewebe erklärt werden, sie kann durch diese sekundären Veränderungen der Blutversorgung bedingt oder unterstützt sein. Dadurch lassen sich vielleicht manche außerordentlich schweren Knochenhypoplasien erklären, bei denen das Knochenwachstum beinahe in dem Stadium stehen geblieben ist, in dem der Knochen von Strom getroffen wurde (Abb. 32a, b; 33a, b). Eine begleitende Schädigung der trophischen Nervenfunktion kann dabei eine wichtige Rolle spielen; leider sind aber diese Einflüsse in ihrem Umfang bisher unklar.

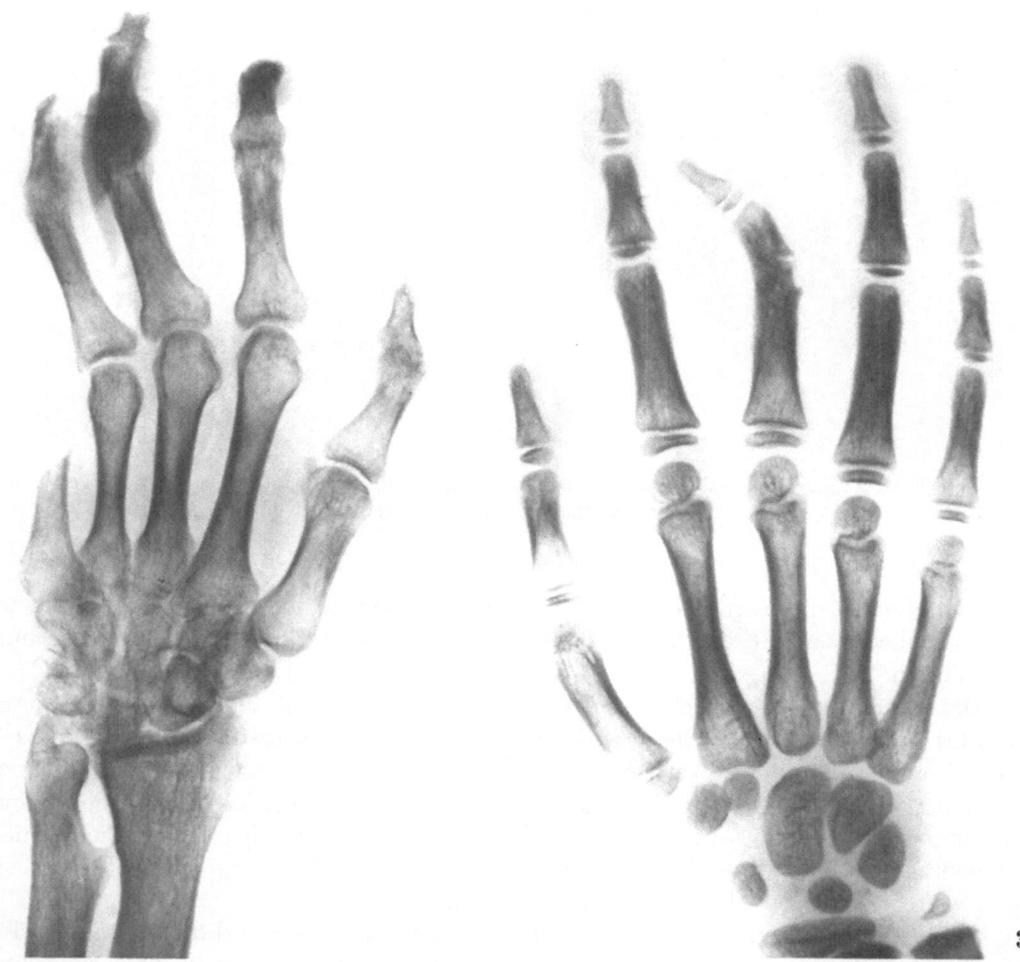

Abb. 30. 21jähriger Mann, sechs Jahre nach der Verletzung (2000 V-Wechselstrom). Arthritische Veränderungen und Ankylosen in der Handwurzel, Deformation des distalen Ulnaendes, Beugekontrakturen

Abb. 31. 13jähriges Mädchen, neun Jahre nach der Verletzung durch 380 V-Drehstrom. Hypoplasie und Deformierung des Mittelfingers. Destruktion des basalen Gelenkes

Abb. 32a, b. 12jähriges Mädchen, zehn Jahre nach der Verletzung des Mittelfingers (220 V-Lichtstrom). Hypoplasie des 2. und 3. Fingergliedes (Pfeil) bei vermehrtem Längenwachstum des basalen Fingergliedes. Beugekontraktur in allen Fingergelenken

Abb. 33. (a) 10jähriges Mädchen, sehs Jahre nach der Verletzung (2000 V-Wechselstrom) mit Verbrennungen der Hand II. und III. Grades. (b) Wachstumsstillstand am Daumen (Pfeil), Fingerkontrakturen, Knochenatrophie, Verkürzung beider Unterarmknochen rechts um 7 cm. Bewegungen im metakarpophalangealen Gelenk meist nur bis zu 15° möglich

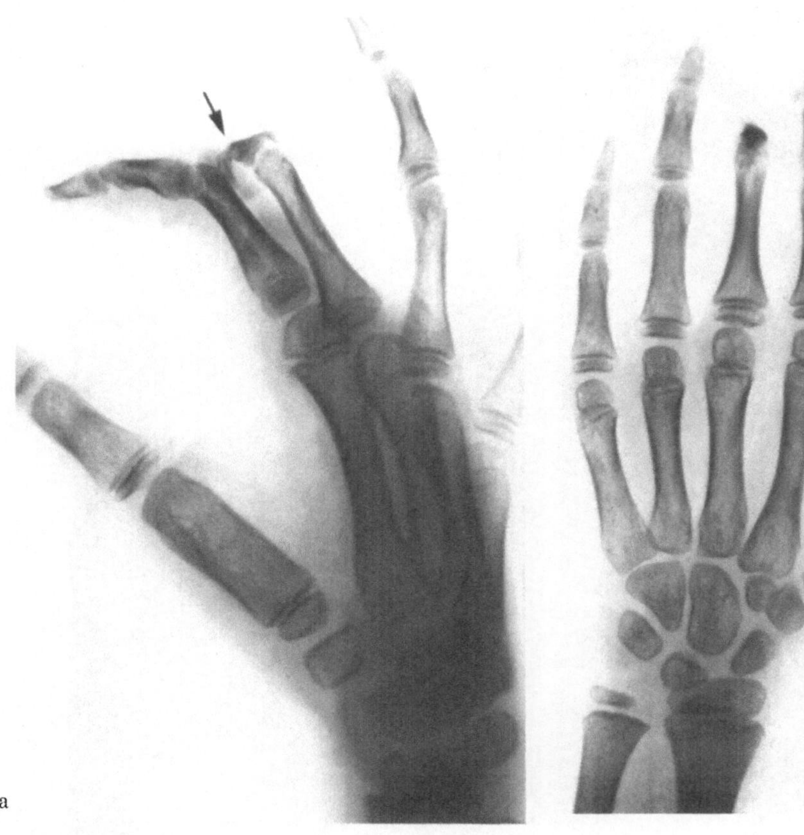

32 a

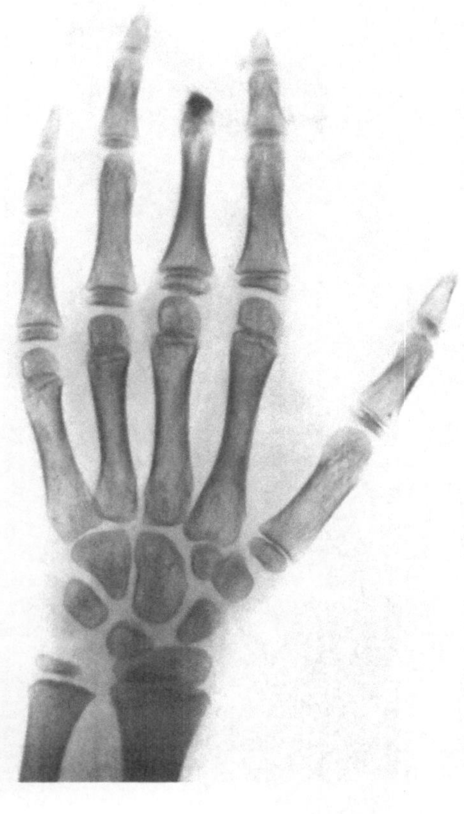

32 b

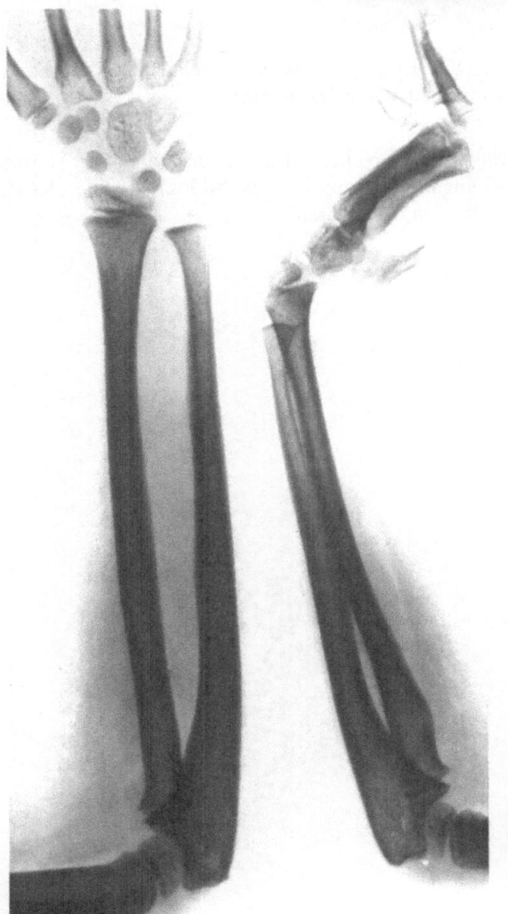

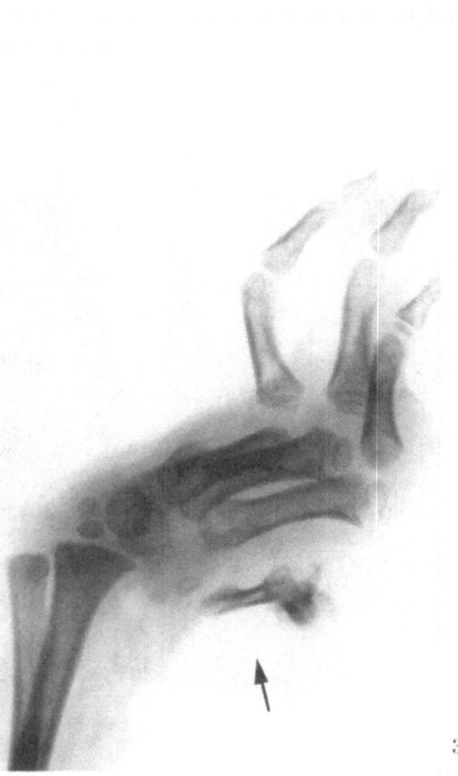

3:

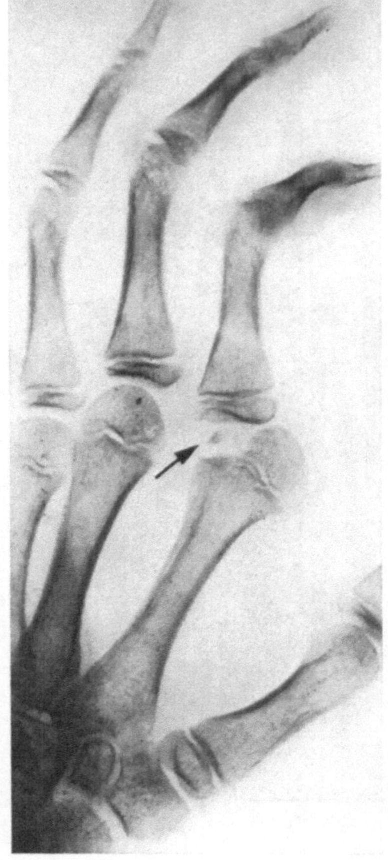

34

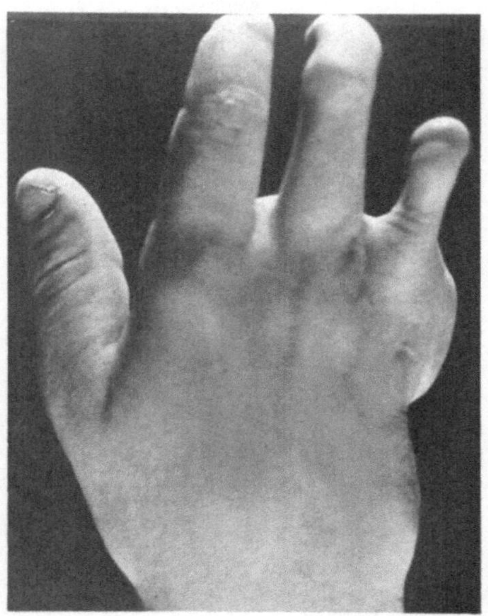

35 a

Abb. 34. 14jähriger Knabe. Partielle Wachstumsstörung der Epiphyse des II. Metakarpalköpfchens (Pfeil) neun Jahre nach der Verletzung (220 V-Wechselstrom)

Abb. 35. (a) 14jähriger Knabe, zwölf Jahre nach der Verletzung der rechten Hand (Drehstrom 380 V). Amputation einiger Fingerglieder wegen Gangrän. (b) Vermehrtes Längenwachstum der basalen Fingerglieder des Mittel- und Ringfingers. Kontrakturen, Ankylosen

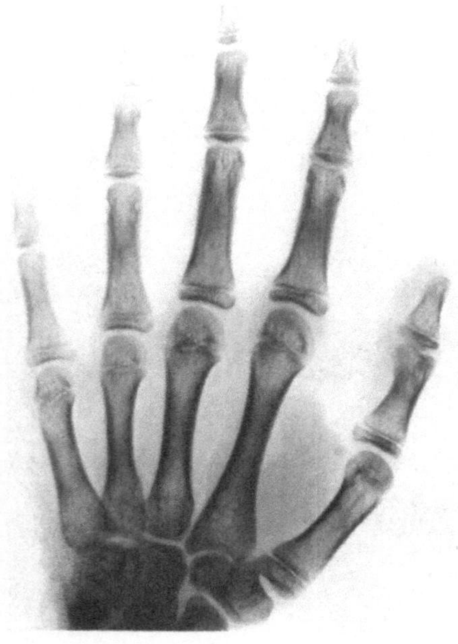

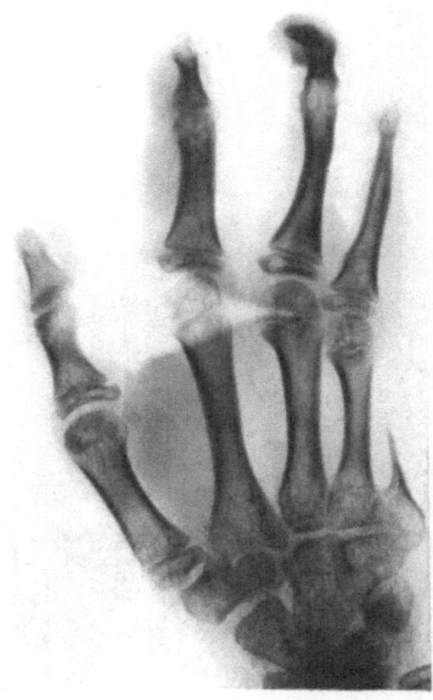

35 b

Auch partielle Wachstumsstörungen sind möglich. Eine ganz eigentümliche, in der Literatur in Verbindung mit der Stromverletzung bisher nicht beschriebene Veränderung im Epiphysenwachstum zeigte sich bei einem Knaben neun Jahre nach der Verletzung beider Zeigefinger (220 Volt Wechselstrom). Der Zeigefinger steht in Beugekontraktur; die ulnare Hälfte der Epiphyse des II. Mittelhandknochens ist nicht voll ausgebildet. Es bestand dort nur ein kleines Ossifikationszentrum (Abb. 34). Das ungewöhnliche Bild mußte eigentlich als lokale Epiphysenwachstumsstörung gedeutet werden (andere Epiphysen waren ganz normal). Leider stellte sich der Patient zu weiteren Kontrollen nicht mehr ein, so daß man den definitiven Einfluß dieses Befundes auf das Knochenwachstum nicht beurteilen konnte.

Gelegentlich haben wir eine entgegengesetzte Knochenveränderung bei Kindern beobachtet, nämlich eine *Knochenhyperplasie*, vor allem ein vermehrtes Knochenlängenwachstum. Bei allen drei Kranken wurden kurze Röhrenknochen (meistens Fingerglieder oder Mittelhandknochen) betroffen (Abb. 32b, 35). Alle drei Kinder sind nicht nur durch direkten Stromdurchgang sondern auch durch zusätzliche elektrische Verbrennungen II. bis IV. Grades geschädigt worden. Diese Knochenverlängerung ist schwer zu erklären. In der Nachricht von EVANS u. SMITH (1959) haben wir eine Bemerkung gefunden, daß gelegentlich nach Verbrennungen eine wirkliche Vergrößerung von peripheren Extremitätenpartien vorkommt, also ein vermehrtes Wachstum (z. B. an den Füßen). Es handelte sich um gewöhnliche, durch Flammenwirkung entstandene Verbrennungen, und diese amerikanischen Autoren hatten in der Weltliteratur bisher keine ähnliche Beobachtung gefunden. In der Verbindung mit der Stromverletzung sind solche Knochenveränderungen bisher nicht beschrieben worden. Vielleicht entstehen sie nicht durch direkte Stromwirkung und etwaige bioelektrische Stimulierung des Knochenwachstums, sondern dadurch, daß eine Hyperämie und entzündliche Weichteilveränderungen eine wachstumsfördernde Wirkung auf das Knochengewebe ausüben. In ähnlicher Weise dürfte es auch bei chronischen Knochenentzündungen (Tbc, chronische Osteomyelitis), bei denen leichtere Extremitätenveränderungen schon bei Kindern beschrieben worden sind, zur Wachstumsförderung kommen.

Schlußwort

Die röntgenologische Morphologie der Knochenveränderungen nach Stromverletzungen ist bisher wenig studiert worden; auch die allgemeine Kenntnis dieser Symptomatologie blieb in den radiologischen Fachkreisen bisher sehr beschränkt. Nicht nur nach abgeklungenen frischen Symptomen, sondern gerade während der Behandlung der unmittelbaren Folgen einer frischen Verletzung sollte das Röntgenverfahren viel öfter zur Klärung der möglichen Knochenschäden eingesetzt werden.

Die elektrische Verletzung ist voller Eigenarten. Ihre Genese und Pathologie in bezug auf die Knochenveränderungen ist noch ein unübersehbares und oft vernachlässigtes Neuland und dabei doch ein segensreiches Betätigungsfeld. Die biologische Eigengesetzlichkeit und Eigenart der elektrischen Verletzung äußert sich auf dem Gebiete der Knochenpathologie recht deutlich. Manche klinischen und morphologischen Bedingungen des Trauma electricum unterscheiden sich völlig von den sonst gewohnten Phänomenen der allgemeinen Knochenpathologie. Immer wieder stießen wir bei der Beurteilung von Knochenschäden nach elektrischen Verletzungen nicht nur auf ungewöhnliche Röntgenbefunde sondern auch auf einen unerwarteten Verlauf von scheinbar kleinen Knochenschädenformen. Wiederholte Röntgenkontrollen erweisen sich oft als nützlich und erforderlich, da wir bei einem negativen Knochenbefund oft erst nach wenigen Wochen oder mehreren Monaten, ja sogar Jahren überrascht vor einer Knochenveränderung standen.

Literatur

ALEXANDER, W. N.: Composite dysplasia of a single tooth as a result of electric burn damage. J. Amer. dent. Ass. **69**, 589–591 (1964).

ANDINA, F.: Freie Hauttransplantation bei schwerer elektrischen Verbrennung von Kopf und Bein. Arch. klin. Chir. **289**, 641–643 (1958).

AUER, R. H.: Querfraktur beider Schulterblätter als Starkstromverletzung. Chirurg. **25**, 558–560 (1954).

AVELLAN, L.: Electrical burns and their plastic surgical repair. Duodecim **83**, 468–477 (1967).

AXELRAD, L. L., MUCHINA, P. V.: The diagnosis and treatment of osteonecrosis in burns. Vestn. Chir. **95**, 7, 10–15 (1965).

BAGOZZI, J. C.: Reparative procedure in large losses of scalp and bone of the skull caused by serious electrical lesions. Brit. J. plast. Surg. **8**, 49–54 (1955).

BALDRIDGE, R. R.: Electric burns. New Engl. J. Med. **250**, 46–49 (1954).

BARBER, J. W.: Delayed bone and joint changes following electrical injury. Radiology **99**, 49–54 (1971).

BAUER, E., BISSIG, H.: Tödliche Elektrounfälle an Hochspannungsanlagen. Elektromedizin **7**, 150-159 (1962).

BENEŠ, D.: Verbrennungen der Hand (tschechisch). Prakt. Lék. **36**, 482–484 (1956).

BENEŠ, B.: Verletzung der Hand durch den elektrischen Strom (tschechisch). Acta Chir. orthop. Traum. čech. **23**, 65–67 (1956).

— Verletzungen der Extremitäten durch den elektrischen Strom (tschechisch). Rozhl. Chir. **34**, 401–406 (1957).

BERESNEVA, V. J.: Verletzungen der Knochen und Gelenke beim Elektrotrauma (russisch). Ortop. Travm. Protezir. (Moskau) **18**, 45–46 (1957).

BERTONI, B.: Renseignements sur les brulures due au courrant électrique. Schweiz. med. Wschr. **82**, 16 (1952).

BIERLING, G., REISCH, D.: Über das Sudecksche Syndrom nach Frakturen. Fortschr. Röntgenstr. **82**, 1–14 (1955).

BLOCK, V.: Starkstromverletzung. Klin. Wschr. **4**, 1795 (1925).

BLUMENSAAT, C.: Der heutige Stand der Lehre vom Sudeck-Syndrom. Hefte zur Unfallheilkunde **51**, Berlin, Springer 1956.

BOESCH, F.: Muskelzugfrakturen der Wirbelkörper. Helv. med. Acta **9**, 51–63 (1942).

BÖHLER, J.: Elektrothermische Schädeldefekte. Klin. Med. **12**, 76-78 (1957).

BRINN, L. B., MOSELEY, J. F.: Bone changes following electrical injury. Amer. J. Roentgenol. **97**, 682-686 (1966).

BROWN, H. G.: Electrical and cold injuries of the hand. Ortop. Clin. N. Amer. **1**, 321–323 (1970).

BROWN, J. B., FRYER, M. P.: Reconstruction of electrical injuries, including cranial losses. Ann. Surg. **146**, 342–356 (1957).

BROWN, K. L., MORITZ, A.: Electrical injuries. J. Trauma **4**, 608–661 (1964).

BUCKLEY, J. K.: Tissue injury by high frequency electric current. Austr. J. exp. Biol. med. Sci. **38**, 195–226 (1960).

BÜRGEL, F.: Über Knochenverletzungen durch elektrischen Unfall. Fortschr. Röntgenstr. **65**, 207–213 (1942).

BURGER, H. C., VAN DONGEN, R.: Specific electric resistance of body tissues. Phys. in Med. Biol. **5**, 431–447 (1961).

BURIS, L., ZSIGMUND, K., SZABÓ, N., FÜLÖP, J.: Histochemical examination of electrical injuries. Acta Histochem. **28**, 355–358 (1967).

BURROWS, H. J.: The cases of fracture resulting from electric shock. Brit. J. Surg. **24**, 159–165 (1936).

CAMPBELL, J. R., CAMPBELL, J. R., FLETCHER, W. S.: Severe electrical burns. Amer. Surgeon **35**, 779–788 (1969).

CARLE, S., AUGÉ, J., SERVAT, P., WEBER, A.: Les altérations osseuses et ostéo-articulaires observées chez les brules graves. Ann. Radiol. (Paris) **11**, 663–678 (1968).

CARTER, A. O., MORLEY, R.: Effects of power frequency voltages on amputed human limb. Brit. J. Industr. Med. **26**, 224–229 (1969).

CHASMAR, R. L.: Electrical burns. Canad. med. Ass. J. **97**, 453–459 (1967).

CASTELLANOS, A., LÉVY, S.: Mécanisme électrophysiologique de „l'ischémie électrique", de la „lésion électrique" et de la „nécrose électrique". Couer Méd. int. **13**, 391–403 (1974).

COLSON, P., STAGNARA, P., HOUOT, P., LECLERCQ, P.: Sur un cas d'ostéochondrite de la hanche apparue au cours de l'évolution d'une brulure. Lyon Chir. **54**, 114–116 (1958).

— GANDOLPHE, M., JANVIER, H.: Brulures profondes des deux ponces. Pollicisation des index. Lyon Chir. **60**, 382–384 (1964).

— — JANVIER, H.: Graves mutilations des mains chez un grand brule. Lyon Chir. **62**, 272–275 (1966).

CONNELLY, J. R.: Plastic surgery in bone problems. Plast. Rec. Surg. **17**, 129–167 (1956).

CRITCHLEY, M.: Injuries from electricity and lightning. Brit. med. J. **2**, 1217–1218 (1935).

DALE, R. H.: Electrical accidents. Brit. J. plast. Surg. **7**, 44–66 (1954).

DAVIES, R. M.: Burns, caused by electricity. Brit. J. plast. Surg. **11**, 288–299 (1959).

DEWALD, P. A., MARGOLIS, N. M., WEINER, H.: Vertebral fractures as a complication of electroconvulsive therapy. J. Amer. med. Ass. **154**, 981–984 (1954).

DIVINCENTI, F. C., MONCRIEF, J. A., PRUITT, A. B.: Electrical injuries. J. Trauma **9**, 497–508 (1969).

DUPERTUIS, M. S., MUSGRAVE, R. H.: Burns of the hand. Surg. Clin. N. Amer. **40**, 321–329 (1960).

EHALT, W.: Verletzungen bei Kindern und Jugendlichen. Stuttgart: Enke-Verlag 1961.

ERDÉLYI, H.: Die Verbrennungen beim Elektrotrauma (tschechisch). Rozhl. Chir. **32**, 80–91 (1953).

EVANS, E. B., SMITH, J. R.: Bone and joint changes following burns. J. Bone Jt. Surg. **41 A**, 785–799 (1959).

FANELLI, A., MODENA, M.: Fratture a lussazioni da shock-terapia. Chir. organ. Mov. **35**, 571–582 (1951).

FRANCONE, A., LINGUITI, L.: Lesioni ossee da elettrocuzione. Nunt. Radiol. **33**, 569–586 (1967).

FREYER, B.: Über röntgenologisch selten beobachtete Skeletspätveränderungen nach Starkstromsuizidversuch. Mschr. Unfallheilk. **63**, 349–352 (1960).

FRIEDENBERG, Z. B., KABANIN, M.: The effect of direct current on bone. Surg. Gynec. Obstet. **127**, 97–102 (1968).

FRITZ, E.: Eigenartige Befunde bei der Einwirkung elektrischen Stromes gegen Schädel. Dtsch. z. ges. gerichtl. Med. **34**, 178–184 (1934).

FROMMOLD, G.: Zwei Fälle von Tod durch elektrischen Starkstrom. Mschr. Unfallheilk. **27**, 167–188 (1920).

FRÜHMANN, P.: Die Gefahr bei Behandlung von Knochenverletzungen nach elektrischen Unfällen. Zbl. Chir. **58**, 1815–1817 (1931).

GABKA, J.: Der elektrische Unfall im Kindesalter. Kinderärztl. Praxis **23**, 532–537 (1955).

GATEWOOD, J. W., MCCARTY, H. H.: Treatment of electrical burns of the skull. Amer. J. Surg. **93**, 525–532 (1957).

GELFAND, D. W., LAW, E. J., MACMILLAN, B. G.: The radiographic assessment of skeletal pathology in severely burned children. A review of 250 cases. In: P. Matter, T. L. BARCLEY, Z. KONÍČKOVÁ (Eds.): Research in Burns. Ed. Huber, Bern, 1971, p. 636–39.

GERLACH, H.: Ein Fall von Verletzung des Schädelknochens durch elektrischen Starkstrom. Wien med. Wschr. **1912**, 3214–3215.

GLOVER, D. M.: Necrosis of the skull and long bones, resulting from deep burns, with evidence of regeneration. Amer. J. Surg. **95**, 679–682 (1958).

GRANBERRY, W. H., JANES, J. M.: The effect of electrical current on the epiphyseal cartilage. Proc. May Clin. **38**, 87–96 (1963).

GRINBERG, A. V.: Röntgendiagnostik bei Berufserkrankungen der Knochen und Gelenke (russisch). Leningrad: Medicina 1962.

GRUNDMAUR, A.: Knochenschädigung durch Stromeinwirkung. Chirurg **27**, 327–328 (1956).

GUBLER, E.: Zur Kasuistik der tödlichen elektrischen Schädelverletzung. Z. ges. gericht. Med. **8**, 406–411 (1926).

HAMMOND, G., CLEMMONDS, H. H.: Bilateral fracture of the humerus due to electrical shock. Guthrie Clin. Bull. **17**, 148–151 (1948).

HARRISON, S. H.: Lightning burns. Brit. J. plast. Surg. **8**, 154–157 (1955).

— ARDEN, G. P.: Electrical burns. Med. Illustr. **10**, 117–123 (1956).

HARTFORD, CH. E., ZIFFREN, S. E.: Electrical injury. J. Trauma **11**, 331–336 (1971).

HEMINGWAY, A., STENSTROM, W. K.: Physical characteristics of high frequency current. J. Amer. med. Ass. **98**, 1446–1455 (1932).

HERZMAN, V. L.: On vertebral body fractures in electric injuries. Vestn. Chir. **5**, 80–82 (1974).

HUBER, P.: Über Unfälle durch Elektrizität. Z. Orthop. **31**, 844–912 (1938).

IVANOV, G. J.: Ein Fall einer umfangreichen Schädeldachverletzung durch Starkstrom (russisch). Ortop. Travm. Protezir. **20**, 50–52 (1959).

JÄGER, H.: Über Starkstromverletzungen. Schweiz. med. Wschr. **51**, 1250–1261 (1921).

JAFFE, R. H.: Electropathology. A review of the pathologic changes, produced by electric current. Arch. Path. (Chicago) **5**, 837–870 (1928).

— WILLIS, D., BACHEN, A.: The effect of electric current on the arteries. Arch. path. (Chicago) **7** 244–252 (1929).

JELLINEK, S.: Die Formation der elektrischen Strommarke. Arch. Derm. Syph. (Berlin) **148**, 433–437 (1925).

— Changes in electrically injured bones. Brit. J. Radiol. **31**, 23–25 (1926).

— Röntgenknochenaufnahmen bei Behandlung elektrischer Unfälle. Wien med. Wschr. **79**, 543–544 (1929).

— Natur und Behandlung der elektrischen Unfälle. Dtsch. med. Wschr. **54**, 2127–2129 (1928).

— Der elektrische Unfall. Wien: Deuticke 1931.

— Die Eigenart der elektrischen Verletzung. Röntgenpraxis **6**, 1–12 (1934).

— Elektrische Unfälle. Wien klin. Wschr. **41**, 1306–1308 (1937).

— Der elektrische Unfall als seltsames biologisches Phänomen. Med. Wschr. **77**, 407–411 (1947).

— Der elektrische Strom und die Blutgefäße. Wien. klin. Wschr. **65**, 774–775 (1953).

— Elektrischer Unfall und Schmerzempfindung. Wien. klin. Wschr. **66**, 681–682 (1954).

— Atlas zur Spurenkunde der Elektrizität. Wien: Springer 1955.

— Biologische Effekte von Blitz- und Starkstromschlag. Triangel **3**, 104–110 (1957).

— Elektrizitätsunfälle. Unfallchirurgie, Heft 9. Wien: Urban & Schwarzenberg, 1958.

— Problem „elektrischer Unfall" zufolge Grundlageforschung auf neue Ebene gestellt. Wien. klin. Wschr. **72**, 501–502 (1960).

JENNY, F.: Wesen und Verlauf des reaktiven Umbaus, der Dystrophie und Atrophie der Gliedmaßen. Z. Unfallmed. Berufskr. **36**, 46–64 (1944),

— Über Muskelzugfrakturen nach elektrischen Unfällen. Z. Unfallmed. Berufskrankh. **36**, 313–317 (1944).

— Der elektrische Unfall, als pathologisch-anatomisches und unfallmedizinisches Problem. Bern: Huber-Verlag 1945.

KAPLAN, A.: Verletzungen durch elektrischen Strom und Blitz (russisch). Moskau: Medgiz 1951.

Kaplan, A. D., Berkowits, M. M.: Zur Problematik der Knochenreaktion auf Elektrotrauma (russisch). Klin. Med. **29**, 73–76 (1951).
Kazda, O., Holík, F.: Mnohočetná kompresivní zlomenina páteře z úrazu elektrickým proudem. Rozhl. Chir. **51**, 743–747 (1972).
Keller, E.: Sudeckscher fleckförmiger Knochenumbau nach Blitzschlagverletzung. Zbl. Chir. **66**, 24–29 (1936).
Kelly, J. P.: Fractures complicating electro-convulsive therapy and chronic epilepsy. J. Bone Jt. Surg. **36 B**, 70–79 (1954).
Knjazev, E. M.: Elektrotrauma (russisch). Nov. Chir. Arch. **25**, 166–175 (1932).
Koeppen, S.: Zur Frage der Todesursache beim elektrischen Unfall. Münch. med. Wschr. **80**, 1815–1817 (1933).
—, Panse, F.: Klinische Elektropathologie. Stuttgart: Thieme Verlag 1955.
Kolář, J., Vrabec, R.: Röntgenologischer Nachweis von Verkalkungen und Verknöcherungen in den gelenknahen Weichteilen nach Verbrennungen. Fortschr. Röntgenstr. **87**, 761–766 (1957).
—, — Eine ossifizierende Myositis nach Verbrennung. Zbl. Chir. **83**, 2253–2256 (1958).
—, — Periarticular soft tissue changes as a late consequence of burns. J. Bone Jt. Surg. **41 A**, 103–111 (1959).
—, — Röntgenologische Knochenbefunde nach der Hochstromverletzung. Fortschr. Röntgenstr. **92**, 385–394 (1960).
— — Knochenkontinuitätstrennung durch Stromwirkung. Arch. orthop. Unfall-Chir. **53**, 157–172 (1961).
— Babický, A., Vrabec, R.: Knochenveränderungen nach elektrischen Unfällen (tschechisch). Acta Univ. Carol. med. **7**, 537–570 (1961).
—, —, — The Physical Agents and Bone Praha: Academia 1965.
Kouwenhoven, W. B.: Effects of electricity on the human body. Industr. Med. Surg. **18**, 269–274 (1949).
Kragh, L. V., Erich, J. B.: Treatment of severe electric injuries. Amer. J. Surg. **101**, 419–428 (1961).
Kvasnička, I.: Unsere Irrtümer bei der Knochenuntersuchung der verletzten Wirbelsäule. Čs. Rentgenol. **10**, 47–52 (1956)
Landa, M. I., Placha, M. M.: A case of burn with electric current (russisch). Klin. Chir. **6**, (1966).
Landois, F.: Chirurgische Schäden durch elektrischen Starkstrom. Zbl. Chir. **55**, 1440–1447 (1928).
Lang, F., Baur, E.: Über Elektrounfälle. Helv. Chir. Acta **27**, 316–325 (1960).
Langer, C.: Über Schädelverletzungen durch elektrischen Strom. Dtsch. med. Wschr. **38**, 2389 (1914).
Laurencon, M., Lepetit, J. F.: Brulures électriques et troubles nerveux. Ann. Chir. Plast. **17**, 47–54 (1972).
Lewis, D.: Electric burn causing necrosis of the skull. Ann. Surg. **58**, 149–158 (1918).
Lewis, G. K.: Burns form electricity. Ann. Surg. **131**, 80–91 (1950).
— Bony defects of the head repaired with cancellous bone. Amer. J. Surg. **85**, 83–90 (1953).
— Electrical burns of the upper extremity. J. Bone Jt. Surg. **39 A**, 719–720 (1957).
— Trauma resulting from electricity. J. int. Coll. Surg. **28**, 724–738 (1957).
— Electrical burns of the upper extremity. J. Bone Jt. Surg. **40 A**, 27–40 (1958).
Liévre, J. A., Hubault, A.: Ostéoporose rachidienne et pelvienne par electrocution. Rev. Rhum. (Paris) **18**, 609–611 (1951).
Limonta, A.: Frattura del corpo della scapola da elettroshock. Radiologia (Roma) **10**, 719–722 (1954).
Lingley, J. R., Rubins, L. L.: Fractures following electroshock therapy. Radiology **48**, 124–131 (1947).
Linke, H.: Der elektrische Unfall und seine Behandlung. Z. ärztl. Fortb. **52**, 846–852 (1958).
Ljašenko, V. A.: Distrubances of bone growth at the remote period following electrotrauma. Vestn. Rentgenol. Radiol. **39**, 68–69 (1964).
Luther, M.: Über einen besonderen Fall einer Schädelverletzung durch elektrischen Starkstrom. Dtsch. Z. Chir. **181**, 220–227 (1923).
Makuchowa, K., Borejko, M.: Cranial bone necrosis following electrocution. Pol. Przegl. Radiol. **37**, 713–718 (1973).
Malska-Waniewska, I.: Eine Schulterblattfraktur beim Elektrotrauma (polnisch). Pol. Przegl. Radiol. **24**, 365–369 (1960).
Manzi, A.: Fratture e lussazioni da elettroshock-terapia. Chir. org. Mov. **49**, 25–34 (1960).
Martin, H.: Über elektrische Verletzungen. Zbl. Chir. **58**, 1457 (1931).
Mason, J. M., Lester, S. B.: A study of burns involving the periosteum of the vault by the skull. Ann. Surg. **50**, 815–819 (1909).
McLaughlin, Ch. W., Coe, J. D.: Management of electrical burns. Arch. Surg. **68**, 531–537 (1954).
Meschan, J., Scruffs, J. B., Calhoun, J. D.: Convulsive fracture of the dorsal spine, following electric shock therapy. Radiology **54**, 180–188 (1950).
Michon, J., Vichard, P.: A propos du traitement loco-regional des électrocutions. Ann. Chir. plast. **7**, 261–270 (1962).
Milycyn, V. A., Sudakjevič, A. D.: Zur [Kasuistik des Elektrotraumas. (russisch). Nov. Chir. **12**, 270–275 (1931).
Millesi, H.: Behandlungsergebnisse nach elektrischen Verbrennungen der Hände. Klin. Med. **22**, 400–407 (1967).
Moncrief, J. A.: Complications of burns. Ann. Surg. **147**, 443–475 (1958).
— Pruitt, B. A.: Electric injury. Postgr. Med. **48**, 189–199 (1970).
Montoli E., Gallinotto, G.: Lussazione posteriore bilaterale di spalla da elettrocuzione. Minerva Ortop. **19**, 146–154 (1968).
Mousseau, M., Lebeaupin, R., Thuand, J., Kerneis, J. P.: A propos des brulures electriques graves. J. Chir. **77**, 432–446 (1959).
Moskovskaja, A. V.: Elektrotraumatisation des Ohres. (russisch). Vestn. Otorhinolaryngol. **23**, 88–89 (1961).

MUIR, J. K.: The treatment of electrical burns. Brit. J. plast. Surg. **10**, 292–299 (1958).

NAUČEVA, C. A., KREJCER, L. J.: Bilateral fracture of the neck of the humerus in combination with luxation of the shoulder joint in electrical trauma (russisch), Ortop. Travm. Protezir. **23**, 65–67 (1962).

NEUMANN, CH. G.: Acute thermal, chemical, electrical and radiation injuries. Surg. Clin. N. Amer. **30**, 563–574 (1950).

NEWBURY, G. L. ETTER, L. E.: Clarification of the problem of vertebral fractures from convulsive therapy. Arch. Neurol-Psych. (Chicago) **74**, 472–478 und 479–487 (1955).

NICOLETIS, C.: Les brulures electriques accidentelles de l'enfant. Vie Méd **44**, 534–542 (1963).

NORTH, J. P.: Electric burns of head and arm with residual damage to eyes and brain. Amer. J. Surg. **76**, 631–635 (1948).

NUNN, L. W.: Severe electrical burns. Northwest. Med. **56**, 691–694 (1957).

OGANESIAN, S. S.: Elektrotraumatisation des Schädels (russisch). Nov. Chir. Arch. 238, 79–82 (1961).

PALUGYAY, J. Knochenveränderungen bei Verletzung durch elektrischen Strom. Fortschr. Röntgenstr. **32**, 568–579 (1924).

PANOVA, J. M.: Electrothermic burns (in Russian). Klin. Klin. **10**, 51–55 (1969).

— PERKHUROVA, I. S.: Contact electrical burns of the upper extremities. Orthoped. Travmatol. Protezir. **8**, 13–18 (1970).

PEARSON, J. B., HARGADON, J. E.: Fractures of the pelvis involving the floor of the acetabulum. J. Bone Jt. Surg. **44B**, 550–556 (1962).

PIETRUSKY, F.: Experimentelle Untersuchungen über die Wirkung mittel- und hochgespannter elektrischer Ströme auf den lebenden Körper. Dtsch. Z. ges. gerichtl. Med. **6**, 535 (1926).

— Über Knochen- und Gelenkveränderungen nach Einwirkung technischer Elektrizität. Zacchia **3**, 13–19 (1939).

PITTS, W., PICKREL, K., QUINN, G., MASSENGILL, R.: Electrical burns of lips and mouth in infants and children. Plast. Rec. Surg. **44**, 471–479 (1969).

PIZON, P.: Periarthrite scapulo-humerale par comotion electrique avec humerus anomaux et paralysis obstettricale. J. Radiol. Électrol. **32**, 751–752 (1951).

PLATZBECKER, A., SEYFFARTH, G.: Zur Pathogenese und Therapie des Sudeckschen Syndroms. Arch. orthop. Unfall-Chir. **50**, 345–362 (1959).

PLONER, L.: Verbrennungen durch elektrischen Strom. Aesthet. Med. **9**, 396–402 (1960).

POLOMSKI, E.: Necrosis of bone following electrical burns. Pol. Przegl. Chir. **37**, 685–688 (1965).

POLYCRATIS, G.: Presentation of two cases of electrical burns of the scalp with involvement of the outer cranial plate. Hellen Cheir. **44**, 140–141 (1972).

POTUCHA, S. M., BELL, J. L. MEHN, H. W.: Electrical injuries with special reference to the hand, Arch. Surg. **85**, 852–861 (1962).

POWELL, H. D. W.: Simultaneous bilateral fractures of the neck of the femur. J. Bone Jt. Surg. **42B**, 236–252 (1960).

PRIESSNITZ, O.: Ist die konservative Therapie nach Starkstromverletzung des Schädels immer berechtigt? Dtsch. med. Wschr. **77**, 24–27 (1948).

QUENU, E.: Brulures du crane et necroses des os du crane par electrocution. Rev. Chir. **43**, 701–715 (1911).

RANZI, E. L., MAYR, L., OBERHAMMER, K.: Über Starkstromverletzung am Schädel. Dtsch. Z. Chir. **200**, 36–47 (1927).

— CARTELLIERI, P.: Zur Kasuistik der elektrischen Unfälle. Wien. med. Wschr. **79**, 799–805, 867–872, 901–903 (1929).

REICHELT, O.: Scapulafraktur durch Einwirkung von elektrischem Strom. Meschr. Unfallheilk. **58**, 154–156 (1955).

REUTER, F.: Ein weiterer Fall von tödlicher Starkstromverletzung am Schädel. Dtsch. Z. gerichtl. Med. **1**, 362 (1922).

RISEL, H.: Verbrennung von Schädel, Dura mater und Gehirn durch elektrischen Starkstrom. Dtsch. med. Wschr. **38**, 2389 (1912).

RITVO, M.: Bone and Joint X-Ray Diagnosis. Philadelphia: Lea & Febiger (1955).

ROBERTACCIO, A., MARINO, A.: Fattore electrico traumatico ed emotico nella patogenesi di un caso di infarto del miocardo. Rass. int. Clin. Ter. **38**, 913–927 (1958).

ROBINSON, D. W., MASTERS, F. W., FORREST, W. J.: Electrical burns. Surgery **57**, 385–391 (1965).

SALISBURY, R. E., HUNT, J. L., WARDEN, G. D., PRUITT, B. A. Jr.: Management of electrical burns of the upper extremity. Plast. Rec. Surg. **51**, 648–652 (1973).

SCOCCIANTI P., FRIGNANI R.: Indicazioni al trattamento chirurgico precoce delle gravi lesioni degli arti da corrente elettrica. Arch. Putti Chir. Org. Movim. **21**, 260–270 (1966).

SCHEDEL, F.: Über elektrische Unfälle. Münch. med. Wschr. **101**, 2011–2013 (1959).

— Die Behandlung von elektrischen Verletzungen. Dtsch. med. J. **11**, 223–224 (1960).

SCHILF, E.: Ungewöhnliche Folgen eines elektrischen Unfalls. Mschr. Unfallheilk. **37**, 156–158 (1930).

SCHMEISER, A.: Über die Blitzwirkung auf den Menschen. Dtsch. Ges.-Wesen **20**, 507–512 (1965).

SCHMIDT, M. B.: Über Starkstromverletzungen. Verh. Dtsch. path. Ges. **14**, 218–228 (1910).

SCHRIDDE, H.: Die Anatomie der elektrischen Verletzung. Dtsch. med. Wschr. **54**. 2127–2129 (1928).

— ALVERSLEBEN, K.: Die elektrische Verletzung. Handb. der ges. Unfallheilkunde. Stuttgart: Enke 1932.

SCHWARTZ, F.: Die durch elektrischen Strom bedingten Veränderungen am menschlichen Körper. Handb. allg. Pathologie. Berlin: Springer 1960.

SCOCCIANTI, O., FRIGNANI, R.: Indicazioni al trattamento chirurgico precoce delle gravi lesioni degli arti da corrente elettrica. Arch. Putti Chir. Org. movim. **21**, 260–270 (1966).

SHAPIRO, L. J.: Electrical burns of the lower feet. J. Amer. ped. Ass. **50**, 907–909 (1960).

Sinbirev, N. A.: Zur Hautplastik beim umfangreichen Defekt nach der elektrischen Verletzung des Schädeldaches mit Knocheneiterung (russisch). Chirurgia **35**, 117–119 (1959).

Sipos, I.: Luxationsfraktur des anatomischen Oberarmhalses durch Strom. Zbl. Chir. **81**, 2304–2309 (1956).

Skiarenko, E. T.: Posterior luxation of the shoulder associated with fracture of the anatomical neck in electrical trauma. Ortop. Travm. Protezir. **24**, 65–67 (1963).

Skoog, T.: The surgical treatment of burns. Acta Chir. scand. Suppl. 305 (1963).

— Electrical injuries. J. Trauma **10**, 816–830 (1970).

Synder, G. C.: Burns by electricity. South. med. J. **56**, 1105–1111 (1963).

Sorensen, B.: Electrical hand burns. Scand. J. Plast. Reconstr. Surg. **2**, 67–70 (1968).

Sprung, H. S.: Über Verbrennungen und elektrische Unfälle Zbl. Chir. **85**, 869–875 (1960).

Sroka, K. H.: Elektrisch bedingte Schäden am menschlichen Stütz- und Bewegungsapparat. Zbl. allg. Path. Anat. **88**, 390–400 (1952).

Stadaas, J. U.: Shoulder injuries in electric shock. Tidsskr. Nor. Laegeforen. **93**, 673–675 (1973).

Štépánek, Vl.: Knochenschäden bei elektrischen Verletzungen (tschechisch). Rozhl. Chir. **37**, 785–787 (1958).

— Frakturen bei Elektrounfällen (tschechisch). Acta Chir. orthop. Traum. čech. **25**, 252–254 (1958).

Stone, P.-A.: Hand burns caused by electric fires. Injury, **4**, 240–246 (1973).

Streti, R.: Elektrothermische Schädelverletzungen. Chir. Praxis **1960**, 461–466.

Stuckey, J. G.: The surgical management of massive electrical burns of the scalp. Plast. reconstr. Surg. **32**, 538–544 (1963).

Sturim, H. S.: The treatment of electrical burns. Surg. Gynec. Obstet. **128**, 129–133 (1969).

Sturm, A.: Ein Beitrag zur Klinik des elektrischen Unfalles. Klin. Wschr. **20**, 906–910 (1941).

Sturmer, F.: Electrical burns. Ann. Surg. **154**, 120–124 (1961).

Suchatello, Ch. R., Stephenson, S. E.: Management of high voltage electrical burns. Amer. Surgeon **31**/12, 807–814 (1965).

Sverdlik, K. D.: Der elektrische Unfall mit einer Lähmung von den oberen Extremitäten (russisch). Nov. chir. Arch. **6**, 222 (1959).

Sylwan, T.: Impression fractures in caput humeri in connection with electroshock. Acta radiol. **32**, 455–460 (1949).

Taylor, P. H. Pugsley, L. Q., Vogel, W. H.: The in-tri-quing electrical burn. J. Traumat. **2**, 309–326 (1962).

Tchicaloff, H.: Lesions osseusses due a l'électricité. Schweiz. med. Z. Unfallheilk. **38**, 116–118 (1955).

Thomas, G.: Stromverletzungen am proximalen Humerusende. Arch. orthop. Unfall-Chir. **59**, 177–181 (1966).

Vitchenko, A. I.: The observations of the extensive electrical cranial burns of the fourth degree (russisch). Vestn. Chir. **96**, 81–82 (1966).

Vrabec, R., Kolář, J.: Bone changes caused by electric current. Trans. 4th Int. Congr. Plast. Surg. (Rome 1967). Amsterdam, Excerpta Medica, 1969 S. 215–217.

Wagner, W.: Lunatummalazie bei elektrischem Unfall. Arch. klin. Chir. **170**, 483 (1932).

Wehner, W.: Klinik und Therapie der Starkstromverletzungen. Chir. Praxis **1960**, 423–441.

Williams, D. W.: A review of burned hands in children. Brit. J. plast. Surg. **7**, 313–319 (1955).

Worthen, E. F.: Regeneration of the skull following a deep electrical burn. Plast. Rec. Surg. **48**, 1–5 (1971).

Zellner, P. R.: Die elektrische Verletzung der kindlichen Hand. Z. Kinderchir. Suppl. **11**, 786–790 (1972).

C. Strahlenbedingte Knochenschäden

Von

J. Kolář und R. Vrabec

Mit 63 Abbildungen

Da die Knochen in der anatomischen, physiologischen und funktionellen Hinsicht ein eigenartiges biologisches System darstellen, bleiben auch auf dem Gebiet des Strahleneinflusses auf das Skelet manche Fragen ungelöst. Nach einigen Jahren eines anscheinend herabsinkenden Interesses trat diese Problematik erneut, ja deutlicher in den Vordergrund, da man erkannte, daß manche strahlenbedingten Veränderungen erst nach langer Latenz aufzufinden sind, und daß auch durch die Einführung neuerer Strahlenquellen (^{60}Co-Teletherapie, Betatron usw.) das Risiko eines Strahlenschadens im Knochensystem nicht völlig beseitigt wird. Von weiten Kreisen der Ärzteschaft lange unbeachtet, von manchen röntgenologischen Fachkreisen unterschätzt und deshalb wenig bekannt, stehen die strahlenbedingten Knochenveränderungen erst heute im Blickpunkt des radiobiologischen und klinischen Interesses.

Grundlegende Erfahrungen über die biologischen Vorgänge im Knochensystem nach Strahleneinfluß verdanken wir dem Versuch am Tier.

Die Problematik der strahlenbedingten Veränderungen im Knochensystem wurde bisher sehr oft nur einseitig behandelt. Meistens werden nur fortgeschrittene Veränderungen beachtet (radiogene Frakturen, Nekrosen). Zu Lasten dieser Gewohnheit entfallen einige falsche Vorstellungen über Art und Weise des Entstehungsmechanismus von Strahlenveränderungen im Knochensystem:

1. daß nur einige Knochenpartien der Gefahr der Strahlenschädigung preisgegeben sind, die anderen nicht. Zu Unrecht werden Momente wie Blutzufuhr, Belastung usw. überschätzt, die zwar eine wichtige Rolle im klinischen Verlauf des Strahlenschadens spielen, den auslösenden Einfluß der ionisierenden Strahlung jedoch nicht verbergen dürfen.

2. Nicht alle strahlenbedingten Veränderungen sollen automatisch für einen Strahlenschaden gehalten werden. Besonders nach höheren Dosen läßt sich die unvermeidliche Veränderung im Knochensystem von unreparablen Knochenschäden nur schwer abgrenzen.

3. Die Zeit ist vorbei, in der zur Lebensrettung schwerste Knochenveränderungen nach Bestrahlung von Patienten mit bösartigen Geschwülsten in Kauf genommen wurden. Komplikationen nach Behandlung gutartiger Erkrankungen werden wegen der oft langen Latenzzeit erst jetzt festgestellt. Dasselbe gilt für berufsbedingte Knochenveränderungen, Folgen einer Verseuchung mit radioaktiven Materialien u. a.

In diesem Kapitel wollen wir eine Übersicht der Knochenveränderungen und Schäden bringen, die sich nicht nur auf eine Menge von Erfahrungen anderer Autoren und Literaturangaben stützt, sondern in erster Linie eine eigene Zusammenstellung mit fast fünfhundert Patienten mit positiven strahlenbedingten Knochenbefunden enthält. Das Hauptgewicht wird dabei — dem Sinne dieses Bandes entsprechend — auf die diagnostischen Merkmale gelegt.

Für weitere Informationen, besonders über strahlenbiologische Grundlagen der Knochenschäden, verweisen wir den Leser auf das entsprechende Kapitel im Band II/3.

I. Einleitung

Erste Berichte über den schädlichen Einfluß der ionisierenden Strahlen auf das wachsende Skelet beim Versuchstier sind schon kurz nach der Jahrhundertwende veröffentlicht worden: Perthes (1903—1923), Försterling (1906, 1929), Récamier (1906), Iselin (1910, 1912), Walter (1912). Eine zusammenfassende Übersicht der älteren experimentellen Erfahrungen brachte Flaskamp (1930) in seiner bekannten Monographie, die heute als Grenzstein dieser Epoche gilt. Auch vor seiner Veröffentlichung wurden schon strahlenbedingte Knochenveränderungen (meist Hypoplasien der Extremitätenknochen) bekannt und in einigen zusammenfassenden klinischen Berichten über Strahlenfolgen bei Kindern und Jugendlichen besprochen: Plagemann (1910), Iselin (1910, 1912), Beck (1922—1929), Hoffmann (1923), Müller (1923), Altmann (1924), Czepa (1924), Stordeur (1924), Grassmann (1927), Casteran (1928), Anschütz u. Beck (1929), Demel (1929), Hueck u. Spiess (1929), Krukenberg (1929), Schmidt (1929), Desjardins (1930), Küttner (1931). Die meisten dieser Autoren, wie auch Flaskamp selbst, haben sie aber für das Ergebnis eines Summationseffektes gehalten (Einfluß der Röntgenstrahlen und der Grunderkrankung im Knochen — meistens einer Tuberkulose). In diesem Sinne wurde auch von „Kombinationsschäden“ gesprochen.

Einen Durchbruch in diese Auffassung bedeuten die Berichte über schwere Strahlenschäden an reifen, gesunden Knochen, die meistens als Folge einer Strahlenbehandlung tiefliegender Geschwülste der inneren Organe entstanden. Erste Berichte von Radionekrosen im Unterkiefer (Régaud 1922; Blum, 1924; Stark, 1924), in den Extremitätenknochen (Ewing, 1926; Baensch, 1927) und in den Beckenknochen deuten darauf hin, daß auch gesunde Knochen durch die Strahlenbelastung in ungünstiger Weise beeinflußt werden. Alarmierende Berichte über schwerste Knochenschäden, unter welchen auch maligne Geschwülste nicht fehlten, die bei Industriearbeitern durch innere Verseuchung mit radioaktiven Leuchtstoffen entstanden, haben rasch die irrige Auffassung widerlegt, daß die Knochen zu „hart“ seien, um durch Bestrahlung beschädigt zu werden, und daß das Knochengewebe wenig strahlensensibel sei (Hoffman, 1925; Martland, 1929, 1931).

Die sich im Bereich eines Knochenspätschadens abspielenden Gewebsveränderungen und Vorgänge sind noch immer Gegenstand experimenteller, mikroskopischer und histochemischer Untersuchungen. Obwohl schon manche grundlegenden Entdeckungen mitgeteilt wurden, erlauben sie im großen ganzen noch keineswegs ein vollkommenes Verständnis dieser Ereignisse.

In pathophysiologischer Hinsicht wird eine außerordentliche Rolle der Strahlenschädigung der Knochenzellen zugeschrieben. Die Knochenzellen sind für die lebenswichtigsten metabolischen und reparativen Vorgänge im Knochen verantwortlich. Weder die Art noch die Bedeutung der Abweichungen in verschiedenen Zellformen werden aber von den Autoren einheitlich beurteilt (Morgenroth, 1967). Im Einklang mit den allgemein geltenden radiobiologischen Grundsätzen (Hollaender, 1954, Lacassagne u. Gricouroff, 1956; Ellinger, 1957; Bacq u. Alexander, 1958; Fritz-Niggli, 1959; Clemendson u. Mitarb., 1960, Graziati u. Mitarb., 1966; Rubin u. Casarett, 1968) werden als außerordentlich strahlensensible Elemente die Chondroblasten in den epiphysären Wachstumsplatten und die Osteoblasten bezeichnet. Erste Veränderungen sollen in ihnen sogar schon wenige Stunden nach der Bestrahlung auftreten (Bisgard u. Hunt, 1936; Hinkel, 1942, 1943; Warren, 1943; Gates, 1945; Bloom, 1948; Uspenskaja, 1949; Koch, 1950; Meier, 1951; Günsel, 1953; de Serio, 1955, 1957; Vandor u. Boros, 1956; Jost, 1957; van Caneghem u. Schirren, 1956, 1957; Heller, 1958; Kagawa, 1959; Baserga u. Mitarb., 1960; Takemoto, 1960; Hirschmann u. Shapiro, 1960; Rjabkov, 1966).

Demgegenüber unterstrichen Birkner u. Mitarb. (1956), Krokowski u. Rübe (1957), Überschär (1959) u. Zollinger (1960) die maßgebende Wichtigkeit der regressiven Veränderungen in den Osteozyten. Die degenerativen Erscheinungen in Osteoblasten des erwachsenen Knochens halten sie für sekundär, durch gedrosselte Blutversorgung bedingt. Osteoklasten, deren Rolle im Knochengewebe noch immer sehr umstritten ist, sollen dagegen relativ strahlenresistent sein (DAHL, 1936; BIRKNER u. Mitarb., 1956, 1958; UEHLINGER, 1970; GRIMM, 1971 b; VAUGHAN, 1971; ZOMER-DROZDA, 1971; GÖSSNER, 1972; HEUCK, 1972; TEFFT, 1972; DALINKA u. Mitarb., 1974; RUTHERFORD u. DODD, 1974).

Abweichungen in der organischen Knochensubstanz, die sich durch veränderte chemische Zusammensetzung und Polymerisation äußern (DAHL, 1936; GALL u. Mitarb., 1940, 1941; BURSTONE, 1952; UMEHARA, 1959; ANDERSON u. ODELL, 1960; KARCHER, 1960; ZOLLINGER, 1960; HIRSCHMANN, 1963; PROKONČUKOV u. Mitarb., 1963b), haben noch keine definitive Deutung gefunden. Manche Veränderungen haben sich bisher der Aufmerksamkeit weitgehend entzogen, was auch für indirekte Effekte der Bestrahlung und allgemeine Reaktionen gilt (CONARD, 1962, 1964; BABICKY u. KOLÁŘ, 1966; COOK u. BERRY, 1966).

Demgegenüber wurde mehr Aufmerksamkeit den Veränderungen in der Aktivität der alkalischen Serumphosphatase geschenkt (WILKINS u. REGEN, 1934; REGEN u. WILKINS, 1936; WOODARD u. Mitarb., 1942, 1947, 1953 u. 1957; NORRIS u. COHN, 1952; MOLLURA u. GOLDFELDER, 1956). Herabsinkende Aktivität soll parallel mit dem Grad der Strahlenschädigung der Osteoblasten verlaufen. Trotz manchen Untersuchungen (COHN u. GONG, 1952, 1953; PANY, 1957; WOODARD, 1957, 1962; HULTH u. WESTERBORN, 1960; MELANOTTE u. FOLLIS, 1961; PUTZKE, 1963; SAMS, 1966a, b) ist es aber noch nicht gelungen, diese Feststellung klinisch für die Beurteilung des Strahlenschadens in den Knochen auszunützen (CALZAVARA u. Mitarb., 1968; SEELENTAG u. KISTNER, 1969; WAWRZKIEWICZ, 1973).

Zweifellos spielen auch die strahlenbedingten Gefäßveränderungen in den Knochen eine bedeutsame Rolle. Von mehreren Autoren wurden sie sogar als entscheidend für die Entstehung eines Strahlenschadens im Knochen bezeichnet (EWING, 1926; DAHL, 1934a, b, 1935; ZWERG u. HETZAR, 1936; BORAK, 1942; WAMMOCK u. ARBUCKLE, 1943; SOKOLENKOVA, 1949; PIEMONTE, 1946; MACDOUGALL u. Mitarb., 1950; JACOX, 1952; KOK, 1953; POBEDINSKIJ, 1954, 1955; CARLSON u. Mitarb., 1960).

Nähere Einzelheiten über den Verlauf und die Deutung einzelner Veränderungen in bestrahlten Knochen finden sich im histopathologischen Beitrag von COTTIER im Band II/2.

1. Allgemeine Einflüsse

a) Alter und Wachstumsperiode

Die Strahlenempfindlichkeit ist u.a. vom Alter abhängig und spielt besonders beim wachsenden Organismus eine wichtige Rolle. Es gilt nicht ohne weiteres, daß die Knochen desto strahlensensibler sind, je jünger der bestrahlte Organismus ist. Das Knochenwachstum verläuft nicht regelmäßig intensiv, und es gibt Perioden gesteigerten Wachstums (Säuglings- und Vorschulalter, Pubertät). Dabei ist die Strahlensensibilität größer als bei wohl jüngeren, jedoch nicht gerade in dieser relativen Ruhepause sich befindenden Individuen (HINKEL, 1942). Eine quantitative Schätzung der Strahlenempfindlichkeitserhöhung ist bisher kaum möglich. (VAN CANEGHEM u. SCHIRREN, 1961; BONSE u. BOHNDORF, 1962; LONGHEED u. BROWN, 1962; PAPPAS u. COHEN, 1963; RUSHTON, 1961; D'ANGIO u. Mitarb., 1964; PHILLIPS u. KIMMELDORF, 1966). Mit zunehmendem Alter stabilisiert sich die Strahlensensibilität der Knochen offensichtlich. Im höheren Lebensalter stellen sich jedoch weitere ungünstige Momente ein.

b) Unterschiedliche Empfindlichkeit einzelner Knochenabschnitte

Zu den strahlenempfindlichsten Knochenabschnitten gehören die Knochenwachstumszonen, da sich in ihnen überwiegend die wachsenden Zellformen befinden. Doch scheint die Strahlensensibilität einzelner Knochenwachstumszonen — als ganzes — nicht einheitlich zu sein, was wohl durch ihren unterschiedlichen Anteil und Beitrag am allgemeinen Skeletwachstum bedingt ist. Bei sonst gleicher Strahlenbelastung und prinzipiell gleicher Strahlensensibilität einzelner Knochenelemente muß in diesen Partien mit ungünstigerer Antwort auf Strahlenbelastung gerechnet werden (Cupp u. Mitarb., 1948; Ellinger, 1957; Detrick u. Mitarb., 1961). Es scheint, daß nur die höhere Zahl der durch Bestrahlung vernichteten jungen Zellelemente und daraus resultierende Folgen für diese Tatsache verantwortlich sind. In größeren klinischen Zusammenstellungen zeigt sich ein gehäuftes Auftreten von strahlenbedingten Knochenveränderungen an den Enden der Extremitätenknochen (Kolář u. Bek, 1960). Außerdem konnte die unterschiedliche Antwort auf sonst gleichen Strahleninsult bei Epiphysenfugen der Rattenknochen auch experimentell bestätigt werden (Kolář u. Babický, 1961).

c) Individuelle Strahlensensibilität

Unbekannt ist noch immer der Einfluß der individuellen Strahlensensibilität bei der Entstehung von Knochenstrahlenschäden (Holthusen, 1929; Wynen, 1929; Marinelli, 1958). Die allgemeine Sensibilität von Individuen mit blondem Haar ist größer als bei den dunkel pigmentierten. Die individuelle Schwankung der Strahlensensibilität spielt bei manchen Patienten sicher eine wichtige, wenn auch bisher leider quantitativ nicht abschätzbare Rolle (Flaskamp, 1930; Kublickaja, 1953; Schröder, 1955). Im Versuch am Tier ist eine gengesteuerte Abhängigkeit im Stoffwechselgeschehen des Knochengewebes nachgewiesen worden (Krokowski, 1959), die sicher auf die Entstehung von Strahlenschäden im Knochen nicht ohne Einfluß bleibt.

d) Örtliche Kreislauf- und Stoffwechselabweichungen

Alle Autoren sind der Meinung, daß eine schlechte Blutversorgung eine entscheidende Rolle bei der Entstehung und ganz besonders bei der klinischen Manifestierung von Strahlenspätschäden durch Oxygenmangel spielt (Baensch, 1927; Howard-Flanders u. Wright, 1955, 1957). Sie hat mehrere Gründe:

α) Es gibt gewisse Knochenpartien, in denen schon unter physiologischen Bedingungen keine gute Blutversorgung besteht, oder sie ist zu vulnerabel, wie z. B. im Schenkelhals und -kopf, in den Rippen, in den Schädeldachknochen usw.

β) Auch durch Arteriosklerose, Endangiitis obliterans oder diabetische Gefäßveränderungen (Zubovskij, 1955) kann der Blutkreislauf im Knochen gedrosselt werden. Hight (1941), Sokolenkova (1949), Kritter u. Vigneau (1955), Schnappauf (1957) und andere haben in ihren Berichten die Wichtigkeit dieser Gefäßveränderungen in bezug auf die Osteoradionekrose hervorgehoben.

γ) Die Gefäßschädigung durch Trauma oder operative Eingriffe mit entsprechender Herabsetzung der Blutversorgung kann die Knochenschädigung, sogar mit Spontanbrüchen, in stärker belasteten Knochenabschnitten herbeiführen (von Ronnen 1955; Kolář u. Vrabec 1956).

e) Knochenerkrankungen

Obwohl man heute weniger geneigt ist, die wichtigste oder sogar einzige Ursache von Knochenstrahlenschäden in der gleichzeitig bestehenden Knochenerkrankung (Geschwulst, Entzündung usw.) zu suchen, kann nicht bestritten werden, daß Strahlenschäden in kranken Knochen mit einer höheren Frequenz als in gesunden vorkommen. Auch die altersbedingte oder klimakterische Osteoporose wird als unterstützendes Moment bei Spontanfrakturen nach der Bestrahlung von manchen Autoren hervorgehoben. Es wird behauptet, daß man bei einer generalisierten und schweren Osteoporose mit der Strahlenbehandlung besonders vorsichtig vorgehen soll (McCrorie, 1950; Grewe, 1952; Buch-

MANN, 1952; KOK, 1953; KAISER, 1956). Ähnlich ist die Situation bei weiteren, von Osteoporose begleiteten Erkrankungen, z.B. beim Cushing-Syndrom, Hyperthyreosen, Diabetes mellitus, beim Nierenversagen, bei der hepatischen Zirrhose (KAISER, 1956), bei Nebennierenerkrankungen (HOLLAENDER, 1954), beim Protein- und Vitaminmangel (HOLLAENDER, 1954), bei der Leukämie (ELLINGER, 1957) und bei infektiösen Erkrankungen (FLASKAMP, 1930; VAUGHAN, 1954). Die dadurch bedingten Sensibilitätsschwankungen können bis ± 30% betragen (ELLINGER, 1957).

f) Hormonale Einflüsse

Diese Frage hängt mit der Osteoporose und den Gefäßveränderungen eng zusammen. Außer den schon erwähnten Umständen, soll an den Einfluß der Schwangerschaft erinnert werden (FLASKAMP, 1930), bei der auf hormonaler Basis eine gesteigerte Strahlenempfindlichkeit beobachtet wird. Es gibt hormonal bedingte Unterschiede in der Strahlensensibilität der Frau und des Mannes (ELLINGER, 1957; KEPP, u. HOFMANN, 1959; FRIEZ u. LAROCHE, 1961), die jedoch im Knochensystem bisher nicht nachgewiesen worden sind. Im Tierexperiment scheinen die weiblichen Ratten eine niedrigere Reaktivität gegenüber Strahleninsulten und eine bessere Reparaturbereitschaft aufzuweisen als die männlichen (BABICKÝ u. Mitarb., 1970a, b; 1971).

g) Zeitfaktoren

Beträchtliche Sensibilitätsschwankungen können in Abhängigkeit von der Tages- oder Jahreszeit beobachtet werden (BAUNACH, 1935; BAUER, 1940). Frühmorgens und vormittags wird eine größere Strahlensensibilität als abends oder während der Nacht beobachtet (angeblich bis zu 50%), und im Frühling soll sie im allgemeinen auch größer sein (ELLINGER, 1957). Bei den Frauen wird in Abhängigkeit vom Menstruationszyklus oder bei der ovariellen Dysfunktion, ohne Osteoporose, eine gesteigerte Strahlenresistenz beobachtet.

2. Spezielle Einflüsse

Unter allen Geweben des menschlichen Körpers nimmt der Knochen in seiner chemischen und anatomischen Struktur eine Sonderstellung ein.

Mit Ausnahme der Zähne, besitzen die Knochen den höchsten Mineralgehalt. Die effektive Atomnummer des Knochengewebes wird auf $Z_{eff} = 14$ bis 15 erhöht (SPIERS, 1946). Der Knochen weicht also weit von den Bedingungen eines homogenen, wasseräquivalenten Mediums ab. In Abhängigkeit von der Strahlenqualität zeigen sich grundsätzliche Unterschiede in den Massenabsorptionskoeffizienten von Knochen in bezug auf Luft oder Wasser, die für Art und Ausmaß der Energieabsorption und demnach für den strahlenbiologischen Effekt von ausschlaggebender Wichtigkeit sind. Sie sind auf experimentellen Wegen für verschiedene Strahlenarten und Qualitäten von mehreren Autoren untersucht worden: SPIERS, 1946—1968; LAMERTON u. WINSBOROUGH, 1950; WILSON, 1950; WACHSMANN, 1952; FRIESEN, 1954; BALZ u. Mitarb., 1955, 1956; BURCH, 1955; SPENCER u. ATTIX, 1955; BREITLING, GLOCKER u. MOHR, 1956; BALZ u. BIRKNER, 1965; FOWLER, 1957; HAAS u. SANDBERG, 1957; KONONENKO, 1957; NAHON, 1957; POWLER, 1957; ROSENTHAL u. MARVIN, 1957; BLACKETT u. Mitarb., 1959; DUTREIX u. Mitarb., 1959; ELLIS, 1959, 1960; KROKOWSKI, 1959; OESER u. Mitarb., 1959; MARKUS, 1960; VAUGHAN u. Mitarb., 1960; HELD, 1961, 1962; WINGATE, 1961, 1962; CHARLTON u. CORMACK, 1962; ASPIN u. JOHNS, 1963; CORNISH, 1963; BARNARD u. Mitarb., 1964; TAKEI, 1964; HOWARTH, 1965; RAKOW, 1965; SPENCER, 1965; BENNER u. Mitarb., 1966; BURLIN, 1966; CANEGHEM u. Mitarb., 1966; MEYER u. Mitarb., 1966; KROKOWSKI, 1967; LAWSON, 1967; TANNER u. Mitarb., 1967; KAPPOS, 1968. Wenn auch die Resultate ihrer Messungen in mancher Hinsicht auseinandergehen, zeigen sie übereinstimmend, daß von weichen

Strahlen im Knochen mehr Energie als im Wasser oder im Fett absorbiert wird. Es kommt zur Auslösung freier Elektronen, deren Reichweite von ihrer Geschwindigkeit und dementsprechend von der Wellenlänge abhängt. Diese Elektronen sind als Träger der biologischen Wirkungen anzusehen. Die mittlere Energie der Sekundärelektronen ist im Knochen bis doppelt so groß als im Wasser (Krokowski, 1959). Es bestehen im Knochen also nicht nur mehr Sekundärelektronen als im Wasser oder in den Weichteilen, sie besitzen überdies im Mittel auch eine größere Energie. Eine einfache Messung in R-Einheiten gibt also keinen Überblick über die wirkliche biologische Strahlenbelastung der Knochenzellen (Jones, 1959). Erst bei etwa 400 kV sollen die Absorptionsunterschiede weitgehend ausgeglichen werden (Trübestein, 1960; Johns, 1961; Bonse u. Bohndorf, 1962; Spiers, 1962, 1966, 1970; Reed, 1964; Bohndorf, 1966; Lobodziec u. Mitarb., 1966; Hattori u. Kitabatake, 1968; Meredith u. Massey, 1968; Boone u. Mitarb., 1969; Debois u. de Roo, 1969; Field, 1969; Tubiana, 1969; Hublard, 1970; Baily u. Mitarb., 1973; Fehrentz u. Mitarb., 1973; Kim u. Mitarb., 1974).

Weitere Besonderheiten sind durch die anatomische Knochenstruktur bedingt. Die Zellen und Blutgefäße, deren Anzahl im Knochen relativ klein ist, liegen in engen Kanälchen von unterschiedlicher Weite und von der reich mineralisierten Grundsubstanz allseits ummauert. Je nach Strahlenenergie werden in der Kalksubstanz weit mehr und energiereichere Elektronen ausgelöst als in den Weichteilen.

Diese Tatsachen spiegelt die von Spiers (1949) zusammengestellte Tabelle I wider, die die „relative Knochentoleranzdosis" in Abhängigkeit von der Strahlenqualität angibt:

Tabelle I. *Knochentoleranzdosis in Abhängigkeit von der Strahlenqualität (Nach Spiers 1949)*

Strahlenqualität		Ionenpaare/μ^3/R		Ionisationsverhältnis Knochen: Weichteile	Knochentoleranzdosis
Å	kV_p	Weichteile außerhalb Knochen	Weichteile innerhalb Knochen		
0,06	500—1000	1,78	1,18	1,11	90%
0,13	200— 250	1,75	3,20	1,83	55%
0,25	100	1,68	4,85	2,89	35%
0,35	80	1,65	4,49	2,72	37%
0,50	50	1,64	3,37	2,06	48%

Weitere Einzelheiten über die Auswirkung der spezifischen biochemischen und anatomischen Struktur des Knochengewebes auf die Entstehung der strahlenbedingten Abweichungen finden sich im Band II/3.

3. Die Knochentoleranzdosis

Aus dem eben Gesagten läßt sich vermuten, daß eine einheitliche „Knochentoleranzdosis" kaum zu erwarten ist. Die in der Tab. I erwähnte „relative Knochentoleranzdosis" nimmt eine vorausgesetzte ideale Knochentoleranzdosis gleich 100% an, die aber auch von der Strahlenqualität abhängig ist. Diese Schwelle der Knochentoleranz ist jedoch eher ein Produkt von mehreren biologischen Faktoren als ein Dosierproblem an sich. Diese bleiben meistens weitgehend unberücksichtigt, da wir leider auch heute nicht imstande sind, ihren Einfluß quantitativ auszudrücken (Parker, 1962; Vaughan, 1968). Daraus erklärt sich die breite Streuung von Toleranzdosen bei den Autoren in Tab. II:

Tabelle II. *Schädliche Herddosen im Knochen nach Angaben verschiedener Autoren (in R)*

Im Knochenwachstum:		Für reife Knochen:	
Fischer	mehr als 80R	Bickel, Grewe, Ritvo	1500R
Bonse, Baunach	200—300R	Eggs, Wieland	2000R
Moss, Prouty, Rausch	400 R	Barth, MacDougall	2500R
Held, Pizon,	500R	Coley, Diethelm, Hess, Parker	3500R
Abdulkerim, Barr, Krabbenhoft	600R	Woodard, Gietzelt	4000R
Neuhauser u. Mitarb., Oeynhausen	1000R	Holthusen, Hildebrand	6000R

Diese Angaben betreffen selbstverständlich verschiedene Knochenpartien, Bestrahlungsmethoden, Strahlenqualitäten, Alter und Zustand des Patienten und auch unterschiedliche Ansichten, was für eine Strahlenschädigung oder nur „Strahlenreaktion" gehalten werden soll. Für den Nachweis von strahlenbedingten Knochenabweichungen sind wir bisher eigentlich nur auf das Röntgenverfahren angewiesen, das indessen keine Aussagekraft über Veränderungen auf mikroskopischem Gebiet besitzt.

An mehreren Stellen in diesem Beitrag wie auch in den Kapiteln von STAŠEK u. Mitarb. im Band II/3 wird die Höhe der schädlichen Strahlendosis näher erörtert. Soweit sich in den einzelnen Fällen bei Erwachsenen die Bestrahlungsdaten mit genügender Glaubwürdigkeit feststellen ließen, lagen z.B. bei den Frauen mit strahlenbedingten Frakturen der Rippen die Strahlendosen im Knochen in unserem Material bei ungefähr 3700 bis 3900 R (alle Angaben betreffen eine Strahlenqualität von 180—200 kV bei 0,5 bis 0,1 mm Cu-Filter), bei Schlüsselbeinradionekrosen mit Frakturen lagen sie rund um 4300 R und höher, und auch bei Spontanfrakturen des Schenkelhalses lag die Herddosis in der Nähe von 4500 R. Als Strahlenschäden werden dabei nur schwerste Erscheinungen (radiogene Nekrosen, Sequestrierungen und Spontanfrakturen) klassifiziert. Bei anderen Knochenveränderungen, besonders bei Umbauerscheinungen in reifen Knochen, lagen die auslösenden Strahlendosen oft bedeutend niedriger, wobei sich die niedrigste Grenze nicht mit Sicherheit feststellen ließ. Bei mehreren Patienten, besonders nach Kunstfehlern während der Bestrahlung und bei berufsbedingten Strahlenschäden, ließ sich die Strahlendosis retrograd nicht mit Sicherheit ermitteln.

Weitgehend verläßlichere Angaben ließen sich in unserem klinischen Krankengut bei 147 Kindern mit Zeichen einer strahlenbedingten Knochenveränderung gewinnen, besonders bei Kindern mit Abweichungen an der Wirbelsäule und mit Osteochondromen (siehe dort).

Als wertvolle Informationsquelle dient uns vor allem ein Krankengut von 571 Kindern, die an unserer Klinik wegen Hämangiomen der Haut unter Kontakttherapie-Bedingungen bestrahlt wurden. Sie stehen in unserer regelmäßigen Kontrolle, manchmal mehr als 20 Jahre (KOLÁŘ u. BEK, 1960b; BEK u. KOLÁŘ, 1962; BEK u. Mitarb. 1958).

Diese Kinder wurden nach der Methode von VAN DER PLAATS mit dem Philips-Gerät wie folgt bestrahlt: 50 kV, 2 mA, FHA 2 cm und zusätzliche Filtrierung von 1 mm Al. Die HWS-Werte sind damals nicht bestimmt worden, heute betragen sie an dieser Apparatur bei gleichen Bedingungen etwa 1,15 mm Al.

Die Strahlensensibilität einzelner Knochenzonen ergibt sich in unserem Material aus der Feststellung, daß wir am Schädel und Kopf nur bei 5,5 %, am Rumpf bei 0,4 % und an den Gliedmaßen bei 31,4 % aller Bestrahlten Knochenveränderungen finden konnten. Die auffallende Häufung von Knochenveränderungen in den Gliedmaßenknochen läßt sich leicht durch die gesteigerte Strahlensensibilität von Knochenwachstumszonen in den Röhrenknochen erklären. Daneben ist es interessant, daß nach der Bestrahlung in der Knie- und Handwurzelgegend fast die Hälfte, in der Ellbogengegend mehr als die Hälfte der bestrahlten Kinder Knochenveränderungen aufwiesen, die jedoch nicht in allen Fällen für einen wirklichen Strahlenschaden gehalten werden dürfen.

Das Alter dieser Kinder war schon während der ersten Bestrahlungsserie nicht einheitlich: 40 % waren jünger als 6 Monate, 59,4 % unter 12 Monaten. Es ist bemerkenswert, daß nur 16,7 % aller Knochenveränderungen auf die Bestrahlung nach dem beendeten 1. Lebensjahr entfallen. 83,3 % sind durch die Bestrahlung im ersten Lebensjahr, davon 59,8 % im ersten Halbjahr verursacht worden. Dadurch ist die größere Strahlenempfindlichkeit des jungen Organismus auch in unserem Material erwiesen.

Die Frage der Bestrahlungsdosis ist eine der wichtigsten. Die Zahl der Eintrittsfelder, die Einzel- und Gesamtoberflächendosen und der Rhythmus der Bestrahlung waren individuell, mit Rücksicht auf die Eigentümlichkeiten eines jeden Falles. Doch wurden in den einzelnen Perioden gewisse Richtlinien eingehalten: Wir haben zuerst in einem Abstand von 2-4-6 Wochen mit höheren Einzeldosen von 300—600 R/0, dann 1-2-3 mal in der Woche mit 100—200 R/0 und meist täglich mit kleinen Dosen von 100 R/0 oder sogar weniger bestrahlt. Auch die Gesamtdosen pro Serie wurden allmählich herabgesetzt. Meist wurden in einer Serie 1500—2000 R/0 oder 1000—1500 R/0, seltener auch 2000 bis 2500 R/0, ausnahmsweise mehr als 2500 R/0 verabreicht.

46 % der Kinder wurden in einer Serie, 38 % in zwei, 12 % in drei und nur 4 % in mehr als 4 Bestrahlungsserien behandelt. Die Häufigkeit der Knochenabweichungen steigt ganz typisch mit der Zahl der Bestrahlungsserien; nach einer Serie hatten nur 6 %, nach zwei Serien schon 13,6 %, nach drei Serien 36,1 % und nach 4 und mehr Serien sogar 78,5 % aller Bestrahlten Knochenveränderungen.

Ein ähnlicher Anstieg wird mit zunehmender Zahl der Eintrittsfelder beobachtet, die von der Hämangiomoberfläche abhängig war. Bei mehreren Eintrittsfeldern vergrößerte sich die Integraldosis und die Möglichkeit des Konvergenzeffektes. Bei den Hämangiomherden von höchstens 1,5 cm Durchmesser waren nur bei 2,9 % Veränderungen vorhanden, bei 5 cm Durchmesser und mehr schon bei 30 % der Patienten.

Auf Grund unserer Erfahrungen verabreichen wir heute bei der Kontaktbestrahlung bei Kindern in einer Sitzung höchstens 100—150 R/0 oder weniger, als Gesamtdosis 600—700 R/0. Die Serienzahl beschränken wir auf höchstens zwei. Im Bereich der Epiphysenfugen bestrahlen wir fast überhaupt nicht mehr.

Für außerordentlich wichtig halten wir die Tatsache, daß nur bei 20 % aller Kranken mit Knochenveränderungen zugleich Hautveränderungen auftreten. Eine normal aussehende Haut im bestrahlten Bezirk bedeutet also nicht, daß auch die Knochen normal sind.

Die Knochenabweichungen nach Kontaktröntgentherapie stellen für manche Fachleute eine Überraschung dar, da man allgemein mit steil herabsinkender Tiefendosis rechnet und nicht immer daran denkt, daß manche strahlensensitiven Knochenabschnitte (z. B. Epiphysenknorpel) sehr nah unter der Hautoberfläche liegen und auch durch Überschneidung von Eintrittsfeldern bei voluminösen Gebilden mit Strahlen relativ hoch belastet werden. Bei unseren Patienten haben sich jedoch als kosmetisch und funktionell ungünstige Strahlenfolgen nur 21 Fälle erwiesen; mehrere Abweichungen, besonders Längenunterschiede in Extremitätenknochen, glichen sich im Laufe der Jahre weitgehend aus (Bek u. Mitarb., 1968). Trotzdem bleiben aber eindeutige Strahlenschäden übrig. Ähnliche Erfahrungen hatten auch andere Autoren: Kolrep, 1932; Poppe, 1948; Montag, 1951; Hess u. Fischer, 1953; Fischer, 1955; Breitländer, 1955; Schirren, 1955; Höhle, 1956; Held, 1957; 1959; Gauducheau u. Mitarb., 1958; Haubold, 1960; Weiss u. Gregl, 1961; Paradystal, 1962; Diethelm, 1964; Gregl u. Poppe, 1964; Rausch u. Mitarb., 1964; Breit, 1966; Mirimova, 1968; Svistunova, 1970; Bordzilowska u. Lusznienko-Sobczak, 1971; Veraguth, 1972; Goh u. Khor, 1973; Schulitz u. Aalam, 1973; Rutherford u. Dodd, 1974).

II. Gengesteuerte und in utero verursachte Knochenveränderungen

Im Zusammenhang mit der möglichen Strahlenschädigung der männlichen und weiblichen Keimanlagen oder der heranwachsenden menschlichen Frucht gewinnt die Frage der Belastung durch ionisierende Strahlen immer mehr Bedeutung. Die ionisierenden Strahlen gehören in die Reihe schädigender peristatischer Faktoren, die unter Umständen, wenn sie die heranwachsende Frucht treffen, zu Mißbildungen führen können. Am häufigsten gelangen sie von außen bei den verschiedensten röntgendiagnostischen und therapeutischen Maßnahmen zur Wirkung. Daneben sind Berichte über die Möglichkeit einer Fruchtschädigung beim Menschen durch innere Bestrahlung veröffentlicht worden (Falk, 1959).

Die genetische Strahlenbelastung kann als indirekte Strahlenwirkung (Brent, 1960) erst in den folgenden Generationen eine erkennbare und nachweisbare Erhöhung der natürlichen Mutationsrate bedingen; sonst handelt es sich um eine direkte Strahlenschädigung der Frucht in utero. Durch beide Wirkungsweisen ist die ionisierende Strahlung imstande, schwerste Mißbildungen herbeizuführen.

Die Forschung ist auf dem Gebiet der Mechanismen von Strahlenschäden fast ausschließlich auf Experimente beim Tier angewiesen, deren Ergebnisse nicht ohne weiteres auf den Menschen übertragen werden dürfen. Die Änderung der Erbstruktur unterliegt dem Alles- oder Nichts-Gesetz, ist irreversibel und dabei fast immer negativ. Das Ausmaß der Schädigung ist von der Strahlendosis abhängig, und außerdem nimmt die Neigung zu strahleninduzierten Mutationen mit steigendem Differenzierungsgrad in der Organismenreihe zu. Formal kann eine Mißbildung entstehen, wenn die Entwicklung der Organanlage noch nicht abgeschlossen ist. Darum ist es verständlich, warum die Frucht in den ersten Schwangerschaftswochen so strahlensensibel ist (ROLAND u. WEINBERG, 1951). In der Präimplantation (beim Menschen etwa bis zum 10. Tage) steht der Eitod im Vordergrund, während die Organogenesis major (vom 11.—41. Tage) der Entwicklungsabschnitt mit den häufigsten Mißbildungen ist. Diese werden immer in den Organen und Organsystemen erzeugt, welche im Moment der Bestrahlung in Anlage begriffen sind und sich am stärksten differenzieren (DRISCOLL u. Mitarb., 1963; MAGIN, 1963; RUGH, 1963; 1964; DEGERING, 1966; HICKS, 1966; DEKABAN, 1968). Dabei haben sich im Tierexperiment schon Dosen von 25 R als fruchtschädigend erwiesen (HOBBS, 1950). Bestrahlung während der anschließenden Fötalperiode verursacht weniger und meistens auch geringere Mißbildungen an den sich entwickelnden Organteilen (HICKS, 1953). Viele andere Erscheinungen können teilweise als Folge einer Hirnschädigung und einer Schädigung des endokrinen Systems im Embryonalstadium aufgefaßt werden (LANTVÉJOUL u. Mitarb., 1957; POBEDINSKIJ, 1961; HULSE, 1964; RODDICK u. CROSSEN, 1966). In bezug auf die Skeletveränderungen muß mit allen diesen Möglichkeiten gerechnet werden. Die Strahlenschädigung des Gehirns äußert sich nicht nur in Intelligenzdefekten, die häufig beschrieben wurden, sondern auch in Schädigungen der regulativen neurovegetativen und trophischen Funktionen des Zentralnervensystems auf die Knochen. Die entwicklungsgeschichtlich erste Drüse des menschlichen Embryos ist die Pars anterior der Hypophyse, wird sie doch gleichzeitig mit den ersten Ursegmenten, also bereits in der dritten Embryonalwoche, angelegt; sie steuert auch das Knorpel- und Knochenwachstum. Alle drüsigen Elemente sind außerordentlich strahlenempfindlich, und die Schädigung des Hypophysenvorderlappens und seiner steuernden endokrinen Funktion hat eine allgemeine Hemmung des Skeletwachstums zu Folge. Am häufigsten sind Kleinwuchs und Mikrozephalie: ASCHENHEIM, 1920a, b; PANKOW, 1920; FLATAU, 1921; APERT u. KERMORGANT, 1923; MAYER, 1923; ARCHANGELSKY, 1923; ZAPPERT, 1925; PAULY u. Mitarb., 1941; MURPHY u. Mitarb., 1942; WARKANY u. SCHRAFFENBERGER, 1947; SVETLOV, 1959; SCHUBERT, 1960. Nach MURPHY (1928) u. GOLDSTEIN u. MURPHY (1929) hatten 16 von 28 strahlengeschädigten Kindern diese Veränderungen; 27% starben vor dem beendeten dritten Lebensjahr.

In der Beobachtung von FELDWEG (1926) wird über auffallende Deformierungen der Extremitäten mit Agenesie beider Radii berichtet. PAPILLON u. Mitarb. (1955) beobachteten bei zwei Kindern von bestrahlten Frauen eine Mikrozephalie mit vorzeitigem Nahtschluß. WEBER u. BASIČ (1956) haben bei einem frühgeborenen Kind einer Mutter, die wegen Brustkrebs-Metastasen in der Bauchgegend während des IV. Schwangerschaftsmonates bestrahlt wurde, Kleinwuchs, Mikrozephalie und Idiotie beobachtet. Die Extremitäten waren ungleich lang, mit Zeichen eines gestörten epiphysären und diaphysären Knochenwachstums.

LOMMATZSCH (1959) untersuchte eine 40jährige Frau, die bereits in utero geschädigt worden war, weil ihre jahrelang sterile Mutter wegen eines angenommenen Myoms (in Wirklichkeit handelte es sich um eine verkannte, späte Schwangerschaft) röntgenbestrahlt wurde. Die Kranke ist körperlich gehemmt und leidet bei jeder körperlichen Anstrengung an unerträglichen Knochenschmerzen in den Extremitäten. Außer einer Reihe von anderen Anomalien, wird an beiden oberen Extremitäten eine Wachstumshemmung, vorwiegend des Radius-Daumen-Strahls mit weiteren Knochenmißbildungen, wie Agenesien, Aplasien und Hypoplasie, wie auch Knochenverschmelzungen und Deformationen von Gelenken,

Abflachung von Wirbelkörpern und der Zwischenwirbelscheiben, Anomalien der Rippen usw. gefunden.

In einer Beobachtung von FALK (1959) wurde, außer einer Mikrozephalie, vorzeitiger Schluß der großen Fontanelle, beiderseitige Klumpfußbildung, Hüftgelenkdysplasie und beiderseitiges Fehlen aller Handwurzelknochen festgestellt. Das Kind starb vorzeitig infolge einer schweren Gehirnmißbildung.

Aus der Reihe der Knochenveränderungen sollen nach verschiedenen Berichten besonders häufig folgende vorkommen: Nanismus, Mikrozephalie, Spina bifida, Wachstumsstörungen der Wirbelsäule, Oligodaktylie, Syndaktylie, Brachydaktylie, Odontogenesis imperfecta, Amelogenesis und Exostosenbildung (STETTNER, 1921; BAILEY u. BAGG, 1923; DRIESSEN, 1924; NAUJOKS, 1924; SCHWAAB, 1924; DEUTSCH, 1926; WERNER, 1926; MURPHY u. GOLDSTEIN, 1930; MAYER u. Mitarb., 1936; STERNBERG, 1939; JONES u. NEILL, 1944; SAUERBREI, 1948; PITTER u. ŠVEJDA, 1952; LEVY u. Mitarb., 1953; RUSSEL u. RUSSEL, 1954, 1958; ANDRISKA u. Mitarb., 1958; FOCKE, 1959; MAURER, 1959; TRAIN, 1960; HAMMER-JACOBSEN, 1961; TRAUTMANN, 1961, 1966; GUIDI u. PINELLI, 1962; MÜLLER u. Mitarb., 1962; KRIEGEL, 1963; MURAKAMI u. KAMEYAMA, 1964; SZENTEDREI u. Mitarb., 1965; BRILL u. Mitarb., 1967; DEKABAN, 1968; LÉONARD, 1968; MULAREK, 1970; TAMPALINI, 1972).

Nach der Atombombenexplosion in Hiroshima und Nagasaki sind, außer den Mikrozephalien mit allgemeinem Kleinwuchs, auch viele Totgeburten und frühzeitiger Tod von geschädigten Kindern, deren Gesamtzahl auf ungefähr 700 geschätzt wird, mitgeteilt worden (PLUMMER, 1952; TABUCHI, 1964). Leider sind die Kinder der ersten Nachkriegsjahre nur ausnahmsweise gründlich untersucht worden. Bei anderen wurden verschiedene Verknöcherungsdefekte am Kopf, Spina bifida, Mißbildungen der Extremitäten, besonders in Form von Klumpfuß und Oligo- und Hypophalangie und weitere Anomalien festgestellt.

Aus manchen Beobachtungen geht hervor, daß die Skeletmißbildungen nach der Strahlenschädigung der Frucht kaum als isolierte Systemerscheinungen vorkommen, sondern daß sie meistens nur Teil einer komplexen Mißbildung sind. Beim Studium der ursächlichen Zusammenhänge zwischen den Mißbildungen und der in der Frühschwangerschaft einsetzenden Strahlenwirkung bleiben manche Fragen unbeantwortet.

Folgende eigene Beobachtung von mehreren Knochenmißbildungen bei einem fünfjährigen Knaben kann mit einer möglichen Schädigung des Keimplasmas bei den Eltern und Strahlenschädigung in utero in Zusammenhang gebracht werden. Es ist das einzige Kind gesunder Eltern aus zwei unverwandten Familien, in denen, soweit die Erinnerung reicht, angeblich keine auffallenden Mißbildungen vorkamen. Beide Eltern dieses Kindes haben mehrere Jahre mit Röntgenstrahlen gearbeitet: der Vater nur gelegentlich bei der Durchleuchtung, die Mutter dagegen regelmäßig, da sie als Röntgenassistentin sieben Jahre (seit dem 19. Lebensjahr) beschäftigt war und noch während der ersten Schwangerschaftsmonate mit Röntgenstrahlen täglich in Berührung kam.

Schon bei der Geburt des Knaben waren schwerste Mißbildungen aller Extremitäten aufgefallen, die die verzweifelten Eltern schließlich zur Konsultation führten mit der Frage, ob evtl. eine Korrektur möglich sei. Wir verfügen leider nur über Röntgenaufnahmen des ganzen Körpers, da eine ausführliche klinisch-biochemische Untersuchung abgelehnt wurde, als die Hoffnungslosigkeit dieses Falles den Eltern mitgeteilt wurde.

Der Knabe wog nur 14,5 kg und war oligophren. Körpergröße 77 cm. Gelegentlich sollen leichtere Krampfanfälle vorkommen (Zeichen einer Gehirnschädigung?). Incontinentia alvi et urinae. Außer einer Mikrozephalie wurde am Kopfe auch röntgenologisch nichts Auffallendes gesehen, was auch für die Wirbelsäule und den Brustkorb gilt. Es sind alle vier Extremitäten und die Beckenknochen schwer befallen. Die Ober- und Unterarmknochen links sehen normal aus (Abb. 1a), in der Handwurzel sind nur drei Knochenkerne mit drei Mittelhandknochen und einem Rest vom vierten vorhanden. Der Daumen ist normal entwickelt, daneben sind noch Hinterglieder von drei Fingern ausgebildet, die durch kutane Syndaktylie vereinigt sind, so daß eine Löffelhand besteht. An der rechten oberen Extremität ist eigentlich nur eine angedeutete Knospe mit grob verunstalteten Knochenanlagen vorhanden. Der Oberarmknochen fehlt gänzlich, an der Stelle des Unterarmes, der Handwurzel und der Hand sind nur Reste eines Knochenstrahles vorhanden (Abb. 1b). Die Beckenaufnahme (Abb. 1c) zeigt eine beiderseitige Hüftgelenkdysplasie mit einer rechtsseitigen Subluxation und linksseitiger voller Hüftgelenkluxation. Das obere Femurende ist beiderseits grob deformiert, die Knochenkerne der Schenkelhalsköpfe sind nicht zu sehen. Beide Oberschenkelknochen sind stark verkürzt und in der Kniegegend grob deformiert. Beide Wadenbeine und äußere Knochenstrahlen fehlen ganz. Rechts sind nur Reste eines grob verunstalteten Schienbeines und ganz unregelmäßige Reste von weiteren, peripher gelegenen Knochenelementen zu sehen, die nicht näher differenzierbar sind. Links ist das Schienbein besser entwickelt, und im Klumpfuß lassen sich noch weitere größere Anlagen von Tarsal- und Metatarsalknochen mit partieller Agenesie und Verschmelzung der Zehenglieder nachweisen (Abb. 1d).

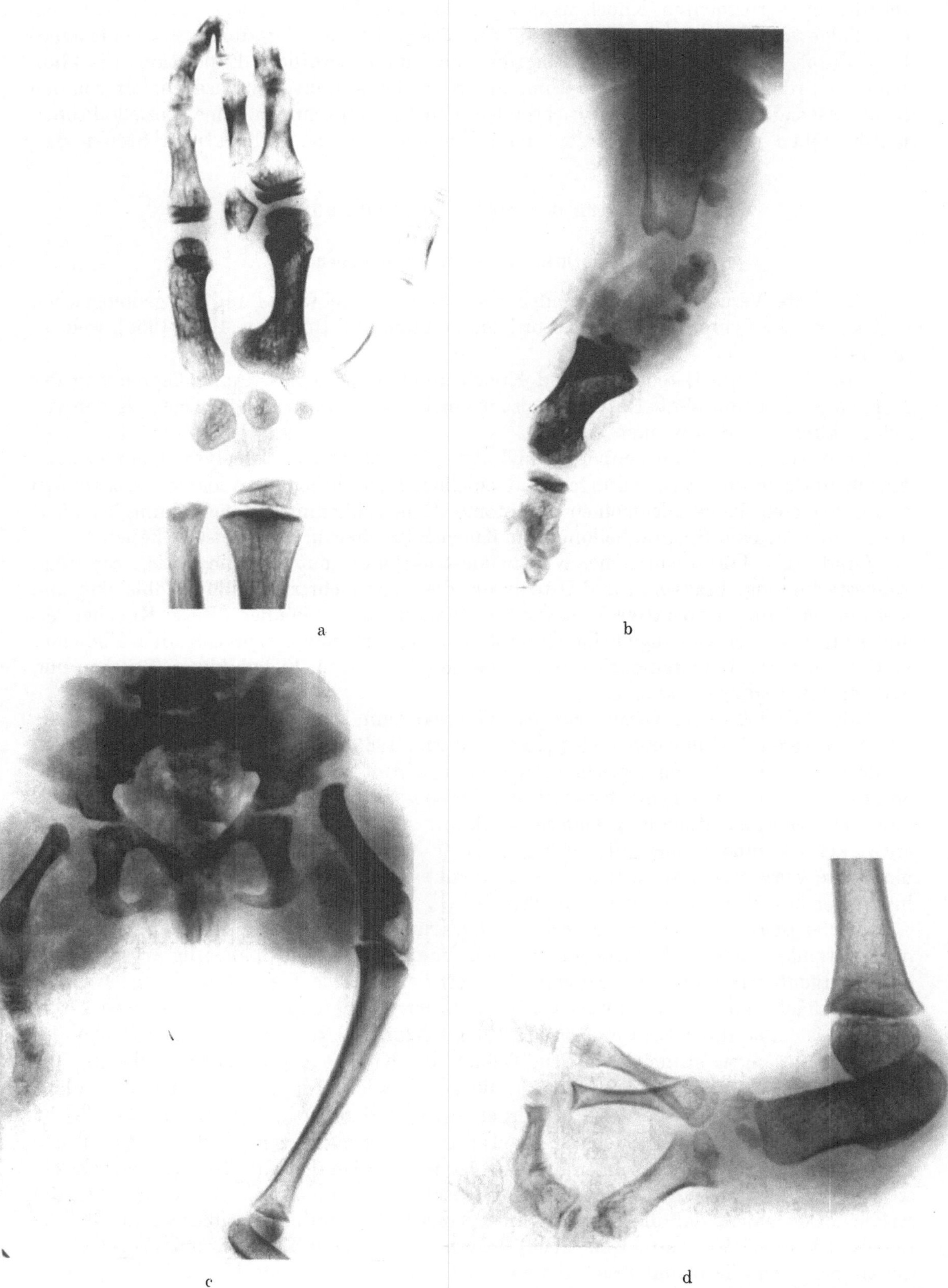

Abb. 1a—d. 5jähriger Knabe. Anomalien des Skeletwachstums an der linken (a) und rechten (b) Hand,

III. Erworbene Knochenschäden

Abgesehen von den seltenen durch Strahlenwirkung auf die Frucht oder durch Keimschädigung verursachten Knochenstörungen, ist die Mehrzahl solcher Komplikationen eine Folge von Knochenschädigungen im postfötalen Leben, sei es durch Strahlenbehandlung, durch röntgendiagnostische Eingriffe oder durch berufliche Exposition. Die klinischen und röntgenologischen Symptome unterscheiden sich im Erwachsenenalter von den Strahlenschäden, welche in den wachsenden Knochen vorkommen. Eine spezielle Problematik stellen die Knochenschäden durch Speicherung von radioaktiven Stoffen dar.

1. Folgen der Bestrahlung von außen

a) Knochenstörungen im Erwachsenenalter

Der erste Versuch, diese Veränderungen nach der Schwere ihrer röntgenologischen und klinischen Symptomatologie zu ordnen, stammt von Birkner (1953, 1958), welcher unterscheidet:

Grad I: Leichte Osteoporose und Knochenumbau; unscharfe Außenbegrenzung der Kortikalis. Eine komplette Restitution ist möglich. Diese Erscheinungsformen werden von keinen klinischen Symptomen begleitet.

Grad II: Grobe Knochenporose und Atrophie, begrenzte Osteolyse, Umbauzonen, Knochenbrüche und Entzündungen sind möglich. Klinisch leichtere lokale Beschwerden und Schmerzen, keine allgemeinen Symptome. Eine vollkommene Rückbildung ist nicht mehr möglich, eine Spontanheilung von Knochenbrüchen in den meisten Fällen.

Grad III: Fortgeschrittene Knochendestruktionen mit Osteomyelitis, Eiterung, Sequesterbildung, Frakturen und Osteolysen, die nicht mehr rückbildungsfähig sind und meistens erst durch operative Eingriffe aufgehalten werden können. Diese Knochenveränderungen werden von allgemeinen Symptomen begleitet und entsprechen dem Bild einer voll entwickelten Osteoradionekrose mit heftigen Schmerzen, Fistelbildung, Brüchen und evtl. mit Bewegungsunfähigkeit.

Grad IV: Schwerste Veränderungen, die sogar zum Tode führen.

Nach eigenen Erfahrungen (Kolář u. Mitarb., 1965c) sind nicht nur die klinischen sondern auch die röntgenologischen Erscheinungsformen veränderlich und oft recht uncharakteristisch. Das gilt nicht nur für ein Anfangsstadium, in dem oft nur Knochenumbau oder Knochenentzündung anderer Herkunft gesucht werden, sondern auch für voll entwickelte Veränderungen, die leicht mit einer Knochendestruktion durch Geschwulstmetastase verwechselt werden, besonders, wenn es sich um einen Zustand nach Behandlung einer bösartigen Geschwulst handelt.

Bei der Beurteilung solcher Knochenveränderungen sind anamnestische Angaben nicht nur notwendig sondern oft entscheidend. Nicht immer sind Angaben über die Art und Höhe der Röntgenbestrahlung nach längerer Zeit erhältlich. Eine Inspektion der bestrahlten Hautoberfläche und der Nachweis von evtl. Hautveränderungen lohnt sich, weil es oft möglich ist, aus ihrer Schwere auf Knochenschädigung zu schließen. Das Gebiet der Hautveränderungen stimmt mit dem Gebiet der Knochenveränderungen überein, ihr Maximum jedoch nicht immer genau, da die Toleranzdosis für Haut und Knochen nicht im gleichen Punkt überschritten zu werden braucht (Kolář u. Vrabec, 1957a). Nicht bei allen Patienten liegen jedoch solche Hautveränderungen vor. In der Mehrzahl der bisher publizierten Beobachtungen über Strahlenschäden in den Knochen wurden schwerste Knochenschäden ohne Geschwüre und Hautatrophie beschrieben. Auch wir haben die Erfahrung gemacht, daß die Knochen unter Umständen strahlensensibler als die Weichteile sein können (Kolář u. Bek, 1960). Oberhalb der durch dichtere Ionisation geschädigten Knochenteile befindet sich oft eine fast normal aussehende Haut. Auf diese Tatsache hatte übrigens schon Régaud (1922) bei seiner ersten Beobachtung von Unterkieferradionekrose aufmerksam gemacht. Sie sollte besonders beim Nachweis von Strahlenfolgen auf den wachsenden Knochen niemals außer Acht gelassen werden. Daraus ergibt sich, daß eine reine klinisch-kosmetische Untersuchung ohne Röntgenkontrolle zur Beurteilung des Knochenzustands nicht genügt, da dabei Knochenveränderungen der Aufmerksamkeit entgehen können.

Es ist unmöglich, den Zeitpunkt des Auftretens von Knochenstrukturstörungen exakt zu bestimmen. Bekanntlich brauchen auch bei beträchtlicheren Knochenkalziumverlusten die Röntgenaufnahmen lange nichts Auffallendes zu zeigen, und erst ein Kalziumverlust von 30% und mehr äußert sich in einer röntgenologisch nachweisbaren Osteoporose. Mit einer einzigen Röntgenuntersuchung kann nur der Momentanzustand des Knochens er-

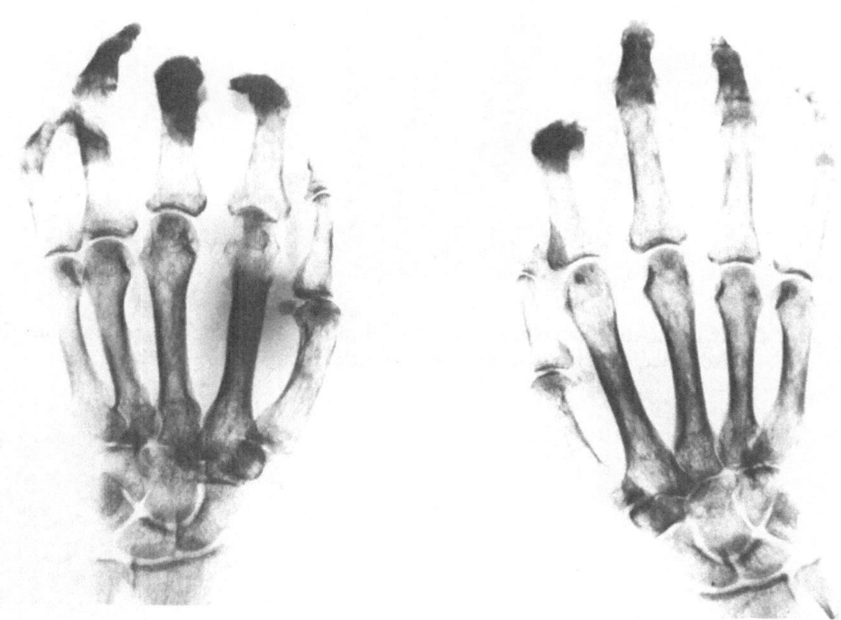

Abb. 2. 59jähriger Mann. Hypertrophische Knochenatrophie und Umbau bei chronischen Strahlenschäden an beiden Händen. Zwölf Jahre nach der Bestrahlung eines Ekzems

faßt werden, der dem ernsten histologischen Befund nicht immer entsprechen muß. Deshalb sind bei manchen bestrahlten Patienten regelmäßige Röntgenkontrollen zweckmäßig, da bis zur Manifestierung von Knochenschäden oft Monate ja sogar Jahre vergehen.

Nach unseren Beobachtungen spielen sich in den bestrahlten Knochen regressive Umbauerscheinungen bis zur Nekrose ab, je nach der Schwere der Knochenschädigung.

Die häufigste Veränderung stellt eine einfache *Osteoporose* (Desaive, 1956, Ratzkowski u. Mitarb., 1967), meistens eine *hypertrophische Knochenatrophie* dar (Abb. 2—5). In den Knochen finden sich dabei flächenhafte oder nur fleckige, ovaläre Aufhellungsfiguren mit mehr oder weniger scharfen Grenzen, die an Pseudozysten errinnern können. Sie werden nicht nur in den platten Knochen (Dechaume u. Cauhepe, 1948) sondern auch in den Röhrenknochen beobachtet (Bonse u. Lemke, 1953; Zedgenidze, 1957; Straschinin, 1960; Mikeladze, 1963). In den platten Knochen treten sie oft deutlicher, bis zum mottenfraßähnlichen Aussehen hervor. In den Röhrenknochen kommt eine einfache Osteoporose seltener und nur im Anfangsstadium vor. Rasch folgende Umbau- und Anpassungsvorgänge, die sich besonders in den mechanisch belasteten Knochenpartien (z.B. Oberschenkel, Beckenknochen) abspielen, führen zur Atrophie der Knochenbälkchen und der Kortikalis (Garland, 1957). Die Drucklinien können zuerst noch erhal-

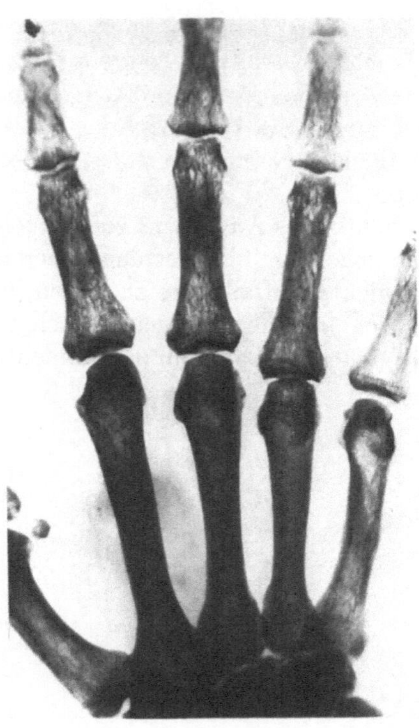

Abb. 3. 64jähriger Mann. Chronischer Knochenumbau 15 Jahre nach Strahlenbehandlung eines Ekzems. Die Röntgendermatitis wurde durch Hautkarzinom kompliziert

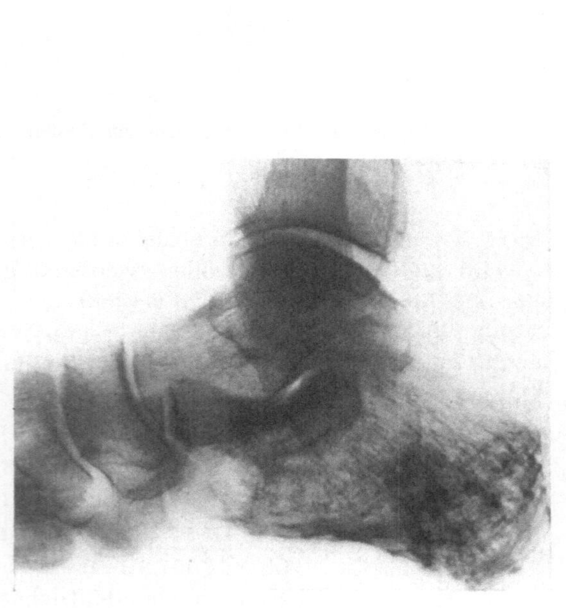

Abb. 4

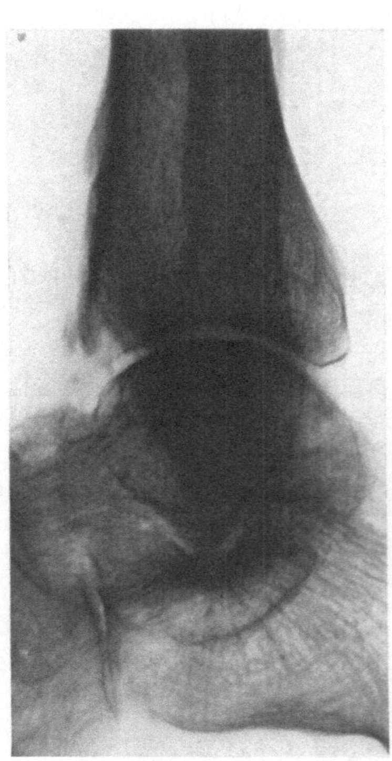

Abb. 5

Abb. 4. 58jährige Frau. Knochenumbau mit Sklerose, 7 Jahre nach Bestrahlung wegen Kalkaneodynie; Röntgengeschwür der Haut

Abb. 5. 71jähriger Mann. Beginnende Osteoradionekrose, Periostose und Arthritis nach Röntgenbestrahlung eines Ekzems vor sieben Jahren. Kompliziert durch Röntgengeschwür der Haut

ten bleiben, wenn auch etwas aufgefasert, während die Zuglinien nicht mehr überall glatt zu verfolgen sind, hier und da ausgesprochen unscharf und verwaschen verlaufen und manchmal streckenweise verschwinden, um an anderer Stelle wieder sichtbar zu werden (CATER u. Mitarb., 1960; Abb. 16, 17, 21, 22, 39, 40). Diese Rarefizierung der Spongiosastruktur wird oft von Auffaserung und unscharfer Begrenzung der Kortikalisschicht begleitet, die auch an Dicke verliert (Abb. 6, 7). Der Gesamtkalziumgehalt kann kurz nach der Bestrahlung merkwürdig wenig herabgesetzt werden. Nach neuesten densitometrischen Untersuchungen von DALÉN u. EDSMYR (1974) machte der Abfall im Schenkelhalsbereich nach gynäkologischer Krebsbestrahlung durschnittlich nur 1,8% des Ausgangswertes aus.

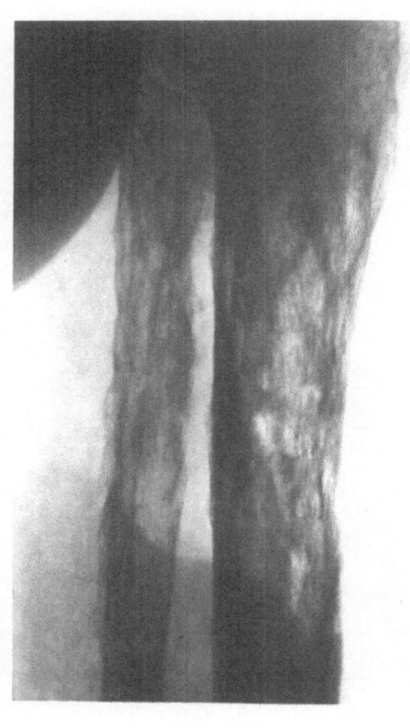

Abb. 6

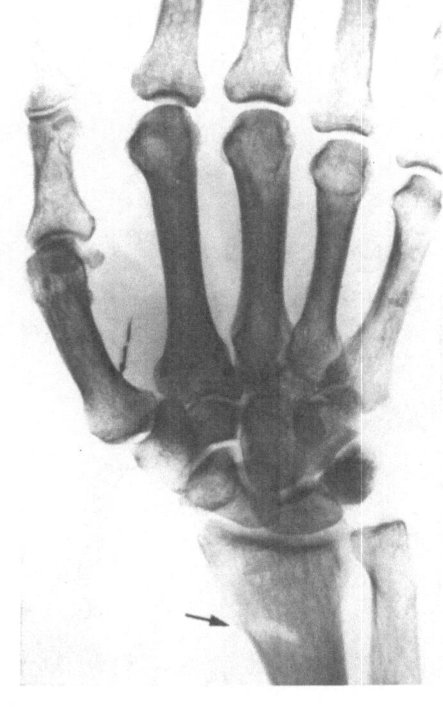

Abb. 7

Abb. 6. 48jährige Frau mit Osteoradionekrose der Tibia nach Hochvolttherapie eines malignen Melanoms der Haut

Abb. 7. 66jährige Frau. Knochenatrophie und Umbauzone im distalen Radiusende (Pfeil) 26 Jahre nach der Strahlenschädigung beim Aufsuchen einer eingestochenen Nadel unter skiaskopischer Kontrolle

Bei einer voll ausgeprägten hypertrophischen Atrophie sind u.a. begrenzte dichtschattige Bälkchenverdickungen sichtbar, die schon eine Entwicklung in Richtung der *Spongiosklerose* (Abb. 4) anzeigen. Der Befund des befallenen Knochens wird dadurch noch eindrücklicher (HEUCK u. LAURITZEN, 1967). Zwischen den streifigen oder herdförmigen sklerotischen Verdickungen werden stets Aufhellungen sichtbar, die den porotischen Bezirken entsprechen. In diesem Stadium zeigt sich auf der Röntgenaufnahme das Bild eines ausgesprochenen Knochenumbaus, mit völlig veränderter Knochenstruktur (REINBERG, 1964).

Bei anderen Patienten, besonders mit gleichzeitigem Hautgeschwür oder Eiterung in den Weichteilen, oder bei ernsten Schäden an den Extremitätenknochen (Nekrose, Fraktur), können sowohl klinische als auch röntgenologische Zeichen eines *Sudeck-Syndroms* vorkommen. Ihre Genese und Erscheinungsformen unterscheiden sich keineswegs von Sudeckscher Dystrophie und Atrophie anderer Herkunft. An das Vorkommen des Sudeck-Syndroms in Verbindung mit Strahlenschäden erinnert BLUMENSAAT (1956). Nach unseren Erfahrungen ist diese Komplikation relativ selten, geht aber regelmäßig in eine Endatrophie über.

Die *Periostose* als Folge einer Strahlenschädigung des Knochens wurde von mehreren Autoren in der Überzeugung bestritten, daß sie nicht möglich sei, da das Periost durch die Bestrahlung sterilisiert werde und sich in ein fibröses Band verändere. Nicht bei allen Strahlenschäden wird jedoch das Periost bis zum völligen Absterben gebracht; dann ist, besonders bei gleichzeitigen entzündlichen und reparativen Vorgängen, eine Periostose möglich, was auch von uns mehrmals beobachtet wurde (Abb. 5, 6, 29). Die periostalen Knochenanlagerungen werden in verschiedenen Ausmaßen beobachtet; sie sind glatt

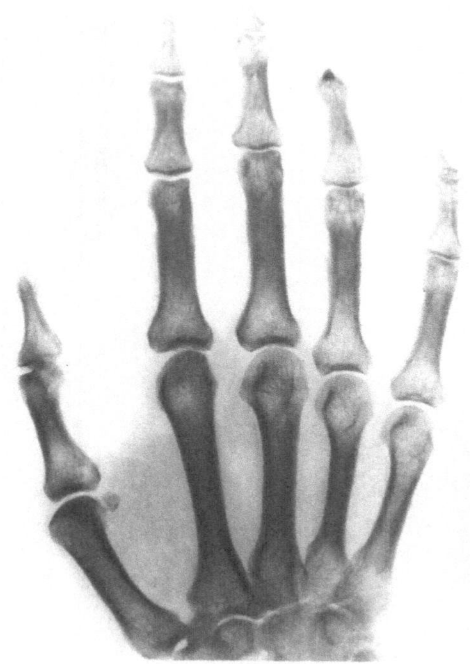

Abb. 8. 38jährige Röntgenassistentin. Akroosteolyse am III.—V. Finger bei chronischer Strahlenschädigung der Haut an den Händen

oder gewellt, nur ausnahmsweise geschichtet. Wir haben sie ausschließlich an den Röhrenknochen beobachtet, mit Ausnahme der Periostosen an den Rippen.

Nichtentzündliche *Osteolyse* ist äußerst selten und hängt (besonders in Fingerendgliedern) mit Gefäßobliterationen und Raynaudschen Erscheinungen zusammen. Das röntgenologische Bild ist einer Akroosteolyse ähnlich (Abb. 8). Osteolysen sind von einer Röntgendermatitis mit Invasion des benachbarten Knochens zu unterscheiden (Abb. 9).

Bei fortschreitenden Strukturveränderungen werden bei grobwabigem Strukturumbau mit überwiegender Knochenatrophie, Porose und Strukturauflockerung immer mehr Knochenbälkchen in der Spongiosa zerstört, die äußere Begrenzung der Kortikalis unterbrochen und zwar meistens an der Stelle der größten mechanischen Zugwirkung; es entsteht eine *Umbauzone* als Vorstadium einer Fraktur (Abb. 7, 18, 29). Die Umbauzonen werden auf den Röntgenaufnahmen nur selten gefunden und beschrieben. Und doch haben sie an gewissen Stellen, besonders am Schenkelhals, ein typisches Aussehen (Abb. 16, 17). Auch in den langen Röhrenknochen ist eine solche Umbauzone möglich (Abb. 7). Die

Tatsache, daß die meisten Umbauzonen der Aufmerksamkeit entgehen, kann dadurch erklärt werden, daß in diesem Stadium die meisten Kranken noch keine eindeutigen Beschwerden angeben und deshalb keine Röntgenuntersuchung durchgeführt wird. Zur ersten Röntgenuntersuchung gibt meistens erst eine Fraktur Anlaß.

Die *Frakturen* in den strahlengeschädigten Knochenbezirken sind das wichtigste Symptom der *Osteoradionekrose.* Einige beliebte Lokalisationen und ihre Eigentümlichkeiten werden in den folgenden Kapiteln erwähnt. An dieser Stelle sei nur gesagt, daß eine Fraktur im radiogen geschädigten Knochen Ausdruck eines schweren Knochenstrukturumbaus ist (McIndoe, 1947). Obwohl wir im Schrifttum oft auf die Bezeichnung „Spontanfraktur" stoßen, handelt es sich meistens doch um traumatisch entstandene Brüche, wenn es sich um Bagatelltraumen handelte, die bei sonst gesunden Knochen niemals zur Fraktur führen würden. Die Fraktur kann u. U. sehr rasch entstehen, oft schon nach einigen Monaten, in anderen Fällen erst mehrere Jahre nach der Bestrahlung. Die Begrenzung der Frakturlinie ist im Anfangsstadium unscharf und der Spalt relativ schmal. Erst durch weitere, auch im mikroskopischen Bilde sichtbare Abbau- und Reparationsvorgänge erweitert sie sich und wird als scharf begrenzte, breitere Trennungslinie mit einer dichteren Begrenzung erkennbar. Solche Veränderungen können nicht nur in den Rippen (Abb. 28) sondern gelegentlich auch im Unterkiefer (Abb. 13), in den Beckenknochen oder in den langen Röhrenknochen (Abb. 40) sichtbar werden (Hasue, 1965).

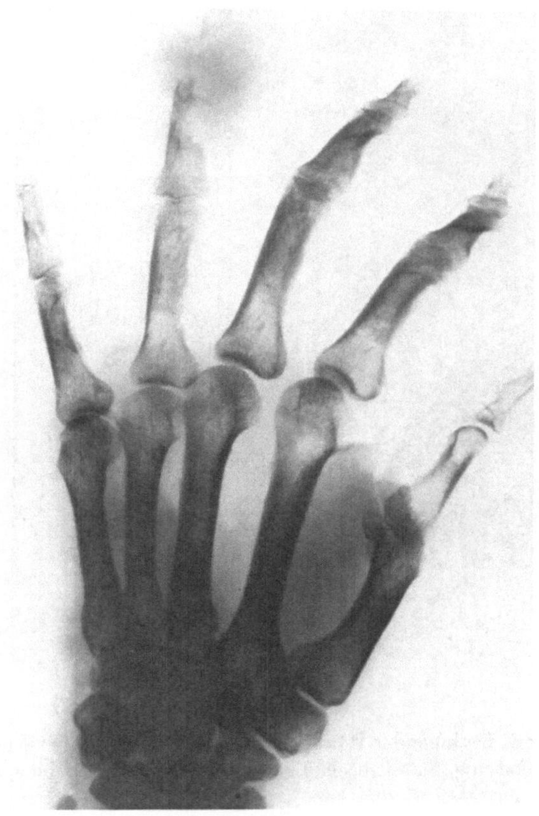

Abb. 9. 63jähriger Chirurg. Destruktion des End- und Mittelgliedes des V. Fingers durch invasiven Plattenepithelkrebs bei berufsbedingter chronischer Röntgendermatitis

Für die Entstehung einer *Osteoradionekrose* sind nicht nur ein Mißverhältnis zwischen der Strahlendosis und der Strahlenresistenz des Knochens sondern noch weitere Umstände verantwortlich. Für ihre klinische Manifestation ist aber, außer der mechanischen Überanstrengung, die bis zur Fraktur führt, auch eine Zusatzinfektion mitbestimmend, die eine *Osteomyelitis* hervorruft.

Eine klassische Osteomyelitis im strahlengeschädigten Knochen wird oft durch schmerzhafte, manchmal heftige Symptome und oft durch Knochenbrüche kompliziert. Röntgenologisch überwiegen die Abbauvorgänge mit Osteolyse, die zu Beginn der Erkrankung gelegentlich ganz unauffallend sind (Abb. 10), sich aber rasch verstärken und zur Abstoßung von Sequestern führen können (Aretz, 1936). Am häufigsten findet sich dieser schwere Verlauf im Unterkiefer, in den Rippen, im Beckenbereich und in den Extremitätenknochen. Bei solchen entzündlichen Knochenkomplikationen ist ein operativer Eingriff meistens unentbehrlich, da eine Spontanheilung nur ganz ausnahmsweise möglich ist. Bei unseren Kranken haben wir sie in keinem einzigen Fall beobachtet.

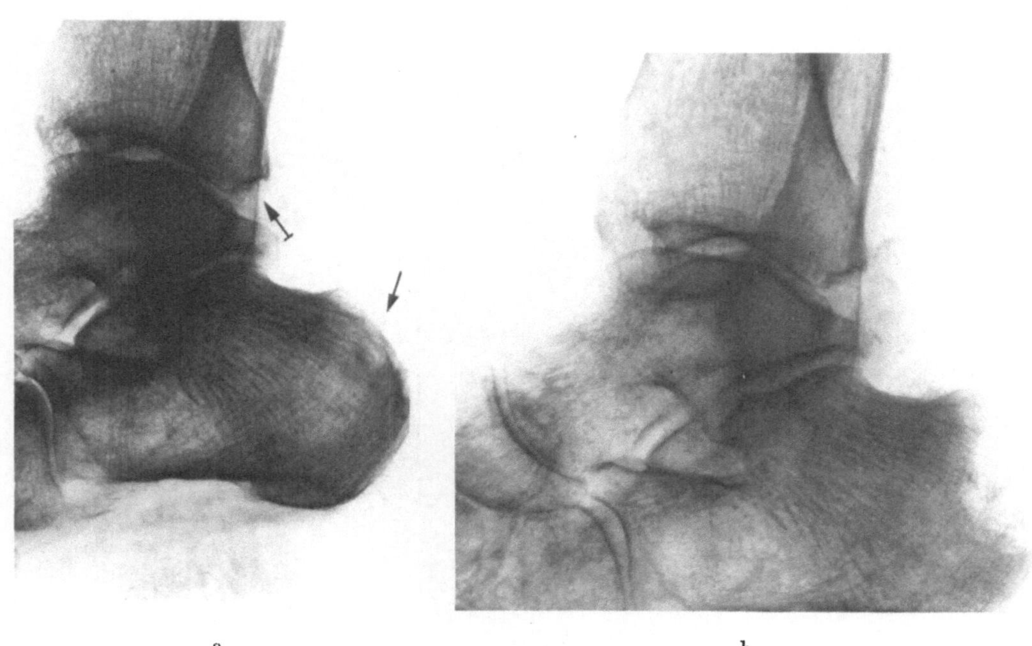

a b

Abb. 10. (a) 58jährige Frau mit beginnender Radionekrose am Tuber calcanei ↑ und Arthritis ↑, sieben Jahre nach Bestrahlung einer Achillodynie. Strahlenschädigung der Haut. (b) Dieselbe Kranke. Nach weiteren fünf Monaten ist die Osteolyse deutlich fortgeschritten

Die schwersten und prognostisch außerordentlich ungünstigen Reaktionen des Knochengewebes auf die Strahlenschädigung sind die *Knochengeschwülste.* Die Zahl der radiogen bedingten Geschwülste bleibt in der Weltliteratur beschränkt, und sie gehören glücklicherweise zu den seltenen strahlenbedingten Knochenschäden — leider aber auch zu den lebensbedrohendsten. Mehrere wurden durch Strahlenwirkung von deponierten radioaktiven Stoffen hervorgerufen.

Nicht alle Geschwülste dürfen im bestrahlten Knochenbezirk als Strahlenfolge angesehen werden. Vorbedingungen sind nach Skolnik, Fornatto und Heydemann (1956):

a) Die Geschwulst muß sich im strahlengetroffenen Knochenbezirk befinden.

b) Die Existenz einer in diesem Bezirk früher vorhandenen Geschwulst vor und während der Bestrahlungsperiode muß ausgeschlossen werden.

c) Zwischen der Bestrahlung und Geschwulstbildung pflegt eine längere, mehrere Jahre oder sogar Jahrzehnte symptomlose Pause zu liegen.

d) Wenn das klinische und röntgenologische Bild für eine Geschwulst nicht eindeutig sind, muß in jedem Falle eine bioptische Untersuchung erfolgen.

In der Mehrzahl der Geschwülste, die diesen Kriterien entsprechen, handelt es sich um verschiedenste Knochensarkome; besonders um osteogene, Fibro- oder Chondrosarkome, die von Anfang an maligne sind. In vereinzelten Fällen (HANKE u. NEUHAUS, 1930) erwecken sie zuerst den Eindruck einer benignen Geschwulst, um sich erst nach einer längeren Zeit in eine manifest bösartige umzuwandeln. Benigne Knochenneubildungen sind nach der Strahlenschädigung des Knochens im Erwachsenenalter bisher noch nicht mit Sicherheit beobachtet worden.

Der erste Bericht über Sarkombildung nach der Bestrahlung stammt von BECK (1922), weitere Beobachtungen nach Bestrahlungen von außen von LÜDIN (1934), HELLNER (1937), HATCHER (1945), CAHAN u. Mitarb. (1948), GESCHICKTER u. COPELAND (1949), KAAE u. GLAHN (1949), WOLFE u. PLATT (1949), SPITZ u. HIGINBOTHAM (1951), BLUMBERG u. HUFNER (1952), TEBBETT u. VICKERY (1952), JONES (1953), CARROL u. Mitarb. (1956), SABANAS u. Mitarb. (1956), ŠIMANOVSKAJA (1956), CADE (1957, 1966), CRUZ u. Mitarb. (1957), JAFFE (1958), HASTERLIK (1960 a, b), LAMERTON (1960), MEREDITH u. Mitarb. (1960), RAVENTOS (1960), BLOOM u. Mitarb. (1961), COHEN u. D'ANGIO (1961), DONGEN u. Mitarb. (1961), FORREST (1961), BLOCH (1962), HORA u. WELLER (1962), KOBAYASHI (1962), KOZLOVA (1962), VAKIL u. SIRSAT (1962), WENDE (1962), HOULE u. Mitarb. (1963), PHILLIPS u. SHELINE (1963), WARREN u. CHUTE (1963), FABRIKANT u. Mitarb. (1964), SALIB (1964), BERDON u. Mitarb. (1965), BOYER u. NAVIN (1965), BREZINA (1965), CASARETT (1965), LÉB u. DÖMÖTÖR (1965), STEINBERG (1965), ARENA u. FERRARIS (1966), BERG u. Mitarb. (1966), KATZMAN u. Mitarb. (1966), MCKENNA u. Mitarb. (1966), SOLOWAY (1966), CASTRO u. Mitarb. (1967), CLEMENT u. Mitarb. (1967), DAHLIN u. COVENTRY (1967), GREGL u. KIENLE (1967), PAUFIQUE u. Mitarb. (1967), SEARS u. Mitarb. (1967), SOLHEIM (1967), STAŠEK u. Mitarb. (1968), LAURENT u. Mitarb. (1968), MERLE u. Mitarb. (1968), NAKAMURA u. Mitarb. (1968), SUZUKI (1968), TEFFT (1968), EYRE-BROOK u. PRICE (1969), KATZMAN u. Mitarb. (1969), SAGERMAN u. Mitarb. (1969), SVATUKHIN u. Mitarb. (1969), YONEYAMA u. GREENLAW (1969), CASSADY u. SAGERMAN (1970), DIGE (1970), CANE u. Mitarb. (1970), HATFIELD u. SCHULZ (1970), KOLÁŘ u. Mitarb. (1970, 1973), SENYSZYN u. Mitarb. (1970), ARLEN u. Mitarb. (1971, 1972), PLAZA (1971), SHARPE (1971), THURNER u. KATZER (1971), DE LATHOUWER u. MEULEMANS (1972), KALITEEVSKY u. KHEIFETS (1972), SIM u. Mitarb. (1972), SPARAGANA u. Mitarb. (1972), EDGAR u. ROBINSON (1973), FEHR u. PREM (1973), THURMAN (1973).

In allen Berichten wird übereinstimmend die außerordentlich schlechte Prognose dieser bösartigen Komplikationen betont, da lokale Rezidive und Fernmetastasen in den meisten Beobachtungen zum Tode führten. Bisher läßt sich keine einwandfreie Beziehung zwischen der verabfolgten Strahlendosis und Geschwulstwucherung nachweisen (LAMERTON, (1960), da die meisten Gesamtdosen zwischen 3000—5000 R und die niedrigste sogar 1000 R betrug, also Werte, die bei der Behandlung bösartiger Geschwülste bei der Mehrzahl der Patienten ohne Komplikation appliziert werden können. Die klinischen und röntgenologischen Symptome sind den, in den Knochen spontan auftretenden Geschwülsten ähnlich (NIKITIN, 1960).

In unserem Krankengut haben wir erst nach über 15-jähriger Sichtung unseres Krankengutes zwei radiogen bedingte Knochensarkome beobachtet (KOLÁŘ u. Mitarb., 1973). Die erste Patientin war mit zwei Jahren wegen Retinoblastoma oculi dx. bestrahlt worden. In der ersten Serie erhielt sie etwa 4000 R/O 190 kV-Röntgenstrahlen und nach zwei Jahren wegen Lokalrezidivs zusätzlich etwa 5000 rad von Radium-Moulagen. Nach 14 Jahren stellte man ein osteoplastisches Sarkom im rechten Orbitaldach und Sinus frontalis fest. Die Patientin starb nach wenigen Monaten. Die zweite Patientin war im Alter von einem Jahr präoperativ wegen eines Nephroblastoms der linken Niere mit 200 kV-Röntgen bestrahlt worden. Sie erhielt eine Herddosis von etwa 2025 R im Nierengebiet. Deutliche postaktinische Hypoplasie und Knochenumbau in der ganzen linken Beckenhälfte. Nach 12 Jahren trat ein osteogenes Sarkom im linken Sitzbein auf. Eine vorübergehende Besserung wurde durch Chemotherapie erreicht. Beide Sarkome hatten das übliche röntgenologische Aussehen. Von idiopathischen waren sie nur dadurch zu unterscheiden, daß sie im Bezirk einer strahleninduzierten Knochenhypoplasie und Knochenumbaus saßen.

Nach dieser allgemeinen Übersicht der Symptomatologie einzelner Knochenstörungen und deren Entwicklung, werden wir die Erscheinungsformen der radiogenen Knochenschäden in einzelnen Skelettpartien behandeln.

α) Strahlenbedingte Kieferschäden

Die Osteoradionekrose des Unterkiefers gehört zu den bekanntesten Komplikationen einer Strahlenbehandlung im Mundbereich. Sie wurde daneben auch allgemein bekannt, da die ersten Spätfolgen der Ingestion von radioaktiven Leuchtstoffen gerade im Unterkiefer zu beginnen pflegen (Blum, 1924). Schon im Jahre 1922 wurde sie von Régaud, dann von Lacassagne (1926) und Lachapéle (1926) beschrieben. Fast gleichzeitig ist die erste Mitteilung im deutschen Schrifttum von Gotthardt (1922) veröffentlicht worden. Durch diese Mitteilungen wurde die Aufmerksamkeit auf die Möglichkeit einer Strahlenschädigung von reifen Knochen beim Menschen gelenkt. Bis zum II. Weltkrieg findet man bereits eine lange Reihe von Mitteilungen: Rahm (1927), Herold (1931), Smith (1931, 1938), Holtz (1932), Ruppe u. Lébourg (1932), Ryffel (1933), Bonnet-Roy (1935) Immenkamp (1935), Dechaume (1936), Zwerg u. Hetzar (1936), Ehrlick (1937), Salzman u. Kaufman (1937), Esser (1938), Watson u. Scarborough (1938). Gute Zugänglichkeit der Mandibula diente auch zum Studium der Strahlenschäden im Experiment am Tier: Zerosi (1940), Colby (1942), Lawrence (1946), Brown (1949), Burstone (1949, 1950, 1951), Bruce (1950a, b), Kiehn u. Glover (1950), English u. Mitarb. (1951, 1954, 1956, 1964, 1965), Gorvy (1951), Brunst (1952, 1954), Cook (1952), Nageotte (1952), Medak (1954a) Schmidt (1955), Herrmann u. Rozeik (1956), Adachi u. Mitarb. (1957), Elmer u. Mitarb. (1959), Fujii (1959), Kasai (1959), Bensted (1960), Gowgiel (1960, 1961), Gnirss (1961), Frandsen (1962), Meyer u. Mitarb. (1962), Ritter u. Degenhardt (1962), Bílý u. Soška (1963), Gorlin u. Meskin (1963), Donohue u. Perreault (1964), Schüle (1965, 1966, 1967), Adkins (1966, 1967 1968b), Weiss (1967), Grimm (1969), 1971b, Krzywicki u. Klimek (1971), Zach u. Mitarb. (1973).

Seither sind immer wieder klinische Berichte über die Knochenradionekrose im Kieferbereich veröffentlicht worden, sogar auch in Monographieform (Meyer, 1958; Grimm, 1971b).

Die Angaben über die Häufigkeit der Radionekrosen im Kieferbereich im Weltschrifttum gehen weit auseinander. Früher war diese Komplikation der Strahlenbehandlung im Mundbereich bei etwa 30% aller bestrahlten Personen zu erwarten (Perotti, 1948), besonders nach Radiumspickung, bei welcher die Strahlenbelastung des Knochens besonders hoch war und sich schwer kontrollieren ließ (Bianchi, 1943; Stewart, 1943; Mühlemann, 1945; Lyon, 1950; English u. Tullis, 1951; Bartlestone, 1954; Hansen, 1954; Chambers u. Mitarb., 1958; Czocia u. Šimanovskaja, 1958; Bubeník, 1959; Edlan u. Mitarb., 1960; Bick, 1962; Lammers u. Borgmann, 1962; Carlier, 1963; Jucker, 1963; Šimanovskaja, 1964; Bote, 1965; Capozzi u. Falcetti, 1965; Chaput u. Marc, 1967). Trotzdem ist die Mehrzahl dieser Knochenschäden nach der Röntgentiefentherapie beobachtet worden. Watson u. Scarborough (1938) haben in ihrem Material von 1819 mit Röntgen bestrahlten Personen noch in 13% der Fälle eine Radionekrose erlebt, und Cupar u. Barlovič (1965) geben ihre Frequenz noch immer mit 5 bis 24% an. In neueren Berichten, die die Bestrahlungsfälle aus letzten Jahren umfassen, ist die Frequenz aber meistens bedeutend niedriger, da durch präventive Maßnahmen das Risiko einer Radionekrose herabgesetzt wurde (Hoppe, 1962; Kobayashi, 1962; Kolář u. Vrabec, 1962a; MacComb, 1962; Hess, 1966). Mehrfache Erfahrungen haben aber gezeigt, daß auch bei ^{60}Co-Telekobaltbestrahlung diese Gefahr nicht beseitigt werden konnte (Gietzelt u. Mitarb., 1961; Osswald, 1961, 1962, 1963; Stubbins, 1964; Grand, 1966; Shearer, 1967; Kopec u. Mitarb., 1971; Cheng u. Wang, 1974).

Der Unterkiefer wird häufiger als der Oberkiefer befallen: nach MacLennan (1955) im Verhältnis von 83 : 17%. Die radiogene Knochenschädigung im Kieferbereich wird besonders durch folgende Umstände gefördert (Kanthak, 1941; Nurford u. Ackermann,

1945; LAWRENCE, 1946; STAFNE u. BOWING, 1947; ZOLLINGER, 1949; COOK, 1952, 1963; VÁNDOR, 1952, 1956, 1957; RÜBE u. FLÖTE, 1960; WEISS, 1962):

α) Beide Kiefer, in erster Linie wiederum die Mandibula, haben einen außerordentlich reichen Mineralgehalt (RITVO, 1955), wodurch die Absorption im Knochen stark vermehrt wird.

β) Sie liegen relativ oberflächlich und sind deshalb dem Strahleneinfluß leicht zugänglich. In den dünnen, interponierten Weichteilschichten wird nur wenig von der primären Röntgenstrahlung absorbiert, und die Herddosis im Knochen bleibt deshalb hoch (WILDERMUTH u. CANTRIL, 1953; WHITE u. Mitarb., 1954; KAPLAN, 1955).

γ) Die Gefäßversorgung ist arm, im Unterkiefer eigentlich nur von einer einzigen größeren Arterie abhängig, wodurch das Entstehen von Spätnekrosen unterstützt wird.

δ) Die mechanische Belastung beim Kauen ist beträchtlich, und sie stellt für den bestrahlten Knochen eine dauernde Traumatisierung dar.

ε) In der Mundhöhle befindet sich auch unter physiologischen Umständen eine reiche bakterielle Flora; bei schlechter Mundhygiene, Zahnkaries und Herabsetzung der selbstreinigenden Kraft infolge herabgesetzter Speichelsekretion vermehren sich nicht nur die physiologischen sondern auch die pathologischen Keime, die durch das Vordringen in den nekrotischen Knochen eine klinisch manifeste Radionekrose in Gang zu setzen imstande sind (LADOW, 1950; PROKONČUKOV u. PANIKAROVSKIJ, 1962, 1963a; DELAIRE u. Mitarb., 1965; Frank u. HARDLY, 1965a, b; PANIKAROVSKIJ u. Mitarb., 1968).

Bei der Entstehung der Osteoradionekrose wirken in klassischer Weise alle drei entscheidende Momente zusammen: die Strahlenmenge, die mechanische Überbelastung durch Traumatisierung des Knochens und funktionelle Belastung sowie die Infektion. Der klinische und röntgenologische Verlauf richtet sich nach der Intensität dieser Momente und ist auch von der Intensität der Knochenveränderungen abhängig, die durch Bestrahlung verursacht wurden. In einer Menge von Mitteilungen wurden diese Symptome, besonders in der Nachkriegszeit, sowohl in größeren klinischen Zusammenstellungen als auch in Einzelbeobachtungen sehr gründlich beschrieben, so von ZUPPINGER (1941, 1963), MORIAME (1947), SCHÖNBERGER (1954), SELDIN u. Mitarb. (1955), ALEXANDROVA u. DMITRIJEVA (1957), GANDOLFO u. MAIRO (1959), NG u. Mitarb., (1959), TOPAZIAN (1959) ANTALOVSKÁ (1960a, b), BARDACH u. KORZON (1960), HAURATTY u. ALBUQUERQUE (1960), LYMPIUS (1960), ŠIMANOVSKAJA (1960, 1961), HOFFER u. Mitarb. (1961), ROSENTHAL (1961), DODSON (1962), DORNBRACK u. OSSWALD (1962), KOZLOVA (1962), MIRIMOVA u. ANDREJEVA (1962), SCHIRREN (1962), SCHÜLE (1965, 1966, 1967), KOBAYASHI (1965), SILVERMAN u. CHIERICI (1965), UOTILA u. WESTERHOLM (1965), BOBROWSKI u. JASTRZEBSKI (1966), BOSZKIEWICZ (1966), CHIANURO (1966), FALCETTI u. MATRONOLA (1966), FRANCISCO (1966), GREGL (1966), MELA u. RASO (1966), AKULINICHEVA (1967), CARNELUTTI u. MAIRO (1967), HAHN u. CORGILL (1967), MERLINI (1967), ANASTASOV u. BEZEUSEK (1968), BLOZIS u. ROBINSON (1968), ELZAY (1968), FRIEZ u. Mitarb. (1968), PERZINA u. STAWINSKI (1968), ROLEY (1968), SALMAN u. SALMAN (1968), SCHUBERT u. RAPP (1968), BURES u. WUEHRMANN (1969), CACHIN u. VANDENBROUCK (1969), GABKA (1969, 1971a, b), HATJIFOTIADES u. Mitarb. (1969), KRAJICEK (1969), MOUNIER-KUHN u. Mitarb. (1969), OKUYAMA u. Mitarb. (1969), UPTON (1969), URTH (1969), ENNUYER u. Mitarb. (1970, 1971), HANSEN u. Mitarb. (1970), NARANG u. WELLS (1970), OELSSNER (1970), TORSIELLI u. Mitarb. (1970), UEHLINGER (1970), BATAILLE u. Mitarb. (1971), DEGERING (1971), EMEROTH u. Mitarb. (1971), GRIMM (1971a, b), KOPEC u. Mitarb. (1971), PLAZA (1971), PONS u. Mitarb. (1971), RANKOW u. WEISSMAN (1971), SLESINGER (1971), TIMOSCA u. GOGALNICEANU (1971), BEETKE u. Mitarb. (1972), BEUMER u. Mitarb. (1972), BOGATSKIJ (1972), CARL u. Mitarb. (1972), DALY u. Mitarb. (1972), MACCOMB (1972), OPRISIU u. Mitarb. (1972), VANDENBROUCK (1972), WAITE (1972), ANDRÄ u. BEETKE (1973), CAPDEBIELLE u. Mitarb. (1973), FREESTONE u. Mitarb. (1973), FRIEZ u. Mitarb. (1973) MAINONS u. Mitarb. (1973), MARCIANI u. Mitarb. (1973, 1974), NICKELL u. Mitarb. (1973), CHENG u. WANG (1974), GARBUZOV (1974), GUTTENBERG (1974).

Die Kiefernekrose kann sich zwar schon in wenigen Monaten nach der Bestrahlung manifestieren, meistens folgt aber nach der Strahlenbelastung zuerst eine Ruhepause von einigen Monaten bis Jahren; es sind sogar Latenzpausen von 8—9 Jahren beobachtet worden. Während dieser Latenzzeit haben die Kranken entweder keine oder nur unklare klinische Beschwerden, wie Überempfindlichkeit gegen Hitze, Kälte und Druck; sie kla-

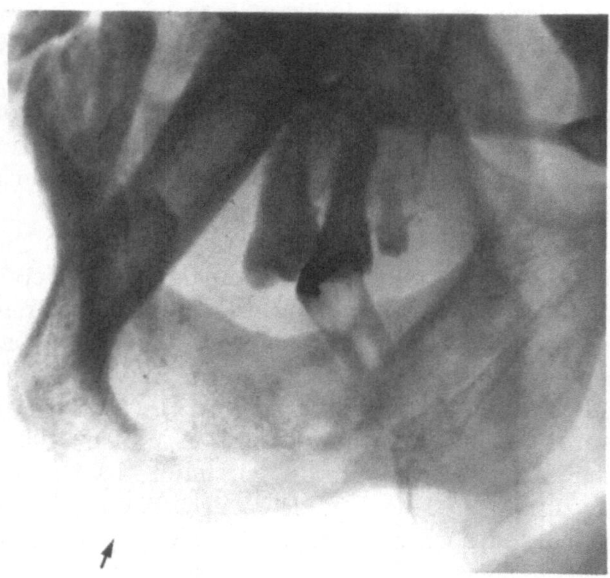

Abb. 11. 64jähriger Mann. Knochenumbau im bestrahlten Unterkiefer (Pfeil)

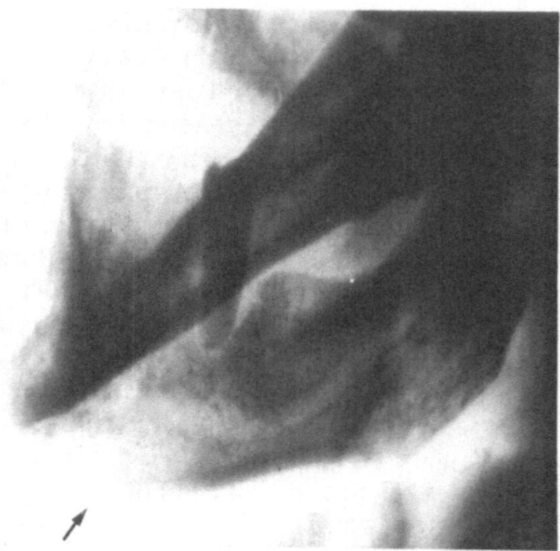

Abb. 12. 60jähriger Mann, Knochenumbau und Sklerose (Pfeil) vor einer klinischen Manifestierung einer Radionekrose, die später durch Zahnextraktion bedingt wurde

gen auch über häufigere Karieserscheinungen und über Trockenheit im Mund. Auf der Röntgenaufnahme kann bereits in diesem Stadium ein verdächtiger Knochenumbau beobachtet werden (Obwegeser, 1945, 1962; Bethmann, 1960). Vom Alveolarrand in das Knocheninnere bildet sich Osteoporose und hypertrophische Atrophie mit lokal betonten Aufhellungsfiguren, in deren Nachbarschaft auch begrenzte Knochensklerose auftreten kann (Abb. 11, 12). Die Strukturschäden können sich bis zu einer Spontanfraktur steigern, die meistens im Unterkieferkörper als unscharf begrenzte Aufhellungslinie hervortritt (Abb. 13). Atypische Frakturerscheinungen sind möglich: so beobachtete HEIDSIECK (1957) eine Fraktur im Collum mandibulae und CHADZIDEKOV mit GEORGIEVA (1956) sogar eine LE FORT-III-Fraktur.

Unter günstigen Umständen bleibt bei diesem Knochenumbau die Infektion völlig aus. Die Kieferradionekrose ist jedoch vom klinischen Standpunkt besonders typisch, weil sie in den meisten Fällen von entzündlichen Komplikationen nicht frei bleibt. Das Vordringen der Infektion in den nekrotischen Knochen erfolgt leicht, wenn bei einer Zahnextraktion der Knochen traumatisiert und im geöffneten Alveolus der Weg zur bakteriellen Invasion in den Knochen frei wird (NIEBEL u. Mitarb., 1957a, b; TORRIELLI, 1960; MURAKAMI u. NAGAOKA, 1963) oder wenn der Knochen seines natürlichen Schutzes durch die Mundschleimhaut infolge Ulzeration beraubt wird und nunmehr frei liegt. Eine Osteo-

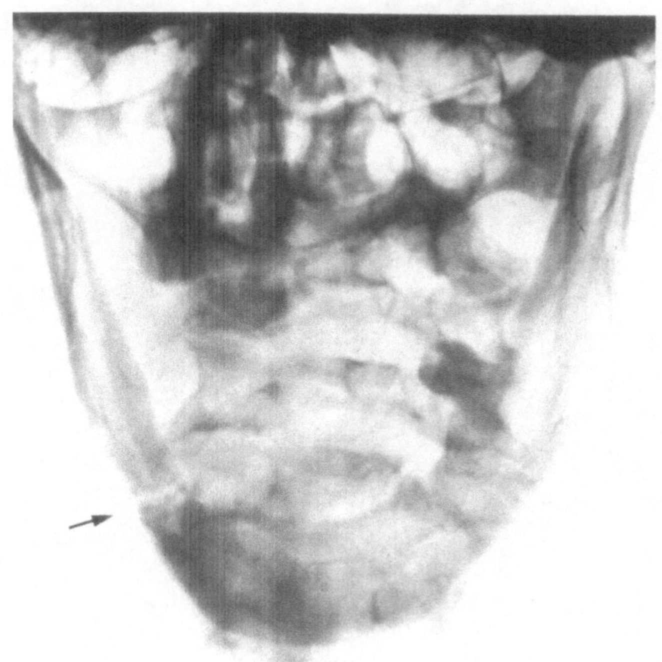

Abb. 13. 69jähriger Mann. Spontanfraktur des Unterkiefers (Pfeil) 17 Monate nach der Röntgenbestrahlung wegen Carcinoma buccae

myelitis findet ihren Ausdruck in der Steigerung von lokalen und auch Allgemeinerscheinungen. Es bildet sich eine derbe Knochenschwellung, die von großen Schmerzen, Trismus, Foetor ex ore, hohem Fieber mit einer Vergrößerung von regionalen Lymphknoten und zuletzt von Fistelbildung mit eitriger Sekretion begleitet wird. Auf der Röntgenaufnahme findet sich dabei nicht nur Knochenumbau sondern vorwiegend Osteolyse (Abb. 14) mit Sequesterbildung und Knochennekrose; gewöhnlich liegt dann ein Knochenbruch vor (FRECH, 1954; HEIDSIECK, 1957). Das Leben des Kranken kann ernstlich bedroht sein (GOUMAIN u. FÉVRIER, 1965). Ohne reparative Eingriffe gelingt es nur ausnahmsweise, diese schwere Erkrankung zu bekämpfen.

Radionekrotische Vorgänge im Oberkiefer haben denselben Verlauf (BLUM, 1924; LACASSAGNE, 1926; LACHAPÉLE, 1926; IMMENKAMP, 1935; LAWRENCE, 1946). Dabei werden durch Knocheneinschmelzung (GLASENAPP, 1968) weite Kommunikationen zur Oberkieferhöhle oder dem Mund- und Nasenraum geschaffen (Abb. 15), da es auch zur Perforation des harten Gaumens kommt. Durch Eiterung sind die Orbitae und der Schädelraum bedroht.

Wie aus den klinischen und experimentellen Berichten aller Autoren hervorgeht, bildet besonders die Anwesenheit von kariösen Zähnen eine große potentielle Bedrohung des bestrahlten Kiefers. Mehrmals wurde betont, daß bei zahnlosen Patienten die Zahlen der Radionekrosen bedeutend niedriger liegen als bei den anderen. Da auch an gesunden Zähnen durch Strahlenwirkung eine höhere Neigung zur Karies beobachtet wird (Lüdin u. Müller, 1936; Borgmann, 1948; Cernéa u. Bataille, 1947, 1948; Marcello, 1948; Bruce u. Stafne, 1950; Kalnins, 1954; Adachi u. Mitarb., 1959; Hauser, 1959, 1964; Pöschl u. Fuchsbrunner, 1960; Fedorov, 1961; Bielinska-

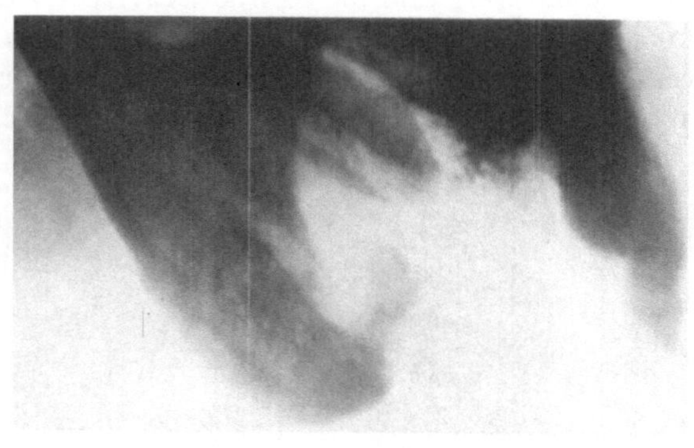

a

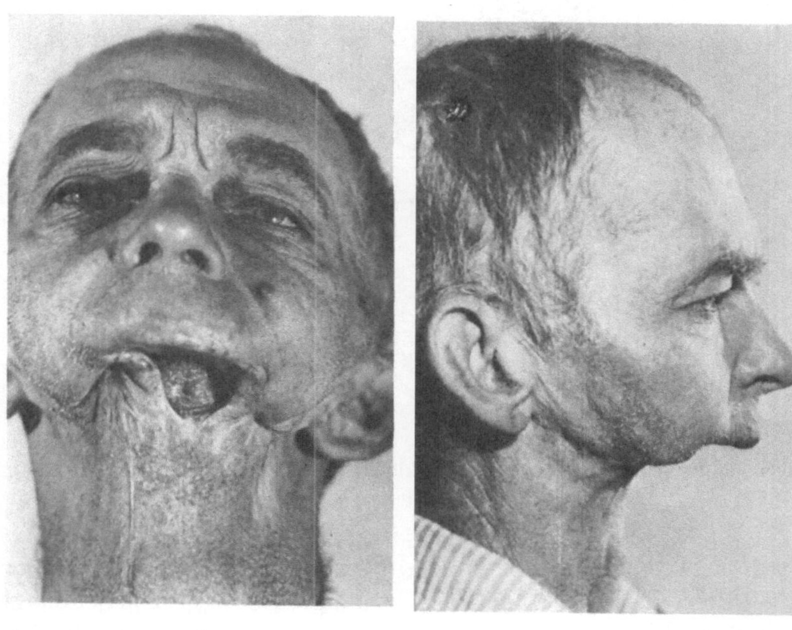

b c

Abb. 14. (a) 74jähriger Mann. Osteomyelitis mit Sequesterbildung am Unterkiefer, zwei Jahre nach der Bestrahlung wegen Ca. labii inf. (b, c) Derselbe Kranke nach der Resektion des nekrotischen Unterkiefers

Tomczyk, 1962; Kimeldorf u. Mitarb., 1962, 1963; Sonnabend, 1962; Ju u. Mitarb., 1963; Korkhaus u. Jung, 1963; Barer u. Nasarow, 1965; Cutress u. Mitarb., 1966; Kowalik, 1966), wurde fast regelmäßig zur preventiven Extraktion mindestens der kranken, evtl. aller Zähne vor der Bestrahlung geraten (Sleeper, 1950; Cutler, 1951; Niebel u. Mitarb., 1957; Hauser, 1959, 1964; Ross u. Curioni, 1962; Panzoni, 1963; Conn u. Mitarb., 1966). Der Kieferknochen soll, wenn möglich, vor der Bestrahlung geschont werden, während der Bestrahlung sollen in der weiten Umgebung Schutzplatten aus Bleigummi benutzt werden, und vor allen operativen Eingriffen wird gewarnt. In der modernen Zeit wurde die Menge von osteomyelitischen Kieferkomplikationen durch Gebrauch von Antibiotika herabgesetzt. Bei bestehender Radionekrose und Osteomyelitis oder pathologischen Frakturen wurde erst durch moderne Chemoprophylaxe und Antibiotika der operativen Behandlung dieser Komplikation die Tür weit geöffnet. Eine Spontanheilung ist bei Radionekrose nur selten, da — im Gegen-

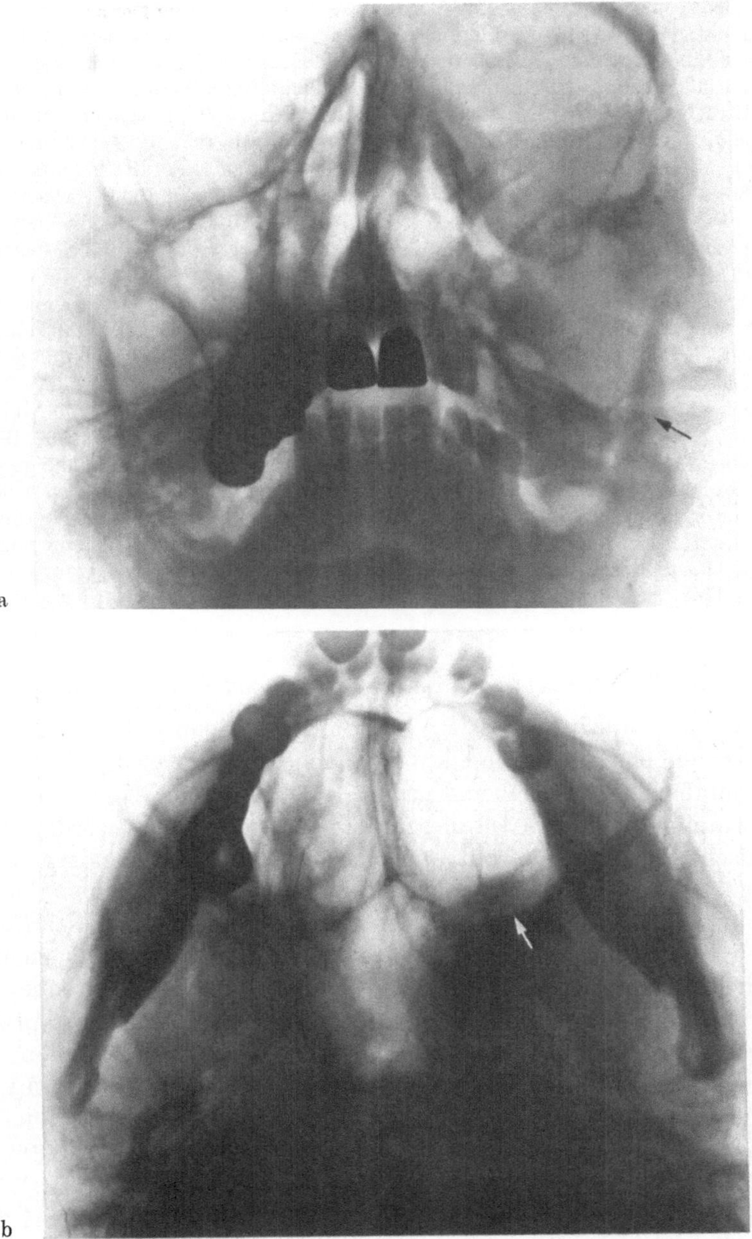

Abb. 15. (a, b) 45jähriger Mann. Osteoradionekrose des Oberkiefers, Perforation des harten Gaumens (Pfeil) $1^1/_2$ Jahre nach der Röntgenbestrahlung eines Hautkarzinoms

satz zum normalen, mit Osteomyelitis befallenen Knochen — eine Demarkation bei Radionekrose nur unvollkommen auftritt. Deshalb ist ein operativer Eingriff nicht nur lebensrettend, sondern verkürzt auch die Heilungszeit, verbessert den Krankheitsverlauf und bietet bessere kosmetische Resultate (Daland, 1941, 1949; Robinson, 1960; Schröder, 1958; Masters u. Mitarb., 1959; Kimming u. Wiskemann, 1962; Pfeifer u.

Günther, 1962; Gorski u. Kwart, 1962; Rehrmann, 1962; Schmid, 1962; Sonnabend, 1962; MacDougall, 1963; Morczek, 1964; Stea, 1966; Franchebois u. Mitarb., 1967; Hahn u. Gorgill, 1967; Heiss u. Grasser, 1967; Marchetta u. Mitarb., 1967).

Parallel zu der Strahlengefährdung der Kieferknochen verläuft auch jene des Gebisses. Erste Berichte über Strahlenschädigung der *Zähne* stammen von Régaud und Gotthardt (1925) und von Leist (1926, 1927). Die wachsenden Zahnelemente, z.B. des Prädentins, können bereits mit einer Dosis von über 400 R geschädigt werden; für die anderen sind Strahlenmengen von mehr als 1500 R notwendig. Sonst hängt die Reaktion auf eine Bestrahlung auch vom Entwicklungsstadium der Zähne ab. Die strahlensensitivste Periode endet beim Kind mit etwa neun Jahren. Da aber die Entwicklung des Gebisses mehrere Jahre in Anspruch nimmt, können sich die Bestrahlungsfolgen erst nach einem oder fast zwei Jahrzehnten manifestieren (Smith, 1938; Zerosi, 1940; Rushton, 1947; Dale, 1948, 1950, 1953; Medak u. Mitarb. 1950a, b; English u. Mitarb. 1951, 1954, 1956; Kalnins, 1954; Bruns u. Mitarb. 1952, 1954; Adachi u. Mitarb. 1957, 1959; Gavrilov, 1958; Bubeník, 1959; Kimeldorf u. Mitarb. 1962, 1963; Adkins, 1967, 1968a; Barer u. Podljastschuk, 1968; Mikkelsen, u. Bendixen, 1968; Poyton, 1968; Gehrig, 1969; Hayward u. Mitarb., 1969; Pansch u. Mitarb., 1969; Riokava u. Mitarb., 1969; Douniau u. Bambrain, 1970; Elfenbaum, 1970, 1972; Horiuchi u. Okuyama, 1970; Rapp, 1970; Stein u. Mitarb., 1970; Cosma, 1971; Gouiric, 1971; Hinds, 1971; Furstman, 1972; Lindvall u. Mitarb., 1972; Coffin, 1973a, b).

Aus der übermäßigen Strahlenbelastung des wachsenden Gebisses resultiert regelmäßig seine Unterentwicklung (Abb. 55, 56, 57). Der Zahndurchbruch bleibt aus oder ist verspätet, die Zähne sind unterentwickelt und verformt, besonders die Zahnwurzeln, die nur einige Millimeter lang sein können und gekrümmt sind. Die Oberfläche der Zahnkrone ist trüb; es bilden sich kariöse Defekte.

Klinische Beobachtungen über Strahlenschäden am reifen Gebiß stammen von Del Regato (1939), Cernéa u. Bataille (1947, 1948), Wildermuth u. Cantril (1953), Schüle u. Mitarb. (1967, 1969) u.a. Während der Bestrahlung geben die meisten Patienten unangenehme Hypersensitivität der Zähne gegen Wärme, Kälte usw. an, die mehrere Monate dauert. Die Zahnoberfläche verliert langsam ihre Glätte und helle Farbe und wird beim Kauen langsam zerschmolzen, oder die ganze Zahnkrone fällt wegen kariöser Zerstörung ab, die an der proximalen Seite des Halses beginnt. Die Wurzelreste sind Quellen einer Infektion, die vom Alveolus in den Knochen eindringt. Dieser Prozeß wird außerdem durch mangelnde Mundselbstreinigung unterstützt. Sie entsteht durch Herabsetzung der Speichelsekretion in strahlenbelasteten Mundspeicheldrüsen.

β) *Die Strahlenfolgen im Hüftgelenk und Beckenbereich*

Seitdem im Jahre 1927 und 1932 vom Baensch Spontanfrakturen des Schenkelhalses nach Strahlenbehandlung und kurz danach von Ottow (1927) eine Osteoradionekrose des Schambeines beschrieben wurden, ist schon eine Reihe von verschiedensten Beobachtungen und Mitteilungen auf diesem Gebiet veröffentlicht worden. Sie besprechen sowohl die klinischen als auch die röntgenologischen und radiobiologischen Aspekte dieser Komplikationen, die des öfteren nach Bestrahlungen beim weiblichen Genitalkrebs auftreten. In den klinischen Berichten finden sich auch Angaben über die Häufigkeit dieser Strahlenschäden, die oft interessante Unterschiede der Bestrahlungsmethoden widerspiegeln; mit der Einführung ultraharter Strahlenquellen sank die Frequenz deutlich ab, aber auch da zwingen die drohenden Komplikationen am Knochensystem zu Einschränkungen in der Bestrahlungstechnik. Auch nach ^{60}Co-Telebestrahlungen muß mit der Möglichkeit einer Komplikation gerechnet werden (Nakano u. Obuchi, 1960, 1961; Gietzelt u. Mitarb., 1961; Grabiger, 1964; Kollath, 1964; Banaschak u. Mitarb., 1967). Sonst wurde die Frequenz ganz unterschiedlich angegeben: mit 0,8% bei Stampfli u. Kerr (1947), 0,9% bei Hight (1941), 1,2% bei Bonfiglio (1953), 1,45% bei Kok (1953) und ähnlich auch bei Leabhart u. Bonfiglio (1961), mit 2,1% bei Dalby, Jacox u. Miller (1936, 1945), mit 2,65% bei Oelssner, Pfeifer u. Buttenberg (1959), mit 2,7% bei Pack (1939) und sogar mit 7,5% bei Meadows (1954). Baerwolff u. Buchhorn schätzen die Zahl der veröffentlichten Fälle im Jahre 1956 auf rund 200; seither wurde diese Zahl durch zahlreiche weitere Beobachtungen mehrfach vergrößert. Diese Zahlen spiegeln aber keineswegs die aktuelle Frequenz der strahlenbedingten Knochenveränderungen im Beckenbereich wider. Manche Fälle entgehen überhaupt dem Nachweis, wenn an den Zusammenhang mit der Bestrahlung nicht gedacht und keine Röntgenuntersuchung empfohlen wird. Mehrere Fälle mit Strukturveränderungen sind auch als Knochendestruktion durch Metastasen mißdeutet worden.

In den meisten Fällen von Strahlenschäden im Beckenbereich sind Frauen befallen: GRATZEK, HOLMSTRÖM u. RIGLER (1945) haben sogar behauptet, daß bei der Frau vielleicht eine gewisse hormonal geregelte Neigung zur Strahlenschädigung der Knochen besteht und daß solche Schäden bei Männern nicht vorkommen. Als Beweis dafür haben sie eine Gruppe von 541 Männern untersucht, die wegen Prostata- und Harnblasenkrebs bestrahlt worden waren, und fanden bei keinem einzigen eine Spontanfraktur des Schenkelhalses. Es kann nicht bestritten werden, daß die hormonalen Verhältnisse eine wichtige Rolle spielen können und besonders im Beckenbereich eine Prädisposition zur Frakturbildung

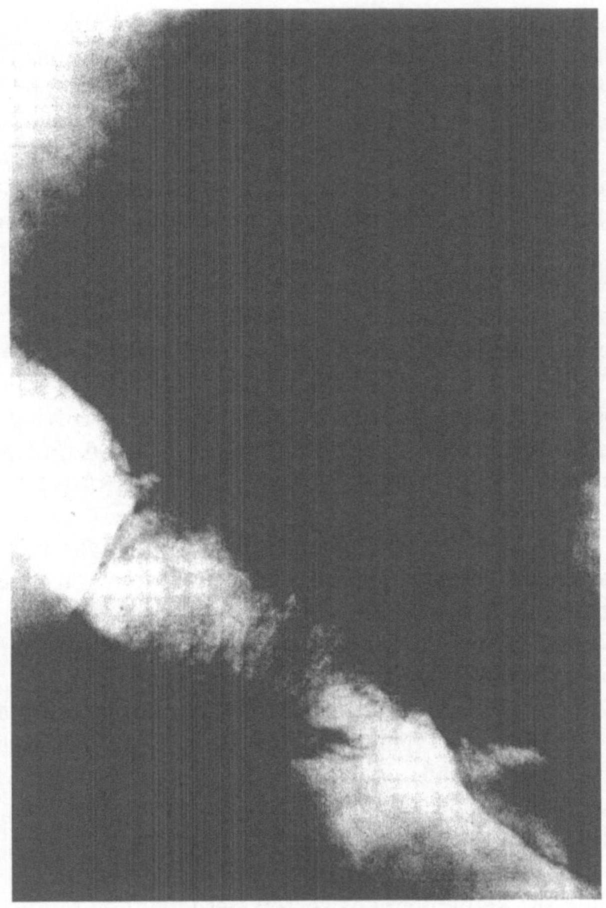

Abb. 16. 48jähriger Mann. Umbauzone im Pfannendach (Pfeil), vier Jahre nach der Strahlenbehandlung eines Seminoms mit lokalen Lymphdrüsenmetastasen in der Inguinalgegend. Knochenumbau im Bereich des Hüftgelenkes

dadurch bedingen, indem sie eine Osteoporose hervorrufen. Doch ist das Vorkommen dieser Schäden auch bei Männern möglich, wenn auch seltener; die häufigste Ursache der Strahlenschädigung — die Behandlung im Bereiche des kleinen Beckens — ist ja beim Mann seltener als beim Genitalkrebs der Frau. Knochenschäden im Beckenbereich bei Männern haben HIGHT (1941), STAMPFLI u. KERR (1947), MACDOUGALL u. Mitarb. (1950), BUCHMANN (1952), GREWE (1952), POINTON (1952), KAISER (1956), FRITZ (1954, 1959), KOLÁŘ u. Mitarb. (1957a, d, 1959d), BICKEL u. Mitarb. (1959, 1961) gesehen. Auch in unserem Krankengut von 34 Patienten befinden sich drei Beobachtungen einer Spontanfraktur beim Mann, einmal sogar mit Radionekrose der Beckenknochen (Abb. 16, 20).

Zur Entstehung von Knochenschäden, namentlich von Spontanfrakturen und Radionekrosen, tragen in diesem Gebiet besonders folgende Umstände bei:

α) Die hohen Strahlendosen bei den intensiven Bestrahlungen, die im Beckenbereich meist üblich sind, da es sich mit ganz vereinzelten Ausnahmen um Frauen handelt, die an gynäkologischem Krebs leiden.

β) Eine mechanische Überanstrengung des Knochens durch Körpergewicht, beim Gehen, Springen usw. Die rhythmischen Schwankungen in der Belastung der einen und dann der anderen Schenkelhalszone beim Gehen bedeuten z. B. für den Schenkelhals eine bis 4,5 mal größere mechanische Beanspruchung als im Ruhestand. Die herabgesetzte Stabilität des geschädigten Knochens führt schließlich zu einem Mißverhältnis zwischen Belastbarkeit und Belastung. Die mechanische Überanstrengung wird bei den Frauen dadurch unterstützt, daß der kollodiaphysäre Winkel bei ihr kleiner ist als beim Manne. Auch manche anderen Abweichungen mit atypischer Beckenkonfiguration, Anteversion des Schenkelhalses usw. können eine einseitige Überbelastung des Schenkelhalses bedingen und bei beginnender Radionekrose zum Spontanbruch führen.

γ) Der Grad der Knochenschädigung hängt wesentlich vom Zustand bzw. von der Mitbeteiligung der Knochengefäße ab. Das Gefäßnetz ist in diesem Gebiete besonders arm, und wenn es noch durch Strahlenwirkung geschädigt wird, ist eine Knochenneubildung und ein Ersatz von totem Knochengewebe unmöglich, wodurch die Tendenz zur Fraktur steigt.

δ) Auch bei den Osteoporosen, besonders bei solchen, die nach der Menopause auftreten, ist der Widerstand des Knochens bedeutend herabgesetzt.

ε) Falsche Bestrahlungsmethoden, vor allem die Verwendung von lateralen Trochanterfeldern.

ζ) Nach Angaben mehrerer Autoren ist ein deutlicher Anstieg von Frakturen und Nekrosen beim Überschreiten von Herddosen zwischen 4,000 und 5,000 R und mehr im Femurhals zu registrieren (Yamazaki u. Mitarb., 1963; Janković u. Mitarb., 1964 und mehrere andere).

Das durchschnittliche Alter der befallenen Patienten beträgt rund 60 Jahre. Die jüngste Patientin, die in unserer Beobachtung steht, wurde im Alter von 31 Jahren bestrahlt und erlitt eine Schenkelhalsfraktur im Alter von 33 Jahren. Im höheren Alter wird das Vorkommen dieser Strahlenschäden durch klimakterische Osteoporose, Arteriosklerose und durch andere Allgemeinerkrankungen gefördert.

Das Verhältnis der einseitigen Frakturen zu den doppelseitigen Frakturen beträgt etwa 6 : 1 (Hiroyama, 1962); sie gehören also zu keiner Seltenheit (Heyman, 1945; Diethelm, 1948; Ralston, 1956; Powell, 1960; Leabhardt u. Bonfiglio, 1961; Jeffery, 1962; Lukomski, 1963; May, 1964; Falchi u. Perotti, 1963; Polívka u. Landrgot, 1964, 1966; Lynch u. Mitarb., 1965; Fries, 1967a, c; Schweikart u. Mitarb., 1967).

Die Kranken geben oft keine nennenswerten Beschwerden an, und die Klinik ist meistens durch ausgesprochene Symptomenarmut gekennzeichnet. In der Frühphase besteht höchstens eine geringe Schmerzhaftigkeit. Die Schmerzen sind von der Belastung unabhängig und werden oft unklar lokalisiert, z. B. in der Leistenbeuge, in der Kniegelenkgegend usw. Auffallend kann ein häufig früh einsetzendes, oft unbewußtes Hinken sein; das Gehvermögen verschlechtert sich, dem Charakter des schleichenden Knochenumbaus entsprechend, nur langsam. Ein plötzlicher Funktionsausfall kann eintreten, wenn es nach Bagatelltraumen zu einem Restbruch des bereits nekrotischen und umgebauten Schenkelhalses kommt (Nevinny-Stickel u. Mignani, 1953). Die für traumatische Schenkelhalsfraktur typische Adduktions- und Außenrotationsstellung fehlt aber in vielen Fällen. Es sind jedoch auch Beobachtungen bekannt, daß Frauen mit einer eingekeilten Fraktur monatelang herumliefen, ohne davon etwas zu wissen.

Zwischen der Bestrahlung und der Spontanfraktur erstreckt sich eine verschieden lange Latenzzeit: die kürzeste Latenz in einer Beobachtung von Kirchhoff u. Imholz (1953), betrug nur 3 Monate, die längste etwa 6—7 Jahre (Buchmann, 1952) mit einem Durchschnitt von ungefähr 18 Monaten. In unserem Material sind es etwa 2 Jahre.

Bei der Beurteilung der Röntgenaufnahmen sollen nicht nur in der Schenkelhalsgegend sondern auch in den Beckenknochen auftretende Knochenveränderungen beachtet werden (OTTOW, 1927; SLAUGHTER, 1942; GRATZEK, 1945; GRASSER, 1946; STAMPFLI u. KERR, 1947; BUCHMANN, 1952, RUTHER, 1953; FRITZ, 1954; 1959 MARTIUS, 1957; OELSSNER, 1957, 1959; BULUCCI, 1959; KOLÁŘ u. VRABEC, 1959, 1960; RUBIN u. PRABHASAWAT, 1961; FEDEROV u. UŠAKOV, 1963; DE SÉZE u. Mitarb., 1969; LANDRGOT u. Mitarb., 1964; LITVINOV, 1964; MCLEAN u. BUDY, 1964; REDD, 1964; SMITH, 1964; FEHÉR, 1965; MURRAY u. Mitarb., 1965; ČERKASSKIJ u. ŠIMANOVSKIJ, 1966; FRIES, 1967b, SCHWEIKERT u. Mitarb., 1967a, b); QUEROL u. DURAN, 1972; BLÖMER u. LANG, 1973).

Unsere Kenntnisse der röntgenologischen Symptomatologie dieser Strukturveränderungen verdanken wir mehreren Berichten: PHILIPP, 1932; SCHIFFBÄUMER, 1933; KROPP, 1934; OKRAINETZ u. BILLER, 1939; BAKER, 1941; JOENSEN, 1941; STRAUSS u. MCGOLDRICK, 1941; SLAUGHTER, 1942; TRUELSEN, 1942; BAEDEN, 1943; CONZETT, 1943; KULSENG-HANSEN, 1946; KRITTER u. Mitarb., 1949, 1955, 1965; HESS, 1950; FRITZ, 1954, 1959; ROSZMANN, 1954; KARCHER, 1955a, b; SURMONT, 1955; ARNOLD, 1956; BLÉCOURT, 1956a, b; NICOLLE u. VILLIERS, 1956; GROS u. KEILING, 1956; SCHMIDT, 1956; STEPHENSON u. COHEN, 1956; WIELAND, 1956; ERIC, 1957; KOLÁŘ u. VRABEC, 1957a; SCHNAPPAUF, 1957; MURRAY, 1958; WEISHAAR, 1958; KRANEPUHL, 1959; MÜLLER-STEPHAN, 1959; CZERNIAK u. Mitarb., 1960; FINDER u. POST, 1960; HÜBNER, 1960; KOSCHITZ-KOSIC, 1961; WACHTLER, 1961; BERNT, 1962; CAHN u. Mitarb., 1962; FISCHER, 1962; GRUETER u. RÜTT, 1962; FEDOROV u. UŠAKOV, 1963; GOODMAN u. SHERMAN, 1963; JANKOVIČ u. Mitarb., 1964; GROSSE-HOLZ, 1964; HERZOG u. BARTL, 1964; SCHWARZER, 1964; WEBSTER, 1964; ČERVENKA, 1965; CLAIN, 1965; KLUG, 1965; MACH, 1965; FOCHEM, 1965; GLÄSER, 1965; LEDERC u. Mitarb., 1965; WALANNE u. FAJBISOWICZ, 1965; FRIES, 1966, 1968; PŘIBYL u. KOVAN, 1966; DROBIK u. BLAHA, 1967; KOŽLIK u. Mitarb., 1967; LÉLEK u. ALTORJAY, 1967; WOLF, 1967; ŠIMANOVSKAJA, 1968, 1971, 1972; TATON u. LUKAWSKA, 1968; VERTOVA u. FAVA, 1968; BROCHE, 1969; CZAIKOWSKI, 1969; DIETRICH, 1969; OTAKE, 1969; VIDAL u. Mitarb., 1969; DELOUCHE u. Mitarb., 1970; DE MOURGUES u. Mitarb., 1970; RIEDEBERGER u. SAUER, 1970; DUPARC u. FROT, 1971a, b; FROT u. Mitarb., 1971; WEHNER u. HOLTZ, 1971; ANDRÄ, 1972; METHFESSEL u. METHFESSEL, 1972; MAYER, 1973; DALÉN u. EDSMYR, 1974. Wochen und Monate vor einer klinisch manifesten Knochenschädigung sind im Skelet bereits röntgenologische Strukturstörungen nachweisbar. Je nach Art und Lokalisation unterscheiden wir sie wie folgt:

α) Knochenstrukturumbau ohne Umbauzonen oder Frakturen.

β) Eine Umbauzone, vorzugsweise am Schenkelhals, seltener am Scham- oder Sitzbein (hier besonders im Azetabulum).

γ) Eine Schenkelhalsfraktur.

δ) Eine Fraktur am Scham- oder Sitzbein.

ε) Eine Schenkelkopf-, Pfannendach-, oder Schambeinradionekrose ohne oder mit Osteomyelitis.

Bei den leichtesten Veränderungen bestehen am Hals-Kopfübergang schmale, meist ovaläre, der Knochenrinde parallel ziehende Aufhellungsfiguren, gemeinsam mit einer Osteoporose. Dieses Bild entspricht einer hypertrophischen Atrophie (Abb. 16). Bedenklicher sind am Schenkelhalse pseudozystische Aufhellungsgebilde von dreieckiger Form (Abb. 17), die eigentlich als Beginn einer Umbauzone angesprochen werden können, da dabei schon manche Drucklinie aufgefasert oder unterbrochen und auch die äußere Begrenzung der Kortikalis unscharf ist. Ähnliche Gebilde können das Vorstadium einer drohenden Fraktur auch an anderen Stellen sein (Abb. 18). Das ganze Bild wird oft durch lokale Knochensklerose ergänzt, die besonders im Stadium einer voll entwickelten Radionekrose ausgeprägter wird (Abb. 21, 22).

Werden mehrere Knochenbälkchen und Kortikalisschichten unterbrochen, so bildet sich eine einheitliche Umbauzone mit Infraktion (Abb. 18), die jedoch auf den Röntgenaufnahmen nur ausnahmsweise beobachtet wird, weil die meisten Patienten schon mit einer medialen Schenkelhalsfraktur zur Röntgenuntersuchung kommen (Abb. 19). Als eine typische mediale Schenkelhalsfraktur läuft der zackige, bogige Frakturspalt von beiden Aufhellungen der Umbauzonen aus und geht ins Knocheninnere. Er ist manchmal nur ganz zart (BACLESSE, 1955); die Fraktur ist entweder eingekeilt oder mit einem Abgleiten des Kopfes nach unten verbunden (Abb. 20).

Bei den Osteoradionekrosen des Schenkelkopfes (SIMON, 1949; OELSSNER, 1959; FRIES, 1967a) findet sich, außer einer umfangreicheren Knochensklerose, in relativ kurzer Zeit eine Abflachung und Verformung des Schenkelkopfes. Bei der Osteoradionekrose der Hüftgelenkpfanne konnte OELSSNER (1959) auch eine Protrusio acetabuli mit Verformung von Gelenkkopf und nachfolgender schweren deformierenden Arthrose des Hüftgelenkes beobachten.

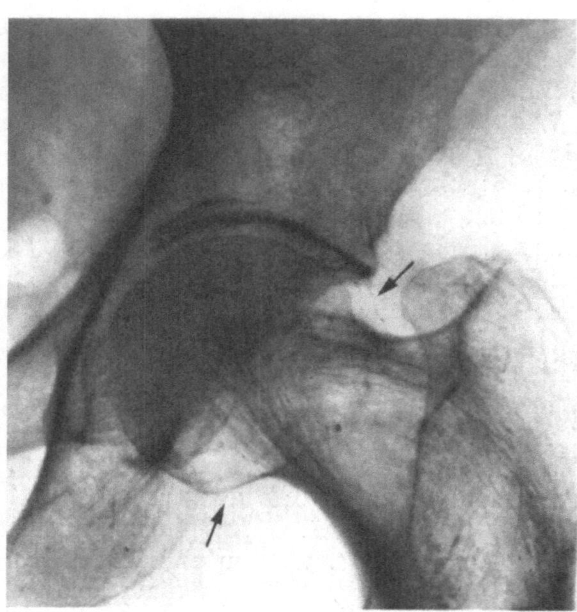

Abb. 17. 54jährige Frau. Chronische Röntgendermatitis. Umbauzonen am Schenkelhals (Pfeil) acht Monate nach der Behandlung wegen Gebärmutterkrebs

Therapeutisch ist eine reine Osteoradionekrose in Form einer Umbauzone des Schenkelhalses und des Hüftgelenkes am ehesten konservativ durch Ruhigstellung über mehrere Monate beeinflußbar. Durch konservatives Vorgehen (nur bei gut erhaltenem Kreislauf im geschädigten Bezirk) kann sogar die konservative Ausheilung einer radiogenen Spontanfraktur erreicht werden, wie es auch in unserer Beobachtung der Fall war:

Bei einer 61 jährigen Frau wurde eine Amputatio uteri supravaginalis im März 1951 wegen Karzinom durchgeführt. In den Jahren 1951—1952 wurde sie insgesamt in fünf Serien mit Röntgen bestrahlt: zwei Gesäß- und zwei Inguinalfelder 10/15 cm, FHA 40 cm, 190 kV, 6 mA, F 0,5 mm Cu, Einzeldosis 300 R, täglich ein Feld, 1550 R pro Feld in vier Wochen in einer Serie. Intervall zwischen einer Serie 3 Monate. Gesamtdosis 7720 R pro Feld. Geschätzte Herddosis in der Mitte des Schenkelhalses 33080 rad $\pm$ 10%. Im März 1954 nach Hinauslehnen aus dem Fenster heftiger Schmerz im rechten Hüftgelenk und Unvermögen zu gehen. Typische Röntgenulzera auf beiden Gesäßfeldern bestanden damals schon mehr als ein Jahr (Abb. 19a). Nun wurde auf den Röntgenaufnahmen eine mediale Schenkelhalsfraktur entdeckt (Abb. 19b). Diese Fraktur heilte nach konservativer Behandlung nach fünf Monaten aus (Abb. 19c).

Von mehreren Autoren wird besonders in letzter Zeit die Meinung vertreten, daß diese Frakturen genagelt werden sollen, da sich sonst eine Tendenz zur Pseudarthrosen-

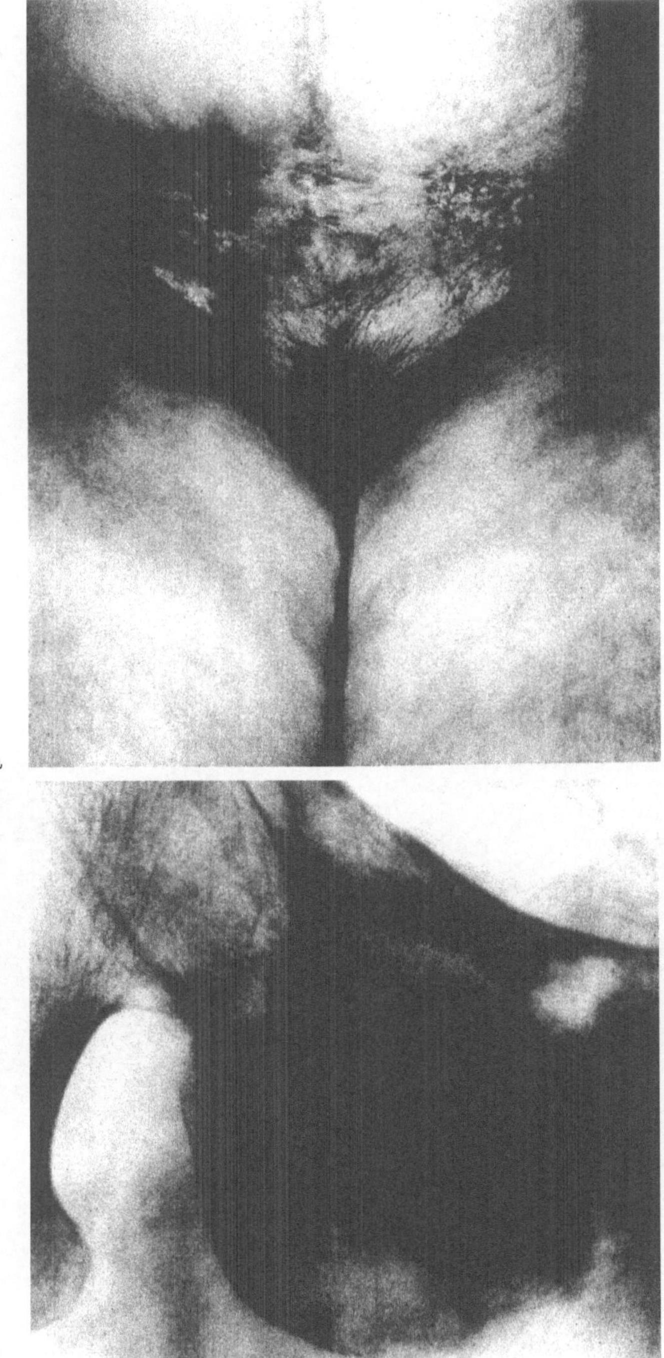

Abb. 18. (a) 61jährige Frau. Erosionen und Induration der Haut nach Röntgenbestrahlung wegen Ca uteri. (b) Dieselbe Kranke. Eine Umbauzone (Pfeil) im Schambein, drei Jahre nach der Bestrahlung. Zufallsbefund

bildung zeigt (Abb. 20). Bei länger bestehender Pseudarthrose hat eine Nagelung keinen befriedigenden Erfolg:

Bei einem 62jährigen Kranken wurde im Jahre 1953 ein Karzinom am Praeputium entdeckt. Bei der Operation wurden gleichzeitig Metastasen aus der linken Inguinalgegend exstirpiert und diese Gegend dann wie folgt bestrahlt: vom 25. 11. —21. 12. 1953 die linke Inguinalgegend, Feld 8/10 cm, FHA 40 cm, 180 kV, 15 mA, F 1 mm Cu, Einzeldosis 200 R/O, 3 bis 4mal pro Woche, Gesamtdosis 4000 R/O in vier Wochen. Nach der Bestrahlung eine heftige exsudative Hautreaktion! Deshalb wurde die geplante zweite Bestrahlungsserie unmög-

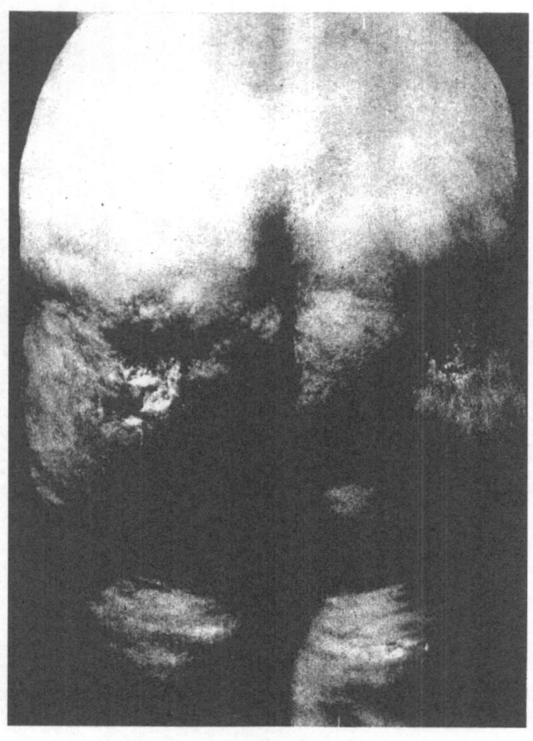

a

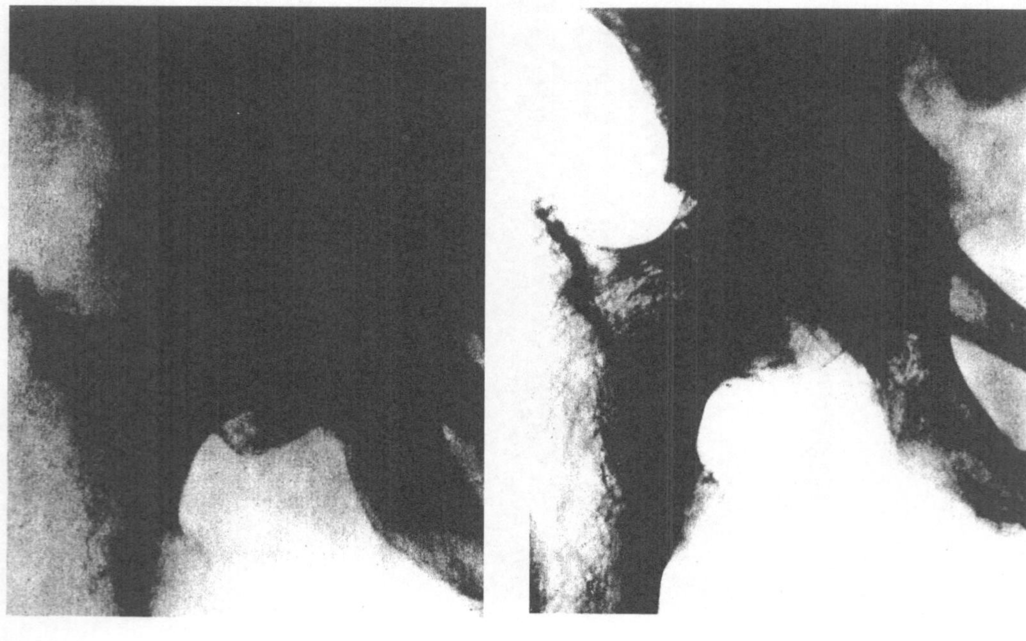

b c

Abb. 19. (a) 61jährige Frau. Röntgenulzera sechs Jahre nach der Röntgenbestrahlung wegen Ca uteri. (b) Dieselbe Kranke. Spontanfraktur des Schenkelhalses $2^1/_2$ Jahre nach der Bestrahlung. (c) Ausheilung der Fraktur nach konservativer Behandlung

lich. Am 7. 12. 1954 Schenkelfraktur links, welche konservativ behandelt wurde (Abb. 20) und mit einer Pseudarthrose ausheilte. Eine Operation wurde nicht vorgenommen, da der Patient inzwischen durch eine linksseitige Hemiplegie gelähmt wurde und nach weiteren drei Jahren starb.

Strukturveränderungen von anderen Beckenknochen als Spätschädigungen nach Strahlenbelastungen werden seltener mitgeteilt, da in der Praxis oft auch die Beckenknochen im Strahlenkegel liegen und geschädigt werden können. Diese Veränderungen

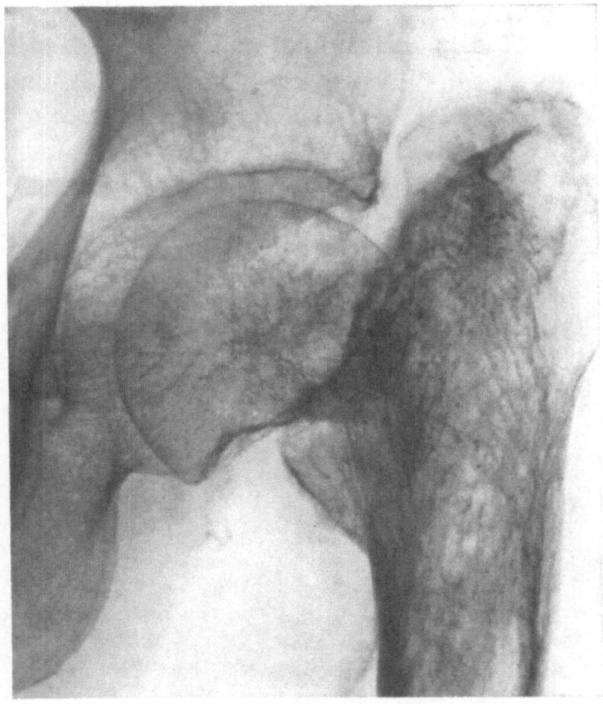

Abb. 20. 62jähriger Mann. Pseudarthrose nach einer radiogenen Schenkelhalsfraktur

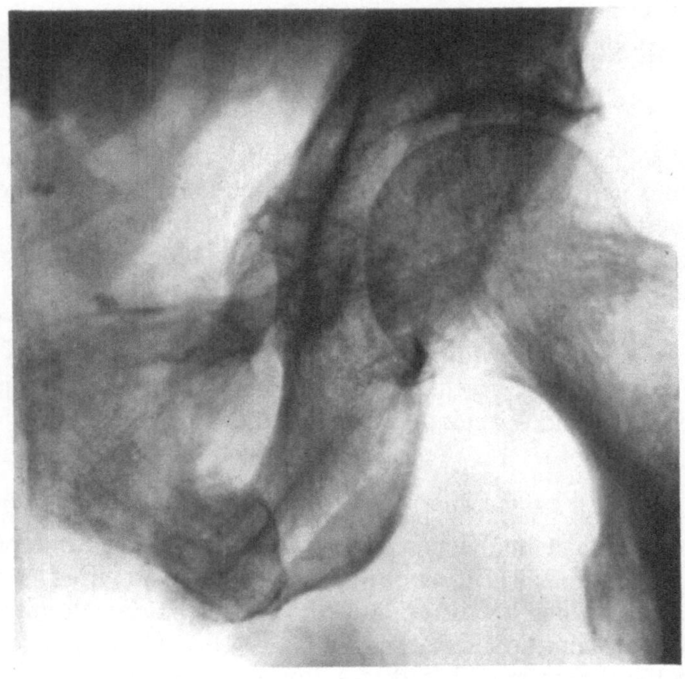

Abb. 21. 55jährige Frau, Radionekrose und Zustand nach Spontanfraktur des Os ischii und pubis, 13 Jahre nach der Röntgenbestrahlung

können ein- oder doppelseitig auf dem Sitz- oder Schambein vorkommen. Sie zeigen alle bisher beschriebenen Stadien, mit Strukturauflockerung, Knochenaufhellungen und Verdichtungen beginnend, bis zur Umbauzone (Abb. 16, 18) und Knochenfraktur (Abb. 21) mit Radionekrose des Knochens (Abb. 21, 22). (Pearson u. Hargadon, 1962).

Eine Kranke, geboren 1899, wurde in den Jahren 1943—1945 wegen Ca uteri auswärts bestrahlt: In drei Serien (nähere Zeitfolge ist unbekannt) sind angeblich bei 190 kV, 10 mA, F 1,0 mm Cu, FHA 40 cm, fünf Eintrittsfelder (2 Glutäal-, 2 Inguinal-, und 1 Perinealfeld) in Einzeldosen von 400 R und einer Gesamtdosis 5,600 R pro Feld bestrahlt worden. In zwei Jahren bildete sich eine beträchtliche Hautinduration und Pigmentverschiebungen mit oberflächlichen Hauterosionen, die durch plastische Operationen repariert werden sollten. Die Röntgenaufnahme (Abb. 22) zeigt eine Radionekrose im Bereich der Symphyse und daneben noch zwei geschichtete Konkremente in der Harnblase, die ebenfalls durch die Röntgenbestrahlung geschädigt wurde.

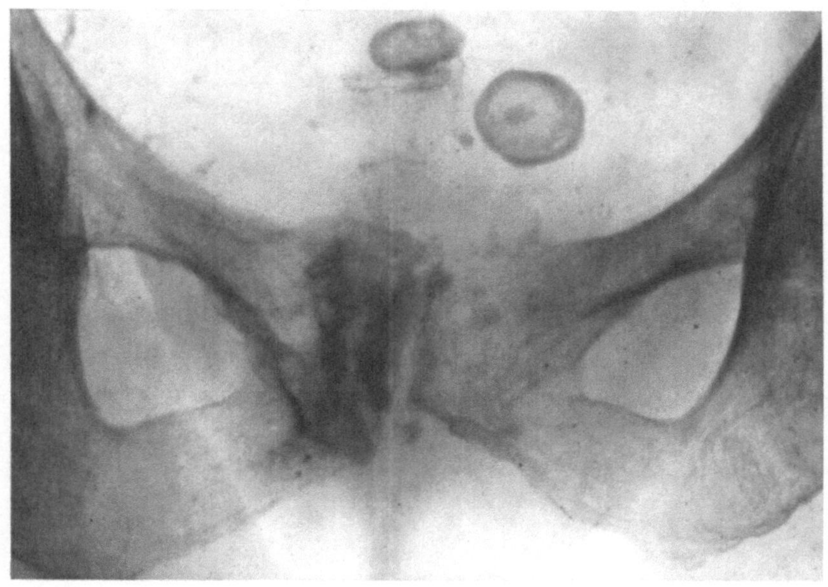

Abb. 22. 61 jährige Frau, Radionekrose im Symphysenbereich und Steinbildung in der strahlengeschädigten Harnblase

Wenn sich zu solchen Knochenveränderungen evtl. eine Infektion gesellt, wie es z. B. in der Beobachtung von Ottow (1927) der Fall war, kommt es zu einer eitrigen Osteomyelitis mit Sequestrierung und Fistelbildung, ähnlich wie im Kieferbereich.

Die schwersten Knochenveränderungen werden bei längerem Abstand seit der Strahlenbehandlung noch von weiteren Komplikationen am Darm und der Harnblase (Abb. 22), evtl. am Harnleiter begleitet, die ihre radiogene Natur besser zu erkennen ermöglichen. Die gleichzeitig oft anwesenden Strukturstörungen am Kreuzbein gehören zwar in die Gruppe von Knochenschäden im Beckenbereich, sie finden jedoch im Kapitel über die Veränderungen der Wirbelsäule Erwähnung.

γ) *Die Veränderungen an den Rippen und am Brustbein*

Die erste Beobachtung einer Rippennekrose als Spätfolge der Röntgenbestrahlung veröffentlichte schon im Jahre 1934 Blass, obwohl er sie nicht eindeutig für eine Bestrahlungsfolge hielt. Deshalb wird der Verdienst, auf diese Komplikationen aufmerksam gemacht zu haben, Freid u. Goldberg (1940) und besonders Eggs (1941) zugeschrieben. Seither sind weitere Veröffentlichungen über dieses Problem erschienen, in welchen besonders Rippenfrakturen gesammelt wurden, die meistens von Bestrahlungen von Mammakarzinomen mit senkrechten (nicht tangentialen) Bestrahlungsfeldern stammten: Slaughter (1942), Steller (1942), Friedman (1943), Paul u. Pohle (1942), Hildebrand

(1949), LEU (1949), POHLE u. FRANK (1949), REZEK u. FLEISCHMANN (1950), STEINGRÄBER (1951), BRAUN u. FRIK (1954), BEUTEL u. SKOPAL (1955), RITVO, (1955), OELSSNER (1955, 1957), SCHOENENHEINZ, (1955), WACHS (1957), KOLÁŘ u. VRABEC (1957a, 1958c), OESER u. RÜBE (1958), DOBEK (1959), BAUDISCH (1960), ZEDGENIDZE (1962), STEINMETZ u. O'BRIEN (1962), SIRACKÁ (1963), WHITEFIELD u. Mitarb., (1963), CLAIN (1965), KAHEKI (1965), PERACCHIA u. Mitarb. (1965), LATTUADA u. SEVERINI (1966), RATZKOWSKI u. Mitarb. (1967), SAVČENKO u. OSIPENKOVA (1967), CHELI (1968), BRAGG u. Mitarb. (1970), FRISCHBIER u. LOBBECK (1970), KOZLOVA u. Mitarb. (1971), DE MOURGUES u. Mitarb. (1971), FUCHS u. HOFBAUER (1972), OZARDA (1972), GUZECKI (1973), LISTER u. GIBSON (1973).

Obwohl durch tangentiale Bestrahlungsfelder die Frequenz der Radionekrosen der Rippen beim Brustkrebs weitgehend vermindert wurde, referiert man doch immer wieder über die Komplikationen (TAGAYA, 1967), deren Frequenz von GREGL u. Mitarb. (1968) noch immer auf 1,9 % geschätzt wird.

Ähnlich wie in anderen Knochen, gibt es auch in der Rippengegend unterstützende Momente, die zur Strahlenschädigung des Knochens und zur klinischen Manifestierung beitragen:

α) Die Rippen liegen nahe der Oberfläche und werden fast ohne Energieverlust durch die Primärstrahlung getroffen.

β) Die Blutversorgung ist nicht zu reich, besonders in dem Abschnitt, in dem die Versorgungsgebiete der Aa. intercostaliae und der A. thoracica int. (ŠVÁB, 1947a, b, 1949) zusammentreffen. Dieser Knochenabschnitt läuft in einer schräg nach unten absteigenden Linie, von der Mitte des Schlüsselbeines, zum Überschneidungspunkt der Linea axillaris ventralis mit der VII. Rippe. In dieser schrägen Linie werden die meisten Rippenfrakturen nach Bestrahlung gefunden.

γ) In derselben Linie liegen auch die Ansätze kräftiger Bauch- und Thoraxmuskeln, besonders vom M. serratus lateralis, M. obliquus abdominis ext. und M. pectoralis minor. Durch Gegeneinanderwirken der Muskelzüge werden die Rippen mechanisch beansprucht und bei einem Mißverhältnis zwischen Belastbarkeit und Belastung, das nach der Bestrahlung und Strahlenschädigung zustande kommt, werden sie gebrochen (REZEK u. FLEISCHMANN, 1950).

ϑ) Bei der Brustamputation wird die Blutversorgung und mechanische Widerstandsfähigkeit der Rippen weiterhin verschlechtert, und es sind sogar Spontanfrakturen (in Form einer „Hustenfraktur") auch ohne Strahlenschädigung beschrieben worden (VON RONNEN, 1955).

Da es im Bereich des Brustkorbes zur Strahlenschädigung der Rippen nach der Behandlung von Brustkarzinom kommt, werden die meisten Rippenbrüche an der ventralen Brustkorbfläche gefunden. Es gibt jedoch Ausnahmen: Wir haben eine Rippenfraktur beim Mann nach der Bestrahlung wegen Milchdrüsenkrebs beobachtet; dreimal sogar eine Frakturbildung an der dorsalen Brustwandseite, davon einmal in einer ganz ungewöhnlichen Lokalisation, im hinteren paravertebralen Abschnitt der XII. Rippe, bei einem Manne nach der Strahlenbehandlung eines Nierentumors.

Die meisten strahlenbedingten Rippenfrakturen befinden sich typischerweise an der lateralen und ventralen Brustwandfläche in der bereits erwähnten, schräg nach kaudal ziehenden Linie. In unserem Krankengut von 31 Frauen mit Rippenveränderungen nach der Bestrahlung wurden die schwersten Erscheinungen an der 3.—6. Rippe gefunden, wo mehr als die Hälfte aller Knochenfrakturen und Destruktionen lokalisiert waren. Ganz ausnahmsweise war zweimal auch die erste Rippe gebrochen (Abb. 28).

Ähnlich wie die Beckenknochenveränderungen, pflegen auch die Rippenveränderungen erst im höheren Alter vorzukommen. Sie sind frühestens nach 5 Monaten seit der Bestrahlung, durchschnittlich meistens nach 16—26 Monaten beobachtet worden (WAMMOCK u. ARBUCKLE, 1943). Von einer bisher längsten Latenz von 33 Jahren referierten GUILLEMINET u. COQUAT (1960). Es gelingt jedoch nur selten, die wirkliche Zeit ihres Vorkommens näher zu bestimmen, da sie meistens von keinen auffallenden klinischen Beschwerden begleitet werden und deshalb oft der Aufmerksamkeit entgehen. Bei den Lungenkontrollen werden sie oft nur zufälligerweise entdeckt und mit Metastasen in den Rippen gelegentlich verwechselt.

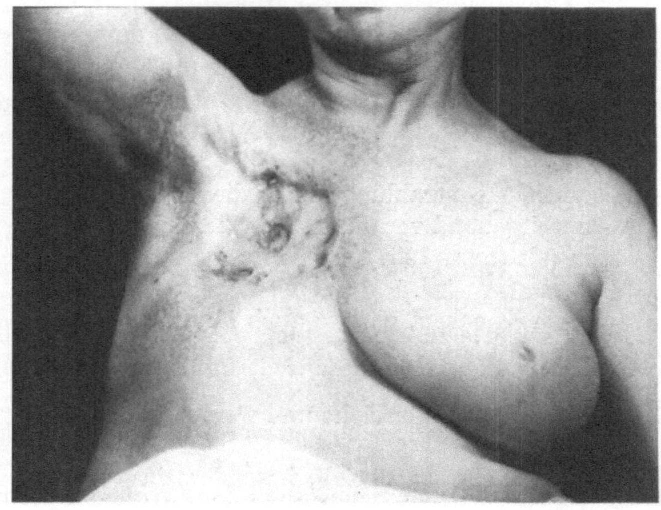

a

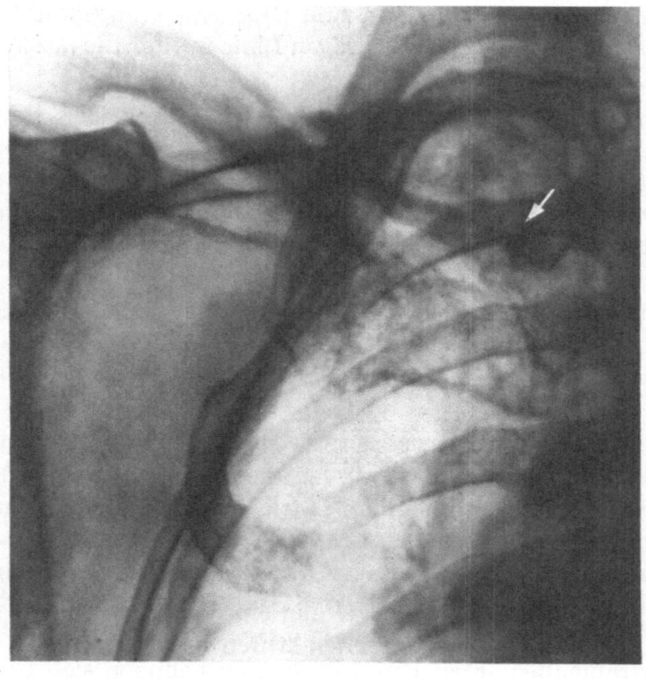

b

Abb. 23. (a) 66jährige Frau. Brustwandperforation sieben Jahre nach der Strahlenbehandlung eines Mammakarzinoms. (b) Dieselbe Kranke. Radionekrose der ventralen Rippenenden und des Schlüsselbeines (Pfeil)

Der Knochenumbau beginnt bei den bestrahlten Rippen, ähnlich wie in anderen Lokalisationen, mit einer Osteoporose und Strukturauflockerung, die jedoch weit weniger auffallend ist, da sie durch Summation mit der Lungenzeichnung verdeckt wird oder am Übergang des Rippenknorpels in den Knochen beginnt, wo sie einem röntgenologischen Nachweis nur wenig zugänglich ist (Abb. 23, 24, 28). Die Veränderungen an den Rippenknorpeln entziehen sich der röntgenologischen Feststellung überhaupt, mit Ausnahme von vereinzelten Fällen, in denen die Rippenknorpel schon verknöchert oder wenigstens weitgehend verkalkt sind. In solchen Fällen haben wir gelegentlich auch an diesen Rippenabschnitten ähnliche Strukturumbauvorgänge wie an Rippenknochen beobachtet. Auch in der Beobachtung von LAU (1967) lagen die Strahlennekrosen knapp parasternal, und die strahlenbedingte Osteochondritis imponierte klinisch wie ein Syndrom von TIETZE. Die Knorpel-Knochengrenze ist bei der Strahlenschädigung auch deshalb von besonderer praktischer Wichtigkeit, da durch nekrotisierende Vorgänge leicht entstehende

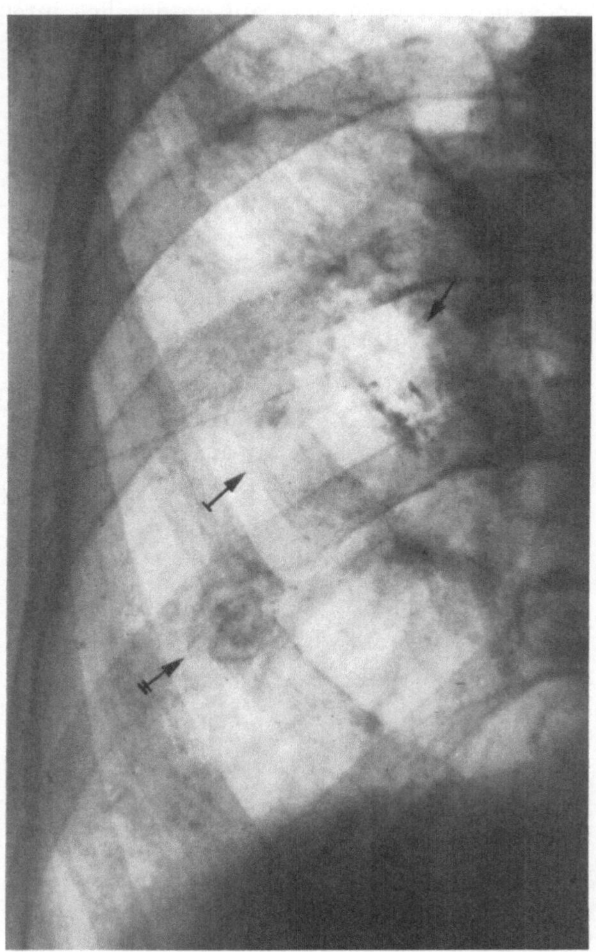

Abb. 24. 65jährige Frau. Radionekrose der ventralen Rippenenden, 14 Jahre nach der Röntgenbestrahlung wegen Brustkrebs. Destruktion des Rippenknorpels ↑, Fraktur am IV. Rippenende ↥, Kallusbildung nach Spontanfraktur ↟. Die Spontanfrakturen sind in typischer absteigender Linie gereiht

Ulzerationen gelegentlich zur Brustwandperforation und dadurch zum Tode führen können (BIRKNER u. SCHAAF, 1954; KOLÁŘ u. VRABEC, 1958c).

Eine Umbauzone wird an den Rippen nur ausnahmsweise gefunden (Abb. 28). In einem porotischen Bezirk sieht sie wie eine feine, zackige Aufhellungslinie aus, die meistens in eine Fraktur übergeht. Die Begrenzung der Frakturlinie ist zuerst unscharf (Abb. 23), und in den ersten Monaten wird der Frakturspalt durch Abbauvorgänge an den Rändern bis auf einige Millimeter vergrößert. Als erste Zeichen eines Heilungsvorganges zeigen sich entlang des Frakturspalts randständige Knochensklerosen (Abb. 28a). Die Behauptung, daß eine knöcherne Heilung der Bestrahlungsfraktur an den Rippen nicht möglich ist, weil sich kein Kallus bildet, hat sich bei unseren Kranken oft nicht bewahrheitet.

Man kann nach mehreren Monaten (KIKUCHI u. Mitarb., 1963) oder Jahren eine echte Kallusbildung beobachten (Abb. 24, 28c). In dieser Richtung weichen die Spontanfrakturen der Rippen keineswegs von dem Verlauf der Strahlenschäden in anderen Knochenabschnitten ab.

Die Frakturbildung und Heilung kann sich über mehrere Jahre erstrecken (Abb. 28a—c) und läßt sich manchmal bei den Kontrolluntersuchungen gut verfolgen.

In den meisten Mitteilungen werden vereinzelte Frakturen an den Rippen beschrieben oder höchstens das Betroffensein mehrerer Rippen bei einer Patientin durch je eine Fraktur. In drei Fällen haben wir nach einer außerordentlich intensiven und sich über

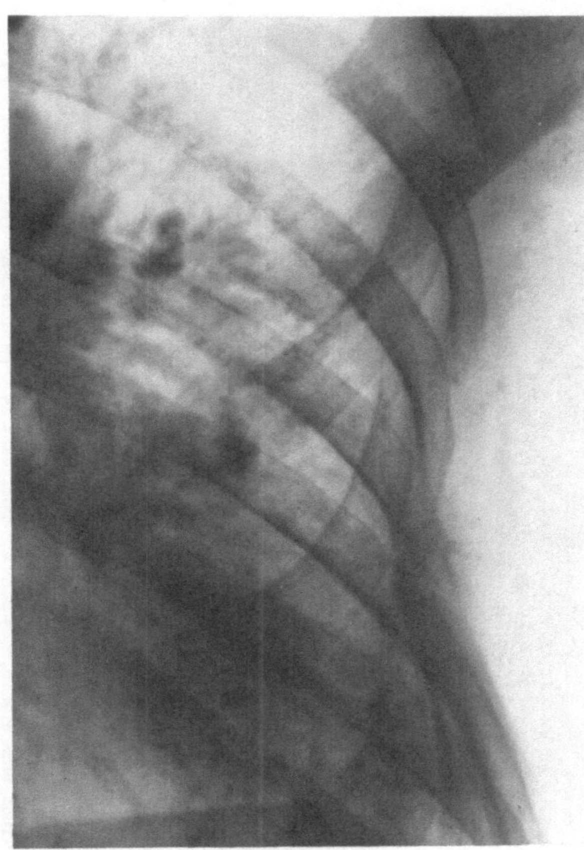

Abb. 25. 61jährige Frau. Mehrfache Rippenfrakturen 13 Jahre nach der Röntgenbestrahlung wegen Brustkrebs

Jahre erstreckenden Strahlenbehandlung Gelegenheit gehabt, bei den Frauen mehrere Brüche an den Rippen zu finden, und zwar meistens zwei, vereinzelt sogar drei Bruchlinien an einer Rippe. Dadurch wurden zentrale Fragmente aus den Rippen herausgebrochen, die der Nekrose anheimgefallen sind (Abb. 25, 29b).

Auch eine Fraktur in den dorsalen Rippenabschnitten gehört zu den ungewöhnlichen Befunden, über die unseres Wissens bisher nicht berichtet wurde (Abb. 28b, c). In unserer Beobachtung sind sie als Folge der wiederholten Bestrahlung eines Skapularfeldes entstanden.

Außer den Rippen, kann bei der Strahlenbehandlung auch das *Sternum* geschädigt werden. Bei zwei Kranken haben wir eine Osteoradionekrose am Sternum gesehen (Abb. 26), die glücklicherweise beschränkt geblieben ist und nicht zu einer Mediastinitis führte. In beiden Fällen mußte der nekrotische Knochen operativ entfernt werden, da die chronische Osteomyelitis bei gleichzeitig bestehendem Hautzerfall in keiner anderen Weise beherrscht werden konnte.

Eine Brustwandperforation haben wir bei zwei Kranken erlebt. Einmal mit tödlichem Ausgang, im zweiten Fall betraf sie gleichzeitig drei Stellen (Abb. 23a), so daß sogar die Lungenoberfläche freigelegt wurde. Diese Perforationen blieben glücklicherweise durch Pleuraadhäsionen gedeckt, so daß sich kein Empyem bildete. Da wiederholte Versuche der plastischen Deckung zuerst nur einen partiellen Erfolg hatten und weiterhin von der Kranken abgelehnt wurden, ist sie mit dieser Perforation schon zwölf Jahre am Leben.

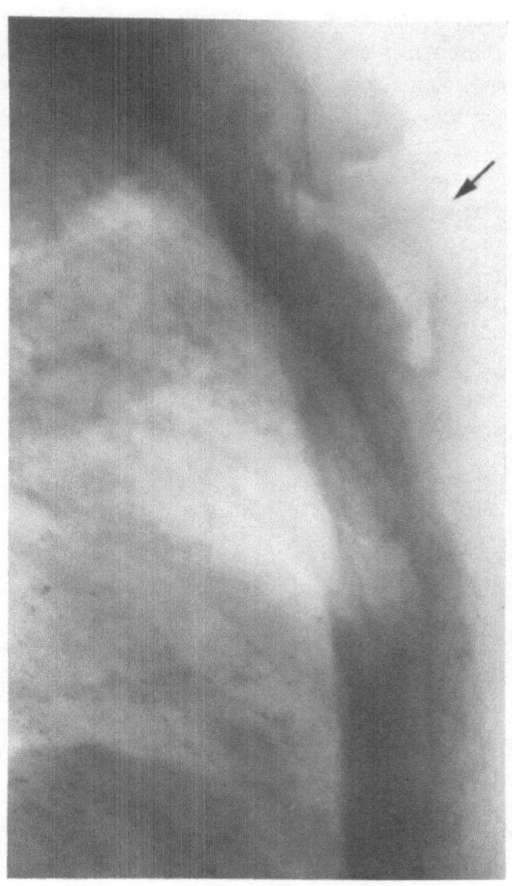

Abb. 26. 52jährige Frau. Osteoradionekrose des Brustbeines beim Röntgenulkus (Pfeil), fünf Jahre nach der Röntgenbestrahlung wegen Mammakarzinom

δ) *Veränderungen in den Knochen des Schultergürtels*

Im Gegensatz zu der Erfahrung, daß die Knochenschäden in den Rippen zu den relativ lange bekannten Spätfolgen der Strahlenbehandlung in der Brustkorbgegend gehören, ist es verwunderlich, daß man nur selten über Schädigungen am *Schlüsselbein* hört, das bei der Bestrahlung gemeinsam mit den Rippen vom Strahlenkegel getroffen wird. In einigen wenigen Beobachtungen hat man bisher nur über etwa 25 Fälle von Schlüsselbeinfrakturen nach der Röntgenbestrahlung berichtet (Blass, 1934; Slaughter, 1942; Birkner u. Schaaf, 1954; Schoenenheinz, 1955; Kritter u. Vigneau, 1955; Schröder, 1955; Oelssner, 1955, 1957; Wieland, 1956; Kolář u. Vrabec, 1957c; Fourrier, 1960; Baudisch, 1960; Kolář, 1961b; Wachtler, 1961; Croizat u. Mitarb., 1962; Kuroda u. Mitarb., 1963; Kaheki u. Mitarb., 1967; Fuchs u. Hofbauer, 1972; Ozarda, 1972).

Ähnlich wie bei anderen Lokalisationen, wurde dem Schlüsselbein fast überhaupt keine Aufmerksamkeit bzgl. initialer Veränderungen geschenkt, die auf die Möglichkeit einer drohenden Fraktur hinweisen könnten. In unserem Krankengut haben wir diese Merkmale bisher bei insgesamt 11 Kranken beobachtet, darunter sechsmal eine Fraktur.

Die ersten Veränderungen sind durch Osteoporose und Knochenumbau charakterisiert; die Auflockerung der Spongiosa und Aufhellung der Kortikalis ist ganz auffallend. Die Grenzen der Kortikalisschicht gegen den Markraum sind unscharf und die Dichte des Knochens herabgesetzt, um nach weiteren Monaten oder Jahren stellenweise durch begrenzte Sklerose ersetzt zu werden. Bei der Abheilung wird die Kortikalisschicht dicker und breiter, und der Markraum verschmälert sich. Diese feinen Veränderungen können oft erst beim Vergleich mit der nicht bestrahlten Seite festgestellt werden. Grobe Umbauvorgänge mit Osteolysen und Sklerose können schon als Vorstadium einer drohenden Fraktur betrachtet werden. Nach SLAUGHTER (1942) genügt für eine Knochen-

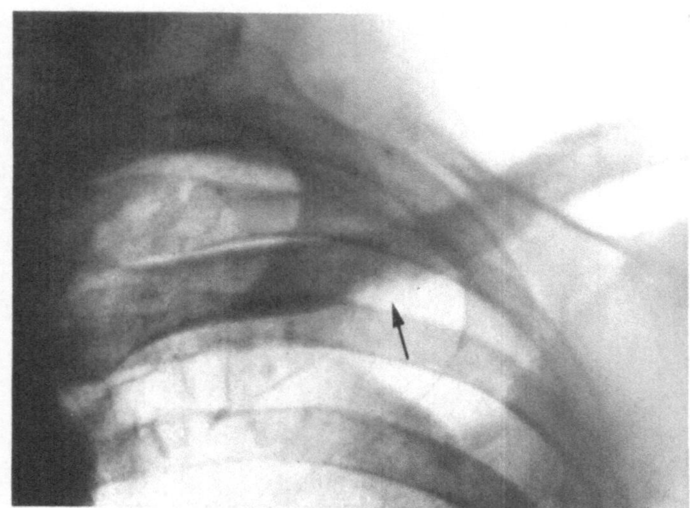

Abb. 27. 50jähriger Mann. Eine randständige Osteolyse am radionekrotischen Schlüsselbein

schädigung, die bis zum Bruch führt, eine Herddosis von harten Strahlen von rund 2000—4000 R.

Die Schlüsselbeinfraktur spielt sich meistens in der Mitte der Diaphyse ab (Abb. 28b), in der als Vorstadium eine Randusur beobachtet wird (Abb. 27). In wenigen Fällen, offensichtlich je nachdem die Kranken bestrahlt und wie die einzelnen Eintrittsfelder geplant wurden, kommt es zur Fraktur in der medialen Knochenhälfte (Abb. 28b) oder am sternalen Knochenende. Es ist verwunderlich, daß eine Schlüsselbeinfraktur radiogener Natur bei zwei unserer Kranken unbemerkt verlief und erst gelegentlich einer Lungenuntersuchung gemeinsam mit den Rippenfrakturen entdeckt wurde. Bei zwei anderen Patientinnen wurde die Radionekrose des Schlüsselbeines durch eine Osteomyelitis kompliziert, die durch Infektion eines gleichzeitig bestehenden Röntgengeschwürs der Haut verursacht wurde.

Bei allen 11 Patientinnen handelte es sich offensichtlich um eine Schlüsselbeinfraktur oder Schädigung, die durch besonders intensive Bestrahlung der Metastasen in den Lymphonodi supraclaviculares oder infraclaviculares herbeigeführt wurde. Zweimal ist es zur spontanen Ausheilung der Fraktur bei genügend langer Ruhigstellung gekommen. Bei drei anderen Kranken, besonders bei solchen mit Osteomyelitis, mußte operativ eingegriffen werden. Erst nach partieller Resektion osteomyelitischer Knochenpartien kann eine Stabilisierung des Knochenprozesses erwartet und die evtl. anwesenden Hautgeschwüre plastisch gedeckt werden. Eine Ausnahme bildet in unserem Krankengut die Patientin mit der schon erwähnten Brustwandperforation, bei welcher auch der Zustand nach einer Schlüsselbeinfraktur und Osteomyelitis besteht (Abb. 23a) und eine erfolgreiche Dekkung des Geschwürs bisher nicht möglich war.

Eine weitere Patientin, geboren 1908, ist durch mehrere Besonderheiten interessant, da es sich um Strahlenschäden an mehreren Knochen handelt. Sie wurde von uns seit 1946 kontrolliert. Im Jahre 1946 wurde wegen Mammakrebs eine linksseitige Amputation durchgeführt, wobei schon Metastasen in den Lymphonoduli supraclaviculares links festgestellt wurden. Sie wurde dann an unserer Klinik wie folgt bestrahlt:

I. Serie: Januar-Februar 1946. Zwei Tangentialfelder 20/24 cm, FHA 40 cm, ein Axillarfeld und ein Supraklavikularfeld 6/8 cm, FHA 30 cm, 190 kV, 10 mA, F 1,0 mm Cu, Einzeldosis 300 R/O, ein Feld täglich, Gesamtdosis 3000 R/O pro Feld in fünf Wochen.

II. Serie: Juni-Juli 1946, unter gleichen Bedingungen, 3360 R/O pro Feld, in fünf Wochen.

III. Serie: September-Oktober 1946, unter gleichen Bedingungen, 3600 R/O pro Feld, in fünf Wochen.

Bei periodischen Kontrollen war der Allgemeinzustand der Kranken immer gut. Im Jahre 1949 wurde auf der Lungenaufnahme eine Umbauzone in der I. und II. Rippe links festgestellt. Unter der falschen Voraussetzung, daß es sich um eine Knochendestruktion handelt, die durch Metastasen bedingt ist, wurde sie erneut bestrahlt:

IV. Serie: Mai 1949. Ein Supraklavikularfeld links, 6/8 cm, FHA 40 cm, 180 kV, 10 mA, F 1 mm Cu, Einzeldosis 250 R, dreimal pro Woche, Gesamtdosis 3000 R/O in vier Wochen.

Die Osteolyse ließ sich jedoch durch die Bestrahlung nicht günstig beeinflussen, im Gegenteil, sie schritt, besonders in der ersten Rippe langsam vor (Abb. 28a), in der zweiten deutete dagegen eine zunehmende Randsklerose im Frakturbereich bereits darauf hin, daß eine Heilungstendenz besteht. Trotzdem wurde noch nicht eine richtige Diagnose gestellt und an die Strahlenschädigung der Rippen gedacht und die Kranke erneut bestrahlt:

V. Serie: April 1952. Infraklavikularfeld links, 8/10 cm, FHA 30 cm, 160 kV, 15 mA, F 1 mm Cu, Einzeldosis 300 R, dreimal pro Woche, Gesamtdosis 3000 R/O in vier Wochen.

VI. Serie: März 1953. Die linke Schulterblattgegend von hinten, 10/15 cm, FHA 40 cm, F 1 mm Cu, 190 kV, 12 mA, dreimal pro Woche, Einzeldosis 200 R, Gesamtdosis 2000 R/O in vier Wochen.

VII. Serie: August- September 1954. Infraklavikularfeld links, 10/15 cm, FHA 40 cm, 190 kV, 12 mA, F 1 mm Cu, Einzeldosis 200 R, dreimal pro Woche, Gesamtdosis 2600 R, in vier Wochen.

Während dieser Bestrahlung zeigte sich deutlich zunehmende Induration der Haut in allen bestrahlten Eintrittsfeldern, besonders in der Gegend des linken Schlüsselbeines. Gleichzeitig mit der sich erhöhenden Herddosis in den Knochen, stellten sich noch weitere Knochenschäden ein, bis endlich 1954 die weitere Bestrahlung in der Überzeugung abgebrochen wurde, daß es sich um strahlenbedingte Knochenveränderungen handelt. Diese Knochenveränderungen konnten mit der früheren Geschwulstinfiltration in den Lymphonodi supraclaviculares links nichts zu tun haben, da die Metastasen nach der Bestrahlung im Jahre 1946 definitiv stumm geblieben waren. Die Patientin hatte jedoch eine schwere, atrophisierende Radiodermatitis in allen bestrahlten Hautpartien, jedoch ohne Hautzerfall.

Bei periodischen Röntgenkontrollen konnten wir seit 1948 das allmähliche Fortschreiten der Knochenveränderungen in den Rippen und am Schlüsselbein beobachten, von denen an dieser Stelle eine Serie von Abbildungen gebracht wird (Abb. 28a—d).

Außer den schon früher beobachteten Veränderungen in den ventralen Rippenpartien, bildeten sich schrittweise neue Umbauvorgänge im linken Schlüsselbein aus. Nach der letzten Bestrahlung im Jahre 1954 stellte sich die Kranke mehr als zwei Jahre zu keiner klinischen Kontrolle ein und folgte seither nur unwillig unseren Aufforderungen zur weiteren Kontrolle, da sie keine nennenswerten Beschwerden hatte, die sie zum Arzt führen sollten. So ist es geschehen, daß während dieser unkontrollierten Periode die Frakturen in Schlüsselbeinmitte und in den dorsalen Abschnitten der III. und IV. Rippe unbemerkt vor sich gingen und erst bei der folgenden Kontrolle im Jahre 1956 festgestellt wurden (Abb. 28b). Die dorsalen Rippenfrakturen waren damals schon geheilt. Am Schlüsselbein bestand zuerst eine Pseudarthrose, die im Laufe von zwei Jahren nach einer zuerst begrenzten Osteolyse, die sich im Frakturbereich abspielte (Abb. 28c), in eine relativ rasch vor sich gehende Osteolyse des lateralen Fragments der Clavicula überging (Abb. 28d). Dieser Befund ist dann noch acht Jahre stehen geblieben, und weitere Osteolyse-Erscheinungen zeigten sich bis zum Tode an Herzschwäche nicht mehr.

Inwieweit diese ungewöhnliche Beobachtung in die Kategorie des posttraumatischen Knochenschwundes eingereiht werden kann, bleibt offen. In bezug auf die Gesamtdauer der beobachteten Knochenveränderungen und des ganzen klinischen Verlaufes, den wir mehr als 15 Jahre beobachteten, und wegen der Rezidivfreiheit sowie auch des zuletzt stabilisierten Knochenbefundes, konnte mit Sicherheit eine tumorbedingte Osteolyse ausgeschlossen werden. Es handelte sich sicher um eine im Schrifttum bisher unbeschriebene Osteolyse nach Schlüsselbeinfraktur durch Strahlenwirkung. Eine osteomyelitische Osteolyse bestand bei dieser Patientin nicht, da es zu keiner Eiterung und sogar zu keinem Hautzerfall gekommen war; es bildeten sich auch keine Fistelgänge, im Unterschied zu

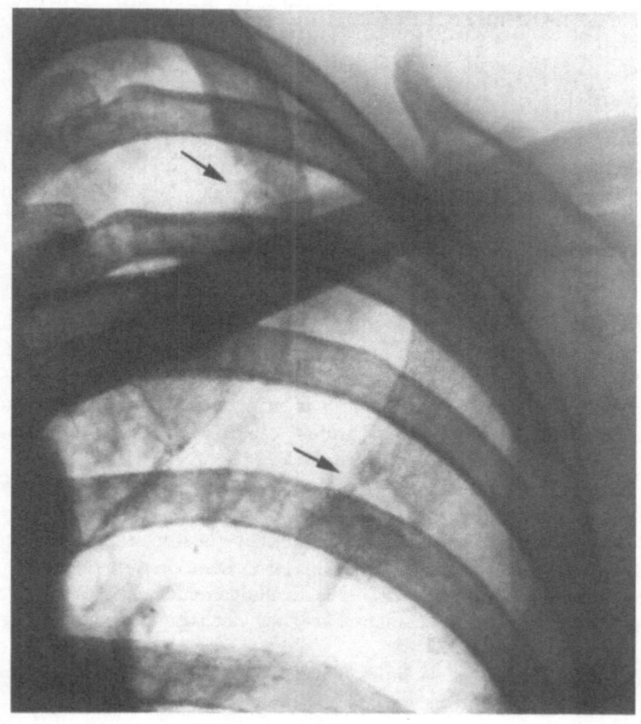

a

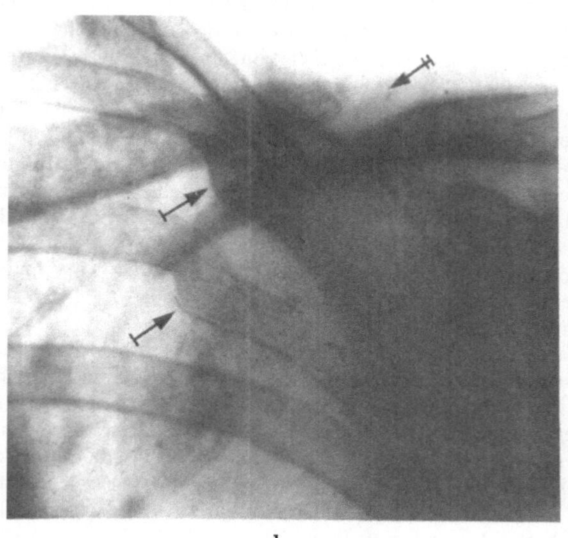

b

Abb. 28. (a) 52jährige Frau. Umbauzonen und Radionekrosen an der I. und II. Rippe (Pfeil). Zustand im Jahre 1952. (b) Dieselbe Kranke, 1956. Ausgeheilte Frakturen an der III. und IV. Rippe dorsal ↥. Pseudarthrose nach Schlüsselbeinfraktur ⩚. (c) Im Jahre 1957 beginnt die Osteolyse am Schlüsselbein sichtbar zu werden. (d) Definitiver Befund im Jahre 1961

radiogenen Osteolysefällen am Schlüsselbein, die OELSSNER (1955) veröffentlichte. Bei Beobachtungen von Knochenschwund nach Schlüsselbeinfraktur traumatischer Herkunft setzt man neurotrophische Störungen voraus (SOMMER u. REINHARDT, 1959), die wohl auch in diesem radiogenen Fall in Betracht kommen.

Eine Spätschädigung des *Schulterblattes* durch Strahlenwirkung wurde bisher nur vereinzelt mitgeteilt (WIELAND, 1956; KOLÁŘ u. VRABEC, 1957a; LATTUADA, 1966). Bei der Beobachtung von WIELAND haben sich im Schulterblatt rundliche Aufhellungs-

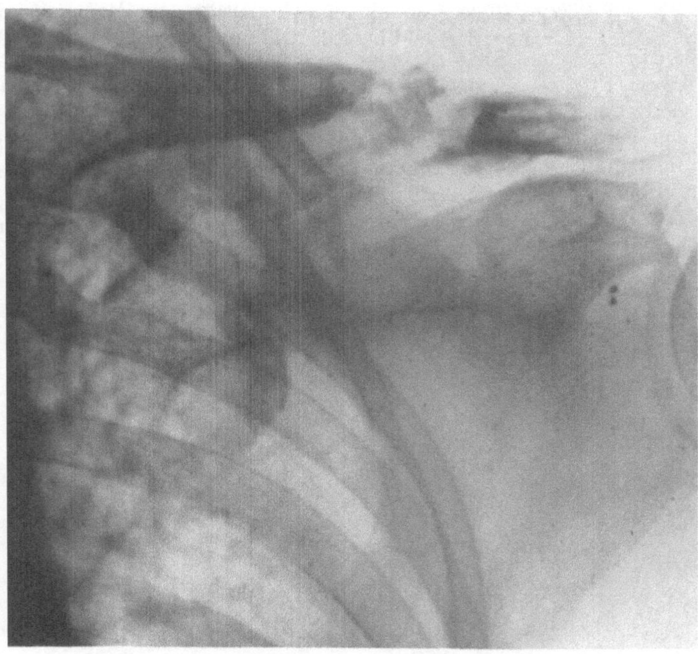

Abb. 28 c

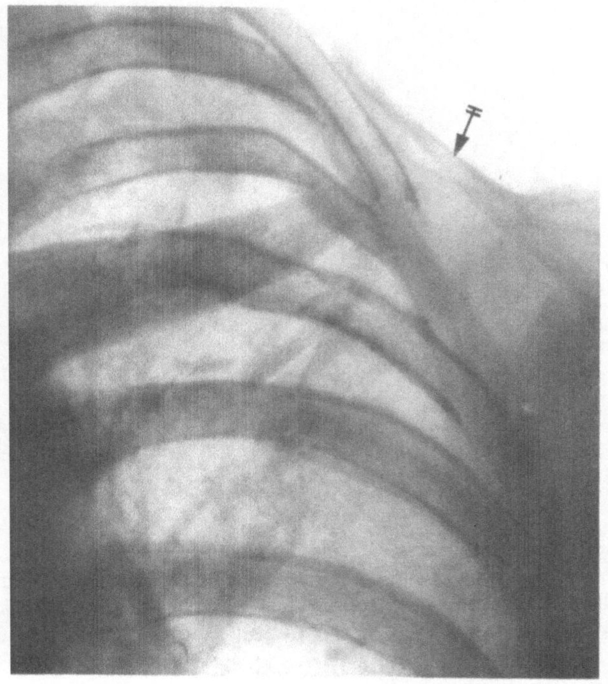

Abb. 28 d

herde gezeigt, die den Veränderungen an anderen platten Knochen (z. B. an den Schädeldachknochen) ähnlich sind.

Bei mehreren Patienten haben wir als Folge einer intensiven Bestrahlung der Axilla Strukturumbauvorgänge im lateralen Schulterblattrand beobachtet, in Form von Auffaserung der Knochenstruktur und von Osteoporose mit lokaler Verdickung einzelner Knochenbälkchen. Eine außerordentlich schwere Knochenschädigung konnten wir bei folgender Patientin beobachten:

Es handelt sich um eine 1903 geborene Frau, die im Jahre 1943 wegen Mammakarzinom rechts mit Metastasen in den Lymphonodi axillares operiert und im Juli 1943 und erneut im Januar 1944 auswärts in zwei Serien bestrahlt wurde: zwei Tangentialfelder 20/24 cm, ein Axillar- und ein Schulterblattfeld 10/15 cm und ein Supraklavikularfeld 6/8 cm, FHA 40 cm, 180 kV, 10 mA, F 1 mm Cu, Einzeldosen von 400 R, täglich ein Feld, in sieben Wochen in der ersten Serie 2400 R und in der zweiten Serie 1600 R pro Feld.

Es bildete sich eine bedeutende Pigmentierung und Teleangiektasien der Hautgefäße, mit Lymphstase am rechten Oberarm, im Jahre 1947 ein Röntgenulkus in der rechten Axilla. Damals sind auch zuerst Spontanfrakturen in der 3.—5. Rippe in der hinteren Axillarlinie festgestellt worden und zugleich auch eine etwa 3 mm breite, dicht konturierte Umbauzone, die sich vom medialen Schulterblatt etwa 3 cm tief in den Knochen verfolgen ließ (Abb. 29a).

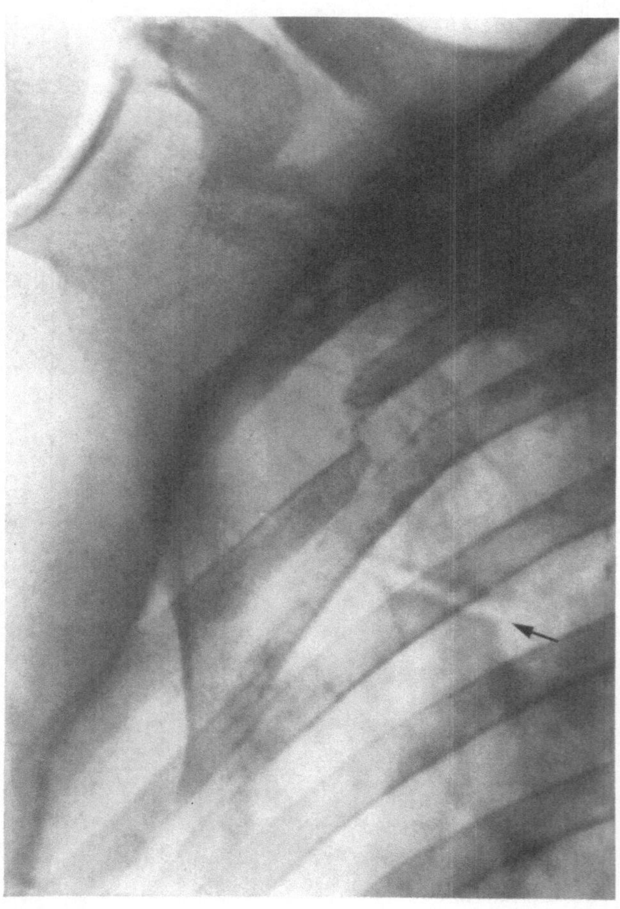

a

Abb. 29 (a) 57jährige Frau. Umbauzone im Schulterblatt (Pfeil) und Rippenfrakturen in der hinteren Axillarlinie. (b) Dieselbe Kranke vier Jahre nach der Bestrahlung. Spontanfraktur des Schulterblattes. Randusuren am Schultergelenk ↑. Kalkeinlagerungen in den Gelenkknorpeln ↥. (c) Definitiver Zustand nach der Resektion des Schulterblattes. Destruktion und Ankylose im Schultergelenk

Da die konservative Behandlung des Röntgengeschwürs keinen Erfolg hatte, wurde eine Reihe von plastischen Eingriffen unternommen, welche jedoch durch heftige Eiterung kompliziert wurden, die mit keinem der bekannten Heilmittel beherrscht werden konnten. Im Mai 1948 wurde in der tiefen Weichteilwunde der laterale Schulterblattrand freigelegt. Es traten septische Temperaturen mit Schüttelfrost auf. Seither spontaner Abgang von kleinen Sequestern aus dem nekrotischen lateralen Rand der Scapula, wonach es zu einer Fraktur des nekrotischen Knochens in der früher aufgetretenen Umbauzone kam (Abb. 29b). Zum gleichen Zeitpunkt zeigten sich die ersten Zeichen einer Gelenkusur mit einer feinen Verkalkungszone in dem beschädigten Gelenkknorpelbezirk. Nach einer Reihe operativer Eingriffe mußte man im Oktober 1948 und noch einmal im September 1949 die nekrotischen Knochenpartien aus der Scapula entfernen. Erst dann konnte endlich eine Stabilisierung des Knochen- und Hautbefundes erreicht werden. Von der Scapula sind nur noch Reste im Bereich des oberen Randes und des unteren Knochenpols geblieben. Daneben zeigen sich schwerste Veränderungen am Schultergelenk im Sinn einer Arthritis nach Röntgenbestrahlung (Abb. 29c).

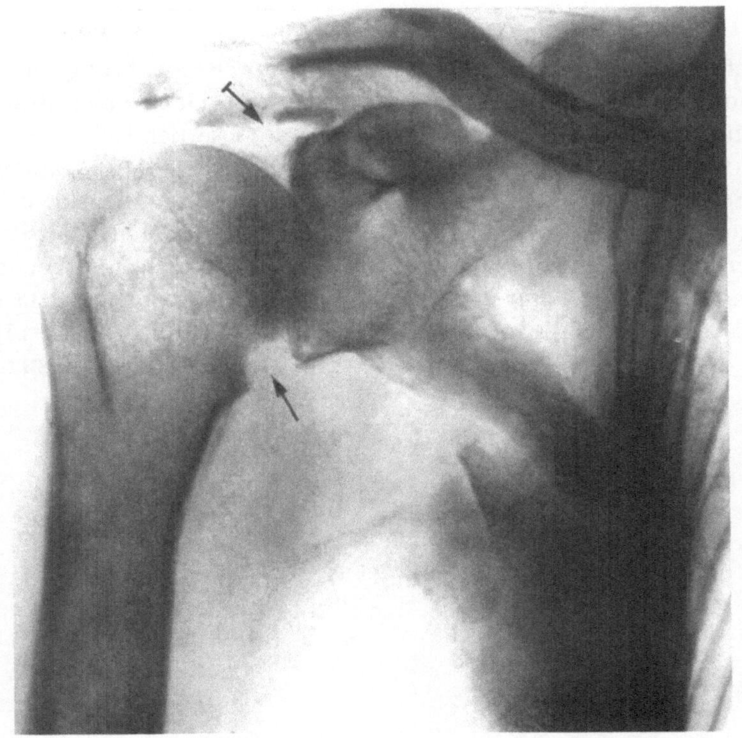

Abb. 29 b

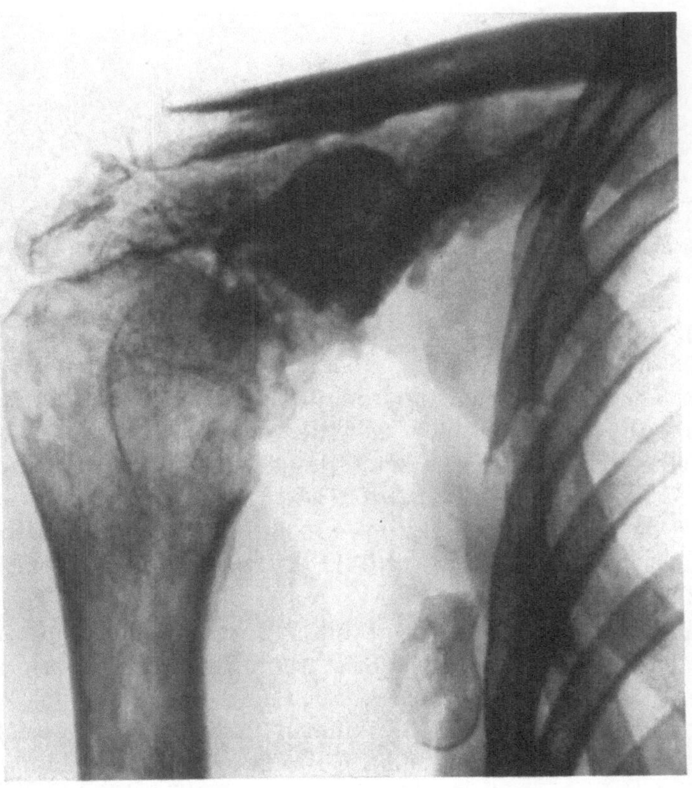

Abb. 29 c

ε) *Die Schädeldachknochen*

Mit Ausnahme der von CASTERAN (1928) veröffentlichten Beobachtung einer strahlenbedingten Knochennekrose im Bereich des Processus mastoideus nach Bestrahlung wegen Otitis media und eines weiteren Falles mit Radionekrose der Gehörknöchelchen (GYORKEY u. POLLOCK, 1960), finden sich die bisher beschriebenen Radionekrosefälle im Bereich der Schädeldachknochen. Ihre Gesamtzahl ist erstaunlich klein im Hinblick auf die Häufigkeit von strahlenbehandelten Hypophysentumoren und Störungen der endokrinen Drüsenfunktion; nur der Bericht von BERG u. Mitarb. (1966) enthält 16 Beobachtungen. In anderen sind oft nur einige wenige Fälle beschrieben: BALLI u. BARBANTI-SILVA (1931), LOREY u. SCHALTENBRAND (1932), CAMP u. MORETON (1945), VOGT (1949), CONVERSE u. Mitarb. (1951), BLOCK (1952), ROUTLEDGE (1954), BREITLÄNDER

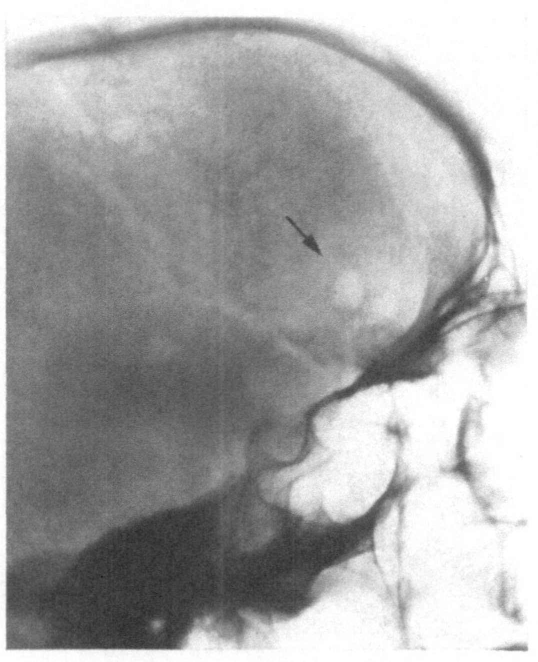

Abb. 30. 65jähriger Mann. Begrenzte Aufhellungszonen nach Kontaktröntgenbestrahlung eines Basalioms (Pfeil)

(1955), KARCHER (1955), KNITTEL (1955), SALVINI (1956), BONSE (1956), DI RIENZO (1956), MACCHIOCCHI (1956), KOLÁŘ u. VRABEC (1957a, 1962b), ARNULF (1957), RÜBE (1957), GALPERIN u. ZAJTCHIKOVA (1958), HAUBRICH u. BREUER (1958), FREYER (1959), PIERER (1959), RAVENTOS u. Mitarb. (1960), GÖLTNER (1961), BRATSLAVSKY (1962), PERRIN u. LEINAYNE (1962), SCHEUNEMANN (1962), SCHMID (1962), BEUTEL u. TÄNZER (1963), FISCHER (1963), NEUMAN (1963), MATLAN (1964), FRIEDMANN u. DIEMEL (1965), BERG u. Mitarb., (1966), SCHUKNECHT u. KARMODY (1966), MANKO-JASEK u. KÜNSTLER (1968), MALBRAU (1969), DAMIANI u. MARIOTTI (1971), LUANGKESORN u. Mitarb. (1971), CHENAL u. Mitarb. (1972).

Die Röntgenuntersuchung ergibt in den bestrahlten Bezirken vereinzelte (Abb. 30) oder mehrere, unregelmäßig gelegene, fleckige, meist rundliche, über linsengroße oder noch größere, innerhalb eines Osteoporosegebietes auch mit dichtem Saum begrenzte Aufhellungsfiguren. Die Schädeldachknochen bekommen dadurch ein mottenfraßähnliches Aussehen. Wenn es sich um einen Zustand nach Hautkarzinombehandlung handelt, kann das Auftreten von solchen Umbauerscheinungen zu differentialdiagnostischen Schwierigkeiten Anlaß geben, ähnlich wie etwa bei den Druckusuren bei wachsenden intrakraniellen Tumoren, erweiterten Venendurchtrittsstellen usw. Mit dieser Problematik befassen sich nicht nur Berichte von VOGT (1949) sondern auch von HAUBRICH u. BREUER (1958) sowie auch FREYER (1959) u. FISCHER (1963), in denen Beobachtungen gebracht werden, die zuerst mit Tumordestruktion verwechselt wurden. In der Beobach-

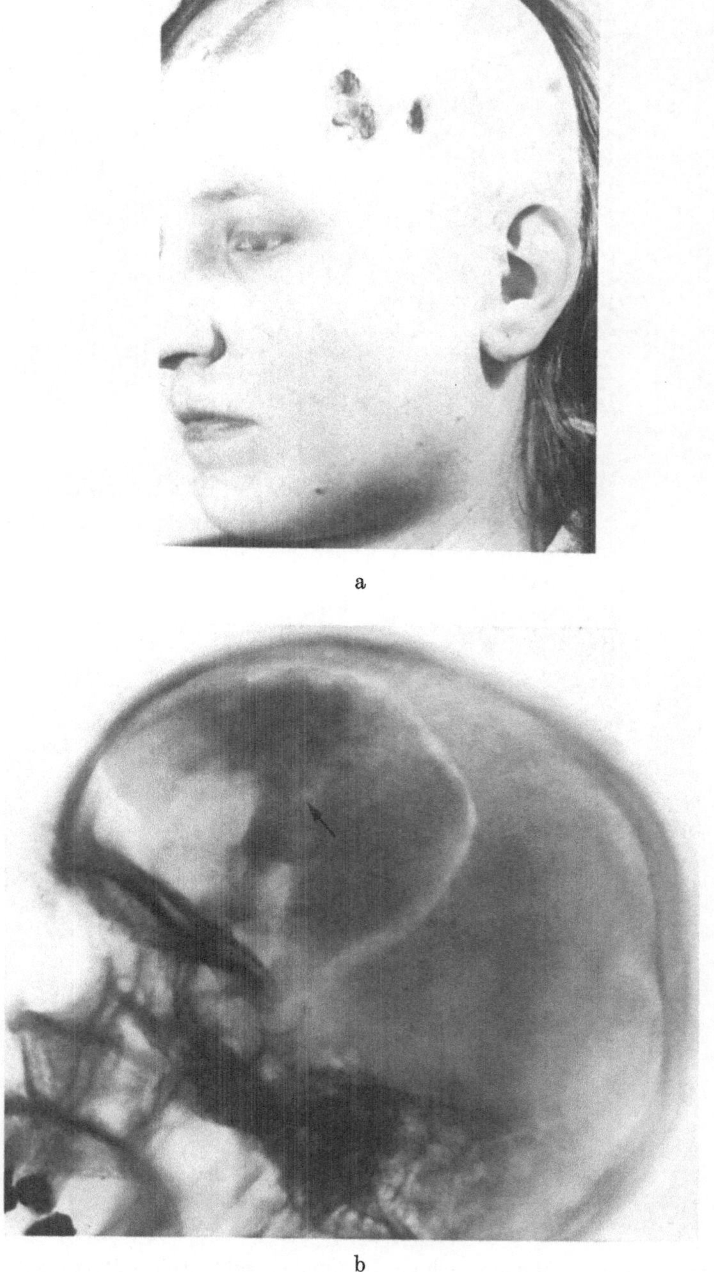

Abb. 31. (a) 38jährige Kranke. Röntgenulzera nach Röntgenbestrahlung eines Astrozytoms. (b) Dieselbe Kranke. Radionekrose mit Osteolyse und Knochensklerose (Pfeil) im Knochenlappen

tung von HAUBRICH u. BREUER (1958) fand sogar die jahrelange Leidensgeschichte einen tödlichen Ausgang.

Nach den Erfahrungen mehrerer Autoren sind diese ersten Röntgensymptome durchschnittlich 1—3 Jahre nach der Bestrahlung zu erwarten. Eine Reihe solcher Veränderungen wird jedoch wegen klinischer Symptomarmut übersehen. In einer umfangreichen Studie haben Camp u. Moreton (1945) nur bei fünf von 2046 röntgenbestrahlten Kranken nekroseverdächtige Herdaufhellungen an Schädeldachknochen gefunden, die in allen Fällen symptomlos verliefen.

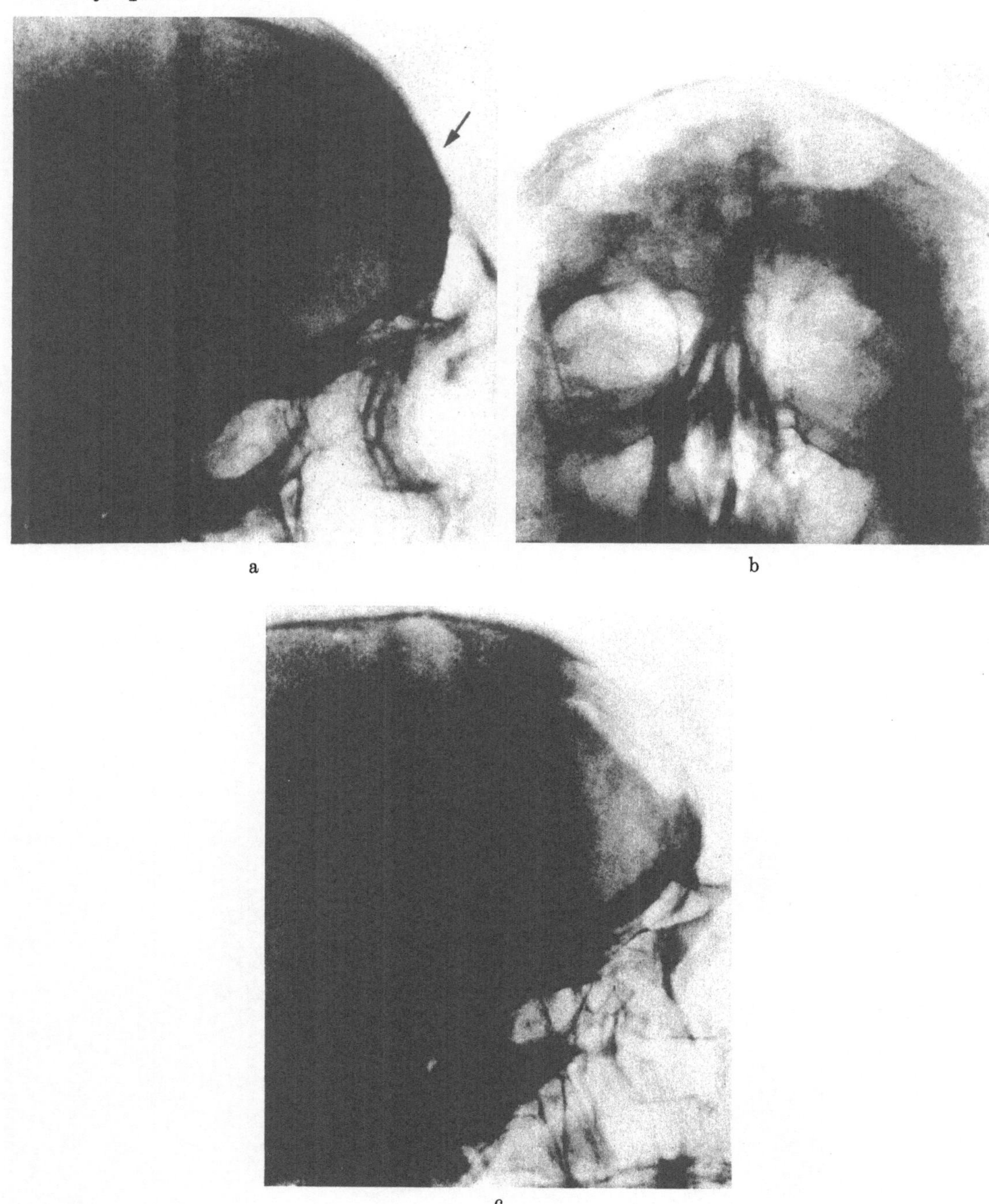

Abb. 32. (a) 47jähriger Mann, sechs Monate nach der Radiumbehandlung eines Basalioms. Beginnende Radionekrose und Osteolyse am Stirnbein (Pfeil). (b, c) Nach weiteren zwei Jahren umfangreichere Osteolyse und Perforation im Sinus frontalis

Wenn dagegen die Haut und die Weichteile, die oberhalb einer solchen Knochenpartie liegen, oberflächlich oder tief zerfallen und der geschädigte Knochen freigelegt ist, ist eine entzündliche Komplikation im nekrotischen Knochen fast sicher (Abb. 31, 32, 33). Die bisher geringen Veränderungen gehen in eine echte Osteolyse über, die von der Ober-

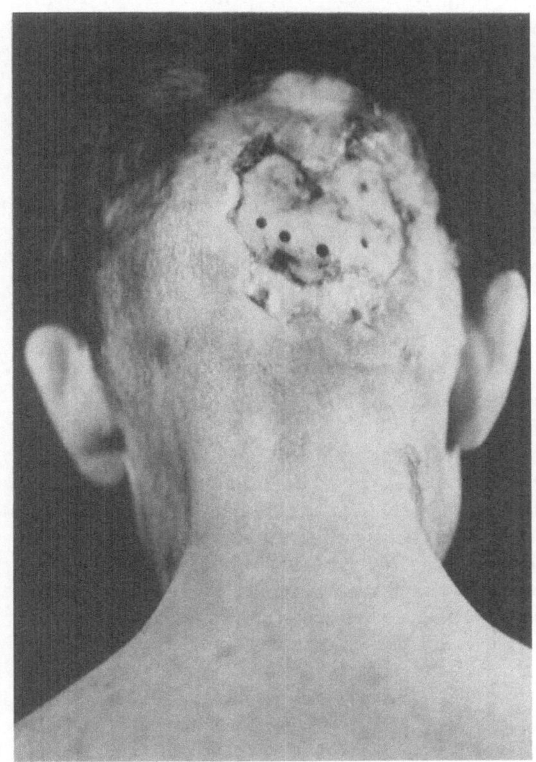

a

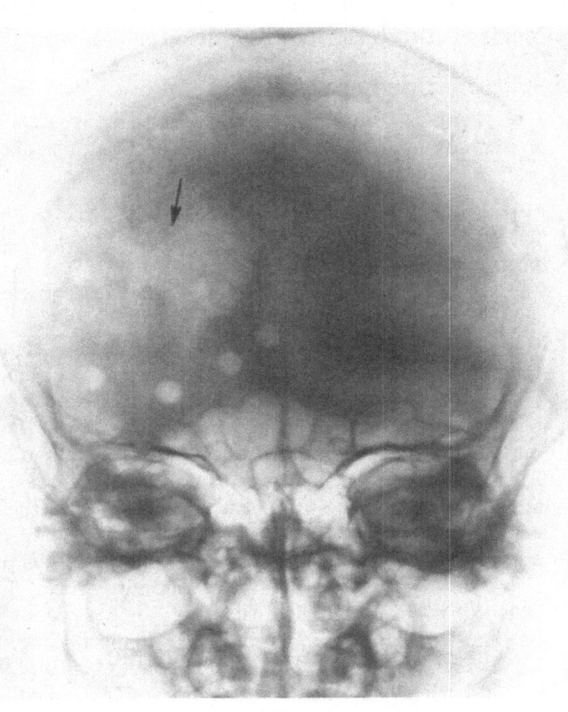

b

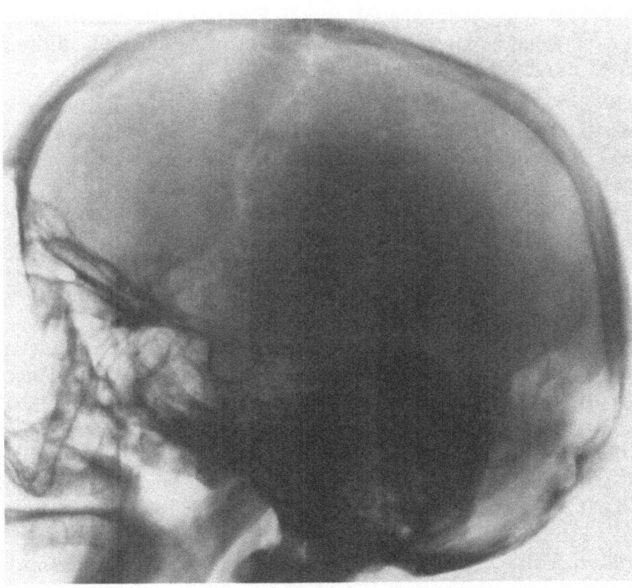

c

Abb. 33. (a) 59jährige Kranke. Röntgenulkus, oberflächliche Nekrose der Lamina ext. Anbohrungen im rechten Scheitelbein. (b) Die Röntgenaufnahme zeigt den wahren Umfang des Knochenumbaus und der Nekrose. (c) Nach weiterem Jahr: umfangreicher Knochendefekt nach partieller Resektion bis zur Dura mater. Der Befund ist noch immer nicht stabilisiert

fläche her in die Diploe und Tabula int. fortschreitet und dadurch den Schädelinhalt durch Infektion bedroht. Das Schicksal der osteomyelitischen Komplikation im radionekrotischen Knochenbezirk am Schädeldach war bei unseren drei Kranken bisher *quoad vitam* günstig; bei zwei von ihnen konnte jedoch keine Deckung der zerfallenen Hautpartien durch Lappenplastik erreicht werden, und deshalb kann man noch keine definitiv günstige Prognose stellen.

Bei der einen Patientin wurde im Alter von 26 Jahren operativ ein 2×3 cm großes abgekapseltes Astrozytom aus dem linken Frontallappen entfernt, und die Kranke wurde dann zur Röntgenbestrahlung überwiesen, welche in zwei Serien durchgeführt wurde:

I. Serie vom 9. 9. 1948—11. 10. 1948: rechtes und linkes Frontal- und linkes Temporal- und Parietalfeld, 6×8 cm, FHA 40 cm, F 1,0 mm Cu, 180 kV, 15 mA, Einzeldosen 180 R, täglich zwei Felder, Gesamtdosis 2160 R pro Feld.

II. Serie vom 4. 3. 1949—11. 4. 1949, die gleichen Eintrittsfelder und Bestrahlungsbedingungen, jedoch eine Gesamtdosis von 1800 R pro Eintrittsfeld.

Die erreichte Herddosis konnte retrograd errechnet werden. Sie betrug am Übergang des Os frontale und temporale links etwa 3600—3800 R an der Knochenoberfläche.

Gleich nach der beendeten zweiten Bestrahlungsserie folgte vorübergehend eine erythematöse Hautreaktion, die aber in wenigen Wochen verschwand. Dann zunehmende Atrophie, Epilation und nach drei Jahren ein Röntgenulkus und Fistelgänge in der linken Stirnbeingegend (Abb. 31a). Außer den schon bekannten Aufhellungen und dem Strukturumbau, spielte sich daneben eine Osteolyse im frontalen Knochenbereich ab, und der Rest des Knochenlappens wies deutliche Zeichen einer Nekrose auf (Abb. 31b). Nachdem die nekrotischen und osteomyelitischen Knochenpartien operativ entfernt worden waren, konnte eine Ausheilung mit gutem kosmetischen Erfolg erreicht werden, die nunmehr acht Jahre komplikationslos anhält.

Bei einem anderen Kranken bestand im Alter von 47 Jahren ein Basaliom an der Haut der linken Stirn. Er wurde in einer Radium-Anstalt vom 16. 6. — 25. 6. 1955 mit Radium bestrahlt (Teleradiumtherapie mit einer Radium-Bombe), und zwar sind in 8 Sitzungen Einzeldosen von 920 R, Oberflächendosis von 7000 R bei FHA 1,0 cm und F 1,0 mm Pt appliziert worden. Die Herddosis an der Oberfläche des Knochens betrug etwa 5800 R.

Nach einer solchen intensiven Strahlenbehandlung ist es zu einer akuten Hautschädigung gekommen, und schon nach zwei Monaten zeigte sich eine Hautnekrose, darauf eine Knochennekrose mit einer zuerst oberflächlichen Knochenerosion, dann aber mit einer Osteomyelitis, die zwei Jahre nach der Bestrahlung zur Auflösung der vorderen Knochenwand des Sinus frontalis führte (Abb. 32a—c). Dadurch ist eine weite Kommunikation zwischen Sinus frontalis und der Außenwelt entstanden, die nur mit Schwierigkeiten mit einer Rolllappenplastik gedeckt werden konnte, die sich jedoch nach einigen Monaten wieder öffnete.

Bei dem dritten Patienten mit einer Osteomyelitis nach Radionekrose der Schädeldachknochen bot der bisherige Verlauf dieser Erkrankung Anlaß zur schwersten Besorgnis. Es handelte sich um einen Mann, welcher im Alter von 51 Jahren zum ersten Mal wegen hartnäckig rezidivierender Folliculitis und Trichophytie im Haarbereich der Scheitelgegend mit Röntgen bestrahlt wurde:

I. Serie vom 3. 4. 1952—7. 4. 1952. Einzeldosen von 300 R wurden auf drei nebeneinanderliegende Felder in der Scheitelgegend bei 160 kV, 10 mA, FHA 30 cm, F 5 mm Al appliziert, wobei alle Felder zweimal bestrahlt wurden (Gesamtdosis 600 R pro Feld). Nach Epilation wurde vorübergehend eine Heilung erreicht, dann folgte jedoch erneut ein Rezidiv, und der Kranke wurde erneut bestrahlt:

II. Serie vom 17. 9.—26. 9. 1952, angeblich unter gleichen Bedingungen (die Bestrahlungen wurden auswärts vorgenommen), erneut 600 R pro Feld. Nach dieser Bestrahlung trat aber eine heftige exsudative Hautreaktion mit Blasen und oberflächlichen Erosionen auf; nach der Schilderung des Kranken war die Reaktion so heftig, daß der Verdacht auf eine einmalige Überdosierung in dieser Bestrahlungsserie besteht. Nach konservativer Ausheilung bestand eine Dauerepilation.

Nach weiteren zwei Jahren bildete sich in der rechten Scheitelgegend ein zuerst begrenzter, dann jedoch flächenhafter Hautzerfall (Abb. 33a) im strahlengeschädigten Hautbezirk. Mit der falschen Voraussetzung, daß es sich nun um ein exulzeriertes Hautkarzinom handelt, wurde der Kranke erneut wie folgt bestrahlt:

III. Serie vom 21. 5.—19. 6. 1955. Einmal in zwei Tagen wurde ein 6×8 cm großes Eintrittsfeld bei 180 kV, FHA 30 cm, 10 mA, F 0,5 mm Cu, mit Einzeldosen von 200 R bis zur Gesamtdosis von 2800 R bestrahlt.

Nach dieser Serie vergrößerte sich die Röntgenulzeration, die tatsächlich statt des Karzinoms schon bestand, und konnte nun nicht mehr konservativ geheilt werden. Der Kranke wurde deshalb in die Krankenpflege der Klinik für plastische Chirurgie überwiesen.

Eine exaktere Herddosis läßt sich wegen der vorausgesetzten Überdosierung und nicht ganz einwandfreier Angaben über die Bestrahlungstechnik kaum mit Sicherheit errechnen. Nach unserer Meinung mußte sie jedoch sehr hoch sein, sicher höher als 4000 R an der Knochenoberfläche.

Beim Eintritt in die Krankenpflege bestand schon eine Radionekrose des Scheitelbeines, die infiziert war. Nach spontanem Abgang von einigen Knochensequestern aus der Lamina ext. (Abb. 33b), wurde mehrmals eine Deckung des Defektes durch Hautübertragung versucht, jedoch ohne Erfolg, da dabei immer neu aufflammende entzündliche Komplikationen die definitive Heilung unmöglich machten. Zuletzt wurden von Chirurgen die nekrotischen Knochenpartien an einigen Stellen in der Überzeugung angebohrt (Abb. 33b), daß dadurch die Granulationsbildung unterstützt würde. Ähnliche Eingriffe helfen bei nicht durch Bestrahlung bedingten Knochennekrosen. Hier hatte sich aber diese Hoffnung als trügerisch erwiesen, da der Weg zum weiteren Vordringen der Infektion in den widerstandslosen nekrotischen Knochen erst recht geöffnet wurde. Es stellte sich eine Osteomyelitis der Diploe und Lamina int. ein, die durch wiederholte Knochenresektionen behandelt werden sollte (Abb. 33c). Fast sieben Jahre wurde jedoch kein Stillstand erreicht, und man befürchtete ständig eine lebensbedrohende Meningitis oder einen Hirnabszeß, wie bei HAUBRICH u. BREUER (1958). Mehrmalige Versuche mit Hautlappenplastikübertragungen erbrachten endlich ein gutes Resultat, und der Patient ist noch am Leben.

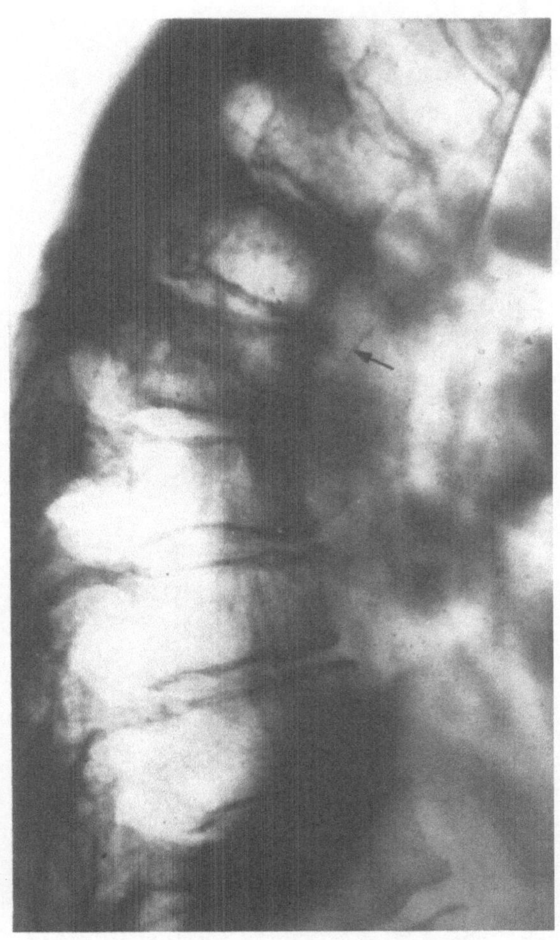

Abb. 34. 48jährige Frau nach Bestrahlung eines Brustwirbelhämangioms. Spondylosis deformans, Zwischenwirbelscheibendegenerationen (Pfeil)

ζ) *Veränderungen der Wirbelsäule*

Die strahlenbedingten Veränderungen in der Wirbelsäule sind bei Erwachsenen bisher wenig beachtet worden. SCHMIDT (1929) machte auf Grund einer eigenen Beobachtung auf die Knochenatrophie im Bereich der Synchondrosis sacroiliaca aufmerksam, die durch Röntgentiefentherapie und Hautzerfall entstanden war. JOHN (1938), KOLÁŘ u. VRABEC (1957a), BORGSTRÖM u. GYNNING (1957), GARLAND (1961) u. LÉLEK u. ALTORJAY (1967) brachten einige wenige Beobachtungen von strahlenbedingten Veränderungen in Wirbelkörpern, des öfteren nach klinischer Röntgentiefentherapie. Durch Verabreichung von höheren Strahlenmengen aus energiereichen Strahlenquellen (^{60}Co, Betatrone) muß für die Zukunft mit erhöhtem Vorkommen dieser Knochenabweichungen gerechnet werden (SAVČENKO u. OSIPENKOVA, 1967). Als Röntgensymptome kommen Strukturumbau, hypertrophische Atrophie mit Osteoporose (Abb. 34) bis Knochensklerose vor. Die

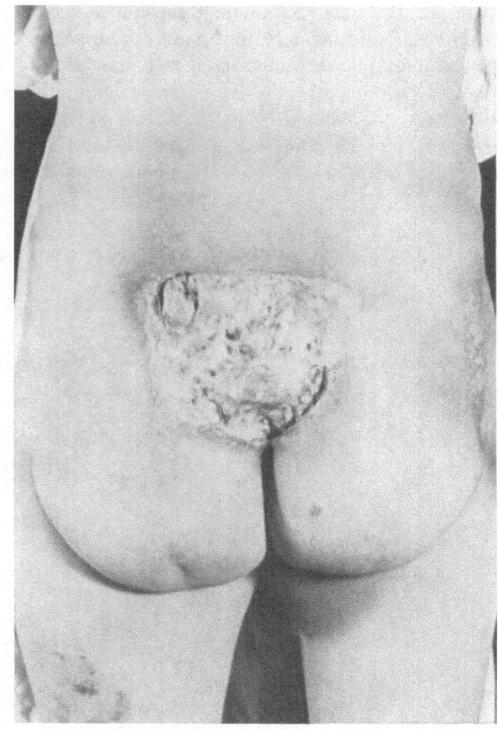

a

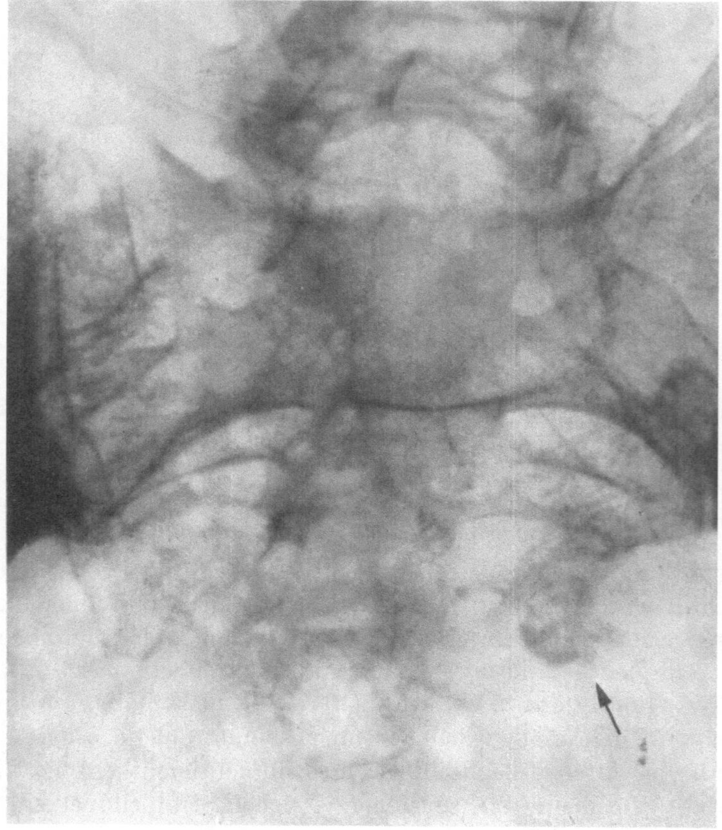

b

Abb. 35. (a) 56jährige Kranke. Ausgedehnter Hautzerfall 13 Jahre nach der Bestrahlung wegen „Ischialgien". (b) Osteoradionekrose am Kreuzbein mit einem Sequester (Pfeil) bei derselben Kranken

meisten Schäden in den Wirbelkörpern bleiben lange oder überhaupt stumm, wenn es nicht zu einer Kompressionsfraktur oder entzündlichen Komplikation kommt. Im letzten Falle entsteht eine manifeste Radionekrose, sogar mit Sequesterbildung (Abb. 35a, b), (DALY, 1969; GAUCHER u. Mitarb., 1971; ĎURKOVSKÝ u. KRAJČÍ, 1972; ENNUYER u. BATAINI, 1972; RACHLIN u. Mitarb., 1973; TICHONOV u. Mitarb., 1973). Diese Komplikation haben wir gelegentlich am Kreuzbein und bei mehreren Patienten mit Röntgengeschwüren nach der Bestrahlung der Wirbelsäule im Bereich der Proc. spinosi gesehen.

Bei der 56jährigen Patientin wurde im Jahre 1947 zum ersten Mal und dann noch in vier weiteren Serien die Kreuzbeingegend wegen „Ischialgien" bestrahlt. Die Behandlung wurde in einer Privatordination vorgenommen, und die dabei aufgetretene Schädigung wurde Gegenstand eines gerichtlichen Verfahrens. Aus den Angaben des behandelnden Arztes läßt sich entnehmen, daß die Bestrahlungsserien (jede mit 6—8 Einzelsitzungen) im Abstand von 4—5 Monaten unternommen wurden, wobei die Kreuzbeingegend mit der Feldgröße von 10×15 cn, bei FHA 40 cm, 180 kV, 10 mA, 0,5 mm Cu-Filter und Einzeldosen von 150 R—200 R bestrahlt werden sollte. Die Bestrahlungen fanden zweimal in der Woche statt. Dreizehn Jahre nach der Bestrahlung ist es zum ausgedehnten Hautzerfall in der ganzen bestrahlten Hautfläche gekommen; schon früher bestanden jedoch schwere Veränderungen mit Atrophie, Teleangiektasien und Pigmentverschiebungen. Der Zerfall erreichte nun die Knochenoberfläche, und gelegentlich konnte eine Spontan-Abstoßung von nekrotischen Knochensequestern beobachtet werden (Abb. 35a, b). Erst nach der Beseitigung von nekrotischen Knochenresten durch Wegmeißelung haben sich die tiefen Fistelgänge geschlossen, und die nekrotische Hautfläche konnte mit einer Stiellappenplastik geheilt werden.

Auf das Vorkommen von degenerativen Erscheinungen an den Zwischenwirbelscheiben haben BORGSTRÖM u. GYNNING (1957) u. OELSSNER (1959) aufmerksam gemacht. Sicher kommen solche Veränderungen in der Praxis häufiger vor als von ihnen berichtet wird. Die Zahl der strahlenbehandelten Wirbelsäulenleiden ist relativ groß. Selbstverständlich ist es aber unmöglich, den Anteil der ursprünglich vorhandenen Degeneration und der neu auftretenden und strahlenbedingten degenerativen Vorgänge zu unterscheiden. Bei Patienten nach der Strahlenbehandlung von Wirbelkörperhämangiomen haben wir eine vorzeitige und schwere Zwischenwirbelscheibendegeneration und Spondylosis deformans in der bestrahlten Zone mehrmals gesehen. Sie kann wohl teilweise zu Lasten der Bestrahlung gerechnet werden (Abb. 34). Die meisten Erscheinungsformen jener Art bleiben jedoch stumm und entziehen sich deshalb einer kritischen Beurteilung.

η) *Gelenkschäden nach Röntgenbestrahlung*

Im Vergleich zur Aufmerksamkeit, die anderen Knochenabschnitten geschenkt wird, werden die möglichen unerwünschten Folgen der Strahlenbehandlung im Gelenkbereich erstaunlich wenig beachtet. Vereinzelte Berichte, die meistens anderen Problemen, besonders dem Auftreten von Spontanfrakturen im Schenkelhals gewidmet sind, erwähnen nekrotisch-degenerative Erscheinungen in bestrahlten Hüftgelenken (HORWITZ u. DILLMAN, 1944; FRITZ, 1954; MACDOUGALL u. Mitarb., 1950). Erklärung dafür wurde aber meistens in statischer Überanstrengung des Gelenkes und erst in zweiter Linie — wenn überhaupt — im Strahleneinfluß gesucht (LEFEBVRE u. Mitarb., 1948; GRUETER u. RÜTT, 1962). Bessere Untersuchungsmöglichkeiten bieten sich in den letzten Jahren dank erweiterter Operation bei diesen Strahlenschäden sowohl im Beckenbereich (HIROYAMA, 1962; FRIES, 1966, 1967) als auch an anderen Stellen (NEUMEISTER, 1965; CASADEMINT u. FIGULS, 1971; MACH, 1971; MODYAEV u. Mitarb., 1972; ZEDGENIDZE u. Mitarb., 1972b; ANKINA u. MODYAEV, 1973).

Gegen die Behauptung, daß die Gelenkknorpelschichten deshalb strahlenresistent seien, weil sie von Blutzufuhr weitgehend unabhängig sind und nur reife, nicht wachsende Zellelemente enthalten, sprachen nicht nur Erfahrungen mit Strahlenschäden anderer Knorpel (z.B. an den Rippen, im Kehlkopf usw.) sondern auch theoretische Überlegungen. REIDY u. Mitarb. (1947), BIRKNER (1953, 1954) und kurz danach auch OELSSNER (1959) u. DEL REGATO (1962) haben deshalb eine Strahlenschädigung des Gelenkknorpels für möglich gehalten.

Nach einer zufälligen Beobachtung von destruierender Arthritis nach Röntgenbestrahlung (Kolář u. Vrabec, 1958a) haben wir dieser Problematik erhöhte systematische Aufmerksamkeit in unserem klinischen Material geschenkt (Kolář u. Vrabec, 1959e; Kolář u. Mitarb., 1967). Wir konnten so 36 Patienten mit Gelenkveränderungen nach therapeutischer Strahlenbelastung und 18 nach professioneller Exposition zusammenfassen. Nach unseren Erfahrungen gibt es folgende Formen von Gelenkschäden: *degenerative Arthropathie*, langsam progressive *Arthritis* bis *Arthritis purulenta* und *ankylosierende Arthritis*.

Zu den gewöhnlichen Erscheinungen gehören die degenerativen Arthropathien; am meisten haben wir sie in statisch belasteten Gelenken (Knie, Hüfte) nach Bestrahlung extraskeletaler Tumoren mit Herddosen von 2800 R und mehr beobachtet. Röntgenologisch sind sie allen anderen Arthrosen ähnlich, ihre Progression scheint aber schneller zu

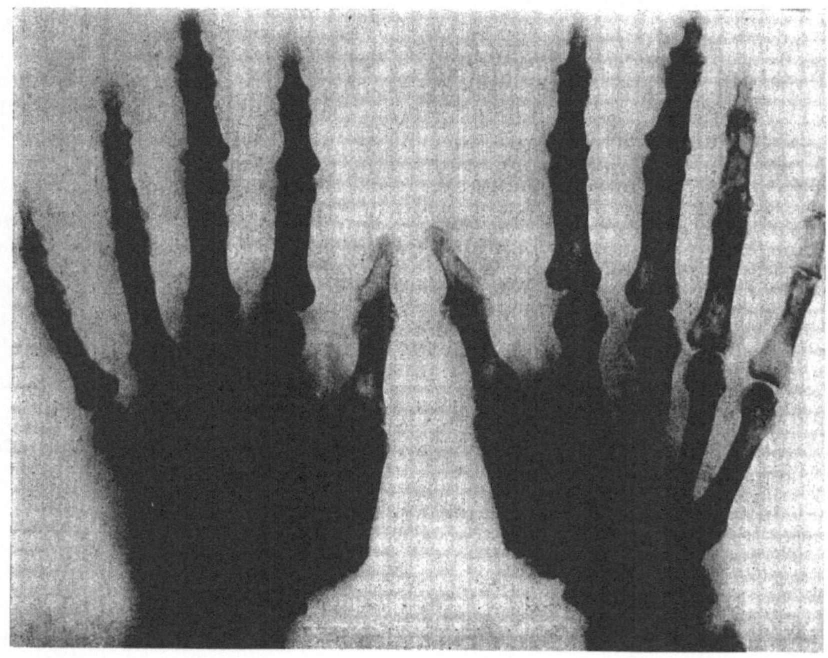

Abb. 36. 58jähriger Chirurg. Strahlenbedingte degenerative Gelenkveränderungen mit grobem pseudozystischen Knochenumbau in den Fingergliedern

sein als an anderen, mit Strahlen nicht belasteten Gelenken bei demselben Patient. Die durchschnittliche Latenzzeit zwischen der Bestrahlung und deutlicheren Symptomen, die den Patient zum Arzt führten, betrug bei diesen Gelenken etwa neun Jahre. Alle diese Patienten hatten strahlenbedingte Hautveränderungen im entsprechenden Gelenkgebiet. In einigen Fällen mit Frakturen des Schenkelhalses und nachfolgender Femurkopfresektion war die histologische Untersuchung des resezierten Kopfes möglich. Sie hat degenerativ-nekrotische Veränderungen nicht nur im subchondralen Knochengewebe sondern auch im Knorpel und in der Gelenkkapsel ergeben (Kolář u. Mitarb., 1967).

Bei Patienten, die mit Strahlenquellen in beruflichen Kontakt kommen, fanden wir außer einem umfangreichen Knochenumbau, bei fortgeschrittenen Hautschäden auch mehrfache Gelenkschäden. Die Latenz war bedeutend größer (durchschnittlich 22 Jahre lange Exposition), was auch mit allgemein niedriger und zeitlich protrahierter Strahlenbelastung dieser Patienten zu erklären ist (Abb. 36).

Strahlenbedingte Arthritis ist die interessanteste Form aller Gelenkschäden dieser Herkunft. Ihr Beginn, mehrere Monate oder meistens Jahre nach beendeter Bestrahlung, war von uncharakteristischen rheumatoiden Schmerzen begleitet, die dann an Intensität zunahmen und zuletzt konstant blieben. Begleitende Schwellung der Weichteile in Gelenknähe deutet auf keinen akuten oder sogar suppurativen Gelenkprozeß hin. Wir haben auch keine klinisch feststellbare Vermehrung der synovialen Flüssigkeit beobachtet. Bewegungen im Gelenk waren beschränkt. Der ganze klinische wie auch röntgenologische Verlauf deutet auf eine schleichende Arthritis, die von Randusuren begleitet ist, hin (Abb. 5, 10, 29, 37). Sie führt schrittweise zur kompletten Gelenkdestruktion, wie eine Arthritis sicca. Nicht immer ist aber eine totale Gelenkdestruktion notwendig. Bei manchen Arthritiden blieb die Evolution nach mehreren Jahren auf einer Zwischenstufe stehen (Abb. 29). Das Endschicksal wird in erster Linie durch Schädigung der Weichteile und

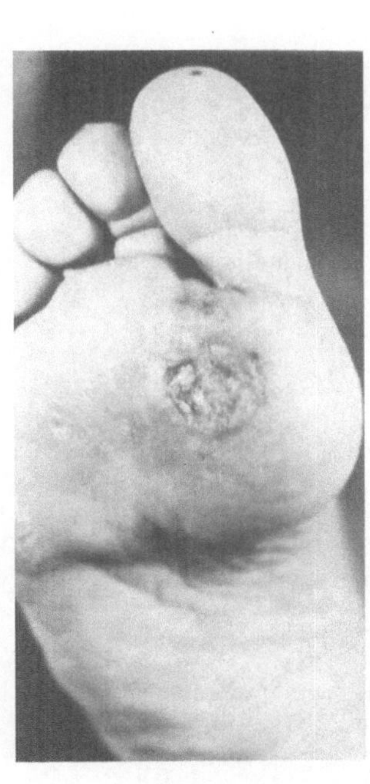

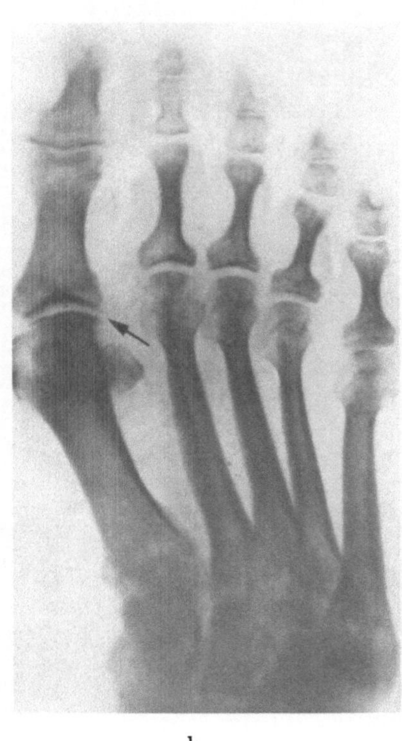

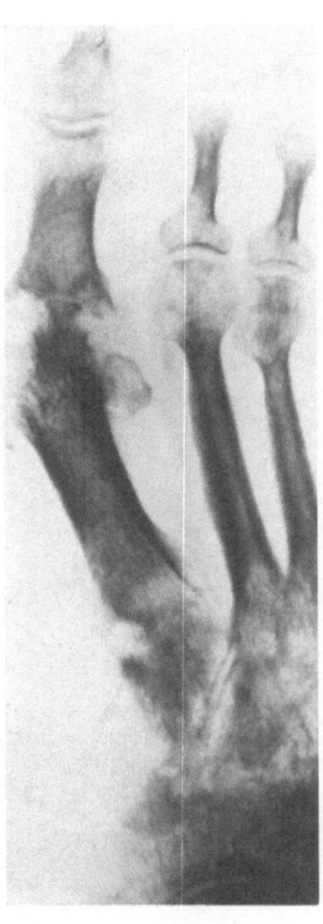

a b c

Abb. 37. (a) 32jährige Frau: Röntgenulkus nach der Kontaktbehandlung eines Tyloms. (b) Beginnende Arthritis und Radionekrose am Capitulum metatarsi I (Pfeil). (c) Voll entwickelte Arthritis vor der Amputation, nach einem weiteren Jahr

der benachbarten Knochen mitbestimmt. Auf der einen Seite steht eine völlige Osteolyse (Abb. 38) mit Zerstörung der Gelenke, die zur Amputation zwingt; auf der anderen Seite kann eine Ankylose eine definitive klinische Besserung der Beschwerden bringen, jedoch unter dauerndem Funktionsausfall des Gelenkes.

Bei berufsbedingten Gelenkveränderungen dieser Art war ein polytopes Auftreten, besonders in den interphalangealen Gelenken der Hand häufig. Begleitende Osteoporose, Knochenumbau und Subluxationen erweckten gelegentlich den Eindruck einer primären progressiven Polyarthritis. Verkalkungen im nekrotischen Gelenkknorpel sahen wir vereinzelt in größeren Gelenken (Abb. 29b). Bei einem Patient trat im Kniegelenk eine Osteochondrosis dissecans auf.

Eine Kranke, geb. 1913, wurde im Jahre 1944 wegen Tyloma plantae dx. viermal mit Röntgen bestrahlt, zuletzt im April 1944. (Nähere Angaben sind leider durch Kriegsgeschehen verloren gegangen). Im Herbst bil-

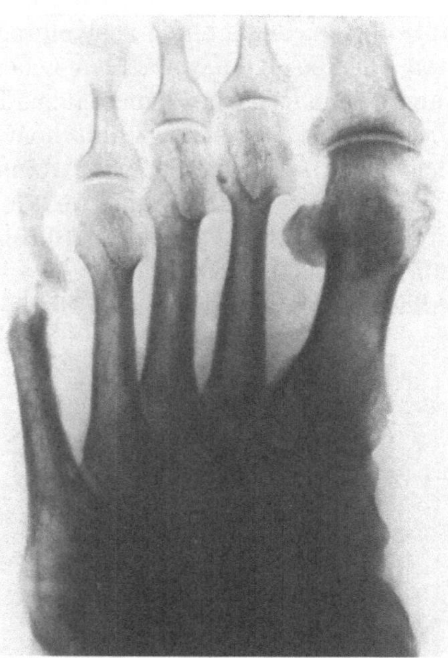

Abb. 38. 53jähriger Mann. Gelenkdestruktion zwei Jahre nach einer Röntgenbehandlung bei Tylom. Amputation

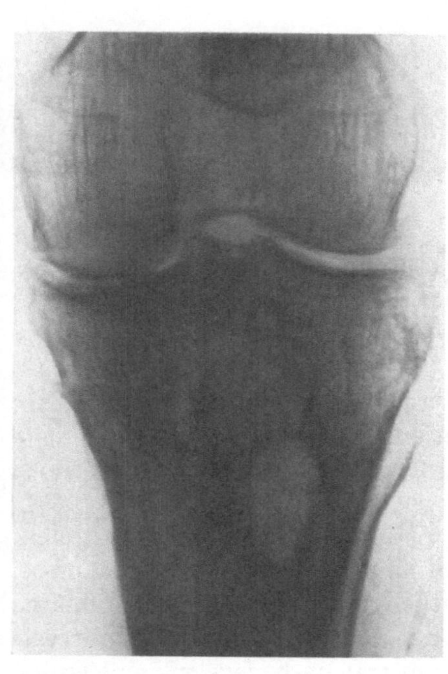

a

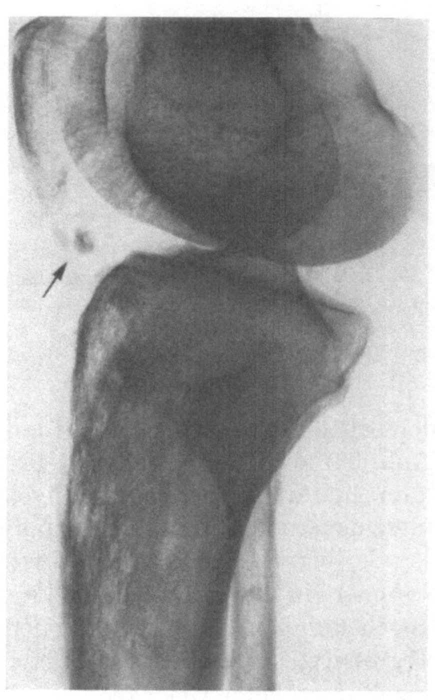

b

Abb. 39. (a, b) 30jähriger Mann. Ausgeheilte Osteoradionekrose acht Jahre nach der Beseitigung von Granatsplittern unter skiaskopischer Kontrolle. Arthrosis deformans, Osteochondrosis dissecans (Pfeil)

dete sich nach etwa fünf Monaten an der bestrahlten Stelle ein Röntgengeschwür, 20×25 mm groß, ohne Malignitäts-Zeichen. Das Geschwür war nicht tief und reichte nur in die Subkutis; der Knochen und das Gelenk wurden nicht freigelegt (Abb. 37a). Auf der ersten Röntgenaufnahme im Januar 1945 wurde das Bild einer Sudeckschen Dystrophie festgestellt und daneben eine Aufhellung am Gelenkköpfchen im Bereich des ersten Metatarsale, mit scharf begrenzten Randusuren (Abb. 37b). Auf der letzten Röntgenaufnahme, vor der Amputation im November 1956, bestand schon das voll entwickelte Bild einer chronischen Knochenatrophie mit kompletter Destruktion des I. metatarsophalangealen Gelenkes, wobei die dichte Knochenstruktur in der Diaphyse des I. Metatarsus an eine Radionekrose denken ließ. Nach der Amputation wurde die Ausheilung rasch erreicht.

Ein weiterer Patient wurde im Alter von 22 Jahren (1945) durch mehrere Bombenfragmente am Bein verletzt. Aus der poplitealen Gegend wurden sie unter fluoroskopischer Kontrolle beseitigt. Bei beinahe kontakt gelegter Röntgenhaube an der ventralen Kniegelenkfläche konnten nach retrograden Kalkulationen zwischen 6000 bis 8000 R in einer Sitzung eingestrahlt werden. Eine akute Radiodermatitis war die unvermeidliche Folge; plastische Deckung des entstandenen Geschwürs distal von der Patella mußte dreimal wiederholt werden, da es zu neuem Zerfall kam. Bei der letzten Hospitalisierung, also ½ Jahr nach dem Zwischenfall, konnten wir auf der Röntgenaufnahme das typische Bild einer hypertrophischen Knochenatrophie im bestrahlten Knochen, vorzeitige schwere Gonarthrose (auf der unbestrahlten Seite nur im Anfangsstadium) und eine dissezierende Osteochondrose am oberen Rand der Tibia mit Verschiebung der Gelenkmaus gegen die Spitze der Patella feststellen (Abb. 39a, b). Der Gelenkkörper war beseitigt, und auch histologisch wurde Osteochondrosis dissecans bestätigt.

Mikroskopische Befunde bei dieser strahleninduzierten Arthritis sprechen für eine Kombination von degenerativer Arthropathie mit superponierter Infektion. Die Gelenke scheinen also nicht so strahlenresistent zu sein wie früher gedacht wurde, und nach Herddosen höher als 3000 R scheinen gehäuft degenerative Gelenkerscheinungen aufzutreten. Septische Arthritis ist nach unserer Auffassung eine sekundäre Komplikation, die durch bakterielle Invasion im Gelenk entsteht. Diese kann auf hämatogenem Weg oder direkt von einer Hautulzeration in der Umgebung ausgehen. Nach ihrem Verlauf macht die Erkrankung meistens den Eindruck, daß es sich um Infektion mit wenig virulenten Keimen handelt („low-grade infection").

ϑ) *Strahlenschäden in den Extremitätenknochen*

In den Extremitätenknochen können alle bisher beschriebenen Formen der strahlenbedingten Veränderungen und Schäden auftreten. Ihre Beschreibung findet sich in Einzelheiten sowohl in früheren Abschnitten dieses Beitrages als auch in interessanten Einzelbeobachtungen mancher Autoren (Miller, 1931; Zwerg u. Hetzar, 1936; Kolář u. Vrabec, 1959c; van den Brenk u. Minty, 1960; Lacroix, 1960; Grinberg u. Orlova, 1961, 1962; Molokanov, 1961; Orlandi, 1962; Petrov, 1962; Hasue, 1965; Lanzl u. Mitarb., 1967; Serna, 1967; Green u. Mitarb., 1969; Swyngedauw, 1970; Kolář u. Mitarb., 1971, 1972; Malska-Waniewska, 1971; Sengupta u. Prathap, 1973; Dziuk u. Mitarb., 1974).

Typische Beispiele von Knochenumbauerscheinungen durch chronische Strahlenbelastung sind oft die Knochenbefunde bei Röntgenologen und Radiologen (Kolář u. Mitarb., 1956a, 1968). Bei insgesamt 32 Personen aus dieser Gruppe stellten wir ausgedehnte Osteoporose, hypertrophische Knochenatrophie, dystrophischen Knochenumbau und degenerative Gelenkveränderungen fest. Osteolysen kommen sowohl in Gelenken als auch an Fingerenden vor, sie sind jedoch relativ selten. Man soll bei ihnen in erster Linie die Möglichkeit eines invasiven Karzinomwachstums aus der strahlengeschädigten Haut ausschließen; es scheint, daß sie durch atrophische und zirkulationsbedingte Störungen hervorgerufen sind (Abb. 8).

An statisch mehr beanspruchten Knochenteilen gesellt sich zu strahlenbedingten Vitalitätsstörungen der Knochen auch eine Umbauzone oder pathologische Knochenfraktur. So beobachtete z.B. LaRochelle (1966) zwei Jahre nach ^{60}Co-Telebestrahlung (5200 R in dreizehn Tagen bei Retothelosarkom der Weichteile) eine Femurfraktur, die durch Nagelung erfolgreich geheilt wurde. Der Patient blieb rezidivfrei. Beim Zerfall der Weichteile bleibt jedoch eine Infektion kaum aus, und die Osteoradionekrose ist mit Osteomyelitis und Sequestrierung verbunden, die lebensbedrohliche Ausmaße erreichen können und oft eine Amputation erfordern. Zwei Beispiele sollen an dieser Stelle gebracht werden:

Eine Patientin wurde im Alter von 56 Jahren wegen Ekzem an der ventralen Unterschenkeloberfläche mit Röntgen bestrahlt. Nach den Angaben des Bestrahlungsprotokolls (die Behandlung wurde auswärts durchgeführt) sollen in fünf Sitzungen auf ein 10×15 cm großes Feld bei 140 kV, 10 mA, FHA 23 cm und 5 mm Al-Filter, Einzeldosen von nur 172 R verabreicht worden sein, wobei zwischen den einzelnen Sitzungen eine Pause von 14 Tagen eingereiht wurde. Eine außerordentlich schwere Haut- und Knochenschädigung wäre jedoch nach dieser Bestrahlung in dem Ausmaße niemals zu erwarten, wie sie kurz danach auftrat. Es besteht der Verdacht, daß die Assistentin bei einer oder mehreren Sitzungen eine Überdosierung herbeigeführt hatte; eine oberflächliche Hautnekrose folgte nach heftiger exsudativer Hautreaktion schon in wenigen Wochen und konnte nicht mehr spontan oder konservativ ausheilen. Nach drei Jahren wurde die Patientin in unsere

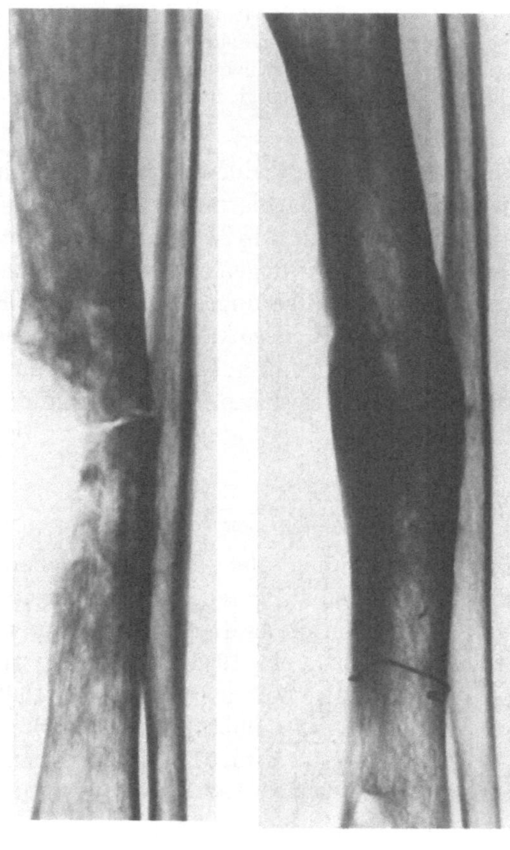

Abb. 40. (a) 59jährige Frau. Osteoradionekrose und Fraktur der Tibia drei Jahre nach der Strahlenschädigung bei Ekzem-Behandlung. (b) Nach weiteren zwei Jahren, Ausheilung durch Resektion mit Knochenimplantat

Krankenpflege überwiesen, da inzwischen die Nekrose und Eiterung auf den Knochen übergriffen (Abb. 40a). Damals bestand auch schon eine nichtheilende Querfraktur in der Mitte der Tibia, mit groben Umbauerscheinungen im ganzen bestrahlten Bezirk. Erst nach 2 Jahren konnte ein Stillstand der Hauteiterung und des Knochenprozesses erreicht werden, wobei mit Erfolg eine transversale Resektion des nekrotischen Knochens mit Knochenersatz durchgeführt wurde (Abb. 40b). Erst dann konnte durch Stiellappenplastik auch die exulzerierte Weichteilfläche gedeckt werden.

Bei dem anderen Patienten handelt es sich um einen 72-jährigen Mann, welcher im Alter von 70 Jahren wegen Ekzem (Psoriasis?) in der rechten Ellenbogengegend mit Radium-Moulagen bestrahlt wurde. Es waren in zehn Sitzungen insgesamt 800 R auf die Oberfläche geplant; bei der siebenten Sitzung hatte jedoch die Assistentin die vorbereitete Moulage mit einer beträchtlich stärkeren verwechselt; die auf einmal eingestrahlte Strahlendosis betrug rund 1300 R und wurde von einer unmittelbaren exsudativen Hautreaktion gefolgt. Die nekrotische Weichteilwunde hatte sich überhaupt nicht geschlossen, und nach zwei Jahren (Abb. 41a) zeigten sich schon deutliche Zeichen einer beginnenden Randosteolyse am Humerus. Die fortschreitende Osteomyelitis versuchte man, durch wiederholte Abtragung von nekrotischen oberflächlichen Knochenpartien zu beseitigen, jedoch ohne Erfolg. Die Osteomyelitis schritt langsam proximalwärts fort (Abb. 41b). Nach acht Monaten ist es zu einer pathologischen Humerus-Fraktur gekommen. In der Überzeugung, daß eine konservative Behandlung nicht mehr möglich und das Leben des Patienten durch Sepsis ständig bedroht sei, mußte die Amputation hoch in der Humerusdiaphyse vorgenommen werden.

b) Strahleninduzierte Störungen des Knochenwachstums

Infolge des Strahleninsultes stellen sich in wachsenden Knochen prinzipiell die gleichen Veränderungen der Knochenstruktur ein, wie sie in den reifen Knochen beschrieben wurden. Es handelt sich um eine einfache *Osteoporose*, eine *hypertrophische Knochenatrophie* und *Osteosklerose*, um *Umbauzonen*, *Spontanbrüche*, *Osteoradionekrosen* und *Osteomyelitis*

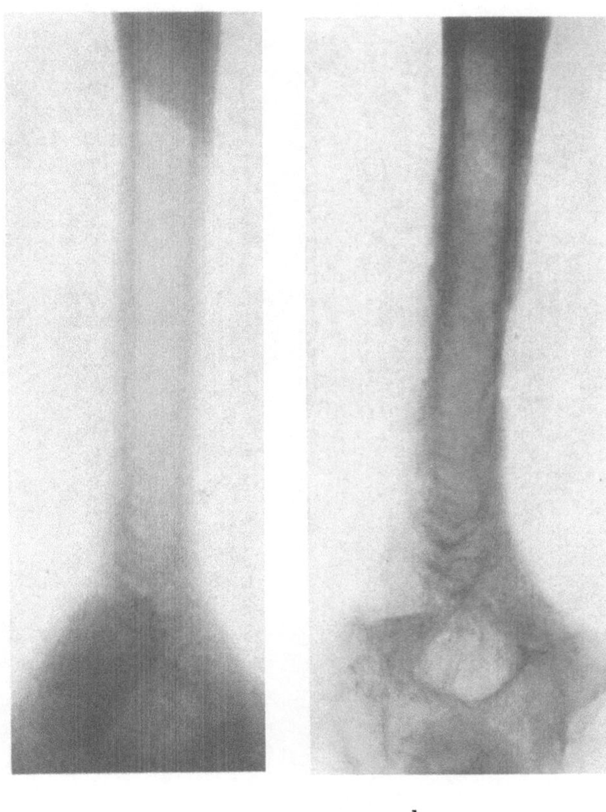

a b

Abb. 41. (a) 72jähriger Mann. Beginnende Radionekrose am Humerus, zwei Jahre nach der Bestrahlung eines Ekzems. (b) Derselbe Kranke nach weiteren sieben Monaten, vor der Amputation

sowie um *Gelenkschädigungen*, abgesehen von *radiogenen Knochentumoren* (SMITHERS, 1948; RUBIN u. Mitarb., 1959, 1968; KOLÁŘ u. BEK, 1960).

Es wäre überflüssig, gemeinsame strukturelle Knochenveränderungen erneut zu besprechen, da sie auch bei reifen Knochen vorkommen und dort beschrieben wurden. Dagegen sind einige Veränderungen nur den wachsenden Knochen eigen. Sie sollen an dieser Stelle Erwähnung finden.

Ihre gemeinsame Grundlage besteht darin, daß durch die Bestrahlung noch unreifes, sich in der Wachstumsperiode befindliches Knochengewebe betroffen wird, das im menschlichen Körper zu den strahlensensibelsten gehört. Dadurch werden die verschiedensten Störungen des Knochenwachstums verursacht, die je nach ihrer Schwere völlig rückbildungsfähig sind, oder aber zu definitiver Schädigung und zu Mißbildungen Anlaß geben, im weiteren Leben bestehen bleiben und die als Folgen einer Bestrahlung im Kindesalter meist recht charakteristisch sind.

Die sog. „*Knochenwachstumslinien*" werden bei manchen Kindern in der Textur des meta-diaphysären Abschnittes der langen Röhrenknochen gefunden. Sie treten besonders auffallend in den rasch wachsenden Knochenenden hervor, wie z. B. am distalen Radiusende und am proximalen Tibiaende. Obwohl sie manchmal zu belanglosen Strukturvarietäten gehören, deuten sie oft auf abgelaufene Knochen- und Allgemeinerkrankungen oder Ernährungsstörungen hin, die einst das Knochenwachstum beeinflußt haben. Ihre

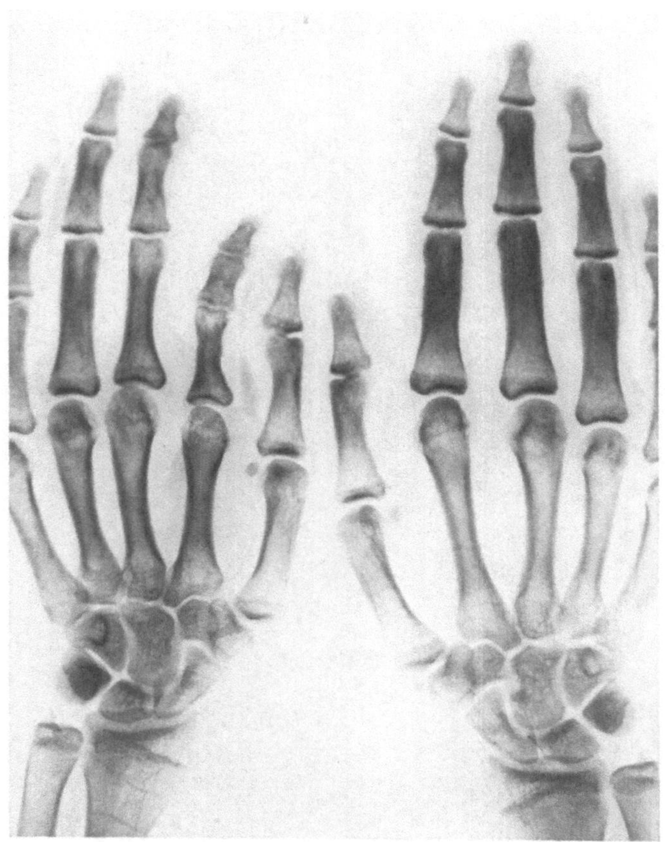

Abb. 42. Hypoplasie des linken Zeigefingers 15 Jahre nach der Hämangiombestrahlung

Entstehung erklärt sich durch vorübergehend verlangsamtes Knochenwachstum: Die Knochenbälkchen in der Metaphyse bleiben dichter aneinander, wodurch in der Metaphyse ein dichter, mit der Gelenkfläche parallel verlaufender Querstreifen entsteht, der sich durch das weitere Wachstum diaphysenwärts verschiebt. Es können gleichzeitig auch mehrere Wachstumslinien entstehen, wie sie z. B. eindrucksvoll bei Kindern gesehen werden, die mit phosphorreichem Lebertran ernährt wurden.

Da auch durch eine Strahlenbelastung eine Wachstumshemmung herbeigeführt werden kann, sind zur Bildung dieser Wachstumslinien alle Grundlagen gegeben (Abb. 42). Keineswegs handelt es sich aber um spezifische Bestrahlungsfolgen, da sie bei vielen Kindern auch ohne Strahlenbehandlung nachweisbar sein können. Nach der Bestrahlung haben wir jedoch bei einigen Kindern beobachtet, daß diese Wachstumslinien infolge der asymmetrischen Wachstumsverlangsamung an der bestrahlten Stelle näher beieinander lagen oder schräger verliefen als auf der nichtbestrahlten (Abb. 43). Ähnlich wie bei der Beurteilung von Strukturabweichungen an den wachsenden Knochen anderer Herkunft, ist zur Feststellung von feineren Knochenveränderungen nach Strahlenbehandlung eine vergleichende Aufnahme des paarigen unbestrahlten Knochens erforderlich (BAENSCH, 1938). Manche Strukturstörungen sind so fein und uncharakteristisch, daß sie ohne Vergleich mit der unbestrahlten Seite der Aufmerksamkeit entgehen.

Bei einem Knaben wurde im Alter von 3 Monaten die linke Unterschenkelgegend oberhalb des Sprunggelenkes wegen eines Hämangioms bestrahlt. Die Bestrahlung wurde vom 27. 9. 1952—11. 10. 1952 mit der Methode nach VAN DER PLAATS bei FHA 2 cm, Tubus 62/25, 2,5 mm Al-Filter und 50 kV unternommen, wobei alternierend 14 Felder mit Einzeldosen von 170 R, zweimal wöchentlich 3—4 Felder, bis zur Gesamtdosis von 2000 R in einer Serie bestrahlt wurden. Nach acht Jahren zeigte sich zwar keine nennenswerte Hautveränderung im bestrahlten Bezirk und auch das Hämangiom war spurlos verschwunden, die Unterschenkelknochen sind jedoch auf der Röntgenaufnahme verkürzt. Außerdem finden sich in der Meta-Epiphyse Umbauerscheinungen der Knochenstruktur und Abweichungen in der Anordnung und dem Verlauf der Wachstumslinien (Abb. 43).

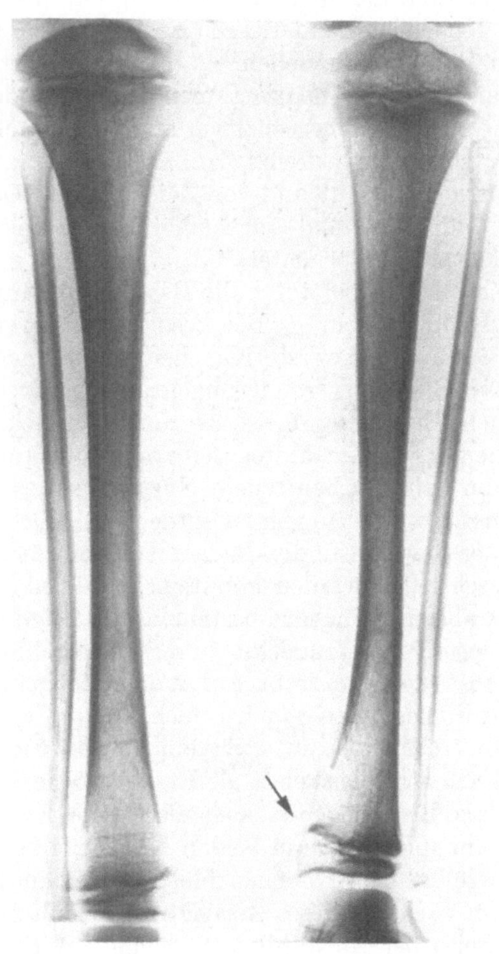

Abb. 43. Leichte Wachstumshemmung acht Jahre nach der Hämangiombestrahlung im Bereich der unteren Tibiaepiphyse. Wachstumslinien und die Epiphysenfuge verlaufen schräg (Pfeil) und dicht nebeneinander

Viele, oft ganz typische Veränderungen werden nach der *Strahlenschädigung der Epiphysen und Metaphysen* beobachtet. Mit Recht wird deshalb dem Nachweis von Knochenveränderungen nach Bestrahlung dieser Gegend die größte Aufmerksamkeit geschenkt. Sie gehört zu den strahlensensibelsten Knochenabschnitten, und deshalb wird auch die Notwendigkeit ihrer Schonung bei der Bestrahlung hervorgehoben (REGEN u. WILKINS, 1936; GÜNSEL, 1954; OEYNHAUSEN, 1955; KRABBENHOFT, 1958; TRÄNKENSCHUH,

1958; Zukschwerdt, 1958; Weishaar u. Koslowski, 1959; Agati u. Farimet, 1960; Gauwerky, 1960; Lemke u. Pfister, 1960; Mirimova, 1960; Dietrich, 1961; Kolář, 1961a; Barnhard, 1962, 1963; Dahmen, 1962; Francesconi, 1962; Mol, 1962; Blackburn u. Wells, 1963; Luger u. Mitarb., 1963; Philipps u. Kimeldorf, 1964, 1966; Best, 1965; Caruso u. Dimiccoli, 1965; Cholin, 1965; Cova u. Mitarb., 1965; Kember, 1967; Medina u. Alexander, 1966; Dawson, 1968). Den Veränderungen der mikroskopischen Struktur der strahlengeschädigten Wachstumszone, die wir früher kurz erwähnt haben, folgen auch röntgenologisch nachweisbare Abweichungen in der Knochentextur. Auf dem Röntgenbilde pflegen jedoch diese Veränderungen relativ später und weniger auffallend als im mikroskopischen Bild aufzutreten. Im Vergleich zu den mikroskopischen Untersuchungen, die vorwiegend nur am Tier und nur ausnahmsweise auch an resezierten Knochen bei Kindern durchgeführt wurden (Neuhauser u. Mitarb., 1952; Hörhold, 1955), bietet das Röntgenverfahren die Möglichkeit, nicht nur die Anwesenheit sondern auch die Dynamik solcher Knochenveränderungen zu beurteilen und daraus wichtige Schlüsse für Diagnostik und Prognose zu ziehen.

Die Epiphysenfuge, die auf den Röntgenaufnahmen beim gesunden Knochen 1—2 mm breit ist, scharf und meistens auch glatt begrenzt verläuft, wird nach der Strahlenschädigung unregelmäßig, gewellt und zackig begrenzt (Kolář u. Mitarb., 1965). Die Knochenstruktur ist in ihrer Umgebung umgebaut und von Zeichen einer Osteoporose oder einer hypertrophischen Atrophie und manchmal auch einer Knochensklerose, wenigstens in beschränkten Bezirken der Metaphyse, begleitet.

Wenn der Knochenwachstumsknorpel durch die Bestrahlung ungleichmäßig getroffen wird, verlaufen die Epiphysenfugen schräg. Bei besonders schweren Knochenschäden schließen sie sich vorzeitig, wodurch schwerste Knochenmißbildungen entstehen können.

Bei der Beurteilung dieser Strukturveränderungen im Epiphysenbereich ist es trotz der notwendigen persönlichen Erfahrung meistens unumgänglich, vergleichende Aufnahmen von paarigen Knochen der unbestrahlten Seite zu machen und sie gemeinsam mit der Aufnahme der bestrahlten Seite zu beurteilen. Nur so wird es möglich, die feinsten und unauffälligsten Knochenstrukturstörungen zu entdecken, die sonst unserer Aufmerksamkeit entgehen, da sie einer gewissen individuellen Variabilität der Knochenstruktur in der Wachstumszone zugeschrieben werden könnten. In Fällen, in denen sonst keine äußere Deformation des bestrahlten Knochens besteht, ist es möglich, sogar nach Jahren die typischen Strukturveränderungen aufzudecken und als Bestrahlungserfolge zu deuten.

Die Strahlenschädigung des Wachstumsknorpels hat eine vorübergehende oder dauernde *Wachstumsverlangsamung* zur Folge. Diese Wachstumshemmung spielt sich jedoch auch an den platten Knochen ab, trotz ihrer unterschiedlichen entwicklungsgeschichtlichen Präformierung. Während das Gliedmaßenskelett als Ersatzknochen angelegt wird, bildet sich z.B. das Schädeldach als Belegknochen aus, also ohne Zwischenschaltung einer knorpeligen Vorstufe. Trotzdem spielen sich in beiden Knochenarten bei der Bestrahlung wachstumshemmende Vorgänge ab. Der Knochen bleibt in seinem Längen-Breiten- und Flächenausmaß im Wachstum zurück. Dieses Zurückbleiben läßt sich im Vergleich mit der anderen, unbestrahlten Seite bei sonst klinisch wenig auffallenden Befunden feststellen. In Fällen schwerer Wachstumshemmung ist der Befund auch ohne vergleichende Aufnahme klar.

Ähnliche Veränderungen wie in den Epiphysen, lassen sich in den Apophysen feststellen, z. B. im Bereich des Darmbeinkammes, des Ellbogengelenkes usw. Da die Apophysen zum Knochenwachstum nur wenig beitragen, bleiben diese Veränderungen oft unbemerkt. Bisher wurden sie deshalb wenig beachtet.

Durch die Strahlenschädigung im frühen Wachstumsalter (oder noch während des fötalen Lebens) können die Ossifikationskerne an den kurzen und kleinen Knochen oder im Epiphysenbereich der langen Röhrenknochen in ihrem Wachstum gehemmt werden. Die Kerne bleiben kleiner und treten später oder überhaupt nicht auf, wodurch *Hypoplasien* und *Aplasien* bestrahlter Knochen entstehen können. Heller (1958) versuchte deshalb, den beschädigten Knochen durch Transplantation eines gesunden epiphysären Wachstumsknorpels zum erneuten Wachstum zu bringen.

Gesonderte Aufmerksamkeit soll den strahleninduzierten *Exostosen* gewidmet werden. Sie bilden vielleicht einen tatsächlichen Übergang zwischen kompensatorisch übertriebenem Knochenwachstum in der strahlengeschädigten Epi- und Metaphyse und echten strahleninduzierten Tumoren.

Über ihr Vorkommen haben als erste FRANTZ (1950) und NEUHAUSER u. WITTENBORG (1952), MURPHY u. BERENS (1952) u. SCHÜTZ (1952) bei Jugendlichen berichtet, die im frühen Wachstumsalter bestrahlt worden sind. Seither sind noch weitere Befunde mitgeteilt worden, daß diese Exostosen im Zusammenhang mit der Strahlenschädigung vorkommen [DI RIENZO (1956), CRUZ u. Mitarb. (1957), SIMPSON u. HEMPELMANN (1957), SPIESS (1957 u. 1962), FANCONI u. ILLIG (1959), SASSI (1959), SARRAZIN u. Mitarb. (1959, 1961), COHEN u. D'ANGIO (1961), MURPHY u. BLOUNT (1962), VAETH u. Mitarb. (1962), COLE u. DARTE (1963), GREGL u. POPPE (1963), LUGER u. Mitarb. (1963), TOYOOKA u. Mitarb. (1963), BERDON u. Mitarb. (1965), KATZMANN u. Mitarb. (1966), VAN NES (1966), PIFER u. Mitarb. (1968)]. Mit Ausnahme der Beobachtungen von SPIESS, sind alle Patienten von außen bestrahlt worden. Die drei Patienten von SPIESS wurden wegen Knochentuberkulose mit Thorium (Peteosthor) behandelt. Bei zwei von ihnen sind nach mehreren Jahren Knochensarkome aufgetreten, und bei allen drei wurde ein gehäuftes Vorkommen von Exostosen und Enostosen beobachtet. Diese sind an Stellen aufgetreten, die typisch für exostotische Dysplasie sind: an den Metaphysen der Röhrenknochen. In dieser Zone war auch eine Anreicherung des Thoriums X autoradiographisch nachweisbar. Die röntgenologisch erkennbare Exostosenentwicklung begann 2—4 Jahre nach der Thorium-Einwirkung.

Bei den Beobachtungen von SIMPSON u. HEMPELMANN (1957) u. PIFER u. Mitarb. (1968), die auch gut dosimetrisch dokumentiert sind, handelte es sich um fünf Jugendliche aus einer Reihe von 1728 Kindern, die im Säuglingsalter oder in den ersten Lebensjahren wegen Thymushyperplasie mit Röntgen bestrahlt wurden. Die meisten Bestrahlungen fanden mit 130 bis 150 kVp statt, mit FHA 30—50 cm und Filter 0,25 mm Cu oder 1 mm oder 4 mm Al und Feldgröße von 6 × 6 cm oder 10 × 10 cm. Die höchste Dosis in der Luft war 300 R, bei der überwiegenden Mehrzahl von Patienten aber nur 100—200 R. Die Exostosen bildeten sich nur im bestrahlten Bezirk.

Auch wir hatten Gelegenheit, eine Gruppe von neun Patienten mit strahleninduzierten Exostosen mehrere Jahre zu kontrollieren (KOLÁŘ u. BEK, 1959a, 1966; KOLÁŘ, 1960). Diese Fälle sind auch dosimetrisch genügend dokumentiert. Die eingestrahlte Herddosis liegt bei ihnen meistens bedeutend höher als bei den bereits erwähnten Beobachtungen amerikanischer Autoren. Sechs von diesen Fällen sind dadurch interessant, daß sie nach Röntgen-Nahbestrahlung (50 kV) wegen Hämangiomen aufgetreten sind. Die Latenzzeit war relativ lang. Generalisierte exostotische Dysplasie konnte ausgeschlossen werden. Andere Merkmale (Strukturumbau, Wachstumsverlangsamung und unregelmäßige Begrenzung der Metaphyse in der Nähe der Exostose) deuten auf einen Zusammenhang mit dem Strahleneinfluß hin. Näheres findet sich in der Tabelle III.

Ein Mädchen, geb. 1950, hatte seit der Geburt einen 20×20 mm großen Nävus oberhalb des linken Kniegelenkes, der im Alter von 6 Monaten mit dem Philips-Gerät nach der Methode von VAN DER PLAATS bestrahlt wurde: vom 2. 5. 1950—22. 5. 1950 sind insgesamt 4 Felder (zwei Felder täglich) mit Einzeldosen von 170 R und 204 R bei 50 kV, 2 mA, 1 mm Al-Filter, HWS 1,15 mm Al, FHA 2 cm, Tubus 62/25 bestrahlt worden, bis zu einer Gesamtdosis von 1768 R pro Feld; die kalkulierte Herddosis betrug etwa 1000 rad.

Bei der klinischen und röntgenologischen Kontrolle nach 7 Jahren sind an der Haut im bestrahlten Bezirk nur leichte atrophische Veränderungen mit Pigmentverschiebung zu sehen, und da der ursprüngliche Nävus nicht völlig verschwunden ist, kann das kosmetische Resultat als nicht befriedigend bewertet werden. Die Röntgenaufnahmen (Abb. 41) zeigen, außer einer Verkürzung des linken Femurs um 14 mm, Strukturveränderungen an der distalen Epiphysenfuge und oberhalb der Metaphyse eine langsam wachsende Exostose von rund 7 mm Länge, mit regelmäßigen Knochenbälkchen und scharfer Begrenzung.

Der andere Kranke ist ein Knabe, geb. 1947, der in unserer Klinik wegen eines polytopen eosinophilen Granuloms aufgenommen und in den Jahren 1949—1952 mehrmals bestrahlt wurde. Es waren die Alveolar-

Tabelle III. *Strahlenbedingte Osteochondrome*

Geschlecht	Ursprüngliche Erkrankung	Bestrahlungsdaten Alter	Dauer	kV	Herddosis (rad)	Osteochondrome: Zeitabstand nach der Bestrahlung	Lokalisation	Hautbefund	Bemerkung
m	H. planotuberosum	7 M	4 M	50	1400	11 J	Dist. Metaphyse am Femur	Hyperpigmentation	
w	N. teleangiectaticus	6 M	3 W	50	1000	7 J	Proxim. Metaphyse des Femurs	Normales Aussehen	
w	H. planotuberosum	4 W	3 W	50	900	11 J	Proxim. Metaphyse der Fibula	Normales Aussehen	Verkürzung des Unterschenkels um 1 cm
m	H. planotuberosum	3 M	2 W	50	2600	11 J[a]	Distale Metaphyse der Tibia und Fibula	Normales Aussehen	Verkürzung des Unterschenkels um 3 cm
w	H. planotuberosum	6 M	6 M	50	4200	11 J[a]	Distale Metaphyse des Femurs	Normales Aussehen	Verkürzung des Femurs um 1 cm
w	Lymphangioma reg. glutealis	5 J	4 W	180	1800	12 J	Crista ossis ilei	Ulcus roentgenicum	Hypoplasie einer Beckenhälfte und der Lendenwirbelsäule
m	Eosinophiles Knochengranulom	18 M	3 W	120	1450	11 J	Proximale Metaphyse der Fibula	Hyperpigmentation	Verkürzung des Unterschenkels um 2 cm
m	Adenosarcoma renis (Wilms)	9 M	4 W	160	2250	14 J	Crista ossis ilei	Normales Aussehen	Hypoplasie einer Beckenhälfte und der Lendenwirbelsäule

Erläuterungen:
W, M, J: Wochen, Monate, Jahre.
[a] = Feststellung des Osteochondroms nach diesem Zeitabstand, bei mehrmaligen Röntgenkontrollen.

fortsätze an beiden Seiten der Mandibula und Maxilla, die linke Schläfenbeingegend, das rechte Schlüsselbein und das rechte Femurende befallen. Alle diese Herde sind mit Erfolg bis zur Reossifikation mit Röntgen bestrahlt worden, wodurch jedoch eine deutliche Wachstumshemmung aller bestrahlten Knochenpartien aufgetreten ist (siehe auch Abb. 56).

Die rechte Kniegegend wurde im Alter von 18 Monaten in einer Serie wie folgt bestrahlt: 120 kV, 10 mA, 5 mm Al-Filter, Feldgröße 6/8 cm, FHA 23 cm, vom ventralen und lateralen Eintrittsfeld, Einzeldosis 100 R, täglich ein Feld, Gesamtdosis 3485 R auf beide Eintrittsfelder in sechs Wochen.

Bei der klinischen Nachkontrolle, 9 Jahre nach beendeter Bestrahlung, ist der Junge rezidivfrei; außer den schwersten Knochenwachstumshemmungen der Gesichtsknochen, ist die rechte Fibula um 18 mm kürzer als die linke, mit Strukturumbau in der Metaphyse, wobei sich am äußeren Umfang unter dem Fibulaköpfchen eine flache, gewellte Exostose mit typischer innerer Knochenstruktur bildet (Abb. 45).

Eine enorm große Exostose nach Röntgenbestrahlung beobachtete van Nes (1966). Der Umfang der Neubildung war so groß, daß sie die Fibula verdrängte und Störungen durch Kompression des N. peroneus verursachte. Es bestand ein Genu valgum (155°), aber die Verkürzung der Tibia betrug nur 2 cm. Die befallene Tibiapartie wurde reseziert und dadurch eine histologische Untersuchung ermöglicht. Ihre Resultat war: gutartige kartilaginäre Exostose.

Nach unserer Auffassung sind die Exostosen zwar der Gruppe der benignen Neubildungen zuzureihen, ihrer Genese nach stellen sie jedoch eine übertriebene kompensatorische Wachstumsreaktion auf strahleninduzierte Wachstumsverlangsamung dar. Darauf deutet ihre Lokalisation in der Metaphyse langer Röhrenknochen wie auch die experimentellen Erfahrungen von Langenskjöld u. Edgren (1950), Baserga u. Mitarb. (1960) u. Oater u. Mitarb. (1960). Obwohl bisher bei keinem dieser Patienten eine maligne Entartung der Neubildung beschrieben worden war, halten wir sie für theoretisch möglich und raten deshalb zur dauernden Überwachung dieser Kranken.

α) *Wachstumsstörungen der Extremitätenknochen*

Strahlenbedingte Veränderungen in wachsenden Extremitäten sind schon sehr lange bekannt. Kurz nach der Jahrhundertwende sind sie unter experimentellen Bedingungen beim Tier beobachtet worden: Perthes (1903—1923), Försterling (1906—1929), Récamier (1906), Iselin u. Dieterle (1910, 1912), Walter (1912). Plagemann (1910) scheint der erste zu sein, welcher auch einen klinischen Beweis von schädlicher Strahlenwirkung auf Kinderknochen erbringen konnte. Nach einer Reihe von Mitteilungen, die solche Strahlenfolgen überwiegend für einen Kombinationsschaden hielten, und die wir schon früher erwähnt haben (Seite 390), folgte eine Reihe von Nachrichten, die auf erhöhtes Risiko auch für sonst gesunde Knochen aufmerksam machten: Wierig (1926), Desjardins (1930), Brooks u. Hillstrom (1933), Dahl (1934a, b, 1935), Wilkins u. Regen (1934), Newcomet (1936), Bisgard u. Hunt (1936), von Mering (1941), Spangler (1941), Judy (1941), Prouty (1945), Buchtala (1949), Hildebrand (1949), Camera (1951, 1954), Diethelm (1951, 1964), Mason (1951), Montag (1951), Mau (1952a, b), Langenskjöld (1953), Schaaf (1954), Abdulkerim (1954), Fischer (1955), deSerio (1955, 1957), Pizon, (1955), Barilla u. Raffaelli (1956), Laborde (1956), Held (1957), Sassi (1959), Bonse u. Graf (1960), Pasinetti u. Acchiappati (1960), Šimanovskaja (1961b), Horváth u. Mitarb. (1962), Moskačeva u. Mitarb. (1962), Parfenova (1962), Spjut u. Lindbom (1912), Vaughan (1962, 1968), Dalicho (1963), Marchioniri u. Nasemann (1964), Sarrazin (1967), Surygin (1967), Dawson (1968), Mirimova (1968), Katzman u. Mitarb. (1969), Mawhinney (1970), Svistunova (1970), Bordzilowska u. Luszbienko-Sobczak (1971), Veraguth (1972), Goh u. Khor (1973), Lyons u. Mitarb. (1973), Schulitz u. Aalam (1973), El-Mahdi u. Mitarb. (1974), Rutherford u. Dodd (1974).

Die meist typischen Spätfolgen einer Strahlenbelastung der Röhrenknochen sollen zuerst im Bereich der Epi- und Metaphyse gesucht werden, wenn dieser im Strahlenkegel lag. Nach Herddosen von rund 400 R und mehr (siehe Tab. II) bleiben in fast keinem Fall Veränderungen der Knochenstruktur aus, da die Wachstumszonen zu den strahlensensibelsten Geweben gehören. Die vor der Bestrahlung regelmäßige, feine, meist glatt oder nur feinzackig begrenzte Aufhellung der Epiphysenfuge weist nun eine unregelmäßige und grobzackige Begrenzung, besonders an der Seite der Metaphyse auf (Abb. 43, 44, 46b, 47, 48, 49, 51, 52). Dort spielen sich die meisten Knochenstrukturumbauvorgänge ab. In den Bezirken mit hypertrophischer Atrophie (Abb. 52) erscheinen ovaläre Aufhellungsfiguren, und die ganze Metaphyse ist dichter, manchmal auch in ein sklerotisches, quer verlaufendes Knochenband umgewandelt (Abb. 47a, 48, 49). Diese röntgenologisch sichtbaren Knochenveränderungen sind charakterisiert dadurch, daß die normalen chondro- und osteoklastischen Vorgänge ausbleiben und die primitive Knochenspongiosa von dichteren Knochenbälkchen als normal gebildet wird.

Nicht in allen Fällen bleibt jedoch diese Knochensklerose nur streifig begrenzt; manchmal läuft sie zungenartig gegen die Diaphyse aus (Abb. 46). Solche Veränderungen im meta-

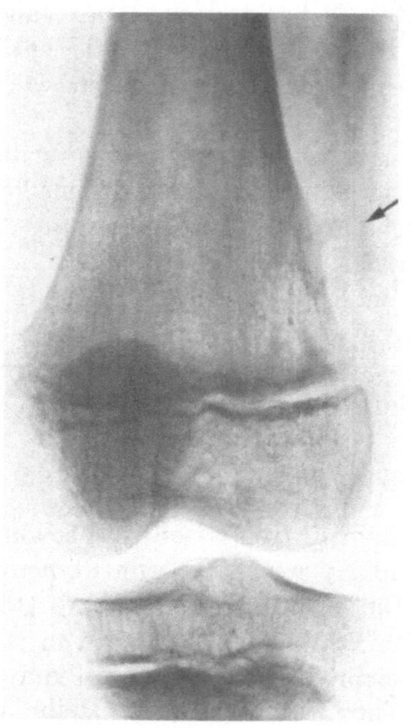

Abb. 44

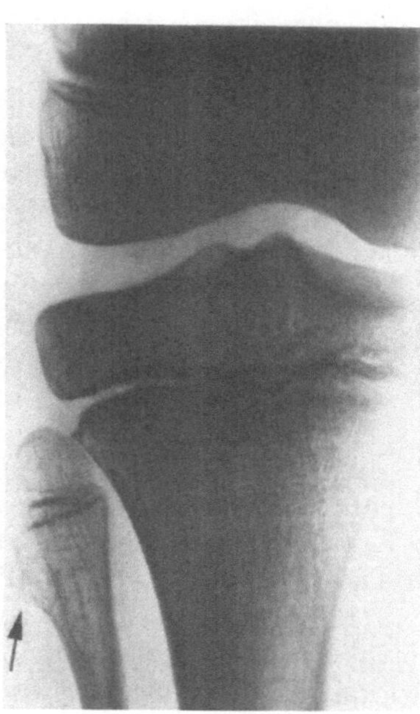

Abb. 45

Abb. 44. Eine Exostose oberhalb der Femurmetaphyse sieben Jahre nach der Hämangiombestrahlung
Abb. 45. Eine Exostose am oberen Fibulaende (Pfeil) mit Strukturumbau und hypertrophischer Atrophie

physären Bereich gehören zu den charakteristischen Folgen einer Strahlenbelastung, die allerdings nicht unbedingt mit einer Wachstumshemmung verbunden zu sein braucht.

Die Kranke K. L., geb. 1948, hatte ein 55×35 mm großes Hämangiom der Haut in der rechten Handwurzelgegend. Sie wurde im Alter von 13 Monaten nach der Methode von van der Plaats in unserer Klinik bestrahlt: vom 9. 9. 1949—21. 11. 1949 bei 50 kV, 2 mA, Zusatzfilter 1 mm Al, FHA 2 cm, Tubus 62/25, zweimal pro Woche, 3—4 Felder mit 130 R als Einzeldosis, insgesamt 7 Felder, Gesamtdosis 1174 R pro Feld. Nach dieser Behandlung blieben noch Reste des Hämangioms übrig, welche im Alter von 2 Jahren noch einmal auswärts röntgenbestrahlt wurden (nähere Angaben darüber fehlen, es wurde in acht Sitzungen eine Gesamtdosis von 4500 R eingestrahlt).

Anläßlich einer Kontrolle nach 7 Jahren (Abb. 46a), zeigen sich noch deutliche Hämangiomreste und zugleich eine Hautatrophie und Pigmentverschiebung in der bestrahlten Gegend. Die Röntgenaufnahme (Abb. 46b) zeigt eine Verkürzung beider Unterarmknochen um 1 cm. Es sind deutliche Strukturumbauzeichen an den bestrahlten Metaphysen und Epiphysen sowie an den Handwurzelknochen, die auch von der Bestrahlung getroffen wurden, zu sehen.

Die Stufe der Umbauerscheinungen in der Wachstumsgegend ist auch vom Zeitintervall zwischen der Bestrahlung und der Untersuchung abhängig. Als Beweis dafür bringen

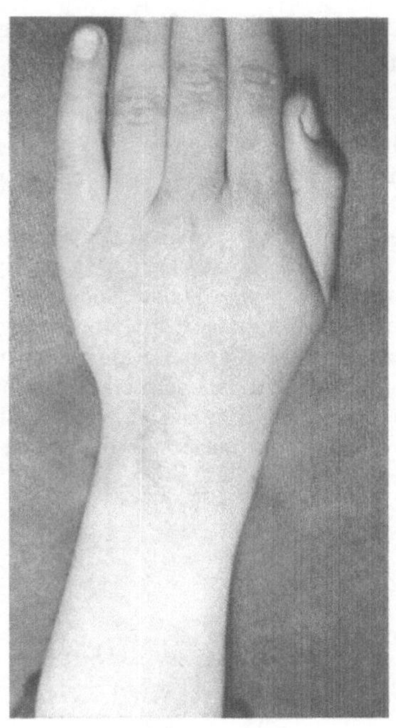

a

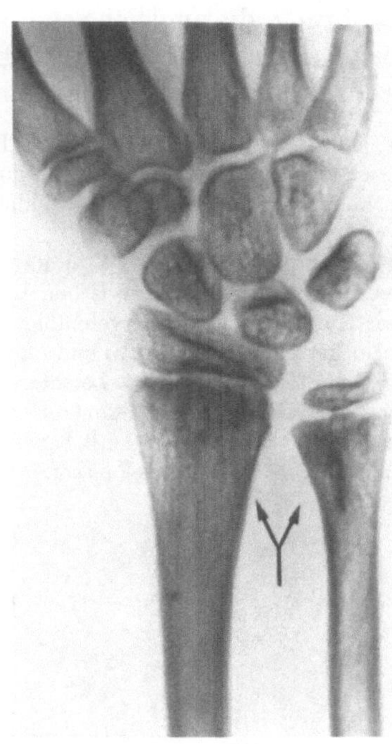

b

Abb. 46. (a) Leichte Hautatrophie und Pigmentverschiebung nach der Kontaktröntgenbehandlung eines Hämangioms vor sieben Jahren. (b) Dieselbe Kranke: Sklerose mit Umbau im distalen Ende beider Unterarmknochen (Pfeil)

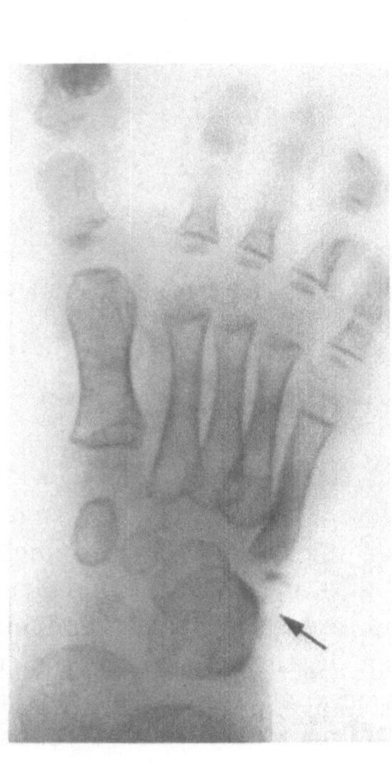

a

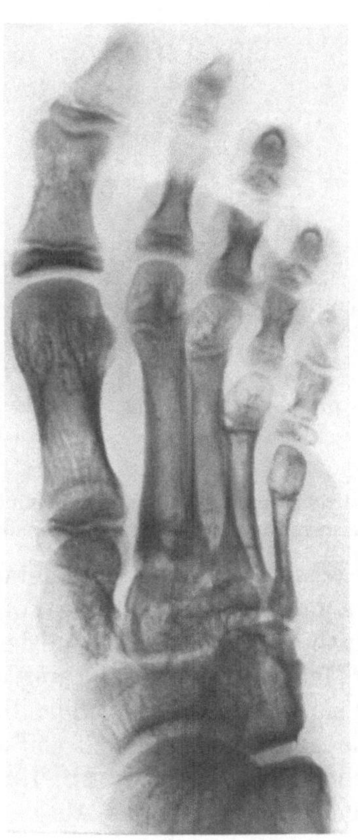

b

Abb. 47. (a) Acht Monate nach der Strahlenschädigung beim Fremdkörpersuchen unter skiaskopischer Kontrolle. Begrenzte Knochennekrose (Pfeil) im Bereich des V. Metatarsalknochens und des Os cuboideum. (b) Dieselbe Kranke nach elf Jahren. Deutliche Knochenhypoplasie und Strukturumbau im bestrahlten Bezirk

wir eine Beobachtung, die zugleich zeigt, daß auch den relativ geringen Knochenstrukturveränderungen Aufmerksamkeit geschenkt werden muß, da sie für die Prognosestellung der Knochenschädigung entscheidend sein können.

Die Kranke, geb. 1945, wurde im Alter von 2 Jahren bei der chirurgischen Entfernung einer Nadel aus der Fußsohle, die unter kryptoskopischer Kontrolle durchgeführt wurde, strahlengeschädigt. Nähere Dosisbedingungen sind unbekannt. Binnen drei Wochen bildete sich ein 32×25 mm großes Röntgengeschwür nach einer heftigen akuten exsudativen Reaktion.

Die erste Röntgenaufnahme (Abb. 47a) stammt aus dem achten Monat nach der Strahlenschädigung; sie wurde kurz vor der geplanten chirurgischen Intervention zur plastischen Deckung des Hautdefektes gemacht. Auf dieser Aufnahme wird unregelmäßiger Knochenumbau am proximalen Ende des V. Metatarsalknochens mit Auflockerung der Kortikalis und unregelmäßiger Begrenzung der Epiphysenfuge beobachtet. Die Diaphyse ist auffallend sklerotisch dicht. Leichtere Veränderungen wurden auch am Os cuboideum sichtbar.

Gelegentlich einer weiteren Röntgenkontrolle nach 11 Jahren zeigte sich eine schwere Hypoplasie des rechten Fusses (besonders des fibularen Anteils) mit bedeutender Hypoplasie des IV. und V. Metatarsalknochens und des Os cuboideum (Abb. 47b). Mit einer hypertrophischen Atrophie nicht nur in diesem sondern auch in den

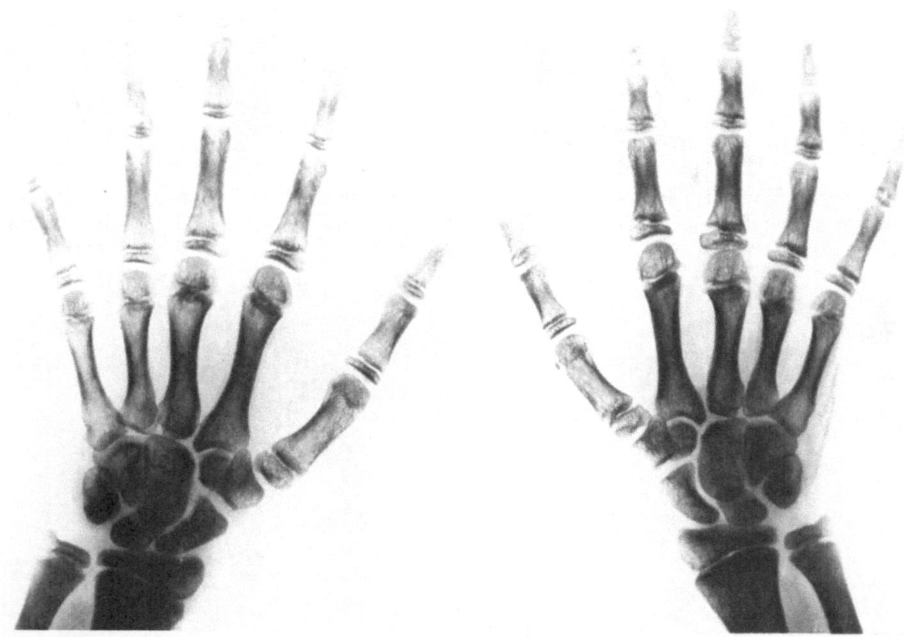

Abb. 48. Mehrfache Epiphysenstörungen an beiden Händen nach Röntgenbestrahlung wegen juveniler Warzen vor 8 Jahren

benachbarten Knochenpartien ist das ein Befund, dessen Schwere beim Vergleich zu den relativ geringen Strukturveränderungen auf der ursprünglichen Röntgenaufnahme in die Augen springt.

Die Wachstumshemmung der Metaphyse hat selbstverständlich eine Wachstumshemmung des ganzen Knochens zur Folge. Dabei wird nicht nur das Längenwachstum sondern auch die Dickenzunahme mitbetroffen, da die basalen Periostschichten gleichzeitig mit der Metaphyse geschädigt werden. Die Wachstumsverlangsamung kann bestehen bleiben, oder sie wird in den folgenden Jahren (bei leichten Schäden) weitgehend ausgeglichen, da die Anpassungsfähigkeit von wachsenden Organen, auch von Knochen, manchmal beträchtlich ist (Bek u. Mitarb. 1968). Bei wiederholten Röntgenkontrollen bei unseren Kranken konnten wir das Ausgleichen des Längenunterschiedes beobachten. Obwohl jetzt die Knochen an der unbestrahlten Seite gleich lang und dick wie die bestrahlten waren, war es doch möglich, leichtere Restveränderungen in der Knochenstruktur des bestrahlten Bezirkes zu entdecken. Bei anderen Kranken wurden jedoch auch diese Abweichungen durch weiteres Wachstum beseitigt.

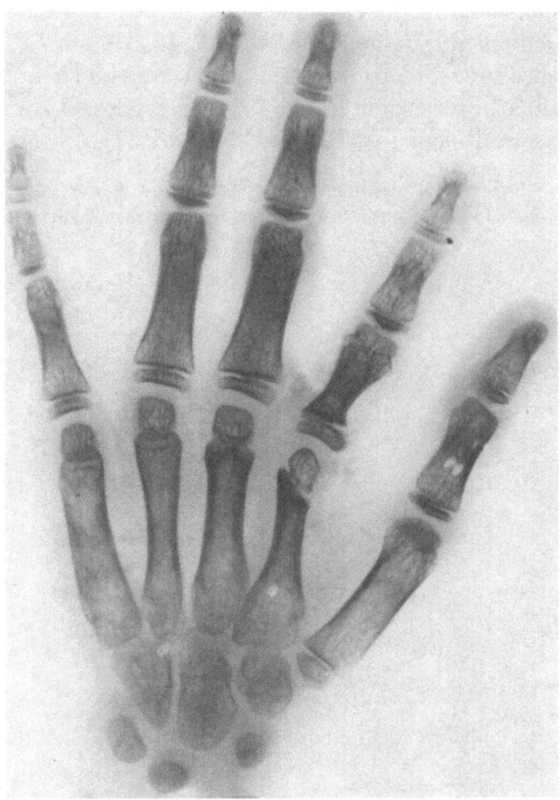

Abb. 49. Begrenzte Hypoplasie und Knochenumbau im metakarpophalangealen Gebiet des Zeigefingers, 10 Jahre nach der Röntgenkontaktbehandlung eines Hämangioms

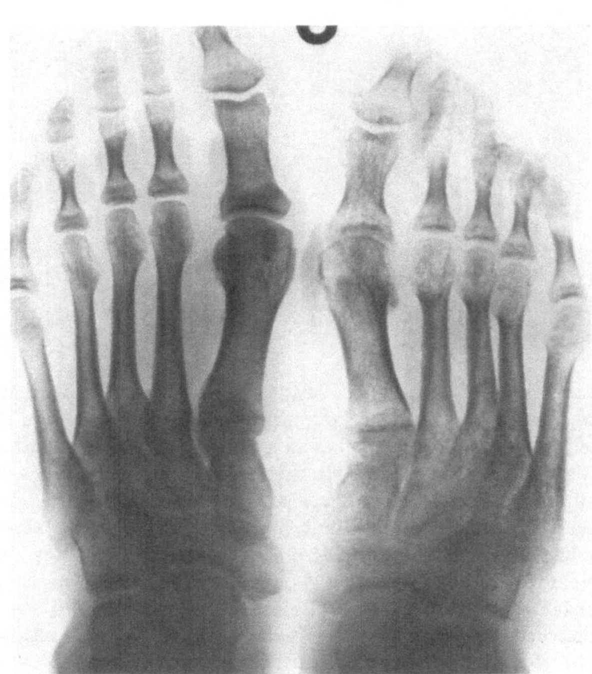

Abb. 50. Knochenatrophie und Wachstumshemmung am rechten Fuß, 15 Jahre nach der Röntgenbestrahlung wegen Weichteilsarkom

Ernsthaftere Strahlenschäden des Wachstumsknorpels haben eine bleibende Wachstumshemmung des Knochens zur Folge (Abb. 42, 47, 48, 49, 50, 51, 52, 53). Sie ist auf die bestrahlte Gegend beschränkt: Bei begrenzten Eintrittsfeldern können auf solche Weise nur einige Knochen geschädigt werden (Abb. 49), bei größeren kommt es zu einer Hypoplasie der ganzen bestrahlten Gegend (Abb. 48, 50 und 51).

Ein fünfjähriger Knabe wurde wegen juveniler Warzen an beiden Händen bestrahlt. Mehrere Warzen fanden sich an den dorsalen Flächen beider Hände und daneben auch an der volaren Fläche rechts. Sie wurden

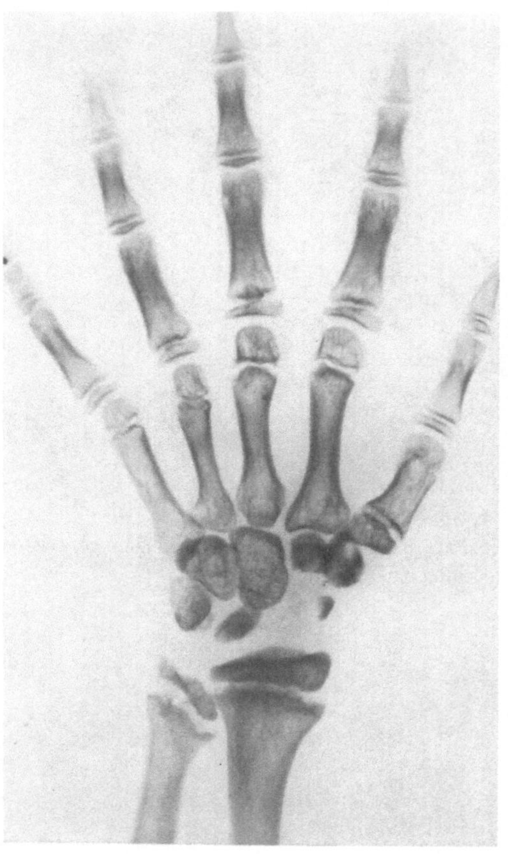

a

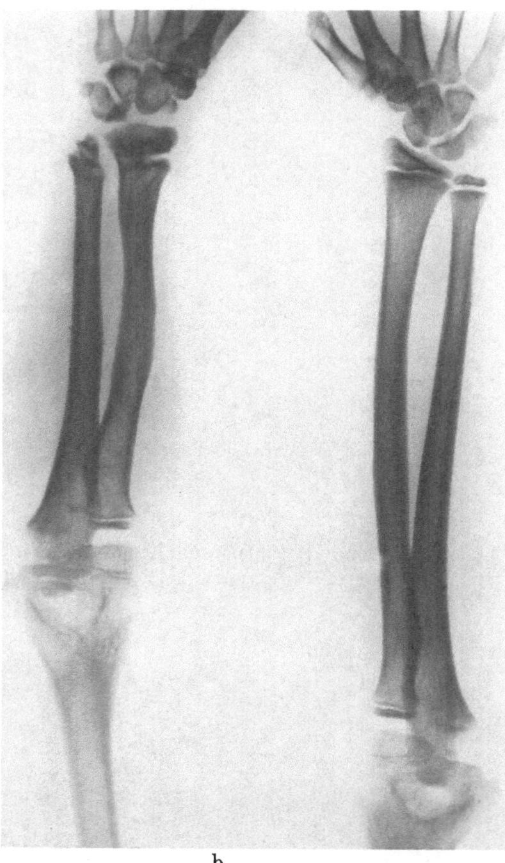

b

Abb. 51. (a, b) Schwere Hypoplasie der Handwurzelknochen, des linken Unterarmes und der Metakarpalia nach Röntgenkontaktbehandlung eines Hämangioms vor 7 Jahren. Pseudo-Madelungsche Deformität. (c) Dieselbe Patientin. Pseudarthrose im Os naviculare nach weiteren acht Jahren

auswärts mit Röntgen bestrahlt: vom 17. 11.—5. 12. 1949 zweimal wöchentlich wurden die beiden Handrückenflächen und die rechte volare Fläche ohne jegliche Begrenzung mit Einzeldosen von 250 R, bei 140 kV, 8 mA, FHA 30 cm, 5 mm Al-Filter, insgesamt sechsmal bestrahlt, wodurch die Gesamtdosis auf eine Handfläche 1500 R/O erreichte. Nach 8 Jahren stellte sich der Kranke in unserer Klinik zur Konsultation ein. Nach der Bestrahlung, die sicher unter ungewöhnlichen Bedingungen und mit zu großen Einzeldosen durchgeführt worden war, ist nun eine atrophische, nichtschwitzende Haut, mit typischen Zeichen einer chronischen Röntgendermatitis, sogar mit Nagelfurchen und Unterhautsklerose zu sehen. Beide Hände sind klein, die stärker bestrahlte rechte Hand ist kleiner als die linke. Die Röntgenaufnahme zeigt mehrere Epiphysenfugen- und Metaphysenveränderungen an einzelnen Fingergliedern und Metakarpalia (Abb. 48).

Im Alter von 3 Monaten wurde im Jahre 1948 ein Knabe auswärts wegen multipler Hämangiome mit Radium bestrahlt. Die größten Hämangiomflächen befanden sich in der linken Brustgegend, dann am linken Zeigefinger und der angrenzenden dorsalen Handfläche. Die Bestrahlung wurde in zwei Serien durchgeführt. In der ersten Serie wurde gleichzeitig vom 8. 11.—12. 11. 1948 eine Radium-Moulage auf die Hämangiomoberfläche am II. Finger links appliziert, wobei die Strahlenintensität von 64 R und eine Strahlenmenge von 25×64 R erreicht wurde. Eine zweite Bestrahlungsserie konnte nicht mehr appliziert werden, da gleich nach beendeter Bestrahlung das Hämangiomfeld exulzerierte. Der Knabe wurde in derselben Anstalt vom 14. 2.—8. 4. 1949 erneut hospitalisiert und konservativ behandelt, bis die Ulzeration geheilt werden konnte. An der linken Brusthälfte befindet sich jetzt eine leichtere Hautatrophie im bestrahlten Bezirk; der linke Zeigefinger blieb jedoch in seinem Wachstum immer deutlicher zurück, und die Eltern stellten den Knaben 10 Jahre nach beendeter Bestrahlung zur Konsultation vor. Schon bei der äußeren Betrachtung besteht eine Verkürzung des linken Zeigefingers im Vergleich zur rechten Seite um mehr als 2 cm, daneben eine Umfangverkleinerung. Die atrophische und mit Narben durchsetzte Haut konnte durch ein freies Hauttransplantat nach einer Exzision ersetzt werden; die Funktion bleibt zwar gut, die Deformierung besteht jedoch unverändert (Abb. 49).

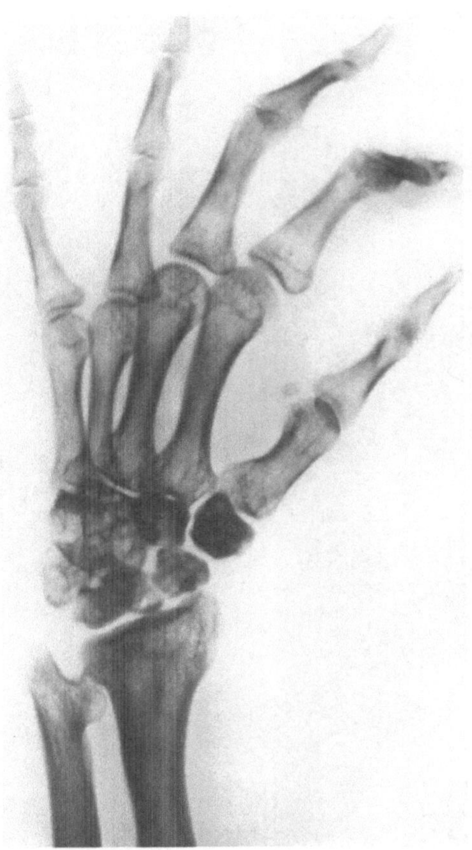

Abb. 51 c

Eine weitere Kranke wurde im Alter von acht Jahren in unserer Klinik bestrahlt. In diesem Alter zeigte sich eine Schwellung an der plantaren Fläche des rechten Fusses, welche auf operativem Wege beseitigt wurde. Nach drei Jahren erneutes Rezidiv, welches wiederum beseitigt wurde. Es handelte sich um ein Spindelzellsarkom. Die Kranke wurde im Alter von 11 Jahren bestrahlt: vom 19. 5.—18. 6. 1968 ein Feld 6×8 cm, FHA 23 cm, 120 kV, 10 mA, 5 mm Al-Filter, Einzeldosen von 170 R, eine Gesamtdosis von 3655 R. Alle Bestrahlungen wurden von der plantaren Fläche durchgeführt. Ein Jahr nach der Bestrahlung zeigten sich deutliche Zeichen einer oberflächlichen Exulzeration im bestrahlten Gebiet, mit einem Röntgenulkus von 2,5×3 cm Größe; die geschädigten Hautpartien wurden durch Lappenplastik mit Erfolg ersetzt. Bei einer Röntgenkontrolle, 15 Jahre nach beendeter Bestrahlung, zeigt sich eine Verkürzung des rechten Fusses um 1,5 cm und auf der Röntgenaufnahme (Abb. 50) eine hypertrophische Atrophie und ein Knochenumbau des rechten Fußskeletes.

Wenn die Strahlenschädigung im ganzen Epiphysenknorpel nicht gleichmäßig war, bleibt die stärker belastete Seite in ihrem Wachstum noch mehr zurück. Die Epiphyse ist an dieser Stelle schmaler, die Epiphysenfuge verläuft nun schräg, anstatt quer, wobei sie an der stärker geschädigten und gehemmten Seite näher zu der Gelenkfläche liegt als auf der anderen (Abb. 49, 51). Außerdem wird gelegentlich eine schwere Hypoplasie oder sogar Aplasie der Epiphysen oder der Knochenanlagen für kleinere Extremitätenknochen gefunden. Eine eigenartige Beobachtung einer Strahlenschädigung, die mit Pseudarthrose des Kahnbeines endete, haben wir bei folgendem Mädchen gemacht (Kolář u. Bek, 1959b, 1967):

Die Kranke war im Jahre 1950 mit einem kavernösen Hämangiom über dem rechten Handrücken und der Handwurzel geboren. Im Alter von 4 Monaten wurde sie zum ersten Mal nach der Methode von van der Plaats bestrahlt.

I. Serie vom 26. 2. 1951—15. 3. 1951, Philips-Gerät mit 50 kV, 2 mA, Zusatzfilter von 2,5 mm Al, Tubus 62/25, FHA 2 cm. Es sind insgesamt 14 Felder mit Einzeldosen von 170 R bis zu einer Gesamtdosis von 4060 R in vier Wochen bestrahlt worden (tägliche Bestrahlung).

II. Serie vom 24. 9.—9. 10. 1951. Unter gleichen Bedingungen wurden 9 Felder mit einer Gesamtdosis von 4060 R bestrahlt. Die kalkulierte Tiefendosis im Bereich des Kahnbeines erreichte in beiden Serien etwa 6000 rad.

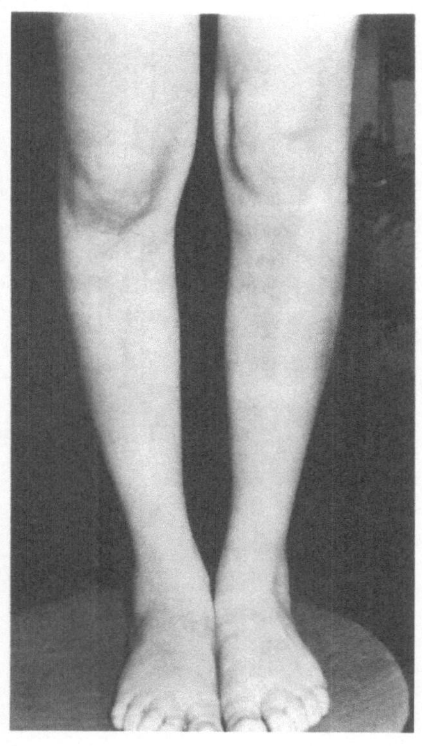

a

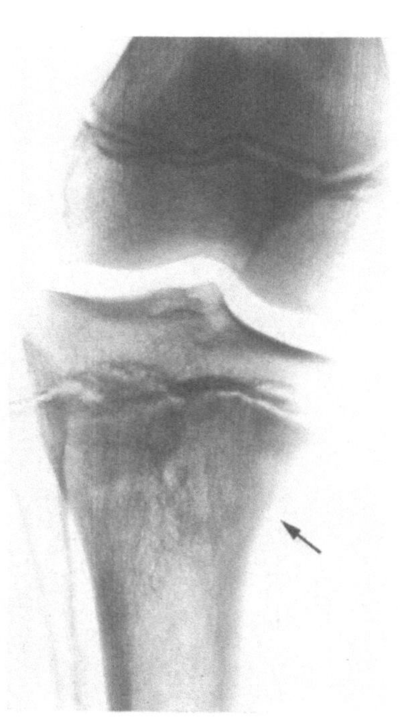

b

Abb. 52. (a) Verkürzung des rechten Unterschenkels und Varuskrümmung nach außen, elf Jahre nach der Kontaktröntgenbestrahlung eines Hämangioms. Leichte Hautatrophie am oberen Unterschenkelende. (b) Röntgenaufnahme bei derselben Kranken. Knochenumbau in der Metaphyse und Varuskrümmung (Pfeil)

Zur ersten Kontrolle stellte sich die Kranke auf unsere Einladung nach fünf Jahren ein. Das kosmetische Ergebnis der Bestrahlung war befriedigend, aber der bestrahlte linke Unterarm und die Hand waren kürzer als an der unbestrahlten rechten Seite. Im Jahre 1967 betrug die Verkürzung der oberen Extremität 9,5 cm überwiegend zu Lasten der Unterarmknochen. Auch der Umfang des bestrahlten Unterarms ist wegen der Muskelhypoplasie deutlich kleiner. Die schwersten Zeichen einer Hypoplasie und Knochenverformung stellte man an der Peripherie der Ulna, am Kahn- und Mondbein fest; es handelte sich um hypertrophische Knochenatrophie, Sklerose, Unterentwicklung der Knochen und Pseudo-Madelungsche Deformation im radiokarpalen Gelenk (Abb. 51a, b).

Im Jahre 1965 begann die Kranke als Näherin zu arbeiten und klagte nach einigen Wochen über Müdigkeit in der linken Handwurzel und dauernde Schmerzen. Auf einer neuen Röntgenaufnahme entdeckten wir (Abb. 51c) eine Querfraktur im hypoplastischen Kahnbein, die trotz langer Immobilisierung mit einer Pseudarthrose endete. Da ein Trauma in diesem Gebiet ausblieb und die Entwicklung der Beschwerden schleichend war, fassen wir diese Komplikation als Ermüdungsbruch an der Basis einer Umbauzone auf.

War die Strahlenbelastung der Wachstumszonen ungleichmäßig, kommt es zu *Knochenverkrümmungen* und *Gelenkfehlstellungen* im Sinne eines Varus oder Valgus: Bisgard u. Hunt (1936), von Mering (1941), Prouty (1945), Mau (1952a, b), Langenskjöld (1953), Cholin (1955), Chromov (1956), Heller (1958), Kolář u. Bek (1960b), Dahmen (1962), Schreiber (1964), Schmidt (1965), van Nes (1966), Grimm (1967), Sarrazin u. Mitarb. (1967), Rubin u. Casarett (1968).

Die durch asymmetrische Wachstumsunterdrückung entstehenden Achsenabweichungen (Abb. 51b, 52, 53) sind klinisch von Deformierungen gleicher Art und anderer Genese von außen nicht zu unterscheiden. Erst die Röntgenuntersuchung ermöglicht eine richtige Deutung dieser Abweichungen: Die Epiphysenfuge an der bestrahlten Seite

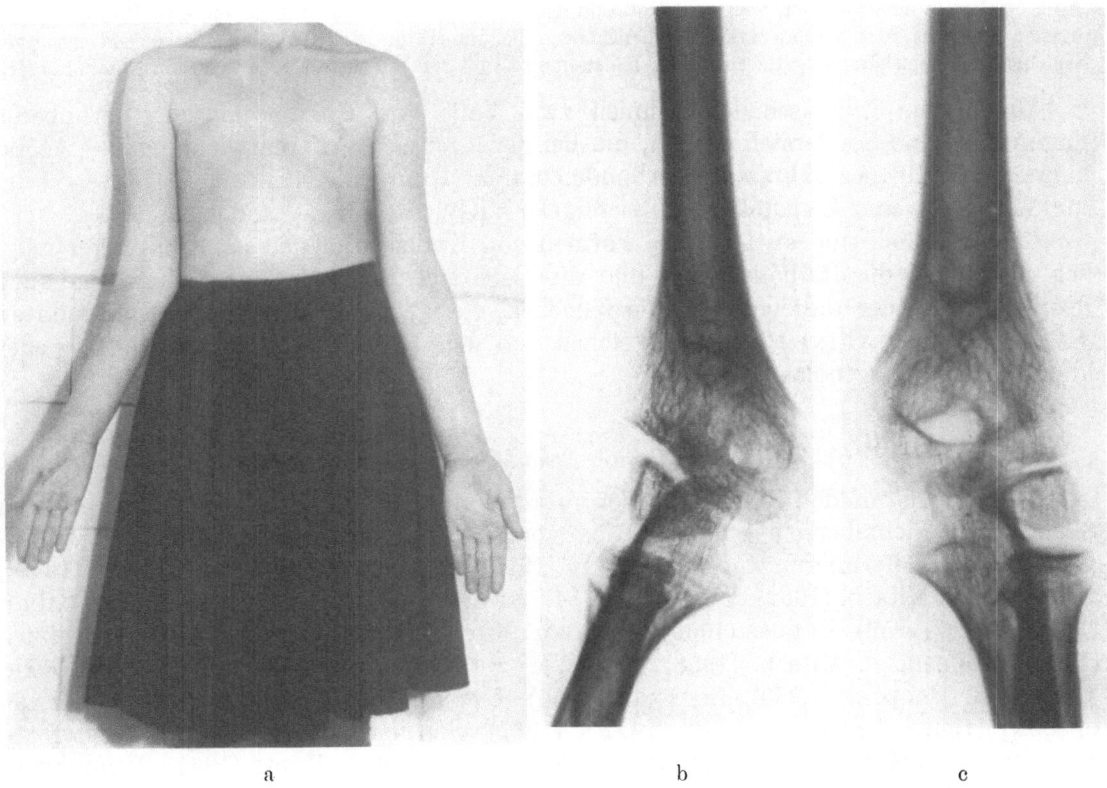

Abb. 53a—c. Valgität und Außenrotation des rechten Unterarmes neun Jahre nach der Bestrahlung eines Hämangioms in der Ellenbogengegend. Hautatrophie

ist unregelmäßig begrenzt, die Epiphyse schmal, der Knochenumfang verkleinert, die Gelenkflächen abgeschrägt. Durch evtl. vorhandene Weichteilhypoplasie und Kontrakturen werden solche Fehlstellungen im Gelenk noch gefördert.

Eine Kranke, geb. 1947, wurde im Alter von 5 Monaten wegen eines 40×35 mm großen Kavernoms an der Innen- und Vorderseite des rechten Knies, oberhalb der Tibiaepiphyse, in zwei Serien bestrahlt:

I. Serie vom 15. 9.—17. 11. 1947 nach der Methode von van der Plaats, mit der Apparatur Philips 50 kV, 2 mA, FHA 4 cm, Zusatzfilter von 1 mm Al, Tubus 64/20, vier Felder zweimal pro Woche, mit einer Einzeldosis von 116 R, bis zu einer Gesamtdosis von 1642 R, in acht Wochen.

II. Serie vom 2. 3.—4. 5. 1948, unter ähnlichen Bedingungen, nur mit einem Tubus 62/25, mit FHA 2 cm, 7 Felder, mit Einzeldosen von 270—230 R bis zu einer Gesamtdosis von 2080 R.

Elf Jahre nach der Behandlung zeigt sich schon bei der äußeren Untersuchung (Abb. 52a) eine Verkürzung des rechten Unterschenkels um 2 cm, mit einer Varuskrümmung des rechten Unterschenkels nach außen. In dem bestrahlten Bezirk ist eine braune Pigmentation der Haut mit leichter Atrophie als Folge der Strahlenbehandlung deutlich sichtbar. Die Röntgenaufnahme zeigt auch in diesem Fall besonders deutliche Zeichen einer hypertrophischen Atrophie in der bestrahlten Tibia-Metaphyse, eine unregelmäßige Begrenzung der Epiphysenfuge und die Verkrümmung der Tibia (Abb. 52b).

Eine andere Kranke, geb. 1947, wurde wegen eines 50×35 mm großen Hämangioms an der Vorder- und Außenseite des rechten Unterarmes proximal mit Röntgen nach van der Plaats in drei Serien bestrahlt:

I. Serie im Alter von zwei Monaten vom 25. 6.—4. 12. 1947 bei 50 kV, 2 mA, FHA 2 cm, Zusatzfilter von 1 mm Al, Tubus 62/25, acht Felder mit einer Einzeldosis von 195 R, einmal pro Woche, bis zu einer Gesamtdosis von 2041 R.

II. Serie vom 26. 5.—30. 9. 1948 unter gleichen Bedingungen, sieben Felder mit Einzeldosen von 117 R, 130 R und 156 R, zweimal pro Woche, bis zu einer Gesamtdosis von 1541 R.

III. Serie vom 21. 2.—24. 5. 1949 unter gleichen Bedingungen, sieben Felder mit Einzeldosen von 260 R, einmal pro Woche, bis zur Gesamtdosis von 1820 R.

Bei der klinischen Kontrolle nach 9 Jahren gibt sie keine subjektiven Beschwerden an. Trotzdem ist nicht nur die Deformierung im Ellbogengelenk (Abb. 53a) sondern auch die Atrophie der bestrahlten Weichteile auffallend. Die Extension ist an der bestrahlten Seite nicht völlig möglich. Die Zeichen einer Hautatrophie, Pigmentverschiebung und Induration des Unterhautgewebes nach der Bestrahlung sind deutlich. Das kosmetische Resultat kann also in jeder Richtung als unbefriedigend bezeichnet werden. Die Röntgenaufnahme (Abb. 53b) zeigt eine Verkrümmung und Rotation des rechten Unterarmes nach außen, eine Hypoplasie des distalen Humerusendes, besonders des radialen Epicondylus humeri, also Zeichen einer überwiegend einseitigen Knochenwachstumshemmung, die zur Gelenkfehlstellung Anlaß gegeben hatte. Der Arm ist um 15 mm kürzer.

Unter den Gelenkschäden nehmen zwei Fälle von Epiphysenlösung am oberen Femurende eine Sonderstellung ein, die bei gleichzeitiger Unterentwicklung des Azetabulums mit Hüftgelenkluxation verbunden waren (Rubin u. Casarett, 1968) sowie der Fall einer schweren Hypoplasie im Kiefergelenk (Grimm, 1962; Schreiber, 1964).

Grundsätzlich sind auch andere Formen von Knochenschäden im Kindesalter möglich, besonders die Radionekrosen und die Osteomyelitis nach Bestrahlung wie auch Spontanbrüche der radionekrotischen Knochen, vor allem im Bereich der Extremitäten (Sassi, 1959, Surygin, 1967). Sie weichen von den Befunden bei Erwachsenen weder klinisch noch röntgenologisch ab.

β) *Veränderungen am Schädel und Gesichtsknochen*

Ähnlich wie an den Röhrenknochen, werden auch an den platten Knochen und am Skelet im Gesichtsbereich Strukturumbauvorgänge beobachtet, gemeinsam mit Hypoplasien und Deformierungen: Gotthard (1922), Herbst (1927), Kisfaludy (1947), Diethelm u. Mitarb. (1952), Bubeník (1954), Grajovac u. Jovanovič (1956), Longacre (1956), Paul (1956), Preuss (1956), Philip u. Mitarb. (1957), Macomber (1957), Bredy (1958), Roussel u. Mitarb. (1958), Kolář u. Vrabec (1959a), Coliez (1959), Kolář, Vrabec u. Paleček (1960), Lackner (1960), Byrne (1961), Schoffke (1961), Francesconi (1962), Lammers u. Borgmann (1962), Schuchardt (1962a, b), Gorlin u. Meskin (1963), Chardot u. Carolus (1965), Adkins (1966), Breit (1966), Robutti u. Francesconi (1966), Dawson (1968). Manche von ihnen sind leichter klinisch als röntgenologisch feststellbar, da auf den Röntgenaufnahmen Überschneidungen störend wirken und feinere Strukturveränderungen sich der Feststellung überhaupt entziehen.

Begrenzte Hypoplasien an den Schädeldachknochen äußern sich in einer Abflachung der Knochenvorwölbung, die bei kleinen Befunden besser mit dem Finger getastet als auf der Röntgenaufnahme gesehen werden kann. Aufnahmen im tangentialen Strahlengang sind manchmal von Vorteil.

Einseitige Hypoplasien der Gesichtsknochen können durch Vergleich mit der gesunden Seite festgestellt werden (Abb. 54). Über mehrere Beobachtungen radiogener Hemiatrophia faciei berichtete z. B. Teich-Alasia (1958), meistens nach Bestrahlungen mit Radium-Moulagen. Die Mehrzahl unserer Beobachtungen von Strahlenschäden dieser Art stammt ebenfalls aus der Zeit der Behandlung der Hämangiome durch Radiummoulagen.

Eine Kranke, geb. 1935, hatte seit der Geburt ein umfangreiches Kavernom an der rechten Stirn- und Gesichtshälfte. Sie wurde deshalb im Alter von 10 Monaten auswärts mit Radium bestrahlt (die Angaben sind leider lückenhaft) vom 2. 6.—8. 6. 1936 eine Moulage auf die obere Lippe, 5×10 mg, FHA 1 cm, 1 mm Pt-Filter, 1000 mgh, Mcd 45. Vom 14. 6.—19. 6. 1936 erneut auf die Oberlippe, 5×10 mg, gleiche Bedingungen, 1000 mgh, 45 Mcd. Vom 23. 6.—25. 6. 1936 und weiter vom 28 6.—3.7. 1936 und vom 7. 8.—9. 8. 1936 unter gleichen Bedingungen Moulagen auf die Oberlippe und die rechte Supraorbitalgegend, gleiche Bedingungen, 1000 mgh, 45 Mcd. Dann wurde nur die rechte Wange wie folgt bestrahlt: vom 5. 8.—10. 8. 1936, 3×10 mg. FHA 2,5 cm, 1 mm Pt-Filter, 28 Mcd; vom 10. 8.—13. 8. 1936, 2×10 mg, gleiche Bedingungen, 10,8 mcd; vom 17. 8.—25. 8. 1936, 1×20 mg, gleiche Bedingungen, 2,8 Mcd und vom 26. 8.—3. 9. 20 mg, FHA 1 cm, 1 mm Pt-Filter, 28,8 Mcd.

Gleich nach Beendigung der Bestrahlung trat eine exsudative Reaktion mit Erythem und Epidermolysis bullosa ein. In den nächsten Jahren kam es wiederholt zu begrenztem Hautzerfall im ganzen bestrahlten Gebiet mit vitiligoähnlichen Pigmentverschiebungen der atrophischen, von Teleangiektasien und Narben durchsetzten Haut.

Anläßlich der Röntgenuntersuchung 1951, die auf Grund einer beginnenden Serie von reparativen plastischen Eingriffen gemacht wurde, stellte man eine schwere Hemiatrophia faciei, mit einer Hypoplasie der Maxilla und des Stirnbeines rechts und deutlichen Zahnveränderungen im Ober- und Unterkiefer auf der bestrahlten Seite fest (Abb. 55a). Die Zähne des Dauergebisses sind schon teilweise herausgefallen, die restlichen kariös und außerdem deutlich hypoplastisch, mit kurzen und schlanken Wurzeln.

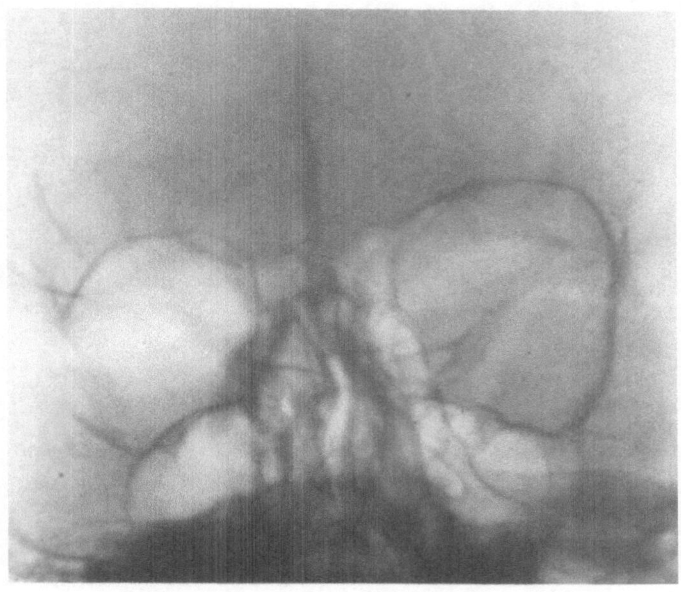

Abb. 54. Hypoplasie im Bereich der rechten Orbita, acht Jahre nach der Bestrahlung eines Hämangioms

Es bestand eine Phthisis bulbi mit Symblepharon totale und Xerosis conjunctivae (Abb. 55b) mit einer tiefen Eindellung am Margo supraorbitalis rechts. Die Hemihypoplasie vergrößerte sich während des weiteren Wachstums (Abb. 55c). Die geschädigten Hautpartien wurden in mehreren Operationen durch Hauttransplantate gedeckt.

Ähnliche und recht schwere Veränderungen werden jedoch gelegentlich auch nach Röntgentiefenbestrahlungen beobachtet, wie z.B. von uns bei einem Kranken, der wegen eosinophilem Knochengranulom beider Alveolarfortsätze bestrahlt wurde, und bei dem wir schon über eine Exostose berichtet haben (Abb. 45).

Im Gesichtsbereich wurde bei diesem Knaben die Bestrahlung in mehreren Serien durchgeführt:

I. Serie im Alter von 2 Jahren, vom 22. 12. 1948—4. 1. 1949. Die linke Schläfenbeingegend, die linke Gesichtshälfte und die rechte Gesichtshälfte, Feld 6/8 cm, FHA 23 cm, 120 kV, 10 mA, 5 mm Al-Filter, Einzeldosen von 59 R und 162 R, täglich ein Feld, Gesamtdosis 259 R, 686 R und 686 R, in zwei Wochen.

II. Serie vom 3. 2.—7. 2. 1949 die linke Schläfenbeingegend unter gleichen Bedingungen, ein Feld von 6/8 cm, Einzeldosis 100 R, zweimal wöchentlich, Gesamtdosis 200 R.

III. Serie vom 7. 9.—12. 9. 1949, die linke Scheitelbeingegend, ein Feld 6/8 cm, gleiche Bedingungen, Einzeldosis 150 R, dreimal pro Woche, Gesamtdosis 750 R.

IV. Serie vom 14. 11.—2. 12. 1949, die Maxilla von links und rechts, zwei Felder 6/8 cm, FHA 30 cm, sonst gleiche Bedingungen, Einzeldosis 160 R, Gesamtdosis pro Feld 1350 R, dreimal pro Woche, in zwei Wochen.

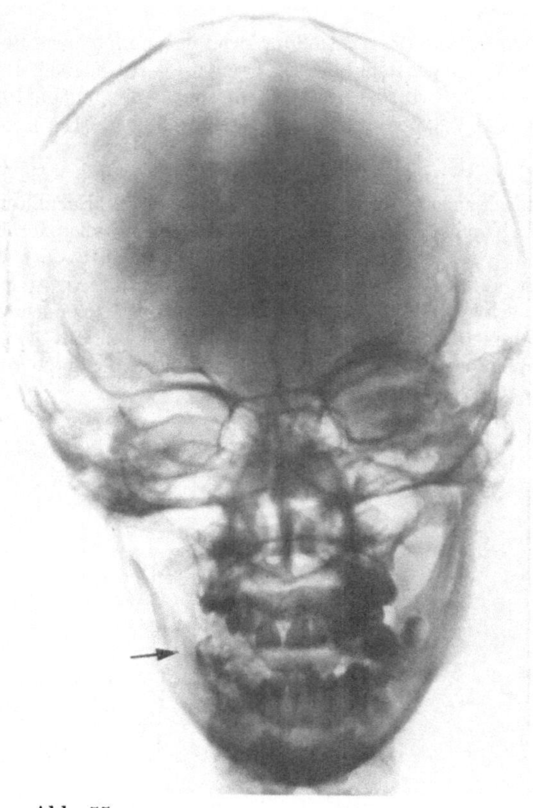

Abb. 55 a

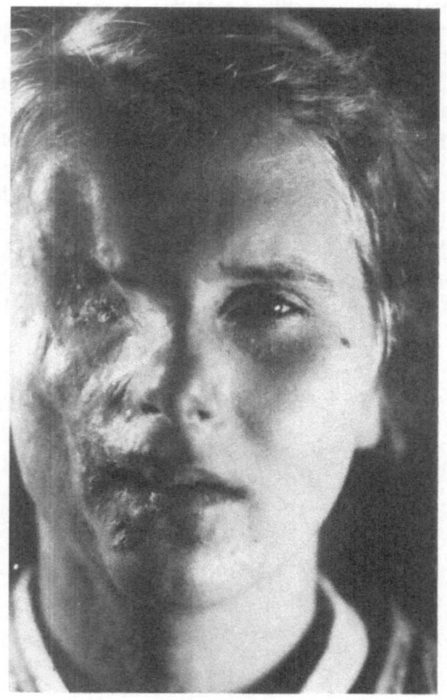

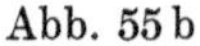

Abb. 55 b

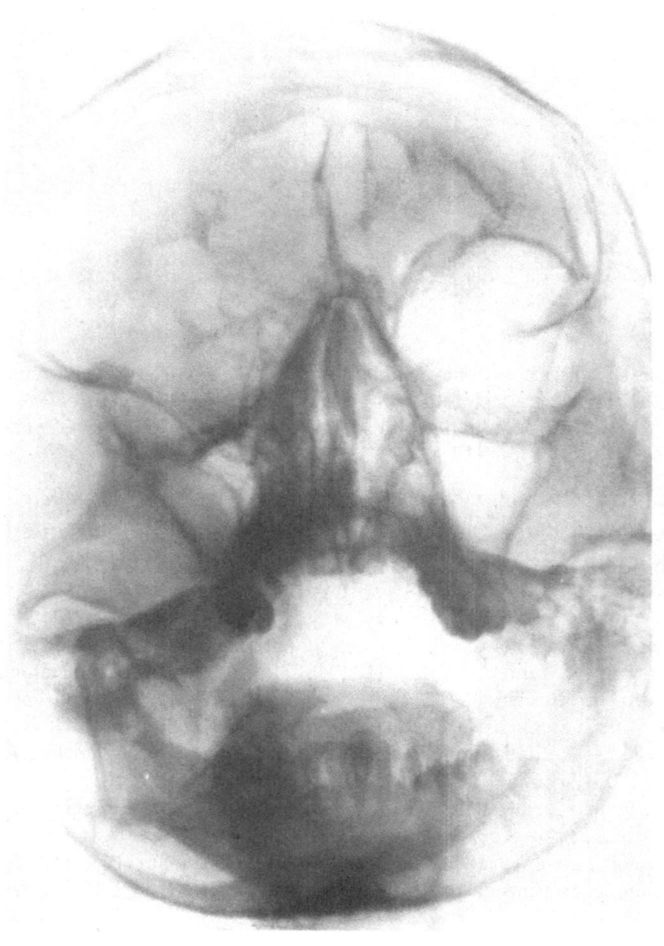

Abb. 55 c

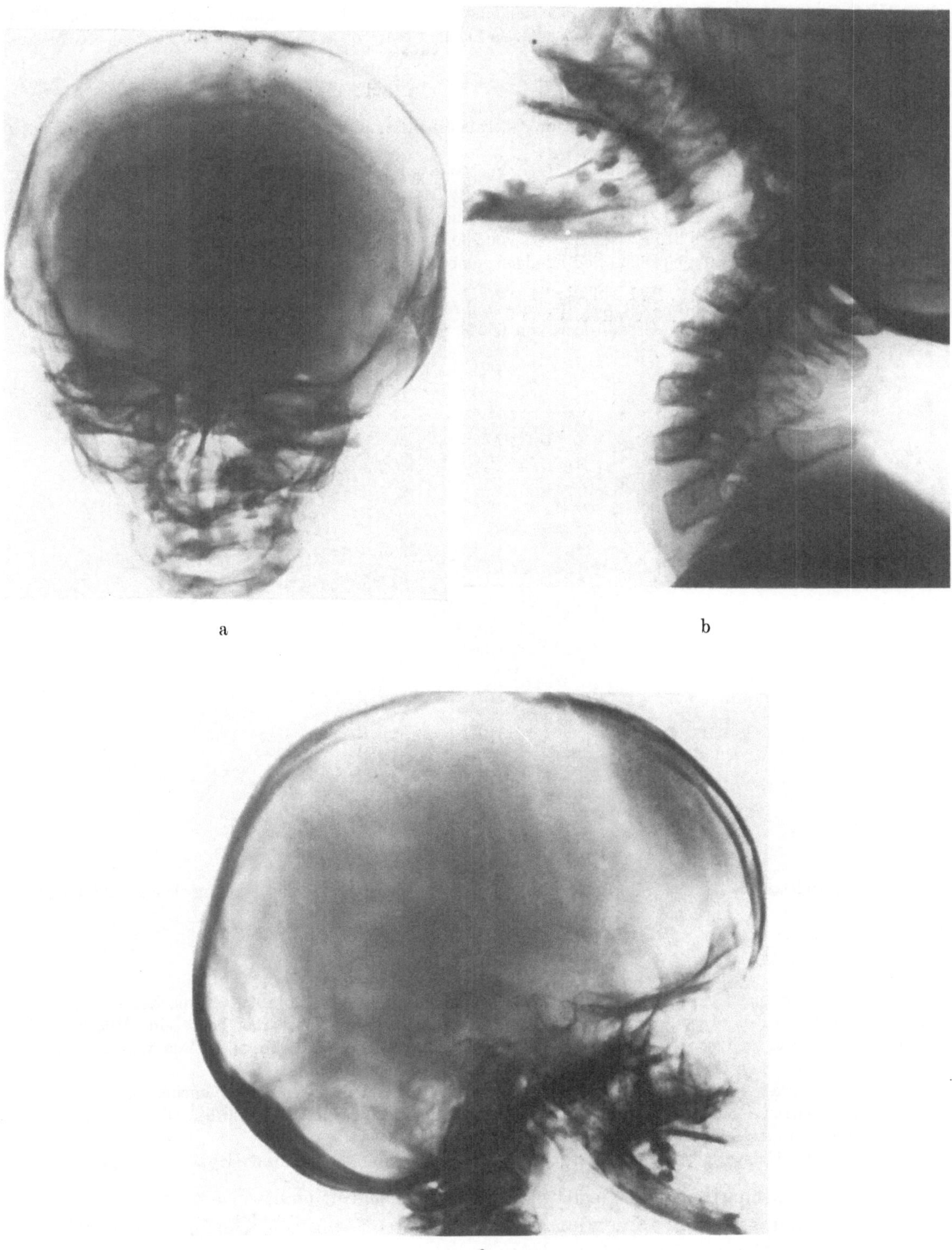

Abb. 56. (a, b) 14jähriger Knabe, Gesichtshypoplasie neun Jahre nach beendeter Röntgenbestrahlung eines eosinophilen Knochengranuloms. (c) Unterkieferatrophie und Hypoplasie der Halswirbelsäule. Nur vereinzelte Zahnkronen in beiden Kieferknochen, ohne Zahnwurzel

---

◀ Abb. 55a, b, c. Gesichtshypoplasie links, schwere Hypoplasie und Zahnkaries (Pfeil), 15 Jahre nach der Bestrahlung eines Hämangioms

V. Serie vom 8. 3.—17. 3. 1950, die Scheitelbeingegend von rechts und links, zwei Felder 6/8 cm, FHA 30 cm, 15 mA, 120 kV, 5 mm Al-Filter, Einzeldosis 117 R, Gesamtdosis 885 R pro Feld, dreimal pro Woche, in zwei Wochen.

VI. Serie vom 12. 4.—21. 4. 1950 die Mandibula von links und rechts mit Feld 6/8 cm, 120 kV, 15 mA, Filter 5 mm Al, in drei Wochen.

VII. Serie vom 5. 7.—14. 7. 1950 beide Oberkieferhälften unter gleichen Bedingungen, Gesamtdosis 1400 R pro Feld, in vier Wochen.

VIII. Serie vom 15. 7.—25. 7. 1950, die Halswirbelsäule von beiden Seiten, zwei Bestrahlungsfelder 6/8 cm, sonst gleiche Bedingungen wie sub VI, Einzeldosis 180 R, Gesamtdosis 780 R pro Feld, in vier Wochen.

IX. Serie vom 4. 9.—2. 11. 1951, auf die rechte und linke Wange, unter gleichen Bedingungen wie sub VI, Einzeldosis von 85 R und 215 R, Gesamtdosis von 930 R pro Feld, zweimal pro Woche. Die Halswirbelsäule von links und rechts unter gleichen Bedingungen, eine Gesamtdosis 430 R pro Feld, zweimal pro Woche in zwei Wochen.

X. Serie vom 15. 5.—23. 5. 1951 auf die linke und rechte Gesichtshälfte unter gleichen Bedingungen wie sub VI, Einzeldosis von 150 R, Gesamtdosis von 900 R pro Feld, in drei Wochen.

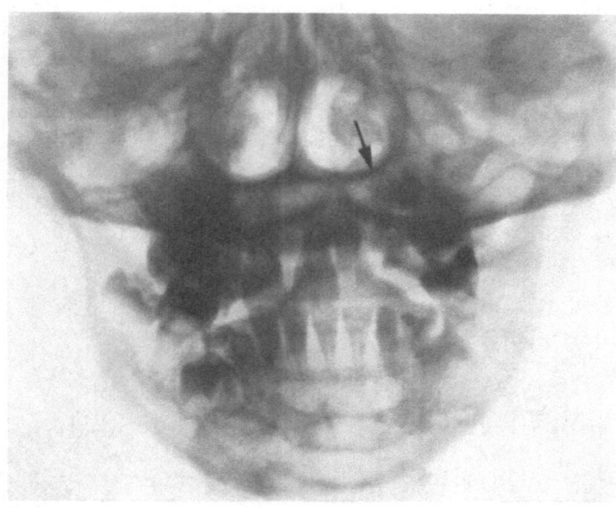

Abb. 57. Hypoplastische Zähne (Pfeil) im bestrahlten Bereich des Oberkiefers. Zustand nach Bestrahlung eines Oberlippenhämangioms

Nach einer so ungeheuer intensiven Strahlenbelastung sind alle bestrahlten Knochenpartien und auch die Weichteile verständlicherweise in ihrem Wachstum so stark zurückgeblieben, daß heute eine Mikrozephalie besteht, vorwiegend zu Lasten der stark hypoplastischen Gesichtsknochen (Abb. 56a). Das äußere Aussehen des Knaben erinnert an eine Akrozephalosyndaktylie.

Der am stärksten befallene Unterkiefer wird eigentlich nur von einer schmalen Knochenspange gebildet, in der hypoplastische Reste von wurzellosen Zahnkronen geblieben sind (Abb. 56b). Die anderen Zähne sind entweder herausgefallen oder gar nicht angelegt worden.

Auch an der Halswirbelsäule zeigen sich schwere Strukturveränderungen und Hypoplasie (Abb. 56c).

Die Strahlenschädigung der Gesichtsknochen wird begreiflicherweise sehr oft von gleichzeitigen Schäden an den wachsenden Zähnen begleitet (Abb. 57). Die Zahl der Beobachtungen ist auf diesem Feld außerordentlich reich und umfaßt manche grundlegenden wie auch experimentellen Beobachtungen: Leist (1925a, b; 1926a, b, c), Lacronique u. Mitarb. (1947), Rushton (1947), Dale (1948), 1950, 1953), Medak u. Mitarb. (1949, 1952, 1954a, b, 1956), Weinreb u. Mitarb. (1949), Bruce u. Mitarb. (1950a, b), Kaplan u. Bruce (1953), Prokončukov u. Mitarb. (1957), 1963a, b, c, Jee u. Mitarb. (1959, 1961), Zellner (1959), Cronkite u. Bond (1960), Pliess u. Franke (1960), Castanera u, Mitarb. (1963), Jones u. Mitarb. (1963), Collet u. Thonard (1956), Fronman u. Ratzkowski (1966), Weyman (1968).

γ) *Die Veränderungen am Brustkorb*

Bei der Bestrahlung im Brustkorbbereich kommen sowohl Hypoplasien von Rippen als auch des Brustbeins in Frage. Wenn die ganze Thoraxhälfte durch die Bestrahlung getroffen wird, bleibt sie in ihrem Wachstum zurück, wobei eine Hemihypoplasie des Brustkorbes entsteht. Diese kann wenig auffallend sein (Abb. 58), oder sie führt zu einer beträchtlichen Deformation des Brustkorbes. Anläßlich der im Schrifttum mitgeteilten Fälle wird noch darauf aufmerksam gemacht, daß diese Deformierungen bei Mädchen und Frauen mit einer Hypoplasie der bestrahlten Brustdrüse verbunden sind. Die Brust-

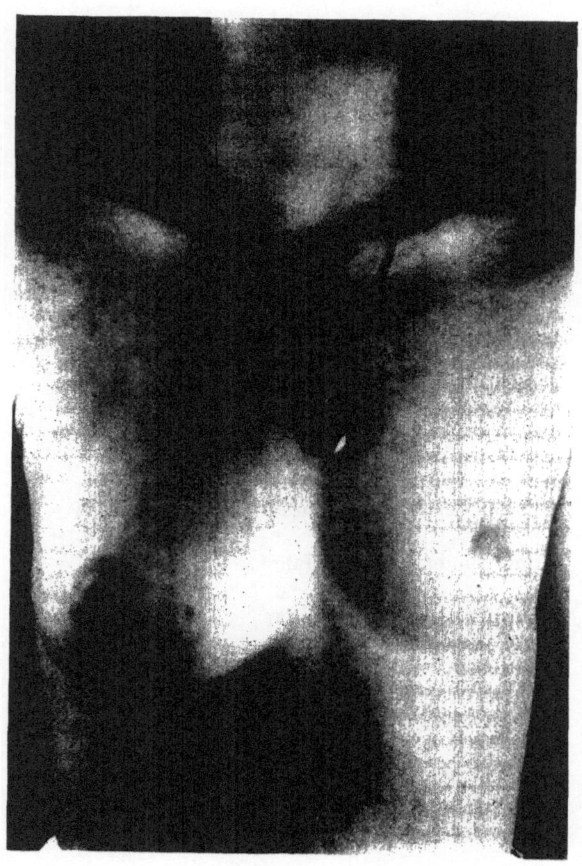

Abb. 58. Leichte Hypoplasie der linken Thoraxhälfte, Wachstumshemmung der linken Brustdrüse, 19 Jahre nach der Röntgenbestrahlung (unbekannter „Unterhauttumor")

drüsen sind ebenfalls sehr strahlensensibel (siehe auch Band II/3), wie aus mehreren Berichten ersichtlich ist (MÜHLMANN, 1924; HARMS, 1925; RICHARZ, 1925; WIERIG, 1926; SCHALL, 1931; HAENISCH, 1934; UNDERWOOD u. GAUL, 1948; RÜBE, 1954; LEHMANN, 1955; GOMIRATO-SANDUCCI u. MARCHESE, 1962; Höfer, 1962; WHITEFIELD u. BOND, 1963; GREGL u. WEISS, 1962; HÖFER, 1962; MÜNCHOW u. DRESSLER, 1965; WEIDMAN u. Mitarb., 1966; PROPPE u. SCHIRREN, 1967; DAWSON, 1968; BOUMAN, 1970; HORTON u. Mitarb., 1970; HOLMSTRÖM u. JOHANSON, 1972; SHALKEAS u. Mitarb., 1972).

δ) *Veränderungen an der Wirbelsäule und an den Beckenknochen*

Die Wirbelsäule und die Beckenknochen werden im Kindesalter vorwiegend bei Bestrahlung maligner Prozesse im Retroperitoneum betroffen. Bis zur Entwicklung deutlicher Röntgenzeichen einer Wachstumshemmung der Wirbelsäule vergehen meistens mehrere Jahre. Die meisten Patienten sterben infolge der primären bösartigen Erkrankung

Tabelle IV. *Angaben über 21 Patienten mit strahleninduzierten Wachstumsstörungen in der Wirbelsäule*

No.	Geschlecht	Diagnose	Alter bei der Bestrahlung (Monate, Jahre)	Dauer[a] (Tage)	Tumordosis (R)
1	m	Wilms-Tumor	2 Jahre	I 43	3150
2	m	Wilms-Tumor	$2^1/_4$ Jahre	I 64	3200
3	m	Wilms-Tumor	9 Monate	I 31	2000
4	m	Wilms-Tumor	3 Jahre	I, P, II 77	4000
5	w	Ganglioneuro-blastoma pelvis	$2^1/_4$ Jahre	I 44	2000
6	m	Tu. glandulae suprarenalis	2 Monate	I, P, II 69	2800
7	w	Wilms-Tumor	$4^1/_2$ Jahre	I, P, II 45	3000
8	w	Wilms-Tumor	$3^1/_4$ Jahre	I, P, II 60	2200
9	w	Wilms-Tumor	2 Jahre	I, P, II 71	3000
10	m	Wilms-Tumor	2 Jahre	I, P, II 84	3000
11	w	Wilms-Tumor	$7^1/_2$ Jahre	I, P, II 89	3000
12	m	Mesothelioma testis, metast. gland. abdomin.	9 Monate	I, P, II 187	1800
13	w	Wilms-Tumor	2 Jahre	I, P, II 64	3000
14	w	Wilms-Tumor	$2^1/_2$ Jahre	I, P, II 60	3200
15	m	Wilms-Tumor	$1^1/_2$ Jahre	I, P, II 56	2500
16	m	Wilms-Tumor	6 Jahre	I, P, II 52	2600
17	m	Seminoma testis	5 Monate	I 42	1400
18	w	Wilms-Tumor	1 Jahr	I, P, II 57	2400
19	w	Wilms-Tumor	$2^1/_4$ Jahre	I, P, II 69	2500
20	w	Wilms-Tumor	5 Monate	I, P, II 123	200
21	m	Wilms-Tumor	5 Monate	I 30	200

[a] Bestrahlungsserie.
Die Zahlenangabe bedeutet die Zahl der Bestrahlungstage, einschließlich der Pause zwischen zwei Serien

(meistens ein Wilms-Tumor der Niere oder ein Sympathikoblastom), bei Überlebenden wird später an den Zusammenhang der Abweichungen mit der Bestrahlung nicht immer gedacht.

Nach ersten Beobachtungen von Engel (1938), Wachstumshemmungen der Wirbelsäule im Tierexperiment betreffend, finden sich erst in den letzten Jahren mehrere Arbeiten zu diesem Thema, die über genügendes klinisches Krankengut verfügen: Stevens (1935), Franklin (1938), John (1938), Arkin u. Mitarb. (1950), Neuhauser u. Mitarb. (1952), Murphy u. Berens (1952), Whitehouse u. Lampe (1953), Cruz u. Mitarb. (1957), Kolář (1959), Kolář u. Vrabec (1959a), Sarrazin (1959),

Cohen u. D'Angio (1961), Sarrazin u. Mitarb. (1961), Westfall (1961), Dahmen (1962), Epstein (1962), Rubin u. Mitarb. (1962, 1968), Vaeth u. Mitarb. (1962), O'Malley u. Mitarb. (1963), Whitefield u. Mitarb. (1962, 1963), Murakami u. Kameyama (1964), Rugh u. Mitarb. (1964), Tudway (1964), Berdon u. Mitarb. (1965), Kolář u. Mitarb. (1965b), Brunst (1965), Stašek u. Mitarb. (1965), Ward (1965), Fuchs u. Hofbauer (1966), Vorhauer u. Lehners (1966), Donaldson u. Wissinger (1967), Dawson (1968), Hartmann u. Goring (1969), Strietzel u. Eberhardt (1970), Bordzilovska u. Mitarb. (1972), Probert u. Mitarb. (1973), Breitländer (1974). Bisher mangelte es weitgehend

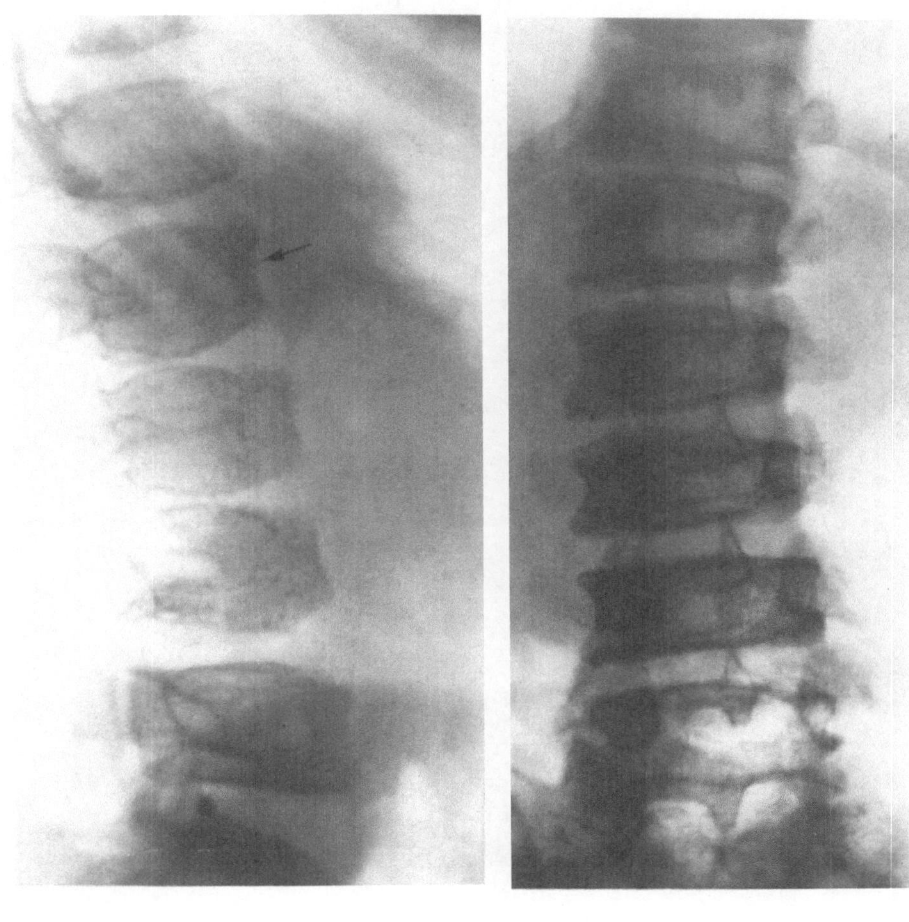

a b

Abb. 59 a, b. Angedeutete rechtskonvexe Lendenwirbelskoliose, Keilwirbel und Wachstumslinien in den Wirbelkörpern von chondrodystrophischer Form. Hypoplasie der linken Lendenwirbelkörperhälften

an kritischen Angaben über Rhythmus und Zeitverlauf der Abweichungen an der Wirbelsäule und deren Deutung wie auch an exakten dosimetrischen Angaben und notwendiger Berücksichtigung des Bestrahlungsrhythmus, des Alters der bestrahlten Kinder und anderer Umstände, die für den Endzustand verantwortlich sind. Man darf nicht vergessen, daß bei der Bestrahlung die Beckenknochen mitbetroffen werden können, woraus gelegentlich eine Wachstumshemmung im Beckenbereich resultiert.

Unser eigenes Krankengut umfaßt bisher 28 Beobachtungen, von denen 21 aus der strahlenbiologischen Sicht genügend dokumentiert sind. Ihre Übersicht bietet die Tab. IV:

Diese Kranken wurden bis 29 Jahre nach der Bestrahlung kontrolliert, wobei die Bestrahlung zwischen dem zweiten Lebensmonat und dem $7\frac{1}{2}$. Lebensjahr erfolgte.

Die röntgenologisch faßbaren strahlenbedingten Knochenveränderungen können in einige Kategorien unterteilt werden, zwischen welchen es nicht nur fließende Übergänge, sondern auch weite Kombinationsmöglichkeiten gibt. Je nach der Schwere unterteilen wir sie wie folgt:

α) Knochenstrukturumbau in den Wirbelkörpern mit Strukturauflockerung, hypertrophische Porose der Knochenbälkchen und gelegentlich mit wabigem Aussehen der vergröberten inneren Textur des Wirbelkörpers. Die Umbauerscheinungen halten wir —

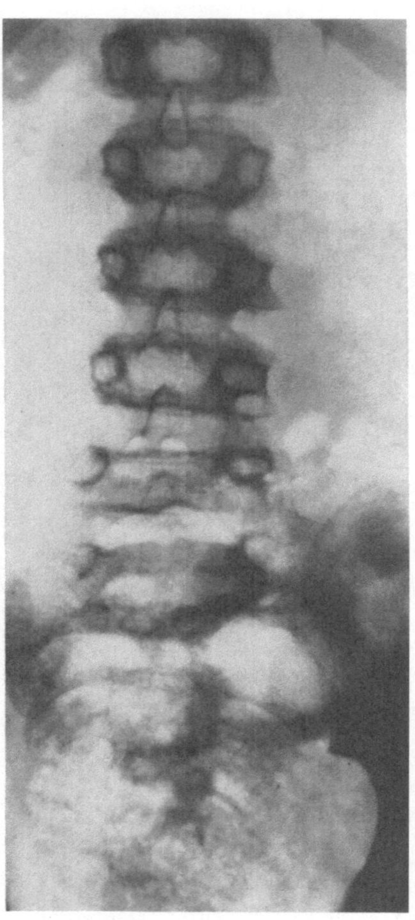

Abb. 60. Zustand nach Bestrahlung eines Nephroblastoms rechts. Platyspondylie mit Wachstumslinien, besonders im Wirbelkörper L 3 und L 4

ähnlich wie in den Extremitätenknochen — für obligatorisch, wenn die Veränderungen an der Wirbelsäule als radiogen bestätigt werden sollen.

β) Ähnlich wie in den langen Röhrenknochen, finden sich in bestrahlten Wirbelkörpern sog. „Wachstumslinien". Sie verlaufen als feinere, manchmal gewellte Kondensationslinien parallel zu den Deckplatten der Wirbelkörper, also annähernd horizontal (Abb. 59). Wie in den langen Röhrenknochen stellen sie Zeichen eines verlangsamten Knochenwachstums dar. Die Höhe des betroffenen Wirbelkörpers ist deshalb niedriger als in der gesunden Umgebung.

Abb. 61 a, b. Kyphoskoliose und chondrodystrophische Verunstaltung von Brustwirbelkörpern nach der Röntgenbestrahlung eines ausgedehnten Hämangioms an der linken Rückenhälfte vor 15 Jahren. Kompliziert durch Röntgenulkus nach 14 Jahren ▶

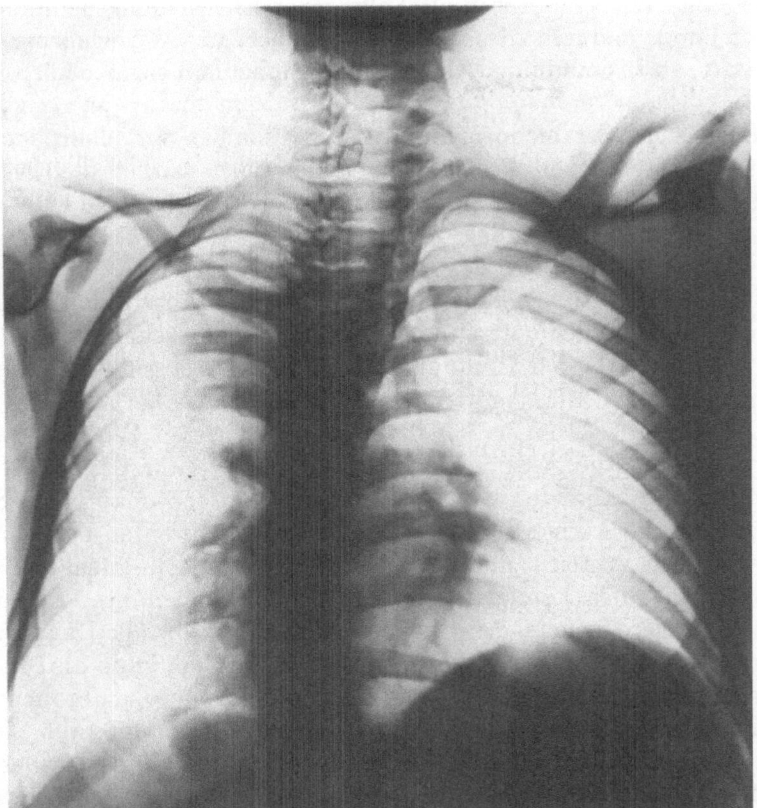

Abb. 61 a

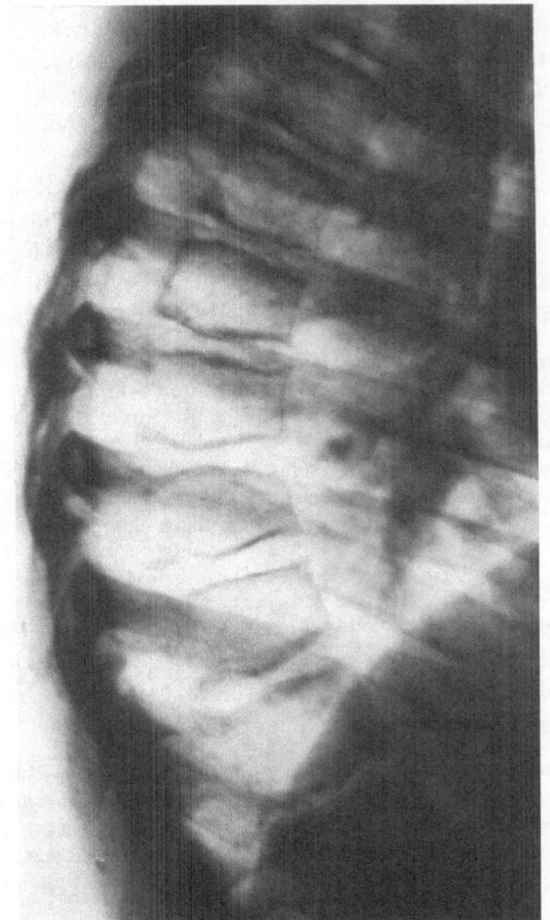

Abb. 61 b

γ) Unregelmäßige Wirbelkonturen als Folge einer Entwicklungshemmung im Gebiet der Deckplatten und dadurch des Knochengewebes im Wirbelkörper. Die Deckplatten sind gewellt, statt geradlinig (Abb. 56, 59), manchmal sogar nach außen gebogen (Abb. 59).

δ) Bei symmetrischer Strahlenbelastung ist die Höhe des Wirbelkörpers symmetrisch beschränkt, bei asymmetrischer Bestrahlung bilden sich seitlich keilförmige Wirbelkörper (Abb. 59a, 60a) mit Hemihypoplasie des Körpers, Bogens und weiterer Knochenpartien auf der stärker bestrahlten Seite. Diese Form findet man besonders bei Skoliosen sehr oft.

ε) Für schwerste Wachstumshemmungen halten wir verkürzte, niedrigere, bikonvex begrenzte Wirbelkörper, manchmal seitlich keilförmige oder sehr niedrige, bis zu einer Platyspondylie (Abb. 60). Durch Hemmung der Randleistenossifikation findet man an ihrem oberen und unteren Umfang stufenförmige Defekte, wie bei manchen Formen von enchondralen Dysostosen. Bei einer Schädigung von mehreren Wirbelkörpern wird sowohl der Rumpf als auch die gesamte somatische Länge verkürzt (Abb. 61).

Skoliosen bilden sich bei diesen Kindern recht langsam und unauffällig. Sie entziehen sich deshalb jahrelang der Aufmerksamkeit. Bei mehreren Patienten besteht gleichzeitige Beckenasymmetrie. Als weiteres unterstützendes Moment soll auch die geschwächte dynamische Tonisierung der Lendenmuskulatur gelten, die im bestrahlten Bezirk oft unterentwickelt ist. Die Ursache der Skoliosen, die sehr oft als Hauptsymptom der Strahlenschädigung an der Wirbelsäule hervorgehoben werden, kann also recht komplex sein, und die Skoliosen und keilförmigen Wirbelkörperdeformationen brauchen nicht notwendigerweise im ganzen Ausmaß durch direkten Strahleneinfluß auf das Knochengewebe der Wirbelsäule bedingt sein. Eine Verwechslung mit idiopathischer Skoliose ist bei diesen Patienten nach unserer Erfahrung durch kritische Betrachtung der inneren Strukturabweichungen in den Wirbelkörpern vermeidbar. Die Strukturabweichungen sollen bei allen strahleninduzierten Wachstumsstörungen vorhanden sein; ihr einwandfreier Nachweis ist aber oft nur während der Wachstumsperiode möglich, da gegen Ende des Knochenwachstums auch manche Umbauerscheinungen in der inneren Struktur in den Hintergrund treten können. Dann bleiben als auffallendstes Zeichen die Deformierungen der äußeren Wirbelkörperkontur übrig.

Die gleichzeitige Verkürzung des Beines der bestrahlten Seite, die wir bei den meisten Patienten mit positiven strahlenbedingten Knochenveränderungen in der Wirbelsäule gesehen haben, läßt sich durch direkten Strahleneinfluß auf die Knochen nicht erklären. Vielleicht ist eine Erklärung durch Schädigung der trophischen Nervenfunktionen in bestrahlten Rückenmarkswurzeln mitverantwortlich (Kolář u. Mitarb., 1965).

Ein Knabe, geb. 1944, wurde wegen eines Nephroblastoms links im Alter von 21 Monaten operiert und dann von sieben Eintrittsfeldern 6/8 cm bestrahlt: 200 kV, 15 mA, 1 mm Cu-Filter, FHA 40 cm, Einzeldosis 157 bis 170 R, zwei Felder jeden Tag; eine Gesamtdosis von 8100 R wurde auf alle Felder in 43 Tagen verabreicht. Die Herddosis in der Wirbelsäule betrug etwa 3150 R (Fall 1 aus der Tabelle IV). Bei der Kontrolle war der Patient nach $11^1/_2$ Jahren rezidivfrei und sonst gesund. Man fand eine leichte rechtskonvexe Skoliose der Lendenwirbelsäule und leichtere postaktinische Hautveränderungen. Das linke Bein war um 2 cm kürzer. Die Röntgenaufnahmen deckten fast alle oben genannten Veränderungen einschließlich der chondrodysplasie-ähnlichen Form der Wirbelkörper auf (Abb. 59a, b).

Bei zwei Patienten (Fall 3 aus der Tabelle IV, und einem weiteren Patienten) fanden wir eine kartilaginäre Exostose an der Darmbeinkammapophyse. Gelegentlich wurden Exostosen auch von anderen Autoren in dieser Lokalisation als Begleiterscheinung der strahlenbedingten Veränderungen an der Wirbelsäule gefunden: Neuhauser u. Mitarb. (1952), Sarrazin u. Mitarb. (1961), Vaeth u. Mitarb. (1962).

Bei einer Patientin, die im Jahre 1936 geboren war, bildete sich im Jahre 1944 in der Tiefe der linken lumbalen und glutäalen Gegend eine schnell wachsende Geschwulst; histologisch war es ein Lymphangiom mit Verdacht auf Fibromyxosarkom. Die Geschwulst wurde von zwei oberhalb gelegenen Feldern 10/15 cm mit Einzeldosen von 200 R, ein Feld täglich, Gesamtdosis 2000 R pro Feld, in drei Wochen bestrahlt: 180 kV, 10 mA, FHA 30 cm, 0,5 mm Cu-Filter. An der Haut fanden sich beträchtliche postaktinische Veränderungen, die zum

Röntgenulkus führten, das operativ geheilt wurde (Abb. 62a). Eine Asymmetrie der Lenden- und Beckengegend mit linksseitiger Hypoplasie war nachweisbar. Die Beckenaufnahme (Abb. 62b) zeigte eine Hypoplasie der linken Beckenhälfte, des Kreuzbeines und der Querfortsätze der Lendenwirbel 3 bis 5; der Beckeneingang war asymmetrisch, am linken Beckenkamm fand sich eine Exostose, die sich nicht mehr vergrößerte. Das linke Bein war um 3,5 cm kürzer als das rechte.

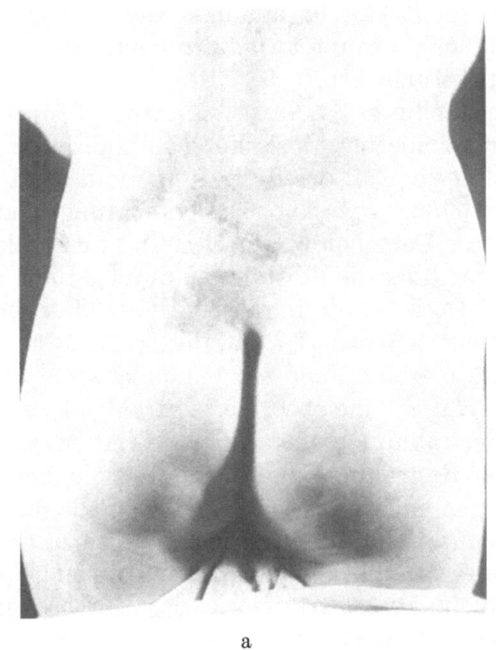

a

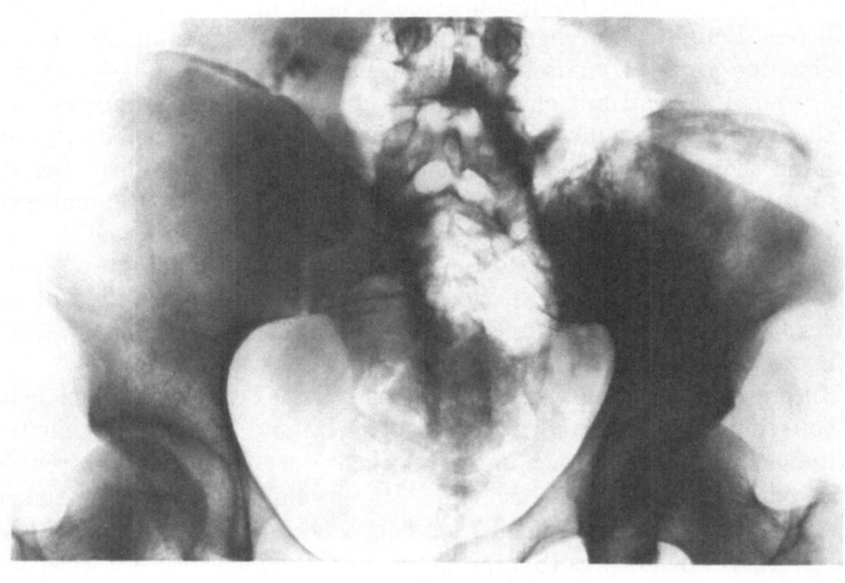

b

Abb. 62. (a) Zustand nach einer Hautplastik wegen Röntgenulkus. Asymmetrie der linken Lenden- und Glutäalgegend nach Röntgenbestrahlung vor 15 Jahren. (b) Die Röntgenaufnahme zeigt eine Hemihypoplasie des Beckens und der linken Hälfte der Lendenwirbelkörper sowie des Kreuzbeines

Die aktuelle Frequenz von strahlenbedingten Veränderungen in der Wirbelsäule kann relativ hoch sein: Donaldson u. Wissinger (1967) fanden sie bei 80 % von 37 Patienten, die wegen Wilms-Tumor bestrahlt wurden; als kürzeste Latenzzeit geben sie zwei Jahre an, meistens ist aber die Latenz bedeutend länger. Über die Höhe der Strahlendosen gehen die Meinungen mancher Autoren weit auseinander. Neuhauser u. Mitarb. (1952) schließen ihre Mitteilung mit der Feststellung, daß die unter 1000 R liegenden Strahlendosen keine Deformierung der Wirbelkörper hervorrufen, wahrscheinlich unabhängig vom Alter und von der Zeit der Bestrahlung. Dosen zwischen 1000 R und 2000 R riefen bei Kindern, die älter als zwei Jahre waren, nur leichte Wachstumsstörungen hervor, dagegen führten höhere Dosen als 2000 R, ohne Rücksicht auf das Alter, zu groben Verunstaltungen der Wirbelkörper. Tudway (1964) behauptet, daß Strahlendosen von 3000 R und weniger nur „leichte" Veränderungen verursachen.

In unserer Zusammenstellung (Stašek u. Mitarb., 1965) wurde bei jedem Kranken eine Umrechnung der fraktionierten Dosis auf eine Einzeitdosis vorgenommen; außerdem wurden auch das Alter zur Zeit der Bestrahlung und das Intervall zwischen der Bestrahlung und der Feststellung von Knochenveränderungen an der Lendenwirbelsäule in Betracht gezogen. Dieses Vorgehen war notwendig, weil fraktioniert bestrahlt wurde, und die Gesamtzeit, während der die Bestrahlung durchgeführt wurde, recht unterschiedlich war. Die absorbierte Dosis wurde in rad berechnet. Für die gegebene Strahlenqualität wurde als Umrechnungskoeffizient 1,2 gewählt.

In der Tabelle V sind einzelne Fälle mit entsprechender röntgenologischer Symptomatologie (Symbole α, β, γ, ϑ, ε), die absorbierte Strahlendosis (in rad) in der Lendenwirbelsäule, auf einzeitige Bestrahlung umgerechnet, das Alter zur Zeit der Bestrahlung und das Intervall zwischen der Bestrahlung und der röntgenologischen Feststellung der strahlenbedingten Veränderungen angeführt. Die einzelnen Fälle mit gleichem Röntgenbefund wurden in fünf Gruppen unterteilt, die Gruppe III wegen starker Streuung der Strahlendosen und des Zeitabstandes zusätzlich in zwei Untergruppen III_1 und III_2. In jeder Gruppe wurden die durchschnittliche absorbierte Dosis, das Durchschnittsalter bei der Bestrahlung und der mittlere Abstand zwischen Bestrahlung und Röntgenkontrolle bestimmt — mit Ausnahme von Gruppe I, wo diese Werte keinen praktischen Sinn haben. Wenn bei einigen Patienten mehrmalige Röntgenuntersuchungen in verschiedenen Abständen mit unterschiedlichen Befunden durchgeführt wurden (die Entwicklung der Knochenveränderungen weist eine gewisse Dynamik auf), sind sie in dieser Tabelle in den entsprechenden Gruppen eingereiht; sie sind mit gleicher Ziffer und zusätzlichen Symbolen, *a* oder *b*, bezeichnet. Falls die Röntgenbefunde bei diesen Kontrollen bei demselben Patienten gleich waren, sind die entsprechenden Zeitabstände in Klammern angeführt. Bei den Durchschnittsangaben in den entsprechenden Gruppen wurden nur die Minimalwerte vor den Klammern berücksichtigt.

In den Gruppen IV und V mit fortgeschrittenen strahlenbedingten Veränderungen war die Wirbelsäule mit annähernd gleichen Dosen belastet, und auch die Unterschiede des Durchschnittsalters waren gering. Für die Entwicklung der Symptome ε war also vorwiegend der längere Zeitabstand verantwortlich.

In der Untergruppe III_2 wurde die Wirbelsäule mindestens mit der gleichen, gelegentlich sogar etwas höheren Dosis als in den Gruppen IV und V belastet. Leichtere Formen von Bestrahlungsfolgen können nach unserer Ansicht vor allem dem kürzeren Zeitabstand und teilweise vielleicht auch dem höheren Durchschnittsalter zugeschrieben werden. Man kann erwarten, daß sich bei der Untergruppe III_2 nach längerem Zeitabstand eine Deformierung des Wirbelkörpers (Symptome ϑ, ε) entwickelt.

Die Untergruppen III_1 und III_2 weisen die gleiche Röntgensymptomatologie auf. Der Hauptunterschied besteht darin, daß in der Untergruppe III_1 die Wirbelsäule mit einer bedeutend niedrigeren Dosis belastet wurde als in der Untergruppe III_2. Dieser Dosisunterschied wird aber durch zwei andere Faktoren kompensiert, durch das Alter und durch den Zeitabstand.

In der Gruppe II und der Untergruppe III_1 ist der Unterschied infolge Einfluß von Dosis und Alter unbedeutend. Ins Gewicht fallend ist also wiederum der unterschiedliche Zeitabstand. Bei dem Fall Nr. 21 der Gruppe I kann man annehmen, daß sich die Rönt-

Tabelle V. *Die Gruppen nach der Röntgensymptomatologie mit der entsprechenden Dosis (rad), dem Alter und dem Intervall*

Reihen-nummer	Röntgen-symptome	Dosis in der Wirbel-säule (rad)	Alter bei der Be-strahlung	Intervall zwischen Bestrahlung und Fest-stellung der Symptome	Durchschnitts- Dosis (rad)	Durchschnitts- Alter	Durchschnitts- Intervall zwischen Bestrahlung und rönt-genolog. Ver-änderungen
I	Keine						
5		Außerhalb der direkten Strahlung	2¾ J	9 J	—	—	—
21		700	5 M	6 M	—	—	—
II	α, β						
12		700	9 M	7 J			
15		950	1½ J	5 J	750	11 M	4⅔ J
20		600	5 M	2 J			
III_1	α, β, γ						
8		850	3¼ J	7½ J	710	1¼ J	6¼ J
17		570	5 M	5 J			
III_2							
11		1000	7½ J	3½ J	1175	5 J	3¼ J
14		1250	2½ J	3 J			
IV	$\alpha, \beta, \gamma, \delta$						
2a		1100	2¼ J	3¾ J (10 J, 14 J)			
3a		950	9 M	9 J			
4a		1250	3 J	3½ J			
7		1200	4½ J	7½ J (8½ J)			
9		1150	2 J	7 J	1090	2½ J	5½ J
10a		950	2 J	5¾ J			
13		1250	2 J	6 J			
16		1200	6 J	5 J			
18		1050	1 J	5 J			
19		800	2½ J	2½ J			
V	$\alpha, \beta, \gamma, \delta, \varepsilon$						
1		800	2 J	11½ J (17½ J)			
2b		1100	2¼ J	16 J			
3b		950	9 M	14 J	1000	1⅔ J	11 J
4b		1250	3 J	9½ J			
6		950	2 M	8 J			
10b		950	2 J	6¾ J			

Erläuterungen:
a, b = Befunde bei wiederholter Kontrolle.

gensymptome am Skelet wegen des zu kurzen Zeitabstandes seit der Bestrahlung noch nicht manifestieren konnten.

Beim Vergleich der Gruppen II und III_1 mit den Gruppen III_2, IV und V sind die Dosisunterschiede auffallend. Aus den Angaben dieser Tabelle kann man also schließen, daß der Grad der Veränderungen an der wachsenden Wirbelsäule nicht nur von der Dosis und dem Alter zur Zeit der Bestrahlung sondern auch vom Zeitabstand zwischen der Bestrahlung und der Feststellung der Veränderungen abhängig ist.

2. Knochenschäden durch innere Strahlenbelastung

Auf Knochenveränderungen durch Speicherung von radioaktiven Materialen wurde die Aufmerksamkeit breiterer klinischer Kreise schon in den dreißiger Jahren gelenkt. Die ersten Opfer waren meistens Arbeiter, die mit radioaktiven Leuchtstoffen die Zifferblätter von Uhren und Meßgeräten bemalten und sich dabei unbewußt kontaminierten. Außerdem fanden sich schrittweise mehrere Patienten, bei welchen die radioaktiven Materialien zu therapeutischen Zwecken in den Körper eingebracht wurden. Bei beiden Kategorien fand man nach längerer Latenz und bei genügenden Mengen des radioaktiven Materials ähnliche Knochenschäden (Blum, 1924; Hoffman, 1925; Lacassagne, 1926; Phemister, 1926; Martland u. Mitarb., 1929, 1931; Dechaume, 1936; Evans, 1937, 1944, 1966, 1967; Rosenthal, 1937; Norgaard, 1939; Stevens, 1942).

Die größte Zahl dieser Opfer stammt aus Arbeiterkollektiven von New Jersey (USA). Alle diese Verunglückten bleiben Objekt einer sorgfältigen Überwachung und Studiums (AT-Report 1962; Barrer u. Mitarb., 1963; Delpla, 1963; „Case Record" 1966). Es wurde festgestellt, daß ein höherer Gehalt von ^{226}Ra als 1,0 μg ein mögliches Risiko darstellt (Chen u. Mitarb., 1961). Deshalb wurde vom US National Bureau of Standards die höchste zulässige Radiummenge für einen Patienten auf 0,1 μg und für Arbeiter mit radioaktiven Materialien auf 0,0001 μg gesetzt. Bei der Mehrzahl der Patienten, die mit schweren Knochenveränderungen durch innere Strahlenbelastung untersucht wurden, war jedoch die aktuelle Menge von radioaktiven Stoffen im Skelett mehrmals höher (Bloom u. Bloom, 1949; Aub u. Mitarb., 1952; Jacox, 1952; Norrie u. Mitarb., 1952, 1955, 1958; Looney u. Mitarb., 1953, 1955, 1956, 1958; Brues, 1956; Lisco, 1956, 1960; Hindmarsh u. Mitarb., 1956, 1958, 1959; Van Dilla u. Stover, 1956; Krajevskij u. Litvinov, 1957; Hug, 1958; Marinelli, 1958, 1962; Miller, 1959; Vaughan u. Mitarb., 1960, 1962; Rowland u. Mitarb., 1959, 1960, 1961, 1962, 1963; Dudley, 1960; Glenn u. Mitarb., 1960; Hursh u. Mitarb., 1960, 1963; Lamerton, 1960; Lloyd, 1960, 1961; Mayneord, 1960; Baker u. Mitarb., 1961; Marshall, 1961, 1962; Gary u. Evans, 1962; McLean, 1962; Vennart u. Minski, 1962; Davis u. Mitarb., 1963; Hunt u. Mitarb., 1963; Lucas, u. Mitarb., 1963; Malychin u. Šamov, 1964; Hasterlik u. Finkel, 1966; Duggan u. Godfrey, 1967; Hems, 1967; Moskalev, 1968; Finkel u. Mitarb., 1969; Hasterlik u. Mitarb., 1969; Spiess, 1969, 1970; Amprino, 1970; Goss, 1970; Loutit, 1970; Vaughan, 1971, 1972, 1973; Bernier, 1972; Rubin, 1972; Rushforth, 1974).

Die Bedingungen der Strahlenschädigung des Skeletsystems durch radioaktive Stoffe stellen eine spezielle Frage dar, die an dieser Stelle nicht näher erörtert werden soll. Es handelt sich z.B. um deutliche Unterschiede in der Qualität und Quantität der Strahlen: Vom quantitativen Aspekt ist die α- und β-Strahlung für das Knochengewebe ein größerer Strahleninsult als die penetrantere γ-Strahlung (Hindmarsh u. Mitarb., 1958; Owen, 1960). Die sog. relative biologische Wirksamkeit (RBW) der α-Strahlung ist die größte, dann kommen die Neutronen, β-Strahlen und die γ-Strahlen. Eine bedeutende Rolle spielt das Alter bei der Ingestion. Dadurch wird die weitere Verteilung im ganzen Skelet durch Knochenumbau weitgehend beeinflußt. Diese Materialien werden vorwiegend an jenen Stellen gespeichert, wo neuer Knochen mineralisiert (Wolf u. Mitarb., 1943; Neumann u. Mitarb., 1955; Engström u. Mitarb., 1958). Es kann an jenen Stellen eine höhere Strahlenbelastung erwartet werden als an anderen. Auch im Erwachsenenalter ist die Verteilung der radioaktiven Stoffe nicht homogen, und von diesem Faktor der Inhomogenität hängt die Frage der effektiven Strahlenbelastung ab. (Litvinov, 1956, 1959, 1964; Reynolds, 1958; Owen, 1960; Rowland u. Mitarb., 1959; Peerow, 1966). Dadurch entstehen sog. „heiße Herde" (Hot-spots), die autoradiographisch sehr gut nachweisbar sind. Ausgedehnte und komplizierte Methoden über Kalkulierung der wirklichen Strahlendosis unter Berücksichtigung all dieser verwickelten Bedingungen hatte in einer Monographie

Spiers (1968) gesammelt und kommentiert. Weiter hängt die Wirkung des radioaktiven Materials von seinen biologischen und physikalischen wie auch chemischen Eigenschaften ab.

Nähere Einzelheiten über diese komplizierten Fragen finden sich im Beitrag von Amprino im Band IV.

Besonders vom Radium Research Project of the New Jersey State Department of Health (USA) wurden mehrere histologische und klinische Angaben über die Veränderungen im Knochensystem bei chronisch radioaktiv verseuchten Patienten publiziert; die Anzahl dieser Patienten überschreitet heute schon 1000. Britische Beobachtungen analysierten Ardran u. Kemp (1958) u. Boad (1962).

Zu den ersten bekannten Veränderungen gehörten im akuten Stadium schwere Anämie, Nekrosen, besonders des Unterkiefers, und tödlicher Ausgang durch superponierte Infektion. Chronische Fälle verliefen oft symptomlos oder mit unklaren rheumatoiden Schmerzen in den Gelenken und Knochen; gelegentlich traten auch Spontanfrakturen, Caries dentis und schließlich maligne Geschwülste auf.

Die röntgenologischen Symptome entsprechen weitgehend den histologischen Befunden. Die Kortikalis in langen Röhrenknochen ist bei chronischen Fällen verdünnt, an mehreren Stellen verschwindet sie überhaupt. Gelegentlich findet man in der Kortikalis feine Aufhellungen, die einem atrophierenden Knochenumbau entsprechen: Hoekker u. Roofe (1949, 1951), Vaughan (1954), Jee u. Mitarb. (1958, 1959, 1961). In der Spongiosa sieht man sowohl den Schwund als auch eine Hypermineralisierung mit Osteosklerose. In den flachen Knochen finden sich unregelmäßige, unscharf begrenzte Aufhellungen, die langsam zu größeren Resorptionsbezirken zusammenfließen können (Looney, 1955). Radionekrose tritt bei schweren Strahlenfolgen meistens im Unterkiefer auf (Stevens, 1942; Manoilov u. Mitarb., 1955; Baker u. Mitarb., 1961). Sie unterscheidet sich bei voll entwickelten Fällen kaum von Radionekrosen, die durch Bestrahlung von außen erzeugt wurden. Hypertrophische Knochenatrophie und Sklerose findet man abwechselnd mit osteolytischen Bezirken. Nekrosen sind durch Sequestrierungen (Stevens, 1942) und Frakturen (Cappis, 1961) kompliziert. Arthritis wurde von Aub u. Mitarb., (1952) beschrieben, aber ihre Genese ist bei diesen Schäden unklar.

Die gefürchtetste Komplikation sind die radiogenen Geschwülste, die leider immer bösartig sind: osteogene Sarkome, Chondro- und Fibrosarkome. Die schädigenden Strahlendosen waren meistens enorm hoch: in einem Falle von Woodard u. Higinbotham (1962) wurde die Dosis nach 37jähriger Arbeitsexposition auf insgesamt 88000 rad geschätzt. Dieselbe Problematik findet sich auch bei Patienten, die früher mit radioaktivem Thorium per os oder parenteral behandelt wurden (Koch, 1950; Spiess u. Mitarb., 1962).

Ein sehr umfangreiches klinisches Krankengut von 217 Jugendlichen und 708 Erwachsenen analysierten Spiess u. Mays (1970). Es handelt sich um Patienten, die zwischen den Jahren 1946 und 1951 parenteral radioaktive Präparate zur Behandlung von Knochentuberkulose, Spondylitis ankylopoetica (M. Bechterev usw.) erhalten hatten. Die Strahlenbelastung des Skeletts geht überwiegend zu Lasten des ^{224}Ra. Knochensarkome finden sich doppelt so oft bei Kindern als bei Erwachsenen, in fast linearem Verhältnis zur verabreichten Dosis: in etwa 1,4 % der Fälle per 100 rad (durchschnittliche Skelettdosis) bei Kindern und 0,7 % per 100 rad bei Erwachsenen. Dieses Risiko unterliegt praktisch keinen geschlechtsgelenkten Unterschieden. In dieser Zusammenstellung treten die Skelettsarkome zehnmal öfter als beim ^{226}Ra der amerikanischen Serien nach Schädigung durch leuchtende Farbstoffe auf. Die Strahlenbelastung spielt sich beim ^{224}Ra wegen seiner kurzen Halbwertzeit (3,62 Tage) hauptsächlich in dünnen, oberflächlichen Knochenschichten ab. Beim ^{226}Ra, mit einer Halbwertzeit von 1600 Jahren, dagegen in der ganzen mineralisierten Knochensubstanz und fast homogen, so daß eine niedrigere Strahlenbelastung der kritischen Knochenelemente resultiert.

Wir haben nur einen Patient mit Knochenschäden dieser Genese beobachtet, welcher in den Jahren 1932–1935 in Jáchymov mit radioaktiven Trinkkuren bei rheumatoiden Beschwerden behandelt wurde. Nach 22 Jahren war er an Herzinfarkt gestorben; eine Bestimmung der Gesamtmenge des radioaktiven Materials war damals in seinem Körper nicht möglich. Die Röntgenaufnahmen zeigten typische mottenfraßähnliche Aufhellungen in platten Knochen, besonders am Schädeldach. Strukturumbau konnte auch in der Spongiosa und der Kortikalis der Extremitätenknochen entdeckt werden (Abb. 63a, b). Diese Veränderungen traten polytop auf und wurden zuerst an einer anderen Stelle falsch als Plasmozytom gedeutet. Der Befund blieb lange Jahre stationär.

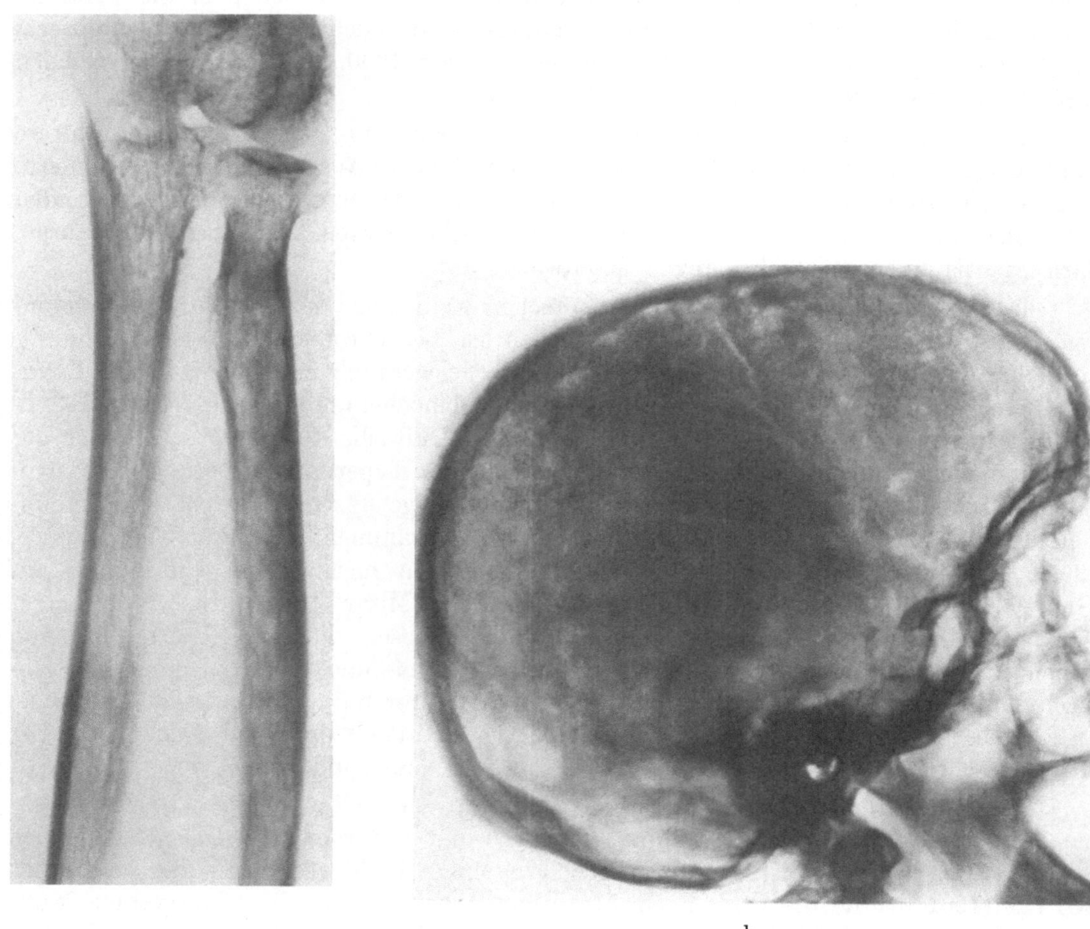

a b

Abb. 63 a, b. Knochenumbau bei chronischer Speicherung von Radium und Tochterprodukten. Lakunäre Knochenresorption, Auffaserung der Kortikalis und Osteoporose in Röhrenknochen, polytope unregelmäßige Aufhellungen in den platten Knochen des Schädeldaches

Die röntgenologische Deutung dieser Knochenveränderungen ist manchmal schwierig, besonders bei wenig ausgeprägten Fällen. Anamnestische Angaben helfen meistens, die Aufmerksamkeit in die richtige Richtung zu lenken, und die Knochenbiopsie mit radiochemischen Untersuchungen kann einen sicheren Beweis der Kontamination mit radioaktiven Stoffen erbringen.

Literatur

ABDULKERIM, A., BOYD, J. A., REEVES, R. J.: Treatment of haemangioma of the skin in infancy and childhood by roentgen irradiation and radium. Pediatrics **27**, 523–527 (1954).

ADACHI, T., MURAI, T., KIKUCHI, A., YONAGA, T.: Effects of radiation on the hard tissues. Bull. Tokyo Med. Dent. Univ. **4**, 215-224 (1957).

— — — Effect of irradiation on teeth. Bull. Tokyo Med. Dent. Univ. **6**, 145–152 (1959).

— KASAI, T., YONAGA, T.: Effect of radiation on bone tissue of new-born animal. Bull. Tokyo Med. Dent. Univ. **7**, 557–570 (1960).

ADKINS, A. P.: The effect of single dose of X-radiation on mandibular growth. Brit. J. Radiol. **39**, 602–607 (1966).

— The effect of 1200 R of X-radiation on dentinogenesis in the mandibular teeth of rats. Arch. oral. Biol. 12/12, 1569–1577 (1967).

ADKINS, K. F.: The effects of 1200 R X-radiation on the growth of bone and dentine in the mandible. Alabama J. med. Sci. **5**, 409–414 (1968).

— X-radiation and the mandibular condyle. Alabama J. med. Sci. **5**, 415–420 (1968b).

AGATI, G., FARIMET, G.: Experimental research on the roentgen irradiation of the diaphysis of a long bone during growth. Min. fisioter. **5**, 291–296 (1960).

AKULINICHEVA, V. V.: Stable recovery from cancer on the tongue complicated by necrosis of the mandible. Med. Radiol. **12**,/1, 31–35 (1967).

ALEXANDROVA, E. V., DMITRIJEVA, I. A.: Knochennekrosen nach Röntgentherapie (russisch). Stomatologia (Moskau) **4**, 47–48 (1957).

ALEXANDROVITSCH, E. J.: Changes in the bone in the postnatal period of the offspring of rabbits subjected to the action of ionizing radiations in various periods of pregnancy. Med. Radiol. **4**, 30–34 (1959).

ALTMANN, V., ROCHLIN, D., GLEICHGEWICHT, E.: Über den entwicklungsbeschleunigenden und entwicklungshemmenden Einfluß der Röntgenstrahlen. Fortschr. Röntgenstr. **31**, 51–62 (1924).

AMPRINO, R.: Biological bases of radioisotope investigations of the skeleton. Handb. Med. Radiol. Vol. IV/1, Heidelberg: Springer 1970.

ANASTASOV, K., BEZEUSEK, A.: Indikations for therapeutic procedures in carcinoma patients affected with osteoradionecrosis after irradiation of the facial and neck region. Stomatologia (Sofia) **50**, 449–453 (1968).

ANDERSON, B., ODELL, T. J. JR.: Changes in rat cartilage mucopolysaccharides with age and radiation. J. Gerontol. **15**, 249–252 (1960).

ANDRÄ, A.: The radiogenic osteolysis after telecobalttherapy. A clinical report. IVth. Int. Osteological Symposium, Book of Abstracts. London, 1972.

— BEETKE, F.: Zur Osteoradionekrose der Kieferknochen. Dtsch. Stomatol. **23**, 713–720 (1973).

ANDRISKA, J., FRIGYESI, G., KISZELY, H., NAGY, M.: Die Wirkung einer großen Dosis Röntgenstrahlen auf die Entwicklung eines menschlichen Foetus. Strahlentherapie **105**, 630–638 (1958).

ANKINA, M. A., MODYAEV, V. P.: Ultrastructure of chondrocytes of articular cartilage soon after irradiation. Med. Radiol. (Moskau) **11**, 45–49 (1973).

ANSCHÜTZ, W., BECK, A.: Über Wachstumsstörungen nach Röntgenbestrahlung jugendlicher Knochen- und Gelenktuberkulose. Zbl. Chir. **56**, 1180–1183 (1929).

ANTALOVSKÁ, Z.: Die Osteoradionekrose der Kieferknochen (tschechisch) Čs. stomat. **40**, 447–453 (1960a).

— Osteoradionekrose der Kiefer. Zahnmed. Bild. **1**, 111–115 (1960b).

APERT, E., KERMORGANT, L.: L'enfant des rayons X. Presse Méd. **31**, 1920–1921 (1923).

ARCHANGELSKY, A. B.: Zur Frage von der Wirkung der Röntgenstrahlen auf das Frühstadium der Gravidität. Arch. Gynäk. **118**, 1–17 (1923).

ARDRAN, K. M., KEMP, F. H.: Radium poisoning. Brit. J. Radiol. **31**, 605–610 (1958).

ARENA, G. C., FERRARIS, M.: Sarcoma osteogenico de trattamento radiotherapico. Radiol. Med. **52**, 448–458 (1966).

ARETZ, H.: Beitrag zur Kenntnis der Röntgenschäden. Strahlentherapie **55**, 633–669 (1936).

ARKIN, A., SIMON, M. N., SIFFERT, R.: Asymmetrical suppression of vertebral epiphyseal growth with ionizing radiation. Proc. Soc. exp. Biol. **69**, 171–173 (1948).

ARKIN, A. M., PACK, G. T., RANSOHOFF, N. S., SIMON, N.: Radiation induced scoliosis. J. Bone Jt. Surg. **32 A**, 396–401 (1950).

ARLEN, M., HIGINBOTHAM, L. N., HUVOS, A. G., MARCOVE, R. G., MILLER, T., SHAH, I. C.: Radiation induced sarcoma of bone. Cancer **28**, 1087–1099 (1971).

— SHAH, I. C., HIGINBOTHAM, N., HUVOS, A. J.: Osteogenic sarcoma of head and neck induced by radiation therapy. N. Y. State J. Med. **72**, 929–934 (1972).

ARNOLD, E.: Ein orthopädischer Beitrag zur Osteo-Radionekrose der Hüftgelenkknochen. Beitr. Orthop. **3**, 66–68 (1956).

ARNULF, G.: Large ulceration du crane par radiodermite. Lyon Chir. **53**, 145–164 (1957).

ASCHENHEIM, E.: Schädigung einer menschlichen Frucht durch Röntgenstrahlen. Strahlentherapie **11**, 789–795 (1920a).

— dtto. Arch. Kinderheilk. **68**, 131–140 (1920b).

ASPIN, N., JOHNS, E. H.: The absorbed dose in cylindrical cavities within irradiated bone. Brit. J. Radiol. **36**, 350–362 (1963).

— AT (30–1)–2181 Report: The epidemiological follow-up of the New Jersey Radium Dial Painters. 1962.

Aub, J. C., Evans, R. D., Hempelman, J. H. Martland, H. S.: The late effects of internally deposited radioactive materials in man. Medicine 31, 221–229 (1952).

Babický, A., Kolář, J.: Generalized skeletal response to local radiation injury. Radiat. Res. 27, 108–118 (1966).

Babický, A., Kolář, J., Oštádalová, I., Pařízek, J.: Metabolic response of rat bones to local radiation injury. Sexual differences. First Int. Symposium on Nuclear Medicine. Prague: Charles University, 1970a.

— Oštádalová, I., Kolář, J., Pařízek, J.: Untersuchungen zum Knochencalciumstoffwechsel nach lokaler Röntgenbestrahlung. Geschlechtsbedingte Unterschiede der Allgemeinreaktion. Strahlentherapie 139, 203–208 (1970b).

— Kolář, J., Bíbr, B.: Untersuchungen zum Knochencalciumstoffwechsel nach lokaler Bestrahlung. Geschlechtsbedingte Unterschiede der Allgemeinreaktion von Art und Intensität der Schädigung. Strahlentherapie 141, 699–704 (1971).

Bacq, Z. M., Alexander, P.: Grundlagen der Strahlenbiologie. Stuttgart: Thieme Verlag, 1958.

Baclesse, F.: Fractures du col fémoral observées après la radiotherapie des epitheliomes du col utérin. Bull. du Cancer 42, 141–147 (1955).

Bade, H., Küntscher, G.: Wirkungen von Röntgenstrahlen auf den Knochen. Experimentelle Untersuchungen an Hunden. Fortschr. Röntgenstr. 60, 235–242 (1939).

Baensch, W.: Knochenschädigung nach Röntgenbestrahlung. Fortschr. Röntgenstr. 36, 1245–1246 (1927).

— Über Spontanfrakturen des Schenkelhalses nach Röntgenbestrahlung. Röntgenpraxis 4, 716–718 (1932).

— Über die Radiumbehandlung der Hämangiome. Strahlentherapie 63, 476–505 (1938).

Baerwolff, G., Buchhorn, P. O.: Beitrag zur Frage der Schenkelhalsfraktur bei gynäkologischer Röntgen-Tiefenbestrahlung. Strahlentherapie 99, 72–78 (1956).

Bailey, J., Bagg, H. J.: Effects of irradiation on fetal development. Amer. J. Obstet. Gynecol. 5, 461–473 (1923).

Baily, N. A., Steigerwalt, J. E., Hilbert, J. W.: Frequency distribution of energy deposition by 44 MeV protons at bone-soft tissue interfaces, Radiat. Res. 56, 205–212 (1973).

Baker, L. D.: Spontaneous fracture of the femoral neck, following irradiation. J. Bone Jt. Surg. 23, 334–358 (1941).

Baker, W. H., Bulkley, J. B., Dudley, R. A., Ewans, R. D.: Observations on the late effects of internally deposited pictures of mesothorium and radium in twelve dial painters. New Engl. J. Med. 265, 1023–1028 (1961).

Balli, R., Barbanti-Silva, R.: Il reperto microscopico in un caso di radionecrosi della calotta cranica. Quad. Radiol. 2, 104–121 (1931).

Balz, G., Birkner, R., Wachsmann, F.: Experimentelle Untersuchungen über die Absorption von Röntgenstrahlen in verschiedenen Geweben. Strahlentherapie 97, 382–388 (1955).

— — Relative Tiefen- und Gewebsdosen in inhomogenen Medien. Strahlentherapie 101, 132–137 (1956).

Banaschak, A., Gietzelt, F., Schubert, H.: Osteoradionekrosen des Beckens nach biaxialer Telekobaltbestrahlung des weiblichen Beckenkarzinoms. Radiobiol. Radiother. 8/4, 423–434 (1967).

Bardach, J., Korzon, T.: Strahlenbedingte Veränderungen im Kiefer. Czas. Stomat. 9, 621–627 (1960).

Barden, S.P.: Healing of radiation fracture of the neck of the femora with a report of a case. Radiology, 41 389–394 (1943).

Barer, G. M., Nasarow, G. J.: Zerstörung der Zähne nach Strahlentherapie bei bösartigen Tumoren des Kiefer-Gesichtsbereiches. Stomatologia (Moskau) 44, 23–27 (1965).

— Podljastschuk, E. L.: Disturbances in the development and eruption of teeth in children resulting from ionizing radiations (russisch). Stomatologia (Moskau) 47, 5–9 (1968).

Barilla, M., Raffaelli, M.: Alterazioni dell'accrescimento osseo in corso di radiumterapia par affezioni angiomatose della cute nell' infanzia. Radiologia (Roma) 12, 447–467 (1956).

Barnard, G. P., Marsh, A. R. S., Hitchman, D. G.: Studies on cavity ionization chambers with megavolt X rays. Phys. Med. Biol. 9, 295–321 (1964).

Barnhard, H. K., Geyer, R. W.: Effect of X-irradiation on growing bone. Radiology 78, 207–214 (1962).

— Davis, M. E., Kemp, G. H.: Effect of roentgen irradiation on growing bone. Radiology 80, 306–308 (1963).

Barr, J. S., Lingley, J. R., Gall, E. A.: The effect of roentgen irradiation on epiphyseal growth. Amer. J. Roentgenol. 49, 104–115 (1943).

Barrer, L. A., Henle, C., Bonda, R., Fisher, H. W.: Atlas of Current Roentgenographic Findings in the New Jersey Radium Cases. U. S. Atomic Energy Commission, New Jersey, 1963.

Barth, G.: Erfahrungen und Ergebnisse mit der Nahbestrahlung operativ freigelegter Tumoren. Strahlentherapie 91, 481–528 (1953).

— Kern, W.: Behandlung unvermeidlicher Komplikationen als Folge der Röntgentherapie. Radiologe 2, 290–300 (1962).

Bartlestone, H. J.: Radioactive isotopes in dental science. Int. dent. J. 4, 629–653 (1954).

Baserga, R., Carter, D. B., Lisco, H.: Delayed effects of external gama irradiation on the bones of rats. Radiation Damage in Bone, Wien: IAEA, 1960, S. 33.

Basič, M., Weber, D.: Strahlenschädigung der Frucht. Strahlentherapie 99, 628–634 (1956).

Bataille, R., Vigneul, J., Marsan, J., Rolland, J., Szpirglas, H., Marsan, C., Brochérion, Cl.: Ostéoradionécrose cancerisée avec métastases multiples. Rev. Stomat. (Paris) 72, 193–194 (1971).

BAUDISCH, E.: Beitrag zu den Strahlenschäden an den Rippen und Schlüsselbeinen bei Brustkrebspatientinnen. Strahlentherapie **113**, 312–318 (1960)

BAUNACH, A.: Über den Einfluß von Dosis und Rhytmus auf den Grad der Wachstumsschädigung des Knochenwachstums bei Röntgenbestrahlung. Strahlentherapie **54**, 52–67 (1935).

BAUER, R.: Untersuchungen über die Wirkung unterschiedlich verabfolgten Röntgenstrahlen auf die Knochenelemente. Strahlentherapie **67**, 425–501 (1940).

BECK, A.: Zur Frage des Röntgensarkoms. Münch. med. Wschr. **69**, 623–625 (1922).

— Zur Frage des Röntgensarkoms. Arch. klin. Chir. **133**, 191–195 (1924).

— Die Bedeutung und die Problematik der Strahlentherapie in der Chirurgie unter besonderer Berücksichtigung der Erfahrungen der Kieler chirurgischen Klinik. Strahlentherapie **19**, 199–260 (1925).

— Schädigung des Knochenwachstums durch Bestrahlung. Zbl. Chir. **1928**, 2849–2850.

— Über Wachstumsschädigung nach therapeutischer Röntgenbestrahlung. Strahlentherapie **32**, 517–533 (1929).

BEETKE, E., BIENENGRÄBER, V., HAFKE, P., KITTNER, K. H.: Tierexperimentelle Untersuchungen über die Wirkung ionisierender Strahlen auf den Kieferknochen bei metallischem Zahnersatz. Radiobiol. Radiother. (Berlin) **13**, 367–374 (1972).

BEK, V., KOLÁŘ, J.: Kritische Bemerkungen zur Röntgenbestrahlung der Hämangiome im Kindesalter mit Rücksicht auf unerwartete Strahlenspätschäden. Radiobiol. Radiother. **3**, 429–436 (1962).

— — MAREŠOVÁ, J., KUČERA, M., SCHWANK, R., VRABEC, R.: Späte somatische Veränderungen nach Hämangiombestrahlung im Kindesalter. Strahlentherapie **135**, 156–165 (1968).

BENNER, S., JOHANSSON, M,. LINDSKING, B.: Radiation dosimetry in small cavities using thermoluminiscence in lithian fluoride powder. Nature **212**, 535–536 (1966).

BENSTED, J. P.: Histological changes in rat bones following external irradiation. Radiation Damage in Bone. Wien: IAEA, 1960a, S. 32.

BENSTED, J. P. M.: Histological changes in the rat bone following beta-irradiation from ^{32}P. Ibidem, 1960b, S. 47–48.

BERDON, W. E., BAKER, D. H., BOYER, J.: Unusual benign and malignant sequelae to childhood radiation therapy. Amer. J. Roentgenol. **93**, 545–556 (1965).

BERG, N. O., LANDBERG, T., LINDGREN, M.: Osteonecrosis and sarcoma following external irradiation of intracerebral tumors. Acta radiol. (Ther.) **4**, 417–436 (1966).

BERGMANN, E.: Über das Längenwachstum der Knochen. Dtsch. Z. Chir. **233**, 149–194 (1931).

BERNDT, O.: Zum Krankheitsbild der Radionekrose des Schenkelhalses. Beitr. Orthop. Traum. **9**, 16–31 (1962).

BERNIER, J. L.: Histologic study of oral tissue specimens of New Jersey dial painters. Contract AT (30-1)-3879 (1972).

BEST, J.: Studies in normal child development. Radiographer **12**, 18–26 (1965).

BETHMANN, W.: Zur Differentialdiagnose zwischen Osteoradionekrose und Tumorrezidiv. Dtsch. Stomatol. **10**, 176—189 (1960).

BEUMER, I. J., SILVERMAN, S. JR., BENAK, St. B.: Hard and soft tissue necroses following radiation therapy for oral cancer. J. Prosth. Dent. **27**, 640–644 (1972).

BEUTEL, A., SKOPAL, F.: Beobachtungen beim Röntgenkrebs. Strahlentherapie **98**, 570–575 (1955).

— TÄNZER, A.: Osteoradionekrose. In.: Röntgendiagnostik der Orbitae, der Augen und der Tränenwege. Handbuch der med. Radiologie VII/2, Berlin: Springer 1963. S. 754–755.

BIANCHI, M.: Les lésions maxillaires et dentaires consécutives a l'action des rayons X et des substances radioactives. Schweiz. Mschr. Zahnheilk. **53**, 1007–1078 (1943).

BICK, W.: Osteonekrosen des Unterkiefers nach Radiotherapie resistenter Tumoren. Fortschr. Kiefer-Gesichts-Chir. **8**, 160–162 (1962).

BICKEL, W. H., CHILDS, D. S., PORRETTA, A. Ch.: Postirradiation fractures of the femoral neck. J. Bone Jt. Surg. **41 A**, 1539 (1959).

— — — Postirradiation fractures of femoral neck. J. Amer. med. Ass. **175**, 204–212 (1961).

BIELINSKA-TOMCZYK, K.: Influence of ionizing rays on germs and tissues of teeth. Czas. Stomat. **15**, 469–475 (1962).

BÍLÝ, B. SOŠKA, J. : Der Einfluß der ionisierenden Strahlen auf Schneidezähne bei Ratten (tschechisch). Čs. Stomat. **63**, 25–35 (1963).

BIRKNER, R.: Drei Fälle von Spontanfrakturen am Becken und Schenkelhals als Strahlenschädigungsfolge. Strahlentherapie **92**, 297–302 (1953)

— SCHAAF, J.: Neun Fälle von Strahlenschädigungen der knorplig-knöchernen Brustwand. In einem Fall tödlicher Ausgang. Strahlentherapie **93**, 454–465 (1954).

— — FREY, J., ÜBERSCHÄR, H. K.: Frühveränderungen am Knochen erwachsener Meerschweinchen nach Röntgenbestrahlung. Strahlentherapie **100**, 574–590 (1956).

— Systematik der Strahlenschädigungen. Strahlentherapie **106**, 335–353 (1958).

BISGARD, J. D., HUNT, H. B.: Influence of roentgen rays and radium on epiphyseal growth of long bones. Radiology **26**, 56—68 (1936).

BLACKBURN, G.: Fragliche Knochenveränderungen nach Röntgenbestrahlung. Fortschr. Röntgenstr. **59**, 430–431 (1934).

BLACKBURN, J., WELLS, A. B.: Radiation damage to growing bone. Brit. J. Radiol. **36**, 505–515 (1963).

BLACKETT, N. M. KEMBER, N. F., LAMERTON, L. F.: The measurement of radiation dosage distribution by autoradiographic means with reference to the effects of bone-seeking isotopes. Lab. Investig. **8**, 171–180 (1959).

BLÉCOURT DE, J.: Een geval van aseptische bootnecrose na röntgenbestraling. J. belge phys. méd. rhumat. **11**, 97–101 (1956a).

Blécourt de. J.: Un cas de necrose osseuse aseptique aprés irradiation par les rayons X. Rev. Rhum. **23**, 775–778 (1956b).

Bloch, Cl.: Postradiation osteogenic sacroma. Amer. J. Roentgenol. **87**, 1157–1162 (1962).

Block, E.: Röntgenschädigung des Schläfenbeines. Zschr. Hals-Nasen-Ohrenheilk. **1952**, 45–46. Ref.: Excerpta Med. Sect. XV **6**, 524 (1952). Oral Surg. **14**, 981–998 (1961).

Blömer, A., Lang, N.: Die stabile Osteosynthese zur Behandlung der strahlenbedingten Symphysenlösung bei Vulvakarzinom. Geburtsh. Frauenheilk. **33**, 563–567 (1973).

Bloom, M. A., Bloom, W.: Late effects of radium and plutonium on bone. Arch. Path. (Chicago) **47**, 494–511 (1949).

Bloom, W.: Histopathologie of Irradiation from External and Internal Sources. New York: McGraw Hill. Co. 1948.

Blount, W. P.: Knochenbrüche bei Kindern. Stuttgart: Verlag Thieme 1957.

Blozis C. G., Robinson J. E.: Oral tissue changes caused by radiation therapy. Dent. Clin. N. Amer. **4**, 643–656 (1968).

Blum, T.: Osteomyelitis of the mandible and maxilla. J. Amer. dent. Ass. **11**, 802–805 (1924).

Blumberg, J. M., Hufner, R.: Primary osteogenic sarcoma following irradiation. Amer. J. Path. **28**, 563–564 (1952).

Blumensaat, C.: Der heutige Stand der Lehre vom Sudeck-Syndrom. Hefte zur Unfallheilkunde, 51. Berlin: Springer 1956.

Bobrowski A., Jastrzebski, S.: Treatment of the lesions of oral cavity and jaws in patients with radiation injuries (polnisch). Czas. Stomatol. **19**, 975–978 (1966).

Bogatskij, V. A.: Experience in surgical treatment of late radiation injuries. Stomatologia (Moskau) **51**, 33–34 (1972).

Bohndorf, W.: Die relative biologische Wirksamkeit hochenergetischer Photonen und Elektronen gegenüber konventionellen Röntgenstrahlen aus klinischer Sicht. Radiologe **6**, 103–110 (1966).

Bonfiglio, M.: The pathology of fracture of the femoral neck, following irradiation. Amer. J. Roentgenol. **70**, 449–459 (1953).

Bonnet-Roy, F.: Ostéo-radium-nécrose tardive et régénérescence osseuse. Bull. méd. (Paris) **1935**, 756–768.

Bonse, G.: Über Skelettveränderungen bei primären Hautkrebsen. Strahlentherapie **101**, 429—435 (1956).

— Lemke, G.: Über Skelettveränderungen der Hände bei Röntgenschädigung der Haut mit Stachelzellkarzinomentwicklung. Derm. Wschr. **128**, 709-711 (1953).

— Bohndorf, W.: Untersuchungen über die Einwirkung verschiedener Strahlenqualitäten auf die Extremitäten von Hühnerküken. Strahlentherapie **119**, 546-568 (1962).

— Graf, R.: Zur Strahlenbehandlung der Hämangiome. Strahlentherapie **111**, 555–560 (1960).

Boone, M. L. M., Almond, R. P., Wright, E. A.: High energy electron dose perturbations in regions of tissue heterogeneity. Ann. N. Y. Acad. Sci. **161**, 214–232 (1969).

Borak, J.: Radiation effects on blood vessels. Radiology **38**, 481–492; 608–617; 718–727 (1942).

Bordzilowska, I., Lusznienko-Sobczak, N.: Late postirradiation changes after treatment of angiomas in children. Pol. Tyg. Lek. **26**, 56–58 (1971).

— Stoba, C., Sulocka, J.: Late radiation injury to the skeletal system following radiotherapy for Wilms tumor. Ped. Polska **47**, 1517–1521 (1972).

Borghi, A., Manzoni, A.: Esostosi osteocartilaginee consequenti ad irradiazine. Radiobiol. Radiother. Fis. med. **22**, 168–178 (1967).

Borgmann, H.: Zur Frage der Zahnschäden bei röntgenbestrahlten Tumorpatienten. Dtschr. Zahn-Mund-Kieferheilk. **11**, 37–42 (1948).

Borgström, K. E. Gynning, I.: Roentgentherapeutic changes in the lungs and vertebrae, following intense rotation therapy of esophageal cancer. Acta radiol (Stockh.) **47**, 281–288 (1957).

Borovsky, E. V., Segen, I. T.: The state of hard dental tissues depending on the dose and localisation of irradiation. Stomatologia (Moskau) **2**, 16–18 (1973).

Boskiewicz, T.: Complicated lesions of face and jaws in acute postradiation injuries (polnisch). Czas. Stomat. **19**, 657–663 (1966).

Bote, D. V.: Su di un caso di osteoradionecrosi della mandibola e di epithelioma tardivo del labbro inferiore da radiotherapia. Arch. Stomat. (Roma) **6**, 317–331 (1965).

Bouman, F. G.: Modification of the Strombeck mammaplasty to reconstruct an agenetic breast. Brit. J. plast. Surg. **23**, 265–268 (1970).

Boyd, J. T.: Follow-up of british luminizers. United Nations, New York, 1962.

Boyer, W. C., Navin, J. J.: Extraskeletal osteogenic sarcoma. A late complication of radiation therapy. Cancer **18**, 628–633 (1965).

Bragg, D. G., Shidnia, H., Chu, F. C. H., Higinbotham, N.: The clinical and radiographic aspect of radiation osteitis. Radiology **97**, 103–112 (1970).

Brandon, S. A., Herd, R. M.: Report of case and management of radiation necrosis of the mandible. Oral Surg. **2**, 987–992 (1949).

Bratslavsky, J. K.: Nekrose der Schädeldachknochen und Epilepsie als Folge einer massiven Strahlenbehandlung. Med. Radiol. **7**/5, 76–88 (1962).

Braun, H., Frick, W.: Rippenschädigung nach Röntgenbestrahlung. Strahlentherapie **94**, 234–238 (1954).

Bredy, E.: Spätergebnisse der Hämangiombehandlung mit Radiumstrahlen. Dtsch. Stomat. **8**, 20–25 (1958).

Breit, A.: Zum Problem der zweckmäßigen Strahlenbehandlung von Hämangiomen. Hautarzt **17**, 208–213 (1966).

Breitenfelder, J.: Bemerkungen zur Arbeit von K. P. Schulitz und M. Aalam. Z. Orthop. **112**, 496–498 (1974).

Breitländer, K.: Über Skelettbefunde nach Röntgen-Nahbestrahlung mit großen Dosen. Strahlentherapie **97**, 452–458 (1955).

Breitling, G., Glocker, R. Mohr, H.: Die Messung der Röntgendosis in Fett, Muskel und Knochen, mit Hilfe von Leuchtstoffen verschiedener Zusammensetzung. Fortschr. Röntgenstr. **84**, 561–566 (1956).

Brenk van den H. S. A., Minty, C. C. J.: Radiation in the management of keloids and hypertrophic scars. Brit. J. Surg. **47**, 959–605 (1960).

Brent, L.: The indirect effect of irradiation on embryonic development. Amer. J. Dis. Child. **100**, 103–108 (1960).

Brezina, K.: Über eine Beobachtung von Osteonekrose und malignem Tumor nach gynäkologischer Röntgenbestrahlung. Krebsarzt **20**, 265–268 (1965).

Brill, A. B., Nance, W. E., Engel, W., Glasser, S. R., Forgotson, E. H.: Radiation-induced abnormalities in human development. Adv. Obstet Gynecol. **1**, 69–87 (1967).

Broche, J.: Contribution à l'étude des ostéolyses aprés irradiation pour cancer utérin. Thése, Montpellier (1969).

Brooks, B., Hillstrom, J. T.: Effects of roentgen rays on bone growth and bone regeneration. Amer. J. Surg. **20**, 599–614 (1933).

Brown, W. E. Jr.: Oral manifestations produced by early irradiation J. Amer. dent. Ass. **38, 754** (1949).

Bruce, K. W.: The effect of irradiation on the developing teeth of the Syrian Hamster. Oral Surg. **3**, 1468–1477 (1950a).

— Stafne, W. E.: The effect of irradiation on the dental system as demonstrated by the roentgenograms. J. Amer. Ass. dent. **41**, 684–689 (1950b).

Brues, A. M.: Modes of radiation injury; bone and carcinogenesis. Progr. Nuclear Energy **6**, 1–12 (1956).

Brunst, V. V.: A comparison of the effects of local roentgen irradiation on jaw and tooth development in young axolotls and mice. Amer. J. Roentgenol. **72**, 488–497 (1954).

— Sheremetieva-Brunst, E. A., Figge, H. J. F.: Influence of local X-ray treatment on development of jaws in young axolotl. Proc. Soc. esp. Biol. (N. Y.) **79**, 401–403 (1952).

— Histopathology of the development of the axial skeleton and spinal cord in the irradiated tail of young axolotl. Amer. J. Roentgenol. **95**, 992–1012 (1965).

Bubeník, J.: Strahlenschädigung des Gesichts und der Mandibula nach Röntgen- und Radiumbehandlung (tschechisch). Čas. lék. čes. **93**, 224–225 (1954).

— Bestrahlungsschäden in der Zahnheilkunde. Zahnärztl. Praxis. **10**, 257–258 (1959),

Buchmann, B.: Schenkelhalsspontanfrakturen und andere Knochenschädigung nach intensiver Röntgenbestrahlung im Bereich des Beckens. Diss. Leipzig 1952.

Buchtala, V.: Über Veränderungen des wachsenden Knochens nach Röntgenbestrahlung und Ultraschallbehandlung. Diss. Würzburg 1949.

Bulucci, M.: Un caso di gravissime lesioni da radiodiagnostica con esito letale tardivo. Ann. Fac. Med. Perugia **50**, 45–57 (1959).

Burch, P. J. R.: Cavity ion chamber theory. Radiat. Res. **3**, 361–378 (1955).

Bures, M. F., Wuehrmann, A. H.: Bone remodelling following local irradiation. J. dent. Res. **48**, 376–384 (1969).

Burlin, T. E.: A general theory of cavity ionisation. Brit. J. Radiol. **39**, 727–734 (1966).

Burstone, M. S.: The effect of X-ray irradiation on the teeth and supporting structures of the mouse. J. dent. Res. **29**, 220–231 (1950).

— Levy, B. M.: The effects of X-radiation on the jaw of mice. J. dent. Res. **28**, 656 (1949).

Burstone, M. S.: The effect of radioactive phosphorus upon the development of the teeth and mandibular joint in the mouse. J. Amer. dent. Ass. **41**, 1–18 (1950).

Burstone, M. S.: Histochemical observations on enzymatic processes in bones and teeth. Ann. N. Y. Acad. Sci. **85**, 431–444 (1960).

Burstone, M. A.: The effect of radioactive phosphorus upon the development of the embryonic tooth and supporting structures. Amer. J. Path. **27**, 21–26 (1951).

— A histochemical study of irradiated bone. Amer. J. Path. **28**, 1133–1137 (1952).

Byrne, J. J.: The effect of ionizing radiation on the developing maxilla and mandible. Amer. J. Orthodont. **47**, 646–660 (1961).

Cachin, Y., Vandenbrouck, V.: Les ostéonécroses mandibulaires. Probl. Actuels Otorhinolaringol. 189–201 (1969).

Cade, S.: Radiation induced cancer in man. Brit. J. Radiol. **30**, 393–402 (1957).

Cade, S.: Iatrogenics. Clin. Radiol. **17**, 193–202 (1966).

Cahan, W. G., Woodard, H. Q., Higinbotham, N. L., Stewart, F. W., Coley, B. L.: Sarcoma, arising in irradiated bone; report on 11 cases. Cancer **1**, 3–29 (1948).

Cahn, P. M., Fletcher, G. H., Rutledge, F. N., Dodd, G. D.: Complications in high doses pelvic irradiation in female pelvic cancer. Amer. J. Roentgenol. **87**, 22–40 (1962).

Calzavara, F., Chiesa, A., Bettini, F.: Compartamento istologico ed istochimico dell'osso maturo sottoposto e radiazioni ionizzanti. Quad. Radiol. **33**, 755–773 (1968).

Camera, R.: Alterazioni gravi dell acrescimento scheletricho sequitte a irradiazioni nei primi periodi di vita. Radiobiol. Radiother. fis. med. **4**, 257–268 (1951).

— Deformita scheletriche consequenti a roentgen irradiazioni. Minerva orthop. **5**, 245–247 (1954).

Camp, J. D., Moreton, R. D.: Radiation necrosis of the calvarium. Report of 5 cases. Radiology **45**, 213–219 (1945).

Caneghem van, P., Schirren, C. Q.: Tierexperimentelle Untersuchungen zur Frage der Röntgenstrahlenempfindlichkeit von Knochenwachstumszonen. Strahlentherapie **100**, 433–444 (1956).

— — Tierexperimentelle Untersuchungen zur Frage der Röntgenstrahlenempfindlichkeit von Knochenwachstumszonen. Arch. klin. exp. Derm. **205**, 104–106 (1957).

Caneghem van, P., Schirren, C. Q.: Über den Einfluß der verwendeten Strahlenqualität auf das Ausmaß von Knochenwachstumsschädigung von Kükenbeinen im Tarsometatarsalbereich. Strahlentherapie **114**, 370–376 (1961).
— Mattelaer, G., Dunjic, A., Venherle, R.: Beanspruchung weicher, am Knochen liegender Gewebe durch weiche Röntgenstrahlen. Hautarzt **17**, 359–363 (1966).
Capdebielle, J., De Greslan, M., Pons, J., Lagadec, H.: Ostéo-radio-nécroses mandibulaires et possibilites chirurgicales. Soc. Med. Chir. Hop. **5**, 201–207 (1973).
Capozzi, L., Falcetti, E.: Possibilities and limitations of radiotherapy in neoplasma of the movable portion of the tongue. Ann. Stomat. **14**, 343–368 (1965).
Cappis, B.: Chronic radium poisoning with pathologic spontaneous fractures of both femurs. Schweiz. med. Wschr. **91**, 61–62 (1961).
Carl, W., Schaaf, N. G., Chen, T. Y.: Oral care of patients irradiated for cancer of the head and neck. Cancer **30**, 448–453 (1972).
Carlier, G., Donaszan, M.: Ionizing radiations and odonto-stomatology. Sem. Hop. Paris. **39**, 2921–2924 (1963).
Carlson, H. C. Williams, M., Childs, D. S.: Microangiography of bone in the study of radiation changes. Radiology **74**, 113–114 (1960).
Carnelutti, S., Mairo, F.: Clinico-therapeutic considerations of a delayed case of osteoradionecrosis of the mandible. Stomatologia (Genoa) **12**, 1–21 (1967).
Carrol, R. E., Goldwin, J. T., Watson, W. L.: Osteogenic sarcoma of phalanx after chronic roentgen ray irradiation. Cancer **9**, 753–755 (1956).
Caruso, A. M., Dimiccoli, N.: Deformite scheletriche consequenti ad irradiazioni radium e roentgentherapiche. Arch. Putti Chir. Org. Movim. **20**, 78–97 (1965).
Casademint, M., Figuls, R.: Osteoartropatia pelvica por radiaciones roentgen. Rev. Espan. Reum. Enferm. Osteoarticul. **14**, 282–290 (1971).
Casarett, G. W.: Experimental Radiation Cancerogenesis. In.: F. Homburger (Ed.) Experimental Tumor Research. Basel: Karger 1965. Vol. 7, S. 69–70.
Case Record 39/1966. New Engl. J. Med. **275**, 496–500 (1966).
Cassady, J. R., Sagerman, H. R.: Radiation induced osteosarcoma in children treated for retinoblastoma. In.: A. M. Jelliffe, B. C. Strickland: Symposium Ossium. Edinburgh: Livingston 1970.
Castanera, T. J., Jones, D. C., Kimeldorf, D. J.: Gross dental lesions in the rat induced by X-rays and neutrons. Radiat. Res. **20**, 577–585 (1963).
Casteran, E.: Späte Radionekrosen von Knochen und Knorpel. Rev. Espec. Assoc. méd. Argent. **3**, 70–73 (1928).
Castro, L., Choi, S. H., Sheehan, R. F.: Radiation induced bone sarcoma. Amer. J. Roentgenol. **100**, 924–930 (1967).
Cater, D. B., Baserga, R., Lisco, R.: Studies on the induction of bone and soft tissue tumors in rate by gama irradiation and the effect of growth hormone and thyroxine. Brit. J. Cancer **12**, 214–227 (1959).
— — — Radiographic appearance of bone lesions in rats exposed to local external irradiation from gama rays. Acta radiol. (Stockh.) **54**, 273–288 (1960).
Cavallo, J.: Exodontia after irradiation of the jaws. J. Amer. dent. Ass. **69**, 551–554 (1964).
Čerkasskij, Z. A., Šimanovskij, K. B.: Roentgenomorphological investigations of the skeleton subsequent to radiation therapy of pelvic tumors. Med. Radiol. **11**/3, 35–39 (1966).
Cernéa, A., Bataille, R.: Les alterations dentaires provoquées par la radiotherapie ou la curietherapie de la region cervicale. Rev. Stomat. (Paris) **48**, 509–531 (1947).
— — Zahnveränderungen hervorgerufen durch Radium- oder Curietherapie der Halsgegend. Zahnärztl. Rundschau **13**, 197–201 (1948).
Červenka, W.: Radiogene Frakturen. Zbl. Chir. **90**, 1998–2003 (1965).
Chadžidekov, G., Georgieva, K.: Slučaj na totalna radionekrosa na čeljustite s sponntanno simetrično frakturiane. Stomatologia (Sofia) **4**, 254–259 (1956)
Chambers, F., Ogden, H., Coggs, G., Crabe, J.: Mandibular osteomyelitis following irradiation. Oral Surg. **11**, 843–859 (1958).
Chaput, A., Marc, A.: Un cas d'ostéo-radio-nécrose. Rev. Stomat. **68**, 251–252 (1967).
Chardot, C., Carolus, J. M.: Le lambeau iridien frontal a pédicule médian en chirurgie cancérologique. Ann. Chir. plast. **10**, 106–115 (1965).
Charlton, D. E., Cormack, D. V.: A method for calculating the alpha ray dosage to soft tissue-filled cavities in bone. Brit. J. Radiol. **35**, 473–477 (1962).
Charlton, D. E., Cormack, D. V,: Energy dissipation in finite cavities. Radiat. Res. **17**, 34–49 (1962).
Cheli, C.: Fratture costali in pazienti affetta de cancro mammario operate ed irradiate. Ann. radiol. diagn. **41**, 284–302 (1968).
Chen, P. S., Terepka, R., Hodge, H. C.: The pharmacology and toxicology of the bone seekers. Amer. Rev. Pharmacol. **1**, 369–396 (1961).
Chenal, C., Zalzal, P., Fredy, D., Guérin, R. A.: A case of radionecrosis of the base of the skull. Ann. de Radiol. (Paris) **15**, 927–930 (1970).
Cheng, V. S. T., Wang, C. C.: Osteoradionecrosis of the mandible resulting from external megavoltage therapy. Radiology **112**, 685–690 (1974).
Chianuro, G.: Alterazioni della struttura ossea de la mandibola da irradiazione roentgen practicata durante lo sviluppo. Arch. Ital. Pediat. **24**, 75–90 (1966).
Cholin, W. W.: Zum Einfluß der ionisierenden Strahlen auf das Knochensystem (russisch). Klin. Med. Moskau() **23**/6, 24–26 (1955).
Cholin, V. V.: Experimental data conerning the action of ionizing radiation on the bones of growing animals. Med. Radiol. (Moskau). **10**/4, 75–79 (1965).

Chromov, V. M.: Einfluß der Röntgenstrahlen auf das Knochensystem. Ortop. Travm. Protezir. **17**,/5, 73–78 (1956).

Clain, A.: Secondary malignant disease of bone. Brit. J. Cancer **19**, 15–29 (1965).

Clemendson, C. J., Nelson, A.: General Biology. In.: M. Errera und A. Forssberg (Ed.) Mechanisms in Radiobiology. Vol. II, New York; Academic Press 1960. S. 171–181.

Clement, R., Descamps, L., Lamier, M., Ayme, Y., Spitalier, J. M.: Radio-sarcome du tibia 34 ans aprés irradiation d'une métastase osseuse. Marseil. Méd. **104**, 1059–1060 (1967).

Coffin, F.: The control of radiation caries. Brit. J. Radiol. **46**, 365–368 (1973a).

— The management of radiation caries. Brit. J. Oral Surg. **11**, 54–59 (1973b).

Cohen, J. D., D'Angio, H. J.: Unusual bone tumor after roentgen therapy of children. Amer. J. Roentgenol. **86**, 502–512 (1961).

Cohn, S. H., Gong, J. K.: Effects of 200 Roentgen local-irradiation on the growing and metabolism of rat bone. USNRDL-Report **375**, (1952).

— — Effect of 2000 Roentgen local X-irradiation on metabolism and alkaline-phosphatase activity of rat bone. Amer. J. Physiol. **173**, 115–119 (1953).

Colby, R. A.: Radiation effects on structures of the oral cavity. J. Amer. dent. Ass. **29**, 1446–1451 (1942).

Cole, A. R. C., Darte, J. M. M.: Osteochondromata following irradiation Pediatrics **32**, 285–288 (1963).

Coliez, R. T., Loisseau, A. A.: Réticulosarcome du maxillaire supérieur stabilisé depuis douze annés par la chirurgie et la roentgentherapie combinées. J. Radiol. Électrol. **40**, 83–87 (1959).

Collett, W. J., Thonard, T. C.: The effect of fractional radiation on dentinogenesis in the rat. J. dent Res. **44**, 84–90 (1965).

Conard, R. A.: Indirect effect of X-radiation on bone growth in rats. BNL-Report **6595** (1962).

Conard, R. A.: Indirect effect of X-radiation on bone growth in rats. Ann. N. Y. Acad. Sci. **114**, 335–338 (1964).

Conn, J. H., Fain, R. W., Farrell, W. G., Sloan, R. D.: The prevence of radio-osteomyelitis in the mandible and maxilla. Surg. Gynecol. Obstet. **123**, 114–117 (1966).

Converse, J. M., Campbell, R. M., Watson, W. L.: Repair of large radiation ulcers situated over the hearth and the brain. Ann. Surg. **133**, 95–103 (1951).

Conzett, D. C.: Fracture of the neck of the femur following irradiation for cancer of the uterus. J. Iowa St. med. Soc. **33**, 15–17 (1943).

Cook, T. J.: Late radiation necrosis of the jaw bones. J. oral. Surg. **10**, 118–137 (1952).

— Osteomyelitis and osteoradionecrosis. Oral Surg. **16**, 257–260 (1963).

Cook, A. M., Berry, R. J.: Direct and indirect effects of radiation. Nature **210**, 324–25 (1966).

Cornish, E. H.: Ionization distribution in cylinders irradiated with monoenergetic electrons. Int. J. appl. Radiat. **14**, 189–197 (1963).

Cosma, D.: L'indication de l'extraction dentaire dans l'irradiation de maxillaires. Rev. Stomat. (Paris) **72**, 197–198 (1971).

Cottier, H.: Histopathologie der Wirkung ionisierender Strahlen auf höhere Organismen. Handbuch med. Radiol. II/2, Berlin: Springer 1966. S. 35–272.

Cova, P., Maestero, A., Tosi, C.: Bone and cartilage damages after radiation with electron beams. In.: Symposium on High-energy Electrons. Berlin: Springer 1965. S. 215–216.

Croizat, P., Papillon, J., Revol, L., Chassard, J. L., Pellet, M.: Tuberculeuse et maladie de Hodgkin. J. Radiol. Électrol. **43**, 232–234 (1962).

Cronin, T. D., Brauer, E. O.: Radiodermatitis and necrosis. Surgery **26**, 665–672 (1949).

Cronkite, K. P., Bond, V. P.: Radiation Injury in Man. Charles C. Thomas Publ. Springfield Ill. 1960.

Cruz, M., Coley, B. L., Stewart, F. W.: Postiradiation bone sarcoma. Cancer **10**, 72–88 (1957).

Cupar, I. Barlovič, M.: Radiation necrosis of the jaw. Rad. Med. Fak. Zagreb **13**, 195–203 (1965).

Cupp, N. M., Kolm, H. J., Stapleton, G. E.: The effect of local beta irradation from an external source upon the growth of bone and some other tissues of rats. AECD-Report **2219**, 1948.

Cutler, H.: Problem of extraction in relation to osteoradionecrosis complicating radiotherapy for intraoral cancer. Oral Surg. **4**, 1077–1090 (1951).

Cutress, T. W., Healy, W. B., Allison, H.: Neutron irradiated enamel in dissolution studies. J. dent. Res. **45**, 819–824 (1966).

Czaikowski, P. M.: Die Strahlenbelastung des Knochens bei der Strahlentherapie des Uteruskarzinom. Strahlentherapie **138**, 337–340 (1969).

Czepa, A.: Das Problem der wachstumsfördernden und funktionssteigernden Röntgen- und Radiumwirkung. Strahlentherapie **16**, 913–978 (1924).

Czerniak, P., Bulis, H. J., Spirg, E.: Femur neck fractures following radiotherapy of pelvic tumors. Harefuah **58**, 228–230 (1960).

Czocia, K. N., Simanovskaia, K. B.: Zahnschädigung und Radionekrose der Mandibula als Komplikation der Strahlentherapie beim Karzinom der Lippe (russisch.) Vestn. Rentgenol. Radiol. **33** 32–36 (1958).

Dahl, B. Calcification et troubles circulatoires du tissu osseux aprés irradiation aux rayons X. Presse méd. **42**, 471–472 (1934a).

— Affects des rayons X sur les os longs en development. J. Radiol. Électrol. **18**, 131–140 (1934b).

— Die Strahlenbehandlung der osteogenen Sarkome und die Reaktion des Knochengewebes auf Röntgenbestrahlung. Strahlentherapie **54**, 35–51 (1935).

— La theorie de l'osteoclasis et le compartement des osteoclastes vis-a-vis du bleu tipan et vis-a-vis de l'irradiation aux rayons X. Acta path. microbiol. scand. Suppl. **26**, 234–252 (1936).

Dahlin, D. C., Coventry, M. B.: Osteogenic sarcoma. A study of 600 cases. J. Bone Jt. Surg. **49A**, 101–110 (1967).

Dahmen, G.: Über Röntgenspätschäden aus orthopädischer Sicht. Dtsch. med. Wschr. **87**, 1714–1716 (1962).

Daland, E. M. Surgical treatment of post-irradiation necrosis. Amer. J. Roentgenol. **46**, 287–301 (1941).

— Radiation necrosis of the jaw. Radiology **52**, 205–215 (1949).

Dalby, R. G., Jacox, H. W., Miller, W. F.: Fracture of the femoral neck following irradiation. Amer. J. Obstet. **32**, 50–59 (1936).

— — — Fracture of the femoral neck following pelvic irradiation. Amer. J. Obstet. Gynecol. **53**, 62–71 (1945).

Dale, D. P. The effect of X-rays on the rat incisor. J. dent. Res. **27**, 730–731 (1948).

— The effect of chronic X-ray irradiation on the rat dentition. J. dent. Res. **29**, 687–688 (1950).

— The effect f X-ray irradiation on the rat incisor. J. dent. Res. **32**, 117–125 (1953).

Dalén, N., Edsmyr, F.: Bone mineral content of the femoral neck after irradiation. Acta Radiol. (Ther.) **13**, 97–101 (1974).

Dalicho, A.: Zu einigen Problemen der Hämangiombehandlung. Strahlentherapie **120**, 326–334 (1963).

Dalinka, M. K., Edeiken, J., Finkelstein, B. J.: Complications of radiation therapy. Adult bone. Semin. Roentgenol. **9**, 29–40 (1974).

Daly, T. E., Drane, J. B., MacComb, W. S.: Management of problems of the teeth and jaw in patients undergoing irradiation. Amer. J. Surg. **124**, 539–542 (1972).

Damiani, R., Mariotti, A.: Lesioni distruttive del naso. Minerva Chir. **26**, 1429–1435 (1971).

D'Angio, J. G., Gottschalk, A., Lyman. J. T.: Bone growth disturbance as an index for R. B. E. investigation. UCRK-Report **11387**, 1964a.

— Jung, J. Wright, K. A., Cohen, J.: Disturbance of bone growth produced by 3.5 MeV electron irradiation of young rabbit lims. Amer. J. Roentgenol. **91**, 1132–1138 (1964b).

Dao, T., Kovaric, J.: Incidence of pulmonary and skin metastases in women with breast cancer who received postoperative irradiation. Surgery **52**, 203–213 (1962).

Davis, C., Brown, R. G., Alexander, R. W.: Osteogenic sarcoma in a luminous watch dial painter. Arch. Surg. **86**, 190–196 (1963).

Dawson, W. B.: Growth impairement following radiotherapy in childhood. Clin. Radiol. **19**, 241–256 (1968).

Daly, T. E.: Radiation complications in head and neck cancer. S. Afr. Cancer Bull. **13**, 14–16 (1969).

Debois, J. M., de Roo, M.: Experimental demonstration of the influence of bone on dose distribution in radiotherapy. Radiology **92**, 1–10 (1969).

Dechaume, A.: Nécroses des maxillaires consécutives à la curiethérapie interne. Mém. Acad. Chir. (Paris) **62**, 1119–1125 (1936).

Dechaume, M. Cauhepe, J.: Unilateral roentgenographic atrophy of ramus. Dent. Rec. **68**, 262–265 (1948).

Degering, Ch. I.: Prenatal therapeutic irradiation. Oral Surg. **21**, 473–477 (1966).

Degering, Ch. I.: Etiological factors in osteoradionecrosis. Conn. State Dent. Ass. **45**, 13–23 (1971).

Dekaban, A. S.: Abnormalities in children exposed to X-radiation during various stages of gestation. J. Nucl. Med. **9**, 471–478 (1968).

Delaire, J., Billet, J., Tardiveau, J., Bonnard, J., Kerebel, B.: Considerations on the pathogenesis of postradiotherapy and postcobalttherapy dental lesions. Actual. Odonto. stomat. **70**, 157–184 (1965).

De Lathouwer, C., Meulemans, G.: Sarcomes ostéogéniques des maxillaires survenant en terrain irradié. Rev. Stomat. (Paris) **73**, 461–470 (1972).

Delouche, G., Brunet, M., Guérin, P., Gert, J.: Les lésions osseuses de la radiothérapie intensive des cancers gynécologiques. Ann. de Radiol. (Paris) **13**, 793–810 (1970).

Delpla, M.: Long-deferred pathological effects of ionizing radiation. Concours Méd. **85**, 2501–2521 (1963).

Demel, R.: Die Wirkung der Röntgenstrahlen auf das wachsende Gehirn im Tierversuch. Zbl. Chir. **56**, 1176–1178 (1929).

Desaive, M. P.: Considerations à propos de l'osteoporose radiologique. Acta. Chir. orthop. belg. Suppl. **1**, 491–497 (1956).

Desjardins, A. U.: Osteogenic tumor; growth injury of bone and muscular atrophy, following therapeutic irradiation. Radiology **14**, 296–308 (1930).

Desproges-Gotteron, R., Lacorre-Coussy J., Picot, H., Toulza, H.: Skeleton and cobalt therapy in the adult. Rhumatologie **17**, 207–214 (1965).

Detrick, L. E., Uphan, H. C., Miles, G. P., Dunlap, A. K.: Early and late histological changes from beta-irradiation by Sr-90 beads implanted within the rat femur. Radiat. Res. **15**, 467–474 (1961).

Deutsch, E.: Schädigen die Röntgenstrahlen den Inhalt des graviden Uterus? Mschr. Kinderheilk. **31**, 284–286 (1926).

Diethelm, L.: Ein weiterer Fall von doppelseitiger Spontanfraktur des Schenkelhalses nach Röntgenbestrahlung wegen Uteruskarzinoms. Strahlentherapie **77**, 107–111 (1948).

— Schwere Strahlenschädigung nach Röntgen- und Radiumbestrahlung eines ausgedehnten Hämangioms am Oberschenkel vor 26 Jahren. Strahlentherapie **85**, 594–598 (1951).

— Goldhammer, F., Brat, H.: Spätergebnisse der Radiumbehandlung von Hämangiomen nach mehr als 10-jähriger Beobachtungszeit, unter besonderer Berücksichtigung des kosmetischen Effektes. Strahlentherapie **86**, 263–270 (1952).

— Schäden bei der Strahlenbehandlung von Hämangiomen. Dtsch. Röntgenkongreß 1963. Berlin: Urban & Schwarzenberg 1964. S. 163–171.

Dietrich, D. E.: Lesions of the pelvis in a 59-year old woman. Minn. Med. **49**, 1125–1128 (1969).

Dietrich, S.: Strahlenschädigungen durch Radium- und Radioisotopenbehandlung. Strahlentherapie **114**, 128–134 (1961).

Dige, U.: Radiation induced osteogenic sarcoma. Ugeskr. Laeger. **132**, 1271–1274 (1970).

VAN DILLA, M. A., STOVER, M. J.: On the role of radiothorium Th 228 in radium poisoning. Radiology **66**, 400–402 (1956).

DOBEK, J.: Spontanfrakturen nach Röntgentherapie. Pol. Przgl. Radiol. **23**, 23–33 (1959).

DODSON, W. S.: Irradiation osteomyelitis of the jaw. J. oral. Surg. **20**, 467–474 (1962).

DONALDSON, F.W., WISSINGER, H. A.: Axial skeletal changes following tumor dose radiation therapy. J. Bone Jt. Surg. **49A**, 1469–1470 (1967).

DONGEN, J. A., MONTANARY, G., SLOOTEN VAN, A.: Sarcome of the skeleton caused by intensive roentgen irradiation. Ned. T. Geneesk. **105**, 1128–1134 (1961).

DONOHUE, W. B., PERREAULT, J. C.: The effect of X-ray irradiation on the growth of the teeth and jaws in kitten. Arch. oral. Biol. **9**, 739–750 (1964).

DORNBRACK, Go., OSSWALD, M.: Schäden nach Röntgenbestrahlung im Mund-Kiefer-Bereich. Dtsch. Stomat. **13**, 713–734 (1962).

DOUNIAU, R., DAMBRAIN, R.: Incidence de radiations ionisantes sur les dents et le squelette maxillofacial en formation. Présentation d'un cas de myxome. Acta Stomatol. Belg. **67**, 451–465 (1970).

DREPPER, H., EHRING, F.: Verhütung von Strahlentherapieschäden an Zahn, Mund und Kiefer. Dtsch. Zahnärztebl. **22**, 711–715 (1962).

DRIESSEN, L. F.: Keimschädigung durch Röntgenstrahlen. Strahlentherapie **16**, 656–689 (1924).

DRISCOLL, S. G., HICKS, S. P., COPEHAVER, E. H., EASTERDAY, C. L.: Acute radiation injury in two human fetuses. Arch. Path. **76**, 189–197 (1963).

DROBIK, N., BLAHA, N.: Die Komplikationen bei der Strahlenbehandlung aus chirurgisch-urologischer Sicht. Bruns Beitr. klin. Chir. **215**, 56–74 (1967).

DUDLEY, R. A.: Experience of toxicity of internal Ra burdens to humans. Radiation Damage in Bone. Wien: IAEA 1960. S. 26.

DUGGAN, M. J., GODFREY, E. B.: Some factors contributing to the internal radiation hazard in the radium luminizing industry. Hlth. Phys. **13**, 613–624 (1967).

DUPARC, J., Frot, B.: Fracture du col fémoral après irradiation pelvienne. Rev. Chir. Orthop. **57**, 227–242 (1971a).

— — Fractures du col fémoral aprés irradiation pelvienne. Rev. Chir. Orthop. Suppl. **1**, 207–209 (1971b).

DURKOVSKÝ, J., KRAJČÍ, M.: Complications after radiation treatment in Hodgkin's disease. Neoplasma **19**, 227–233 (1972).

DUTREIX, A. u. J. TUBIANA, M.: Etude de la reduction de doses derriére du ècran osseux. Ann. radiol. **2**, 389–397 (1959).

DZIUK, E., MERTA, A., BOCIAN, E.: Accidental irradiation of skin on hands with a proton beam of 4 MeV energy. Strahlentherapie **146**, 685–692 (1973).

EDGAR, M. A., ROBINSON, M. P.: Post-radiation sarcoma in ankylosing spondylitis. J. Bone Jt. Surg. **55B**, 183–188 (1973).

EDLAN, A., HOŘEJS, J., PŘENOSIL, J.: Osteonekrose des Unterkiefers (tschechisch) Čs. Stomat. **40**, 280–287 (1960).

EGGS, F.: Osteoradionekrose der Rippen nach Röntgenbestrahlung des Mammakarzinoms. Strahlentherapie **70**, 315–321 (1941).

EHRLICK, E. D. L.: Bone necrosis and intraoral cancer. Arch. phys. Ther. **18**, 565–571 (1937).

ELFENBAUM, A.: Teeth within irradiation beam. Dent. Dig. **76**, 190–192 (1970).

— Irradiation and the developing teeth. Dent. Dig. **78**, 199–201 (1972).

ELLINGER, F.: Medical Radiation Biology. Illinois: Ch. Thomas Publ. 1957.

ELLIS, F.: The use of rad in clinical practice. Brit. J. Radiol. **32**, 588–595 (1959).

ELLIS, R. F.: Some experiments relating to dose in a model of trabecular bone. Brit. J. Radiol **39**, 211–216 (1966).

EL-MAHDI, A. M., MARKS, R., THORNTON, N. W., CONSTABLE, W. C.: Sequelae of pelvic irradiation in infancy; 25-year follow-up. Radiology **110**, 665–666 (1974).

ELMER, N. G., CHAMBERS, F. W., OGDEN, H. S., COGGS, C. C., CRANE, J. T.: Osteomyelitis of the mandible. Radiology **72**, 68–74 (1959).

ELZAY, R. P.: Dental prostheses and radiation due to the jaws. J. Amer. dent. Ass. **77**, 856–863 (1968).

ENEROTH, C. M., HENRIKSON, C. O., JAKOBSSON, P. A.: The effect of irradiation in high doses on parotid gland. Acta Oto-Laryngol. **71**, 349–356 (1971).

ENGEL, D.: Experiments on production of spinal deformities by radium. Amer. J. Roentgenol. **42**, 217–234 (1938).

ENGLISH, J. A., TULLIS, J. L.: Oral manifestations of ionizing radiation. J. dent. Res. **30**, 33–52 (1951).

— SCHLACK, C. A., ELLINGER, F.: Effects of 200 kV X-ray on rat incisor teeth when administered locally to the head in the 1500 dose range. J. dent. Res. **33**, 377–388 (1954).

— Localization of radiation effects in rat's teeth. Oral Surg. **9**, 1132–1138 (1956).

— Oral effects of radiation and features of importance in dentistry. In.: BEHERNS, Ch. F. and KING, R. E. (Ed.): Atomic Medicine. Baltimore: Williams & Wilkins 1964. S. 679–695.

ENGLISH, J.: Radiation biology pertinent to dentistry. J. Amer. dent. Ass. **70**, 1442–1449 (1965).

ENGSTRÖM, A., BJÖRNERSTEDT, E., CLEMENDSON, C. J. NELSON, A.: Bone and Radiostrontium. Stockholm: Almquist & Wiksell 1958.

ENNUYER, A., BERTOIN, P., BILLET, J., ROUCHON, CL.: Les complications maxillo-faciales et buccodentaires des traitements par les radiations ionizzantes. Paris: Masson & Cie 1970.

ENNUYER, A., BERTOIN, P., BILLET, J., ROUCHON, CL.: Les complications maxillo-faciales et buccodentales des traitements par des radiations ionisantes. Rev. Stomat. (Paris) **72**, 163–178 (1971).

ENNUYER, A., BATAINI, A. P.: Risques de la radiothérapie de la tete et du cou. Rev. Prat. **22**, 3803–3817 (1972).

EPSTEIN, B. S.: The Spine. Philadelphia: Lea & Febiger 1962; S. 314–317.

ERIC, S.: Postirradiation infraction of the femoral head. S. Arf. med. J. **1957**, 841–842.

Esser, J. F. S.: Serious case of Röntgen necrosis of the face and mandible. Rev. Chir. (Paris) **8**, 1–3 (1938).

Evans, R. D.: Radium poisoning. Amer. J. Roentgenol. **37**, 368–377 (1937).

— Harris, R. S., Bunker, J. W.: Radium metabolism in rats and the production of osteogenic sarcoma. Amer. J. Roentgenol. **52**, 353–373 (1944).

— The effects of skeletally deposited alpha-ray emitters in man. Brit. J. Radiol. **39**, 881–896 (1966).

— The radium standard for bone-seekers. Hlth. Phys. **13**, 267–278 (1967).

Ewing, J.: Radiation osteitis. Acta radiol. (Stockh.) **6**, 399–412 (1926).

Eyre-Brook, A. L., Price, G. C. H.: Fibrosarcoma of bone. J. Bone Jt. Surg. **51 B**, 30–37 (1969).

Fabrikant, J. I., Dickson, R. J., Fetter, B. F.: Mechanism of radiation carcinogenesis at the clinical level. Brit. J. Cancer **18**, 459–477 (1964).

Falcetti, E., Matronola, V.: Rilievi clinici e problemi fisici in tema di radionecrosi della mandibola. Policlinico **73**, 100–114 (1966).

Falchi, Q., Perotti, P.: Frattura bilaterale del collo del femore consequente a telecobaltotherapia della pelvi. Radiol. Med. **49**, 847–863 (1963).

Falk, W.: Beitrag zur Frage der menschlichen Fruchtschädigung durch Röntgenstrahlen. Medizinische **1959**, 1480–1485.

Fanconi, G., Illig, R.: Beinverkürzung und Entstehung einer solitären cartilaginären Exostose nach gelenknaher Bestrahlung eines Hämangioms im Säuglingsalter. Helv. paediat. Acta **14**, 425–429 (1959).

Fedorov, J. A.: Increased damage to the teeth by dental caries induced by ionizing radiation. Dokl. Akad. Nauk. SSSR **140**, 119–128 (1961).

Fedorov, I. A., Ušakov, N. P.: Late radiation injuries of bones in roentgenography. Med. Radiol. **8**/10, 48–50 (1963).

Fehér, J. Radiation infraction following radiation. Lancest **2**, 643–644 (1965).

Fehr, P. E., Prem, K. A.: Postirradiation sarcoma of the pelvic girdle following therapy for squamous cell carcinoma of the cervix. Amer. J. Obstet. Gynecol. **116**, 192–200 (1973).

Fehrentz, D., Schröder-Babo, P., Canzler, R., Paer, H.: Einfluß natürlicher Knochen auf die Dosisverteilung bei Elektronen und Photonen bis zu 42 MeV. Strahlentherapie **146**, 644–656 (1973).

Feldweg, P.: Ein ungewöhnlicher Fall von Fruchtschädigung durch Röntgenstrahlen. Strahlentherapie **26**, 799–801 (1926).

Field, B. S.: The relative biological effectiveness of fast neutrons for mammalian tissues. Radiology **93**, 915–920 (1969).

Finder, J. G., Post, M.: Spontaneous femoral neck fracture following pelvic irradiation. Arch. Surg. **81**, 545–552 (1960).

Finkel, A. J., Miller, C. E., Hasterlik, R. J.: Radiobiological parameters in human cancers attributable to long-term radium deposition. In: "Radiation-Induced Cancer". Wien: IAEA, 1969.

Fischer, E.: Zur Häufigkeit der Skelettwachstumshemmung bei Strahlenbehandlung der Hämangiome. Strahlentherapie **97**, 599–607 (1955).

— Langzeitige Verlaufsbeobachtungen von Osteoradionekrosen des Schädeldaches. Fortschr. Röntgenstr. **99**, 833–836 (1963).

Fischer, K. A.: Fractures of the femoral neck due to irradiation. J. Kent. Med. Ass. **60**, 268–269 (1962).

Fisher, H. W., Heule, C. B., Bonda, R., Barrer, L. A.: Re-evaluation of the radium dial painters. J. Med. Soc. New Jersey **58**, 538–541 (1961).

Flaskamp, W.: Über Röntgenschäden und Schäden durch radioaktive Substanzen. Sonderband zur Strahlenther. 12. Leipzig: Thieme 1930.

Flatau, W. S.: Zwei Fälle von Schwangerschaft nach Röntgenbestrahlung Zbl. Gynäkol. **45**, 1545–1547 (1921).

Floares, Gh., Mihoulescu, V.: Radionecrosis of the femur after X-ray therapy. Rev. Med. Chir. (lasi) **69**, 183–186 (1965).

Fochem, K.: Die Problematik der Osteoradionekrose nach der Bestrahlung weiblicher Genitaltumoren. Wien. klin. Wschr. **77**, 802–804 (1965).

Focke, R.: Erbliche Schäden durch ionisierende Strahlen. Leipzig: VEB Thieme 1959.

Forrest, A. W.: Tumors following radiation about the eye. Trans. Am. Acad. Ophth. Otol. **65**, 694–717 (1961).

Försterling, K.: Über Wachstumsstörungen nach kurzdauernden Röntgenbestrahlungen. Zbl. Chir. **33**, 521–525 (1906).

— Über allgemeine und partielle Wachstumsstörungen nach kurzdauernden Röntgenbestrahlungen von Säugetieren. Arch. klin. Chir. **81**, 505–530 (1906).

— Wachstumsstörungen durch Röntgenbestrahlung. Zbl. Chir. **56**, 117–119 (1929).

Fourrier, P.: Maladie de Hodgkin — radionecrose axillaire. Ann. Chir. plast. **5**, 125–127 (1960).

Fowler, J. F.: Absorbed dose near bone. Brit. J. Radiol. **30**, 361–366 (1957).

Francesconi, G.: Recenti acquizizioni nel trattamento degli angiomi cutanei. Minerva Chir. **17**, 827–35 (1962).

Francesconi, G., Fenili, O.: Considerazioni su talune complicanze correlate al trattamento radiante degli angiomi cutanei. Boll. Mal. Orecchio, Gola, Naso, **88**, 215–234 (1970).

Franchebois, P., Souyris, F., Bellanger, Ph.: Considérations due le traitement moderne des ostéo-radio-nécroses. Rev. Stomat. **68**, 292–294 (1967).

Francisco, J. V.: Osteoradionecrosis of the jaws. J. Oral. Surg. **24**, 247–252 (1966).

Frandsen, A. M.: Effects of roentgen irradiation of the jaws and socket healing in young rats. Acta odont. scand. **20**, 307–311 (1962).

Frank, R. H., Hardly, H., Philippe, E.: Dystrophies dentaires postradiotherapiques et glandes salivaires. Actual. odonto-stomatol. **70**, 129–155 (1965a).

— — — Acquired dental defects and salivary gland

lesions after irradiation for carcinoma. J. Amer. dent. Ass. **70**, 878–883 (1965b).

Franklin, A. W.: Dumb-bell tumor, deep X-ray therapy; scoliosis. Proc. Roy. Soc. Med. **31** 756–767 (1938).

Frantz, Ch. H.: Extreme retardation of epiphyseal growth from roentgen irradiation. Radiology **55**, 720–724 (1950).

Frech, W. H.: Drei Fälle von Spontanfrakturen des Unterkiefers nach Röntgenbestrahlung. Pract. Otol. (Basel) **15**, 376–384 (1954).

Freestone, J. T., Look, F., Caulder, S. L.: Intraoral mandibular resection for osteoradionecrosis. J. Oral Surg. **31**, 861–869 (1973).

Freid, J. R., Goldberg, H.:: Postirradiation changes in the lungs and thorax. Amer. J. Roentgenol. **43**, 877–895 (1940).

Freyer, B.: Zur Differentialdiagnose: Osteoradionekrose oder Knochendestruktion durch ein basospinozelluläres Karzinom der Schädelkalotte. Strahlentherapie **109**, 620–627 (1959).

Friedman, A. B.: Spontaneous rib fracture following irradiation for cancer of the breast. Amer. J. Roentgenol. **50**, 797–800 (1943).

Friedman, M., Southard, M., Ellett, W.: Supervoltage rotation irradiation of carcinoma of the head and neck. Amer. J. Roentgenol. **81**, 402–419 (1959).

Friedmann, G., Diemel, H.: Strahlenschäden der Schädelkalotte nach Röntgentiefentherapie intrakranieller Prozesse. Fortschr. Med. **83**, 101–106 (1965).

Fries, G.: Osteoradionekrose des coxalen Femurendes nach Strahlenbehandlung weiblicher Genitalkarzinome. Arch. orthop. Unfall-Chir. **59**, 376–400 (1966).

— Zur Röntgendiagnostik osteoradionekrotischer Hüftveränderungen nach Röntgen-Radiumbestrahlung weiblicher Genitalkarzinome. Strahlentherapie **132**, 113–127 (1967a).

— Osteoradionekrose des Os ilium mit Spontanlösung des Beckenringes. Arch. orthop. Unfall-Chir. **61**, 333–343 (1967b).

— Überwachung der Hüftgelenke nach Bestrahlung weiblicher Genitalkarzinome. Münch. med. Wschr. **109**, 1499–1503 (1967c).

— Orthopädische Behandlungsmöglichkeiten bei der Osteoradionekrose der Hüfte. Geburtsh. Frauenheilk. **28**, 41–50 (1968).

Friesen, B. S.: Energy absorption in bone. AECU-Report **2895**, 1954.

Friez, P., Alexandre, E., Lesage, C., Marie, J. L.: A propos d'une forme rare d'odonto-radionécrose. Acta stomatol. Belg. **65**, 495–498 (1968).

Friez, P., Laroche, J. F., Cayron, R., Valognes, R.: Transsexualism et osteoradionekrose. Rev. Stomat. (Paris) **62**, 143–147 (1961).

Friez, P., Fitsch-Mouras, C., Kuffer, R., Lesage, C., Marie, J. L.: A propos de trois cas d'ostéoradionécrose mandibulaire traités par des antibiotiques associés ou non aux gamma-globulines. Rev. Stomat. (Paris) **74**, 650-655 (1973).

Frischbier, H. J., Lohbeck, H. U.: Strahlenschäden nach Elektronentherapie beim Mammakarzinom. Strahlentherapie **139**, 684–694 (1970).

Fritz, H.: Strukturveränderungen des Knochens nach Röntgentiefentherapie der gynäkologischen Karzinome. Strahlentherapie. **95**, 630–640 (1954).

— Das Erscheinungsbild der Radionekrose im Scham- und Sitzbein. Strahlentherapie **109**, 510–522 (1959).

Fritz-Niggli, H.: Strahlenbiologie. Grundlagen und Ergebnisse. Stuttgart: Thieme 1959.

Fronman, S., Ratzkowski, E.: Two cases of radiation damage to the growing dentition and their supporting structures in children. Dent. Pract. Dent. Res. **16**, 344–348 (1966).

Frot, B., Chassagne, D., Nahum, H., Gerusi, J., Le Fur, R.: Les radio-lésions de la hanche. J. Radiol. Électrol. **52**, 419–420 (1971).

Fuchs, G., Hofbauer, J.: Das Spätresultat einer vor 70 Jahren durchgeführten Röntgenbestrahlung. Strahlentherapie **130**, 161–166 (1966).

— — Spätresultate der Nachbestrahlung bei Frauen mit Brustkrebs. Erfolge und radiogene Schäden. Öst. Z. Krebsforsch. **27**, 321–328 (1972).

Fujii, H.: Effect of radioisotope on teeth and their surrounding tissue. Hiroshima Igaku **7**, 2717–2725 (1959).

Furstman, L. L.: Effect of radiation on bone. J. Dent. Res. **51**, 596–604 (1972).

Gabka, J.: Development and treatment of major X-ray induced ulcerations of the maxillo facial area (polnisch). Czas. Stomat. **22**, 589–596 (1969).

Gabka, J.: Strahlensyndrome und ihre Konsequenzen für die Kiefer-Gesichtschirurgie. Stoma **24**, 71–93 (1971).

Gaisford, J., Rueckert, F.: Osteoradionecrosis of the mandible. Plast. reconstr. Surg. **18**, 436–447 (1956).

Gall, E. A., Lingley, J. R., Hilcken, J. A.: The biological effects on the epiphysis of the albino rat. Amer. J. Path. **16**, 605–618 (1940).

— — — Comparative experimental studies of 200 kV and 1000 kV roentgen rays. Amer. J. Path. **17**, 319–339 (1941).

Galperin, M. D., Zajtschikova, N. A.: Die Strahlenschäden auf den Schädeldachknochen (russisch). Vestn. Rentgenol. Radiol. **33**, 96–98 (1958).

Gandolfo, E., Mairo, F.: I processi osteonecrotici della mandibola in soggetti sottoposti a trattamento radiotherapeutico per neoplasie della cavita orale. Ann. Radiol. diagn. (Bologna) **32**, 169–189 (1959).

Gane, N. C. F., Lindup, R., Strickland, P., Bennett, M. H.: Radiation induced fibrosarcoma. Brit. J. Cancer **24**, 705–711 (1970).

Ganzoni, M., Widmer, H.: Erfahrungen über den Röntgenabort. Strahlentherapie **19**, 485–504 (1925).

Garbuzov, M. I.: Radiation osteomyelitis of the lower jaw after radiation therapy. Med. Radiol. (Moskau) **19**, 13–16 (1974).

Garland, L. A.: The long-range effects of radiation on bone. Clin. Orthop. **10**, 177–181 (1957).

— Radiation therapy of cancer. Amer. J. Roentgenol. **86**, 621–639 (1961).

Gary, J. E., Evans, R. D.: Radiological abnormalities caused by internally deposited radium and mesothorium in human beings. Xth. Int. Congr. Radiol Book of Abstracts, p. 246. Montreal 1962.

Gates, O.: Effects of Radiation on Bone, Cartilage and Teeth. Arch. Path. **35**, 323–338 (1945).
Gaucher, A., Schoumacher, P., Stines, J.: Hanche radiothérapique bilatérale et nécrose osseuse de L 5 après cyclo-cobaltthérapie pour epithélioma du col utérin. Rhumatologie **23**, 165–169 (1971).
Gauducheau, J., Tardiveau, J., Kerneis, J. P., Delpla, M.: Effects cliniques et radiologiques sur la lapereau, des rayons X émis dans les conditions de la radiothérapie de contact. J. Radiol. Électrol. **39**, 72–79 (1958).
Gauwerky, F.: Beitrag zu der Strahlenschädigung des wachsenden Knochens. Strahlentherapie **133**, 325–351 (1960).
Gavrilov, E. J.: Strahlenschädigung der Zahnpulpa. Stomatologia (Moskau) **37**, 7–11 (1958).
Gehrig, J. D.: Should teeth be removed prior to radiation therapy? Dent. Clin. N. Amer. **13**, 929–938 (1969).
Geschickter, Ch. F., Copeland, M. M.: Tumors of Bone. Philadelphia: Lippincot 1949.
Ghiho, M., Caporale, A.: Radiological pictures of the aseptic osteonecrosis of the femoral head in the adult. Radiol. Med. **53**, 456–471 (1967).
Gietzelt, F., Degner, W., Lüdicke, K.: Osteoradionekrosen nach Telekobaltbestrahlung. Radiobiol. Radiother. **2**, 287–292 (1961).
Glasenapp, G.: Osteomyelitis des Oberkiefers bei Zustand nach Röntgenbestrahlung wegen Gesichtslupus. HNO **16**, 46–49 (1968).
Gläser, A.: Über Spontanfrakturen. Z. ärztl. Fortb. **59**, 294–304 (1965).
Glenn, J. A., Galindo, J., Laurence, C. E.: Chronic radium poisoning in a dial painter. Amer. J. Roentgenol. **83**, 465–473 (1960).
Gnirss, F.: Klinische und experimentelle Untersuchungen zur Frage der Unterkieferradionekrose. Stoma. **14**, 1–24 (1961).
Goh, Y. S., Khor, T. H.: Failure of hand growth after X-ray therapy. Singapore med. J. **14**, 19–22 (1973).
Goldstein, I., Murphy, D. R.: Microcephalic idiocy following radium therapy for uterine cancer during pregnancy. Amer. J. Obstet. Gynec. **18**, 189–194 (1929).
Göltner, E.: Über eine Methode zur Behandlung von Schädelweichteildefekten nach Röntgenstrahlen. Ästhet. Med. **10**, 147–149 (1961).
— Beitrag zur Behandlung von Strahlenulzera im Schädelbereich. Ästhet. Med. **10**, 279–281 (1961).
Gomirato-Sanducci, M., Marchese, G. S.: Considerazioni sull'impiego delle radiazioni ionizzanti nell'infanzia. Minerva Pediat. **14**, 986–999 (1962).
Goodman, A. H., Sherman, M. S.: Postirradiation fractures of the femoral neck. J. Bone Jt. Surg. **45A**, 723–730 (1963).
Gorlin, R. J., Meskin, L. H.: Severe irradiation during odontogenesis. Oral Surg. **16**, 35–39 (1963).
Gorski, M., Kwart, L.: Die Behandlung der Unterkiefernekrose nach Strahlentherapie. Dtsch. Stomat. **12**, 625–630 (1962).
Gorvy, S.: The effects of ionizing radiation on the developing dental system. S. Afr. J. clin. Sci. **2**, 249–254 (1951).
Goss, S. G.: The malignant tumor risk from radium body burden. Health. Phys. **19**, 731–739 (1970).
Gössner, W.: Strahlenpathologie des Skelettsystems. Fortschr. Röntgenstr. Suppl. 145–146 (1972).
Gotthardt, K.: Über Zahnschädigungen nach Röntgenbestrahlung. Fortschr. Röntgenstr. Kongreßheft **30**, 139 (1922).
Gouiric, R.: Réflexions sur les complications maxillo-faciales et bucco-dentaires des traitements par les radiations ionisantes. Rev. Stomat. (Paris) **72**, 192 (1971).
Goumain, J. A., Fevrier, J. C.: Radionecrosis of the lower jaw treated by multiple flaps. Bordeaux Chir. **3**, 143–144 (1964).
— — A propos d'un cas grave de radio-nécrose du maxillaire inférieur et du mente. J. Med. Bordeaux **142**, 1397–1404 (1965).
Gowgiel, M.: Experimental radioosteonecrosis of the jaws. J. dent. Res. **39**, 176 (1960).
Gowgiel, J. M.: Eruption of irradiation-produced rootless teeth in monkeys. J. dent. Res. **40**, 538–547 (1961).
Grabiger, R.: Osteoradionekrose des Schenkelhalses nach Telekobaltbestrahlung. Strahlentherapie **123**, 282–284 (1964).
Grajovac, Z., Jovanovič, D.: Zum Einfluß der Röntgenstrahlen auf Gebißentwicklung (serbisch). Srp. Arch. lek. **83**, 394 (1956). Ref. Fortschr. Röntgenstr. **84**, 271 (1956).
Grand, F. B.: Analysis of complications following megavoltage therapy for squamous cell carcinoma of the tonsillar area. Amer. J. Roentgenol. **96**, 28–36 (1966).
Grasser, C. H.: Strahlennekrose des Knochens? Radiol. clin. (Basel) **15**, 18–23 (1946).
Grassmann, M.: Zur Kasuistik der Röntgenspätschädigung der Knochen. Münch. med. Wschr. **74**, 1960 (1927).
Gratzek, F. R., Holmström, E. G., Rigler, L. G.: Post-irradiation bone changes. Amer. J. Roentgenol. **53**, 62–76 (1945).
Graziati, G., Greco, B., Ruffato, C., Vecchini, L.: Radiazioni ionizzati e tessuto osseo. Clin. Orthop. **18**, 42–48 (1966).
Green, N., French, S., Rodriquez, G., Hays, M., Fingerhut, A.: Radiation-induced delayed union of fractures. Radiology **93/3**, 635–642 (1969).
Gregl, A., Weiss, J. W.: Mammahypoplasie nach Röntgenbestrahlung von Hämangiomen im Säuglingsalter. Fortschr. Röntgenstr. **96**, 272–277 (1962).
Gregl, A., Poppe, H.: Strahleninduzierte Veränderungen an den Weichteilen und dem Skelett nach Strahlenbehandlung von Hämangiomen. Deutscher Röntgenkongreß 1963. Berlin: Urban & Schwarzenberg 1964, S. 182–197.
— Limits and possibilities of the radiotherapy of malignant tumors (650 patients). Strahlentherapie, Sonderb. **62**, 88–102 (1966).
— Kienle, M. J.: Sarkom des Schultergürtels nach radikaler Mastektomie und Röntgenbestrahlung. Strahlentherapie **132**, 546–552 (1967).
— Büchner, K., Eydt, M., Fichtner, H. J., Kienle, J.: Strahleninduzierte Skelettveränderun-

gen im Bereich des Brustkorbes nach Bestrahlung des Mammakarzinoms. Strahlentherapie **135**, 269–279 (1968).

GREWE, M. W.: Spontanfrakturen nach Röntgentiefenbestrahlung. Strahlentherapie **86**, 617–621 (1952).

GRIMM, G.: Über eine Strahlenschädigung des jugendlichen Kiefergelenkes und ihre Behandlung. Fortschr. Kiefer-Gesichtschir. **8**, 166–171 (1962).

GRIMM, J., HEMPEL, H. C.: Zur Strahlenschädigung des wachsenden menschlichen Organismus. Arch. Kinderheilk. **176**, 127–133 (1967).

— Tierexperimentelle Untersuchungen zur Pathogenese der radiogenen Knochenschädigung am Unterkiefer erwachsener Kaninchen. Dtsch. Zahn-Mund-Kieferheilk. **53**, 307–335 (1969).

— Statistische Untersuchungen über die Häufigkeit der Osteoradionekrose der Kiefer. Dtsch. Zahn-Mund-Kieferheilk. **57**, 105–111 (1971a).

— Klinische und experimentelle Untersuchungen über die radiogene Knochenschädigung am Kieferapparat. Leipzig: Barth 1971b.

GRINBERG, A. V.: Röntgendiagnostik bei berufsbedingten Erkrankungen (russisch). Leningrad: Medgiz 1962.

— ORLOVA, T. W.: Über Knochenschäden bei chronischer Strahlenbelastung von Außen (russisch). Vestn. Rentgenol. Radiol. **36**, 10–14 (1961).

GROS, CH. M., KEILING, R.: Aplasie d'un sein aprés roentgentherapie profonde pour un sarcome médiastinal. J. Radiol. Électrol. **39**, 636–637 (1956).

GROSSE-HOLZ, K.: Die Osteoradionekrose des Schenkelhalses – ein Dosisproblem. Strahlentherapie **125**, 591–598 (1964).

GRUETER, H., RÜTT, A.: Zur Morphologie der in die Koxarthrose einmündenden Hüftgelenkserkrankungen. Z. Orthop. **95**, 401–439 (1962).

GUIDI, P., PINELLI, G.: Skeletal abnormalities caused by irradiation during pregnancy. Minerva Orthop. **13**, 794–799 (1962).

GUILLEMINET, M., COQUAT, M.: Fracture pathologique de la clavicule sans métastase 33 ans après un Halstedt pour cancer du sein. Lyon Chir. **56**, 131–132 (1960).

GÜNSEL, E.: Die Strahlenschäden an wachsenden Knochen. Strahlentherapie **91**, 595–601 (1953).

— Über die perkutane Strahlenwirkung des Thorium X. Strahlentherapie **93**, 573–578 (1954).

GUTTENBERG, A. S.: Osteoradionecrosis of the jaw. Amer. J. Surg. **127**, 326–332 (1974).

GUZECKI, A.: Lesions of bone tissues following mammary carcinoma treated by radiotherapy. Pol. Przegl. Radiol. **37**, 277–281 (1973).

GYORKEY, J., POLLOCK, F. J.: Radiation necrosis of the ossicle. Arch. Otolaryngol. **71**, 793–796 (1960).

HAAS, CH. D.: Radiation caries. Ann. Dent. **26**, 83–86 (1967).

HAAS, L. L., SANDBERG, G. H.: Modification of the depth dose curves of various radiations by interposed bone. Brit. J. Radiol. **30**, 19–26 (1957).

HAENISCH, G. F.: Über die Wachstumsschädigung des Knochens und die Entwicklungshemmung der weiblichen Brustdrüse nach Röntgenbestrahlung im kindlichen und jugendlichen Alter. Fortschr. Röntgenstr. **50**, 78–86 (1934).

HAHN, G., GORGILL, A. D.: Conservative treatment of radionecrosis of the mandible. Oral Surg. **24**, 707–711 (1967).

HAMMER-JACOBSEN, E., MUNKNER, T.: Foetal malformation in a technician at a clinical radioisotope laboratory. Brit. J. Radiol. **34**, 351–356 (1961).

HANKE, H., NEUHAUS, G.: Geschwulstentwicklung auf dem Boden chronischer Gelenktuberkulose nach Röntgenbestrahlung. Arch. klin. Chir. **158**, 685–691 (1930).

HANSEN, D., MEYER, E., WERNER, H.: Funktionsstörungen im Mundhöhlenbereich als Nebenerscheinung der Strahlentherapie. Z. Laryngol. Rhinol. Otol. **49**, 534–540 (1970).

HANSEN, J.: Veränderungen am Unterkiefer nach Röntgen- und Radiumbestrahlung. Tandlaegbl. **58**, 51 (1954).

HARMS, C.: Entwicklungshemmung der weiblichen Brustdrüse durch Röntgenbestrahlung. Strahlentherapie **19**, 586–588 (1925).

HARTMANN, G., GÖRING, G.: Röntgenbestrahlungsschäden bei einem geheilten Sympathoblastom. Z. Kinderchir. **6**, Suppl. 238–245 (1969).

HASTERLIK, J. R.: Radiation neoplasia. Proc. int. Med. **23**, 37–46 (1960a).

— Radiation injuries. Med. Clin. N. Amer. **44**, 193–202 (1960b).

— FINKEL, A. J.: Disease of bones and joints associated with intoxication by radioactive substances, principally radium. Med. Clin. N. Amer. **49**, 285–296 (1966).

— MILLER, E. C., FINKEL, A. J.: Radiographic development of skeletal lesions in man many years after acquisition of radium burden. Radiology **93**, 599–604 (1969).

HASUE, M.: Abnormal bone fracture caused by radiotherapy. Orthop. Surg. (Tokyo). **16**, 746–760 (1965).

HATCHER, C. H.: The development of sarcoma in bone, subjected to roentgen and radium irradiation. J. Bone Jt. Surg. **27**, 179–195 (1945).

HATFRIED, P. M., SCHULZ, M. D.: Postirradiation sarcoma. Including five cases after X-ray therapy of breast carcinoma. Radiology **96**, 593–602 (1970).

HATJIFOTIADES, D., ELEFTHERIADES, J., PAPADIMITRIOU, P.: Some observations in radionecrosis of the jaw. Stomatologia (Athens) **26**, 123–134 (1969).

HATTORI, H., KITABATAKE, T.: Influence of bone tissue upon dose distribution in high energy electrons. Tohoku J. exp. Med. **95**, 351–358 (1968).

HAUBOLD, W.: Unsere Bestrahlungstechnik bei Hämangiomen. Röntgenblätter **13**, 173–176 (1960).

HAUBRICH, R., BREUER, K.: Eine Osteoradionekrose des Schädeldaches. Strahlentherapie **105**, 450–456 (1958).

HAURATTY, W. J., ALBUQUERQUE, N. M.: Hodgkin's disease treated with nitrogen mustard and radiation, complicated by osteomyelitis of the mandible. Oral Surg. **13**, 651–657 (1960).

Hauser, P.: Verhalten des Zahnarztes bei Gefahr einer Strahlenschädigung des Kieferknochens. Zahnärztl. Praxis **10**, 77 (1959).
— Die Bedeutung der Zähne bei der Osteo-Radionekrose des Unterkiefers. Radiologe **4**, 339–344 (1964).
Hayward, J. R., Kerr, D. A., Jesse, R. H., Castigliano, S. H., Lampe, I., John, I.: The management of teeth related to the treatment of oral cancer. Cancer J. Clin. **19**, 98–106 (1969).
Heidsieck, C.: Zum Problem der radiogenen Kiefernekrose. Fortschr. Kiefer- u. Gesichtschir. **3**, 91 (1957).
Heiss, J., Grasser, H. H.: Neues zur Behandlung der Osteoradionekrose. Dtsch. zahnärztl. Zschr. **22**, 265–270 (1967).
Held, F.: Strahlenschäden nach der Behandlung kindlicher Hämangiome mit Röntgenbestrahlung. Tagung der Gesellschaft für Röntgenologie der DDR. Berlin: Akademieverlag 1957.
— Die Bedeutung der Strahlenqualität für die schädigende Wirkung ionisierender Strahlung auf die Tibia-Epiphysenfuge der Albinoratte. Radiobiol. Radiother. **2**, 151–158 (1961).
— Putzke, H. P.: Einfluß verschiedener Strahlenqualität auf die Veränderung der Tibia-Epiphyse der Albino-Ratte. Radiobiol. Radiother. **3**, 205–213 (1962).
— Schütz, E.: Kritische Betrachtungen über die Behandlungsergebnisse der Hämangiome in der Geschwulstklinik der Charité. Z. ärztl. Fortb. **53**, 512–520 (1959).
Heller, E.: Über eine Knorpelfugentransplantation bei Wachstumsstörung durch Radiumspickung. Arch. klin. Chir. **288**, 455–461 (1958).
Hellner, H.: Über Strahlengeschwülste. Münch. med. Wschr. **84**, 980–984 (1937).
Hems, G.: The risk of bone cancer in man from internally deposited radium. Brit. J. Radiol. **40**, 506–511 (1967).
Herbst, E.: Fehlgriffe der Orthodontie. Fortschr. Zahnheilk. **3**, 855–879 und 867–868 (1927).
Herold, K.: Röntgenstrahlenwirkung auf den wachsenden Hundekiefer. Dtsch. Mschr. Zahnheilk. **49**, 97–127 (1931).
Herrmann, M., Rozeik, F.: Experimentelle Schädigung der Zähne durch Röntgenstrahlen. Zahnärztl. Ref. **57**, 41 (1956).
Herzog, K. H., Bartl, H.: Radiogene Schenkelhalsfrakturen. Mschr. Unfallheilk. **67**, 453–463 (1964).
Hess, F.: Ursache, Häufigkeit und Prophylaxe der Osteoradionekrose am Unterkiefer. Strahlentherapie Sonderband **62**, 6–9 (1966).
Hess, P.: Zur Technik der Röntgenbestrahlung des Kollumkarzinoms. Strahlentherapie **63**, 67–69 (1950).
— Fischer, B.: Zur Strahlenbehandlung der Hämangiome. Strahlentherapie **91**, 256–260 (1953).
Heuck, F., Lauritzen, Ch.: Veränderungen von Mineralgehalt und Struktur des Femurs nach gynäkologischer Strahlentherapie. Strahlentherapie, Sonderband **66**, 87–92 (1967).
Heuck, F.: Über Veränderungen der Makro- und Mikrostruktur des Knochens bei der Osteoradionekrose. Fortschr. Röntgenstr. Suppl. 146–147 (1972).
Heyman, C. H.: Spontaneous bilateral fractures of the neck of the femur following irradiation. J. Bone Jt. Surg. **27**, 674–678 (1945).
Hicks, S. P.: Developmental malformations produced by radiation. Amer. J. Roentgenol. **69**, 272–293 (1953).
— D'Amato, C. J.: Effects of ionizing radiations on mammalian development. In.: D. H. W. Woollam (Ed.): Advances in Teratology. N. Y., Logos Press 1966.
Hight, D.: Spontaneous fracture of the femoral neck, following roentgen-ray therapy over the pelvis. J. Bone Jt. Surg. **23**, 676–681 (1941).
Hildebrand, H.: Beitrag zur Strahlenschädigung des Knochens. Fortschr. Röntgenstr. **72**, 107–111 (1949).
Hindmarsh, M., Vaughan, J.: The distribution of radium in certain bones from a man, exposed to radium for 34 years. Brit. J. Radiol. **29**, 71–80 (1956).
— Owen, M., Vaughan, J.: A note on distribution of radium and calculation of the radiation dose. Brit. J. Radiol. **32**, 183–187 (1959).
— — — Lamerton, L. F., Spiers, F. W.: The relative hazard of Sr-90 and Ra-226. Brit. J. Radiol. **31**, 618–533 (1958).
Hinds, E. C.: Dental care and oral hygiene before and after treatment. J. Amer. med. Ass. **215**, 964–966 (1971).
Hinkel, Ch. L.: The effect of roentgen rays upon the growing bones of albino rats. Amer. J. Roentgenol. **47**, 439–457 (1942).
— The effect of irradiation upon the composition and vascularity of growing rat bones. Amer. J. Roentgenol. **50**, 516–526 (1943).
Hiroyama, P.: Osteoradionekrose des coxalen Femurendes nach Bestrahlung von Genitalkarzinomen. Z. Orthop. **96**, 286–290 (1962).
Hirschman, A.: Radioautographic, histochemical and biochemical studies of the effects of irradiation in cartilage and bone. TID-Report 19929 (1963).
— Shapiro, S. H.: Effects of irradiation in vitro on the calcifying mechanism od epiphyseal cartilage. Proc. Soc. exp. Biol. Med. **104**, 659–662 (1960).
Hoobs, A. A.: Fetal tolerance to roentgen rays. Radiology **54**, 242–246 (1950).
Hoecker, F. E., Roofe, P. O.: Structural differences on bone matrix, associated with metabolized radium in human bone. Radiology **52**, 856–865 (1949).
— — Studies of radium in human bone. Radiology **56**, 89–98 (1951).
Höfer, W.: Thoraxdeformierung durch Radiumspickung eines Hämangioms. Z. ärztl. Fortb. **56**, 1343–1345 (1962).
Hoffer, E., Rinonapoli, G. F., Scolari, G.: Le lesioni da terapia radium e roentgen. Ann. Stomat. (Roma) **10**, 119–152 (1961).
Hoffman, E. L.: Radium necrosis. J. Amer. med. Ass. **85**, 961–965 (1925).

HOFFMANN, V.: Über Erregung und Lähmung tierischer Zellen durch Röntgenstrahlen. Strahlentherapie **14**, 516–526 (1923).

HÖHLE, P. G.: Der Einfluß von Gefäßbildung auf das Knochensystem; zugleich ein Beitrag zur Frage der Strahlenschädigungen. Bruns' Beitr. klin. Chir. **192**, 352–363 (1956).

HOLLAENDER, A.: Radiation Biology Part II. Philadelphia: Lea & Febiger 1954.

HOLMSTRÖM, H., JOHANSON, B.: Local radiation injury and its surgical treatment. Report of 170 cases. J. Plast. rec. Surg. **6**, 156–164 (1972).

HOLTHUSEN, H.: Biologische Wirkung der Röntgenstrahlen, mit besonderer Berücksichtigung des Einflusses der Wellenlänge, der Intensität und der Bestrahlungsdauer. Strahlentherapie **31**, 509–517 (1929).

HOLTZ, R.: Zur Frage der Kiefernekrosen. Mschr. Zahnheilk. **42**, 25 (1932).

HOLTZMAN, R. B.: RaD (Pb 210) in the human skeleton. Radiology **80**, 122–123 (1963).

HOPPE, W.: On the history of osteoradionecrosis of the mandible. Fortschr. Kiefer-Gesichtschir. **8**, 144–147 (1962).

HORA, J. F., WELLER, W. A.: Postirradiation osteogenic sarcome of the maxilla. Ann. Otol. Rhinol. Laryngol. **71**, 321–330 (1962).

HÖRHOLD, K.: Lokale Wachstumsstörung der linken Hand nach therapeutischer Röntgenbestrahlung. Chirurg. **26**, 465–468 (1955).

HORIUCHI, J., OKUYAMA, J.: Gingival and mandibular injury after radiotherapy of oral cancers. Jap. J. Clin. Radiol. **14**, 622–626 (1970).

HORTON, CH. E., ADAMSON, J. E., MLADICK, R., TADDEO, R.: The unilateral hypoplastic breast. Brit. J. plast. Rec. Surg. **41**, 169–174 (1970).

HORVÁTH, J., JUHÁSZ, F., ERBANYI, L.: Über die Strahlenschädigung wachsender Knochen. Strahlentherapie **118**, 462–478 (1962).

HORWITZ, T., DILLMANN, M. A.: The effect of roentgen rays on the joint effusions in certain nonspecific articular lesions in humans, and on the normal joints of dogs. Amer. J. Roentgenol. **51**, 186–201 (1944).

HOULE, C. B., BARRER, L., FISHER, H., BONDA, R.: Some results of chronic internal irradiation in humans. Laval Med. **34**, 184–188 (1963).

HOWARD-FLANDERS, P., WRIGHT, E. A.: Effect of oxygen on the radiosensitivity of growing bone and possible danger in the use of oxygen during radiotherapy. Nature **175**, 428–429 (1955).

— — WHITAKER, J.: The effects of oxygen on the radiosensitivity of growing bone in the tail of the mouse. Brit. J. Radiol. **30**, 593–599 (1957).

HOWARTH, J. L.: Calculation of the absorbed dose in soft tissue cavities in bone irradiated by X-rays. Radiat. Res. **24**, 158–183 (1965).

HUBLARD, L. B.: Gama-ray dose distribution in externally irradiated cylinders. Rad. Res. **44**, 4–12 (1970).

HÜBNER, A.: Spontanfrakturen des Schenkelhalses nach Röntgenbestrahlung. Mschr. Kinderheilk. **63**, 392–393 (1960).

HUECK, H.: Zur Frage der Wachstumsstörung bei röntgenbestrahlten Knochentuberkulosen. Zbl. Chir. 935–937 (1929).

— SPIESS, W.: Zur Frage der Wachstumsstörungen bei röntgenbestrahlten Knochen- und Gelenktuberkulosen. Strahlentherapie **32**, 322–342 (1929).

HUG, O.: Late effects of chronic radiation burden. Bull. Schweiz. Akad. med. Wiss. **14**, 601–616 (1958).

HULSE, E. V.: The effects of ionizing radiations on the embryo and foetus. Clin. Radiol. **15**, 313–319 (1964).

HULTH, A., WESTERBORN, O.: Early changes of the growth zone in rabbit following roentgen irradiation. Acta orthopaed. scand. **30**, 155–169 (1960).

HUNT, V. R., RADFORD, E. P., SEGALL, A. J.: Comparison and concentration of alpha-emitting elements in teeth and bones. Int. J. radiat. Biol. **7**, 277–287 (1963).

HURSH, B. J., LOVAAS, A.: Radium 226 in bone and soft tissues of man. Nature 265–268 (1963).

— — BLITZ, E.: Radium in bone and soft tissues of man. UR-Report **581**, 11 (1960).

IMMENKAMP, A.: Über Kieferspätnekrosen nach Radiumbehandlung tumoröser und lupöser Prozesse in der Mundhöhle. Dtsch. zahnärztl. Wschr. **1935**, 549–551.

ISELIN, B.: Von der Behandlung der Knochen- und Gelenktuberkulose mit Röntgenlicht. Dtsch. Z. Chir. **103**, 483–515 (1910).

ISELIN, H., DIETERLE, M.: Über Wachstumsschädigung junger Tiere durch Röntgenstrahlen. Fortschr. Röntgenstr. **19**, 473–474 (1912).

JACOX, H. W.: Radiation effects on bone. Radiology **59**, 744–746 (1952).

JAFFE, H. L.: Tumors and Tumorous Conditions of Bones and Joints. Philadelphia: Lea & Febiger 1958.

JANKOVIČ, L., CVETKOVIČ, S., RAKIČ, C.: Fractures of collum femoris after irradiation. Med. Pregl. **17**, 653–656 (1964).

JEE, W. S. S., ARNOLD, J. S.: Structural changes in teeth and their supporting structures containing bone-seeking radioisotopes. J. dent. Res. **38**, 692 (1959).

— — Effect of internally deposited radioisotopes upon blood vessels of cortical bones. Proc. Soc. exp. Biol. Med. **105**, 351–356 (1961).

— — COCHRAN, T. H.: Skeletal changes induced by chronic doses of plutonium, radium, mesothorium and radiothorium. Anat. Rec. **130**, 420 (1958).

JEFFERY, C. C.: Spontaneous fractures of the femoral neck. J. Bone Jt. Surg. **44B**, 543–549 (1962).

JOENSEN, H. D.: Knochenbeschädigung nach Röntgenbestrahlung. Nord. Med. **1941**, 3718–3720. Ref.: Zbl. ges. Radiol. **35**, 333 (1941).

JOHN, F.: Ein Beitrag zur Kenntnis von Röntgenspätschäden. Strahlentherapie **63**, 188–198 (1938).

JOHNS, H. E.: The physics of Radiology. Springfield: Thomas 1961.

JONES, A.: Irradiation sarcoma. Brit. J. Radiol. **26**, 273–284 (1953).

Jones, E. A.: The use of rad in clinical practice. Brit. J. Radiol. **32**, 586–588 (1959).

Jones, D. C., Castanera, J. T., Kimeldorf, J. D.: The effect of age at exposure upon the radio-induced dental defect in rats. Gerontologia **8**, 58–65 (1963).

Jones, W. H., Neill, W. Jr.: The treatment of carcinoma of the cervix during pregnancy. Amer. J. Obstet. Gynecol. **48**, 447–463 (1944).

Jost, C.: Untersuchungen über die biologische Wirkung verschiedener Röntgendosen auf den epiphysären Wachstumszonen jugendlicher Röhrenknochen im Tierexperiment. Arch. orthop. Unfall-Chir. **49**, 50–82 (1957).

Jowsey, J., Rowland, R. W.: Point source beta irradiation of bone. ANL-Report 6199, 21–35 (1960).

Ju, D. M. C., Moss, M., Crikelair, G. F.: Effect of radiation on the development of facial structures in retinoblastoma cases. Amer. J. Surg. **106**, 807–815 (1963).

Jucker, C.: Mandibular radionecrosis. Riv. Patol. Clin. **18**, 219–245 (1963a).

— Parabita, E. C., Prada, G.: Considerazioni sulla radionecrosi mandibolare. Riv. Patol. Clin. **18**, 919–945 (1963b).

Judy, W. S.: An attempt to correct asymmetry in leg length by roentgen irradiation. Amer. J. Roentgenol. **46**, 237–240 (1941).

Kaae, S., Glahn, M.: Case of sarcoma in irradiated mandible. Acta radiol. (Stockh.) **31**, 431–434 (1949).

Kagawa, O.: Histologic study of bone tissue after irradiation. Ochanomizu Igatu Zasshi. **7**, 1770–1775 (1959).

Kaheki, H.: Rib fracture caused by the postoperative irradiation of breast cancer. Jap. J. Cancer Clin. **11**, 736–742 (1965).

Kaheki, H., Toyama, T., Arimizu, N.: Rib fracture by the postoperative irradiation of breast cancer. Gan No Rinsho **13**, 1114–1118 (1967).

Kaiser, G.: Die Osteoradionekrose am Schenkelhals. Arch. orthop. Unfall-Chir. **48**, 32–48 (1956).

Kaliteevsky, P. F., Kheifets, R. A.: Malignization of osteoblastoclastoma following radiation therapy applied long ago. Arch. Pathol. **34**, 78–82 (1972).

Kalnins, V.: The indirect effect of X-ray irradiation on the dental pulp of the dog. J. dental Res. **33**, 389–399 (1954).

Kanthak, G. F.: X-ray irradiation and osteonecrosis of the jaw. J. Amer. dent. Ass. **28**, 1925–1926 (1941).

Kaplan, D. V., Bruce, K. W.: Effects of irradiation on the forming dentition of 10 day old Syrian hamsters. Oral Surg. **6**, 1348–1359 (1953).

Kaplan, H.: Osteoradionecrosis and the dentition. US Armed Forces Med. J. **6**, 1456–1458 (1955).

Kappos, A. D.: Energy absorption at the interfaces between tissues with different stopping power. Biophysik **4**, 137–145 (1968).

Karcher, H.: Probleme der Strahlenschädigungen und ihre Behandlung. Arch. klin Chir. **282**, 139–140 (1955a).

— Mehrig, D.: Strahlenschäden und ihre Behandlung. Arch. klin. Chir. **280**, 577–591 (1955b).

Karcher, H., Mehrig, D.: Zur Diagnostik und Therapie der Spontanfrakturen des Schenkelhalses nach Bestrahlung von Genitaltumoren. Arch. klin. Chir. **283**, 663–670 (1957).

Karcher, K. H.: Histochemische Studien über die Wirkung ionisierender Strahlen auf Haut und Tumoren. Strahlentherapie **111**, 249–255 (1960).

Kasai, R. T.: Effect of irradiation on the hard tissue of newborn rats. Nippon Igaku Hoshasen Gakkai Zasshi. **19**, 1251–1265 (1959).

Katzman, H., Waugh, T. R., Berdon, W.: Skeletal damages following irradiation of childhood tumors. J. Bone Jt. Surg. **48 A**, 1015 (1966).

— — — Skeletal changes following irradiation in childhood tumors. J. Bone Jt. Surg. **51 A**, 825–842 (1969).

Kember, N. F.: Cell survival and radiation damage in growth cartilage. Brit. J. Radiol. **40**, 496—506 (1967).

Kepp, R., Hofmann, D.: Über den Einfluß der weiblichen Keimdrüsen auf die allgemeine und lokale Strahlenempfindlichkeit. Strahlentherapie **108**, 34–42 (1959).

Kiehn, C. L., Glover, D. M.: Functional repair of the mandible following loss from injury, irradiation necrosis. Amer. J. Surg. **80**, 753–761 (1950).

Kikuchi, A., Yanaguchi, K., Shida, H., Shinohara, T., Uemura, K., Toyokawa, Y., Hatayama, K.: Five cases of rib fracture following postoperative X-ray treatment of the breast cancer. Nippon Igaku Hoshasen Gakkai Zasshi **23**, 264–287 (1963).

Kim, J. H., Chu, F. C., Pope, R. A.: Proceedings: time-dose factors in radiation induced osteitis. Amer. J. Roentgenol. **120**, 684–690 (1974).

Kimeldorf, D. J., Jones, D. C., Castanera, T. J.: The radiobiology of teeth. USNRDAL-Tr-Report 596 (1962).

— — — The radiobiology of teeth. Radiat. Res. **20**, 518–540 (1963).

Kimming, J., Wiskemann, A.: Klinik und Behandlung von Strahlenschäden im Gesicht. Fortschr. Kiefer-Gesichtschir. **8**, 76–78 (1962).

Kirchhoff, H., Imholz, G.: Spontanfrakturen des Schenkelbeines nach Röntgenbestrahlung wegen Genitalkarzinom. Strahlentherapie **90**, 199–207 (1953).

Kisfaludy, P.: Underdevelopment of the mandible as a side-effect of irradiation therapy. Pediat. Danub. **2**, 114–118 (1947).

Klug, W.: Osteoradionekrose des Schenkelhalses. Zbl. Chir. **90**, 68–72 (1965).

Knittel, W.: Veränderungen der Calvaria im Röntgenbild der Hypophysentumoren. Fortschr. Röntgenstr. **83**, 828–833 (1955).

Knüpffer, N.: Seltene Röntgenschäden am Auge und seiner Umgebung. Klin. Mbl. Augenheilk. **116**, 66–77 (1950).

Kobayashi, T.: Osteoradionecrosis of the mandible. Iryo **19**, 93-101 (1965).

— Radiation induced bone sarcoma. Nippon. Acta Rad. **22**, 823–827 (1962).

Koch, W.: Der Nachweis von Thorium X in der Wachstumsfuge und sein Einfluß auf das Längenwachstum beim Jugendlichen. Z. Orthop. **80**, 532–546 (1950).

Kok, G.: Spontaneous fracture of the femoral neck after intensive irradiation of carcinoma of the uterus. Acta radiol. (Stockh.) **40**, 511–527 (1953).

Kolář, J., Vrabec, R.: Knochenschädigung durch Strahlenwirkung (tschechisch). Acta Chir. orthop. Traum. čech. **23**, 214–217 (1956).

Kolář, J., Vrabec, R.: Die Knochenschäden beim Röntgengeschwür. Strahlentherapie **102**, 112–124 (1957a).

— — Eine Schulterblattschädigung durch Röntgenbestrahlung. Fortschr. Röntgenstr. **86**, 627–629 (1957b).

— — Die Schlüsselbeinveränderungen nach Bestrahlung des Mammakarzinoms. Radiol. austr. **9**, 247–250 (1957c).

— — Über die Knochenschädigung durch Röntgenbestrahlung (tschechisch). Univ. Carolina, Medica **3**, 517–534 (1957d).

— — Eine destruierende Arthritis nach Röntgenbestrahlung. Radiol. clin. **27**, 179–182 (1958a).

— — Einige ungewöhnliche Beobachtungen von Strahlenschädigungen des Knochens. Fortschr. Röntgenstr. **88**, 571–573 (1958b).

— — Brustwandperforation infolge der Strahlenschädigung. Thoraxchirurgie **6**, 274–276 (1958c).

— Veränderungen an der Wirbelsäule und Beckenknochen nach der Bestrahlung im Kindesalter. Strahlentherapie **108**, 574–580 (1959).

— Schambeinradionekrose mit Steinbildung in der strahlengeschädigten Harnblase. Fortschr. Röntgenstr. **91**, 280–281 (1959).

— Bek, V.: Kartilaginäre Exostosen an den wachsenden Knochen nach der Bestrahlung im Kindesalter (tschechisch). Čsl. Rentgenol. **13**, 174–175 (1959a).

— — Schwere Knochenwachstumshemmung nach Kontakt-Röntgenbehandlung eines ausgedehnten Hämangioms. Fortschr. Röntgenstr. **91**, 669–671 (1959b).

— Vrabec, R.: Wachstumshemmung der Wirbelsäule und der Schädeldachknochen durch Strahlenbehandlung im Kindesalter. Čs. Rentgenol. **13**, 169–173 (1959a).

— — Zum Problem der Strahlenschädigung bei chirurgischen Untersuchungen. Zbl. Chir. **84**, 1569–1577 (1959b).

— — Klinik der Knochenschäden nach Röntgenbestrahlung (russisch). Vestn. Rentgenol. Radiol. **34**, 43–47 (1959c).

— — Gelenkknorpelschäden nach Röntgenbestrahlung. Fortschr. Röntgenstr. **90**, 717–721 (1959d).

— — Paleček, L.: Die Kieferhypoplasien nach Strahlenbehandlung im Kindesalter. Dtsch. Zahn-Mund- u. Kieferheilk. **33**, 290–296 (1960).

— Bek, V.: Die Gelenkfehlstellungen nach der Strahlenbehandlung der Hämangiome im Kindesalter. Zschr. Orthop. **92**, 422–428 (1960a).

— — Zum Einfluß der Röntgen-Kontaktbehandlung der Hämangiome auf das wachsende Skelett. Strahlenterapie **111**, 561–573 (1960b).

— Osteochondrome und Exostosen bei bestrahlten Kindern. Arch. orthop. Unfall-Chir. **51**, 631–634 (1960).

Kolář, I., Vrabec, R.: Ungewöhnliche Knochenschädenformen nach der Bestrahlung im Beckenbereich. Radiol. clin. **29**, 109–116 (1960a).

— — Lesioni ossee dopo irradiazione e loro importanza nel trattamento chirurgico della radionecrosi della cute. Minerva Chir. **15**, 988–996 (1960b).

— — Bek, V.: Zur röntgenologischen Symptomatologie der Strahlenschäden an den wachsenden Knochen. Radiol. diagn. (Berlin) **1**, 616–631 (1960).

— Babický, A.: Die Ermittlung der Strahlensensibilität verschiedener Knochenwachstumszonen mit Hilfe des Ca^{45}-Metabolismus. Strahlentherapie **114**, 265–269 (1961).

— Röntgensymptomatologie der Abweichungen nach der Bestrahlung der Wachstumszonen bei Jugendlichen (tschechisch). Čs. Rentgenol. **15**, 112–116 (1961a).

— Schlüsselbeinosteolyse nach einer radiogen bedingten Fraktur der Klavikula. Fortschr. Röntgenstr. **94**, 486–489 (1961b).

— Gliedmassenanomalien als Strahlenschaden? Fortschr. Röntgenstr. **96**, 283–287 (1962).

— Vrabec, R.: Beitrag zur Röntgendiagnostik von Osteoradionekrosen des Unterkiefers. Čs. Stomat. **62**, 127–131 (1962a).

— — Strahlenbedingte Veränderungen auf den Schädeldachknochen (tschechisch). Čs. Neurol. **25**, 149–153 (1962b).

— Jirásek, L., Vrabec, R.: Berufsbedingte Knochenveränderungen durch äußere Strahlenbelastung. Fortschr. Röntgenstr. **103**, 584–589 (1965a).

— Stašek, Vl., Paleček, L., Lokajíček, M.: Beitrag zur Symptomatologie der strahlenbedingten Wachstumsstörungen an der Wirbelsäule. Fortschr. Röntgenstr. **103**, 319–326 (1965b).

— Babický, A., Vrabec, R.: The Physical Agents and Bone. Prag: Academia 1965c.

— Bek, V.: Gutartige Neubildungen in bestrahlten wachsenden Knochen. Fortschr. Röntgenstr. **104**, 226–230 (1966).

— — Kahnbeinpseudarthrose nach radiogen bedingtem Ermüdungsbruch. Mschr. Unfallheilk. **70**, 257–259 (1967).

— — Vrabec, R.: Hypoplasia of the growing breast after contact X-ray therapy for cutaneous angiomas. Arch. Derm. (Chicago) **96**, 427–430 (1967).

— Vrabec, R., Chyba, J.: Arthropathies after irradiation. J. Bone Jt. Surg. **49A**, 1157–1166 (1967).

— — Jirásek, L., Bek, V., Pešková, H.: Bone changes in occupational radiodermatitis. Acta Chir. plast. **10**, 74–80 (1968).

— Paleček, L.: Radiation induced bone sarcoma. Radiol. diagn. (Berlin) **11**, 485–492 (1970).

— Babický, A., Bek, V., Drugová, B.: Zum Einfluß strahlenbedingter Knochenveränderungen auf die Speicherung von knochensuchenden Radionukliden. Strahlentherapie **142**, 44–51 (1971).

— Bek, V., Drugová, B., Drápelová, D.: Radiation diagnosis of the shoulder joint in women irradiated for cancer of the breast. Čs. Radiol. **26**, 320–324 (1972).

— — Kolihová, E.: Osteogenic sarcomas after irradiation. Čs. Radiol. **27**, 69–72 (1973).

Kollath, J.: Radiogene Schäden der Knochen, des Knochenmarkes und der Gefäße nach Telekobaltbestrahlung. Strahlentherapie **123**, 614–622 (1964).

Kolrep, M.: Über Gefahren der Überdosierung mit Grenzstrahlen beim wachsenden Organismus. Z. Kinderheilk. **53**, 121–132 (1932).

Kononenko, A. M.: Calculation of the intensity of the alpha radiation dose arising from a radioactive substance distributed inside the organism. Biofizika **2**, 98–117 (1957).

Kopec, V., Tomášek, J., Beška, F.: Osteoradionecrosis of the jaw after telegammatherapy with ^{60}Co. Čs. Stomatol. **71**, 159–162 (1971).

Korkhaus, G., Jung, T.: Bestrahlungsfolgen am Gesichtsschädel, insbesondere am Gebiß. Strahlenforsch. Strahlenbehandl. IV. Berlin: Urban & Schwarzenberg 1963.

Koschitz-Kosic, H.: Über Schenkelhalsfrakturen als Folge von Strahlenschäden. Klin. Med. **16**, 277–284 (1961).

Kowalik, S.: Post-irradiation changes in the tissues of the teeth. Czas. Stomat. **19**, 1123–1127 (1966).

Kožlik, R., Wieckowska, B., Czaplewski, S.: Post-irradiation complications following treatment of carcinoma of the uterine cervix. Nowotwory **15**, 51–58 (1967).

Kozlova, A. V.: Komplikationen nach der Strahlenbehandlung gutartiger und bösartiger Geschwülste (russisch). Med. Radiol. **7**, 58–64 (1962).

Kozlova, A. V., Finkelshtein, S. I., Ushakon, V.L.: The X-ray diagnosis of radiation injuries of the ribs. Med. Radiol. (Moskau) **16**, 22–27 (1971).

Krabbenhoft, K. L.: Radiation effects on bone of children. Amer. J. Roentgenol. **80**, 526–529 (1958).

Krajevskij, A. N., Litvivov, N, N.: Geschwulstformende Aktion des radioaktiven Strontiums (russisch). Med. Radiol. **2**/5, 33–38 (1957).

Krajicek, D. D.: Oral radiation in prosthodontics. J. Amer. dent. Ass. **78**, 320–322 (1969).

Kranepuhl, F.: Röntgenschäden nach gynäkologischer Strahlenbehandlung in chirurgischer Sicht. Zbl. Chir. **84**, 104–112 (1959).

Kriegel, H.: Malformations due to ionizing radiations. Hippokrates **34**, 89–92 (1963).

Kritter, H.: Fractures du col fémoral et altérations osseuses aprés irradiations pelviennes. Sem. Hop. Paris. **25**, 2999–3001 (1949).

— Vigneau, J.: Contribution à l'étude des alterations osseuses postradiotherapeutiques, a propos de 79 observations. J. Radiol.Électrol. **36**, 786–789 (1955).

— — Contribution à l'étude des alterations osseuses postradiotherapeutiques consécutives aux traitements de certains cancers. Bull. Cancer **42**, 57–62 (1965).

Krokowski, E., Rübe, W.: Die Bedeutung des Elektronenumsatzes im Knochen für die Strahlenbelastung des Osteozyten. Fortschr. Röntgenstr. **87**, 650–652 (1957).

— Die Absorption von Röntgenstrahlen im Knochen. Fortschr. Röntgenstr. **91**, 76–84 (1959).

— Bedeutung der spezifischen Gewebsabsorption für den strahlenbiologischen Effekt. Strahlentherapie **109**, 300–304 (1959).

— Problematik von Knochenschäden bei der Strahlentherapie gynäkologischer Erkrankungen. Strahlentherapie, Sonderband **66**, 81–86 (1967).

Kropp, L.: Über Spontanfrakturen des Schenkelhalses nach Röntgenbestrahlung wegen Uteruskarzinom. Münch. med. Wschr. **81**, 214–215 (1934).

Krukenberg, H.: Wachstumshemmungen durch Röntgenbestrahlung. Zbl. Chir. **56**, 387–388 (1929).

Krzywicki, J., Klimek, H.: Einfluß ionisierender Strahlen auf das Parodont der Versuchsratten. Dtsch. zahnärztl. Zschr. **26**, 494–502 (1971).

Kublickaja, N. V.: Die Ursache und Prevention von Strahlenschäden nach der Röntgenbestrahlung (russisch). Vestn. Rentgenol. Radiol. **1**, 51–56 (1953).

Kulseng-Hansen, K.: Fracture of the femoral neck, following roentgen irradiation for cancer of the uterus. Acta radiol. **27**, 531–542 (1946).

Kummermehr, J.: Störungen des Kalziumstoffwechsels nach Röntgenbestrahlung des Rattenknies. In: Deutscher Röntgenkongreß 1970. Stuttgart: Thieme 1972.

Kuroda, Y., Yokoi, T., Nyunoya, K.: Three cases of fractured clavicle following irradiation. Jikaekiai med. J. **16**, 33–40 (1969).

Küttner, H.: Zur Frage der Geschwulstentstehung nach Röntgenbestrahlung von Gelenk- und Knochentuberkulose. Arch. klin. Chir. **164**, 5–38 (1931).

Laborde, S.: Le traitement des angiomes chez les enfants. Paris: Masson & Cie 1956.

Lacassagne, A.: Un nouveau accident professional des manipulateurs de corps radioactifs: la nécrose des maxillaires. Paris Méd. **16**, 132–135 (1926).

— Gricouroff, G.: Action des radiations ionisantes sur l'organisme. Paris: Masson & Cie 1956.

Lachapéle, A. P.: Radionécroses tardives des parties molles, des os et des cartilages. Arch. Électrol. méd. **34**, 218–236 und 326–335 (1926).

Lackner, J.: Strahlenspätschäden und ihre Behandlung. Strahlentherapie **111**, 546–554 (1960).

Lacroix, P.: Èvolution d'une osteite de la phalange sous l'action de la seule radiotherapie anti-inflammatoire. J. Radiol. Électrol. **41**, 869–870 (1960).

Lacronique, G., Béal., G., Goudaert, M.: Influence de la radiumtherapie sur calcification des germes dentaires. Rev. Stomat. (Paris) **48**, 540–544 (1947).

LaDow, C.: Osteoradionecrosis of the jaw. Oral. Surg. **3**, 582–590 (1950).

Lamertom, L. F., Winsborough, D.: An approach to the problem of scattering of high voltage radiation in non-homogenous and limited media. Brit. J. Radiol. **23**, 236–244 (1950).

— Radiation dosimetry; aspects of bone tumours and bone tumour production. Strahlentherapie, Sonderband **38**, 41–51 (1960).

— Radioactive materials and the dentition. Nature **185**, 807–808 (1960).

Lammers, W., Borgmann, H.: Über die Erfahrungen bei der Behandlung von Hämangiomen im Gesicht-Kiefer-Zahn-Bereich, mit Radiumstrahlen. Dtsch. zahnärztl. Zschr. **17**, 799 (1962).

Landrgot, B., Přibyl, T., Sauer, J.: Beckenfrakturen nach therapeutischer Strahlenbehandlung (tschechisch). Plz. Lék. sbor. **23**, 125–128 (1964).

LANGENSKJÖLD, A., EDGREN, W.: Imitation of chondrodysplasia by localized roentgen ray injury. An experimental study of bone growth. Acta Chir. scand. **99**, 353–373 (1950).

— Growth disturbance, appearing 10 years after roentgen ray injury. Acta Chir. scand. **105**, 350–353 (1953).

LANTVÉJOUL, P., HERVET, E., PETIT, J.: Malformation foetale et radioactivite. Ann. Méd. leg. **17**, 179–181 (1957).

LANZL, L. H., ROSENFELD, M. L., TARLOV, A. B.: Injury due to accitendal high-dose exposure to MeV electrons. Hlth. Phys. **13**, 241–251 (1967).

LAROCHELLE, J. L.: Cure of a case of reticulosarcoma of the soft tissue of thigh in spite of serious complications. Union. Med. Cancer **97**, 713–717 (1966).

LATTUADA, A., SEVERINI, A.: Post-radiation bone lesions in mammary cancer. Tumori **52**, 401–420 (1966).

LAU, P. B.: Postirradiation costal osteochondritis simulating metastatic cancer. Radiology **89**, 1090–1092 (1967).

LAURENT, Y., DETROUX, J., LEBRUN, J., ROSILLON, J.: L'ostéosarcome de l'enfant irradié. Presentation d'un cas. J. belge Radiol. **51**, 112–116 (1968).

LAWRENCE, E. A.: Osteoradionecrosis of the mandible. Amer. J. Roentgenol. **55**, 733–742 (1946).

LAWSON, R. C.: The recoil proton dose at a bone-tissue interface irradiated by fast neutrons. Phys. Med. Biol. **12**, 551–554 (1967).

LEABHART, J. W., BONFIGLIO, M.: The treatment of irradiation fracture of the femoral neck. J. Bone Jt. Surg. **43 A**, 1056–1067 (1961).

LÉB, J., DÖMÖTÖR, L.: A rare case of osteosarcoma following irradiation. Magy. Radiol. **17**, 13–17 (1965).

LEDERC, G. C., MIGNOT, B., CLAUDON, R.: Fractures du col post-radiothérapiques. Gaz. med. franc. **72**, 327–336 (1965).

LEFEBVRE, J. C., CAMUS, H., KRITTER, H.: Fractures de col fèmoral aprés irradiations pelviennes. J. Radiol. Électrol. **29**, 58–60 (1948).

LEHMANN, F.: Einseitige Mammaatrophie nach Spickkung eines Hämangioma cavernosum mit Thorium X-Stäbchen. Z. Haut.-Gesch.Krkh. **19**, 167–169 (1955).

LEIST, M.: Über den Einfluß der Röntgenstrahlen auf den wachsenden Zahn. Wien. med. Wschr. **75**, 2247–2249 (1925a).

— Über Röntgenschädigung der Zähne. Z. Stomat. **23**, 797–801 (1925b).

— Odontologischer Befund bei 6 Kindern von intra Graviditatem mit Röntgenstrahlen bzw. Radium bestrahlten Müttern. Z. Stomat. **24**, 448–452 (1926a).

— Experimentelle Untersuchung über die Einwirkung der Röntgenstrahlen und des Radiums auf die zweite Dentition. Z. Stomat. **24**, 448–451 (1926b).

— Experimentelle Untersuchungen über die Einwirkung der Röntgenstrahlen und des Radiums auf die zweite Dentition. Z. Stomat. **24**, 452–460 (1926c).

LEIST, M.: Über die Einwirkung von Röntgenstrahlen und des Radiums auf Zähne und Kiefer. Strahlentherapie **24**, 268–281 (1927).

LÉLEK, J., ALTORJAY, I.: Beiträge zur Osteoradionekrose. Radiol. Austr. **17**, 67–74 (1967).

— — Pathological fracture of the femoral neck secondary to late irradiation necrosis. Magy Traumatol. Orthop. **10**, 136–142 (1967).

LEMKE, G., PFISTER, R.: Können bei der dermatologischen Strahlentherapie Röntgenschäden verhütet werden? Terap. Gegenw. **99**, 31–36 und 81–87 (1960).

LÉONARD, A.: Les consequences d'une irradiation prénatale. J. belge Radiol. **51**, 152–157 (1968).

LEU, M.: Röntgenschäden, unter besonderer Berücksichtigung des Röntgenulcus. Strahlentherapie **80**, 482–487 (1949).

LEVY, B. M., RUGH, R., LUNIN, L., CHILTON, N., MOSS, M.: The effect of a single subacute X-ray exposure to the fetus on skeletal growth. J. Morphol. **93**, 561–571 (1953).

LEYK, M., JUDYK, F.: Vertebral malformations in chicks caused by X-radiation during their embryonic development. Experientia (Basel) **25**, 983–984 (1969).

LINDVALL, A. M., OMMELL, K. A., SCHILDT, B. E.: Effect of roentgen irradiation on the formation of enamel and dentin in maxillary rat incisors. Scand. J. dent. Res. **80**, 253–263 (1972).

LISCO, H.: Bone as a critical organ for the deposition of radioactive material. In.: CIBA Foundation Symposium on Bone Structure and Metabolism. London: Churchill 1956.

— Radiation damage from alpha-emitters In.: Radiation Damage in Bone. Wien: IAEA, 1960. S. 21–23.

LISTER, G. D., GIBSON, T.: Destruction of the chest wall and damage to the heart by X-irradiation from an industrial source. Brit. J. plast. Rec. Surg. **26**, 328–335 (1973).

LITVINOV, N. N.: Knochentumoren nach Strahlenbelastung durch innere Bestrahlung (russisch). Bull. exp. Biol. Med. **42**, 62–65 (1956).

— Frühzeitige Veränderungen am Hundeskelett nach Vergiftungen mit radioaktivem Strontium und Yttrium. Arch. Path. (Moskau) **21**/5, 12–19 (1959).

— Strahlenschäden am Knochensystem (russisch). Moskau: Medgiz 1964.

LLOYD, E.: The distribution of radium in human bone containing Ra-226 In.: Radiation Damage in Bone. Wien: IAEA 1960. S. 25.

— The distribution of radium in human bone. Brit. J. Radiol. **34**, 521–528 (1961).

LOBODZIEC, W., LUBAS, S., NEUMAN, H.: Über den Einfluß der Absorption von Röntgen- und Gammastrahlen in Knochen auf Dosisverteilung in inhomogenen Medien. Strahlentherapie **129**, 220–225 (1966).

LOMMATZSCH, E. u. P.: Über einen Fall von intrauteriner Strahlenschädigung. Dtsch. Gesundh'wes. **14**, 24–26 (1959).

LONGACRE, J. J.: The surgical management of local postirradiation effects. Amer. J. Surg. **92**, 18–25 (1956).

Longheed, M. N., Brown, St.: Comparison of the effect of cobalt-60 and 250 kV radiation on the bone of the rat. Radiology **78**, 278–280 (1962).
Looney, W. B., Woodruff, L. A.: Investigation of radium deposits in human skeleton by gross and detailed autoradiography. Arch. Pathol. **56**, 1–12 (1953).
— Late effects of the early medical and industrial use of radioactive material. J. Bone Jt. Surg. **37 A**, 1169–1187 (1955).
— Late effects (25–40 years) of the early medical and industrial use of radioactive material. J. Bone Jt. Surg. **38 A**, 175–218 (1956).
— Late skeletal roentgenographic, histopathological and autoradiographic and radiochemical findings following radium deposition. Amer. J. Roentgenol. **75**, 559–572 (1956).
— Effects of radium in man. Science **127**, 630–633 (1958).
— Colodzin, M.: Late follow-up study after internal deposition of radioactive materials. J. Amer. med. Ass. **160**, 1–3 (1956).
— Hasterlik, J. R., Brues, A. M. Skirmont, E.: A clinical investigation of the chronic effect of radium salt administered therapeutically. Amer. J. Roentgenol. **73**, 1006–1037 (1955).
Lorey, A., Schaltenbrandt, G.: Pachymeningitis nach Röntgenbestrahlung. Strahlentherapie **44**, 747–758 (1932).
Loutit, J. F.: Malignancy from radium. Brit. J. Cancer **24**, 195–207 (1970).
Luangkesorn, P., Donaldson, R. C., Paletta, F. K.: Delayed reconstruction for postradiation defect of the middle ear. Missouri Med. **68**, 848–850 (1971).
Lucas, H. F., Marshall, J. H., Barrer, L. A.: The level of radium in human blood fourty years after ingestion. ANL-Report 6769 (1963).
— Rowland, R. E., Miller, C. E.: An unusual case of radium toxicity. Amer. J. Roentgenol. **90**, 1042–1051 (1963).
Lüdin, M.: Knochensarkom nach experimenteller Röntgenbestrahlung. Acta radiol. (Stockh.) **15**, 553–556 (1934).
— Müller, O.: Zahnveränderungen nach protrahierter Röntgenbestrahlung. Strahlentherapie **56**, 644–649 (1936).
Luger, A., Gross, E., Kotscher, E.: Skelettveränderungen nach Hämangiombehandlung durch Nahbestrahlung. Strahlentherapie **121**, 532–548 (1963).
Lukomski, E.: Postirradiation fracture of the femoral neck. Pol. Tyg. Lek. **18**, 511–513 (1963).
Lympius, W.: Die Osteoradionekrose der Mandibula. Dtsch. zahnärztl. Z. **15**, 1608–1616 (1960).
Lynch, A., Sullivan, R. C., Dahlin, D. C.: Pathologic fractures of femur treated at Mayo Clinic. Arch. Surg. **90**, 127–132 (1965).
Lyon, L. Z.: Radiation necrosis of the mandible. Oral Surg. **8**, 150–161 (1950).
Lyons, A. R., Grebbel, F. S., Nevin, N. C.: Growth impairment following irradiation in one of a pair of monozygotic twins. Clin. Radiol. **24**, 370–375 (1973).
Macciocchi, B.: Radionecrosi cranica. Minerva Chir. **11**, 122–125 (1956).
MacComb, W. S.: Necrosis in treatment of intraoral cancer by radiation therapy. Amer. J. Roentgenol. **87**, 431–440 (1962).
— Treatment of radionecrosis of the intraoral cavity. Cancer Bull. **24**, 90–91 (1972).
MacDougall, J., Ginson, A., Williams, T. H.: Irradiation necrosis of the head of the femur. Arch. Surg. **61**, 325–345 (1950).
— Evans, A. M., Lindsay, R. H.: Osteoradionecrosis of the mandible and its treatment. Amer. J. Surg. **106**, 816–818 (1963).
Mach, J.: Beitrag zur Osteoradionekrose. Zbl. Chir. **87**, 1665–1675 (1965).
Mach, J.: Radiogene Schädigung des Hüftgelenkes. Beitr. orthop. Traum. **18**, 590–596 (1971).
MacLennan, W. D.: Some aspects of the problem of radionecrosis of the jaws. Proc. Roy. Soc. Med. **48**, 1017-1022 (1955).
Macomber, W. B., Wang, M. K. H., Trabus, J. C., Kanzler, R.: Irradiation injuries acute and chronic and sequaelae. Plast. Rec. Surg. **19**, 9–27 (1957).
Magin, P.: L'avenir des enfants irradiés in utero. Etude basée sur l'observation de 5353 cas. Presse méd. **70**, 1199–1202 (1963).
Mainons, E. G., Boyne, P. J., Hart, G. B.: Elimination of sequestrum and healing of osteoradionecrosis of the mandible after hyperbaric oxygen therapy. J. Oral Surg. **31**, 336–339 (1973).
Malbrau, J.: Facial changes due to radiation in cases of retinoblastoma. Ophthalmologica (Basel) **157**, 268–273 (1969).
Malska-Waniewska, I.: Microdensitometric analysis of the influence of X-irradiation on mature bone in humans. Acta Med. Polska **12**, 357–380 (1971).
Malychin, V. M., Šamov, V. P.: The determination of integral doses in the bone tissue at the expense of incorporated Ra–226. Med. Radiol. **9**/5 63–69 (1964).
Manko-Jasek, C., Künstler, L.: Changes in face and head after X-ray irradiation in children (polnisch). Czas. Stomat. **21**, 633–690 (1968).
Manoilov, E. S., Grahenskaja, V. M., Šimanovskaja, K. B.: Zum Einfluß des Radiums auf den Organismus. Vestn. Rentgenol. Radiol. **6**, 43–49 (1955).
Marcello, L.: Grave atrofia smalto da radioterapia. Clin. Odontoiatrica **3**, 60–71 (1948).
Marchetta, F. C., Sako, K., Holyoks, E. D.: Treatment of osteoradionecrosis by intraoral excision of the mandible. Surg. Gynecol. Obstet. **125**, 1003–1008 (1967).
Marchionini, A., Nasemann, Th.: Asymmetrisches planes Angiom mit Röntgenschädigung. Hautarzt **15**, 392 (1964).
Marciani, R. D., Bowden, C. M.: Osteoradionecrosis of the maxilla. J. Oral Surg. **31**, 56–58 (1973).
— Plezia, M.: Osteoradionecrosis of the mandible. J. Oral Surg. **32**, 435–440 (1974).
Marinelli, L. D.: Radiosensitivity and the human skeleton. Amer. J. Roentgenol. **80**, 729–739 (1958).

MARINELLI, L. D. LUCAS, H. F. J.: The localization of thorium daughters in the skeleton of Thorotrast patients. Xth Int. Congr. Radiol. Book of Abstracts Montreal 1962, S. 279.

— MILLER, C. E., LUCAS, F.: Retention of radium in man. Radiology **78**, 544–552 (1962).

MARKUS, B.: Ionisationsdosimetrie und Dosisverteilung schneller Elektronen im Knochengewebe. Strahlentherapie **113**, 379–393 (1960).

MARSHAK, R. H., NEWBURGER, R. A., ELIASHOP, J.: Skeletal changes and lesions, following internally administered radium. J. Amer. med. Ass. **160**, 41–44 (1956).

MARSHALL, J. H.: Some calculations of the nonuniformity factor in the induction of bone cancer by internal emitters. ANL-Report 6199 55–61 (1960).

— Radioactive hotspots, bone growth and bone cancer. ANL-Report 6297, 16–26 (1961).

— Radioactive hotspots, bone growth and bone cancer. In.: Radioisotopes and Bone. Oxford: Blackwell 1962. S. 35–50.

MARTIUS, H.: Strahlenschäden bei der Frau. Med. Klin. **52**, 255–264 (1957).

MARTLAND, H. S.: Occupational poisoning in manufacture of luminous watch dials. J. Amer. med. Ass. **92**, 466 (1929).

MARTLAND, S. H., HUMPHRIES, R. E.: Osteogenic sarcoma in dial painter using luminous paints. Arch. path. (Chicago) **7**, 406–417 (1929).

— The occurrence of malignancy in radioactive persons. Amer. J. Cancer **15**, 2435–2516 (1931).

MASON, M. L.: Irradiation dermatitis of the hand. Amer. Surgeon **17**, 1121–1131 (1951).

MASTERS, F. W., KLAUS, R. L., ROBINSON, D. W.: The treatment of osteoradionecrosis of the mandible. Amer. J. Surg. **98**, 887–889 (1959).

MATLAN, L. C.: Radiation changes in cranial bones as the result of roentgen therapy of hypophyseal tumors. Med. Radiol. **9**/6, 22–25 (1964).

MAU, C.: Klumpfußbildung durch epiphysäre Wachstumsschädigung nach Radiumspickung eines Hämangioms. Z. Orthop. **81**, 34–41 (1952a).

MAU, H.: Über Knochenwachstumsstörungen nach Hämangiombestrahlung und die Beziehung zwischen angiomatösen Haut- und Knochenveränderungen. Strahlentherapie **89**, 227–242 (1952b).

MAURER, H. J.: Schwangerschaftsunterbrechung nach Einwirkung ionisierender Strahlungen. Dtsch. med. Wschr. **84**, 1336–1338 (1959).

MAWHINEY, B. S.: Radiation effects on embryonic chick tibiae. Experientia (Basel) **26**, 1245–1247 (1970).

MAY, V. R. JR.: Simultaneous bilateral intracapsular fractures of the hips. Sth. med. J. **57**, 306–312 (1964).

MAYER, A.: Über die Beeinflussung der menschlichen Frühschwangerschaft durch Röntgenstrahlen. Strahlentherapie **14**, 97–100 (1923).

MAYER, K.: Post-irradiation fracture of both femoral necks. Prakt. Lék. **53**, 753–754 (1973).

MAYER, M. D., HARRIS, W., WIMPFHEIMER, S.: Therapeutic abortion by means of X-rays. Amer. J. Obstet. Gynecol. **32**, 945–953 (1936).

MAYNEORD, M. V.: Some problems in the metabolism of radioactive materials in the human body. J. Fac. Radiol. **11**, 1–13 (1960).

MCCRORIE, W. D. C.: Fracture of the femoral neck following pelvic irradiation. Brit. J. Radiol. **23**, 587–592 (1950).

MCINDOE, A. H.: Radiation necrosis. Brit. J. Radiol. **20**, 269–278 (1947).

MCKENNA, J. R., SCHWINN, CH. P., SOONG, K. Y., HIGINBOTHAM, N. L.: Sarcoma of the osteogenic series. 552 cases. J. Bone Jt. Surg. **48 A**, 1–26 (1966).

MCLEAN, F. (Ed.): Radioisotopes and Bone. Oxford: Blackwell 1962.

MCLEAN, F. C., BUDY, A. M.: Radiation, Isotopes and Bone. New York: Academic Press 1964.

MEADOWS, CH. T.: Fracture of the femoral neck following pelvic irradiation. Amer. Surgeon **20**, 1209–1212 (1954).

MEDAK, H., SCHOUR, I., KLAUBER, W. A.: The effect of X-ray irradiation on the eruption of the upper rat incisor. J. dent. Res. **28**, 633 (1949).

— WEINREB, M., SICHER, H., WEINMANN, J. P., SCHOUR, I.: The effect of single doses of irradiation upon the tissues of the upper rat incisor. J. dent. Res. **31**, 559–574 (1952).

— The effect of X-ray irradiation on the oral tissues of the Macacus rhesus monkey. Oral Surg. **7**, 778 (1954a).

— OARTEL, J. S., BURNET, W. G.: Effect of X-irradiation on the incisors of the Syrian Hamster. Oral. Surg. **7**, 1011-1020 (1954b).

— SCHOUR, I., KLAUBER, A. W.: The effects of single doses of irradition upon the eruption of the upper rat incisor. J. dent. Res. **39**, 839–842 (1956).

MEDINA, A., ALEXANDER, L. L.: Radium management of cutaneous hemangiomas. J. nat. Med. Ass. **56**, 6–11 (1966).

MEHROTRA, M. C.: Radiation injuries of the face. J. Indian. Dent. Ass. **39**, 43–45 (1967).

MEIER, A. L.: Einwirkung der Radiumstrahlen auf den wachsenden menschlichen Knochen. Strahlentherapie **84**, 587–600 (1951).

MELA, V., RASO, S.: Medical therapy and surgical therapy of radiodermatitis. Minerva Med. **57**, 2582–2588 (1966).

MELANOTTE, P. L., FOLLIS, R. H.: Early effects of X-irradiation on cartilage and bone. Amer. J. Path. **39**, 1–16 (1961).

MEREDITH, J. M., MANDEVILLE, F. B., RAY, S.: Osteogenic sarcoma of the skull following roentgenray therapy for benign pituitary tumor. J. Neurosurg. **17**, 792–800 (1960).

MEREDITH, W. J., MASSEY, J. B.: Fundamental Physics of Radiology. Bristol: Wright 1968.

MERING VON., W.: Über die Entstehung eines einseitigen Genu varum. Röntgenpraxis **13**, 306–316 (1941).

MERLE, P., RAMPON, S., PLAGUE, R., DEFOUILLOUX, B.: A propos d'un cas de sarcome osseux consécutif a des irradiations répétées. J. Radiol. Électrol. **49**, 422–424 (1968).

MERLINI, C.: Pathogenesis and clinical aspects of radiation injury in dentistry. Ras. Trim. Odontoiat. **48**, 553–568 (1967).

Methfessel, G., Methfessel, H. D.: Die Osteoradionekrose des Schenkelhalses nach Bestrahlung gynäkologischer Karzinome. Dtsch. GesWesen **27**, 740–744 (1972).

Meyer, I.: Osteoradionecrosis of the Jaw. Chicago: Year Book Publ. 1958.

— Shklar, D., Turner, J.: A comparison of the effects of 200 kV radiation and cobalt-60 radiation on the jaws and dental structures of the white rat. Oral. Surg. **16**, 1098–1108 (1962).

— Shklar, G., Turner, J.: Tissue healing and infection in experimental animals irradiated with cobalt-60 and orthovoltage. Oral Surg. **21**, 333–340 (1966).

Miescher, G., Weber, B.: Dosen und Dosisbestimmung bei Nahbestrahlung. Strahlentherapie **85**, 537–546 (1951).

Mikeladze, D. A.: Radiation injuries of the bone tissue. Med. Radiol. **8**, 35–42 (1963).

— Late radiation damages of the bones. Sb. Trud. Tbilis. Instit. Usoversh. Vrach. **10**, 309–311 (1967).

Mikkelsen, L., Bendixen, P.: Tandskader som folge at radioaktiv bestraling. Tandlaegebladet **72**, 910–916 (1968).

Miller, C. E.: Retantion of radium in humans from 21 to 29 years after intravenous administration. ANL-Report 6104 (1959).

Miller, O. L.: Plastic bone repair after therapeutic irradiation. J. Bone Jt. Surg. **13**, 329–333 (1931).

Mirimova, T. D.: Wachstumshemmung am Vorderarm eines Mädchens, verursacht durch Strahlenbehandlung eines Hauthämangioms (russisch) Med. Radiol. **5**/7, 19–21 (1960).

— Subsequent effects from the aplication of radiation therapy to children (russisch). Izdat. Medicina (Leningrad) 1968.

— Andrejeva, T. S.: Strahlenschäden auf den Schädeldachknochen (russisch). Med. Radiol. **7**/11, 36–39 (1962).

Modyaev, V. P., Podgornaya, V. L., Karpova, N. A.: Physico-chemical changes of the joint cartilage after irradiation. Med. Radiol. (Moskau) **17**, 44–49 (1972).

Mol, W.: Growth disorders after injury of the epiphyses in children. Ned. T. Geneesk. **106**, 201–204 (1962).

Mollura, H. J., Goldfelder, A.: Alkaline phosphatase activity in various mouse tissues, following total body X-irradiation. Amer. J. Physiol. **186**, 224–226 (1956).

Molokanov, L. P.: Roentgenologie der professionalen Erkrankungen (russisch). Moskau: Medgiz 1961.

Montag, C.: Über Schädigungen des wachsenden Knochens bei der Röntgenbestrahlung und ihre Vermeidung. Strahlentherapie **84**, 314–342 (1951).

Morczek, A.: Schädigungen durch energiereiche Strahlen und ihre Behandlung. Dtsch. Stomat. **14**, 599–611 (1964).

Morgenroth, Jr. K.: Der Strahlenschaden der Zelle im elektronenmikroskopischen Bild. Dtsch. zahnärztl. Zschr. **22**, 153–159 (1967).

Moriame, C.: Radiodermite ulcerée avec atrophie du maxillaire inferieur gauche. Arch. Belg. Derm. Syph. **3**, 26–28 (1947).

Moskačeva, K. J., Mirimova, T. D., Sparo, L. A., Barašnev, J. J.: Strahlenschäden bei den Kindern (russisch). Med. Radiol. **7**/7, 38–45 (1962).

Moskalev, I. I.: Remote sequelae of injuries caused by osteotropic radionuclides. Med. Radiol. (Moskau) **13**, 59–74 (1968).

Moss, W. T.: Therapeutic Radiology. St. Louis, Mosby 1959.

Mounier-Kuhn, P., Gaillard, J., Haguenauer, J. P., Dumolard, P., Delpon, J. C.: La résection endo-buccale du maxillaire inférieur dans les ostéo-radio-nécroses. J. franc. Oto-rhino-lanryngol. **18**, 521–526 (1969).

de Mourques, G., Machenaud, A., Fischer, L., Comtet, J. J.: Fractures du col et nécroses coxo-fémorales postradiothérapiques. Lyon Chir. **66**, 242–245 (1970).

— Gaté, A., Fischer, L.: Lambeau cutané en épaulette du creux sus-claviculaire (deux observations, dont une avec nécrose osseuse de la clavicule). Lyon Chir. **67**, 67–68 (1971).

Mühlemann, H. R.: Das Verhalten von Kiefer und Zähnen bei der Radiotherapie von malignen Tumoren der Mundhöhle und des Pharynx. Schweiz. Mschr. Zahnheilk. **40**, 55 (1945).

Mühlmann, E.: Zur Kasuistik der Röntgenschädigung von Brustdrüse und Lunge. Strahlentherapie **18**, 451–456 (1924).

Mularek, O.: Some radiologic aspects of the influence of ionizing radiation on development in fetal life. Patol. Polska **21**, 45–54 (1970).

Müller, D., Fischer, H., Degner, W., Gietzelt, R., Dörffel, W.: Strahlentherapeutische Betrachtungen in Verbindung mit einer kombinierten Schädel-Hirn-Mißbildung beim Kind. Radiobiol. Radiother. **3**, 407–421 (1962).

Müller, W.: Der Einfluß der Röntgenstrahlen auf den Knochen. Münch. med. Wschr. **70**, 980–981 (1923).

— Wachstumshemmung durch Röntgenstrahlen. Dtsch. med. Wschr. **54**, 679–680 (1928).

Müller-Stephan, H.: Die intertrochantere Verschiebungsosteotomie bei Radionekrose des Schenkelhalses. Beitr. Orthop. **6**, 475–485 (1959).

Münchow, H., Dressler, S.: Spätveränderungen an der Haut nach Hämangiombestrahlungen. Radiobiol. Radiother. (Berlin) **6**, 575–583 (1965).

Murakami, H., Kameyama, Y.: Vertebral malformations in the mouse fetus caused by X-ray of the mother during pregnancy. J. Embryol. exp. Morphol. **12**, 841–850 (1964).

— Nagaoka, K.: Radioinduced mandibular necrosis cases which developped suddenly following single dental treatments. Shika Sahuko **63**, 606–610 (1963).

Murphy, D. P.: Ovarian irradiation. Surg. Gynecol. Obstet. **47**, 201–215 (1928).

— Goldstein, L.: Micromelia in a child irradiated in utero. Surg. Gynec. Obstet. **50**, 79–82 (1930).

— Sherlock, M. E., Doll, E. A.: Microcephaly following maternal pelvic irradiation for the interruption of pregnancy. Amer. J. Roentgenol. **48**, 356–361 (1942).

MURPHY, W. E., BERENS, D. L.: Late sequale, following cancericidal irradiation in children. Radiology **58**, 35–42 (1952).
MURPHY, D. P., BLOUNT, W. P.: Cartilaginous exostoses following irradiation. J. Bone Jt. Surg. **44A**, 662–669 (1962).
MURRAY, R. O., JACOBSON, H. G.: The Radiology of Skeletal Disorders. Edinburgh & London: Churchill & Livingstone 1971.
MURRAY, W. T.: Post-irradiation fracture of the femoral neck. J. Bone Jt. Surg. **40A**, 977–984 (1958).
MURRAY, W., LUCAS, D. B., INMAN, V. T.: Femoral head and neck resection. J. Bone Jt. Surg. **46A**, 1184–1197 (1965).
NAGEOTTE, J.: Remarques sur l'ostèo-radionecrose de Cl. Regaud. C. R. Soc. Biol. (Paris) **87**, 913–915 (1952).
NAHON, J. R.: Back-scatter from soft-tissue and bone. Radiology **69**, 255–258 (1957).
NAKAMURA, K., GOTO, H., KUNO, K.: Osteogenic sarcoma secondary to irradiation after radical mastectomy for breast carcinoma. Snujutsu **22**, 430–436 (1968).
NAKANO, M.: A study of the effect on bone of distant irradiation with Co-60. Fukuoka Igaku Zassi **51**, 529–542 (1960).
— OBUCHI, T.: Studies on the bone impairment by the deep radiotherapy for cancer of the uterus, especially on the neck of femur. Fukuoka Igaku Zasshi **52**, 586–593 (1961).
NARANG, R., WELLS, H.: The avoidance of osteoradionecrosis of the mandible after extraction of a number of teeth in a patient given radiotherapy for oral carcinoma. Oral Surg. **29**, 656–659 (1970).
NAUJOKS, H.: Fruchtschädigung durch Röntgenstrahlen. Mschr. Geburtsh. Gynäk. **68**, 40–43 (1924).
NEUHAUSER, E. D. B., WITTENBORG, M. H., BERMAN, C., Z. COHEN, J.: Irradiation effects of roentgen therapy on the growing spine. Radiology **59**, 637-650 (1952).
NEUMAN, W. F., MULRYAN, J. B., BOYD, J., HODGE, H. C.: On the mechanism of skeletal fixation of radium. Ann. N. Y. Acad. Sci. **62**, 123–136 (1955).
NEUMAN, Z.: Complications due to radiation of forehead and scalp. Brit. J. plast. Surg. **16**, 99–105 (1963).
NEUMEISTER, K.: Osteoradionekrosen im Handbereich. Radiobiol. Radiother. **6**, 701–706 (1965).
NEVINNY-STICKEL, H. B., MIGNANI, G.: Knochenschädigung nach Röntgenbestrahlung (Osteoradionekrose). Geburtsh. Frauenheilk. **13**, 303–312 (1953).
NEWCOMET, W.: Developmental changes following irradiation. Amer. J. Roentgenol. **36**, 338–342 (1936).
NG, E., CHAMBERS, F. W. Jr., OGDEN, H. S.: Osteomyelitis of the mandible following irradiation. Radiology **72**, 68–74 (1959).
NICKELL, W. B., VASCONEZ, L. O., JURKIEWICZ, M. J., SALYER, K. E.: One stage surgical repair of mandibular osteoradionecrosis with jaw preservation. Amer. J. Surg. **126**, 502–504 (1973).
NICOLLE, M.: VILLIERS, Ch.: Fracture du col du femur post roentgentherapeutique. J. Radiol. Électrol. **37**, 643–646 (1956).
NIEBEL, H. H., NEENAN, E. W.: Dental aspects of osteoradionecrosis. Oral Surg. **10**, 1011 (1957).
NIKITIN, V. M.: Morphologie der Knochentumoren radiogener Natur (russisch). Med. Radiol. (Moskau) **5**, 13–18 (1960).
NORGAARD, F.: The development of fibrosarcoma as a result of the intraarticular injection of radium chloride for therapeutic purposes. Amer. J. Cancer **37**, 329–334 (1939).
NORRIS, W. P., COHN, S. H.: The effect of injected radium on the alkaline phosphatase activity of bone tissues. J. Biol. Chem. **196**, 255–264 (1952).
— SPECKMAN, T. W., GUSTAFSON, P. F.: Studies on the metabolism of radium in man. Amer. J. Roentgenol. **73**, 785–802 (1955).
— TYLER, S. A., BRUES, A. M.: Retention of radioactive bone-seekers. Science **128**, 456–462 (1958).
NURFORD, W. M., ACKERMAN, L. V.: Epidermoid cancer of alveolar ridge with radionecrosis of mandible. Amer. J. Orthodont. **31**, 557–559 (1954).
OBWEGESER, H.: Das Verhalten von Kiefer und Zähnen bei der Radiotherapie von malignen Tumoren. Schweiz. Mschr. Zahnheilk. **55**, 641–649 (1945).
— Aktives chirurgisches Vorgehen bei der Osteomyelitis mandibulae. Österr. Z. Stomat. **57**, 217–218 (1960).
— Vergleichende röntgenologische und klinische Befunde bei der Radio-Osteomyelitis des Unterkiefers. Kiefer- u. Gesichtschir. **8**, 148 (1962).
OELSSNER, W.: Über Osteoradionekrosen. Tagung der Med.-Wissenschaftlichen Ges. für Radiologie der DDR. Berlin: Akademie-Verlag 1957.
— Veränderungen des Thoraxröntgenbildes bei Brustkrebspatientinnen. Leipzig: VEB Thieme 1955.
— PFEIFER, J., BUTTENBERG, H.: Osteoradionekrose im Hüftgelenksgebiet. Strahlentherapie **109**, 200-210 (1959).
— Strahlenschäden und Strahlenschutz bei der orthopädischen Röntgendiagnostik. Beitr. Orthop. **6**, 197–210 (1959).
OELSSNER, R. W.: Strahlenschäden des erwachsenen Knochens. Med. Klin. **55**, 1819–1824 (1960).
— Entwicklung und Klinik der Osteoradionekrosen. III. Int. Symposium der Gesellschaft für Osteologie der DDR. Kurzreferate S. 1–2 (1970).
OESER, H., RÜBE, W.: Die Therapie des somatischen Strahlenschadens. Strahlentherapie **106**, 364–377 (1958).
OESER, H., KROKOWSKI, E., BROY, H.: Absorption von Röntgenstrahlen 20–250 kV in Geweben. Fortschr. Röntgenstr. **90**, 734–737 (1959).
OEYNHAUSEN VON, R. A.: Experimentelle Untersuchungen über den Einfluß von Röntgenstrahlen auf Frakturheilung und Knochenwachstum. Beitr. klin. Chir. **191**, 110–123 (1955).
OKRAINETZ, C. L., BILLER, S. V.: Fracture of the neck of the femur, complicating roentgen therapy of ovarian cancer. Amer. J. Roentgenol. **42**, 883–887 (1939).

Okuyama, T., Horiuchi, J.: Radiation injury of bone or osteoradionecrosis in oral cavity. Jap. J. Clin. Radiol. **14**, 472–481 (1969).

O'Malley, E. D., D'Angio, G. J., Vawter, G. P.: Late effects of roentgen therapy given in infancy. Amer. J. Roentgenol. **89**, 1067–1074 (1963).

Oprisiu, C. V., Papilian, V. V., Rosca, S.: The action of ionizing radiation on the maxillary bones. Stomatologia (Bucuresti) **19**, 219–226 (1972).

Orlandi, G.: Sulle lesioni ossee da radiazioni ionizzanti. Arch. Orthop. (Milano) **75**, 638–648 (1962).

Osswald, M.: Elektronenmikroskopische Studien an ultrahartbestrahlten Zähnen. Dtsch. Stomat. **11**, 855–863 (1961).

— Electron microscope studies on teeth irradiated with ultrahard rays. Fortschr. Kiefer- u. Gesichtschir. **8**, 172–178 (1962).

— Morphologische Strukturveränderungen in den Schmelz-Dentin-Grenzen nach Radiumtherapie. Dtsch. Stomatol. **13**, 723–730 (1963).

Otaka, H.: Bone injury in telecobalt therapy of cancer of the uterine cervix. Rinsho Hosha **14**, 179–184 (1969).

Ottow, B.: Blasen-Bauchdeckenfistel mit Nekrose des Schambeines infolge eines Röntgenulcus. Zbl. Gynäk. **51**, 2936–2943 (1927).

Owen, M.: Radiation damage from beta-emitters. Radiation Damage in Bone. Wien: IAEA 1960. S. 34–35.

Ozarda, A. T.: Complications of irradiation for mammary carcinoma. South. med. J. **65**, 369–370 (1972).

Pack, W. S.: Fractures of the femoral neck following pelvic irradiation. Univ. Hosp. Bull. Ann. Arbor **5**, 33–64 (1939).

Panikarovskij, V. V., Prokončukov, A. A., Schischina, N. A.: Neurohumoral mechanisms of radiation injuries of the dentomaxillary system. Stomatologia **47**, /1, 7–11 (1968).

Pankow, O.: Sind bei Schwangerschaften nach Röntgentiefentherapie mit großen Dosen Mißbildungen der Früchte zu erwarten? Strahlentherapie **10**, 1016–1032 (1920).

Pansch, J. L., Callaghan, N. R., Appleby, R. C.: Dental caries from radiation therapy. Iowa dent. J. **55**, 40–41 (1969).

Pany, J.: Die alkalische Phosphatase des Plasmas nach Strahlenschädigung. Strahlentherapie **104**, 507–513 (1957).

Panzoni. E.: Profilassi dell'osteoradionecrosi. Riv. ital. Stoma. **18**, 1532–1538 (1963).

Papillon, J., Montbarbon, J. F., Costaz, G.: A propos de deux cas d'enfants de rayons. J. Radiol. Électrol. **36**, 966–967 (1955).

Pappas, A. M., Cohen, J.: The abscopal effect of X-irradiation on bone growth in rats. J. Bone Jt. Surg. **45A**, 635–643 (1962).

Pappas, A. M., Cohen, J.: The abscopal effect of X-irradiation on bone growth in rats. J. Bone Jt. Surg. **45A**, 765–772 (1963).

Paradystal, T.: Impairment of the epiphyseal growth due to X-ray therapy. Chir. narz. ruchu orthop. Polska **27**, 635–643 (1962).

Parfenova, N. D.: The effect and course of short focal-length X-irradiation on the growth of bones in experiment and in children. Tr. Saratov. Med. Inst. **36**, 321–328 (1962).

Parker, R. G.: Tolerance of cartilage and bone in clinical radiation therapy. Progr. Rad. Ther. **2**, 42–66 (1962).

Parker, R. J.: Tolerance of mature bone and cartilage in clinical radiation therapy. Front. Radiat. Ther. Oncol. **6**, 312–331 (1972).

Pasinetti, A., Acchiappati, G.: Problemi di radiobiologia, lesioni ossee da irradiazioni ionizzanti. Radiol Prat. **12**, 133–150 (1960).

Paufique, L., Papillon, J., Gaillard, J., Bouchayer, M., Dumolard, P.: Radio-cancer of the ethmoid in a young girl of 15. J. Franc. Oto-Rhino-Laryngol. **16**, 565–567 (1967).

Paul, H.: Entwicklungsstörungen des Oberkiefers und Mittelgesichts nach intensiven Röntgen- und Radiumbestrahlungen im Kindesalter. Fortschr. Kieferorthop. **17**, 298 (1956).

Paul, L. W., Pohle, E. A.: Radiation osteitis of the ribs. Radiology **38**, 534–551 (1942).

Pauly, R., Cantorné, G., Bentégeat, J.: Un microcephale „enfant des rayons X". J. Méd. Bordeaux. **118**, 537–551 (1941).

Pearson, J. R., Hargadon, J. E.: Fractures of the pelvis involving the floor of the acetabulum. J. Bone Jt. Surg. **44B**, 550–561 (1962).

Peracchia, G., Gagnoni-Schippisi, G., Bocchi, R.: Fratture costali consequenti al trattamento radiante del cancro della mammella. Radiobiol. Radiother. Fis. Med. **20**, 327–380 (1965).

Perotti, F.: Considerazioni statistiche patogenetiche e cliniche sulla osteoradionecrosi mandibolare. Radiol. med. (Torino) **34**, 321–342 (1948).

Perrin, L., Leinayne, J.: Angiomatose hémorrhagique familiale de Rendu-Osler avec localisation cérébrale. Necrose radiumtherapique tardive des fosses nasales. Bull. Derm. Syph. **69**, 272–276 (1962).

Perthes, G.: Über den Einfluß der Röntgenstrahlen auf epitheliale Gewebe, insbesondere auf das Carcinom. Arch. klin. Chir. **71**, 955–999 (1903).

— Über den Einfluß der Röntgenstrahlen auf Gewebe. Verh. dtsch. Ges. Chir. **34**, 525–570 (1905).

— Die biologischen Wirkungen der Röntgenstrahlen. Strahlentherapie **14**, 738-760 (1923).

Perzyna, B., Stawinski, K.: Spätschäden an Zähnen und Unterkiefer nach therapeutischer Anwendung von Röntgenstrahlen beim Kind. Dtsch. Stomat. **69**, 503–508 (1968).

Petrow, H. G.: A study of the distribution of 226Ra, 228Pb and 228Th in bone and soft tissue of radium dial painters. NYO-Report 3086 (1966).

Petrov, I. V.: Zur chirurgischen Behandlung der Röntgengeschwüre (russisch). Vestn. Chir. **88**/4, 100–103 (1962).

Pfeifer, G., Günther, H.: Beobachtungen über Strahlenschäden des Gesichts und der Kiefer. Fortschr. Kiefer- u. Gesichtschir. **8**, 29–36 (1962).

Phemister, D. B.: Radium necrosis of bone. Amer. J. Roentgenol. **16**, 340–348 (1926).

PHILIP, K. F., LOGIE, E. D., MCKENZIE, J.: The late effects of irradiation for a malignant lesion in the tongue of an infant. Brit. J. Radiol. **30**, 384–386 (1957).

PHILIPP, E.: Knochenveränderungen bei wegen Uteruskarzinom mit Röntgenstrahlen bestrahlten Frauen. Strahlentherapie **44**, 363–378 (1932).

PHILIPPS, E. D., SHELINE, G. E.: Bone sarcoma following radiation therapy. Radiology **81**, 992–996 (1963).

PHILLIPS, R. D., KIMELDORF, D. J.: Long-term effects of neutron exposure on bone growth in the rat. Radiation Res. **23**, 491–499 (1964).

— — A persistent bone growth deficit in the X-irradiated rat. USNRDL-Report 721 (1964).

— — Acute and long-term effects of X-irradiation on skeletal growth in the rat. Amer. J. Physiol. **207**, 1447 (1964).

— — Age and dose dependence of bone growth retardation induced by X-irradiation. Radiat. Res. **27**, 384–396 (1966).

PIEMONTE, M.: Considerazioni istopatogenetiche sulla radionecrosi. Radiol. Med. (Torino) **32**, 192–202 (1946).

PIERER, H. Zur operativen Behandlung von Strahlenspätschäden. Wien. med. Wschr. **109**, 963–968 (1959).

PIFER, J. W., HEMPELMANN, L. H., DODGE, H. J., HODGES, F. J.: Neoplasms in the Ann Arbor series of thymus-irradiated children. Amer. J. Roentgenol. **103**, 13–18 (1968).

PITTER, J. SVEJDA, J.: Über den Einfluß der Röntgenstrahlen auf die Entwicklung von Mißbildungen der menschlichen Frucht. Ophthalmologica **123**, 386–393 (1952).

PIZON, P.: Risques et dangers des radiations. Presse méd. **63**, 1158 (1955).

PLAGEMANN, H.: Wie weit beeinträchtigen multiple kurzzeitige diagnostische Röntgenaufnahmen das Wachstum der Extremitätenknochen. Verh. dtsch. RöntgenGes. **6**, 63–67 (1910).

PLAZA, F. L.: Les complications maxillo-faciales et bucco-dentaires des traitements par radiations ionisantes. Rev. Stomat. **72**, 181 (1971).

PLIESS, G., FRANKE, H.: Die Wirkung der Röntgenstrahlen auf die Incisorbasis der Ratte. Frankf. Z. Path. **70**, 346–366 (1960).

PLUMMER, G.: Anomalies occurring in children exposed in utero to the atomic bomb in Hiroshima. Pediatrics **10**, 687–696 (1952).

POBEDINSKIJ, M. N.: Strahlenschäden bei der Röntgentherapie (russisch) Moskau: Medgiz 1954.

— Reaktion des Knochengewebes auf die Bestrahlung (russisch). Vestn. Chir. **76**, 116–121 (1955).

— Einfluß der ionisierenden Strahlen auf die Schwangerschaft und Wachstum der Frucht (russisch). Med. Radiol. **6**/1, 72–80 (1961).

POHLE, E. A., FRANK, R. C.: Radiation osteitis of the ribs. J. Bone Jt. Surg. **31** A, 654–657 (1949).

POINTON, R. C. S.: Fracture of the neck of the femur, following irradiation of the pelvis. Proc. Roy. Soc. Med. **45**, 135–139 (1952).

POLÍVKA, D., LANDRGOT, D.: Bemerkungen zur pathologischen Fraktur des Schenkelhalses bei strahlenbehandelten Frauen (tschechisch). Acta Chir. orthop. čech. **31**, 216–226 (1964).

POLÍVKA, D., LANDRGOT, D.: Frakturen des Femur nach therapeutischer Strahlenbehandlung. (tschechisch). Acta Chir. orthop. Traum. čech. **33**, 29–32 (1966).

PONS, J., BOUHOURS, G., KOULMANN, M., SABRIE, R. A.: Traitment chirugical de deux ostéoradionécroses mandibulaires. Rev. Stomat. **72**, 189–191 (1971).

POPPE, E.: Radiation injuries produced by contact roentgen therapy Acta Radiol. (Stockh.) **30**, 365–370 (1948).

PÖSCHL, M., FUCHSBRUNNER, E.: Bestrahlung im Gesicht und Zahnentwicklung. Strahlentherapie **113**, 259–263 (1960).

POWELL, D. H. W.: Simultaneous bilateral fractures of the neck of the femur. J. Bone Jt. Surg. **42** B, 236–252 (1960).

POWLER, J. F.: Absorbed dose near bone. Brit. J. Radiol. **30**, 361–366 (1957).

POYTON, H. G.: The effects of radiation on teeth. Oral Surg. **26**, 639–646 (1968).

PREUSS, W.: Radium- und Röntgenschädigungen durch Bestrahlung, unter besonderer Berücksichtigung von Zahnkeimschädigungen durch Bestrahlung von Hämangiomen. Diss. Berlin, 1956.

PŘIBYL, T., KOVAN, Z.: Strahlenbedingte Schäden nach Diagnostik und Röntgentherapie (tschechisch) Acta Chir. orthop. Traum. čech. **33**, 55–60 (1966).

PROBERT, J. C., PARKER, B. R., KAPLAN, H. S.: Growth retardation in children after megavoltage irradiation of the spine. Cancer **32**, 634–639 (1973).

PROKONČUKOV, A. A.: Veränderungen der Zahngewebe nach mehrmaligen kurzen Strahlenbelastungen (russisch). Med. Radiol. **2**/4, 74–77 (1957).

— Disturbances in the protein metabolism in teeth in experimental dental caries. Stomatologia (Moskau) **42**,/6, 8–14 (1963c).

— PANIKAROVSKIJ V. V.: Veränderungen am Kiefer und Zähnen bei mehrmaliger Strahlenbelastung (russisch). Med. Radiol. **8**/4, 42–47 (1963a).

— SCHISCHINA, N. A., PANIKAROVSKIJ, V. V.: Changes of phosphorus-calcium during the development of experimental dental caries. Stomatologia **42**,/4, 18–25 (1963b).

PROPPE, A., SCHIRREN, M.: Die Indikation zur Strahlenbehandlung als Funktion zwischen Risiko der Therapie und Schwere der Krankheit. Aesthet. Med. **16**, 257–274 (1967).

PROUTY, J. V.: Treatment of hemangiomas with roentgen rays. Amer. J. Roentgenol. **54**, 172–178 (1945).

PUTZKE, H. P.: Histochemische Untersuchungen der Tibiaepiphyse der Ratte nach Röntgen- und Kobaltbestrahlung. Acta Histochem. **15**, 241–251 (1963).

QUEROL, R. J., DURAN, J. G.: Acetabular necrosis following radiotherapy. Rev. Rhumat. **39**, 385–386 (1972).

RAHM, H.: Spätnekrose der Mandibula nach Röntgenbestrahlung. Strahlentherapie **25**, 338–345 (1927).

RAKOW, A.: Gemittelte Umrechnungsfaktoren von Röntgen in rad für kompakten Knochen und für

Muskelgewebe. Strahlentherapie **127**, 538–550, 1965.

Ralston, E. L.: Fractures of the femoral neck following irradiation of the pelvis. Surg. Gynecol. Obstet. **103**, 62–66 (1956).

Rankow, R. M., Weissman, B.: Osteoradionecrosis of the mandible. Ann. Otol. Rhinol. Laryngol. **80**, 603–611 (1971).

Rapp, H. J., Schubert, H.: Zur Kenntnis der Bestrahlungsfolgen am Gesicht und in der Mundhöhle. Dtsch. Stomat. **20**, 357–362 (1970).

Ratzkowski, E., Frankel, M., Hochman, A.: Bone metastases, osteoporosis and radiation necrosis in breast cancer. Clin. Radiol. **18**, 146–153 (1967).

Rausch, L., Koch, W., Hagemann, G.: Klinische und dosimetrische Untersuchungen zur Frage der kritischen Dosis und typischer Strahlenschäden am Skelett bestrahlter Angiom-Patienten. Dtsch. Röntgenkongreß 1963. Berlin: Urban & Schwarzenberg 1964, S. 198–214.

Raventos, A., Gross, S. W., Pendergrass, E. P.: Sarcoma following radiation injury of skull. Amer. J. Roentgenol. **83**, 145–148 (1960).

Récamier: Action des rayons X sur le development de l'os. Arch. Élect. med. **186**, (1906). Ref.: Fortschr. Röntgenstr. **10**, 121 (1906).

Redd, B. L.: Bone changes following radiation therapy for malignant lesions in region of the pelvis. Radiol. clin. **33**, 60–71 (1964).

Reed, G. W. (Ed.): Radiation Dosimetry. New York: Academic Press 1964.

Regato del, J. A.: Dental lesions observed after roentgentherapy in cancer of the buccal cavity, pharynx and larynx. Amer. J. Roentgenol. **42**, 404–410 (1939).

Régaud, Cl.: Sur le sensibilité du tissu osseux vis-a-vis des radiations X et sur le mechanisme de l'osteoradionecrose. C. R. Soc. Biol. (Paris) **87**, 629–632 (1922).

Regen, M. E., Wilkins, W. E.: The effect of large doses of X-rays on the growth of young bone. J. Bone Jt. Surg. **18**, 61–68 (1936).

— — The influence of roentgen irradiation on the rate of healing of fractures and the phosphatase activity of the callus in adult bone. J. Bone Jt. Surg. **18**, 69–79 (1936).

Rehrmann, A.: The treatment of osteoradionecrosis of the facial bones. Fortschr. Kiefer- u. Gesichtschir. **8**, 154–159 (1962).

Reidy, J. A., Lingley, J. R., Gall, E. A., Barr, J. S.: The effect of roentgen-irradiation on epiphyseal growth. J. Bone Jt. Surg. **29**, 853–873 (1947).

Reinberg, S. A.: Röntgendiagnostik der Knochen und Gelenke (russisch). Moskau: Medgiz 1964.

delRegato, J. A., Vuksanovič, M.: Radiotherapy of carcinomas of the skin overlying the cartilage of the nose and ear. Radiology **79**, 203–208 (1962).

Renard, P.: Un cas d'osteo-radio-nécrose du maxillaire. J. dent. belge **45**, 147 (1954).

Reynolds, J. G.: A mathematical theory of the retention of bone depositing radioactive elements. ANL-Report 5967, 81–98 (1958).

Rezek, J., Fleischmann, J.: Zur Entstehung der Rippenfrakturen nach der Röntgenbestrahlung (tschechisch). Čs. lék. čes. **89**, 1288–1291 (1950).

Richarz, A.: Entwicklungshemmung der weiblichen Brustdrüse durch Röntgenbestrahlung. Fortschr. Röntgenstr. **33**, 573–576 (1925).

Riedeberger, J., Sauer, D.: Die Osteoradionekrose des Schenkelhalses und ihre Behandlungsmöglichkeiten. III. Internat. Symposium der Gesellschaft für Osteologie der DDR, Abstracts, S. 4 (1970).

Rienzo di, S.: Radiosensibilität des Knochens. Fortschr Röntgenstr. **85**, 643–658 (1956).

Riokava, T., Amari, E., Yanagisawa, T.: Case of hypoplasia of teeth and maxilla following radiotherapy of retinal glioma. Syoni Shikagaku Zasshi **7**, 117–123 (1969).

Ritter, W., Deggenhardt, K. H.: Durch Röntgenstrahlen induzierte mediane Kiefer- und Zahnverschmelzung bei der Maus. Stoma **15**, 227–240 (1962).

Ritvo, M.: Bone and X-Ray Diagnosis. Philadelphia: Lea & Febiger 1955.

Rjabkov, A. I.: Changes of bones in rabbits in gama-irradiation (60Co). Med. Radiol. **11**/6, 74–78 (1966).

Robinson, D. W., Masters, F. W.: Surgery for radiation injury. Arch. Surg. **80**, 946–952 (1960).

Robutti, G. B., Francesconi, G.: Su taluni esiti a distanza nella terapia radiante degli angiomi cutanei. Minerva Chir. **21**/8, 823-331 (1966).

Rochlin, D. G., Zadvornova, V. P., Makletsova, N. P.: The state of the cervical portion of the spine following treatment with high doses of ionizing radiation for carcinoma of the thyroid gland. Vestn. Rentgenol. Radiol. (Moskau) **3**, 47–51 (1973).

Roddick, J. W. Jr., Crossen, P. S.: Invasive cervical carcinoma during pregnancy. Amer. J. med. Sci. **251**, 736–745 (1966).

Roland, M., Weinberg, A.: Radiation effect of the unborn embryo immediately after conception. Amer. J. Obstet. Gynec. **62**, 1167–1169 (1951).

Roley, C.: Maxillofacial prosthetic rehabilitation of postoperative cancer patient. J. Prosth. Dent. **20**, 352–360 (1968).

Ronnen von, J. R.: Spontaneous rib fractures after radical mastectomy. J. belge Radiol. **38**, 525–534 (1955).

Rosenthal, L., Marvin, J. F.: The effect of roentgen-ray quality on bone growth and cortical bone damage. Amer. J. Roentgenol. **77**, 893–898 (1957).

Rosenthal, M.: Experimental radium poisoning. Amer. J. med. Sci. **193**, 495 (1937).

Rosenthal, W.: Die Gefährdung des Gesichts durch kosmetische Röntgen- und Radiumbestrahlung. Dtsch. zahnärztl. Zschr. **16**, 449–453 (1961).

Ross, G., Curioni, C.: Considerazioni sulla profilassi, sul trattamento e sugli esiti delle osteoradionecrosi del mascellari. Rev. ital. stomat. **17**, 639 (1962).

Roszmann, K.: Die Herabsetzung der Dosis im Schenkelhals zur Vermeidung von Spontanfrakturen nach Pendelbestrahlung gynäkologischer Tumoren. Röntgenblätter. **7**, 107–115 (1954).

ROUSSEL, J., SCHOUMACHER, P., PERMONT, P., PIRÉ, R.: Les radio lésions osseuses. Rev. méd. (Nancy) **83**, 65–78 (1958).

ROUTLEDGE, R. T.: The surgical problem of local post-irradiation effects. Brit. J. plast. Surg. **7**, 134–152 (1954).

ROWLAND, R. E., MARSHALL, J. H., JOWSEY, J.: Radium in human bone. Rad. Res. **11**, 209–313 (1959).

— — — Radium in human bone. The microradiographic appearance. Rad. Research **10**, 323–334 (1959).

— Plugged Haversian canals in a radium case. ANL-Report 6199, 36–43 (1960).

— Late observations on the distribution of radium in the human skeleton. In: CALDECOTT R. S. und SNYDER, L. A. (Ed.): A Symposium on Radioisotopes in the Biosphere. Univ. of Minnesota Press, 1960, 339–353.

— Radiation damage and radiation dosimetry in human bone containing Ra 226. Radiation Damage in Bone. Wien: IAEA 1960. S. 24.

— Bone studies on an exhumed radium patient. ANL-Report 6297, 8–15 (1961).

— High resolution autoradiographic and microradiographic studies of bone and teeth from human radium cases. TID-Report 16877, 1962.

— Some aspects of human bone metabolism deduced from studies of radium cases. Clin. Orthop. **28**, 193–203 (1963).

— Radium in human teeth. Arch. oral. Biol. **8**, 13–21 (1963).

RÜBE, W.: Hypoplasia mammae unilateralis durch Radiumbestrahlung eines Haemangioms. Fortschr. Röntgenstr. **33**, 573–574 (1954).

— Osteoradionekrose der Schädelkalotte. Strahlentherapie **103**, 477–483 (1957).

— FLÖTE, F.: Osteoradionekrose der Mandibula. Fortschr. Röntgenstr. **93**, 472–482 (1960).

RUBIN, P., ANDREWS, R., SWARM, R., GUMP, H.: Radiation induced dysplasia of bone. Amer. J. Roentgenol. **82**, 206–216 (1959).

— DUTHIE, R. B., YOUNG, L. W.: The significance of scoliosis in postirradiation Wilm's tumor and neuroblastoma. Radiology **79**, 539–559 (1962).

— PRABHASAWAT, D.: Characteristic bone lesions in post-irradiated carcinoma of the cervix. Radiology **76**, 703–717 (1961).

— CASARETT, G. W.: Clinical Radiation Pathology. Philadelphia: Saunders 1968.

— Radionuclide Carcinogenesis and Sinus Carcinoma. J. Amer. med. Ass. **219**, 354–357 (1972).

RUGH, R.: X-irradiation effects on the human fetus. J. Pediat. **52**, 531–538 (1958).

— Ionizing radiations and the mammalian embryo. Acta Radiol. (Stockh.) **1**, 101–113 (1963).

— The impact of ionizing radiation on the embryo and fetus Amer. J. Roentgenol. **89**, 182–190 (1963).

— DUHAMEL, L., OSBORNE, A. W., VARMA, A.: Persistent stunting following X-irradiation of the fetus. Amer. J. Anat. **115**, 185–196 (1964).

RUPPE, C., LEBOURG, L.: A propos de deux cas de nécrose des maxillaires survenus a la suite d'un traitement par le thorium X. Rev. Stomatol. (Paris) **34**, 462–472 (1932).

RUSHFORTH, G. F.: Osteosarcoma of the pelvis following radiotherapy for carcinoma of the cervix. Brit. J. Radiol. **47**, 149–152 (1974).

RUSHTON, M. A.: Effects of radium on the dentition. Amer. J. Orthodont. **33**, 828–830 (1947).

— OWEN, M., HOLGATE, W., VAUGHAN, J.: The relation of radiation dose to raditation damage in the damage of weanling rabbits. Arch. Oral. Biol. **3**, 235–246 (1961).

RUSSEL, L. B., RUSSEL, W. L.: Pathways of radiation effects in the mother and the embryo. Sympos. Quant. Biol. **19**, 50–59 (1954).

— — Radiation hazards to the embryo and fetus. Radiology **58**, 369 (1958).

RUTHER, E.: Spontanfrakturen des Schenkelhalses und Schambeines nach Röntgentherapie maligner gynäkologischer Erkrankungen. Geburtsh. Frauenheilk. **13**, 624–643 (1953).

RUTHERFORD, H., DODD, G. H.: Complications of radiation therapy. Growing bone. Semin. Roentgenol. **9**, 15–28 (1974).

RYFFEL, W.: Unterkiefernekrosen als Röntgenschädigung mit besonderer Berücksichtigung der Prophylaxe und Therapie. Schweiz. med. Wschr. **1**, 351–355 (1933).

SABANAS, A. O., DAHLIN, D. C., IVINS, J. C.: Postirradiation sarcoma of bone. Cancer **9**, 528–542 (1956).

SAGERMAN, R. H., CASSADY, R. J., TRETTER, P., ELLSWORTH, R. M.: Radiation induced neoplasia following external beam therapy for children with retinoblastoma. Amer. J. Roentgenol. **105**, 529–535 (1969).

SALMAN, L., SALMAN, S.: Dental fistula of unusual origin. N. Y. J. Dent. **38**, 168–170 (1968).

SALIB, P. J.: Post-radiation osteopathy. Amer. J. Orthop. **6**, 122–127 (1964).

SALVINI, L.: La necrosi asettica della teca cranica degli irradiati Radiother. Radiobiol. Fis. med. **11**, 216–230 (1956).

SALZMAN, E., KAUFMAN, W.: Necrosis of the mandible, associated with radiation therapy. Amer. J. Orthodont. **23**, 94–100 (1937).

SAMS, A.: The effect of 2000 R X-rays on the acid and alkaline phosphatase of mouse tibiae. Int. J. radiat. Biol. **10**, 123–140 (1966a).

— The effect of 200 R of X-rays on the internal structure of the mouse tibia. Int. J. radiat. Biol. **11**, 51–68 (1966b).

SARRAZIN, D.: Sequeles osseuses radiothérapiques des tumeurs de la fosse lombaire chez l'enfant. Paris: Thésis 1959.

— GUY, E., SCHWEISGUTH, O.: Sequeles osseuses radiotherapiques des tumeurs de la fosse lombaire chez l'enfant. Ann. Radiol. **4**, 767–779 (1961).

— SCHWEISSGUTH, O., HOURTOULLE, P. G.: Radiotherapie des sarcomes osseux réticulaires. Ann. Radiol. (Paris) **10**, 401–418 (1967).

SASSI, N.: Deformita ossee secondarie ad irradiazioni Roentgen. Fracastoro **52**, 110–118 (1959).

SAUERBREI, H. U.: Beitrag zur Frage der Fruchtschädigung durch Röntgenstrahlen. Dtsch. med. Rundschau **2**, 295–298 (1948).

Savčenko, E. S., Osipenkova-Vichtomova, T. K.: Changes in the bone tissue in radiotherapy of cancer of the esophagus. (russisch) Med. Radiol. **12**/6, 41–49 (1967).

Schaaf, J.: Ausgedehntes kavernöses Hämangiom mit Knochenwachstumshemmung. Fortschr. Röntgenstr. **81**, 223–225 (1954).

Schall, F.: Eine Hemmung der Entwicklung der weiblichen Brustdrüse. Verh. dtsch. RöntgenGes. **23**, (1931).

Scheunemann, H.: Plastische Wiederherstellung bei einem Fall von Osteoradionekrose des Stirnbeines. Fortschr. Kiefer- u. Gesichtschir. **8**, 163–171 (1962).

Schiffbäumer, A.: Beitrag zur Frage der Knochenerkrankungen nach Strahlenbehandlung wegen Uteruskarzinom. Zbl. Gynäkol. **27**, 2004–2006 (1933).

Schirren, C. G.: Über Bedeutung der Weichstrahlung für die dermatologische Röntgentherapie. Arch. derm. syph. **199**, 229–268 und 578–609 (1955).

— Über mögliche Folgen der Dauerepilation mit dem Nahbestrahlungsverfahren. Hautarzt **13**, 259–261 (1962).

Schmid, E.: Plastische Wiederherstellung nach Schäden infolge Radiotherapie des Lupus im Gesicht. Fortschr. Kiefer- u. Gesichtschir. **8**, 179–186 (1962).

Schmidt, E.: Spontane Schenkelhalsfrakturen nach Röntgenbestrahlung Zbl. Chir. **81**, 2090–2093 (1956).

Schmidt, H.: Epiphysenschäden und ihre Folgen. Zbl. Chir. **90**, 2007–2016 (1965).

Schmidt, R.: Über Strahlenschädigung der Zähne und der Kiefer. Diss. Würzburg 1955.

Schmidt, W.: Über Spätschädigungen, insbesondere Wachstumshemmung bei röntgenbestrahlter jugendlicher Knochen- und Gelenktuberkulose. Beitr. klin. Chir. **145**, 440–456 (1929).

— Über Spätschädigungen röntgenbestrahlter jugendlicher Knochen- und Gelenktuberkulosen. Zbl. Chir. 934–935 (1929).

Schnappauf, O.: Zur Frage der Schenkelhalsfraktur bei der Strahlenbehandlung gynäkologischer Tumoren im kleinen Becken. Zbl. Gynäk. **79**, 321–341 (1957).

Schoenenheinz, W.: Spontanfrakturen der Klavikula nach Röntgenbestrahlung. Strahlentherapie **97**, 287–291 (1955).

Schoffke, St.: Hypoplasie des Gesichtes nach Röntgenbestrahlung. Med. Bild **4**, 97–100 (1961).

Schönberger, A.: Strahlenschädigung des Unterkieferknochens. Zahnärztl. Praxis **5**, 2 (1954).

Schöneich, R.: Kastrationsbestrahlung auf unbekannte Schwangerschaft wegen Skelettmetastasen nach Mammakarzinom. Fortschr. Röntgenstr. **72**, 363–367 (1950).

Schreiber, A.: Spätschäden nach Radiumbehandlung eines gelenknahen Hauthämangioms. Radiol. clin. **33**, 300–306 (1964).

Schröder, A.: Soll man bei der Osteoradionekrose des Kiefers chirurgisch vorgehen? Fortschr. Kiefer- u. Gesichtschir. **4**, 438–456 (1958).

Schröder, G.: Strahlenschäden an Rippen nach Röntgen-Tiefentherapie bei Mamma-Karzinom. Strahlentherapie **96**, 469–473 (1955).

Schubert, H., Rapp, H. J.: Osteoradionekrose der Mandibula nach Telekobalt- und Elektronenbestrahlung von Tumoren um Mundboden und Wange. Radiobiol. Radiother. (Berlin) **9**, 279–286 (1968).

Schubert, J.: Zur Wirkung kleiner Strahlendosen auf menschliche Embryonen. Dtsch. med. Wschr. **85**, 213–217 (1960).

Schuchardt, K.: Der Ersatz strahlengeschädigter Haut durch Lappenplastik. Fortschr. Kiefer- u. Gesichtschir. **8**, 100–108 (1962a).

— Die Korrektur von strahlenbedingten Wachstumsstörungen des Gesichtsteiles des Schädels. Fortschr. Kiefer- u. Gesichtschir. **8**, 172–184 (1962b).

Schuknecht, H. F., Karmody, C. S.: Radionecrosis of the temporal bone. Laryngoscope **76**, 1416–1428 (1966).

Schüle, H.: Zur Ätiologie und Pathogenese der Osteoradionekrose nach Zahnextraktion im strahlengeschädigten Gewebe. Dtsch. zahnärztl. Zschr. **20**, 647–652 (1965).

— Zur Ätiologie und Pathogenese der Osteoradionekrose nach Zahnextraktion im strahlengeschädigten Gewebe. Dtsch. zahnärztl. Zschr. **21**, 92 (1966).

— Klinik und Prophylaxe der Strahlenschäden im Zahn-Mund- und Kieferbereich. Dtsch. zahnärztl. Zschr. **22**, 265–270 (1967).

— Betzold, J.: Experimentelle Untersuchungen über den Einfluß der Röntgenstrahlen auf das menschliche Parodontium. Dtsch. zahnärztl. Zschr. **24**, 130–148 (1969).

Schulitz, K. P., Aalam, M.: Wachstumsstörungen am Skelett nach Strahlentherapie und ihre Behandlung. Z. Orthop. **111**, 249–256 (1973).

Schütz, W.: Strahlenbedingte Wachstumshemmung. Lang. Arch. klin. Chir. **272**, 385–391 (1952).

Schwaab, A.: Encore un enfant des rayons. Presse Méd. **32**, 566–567 (1924).

Schwarzer, R.: Osteoradionekrosen des Schenkelhalses. Dtsch. Ges.-Wesen **19**, 1767–1771 (1964).

Schweikert, C. H., Ladner, H. A., Rutkowski, K.: Die Osteoradionekrose am Hüftgelenk und Möglichkeiten ihrer Behandlung. Med. Welt. **19**, 1185 (1967a).

— — — Die Osteoradionekrose am Hüftgelenk. Langenbecks Arch. klin. Chir. **319**, Kongreßbericht 1967, S. 439–441 (1967b).

Sears, W. P., Tefft, M., Cohen, J.: Post-irradiation chondrosarcoma. Pediatrics **40**, 254–258 (1967).

Seelentag, W., Kistner, G.: Erzeugung von Krankheiten des Skeletes durch Strahlung. Handb. exp. Pharmakol. Bd. XVI/8, S. 96–168, Berlin; Springer Verlag 1969.

Seldin, M. H., Rakower, W., Selman, A.: Radioosteomyelitis of the jaws. Oral Surg. **13**, 112–119 (1955).

Sengupta, S., Prathap, K.: Radiation necrosis of the humerus. A report of three cases. Acta Radiol. (Ther.) **12**, 313–320 (1973).

Senyszyn, J. J., Johnston, A. D., Jacox, H. W., Chu, F. C. H.: Radiation-induced sarcoma after treament of breast cancer. Cancer **26**, 394–403 (1970).

Serio, de, N.: Le radiazzioni ionizzati a piccole dosi sulla articolazioni in accrescimento. Arch. Radiol. (Napoli) **4**, 518–531 (1955).

— Fonzono, B.: Studio istologica della cartiginila coniugali trattate con piccole dosi di raggi Roentgen. Arch. Radiol. (Napoli) **4**, 469–498 (1955).

— Le radiazzioni ionizzanti a piccole dosi sulle articulazione in accrescimento. Arch. Radiol. (Napoli) **6**, 518–531 (1957).

Serna, G. M.: Osteoradionecrosis. Missouri Med. **64**, 997–1000 (1967).

Séze de, S., Ryckewaert, A., Lequesne, M., Freneaux, B.: La hanche radiothérapique. Rev. Rhumat. **30**, 695–705 (1963).

Shalkeas, G., Gogas, J., Pavlatos, F.: Mammary hypoplasia following irradiation to an infant breast. Acta Chir. Plast. **14**, 240–243 (1972).

Sharpe, W. D.: Radium osteitis, with osteogenic sarcoma. Bull. N. Y. Acad. Med. **47**, 1059–1082 (1971).

Shearer, H. T.: Effect of cobalt-60 radiation on extraction healing in the mandibles of dogs. J. oral Surg. **25**, 115–120 (1967).

Silverman, S., Chierici, G.: Radiation therapy of oral carcinoma. J. Periodontol. **36**, 478–484 (1965).

Šimanovskaja, K. B.: Drei Beobachtungen von Knochentumoren nach Radiumeinwirkung. Vopr. Onkol. **2**, 598–601 (1956).

Strahlenschädigung der Knochen (russisch). Vopr. Onkol. **6**/1, 39–46 (1960).

Über späte Komplikationen bei der Strahlenbehandlung (russisch). Med. Radiol. **6**/1, 16–17 (1961a).

— Knochenwachstumshemmung als Komplikation bei Strahlenbehandlung (russisch). Med. Radiol. **6**,/8, 19–23 (1961b).

— Osteomyelitis of the mandible in radium therapy of cancer of the oral cavity. Med. Radiol. **9**/2, 14–22 (1964).

— Radiation injury of pelvic bones and of the proximal part of the femur: In: E. I. Voroblev (Ed.): Voprosy Radiobiologii i Rentgeno-Radiologii. Vol. 6. Leningrad: Medgiz 1968.

— Radiation damages of the bones after irradiation of tumors (russisch). Centr. Naučno-Issled. Rentgeno-Radiol. Institut, Leningrad 1971.

— Radiation damages of the bones after irradiation of the tumours in the small pelvis. Leningrad: Medicina 1972.

Sim, P. H., Cupps, R. E., Dahlin, D. C., Ivins, C. J.: Postradiation sarcoma of bone. J. Bone Jt. Surg. **54A**, 1479–1489 (1972).

Simon, S. D.: Aseptic necrosis of femoral head following roentgen therapy for carcinoma of cervix uteri. Bull. Hosp. Joint Dis. **10**, 50–58 (1949).

Simpson, C. L., Hempelmann, L. H.: The association of tumors and roentgen-ray treatment of the thorax in infancy. Cancer **10**, 42–56 (1957).

Siracká, E.: Zur Frage der Möglichkeiten der Knochenschädigung bei der Telekobalttherapie. Radiobiol. Radiother. **4**, 641–647 (1963).

Skolnik, E. M., Fornatto, E. J., Heydemann, J.: Osteogenic sarcoma of the skull, following irradiation. Oral Surg. **4**, 915–936 (1956).

Slaughter, C.: Radiation osteitis and fracture, following irradiation Amer. J. Roentgenol. **48**, 201–212 (1942).

Sleeper, E. L.: Prophylactic dental treatment prior to irradiation of the jaws. Alpha Omega **44**, 101 (1950).

Slesinger, J.: Séquelles de l'irradiation du maxillaire supérieur. Rev. Stomat. (Paris) **72**, 182 (1971).

Smith, Ch. J.: Deferred sequelae incident to pelvic irradiation. Amer. J. Obstet. Gynecol. **88**, 91–96 (1964).

Smith, R. A.: The effect of roentgen rays on the development of teeth of rats. J. Amer. dent. Ass. **18**, 111–118 (1931).

— Effects of X-rays on the development of teeth in rats. Amer. J. Orthodont. **24**, 428–434 (1938).

Smithers, D. W.: Modern Trends in Diagnostic Radiology. **1948**, 308–314.

Sokolenkova, E. A.: Zum Einfluß der Röntgenstrahlen auf das Knochengewebe (russisch). Trudy N. Sess. N.-Issled. Instituta Rentgenologii Radiologii. Moskau (Medgiz 1949).

Solheim, P. O.: Bone sarcoma following external irradiation. Acta radiol. (ther.) **6**, 197–201 (1967).

Solomon, H., Machetta, F. C., Wilson, R. O., Miller, R. A., Detolla, H. W.: Extraction of teeth after cancericidal doses of radiotherapy to the head and neck. Amer. J. Surg. **115**, 349–351 (1968).

Soloway, H. B.: Radiation-induced neoplasms following curative therapy for retinoblastoma. Cancer **19**, 1984–1988 (1966).

Sommer, F., Reinhardt, K.: Das Osteolysesyndrom. Arch. orthop. Unfall-Chir. **51**, 69–107 (1959).

Sonnabend, F.: Strahlenschäden an Zähnen und Kiefer. Fortschr. Kiefer- u. Gesichtschir. **8**, 37–43 (1962).

Spangler, D.: The effect of X-ray therapy for closure of epiphyses. Radiology **37**, 310–316 (1941).

Sparagana, M., Eells, R. W., Stefani, S., Jablokow, V.: Osteogenic sarcoma of the skull. A rare sequela of pituitary irradiation. Cancer **29**, 1376–1379 (1972).

Spencer, L. V.: Note on the theory of cavity ionization. Radiat. Res. **25**, 352–358 (1965).

— Attix, F. H.: Theory of cavity ionization. Radiat. Res. **25**, 239–254 (1955).

Spiers, F. W.: Effective atomic number and energy absorption in tissues. Brit. J. Radiol. **19**, 52–55 (1946).

— The influence of absorption and electron range on dosage in irradiated bone. Brit. J. Radiol. **22**, 521–533 (1949).

— Calculation of ionization near bone surface. Brit. J. Radiol. **23**, 743 (1950).

— Dosage in irradiated bone tissue and bones. Brit. J. Radiol. **24**, 365–369 (1951).

— Alpha-ray dosage in bone, containing radium. Brit. J. Radiol. **26**, 296–301 (1953).

Spiers, F. W.: Chesters, M. S.: Theoretical and experimental dosimetry based on models of bone structure. In: „Some Aspects of Internal Irradiation". Oxford: Pergamon Press 1962.
— A review of some factors affecting the radiation damage to bone from ingested radium. Brit. J. Radiol. **37**, 85–94 (1964).
— Radiation and the structure of bone. Postgrad. Med. J. **40**, 149–151 (1964).
— Radiation Dosimetry in Bone. In.: Radiation Dosimetry. New York: Academic Press 1964. S. 259–268.
— A review of the theoretical and experimental methods of determining radiation dose in bone. Brit. J. Radiol. **39**, 216–221 (1966).
— Radioisotopes in the human body. Academic Press, New York 1968.
— Zanelli, G. D., Darley, P. J.: Dosimetry in bone with particular reference to trabecular bone. In: Symposium Ossium. Edinburgh: Livingstone 1970.
Spiess, H.: Exostotische Dysplasie durch Strahlenwirkung. Dtsch. med. Wschr. **1957**, 1483–1488.
— Poppe, H., Schoen, H.: Strahleninduzierte Knochentumoren nach Thorium-X-Behandlung. Mschr. Kinderheilk. **110**, 198–201 (1962).
— ^{224}Ra-induced tumors in children and adults. In: C. W. Mays u. Mitarb. (Ed.): Delayed Effects of Bone-Seeking Radionuclides. Univ. of Utah Press 1969.
— Mays, Ch. W.: Some cancers induced by ^{224}Ra (ThX) in children and adults. Health. Phys. **19**, 713–730 (1970).
— — Spätschäden nach ^{224}Ra-Injektionen bei Menschen. Mschr. Kinderheilk. **118**, 224–226 (1970).
— Schädigungen des peripheren Nervensystems durch ionisierende Strahlen. In: H. J. Bauer u. Mitarb.: (Ed.): Schriftenreihe Neurologie, Heidelberg: Springer 1972.
Spitz, S., Higinbotham, N. I.: Osteogenic sarcoma, following prophylactic roentgen-ray therapy. Cancer **4**, 1107–1112 (1951).
Spjut, H. J., Lindbom, A.: Skeletal manifestations of angiomatosis. Acta path. microbiol. scand. **55**, 49–59 (1962).
Stafne, E. C., Bowing, H. H.: The teeth and their supporting tissues in patients treated by irradiation. Amer. J. Orthodont. **33**, 567–581 (1947).
Stampfli, W. P., Kerr, H. D.: Fractures of the femoral neck, following pelvic irradiation. Amer. J. Roentgenol. **57**, 71–83 (1947).
Stark, H.: Vier Jahre Tiefentherapie. Strahlentherapie **16**, 600–615 (1924).
Stašek, Vl., Lokajíček, M., Paleček, L., Kolář, J.: Zum Studium des Einflusses der ionisierenden Strahlen auf die wachsende Wirbelsäule. Strahlentherapie **126**, 532–540 (1965).
— Paleček, L., Kolář, J.: Cancerogenic and Leukaemogenic Action of Ionizing Radiations. Praha: Universitas Carolina, Monographia **33**, 1967.
Stea, G., Bono, F., Babini, L.: Profilasi e terapia della radionecrosi della mandibola. Riv. ital. Stomat. **21**, 289–308 (1966).
Stein, J. J., James, A. G., King, R. E.: The management of the teeth, bone and soft tissues in patients receiving treatment for oral cancer. Amer. J. Roentgenol. **108**, 257–268 (1970).
Steinberg, G. C.: Postiradiation sarcoma of bone. Cancer **18**, 603–612 (1965).
Steingräber, M.: Über Strahlenschäden an den Rippen bei Vorbestrahlung des Brustkrebses. Zbl. Chir. **76**, 1305–1308 (1951).
Steinmetz, W. H., O'Brien, F. W.: Die Behandlung des Mammakarzinoms und die Komplikationen der Kobaltbestrahlung. Fortschr. Röntgenstr. **96**, 670–675 (1962).
Steller, K.: Ein Fall von Osteoradionekrose mehrerer Rippen bei Strahlenschädigung der Haut. Strahlentherapie **71**, 694–696 (1942).
Stephenson, W. H., Cohen, B.: Post-irradiation fractures of the neck of the femur. J. Bone Jt. Surg. **32 B**, 830–845 (1956).
Sternberg, H.: Malformazzioni multiple delle estremita da irradiazione Roentgen durante gravidanza. Chir. Org. movim. **24**, 231–236 (1939).
Stettner, E. Ein weiterer Fall einer Schädigung einer menschlichen Frucht durch Röntgenbestrahlung. Jahrb. Kinderheilk. **95**, 43 (1921).
Stevens, R. H.: Retardation of bone growth following roentgen irradiation of an extensive nevocarcinoma of the skin in an infant four months of age. Radiology **25**, 538–546 (1935).
— Radium poisoning. Radiology **39**, 39–47 (1942).
Stewart, B.: Osteoradionecrosis and cancer of the head and neck. Arch. Otolaryngol. (Chicago) **38**, 403–407 (1943).
Stordeur, K.: Ein Fall von Röntgenschädigung. Münch. med. Wschr. **71**, 617–618 (1924).
Straschinin, A. J.: Strahlenschäden bei der Röntgentherapie (russisch). Vopr. Onkol. **6**/6, 112–122 (1960).
Strauss, H., McGoldrick, J. L.: Fracture of the femoral neck, following roentgen therapy for gynecological malignancy. Amer. J. Obstet. Gynecol. **41**, 915–933 (1941).
Strietzel, M., Eberhardt, H. J.: Spätschäden nach Strahlentherapie bösartiger Tumoren im Kindesalter. Rad. biol. ther. **11**, 251–263 (1970).
Stubbins, S. G.: Complete reconstruction in conjunction with cobalt-60 teletherapy for carcinoma of the tongue. Amer. J. Roentgenol. **92**, 59–64 (1964).
Surmont, J.: Reflexions sur les fractures du col fémoral comme sequelles de la radiotherapie des cancers du col utérin post-radiumtherapeutique. J. Radiol. Électrol. **36**, 790–791 (1955).
Surygin, V. P.: Changes of long bones in children after roentgen therapy. Med. Radiol. **10**, 32–37 (1967).
Suzuki, K.: An autopsy case of cancer of the middle ear with fatal outcome thirteen years later due to radiation effect. Otol. Fukuoka **14**, 34–40 (1968).
Šváb, V.: Spontanfrakturen der Rippen nach Röntgentiefenbestrahlung (tschechisch). Rozhl. Chir. **26**, 450–454 (1947 a).

ŠVÁB, V.: Spontaneous fractures of the ribs after deep X-ray therapy J. int. Coll. Surg. **10**, 574 (1947b).
— Strahlenschäden auf den Rippen nach der Bestrahlung wegen Mammakrebs (tschechisch). Čas. lék. čes. **88**, 931–935 (1949).
SVETLOV, P. G.: Problem of hereditary and nonhereditary ontogenic disorders induced by the effects of radiation (russisch). Vestn. Akad. med. Nauk **14**, 11, 29–37 (1959).
SVISTUNOVA, T. M.: Concerning the state of bones after radiation therapy of skin hemangiomas in children. Vopr. Onkol. **16**, 112–117 (1970) (russisch).
SVYATUKHIN, M. V., SOROKINA, YU., D., TURUSOV, V. S.: Tumours induced in man and animals by external radiation. Moskau: Medicina 1969.
SWYNGEDAUW, J., LEGUINT, A., MADELAIN, M., DEMAILLE, A., BRICE, J. CL.: Les radiolésions osseuses après traitement des cancers mammaires et pelviens. J. Radiol. Électrol. **51**, 609–616 (1970).
SZENTEDREI, L., KURUSA, E., SZEDERKENYI, G.: Complex developmental malformation in a child after X-ray examination during pregnancy. Acta Morphol. Acad. Sci Hung. Suppl. 13 (1965).
TABUCHI, A.: Fetal disorders due to ionizing radiations. Hiroshima J. med. Sci. **13**, 125–173 (1964).
TAGAYA, F.: Bone lesions following postoperative radiotherapy for cancer of the breast. Nippon Acta Radiol. **27**, 173–203 (1967).
TAKEI, C.: Calculation of the absorbed dose of primary X-ray. Nippon Igaku Hoshasen Gakkai Zasshi **23**, 1456–1459 (1964).
TAKEMOTO, T.: Histopathological studies on the influence of Co-60 irradiation on the hindlegs of growing mice. Kurume Igakkai Zasshi **23**, 208–211 (1960).
TAMPALINI, L.: Effetti delle radiazioni ionizzanti nel periodo fetale. Minerva Ped. **24**, 2004–2007 (1972).
TANNER, L. R., BAILY, N. A., HILBERT, J. W.: High-energy proton depth-dose patterns. Radiat. Res. **32**, 861–875 (1967).
TATON, J., LUKAWSKA, K.: Fractures of the neck of the femur and the pelvis after X-ray therapy in cancer of the uterus. Pol. med. J. **7**, 965–973 (1968).
TEBBETT, R. D., VICKERY, R. D.: Osteogenic sarcoma following irradiation for retinosarcoma with report of case. Amer. J. Opth. **35**, 811–818 (1952).
TEFFT, M.: Further experience with post-irradiation bone sarcoma. Ann. Radiol. **11**, 485–490 (1968).
— Radiation effects on growing bone and cartilage. Front. Radiat. Res. Oncol. **6**, 289–311 (1972).
TEICH-ALASIA, S.: Deformita dello scheletro consecutive a Röntgen- e Radiumterapia nell infanzia. Arch. Sci. med. **107**, 617–639 (1958).
THURMAN, G. B.: Skeletal location of radiation-induced and naturally occuring osteosarcomas in man and dog. Cancer Res. **33**, 1604–1607 (1973).
THURNER, J., KATZER, H.: Radiogenes Knochensarkom des Schambeines 13 Jahre nach Bestrahlung wegen Karzinoms des Portio uteri. Int. Z. Klin. Pharmakol. Ther. **5**, 219–221 (1971).
TICHONOV, K. B., RABINOVICH, R. M., ŠIMANOVSKAJA, K. B., GERASIMYK, V. G., BAKANOV, YU., L., DIANINA, E. S.: Radiation injuries of the lungs and the spine in megavolt therapy of oesophagus cancer. Med. Radiol. (Moskau) **4**, 61–69 (1973).
TIMOSCA, G., GOGALNICEANU, D.: A propos du traitement de la radionécrose des os et de la face. Rev. Stomat. (Paris) **72**, 194–197 (1971).
TOPAZIAN, D. S.: Prevention of osteoradionecrosis of the jaw. Oral Surg. **12**, 530–539 (1959).
TORRIELLI, F., MAIRO, F.: Criterii profilattici e terapeutici della osteroradionecrosi mandibolari. Minerva stom. **9**, 20 (1960).
TORSIELLI, F., GUALDI, G., CAMURATI, P.: La resezione mandibolare nelle osteoradionecrosi. Previa colorazione dei tessuti con Disulphine Blue endovenoso. Minerva Stomat. **19**, 377–385 (1970).
TOYOOKA, E. T., PIFER, J. W., HEMPELMANN, L. H.: Neoplasms in children treated with X-rays for thymic enlargement. J. nat. Canc. Inst. **31**, 1379–1405 (1963).
TRAIN, T. S.: A comment of malignant disease in children following intrauterine irradiation. J. Obstet. Brit. Emp. **67**, 273–275 (1960).
TRÄNKENSCHUH, L.: Über die besondere Gefährdung des Kindes durch ionisierende Strahlungen. Arch-Kinderheilk. **56**, 215–228 (1958).
TRAUTMANN, J., KRAFT, C.: Die Schädigung der in utero heranreifenden Frucht durch ionisierende Strahlen. Med. Klin. **56**, 465–471 (1961).
— Strahlenbedingte Fruchtschäden. Strahlentherapie, Sonderband **62**, 240–243 (1966).
TRÜBENSTEIN, H.: Die absorbierte Dosis im Gewebe für Röntgenstrahlen von 10 KeV bis 1 MeV und Gewebsdichte. Strahlentherapie **111**, 122–138 (1960).
TRUELSEN, F.: Injury of bones by roentgen treatment of cancer of the uterine cervix. Acta radiol. (Stockh.) **23**, 581–591 (1942).
TUBIANA, M.: The dosimetric and biologic problems posed by electron beam therapy. Amer. J. Roentgenol. **105**, 178–184 (1969).
TUDWAY, R. C.: Radiotheraphy. Med. Ann. **82**, 355–362 (1964).
ÜBERSCHÄR, K. H.: Tierexperimentelle Untersuchungen über den Verlauf und Reparation radiogener Knochenschädigung. Strahlentherapie **110**, 529–540 (1959).
UEHLINGER, E.: Zur Histopathologie der Strahlennekrose der Kiefer. III. Intern. Symposium der Gesellschaft für Osteologie der DDR. Kurzreferate, 1970.
UMEHARA, M.: Effect of X-rays on bone studied by means of Ca-45. J. Tokyo Med. Coll. **17**, 839–959 (1959).
UNDERWOOD, G. B., GAUL, L. E.: Disfiguring sequelae from radium therapy Arch. Derm. Syph. (Chicago) **57**, 918–919 (1948).
UNNERUS, C. E.: Radiation hazards and injuries during intrauterine life. Duodecim **81**, 530–535 (1965).
UOTILA, E., WESTERHOLM, N.: Osteoradionecrosis of the jaw. Odont. T. **73**, 239–249 (1965).

Upton, A. C.: Radiation Injury. Chicago; Univ. of Chicago Press, 1969.
Urth, A.: Problémes posés par la radiothérapie en stomatologie. Acta Stomat. Belg. **66**, 273–328 (1969).
Uspenskaja, L. G.: Einfluß der Röntgenstrahlen auf das normale Knochengewebe (russisch). Trudy N. Sess. N.-Issled. Instit. Rentgenol. Radiol. Moskau: Medgiz 1949.
Vaeth, J. M., Levitt, S. H., Jones, M. D., Holtfreter, Ch.: Effects of radiation therapy in survivors of Wilm's tumor. Radiology **79**, 560–568 (1962).
Vakil, V. V., Sirsat, M. V.: A study of postiradiation chondrosarcoma of bone. Indian J. Radiol. **16**, 239–242 (1962).
Van den Brenk, H. S. A., Minty, C. C. J.: Radiation in the management of keloids and hypertrophic scars. Brit. J. Surg. **47**, 595–605 (1960).
Vandenbrouck, C.: Les ostéo-radionécroses mandibulaires. J. Radiol. Électrol. **53**, 477–479 (1972).
Vándor, F. F.: A sugárnecrosisok. Magy Radiol. **2**, 74–78 (1952).
— A mandibula radionekrosisának röntgenképe. Magy. Radiol. **8**, 167–170 (1956).
— Über die Radionekrose der Mandibula. Acta med. Hung. **10**, 147–170 (1957).
Van Nes, C. P.: Impaired skeletal development following X-ray or radium therapy in children. Ned. T. Geneesk. **110**, 1904–1911 (1966).
Vaughan, J.: Radiation Injury to Bone. Lectures on the Scientific Basis of Medicine. **4**, 196–223 (1954).
— Lamerton, L. F., Lisco, H.: The relation of radiation damage to radiation dose in bone. Radiation Damage in Bone. Wien: IAEA 1960, S. 7–20.
— Bone disease induced by radiation. Int. Rev. exp. Path. **1**, 243–369 (1962).
— The effects of skeletal irradiation. Clin. orthop. **56**, 283–303 (1968).
— The effect of radiation on bone. In: G. H. Bourne (Ed.): The Biochemistry and Physiology of Bone. Vol. II. New York: Academic Press 1971.
— Skeletal tumors induced by internal radiation. Proc. 24th. Colston Research Soc. London: Butterworths 1972.
— Bleaney, B., Taylor, D. M.: Distribution, excretion and effects of plutonium as a bone-seeker. In: H. C. Hodge, J. N. Stannard, J. B. Hursh (Eds.): Uranium-Plutonium-Transplutonic Elements. Handb. exp. Pharmakologie. Vol. 36. Heidelberg: Springer 1973.
Vennart, J., Minski, M.: Radiation doses from administered radio-nuclides. Brit. J. Radiol. **35**, 372–387 (1962).
Veraguth, P.: Les séquelles de la radiothérapie chez l'enfant. Radiol. clin. biol. **41**, 284–298 (1972).
Vertova, F., Fava, G.: Problemi clinici, biologici e dosimetrici nella "anche radioterapiche" a sequito di trattamenti con alte energie. Radiol. Med. (Milano) **54**, 1271–1284 (1968).
Vidal, J., Pourquier, H., Allieu, Y., Marmoyet, G., Jamme, M.: Les ostéo-radionécroses de la hanche. Problèmes actuels. Montpellier Chir. **15**, 569–576 (1969).
Vogt, A.: Spätschädigungen der Schädelkalotte nach Röntgenbestrahlung intrazerebraler Tumoren. Strahlentherapie **80**, 165–174 (1949).
Vorhauer, U., Lehners, G.: Strahlenbehandlung bei Kindern mit Wilms-Tumoren und Rhabdomyosarkomen der Harnblase. Röntgenblätter **19**, 106–120 (1966).
Voroblev, J. J., Gorbuchina, P. M.: The problem of osteoradionecroses due to radiation therapy. Stomatologia (Moskau) **1**, 39–42 (1958).
Wachs, E.: Beitrag zu den Strahlenschäden. Z. ärztl. Fortb. **51**, 381–387 (1957).
Wachsmann, F.: Neue Gesichtspunkte für die Ermittlung der Dosis bei der Bestrahlung tieferliegender Herde. Strahlentherapie **87**, 253–265 (1952).
Wachtler, F.: Über strahlenbedingte Schäden im knöchernen Skelett. Radiol. Austr. **12**, 253–274 (1961).
Waite, D. E.: Osteoradionecrosis. Minneapolis Dist. dent. J. **55**, 29–34 (1972).
Wallanne, C. M., Fajbisowicz, S.: Complications post-radiothérapiques dans le cancer du col utérin. Ann. Radiol. **8**, 697–708 (1965).
Walter, R.: Über Wachstumsschädigungen junger Tiere durch Röntgenstrahlen. Fortschr. Röntgenstr. **19**, 123–142 (1912).
Wammock, H., Arbuckle, R. K.: Fractures of the rib cage, following interstitial radium therapy for cancer of the breast. Amer. J. Roentgenol. **50**, 609–615 (1943).
Ward, H. W. C.: Disordered vertebral growth following irradiation. Brit. J. Radiol. **38**, 459–466 (1965).
Warkany, J., Schraffenberger, E.: Congenital malformations induced in rats by roentgen rays. Amer. J. Roentgenol. **57**, 455–463 (1947).
Warren, S.: Effects of the radiation on normal tissues. Arch. Path. (Chicago) **35**, 323–340 (1943).
— Chute, R. N.: Radiation-induced osteogenic sarcoma in parabiotic rats. Lab. Invest. **12**, 1041–1045 (1963).
Watson, W. L., Scarborough, J. E.: Osteoradionecrosis in intraoral cancer. Amer. J. Roentgenol. **40**, 524–534 (1938).
Wawrzkiewicz, M.: Behaviour of alcaline phosphatase under the influence of local irradiation of bones. Radiobiol. Radiother. (Berlin) **14**, 427–434 (1973).
Weber, D., Basič, M.: Intrauterine Fruchtschädigung. Strahlentherapie **99**, 628–634 (1956).
Webster, J. R.: Osteoradionecrosis. Alabama med. Sci. **1**, 209–210 (1964).
Wehner, W., Holtz, G.: Die Osteoradionekrose insbesondere des Schenkelhalses aus der Sicht des Chirurgen. Zbl. Chir. **96**, 1708–1716 (1971).
Weidman, A. I., Zimany, A., Kopf, A. W.: Underdevelopment of the human breast after radiotherapy. Arch. Derm. (Chicago) **93**, 708–710 (1966).
Weinreb, M., Scour, J., Medak, H., Klauber, W. A.: The effect of a single exposure of X-ray irradiation on the growth rate of dentin of the rat incisor. J. dent. Res. **28**, 633 (1949).

WEISHAAR, J.: Beitrag zur radiogenen Schenkelhalsfraktur. Zbl. Gynäk. **80**, 1081–1084 (1958).
— KOSLOWSKI, K.: Zur Frage der Hämangiombehandlung unter besonderer Berücksichtigung von Spätschäden in Form von Knochenwachstumsstörungen bei Hämangiomsitz in Epiphysennähe. Strahlentherapie **108**, 173–202 (1959).
WEISS, J. W., GREGL, A.: Knochenwachstumsstörungen nach Röntgen- und Radiumbestrahlung von Hämangiomen im Kindesalter. Bruns. Beitr. klin. Chir. **203**, 28–40 (1961).
WEISS, P.: Zahnärztliche Gesichtspunkte bei Strahlennekrosen der Kiefer. Zahnärztl. Praxis **13**, 103 (1962).
— Tierexperimentelle Untersuchungen zur Strahlenschädigung des wachsenden Kiefergelenkes. Dtsch. zahnärztl. Zschr. **22**, 148–153 (1967).
WENDE, S.: Sarkom der Schädelkalotte nach Röntgentherapie. Fortschr. Röntgenstr. **96**, 278–282 (1962).
WENDT, C. G.: Strahlenspätschäden an den menschlichen Erbanlagen. Dtsch. med. Wschr. **1956**, 1859–1860.
WERNER, P.: Weitere Beobachtungen an „Röntgenkindern". Arch. Gynäkol. **129**, 157–170 (1926).
WESTFALL, M. P.: Radiation nephritis in adults and children. Effects of radiations on growing bones. J. Urol. **85**, 476–485 (1961).
WEYMAN, J.: The effect of irradiation on developing teeth. Oral Surg. **25**, 623–629 (1968).
WHITE, G., SIENIEWICZ, J., CHRISTENSEN, E. W.: Improved control of advanced oral cancer with massive roentgen therapy. Radiology **63**, 37–42 (1954).
WHITEFIELD, A. G. W.: Radiation damage to thoracic tissues. Xth Int. Congr. Radiol. Book of Abstracts. Montreal 1962. S. 116.
WHITEFIELD, G. W., BOND, W. H., KUNKLER, P. D.: Radiation damage to thoracic tissues. Thorax **18**, 371 (1963).
WHITEHOUSE, W. M., LAMPE, I.: Osseous damage in irradiation of renal tumors in infancy and childhood. Amer. J. Roentgenol. **70**, 721–729 (1953).
WIELAND, C.: Röntgenstrahlenschäden am Knochen. Dtsch. GesundhWes. **11**, 1311–1314 (1956).
WIERIG, A.: Über Spätschädigungen durch Röntgenbestrahlung des menschlichen Körpers im Entwicklungsalter. Fortschr. Röntgenstr. **34**, 297–301 (1926).
WILDERMUTH, O., CANTRIL, S. T.: Radiation necrosis of the mandible. Radiology **61**. 771–785 (1953).
WILKINS, W. E., REGEN, E. M.: The influence of roentgen rays on the growth and phosphatase activity of bone. Radiology **22**, 674–677 (1934).
WILLIAMS, J. P.: Calcification of the auricular cartilage and basal ganglia secondary to radiation therapy. Bull. Los Angeles Neurol. Sci. **38**, 33–36 (1973).
WILSON, C. E.: Dosage of high voltage radiation within bone and its possible singificance. Brit. J. Radiol. **23**, 92–100 (1950).
WILSON, C. W.: The use rad in clinical practice. Brit. J. Radiol. **32**, 585–586 (1959).
WINGATE, C. L.: Experimental determination of absorbed dose from X-rays near the interface of soft tissue and other material. Diss. Abstr. **22**, 1218–1219 (1961).
— GROSS, W., FAILLA, G.: Experimental determination of absorbed dose from X-rays near the interface of soft tissue and other material. Radiology **79**, 984–1000 (1962).
WOLF, E.: Beitrag zur Behandlung pathologischer Schenkelhalsfrakturen. Zbl. Chir. **92**, 2387–2392 (1967).
WOLF, P. M., BORN, H. J., GATSCH, A.: Über die Verteilung natürlich radioaktiver Substanzen im Organismus nach parenteralem Zufuhr. Strahlentherapie **73**, 509–516 (1943).
WOLFE, J. J., PLATT, W. R.: Postirradiation osteogenic sarcoma of the nasal bone. Cancer **2**, 438–446 (1949).
WOODARD, H., KENNEY, J. M.: The relation of phosphatase activity in bone tumors to the deposition of radioactive phosphorus. Amer. J. Roentgenol. **47**, 227–238 (1942).
WOODARD, H. Q., COLEY, B. J.: The correlation of tissue dose and clinical response to irradiation of bone tumors and of normal bone. Amer. J. Roentgenol. **57**, 464–471 (1947).
— SPIERS, F. W.: The effect of X-rays of different qualities on the alkaline phosphatase activity of living mouse bone. Brit. J. Radiol. **26**, 38–46 (1953).
— Some effects of X-rays on bone. Clin. Orthopaed. **9**, 118–130 (1957).
— LAUGHLIN, J. S.: The effect of X-rays of different qualities on the alkaline phosphatase of living mouse bone. Rad. Res. **7**, 236–252 (1957a).
— PHILLIPS, R.: The mineral content of bone and the influence on radiation tumor dose. Amer. J. Roentgenol. **78**, 109–115 (1957b).
— HIGINBOTHAM, N. L.: Development of osteogenic sarcoma in a radium dial painter thirty-seven years after the end of exposure. Amer. J. Med. **32**, 96–102 (1962).
WOODARD, H. Q.: Influence of X-rays on the healing of fractures. Health. Phys. **19**, 691–699 (1970).
WYNEN, W. D.: Die Radiosensibilität des Knochens und ihre Bedeutung. Münch. med. Wschr. **76**, 244–246 (1929).
YAMAZAKI, T., SHIGEMATSU, Y., MIYATA, K., MAZAKI, N. u. Mitarb.: Experimental studies on the intrapelvic dose distribution and absorption in bone of 200 kVp X-rays. Nippon Acta Radiol. **23**, 48–73 (1963).
YONEYAMA, T., GREENLAW, R. H.: Osteogenic sarcoma following radiotherapy for retinoblastoma. Radiology **93**, 1185–1186 (1969).
YOUNG, R.: The development of sarcoma in bone, subjected to irradiation. Amer. Surgeon **18**, 816–819 (1952).
ZACH, L., COHEN, C., SCOPP, I.: Experimental radioosteonecrosis in Rhesus macaque jaws. Therapeutic irradiation dose effect on dental extraction wound healing. Amer. J. Phys. Anthropol. **38**, 325–330 (1973).

Zappert, J.: Hat eine Strahlenbehandlung der graviden Mutter einen schädlichen Einfluß auf das Kind? Wien. klin. Wschr. **38**, 669–673 (1925).

Zedgenidze, G. A.: Strukturumbau bei Osteodystrophien. Vestn. Rentgenol. Radiol. **32**, 63–70 (1957).

— Strahlenschäden an gesunden Geweben nach Behandlung maligner Prozesse im Brustkorbraum (russisch). Med. Radiol. **7**/2, 1–13 (1962).

— Modyaev, P. V., Ankina, M. A.: Radiogene Veränderungen der Gelenkknorpelstruktur. Radiobiol. Radiother. (Berlin) **13**, 637–650 (1972a).

— — Gubyaev, V. A., Ankina. M. A.: Post-radiation structural changes in the articular cartilage. Med. Radiol. (Moskau) **17**, 1–10 (1972b).

Zellner, R.: Die Auswirkungen der Röntgentherapie auf die Odontogenese. Zahnärztl. Welt. **60**, 612–614 (1959).

Zerosi, C.: Experimentelle Forschungen über die histologischen Reaktionen und Veränderungen der dentalen und periodontalen Gewebe infolge von Röntgen- und Radiumbestrahlung. Z. Stomat. **38**, 278–304 (1940).

Žižina, N. A.: Einfluß von wiederholter Röntgenbestrahlung auf das Knochengewebe. Med. Radiol. 3/4, 25–29 (1958).

Zollinger, F.: Die Spätschädigungen des Unterkiefers als Folge der Strahlenbehandlung maligner Tumoren im Bereich der Mundhöhle. Med. Diss. Zürich, 1949.

Zollinger, H. U.: Radio-Histologie und Radio-Histopathologie. Handbuch allg. Pathol. **10**/1, 127–287 (1960).

Zöllner, F.: Die Komplikationen der Röntgenbestrahlung von Kehlkopfkarzinomen. Strahlentherapie **70**, 193–242 (1941).

— Osteoporose und Spontanfrakturen nach Röntgenbestrahlung durch elektive Schädigung der Osteoblasten. Strahlentherapie **70**, 537–540 (1941).

Zomer-Drozda, J.: Radiation-induced bone dystrophy. Preliminary communication. Radiobiol. Radiother. (Berlin) **12**, 297–304 (1971).

Zubovskij, G. A.: Eine akute Strahlenschädigung der Haut (russisch). Vestn. Rentgenol. Radiol. **6**, 83–85 (1955).

Zukschwerdt, L.: Klinische Pathologie der Epiphysenfuge. Arch. klin. Chir. **289**, 330–349 (1958).

Zuppinger, A.: Spätveränderungen nach protrahiert-fraktionierter Röntgenbestrahlung im Bereich der oberen Luft- und Speisewege. Strahlentherapie **70**, 361–442 (1941).

— Die Aufgabe der Strahlenbiologie im Rahmen der Strahlentherapie. Schweiz. med. Wschr. **93**, 845–848 (1963a).

— Considerations sur la radiosensibilité tissulaire. Laval Méd. **34**, 57–62 (1963b).

Zwerg, H. G., Hetzar, G.: Über das Zustandekommen von Radionekrosen am Knochen. Arch. klin. Chir. **185**, 387–394 (1936).

D. Osteopathies of primary medullary origin

By

Giulio Zubiani

With 16 Figures

This chapter deals with the skeletal alterations occurring after some well-defined pathological processes of primitive onset in the bone marrow, of a nature considered up to now as neither inflammatory nor neoplastic, and for which hereditary or familiar characteristics are unknown.

The subordination of the osseous lesions to the medullary ones in the forms usually included in this group of osteopathies, is accepted by the large majority of investigators. Only a few, following the concepts introduced by M. B. Schmidt and re-affirmed in recent times by Heilmeier, tend to recognize coordination relationships between the two above-mentioned types of lesions, which are considered the expression of a pathology of the mesenchyma, with simultaneous alteration of the medullary tissue and of the osseous reticulum.

I. Myelofibrosis and myelosclerosis (osteomyelosclerosis)

These terms refer to a clinical syndrome dominated by progressive anemia with leukemoid manifestations of heterotopic myelopoiesis. The syndrome has a subacute or chronic course of unfavorable prognosis.

A fundamental anatomicopathological characteristic of the disease is the atrophy of the hemopoietic matrix in more or less extensive zones of the bone marrow, generally arising in disseminated patches with fibrous substitution of the hemoblastic parenchyma. The above-mentioned medullary fibrosis is usually followed by a hyperostotic reaction of the spongy tissue where the medulla affected by the sclerotic processes is located, and this is the basis for the denomination of osteomyelosclerosis.

As, however, the hyperostotic manifestations do not necessarily always appear, it has been proposed that the term "myelofibrosis" be used for the forms where the anatomico-pathological alterations are limited to fibrous replacement of the hemopoietic medulla, and "myelosclerosis" to those where the osseous tissue reveals reaction (Andreasen).

The medullary fibrosclerotic processes are accompanied by the onset of extra-osseous hemopoiesis, occurring almost exclusively in the spleen and liver. Thus, splenohepatomegaly appears and, along with the osteosclerotic manifestations and the anemia with erythro-granuloblastemic findings, forms the third element of the characteristic triad of these morbid states. It has not yet been allocated a well-defined nosographic position, as its etiology and pathogenesis are completely unknown.

a) Medullary fibrosis and osteosclerosis due to known causes

Idiopathic osteomyelosclerosis is the paradigm of primary medullary osteopathies. Nevertheless, forms of medullary sclerosis due to known causes do exist, and are also called secondary. These may show marked anatomicopathological similarity with the cryptogenetic form and in some cases provoke radiological patterns identical with those of the latter.

It may be said that all or nearly all the protopathic processes involving the cellular parenchyma of the bone marrow can cause, if they last for long enough, a consensual hyperplastic fibrillar process of the medullary interstitial structures. Thus, pernicious anemia, polycythemia vera, and all types of leukemia may accompany fibrillar hyperplasia and, later, also medullary fibrosclerosis (Bianchi).

The best known and most frequent secondary states of osteomyelosclerosis (o. m. s.) are therefore those following hematologic diseases, and mainly leukemia and polycythemia. Furthermore, for a long time myelofibrosis was thought to be a form of leukemia of atypical course and considered exclusively as a terminal stage of leukemia. In spite of progress in clinical and histopathological knowledge, the distinction between idiopathic and secondary forms is not always certain, even now (Videbaek).

According to many investigators, polycythemia vera shows the terminal pattern of medullary fibrosclerosis more frequently than leukemias (Marson and Meynell, Dameschek, Wyatt and Sommers). Many believe that secondary osteomyelosclerosis occurs only in cases treated with Roentgen rays, phenylhydrazine or other cytostatic substances, while others are of the opinion that the osteomyelosclerotic manifestations may also appear independently of these treatments (Stodtmeister *et al.*). However, there has been confusion in the past between patterns of polycythemia vera and those of erythrocytic reaction due to medullary overcompensation, such as may occur in the early stages of genuine osteomyelosclerosis. Nevertheless, it is certain that numerous cases of myelofibrosis described in the literature as primary, but nowadays unhesitatingly included among the secondary forms, have been preceded by symptoms of polycythemia vera (Spickard).

Another group of lesions proper and selective to the interstitial structures of the bone marrow is provoked by the miliariform cancerigenic disseminations which were described as "cancerous myelitis" (P. Dustin). The irritative and trophic disturbances caused by the presence of tumoral cells are revealed by reaction of the medullary reticular tissue, i. e. by hyperplasia of the argentophil fibrils and progressive suffocation of the hemoblastic cellular elements.

It is known that some osteotropic poisons such as fluorine, phosphorus and strontium may provoke medullary fibrosis. Medullary atrophy, sometimes followed by myelosclerosis, has been described in cases of chronic poisoning with benzol or other industrial solvents, or with drugs such as aspirin, pyramidone and some of the synthetic antihistamines.

In fact, there are several affinities in the clinical findings of these forms of osteomyelosclerosis, particularly in relation to the long latent period and the alterations of the hematic crisis. Nevertheless, for instance in the case of fluorine, which is the cause of the most frequent and serious intoxications, there are differences from true osteomyelosclerosis, in the symptoms involving both the bones and the joints and, especially, from the anatomicopathological point of view. In fact, the osseous tissue is directly and most seriously affected, and periosteal reactions appear that modify the external shape of the bone, as well as calcifications of the ligaments, while medullary fibrosis is slight and may even be absent in such cases (Ferrara and Storti).

Endogenous toxins have been implicated to explain the onset of cryptogenetic myelosclerotic states, through a kind of biochemical lesion of the medulla due to substances with a quinol or phenolic ring that are not conjugated in the liver because of functional insufficiency and not excreted (Wyatt and Sommers).

However, there are no objective demonstrations in this field. Cases of medullary sclerosis due to the irritative, elective and specific action of subacute and chronic infections on the medullary interstices have been described. These infections include brucellosis (Aiello, Sundberg and Spink), syphilis and tuberculosis (Crail *et al.*).

Myelofibrosis with extensive necrosis, followed by severe osteosclerosis, has been obtained in the experimental field by means of chronic saponin poisoning or repeated and prolonged injections of egg albumin in rabbits (Transbøl — quoted by Ferrara and Andreasen). This is accompanied by the classic hematic, medullary and extramedullary pattern of primitive forms, so that it can be considered that cellular pathology and morphogenesis of experimental osteomyelosclerosis differs little from that of idiopathic osteomyelosclerosis.

1. Forms of idiopathic osteomyelosclerosis

a) Brief history, terminology and etiological and pathogenetic hypotheses

From the very first observations, an extremely varied nomenclature has been used by scholars to indicate the cases personally discovered, which can now be retrospectively included in the idiopathic osteomyelitic syndrome. It reveals the persisting interpretational doubts on the nature of the condition. Describing his cases in 1879, the first cases of "Leukämie mit eigenthümlichem Blut- resp. Knochenmarksbefund" to be reported in medical literature, Heuck catalogued the disease among atypical forms of "leukemia". Observing the osteosclerotic reaction, he considered it casually associated, but not correlated with hemopathy. Nevertheless, he named the disease "osteosclerotic leukemia". He was followed by Baumgarten who called a similar case "myelogenic pseudoleukemia" and likewise reported the fact that the illness concluded with a finding of generalized osteosclerosis. It is important to observe that Baumgarten's observation was the first in which extra-osseous hemopoiesis was not encountered, so that his name is used to indicate the forms in which this component is absent, in contrast with those of HEUCK type, where it is present.

In 1901, SCHWARTZ in his turn was the first to emphasize the importance of the finding of giant cells inside and outside the medulla; he considered he was dealing with a case with embolus due to giant cells and generalized osteosclerosis.

Later, ASKANAZY, NAUWERK and MORITZ, LEHNDORFF and ZAK, WEBB, FRAENKEL, HIRSCHFELD, JORES, REICHE and ZYPKIN, accepted the concept according to which o.m.s. is a hemoblastosis *sui generis*, basically similar to myeloid and megakaryocytic leukosis. HELLER *et al.* and TAYLOR and SIMPSON agreed, for instance, with this point of view even recently, and terminology supporting similar pathogenetic concepts was not dropped until around 1950. Thus, VAUGHAN's 1936 definition of "leukoerythroblastic anemia" and that of "chronic erythroblastosis" (CATTAN, FRUMUSAN and BILSKI-PASQUIER) were still used by BIRKNER and FREY, along with "erythroblastic splenomegaly" (DUBOIS-FERRIERE and DELLA SANTA) or "megakaryocytic leukemia" (HITTMAIR) and "nonleukemic splenic myelosis" (MILLER). From 1950 onwards, the opinion gradually took hold that the primary process in this disease is represented by alterations peculiar to the interstitial structure of the bone marrow, of mainly evolutive and hyperplastic fibrillar nature, or fibrous or fibro-osteoid. Thus there was a trend towards a pathology of the stroma, to be opposed, as BIANCHI recalls, or, better, to flank that of the medullary parenchyma.

According to this theory, medullary sclerosis would, in its turn, be the consequence of a chronic inflammatory process of the medulla, i.e. of an interstitial myelitis or better, of a "chronic sclerosing serous myelitis" (APITZ, STODTMEISTER and SANDKUHLER). Cirrhosis of the bone marrow has even been spoken of (ARNOLD and SANDKUHLER, WINTROBE).

Furthermore, when dealing with a series of myeloproliferative diseases, HUTT *et al.* rejected the concept of the inflammatory nature of myelofibrosis, including it, instead, with diseases of proliferative and therefore neoplastic type. Thus, HEILMEYER admitted the existence of a "pathologischer Fehldifferenzierungsprozeß des Reticulum" for which the reticular stem cell may tend in an osteoblastic and fibroblastic direction and, in other sites, although to a lesser extent, in the megakaryocytic and granuloblastic sense. In this case even the extramedullary hemopoiesis characterizing o.m.s. would be primitive and linked to the same proliferative deviation. According to HEILMEYER, the osteosclerotic disease should be included among forms of polyblastic endotheliosis and the medullary alteration would be a fibroblastosis.

The point of view of ROHR and other investigators (LENNERT), mainly Swiss, must be recorded here; they, in turn, have adopted a new denomination for the disease, that of "osteomyeloreticulosis". ROHR believes that the main characteristic of the myelofibrotic syndrome is the association of medullary indurative processes and extra-osseous myeloid metaplasia, and that, while the first should not be given any cicatricial importance, the second should be denied all vicarious importance.

This investigator considers it to be a proliferation of the so-called "active mesenchyma" which, during embryonal life, exerts a hemopoietic activity, assuming the function of potential inflammatory tissue after birth. He emphasizes the characteristic distribution in the form of disseminated foci of reticular proliferation with an arrangement sometimes of granulomatous type, and interprets the giant cells abounding in them, which are considered by most as megakaryocytes (progenitors of platelets), as "polykaryocytes" of reticulohistiocytic origin.

ROHR therefore includes o.m.s. among neoplastic reticulosis, recognizing a strict relationship between osteomyeloreticulosis deriving from the reticuloendothelial system of the myelopoietic organs, and lymphogranuloma, which descends parallelly from the reticuloendothelial system of the lymphopoietic organs.

In his monograph on myelofibrosis, ANDREASEN gives special importance to the experimental results and studies of TRANSBØL concerning allergic diseases of the blood. In particular, he emphasizes the resemblance between the hematic, medullary and extramedullary alterations in myelofibrosis and those in the allergic forms tested. There are undoubtedly many points of contact between these two patterns, especially as regards the behavior of the vessels, the hemosiderin deposits secondary to hemolytic phenomena, and the presence of immature elements in the circulating blood. Among other things, ANDREASEN suggests the hypothesis that repeated allergic stimuli cause the reticulohistiocytic system to lose its capacity of differentiation and that they permit it to proliferate in a single direction only: in this case, only into fibroblasts.

However, during the last ten years, research workers have tended increasingly to the hypothesis that osteomyelosclerosis is a polyblastic mesenchymal disease, i.e. linked to neoplastic activity of the undifferentiated stem cells in the mesenchyma (SCIARRA and BONNAN) which are capable of evolving not only towards elements with hemoblastic function but also towards other with osteoblastic or fibroblastic function. The latter would be responsible for medullary osteopoietic and osteofibrotic phenomena.

Relatively recently, new types of research have been set in motion, aimed at distinguishing from one another the several systemic diseases which DAMESHEK has combined under the term "myeloproliferative diseases", i.e. acute and chronic myeloid leukemia, thrombocytosis, polycythemia vera, and osteomyelosclerosis.

Determination of the alkaline phosphatase activity of mature neutrophil leukocytes (MERKER and HEILMEYER) has shown a drop in this enzymatic activity in chronic states and an increase in myeloblastic exacerbations (MÜLLER), although according to the same MÜLLER and HABERLANDT (1969) it does not permit differentiation of osteomyelosclerosis from chronic leukemia.

Thus, greater interest has been paid to the quantitative determination of deoxyribonucleic acid (DNA) in the single granulocytopoietic cells in order to deduce the type of alteration in cellular regeneration from changes in the ribonucleic content during the various maturation stages of these elements.

Moreover, use has also been made of autoradiographic research utilizing thymidine (H_3-thymidine) as well as cytochemical studies aimed particularly at the determination of glycogen and of cytoplasmic gluco- and mucoproteins.

Finally, analysis of chromosomes has been attempted but the results are still discordant, so that at present only a few elements appear to possess any value from the differential point of view.

A very recent work by MÜLLER and HABERLANDT, in which all the above methods were used simultaneously, has not led to any differentiation between primary and secondary osteomyelitis and the patterns of leukemic disease.

On the contrary, in an extensive cytogenetic study on chronic myeloproliferative syndromes, KIOSSOGLOU *et al.* were able to reach the following conclusions:

"It is possible that certain chromosomal changes may determine the particular clinical and pathological patterns of the members of the myeloproliferative syndrome. Thus, the presence of the Ph^1 chromosome may conceivably determine the picture of chronic granulocytic leukaemia, whereas trisomy in the C series may lead to patterns of myelofibrosis with myeloid metaplasia or of atypical panmyelosis.

The presence of overlapping chromosomal patterns in certain cases, together with the uncertainty of making definite clinical diagnosis in some of them, may fortify the concept of the myeloproliferative syndrome as an interrelated disorder."

b) Frequency of osteomyelosclerosis: age, sex

World medical literature includes about 400 cases of myelofibrosis and myelosclerosis which can be considered primary. According to CHURG and WACHSTEIN, the forms in which myelofibrosis appears singly are the most frequent.

In contrast, ANDREASEN establishes a ratio of one to two between forms with myelofibrosis alone and those with concomitant hyperostotic reactions.

It has been calculated that one case of o.m.s. occurs in every twenty myelomatous lesions of the skeleton. ANDREASEN encountered myelofibrosis in about 7 % of all the cases of hematological diseases observed during a seven-year period at a large Danish hospital. The majority of investigators consider myelofibrosis to be a disease of adult age (TRENTA and BIRARELLI, MARZOCCHI). It is, in fact, more frequent after the fifth decade of life. However, there is moderate frequency of the disease even in the first decade, and not even the unweaned infant is immune, so that the possibility has been discussed that the typical lesions may even be present at birth (ROSENTHAL and ERF, ANDERSEN and LUND, ROSENBERG and TAYLOR).

The sex distribution is almost identical with that for leukemia, and it may be considered that the frequency for the male sex is double that for females (GOLDBERG and SEATON).

2. Symptoms

The disease can progress unnoticed for many years, and quite frequently the diagnosis is reached following occasional examination of the skeleton or recognized after hematological tests suggested by widely varying clinical manifestations (DI GUGLIELMO, LEVI and ALMIER). Cases with a subacute and feverish course (BAUMGARTEN form) which evolve in a few months (EILEEN-WOOD and ANDREW) exist side by side with others lasting over twenty years. However, it must not be thought that a rapid clinical course prevents the appearance of the complete anatomicopathological pattern, even as regards the thickening reactive manifestations of the skeleton.

In general, osteosclerosis is most obvious in cases of medium or long duration, although, for instance, FRANK and BREITKREUZ have described a case of a 36-year-old male, in full health, who died after 7 months of the disease, through severe and progressive anemia. In this short period of time, and starting from mild thickenings localized only at the pelvic girdle, corresponding to the sacro-iliac synchrondrosis, a state of severe and generalized osteosclerosis involving all the spine and the scapulohumeral girdle, with disseminated areas of rarefaction extending even to the bones of the hand, was reached.

According to ANDREASEN, the duration of the symptoms in children and adolescents does not exceed that in cases of leukemia, while it is much more prolonged in the adult.

Tiredness, loss of weight, febricula (in approximately 50 % of cases), and sometimes osteocopic (more frequent in young subjects) and articular pains (in 10 % of cases), are the subjective symptoms. Among the objective signs, the most characteristic is the marked enlargement of the spleen. An enlarged liver is less frequent, while swelling of the lymph glands is relatively rare.

We shall limit our discussion of the treatment of the diseases which we do not intend to deal with to the comment that, on the basis of the pathogenetic ideas reigning at the time when the disease was first recognized, and in view of the enormous increase in the spleen, many investigators advised splenectomy, thus causing deterioration and the patient's death in many cases (DI GUGLIELMO). The vicarious significance of the splenomegaly therefore appeared to be demonstrated, and splenectomy was then considered an erroneous operation and one to be banned in confirmed cases of genuine osteomyelosclerosis. Nevertheless, in relatively recent times, some investigators (TORBEN ANDERSON and GREGERS SØRESEN) have obtained favorable results on removal of the spleen, thus demonstrating that the splenic inhibitory effect on the activity of the bone marrow may be more important that the erythropoietic contribution.

a) Peripheral blood

The quantitative variations of the peripheral blood findings are not so characteristic as the quantitative ones. In fact, leukocytosis or leukopenia, anemia or polyglobulia, and thrombocytosis or thrombocytopenia can occur. There is generally a tendency to polyglobulia and thrombocytosis in the initial stages, while anemic states predominate in the terminal ones.

Leukocytosis is usually seen in typical cases, and may be followed by leukopenia and not infrequently by a pseudoleukemic pattern. The qualitative alternations are characterized by the constant presence in the peripheral blood of immature elements of all three systems. Thus, erythroblasts, myelocytes and megakaryocytes are seen in the circulation, but the degree of maturation of the cells of the separate series is extremely variable and may range from pro-erythroblasts to pyknotic erythroblasts and, for the myelopoiesis, from myeloblasts to metamyelocytes.

As regards the megakaryocytic series, the presence in the blood of large nude megakaryocytic nuclei, which may be surrounded by agglutinates of platelets, and also of young forms interpreted as megakaryoblasts, must be mentioned (ROHR).

The mild hemolytic trend shown by a slight increase of the serum bilirubinemia, with reticulocytosis and reduced osmotic resistance of the erythrocytes, is related to the extramedullary hemopoiesis (BLOCK and JACOBSON).

In some cases, the usually serious hematological status is such that it is difficult to distinguish from that of erythremic myelosis (DI GUGLIELMO) which, as is known, constitutes the red "pendant" of leukemia and is to be considered an autonomous primitive and essential morbid entity, characterized by marked hyperplasia, anaplasia and dysplasia of the erythropoietic cells. The differential limits with patterns of the peripheral blood in erythroleukosis or erythroleukothrombinemic myelosis are even less distinct.

The hemoglobin index has no special diagnostic significance, as it does not depend merely on the extension of the medullary fibrous processes but is rather linked to the degree of hemoblastic reaction in the untouched medullary regions.

The percentage values of calcium and phosphorus in the blood and those of the phosphatasic activity do not show any significant changes.

b) Pathological anatomy

α) *Bone marrow*

The medullary lesions are at first localized in the skeletal sectors, which in adult age still contain active hemopoietic marrow (Oechslin). As the latter is normally more abundant in the skeleton of the trunk, the fibrotic processes characteristic of the disease usually start here.

The fibrous transformation usually occurs in patches disseminated throughout the medulla, which is in hemopoietic activity, while at the same time islets of red marrow appear in the territories at first occupied by fatty tissue as if for a flight of the hemopoiesis from the trunk towards the periphery.

Medullary involvement is first of all (initial stage) shown by the increase of the fundamental intercellular mass, in the midst of which multiply thin and loosely woven reticular fibrils. At the same time, a reduction in the number of the hemopoietic cellular elements has also been observed.

Later (intermediate and osteoidoplastic stage), true and proper hyperplasia of the argentophil fibrils appears and these gradually become dense, while the collagen fibers decrease (Wyatt and Sommers, Waitz). Some of the fibrils are linked together, with a tendency to a reticular arrangement, but most appear to be arranged without order. A homogeneous eosinophil substance arises in between, in the form of thin highly branched osteoid septae (Oechslin). These connect up with the analogous borders, covering the meshwork of the pre-existing spongy tissue until, owing to precipitation of calcium salts (definitive stage of osteoplastic stabilization), the metaplastic transformation in osseous tissue of entangled fibers is complete. The fibrous or fibro-osteoid tissue described contains a good number of giant cells (megakaryocytes or polykaryocytes according to Rohr), young reticular cells, plasmacytes, eosinophil cells, rare mast cells, and often also phagocytes with a hemosiderin content.

The trabeculae of the primitive spongy tissue which remain encircled in islands of medullary fibrous tissue undergo fragmentation, and a pattern similar to that observed in the structural alterations typical of Paget forms may appear. Nevertheless, no agreement has been reached by the various investigators regarding the way in which demolition of the pre-existent lamellary osseous tissue occurs. In fact, Oechslin clearly describes the presence and the activity of osteoclastic elements which erode and thin the osseous trabeculae, and Grieshammer also mentions this point, while Stodtmeister and Sandkuhler, like many other investigators, believe that the absence of any osteoclastic activity has been demonstrated. Even the reactive hyperostosis accompanying the medullary fibrosis occurs non-typically, with slight or no participation of the osteoblasts (Oechslin).

The appearance of small hemorrhagic and necrotic foci in the bone marrow can be observed in both the sclerotic and the untouched areas; this has been cited as evidence of an allergic pathogenesis for osteomyelosclerotic lesions. There is increased proliferation of the lymphocytes, reticular cells, plasma cells and megakaryocytes in the islands of hemopoietic tissue untouched by the sclerosis, in contrast to the picture in myeloid leukemia, where there is a constant reduction in the number of all the other medullary elements.

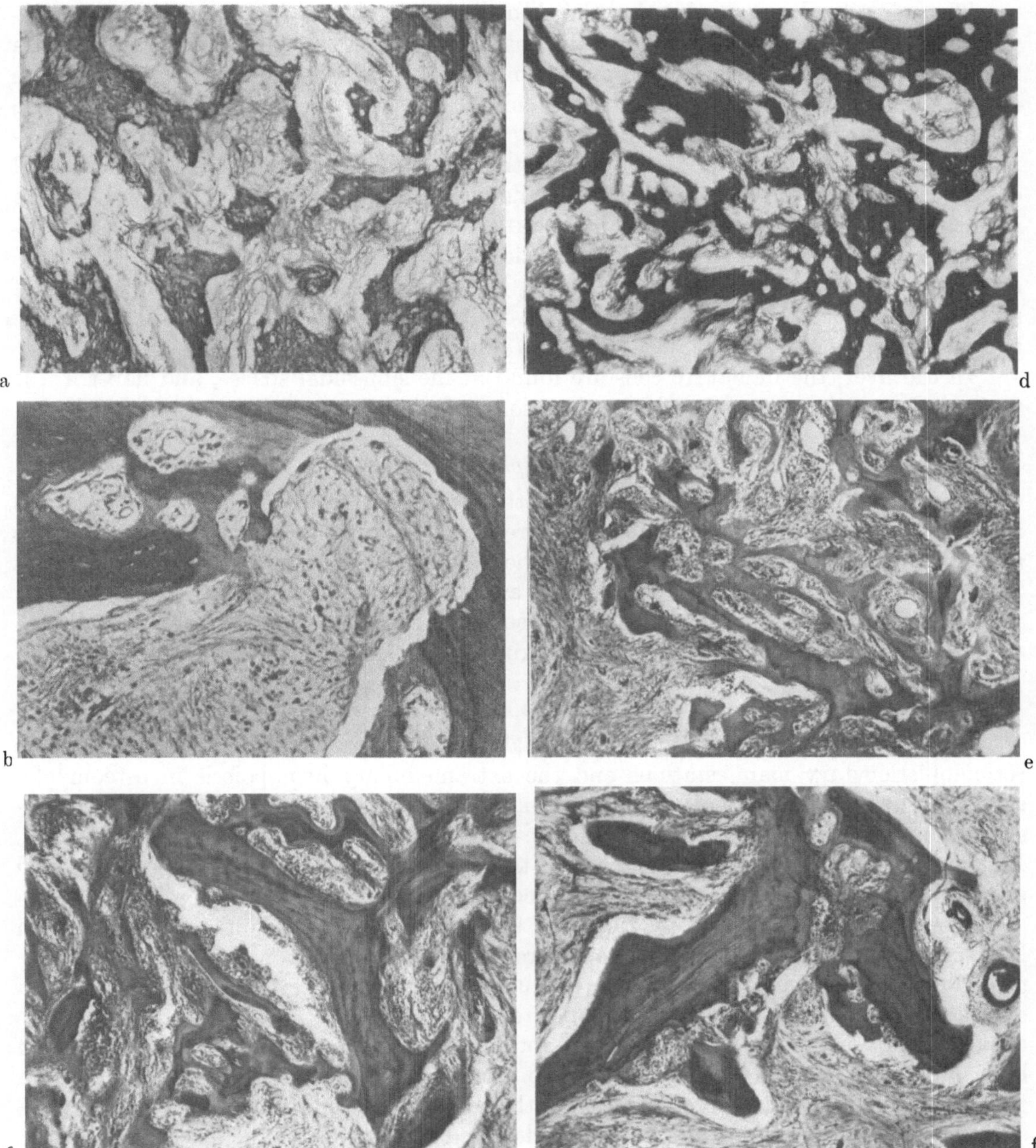

Fig. 1. Osteomyelosclerosis in a female aged 62 years. Biopsy of the tibial tuberosity: a, b, silver impregnation according to BIELSCHOWSKY; c, d, e, f, hematoxylin-eosin staining. (a) (× 100): delicate argirophil fibrillar reticulum with many metaplastic osseous trabeculae; the continuation between the free argirophil fibrils and the internal fibrillar reticulum is observed. (b) (× 46): more mature stage than (a). Argirophil fibrils are thicker. (c) (× 93): lacunar erosion of the pre-existing osseous lamellar substance (osteoclasia) due to a delicate, edematous fibrillar tissue rich in capillaries: the fibrous tissue has proliferated and occupied the space left free by the osseous substance which it is gradually demolishing. (d), (e), (f) (× 46): showing: 1) fibrous tissue; 2) metaplastic osseous trabeculae which appear delicate and clear (colored red in the preparation): 3) residues of original osseous substance which clearly reveal the lamellar structure and are in the form of trabeculae of irregular thickness and dark color (blue in the preparation). (From a personal observation, through the histological cooperation of Prof. L. BELLONI, Milan)

β) Spleen and liver

There is a tendency to abandon the theory which considered extramedullary myelopoiesis as vicarious to progressive weakening of osseous type. There is a tendency to a unitary interpretation, i. e. it is admitted that both the medullary mesenchyma and the diffuse kind are excited by the same morbid agent, which provokes a hemocytogenetic type reaction in the para-hemopoietic organs. Splenohepatic myelopoiesis retains an orthoplastic nature and is of limited and never destructive diffusion. It presents a roughly equal degree of extension in subacute and long-standing cases, which does not correlate with the intensity of the medullary sclerosis (BLANCHI).

It is characteristic of the myelofibrocytic spleen that it contains more or less extensive areas of fibrosis, with aspects recalling those of BANTI's disease. The alternation of areas of hemopoietic proliferation with those of fibrosis explains why the results of splenic ago-puncture are extremely fallacious (LEONARDI and BERTIN).

In the liver, the immature cells are found in the sinusoidal spaces, and never in the periportal ones, in contrast with the situation in leukemia.

γ) Lymph nodes

All the investigators who have studied the lymphatic system in osteomyelosclerosis agree that the lymph nodes show less frequent, less important and less extensive alterations than the spleen. Nevertheless, the follicles in the lymph glands may be completely obliterated by fibrosis and necrosis, and an increase of reticular cells, along with plasmacytes and megakaryocytes, may be observed. The presence of the latter would seem to be a proof that they derive atypically from the reticuloendothelial tissue.

δ) Localizations of o.m.s. in other organs

While infiltration in numerous organs is almost the rule in leukemic diseases, reactive reticulohistiocytary manifestations and the extramedullary hemopoiesis in osteomyelosclerosis generally appear only in the spleen, liver and lymph glands. This has been considered one of the differential characteristics between the two diseases (JACKSON *et al.*). Nevertheless, there is not a single organ in the human body which has not been reported as the focus of heterotopic hemopoiesis in nontypical cases of osteomyelosclerosis.

Pseudotumoral masses away from the skeleton may arise during the disease, with histological structures recalling those of granulomatosis and, in particular, of lymphogranuloma, or with aspects similar to reticulosarcoma. For instance, ROHR describes a solid pseudotumoral formation on the epicardium and BRIELLMANN a mass of mesenteric localization of such volume as to cause symptoms of extrinsic compression of the small and large intestines. These reports appear to confirm the hypotheses of those who maintain that there is autonomous proliferation to the hemopoietic mesenchyma in osteomyelosclerosis which, according to ROHR, can be classified among forms of neoplastic reticulosis.

c) Radiological manifestations of osteomyelosclerosis

In order for the alterations of the osseous tissue provoked by the primary medullary fibrosis to become definitively demonstrable on radiological examination, even when in advanced stages, it is necessary that the demineralization and structural alteration processes are associated with reactive phenomena of endosteal hyperostosis characteristic of the disease. However, for still completely unknown reasons, spongiosclerotic processes, as has been seen, sometimes follow the myelofibrotic alterations. They may be absent throughout the course of the syndrome, or else appear, without any fixed rule, at any time and covering any area, progressing continuously for years or decades, when not occurring in the form of outbursts with varying intervals in between.

According to CANOSSI *et al.* (1969), whose observations cover 49 cases, the incidence of radiologically demonstrable osseous alterations is 47% and the same alterations are

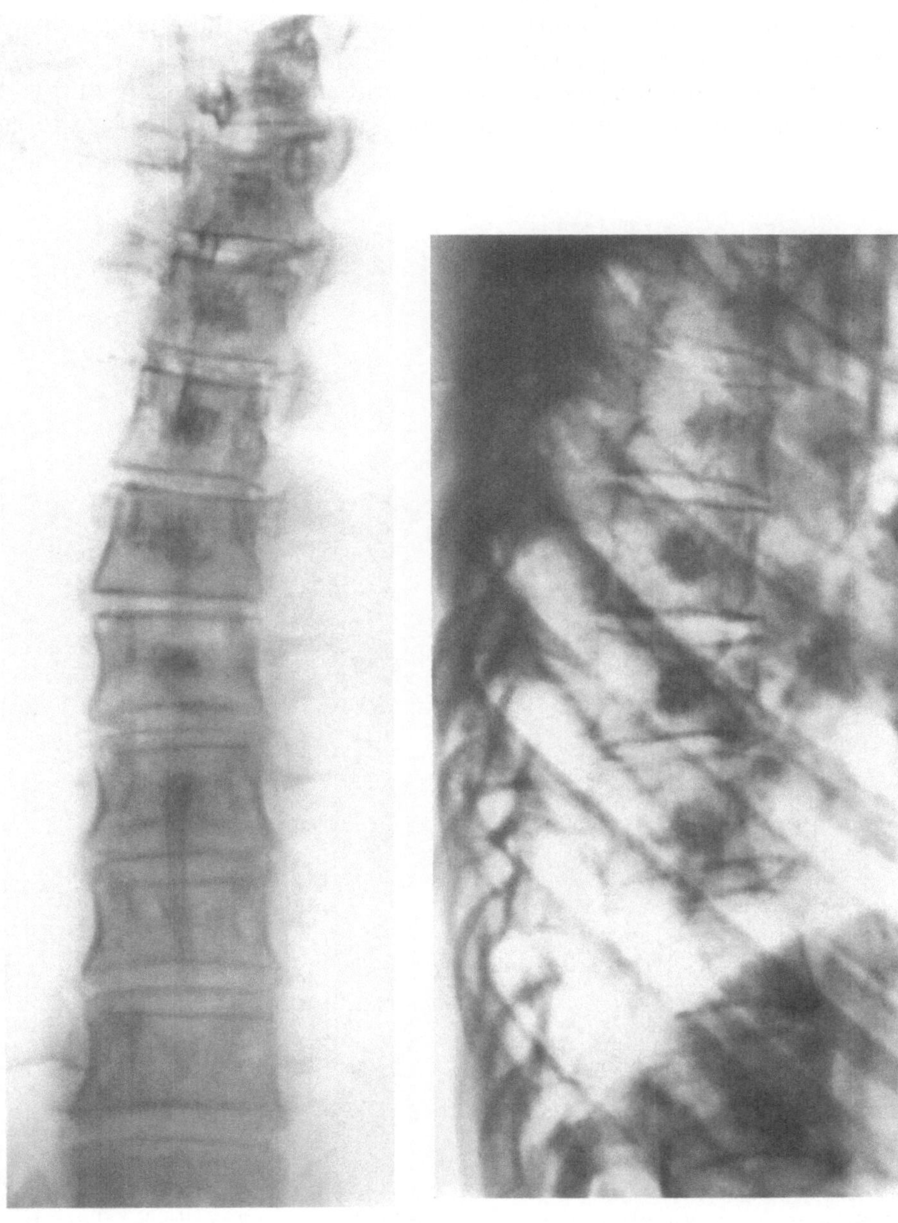

Fig. 2 Fig. 3

Figs. 2 and 3 (Case no. 1 — Personal observation: male aged 38 years). The symptoms first appeared 4 years previously. Orthogonal radiograms of the spine revealed a sclerotic process of the spongy tissue, localized in the center of the vertebral bodies which became opaque and extensive, starting from the lower dorsal metameres where it is hardly apparent, and extending to the upper ones, where it is quite obvious

more frequent in young than in older patients. In the opinion of these authors, there are no definable chronological relationships between clinical onset and appearance of radiological alterations, nor any definite correlation between degree of the radiological findings and time elapsing since clinical onset or severity and duration of the disease's progress.

BOURONCLE and DOAN also X-rayed 69 patients out of 110 suffering from myelofibrosis and found alterations due to spongiosclerosis in 20% but only a slight increase in the density of the skeletal segments checked in 37%.

In turn, in a study of 70 cases of myelofibrosis, Pitcock *et al.* state that the presence or absence of osteosclerosis is closely related to the existence of extensive medullary fibrosis. Fibrosis existed in 65% of the cases with osteosclerosis, while in those progressing without skeletal alterations it was present in only 20%.

In view of these conditions, and as hyperostotic manifestations are always the expression of very advanced medullary alterations, it appears out of place to speak of

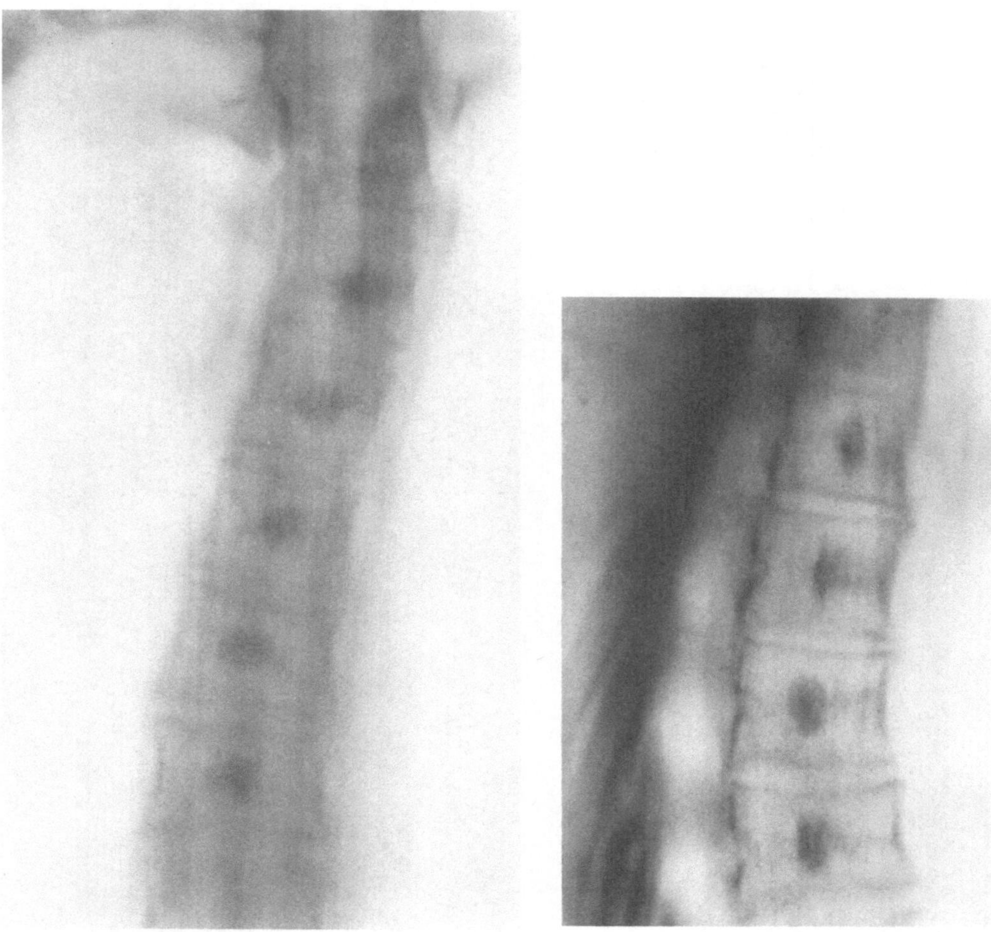

Fig. 4 Fig. 5

Figs. 4 and 5 (Same case). Corresponding to the radiograms of Figs. 2 and 3, confirming the central sclerosis of the vertebral bodies with initial extension towards the anterior half of the vertebra

exclusive radiological diagnosis of the disease, and still more of early diagnosis. This does not, however, reduce the importance of making a careful and systematic radiological examination of the skeleton in every case of hemopathy of doubtful interpretation, as quite frequently such examinations alone help to give an exact diagnosis (Klima *et al.*, Croizat *et al.*, Wieser and Isler).

Tests for reactive C protein gave negative results, while the levels of the phosphatemia, calcemia, and alkaline phosphatase of the serum were normal.

The results of the Wenderly-Wurmann and Hanger's tests were, in contrast, positive.

Counting of the platelets revealed moderate hyperthrombocytosis (359,000).

Protein electrophoresis demonstrated mild total hypoproteinemia (6.50%) with hyperglobulinemia (3.15%) and a reduction of the albumin-globulin ratio. Examination of the fractionated globulins demonstrated that the increase in globulins mainly involved the beta and gamma globulins.

The myelogram, performed on the sternal marrow, showed a poorly cellular marrow, with reduced leuko-erythroblastic ratio; inhibited maturative granuloblastic and erythroblastic curve, with proliferative distorsion in the polychromatophil stage of the erythroblastic curve; presence of elements of medullary irritative appearance of monocytoid aspect, with nuclear pyknosis involving some reticular elements and marked increase of the reticular cells themselves; azurophil hypergranulosis still obvious in the metamyelocytic phase.

Thus, the overall finding was that of medullary inhibition with obvious irritation of the reticulum.

The roentgenograms reproduced in Figs. 2—9 give an example of early diagnosis of osteomyelosclerosis, which was possible only after a radiological examination carried out for tax purposes.

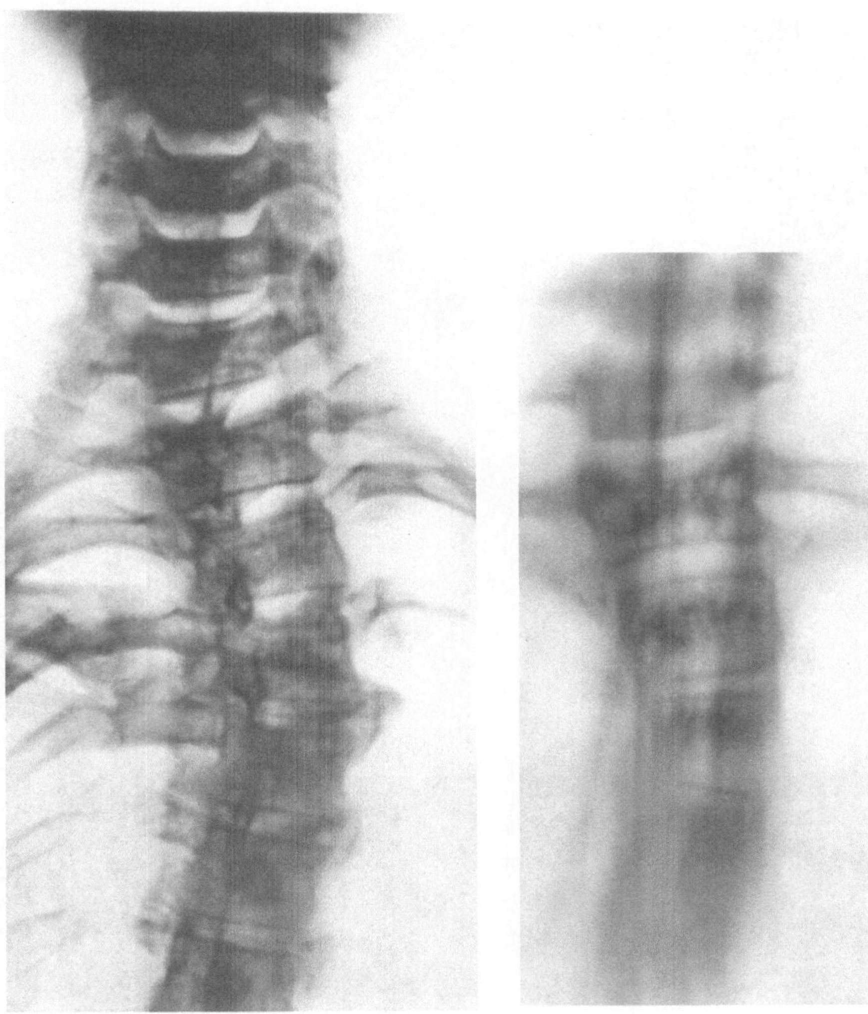

Fig. 6 Fig. 7

Figs. 6 and 7 (Same case). Radiogram and stratigram of the cervico-dorsal passage. The spongy tissue is still more extensive and has assumed the appearance of strips occupying the whole breadth of the vertebral body

The subject concerned is a city policeman, aged 38 years, who had always enjoyed excellent health up to the age of 34 years. For 4 years, he has complained of diffuse pains at the limbs, neck and back, as well as at the large joints. He also noted progressively increasing pallor and tired excessively easily, so that he requested to be taken off the traffic service.

The history and clinical examinations did not show any elements worth mentioning.

Because of the painful symptoms, radiological examination of the spine was requested, and this showed a singular pattern of hyperostosis of the spongy portion of the vertebral bodies.

The laboratory tests demonstrated mild hyperchromic oligemia and moderate leukopenia with relative lymphocytosis. Moderate aniso-poikylocytosis of the blood cells, which appeared mildly hyperchromic, was also noted.

The preferential sites of osteomyelosclerotic processes are generally considered to be the sternum, ribs, scapulohumeral girdle, and pelvis, and also the spine, together with the proximal portion of the extremities. In some cases, which are among those best studied, from the anatomicopathological point of view also, Oechslin observed gradual diffusion of the skeletal alterations of the trunk towards the periphery, and it has been ascertained that lesions of central localization show more advanced evolution than those situated in the extremities.

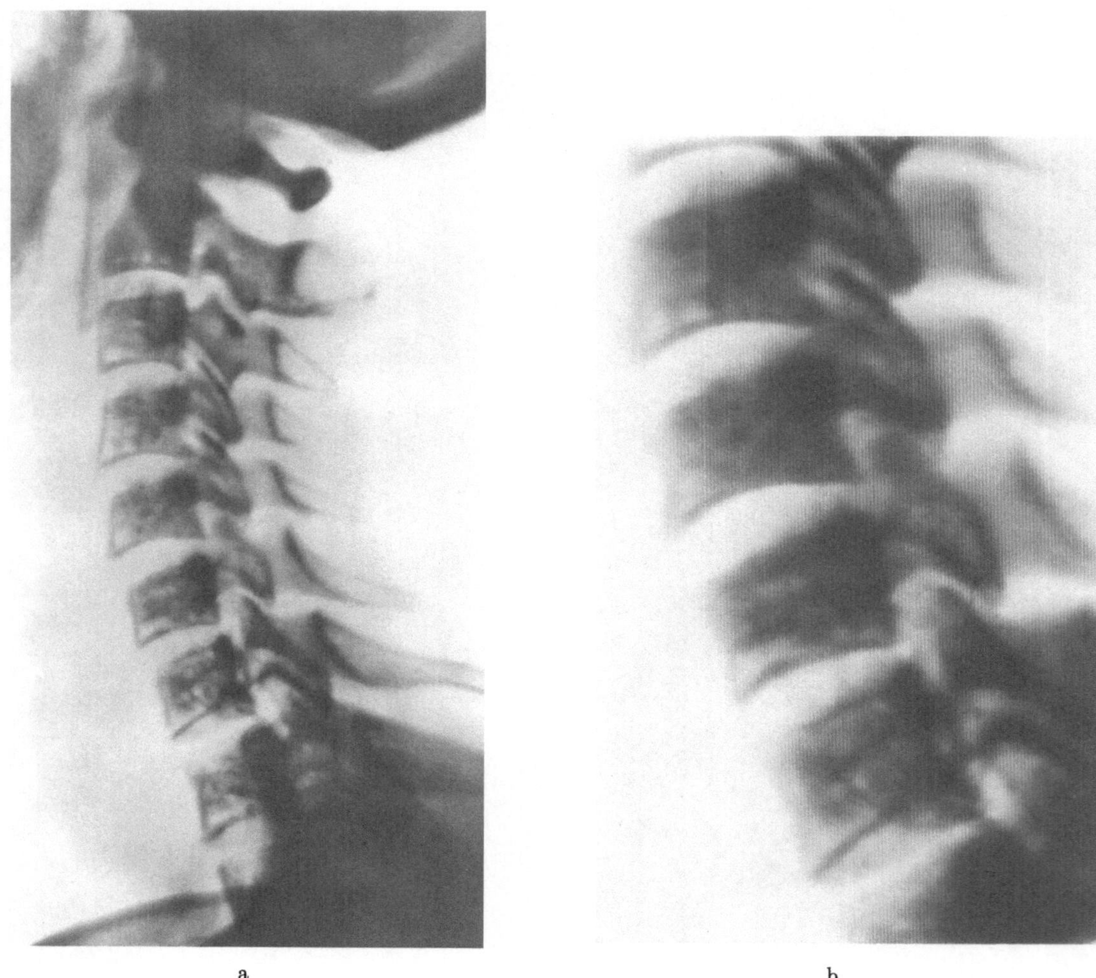

a b

Fig. 8 a, b (Same case). The cervical vertebral bodies are affected with massive hyperostosis and only minimum areoles of transparency remain, mostly situated in the lower half of the bodies themselves

In spite of the fact that the disease generally involves vast sectors of the skeleton, reports of lesions localized only at some osseous segments are available, and it appears to be demonstrated that even the cranium, which is generally respected by osteomyelosclerotic processes, can show isolated alterations of this type (Michou, Antoine, Dornier and Moley).

A characteristic of osteomyelosclerosis is the absence of periosteal reactions, which explains why the shape of the single bones is not altered. Thickenings of the cortex due to osteitic and peri-osteitic reaction have been described only in rare cases with a feverish course. These were Baumgarten-type states of highly feverish course, and occurred in very young children (Hassler and Krauspe, Oesterlin, Overgaard).

The stripping of the compact layer observed radiographically at the diaphyses of the long bones depends on the demolition of the primitive osseous lamellary substance in the deep layers and its replacement with nonmineralized tissue.

Furthermore, the roentgenograms reveal typical cribrate defects of the bone, which indicate the same origin. Besides this, the cortex is not involved in the osteosclerotic processes and, in fact, in elderly patients, may present oridnary regressive senile alterations, with a light thinning and rarefaction due to atrophic porosis, particularly in the deep layers, and, as can be understood, not distinguishable from those described earlier.

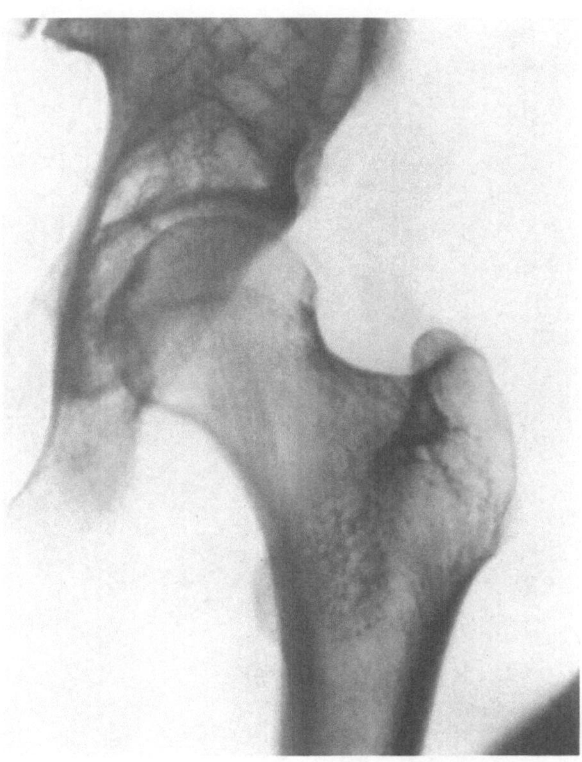

Fig. 9 (Same case). Radiogram of the left coxofemoral region, illustrating thickening of the osseous trabeculae in correspondence to the iliac wing and acetabulum. A group of patches of calcareous opacity is seen in the intertrochantheric region, due to localized spongiosclerosis of infarct-like appearance. It should be mentioned that an identical aspect is symmetrically visible in correspondence to the base of femoral neck on the other side

The alterations in correspondence to the osseous spongy tissue are more characteristic; here the trabeculae become so thick as to appear very squat and not clearly defined, while the network of the surrounding areas undergoes gradual enlargement. Furthermore, the trabeculae show a disordered arrangement, so that orientation along the lines of force disappears.

The metaplastic osseous neoformations in the midst of the fibrous tissue proliferated in the medullary space, here and there completely obliterate the latter, so that disseminated hyperostotic patches of varying size appear. These may run together, giving rise to quite extensive areas where no osseous structure is radiologically recognizable. Nevertheless, only in rare cases does the osteosclerosis reach the degree which is usually observed, for instance, in marble-bone disease, and a maculate appearance of the bone due to the alternation of patches of hyperostosis with areas of normally calcified structure is always recognizable.

Hypertransparent structural lacunae, usually rounded and of distinct outline, but without any marginal edge, may be seen in the midst of the osteosclerotic patches and the areas of plain trabecular thickening, already separated by islands of untouched spongy tissue of normal appearance. These lacunae are related to territories of fibroconnectival invasion, sometimes already in a stage of osteoid transformation, in which all signs of

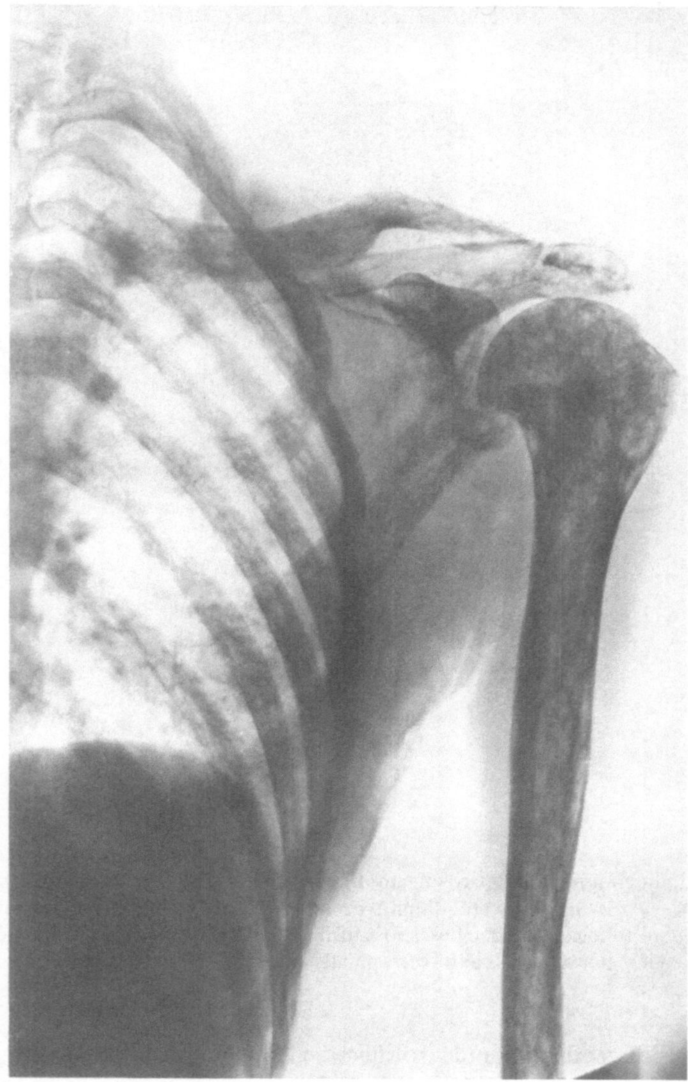

Fig. 10 (Case II — Personal observation: female aged 62 years. See histological findings in Fig. 1). The ribs and the scapulohumeral girdle show diffuse osseous "wormholes." Thinning of the cortex with strips of transparency due to replacement of the internal layers of the lamellary tissue with osteoid tissue (noncalcified) can be seen along the humeral diaphysis, towards the exterior

calcium salt precipitation are still absent. Nevertheless, caution must be taken in interpreting these cystoid areas, because it may happen that islands of spongy tissue untouched by the myeloproliferative processes, and with normal structure and calcification, appear to be hypertransparent because of the great contrast produced by the nearness to thickened trabeculae and hyperostotic patches (Leigh *et al.*, Jacobson *et al.*, Barbaccia, Belloni and Zubiani).

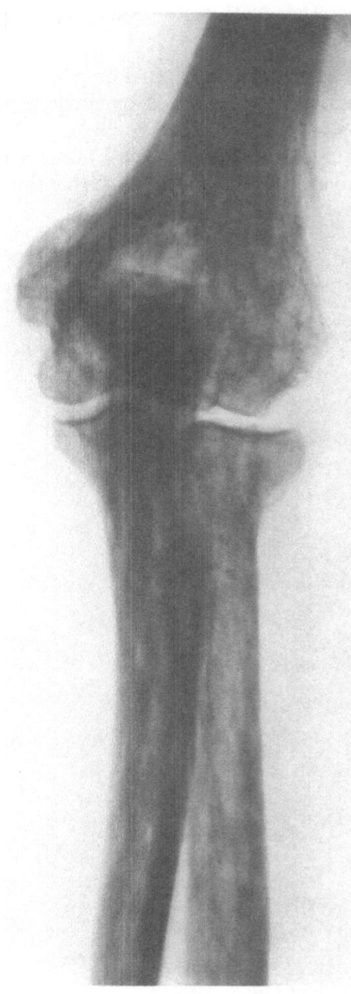

Fig. 11 (Same case — radiogram enlarged). Marked thickening of the osseous trabeculae is observed, along with rounded transparent areolae, particularly at the epicondyles, and stripping of the cortex along both the edge of the humerus and the internal border of the ulna

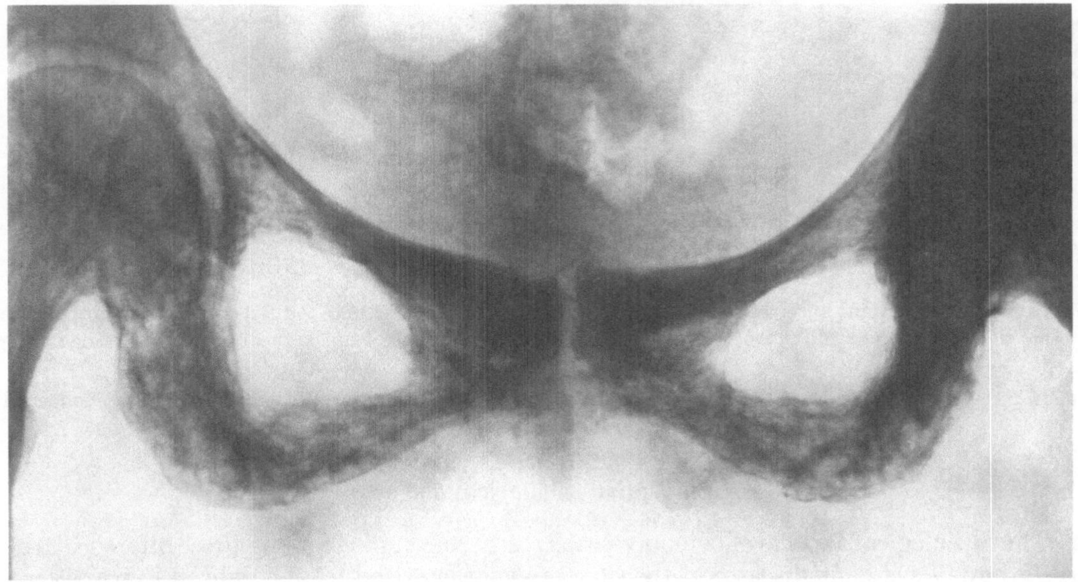

Fig. 12. Osseous sclerosis is massive, with poor visibility of the structure in correspondence to the pubic bone near the symphysis, the acetabulum and the left femur. The typical appearance of osteomyelosclerosis can be seen in the other portions of the ischiopubic branches

A female, aged 62 years, without any previous familial or personal history of illness worth mentioning, who died after an illness lasting 4 years and characterized by progressive anemia with a terminal leukemoid finding.

Promyelocytes, myelocytes, metamyelocytes and a small number of hemocytoblasts were found in the circulation, and the diagnosis of osteomyelosclerosis was made during the patient's life (see pathological findings and Fig. 1).

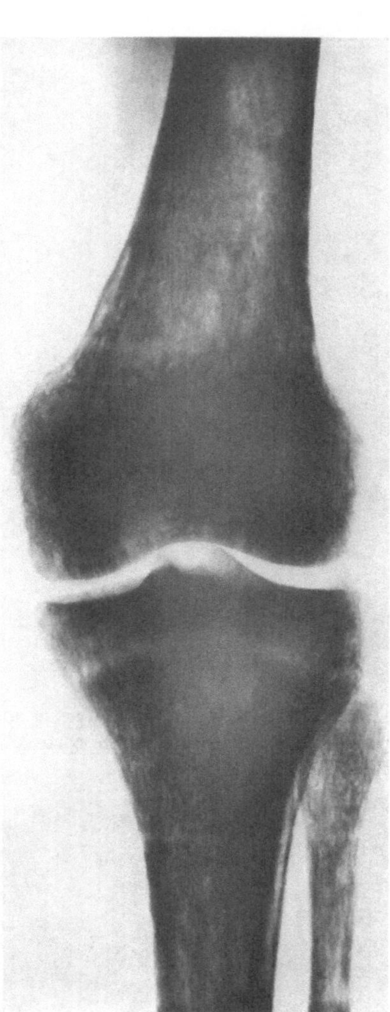

Fig. 13

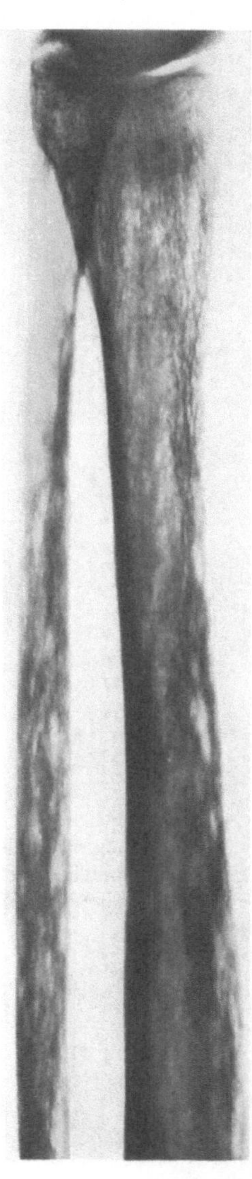

Fig. 14

Fig. 13 (Same case). Right knee. The thinning and stripping of the cortex here too is very obvious, both at the internal side of the femur and at the external edge of the tibia. The distinct appearance of Baty-Vogt striae at the epiphysis, must be pointed out

Fig. 14 (Same case). Rarefactive appearance of the diaphyses of the fibula and tibia. The processes of endosteal hyperostosis make the edges of the medullary canal indistinct and sinuous

d) Differential radiological diagnosis

The radiological aspects of osteomyelosclerosis are included among those offered by the large group of systemic diseases of the skeleton characterized by generalized hyperostosis.

Primary disease of the bone of hereditary nature or of frankly inflammatory or toxic origin as well as states of secondary type mainly due to medullary lesions of leukemic of myelodegenerative lesions form part of this group.

When dealing with these diseases, mention is made not only of hyperostosis but also, and less correctly, of osteosclerosis, which signifies an increase in hardness, rather than in amount of bone tissue. This occurs particularly in the case of some forms which, for historical reasons and from habit (STODTMEISTER) continue to be called by the term osteosclerosis, which signifies increase in the bony substance.

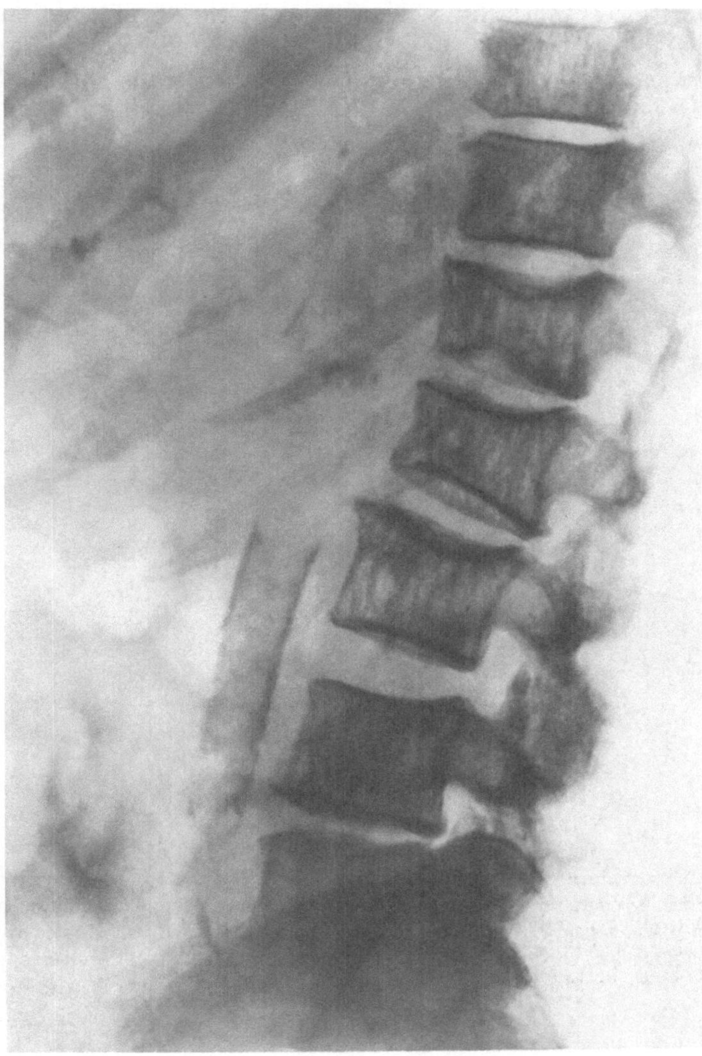

Fig. 15 (Case III — Observation by Dr. T. LEIGH *et al.* — Departments of Radiology and Medicine, Emory University School of Medicine, Atlanta Georgia). Female aged 65 years, with advanced osteosclerosis and moderate splenomegaly. The lumbar vertebrae show a clear example of increase of the trabeculae alternating with zones of hypertransparency, some of which tend to be rounded

The term "generalized hyperostosis" is nevertheless attributed in the strict sense to only one form, which is easily recongized from the classic description by UEHLINGER, where the disease occurs in young people, with symmetrical diffusion of total hyperostosis, i. e. both endosteal and periosteal at the same time, with involvement of the teguments and a monohybrid recessive hereditary course (COCCHI). It is easy to distinguish osteomyelosclerosis from generalized hyperostosis, bearing in mind that periosteal reactions are absent in osteomyelosclerosis. However, it should be borne in mind that in a communication to the 6th International Congress of Radiology, held in London (1950), VOGT considered he was able to define a type of this disease, observed in adults, with a course consisting of periods of exacerbation and with only endo-osteal hyperostosis, where the rad'ographic appearance of the bones is completely identical to that observed, also by ourselves, in confirmed cases of osteomyelosclerosis. The only possible distinction is of histological nature, as in UEHLINGER-type states the newly formed bone shows mature lamellary structure in the osteones, while the medullary cavities contain marrow fat and little lymphoid medulla, and a fibrous medulla is not seen.

The differentiation of o.m.s. from primitive osteosclerosis of hereditary type and endo-osteal onset (marble-bone disease) is not difficult. With regard to ALBERS-SCHÖNBERG (1904) disease, it should be borne in mind that here there is complete radiological ob-

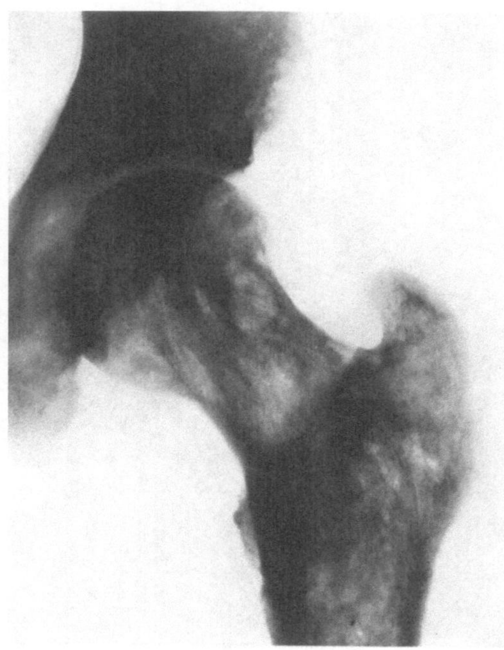

Fig. 16 (Case IV — Observation of the previous investigators). Female aged 61 years, with advanced osteomyelosclerosis. Besides hypoerostotic processes, the upper femoral epiphysis shows areas of rarefaction varying in size with distinct margins and without thickening of the edges. Particularly characteristic are the two pseudocystic images at the base of the head of the femur, with a target-like appearance due to the presence of compact bone in the centre. These areoles cannot be confused with those due to osseous metastases

literation of all osseous structure, while the osteosclerotic process extends more or less uniformly and symmetrically throughout the skeleton, simultaneously involving both the spongy and the cortical tissues of the bone.

It has been seen that, in contrast, the hyperostosis in osteomyelosclerosis, usually reveals a different intensity in the skeletön of the trunk from that in the extremities. Furthermore, it may be of irregular distribution and even limited to isolated skeletal segments, and, what is more, it never involves the osseous cortex.

The epiphyseal annular striae, the key-shaped deformations of the metaphyses, and the parallel zones of sclerosis adjacent to the terminal laminae of the vertebra, along with the thickenings of the base of the skull with reduction of the sella turcica and shrinkage of the foramina for the branches of the nerves, are also absent in osteomyelosclerosis. The medullary canal of the long bones is never completely obliterated, not does the fragility of the bones increase, so that spontaneous fractures never occur.

CAMURATI-ENGELMANN hyperostosis is even less like osteomyelosclerosis, for the very fact that it is of periosteal origin, so that we do not consider it necessary to mention for comparative purposes the characteristics of this hereditary disease.

Marked deformation of the bones is almost constantly seen in Paget's disease, while the structure assumes a cottony appearance. Furthermore, frame thickenings of the vertebrae and pelvic bones are also seen. The alterations may be very extensive, but are never generalized and the base of the cranium is usually untouched. As regards osteomyelitis, including luetic states, the basic characteristic can be considered the presence of periosteal reaction, and, furthermore, the structural alterations are always less uniformly distributed than in osteomyelosclerosis.

Differential diagnosis between o.m.s. and alterations in the bone due to generalized osteoplastic carcinosis may be less simple. From the purely radiographic point of view, the distinction may sometimes even be impossible (BRAUN and KLEINFELDER, PIOVELLA and CURIONO). However, certain cases with carcinomatous diffusion show, side by side with hyperostotic symptoms, alterations of the osteolytic type, which, as has been seen, are completely absent in osteomyelosclerosis.

Skeletal alterations due to leukemia sometimes, but only very rarely, assume a hyperostotic character (STARCICH and ORLANDINI), and it may in fact be said that cases of this type described in the literature have been precisely those erroneously interpreted as secondary to leukemic lesions and really due to primitive osteomyelosclerosis. The streaks of rarefaction of the metaphysis described by BATY and VOGT in leukemia, particularly in young subjects, are not characteristic of this disease, and we ourselves have a confirmed case of osteomyelosclerosis where typical streaks of tibial metaphyseal radiotransparency, precisely interpreted as trophic alteration of BATY-VOGT type, were observed.

The reader is referred to the descriptive part for information on toxic hyperostosis; the commonest form is that due to fluorine (ODENTHAL and WEINECKE). We must also point out that although there may be the possibility of doubt in recent states or those of medium severity, yet in severe cases the ligamentous and tendinous calcifications and sometimes the ossifying myositis processes allow clear differentiation from osteomyelosclerosis. We do not consider that the osteomyelosclerotic manifestations can be confused with those of generalized fibrous osteodystrophy, nor with those of JAFFÉ-LICHENSTEIN type fibrous dysplasia, especially taking into account the distribution of the lesions and the fact that rarefaction areas, although possibly existing, are rarely encountered in ostemyelosclerosis. Furthermore, they are never extensive in the latter diseases, and do not show a limiting border, but appear to be surrounded by the unmistakable nodular patches which give the bone the typical maculate appearance previously described (BARBACCIA and ZUBIANI).

3. Diffuse congenital generalized hyperostosis

This extremely rare morbid form is included in the present article not because a medullary origin in the strict sense of the skeletal alterations distinguishing it has been ascertained, but rather because neither a hereditary character, nor dysendocrine or inflammatory origins are recognized, and it therefore does not form part of these large groups of osteopathies.

In effect, it is an osteopathy of constitutional nature appearing isolatedly and may be considered as a variety, incompatible with life, of states of congenital hyperostosis of unknown cause.

The processes of ossification in this complaint, although not substantially different from the qualitative point of view deviate markedly from normal in the quantitative sense, due to the debility of the changeable tissues, which leads to proportional reduction or complete stoppage of the demolition processes of the newly formed bes meon. Thisenchymal meiopragia appears to occur along with multiple malformations, mainly involving the nervous system. It is believed that both the malformations and the osteoformative alterations are due to a "noxa" acting during fetal life, but other investigators, including Koszewsky, are more inclined to consider a pathogenic action occuring in an early stage of the embryonal period.

The description of this disease is due to Koszewsky, who has related the findings in the case he observed to those previously reported by Assmann and M. B. Schmidt, which presented identical histological aspects. Thus the number of published cases has increased somewhat.

At birth, the fetuses present generalized muscular hypertonia, and hyperostosis spreading to the whole skeleton is radiologically detectable, without any morphological alterations of the single bones and with maintained visibility of the structures. Kowzewsky'scase also showed early ossification of a nucleus of the carpus. Furthermore, as previously stated, there are multiple malformations of the viscera and limbs (microcephalia and talipes equinus in the above case).

Histologically, the existence of endostotic and periostotic processes is demonstrated, and the corresponding scarcity of osteoblastic and osteoclastic cells is characteristic. The lack of parallelism between the apposition of newly formed osseous substance and the lacunar demolition of the pre-existing matter does not permit normal replacement of the primordial spongy tissue with the secondary type. According to Koszewsky, this is the sign that allows differentiation of the complaint from marble-bone disease, where not even a primitive spongy tissue is formed, and where an abnormal bone is produced, not only from the quantitative point of view, but also from the qualitative standpoint. In this type of congenital hyperostosis, the bone marrow is not altered as regards its hemoblastic component. Instead it presents debility of the elements which evolve in an osteoformative sense.

Radiologically, there is no possibility of confusion with other states of cortical hyperostosis in unweaned infants. In fact, generalized luetic ossifying periostitis of the unweaned infant leads not only to thickening but also to deformation of the single bones and, furthermore, the luetic origin has been definitively excluded in the Koszewsky form. Regressive polyosteopathy of de Toni type (which some investigators, including Fanconi, tend to consider as Caffey-Silvermann infantile cortical hyperostosis) is also known as deforming, as it profoundly modifies the morphology, particularly of the long bones, for a process of periosteal apposition of eburnizing nature, already present at birth. In correctly named Caffey disease, the skeletal manifestations are not present at the moment of birth but appear in the first three months of life and are accompanied by swellings of the soft tissues and by fever.

When faced with a finding of generalized osteosclerosis in an unweaned infant, the last thing to consider is an early form of osteomyelosclerosis (Andersen and Lund). This possibility cannot be excluded *a priori*, and the differential diagnosis is based only on the hematological findings and on the pattern of bone marrow puncture. In the case described by Koszewsky as one of congenital hyperostosis, there were absolutely no elements for admitting concomitant involvement of the hemoblastic tissues, and the hemopoietic foci encountered in the spleen and liver did not by any means exceed in number and surface area those usually present in the newborn infant.

References

ANDERSEN, B., LUND, T.: Osteosclerotic anemia in a boy of 17 months. Acta path. microb. scand. **20**, 425–441 (1943).

ANDREASEN, A. P.: Myelofibrosis. Fac. od Med. Copenhagen: Munksgaard (1958).

APITZ, K.: Zur Histogenese der Knochenveränderungen bei osteosklerotischer Anämie. Verhandl. deutsch. path. Gesellsch. **31**, 468–494 (1938).

ASCENZI, A.: Sul significato delle fibrille argentofile nelle mielofibrosi e nelle osteomielosclerosi primitive. Riv. Anat. pat. **17**, VIII–XII (1960).

ASKANAZY, M.: Über extrauterine Bildung von Blutzellen in der Leber. – Verhandl. deutsch. path. Gesellsch. **7**, 58–65 (1904).

ASSMANN, H.: Beiträge zur osteosklerotischen Anämie. Beitr. Path. Anat. **41**, 565–595 (1907).

AUSTONI, M., MASETTO, I., SCANDELLARI, C., BERTIN, G.: La ferrocinetica nelle sindromi osteomielosclerotiche. Riv. Anat. pat. **15**, 584–602 (1959).

BARONE, L., BARISONE, D.: Una osteopatia addensante "sui generis": l'osteomielosclerosi idiopatica dell'adulto. Rad. Med. **49**, 16–33 (1963).

BATY, J. M., VOGT, E. C.: Bone changes of leukemia in children. Am. J. Roentgenol. **34**, 310–314 (1935).

BAUMGARTEN, P.: Myelogene Pseudoleukämie mit Ausgang in allgemeine Osteosklerose. Arbeit aus d. path. Inst. Tübingen **2**, 499–528 (1899).

BIANCHI, C.: Etiopatogenesi delle cosidette "mielosi croniche non leucemiche" o "pseudoleucemiche". Medicina (Parma) **4**, 253–320 (1954).

— Simposio sulle osteomielosclerosi. Riv. Anat. pat. **17**, XIII–XX (1960).

BIANCHI, L.: Primäre oder sekundäre Osteomyelosklerose. Path. Microbiol. **25**, 322–326 (1962).

BICKEL, G.: Les Ostéomyéloscléroses et leur traitement. Vie méd. **45**, 249–260 (1964).

BIRKNER, R., FREY, J. G.: Über die röntgenologischen hämatologischen und patologisch-anatomischen Grundlagen der Anaemia leuco-erythroblastica mit Myelosclerosis vom Typ Vaughan. Fortschr. Röntgenstr. **77**, 287–297 (1952).

BONECHI, I: Alterazioni ultrastrutturali delle piastrine in un caso di osteomielosclerosi con trombocitemia. Minerva med. **56**, 1556–1560 (1965).

BOURONCLE, B. A., DOAN, C. A.: Myelofibrosis. Clinical haematologic and pathologic study of 110 patients. Am. J. med. Sci. **243**, 697–715 (1962).

BRIELLMANN, A.: Beitrag zur Kenntnis der Osteomyeloreticulosen. Acta haemat. **13**, 77–90 (1955).

BUFANO, M.: L'inquadramento delle fibrosi e delle osteosclerosi criptogenetiche del midollo osseo tra le sarcomatosi poliblastiche del sistema delle cellule istiocitarie. Minerva Med. **56**, 3975–3979 (1965).

CAFFEY, J.: Pediatric X-ray diagnosis. Chicago: The year book publishers (1956).

CAFFEY, J., SILVERMAN, W. A.: Infantile cortical hyperostoses. Am. J. Roentgenol. **54**, I–16 (1954).

CAMURATI, M.: Di un raro caso di osteite simmetrica ereditaria degli arti inferiori. Chirg. Org. Mov. **6**, 662–665 (1922).

CANOSSI, G. C., ASCARI, F., ROMAGNOLI, R., PERUGINI, S.: Alterazioni radiologiche dell'apparato scheletrico nella mielofibrosi idiopatica. Rad. Med. **55**, 97–116 (1969).

CATTAN, R., FRUMUSAN, P., BILSKI-PASQUIER, G.: Sur un cas de érythroblastose chronique de l'adulte avec osteosclèrose. Sang (Paris) **23**, 664–672 (1952).

CAUCHIE, C., DENOLIN-REUBENS, R., DUSTIN, P. JR.: Hypertrophie pseudotumorale du mesentère dans un cas de myélosclerose. Rev. Hématol. **13**, 422 (1958).

CHIARIOTTI, F., MODA, S.: Contributo allo studio dell'osteomielosclerosi idiopatica. Minerva med. **58**, 3526–3535 (1967).

CHURG, J., WACHSTEIN, M.: Osteosclerosis, myelosclerosis and leukemia. Am. J. med. Sci. **207**, 141–152 (1944).

COCCHI, U.: Erbschäden mit Knochenveränderungen. Lehrbuch der Röntgendiagnostik von SCHINZ, H. R. *et. al.* p. 621–813. Stuttgart: Thieme (1950).

CORTEZ, J., PIMENTEL: Metaplasia meilóide agnogénica com osteomielosclerose. Nova contribuiçao para o conhecimento da sua natureza e patogenia. Gaz. méd. port. **12**, 31–52 (1959).

CRAIL, H. W., ALT, H. L., NADLER, W. H.: Myelofibrosis associated with tubercolosis. Blood **3**, 1426–1444 (1948).

CROIZAT, P., REVOL, L., MOREL, P., MOURIQUAND, CL., DRAPIER (Mun).: A propos de 42 cas cliniques de réticulomyélose aleucémique essentielle (ostéofibro-reticulomyélose) Sang (Paris) **29**, 346–383 (1958).

DAMESHEK, W.: Some speculations on the myeloproliferative syndromes. Blood **6**, 372–375 (1951).

DE TONI, G.: Una nuova osteopatia infantile: la poliosteopatia deformante connatale regressiva. Radioter. Fis. Med. N. S. **9**, 47–58 (1943).

DI GUGLIELMO, G.: Fisiopatologia splenica nell'osteomielosclerosi. Acta md. Patavina **14**, 355–364 (1954).

— La malattia osteomielosclerotica. Prog. Med. **12**, 353–360 (1956).

DUBOIS-FERRIERE, H., DELLA SANTA, R.: Splénomégalie érythroblastique et myélosclérose. Schweiz. med. Wschr. **79**, 830–835 (1949).

DUSTIN, P.: Blood changes produced by metastases in bone marrow. Acta med. scand. **125**, 220–235 (1946).

ENGELMANN, G.: Ein Fall von osteopathia hyperostotica (sclerotisans) multiplex infantilis. Fortschr. Röntgenstr. **39**, 1101–1106 (1929).

FANCONI, G.: Über generalisierte Knochenerkrankungen im Kindesalter. Haelv. Paed. Acta **2**, 3–32 (1947).

FERRARA, A.: Emopatie con mielofibrosi ed osteomielosclerosi. Atti XV Congr. Soc. Ital. di Ematologia. Roma E. M. E. S. Ott. 1957.

FERRATA, A., STORTI, E.: Le malattie del sangue. 2 a Ediz. – Vol. **2**, Milano, Vallardi (1958).

FRAENKEL, E.: Über die sogenannte Pseudoleukämie. Verhandl. deutsch. path. Gesellsch. **15**, 5–21 (1912).

FRANK, H. R., BREITKREUTZ, H.: Beitrag zur osteosklerotischen Anämie. Z. klin. Med. **144**, 89 (1944).

GIEGLER, I.: Osteomyelosklerose und intravitale Knochenbiopsie. Folia haemat. (Lpz.) **81**, 206–215 (1963).

GRIESHAMMER, W.: Beitrag zur sogen. osteosklerotischen Anämie. Verhandl. deutsch. path. Gesellsch. **30**, 381–389 (1937).

HADNAGY, C.: La forma de los hematies en los enfermos afectos de osteosclerosis-mielofibrosis y de anemia perniciosa. Sangre (Barcelona) **14**, 421–426 (1969).

HALLEY, P., OLIVIERA, H. P. DE, DIAS, L. B., PAOLA, D. DE: Osteomielosclerosis por carcinose osteoplástica difusa. Apresentaçao de um caso de origem gastrica. O. Hospital **57**, 13–21 (1960).

HARTMANN, G., KLIMA, R., CZITOBER, H., RIEDER, H.: Zur Klinik und Pathologie der Osteomyelosklerose. Wien. Z. inn. Med. **40**, 437–454 (1959).

HASSLER, E., KRAUSPE: Beobachtungen über generalisierte Knochenerkrankungen des Kindes. Virch. Arch. **2900**, 193 (1933).

HEATH, C. W. JR., MOLONEY, W. C.: The Philadelphia chromosome in an unusual case of myeloproliferative disease. Blood **26**, 471–478 (1965).

HEILMEYER, L., BEGEMANN, H.: Blut und Blutkrankheiten. Berlin: Springer (1951).

HELLER, E., LEWISOHN, M. G., PALLIN, W. E.: Aleukaemic myelosis. Am. J. Path. **23**, 327–365 (1947).

HEUCK, G.: Zwei Fälle von Leukämie mit eigenthümlichem Blut- resp. Knochenmarksbefund. Virchows Arch. path. Anat. **78**, 475–469 (1879).

HIRSCHFELD, H.: Die generalisierte aleukämische Myelose und ihre Stellung im System der leukämischen Erkrankungen. Z. klin. Med. **80**, 126–173 (1914).

HITTMAIR, A.: Megacaricoytenleukämie und Osteomyelosklerose, ein einheitliches Krankheitsgeschehen. Klin. Wschr. **23**, 71–73 (1944).

HUBER, H., LEWIS, S. M., SZUR, L.: Anämie und Gesamtmenge zirkulierender Erythrocyten bei Osteomyelosklerose. Klin. Wschr. **1965**, 758–762.

— — — Zur Anämie bei Osteomyelosklerose. Blut **18**, 257–263 (1969).

HUTT, M. S. R., PINNIGER, J. R., WETHERLEYMEIN, G.: The myeloproliferative disorders. With special reference to myelofibrosis. Blood **8**, 295–314 (1953).

IORDACHESCU, G., GHEORGHIU, C.: Consideratii asupra unui caz de osteomielosclerozа. Med. interna (Bucaresti) **19**, 759–765 (1967).

JACKSON, H., PARKER, F., LEMON, H. M.: Agnogenic Myeloid metaplasia of the spleen. New Engl. J. Med. **222**, 985–995 (1940).

JACOBSON, H. G., FATEH, H. J., SHAPIRO, J. H., SPAET, T. H., POPPEL, M. H.: Agnogenic myeloid metaplasia myéloïde. Radiology **72**, 716–725 (1959).

JEANNET, M., DUBOIS, H., FERRIERE: A propos d'un cas d'ostéomyélosclérose avec hypersplénisme. Rémission prolongée après splénectomie. Schweiz. Med. Wschr. **1960**, 316–320.

JEQUIERDOGE, E., HOFSTETTER, J.-R., SAUDAN, Y.: Le syndrome ostéomyélosclérose-ostéomyélofibrose. Ses caractéristiques et ses limites (à propos de huit cas personnels). Praxis **1961**, 275–283.

JORES, A.: Ein Fall von aleukämischer Myelose des gesamten Skelettsystems. Virchows Arch. path. Anat. **265**, 845–851 (1927).

KERNEIS, J. P., SAVOIE, J. C.: L'ostéomyélosclérose et les réactions de la substance osseuse dans la splénomégalie myéloide de l'adulte. Sang (Paris) **24**, 833–849 (1953).

KIOSSOGLOU, K. A., MITUS, W. J., DAMESHEK, W.: Cytogenetic studies in the chronic myeloproliferative syndrome. Blood **28**, 241–252 (1966).

— — — A direct method for chromosome studies of human bone marrow. Amer. J. clin. Path. **41**, 183–187 (1964).

KLIMA, R., RETTENBACHER-DAUBNER, H., RIEDER, H.: Myelomähnliche Paraproteinämie bei Osteomyelosklerose. Wien. Z. inn. Med. **43**, 189–199 (1962).

— BEYREDER, J., RIEDER, H.: Die Osteomyelosklerose. Bericht über 50 eigene Beobachtungen. Wien. Med. Wschr. **108**, 425–428 (1958).

KOSZEWSKI, B. J.: Angeborene diffuse generalisierte Hyperostose. Schweiz. Z. Path. Bakt. **12**, 41–53 (1949).

KUNZ, G.: Zur Pathogenese der Osteomyelosklerose. Med. Welt **2**, 76–81 (1962).

LAMBERS, K.: Zum Krankheitsbild der Osteomyelosklerose. Ärztl. Wschr. **1960**, 180–182.

LEHNDORF, H., ZAK, E.: Myeloide Leukämie im Greisenalter mit eigenartigen histologischen Befunden. Folia haemat. **4**, 636–652 (1907).

LEIGH, T. F., CORLEY, C. C., HUGULEY, C. M., ROGERS, J. V.: La myelofibrose. Amer. J. Roentgenol. **82**, 183–193 (1959).

LEONARDI, P., BERTIN, G.: Reperti bioptici splenoepatici nell'osteomielosclerosi. Riv. Anat. pat. **15**, 368–376 (1959).

LEWIS, M. D., SZUR, Z. L.: Malignant myelosclerosis. Brit. med. J. **1963**, 472–477.

LOFFLER, H., SCHULTIS, K.: Die Behandlung der Hämoblastosen und malignen Lymphome. I. Leukosen, Polycythämia vera und Osteomyelosklerose. Med. Welt. **1**, 96–100 (1968).

MARCHAL, G., DUHAMEL, G., PERLES, S.: Sur deux cas de splénomégalie myéloide avec ostéomyélosclérose terminés par une transformation réticulaire maligne. Bull. Soc. méd. Hôp. Paris **113**, 619–625 (1962).

MAYER, G., MAYER, S., WAITZ, R.: Anticoagulant antiplaquettaire passager et cellules de Hargraves au cours d'une ostéomyélosclérose. Acta haemat. **32**, 206–220 (1964).

Marson, F. G., Meynell, M. J.: Polycythemia and myelosclerosis. Brit. med. J. **1**, 1113 (1952).

Martin, H.: Regressive Knochenmarkveränderungen bei Leukosen unter besonderer Berücksichtigung ihrer Abgrenzung gegenüber Myelofibrose und Osteomyelosklerose. Zbl. allg. Path. Anat. **112**, 310–320 (1969).

— Schubert, J. C. F.: Die zytostatische Behandlung der Polycythaemia vera mit einem methylbenzyl-hydrazin-derivat. Dtsch. med. Wschr. **91**, 55–57 (1966).

Martinez-Penuela, J. M.: Osteomieloesclerosis. Rev. clin. esp. **91**, 29–33 (1963).

Marzocchi, G.: Contributo alla conoscenza della osteomielosclerosi. G. Clin. med. **40**, 1264–1270 (1959).

Merker, H., Heilmeyer, L.: Die alkalische Phosphatase neutrophiler Leukocyten. Dtsch. med. Wschr. **1960**, 253–258.

Michou, P., Antoine, M., Dornier, R., Moley, B.: Localisation cranienne isolée d'une ostéosclérose au cours d'une splénomégalie myéloïde. J. Radiol. Electrol. **39**, 572–573 (1958).

Miller, F.: Pathologisch-anaomische Untersuchungen über die lienale aleukämische Myelose und ihre Beziehungen zu anderen Blutkrankheiten. Frankf. Z. Path. **62**, 442–474 (1951).

Mori, A., Repossi, G.: Considerazioni su un caso di osteopatia addensantee generalizzata dello scheletro e suo inquadramento clinico radiologico e nosologico nelle osteomielo-sclerosi primitive. Pathologica **51**, 579–588 (1959).

Müller, D.: Die Bedeutung der alkalischen Leukocyten-Phosphatase für die Differential-Diagnose leukämischer Krankheitsbilder. Med. Welt **16**, 1036–1049 (1968).

— Haussmann, W., Lebherz, R.: Studium der Proliferationsdynamik von Blutzellen mit Hilfe cytophotometrischer DNS-Bestimmungen in der Einzelzelle. II. Untersuchung der Erythropoiese. Klin. Wschr. **47**, 49–57 (1969).

— Studium der Proliferationsdynamik von Blutzellen mit Hilfe cytophotometrischer DNS-Bestimmungen in der Einzelzelle. I. Mitteilung. Untersuchung der Myelopoiese. Klin. Wschr. **1966**, 174–180.

Nauwerck, C., Moritz, P.: Atypische Leukämie mit Osteosklerose. Deutsches Arch. Klin. Med. **84**, 558–578 (1905).

Nowell, P. C., Hungerford, C. A.: Chromosome studies in human leukemia. IV. Myeloproliferative syndrome and other atypical myeloid disorders. J. nat. Cancer Inst. **29**, 911–931 (1962).

Nowotny, P.: Bioptische Befunde bei der Osteomyelosklerose. Z. ges. inn. Med. **19**, 197–200 (1964).

— Schulz, K.: Der diagnostische Wert der alkalischen Leukozytenphosphatase bei Osteomyelofibrosen und Osteomyelosklerosen. Folia haemat. (Lpz). **90**, 40–54 (1968).

Odenthal, H., Wienecke, H. L.: Intossicazione cronica da fluoro e osteomielosclerosi. Dtsch. Med. Wschr. **84**, 725–728 (1959).

Oechslin, R. J.: Osteomyelosklerose und Skelett. Acta haemat. **16**, 214–234 (1965).

Oesterlin, E.: Ein Fall kombinierter Knochen-Bluterkrankung. Virch. Arch. **247**, 589–598 (1923).

Oudea, P.: Ostéomyélosclérose (splénomégalie myéloide). France méd. **22**, 195–204 (1959).

Overgård, K.: Ein Fall von osteosklerotischer Anämie. Acta radiol. **17**, 51–67, (1936).

Papageorgiou, A.: Diagnostik der Myelofibrosen und Osteomyelosklerose. Dtsch. med. Wschr. **1965**, 436–437.

Pawelski, S., Maj, St., Topolska, Paula: Chromosomal abnormalities of spleen Cells in Osteomyelosclerosis. Acta haemat. **38**, 397–402 (1967).

Pitcock, J. A., Reinhard, E. H., Justus, B. W., Mendelsohn, R. S.: A clinical and pathological study of seventy cases of myelofibrosis. Ann. int. Med. **57**, 73–84 (1962).

Poinso, R.: Osteomyelosklerosis. Marseille-Méd. **97**, 59–74 (1960).

Regolisti, M., Lommi, G.: Su un caso di osteomielosclerosi acquisita. Haematologica **51**, 325–331 (1966).

Reiche, F.: Aleukämische Myelose und Osteosklerose. Med. Klin. **23**, 981–983 (1927).

Rohr, K.: Myelofibrose und Osteomyelosklerose (Osteomyeloretikulose-Syndrom). Acta haemat. **15**, 209–234 (1956).

— Der Formenkreis des Myelofibrose-Syndroms. Acta haemat. **20**, 63–64 (1958).

Rosenberg, H. S., Taylor, F. M.: The myeloproliferative syndrome in children. J. pediatr. **52**, 407–415 (1958).

Rosenthal, N., Erf, L. A.: Clinical observations on osteopetrosis and myelofibrosis. Arch. int. Med. **71**, 793–813 (1943).

Rothenbucher, G., Schober, B., Braunsteiner, H.: Chromosomenuntersuchungen bei Polycythaemia vera und Osteomyelosklerose. Wien. Z. inn. Med. **44**, 125–129 (1963).

Ruberti, A., Biolcati Rinaldi, A., Mirizio, A., Vallini, A.: L'osteomielosclerosi tipo Baumgarten. Arcisped. S. Anna Ferrara **20**, 45–76 (1967).

Sanchetti, P.: Osteomielosclerosi idiopatica nell'adulto tipo Heuck. Minerva med. **56**, 465–472 (1965).

Schmidt, M. B.: Über angeborene Osteoksleroscn. Zbl. Path. Anat. **18**, 817 (1907).

— Über osteosklerotische Anämie und Albers-Schönbergsche Krankheit. Beitr. path. Anat. **77**, 158–173 (1927).

Schwartz, E.: Ein Fall von Leukämie mit Riesenzellenembolie und allgemeiner Osteosklerose. Ztschr. Heilk. **22**, 294–333 (1901).

Sciarra, D., Bonan, R.: Contributo clinico ed anatomopatologico allo studio dell'osteomielosclerosi. Riv. Anat. pat. **16**, 444–481 (1959).

Schulz, K.: Die Bedeutung der intravitalen Knochenbiopsie zur Diagnostik der Osteomyelosklerose. Folia haemat. (Lpz.) **81**, 249–256 (1964).

Serre, H., Izarn, P., Barjon, M.-C., Simorre, M. R.: Ostéomyélosclérose a forme hémorragique évoluant depuis six ans; effets de la splénectomie. Montpellier méd. **58**, 106–115 (1960).

Starcich, R., Orlandini, L.: La struttura dell'osso leucemico. Giorn. di Clin. Med. **36**, 596–651 (1955).

Stobbe, H.: Die Stellung der Osteomyelosklerose innerhalb der myeloproliferativen Erkrankungen. Dtsch Gesundh.-Wes. **1965**, 13–20.

Stodtmeister, R., Sandkühler, St.: Knochenmarkatrophie und Knochenmarkfibrose. Dtsch. med. Wschr. **76**, 1431–1433 (1951).

— — Laur, A.: Osteosklerose und Knochenmarkfibrose. Stuttgart: Thieme (1953).

Sundberg, R. D., Spink, W. W.: The histopathology of lesions in the bone marrow of patients having active brucellosis. Blood Special Issue **1**, 7 (1947).

Szur, L., Smith M. D.: Red-cell production and destruction in myelosclerosis. Brit. J. Haemat. **7**, 147–168 (1961).

Taylor, H. E., Simpson, W. W.: Bone marrow fibrosis developing in aleukaemic myelosis. Blood **5**, 348–357 (1950).

Trenta, A., Birarelli, B.: Rilievi clinico-statistici sulle osteomielosclerosi cosiddette "primitive". Considerazioni su tre casi. Rad. med. **45**, 929–943 (1959).

Tudoranu, Gh., Popa, Gh., Dobrescu, G.: Contributii la studiul osteomielosclerozei. Med. interna **15**, 31–37 (1963).

Uehlinger, E.: Hyperostosis generalisata mit Pachydermie. Fortschr. Röntgenstr. **67**, 8–16 (1943).

Vaughan, J.: Leuco-erythroblastic anemia. J. Path. Bact. **42**, 541–546 (1936).

Vogt, A.: Osteosklerose bei Blutkrankheiten (Die osteosklerotische Anämie vom Typus M. B. Schmidt und die osteosklerotische Leukämie). Fortschr. Röntgenstr. **71**, 697–717 (1949).

— Die generalisierte Hyperostose und ähnliche Systemerkrankungen der Knochen. Fortschr. Röntgenstr. **73**, 411–442 (1950).

Waitz, R., *et al.*: Splénomegalie myéloïde et autres formes d'ostéomyélosclérose. Encyclopédie Médico-Chirurgicale **13011** C[10], Paris (1963).

— Des lésions anatomiques de al moelle osseuse dans les panmyélophtisies cryptogénétiques. Sang (Paris) **20**, 485–490 (1949).

Webb, G.: Über einen Fall von myeloider Leukämie mit Osteosklerose und sogenannter Riesenzellenembolie. Diss. Breslau (1911).

Wieser, C., Isler, U. M.: Viszerale Röntgenbefunde bei Osteomyelosklerose. Radiol. clin. **26**, 329–333 (1957).

Wintrobe, M. M.: Clinical hematology. Philadelphia: Lea & Febiger (1952).

Wyatt, I. P., Sommers, S. C.: Chronic marrow failure, myelosclerosis and extramedullary hematopoiesis. Blood **5**, 329–347 (1950).

Zeumer, G., Schmutzler, W., Herrmann, W. R.: Zur osteomyelosklerotischen Anämie. Bruns' Beitr. klin. Chir. **206**, 287–304 (1963).

Zypkin, S. M.: Ein Fall von lymphatischer Pseudoleukämie mit Osteosklerose und Ausgang in akute lymphatische Leukämie. Folia haemat. **35**, 7–20 (1928).

E. Zirkulatorische Knochenveränderungen

Von

J. Franzen

Mit 95 Abbildungen, in 233 Einzeldarstellungen

I. Die akute Sudeck-Kienböck'sche Knochenatrophie Das Sudeck-Syndrom*

1. Historischer Rückblick und Begriffsbestimmung

Im April 1900 berichtet SUDECK auf dem 29. Kongreß der Deutschen Gesellschaft für Chirurgie zu Berlin erstmalig über eine bis dahin unbekannte Form der Knochenatrophie. SUDECK spricht von der „*akuten entzündlichen Knochenatrophie*". Diese bei akut entzündlichen Affektionen der Knochen und Gelenke und bei Verletzungen der Gliedmaßen, vor allem bei Frakturen auftretende Knochenatrophie nimmt seines Erachtens eine Sonderstellung ein. Sie ist von den bis dahin bekannten Formen der senilen Atrophie und der Inaktivitätsatrophie des Knochens in wesentlichen Dingen zu unterscheiden.

Mit einer Demonstration von Röntgenbildern weist SUDECK die *Schnelligkeit der Entstehung einer solchen Atrophie, deren Ausdehnung auch auf fern vom eigentlichen Krankheitsherd gelegene Gliedmaßenabschnitte und schließlich ihre Rückbildungsfähigkeit* nach. Gleichzeitig stellt er die Unterschiede im röntgenanatomischen Substrat beim Vergleich der verschiedenen Formen der Knochenatrophie heraus. Er spricht von einer *ungleichmäßigen scheckigen Zeichnung der Struktur bei der akuten entzündlichen Knochenatrophie*, die im Gegensatz zur gleichmäßig vermehrten Strahlendurchlässigkeit der Knochen bei der Inaktivitätsatrophie steht. Untersuchungen über die Zeit, innerhalb der nach Eintritt einer Fraktur die Atrophie deutlich erkennbar ist, zeigen, daß durchschnittlich bereits 6—8 Wochen nach einem Unterschenkelbruch eine Abnahme der Knochensubstanz im Fußskelett vortritt.

Die röntgenologisch nachweisbaren Veränderungen führt SUDECK auf Knochenschwund zurück. Bei den entzündlichen Prozessen erklärt er diesen als Folge einer Propagation des entzündlichen Prozesses in die Nachbarschaft, ohne dabei eine Invasion von Mikroorganismen auch in die vom Entzündungsherd fernen Skelettabschnitte anzunehmen. Er vermutet eine aktive Atrophie im Sinne einer das physiologische Maß überschreitenden Knochenresorption. Trotz seiner subtilen Beobachtungen ordnet SUDECK zum Zeitpunkt dieses ersten Berichtes die Knochenatrophie bei den von ihm demonstrierten Frakturen dagegen noch als Inaktivitätsatrophie ein. Die Vorstellung der Inaktivität bei der Behandlung von

---

* Für die Überlassung von Abbildungen danke ich:
Herrn Prof. Dr. med. L. DIETHELM, Direktor des Institutes für Klinische Strahlenkunde der Universität Mainz
Herrn Dr. med. E. BOSE, Wiss. Ass. am Institut für Klinische Strahlenkunde der Universität Mainz
Herrn Prof. Dr. med. H. REMÉ, Direktor der Chirurgischen Klinik und Poliklinik der Medizinischen Akademie Lübeck
Herrn Obermedizinalrat Dr. med. habil. G. SCHEIBE, Facharzt für Chirurgie, Kassel
Herrn Dr. med. W. WAGNER, Facharzt für Chirurgie, Lübeck

Verletzungen „belastet" ihn. Er empfiehlt daher, auch die Ruhigstellung der Knochen und Gelenke nach Verletzungen nicht länger als unbedingt nötig auszudehnen.

Unabhängig und ohne Kenntnis der Arbeiten von SUDECK beschäftigt sich nahezu gleichzeitig KIENBÖCK mit dem röntgenanatomischen Bild der Knochenatrophie der Gliedmaßen. Lediglich auf die anatomische Untersuchung angewiesen, spielt die Knochenatrophie bis zur Röntgenära in der medizinischen Praxis nur eine untergeordnete Rolle. Im Gegensatz zu den schon damals bekannten Weichteilveränderungen der Gliedmaßen, insbesondere der Muskelatrophie und den trophischen Hautveränderungen, die gleichzeitig auftreten, ist der Nachweis von Knochenveränderungen im Röntgenbild zu jener Zeit etwas absolut Neues. Anhand eigener Radiogramme und röntgenologischer Verlaufsbeobachtungen von Verletzungen und Entzündungen an den Gliedmaßen grenzt KIENBÖCK eine „*akute Knochenatrophie*" als Sonderform von der senilen Atrophie und der einfachen Inaktivitätsatrophie der Knochen ab.

Es ist unzweifelhaft das Verdienst von KIENBÖCK, *als erster nachgewiesen zu haben, daß es sich auch bei der von* SUDECK *noch als Inaktivitätsatrophie vorgestellten Knochenatrophie bei Frakturen um eine akute Atrophie handelt.*

In seinem Referat vor der k.k. Gesellschaft der Ärzte in Wien am 10. 5. 1901 weist er darauf hin, daß kein Zweifel darüber bestehe, daß es sich bei der Knochenatrophie nach Traumen, wie bei der nach Entzündungsprozessen, um eine akute Atrophie handelt, und daß nach Traumen fälschlich von einer Inaktivitätsatrophie gesprochen werde. In der anschließenden Veröffentlichung seines Vortrages diskutiert KIENBÖCK bereits Unterschiede der röntgenologischen Darstellung verschiedener Stadien der Atrophie. Er grenzt mit anderen Worten einen akuten von einem chronischen Verlauf ab. Er zeigt die nahezu völlige Restitutio ad integrum mit Rückbildung der verschwommenen, fleckigen Spongiosaaufhellung des akuten Stadiums ebenso wie den Ausgang in die von ROUX beschriebene „hypertrophische Atrophie" mit hochgradiger Rarefikation und daher Weitmaschigkeit, aber „reinlich" gezeichnetem Strukturbild der Spongiosa. Aufgrund der Analyse seiner Röntgenuntersuchungen und der Auswertung bis dahin bekannter anatomischer Befunde vertritt er die Ansicht, daß bei der akuten Knochenatrophie gleichzeitig mit der Resorption auch Neubildung von Knochensubstanz einhergehen dürfte, und daß im Gegensatz zum normalen Knochenumbau bei der Atrophie die Resorption die Apposition bedeutend überwiegt. Das Bestehen osteoider Säume mit neu angelagerten, zunächst kalklosen und erst allmählich Kalksalze aufnehmenden Lamellen an den Knochenbälkchen würde zur Unschärfe der Schatten der Spongiosastrukturen beitragen. KIENBÖCK sieht es schließlich als sicher an, „daß dem Ab- und Umbau der Spongiosa eine Ernährungsstörung des Knochenmarks zugrundeliegt" und diskutiert Zirkulationsstörungen infolge nervöser Einflüsse als deren Ursache.

SUDECK schließt sich in der Folge der Ansicht von KIENBÖCK über die akute Knochenatrophie bei Traumen an und übernimmt auch dessen Auffassung, daß die gemeinsame Ursache bei Traumen und Entzündungen eine trophische Störung sei.

Es ist daher dem Vorschlag von Schinz zuzustimmen, der für die Veränderungen der „akuten entzündlichen Knochenatrophie" im Sinne von SUDECK und der „akuten Knochenatrophie" im Sinne von KIENBÖCK die Bezeichnung *akute* SUDECK-KIENBÖCK'*sche Knochenatrophie* (S.K.A.) wählte.

Wenn trotzdem im Schrifttum, auch von röntgenologischer Seite fast ausnahmslos von der Sudeck'schen Knochenatrophie, der Sudeck'schen Knochendystrophie, der Sudeck'schen Porose, dem Sudeck-Syndrom oder gar der Sudeck'schen Krankheit (BIERLING u. REISCH, BLUMENSAAT, BÖHLER, BRANDT, DYES, HACKETHAL, HITSCHMANN u. WACHTEL, MAURER, NONNE, OEHLECKER, REMÉ, RIEDER, WAGNER u.a.) gesprochen wird, so kommt hierin vor allem der Einfluß der dem Gliedmaßen-Syndrom als ganzem, mit seinen Erscheinungen am Skelett und an den Weichteilen gewidmeten späteren Arbeiten von SUDECK zur Geltung. Der mehr lokale Begriff der Knochenatrophie weicht dem übergeordneten des Gliedmaßen-Syndroms. Probleme der Pathogenese und die verschiedenen „Erscheinungstypen" der sogenannten akuten Knochenatrophie und der sie begleitenden Weichteilveränderungen beschäftigen SUDECK nahezu ein halbes Jahrhundert.

Obschon inzwischen feststeht, daß keine Atrophie der Tela ossea im eigentlichen Sinne im akuten Stadium vorliegt, sondern das Röntgenbild zu dieser Zeit eine solche nur vortäuscht, und ebenso bekannt ist, daß die Knochenveränderungen zwar ein wichtiges, aber eben nur ein Symptom des alle Gewebe erfassenden Gliedmaßenprozesses darstellen, hat sich die Bezeichnung akute Knochenatrophie in der Praxis seit nunmehr 70 Jahren gehalten und nicht verdrängen lassen. Aus diesem Grunde spricht auch SUDECK selbst 1938 und 1942 wieder von der sog. akuten Knochenatrophie. Die trotz aller anderweitiger Bemühungen immer noch bevorzugt auf das Röntgenbild aufbauende Diagnose kommt hierin zum Ausdruck. Da trotz vieler Versuche sich bisher keine einheitliche Namengebung durchsetzen konnte, sprechen wir im folgenden, entsprechend den historischen Gegebenheiten, und in Anlehnung an die Empfehlung von SCHINZ von der *akuten* SUDECK-KIENBÖCK'schen *Knochenatrophie* (*S.K.A.*), wenn es sich um Skelettveränderungen handelt und vom SUDECK-*Syndrom*, wenn das Gliedmaßen-Syndrom als ganzes behandelt wird.

2. Ätiologie

Nach den grundlegenden Arbeiten von SUDECK und KIENBÖCK ist der Kreis der ätiologischen Faktoren einer S.K.A. bzw. des Sudeck-Syndroms lange Zeit ständig erweitert worden. Neben traumatischen und entzündlichen Gliedmaßenprozessen wurden schon bald Nervenschädigungen und Erkrankungen des zentralen Nervensystems als auslösende Ursachen anerkannt. Weitere Ursachen eines Gliedmaßen-Syndroms sind in der folgenden Übersicht von WAGNER zusammengestellt.

Unter den ätiologischen Faktoren werden Hauptfaktoren von Teilfaktoren abgegrenzt. Hauptfaktoren, z.B. schwere Traumen aller Art der Knochen, Gelenke und Weichteile gelten allgemein als unentbehrlich für das Auftreten eines Sudeck-Syndroms. Teilfaktoren, wie etwa die Schwere und Lokalisation der Schädigung, die Dauer der Schadenseinwirkung, die vegetativ-hormonale und psychische Reaktionslage oder eine Zwangshaltung u.a.m. können an der Auslösung des Syndroms mitbeteiligt sein. Teilfaktoren können vor allem einen entscheidenden Einfluß auf die Intensität der Reaktion und damit auf den Ablauf des Geschehens ausüben. Je nach dem Sitz des auslösenden Reizes wird von einer peripheren oder einer zentralen Form des Sudeck-Syndroms gesprochen. Das Sudeck-Syndrom nach Traumen wird auch als „klassischer Sudeck" bezeichnet. Bei Krankheitsbildern, die mit einem Sudeck-Syndrom „vergesellschaftet" sind, wird die Bezeichnung Begleit-Sudeck oder Sudeck-Begleit-Syndrom angewandt (BLUMENSAAT, WAGNER u.a.). BLUMENSAAT ordnet derartige Begleitprozesse der Übersicht halber zu einer besonderen, ätiologisch abgegrenzten Gruppe ein und spricht vom Sudeck-Syndrom im Formenkreis. Manche der früher angegebenen Ursachen müssen bei kritischer Prüfung heute jedoch ausgeschieden werden.

Neben den peripheren und zentralen Faktoren haben im Laufe der Jahre vor allem endogene Faktoren, wie die Konstitution, die vegetative und hormonale Reaktionslage und die Psyche, in steigendem Maße an Bedeutung gewonnen. Damit ist, je nach der Einstellung der Untersucher, eine mehr oder weniger starke Verlagerung des ätiologischen Schwerpunktes von der früher vorherrschenden exogenen Erklärung zur endogenen Seite hin erfolgt. Die Grenzen zwischen Krankheitsursachen und Krankheitsvorgang, zwischen Ätiologie und Pathogenese werden hiermit oft stark verwischt und es sei hier bereits betont, daß die Ansichten über die Beteiligung endogener Ursachen im Einzelfall stark voneinander abweichen (BLUMENSAAT, WAGNER u.a.). BLUMENSAAT, der die endogenen Faktoren stark herausstellt, muß selbst zugeben, daß sich die endogenen Ursachen im Gegensatz zu den peripheren und exogenen Ursachen im Einzelfall kaum erfassen lassen. Trotz dieser unterschiedlichen Auffassung über die Beteiligung endogener Faktoren im Einzelfall wird dem Gliedmaßen-Syndrom heute jedoch von allen Seiten ein komplexes

Geschehen zugrunde gelegt. Die Konstellation der exogenen und endogenen Faktoren wird vor allem für den Ablauf des Syndroms verantwortlich gemacht.

In seiner monographischen Bearbeitung des Sudeck-Syndroms stellt Wagner, ein Schüler von Rieder und Remé, die im Schrifttum niedergelegten Ursachen des Sudeck-Syndroms zusammen und grenzt dabei periphere und zentrale Ursachen von endogenen ab.

I. *Periphere und zentrale Ursachen:*

1. Gliedmaßenfrakturen.
2. Luxationen, Distorsionen, Kontusionen, Bagatelltraumen.
3. Operative Eingriffe an den Gliedmaßen.
4. Unspezifische (abakterielle und bakterielle) und spezifische, akute und chronische Entzündungen der Knochen, Gelenke und Weichteile.
5. Verletzungen und Entzündungen peripherer Nerven.
6. Nervenirritationen durch degenerative Wirbelsäulenveränderungen.
7. Erkrankungen des Zentralnervensystems.
8. Gefäßerkrankungen.
9. Erfrierung, Verbrennung, Blitzschlag.
10. Hauterkrankungen.
11. Fokale Prozesse.
12. Karzinommetastasen.

II. *Endogene Ursachen:*

1. Die Konstitution im Sinne von F. Curtius einschließlich
2. des Alters
3. des Geschlechtes
4. der vegetativ-hormonalen Reaktionslage und
5. der Psyche.

Nach Wagner lösen die von außen gesetzten oder im Körper auftretenden „Reize" die Reaktion aus, die von den endogenen Faktoren „getönt" werden. Dabei kommt den endogenen Faktoren im Einzelfall neben den peripheren und zentralen Schäden eine verschieden große Rolle zu. Obschon somit auch Wagner am komplexen Geschehen des Gliedmaßen-Syndroms keine Zweifel hegt, warnt er gleichzeitig vor einer Überschätzung der oft nur schwer abwägbaren endogenen Ursachen.

Blumensaat, der sich in einer ausführlichen Monographie ebenfalls mit dem heutigen Stand der Lehre vom Sudeck-Syndrom auseinandersetzt, geht dagegen soweit, daß er eine wesentliche ätiologische Rolle fast ausschließlich Traumen von einer gewissen Stärke zuerkennt und alle anderen exogenen Ursachen als seltene und Ausnahmemöglichkeit ansieht. Einzelursachen haben seiner Ansicht nach nur eine beteiligende Bedeutung im Rahmen eines komplexen, exogenen und endogenen Geschehens. Endogene Faktoren sind nach seiner Auffassung an jedem Gliedmaßen-Syndrom beteiligt. Er spricht sogar von einer „Sudeck-Bereitschaft".

Sudeck selbst vertritt demgegenüber in einer seiner letzten Arbeiten (1938) die Auffassung, daß eine konstitutionelle Bereitschaft für das Zustandekommen der Umbauvorgänge nicht angenommen werden muß, daß allerdings die konstitutionelle Reaktionslage den Grad des Umbaus beeinflussen kann.

Im Einzelnen ist zu der vorstehenden Übersicht über die ätiologischen Faktoren des Gliedmaßen-Syndroms weiter folgendes festzustellen:

Das *Trauma bei Frakturen* gilt allgemein als unentbehrlicher Hauptfaktor für das Auftreten des Gliedmaßen-Syndroms. Ohne Fraktur-Trauma wäre es nicht zu einem Sudeck-Syndrom gekommen. Teilfaktoren bestimmen hier nur die Intensität der Reaktion. Das gleiche gilt für Luxationsfrakturen großer Gelenke. *Luxationen, Distorsionen, Kontusionen*, einzeln oder kombiniert, und *Schußverletzungen*, gelten, wenn es sich um schwere Traumen handelt, ebenso allgemein als auslösende Ursachen.

Bagatelltraumen, wie leichte Distorsionen und Kontusionen oder kleine Weichteilverletzungen haben nur eine auslösende Bedeutung. Hier bestimmen andere Teilfaktoren das Geschehen, wie etwa eine als Verletzungsfolge auftretende Entzündung. So ist nach infizierten Weichteilwunden an Fußsohle und Hohlhand das Gliedmaßen-Syndrom keine Seltenheit, während es bei normalem Heilverlauf nichtinfizierter Weichteilverletzungen eine Rarität darstellt (Wagner). Nach Blumensaat stellen leichte Verletzungen nach Art von Bagatelltraumen beim Sudeck-Syndrom nur ein zufälliges Zusammentreffen, eine Gelegenheitsursache bzw. einen lokalisatorischen Effekt dar. Es ist hier endogener Art.

Traumen mittlerer Schwere können bei der Beurteilung des ursächlichen Zusammenhanges dagegen echte Schwierigkeiten bereiten. In solchen Grenzfällen zwischen schweren und Bagatelltraumen kann manchmal eine kritische Prüfung der Diagnose und der Vorgeschichte zur Klärung der ätiologischen Bedeutung des Traumas und zur Abgrenzung anderer Faktoren beitragen. Durch Überprüfung der Diagnose sind nichttraumatische Ursachen eines Sudeck-Syndroms, wie etwa ein entzündlicher Plattfuß oder andere mit einem Begleit-Sudeck einhergehende Veränderungen ebenso auszuschließen wie Knochenatrophien anderer Ätiologie. In der Vorgeschichte sprechen eine unklare und wechselnde Darstellung des Unfallherganges, eine fehlende oder nur kurzfristige Arbeitsunterbrechung und eine verspätete Unfallanzeige mit Wahrscheinlichkeit gegen die ätiologische Bedeutung eines Traumas. In manchen Fällen bleibt aber auch dann noch die ätiologische Bedeutung des Traumas ungeklärt.

Bei operativen Eingriffen, die zu einem Sudeck-Syndrom führen können, werden die unvermeidbaren Traumen bei der Operation als auslösende Faktoren angesehen. In diesem Zusammenhang sind zu erwähnen: die *Radikaloperation einer Dupuytren'schen Kontraktur, Ganglienexstirpationen im Bereich des Handgelenkes und der Kniekehle, Meniskektomien und Probeexzisionen an der Kniegelenkskapsel bzw. deren operative Versorgung nach Seitenbandschäden und das postoperative Sudeck-Syndrom am Becken, die sogenannte Ostitis pubis.*

Von den genannten Operationsinsulten bedarf die sog. *Ostitis pubis* — auch Ostitis pubis seu pubica, Osteochondritis pelvis, Panostitis pelvia, Periostitis pubis, Osteoporosis pelvis, Osteoporosis dolorosa pubis bzw. Obturatoriusneuralgie genannt — einer besonderen Betrachtung. Das Krankheitsbild der Ostitis pubis wurde erstmalig 1924 von E. Beer nach einer suprapubischen Prostatektomie beschrieben. Inzwischen ist die Ostitis pubis gehäuft nach van Stokum-Millin'scher Operation, aber auch nach anderen Methoden der Prostatektomie, einschließlich der transurethralen Elektroresektion, Eingriffen an der Harnröhre und an den Harnleitern, Mastdarmresektionen, gynäkologischen Operationen und Zangenentbindungen, ja sogar nach spontaner Geburt und nach infizierter Herniotomie beschrieben. Mattea stellte 1952 bereits 230 Mitteilungen aus dem Schrifttum zusammen, denen er 4 eigene Beobachtungen hinzufügte. Weitere Mitteilungen sind seitdem gefolgt (Boden, Bose, Griesmann u. Dammann, Vahlensieck u. Scheibe u. a.). Wir selbst übersehen einen eigenen Fall aus jüngster Zeit nach Harnleitersteinextraktion.

Beach formulierte als erster 1949 den kausalen Zusammenhang mit dem vorausgehenden Operationstrauma, nachdem Wheeler schon 1941 das Wesen dieser Erkrankung als Sudeck-Reaktion gedeutet hatte und Riaboff zu gleicher Zeit bei einem an einer pulmonalen Komplikation verstorbenen Kranken mit einer Ostitis pubis histologisch einen ziemlich gleichmäßigen Verlust der Knochensubstanz — d. h. Abnahme der Knochenlamellen nach Zahl und Dicke — aber keine Entzündung nachweisen konnte. Die Mehrzahl der Untersucher stimmt seitdem der Einordnung der Ostitis pubis als Sudeck-Reaktion zu, wenn auch über die Ätiologie abweichende Auffassungen bestehen (Blumensaat, Bruskewitz, Cohen, Goetzen u. Boeminghaus, Griesmann u. Dammann, Hock u. Kurtz, Jesserer u. Scholda, Wagner, Wheeler, Wilensky u. a.). Einer infektiösen Erklärung steht eine traumatische gegenüber. Bei der infektiösen Erklärung werden eine leichte, blande Infektion des perivesikalen Gewebes durch Harn oder infektiöse Prozesse der Harnwege angenommen, die ohne osteomyelitische Beckenbeteiligung entzündlich-reflektorisch ein Sudeck-Syndrom als selbständiges Krankheitsbild auslöst. Die traumatische

Erklärung geht davon aus, daß Op-Insulte des Periosts, des Knorpels oder des Knochens über vasomotorisch-dystrophische Reaktionen zu dem Syndrom führen können. Zusammenfassend sagt Blumensaat, daß aufgrund der Entstehungsursache, der auch histologisch bestätigten pathogenetischen Vorgänge, der Entwicklungszeit, des klinischen und röntgenologischen Bildes, der Schmerzart, der Verlaufsform und der Therapieerfolge, die postoperative sog. Ostitis pubis mit vollem Recht als Sudeck-Reaktion anerkannt werden kann. Er empfiehlt reine traumatische Fälle einer Ostitis pubis, etwa durch Schlag gegen die Symphysengegend, wie sie Klinefelter bei einem 16-jährigen Jungen beschreibt, nicht zum postoperativen Sudeck-Syndrom am Becken einzuordnen, sondern zum traumatischen Sudeck-Syndrom zu rechnen.

Gegen die vielfach geäußerte Auffassung, in der sog. Ostitis pubis ein Sudeck-Syndrom zu sehen, wenden sich in jüngster Zeit Vahlensieck und Scheibe. Sie unterscheiden zwar ebenfalls zwischen Prozessen mit und ohne Infektion, deuten aber die Ostitis pubis bei infektiösen Prozessen als Osteomyelitis und bei nicht infektiösen Prozessen im Sinne einer aseptischen Knochennekrose. Für die Entwicklung einer Osteomyelitis bei infektiösen Prozessen nehmen sie entweder eine rein metastatische Infektionsausbreitung im Sinne eines retrograden venösen Keimtransportes vom Plexus prostaticus zu den Venen der Scham- und Sitzbeine oder ein Vordringen der Infektionsausbreitung aus der Umgebung bei Ernährungsstörungen des Knochens durch Verletzung der zugehörigen Arterie bzw. durch zu weitgehende Unterbindung des prostatischen Venenplexus und damit Ausbildung einer venösen Stase an. Für jene Fälle einer Ostitis pubis, die ohne entzündliche Veränderungen einhergehen, nehmen sie dagegen alleine eine Blutzirkulationsstörung durch intraoperative Gefäßverletzung (Arterien und/oder Venen) an, die zum Bild der aseptischen Knochennekrose führt. Für die Deutung der Ostitis pubis als Osteomyelitis oder als aseptische Knochennekrose und gegen die Annahme eines Sudeck-Syndroms sprechen nach Ansicht von Vahlensieck und Scheibe sowohl klinische als auch röntgenologische Befunde. Erhöhte Temperaturen, eine erhöhte Blutkörperchensenkungsgeschwindigkeit und der Nachweis von Sequestern gehören nicht zum Bild des Sudeck-Syndroms. In den histologischen Befunden von Beach, Ercole u. Sgrosso, Lavalle u. Hamm (3 Fälle aus dem Jahre 1951) sowie Silver, die über entzündliche Veränderungen des Periostes, des Knochens und des Knorpels berichten, sehen sie eine weitere Stütze für ihre Ansicht. Schließlich kommen Vahlensieck und Scheibe aufgrund eigener tierexperimenteller Untersuchungen an Hunden, die mit experimentellen Ergebnissen von Wheeler sowie Beneventi u. Spellmann übereinstimmen, zu dem Schluß, daß intraoperative Läsionen, wie Anstechen des Periostes, der Druck des Operationsspatels oder des Drainagerohres oder eine Periostverletzung durch Abriß von Muskelfasern nur eine untergeordnete Rolle als ätiologische Faktoren spielen können.

Zur Deutung der Ostitis pubis durch Vahlensieck und Scheibe ist zu sagen, daß das Röntgenbild einer Ostitis pubis so stark an das einer Osteomyelitis erinnern kann, daß nur eine Probeexzision die Diagnose klären kann, ein Sequester im Verlauf einer Ostitis pubis im Röntgenbild auch vorgetäuscht werden kann, und daß es schließlich auch bei einer postoperativen Osteomyelitis zu einem Sudeck-Syndrom kommen kann (Blumensaat). Die Annahme einer aseptischen Knochennekrose als Folge einer Unterbindung des venösen Schenkels der Strombahn oder einer venösen Stase ist durch nichts belegt. Bei aseptischen Knochennekrosen werden allgemein Unterbrechungen im arteriellen Anteil der Strombahn angenommen. Zu den zitierten histologischen Befunden ist schließlich zu sagen, daß Beach in seinen 8 Fällen von einer chronischen, subakuten Entzündung im Periost, Knochen und Knorpel ohne sichtbare Eiterung spricht, und daß die Befunde von Lavall u. Hamm, die in den beteiligten Geweben von Periost, Knochen und Knorpel Plasmazellen, eosinophile Zellen und Granulationsgewebe nachweisen, stark an die histologischen Bilder von Rieder bei der S.K.A. erinnern. Nach Rieder sind die erweiterten Markräume und Havers'schen Kanäle bei der S.K.A. mit einem eosinophilen Exsudat und Granulationsgewebe ausgefüllt. Auffallend und ohne Vergleichsmöglichkeit mit dem Krankheitsablauf eines Sudeck-Syndroms an den Gliedmaßen sind jedoch die im Verlauf einer Ostitis pubis auftretenden osteophytären Periostreaktionen und der mögliche Ausgang mit einer knöchernen Ankylose der Schambeinfuge, wie es BOSE kürzlich wieder zeigt.

Auf die zusätzliche Beeinflussung eines traumatisch bedingten Sudeck-Syndroms durch operative Eingriffe an den Gliedmaßen wird bei der Besprechung der Intensität des Reaktionsablaufes, den sog. Teilfaktoren mitbestimmen, eingegangen.

Über die ätiologische Bedeutung von *Entzündungen der Knochen, Gelenke und Weichteile* gehen die Ansichten zum Teil stark auseinander. BLUMENSAAT erkennt nur die chronischen aseptischen und septischen Weichteilentzündungen, wie *verschleppte Überlastungs-Sehnenscheidenentzündungen, Tendinosen und Periostosen oder chronische, gleichzeitig toxische, verschleppte Panaritien, Abszesse und Phlegmonen* als erwiesene Ursache an. Er reiht die chronische, spezifische und unspezifische bakterielle Knochenentzündung, insbesondere die Gliedmaßentuberkulose als ungeklärt ein und lehnt akute unspezifische Weichteilentzündungen als Ursache ab. Ein Sudeck-Syndrom bei bakterieller Weichteilentzündung bezeichnet er sogar als „wirklich vermeidbare Behandlungsfolge". Einschränkend betont er jedoch, daß die Anwendung von Antibiotika und Tuberkulostatica bei entzündlichen Skeletterkrankungen in seinen Beobachtungen das Sudeck-Bild vielleicht beeinflußt hat.

Demgegenüber ist nach den Beobachtungen von WAGNER aus der Klinik von REMÉ das Gliedmaßen-Syndrom bei akuten und chronischen, aseptischen und septischen unspezifischen Entzündungen der Knochen und Gelenke eine obligatorische Begleiterscheinung, sobald die Entzündung größere Ausmaße angenommen hat. So beschreibt WAGNER, daß ein Sudeck-Syndrom mit voll ausgeprägtem klinischen und röntgenologischen Bild nach jeder akuten hämatogenen *Osteomyelitis* zu sehen ist, daß die Schußosteomyelitiden keine Ausnahme von der Regel machen, und daß selbst bei der chronischen Osteomyelitis, die gewöhnlich das Bild der Endatrophie zeigt; bei größeren akuten Schüben, je nach Art der vorhandenen Reaktionslage, wieder ein Sudeck-Syndrom phasengerecht ablaufen kann. Es kann jedoch bei der chronischen Osteomyelitis als Zeichen der Reaktionsunfähigkeit auch ausbleiben. Als Besonderheit hebt WAGNER bei der akuten Osteomyelitis den schnellen Übergang aus der akuten Phase in die Dystrophie hervor. Ähnlich können nach WAGNER die ersten Schübe einer *primär-chronischen Polyarthritis* und die *akute Polyarthritis* ein Sudeck-Syndrom erkennen lassen. Bei fortschreitender Tendenz des Gelenkrheumatismus und schlecht ansprechender Therapie wird auch hier die dystrophe Phase schnell erreicht, in der das klinische Bild hinter dem Röntgenbefund zurücktreten kann. Schließlich kann nach frühestens 8—15 monatiger, spätestens nach 3-jähriger Krankheitsdauer röntgenologisch das Bild der Endatrophie neben den übrigen charakteristischen Veränderungen an den Gelenken vorliegen.

Als weitere Ursachen eines Sudeck-Syndroms gibt WAGNER unter Hinweis auf eigene Beobachtungen an: *Ausgedehnte Knochenpanaritien, aseptische unspezifische Infektarthritiden des Kniegelenkes, durch Staphylokokken oder Streptokokken hervorgerufene Gelenkempyeme, große infizierte Weichteilwunden mit Muskelverletzungen, Phlegmonen und Sehnenscheidenentzündungen.* Mit besonderer Aufmerksamkeit widmete sich WAGNER der *Gliedmaßentuberkulose.* Aufgrund eigener Beobachtungen an 64 Gliedmaßen-Tuberkulosen mit ossaler und synovialer Form kommt er zu dem Schluß, daß jede Tuberkulose an Knochen und Gelenken mit einem Gliedmaßen-Syndrom einhergeht. Die tuberkulöse Infektion gilt nach WAGNER als unentbehrlicher Hauptfaktor für die Auslösung und den Verlauf des Syndroms. Über ähnliche Beobachtungen berichten auch MAURER u. OEHLECKER.

Bereits SUDECK, RIEDER u. MAURER sehen in einer *eitrigen Weichteilentzündung in der Nähe eines Knochens* eine erhöhte Gefahr für die Auslösung eines Sudeck-Syndroms, eine Beobachtung, die in der Folge vielfach, u.a. auch von BLUMENSAAT u. WAGNER bestätigt wird.

Verletzungen und Entzündungen peripherer Nerven gelten seit RIEDER als anerkannte ätiologische Faktoren. Es wird von einer *peripher neurogenen Form des Sudeck-Syndroms* gesprochen. In der Kasuistik stehen traumatische Ursachen an erster Stelle. Die Neuritis wird nur selten genannt. Nach neueren Untersuchungen scheint die Häufigkeit dieser Ätiologie jedoch wesentlich geringer als früher angenommen. Schon Sudeck macht auf gewisse Unterschiede, vor allem im Ablauf des Syndroms nach Nervenverletzungen aufmerksam. Ihm ist bereits der frühe Übergang in die Dystrophie aufgefallen.

Mascher u. Hempel kommen nach Auswertung von 28 „möglichst reinen" peripheren Schußverletzungen zu der Überzeugung, daß nach Nervenverletzungen 3 verschiedene Formen der „Knochenentschattung" auftreten können. Mit Sprung stimmen sie darin überein, daß nur bei *Kausalgien* nach Nervenverletzungen ein echtes Sudeck-Syndrom mit charakteristischen Skelett- und Weichteilveränderungen entsteht. Nur bei Kausalgien tritt die typische Fleckform im Röntgenbild auf, während im übrigen nach Nervenverletzungen zwei graduell unterschiedliche, mehr gleichmäßige Entschattungen des Skeletts vorherrschen. Die Frage, ob es berechtigt ist, die genannten 3 Entschattungsformen als Verlaufsstadien ein- und desselben Krankheitsbildes, eines Gliedmaßen-Syndroms im Sinne Sudeck's u. Rieder's aufzufassen, beantworten Mascher u. Hempel dahin, daß es sich wahrscheinlicher um genetisch grundsätzlich verschiedene Abläufe handelt, wenn auch das Röntgenbild und die Histologie des Knochens nur graduelle Unterschiede zeigen, eine Ansicht, die Dyes von röntgenologischer Seite bereits vorher vertreten hatte. Rieder u. Blumensaat schließen sich dieser Ansicht an.

Die Untersuchungen von Mascher u. Hempel werfen weiter die Frage auf, ob die auf Sudeck u. Sprung zurückgehende Auffassung der Kausalgie als Folgeerscheinung einer Sudeck'schen Dystrophie weiterhin aufrecht erhalten werden kann, oder ob mit Mascher u. Hempel für beide Erscheinungen der Sudeck'schen Dystrophie nach Nervenverletzung und der Kausalgie nicht ein übergeordneter, „krankheitsspezifischer Faktor im Zentralnervensystem" zu suchen ist. Sicher ist, daß die Nervenverletzung allein nicht die Ursache für derartige Krankheitsbilder sein kann, sondern daß hier noch unbekannte periphere oder zentrale, somatische oder psychische Teilfaktoren von Bedeutung sein müssen, um, wie Wagner sagt, „bei geeigneter Konstellation zur „Kausalgie bei Sudeck'scher Dystrophie" oder vielleicht sogar zur „Sudeck'schen Dystrophie bei Kausalgie" zu führen".

Mascher u. Hempel ziehen aus ihren Untersuchungsergebnissen Schlüsse, die für das gesamte Sudeck-Problem von entscheidender Bedeutung werden können. Sie folgern daraus, daß bei der pathogenetischen Identität der Dystrophie bei Kausalgie und aller anderen Sudeck-Fälle in jedem Falle eines Sudeck-Syndroms ein übergeordneter Faktor anzunehmen ist. Sie halten es für wahrscheinlich, daß die Sudeck'sche Dystrophie in jedem Falle Folge einer zentral nervösen Zustandsänderung ist. Das würde bedeuten, daß im Gegensatz zu der Auffassung von Sudeck u. Rieder bei peripherer Auslösung die periphere Gewebsläsion nicht die unmittelbare Ursache des Syndroms darstellt, sondern die periphere Gewebsläsion eine Zustandsänderung des zentralen Nervensystems auslöst, die von sich aus dann die Dystrophie in Gang setzt.

Rein theoretisch kann nach Blumensaat auch ein *schmerzhaftes Stumpf- oder Narbenneurinom* einmal in Verbindung mit einem Gliedmaßen-Syndrom auftreten. Blumensaat u. Wagner halten das Zustandekommen dieser Kombination ähnlich wie bei der Kausalgie für abhängig vom Vorliegen weiterer übergeordneter Teilfaktoren. Wagner beschreibt eine *Thallium-Polyneuritis* mit Beteiligung beider Beine. Schlomka u. Opitz berichten über eine als toxisch bedingt aufgefaßte *Polyneuritis nach Arsenüberempfindlichkeit* mit symmetrischer Beteiligung aller 4 Gliedmaßen bei einer schweren motorischen und sensiblen Parese mit kausalgieformen Schmerzen. Als Besonderheit sei auch auf 2 Beobachtungen von *intraglutealen Spritzenlähmungen* als Ursache eines Gliedmaßen-Syndroms hingewiesen (Kirschmaier).

Spondylogene Nervenirritationen bei degenerativen Veränderungen der Wirbelsäule mit Einengung der Foramina intervertebralia und Bandscheibenprolapse und damit Druck auf die austretenden Nervenwurzeln sieht Hackethal aufgrund eigener experimenteller und klinischer Studien als eine Hauptursache an. Als weiterer auslösender Faktor wird in diesem Zusammenhang eine Subluxation der Halswirbelsäule angesehen (SOLLMANN). Zusammenfassend wird von der sog. *neurovertebralen Form des Sudeck-Syndroms* gesprochen. Entgegen der Auffassung von HACKETHAL erkennen ARNOLD, GUTZEIT, WAGNER u.a. die hier angeführten Faktoren jedoch nur als Teilfaktoren an. GUTZEIT spricht von einem „vertebralen Faktor". WAGNER sieht in seinen eigenen Beobachtungen an der oberen Extremität die Abnutzungsschäden der Halswirbelsäule als nicht austauschbare Teilfaktoren für die Auslösung des Syndroms an. Erst das Hinzutreten anderer Teilfaktoren exogener, insbesondere aber solcher endogener Art, wie Störungen im vegetativ-endokrinen System beim weiblichen, oder eine vegetative Labilität beim männlichen Geschlecht bzw. eine psychische Labilität, führen nach Ansicht der Mehrzahl der Untersucher zur Auslösung des Prozesses. Auffallend ist, daß diese Beobachtungen fast ausnahmslos auf die Halswirbelsäule und die obere Extremität beschränkt sind. Nur HACKETHAL teilt 3 Fälle von „scheinbar spontanem Sudeck des Fußes" mit, für die er nach der Symptomatik eine spondylogene Nervenwurzelirritation im Bereich der Lendenwirbelsäule als ungeteilten Hauptfaktor annimmt. SOLLMANN berichtet über therapeutische Erfolge beim Sudeck-Syndrom der unteren Gliedmaßen durch Redression der beiden oberen Halswirbel. Eingehende Untersuchungen über hauptsächlich durch Lendenwirbelsäulenveränderungen ausgelöste neurovertebrale Sudeck-Syndrome der unteren Extremität liegen nicht vor.

In Verbindung mit den degenerativen Prozessen der Halswirbelsäule ist die sog. *Periarthritis humeroscapularis* zu erwähnen. Sie gilt heute vor allem von klinischer Seite als Sammelbegriff für verschiedene Krankheitsbilder, die in der Humero-Scapularregion lokalisiert sind. Nach BLUMENSAAT kann neben traumatischen und entzündlichen Ursachen hier auch die neurovertebrale Entstehungsmöglichkeit für ein begleitendes Sudeck-Syndrom angenommen werden. Das hier einzuordnende Schulter-Arm-Hand-Syndrom, der Nacken-Schulter-Arm-Hand-Schmerz gehen in einer geringen Zahl der Fälle mit den typischen Weichteil- und charakteristischen Skelettbefunden an Oberarmkopf und an der Hand im Sinne eines Sudeck-Syndroms einher, während in der Mehrzahl der Fälle typische Skelettveränderungen fehlen. Der „vertebrale Faktor" kann demnach nur eine Teilursache sein. Weitere Teilfaktoren müssen hinzutreten. Der entscheidende Faktor ist noch unbekannt (BLUMENSAAT, REISCHAUER, WAGNER u.a.).

Abzugrenzen ist hier die sog. *reflektorisch-sekundäre Periarthritis humeroscapularis, das Schulter-Hand-Syndrom aus kardialer Ursache.* Es ist als Reflexdystrophie bei Angina pectoris beschrieben und geht ebenfalls in seltenen Fällen mit typischen Gliedmaßenveränderungen an Skelett- und Weichteilen der oberen Extremität einher. Es wird von BLUMENSAAT als sog. „Begleit-Sudeck" dargestellt. Bei der kleinen Zahl der zusätzlich mit einem Sudeck-Syndrom Erkrankten im Vergleich zu der großen Gesamtzahl Angina pectoris Kranker ergibt sich natürlich die Frage, ob im Einzelfall nicht voneinander unabhängige pathologische Prozesse vorliegen. Mitteilungen über Reflexdystrophien im Sinne eines Schulter-Hand-Syndroms bei anderen Organerkrankungen — ein Lungenprozeß, Herzmetastasen eines Bronchial-Karzinoms, chronische Gallenblasenaffektionen (JOCHHEIM) — sind bisher unbestätigt (BLUMENSAAT, HOCHREIN, OBERGASSNER, WAGNER u.a.). WAGNER billigt diesen Organerkrankungen den Wert eines austauschbaren, bei der Angina pectoris vielleicht gelegentlich auch den Wert eines nichtaustauschbaren Teilfaktors zu.

Erkrankungen des Zentralnervensystems werden vereinzelt als ursächliche Faktoren von Kennern des Sudeck-Syndroms mitgeteilt. Die sog. *zerebrale Form des zentralneurogenen Gliedmaßen-Syndroms* ist von MASCHER, NONNE, REMÉ u. WAGNER nach *Tuberkulom, Gehirntumor und Apoplexie* beschrieben. Seit den Untersuchungen von LINDEMANN, denen Beobachtungen von NONNE, PETTE u.a. vorausgingen, gilt die *Poliomyelitis* als ursächlicher Faktor für die *medulläre Form des zentralneurogenen Gliedmaßensyndroms.* LINDEMANN, der den Nachweis eines Sudeck-Syndroms im Rückbildungsstadium seiner Poliomyelitisfälle erbrachte, stellt im übrigen hinsichtlich der Ätiologie des Sudeck-Syndroms die Frage zur Erörterung, ob es nicht von einem peripheren traumatischen oder entzündlichen Reiz zu einer Alteration vegetativer Zentren in der Intermediärzone des Rückenmarks mit Auswirkung auf das Nervensystem der peripheren Strombahn und damit zum Sudeck-Ablauf kommt. Diese Überlegungen LINDEMANN's erinnern stark an die Annahme eines übergeordneten Faktors im Zentralnervensystem durch MASCHER u. HEMPEL und stehen der heute wieder in der Pathogenese des Sudeck-Syndroms diskutierten, auf VULPIAN u. CHARCOT zurückgehenden Reflextheorie nahe. Als seltene Ursachen werden auch *Myelitis, Tabes, Syringomyelie und Querschnittslähmung* genannt. Sowohl bei der zerebralen als auch bei der medullären Form wird das Sudeck-Syndrom an Skelett und Weichteilen wie bei peripherer Auslösung beschrieben. Mit Ausnahme der Poliomyelitis äußert BLUMENSAAT vor allem aufgrund statistischer Erhebungen jedoch Bedenken an einem ursächlichen Zusammenhang zwischen den mitgeteilten Erkrankungen des Zentralnervensystems und dem Gliedmaßensyndrom. Die Beteiligung liegt unterhalb eines pro-mille-Verhältnisses.

Bei der Prüfung der als Ursachen eines Sudeck-Syndroms angeschuldigten funktionellen und organischen *Gefäßerkrankungen* und Durchblutungsstörungen — Raynaud'sche Krankheit, Endangitis obliterans, Arteriosklerose, Thrombosen, Thrombophlebitis, Phlebitis, Embolie — findet BLUMENSAAT, daß diese zum Teil fraglich und unbewiesen, zum größten Teil sogar abzulehnen sind. Zum gleichen Ergebnis kommt WAGNER. Mit OEHLECKER lehnen die beiden Autoren auch eine ursächliche Bedeutung der Lymphabflußbehinderung ab. Als Besonderheit ist an dieser Stelle die Beobachtung schwerer Sudeck-Syndrome in 2 Fällen nach intraarterieller Strophanthin-Injektion von OEHLECKER hervorzuheben.

Erfrierungen, Verbrennungen, Blitzschlag- und Starkstromverletzungen sind mögliche, wenn auch seltene Ursachen eines Sudeck-Syndroms (BLUMENSAAT, OEHLECKER, WAGNER). Bei den thermischen Schäden ist zu beachten, daß es sich nicht um eine unmittelbare Folge der Kälte- oder Hitzeeinwirkung handeln muß, sondern daß eher die mittelbare Schadensfolge, eine bakterielle Infektion, etwa im Demarkationsbereich, als Ursache infrage kommt. Die Beteiligung eines Sudeck-Syndroms bei Kälte- oder Hitzeschäden sieht BLUMENSAAT daher hinsichtlich Vorkommen und Pathogenese als noch nicht ausreichend gesichert an. Die im Schrifttum mitgeteilten Beobachtungen eines Sudeck-Syndroms nach Schädigung durch elektrischen Strom und Blitzschlag sind Einzelfälle (PALUGAY, E. KELLER). Sie reichen zur Annahme eines regelmäßig auftretenden Begleit-Sudeck nicht aus.

Hauterkrankungen, die Akrodermatitis atrophicans chronica und die Sklerodermie sind nach BLUMENSAAT u. WAGNER aus der Liste der Ursachen zu streichen. Dasselbe gilt für *fokale Prozesse* an Mandeln und Zähnen etc.

WAGNER berichtet über ein Sudeck-Syndrom bei einer *Karzinommetastase* im Tibiakopf nach vaginaler Operation eines Adeno-Karzinoms des Corpus uteri, eine Beobachtung, die in der Differentialdiagnose noch zu erörtern ist. In diesem Zusammenhang bemerkt WAGNER außerdem, daß im Gefolge von *Spontanfrakturen* auftretende Sudeck-Syndrome nach seiner Erfahrung immer in die Dystrophie-Phase übergehen.

Über die von WAGNER zusammengestellten Ursachen eines Sudeck-Syndroms hinaus sind noch der entzündliche Plattfuß, Knochentumoren, selten mit einem sog. Begleit-Sudeck einhergehende Krankheitsbilder und dem Gliedmaßen-Syndrom anscheinend vergleichbare Vorgänge an der Wirbelsäule im Sinne der Spondylitis posttraumatica KÜMMEL, der sog. Kümmel'schen Krankheit zu erwähnen.

RIEDER berichtet erstmalig, daß auch der *entzündliche oder kontrakte Plattfuß* mit einem Sudeck-Syndrom einhergehen kann. Ebenso wie RIEDER halten BLUMENSAAT u. WAGNER das Vorkommen einer derartigen Verbindung aufgrund eigener Beobachtungen für gesichert. Während WAGNER das Krankheitsbild bei den als Sudeck-Ursachen angesehenen entzündlichen Gliedmaßenveränderungen abhandelt, sieht BLUMENSAAT im entzündlichen Plattfuß kein örtliches Geschehen, sondern einen neuro-hormonalen dystrophen Reflexvorgang mit Beteiligung peripherer und zentraler Stellen.

Nach einer persönlichen Mitteilung von POPPE kann sich bei *Schaftsarkomen* in etwa ein Zehntel bis ein Fünftel aller Fälle eine „Begleit-Atrophie" im Sinne eines Sudeck-

Syndroms entwickeln, wenn die Vorgeschichte länger als 5 Monate dauert, ein Hinweis, der auch von besonderer differentialdiagnostischer Bedeutung sein kann.

Als Krankheitsbilder, die selten mit einem sog. Begleit-Sudeck einhergehen, führt BLUMENSAAT an: Die Pelipathia spastica seu vegetativa soweit sie mit einer „Pseudomalazie" des Beckens einhergeht und das Handrückenoedem. Die „*Pelipathia spastica seu vegetativa pseudomalacia*" auch „Osteopathia ovarica" genannt, kann mit einer Osteoporose des Beckenskeletts einhergehen, die eine Osteomalazie vortäuscht. Als auslösende Faktoren werden Entzündungen von Genitale oder Darm, Vitamin-, Hormon- oder Mineralsalzmangel sowie körperliche oder seelische Belastung, die als Ursache einer Störung der neurovegetativen und hormonalen Steuerung angesehen werden, oder eine Streßsituation angenommen. Aufgrund der komplexen Entstehungsursachen, des klinischen Bildes und der anatomischen Veränderungen, hält es BLUMENSAAT für berechtigt, dieses Krankheitsbild als Begleit-Sudeck einzuordnen. Das *Handrückenoedem* kann Beziehungen zum Sudeck-Syndrom haben, wenn es mit entsprechenden Knochenveränderungen einhergeht. Eine Beteiligung zervikaler Faktoren ist nach REISCHAUER, W. BECK u.a. anzunehmen, so daß hier gleiche Vorgänge wie bei der Entstehung des Sudeck-Syndroms bei einem Nacken-Schulter-Arm-Hand-Syndrom vorliegen.

Nach klinischen, röntgenologischen, autoptischen und mikroskopischen Befunden ist ein *Sudeck-Syndrom der Wirbelsäule bisher nicht erwiesen*, wenngleich auch aus theoretischen Erwägungen gleichartige dystrophe Vorgänge an der Wirbelsäule möglich sein müßten (BECKER, BLUMENSAAT, ISELIN, JUNGHANS, WAGNER). Die Frage, ob an der Wirbelsäule etwa nur aus röntgenphysikalischen Gründen, REISCH u. BIERLING sprechen von „röntgenoptischen" Gründen, der Nachweis einer fleckförmigen Entschattung im Röntgenbild beim Sudeck-Syndrom nicht möglich ist, beantwortet BLUMENSAAT mit dem Hinweis, daß Entkalkungen bei Osteoporosen anderer Ursache von einer bestimmten Stärke ab gut zur Darstellung gebracht werden können. Die „Sudeck-Natur" der Kümmel'schen Krankheit, die PITZEN glaubt histologisch belegt zu haben, lehnt BLUMENSAAT mit dem Bemerken ab, daß Deformierungen oder Frakturen nicht zum Sudeck-dystrophen Knochenbild gehören. Durch Wirbelfrakturen bedingte Nervenschädigungen können hingegen an der betroffenen Extremität im Sinne des neurogenen Sudeck-Syndroms zu einem Gliedmaßen-Syndrom führen.

Die von WAGNER angeführten *endogenen Ursachen*: die Konstitution einschließlich des Alters, des Geschlechtes, der vegetativ-hormonalen Reaktionslage und der Psyche können nur als Teilfaktoren angesehen werden. Allein auf der Basis der genannten endogenen Ursachen ist unseres Wissens ein Sudeck-Syndrom bisher ebensowenig beschrieben wie ein „essentieller Sudeck" (WAGNER) und nach HACKETHAL ist ein „scheinbar-spontanes Sudeck-Syndrom" umso seltener, je gründlicher man nach entsprechenden Sudeck-Noxen fahndet. Wie bereits erwähnt, wird den endogenen Faktoren je nach der Einstellung der Untersucher eine recht unterschiedliche Bedeutung zugemessen. Während BLUMENSAAT den endogenen Faktoren, zu denen er neben den vorgenannten noch eine spezielle Gliedmaßen- und Skeletteil-Disposition, Erkrankungen des Zentralnervensystems und neurovertebrale Faktoren zählt, die Hauptrolle bei der Entstehung und die entscheidende Bedeutung für die Schwere des Verlaufs des Sudeck-Syndroms zuerkennt und HARFF im Handbuch der Orthopädie (1957) das Sudeck-Syndrom unter dem Titel „Vegetative Entgleisung" bespricht, warnen BÖHLER, HACKETHAL, WAGNER u.a. vor einer Überschätzung dieser kaum faßbaren Faktoren. BÖHLER lehnt einen nennenswerten Einfluß einer vegetativen Dystonie auf die Entstehung des Sudeck-Syndroms für die von ihm versorgten Verletzten ab. Nach WAGNER „tönen" die endogenen Faktoren nur die aus anderer Ursache ausgelöste Sudeck-Reaktion, d.h. ihnen kommt nur eine Bedeutung für den Ablauf des Syndroms zu. Hier werden, wie schon gesagt, die Grenzen zwischen Krankheitsursache und Krankheitsvorgang, zwischen Ätiologie und Pathogenese verwischt.

BLUMENSAAT hat zur Begründung seiner von verschiedenen Seiten widersprochenen Ansicht, daß die Entstehung des Sudeck-Syndroms immer an endogene Voraussetzungen gebunden ist, verschiedene „Tatsachen und Überlegungen“ angeführt, die der Vollständigkeit halber kurz genannt seien. Die Unberechenbarkeit des Sudeck-Syndroms, d.h. die Beobachtung, daß trotz gleicher Voraussetzungen hinsichtlich Art, Schwere und Sitz einer Fraktur, Lebensalter, Geschlecht etc. nur ein bestimmter Prozentsatz der Verletzten ein Sudeck-Syndrom bekommt, das seinerseits wieder trotz gleicher Voraussetzungen in seiner Stärke von der auslösenden Ursache unabhängig sein kann, läßt sich seiner Ansicht nach nur mit einer „individuellen Bereitschaft“, einer Disposition im weitesten Sinne des Wortes erklären. Eine Beteiligung endogener Faktoren sieht er auch durch die Zunahme der Sudeck-Häufigkeit bestätigt, die er teils auf eine Steigerung der Labilität des autonomen Nervensystems in der Zeit nach dem letzten Krieg glaubt zurückführen zu können. Die Beteiligung aller Gewebe an der Dystrophie ist nach seiner Auffassung nur zu verstehen, wenn übergeordnete Regulationsstörungen zugrunde gelegt werden. Als weitere Gründe nennt Blumensaat: andere Zeichen einer Sympathikus-Übererregbarkeit beim Sudeck-Syndrom, wie Hyperhydrosis und seltener auch Hypertrichosis und Hyperkeratosis, die Beteiligung der „endokrinen Achse“ (Hypophysenvorderlappen und Nebennierenrinde) am Syndrom, die Erfolge einer Sympathikustherapie oder einer Behandlung mit Drüsen, Vitaminen oder Hormonen, die Beobachtung des Sudeck-Syndroms aus rein zentraler Ursache sowie das Vorkommen eines konsensuellen, kontralateralen Gliedmaßen-Syndroms. In der statistisch erwiesenen verschiedenen Häufigkeit des Sudeck-Syndroms an der oberen und unteren Extremität und an einzelnen Skeletteilen sieht Blumensaat schließlich einen Beweis für eine Disposition verschiedener Skelettabschnitte.

Das von Blumensaat angeführte Phänomen der Unberechenbarkeit scheint Wagner dagegen kein Charakteristikum für das Sudeck-Syndrom zu sein. Wagner sah bei seinen Gliedmaßenfrakturen (606 Fälle) in 82,01 % der Fälle klinisch und röntgenologisch einen Sudeck I, in 11,06 % einen Sudeck II und in 1,65 % eine Endatrophie (Sudeck III) und schließt daraus, daß die Phase I des Syndroms nahezu mit Gesetzmäßigkeit bei Gliedmaßenfrakturen auftritt, während der Übergang in die Dystrophie (Sudeck II) sich oft nicht voraussehen läßt, da diverse Faktoren, wie u.a. „auch die allgemeine und die Skelett-Disposition neben dem Primärschaden mitwirken können“. Bei den heute jedoch in einem hohen Prozentsatz faßbaren Möglichkeiten, die zur Dystrophie führen können, verliert somit nach Wagner das Phänomen der Unberechenbarkeit des Sudeck-Syndroms erheblich an Bedeutung. Das gleiche gilt nach Ansicht von Wagner auch für die zitierte Zunahme des Sudeck-Vorkommens. Anhand der spärlichen Statistiken ist unter Berücksichtigung der hochgradigen Zunahme der Unfälle in den letzten Jahren ein Anstieg der Sudeck-Häufigkeit, insbesondere der Sudeck-Dystrophie seiner Ansicht nach nicht zu beweisen. Hackethal wendet sich besonders dagegen, im Erfolg einer Therapie mit Nebennierenrindenpräparaten einen Beweis für die zentrale Stellung neurohormoneller Regulationsstörungen beim Sudeck-Syndrom zu sehen.

In diesem Zusammenhang sind schließlich noch einige Befunde aus den Untersuchungen von Wagner zu erwähnen. Wagner, der sich in seinen sonstigen Ausführungen an die heutige Auffassung der Konstitutionslehre im Sinne Curtius hält und damit unter Konstitution „die individuelle Besonderheit in Bau, Funktion sowie Rassen-, Alters- und Geschlechtseigenschaften“ versteht, untersuchte in vereinfachter Form die Frage, ob, wie im Schrifttum verschiedentlich behauptet, ein bestimmter *Körperbautyp* im Sinne Kretschmers nach Traumen besonders häufig mit einem Sudeck-Syndrom erkrankt. Er differenzierte 269 Frakturpatienten in die drei Hauptformen: leptosomasthenisch, athletisch und pyknisch und kam zu dem Ergebnis, daß weder hinsichtlich der absoluten Häufigkeit des „üblichen Verlaufs“ des Syndroms noch im Prozentsatz der schwerer verlaufenden Dystrophie-Fälle signifikante Unterschiede zwischen den drei Typen vorliegen. Eine von Wagner ausgeführte Untersuchung über die Bedeutung der *Rassenzugehörigkeit*, die sich aus der Zusammensetzung seines Krankengutes aus Einheimischen Schleswig-Holsteins und Flüchtlingen aus Ostpreußen und den ostbaltischen Gebieten ergab und damit eng begrenzt war, zeigte keine Unterschiede, die auf einen Einfluß der Rassenzugehörigkeit schließen lassen. Ebensowenig ergab die Überprüfung der in den Nachkriegsjahren für Flüchtlinge stark veränderten und meist schlechteren *Umweltsituation* keine Anhaltspunkte für einen unterschiedlichen Ablauf des Syndroms bei Einheimischen und Zugewanderten. Bei der Suche nach weiteren ätiologischen Momenten des Sudeck-Syndroms fand WAGNER schließlich auch, daß *Klima und Jahreszeit* bei seinen Sudeck-Fällen objektiv keine Rolle spielen, während im subjektiven Beschwerdebild der Schmerz und das Schwellungsgefühl in nasser und kalter Jahreszeit (etwa Oktober bis Februar) gelegentlich mehr im Vordergrund stehen als im Sommer. MAURER berichtet dagegen über eine jahreszeitliche Abhängigkeit des Sudeck-Syndroms bei Frakturen. Im ausgehenden Winter und im beginnenden Frühjahr sah er häufiger intensivere Umbauvorgänge und Dystrophien als in den Sommer- und Herbstmonaten. Die weiteren vorgenannten endogenen Faktoren, die vegetativ-hormonelle und psychische Reaktionslage sowie Alter und Geschlecht werden im Zusammenhang mit den für die Intensität des Syndroms maßgeblichen Teilfaktoren erörtert.

3. Pathogenese

Pathogenetisch wird beim Sudeck-Syndrom heute allgemein ein komplexes Geschehen angenommen, wenn auch zugegebenermaßen unsere Kenntnisse zum Teil noch lückenhaft bzw. hypothetischer Art sind. Insgesamt gesehen ist ähnlich wie in der Ätiologie, wo im Laufe der Zeit die endogenen Faktoren gegenüber den exogenen weiter in den Vordergrund rückten, auch in der Pathogenese je nach der Einstellung der Untersucher eine mehr oder weniger starke Verlagerung des Schwerpunktes von peripher nach zentral hin erfolgt. Die bisher von den Weichteilen und vom Skelett vorliegenden Ergebnisse histologischer Untersuchungen und pathophysiologischer Funktionsstudien geben zwar gewisse Anhaltspunkte für die Pathogenese, berechtigen aber nach wie vor lediglich zur Aufstellung von Theorien.

In einem Punkt sind sich alle Untersucher heute einig, daß nämlich zu Beginn des Syndroms infolge Umstellung der Vasomotorenfunktion eine Durchblutungsänderung steht, die mit einer Stoffwechseländerung im Sinne einer Azidose einhergeht. Im übrigen bestehen über wesentliche Vorgänge, die dabei in Gang gesetzt werden, nicht unerhebliche Auffassungsunterschiede, auf die in letzter Zeit vor allem BLUMENSAAT und teils auch HACKETHAL und WAGNER in ihren Monographien eingehen.

Die „am Anfang“ des Syndroms stehende Durchblutungsänderung wird von allen Untersuchern einheitlich als *Hyperaemie* im weitesten Sinne des Wortes beschrieben. Die Art der Hyperaemie erfährt jedoch eine sehr unterschiedliche Deutung. Im Bereich der *Weichteile* werden diskutiert: eine aktive, fluxionäre Hyperaemie, wie sie bei jeder Entzündung geläufig ist (MAU, MAURER, REMÉ, RIEDER, SIEBER u. MEISSNER, SUDECK, WAGNER u. a.), eine praestatische oder statische Hyperaemie — verengte Arteriolen bei erweiterten Kapillaren und Venulae — und damit also eine passive Hyperaemie (HAUSAMMANN, V. SCHÄFER, SCHEIBE u. KARITZKY, SIEBER u. MEISSNER u. a.), eine passive venöse Stauungshyperaemie aus verschiedenen Anlässen, wie u. a. infolge reflektorischer Begleitspasmen bei Venenthromben und -entzündung (LÉRICHE) oder einer Stase nach Ausfall der Saugwirkung der Muskeltätigkeit bei Immobilisation (BÖHLER, KIENBÖCK, MOSTON, SCHINZ, BAENSCH, FRIEDL u. UEHLINGER u. a.) und schließlich ein venöser Rückfluß im Sinne von SAEGESSER bei Schluß des praekapillären und des metaarteriolären Sphinkters und gleichzeitiger Öffnung von arteriovenulösen Shunt-Wegen (BLUMENSAAT). HACKETHAL spricht von einer Durchblutungsstörung im Sinne einer Mehrdurchblutung. Dabei muß seiner Ansicht nach z. Z. die Frage offen bleiben, ob diese vorwiegend aktiver Natur ist, d. h. durch Erregung der Vasodilatatoren hervorgerufen wird oder passiv durch eine Lähmung der Konstriktoren bedingt ist. LÉRICHE nimmt, je nach der Stärke des Traumas eine primäre vasokonstriktorische oder eine vasodilatatorische Reaktion der Gefäße an; der traumatischen, vorübergehenden Gefäßeinschnürung folgt eine Gefäßerweiterung infolge Lähmung der Symphatikusfasern. HUET und HUGUIER sprechen von einem traumatischen peripheren Schock mit Arteriolenkonstriktion und Kapillarerweiterung.

Umstritten ist auch die Frage, ob im fortgeschrittenen Stadium, der sog. Dystrophiephase, dem Sudeck II eine Mehr- oder Minderdurchblutung vorliegt. Der von SUDECK vor allem mit Beobachtungen der Hautdurchblutung begründeten Lehrmeinung, der sich BLUMENSAAT, OEHLECKER, MAURER, REMÉ, RIEDER, WAGNER u.a. anschließen, daß im fortgeschrittenen Stadium eine Minderdurchblutung bestehe, stellt jüngst HACKETHAL, unter Hinweis auf Mitteilungen von EICHLER, LINDER u. SCHMEISSER, HENSEL, RUEF u. GOLENHOFEN, RATSCHOW, STEIN u. Mitarb. sowie klinischer Beobachtungen die Ansicht entgegen, daß auch im fortgeschrittenen Stadium (Sudeck II) eine Mehrdurchblutung anzunehmen ist. Nach seiner Ansicht kann aus einer Änderung der Hautdurchblutung nicht auf eine stets gleichsinnige Durchblutungsänderung der „Tiefengewebe" (Knochen, Gelenke, Muskulatur) geschlossen werden. In die gleiche Richtung weisen histologische Gefäßbilder der Muskulatur von SIEBER und MEISSNER, die auch in Fällen der Phase II von einer „aktiven Hyperaemie" bzw. einfach von einer Hyperaemie sprechen.

Auch am *Knochen* werden die mikroskopischen Gefäßbilder unterschiedlich gedeutet, wenngleich ihre Darstellung bei den verschiedenen Untersuchern auch eine sehr weitgehende Übereinstimmung zeigt. SUDECK und REMÉ erklären die Hyperaemie im Knochen wie in den Weichteilen als eine aktive, fluxionäre im Sinne der Heilhyperaemie. Ebenso sehen BAUMANN und GURD die Hyperaemie als eine aktive an. DECKER spricht von einer reparatorischen Hyperaemie. Von der Mehrzahl der Untersucher wird die Hyperaemie im „Sudeck-Knochen" jedoch als passiv durch Stauung erklärt (BECKER, F., BLAIR, BURDEAUX u. HUTCHINSON, DURODIER, PASCHOUD, POMMER, SCHINZ, BAENSCH, FRIEDL u. UEHLINGER, SÜSSE u.a.). HELLNER nimmt eine venöse Stauung oder eine nervale Beeinflussung der Kapillaren an. RIEDER, der außer der nervalen Erklärung noch eine Stoffwechselstörung für die Auslösung des Syndroms annimmt, scheint trotzdem die Knochenhyperaemie mehr passiv im Sinne der Peristase von RICKER aufzufassen. BLUMENSAAT bezeichnet es als auffallend, daß es keine Gefäßbeschreibung im Knochen gibt, die in Form enger Arteriolen sowie weiter Kapillaren und Venulae einer praestatischen oder statischen Hyperaemie auch nur annähernd ähnelt. In den Tierversuchen zum Sudeck-Problem von FREUDIGER, HACKETHAL, HERFARTH, JAFFE, LANDOFF wird eine Knochenhyperaemie beschrieben, ohne auf die Art der Hyperaemie einzugehen. Eine infolge der Hyperaemie auftretende Druckresorption im Knochen wird als Teilursache der akuten Atrophie angesehen.

Interessante Hinweise geben in diesem Zusammenhang in jüngster Zeit erst ausgeführte tierexperimentelle Untersuchungen von POLSTER über die Haemodynamik des Knochens mittels intraossaler Druckmessungen und Durchblutungsmessungen am Knochen mit Wärmeleitelementen. Er fand erstmalig bei Untersuchungen am isolierten, d.h. vom übrigen Kreislauf abgetrennten enossalen Gefäßsystem, daß auch die intraossalen Gefäße „die Fähigkeit zu spontanen Kontraktionen bzw. Widerstandsänderungen besitzen" (POLSTER), wie es von den Gefäßen anderer Organe bekannt ist. Nach seiner Ansicht ist aufgrund der vorliegenden anatomischen und physiologischen Untersuchungsergebnisse anzunehmen, daß auch das enossale Gefäßsystem ebenso wie andere Gefäßbezirke der vegetativen Steuerung unterliegt. Für die dabei zu erwartende Beteiligung der enossalen Gefäße an Kreislaufreflexen, wie sie beim Sudeck-Syndrom infrage kommen, fehlt jedoch noch der endgültige Beweis.

Wie für die Hyperämie, so sind auch für die begleitende *Azidose* noch manche Fragen ungeklärt. Mit den Erkenntnissen der Kolloid-Chemie (HAEBLER, SCHADE) geht die Erklärung der Stoffwechsel- und Durchblutungsstörung beim Sudeck-Syndrom von der Annahme einer Änderung des kolloidalen Gleichgewichtes, der Eukolloidität im Sinne von SCHADE aus (MAURER, RIEDER, SUDECK u.a.). Dabei wird der Begriff der Eukolloidität als eine physiologische Abstimmung der Wasserstoff-Ionen-Konzentration im Blut und Gewebe (= Isotonie), des Verhältnisses der Ionen von H und OH, von Na, K und Ca

(= Isoionie), der Körpertemperatur (= Isothermie) und der Quellungsverhältnisse (= Isoonkie) definiert. Eine Änderung dieses physiologischen Gleichgewichtes durch Traumen, Entzündungen oder sonstige Ursachen ergibt eine Dyskolloidität, die eine lokale Azidose hervorruft. Eine Schädigung der Blutgefäßwand mit Erweiterung der Gefäße, eine Verlangsamung der Blutzirkulation, eine Änderung der Zusammensetzung des Blutes, eine Durchlässigkeitsänderung der Gefäßwand für Plasma und Blutzellen und eine Störung der Osmose werden als Folgen der Azidose angesehen, die damit eine Stoffaustauschstörung und eine Beeinträchtigung der Ernährung des Gewebes bedingt (BLUMENSAAT). Ist der auslösende Reiz von kurzer Dauer, so gilt die Dyskolloidität mit Azidose und ihren Gefäß- und Stoffwechselreaktionen als reversibel. Hält der auslösende Reizzustand dagegen längere Zeit an, so entwickeln sich pathophysiologische und pathohistologische Veränderungen entsprechend der klinischen und röntgenologischen Symptomatik.

BLUMENSAAT gibt an, daß mechanische, toxische, chemische hormonale und nervale Einflüsse am Zustandekommen der Azidose beteiligt sind. BOLLINGER sieht aufgrund seiner Untersuchungen über die Sauerstoffsättigung des venösen Blutes nach Frakturen die Azidose als Folge einer Anoxämie an. Bei seinen Sudeck-Untersuchungen fand er eine Erhöhung der Sauerstoffsättigung des venösen Blutes um etwa 20 %. Er erklärt diese als Folge einer Öffnung arterio-venöser Anastomosen mit direktem Abfluß des arteriellen Blutes in das venöse Gefäßsystem bei gleichzeitig auftretender Peristase mit Arteriolenkontraktion, daraus resultierender peripherer Widerstandserhöhung und „Absacken" des Blutes in die dilatierten Kapillaren. Die Folge ist ein Ausfall der Durchblutung der „Ernährungsgefäße", ein Sauerstoffmangel in der Peripherie. Die Entscheidung, ob nach einem normalen Frakturreiz ein Sudeck-Syndrom auftritt oder nicht, hängt nach BOLLINGER von der Intensität und Dauer der Anoxie und damit der Azidose des Gewebes ab. SCHAEFER führt die Azidose auf eine Permeabilitätsänderung der Gefäßwand mit Plasma- und Blutzellenaustritt zurück, die ihrerseits als Folge einer nervalen Reaktion des vegetativen Nervensystems der terminalen Strombahn auf einen auslösenden Reiz hin mit Ausbildung einer praestatischen oder statischen Hyperaemie erklärt wird. Nach WAGNER ist die Frage ungeklärt, ob die mit der Durchblutungsstörung einhergehende Stoffwechselumstellung im Sinne einer Azidose direkte Folge der ersteren ist, oder ob die Azidose zentral-hormonal bedingt ist.

Als ungeklärt sieht WAGNER auch die Frage an, ob die trophischen Störungen in fortgeschrittenen Fällen (Sudeck II) „auch einem irgendwie gearteten *Einfluß trophischer (sensibler) Nerven* zuzuschreiben sind". Nachdem Neurologen und Chirurgen die Annahme der Existenz trophischer Nerven seit längerem bereits aufgegeben haben und alle trophischen Störungen als Folge vasomotorischer Vorgänge erklären, wird neuerdings wieder ein echter neurotrophischer Einfluß und zwar auch von seiten sensibler Nerven angenommen (M. SCHNEIDER). Auch BLUMENSAAT hält diese Vorgänge noch für zu wenig gesichert, um für die Erklärung bestimmter Sudeck-Probleme herangezogen zu werden.

Bei der großen Zahl der hier nur kurz angeführten offenen Fragen ist es erklärlich, daß es auch heute noch keine einheitliche Auffassung über die Pathogenese des Sudeck-Syndroms gibt, und daß je nach der Einstellung der Untersucher immer noch verschiedene *Entstehungstheorien* zur Erklärung des Syndroms herangezogen werden. Ohne aus der Reihenfolge eine Wertigkeit ableiten zu wollen, sind hier zu nennen:
die auf ROUX zurückgehende Inaktivitätstheorie,
die peripher-humorale Theorie von RIEDER und SUDECK,
die aus den Lehren RICKER's abgeleitete Herd-Hof-Theorie von Victor SCHAEFER,
die wahrscheinlich auf Beobachtungen am Knochen aufbauende venöse Stauungstheorie,
die im wesentlichen als Fortentwicklung der Theorien von CHARCOT und VULPIAN aufzufassenden verschiedenen peripher-zentralen Sudeck-Erklärungen, die heute mit der Auffassung des Syndroms als neuro-hormonale Regulationsstörung abschließen,
die von Erkrankungen des zentralen Nervensystems abgeleitete zentrale Sudeck-Theorie,

die Theorie von der metachoren Nervenirritation von HACKETHAL und schließlich die Entstehungserklärung des sog. Begleit-Sudeck bei Erkrankungen innerer Organe.

Obschon KIENBÖCK und SUDECK bereits um die Jahrhundertwende die von ROUX (1883) übernommene *Inaktivitätstheorie*, die die Ruhigstellung als entscheidende Ursache für die Erklärung der Vorgänge an Knochen und Weichteilen hinstellt, ablehnten, hat sich diese Theorie bis in unsere Zeit hinein gehalten (ALLISON u. BROOKS, BLAKE, BRANDES, COOKE, FISHER, FRIEDL u. SCHINZ, HAGEMANN, HAGLUND, HILGENREINER, LENK, LÉRICHE, SCHINZ, BAENSCH, FRIEDL u. UEHLINGER, WATSON-JONES u.a.). Ohne die Existenz einer echten Inaktivitätsatrophie zu bestreiten, wird die Inaktivität, die Immobilisation als pathogenetischer Faktor aufgrund klinischer Erfahrungen und der Ergebnisse der Tierexperimente in jüngster Zeit jedoch von allen deutschsprachigen Autoren abgelehnt (BLUMENSAAT, DYES, MAURER, OEHLECKER, REICHLE, REMÉ, RIEDER, WAGNER u.a.). Es wird höchstens noch von einer „fördernden Rolle der Inaktivität" gesprochen und damit ein Teil der absoluten Ruhigstellung zur Last gelegt (COOKE, HACKETHAL, LENGGENHAGER, LÉRICHE). HACKETHAL, der sich aufgrund klinischer Beobachtungen in jüngster Zeit wieder für eine „fördernde Rolle" der Immobilisation ausspricht, hebt hervor, daß die Inaktivität für sich allein insbesondere die Mehrdurchblutung nicht erklären kann.

Die vor allem von RIEDER und SUDECK vertretene *peripher-humorale Theorie* nimmt eine direkt fortgeleitete Schädigung an. Sie geht davon aus, daß durch eine lokale Gewebsschädigung traumatischer oder entzündlicher Art Zerfallsprodukte frei werden, die als Gewebsgifte eine Störung des kolloidalen geweblichen Gleichgewichtes, eine Azidose bewirken und als Gefäßgifte auf humoralem Wege zu einer lokalen und kollateralen Hyperämie führen. SUDECK spricht in seiner letzten Arbeit (1943) von einem entzündlichen Agens, das als „hypothetisches, körpereigenes Gewebshormon mit spezifisch entzündungserregender Wirkung aus Zerfallsprodukten die Gefäße erweitert und eine Hyperaemieform erzeugt". SUDECK prägt den Begriff der kollateralen Heilentzündung, den er aus dem Entzündungsbegriff von BIER ableitet.

Sowohl RIEDER als auch SUDECK haben im Laufe der Diskussion um die Pathogenese neben der humoralen auch eine vasomotorische Komponente und eine Beteiligung des sympathischen Nervensystems angenommen. So erklärt SUDECK die Beobachtung, daß nicht nur an der Einwirkungsstelle der Schädigung, sondern auch „kollateral" entfernte Abschnitte der betroffenen Extremität erfaßt werden, sowohl mit „Querverbindungen" als auch durch eine reflektorische Übertragung über das Rückenmark. RIEDER erkannte nach einer erstmals von ihm bei einer Sudeck'schen Dystrophie ausgeführten Sympathektomie den Einfluß des sympathischen Nervensystems an. Trotzdem lehnt RIEDER die alleinige reflektorische Entstehungserklärung ab. Er fordert in jedem Fall auch eine humorale örtlich-periphere Azidose.

In der letzten, nicht veröffentlichten Arbeit SUDECK's zum Thema der Knochenatrophie aus dem Jahre 1944/45, die sein Schüler REMÉ bei der Sudeck-Gedächtnisvorlesung 1952 in Eppendorf zitierte, stellte REMÉ nach Anhören eines Vortrages von SELYE mit Überraschung fest, „daß nicht nur seine Gedankengänge, sondern bisweilen sogar seine Terminologie die gleiche war, wie sie mein Lehrer SUDECK 1944/45 niedergelegt hatte". BLUMENSAAT spricht im Zusammenhang mit der von REMÉ zitierten Arbeit SUDECKS's von „geradezu prophetisch erscheinenden Worten SUDECK's über die Kampfnatur der Entzündung".

Die *peripher-vasomotorische Erklärung* des Sudeck-Syndroms, die aus den Lehren RICKER's von der Relationspathologie und vom Stufengesetz abgeleitete Herd-Hof-Theorie von Victor SCHAEFER wird heute von den meisten Autoren angenommen. Die Herd-Hof-Lehre Victor SCHAEFERS's besagt, daß überall, wo ein lokaler Prozeß, ein Herd im Körper entsteht, „dieser nicht auf sich selbst beschränkt bleibt, sondern sich in seiner Umgebung reflektorisch eine Umkreisreaktion, ein Hof einstellt, welcher den Herdvorgang in abgeschwächtem Maße mitmacht" (SCHAEFER). Bei der Sudeck-Entstehung nimmt SCHAEFER an, daß das vegetative Nervensystem der terminalen Strombahn durch einen Reiz erregt wird. Ist dieser überschwellig oder von genügender Dauer oder liegt eine individuelle Übererregbarkeit des Gefäßnervensystems vor, so reagiert die Endstrombahn mit einer Strömungsverlangsamung nach Art einer Praestase bzw. einem Stillstand im Sinne einer Stase. Ursächlich wird die daraus resultierende praestatische oder statische Hyperaemie auf eine aktiv-nervale Kontraktion der Arteriolen bei gleichzeitiger Weitstellung der Kapillaren und Venulae zurückgeführt. Als weitere Folge der nervalen Reaktion im vegetativen Endretikulum wird eine Permeabilitätsänderung der Gefäßwand mit Plasma- und Zellaustritt angenommen, die ihrerseits zur Azidose führt.

Die Zirkulationsstörungen mit all ihren Folgen stehen nach SCHAEFER in einem bestimmten quantitativen Verhältnis zur Größe des vom Herd ausgehenden Reizes. Den Rückenmarkzentren wird in der Herd-Hof-Lehre SCHAEFER's nur die Rolle einer Reflexumschaltstelle zuerkannt. „Das Nervensystem, über das die Vorgänge laufen, hat nur eine beschränkte Möglichkeit zu reagieren. Es kann nur die Reize aufnehmen und die Erregung weiterleiten. Mehr kann es nicht“ (SCHAEFER).

BLUMENSAAT, der sich im Zusammenhang mit dem Sudeck-Syndrom ausführlich mit der Relationspathologie und dem Stufengesetz von RICKER und der darauf aufbauenden Herd-Hof-Theorie von Victor SCHAEFER auseinandersetzt, hält die Herd-Hof-Lehre für nicht überzeugend zur Erklärung des Syndroms. Seines Erachtens lassen sich die beim Gliedmaßen-Syndrom erhobenen Befunde und die heutigen Kenntnisse der peripheren Kreislaufphysiologie mit der Erklärung des Syndroms nach RICKER-SCHÄFER nicht vereinbaren.

Als weitere örtlich-periphere Sudeck-Erklärung ist die *venöse Stauungstheorie* anzuführen. Sie geht wahrscheinlich auf Beobachtungen am Knochen zurück oder ist von solchen beeinflußt worden. So hat bereits 1880 NASSE auf die venöse Stase als knochenresorptionsfördernden und die Osteoklasten aktivierenden Faktor verwiesen. In ähnlichem Sinne äußert sich in jüngster Zeit SÜSSE aufgrund seiner Untersuchungen über den enossalen Druck. Nach seiner Ansicht dürfte eine langanhaltende enossale Druckerhöhung bei venöser Rückstauung die Koordination der Osteoblasten- und Osteoklastenfunktion beeinflussen und zu einer Osteoporose und damit Aufweitung des Markraumes führen. Für ihn besteht daher kein Zweifel daran, daß u.a. auch beim Sudeck-Syndrom der „Porose“ eine enossale Druckerhöhung infolge venöser Stauung als Teilursache zugrunde liegt. Die Aktualität dieser Theorie geht aus einer Mitteilung von RATSCHOW hervor, der 1953 berichtet, daß das Sudeck-Syndrom auf dem Europäischen Angiologenkongreß in Edinburg als Stauungsatrophie bezeichnet und den chronischen Oedemen zugeordnet wurde. Schließlich deuten heute, wie bereits erwähnt, die Mehrzahl der sich speziell mit dem Sudeck-Problem befassenden Untersucher die Hyperaemie im „Sudeck-Knochen“ als venöse Abflußbehinderung.

Ursächlich werden im Rahmen der venösen Entstehungstheorie mehrere Möglichkeiten angeführt. Eine Erklärung geht von der Annahme einer rein mechanischen Stauungsursache durch passive venöse Hyperaemie aus. So sehen FRIEDL u. SCHINZ die Hauptursache in einer zirkulatorisch-mechanischen Störung mit Anstieg des intraossalen Druckes infolge venöser Stauung. Hier ist auch die eben erwähnte Auffassung von SÜSSE einzuordnen. EHLERT vertrat unlängst wieder die Ansicht, daß vermutlich eine Stauung bzw. Schnürung als Folge verstärkten „Gipsschwundes“ maschinell gefertigter Gipsbinden eine häufige Mitursache des Sudeck-Syndroms sei. Bei Venenthromben und -entzündungen sehen LÉRICHE und SUDECK in einem reflektorisch ausgelösten Begleitspasmus der zugehörigen Arterien bzw. Kapillaren das eigentliche Wirkungsprinzip. Andere Untersucher nehmen dagegen eine Kapillarschädigung, eine „Kapillaritis“ bei Thrombosen und Thrombophlebitiden an, wie sie von ALLEN, BARKER u. HIMES, DE TAKÂTS, ZIMMERMANN u. DE TAKÂTS als im Vordergrund jedes postthrombotischen Syndroms stehend angesehen wird (BLUMENSAAT). GUMRICH, DORTENMANN und KÜBLER sowie STORK legen die venöse Reaktion im Sinne von RICKER-SCHAEFER aus und leiten daraus die Insuffizienz der Endstrombahn ab. Schließlich wird in diesem Zusammenhang noch die venöse Stase bei Ausfall der Saugwirkung der Muskeltätigkeit infolge der Ruhigstellung erwähnt (BÖHLER, MATSON, KIENBÖCK, SCHINZ, BAENSCH, FRIEDL u. UEHLINGER u.a.). Dazu ist zu bemerken, daß der der Muskulatur während der Sogphase zugeschriebene Pumpeffekt, der normalerweise die Knochendurchblutung verbessern soll, nach den bereits zitierten Untersuchungen zur Hämodynamik des Knochens von POLSTER infrage gestellt ist.

Sowohl eine venöse Stauungshyperaemie als auch eine praestatische oder statische Hyperaemie im Sinne von RICKER-SCHAEFER bedingen eine Stoffwechselstörung, die zur Azidose führt. BLUMENSAAT bezeichnet es nach diesen theoretischen Überlegungen als zwingend, eine derartige periphere Sudeck-Entstehung grundsätzlich anzuerkennen, wenn auch seiner Ansicht nach aufgrund der Erfahrungen der Praxis diese Entstehungsursache auf Ausnahmefälle beschränkt bleiben dürfte. So findet er, daß bei der venös-thrombotischen Sudeck-Erklärung häufig Ursache und Wirkung verwechselt werden. Nach RATSCHOW liegen bei allen Angiopathien die Voraussetzungen für eine Thrombenbildung vor. KONCZ und MARGGRAF beschreiben nach Ausschaltung des Sympathicus neben einer Vasodilatation eine Verlängerung der Blutgerinnungszeit. Es liegt daher nach Ansicht von BLUMENSAAT „näher auch beim sympathischen Sudeck-Syndrom eine Thrombose als Folge des Syndroms anzunehmen". Weiter verweist BLUMENSAAT auf die Untersuchungen von GUMRICH, DORTENMANN u. KÜBLER, die streng zwischen einem „traumatischen Oedem", das sofort nach dem Trauma auftritt und ohne freies Intervall fortbesteht und einem „posttraumatischen Oedem" unterscheiden, das sich nach einer Thrombenbildung infolge Gefäßschädigung durch Quetschung oder Überdehnung ausbildet. Mittels Phlebographie konnten GUMRICH und Mitarbeiter die Entstehung und das häufige Vorkommen derartiger posttraumatischer Thrombose-Oedeme nachweisen.

Ausgehend von der Theorie der deuteropathischen spinalen Affektion von CHARCOT (1868) und der Theorie der Impulsabschwächung trophischer Zentren von VULPIAN (1873) entwickelte sich die *spinale Reflextheorie*, die Anschauung von der *reflektorischen Trophoneurose* (WAGNER u.a.). HACKETHAL faßt die hier aus den Lehren von CHARCOT u. VULPIAN abgeleiteten Erklärungen des Sudeck-Syndroms unter die neuralen Theorien vom pathologischen Eigen-Reflex zusammen und BLUMENSAAT spricht in diesem Zusammenhang, wie später noch näher erörtert werden soll, umfassender von der peripher-zentralen Erklärung des Sudeck-Syndroms.

CHARCOT geht in seiner Theorie von der deuteropathischen spinalen Affektion, die sich mit der Ursache der arthrogen bedingten akuten Muskelatrophie befaßt, von der Annahme aus, daß sich der entzündliche Reizzustand eines Gelenkes auf dem Weg über ein sensibles Neuron zentripetal zum Rückenmark fortpflanzt, im Rückenmark einen, im einzelnen von CHARCOT nicht weiter erläuterten pathologischen Zustand auslöst, der seinerseits dann über fugale motorische Bahnen eine Muskelatrophie hervorruft. CHARCOT's Theorie stützt sich auf Untersuchungen von SAMUEL, der für neurotische Entzündungen und trophische Störungen Folgen einer Affektion trophischer Nerven im Sinne COHNHEIM's annahm. Nach der Definition von COHNHEIM werden als trophische Nerven solche angesehen, die chemische Vorgänge im Körper steuern, durch die keine eigentliche Arbeit verrichtet wird.

Die von VULPIAN aufgestellte Theorie der Impulsabschwächung trophischer Zentren diente ursprünglich ähnlich wie die von CHARCOT der Erklärung der Genese der akuten Muskelatrophie nach Gelenkaffektion. Er nahm jedoch an, daß die über die sensiblen Bahnen in den trophischen Zentren des Rückenmarks eintreffenden Reize eine so starke Abschwächung der normalerweise von diesen Zentren ausgehenden trophischen Impulse bedingen, daß eine Muskelatrophie die Folge ist.

Beide Theorien, sowohl die von CHARCOT als auch die von VULPIAN gehen somit von der Annahme eines krankhaften Reflexgeschehens aus. Dabei wird in beiden Theorien eine Störung in den zentralen Schaltstellen des Reflexbogens im Rückenmark angenommen, die sich bei der Übertragung des über sensible Nerven und die hinteren Wurzeln zugeleiteten Reizes auf die motorischen Vorderhornzellen auswirkt. Bezogen auf das Sudeck-Syndrom weichen diese Theorien damit in einem entscheidenden Punkt von der Herd-Hof-Theorie Victor SCHAEFER's ab, der einen durchaus physiologischen Reflexvorgang zur Erklärung der reflektorischen Vorgänge an den Gefäßnerven heranzieht, womit nach BLUMENSAAT „den Rückenmarkzentren nur die Rolle einer Reflex-Umschlagstelle eingeräumt wird".

Eine Kombination der Theorien von CHARCOT u. VULPIAN ist bereits frühzeitig in der Pathogenese des Sudeck-Syndroms von GAYET u. BONNET (1904), NONNE (1905/06) u. SANS (1911) diskutiert worden. Später wurden die Theorien auch von HAGENTORN sowie NOBLE u. HAUSER zur Erklärung des Syndroms herangezogen. SUDECK, der sich ebenfalls vorübergehend mit diesen Theorien auseinandersetzte, hat sie schließlich zugunsten der peripher-humoralen Theorie von RIEDER wieder aufgegeben. KIENBÖCK nimmt außer einer von den genannten Theorien abgeleiteten trophischen Störung gleichzeitig eine reflektorische Zirkulationsstörung an. Ebenso wie KIENBÖCK nimmt auch GOLDSCHEIDER, der mit CASSIRER die Theorie von der Übererregung spinaler trophischer Zentren durch petal geleitete Reize mit anfänglicher Steigerung und baldfolgender Ermüdung der trophischen Prozesse begründete, neben den trophischen Störungen gleichzeitig eine reflektorische Zirkulationsstörung an.

In jüngster Zeit ist vor allem wieder von neurologischer Seite in getrennten Arbeiten von HIRSCHMANN u. MASCHER und in einer gemeinsamen neurologisch-chirurgischen Mitteilung von MASCHER u. HEMPEL bei Untersuchungen des neurogenen Sudeck-Syndroms in der Pathogenese des Syndroms die Lehre CHARCOT's von der deuteropathischen spinalen Affektion besonders herausgestellt worden. MASCHER u. HEMPEL nehmen, wie bereits zum Teil bei der Besprechung des peripher-neurogenen Sudeck-Syndroms im vorangehenden Kapitel über die Ätiologie erwähnt, für die Auslösung des Syndroms einen krankheitsspezifischen Faktor im Zentralnervensystem an, der identisch oder zumindest eng gekoppelt mit dem Faktor der Kausalgie ist. Sie folgern weiter, daß die Sudeck'sche Dystrophie wahrscheinlich in jedem Falle, also auch bei traumatischer, entzündlicher oder sonstiger Ätiologie Folge einer zentral-nervösen Zustandsänderung ist. „Im Falle einer peripheren Auslösung muß dann angenommen werden, daß im Sinne der alten Anschauung CHARCOT's und im Gegensatz zu der Theorie SUDECK's u. RIEDER's die periphere Gewebsläsion nicht die unmittelbare Ursache der Dystrophie darstellt, sondern daß sie eine Zustandsänderung des zentralen Nervensystems auslöst, die erst ihrerseits den Eintritt der Dystrophie herbeiführt" (MASCHER u. HEMPEL). Schließlich kann nach Ansicht von MASCHER u. HEMPEL die Breite der Symptomatik der Kausalgie nur unter der Annahme einer Beteiligung weitgreifender zentralnervöser Funktionsabläufe oder Störungen verstanden werden.

Ergänzend ist hier noch zu erwähnen, daß heute von neurologischer Seite beim Zustandekommen des Sudeck-Syndroms eine gemeinsame Beteiligung von animalem und vegetativem Nervensystem angenommen wird, und daß die auf FOERSTER zurückgehende Erklärung des Sudeck-Syndroms als Folge einer Unterbrechung oder Reizung trophischer Nerven von der Mehrzahl der Neurologen nicht mehr anerkannt wird. Auch von neurologischer Seite wird seitdem die reflektorisch-vasomotorische Erklärung nach RICKER-SCHAEFER-SCHADE sowohl für das neurogene als auch für das nicht-neurogene Sudeck-Syndrom übernommen (HIRSCHMANN, MASCHER u.a.).

Als Weiterentwicklung der CHARCOT'schen Theorie von der deuteropathischen Spinalaffektion und der Theorie der Impulsabschwächung trophischer Zentren von VULPIAN ist die *peripher-zentrale Erklärung* des Sudeck-Syndroms anzusehen, die das Syndrom als Ergebnis eines peripheren und zentralen Reflexvorganges deutet und zur Zeit mit der *Sudeck-Erklärung als neuro-hormonale Regulationsstörung* (BLUMENSAAT) abschließt. Dabei zeigt sich in jüngster Zeit in zunehmendem Maße die nicht unwidersprochene Tendenz (HACKETHAL, WAGNER u.a.) übergeordnete Regulationszentren, insbesondere neuro-hormonale Störungen absolut in den Vordergrund zu stellen und bereits zu Beginn des Syndroms eine periphere und zentrale Regulationsstörung anzunehmen (BLUMENSAAT, HARFF, HARFF u. STUTH, SUNDER-PLASMANN u.a.).

Die Auffassung der „am Anfang" und weiterhin im Mittelpunkt des Syndroms stehenden Durchblutungsänderung als Folge einer vasomotorischen Funktionsumstellung bedingt, bei Anerkennung der Abhängigkeit der Gefäßnerven vom vegetativen Nervensystem des Sympathikus, die Annahme einer sekundären Beteiligung des Zentralnervensystems und damit auch des hormonalen Systems. Als mitbestimmend für die Anerkennung zentraler Einflüsse sind auch die im vorangehenden Kapitel bereits besprochenen Beobachtungen von zentral-neurogenen Sudeck-Fällen nach Erkrankung des Gehirns und des Rückenmarks ohne jede lokale Ursache im Bereich der betroffenen Extremität aufzufassen. In die gleiche Richtung weist nach BLUMENSAAT auch das Auftreten eines konsensuellen kontralateralen Sudeck an einer gesunden Extremität bei einem traumatischen Sudeck-Syndrom der verletzten Seite. Auf die von BLUMENSAAT angeführten Beweisgründe für die Beteiligung zentraler und allgemeiner Faktoren wurde bereits bei der Besprechung der Ätiologie hingewiesen, da er endogenen Faktoren die Hauptrolle bei der Sudeck-Entstehung zuerkennt.

So werden heute das vegetative Nervensystem, das Zwischenhirn mit seinen vegetativen Zentren, zerebro-spinale Vorgänge und schließlich eine Beteiligung der „endokrinen Achse" — Hypophysenvorderlappen und Nebennierenrinde — vor allem also übergeordnete regulatorische Zentren für die Entstehung und Unterhaltung des Sudeck-Syndroms herangezogen bzw. mitverantwortlich gemacht. Über den Umfang der Beteiligung zentraler Steuerungsvorgänge im Zentralnervensystem und im hormonalen System besteht keine einheitliche Vorstellung. Ebenso ist die Darstellung der Art der Regulationsmechanismen uneinheitlich und vielfach nur auf allgemeine Feststellungen wie etwa die Beteiligung, Reizung oder Übererregbarkeit übergeordneter Zentren beschränkt (BLUMENSAAT, DUBOIS, HARFF, HARFF u. STUTH, HELLNER, HIRSCHMANN, HOHMANN, LÉRICHE, MASCHER u. HEMPEL, MAU, MAURER, OEHLECKER, PITZEN, REMÉ, SCHEIBE u. KARITZKY, SPRUNG, SUNDER-PLASMANN, WAGNER, WANKE u.a.).

Besonderer Erwähnung bedarf in diesem Zusammenhang das *endokrine System*. Angeregt durch klinische Beobachtungen von besonders schnell auftretenden und mit starken Reaktionen ablaufenden Sudeck-Fällen bei vegetativ Stigmatisierten befaßte sich MAURER ausführlich mit der Beteiligung der *Schilddrüse* und untersuchte den Grundumsatz. Er fand bei allen Verletzten mit röntgenologisch nachweisbarem kollateralem Knochenumbau eine Steigerung des Grundumsatzes, während bei Frakturen ohne Gliedmaßen-Syndrom die Grundumsatzwerte normal waren. MAURER schloß daraus, daß bei Verletzten mit erhöhtem Stoffwechsel die Gefahr einer Sudeck-Entgleisung besonders groß ist. Ebenso spricht sich SUNDER-PLASMANN für eine Beteiligung der Schilddrüse aus. Nach seiner Ansicht kommt dem Schilddrüsenhormon nicht selten eine dominierende Rolle bei einer unter Beteiligung des vegetativen Nervensystems erfolgenden Umstellung des Organismus zu. SUNDER-PLASMANN sieht im Gegensatz zu SUDECK u. RIEDER die Ursache des Syndroms nicht nur im lokalen Trauma, sondern in einer zur Zeit des Traumas vorhandenen abnormen Reaktionslage des Gefäßnervensystems bzw. des übergeordneten neurohormonalen Systems. BLUMENSAAT macht in diesem Zusammenhang auf die Beziehungen zwischen Schilddrüse und Ossifikation, die erhöhte Aktivität der alkalischen Phosphatase bei Hyperthyreose, die Begleitosteopathie bei Thyreotoxikose und schließlich auf die von SELYE u.a. herausgestellten Wechselbeziehungen zwischen der Schilddrüse und dem Hypophysenvorderlappen-Nebennierenrinden-System aufmerksam. Auch er sieht es trotz abweichender Grundumsatzbefunde durch Nachuntersucher für ausreichend begründet an, heute „enge Zusammenhänge des Sudeck-Syndroms mit einer Schilddrüsendysfunktion im Rahmen einer zentralen, neuralen und hormonalen Regulationsstörung" (BLUMENSAAT) anzunehmen.

Im Rahmen der zur Erklärung des Sudeck-Syndroms herangezogenen Konstitutionslehre werden *geschlechtshormonelle Störungen*, vor allem beim weiblichen Geschlecht diskutiert (CURTIUS, FEIEREIS, KRÜGER, WAGNER u.a.), auf die bei der Besprechung der Teilfaktoren, die die Intensität des Reaktionsablaufes bestimmen, noch eingegangen wird.

Einen besonders breiten Raum nimmt seit den Veröffentlichungen von SELYE die Beteiligung der *„endokrinen Achse“, des Hypophysenvorderlappen (HVL)-Nebennierenrinden (NNR)-Systems,* im Sudeck-Schrifttum ein (BECKER, BLUMENSAAT, BRANDT, FISCHER, HARFF, HARFF u. STUTH, HEUSSER, JOHNSON u. TILLMANN, REMÉ, STOLLE u.a.). Vielfach ist dabei die Einführung von ACTH und Cortison in die Therapie des Sudeck-Syndroms der Anlaß, diese Probleme der Pathogenese zu diskutieren. Mehr oder weniger vollständig wird seitdem das Sudeck-Syndrom mit dem Adaptions-Syndrom von SELYE und dessen 3 Phasen, der Alarmreaktion, der Adaptionsphase und der Adaptionskrankheit verglichen. Dabei werden der „akute Knochenumbau“ dem Alarmsyndrom, die Heilphase dem Adaptionssyndrom und die Dystrophie der Adaptionskrankheit gegenübergestellt. Unterstützt wird der Vergleich des Sudeck-Syndroms mit dem Adaptions-Syndrom von SELYE schließlich auch durch die Lehre TONUTTI's, wonach vom Schadensort aus die pathophysiologische Reaktionsfähigkeit von Geweben steuerbar und von hormonellen Faktoren abhängig ist (HARFF u. STUTH).

Nach der Lehre von SELYE erfolgt in der ersten Phase, der Alarmreaktion durch Einwirkungen, die einen „Streß“ bewirken, vom Ort der Reizung aus auf nervösem oder humoralem Wege eine Reizübertragung zum Hypothalamus, von dem aus das nervöse und endokrine System zur Adaption (2. Phase) alarmiert wird. Dabei kommt es neben Reaktionen in den vegetativen Zentren und einer Adrenalinausschüttung über Splanchnikus und Nebennierenmark u.a. zur Ausscheidung des adrenokortikotropen Hormons (ACTH) des HVL, das seinerseits die NNR zur Abgabe von Glukokortikoiden, unter denen das Cortison das bekannteste ist, anregt. Damit ist das Wesen der Alarmreaktion und der Adaptionsphase aufgezeigt. Im Rahmen der Regulationswirkung zwischen HVL und NNR spielt weiter das von HVL abgesonderte somatotrope oder Wachstumshormon (STH) eine Rolle. Es gilt in gewissem Sinne als Antagonist des ACTH und als Partner der von der NNR ausgeschiedenen Mineralkortikoide, aus deren Gruppe das Desoxykortikosteron das bekannteste ist. ACTH und Glukokortikoide gelten als entzündungshemmend, STH und Mineralkortikoide als entzündungsfördernd. Nach SELYE ist das Verhältnis der Glukokortikoide zu den Mineralkortikoiden entscheidend für Gesundheit und Krankheit. Beim Überwiegen der Mineralkortikoide versagen die Alarmreaktion und das Adaptionsvermögen und es entstehen die sog. Adaptionskrankheiten. Neuere Untersuchungen machen es wahrscheinlich, daß eine Adaptionskrankheit nicht nur durch ein Versagen der Alarmreaktion und des Adaptionsvermögens bei Streßvorgang, d.h. sekundär ausgelöst werden kann, sondern daß es auch bereits primär zu einer pathologischen Reaktion kommen kann (INGLE, SELYE).

HARFF u. STUTH, die unter Berücksichtigung der Lehre TONUTTI's Parallelen zwischen den Stadien des Sudeck-Syndroms und dem Adaptions-Syndrom von SELYE ziehen, kommen zu der Ansicht, daß wahrscheinlich „beim Zustandekommen des Sudeck neben äußren Einwirkungen der Einfluß innerer Störungen auf das hormonale Geschehen im Sinne der Beeinträchtigung der Anpassungsfähigkeit und daraus resultierender veränderter Verwertung peripherer Reize eine wesentliche Rolle spielt“. HARFF u. STUTH nehmen beim Sudeck I eine gesteigerte oder vorherrschende Funktion von STH bzw. der STH-Mineralkortikoidgruppe und beim Sudeck II ein Überwiegen der ACTH-Glukokortikoidgruppe an. BLUMENSAAT, der sich ebenfalls mit den Lehren von SELYE u. TONUTTI eingehend auseinander setzt, stimmt der von HARFF u. STUTH gegebenen Erklärung des Sudeck I als Folge einer gesteigerten Funktion von STH bzw. STH-Mineralkortikoiden zu, während er die Deutung des Sudeck II durch HARFF u. STUTH für unverständlich hält.

Die Übereinstimmung der histologisch nachweisbaren entzündlichen Gewebsreaktionen beim Sudeck-Syndrom und beim Bild der Adaptionsentgleisung veranlaßt BLUMENSAAT „die Sudeck'sche Dystrophie als eine Form der traumatischen Osteoporose im Sinne des Alarm-Syndroms“ zu bezeichnen. Er sieht in der Gegenüberstellung des Sudeck-Syndroms und des Adaptions-Syndroms von SELYE nur einen anatomischen, aber keinen pathogenetischen Vergleich. Eine derartige Feststellung bedeutet seiner Ansicht nach „keineswegs die ausschließliche oder einseitige Übertragung des „Adaptions-Syndroms als Grundlage für eine einheitliche Theorie der Medizin" (Selye) auf die Entstehung der Sudeck'schen Dystrophie". Beim Vergleich der Lehre Selye's vom Adaptions-Syndrom, insbesondee dres Adaptionsversagens, nach Einwirkung entsprechender Stressoren mit dem Sudeck-Syndrom kommt Blumensaat nach Auswertung der Hormonpathophysiologie und des Schrifttums zur Adaptionsforschung zu der Überzeugung, „daß bei der Sudeck-Pathogenese auch die hormonale Achse in Form einer Anpassungsstörung mit Überwiegen der STH-Mineralkortikoid-Gruppe beteiligt ist". Er sieht im Sudeck-Syndrom ein „Paradebeispiel einer derartigen Dysregulation ... und die lehrbuchmäßige Demonstration der Hormon-Physiologie Selye's". Ohne die Lehre Selye's jedoch als alleinige Erklärung des Sudeck-Syndroms heranzuziehen, sind nach seiner Ansicht „durch die Annahme eines Überwiegens der STH-Mineralkortikoidgruppe beim Sudeck-Syndrom das Verhalten der Durchblutung, der Charakter des Sudeck als vorwiegende Mesenchymreaktion, die Abhängigkeit der Hautreaktion und das Verhalten des Skeletts zu erklären".

Nach Blumensaat handelt es sich beim Sudeck-Syndrom pathogenetisch um eine periphere und zentrale neuro-hormonale Regulationsstörung, bei der einerseits das vegetative Nervensystem, insbesondere das Gefäßnervensystem mit seinem Einfluß auf die periphere Durchblutung und den Stoffwechsel beteiligt ist und bei der andererseits das hormonale System mit Hypophysenvorderlappen und Nebennierenrinde im Sinne eines Überwiegens der STH-Mineralcorticoidgruppe und der sich daraus ergebenden Beeinträchtigung der Permeabilität der Blutgefäße, des Stoffwechsels und des Mesenchyms zur Auswirkung kommt. Die Art des neurohormonalen Zusammenspiels ist dabei bisher ebensowenig bekannt, wie eine klare Trennung des nervalen vom hormonalen Einfluß möglich ist. Blumensaat nimmt weiter an, daß das traumatische Sudeck-Syndrom wahrscheinlich im Augenblick der Verletzung entsteht, während bei Entzündungen und dem sog. Begleit-Sudeck jederzeit ein Gliedmaßen-Syndrom ausgelöst werden kann.

Wagner, aus der Klinik des Sudeck-Schülers Remé formuliert ihren derzeitigen Standpunkt in der Sudeck-Pathogenese dagegen folgendermaßen:

„Die reizbedingte Funktionsumstellung der vom vegetativen Nervensystem (Sympathikus) abhängigen Gefäßnerven ... führt bei gleichzeitiger Stoffwechsel-„Störung" (Azidose) zu einer Durchblutungsänderung im Weich- und Hartgewebe der betroffenen Gliedmaße und damit zur Ingangsetzung des Sudeck-Syndroms. Von der Peripherie ausgehende nervale Impulse werden zentral beantwortet, reflektiert oder weitergeleitet (kontralateraler Sudeck). Es liegt also ein von der Peripherie zur Zentrale und von der Zentrale zur Peripherie laufendes Wechselspiel vor, welches bei primärer Affektion des Zentralnervensystems nur den Unterschied aufweist, daß es eben zentral beginnt. Somit differiert die zentrale Sudeck-Genese von der peripheren lediglich durch die Lokalisation der Auslösung". Wagner hebt weiter hervor, daß sie die Vorstellung von Blumensaat und anderer Untersucher, daß schon zu Beginn des Sudeck-Syndroms eine periphere und zentrale Regulationsstörung vorliegt, nicht teilen können.

Nach der Diskussion der Lehre von Selye in der Pathogenese des Sudeck-Syndroms scheint uns die Abgrenzung einer traumatischen Osteoporose als „Alarm-Syndrom im Knochen" im Rahmen der zirkulatorischen Knochenveränderungen, wie es Schinz, Baensch, Friedl und Uehlinger gestützt auf Vorarbeiten von Albright, Lichtwitz u. Selye tun, nicht berechtigt. Neben der Sudeck-Kienböck'schen Knochenatrophie werden von Schinz u. Mitarb. im Abschnitt über die zirkulatorischen Knochenveränderungen in einem getrennten Kapitel unter die Überschrift „das Alarm-Syndrom im Knochen" eine „sehr ausgedehnte generalisierte" traumatische Osteoporose, eine Eiweißstoffwechselstörung und damit die Lehre Selye's und die Sudeck-Kienböck'sche Knochenatrophie miteinander in Verbindung gebracht. Da es sich um ein radiologisches Lehrbuch handelt, halten wir die wörtliche Wiedergabe der entsprechenden Stellen für zweckmäßig. Es heißt dort: „Gelegentlich entwickeln sich im Anschluß an Frakturen oder stumpfe

Gliedmaßentraumen ohne Fraktur sehr ausgedehnte generalisierte Osteoporosen. Sie werden von SELYE mit dem Alarm-Syndrom in Verbindung gebracht .... Das Alarm-Syndrom ist durch eine beträchtliche Störung des Eiweißstoffwechsels gekennzeichnet. ... Es werden dem Knochen die Matrixstoffe entzogen .... Blutchemisch wird weitgehend ein Hyperparathyreoidismus nachgeahmt (ALBRIGHT). Der Verlust an Knochenmatrix hat eine verzögerte Knochenbruchheilung und damit Inaktivierung zur Folge. Die Stoffwechselosteoporose kann so in der Heilphase durch eine zusätzliche Sudeck-Kienböck'sche Osteoporose maßgebend verschlimmert werden".

LICHTWITZ, dessen auf ALBRIGHT zurückgehendes Schema vom Ablauf eines derartigen Osteoporoseprozesses in dem zitierten Kapitel von SCHINZ u. Mitarb. gebracht wird, hat sich unter dem Titel: „Les ostéoporoses aigues — Ostéoporose d'immobilisation ou Ostéoporose d'alarme" mit Zusammenhängen zwischen traumatischer Osteoporose und hormonalem System auseinandergesetzt. Er bespricht eine posttraumatische akute Stoffwechsel-Osteoporose mit möglicher renaler Insuffizienz bis zur Nephrokalzinose und Nephrolithiasis, die er anhand der Arbeiten von ALBRIGHT und SELYE analysiert. Dabei diskutiert LICHTWITZ unter Hinweis auf ALBRIGHT die ursächliche Bedeutung der Ruhigstellung neben übergeordneten Faktoren nach Art des Adaptions-Syndroms von SELYE in der Pathogenese einer derartigen Osteoporose. Er kommt zu dem Schluß, daß die Entkalkung des Knochens bei der von ihm beschriebenen traumatischen Osteoporose wahrscheinlich ursächlich nicht nur durch das Kalziumdefizit infolge Eiweißstoffwechselstörung im Sinne des Alarm-Syndroms zu erklären ist, sondern daß hier auch die Insuffizienz des Osteoblasten infolge der Inaktivität eine Rolle spielt. Ob LICHTWITZ das Sudeck-Syndrom im Sinne einer Inaktivitätsatrophie vor Augen hatte und als Adaptionskrankheit deutet, geht aus seiner Arbeit nicht hervor. Ebensowenig wird das zentrale Problem des Sudeck-Syndroms, die Durchblutung angesprochen.

BLUMENSAAT hält es für wünschenswert, die im vorgenannten Zitat von SCHINZ u. Mitarb. benutzte Bezeichnung „generalisierte Osteoporose" klar abzugrenzen, da sie in der vorliegenden Form zu Mißverständnissen führen muß. Außerdem vermißt er die Angabe, von wem die Mitteilung kommt, daß die traumatischen Osteoporosen von „SELYE mit dem Alarm-Syndrom in Verbindung gebracht" werden. Brieflich teilte SELYE BLUMENSAAT auf dessen Bitte um Stellungnahme zu seiner Erklärung des Sudeck-Syndroms mit, „daß er sich als Theoretiker nicht besonders kompetent fühle, über das Sudeck-Syndrom zu sprechen, da er dieses im Tierversuch nicht erzeugt bzw. zu erzeugen versucht hat. Mit dieser Einschränkung könnte er jedoch sagen, daß rein theoretisch eine Erklärung des Sudeck in der von mir (BLUMENSAAT) angenommenen Form als Adaptionskrankheit ihm nicht unwahrscheinlich erscheine" (BLUMENSAAT). Ergänzend ist hier zu bemerken, daß BLUMENSAAT die Knochenatrophie beim Sudeck-Syndrom als eine Sonderform in der Gruppe der Knochenatrophien bzw. Osteoporosen ansieht, deren häufigste Ursache eine traumatische ist.

In diesem Zusammenhang ergibt sich zu dem Zitat von SCHINZ u. Mitarb. schließlich noch die Frage, ob die Autoren (SCHINZ u. Mitarb.) nicht selbst die Stoffwechselosteoporose im Sinne von ALBRIGHT-LICHTWITZ mit der Sudeck-Kienböck'schen Knochenatrophie in Verbindung brachten. LICHTWITZ hält unter Hinweis auf ALBRIGHT für die von ihm beschriebene Osteoporose u.a. die Ruhigstellung ursächlich für bedeutungsvoll. SCHINZ u. Mitarb. übernehmen in der Pathogenese des Syndroms noch die schon von KIENBÖCK u. SUDECK abgelehnte und heute von der Mehrzahl der Untersucher als überholt angesehene Inaktivitätstheorie und sehen damit in der Ruhigstellung den entscheidenden Faktor. Es liegt daher der Gedanke nahe, daß die Autoren, die durch die Stoffwechselosteoporose erzwungene Inaktivität als zusätzlichen Faktor im Sinne der Sudeck-Kienböck'schen Knochenatrophie deuten. Aber auch bei einem solchen Gedankengang halten wir die Abgrenzung einer traumatischen Stoffwechselosteoporose als Alarm-Syndrom im Knochen im Rahmen der zirkulatorischen Knochenveränderungen für nicht angezeigt.

Nach den peripheren und den peripher-zentralen Erklärungen der Sudeckpathogenese sind noch die rein zentrale Sudeck-Theorie, die neuerdings von HACKETHAL aufgestellte Theorie von der metachoren Nervenirritation, die er ursprünglich, wie er selbst sagt „wenig glücklich", als primär areflektorische neurodystrophische Theorie bezeichnete und die Entstehungserklärung der als Begleit-Sudeck aufgefaßten Veränderungen im Sinne einer Periarthritis humeroscapularis oder eines Schulter-Hand-Syndroms aus kardialer Ursache oder bei anderen inneren Organerkrankungen zu erwähnen.

Die rein *zentrale Sudeck-Theorie* geht auf das schon genannte Vorkommen des Syndroms bei primären Erkrankungen des Gehirns und des Rückenmarks — Hirntumor (MASCHER, REMÉ), Apoplexien (NONNE), Tuberkulom (MASCHER), Poliomyelitis (LINDEMANN, NONNE, PETTE u.a.) — zurück. Bei raumfordernden Prozessen in der Schädelhöhle wird eine Reizung des vegetativen Nervensystems — Sympathikus — infolge Kompression der Hirnrinde als Ursache angenommen. Bei der Poliomyelitis wird die Ursache dagegen in einer direkten Schädigung von vegetativen Elementen gesehen. Nach WAGNER unterscheidet sich die zentrale Sudeck-Genese von der peripheren im übrigen nur durch den Sitz der auslösenden Faktoren. Ihr kommt keine Allgemeingültigkeit zu.

Ebensowenig Anspruch auf Allgemeingültigkeit kommt auch der Theorie von HACKETHAL von der *metachoren Nervenirritation* zu. Eine mechanische Nervenwurzelstrangulation mit dissoziierter Reizung und Lähmung peripherer Nerven, vor allem im eingeengten Zwischenwirbelloch infolge degenerativer Wirbelsäulenveränderungen wird bei dieser Theorie als entscheidender Faktor für die Auslösung des Syndroms angesehen. Eine derartige Nervenwurzelkompression kann jedoch nicht als alleinige Ursache des Syndroms anerkannt werden. Degenerative Veränderungen der Wirbelsäule können aber, wie bereits im Abschnitt über die Ätiologie des Syndroms gezeigt, als sog. vertebraler Faktor im Sinne von GUTZEIT die Entwicklung des Syndroms unterstützen.

Die *Sudeck-Entstehung bei der Erkrankung innerer Organe* in Form einer Periarthritis humeroscapularis oder eines Schulter-Hand-Syndroms, worauf schon bei der Besprechung der Ätiologie hingewiesen wurde, wird von JOCHHEIM durch die reflektorische Beteiligung segmental angeschlossener Rückenmarkszentren nach Art von viszeromotorischen und viszerosensiblen Reizvorgängen erklärt. BLUMENSAAT spricht unter Hinweis auf HOCHREIN und SCHLEICHER, GUTZEIT, JOCHHEIM, VOIT u. a. von einem durch die Organerkrankung ausgelösten vegetativen Reizzustand, der paradoxe, segmental-dystrophe Reflexmechanismen in Gang setzt, wobei neuerdings ein zusätzlicher vertebraler Faktor (GUTZEIT, JOCHHEIM) angenommen wird. HACKETHAL faßt die Deutung dieser Sudeck-Fälle unter die Theorie vom pathogenen Fremdreflex zusammen. Das Sudeck-Syndrom wird hier als Ergebnis von Reizen angesehen, die ein segmentär angeschlossener Erkrankungsherd an das Rückenmark abgibt und dort auf zur Sudeck-Region verlaufenden Bahnen umgeleitet werden.

Wie die Analyse der Sudeck-Pathogenese zeigt, sind wir zur Zeit noch weit entfernt von einer auch nur einigermaßen gesicherten wissenschaftlichen Bestätigung der vorliegenden theoretischen Erklärungen des Syndroms und damit einer fundierten einheitlichen Theorie. In jeder der angeführten Theorien zeigt sich mehr oder weniger deutlich ihre hypothetische Natur. Vielfach ist dabei eine klare Abgrenzung der Pathogenese von der Ätiologie nur schwer durchführbar.

Auf die für die Stärke des Reaktionsablaufs des Syndroms wichtigen und damit den Krankheitsverlauf beeinflussenden Teilfaktoren wird in einem späteren Kapitel eingegangen.

4. Pathologisch-anatomische Befunde

Im Gegensatz zu dem umfangreichen Schrifttum zur Ätiologie und Pathogenese, das die teils recht unterschiedlichen Auffassungen der verschiedenen Untersucher wiedergibt, liegen trotz des relativ häufigen Vorkommens des Sudeck-Syndroms nur wenige Mitteilungen über pathologisch-anatomische Untersuchungen vor. Die Mehrzahl beschäftigt sich mit der Histologie des Knochens. Über die pathologisch-anatomischen Grundlagen der Weichteilveränderungen sind wir nur unvollständig unterrichtet. Diesbezügliche Angaben gehen vorwiegend auf die Deutung klinischer Erscheinungen zurück. Das betrifft u.a. das Ödem, die Zyanose und auch die Muskelatrophie. Spezielle Untersuchungen des Gelenkknorpels werden im Schrifttum nicht erwähnt. Diese Situation ist erklärlich, da Probeexzisionen beim Gliedmaßen-Syndrom eine zusätzliche Traumatisierung bedeuten und damit eine mögliche weitere Gefährdung des Kranken darstellen, die Mehrzahl der Sudeck-I-Fälle zur Restitutio ad integrum neigen und die dystrophischen Veränderungen, sofern nicht mehr rückbildungsfähig, in das Stadium der Endatrophie übergehen, das pathologisch-anatomisch keine Besonderheiten des Syndroms mehr bietet. Im Tierexperiment ist die Konstellation exogener und endogener Faktoren, entsprechend der Situation beim Menschen nicht in ausreichend vergleichbarem Maße für jede Fragestellung zu erzeugen, wodurch die Aussagemöglichkeit derartiger Untersuchungen ggf. eingeschränkt wird.

Wie bereits SUDECK u. KIENBÖCK zeigen, tritt die *akute Knochenatrophie sowohl in der unmittelbaren Umgebung des Grundprozesses als auch fern von diesem Herd auf.* Dabei sind die distal des Herdes gelegenen Gliedmaßenskelettabschnitte bevorzugt beteiligt. Aber auch eine zentrale Ausbreitung der Veränderungen in der betroffenen Extremität ist klinisch und experimentell nachgewiesen. Das gilt in gleichem Maße für die Befunde am Skelett wie für die Weichteilbefunde. Es wird von kollateralen Befunden bzw. Vorgängen gesprochen.

Die *äußeren Formen* der am kollateralen Umbau beteiligten Knochen bleiben erhalten, worauf schon KIENBÖCK und SUDECK hinweisen. KIENBÖCK benutzt daher u.a. die früher gebräuchliche Bezeichnung der exzentrischen Atrophie. Ebenso wird die *Festigkeit* der betroffenen Knochen nicht beeinträchtigt. Schließlich sei betont, daß Deformierungen und Frakturen ebensowenig zum Bild der S.K.A. gehören wie makroskopische Osteolysen und Osteonekrosen.

Seit RIEDER's grundlegenden *histologischen Untersuchungen an menschlichen Knochen und im Tierexperiment*, die FREUDIGER, MAURER, REMÉ, SUDECK u.a. bestätigten und ergänzten, wissen wir, daß es sich bei der S.K.A. um eine *Knochenumbaustörung* handelt. RIEDER's Untersuchungen liegen 16 Sudeck-Fälle aus den verschiedenen Stadien des Gliedmaßen-Syndroms vom 9. Tag bis zur 39. Woche nach Auftreten der exogenen Schädigung: Fraktur, Panaritium, Phlegmone, Tuberkulose, Osteomyelitis und Schußverletzung zugrunde. Verwertet wurde von ihm nur Material aus herdfernen, entzündungsfreien Gebieten, in dem immer röntgenologisch eine Atrophie von eben erkennbarem Ausmaß bis zur ausgesprochen schweren fleckigen Form vorlag. Zweimal zeigt er charakteristische Veränderungen im Sinne einer „beginnenden Atrophie", bereits bevor röntgenologisch eine solche nachweisbar war. Seine vergleichenden Experimente wurden am Kaninchenkalkaneus nach artefiziell gesetzten Tibiafrakturen und weitere nach Durchschneidung des Nervus ischiadicus ausgeführt. Vorausgehende Untersuchungen von CHIARI, EXNER, FRIEDL u. SCHINZ, HERFARTH, POMMER, ROUX u.a. stützen sich dagegen fast ausschließlich auf chronische, ältere Atrophieformen.

Herausstechende Merkmale der histologischen Befunde sind eine Hyperämie der Knochengefäße und ein gestörter Umbau der Tela ossea mit einem Überwiegen des Knochenabbaus über den Knochenanbau, der außerdem mit einer Osteoblasteninsuffizienz und der Ausbildung unverkalkten osteoiden Gewebes einhergeht.

Nach den am menschlichen Knochen und im Tierexperiment in wesentlichen Punkten übereinstimmenden Untersuchungsergebnissen ergibt sich im einzelnen folgendes Bild:

Schon 8 Tage nach Einwirkung der schädlichen Noxe tritt eine auffallende *Hyperämie* der Knochen- und Periostgefäße vor. Gleichzeitig zeichnet sich eine beginnende Verschmälerung der Knochenbälkchen und eine Erweiterung der Markräume ab. Der Knochenabbau wird in diesem Stadium durch „protoplasmatisch angeschwollene Wandelemente blutüberfüllter Kapillaren hervorgerufen, die in flachen Resorptionsmulden liegen oder durch schmächtige, schmale spindelförmige Osteoklasten" (RIEDER). Osteoklastische Riesenzellen unterstützen den Abbau meist nur in geringem Umfang. Lediglich beim Ablauf von Entzündungsvorgängen in der weiteren Umgebung geben RIEDER u. FREUDIGER übereinstimmend schon in den Frühstadien eine deutliche Vermehrung osteoklastischer Riesenzellen an. Bei infektiösen Prozessen ist der Knochenabbau in den Frühstadien intensiver und von größerem Ausmaß als bei nichtinfektiösen. Aus dem Knochenabbau resultiert neben der bereits erwähnten Erweiterung der Markräume auch eine Erweiterung der Haver'schen Kanälchen. Die erweiterten Markräume und Haver'schen Kanälchen sind mit einem eosinophilen Exsudat und Granulationsgewebe ausgefüllt. Von der Kambiumschicht des Periosts, dem Bindegewebe der Haver'schen Kanäle und dem Retikulum des Markraumes gehen Gewebswucherungen aus. Das Röntgenbild ist in dieser frühen Phase „latent", es bietet noch keinen Hinweis auf den bereits eingeleiteten kollateralen Knochenumbau.

Der Knochenabbau nimmt in der 2. und 3. Woche weiter zu. *Zu diesem Zeitpunkt kann sich unter Umständen, vornehmlich bei Beteiligung der „kleinen Knochen", Finger und Zehen im Röntgenbild ein Knochenumbau eben andeuten, sofern der Prozeß bereits makroskopische Ausdehnung angenommen hat.*

Zu den weitergehenden Abbauvorgängen des Knochens bei der weiterhin fortbestehenden Hyperämie der Knochengefäße treten nach etwa 2—4 Wochen *Knochenanbauvorgänge.* Neu gebildete Osteoblasten formieren *osteoide Säume* mit geringer oder fehlender Kalksalzeinlagerung. *Der Abbau überwiegt aber bei weitem den Anbau.* Als Hauptträger der Ab- und Anbauvorgänge sieht SUDECK das Granulationsgewebe an. Dieses geht nach Darstellung von KROMPECHER aus Wucherungen von Mesenchymzellen hervor, die als ein latentes, unreifes, pluripotentes Gewebe embryonalen Charakters aufzufassen sind. Die Knochenumbauvorgänge mit verstärktem Abbau und gestörtem Anbau in Form osteoiden Gewebes sind in der Knochenrinde die gleichen wie in der Spongiosa. Sie erscheinen in verschiedenen Bezirken von unterschiedlicher Stärke. Neben mehr oder weniger stark resorbierten Knochenbälkchen liegen vollkommen erhaltene. Gleichzeitig erscheinen in den Spongiosastrukturen neugebildete Knochenbälkchen, die sich als solche durch Osteoblastensäume um osteoides Gewebe und oftmals auch um einen verkalkten Kern darstellen. *In diesem Stadium, das auch als Stadium I, als akutes Stadium oder als sog. akute Phase der S. K. A. bezeichnet wird, zeigt das Röntgenbild bei dem Nebeneinander von mehr oder weniger resorbierten, damit verdünnten oder ganz abgebauten Knochenbälkchen neben vollkommen erhaltenen Spongiosastrukturen eine vorwiegend fleckige Entschattung.*

Hinsichtlich der Lokalisation und des zeitlichen Ablaufes des Geschehens geben auch die Tierexperimente von REMÉ interessante Hinweise. 8 Tage nach Setzung einer offenen Schienbeinfraktur sind die am weitesten distal der Fraktur gelegenen Knochen zuerst befallen. 14 Tage nach dem Trauma sind die kollateralen Veränderungen fern vom Verletzungsort am Fuß regelmäßig nachweisbar. In der 5. und 6. Woche ist der kollaterale Umbau auch proximal der Fraktur anzutreffen. Von der 5. Woche ab beginnt daneben der Knochenanbau zu überwiegen. „Die kollaterale Reaktion bei Frakturen endet normalerweise mit einer Wiederherstellung des Status quo ante" (REMÉ). In den Tierexperimenten von REMÉ ist dieser Vorgang nach etwa 8 Wochen abgeschlossen.

Alice FREUDIGER, die bei ihren Tierversuchen die Befunde von RIEDER im wesentlichen bestätigt, hebt hervor, daß nach 21 Tagen der Knochenabbau besonders in den subchondralen Zonen ausgeprägt vortritt. Abweichend von REMÉ u. RIEDER stellt sie aber erst nach 7—11 Wochen neben Knochenabbauvorgängen auch Zeichen eines Knochenanbaus mit osteoiden Säumen und Osteoblastenketten fest. Nach ihren Untersuchungen wird auch das neugebildete Osteoid von der Knochenresorption betroffen.

Ähnlich wie in den Tierexperimenten von REMÉ beschrieben, geht auch beim Menschen die S.K.A. nach Frakturen in der Mehrzahl der Fälle nach Überwindung der akuten Phase mit einer Wiederherstellung des Status quo ante einher. WAGNER spricht bei derartigen Fällen von der „allgemein üblichen Verlaufsform". OEHLECKER u. REMÉ bezeichnen sie als „Alltagsbild“ des Sudecks. Im Gegensatz zum Tierexperiment dauert die Wiederherstellung regelrechter Skelettstrukturen nach Frakturen beim Menschen jedoch auch bei der allgemein üblichen Verlaufsform einer S.K.A. in der Regel wesentlich länger. REMÉ, der nach Frakturen als frühesten Zeitpunkt für den röntgenologischen Nachweis des üblichen kollateralen Knochenumbaus im Sinne einer „kleinfleckig-harmonischen Knochenentschattung“ 14 Tage nach der Verletzung angibt, berichtet, daß die Entkalkung im Röntgenbild spätestens nach 2 Jahren vollständig zurückgebildet ist. Nach WAGNER können bei röntgenologischen Vergleichsaufnahmen in Fällen der Phase I spätestens 12 Monate nach dem Unfall in den frakturfernen Gelenkabschnitten keine Seitendifferenzen mehr festgestellt werden. MAURER, OEHLECKER u. SUDECK sprechen von „Behandlungszeiten“ von 1,5—2 Jahren. HEINZEL ermittelte durchschnittlich 11—15 Monate. HACKETHAL gibt als durchschnittliche „Heilzeit“ 16 Monate an. Dabei sei hier schon erwähnt, daß der kollaterale Knochenumbau auch dann noch zur Darstellung kommen kann, wenn klinisch die Heilung schon längere Zeit eingetreten ist, so daß aus den angegebenen „Behandlungszeiten oder Heilzeiten“ nicht unbedingt auf eine Normalisierung der Skelettstrukturen im Röntgenbild geschlossen werden kann, sofern das nicht wie von REMÉ u. WAGNER ausdrücklich herausgestellt wird. *Der Ausgang in „Heilung“ zeichnet sich bei entsprechender röntgenologischer Verlaufsbeobachtung durch vorübergehenden scheinbaren Stillstand und schließlich durch völlige Rückbildung der Veränderungen, d.h. Normalisierung der Skelettstrukturen aus.*

Bis hierher, d.h. bei der allgemein üblichen Verlaufsform im Sinne von OEHLECKER, REMÉ u. WAGNER, vergleichen SUDECK u. RIEDER den Vorgang des kollateralen Knochenumbaus mit der normalen Callusbildung bei Frakturen und dem physiologischen Wachstumsumbau des Knochens und halten diese Vorgänge bis auf graduelle Unterschiede für wesensgleich. REMÉ spricht aufgrund seiner Untersuchungen am wachsenden Knochen von einer vollkommenen formalen Übereinstimmung mit dem Wachstumsumbau des Jugendlichen. SUDECK, RIEDER u. REMÉ sehen daher in der akuten Phase des kollateralen Knochenumbaus eine physiologische Reaktion, eine Auffassung, die heute nicht mehr uneingeschränkt allgemein geteilt wird und die nach eigener Erfahrung Anlaß zu Mißverständnissen geben kann (BLUMENSAAT, DYES, FREUDIGER, HACKETHAL u.a.).

Bei Fortbestehen der auslösenden Noxe geht das akute Stadium in das *dystrophische Stadium* über. Nach WAGNER kann ein solcher Übergang bei Frakturen innerhalb des 2.—4. Monats nach dem auslösenden Trauma erfolgen. Die Knochenresorption schreitet dabei in der Kompakta, der Kortikalis und in der Spongiosa weiter fort. Die Knochenbälkchen erscheinen zunehmend schmäler, die Rindenschicht verdünnt und aufgeblättert. Das osteoide Gewebe ohne jede oder mit nur geringer Verkalkungsneigung nimmt reichlich zu. Das Granulationsgewebe ist verringert oder fehlt. Im Markraum kommt es zu einer Vermehrung des Fettmarkes mit noch starker Durchsetzung von kleinen Zellen und Exsudat. Plasmahaltige, aus der Zirkulation ausgeschlossene Kapillaren liegen den Knochenbälkchen an und zerstören sogar das neugebildete osteoide Gewebe. Die Osteoblastenketten erscheinen unregelmäßig. Die Osteoklastentätigkeit geht weiter. Knochenlamellen und Kittlinien weisen jetzt eine mehr oder weniger stark ausgebildete Mosaikstruktur auf (SUDECK). REMÉ, RIEDER, SUDECK, WAGNER u.a. fassen das dystrophische Stadium als eine Entgleisung eines an sich natürlichen Heilvorganges auf. REMÉ, UEBERMUTH, WAGNER u.a. bezeichnen daher die dystrophische Phase auch als Sudeck'sche Krankheit. Dem pathologisch-anatomischen Befund entsprechend *zeigt das Röntgenbild jetzt eine ausgedehnte, teils fleckige, teils diffuse Entschattung mit Verdünnung und Aufblätterung der Kompakta und Rarefizierung der Spongiosa nach Zahl und Dicke der Knochenbälkchen.*

Die Knochendystrophie kann unter Hinterlassung einer geringfügigen Osteoporose „ausheilen“ oder in das Stadium der sog. Endatrophie, einer ausgeprägten Osteoporose übergehen. WAGNER gibt für den Ausgang der Dystrophie in Heilung oder in die sog. Endatrophie einen Zeitraum von 8 Monaten bis 2,5 Jahren vom Unfalltag gerechnet an. Das *Stadium der Endatrophie* stellt pathologisch-anatomisch eine Defektheilung dar. Es ist weder röntgenologisch noch histologisch von einer Osteoporose anderer Ätiologie, etwa einer Inaktivitätsatrophie, einer marantischen oder einer endokrin bedingten Atrophie zu unterscheiden. Die Knochenstrukturen sind dabei bekanntlich insgesamt rarefiziert. Die Rindenschicht ist im ganzen verschmälert. Die zahlenmäßig verminderten Spongiosastrukturen können verschmälert, aber auch nach Art der sog. hypertrophischen Atrophie im Sinne von ROUX verstärkt erscheinen. Die kollateralen Knochenumbauvorgänge sind im Stadium der Endatrophie zur Ruhe gekommen.

Von den histologischen Untersuchungsergebnissen REMÉ's und RIEDER's ist noch von besonderer Bedeutung, daß *nach Nervendurchtrennung der kollaterale Knochenumbau überstürzter abläuft* als nach Frakturen, eine Beobachtung, auf die bereits SUDECK hingewiesen hat. Nach 8 Tagen ist bereits der Zustand erreicht, der nach einer Fraktur erst nach 2 Wochen besteht. Die Knochenanbauphase bleibt aus. Der Ausgang ist nach relativ schnellem Durchlaufen des dystrophischen Stadiums die reine Atrophie. Sie ist im Experiment nach 15 Wochen deutlich. Im Gegensatz zu den Befunden bei Frakturen registriert REMÉ nach Durchschneidung des Nervus ischiadicus auch am „gesunden" Bein einen kollateralen Knochenumbau, der jedoch einen „normalen" Verlauf nimmt und ausheilt. Das heißt nach der Auslegung des „normalen Verlaufs" durch REMÉ, RIEDER, SUDECK u. a., daß der Prozeß am „gesunden" Bein nur das akute Stadium durchläuft und in Heilung ausgeht. Dies entspricht beim Menschen dem klinisch-röntgenologischen Befund eines *kontralateralen Gliedmaßen-Syndroms.* Weiter zeigt REMÉ, daß Herd- und Hofreaktion, wie V. SCHAEFER die Knochenumbauvorgänge am primären Schädigungsort und seiner näheren und weiteren Umgebung bezeichnet, grundsätzlich morphologisch übereinstimmen.

Die spärlichen *histologischen Angaben über die Weichteile* gehen im wesentlichen auf RIEDER zurück. Nach seinen Untersuchungen greift bei längerbestehendem Reiz die Dystrophie auch auf die *Gelenke* über. Die Gelenkkapseln und -bänder schrumpfen. Im Gelenk zeigt sich zunächst ein feiner Pannus, der sich allmählich verbreitert und schließlich größere Gelenkflächen auskleidet. Am Gelenkknorpel kommt es zu umschriebenen Ernährungsstörungen des Knorpelbelags. Das Endstadium bildet dann oft eine bindegewebige Ankylose bei noch partiell offenem Gelenkspalt" (RIEDER). *Der Röntgenbefund an den Gelenken ist dementsprechend „leer".* In Ergänzung zu RIEDER's Befunden an den Weichteilen berichtet MAU, daß im *Unterhautfettgewebe* die Zellen ihr Fett verlieren und eine starke Bindegewebsvermehrung vortritt. An der *Haut* beschreibt er eine Verdünnung des Oberflächenepithels und eine Abflachung der Papillen mit Untergang der Talgdrüsen.

Über histologische Untersuchungen der *Muskulatur* berichten SIEBER u. MEISSNER. Sie werten 11 Fälle aus, von denen je einer der Phase I bzw. I—II, 7 der Phase II und je einer der Phase II—III bzw. III angehören. Als wesentliche Befunde finden sie eine unterschiedlich ausgebildete Hyperämie und gehäuft degenerative Veränderungen. Im einzelnen berichten sie sowohl über eine aktive Hyperämie mit Weitstellung der peripheren Strombahn im Bereich von Arteriolen und Venen als auch über eine praestatische Hyperämie im Sinne RICKER's mit Konstriktion der Arteriolen bei weitgestellten Venen. In 4 Fällen mit aktiver Hyperämie, die der Sudeck-Phase I und II angehören, finden sie keine Zeichen einer Muskeldegeneration, während sie in 3 Fällen mit praestatischer Hyperämie, die der Sudeck-Phase II und III zugeordnet sind, wechselnd stark ausgebildete degenerative Muskelveränderungen, wie Verlust der Querstreifung, scholligen Zerfall, granuläre Einlagerungen in das Sarkolemm und zum Teil auch Vakuolenbildung beschreiben. Neben Muskeldegeneration und Hyperämie, die ihrer Art nach nur zum Teil definiert wird, berichten die Autoren auch über oedematöse Auflockerungen der Muskulatur und in schweren Fällen über eine Bindegewebsvermehrung im Sinne einer Fibrose, in der sie den Endzustand der Sudeck'schen Dystrophie vermuten. Abschließend stellen SIEBER u. MEISSNER fest, daß „es histologisch naturgemäß keine Strukturen gibt, die für die Erkrankung charakteristisch sind". Nach allgemeiner Auffassung gilt die Muskelatrophie beim Sudeck-Syndrom im übrigen als klinisch gesicherte Feststellung.

Über die *pathophysiologische Deutung der histologischen Befunde* besteht keine einheitliche Auffassung. Soweit es die Hyperämie und die Entstehung der sie begleitenden Azidose betrifft, wurde zum Teil bereits bei der Besprechung der Pathogenese darauf eingegangen. Hinsichtlich der *Gefäßbilder im Knochen* ist folgendes zu ergänzen: Wie bereits gesagt, nimmt die Mehrzahl der Untersucher heute als Ursache der Hyperämie im Sudeck-Knochen eine passive Stauungshyperämie an. BLUMENSAAT glaubt aufgrund der Tierversuche von TRUETA die Gefäßbilder bei der S. K. A. „vielleicht mit einer passiven Stauung und einer Gefäßproliferation" erklären zu können. Die Frage der nervalen Regulierung der Knochendurchblutung, die auch REMÉ erörtert, ist durch die in jüngster Zeit veröffentlichten Untersuchungen von POLSTER erneut in Erwägung zu ziehen, nachdem BLUMENSAAT eine derartige Steuerung der Knochendurchblutung vor allem aufgrund der physikalischen und anatomischen Ausnahmestellung der Gefäße im Knochengewebe noch in seiner Monographie als unwahrscheinlich hingestellt hat. Zu der bereits erwähnten umstrittenen Frage, ob im Stadium der Dystrophie (Sudeck II) eine Mehr- oder Minderdurchblutung vorliegt, ist hier zu ergänzen, daß RIEDER bei seinen histologischen Untersuchungen am Knochen auf die Gefäßbilder in der II. Phase nicht eingeht und daß auch REMÉ bei seinen tierexperimentellen Knochenbefunden keine weiteren neuen Gefäßbilder beschreibt. Im Stadium III der S. K. A., der Endatrophie, spricht RIEDER von einer Einstellung der Zirkulation auf ein Mindestmaß.

In der Pathophysiologie der *ossären Vorgänge* sind der Knochenabbau und die Störung der Verkalkung des neugebildeten Knochens beim Knochenanbau zu erörtern. Aus der Erfahrung der täglichen Praxis, daß die S. K. A. an den Meta- und Epiphysen, das heißt an den Stellen des Knochens beginnt und am stärksten ausgebildet ist, die die beste Gefäßversorgung besitzen und damit am besten durchblutet sind, wird allgemein auf eine *Abhängigkeit des Knochenabbaus von der Hyperämie* geschlossen. (BECKER, LÉRICHE, SCHINZ, BAENSCH, FRIEDL u. UEHLINGER u.a.). SCHINZ, BAENSCH, FRIEDL u. UEHLINGER, die in der Pathogenese die Betonung auf die zirkulatorisch-mechanische Ursache legen, schreiben: „So läßt sich aus dem Sitz der Atrophie auf die Ursache schließen". Die Ursache wird hier in druckmechanischen Faktoren gesehen, die zur Knochenresorption durch Drucknekrose führen. Für die druckmechanische und osteolytische Bedeutung der Stauungshyperämie spricht nach BLUMENSAAT auch die neuerdings vertretene Ansicht, daß die fleckigen Herde bei der S.K.A. den Stellen stärkster perivaskulärer Knochenresorption entsprechen. Die Bedeutung der Hyperämie für die Osteoporose, zu der die Skelettbefunde bei der S. K.A. nach einer Analyse der ossären Veränderungen aufgrund der Erfahrungen der allgemeinen Knochenpathologie und -physiologie durch BLUMENSAAT einzuordnen sind, wird auch durch angiographische Untersuchungen von LEB unterstrichen, auf die später noch eingegangen werden soll.

Nahezu übereinstimmend wird von allen Seiten auch die mit der Hyperämie einhergehende *Azidose* für die Entkalkung und damit den Knochenabbau verantwortlich gemacht, wobei es ohne Bedeutung ist, ob die Hyperämie als aktiv, stauungspassiv oder praestatisch gedeutet wird. In Übereinstimmung mit dem physiologischen Chemiker HOFMEISTER hat schon RIEDER bei Durchströmungsversuchen mit CO_2 gesättigtem Blut am überlebenden Knochen die Fähigkeit der Azidose, Kalksalze aus dem Knochen herauszulösen, nachweisen können. Allgemein wird eine Hyperaktivität der Osteoklasten bei allgemeiner oder lokaler Azidose anerkannt.

Neben den druckmechanischen Faktoren der Hyperämie und der die Hyperämie begleitenden Azidose sind nach den histologischen Befunden als weitere Ursachen des Knochenabbaus auch die *Knochenresorption durch Osteoklasten und Leukozyten* anzusehen, worauf vor allem REMÉ eingeht. Er sieht in einem beständig erhöhten Druck durch die Hyperämie auf die Wand der Havers'schen Kanälchen einen formativen Reiz für die Wandzellen der Kanälchen, osteoklastisch zu werden. Durch den erhöhten Binnendruck werden die Kanälchen gleichsam von innen osteoklastisch abgebaut und zu Lakunen erweitert. Die hierdurch bedingte Änderung der physikalischen Strömungsverhältnisse in den

Knochengefäßen, mit Wirbelstrombildung in den Lakunen, ergibt nach seiner Ansicht eine Stagnation des Blutes mit nachfolgender Azidose, die den Knochenabbau weiter fördere und den Niederschlag von Kalksalz erschwere. Bei seinen künstlich gesetzten Pseudarthrosen berichtet REMÉ über eine von der Gefäßwand ausgehende zellige Reaktion mit dem angrenzenden Knochengewebe und im Exsudat über Erythrozyten und Leukozyten. HUET beschreibt, daß nach länger anhaltender Anoxie und damit Azidose im Gewebe die Kapillarschädigung so intensiv wird, daß es neben einer serösen Exsudation auch zu einer Diapedese kommt, so daß im Durchschnitt um jede peristatische Kapillare ein Leukozytenkranz auftritt, der im Knochengewebe zum Knochen-Abbau führt.

Nach RATKOCZY, SUDECK u. a. sind osteolytische Eigenschaften auch dem im Knochenmarkraum und in den Haver'schen Kanälchen vortretenden *Granulationsgewebe* zuzuschreiben, das, wie bereits erwähnt, nach KROMPECHER als ein latentes, unreifes, pluripotentes Gewebe embryonalen Charakters aufzufassen ist.

Schließlich gewinnt nach neueren mikroradiographischen, histologischen und biochemischen Untersuchungen bei Osteopathien, die früher bereits von KIENBÖCK, SUDECK u. a. diskutierte, dann aber wieder verworfene Annahme einer *Halisterese* (WEISS u. a.), d. h. einer Herauslösung der Mineralsalze aus der Eiweißmatrix der Tela ossea infolge einer Stoffwechselstörung erneut an Bedeutung. HEUCK hält es für erwiesen, daß es bei Osteopathien eine echte Entkalkung der organischen Knochenmatrix geben kann. Unter der Annahme einer Halisterese erscheint der Nachweis von kalklosen oder kalkarmen osteoiden Säumen unter Umständen dann auch im Sudeck-Knochen in einem neuen Licht. Der vor allem auf die histologischen Untersuchungen von RIEDER zurückgehenden derzeitigen Lehrmeinung, daß nicht verkalktes Osteoidgewebe im Sudeck-Knochen neugebildeter Knochengrundsubstanz entspricht, steht dann die Annahme gegenüber, daß hier auch eine organische Knochenmatrix nach Art von osteoidem Gewebe vorliegen kann, die bereits verkalkt war, aber infolge der vorliegenden Stoffwechselstörung die Kalksalze abgegeben hat. Die bisher vorliegenden Befunde am Sudeck-Knochen machen die Annahme einer Halisterese zur Erklärung des Knochenabbaus bei der S.K.A. jedoch wenig wahrscheinlich. Bei der Annahme einer Halisterese müßte unverkalktes oder kalkarmes Osteoid bereits während der ersten Phase des Knochenabbaus nachweisbar sein. In der ersten Phase des Knochenabbaus ist aber übereinstimmend bei allen Untersuchern von unverkalktem Osteoid nicht die Rede. Erst gemeinsam mit dem Nachweis von Osteoblasten wird auch von osteoiden Säumen gesprochen.

Im Gegensatz zum Knochenabbau ist die beim Knochenanbau nachweisbare *Osteoblasteninsuffizienz* im Sudeck-Knochen, die mit einer vorübergehenden verminderten oder aufgehobenen Fähigkeit, Kalksalze in der neugebildeten Knochengrundsubstanz einzulagern einhergeht, bisher ungeklärt. Während HUET u. HUGUIER annehmen, daß die Anoxie und die sich daraus ergebende Azidose eine Reizung der Knochenzellen bewirke, die zu einer schlechteren Retention des Kalziums führe und REMÉ von einer Erschwerung des Kalkniederschlags bei Säuerung des Blutes infolge Stagnation spricht, ist nach BLUMENSAAT das Osteoblastenversagen nicht mit der Stauungshyperämie und ihren Folgen, insbesondere der Azidose zu erklären. BLUMENSAAT nimmt eine zentral, nerval- oder hormonal-dysregulatorisch bedingte Funktionsschwäche der Osteoblasten an. Er diskutiert die hemmende Eigenschaft der Glukokortikoide auf die Osteoblastentätigkeit im Sinne einer Hemmung der Phosphatase-Aktivität mit Störung des Eiweißaufbaus und Osteoporoseerzeugung.

Unter Berücksichtigung der allgemeinen pathologischen Physiologie des Skeletts wird von BLUMENSAAT nach einer Analyse der ossären Veränderungen die *S.K.A. in die Gruppe der Osteoporosen und damit unter die Mineralstoffwechselstörungen eingeordnet.* Dabei scheint bei der S.K.A. mit ihrer örtlich begrenzten Entkalkung alles dafür zu sprechen, daß die Mineralstoffwechselstörung als Ursache der Knochenveränderungen anzusehen ist (BLUMENSAAT), so daß auch HELLNER sie entsprechend als „örtlich schwere Entkalkung" unter diesem Gesichtswinkel einreiht. Nach HELLNER sind bei den Mineralstoffwechselstörungen 3 Gruppen zu unterscheiden: 1. Die Gruppe der Bioelemente (Kalzium- und Phosphorstoffwechsel), 2. die Gruppe der Biokatalysatoren (Vitamine und Hormone) und 3. die Gruppe der Störungen des Säure-Basen-Gleichgewichtes. Für die Erklärung der Knochenveränderungen bei der S.K.A. kommt nur die 3. Gruppe, eine örtliche Störung des Säure-Basen-Gleichgewichtes infrage, da Störungen im Kalzium- und Phosphorstoffwechsel oder im Vitamin- und Hormonhaushalt sich nur generalisiert auswirken können, d.h. zu einem generalisierten Knochenabbau führen. Mit dieser Feststellung kommt man nach BLUMENSAAT „auch von seiten der allgemeinen pathologischen Physiologie des Skeletts zu der gleichen Sudeck-Erklärung, die bereits aufgrund örtlicher Veränderungen bisher für die Deutung der Weichteil- und Knochenvorgänge angenommen worden war".

Schließlich ist in diesem Zusammenhang noch die *Einordnung der Knochenveränderungen beim Sudeck als Knochenatrophie oder als Knochendystrophie* zu erörtern. Unter Zugrundelegung der von HELLNER u. RIEDER gegebenen Definition der Atrophie besteht nach BLUMENSAAT „kein Zweifel, daß das Wesen der fleckigen Entschattung in der akuten Sudeck-Phase eine unspezifische Knochenatrophie darstellt, da eine Osteoporose und eine (mikroskopische) Osteolyse als Grundvorgänge vorliegen". Auch HELLNER spricht in seiner Abhandlung über die Chirurgie des Knochens von der „akuten Knochenatrophie (Sudeck)". Den Begriff der Dystrophie möchte HELLNER für einen völlig durcheinandergeratenen Mineralstoffwechsel vorbehalten. Wie eingangs erörtert, halten wir es entsprechend den historischen Gegebenheiten nach dem Vorschlag von SCHINZ, BAENSCH, FRIEDL u. UEHLINGER für angebracht, bei den Knochenveränderungen von der *Sudeck-Kienböckschen Knochenatrophie* (S.K.A.) zu sprechen. BLUMENSAAT schlägt dagegen trotz der auch von ihm anerkannten Einstufung der Knochenbefunde als Atrophie vor, unter Berücksichtigung der Sonderstellung der Knochenveränderungen beim Sudeck gegenüber allen anderen Formen der Knochenatrophie und der gleichzeitig bestehenden Weichteildystrophie auch für die Knochenveränderungen die Bezeichnung Sudeck'che Dystrophie zu verwenden.

5. Angiographische Untersuchungsergebnisse und Isotopenbefunde

Gezielte röntgenanatomische Untersuchungen mittels der *Arteriographie* in Lokal- und Periduralanästhesie durch den Mitarbeiter von BLUMENSAAT, ELINGSHAUSEN, zeigen keine für das Sudeck-Syndrom als charakteristisch anzusprechenden Gefäßbefunde. Bei der Untersuchung in Lokalanästhesie spricht ELINGSHAUSEN von einer Verlangsamung der Strömungsgeschwindigkeit, einer Engstellung der Gefäßlumina bis auf Nähnadelstärke und einem ausgesprochenen gefäßarmen Bild, wie es auch sonst bei Lokalanästhesie angetroffen werden kann. Bei den unter sonst gleichen Bedingungen angefertigten Serienaufnahmen in Periduralanästhesie beschreibt er dagegen weitgestellte Gefäße vor allem im Bereich der Arteriae tibialis anterior und posterior und einen stark aufgefüllten Kollateralkreislauf, d.h. ein insgesamt gefäßreiches Bild, das er ebensowenig als typisch für das Sudeck-Syndrom ansieht. Auch MUCCHI, GOIDANICH u. ZANOLI gehen in ihrer 1966 erschienenen Monographie über die „Angiographie in der Knochenpathologie" nicht auf das Sudeck-Syndrom oder die S.K.A. ein, obschon sie über angiographische Befunde bei Frakturen, akuter und chronischer Osteomyelitis und ossaler Gelenktuberkulose berichten. Ebensowenig gestatten die in der Monographie wiedergegebenen Abbildungen Rückschlüsse. Parallelen zur Ostitis deformans Paget mit ihrer, vor allem im floriden dystrophischen Umbaustadium eindruckvollen Hyperämie im Bereich der zum Periost ziehenden Arterien sind nicht gegeben (MUCCHI, GOIDANICH u. ZANOLI, SÜSSE u.a.). Im übrigen ist bei dem derzeitigen Stand der arteriographischen Technik nach den bisherigen Erfahrungen in vivo ohne Freilegung der Arteriae nutriciae eine Darstellung des enossalen Gefäßsystems und damit der Knochendurchblutung auch nicht zu erwarten.

Gewisse Rückschlüsse auf die *Bedeutung der Hyperämie für die Osteoporose*, unter die, wie schon gesagt, bei einer Analyse der ossären Vorgänge unter Berücksichtigung der allgemeinen pathologischen Physiologie des Skeletts, die S.K.A. einzureihen ist, glaubt Blumensaat aus angiographischen Befunden von Leb ableiten zu können. Leb befaßt sich in mehreren Veröffentlichungen mit dem periarticulären Gefäßapparat bei der rheumatischen Polyarthrose der Hand und insbesondere der Fingergelenke. Nach seiner Ansicht handelt es sich bei der Mehrzahl der Fälle, die als „primär chronische rheumatische Polyarthritis" bezeichnet werden, nicht um ein entzündliches, sondern um ein degeneratives Geschehen, so daß „der Ausdruck „Arthritis" vielfach nicht zu Recht besteht". Leb vergleicht bei seinen Untersuchungen entsprechend den damaligen Einteilungsprinzipien zunächst die verschiedenen Formen des Gelenkrheumatismus der Hand nach klinischen und röntgenologischen Gesichtspunkten und stellt dabei vor allem den unterschiedlichen Kalkgehalt der betroffenen Skelettabschnitte im Röntgenbild heraus. Der akuten, zunächst fleckigen, in chronischen Fällen mehr diffusen Knochenatrophie mit Entkalkung der gelenknahen Skelettabschnitte in der Umgebung der entzündeten Gelenkkapsel beim akuten und sekundär chronischen Gelenkrheumatismus, beim akuten Rheumatoid infolge von Infektionskrankheiten und in einem kleinen Teil der Fälle von primär chronischer Polyarthritis stellt er die in frühen Stadien normalen Knochenstrukturen und den normalen Kalkgehalt bei dem weitaus größeren Teil der Kranken mit sog. primär chronischem Gelenkrheumatismus gegenüber. Bei der sog. primär chronischen Polyarthritis fehlt in der Mehrzahl in Frühstadien „diese entzündliche Knochenatrophie". In den Frühstadien zeigt sich hier eine reaktionslose Knorpelatrophie mit Gelenkspaltverschmälerung zuerst an den End- und Mittelgelenken der Finger bei normalem Kalkgehalt der Phalangen. Leb sieht in diesen Befunden die Folge eines hyperämischen bzw. eines ischämischen Durchblutungsschadens. Unter Zugrundelegung der gewandelten pathologisch-anatomischen Definition der Entzündung, nach der die Hyperämie als integrierender Teil eines Entzündungsvorganges aufzufassen ist, deutet Leb die frühzeitig mit einer akuten Knochenatrophie einhergehenden entzündlichen Gelenksaffektionen bei der akuten und sekundär chronischen Polyarthritis, dem akuten Rheumatoid und einem Teil der Fälle von primär chronischer Polyarthritis als eine hyperämische Zirkulationsstörung. Den Gegenbeweis, daß es sich bei der Mehrzahl der Fälle der primär chronischen Polyarthritis, der rheumatischen Polyarthrose, die in den Frühstadien keine entzündliche Knochenatrophie zeigt, um einen ischämischen Durchblutungsschaden handelt, erbringt er mittels der Arteriographie. Bei der rheumatischen Polyarthrose beschreibt Leb übereinstimmend in allen angiographisch untersuchten Fällen eine „Einengung der peripheren arteriellen Strombahn". Abweichend von der Gefäßdarstellung an einer normal durchbluteten Hand, wobei die Fingerarterien bis zur Fingerkuppe ähnlich wie im anatomischen Präparat zu verfolgen sind, sind bei der rheumatischen Polyarthrose die arteriellen Gefäße vor den erkrankten Gelenken eingeengt oder verschlossen. Leb spricht von einer Austrocknung der zugehörigen Gewebe, einem reaktionslosen Knorpelschwund und einer „Spitzendürre" bei zunächst normalen Skelettstrukturen und regelrechtem Kalkgehalt der Phalangen. Sekundäre Umbauerscheinungen im subchondralen Knochenbereich und Deformierungen an den Gelenkkanten gehören in spätere Stadien der rheumatischen Polyarthrose. Nach seinen Untersuchungen geht die Zirkulationsstörung dem Gelenkschaden voraus.

Zu beachtende Hinweise ergeben auch *transossale Phlebogramme* von Steinbach u. Mitarb. sowie von Süsse. Steinbach u. Mitarb. berichten über transossale Phlebographien des Schambeins bei der von der Mehrzahl der Untersucher als Sudeck-Reaktion aufgefaßten postoperativen Ostitis pubis. Im Gegensatz zu normalen transossalen Phlebogrammen bei komplikationslos verlaufenden urologischen Eingriffen, insbesondere an der Prostata, bei denen das Kontrastmittel ohne Depotbildung im Markraum schon bald in die extraossalen Venen übertritt, beschreiben sie bei Ostitis pubis-Fällen eine starke Erweiterung der „venösen Kanäle" im Bereich der Knochenveränderung und einen stark verzögerten oder ganz fehlenden Kontrastmittelabfluß in die pelvinen Venenplexus. Vahlensieck u. Scheibe, die die Befunde von Steinbach u. Mitarb. im Rahmen der Ätiologie der Ostitis pubis diskutieren, deuten sie als Folge einer venösen Stase nach Operationstraumen am prostatischen Venenplexus. Unter Berücksichtigung der transossalen phlebographischen Untersuchungen von SÜSSE über die Inkompressibilität und Volumenkonstanz im Knochenmarkraum scheint uns die Annahme einer venösen Stase allein zur Erklärung der Befunde von STEINBACH u. Mitarb. jedoch nicht ausreichend. Nach SÜSSE kann unter normalen Verhältnissen der Übertritt eines enossal injizierten Kontrastmittels in die extraossalen Venen nicht als einfaches „Abfließen des Kontrastmittels über die venösen Marksinus" angesehen werden. Er sieht in der normalerweise weitgehenden Inkompressibilität des Markrauminhaltes den entscheidenden Faktor, durch den das Kontrastmittel in die extraossalen Venen „abgepreßt" wird. Bei stark verzögertem oder fehlendem Kontrastmittelabtransport mit Depotbildung oder atypischer Ausbreitung des Kontrastmittels im Knochenmark sind mit enossalen Druckveränderungen einhergehende Auflockerungen bzw. Strukturveränderungen im Markraum anzunehmen, wie sie das Röntgenbild und der histologische Befund bei der Ostitis pubis auch bestätigen.

Bei seinen tierexperimentellen Untersuchungen zur Inkompressibilität und Volumenkonstanz des Markraums mittels transossaler Venographie teilt SÜSSE noch weitere für die Sudeck-Pathogenese interessierende Beobachtungen mit. Bei transossaler Phlebographie am frakturierten Knochen versackt das Kontrastmittel je nach der Entfernung der Frakturstelle vom Injektionsort mehr oder weniger vollständig im Markraum des zur Injektion benutzten Fragmentes und tritt an der Frakturstelle in die Weichteile über, wo es auch kurze Zeit später noch unverändert angetroffen werden kann. Lediglich bei größerer Entfernung der Frakturstelle vom Injektionsort füllen sich geringfügig auch parossale Venen, während bei geringerer Entfernung zwischen diesen beiden Punkten in den parossalen Venen kein Kontrastmittel nachweisbar ist. SÜSSE nimmt danach an, „daß bei einer Fraktur eine Zirkulationsänderung nicht nur durch eine Zerreißung von Gefäßen am Frakturspalt selbst, sondern auch abseits davon innerhalb der entfernten Partien der Fragmente durch eine Änderung enossaler druckdynamischer Faktoren zustande kommt". SÜSSE hält es weiter für möglich, daß in Parallele zu diesen Versuchen mit dem Zusammenbruch des Widerlagers im frakturierten Knochen das Blut mehr oder weniger stark aus den Fragmenten zum Frakturspalt hin versackt und der arterielle Blutzufluß den venösen Schenkel nicht regelrecht entleeren kann, so daß sowohl enossal als auch in den ableitenden Venen eine Stase auftritt, die erst beim „Verschluß" des Frakturspaltes endet. Bei enossalen Druckmessungen am Tibiakopf eines Kaninchens und Frakturierung der Tibia in Schaftmitte beschreibt SÜSSE sofort nach Setzen der Fraktur einen Druckabfall, der danach langsam auf mehr als doppelte Höhe des Ausgangswertes ansteigt. Weiter teilt SÜSSE mit, daß bei Kompression der Arteria femoralis der enossale Druck sinkt, während er umgekehrt bei Kompression der Vena femoralis steigt, woraus er auf die zirkulatorische Einheit von arteriellem Zufluß, enossaler Durchblutung und venösen Abfluß schließt.

Interessante, wenn auch bisher nur spärliche Rückschlüsse gestatten auch *Isotopenuntersuchungen*, auf die BLUMENSAAT aufmerksam macht. Spezielle Überprüfungen der S.K.A. liegen jedoch noch nicht vor. Bei Untersuchungen der Knochenbruchheilung mit den radioaktiv markierten Isotopen ^{45}Ca und ^{32}P im Tierversuch an Ratten mittels Messungen der β-Strahlung und der Autoradiographie, wobei der kollaterale Knochenumbau nicht erwähnt ist, findet KARSCHER nach der Fraktursetzung nach einem zunächst sehr kurzfristigem Abfall des ^{32}P-Gehaltes schon bald nicht nur im Frakturbereich, sondern in allen Abschnitten des frakturierten Knochens und vorübergehend auch in benachbarten Knochen, nicht dagegen im übrigen Skelett eine erhöhte Stoffwechselaktivität im Sinne einer Steigerung des Einbaus der radioaktiven Isotope. Die Aufnahme von ^{45}Ca und ^{32}P zeigt bis auf eine geringe zeitliche Verschiebung das gleiche Bild. Die Anlagerung von ^{45}Ca erfolgt geringfügig später als die von ^{32}P. Bei verzögerter Frakturheilung und bei Ausbildung von Pseudarthrosen ist der Isotopengehalt in den einzelnen Abschnitten des Frakturknochens dagegen stets deutlich gemindert, während im unmittelbaren Bereich des Bruchspaltes, speziell den Fragmentenden, selbst sich der Zustand nur wenig von der normalen Bruchheilung unterscheidet. Karscher deutet diese Befunde so, daß wohl weniger ein örtlicher Mangel an Knochenmineralien als vielmehr eine Störung in der Ausbildung der organischen Knochenmatrix oder in ihrer Aufnahmefähigkeit für die Knochenmineralien für die verzögerte Bruchheilung oder das Auftreten von Pseudarthrosen verantwortlich zu machen ist. Hier scheinen sich Parallelen zwischen den Beobachtungen bei verzögerter Bruchheilung und dem Auftreten von Pseudarthrosen sowie dem kollateralen Knochenumbau abzuzeichnen, bei dem eine erworbene Osteoblasteninsuffizienz mit einer vorübergehenden, verminderten oder ganz aufgehobenen Fähigkeit, Knochenmineralien in die neugebildete Knochengrundstubstanz einzulagern, im histologischen Bild nachweisbar ist und damit ebenfalls eine Schädigung der örtlichen Matrix anzunehmen ist. Blumensaat sieht im übrigen in den Untersuchungsergebnissen von Karscher bei der gestörten Knochenbruchheilung eine Bestätigung der klinischen Erfahrung, daß auch bei einer erheblichen S.K.A. eine Fraktur mit einer Osteosklerose im Frakturbereich ausheilen kann.

6. Stadieneinteilung

Gestützt auf die teleologische Auffassung von der Heilentzündung in der ersten Phase des Syndroms und die histologischen Untersuchungen von Rieder, der die Vorgänge am Knochen in dieser Phase mit der Frakturheilung und dem Wachstumsumbau bis auf graduelle Unterschiede gleichsetzt, trennt Sudeck einen physiologischen von einem pathologischen Vorgang und unterteilt das Syndrom in 3 Zustandsbilder. Diese nach Entwicklungsphasen oder Stadien des Geschehens aufzufassende Unterteilung der Vorgänge durch Sudeck stellt Remé in der heute noch meist gebräuchlichen Form zusammen:

1. *Das Stadium der Entzündung* (aufgefaßt als produktive Heilungsreaktion)
2. *das Stadium der Dystrophie* (chronische degenerative Entzündung)
3. *das Stadium der Atrophie* (abgelaufene Entzündung).

Auf einen Vorschlag von Oehlecker hin wird das erste Stadium auch als akute Phase, die Dystrophie als zweite Phase und die Atrophie als Endphase bezeichnet. Wagner schlägt zur Vereinfachung der Nomenklatur für die 3 Stadien die Bezeichnungen Sudeck I, Sudeck II, Sudeck III vor.

Sudeck sieht im ersten Stadium mit der im Vordergrund stehenden „Entzündungshyperämie" einen physiologischen Vorgang. Er spricht von einer „gesteigerten Lebenstätigkeit" und einer „Verjüngung", die in der Norm in eine Restitutio ad integrum ausgehen. Die Gliedmaßendystrophie, das zweite Stadium, das mit einer chronisch degenerativen Entzündung einhergeht, betrachtet Sudeck dagegen als einen pathologischen Zustand. Im Übergang aus dem physiologischen in den pathologischen Zustand, der im übrigen als fließend bezeichnet wird, erkennt er eine „Entgleisung" des ordnungsgemäßen Ablaufes. Die „Dystrophie kann entstehen: 1. aus Überreizung, 2. durch Überalterung, 3. durch mechanische Irritamente und Schmerz, 4. durch Nervenverletzung oder -entzündung" (Sudeck, 1942). Die reine Atrophie, das dritte Stadium, entspricht nach seiner Einteilung der abgelaufenen Dystrophie.

Gegen die Betrachtung des ersten Stadiums, der akuten Phase als physiologischen Vorgang, wird von verschiedenen Seiten, wie schon gesagt, Stellung genommen (Becker, Blumensaat, Dyes, Freudiger, Hackethal, Scheibe u.a.). Röntgenologische und klinische Gründe, die Deutung der histologischen Befunde, die Ergebnisse von Stoffwechsel- und Kreislaufuntersuchungen u. a. m. berechtigen zu der Annahme eines pathologischen Geschehens auch in der akuten Phase (Blumensaat). Bierling u. Reisch, Maurer u.a. schließen sich dieser Auffassung an.

Wagner wählt dagegen für die akute Phase, den Sudeck I, den Begriff einer „pathophysiologischen Reaktion". Er nimmt trotz der von anderer Seite erhobenen Einwände im regulären Ablauf des Syndroms in der akuten Phase keine Krankheit und keinen pathologischen Zustand an. Nach seiner Ansicht können die „genormten" Antworten des Organismus auf die verschiedensten Reize erst dann als pathologisch angesehen werden, wenn sie im Sinne einer Dysfunktion das normale Maß übersteigen. „Erst dann liegt ein Sudeck II vor“ (WAGNER). WAGNER bezeichnet die akute Phase, wenn sie in Heilung ausgeht, wie bereits erwähnt, als „die allgemein übliche Verlaufsform“. OEHLECKER, der sich besonders um die Einigung in der Nomenklatur des Sudeck-Syndroms bemühte, spricht in ähnlichem Sinne bei der akuten Phase vom „Alltagsbild“ des Syndroms. Ebenso sehen LÉRICHE u. REMÉ bei Frakturen im „üblichen kollateralen Umbau“ mit Ausgang in „Heilung“ etwas ganz „banales“. Im Gegensatz zu BLUMENSAAT u. a. hält REMÉ daran fest, daß es sich beim üblichen kollateralen Umbau nicht um etwas „eigentlich Krankhaftes handelt“.

Das Festhalten an der u. E. überholten Anschauung in der allgemein üblichen Verlaufsform „nichts Krankhaftes“ zu sehen, führt nach eigener Erfahrung, wie bereits erwähnt, immer wieder zu Mißverständnissen zwischen Klinikern und Radiologen, wenn am betroffenen Skelettabschnitt eine S.K.A. diagnostiziert wird und von klinischer Seite nur im Stadium II, der Dystrophie ein pathologischer Vorgang gesehen wird.

Ebenso wie die Phasendeutung wird auch die Art der Unterteilung der Phasen angefochten und von zahlreichen Autoren abgelehnt. Wenn die erste Phase ebenso wie die zweite gleichermaßen einen pathologischen Vorgang darstellt, kann höchstens *eine akute und eine chronische Form* unterschieden werden. Fließende Übergänge erschweren jedoch eine solche Abgrenzung. Da in der dritten Phase ein Zustand mit Defektheilung vorliegt und keine „Phase“ des Geschehens mehr abläuft, wird eine solche für unbegründet gehalten (BLUMENSAAT u.a.). Demgegenüber halten REMÉ u. WAGNER an der 3-Phasen-Lehre von SUDECK fest, da sie die erste Phase nicht als einen rein pathologischen Vorgang ansehen und von der dritten Phase aufgrund eigener Beobachtungen angeben, daß sie noch Erholungsmöglichkeiten hat.

Während in der Mehrzahl der Fälle das Stadium der Dystrophie aus der akuten Phase hervorgeht, ist nach dem klinischen Bild in einem kleinen Prozentsatz ein *primär dystropher Verlauf* nach Art einer primär-chronischen Form des Syndroms anzunehmen. WAGNER findet bei 606 Frakturen 11 mal (= 1,82 %) diese „von vornherein krankhafte Form“, die er ebenso, wie die aus der akuten Phase hervorgehende Dystrophie als Sudeck'sche Krankheit bezeichnet. Im klinischen Bild dieser Fälle ist entweder der allgemein übliche Beginn stark abgekürzt oder es treten von Anfang an ungewöhnlich heftige Symptome auf, die das reguläre Maß weit überschreiten, so daß von einer normalen Reaktion nicht mehr gesprochen werden kann. Dabei steht ein kausalgiformer, früher Spontanschmerz, der von der Frakturlokalisation und der Schwere des Traumas unabhängig ist, im Vordergrund. Auch WAGNER kann diese Bilder bisher nur endogen erklären. Da das Röntgenbild erst etwa von der 3. Woche an Aussagen ermöglicht, kann es nur im weiteren Verlauf die klinische Diagnose bestätigen.

Nach REMÉ zeigt das Sudeck-Syndrom dagegen zunächst immer die Symptomatik des Formenkreises der Phase I, bevor es in die Dystrophie übergeht. Er hält es für sicher, daß „die Gliedmaßendystrophie niemals als solche beginnt“. REMÉ stimmt jedoch mit BLUMENSAAT u. WAGNER darin überein, daß durch auffälliges Hervortreten eines Symptoms der Phase I, wie etwa des Schmerzes oder einer „hartnäckigen Stauung“, der Übergang in die Dystrophie schon sehr frühzeitig, etwa 14 Tage nach einer Fraktur angezeigt werden kann. Nach seiner Ansicht kann die Abgrenzung der Phase I von der Phase II und damit die Zuordnung zur einen oder anderen Phase in nicht ausgeprägten Fällen erhebliche Schwierigkeiten bereiten. OEHLECKER macht darauf aufmerksam, daß ein primär chronischer Verlauf auch vorgetäuscht sein kann, wenn wir den akuten Anfang nicht miterleben, wie dies vor allem bei der Gliedmaßentuberkulose und der neuritischen Form der Dystrophie der Fall sein kann.

Abschließend ist noch darauf hinzuweisen, daß sich synchrone Frakturen an korrespondierenden Gliedmaßenabschnitten bei gleicher Bruchform und Schwere des Traumas sowie gleich guter Reposition auf beiden Seiten auch bei Annahme einer endogenen Disposition nicht immer gleichartig hinsichtlich des Ablaufs des Gliedmaßen-Syndroms verhalten (BIERLING u. REISCH, BLUMENSAAT u.a.). BIERLING u. REISCH schließen daraus, daß die endogene Disposition nicht die allein entscheidende Ursache für die Auslösung und die Schwere des Verlaufs sein kann.

7. Das kontralaterale Sudeck-Syndrom

Im Verlauf eines Gliedmaßen-Syndroms wird von verschiedenen Seiten über das Auftreten eines kontralateralen Sudeck-Syndroms berichtet (OEHLECKER, REMÉ, SCHEIBE, SPRUNG, SUDECK, WAGNER, WANKE u.a.). Wie bereits bei der Besprechung der histologischen Befunde von REMÉ gezeigt, handelt es sich dabei um die Ausbreitung des Syndroms auf die von einem Trauma nicht betroffene, bislang gesunde Gliedmaßenseite. SCHEIBE berichtet sogar über einen besonders eindrucksvollen Sudeck-Fall mit Beteiligung aller 4 Extremitäten.

Der kontralaterale Sudeck wird als Folge einer spinalen Reflexübertragung oder gar als Ausdruck einer Einschaltung höher gelegener Zentren, des Thalamus und des Zwischenhirns, in den Gesamtvorgang angesehen und damit wiederholt auch zum Beweis einer peripheren und zentralen Sympathikusbeteiligung herangezogen (BLUMENSAAT, OEHLECKER REMÉ, SCHEIBE, SPRUNG, SUDECK, WAGNER, WANKE u.a.). Nach WAGNER verlangt der Nachweis eines kontralateralen Sudeck-Syndroms „den endgültigen Bruch mit der Auffassung des Gliedmaßen-Syndroms als peripheren, umschriebenen Prozeß und fordert die Anerkennung als komplexen, den ganzen Menschen betreffenden Ablauf".

WAGNER berichtet über eine Beteiligung der „gesunden" Seite in Form eines kontralateralen Sudeck-Syndroms bei knapp 10% der ausgewerteten Frakturfälle (Gesamtzahl 606) und in 25% der Gliedmaßentuberkulosen (Gesamtzahl 64). Ohne Mitteilung einer Gesamtzahl gibt auch SCHEIBE das Vorkommen eines kontralateralen Sudeck-Syndroms nach Frakturen mit knapp 10% seiner Sudeck-Fälle an. Dabei kann der kontralaterale Sudeck nach WAGNER u.a. sowohl an der oberen wie auch an der unteren Extremität zum Nachweis kommen. Auch beim kontralateralen Sudeck-Syndrom ist für die Diagnose das Vorliegen entsprechender Veränderungen an den Weichteilen und am Skelett zu fordern. Beim Vergleich mit der verletzten Seite ist die klinische Symptomatik an der nicht traumatisierten Extremität jedoch immer weniger stark ausgebildet, so daß WAGNER von einem abortiven Verlauf des Syndroms an der „gesunden" Seite spricht, der leicht übersehen werden kann. Im Röntgenbild überwiegt eine harmonische Entschattung vor allem des Hand- oder Fußskeletts und nur sehr selten treten klein- und grobfleckige Herde subchondral vor. Als äußerst selten sind typische akute fleckförmige Entschattungen anzusehen, wie sie SCHEIBE bei vergleichenden Röntgenaufnahmen der Füße demonstriert, wenngleich auch hier der kollaterale Knochenumbau am kontralateralen Fuß insgesamt geringeren Grades ist. Beim kontralateralen Sudeck verläuft das Syndrom nicht nur in abgeschwächter Form, sondern es tritt auch später auf als an der verletzten Seite und bildet sich nach den Beobachtungen von SCHEIBE u. WAGNER u.a. im Vergleich zur verletzten Seite auch wieder schneller zurück. Bei Frakturen gibt WAGNER als frühesten Zeitpunkt der Nachweisbarkeit den zweiten und spätesten den 6. Monat nach dem Unfall an. SCHEIBE berichtet über einen kontralateralen Sudeck sogar erst 2 Jahre nach einem Unfall, ohne jedoch bei der so außergewöhnlich langen Latenzzeit über Besonderheiten dieser Beobachtung zu berichten. Die Mitbeteiligung der kontralateralen Seite findet WAGNER nach Frakturen nur bei sog. primär-krankhaftem Verlauf des Syndroms und in der Dystrophiephase. Bei Gliedmaßentuberkulosen treten die gleichen Veränderungen selten im ersten, meist im zweiten Krankheitshalbjahr auf (WAGNER).

BLUMENSAAT kann dagegen aus seinem großen Krankengut über keine entsprechenden, klinisch und röntgenologisch gesicherten Beobachtungen von kontralateralem Sudeck-Syndrom berichten. Die in seinem Krankengut nicht selten vorkommenden, aber ausschließlich an den kontralateralen unteren Gliedmaßen nachgewiesenen diffusen Entschattungen deutet er als Folge einer „reflektorischen Inaktivitätsatrophie", da er im

Röntgenbild nur die fleckförmige Knochenatrophie und nicht wie HELLNER u.a. daneben auch eine gleichmäßige, sich von der fleckigen Atrophie nur gradmäßig unterscheidende Demineralisation als Zeichen einer S.K.A. anerkennt. Die in seinem Krankengut nachweisbaren diffusen Entkalkungen sowie das Fehlen charakteristischer Weichteilveränderungen bei diesen Patienten und schließlich die Beschränkung der Skelettbefunde auf die unteren Extremitäten lassen seiner Ansicht nach keine andere Deutung zu.

8. Intensität des Sudeck-Syndroms und Teilfaktoren

Die Intensität des Reaktionsablaufes an Knochen und Weichteilen wird, wie bei der Darstellung der Ätiologie und Pathogenese bereits erwähnt, nicht immer allein von der auslösenden Noxe bestimmt, sondern vielfach von einer Reihe von zusätzlichen Teilfaktoren entscheidend beeinflußt. Diese gelten gewöhnlich als untereinander austauschbar, gelegentlich auch als nicht austauschbare Teilursachen. Die Konstellation von Teilfaktoren entscheidet schließlich darüber, ob das Sudeck-Syndrom einen günstigen, d.h. regulären Verlauf mit Ausheilung nimmt, ob es in die dystrophe Phase übergeht, oder ob gar von Anfang an ein primär dystropher Verlauf bevorsteht (WAGNER). Für die am häufigsten in diesem Zusammenhang ausgewerteten Frakturen und Gliedmaßentraumen gelten als solche Teilfaktoren:

1. Schwere und Lokalisation des Traumas sowie Dauer der Schadenseinwirkung
2. Art der Behandlung und Nachbehandlung
3. Störung der Wund- und Frakturheilung
4. Vegetativ-hormonale und psychische Reaktionslage
5. Von der Schädigung unabhängige örtliche und allgemeine Begleitleiden
6. Alter und Geschlecht.

Zu der in Anlehnung an WAGNER aufgestellten Übersicht ist im einzelnen folgendes zu bemerken:

Auf die Bedeutung, die der Schwere des *Traumas* für das Sudeck-Syndrom zukommt, wurde bei der Besprechung der Ätiologie bereits ausführlich eingegangen. Hier ist zu ergänzen, daß offene und gelenknahe Brüche, Frakturen mit Beteiligung großer Gelenke, Stück- und Trümmerbrüche sowie mehrfache Frakturen einer Extremität zur Dystrophie neigen. Frakturen des Schienbeins, des Fersenbeins und der Kniescheibe scheinen zur Dystrophie besonders disponiert. Sie lösen nach großen Sammelstatistiken in 50 % und mehr eine Sudeck'sche Krankheit aus (BIERLING u. REISCH).

Bei der Besprechung der Prophylaxe und Behandlung des Sudeck-Syndroms wird immer wieder auf zusätzliche Faktoren für die Sudeck-Entstehung bzw. Verschlimmerung hingewiesen, die BLUMENSAAT unter dem Sammelbegriff einer *unsachgemäßen Behandlung* zusammenfaßt. BLUMENSAAT kommt aufgrund eigener Untersuchungen an Verletzten, die er teils unter Vermeidung aller als zusätzliche Sudeck-Ursachen bekannte Behandlungsmaßnahmen, teils auch, soweit vertretbar, mit Anwendung derartiger Methoden betreute und nach Überprüfung des Einflusses von Vorbeugemaßnahmen gegen angebliche vermeidbare Sudeck-Ursachen zu dem Schluß: „daß weder unsachgemäße noch fehlerhafte, noch unterlassene Behandlungsmaßnahmen ein Sudeck-Syndrom verursachen können. Die Frage, ob es z.B. nach einem Knochenbruch zu einem Sudeck-Syndrom kommt, ist schon bei der Verletzung entschieden. Nicht aber entschieden ist das Schicksal des Sudeck-Syndroms". BÖHLER sieht dagegen das Sudeck-Syndrom nach geschlossenen Verletzungen in der Regel als keine unabwendbare Unfallfolge, sondern als eine vermeidbare Behandlungsfolge an.

Allgemein gilt die schonendste Frakturbehandlung als die beste Sudeck-Prophylaxe. Eine unterlassene Hochlagerung der verletzten Extremität zur rascheren Resorption des Blutergusses und zur Beseitigung des Schmerzes, wiederholte Repositionen von Frakturen, vor allem ohne genügende Unterbrechung des Reflexbogens, eine nicht ausreichende Ruhigstellung, zu enge Gipsverbände, zu häufiger Gipswechsel, zu lang dauernde und zu stark belastete Drahtzüge, Drahtextensionen an Finger und Zehen, eine Küntscher-Nagelung am Unterarm und am Unterschenkel, auch wenn sie zeitgerecht angelegt wird, die blutige Repostition und Fixation von Frakturen mittels der Methoden der Osteosynthese, wobei entweder die Versenkung von Fremdkörpern oder eine ungünstige Zeitwahl der Operation angeschuldigt werden, die Vernachlässigung von Weichteilverletzungen, jede aktive und passive Zwangshaltung, die Durchblutungsveränderungen bewirkt und Funktionsstörungen bedingt, und schließlich eine vorzeitige Belastung im Gipsverband werden als Teilfaktoren angeführt, die zur Erhöhung der Sudeck-Gefährdung beitragen und zu einer Entgleisung des sog. regulären Verlaufs und damit zur Dystrophie führen können (Blumensaat, Bierling u. Reisch, Müller, Karitzky, Remé, Schaefer, Wagner u.a.). Blumensaat vertritt die Ansicht, daß der Einfluß derartiger Faktoren nach Häufigkeit und Grad erheblich überschätzt wird, da auch bei strenger Beachtung der therapeutischen Grundsätze und sorgfältigster Anwendung prophylaktischer Maßnahmen ein schwerer Sudeck-Verlauf sich nicht immer verhüten läßt.

In der *Nachbehandlung* gelten alle forcierten, schmerzhaften, aktiven und jede Form passiver Bewegungsübungen, die Massage der betroffenen Gliedmaße, die kritiklose Überwärmung, die Unterkühlung und die Belastung um jeden Preis als zusätzliche und mittelbare Sudeck-Ursachen, die einer Dystrophie Vorschub leisten.

Nach Wagner führen *Störungen der Wund- und Frakturheilung*: die Wundinfektion bei offenen Frakturen, eine verzögerte Kallusbildung und der Ausgang einer Fraktur in Pseudarthrosenbildung meist zu einem Sudeck II, einer Sudeck'schen Krankheit.

Als austauschbare, selten auch als nicht austauschbare Teilursachen, die zur Dystrophie führen können, gelten auch die als endogene Faktoren angesehenen *krankhaften Veränderungen im neuro-hormonalen Zusammenspiel oder konstitutionell bedingte Störungen im vegetativ-endokrinen System*, die mit gesteigerter vegetativer Labilität einhergehen. Nach Curtius und seiner Schule, Feiereis u. Krüger handelt es sich dabei um organische oder funktionelle Störungen von seiten des vegetativen Nervensystems, des Gefäßsystems und des endokrinen Systems, insbesondere der Ovarialinsuffizienz bei der Frau bzw. eine Störung in den Beziehungen dieser Organe untereinander. Das klinische Bild wird bei einer solchen Störung bestimmt von einer mehr oder weniger starken Vasolabilität, Zeichen der Ovarialinsuffizienz wie Dysmenorrhoe, Fluor, Hypermenorrhoe, Hypomenorrhoe, Amenorrhoe oder Menstruationsunregelmäßigkeiten und einer Obstipation. Beim Mann lassen sich nach Curtius u. Feiereis von der Norm abweichende und mit Zeichen einer Vasolabilität und einer Obstipation verlaufende Störungen im Sinne einer angiospastischen Diathese und der Vagotonie unter dem Oberbegriff einer vegetativen Labilität zusammenfassen. Unter Berücksichtigung dieser Zusammenhänge stellt Wagner bei Gliedmaßenfrakturen von Frauen mit starken oder mittelstarken Störungen im vegetativ-endokrinen System einen deutlich höheren Prozentsatz schwerer Verlaufsformen (Sudeck II und III) fest, als bei Frakturen von Frauen ohne derartige Störungen oder mit nur rudimentären Zeichen des Syndroms. Eine ähnliche Gegenüberstellung zeigt auch bei Männern mit vegetativer Labilität vermehrt schwere Verlaufsformen (Sudeck II und III), wenngleich auch der prozentuale Unterschied zwischen diesen beiden Gruppen bei Männern gegenüber dem weiblichen Geschlecht geringer ist. In diesem Zusammenhang sei auch an die bei der Pathogenese diskutierte Bedeutung des Hypophysenvorderlappen-Nebennierenrindensystems erinnert, das ebenso zu den endogenen Faktoren zu rechnen ist.

Die *Psyche*, insbesondere *Neurosen* bei erbkonstitutionell belasteten Patienten, sowohl nach Art der Psycho-Neurose als auch der Organ-Neurose und die *psychische Labilität* können als Teilursachen einen schweren Verlauf des Sudeck-Syndroms bedingen (Blumensaat, Wagner). Wagner berichtet über eine Psycho- und eine Organneurose, die sich beide bei erblich belasteten Fraktur-Kranken entwickelten. Zusammen mit übersteigertem Schmerzgefühl und zunehmender Angst, nie wieder die gebrochene Extremität gebrauchen zu können, kam es in beiden Fällen nach abgekürzter akuter Phase schnell zur Ausbildung der Dystrophie. Mit dem Behandlungserfolg klangen die Neurosen langsam ab. Die Dystrophie endete mit Defektheilung. WAGNER sieht in beiden Fällen die „psycho-physische Entgleisung" als erhebliche, nicht austauschbare Teilursache an. Ebenso berichtet BLUMENSAAT über ein sehr schweres Sudeck-Syndrom der Hand nach abnormer seelischer Belastung bei einer wirtschaftlich gesicherten Klavierlehrerin nach Sturz auf die linke Hand mit Frakturen des Grundgliedes des 4. und 5. Fingers, die in regelrechter Stellung spontan heilten. Einer psychischen Labilität wird dagegen von WAGNER nur eine geringe Bedeutung als austauschbare Teilursache für einen schweren Verlauf des Sudeck-Syndroms zuerkannt. In diesem Zusammenhang sei auch das Rentenbegehren kurz erwähnt. Ihm wird kein sicherer Einfluß auf das Syndrom zugeschrieben, es kann aber das subjektive Beschwerdebild maßgeblich beeinflussen und gemeinsam mit anderen Teilfaktoren die Diagnose erschweren und zu Fehldiagnosen führen (WAGNER).

Als *interkurrente Erkrankungen* am Frakturglied können eine Thrombophlebitis, eine Furunkulose, ein Dekubitus oder eine Gipsüberempfindlichkeit den Reaktionsablauf im Sinne einer Verschlimmerung beeinflussen. Eine Spondylosis deformans der Halswirbelsäule oder *allgemeine Begleitleiden* wie eine arteriosklerotische Durchblutungsstörung, eine Endangitis, eine exogene oder endogene Fettsucht oder unfallbedingte Hirnschäden können als austauschbare Teilursachen in Kombination mit anderen Teilfaktoren für die Entwicklung einer schwereren Verlaufsform Bedeutung erlangen. Die degenerativen Veränderungen der Halswirbelsäule sind in seltenen Fällen auch einmal als nicht austauschbare Teilursache anzusehen (WAGNER).

Über die Bedeutung von *Alter und Geschlecht* als Teilfaktoren für den Ablauf des Syndroms gehen die Ansichten zum Teil stark auseinander. Das Alter allein sieht WAGNER bei Kindern unter 10 Jahren als Teilursache für den regulären Verlauf des Syndroms (Sudeck I) an. Ähnlich berichten auch BIERLING u. REISCH nur über „leichte Sudeck-Fälle" im Alter von 1—10 Jahren. Im übrigen kommt nach WAGNER dem Alter allein nur die Bedeutung einer austauschbaren Teilursache für das gehäufte Auftreten von Sudeck II-Fällen zu. Er findet eine stärkere Beteiligung an schweren Verlaufsformen (Sudeck II) in den Altersgruppen zwischen 40. und 70. Lebensjahr. Ähnlich nehmen auch DUBOIS, HACKETHAL, HILGENREINER, JENNY, STOLLE und bei Frauen auch BIERLING u. REISCH eine stärkere Beteiligung der Altersgruppen über 45 bzw. 50 Jahren an. Demgegenüber können BLUMENSAAT u. MAURER keine altersbedingte Bevorzugung bei ihren Sudeck-Fällen feststellen. Das Vorkommen eines Sudeck-Syndroms bei Kindern bis zum Beginn der Pubertät hält BLUMENSAAT für noch nicht geklärt. Auch eine Bevorzugung des Geschlechts kann BLUMENSAAT anhand seines Krankengutes ähnlich wie BERNDT, MAURER, MUFF u.a. nicht bestätigen, während WAGNER bei seinen Kranken die Dystrophie (Sudeck II) bei Frakturen der oberen Extremität beim weiblichen Geschlecht häufiger als beim männlichen findet und SCHEIBE u. KARITZKY eine stärkere Sudeck-Beteiligung der Frauen bei Speichenbrüchen, insbesondere im Klimakterium annehmen. WAGNER sieht in der Zugehörigkeit zum weiblichen Geschlecht eine austauschbare, sehr geringfügige Teilursache. BLUMENSAAT äußert die Ansicht, daß die unterschiedlichen Beobachtungsergebnisse und die daraus abgeleiteten Anschauungen möglicherweise durch unterschiedliche Zusammensetzung des Krankengutes zu erklären sind.

9. Klinische Daten

Das klinische Bild des Sudeck-Syndroms ist gekennzeichnet durch die Symptome: Schmerz, Durchblutungsänderung im Sinne einer Hyperämie mit Oedem, Zyanose und Erhöhung der Hauttemperatur, Muskelatrophie, Gelenkversteifungen und Hautveränderungen mit Beeinflussung der Schweißabsonderung, des Haarwuchses sowie des Nagelwachstums. Die Reihenfolge dieser Zusammenstellung entspricht im wesentlichen der Wertigkeit der Symptome für die Diagnose bzw. Frühdiagnose. Wie bereits mehrfach betont, kann die Abgrenzung der einzelnen Stadien Schwierigkeiten bereiten, da fließende Übergänge bestehen und insbesondere die Befunde an der Haut teils recht unterschiedlich interpretiert werden.

Als erstes Zeichen der Auslösung des *Entzündungsstadiums* und damit des Beginns der akuten Phase gilt vielfach der früh auftretende *Spontanschmerz* (BECKER, BLUMENSAAT, BRANDT, HIRSCHMANN, KAISER, SCHEIBE u. KARITZKY, WAGNER u.a.). Dieser Sudeck-Frühschmerz, wie BLUMENSAAT diesen Schmerz auch bezeichnet, kann sowohl schon während des noch vorliegenden Verletzungsschmerzes auftreten und dann dessen Ende überdauern, als auch erst nach Abklingen des eigentlichen Wund- oder Verletzungsschmerzes sich bemerkbar machen. Während BLUMENSAAT für das Auftreten dieses charakteristischen Frühschmerzes bereits den 3. und spätestens den 7. Tag nach einer Fraktur angibt, ist nach den Beobachtungen von WAGNER, der den frühen Spontanschmerz nur bei „von vornherein krankhafter Form" beschreibt, der Zeitraum vom 6. bis spätestens zum 15. Tag nach dem Trauma entscheidend. Vom eigentlichen, meist umschrieben lokalisierten Fraktur- oder Verletzungsschmerz, der bei sachgemäßer Ruhigstellung medikamentös zu beeinflussen ist und in der Regel innerhalb von einer Woche nach dem Trauma abklingt, unterscheidet sich der Sudeck-Frühschmerz durch ein mehr oder weniger ausgedehntes Schmerzgebiet, das vom Patienten vorwiegend in die Gelenke, zum Teil auch in die Muskulatur und vereinzelt ins Skelett projiziert wird. Diese Frühschmerzen werden fast immer als brennend, kausalgiform oder als ziehend bezeichnet. Sie treten in unterschiedlicher Stärke auf und können sogar bei völliger Ruhe den Nachtschlaf stören. Ihre medikamentöse Beeinflussung erscheint geringer als die des Verletzungsschmerzes. Nach WAGNER kann dieser Sudeck-Schmerz nach Frakturen bis zu 6 Wochen dauern, um danach von allein langsam abzuklingen. Bei Frakturen kann der frühe Spontanschmerz sogar das einzige auf den Beginn der akuten Phase hinweisende Frühsymptom darstellen, nämlich dann, wenn alle anderen Frühsymptome in einem Gipsverband untertauchen. Ebenso wie vom Wund- oder Verletzungsschmerz ist der Sudeck-Frühschmerz auch von dem später, bei bereits ausgebildetem Sudeck-Syndrom auftretenden Bewegungs- und Belastungsschmerz, der auch ein Sudeck-Syndrom darstellt, abzugrenzen.

Als weiteres Frühsymptom und damit ebenfalls als Hinweis auf den Beginn der akuten Phase ist die *Durchblutungsänderung* anzusehen. Sie ist gekennzeichnet durch die Hyperämie mit Ödem, Zyanose und Erhöhung der Hauttemperatur. Auch diese Befunde können schon vom Ende der ersten Woche an, etwa vom 6.—14. Tag nach dem Trauma erkennbar sein (BLUMENSAAT, GUMRICH, DORTENMANN u. KÜBLER, WAGNER u.a.). Eine, vor allem bei distal gelegenem Frakturtrauma als direkte Unfallfolge aufzufassende, meist teigig-ödematöse Schwellung der peripheren Gliedmaßenabschnitte bildet sich in der Regel bei entsprechender Lagerung bereits in den ersten Tagen nach dem Unfall völlig zurück. Bleibt dagegen an Fingern und Zehen, evtl. auch am Handrücken ein Ödem bestehen, oder bildet sich in den ersten 2 Wochen bei unbeabsichtigten Hänge- oder Lagerungsproben, etwa beim Aufstehen oder beim Betten erneut ein solches Ödem aus, so sind Durchblutungsänderungen anzunehmen. Ein solches *Frühödem* gilt, wie gesagt, immer als Ausdruck eines beginnenden Sudeck-Syndroms, während bei einem später auftretenden Ödem auch an ein posttraumatisches Thromboseödem zu denken ist. Das oft erhebliche Weichteilödem ist von einem Fraktur- oder Kontusionshämatom durch seine Farbe leicht zu unterschieden. Es ist auch in der akuten Sudeck-Phase meist derb, selten teigig, in einzelnen Bereichen der betroffenen Gliedmaßen unterschiedlich stark entwickelt und nimmt meist distalwärts zu.

Über den sichtbaren Ausdruck der Hyperämie, den *Farbton der Haut* sind die Angaben uneinheitlich. Nach WAGNER besteht in der Regel, nachdem die Haut der betroffenen Gliedmaße im Vergleich zur gesunden Seite in den ersten Tagen vorübergehend einen blasseren Farbton zeigt, vom 10. bis 14. Tag ab eine stärkere Rötung, die während der Dauer der Ruhigstellung fortbestehen kann. In Ausnahmefällen besteht nach seinen Beobachtungen von Anfang an „eine livide oder rötlich-blaue bis zyanotische Verfärbung" bei gleichzeitig bestehendem Ödem der Haut und des Unterhautfettgewebes, so daß Verfärbung und Ödem der Haut dem Bild der Glanzhaut entsprechen. Von den meisten Untersuchern wird aber enstprechend der beim akuten Sudeck-Syndrom angenommenen passiven Hyperämie der Farbton der Haut als bläulich, zyanotisch beschrieben (BLUMENSAAT). Hände, Füße und Unterschenkel zeigen oft ein stärkeres zyanotisches Bild und erhebliche Grade kann die Zyanose an den Fingern und an den Zehen zeigen, wo der Befund meist auch länger nachweisbar bleibt (BLUMENSAAT).

Auch über die *Erhöhung der Hauttemperatur* schwanken die Angaben. So spricht BLUMENSAAT von einer geringgradigen Hauterwärmung beim Vergleich mit der anderen Extremität. WAGNER, der elektrische Haut-Temperaturmessungen ausführte, gibt dagegen an, daß die Hauttemperatur fühl- und meßbar erhöht ist. Vom 5. bis 14. Tag nach dem Trauma kann nach seinen Messungen am verletzten Arm oder am verletzten Bein eine „Plus-Differenz" von 5—7 Grad nachgewiesen werden. Dabei treten die Höchsttemperaturen zu dieser Zeit im Bereich der Fraktur sowie in den Finger- und Zehenkuppen auf. Nach Kontrollmessungen überdauert die Hyperthermie die Zeit der absoluten Ruhigstellung. Nur vereinzelt schlägt sie frühzeitig in eine Hypothermie um oder steigt weiter bis zu einer Plus-Differenz von über 10 °C an (WAGNER).

Palpatorisch und oszillographisch zeigen die *peripheren Extremitätenpulse* nach den Untersuchungen von WAGNER zunächst keine Abweichungen von der gesunden Seite. Nach seinen Beobachtungen findet sich jedoch meist bereits von der 2.—4. Woche ab über dem Sudeck-Bereich im Oszillogramm eine Zunahme der Amplitudenhöhe, die als direkte Folge einer Intensitätssteigerung der arteriellen Pulsation aufgefaßt wird und damit indirekt Auskunft über die arterielle Durchblutungsgröße bzw. Durchströmung gibt. Fehlt ein Ödem, so kann dieser Befund nach den Angaben von WAGNER durch die einfache Methode des vergleichenden Pulsfühlens erhärtet werden. Ähnlich berichten auch BOLLIGER, HUET u. HUGIER, LEONHARDT, RAUBER, SCHEIBE u.a. über erhöhte oszillographische Ausschläge im Sudeck-Gebiet. Nach den in jüngster Zeit veröffentlichten Befunden von SCHEIBE, der erstmalig oszillographische Untersuchungen in allen Stadien des Sudeck-Syndroms, teils sogar beim gleichen Patienten durchführte, kann jedoch in einzelnen Fällen auch im akuten Stadium (Sudeck I) im Sudeck-Bereich eine geringfügige Erniedrigung der Amplitudenhöhe gegenüber der gesunden Seite gemesen werden. Die beim Sudek-Syndrom registrierten Abweichungen der oszillographischen Ausschläge erreichen nach SCHEIBE nie die Größenordnung wie sie bei organischen Durchblutungsstörungen oder Durchblutungshindernissen auftreten können.

Bereits in den ersten 3 Wochen bildet sich beim Sudeck-Syndrom auch die *Muskelatrophie* aus. Dabei ist vor allem die Streckmuskulatur (Deltoideus, Triceps brachii, Quadriceps femoris und die Extensoren von Hand und Fuß) von diesem rasch einsetzenden Muskelschwund betroffen (BLUMENSAAT, MAU, MAURER, MUFF, WAGNER). Aus dem Muskelschwund resultiert eine Minderung der Gliedmaßenumfänge, für die WAGNER folgende Werte angibt: Oberschenkel minus 2—5 cm, Unterschenkel minus 1—3 cm, Oberarm minus 2—3 cm, Unterarm, Mittelhand und Mittelfuß minus 1—2 cm. HIRSCHMANN macht auf eine starke Druckschmerzhaftigkeit und Schrumpfungsneigung der Muskulatur in der akuten Phase aufmerksam. WAGNER berichtet über einen schmerzhaften Hypertonus der großen mehrgelenkigen Extremitätenmuskeln schon in der 3. Woche bei einem Teil der vom üblichen Verlauf abweichenden Fälle, der in der 6.—8. Woche in einen Hypotonus übergeht, wie er in der Regel in ähnlicher Form auch in den ersten 2—3 Wochen nach dem Trauma vorliegt.

Ein weiteres wichtiges Frühzeichen der akuten Sudeckphase ist auch die *Gelenkbeteiligung* mit einer oft stärkergradigen Bewegungseinschränkung und einem oft erheblichen Bewegungsschmerz bei angeschwollener Gelenkkapsel. Diese Symtome werden als Folge eine Ödems der Gelenkkapsel und einer azidosebedingten Ernährungsstörung des Gelenkknorpels aufgefaßt (BLUMENSAAT). Ob eine Ergußbildung in den betroffenen Gelenken als Sudeck-Folge angesehen werden kann, ist noch ungeklärt. Sie ist bisher als Sudeck-Symptom nicht beschrieben. BLUMENSAAT hält es jedoch ohne weiteres für vorstellbar, daß bei der das Sudeck-Syndrom auszeichnenden Permeabilitätsänderung auch eine Exsudation bzw. Transsudation in die Gelenke möglich ist.

Unter den von der *Haut und ihren Anhangsgebilden* ausgehenden Veränderungen der Schweißabsonderung, des Haarwuchses und des Nagelwachstums ist eine Hyperhidrosis das am konstantesten nachweisbare Symptom, während die Veränderungen der Behaarung und des Nagelwachstums seltener vorkommen und teils auch als weniger charakteristisch gelten (Blumensaat, Wagner). Die *Hyperhidrosis* ist vor allem an der Fußsohle oder in der Hohlhand und in den Interdigitalfalten kaum einmal zu vermissen. Besonders eindrucksvoll ist die vermehrte Schweißabsonderung mit der Jodglycerin-Stärkepuderschicht-Methode von Minor nachweisbar. Nach Wagner geben die Kranken in der 4. bis spätestens in der 6. Woche an, daß sie am Frakturglied mehr schwitzen als früher. Die Hyperhidrosis kann 6—10 Wochen bestehen bleiben. Bei von vornherein krankhaftem Verlauf kann die Hyperhidrosis jedoch frühzeitiger auftreten und nach kurzer Dauer in eine Hypohidrosis und schließlich in eine Anhidrosis übergehen. Der Kranke klagt dann über lästige, trockene Hitze (Wagner).

Über eine Zunahme des Haarwuchses mit einer flaumartigen *Hypertrichosis* von der 3.—5. Woche ab an den Streckseiten der Grund- und Mittelphalangen von Finger oder Zehen, an der Ulnarseite der Handkante oder über der Kniescheibe berichtet Wagner bei Kindern und Jugendlichen (6.—16. Lebensjahr), während er diese Form der Hypertrichosis bei Erwachsenen als selten bezeichnet. Nach seinen Beobachtungen entwickelt sich aus der flaumartigen Hypertrichosis oder auch unabhängig davon von der 7.—12. Woche ab vor allem bei 10—17-jährigen ein anderer Behaarungstyp mit Ausbildung dunkler, bis 2 cm langer, derber, fast borstenartiger, brüchiger Haare vor allem an normalerweise behaarten Gliedmaßenabschnitten oder, falls vorher unbehaart, an der Vorderseite von Fuß und Bein oder an der ulnaren Seite von Hand und Unterarm und an der Streckseite des Oberarms. Eine derartige Hypertrichosis beschreibt Wagner auch bei einem Teil der Fälle mit von vornherein krankhafter Form des Syndroms, wo sie jedoch ca. 2 Wochen früher als üblich auffällt.

Ebenso inkonstant wie die Hypertrichosis ist auch die Beeinflussung des *Nagelwachstums*. Neben einer häufig vorkommenden Beschleunigung des Nagelwachstums fällt bei diesen Kranken teilweise auch eine stärkere Längs- und Querwölbung der im ganzen spröde und glasartig veränderten Nägel auf, die darüber hinaus teils auch noch eine Querriffelung zeigen können (Wagner). Bei von vornherein krankhafter Form des Syndroms gibt Wagner dagegen eine deutliche Verlangsamung des Nagelwachstums an.

Auch an dieser Stelle sei nochmals betont, daß sich *synchrone Brüche* an symmetrischen Skelettabschnitten unter sonst gleichen Voraussetzungen, auch bei Annahme einer endogenen Disposition nicht immer gleichartig hinsichtlich des Ablaufs des Syndroms verhalten müssen (Bierling u. Reisch, Blumensaat).

Während sich nach Blumensaat bei der Mehrzahl der Frühfälle eines Sudeck-Syndroms die Weichteilveränderungen innerhalb von 6—12 Wochen völlig zurückbilden, gibt Wagner für die *Rückbildung der klinischen Erscheinungen bei allgemein üblicher Verlaufsform, dem Sudeck I*, einen Zeitraum von 2—6 Monaten an. Dabei sei hier, wie zum Teil bereits bei der Besprechung der pathologisch-anatomischen Befunde gezeigt, besonders darauf hingewiesen, daß der Röntgenbefund zu Beginn des Syndroms „nachhinkt" und nach Abklingen des klinischen Bildes dieses in der Mehrzahl der Fälle noch länger überdauert. Für die Wiederherstellung normaler Skelettstrukturen nach Sudeck I, d.h. von Skelettstrukturen, die im Röntgenbild keine Differenzen zur gesunden Seite mehr zeigen, gibt Wagner einen Zeitraum von 5—12 Monaten an.

In einem geringen Prozentsatz kommt es nicht zur Ausheilung des Sudeck-Syndroms der Phase I, sondern unter rascher Zunahme oder allmählicher Veränderung der Erscheinungen entwickelt sich mehr oder weniger schnell die *Dystrophie*, das Stadium, das Sudeck als Entgleisung auffaßt. Blumensaat u.a., die wie schon gesagt, die Stadieneinteilung ablehnen, sprechen jetzt auch von der chronischen Phase des Syndroms. Abgesehen davon, daß es weder eine zeitliche noch eine symptomatische Abgrenzungsmöglichkeit beim Sudeck-Syndrom gibt und die Entwicklung fließend ist, stellt sich nach BLUMENSAAT, BOLLIGER u. WAGNER der Übergang in die Dystrophie nach den klinischen Zeichen heute wesentlich schneller ein als früher allgemein angenommen. Der früher hierfür angegebene Zeitraum von 3—4 Monaten, vom Tag des Traumas an gerechnet, stimmt danach nicht mehr. Nach BLUMENSAAT erfolgt der Übergang in die Dystrophie schon nach 5—6 Wochen. BOLLIGER gibt hierfür eine Zeitspanne von 2—3 Monaten und WAGNER von 5 Wochen bis 3 Monaten an. Bei von vornherein krankhafter Form ist nach WAGNER der Beginn der klinischen Symptomatik der Dystrophie-Phase sogar schon in der 1.—2. Woche anzunehmen. Nach seinen Beobachtungen ist das klinische Bild des krankhaften Geschehens, als das er die Dystrophie-Phase im Gegensatz zur akuten Phase auffaßt, selten schon im 1. Monat, im allgemeinen im 3.—4. Monat nach dem Trauma voll ausgebildet.

Im Stadium der Dystrophie verliert das klinische Bild allmählich seinen entzündlichen Charakter, seine „Hitzigkeit", wie OEHLECKER sagt, geht zurück. Dabei entwickelt sich im Einzelnen folgendes Bild:

Von den Kranken wird allgemein über *Schmerzen* bei Bewegung und Belastung geklagt. Während WAGNER u.a. auch weiterhin einen Spontanschmerz registrieren, fehlt ein solcher in den Beobachtungen von BLUMENSAAT. Das *Ödem* nimmt meist zu. Es wird gewöhnlich ziemlich derb und nicht leicht wegdrückbar. Zu frühzeitige Belastung verstärkt das Ödem weiter. Es zeigt dann teigigen Charakter. Der *Farbton der Haut* wird blau-rot, geht ins blau-violett über und zeigt später eine mehr graue oder blasse Zyanose. Bei zu früher Belastung wird die Hautfarbe als dunkelblau beschrieben. Die *Hauttemperatur*, die nach WAGNER eingangs der Phase noch höher als üblich liegen kann, unterliegt bald erheblichen Schwankungen und geht in wenigen Wochen in eine Hypothermie (—2—3 °C) über. Die Kranken klagen jetzt über Kälteempfindlichkeit. Die *Extremitätenpulse* zeigen nach WAGNER ein ähnliches Verhalten wie die Hauttemperatur. Entsprechende Befunde zeigen auch die oszillographischen Untersuchungen von SCHEIBE, der zu Beginn des dystrophen Stadiums noch erhöhte Amplituden unmittelbar vor dem Sudeck-Gebiet beschreibt, während er gegen Ende der Dystrophie im gleichen Bereich keinen Unterschied gegenüber der Anfangsphase des 3. Stadiums, der Atrophie, nachweisen kann, in der im Sudeckgebiet keine Differenzen zur gesunden Seite mehr vortreten. Die Haut gilt jetzt als vermindert durchblutet (BLUMENSAAT u.a.).

Die *Muskulatur* ist entweder rigide oder auffallend schlaff und meist druckschmerzhaft. Ob die Muskelatrophie in dieser Phase noch fortschreitet, ist umstritten. Während WAGNER eine Zunahme der Muskelminderung herausstellt, neigt die Muskulatur nach Ansicht von BLUMENSAAT in dieser Phase zu einer stärkeren Schrumpfung und Verlötung vor allem im Quadricepsbereich, worin er vorwiegend eine Reaktion der Aponeurosen und Faszien sieht. Die beteiligten *Gelenke* versteifen mehr oder weniger vollständig. Vor allem Finger- und Zehengelenke sind in ihrer Beweglichkeit mittel- bis hochgradig eingeschränkt. Eine fibröse Umwandlung der Gelenkkapsel und des zugehörigen Bandapparates sowie eine bindegewebige Ankylose der Gelenkflächen werden hierfür angeschuldigt (RIEDER). Aktive und passive Bewegungen lösen Schmerzen aus. Gelenkergüsse sind nicht mehr nachweisbar.

Die *Haut* wird dünn, trocken, spröde, ist von verminderter Elastizität und zeigt das Aussehen der Glanzhaut. Infolge Schwund des Unterhautfettgewebes erscheinen die Gelenkkonturen schärfer umrissen. WAGNER beschreibt am Fußrücken und am Unterschenkel petechiale Blutungen und vereinzelt sogar flächenhafte Extravasate ohne Veränderungen der Blutzusammensetzung oder Hypovitaminosen. Die *Schweißabsonderung* schlägt nach länger anhaltender Hyperhidrosis in eine Hypohidrosis um. Der *Haarwuchs* kann eine Verminderung erfahren oder ganz fehlen. Er verhält sich im ganzen ähnlich der Schweißabsonderung. Die *Nägel* wachsen jetzt langsamer, sind spröde, brüchig und glanzlos und zeigen nicht selten Querriffelung und Wölbung in beiden Richtungen. Vereinzelt stoßen sich alte Nägel ab.

Die Dystrophie kann langsam ausheilen oder in das 3. Stadium, die Endphase, das Stadium der Atrophie übergehen. Der Begriff „Heilung" wird dabei unterschiedlich ausgelegt. Während nach ABESSER, MARTI, MAU, OEHLECKER, RIEDER u.a. eine völlige Wiederherstellung erfolgen kann, kann es sich bei der *Heilung der Dystrophie* nach BLUMENSAAT unter Berücksichtigung der pathophysiologischen Gegebenheiten um keine restitutio ad integrum sondern immer nur um eine Defektheilung handeln, die durch das Bild einer mehr oder weniger starken Atrophie gekennzeichnet ist. Nach seiner Auffassung sind zwar Oedem und Granulationsgewebe in den Weichteilen vollständig rückbildungsfähig, nicht dagegen bindegewebige „Umwandlungen des Granulationsgewebes auf Kosten des Parenchyms". Er erkennt nur eine weitgehende Regenerierung der Muskulatur bis auf eine geringe Restatrophie an, wovon er die den Aponeurosen und Faszien zugeordneten „Verlötungen" ausschließt. Im Knochen sieht BLUMENSAAT eine völlige Wiederherstellung schon nach der akuten Phase (Sudeck I) als Ausnahme an. Nach seiner Ansicht bleibt meist danach schon eine geringe Osteoporose zurück.

Nach WAGNER aus der Schule REMÉ kann die Dystrophie in 2 „Endzustände" ausgehen: in Heilung ohne Funktionsstörung oder in Defektheilung mit Substanzverlust und herabgesetzter Funktion. WAGNER spricht von „Heilung, wenn Hautfarbe, Hauttemperatur, Behaarung, Schweißabsonderung, Pulsbeschaffenheit und Beweglichkeit der frakturfernen Gelenke als normal anzusprechen und keine trophischen Störungen der Nägel, keine Oedeme oder teigigen Schwellungen nachzuweisen sind und die grobe Kraft bzw. die Belastbarkeit bei gleichzeitiger Schmerzfreiheit einem gesunden Gliede entspricht. ... Eine geringe Muskelminderung und eine harmonische Entschattung bei normaler Knochenstruktur des Hand- und Fußskeletts können darüber hinaus bestehen bleiben." Somit kann auch bei dieser Definition der Heilung ein gewisser restierender Defekt nicht ausgeschlossen werden. WAGNER selbst spricht dagegen erst von einer Defektheilung, wenn ein „Endzustand" eingetreten ist, „in dem die Weichteile und das Skelett sich veränderten Bedingungen angepaßt und auf herabgesetzte Funktion eingestellt haben". Bei der Defektheilung, der Phase III des Sudeck-Syndroms, spricht WAGNER auch von der „End"-Atrophie.

Entsprechend der unterschiedlichen Auffassung über die Ausheilung des Sudeck-Syndroms schwanken auch die Angaben über die *Dauer der Dystrophie-Phase.* So rechnet MAURER mindestens 9—12 Monate nach Eintritt der Schädigung. OEHLECKER gibt an, daß eine Sudecksche Dystrophie viele Monate, 1—2 Jahre oder auch noch länger dauern kann. WAGNER gibt sowohl für die aus dem Sudeck I hervorgegangene Sudeck II-Phase als auch für die von „vornherein krankhafte Form" unter Berücksichtigung klinischer und röntgenologischer Symptome eine Gesamtdauer von 8 Monaten bis 2,5 Jahren an. Nach den Erfahrungen von BLUMENSAAT u. BOLLIGER tritt das Stadium der Atrophie dagegen meistens schon nach 6—12 Monaten ein.

Bei der Defektheilung nach abgelaufenem Sudeck-Syndrom, *im Stadium der Atrophie,* fällt allgemein eine in ihrem Ausmaß recht unterschiedliche „Verschmächtigung" (RIEDER) der betroffenen Gliedmaße auf. Diese ist in der Mehrzahl der Fälle jedoch nur bei vergleichenden Umfangmessungen zu erkennen und liegt nach BLUMENSAAT dann in der Größenordnung von 1 cm. Nach schwerem Sudeck-Verlauf kann die Umfangminderung aber auch beträchtliche Ausmaße annehmen. Da im Stadium der Atrophie auch eine Verdünnung der Haut und des Unterhautfettgewebes vorliegt, kann das Ausmaß der Beteiligung der *Muskulatur* an der Atrophie durch Umfangmessung schwer feststellbar sein. Entsprechend der Muskelminderung ist die grobe Kraft meßbar herabgesetzt und nach stärkerer Belastung können Schmerzen auftreten. Auffallend sind auch Kontrakturen mehr oder weniger versteifter, frakturferner *Gelenke,* die bei forcierten, vor allem endständigen Bewegungen schmerzen können. Die Ursache der *Schmerzen* nach stärkerer Belastung oder Gelenkbewegungen sieht BLUMENSAAT vor allem in einem Elastizitätsverlust der Gelenkkapsel und besonders des Sehnen-Bandapparates. Ob ein Gelenkknorpelschaden zurückbleibt, ist unbekannt. Ein *Oedem* kann noch angedeutet sein oder nach Belastung auftreten. Auszuschließen ist hier in jedem Falle ein Ödem als Folge einer

Thrombose. Der *Farbton der Haut* ist meist wieder normal, selten blaß bis bläulich. Die verdünnte Haut ist ausreichend elastisch aber leicht verletzbar und zeigt an entsprechenden Stellen nur geringe Schwielenbildung. Die *Hauttemperatur* ist in der Regel wieder normal oder liegt leicht darunter. Kälteempfindlichkeit kann ebenso wie wetterabhängige Schmerzen störend sein. *Schweißabsonderungen*, *Behaarung*, *Nagelwachstum* und *Pulsbeschaffenheit* sind normalisiert und verhalten sich wie die gesunde Seite. Im Oszillogramm pendeln die Werte um plus/minus Null. Eine stärkere Durchblutungsminderung fehlt ebenso wie vasomotorische Störungen.

Nach allgemeiner Ansicht ist seit der Verbesserung der Früherkennung und Frühbehandlung die Zahl der Sudeck-Fälle, die in Defektheilung ausgehen, deutlich geringer geworden. So beschreibt WAGNER 1960 unter 574 Fraktur-Sudeck-Fällen, von denen 497 nur die akute Phase durchmachten und 77 in die Dystrophie übergingen, nur 10 Defektheilungen. Aufgrund seiner Untersuchungen kommt WAGNER schließlich zu dem Schluß, daß auch im Stadium der Defektheilung ein Teil der Kranken noch „besserungsfähig" ist.

Einer besonderen Erwähnung bedarf neben dem aufgezeigten üblichen klinischen Bild des Sudeck-Syndroms die klinische Symptomatologie des aus verschiedenen Gründen am Becken auftretenden Sudeck-Syndroms, der sog. *Ostitis pubis*. Soweit es sich dabei um ein postoperativ auftretendes selbständiges Krankheitsbild handelt, wird auch von einem postoperativen Sudeck-Syndrom am Becken im Sinne eines Begleit-Sudeck gesprochen (BLUMENSAAT). Wie KLINEFELTER zeigt, kann eine „typische Ostitis pubis" mit entsprechendem klinischen und röntgenologischen Bild aber auch eine rein traumatische Ursache haben, so daß BLUMENSAAT empfiehlt, diese Form zum traumatischen Sudeck-Syndrom zu rechnen. Und schließlich stellt BLUMENSAAT bei der Diskussion der Ätiologie des postoperativen Sudeck-Syndroms am Becken heraus, daß es hier auch bei einer Osteomyelitis zu einem Sudeck-Syndrom kommen kann, das dann ebenfalls nicht als Begleit-Sudeck aufzufassen ist. Wohl ihrer besonderen Lokalisation am Scham- und Sitzbein entsprechend zeigt die sog. Ostitis pubis einige Besonderheiten gegenüber dem üblichen Sudeck-Syndrom. Folgen wir BOSE sowie JESSERER u. SCHOLDA, deren Ausführungen sich auf die Auswertung des Schrifttums und eigene Beobachtungen stützen, so stehen bei der postoperativen und traumatischen Ostitis pubis nach einem beschwerdefreien Intervall starke lokale Schmerzen im Vordergrund, während die äußeren objektiven Krankheitszeichen dagegen zurücktreten.

Für die Dauer des beschwerdefreien Intervalls werden teils unterschiedliche Zeiten angegeben. Es beträgt nach RENFER 2—12 Wochen nach einem urologischen Eingriff an der Prostata, der hauptsächlichsten Ursache des Syndroms. FRÖHLICH u. FARKAS geben dagegen eine Zeitspanne von 3—16 Wochen an, während ROSENBERG u. VEST nur von 2 Wochen bis 2 Monaten und VAHLENSIECK u. SCHEIBE von 31—54 Tagen sprechen. Damit ist das beschwerdefreie Intervall im Durchschnitt wesentlich länger als beim üblichen Sudeck-Bild an den Gliedmaßen, wo für den Frühschmerz der 3.—15. Tag nach einem Trauma angegeben wird.

Die Schmerzen sind bei der sog. Ostitis pubis zunächst an der Symphyse und am unteren Beckenring lokalisiert und strahlen später zur Innenseite der Oberschenkel und ins Scrotum aus. Nur in der kleineren Zahl der Fälle halten sich die Schmerzen in erträglichen Grenzen. Weitaus häufiger werden die Schmerzen zu einer Qual, die den Kranken Tag und Nacht belästigt. Jede Betätigung der an den Schambeinen und soweit betroffen, an den Sitzbeinen inserierenden Muskelgruppen löst Schmerzen aus, die am heftigsten an den Ansatzstellen empfunden werden. Auf der Höhe der Beschwerden kann der Kranke weder sitzen noch stehen. Selbst im Liegen löst jeder Lagewechsel heftige Schmerzen aus. Für diese Periode der stärksten Schmerzen gibt LEUCUTIA eine Zeit von 4—6 Wochen an. Bis zur völligen Beschwerdefreiheit vergehen nach RENFER durchschnittlich 8—10 Monate. Aber auch in dieser Zeit kann der Kranke teilweise so stark behindert sein, daß er nur mit einem Stock gehen kann. Die hier geschilderten Schmerzen erinnern an den kausalgiformen Schmerz beim Gliedmaßensyndrom.

Als äußeres objektives Krankheitszeichen kann eine mäßige Schwellung der Symphysengegend bestehen, die bei klassischen Fällen nie Zeichen einer Entzündung zeigt. Sie ist meist hart und druckschmerzhaft. Eine Druckhaftigkeit besteht auch im Bereich der Schambeine, und, wenn beteiligt, der Sitzbeine. Auch eine passive Betätigung der hier ansetzenden Muskeln, etwa eine Bewegung im Hüftgelenk, löst Schmerzen oft stärkeren Grades aus. An der Innenseite der Oberschenkel besteht meist eine Hyperaesthesie entsprechend dem Versorgungsgebiet des Nervus obturatorius. Bei länger dauernden Fällen kann eine Muskelatrophie im erkrankten Gebiet nachweisbar werden. Renfer weist auf einen für diese Kranken typischen Gang hin. Wegen ihrer Schmerzen gehen sie mit nach vorne gebeugtem Rumpf, wobei das Becken bei jedem Schritt mitdreht und die Schrittlänge oft nur wenige Zentimeter beträgt. „Den wichtigsten objektiven Befund liefert in der großen Mehrzahl der Fälle das Röntgenbild" (Jesserer u. Scholda), worauf bei der Abhandlung der Röntgenbefunde eingegangen wird.

Das schließlich auch noch zu berücksichtigende klinische Erscheinungsbild des *kontralateralen Sudeck-Syndroms*, über dessen Vorkommen, wie schon gezeigt, die Ansichten geteilt sind (Blumensaat, Oehlecker, Remé, Scheibe, Sprung, Sudeck, Wagner, Wanke u.a.) zeigt nach allgemeiner Auffassung der Autoren, die ein solches Syndrom anerkennen, immer eine geringere Ausbildung der Weichteilveränderungen, als an der primär vom Sudeck-Syndrom betroffenen Extremität. Wagner, der sich mit dieser Frage sowohl bei seinen Fraktur-Sudeck-Fällen als auch bei der Gliedmaßentuberkulose auseinandersetzt, beschreibt das Syndrom an der nicht primär betroffenen „gesunden" Extremität im ganzen gesehen als abortiv. Nach seinen Beobachtungen stehen am „gesunden" Arm oder Bein eine Hypertrichosis, vorwiegend flaumartiger, gelegentlich auch borstenartiger Natur im Vordergrund. Diese Hypertrichose kann vor allem auf der Streckseite der Zehen- und Fingergrundglieder, an der ulnaren Handkante sowie über der vorderen Schienbeinkante und über der Kniescheibe recht ausgeprägt sein. Sie ist jedoch im Vergleich zu der primär betroffenen Gliedmaße immer geringer entwickelt. Auch die Schweißabsonderung ist in der Hohlhand und an der Fußsohle vermehrt. Eine geringe teigige Schwellung der Weichteile und eine Glanzhaut können schließlich ebenfalls vortreten. Veränderungen der Nägel sind dagegen selten. Scheibe berichtet beim kontralateralen Sudeck-Syndrom über eine auffallende Kälteempfindlichkeit, eine Herabsetzung der Reizschwelle für Schmerzen, in schwersten Fällen über eine ausgesprochene Synaesthalgie mit Hyperpathie und selten über eine mäßige Schmerzkontraktur. Weiter verweist Scheibe auf die von ihm nachgewiesenen pathologischen Hautkapillarbefunde auch an der kontralateralen Extremität hin. Auf die gegenteilige Auffassung von Blumensaat, der in seinem Krankengut keine Bestätigung für das Vorkommen eines kontralateralen Sudeck-Syndroms, insbesondere auch keine charakteristischen Weichteilbefunde, Schmerzen etc. sieht, wurde schon hingewiesen. Ebenso wurde schon über den zeitlichen Ablauf des kontralateralen Sudeck-Syndroms berichtet, so daß darauf verwiesen werden kann.

Das klinische Bild des Sudeck-Syndroms findet in den heutigen *laborchemischen Untersuchungsmethoden* nur eine äußerst spärliche Stütze. Nach Sieber u. Meissner ist als Folge der Beteiligung der Muskulatur am Gliedmaßen-Syndrom, der für die Muskelfunktion wichtige Kreatin-Kreatinin-Stoffwechsel gesteigert. In 9 Sudeck-Fällen, von denen 1 Fall dem Stadium I, ein 2. dem Stadium I—II, 5 Fälle dem Stadium II und je 1 Fall dem Stadium II—III bzw. III angehören, zeigen sie — unter Anwendung der Methode von Lieb u. Zacherl — mit Regelmäßigkeit, während der I. und II. Phase des Syndroms als Folge dieser Umsatzsteigerung eine *Kreatinurie*. Eine Kreatinurie findet sich nach den bis zu den Untersuchungen von Sieber u. Meissner bekannt gewordenen Beobachtungen normalerweise dagegen nur im Kindesalter bis zur Pubertät, während der Menstruation und der Schwangerschaft sowie in der postpuerperalen Involutionsphase des Uterus, so daß in jedem anderen Falle auf pathologische Vorgänge geschlossen werden darf.

Eine generelle Stoffwechselsteigerung als Ursache der Kreatinurie, wie sie beim Morbus Basedow und bei Fieberzuständen vorkommt, glauben Sieber u. Meissner aufgrund der bei den Kranken ausgeführten Grundumsatzbestimmungen ausschließen zu können. Im Gegensatz zu MAURER, der als erster auf den gesteigerten Grundumsatz beim Sudeck-Syndrom hingewiesen hat und für alle seine untersuchten Sudeck-Fälle eine Erhöhung angibt, dessen Ergebnisse aber bis dahin, soweit ersichtlich, nicht nachgeprüft wurden, finden SIEBER u. MEISSNER unter den untersuchten 9 Patienten nur in 2 Fällen sinnfällige Abweichungen vom Normalwert mit Erhöhung der Werte. Einen weiteren Beleg für ihre Ansicht, daß die beim Sudeck-Syndrom nachgewiesene Kreatinurie Folge des lokalen Muskelprozesses ist, sehen SIEBER u. MEISSNER in den Ergebnissen ihrer an den gleichen Patienten ausgeführten Untersuchungen zur Bestimmung der Atemgröße von Muskelstücken aus den erkrankten Gliedmaßenabschnitten mittels der Warburg-Apparatur, die sie unter sonst gleichen Bedingungen mit Muskelportionen aus gesunden Partien der gleichen Kranken vergleichen. Als wesentliches Resultat dieser Untersuchungen beschreiben SIEBER u. MEISSNER einen verminderten Sauerstoffumsatz in der erkrankten Muskulatur der Sudeck-Fälle, die einen schweren Verlauf nehmen und im Stadium III enden, während den relativ kurzfristig ausheilenden Sudeck-Fällen eine normale oder gesteigerte Sauerstoffaufnahme zuzuordnen ist. SIEBER u. MEISSNER kommen zu dem Schluß, daß aufgrund der Ausscheidungsgröße des Kreatin zwar keine Aussage über das Schicksal der betroffenen Extremität möglich ist, daß aber die fortlaufende Bestimmung des Harnkreatin insofern Bedeutung gewinnen könnte, als eine Kreatinurie offenbar auf einen noch floriden Prozeß hindeutet, während ein Negativwerden der Werte zur Annahme der Beendigung des floriden Prozesses berechtigt.

Eine Überprüfung der Befunde von SIEBER u. MEISSNER liegt unseres Wissens bisher nicht vor. Mit BLUMENSAAT halten auch wir die Fallzahl, wobei die wichtige Phase I nur einmal vorkommt, für eine verallgemeinernde Schlußfolgerung für zu klein. Außerdem weist BLUMENSAAT darauf hin, daß von SIEBER u. MEISSNER die bei Frakturen auftretenden unmittelbaren traumatischen Muskelschäden nicht in die Überlegung einbezogen werden. Schließlich ist noch darauf hinzuweisen, daß nach dem jüngeren Schrifttum der Laboratoriumsdiagnostik auch im Normalfall mit einer Tagesausscheidung von 0—0,06 g Kreatin im Harn zu rechnen ist (HENNING, KANIG). Um die Kreatinurie im Rahmen des Sudeck-Syndroms entsprechend auswerten zu können, sind somit zunächst weitere Untersuchungen des Kreatin-Kreatinin-Stoffwechsels erforderlich.

Nach UEBERMUTH, der unter Berücksichtigung der maßgeblichen Beteiligung des Knochensystems am Sudeck-Syndrom mehrere Sudeck-Fälle nach Radius-, Unterarm- und Oberarmfrakturen — die Zahl der untersuchten Fälle wird nicht genannt — über längere Zeit untersuchte, sind die Werte der *alkalischen Serumphosphatase* schon in der akuten, ausgeprägter aber erst in der Dystrophie-Phase erniedrigt. Geht das Syndrom in Heilung oder in die Endatrophie über, so kehren die Phosphatasewerte zur Norm zurück. Das Vorliegen von Frakturen kann dabei unberücksichtigt bleiben, nachdem SIEBER, ein Mitarbeiter von UEBERMUTH, bei der Überprüfung von 120 traumatischen Frakturen und Pseudarthrosen keinen gesetzmäßigen Zusammenhang zwischen alkalischem Serumphosphatasespiegel und Knochenbruchheilung bei knochengesunden Menschen finden konnte und die Frakturheilung somit keine Aktivitätsänderung der alkalischen Serumphosphatase bedingt. Ohne zahlenmäßigen Beleg durch alkalische Phosphatasewerte eigener oder fremder Untersuchungen und ohne entsprechenden röntgenologischen Nachweis vertritt UEBERMUTH in der gleichen Mitteilung die Ansicht, „daß die Hemmung der Aktivität offenbar schon zu einem Zeitpunkt zu finden ist, zu welchem röntgenologisch noch keine Feststellung der typischen fleckigen Entschattung zu treffen ist", so daß er hier eine Möglichkeit für die Früherkennung und eine gezielte Therapie sieht. Demgegenüber berichten JESSERER u. SCHOLDA bei der von ihnen als Sudeck-Reaktion aufgefaßten sog. Ostitis pubis, daß der Gehalt an alkalischer Serumphosphatase immer erhöht ist.

Im übrigen sind die Stoffwechselprozesse einschließlich des Knochenumbaus beim Sudeck-Syndrom zu gering, um mit den heutigen laborchemischen Methoden Anhaltspunkte zu gewinnen. Für einen Mangel an Mineralien, insbesondere an Kalzium, besteht kein Anhalt. Der Blutkalziumspiegel ist ebenso normal wie die anorganischen Phosphatwerte im Blut (BLUMENSAAT).

Vereinzelt wird die *Blutsenkungsgeschwindigkeit* (Bsg) im Rahmen des Sudeck-Syndroms erwähnt. BLUMENSAAT führt bei der differentialdiagnostischen Abgrenzung der Gliedmaßentuberkulose gegen das Sudeck-Syndrom das Fehlen einer erhöhten Bsg als ein Zeichen an, das für das Sudeck-Syndrom spricht. Nach WAGNER ist die Bsg dagegen kein zuverlässiges differentialdiagnostisches Symptom, da es auch bei der Tuberkulose fehlen kann und andererseits beim Sudeck-Syndrom nach Bagatelltraumen aufgrund unbekannter Begleitleiden beschleunigt sein kann. Im übrigen findet WAGNER die Bsg in der akuten Phase, bei allgemein üblichem Verlauf bis auf anfängliche Schwankungen während der ganzen Dauer normal, während er in der Dystrophie-Phase dagegen von einer mittelgradigen Beschleunigung spricht. GRIESMANN u. DAMMANN berichten über eine erhöhte Bsg sowohl beim Sudeck-Syndrom der Extremitäten als auch bei der sog. Ostitis pubis, die sie als Sudeck-Reaktion ansehen. Von JESSERER u. SCHOLDA, VAHLENSIECK u. SCHEIBE u.a. wird bei der sog. Ostitis pubis sogar auf eine meist deutlich beschleunigte Bsg hingewiesen. Wie bereits bei der Besprechung der Ätiologie des Sudeck-Syndroms erwähnt, sehen VAHLENSIECK u. SCHEIBE in der erhöhten Bsg bei der sog. Ostitis pubis ihrerseits jedoch ein Argument, das gegen die Sudeck-Natur der sog. Ostitis pubis spricht, während JESSERER u. SCHOLDA die Sudeck-Natur der sog. Ostitis pubis anerkennen.

Aus klinischer Sicht gilt das Sudeck-Syndrom als eine der Hauptkomplikationen aller Knochenverletzungen der Gliedmaßen, so daß ihm in der Unfallbegutachtung eine besondere Bedeutung zukommt. In diesem Zusammenhang wird die *Auswirkung des Sudeck-Syndroms auf die Knochenbruchheilung* erörtert und dabei vor allem die Frage diskutiert, ob beim Sudeck-Syndrom eine verzögerte oder ausbleibende Bruchheilung mit Pseudarthrosenbildung gehäuft vorkommt. Nach der Auffassung von SUDECK verzögert die Dystrophie die Bruchheilung nicht. Die Kallusbildung tritt nach seinen Erfahrungen jedoch erst ein, nachdem eine stärkere Atrophie vorliegt. BRANDT spricht sogar von einem günstigen Einfluß der Knochenatrophie auf die Bruchheilung, eine Ansicht, die BLUMENSAAT mit den früheren Vorstellungen von der Heilreaktion in der „physiologischen Phase" und der wesensmäßigen Gleichsetzung der akuten Knochenatrophie mit dem Frakturumbau in Verbindung bringt. BLUMENSAAT sieht dagegen keine Gesetzmäßigkeit zwischen dem Sudeck-Syndrom und der Knochenbruchheilung. Nach allgemeiner Auffassung kann trotz schwerster Atrophie eine normale Kallusbildung eintreten (BLUMENSAAT, DUBOIS u.a.). Andererseits gehen nach WAGNER verzögerte Kallusbildung und Pseudarthrosenbildung meist mit einem Sudeck II einher.

Abschließend sei hier noch darauf hingewiesen, daß in Fällen von *zentral-neurogenem Sudeck* entsprechend dem Sitz des Herdes in der Hirnrinde das Sudeck-Syndrom jeweils an der kontralateralen Extremität zur Beobachtung kommt.

10. Röntgenbefunde

Rein methodisch bedingt können die der S.K.A. zugrunde liegenden Vorgänge in ihren Folgeerscheinungen am Skelett im Röntgenbild erst nachweisbar werden, wenn sie die Makrostruktur der Hartsubstanz verändern und damit makroskopische Ausdehnung angenommen haben. Die ersten röntgenologischen Erscheinungen treten daher aus pathologisch-anatomischen und aus physikalischen Gründen nach übereinstimmender Ansicht aller Untersucher später auf als die frühen subjektiven und objektiven Symptome an den Weichteilen, sofern diese nicht durch Behandlungsmaßnahmen verschleiert sind. Die Intensität der Entwicklung des Prozesses, die Dicke des betroffenen Gliedmaßenabschnittes und die Dicke und Strukturform der beteiligten Knochen sind für den Zeitpunkt des ersten röntgenologischen Nachweises entscheidend.

Die Zeitdifferenz, die nach Auslösung des Syndroms verstreicht, bis der Knochenumbau den „röntgenoptischen Schwellenwert" (BIERLING u. REISCH) überschreitet und damit im Röntgenbild manifest wird, wird als *Latenzzeit*, weniger gut auch als Inkubationszeit bezeichnet. Nach BLUMENSAAT u. MAURER ist die Latenzzeit im Winter länger als im Sommer. Nach SCHINZ, BAENSCH, FRIEDL u. UEHLINGER neigen Jugendliche und Greise zu kürzeren Latenzzeiten als die dazwischen liegenden Altersgruppen. Über die Dauer der Latenzzeit werden mehr oder weniger voneinander abweichende Angaben gemacht. So geben SCHINZ, BAENSCH, FRIEDL u. UEHLINGER für die röntgenologische Latenzzeit eine Zeitspanne von 3—8 Wochen an. Nur bei kleinen Knochen betrage sie gelegentlich 2 Wochen, eine Zeitangabe, die auch von REMÉ gemacht wird. WAGNER ermittelte dagegen bei seinen Untersuchungen einen Zeitraum von 21—73 Tagen (3—10,4 Wochen). Eine, vor allem in ihrer oberen Grenze noch längere Frist ist nach BLUMENSAAT anzunehmen, der außerdem abweichend von anderen Untersuchern als Latenzzeit den Zeitraum bezeichnet, um den „die subjektiven und die objektiven Weichteil-Zeichen des Sudeck den Röntgenbefunden vorausgehen". Er gibt hierfür eine Frist von 2—12 Wochen an, eine Zeitdifferenz, zu der die „Entwicklungszeit" der klinischen Symptome noch hinzuzurechnen ist, um mit den Angaben der anderen Untersucher vergleichbar zu werden. In diesem Zusammenhang ist darauf hinzuweisen, daß der zeitliche Abstand zwischen den einzelnen Röntgenkontrollaufnahmen für die Ermittlung derartiger Zeitangaben entscheidend ist.

Obschon somit der Röntgenbefund hinter den klinischen Erscheinungen „nachhinkt", spielt die „Röntgendiagnose" trotz aller Bemühungen von klinischer Seite auch heute in der Praxis vielfach noch die entscheidende Rolle (BLUMENSAAT). Den ersten röntgenologischen Veränderungen einer S.K.A. kommt daher vor allem, wenn sie frühzeitig auftreten, auch im Hinblick auf prophylaktische und therapeutische Maßnahmen eine besondere Bedeutung zu.

Entsprechend seinem pathologisch-anatomischen Substrat ist das Röntgenbild der S.K.A. durch die Art, in der die Schattendichte des betroffenen Skelettabschnittes als Folge der Querschnittsminderung der durchstrahlten (absorbierenden) Hartsubstanz herabgesetzt ist, ebenso gekennzeichnet wie durch die eigenartigen Praedilektionsstellen, die die Frühveränderungen bevorzugen, und schließlich auch durch die Ausbreitung des Prozesses in der betroffenen Gliedmaße.

Seit SUDECK u. KIENBÖCK gilt die *fleckförmige Entschattung* der betroffenen Knochen allgemein als charakteristisches Kennzeichen des röntgenanatomischen Substrates der S.K.A. Umstritten ist dagegen die Frage, ob als Folge der den Knochenveränderungen zugrunde liegenden pathophysiologischen Vorgänge neben der fleckigen Entschattung auch eine *gleichmäßig verteilte, allgemeine, harmonische, feinporige Entschattung* als Ausdruck einer diffus einsetzenden Reaktion ebenso typisch für die S.K.A. ist. BLUMENSAAT erkennt nur die fleckförmige Entschattung als charakteristisch für das „Wesen des Sudecks im Skelett" an. Nach seiner Ansicht „ist eine, von vornherein auf den ganzen Knochen oder die ganze Extremität gleichmäßig verteilte, scharf abgesetzte, kleinfleckige, „harmonische" Entschattung nicht durch eine Sudeck-Dystrophie verursacht, sondern stellt einen unabhängig davon auftretenden Befund dar". Für diese Auffassung spricht seines Erachtens vor allem die Beobachtung, daß die diffuse Entschattung fast ausschließlich bei Kindern und nur selten bei Erwachsenen vorkommt, und daß eine diffuse Form der Entschattung bei „Nervendurchtrennungen" gefunden wird, wo er nur bei gleichzeitig vorliegender Kausalgie eine Sudeck-Entstehung anerkennt. Weiter verweist BLUMENSAAT zur Stützung seiner Ansicht auf den Nachweis einer diffusen Entschattung bei organischen Durchblutungsstörungen und einer länger dauernden Abschnürung einer Gliedmaße zum Zwecke einer betrügerischen Selbstverstümmelung, über die OEHLECKER berichtet. HELLNER hebt dagegen bei der Besprechung der „akuten Knochenatrophie (Sudeck)" ausdrücklich hervor, daß es ihm nicht zweckmäßig erscheine, „eine gleichmäßige und eine fleckige Atrophie, dem Röntgenbild nach, zu unterscheiden. Es bestehen hier nur gradmäßige Unterschiede". Ebenso erkennen BIERLING u. REISCH, MÜLLER, HACKETHAL, REMÉ, RIEDER, SCHINZ, BAENSCH, FRIEDL u. UEHLINGER, SUDECK, WAGNER u.a. neben der fleckförmigen Entschattung das Vorkommen einer gleichmäßig harmonischen Entschattung vor allem bei Kindern und Jugendlichen und beim sog. kontralateralen Sudeck als charakteristisch für die S.K.A. an.

Ein besonders charakteristisches Gepräge erhält der Röntgenbefund einer S.K.A. durch die allgemein anerkannte eigenartige *Lokalisation der Frühprozesse.* Lieblingssitz sind die distalen Epiphysenfugennarben der Unterarm- und Unterschenkelknochen, die Epiphysenfugennarben an Händen und Füßen, die Epiphysen der Mittelhand- und Mittelfußknochen, die Epiphysen der Phalangen von Fingern und Zehen und schließlich die Spongiosa der kleinen Hand- und Fußwurzelknochen. Frühzeitig ist auch eine Beteiligung der Sesambeine zu erwarten. An den größeren Knochen erscheinen vorwiegend in der Umgebung des Knie- und Ellbogengelenkes und hier vor allem subchondral Frühveränderungen, während die röntgenologischen Erscheinungen an den übrigen großen Knochen und an der Corticalis in der Regel aus methodischen Gründen erst zu einem späteren Zeitpunkt, wenn der Prozeß weiter entwickelt ist, zur Darstellung kommen. Innerhalb der genannten Praedilektionsstellen kann die erste Lokalisation und die Erscheinungsform der röntgenologischen Frühveränderungen variieren. Für Frakturen nehmen Bierling u. Reisch jedoch eine gewisse Gesetzmäßigkeit hinsichtlich Lokalisation und Art der ersten Knochenumbauerscheinungen an.

Schinz, Baensch, Friedl u. Uehlinger, die in der Pathogenese der S.K.A. die Betonung auf die zirkulatorisch-mechanische Störung legen, sehen in den topographisch-anatomischen Verhältnissen des Zirkulationssystems im Knochen mit seinem in der Endstrombahn ausgebildeten Randschlingennetz, in dem aus der Wachstumszeit des Knochens Endarterien verbleiben können (Anseroff, Kallius), eine Erklärung für die charakteristische Lokalisation der Frühprozesse. Nach ihrer Ansicht muß sich bei der Art der Gefäßversorgung und dem lockeren Aufbau der Tela ossea im Gebiet der Epiphysenfugennarben, im subchondralen Bereich und in der Spongiosa eine Stauung wesentlich früher und stärker auswirken, als im Bereich der Kompakta bzw. Kortikalis mit ihren dichten Lamellenverbänden um und zwischen den gefäßführenden Osteonen (Abb. 1).

Ein weiteres charakteristisches röntgenologisches Kennzeichen ist die *Ausbreitung der S.K.A.* in der betroffenen Extremität. Nach übereinstimmender Ansicht aller Untersucher neigt der kollaterale Knochenumbau, entsprechend dem zugrunde liegenden pathophysiologischen Geschehen im allgemeinen dazu, aus der Umgebung des Grundprozesses vorwiegend peripherwärts bis zu den Endphalangen fortzuschreiten. So werden bei den immer wieder als Modellfall für die S.K.A. herangezogenen Frakturen zuerst die peripheren Fragmentabschnitte, dann alle übrigen distal gelegenen Knochen und häufig zuletzt erst die zentralen Fragmentabschnitte betroffen. In Verbindung mit der distalwärts gerichteten Ausbreitung zeichnet sich im allgemeinen auch eine Intensitätszunahme des Prozesses zur Peripherie hin ab. Weniger geläufig ist, daß auch eine proximale Ausdehnung in der betroffenen Extremität möglich ist (Blumensaat, Oehlecker, Remé, Rieder, Wagner u.a.). Dies kann nicht nur bei einem primären Trauma an Fingern und Zehen der Fall sein, wo mehr oder weniger ausgedehnt der gesamte Carpus oder Tarsus einbezogen sein kann. Auch bei näher zum Rumpf gelegenen Frakturen kann die Ausdehnung des Prozesses nicht nur nach distal, sondern auch nach proximal erfolgen. Wie Blumensaat am Beispiel einer Tibiaschaftfraktur im mittleren Drittel zeigt, kann die proximal ausgerichtete Entwicklung, die nach distal gerichtete sogar einmal an Stärke übertreffen.

Zur „*röntgenologischen Frühdiagnose*" der S.K.A., aber auch zur Erfassung evtl. vorbestehender Veränderungen und ggf. zur Differentialdiagnose sind unter Berücksichtigung der vorzugsweisen peripheren Ausdehnung und Intensitätszunahme des Prozesses *Vergleichsaufnahmen mit der gesunden Seite* in Form von Simultanaufnahmen vor allem der Praedilektionsstellen beider Hände oder beider Füße einschließlich der distalen Metaepiphysen der Unterarme bzw. der Unterschenkel, ggf. auch der Kniegelenke bei optimaler Belichtung und Entwicklung angezeigt. Voneinander abweichende Belichtungs- und Entwicklungstechniken können bekanntlich Schattendifferenzen vortäuschen. Aber auch am Oberarm und am Oberschenkel können entsprechend angefertigte Vergleichsaufnahmen ggf. mittels „ausgeblendeter" Lupenbetrachtung bei der Frühdiagnose weiter helfen. Bei der vorzugsweisen peripheren Ausdehnung des Prozesses ist es hier jedoch bisweilen einfacher, die Früherkennung durch Einbeziehung des peripheren Gelenkes in die Aufnahme zu fördern. Schon hier sei eingefügt, daß in regelmäßigen Abständen angefertigte Vergleichsaufnahmen, vor allem Simultanaufnahmen, unter gleichbleibenden Aufnahme- und Verarbeitungsbedingungen auch eine gute Orientierungsmöglichkeit über

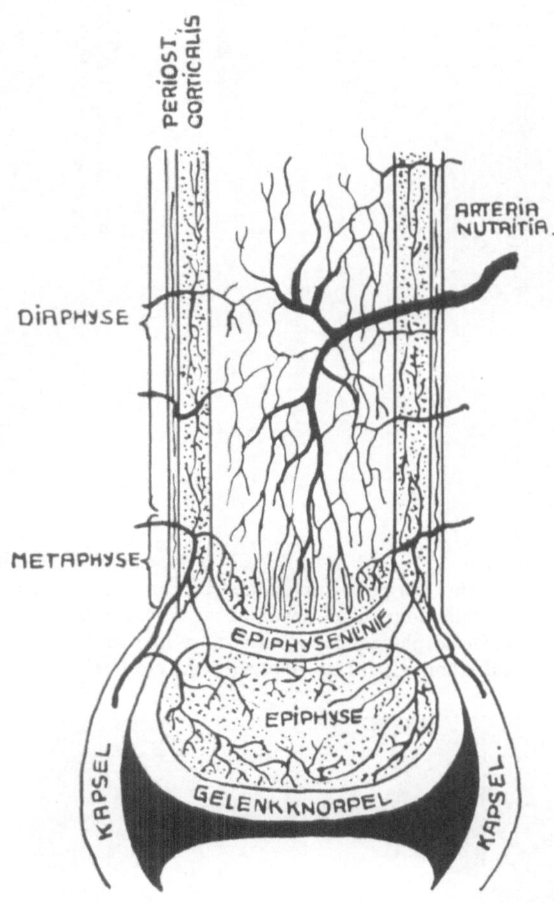

Abb. 1. Schema der Blutgefäßversorgung eines Röhrenknochens (nach KALLIUS)

den jeweiligen Stand der Umbauvorgänge im Verlauf des Prozesses geben können, sofern nicht zwischenzeitlich entwickelte erhebliche Dickenunterschiede durch Weichteiloedem oder Weichteilschwund vom Objekt aus entsprechende aufnahmetechnische Grenzen setzen. Im allgemeinen dürften Vergleichsaufnahmen in einer Aufnahmeebene genügen.

Wie im klinischen Bild, so lassen sich auch im Röntgenbild im Verlauf einer S.K.A. die bereits besprochenen verschiedenen Stadien abgrenzen. Folgen wir BIERLING u. REISCH, so kann im *akuten Stadium* (= S.K.A. I) der erste röntgenologische Hinweis auf die Entwicklung eines kollateralen Knochenumbaus nach Erscheinungsbild und Sitz der Veränderungen verschiedenartig sein. Nach ihren Untersuchungen über die Erscheinungsformen der beginnenden S.K.A. im Röntgenbild an 587 Fraktur-Sudeck-Fällen sowie der weiteren Verlaufsbeobachtung dieser Fälle unterscheiden sie nach formalen und lokalisatorischen Gesichtspunkten *eine fleckförmige, eine bandförmig-metaphysäre, eine bandförmig-subchondrale und eine diffus einsetzende Frühreaktion des Knochens.* In diesem Zusammenhang

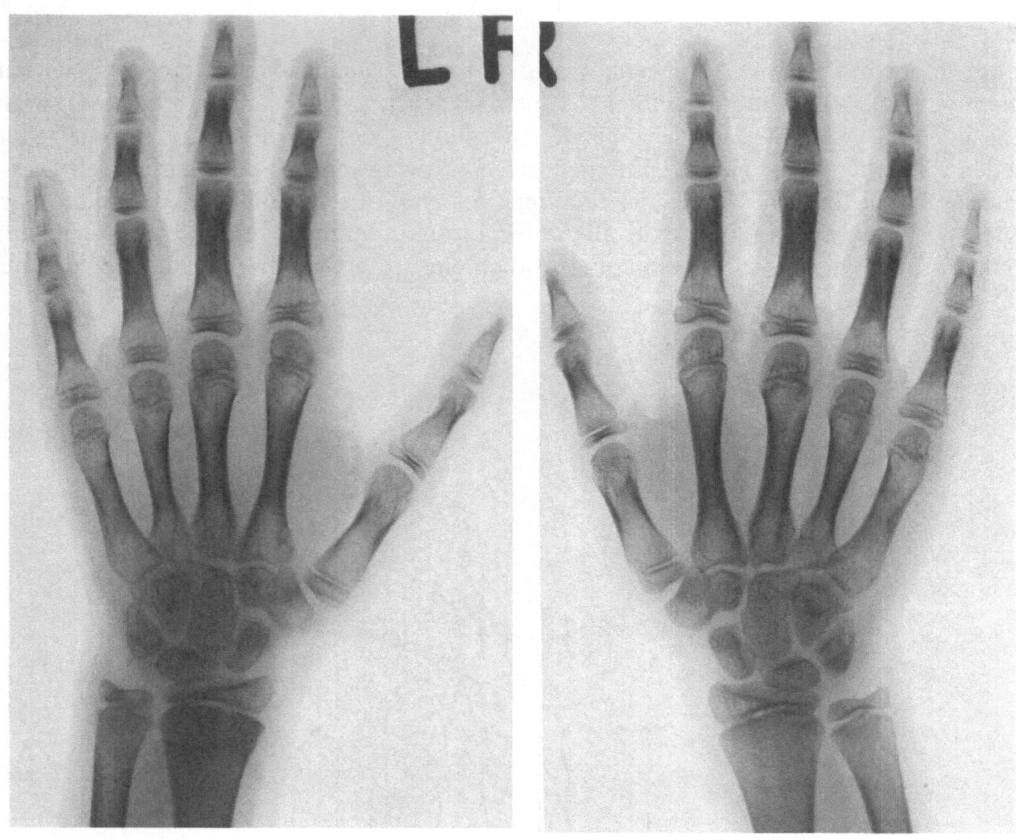

a b

Abb. 2 a u. b. 11 Jahre altes Mädchen (M. M.) — S.K.A. I: 3 Wochen nach Radiusfraktur links (a) in der Simultanaufnahme beider Hände beim Vergleich mit rechts (b) vorwiegend zarte diffuse Entschattungen im Bereich der Handwurzel- und Mittelhandknochen sowie eben angedeutete fleckförmige Entschattungen im Os triquetrum, Os lunatum und im Os scaphoideum (Os naviculare manus) links. (Bei allen folgenden Röntgenaufnahmen ggf. Lupenbetrachtung empfohlen.)

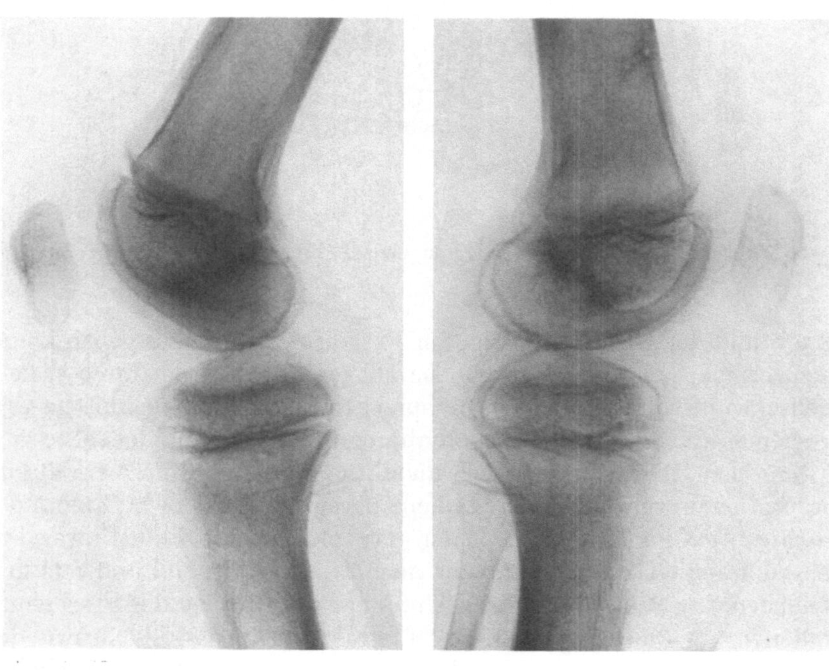

a b

Abb. 3 a—f. 7 Jahre und 8 Monate alter Junge (St. H.-J.) — S.K.A. I: 9 Wochen nach Oberschenkelfraktur links erster Nachweis einer bandförmig-metaphysären Dichteminderung der Knochensubstanz in der peri-

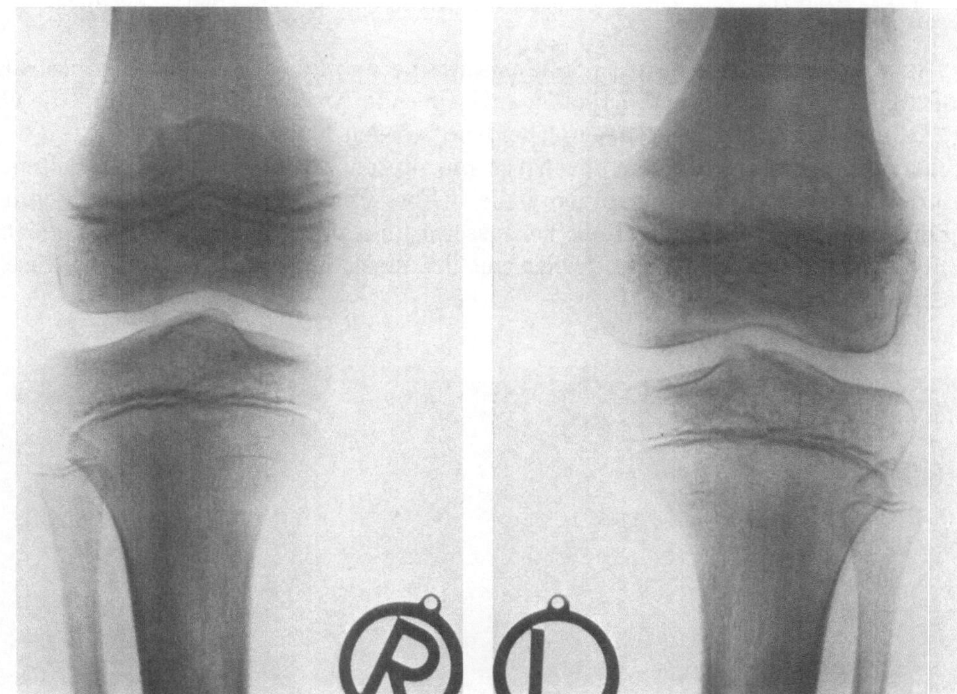

Abb. 3c Abb. 3d

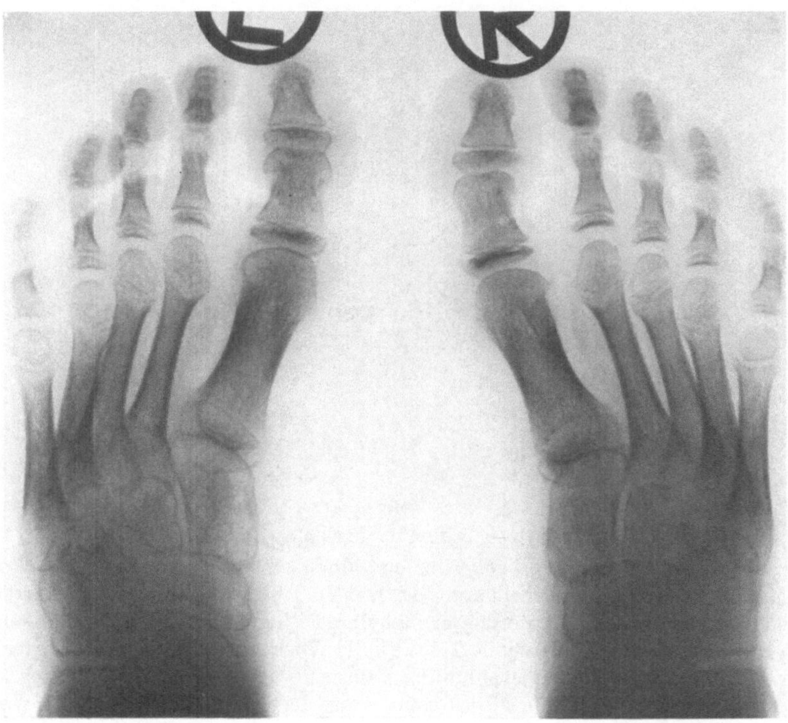

Abb. 3e Abb. 3f

pheren Femurmetaphyse links (nicht abgebildet). 12 Wochen nach dem Unfall: (a u. b) Beim Vergleich der seitlichen Kniegelenksaufnahmen deutlich abgrenzbare bandförmig-metaphysäre Entschattung im Bereich von Femur und Tibia neben vorwiegend mehr diffuser Entschattung, vor allem der Femur- und Tibiaepiphyse sowie der Patella, weniger ausgeprägt auch der angrenzenden Diaphysenanteile links (b). (c u. d) In der Simultanaufnahme der Kniegelenke beim Seitenvergleich zusätzlich deutlich abgrenzbare bandförmig-subchondrale Dichteminderung im Bereich der Femurepiphyse links (d). (e u. f) In der Simultanaufnahme beider Füße beim Seitenvergleich linksseitig (e) neben mehr diffuser Entschattung des Fußskeletts subchondrale Dichteminderungen im Bereich der Mittelfußköpfchen, vor allem I und II sowie angedeutet bandförmig-metaphysäre Entschattungen im Bereich der Epiphysenfugen des II.—V. Mittelfußknochens weisen BIERLING u. REISCH darüber hinaus auf eine diaphysär gelegene „mäusefraßähnliche" die Kompakta bzw. die Kortikalis auflockernde Erscheinungsform hin, die ebenso für die „Röntgendiagnose" einmal entscheidend werden kann.

Nach diesen Untersuchungen überwiegt im akuten Stadium im ersten, seltener bis Mitte/Ende des zweiten Lebensjahrzents die *diffuse Form der Entschattung*, deren Darstellung eine subtile Aufnahmetechnik voraussetzt und mitunter auch eine Vergleichsaufnahme mit der gesunden Seite erforderlich macht. Meist bilden sich derartige diffuse Ent-

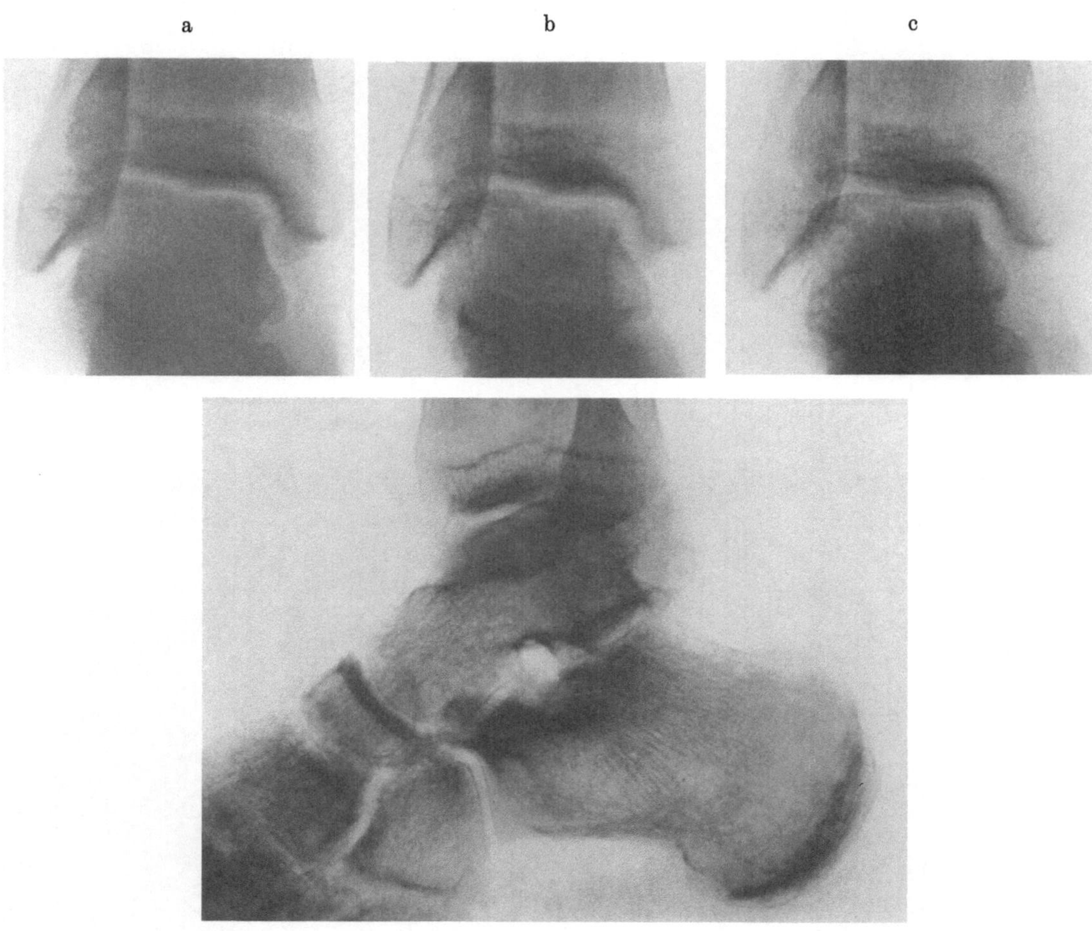

Abb. 4 a—d. 18jähriger Patient (G. H.-J.) — S.K.A. I: Verlaufsbeobachtung einer S.K.A. von der 7.—14. Woche nach operativ versorgten Frakturen von Tibia und Fibula rechts, nachdem bereits 4 Wochen nach dem Unfall eine bandförmig-metaphysäre Aufhellung in der rechten Tibia distal (nicht abgebildet) eben erkennbar war. (a) 7 Wochen nach dem Unfall: bandförmig-metaphysäre Dichteminderung in der Tibia und eben erkennbare bandförmig-subchondrale Entschattung im Talus. (b) 11 Wochen nach dem Unfall: die bandförmigen Aufhellungen in der Tibiametaphyse und subchondral im Talus sind vor allem im Talusbereich ausgeprägter als bei der Vorkontrolle. Daneben mehr diffuse Dichteminderung der Umgebung. (c u. d) 14 Wochen nach dem Unfall: neben den vorbeschriebenen Veränderungen zusätzlich fleckförmige Entschattungen im Talus und in den übrigen Fußwurzelknochen sowie weitere bandförmig-subchondrale Dichteminderungen im Bereich der Fußwurzel

schattungen rasch zurück. Daneben können aber auch bei Kindern — das jüngste ist in der Beobachtungsreihe von BIERLING u. REISCH 6 Jahre alt — als Zeichen einer beginnenden S.K.A. bereits bandförmig-metaphysäre Aufhellungen der Knochenstruktur angetroffen werden. *Bandförmig-metaphysäre Dichte-Minderungen* des Knochenschattens treten nach BIERLING u. REISCH vor allem bei Radius- und Malleolenbrüchen als erster Hinweis auf eine S.K.A. auf. Im weiteren Verlauf kommt es hier dann zur Ausbildung bandförmig-subchondraler Entschattungen in den Epiphysen und danach schließlich zu fleckförmigen Herdbildungen. Am Ellbogen und Kniegelenk findet sich demgegenüber am Anfang vor allem eine *bandförmig-subchondrale Strukturaufhellung* in den Epiphysen. Eine bandförmig-metaphysäre Reaktion ist in diesen Bereichen seltener. Auch hier schließt sich der fleckförmige Knochenabbau im weiteren Verlauf erst an. Ebenso zeigen Mittelhand- und Mittelfußknochen gewöhnlich zunächst eine subchondrale und erst später eine fleckförmige

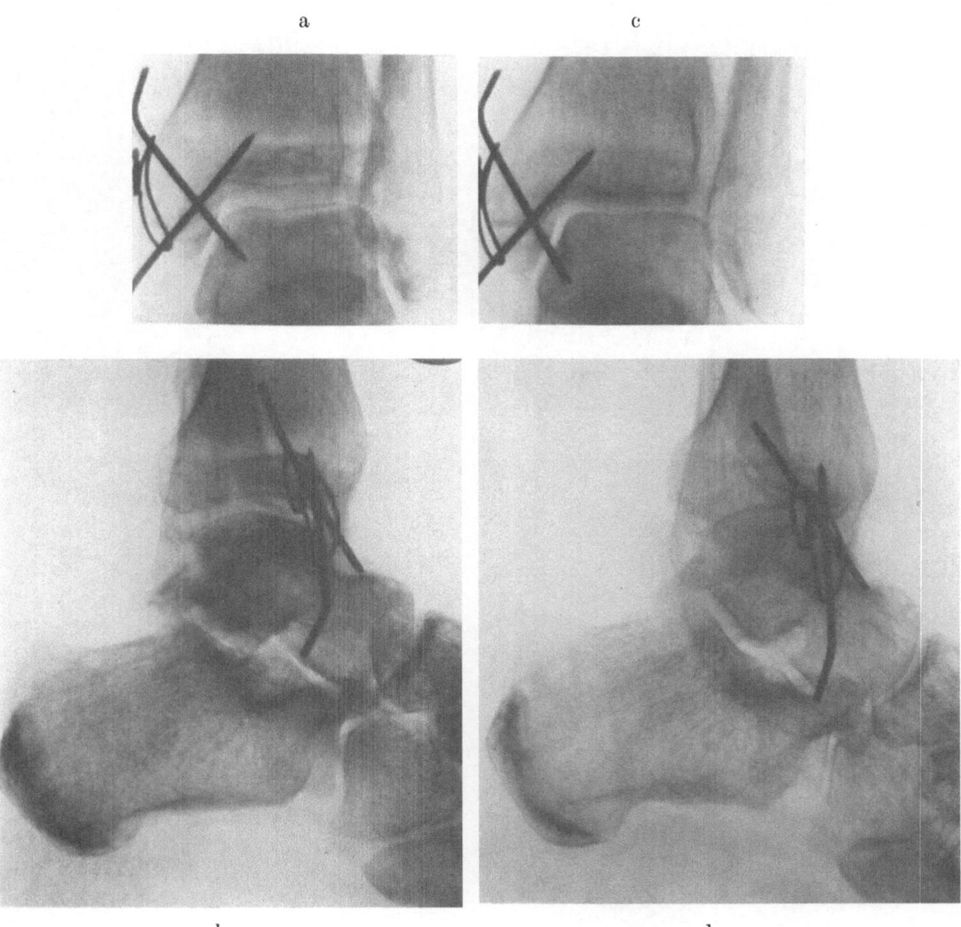

Abb. 5 a—d. 21 jähriger Patient (T. E.) — S.K.A. I: Verlaufsbeobachtung einer S.K.A. in der 7. und in der 14. Woche nach einer operativ versorgten bimalleolären Luxationsfraktur links, nachdem bereits in der 3. Woche nach dem Unfall eine bandförmig-metaphysäre Entschattung in der linken Tibia als erster Hinweis auf eine Knochenumbaustörung vortrat. (a u. b) 7 Wochen nach dem Unfall: Neben einer ausgeprägten bandförmig-metaphysären Aufhellung in der Tibia bereits deutlich abgrenzbare bandförmig-subchondrale Dichteminderung im Talus und umschrieben auch in der distalen Tibiaepiphyse sowie vorwiegend feine fleckförmige Entschattungen mehr diffus im Spongiosagerüst und subchondral im Fußwurzelbereich. Vorwiegend diffuse Aufhellung der Malleolen, insbesondere tibial. (c u. d) 14 Wochen nach dem Unfall: Von den vorbeschriebenen bandförmigen Strukturumbauvorgängen ist nur mehr die in der Tibiametaphyse noch eben abgrenzbar. Im übrigen jetzt vorwiegend diffuse Entschattung der distalen Tibiametaepiphyse sowie der Talusrolle neben vorwiegend grobfleckiger Strukturzeichnung der mitdargestellten Fußwurzelknochen

Minderung der Schattenintensität. Hand- und Fußwurzelknochen werden in der Analyse von Bierling u. Reisch ebenso wie die Phalangen von Fingern und Zehen nicht besonders besprochen. In ihren Abbildungen zeigen sie jedoch die Handwurzelknochen und Abschnitte der Fußwurzel (Talus) als Beispiele *fleckiger Erscheinungsformen*. Diese fleckförmige Aufhellung der Knochenstruktur kann fein- und grobfleckig sein und schließlich auch als

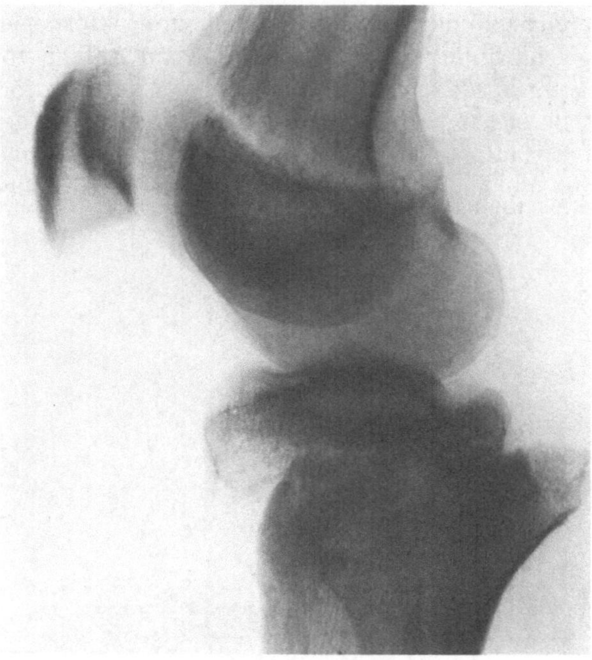

a

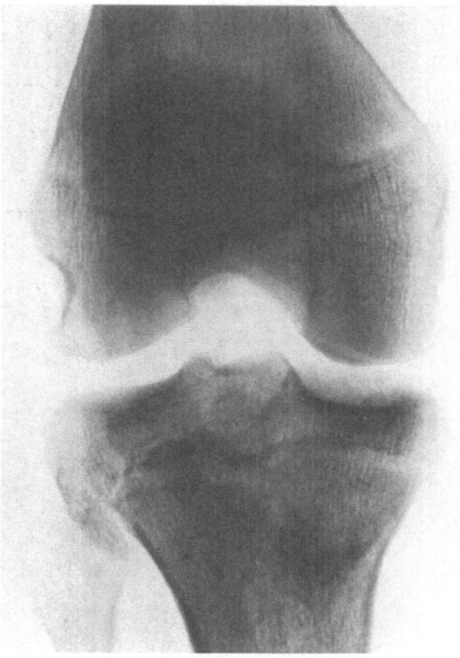

b

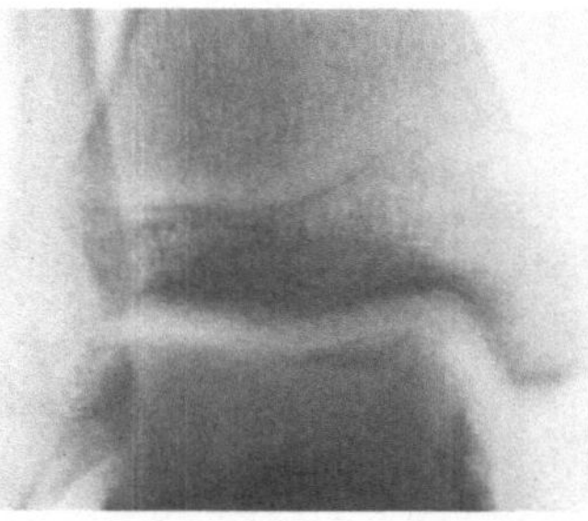

c

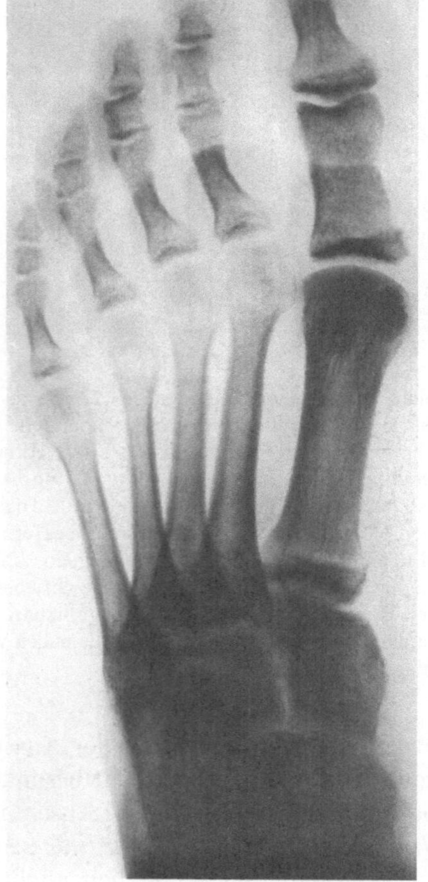

d

Abb. 6 a—h. 18jähriger Patient (P. J.) — S.K.A. I: Verlaufsbeobachtung einer S.K.A. in der 8. und 17. Woche nach zentraler Tibiaepiphysiolyse rechts, nachdem in der 4. Woche nach dem Unfall als erster Hinweis auf eine Knochenumbaustörung bereits eine bandförmig-metaphysäre Aufhellung im distalen Femurbereich rechts vortrat (nicht abgebildet). (a—f) 8 Wochen nach dem Unfall: (a u. b) Bandförmig metaphysäre Aufhellung, vor allem im vorderen Femurabschnitt im Bereich der ehemaligen Wachstumsfuge, die am Unfalltag nicht abgrenzbar war sowie vorwiegend feine, teils band-, teils fleckförmige subchondrale Entschattungen in der Femurepiphyse und — bei ausgeblendeter Betrachtung des Originalfilms — auch in der Patella. Im übrigen teils

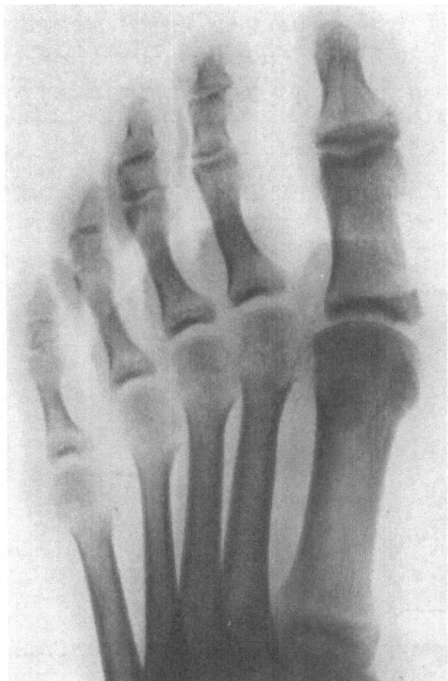

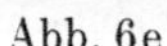

Abb. 6e

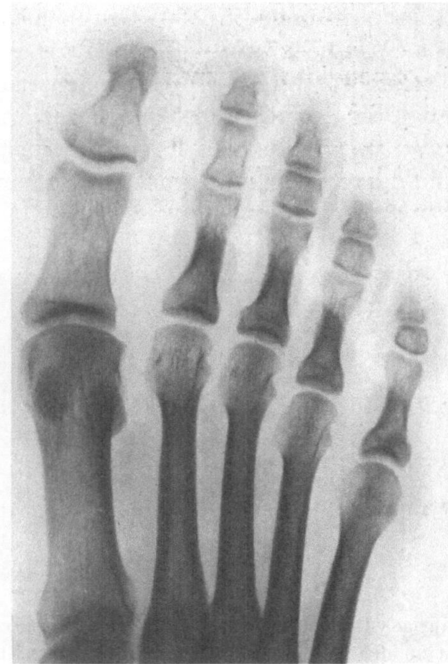

Abb. 6f

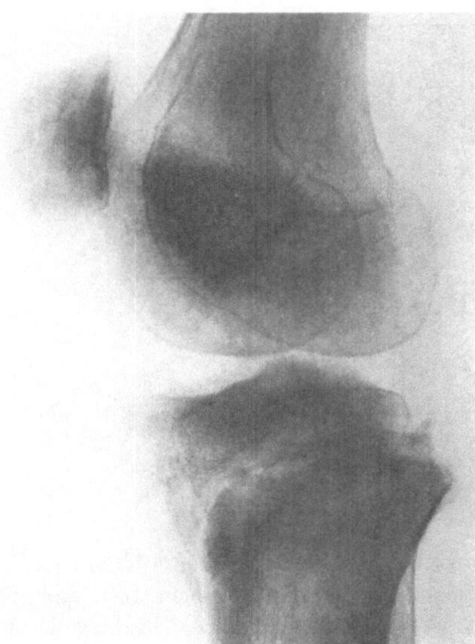

Abb. 6g

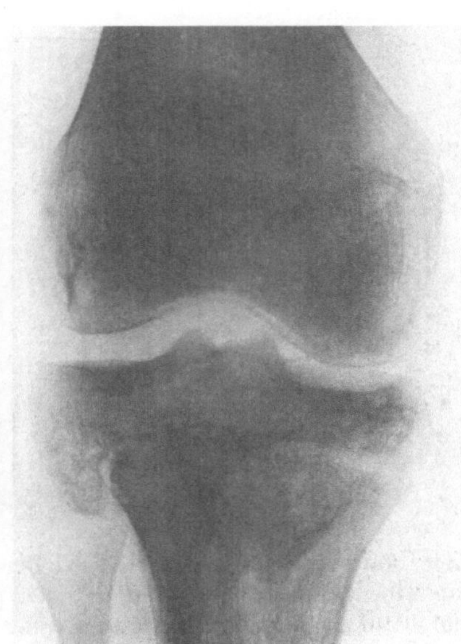

Abb. 6h

feinfleckige Aufhellungen im Spongiosagerüst der Femurcondylen. (c) Bandförmig-metaphysäre Dichteminderung im distalen Tibiabereich sowie feine bandförmig-subchondrale Aufhellung im Talus neben geringer diffuser Entschattung der angrenzenden Skelettpartien. (d—f) Im rechten Fußskelett (d u. e) feine, vorwiegend bandförmig-subchondrale Aufhellungen im Bereich der Fußwurzel und der Mittelfußköpfchen neben bandförmig-metaphysären Strukturumbauvorgängen in den Basen von Metatarsale I, der Großzehengrund- und -endphalanx sowie im ehemaligen Fugenbereich von Metatarsale IV u. V. Die vorgenannten Befunde sind zum Teil beim Seitenvergleich mit links (f) leichter erkennbar. (g u. h) 17 Wochen nach dem Unfall: Noch S.K.A.I. mit breiter bandförmig-subchondraler Aufhellung in der Femurepiphyse, vor allem tibial und an der Patella, wobei an der Patella die Aufhellung teils auch subkortikal, außerhalb der Gelenkfläche zu verfolgen ist. Daneben feinfleckige Durchsetzung der Femurcondylen und mehr diffuse, wechselnd stark ausgebildete Entschattung der Femurmetaphyse, wo die im Vorbefund beschriebene bandförmig-metaphysäre Dichteminderung nicht mehr abgrenzbar ist. Diffuse Dichteminderung der Fabella (↙)

Mischform zur Darstellung kommen. Kleinere oder größere rundliche Spongiosalücken erscheinen dabei in ungeordneten Gruppen über den betroffenen Bereich verteilt, so daß die restliche Spongiosa weitmaschiger wirken kann. Die Zug- und Drucklinien können evtl. deutlicher vortreten. Die Knochenstruktur erscheint vielfach unscharf begrenzt. Sie wird auch als „scheckig-fleckig" bezeichnet (Abb. 2—14).

BIERLING u. REISCH, die ihre Untersuchungen auf klinische Angaben in Krankenblättern und die retrospektive Auswertung von Röntgenaufnahmen der „Frakturknochen"

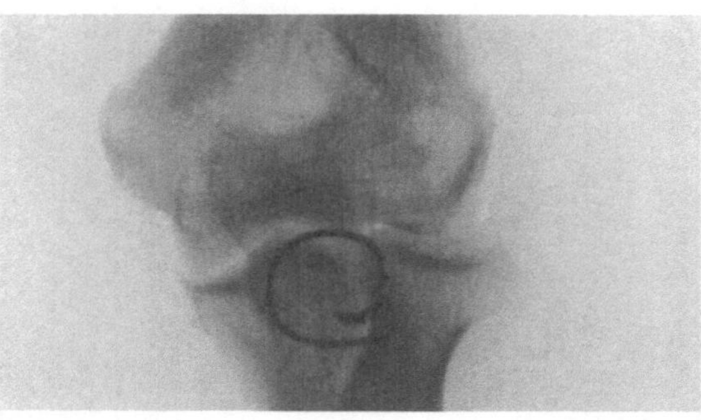

Abb. 7. 33jähriger Patient (W. M.) — S.K.A. I: Nach operativ versorgter Olecranonfraktur S.K.A. mit teils fleckig erscheinender bandförmig-subchondraler Aufhellung im Bereich der Trochlea humeri und des Capitulum radii neben im übrigen teilweise geringer diffuser Entschattung

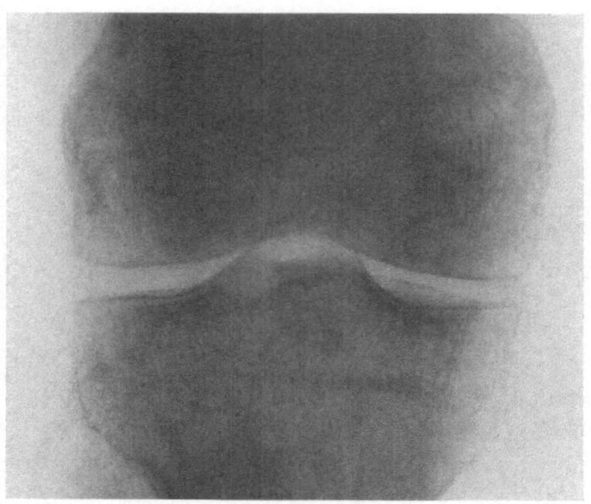

Abb. 8. 44jähriger Patient (Sch. H.) — S.K.A. I: Bei zentraler Ausbreitung einer S.K.A. nach kompletter, geschlossener Unterschenkelfraktur rechts, die in den peripheren Gliedmaßenabschnitten alle Stadien bis zur Endatrophie durchläuft (siehe Abb. 15), proximal der Frakturen Ausbildung des Stadium I, wobei 6 Monate nach dem Unfall im Kniegelenkbereich bandförmig-subchondrale Aufhellungen vor allem an der Tibiaepiphyse neben einer im übrigen mehr diffus-fleckigen Entschattung vortreten

stützen — über eine systematische Röntgenuntersuchung der gesamten betroffenen Extremität, insbesondere der Hände oder Füße wird nicht berichtet — weisen außerdem auf eine bisher wenig beachtete besondere Ausdrucksform der S.K.A. bei Schaftbrüchen der großen Röhrenknochen hin. Dabei handelt es sich um eine diaphysär gelegene „*mäusefraßähnliche*" *Erscheinungsform,* die in ihrem Bildcharakter an die Durchsetzung des Knochens mit Tumorgewebe erinnert. Sie ist gekennzeichnet durch eine „lakunäre Entkalkung" der Kompakta bzw. Kortikalis. Kommt es zur Projektion der Aufhellungen der Knochenrinde in den Markraum, so entsteht das genannte mäusefraßähnliche Bild. Vor allem bei älteren Menschen haben BIERLING u. REISCH ausschließlich gestützt auf

Frakturaufnahmen wiederholt die „Röntgendiagnose" einer S.KA. nur anhand dieser Erscheinungsform stellen können, so daß wir dieses Symptom, wie auch die Autoren selbst, in Verbindung mit den aufgezeigten Frühreaktionen anführen, obschon die Mitbeteiligung der Knochenrinde allgemein als Hinweis auf das Stadium der Dystrophie gilt (siehe Abb. 22).

Nach Ansicht von BLUMENSAAT kommt es häufig zu Abweichungen von dem von BIERLING u. REISCH aufgezeigten Ablauf der röntgenologischen Veränderungen in der akuten Phase, eine Beobachtung, die wir, wie die beigefügten Abbildungen zeigen, bestä-

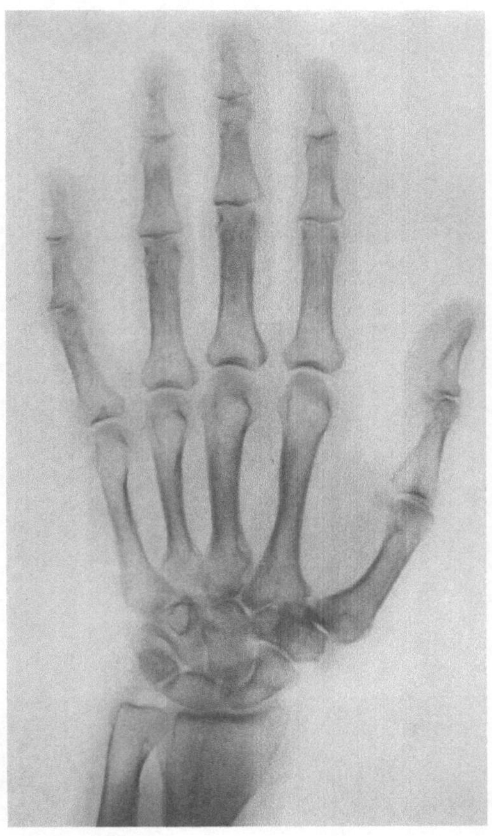

a

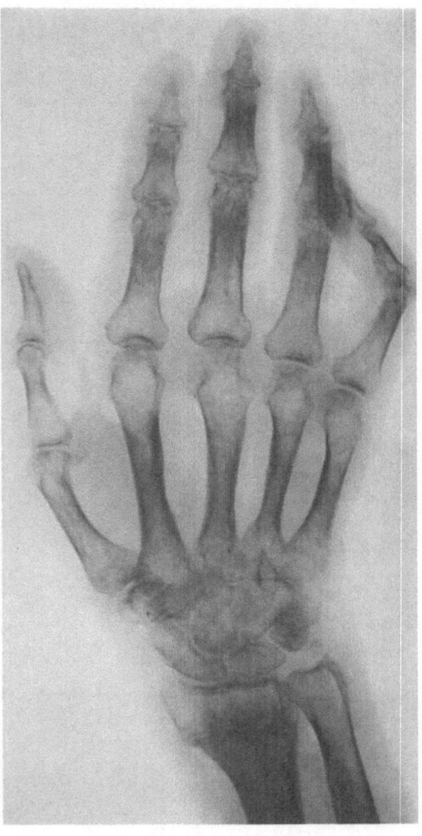

b

Abb. 9 a u. b. 70jährige Patientin (B. A.) — S.K.A. I: 8 Wochen nach Radiusfraktur rechts vorwiegend kleinfleckige, teils auch mehr diffuse Entschattung der Handwurzel, der Mittelhand und der Finger rechts. (Simultanaufnahme links = a; rechts = b)

tigen können. Im übrigen sieht BLUMENSAAT, der nur die fleckförmige Entschattung als charakteristisch anerkennt und die diffuse Entschattung, wie sie vor allem im Kindesalter und bei Jugendlichen vorkommt, nicht als Folge einer S.K.A. ansieht, auch in der von BIERLING u. REISCH beschriebenen Bandform „weniger die Folge einer gleichmäßigen Entschattung als vielmehr eines umschrieben angeordneten und daher gegen die Nachbarschaft abgesetzt, bandförmig erscheinenden fleckigen Abbaus". Nach seiner Überzeugung beginnen auch die bandförmigen Entschattungen sowohl im Metaphysenbereich wie auch subchondral in „Fleckform", so daß er die von BIERLING u. REISCH gewählte Beschreibung als bandförmig nicht für „ganz glücklich" hält. Wir müssen BLUMENSAAT zustimmen, daß bei der Gegenüberstellung von „bandförmig" und „fleckförmig" leicht der Eindruck entsteht, als handle es sich bei den bandförmigen Erscheinungsbildern um eine diffus einsetzende Knochenreaktion, die von der fleckförmigen abzugrenzen ist. Bei subtiler, evtl. ausgeblendeter Lupenbetrachtung, ggf. noch mit abgestufter Helligkeit der

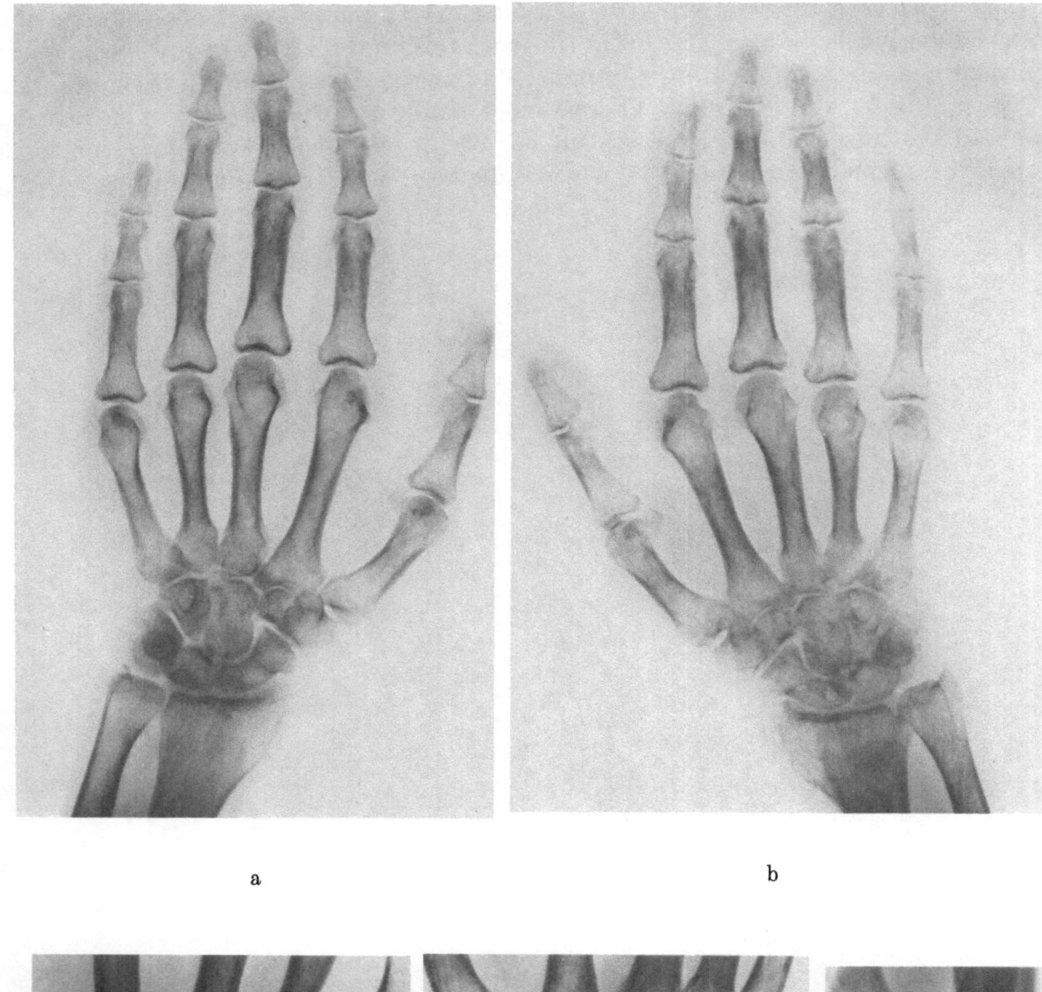

a b

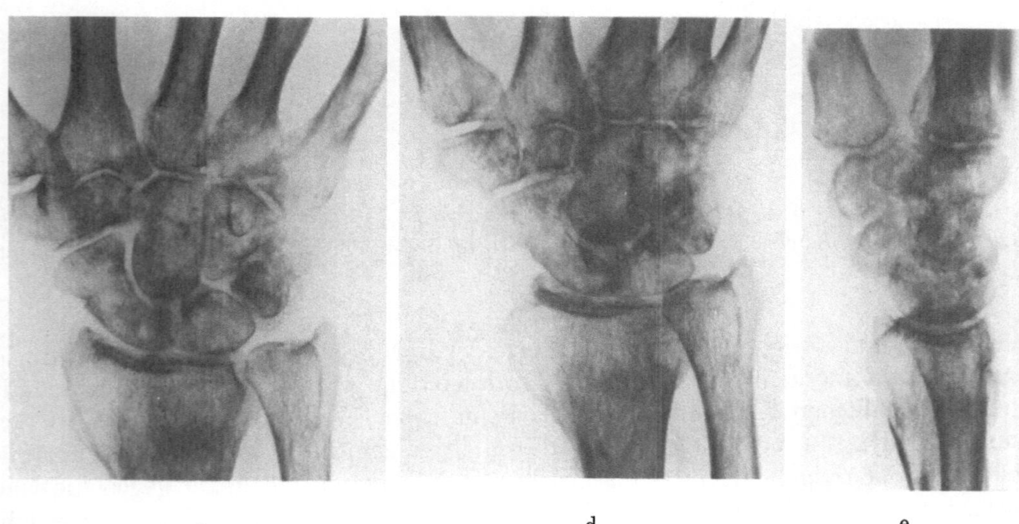

c d e

Abb. 10 a—e. 66 jährige Patientin (Sch. G.) — S.K.A. I: 8 Wochen nach Radiusfraktur rechts (b—e) vorwiegend grobfleckige, teils auch mehr diffuse Entschattung der Handwurzel, der Mittelhand und der Finger. Die grobfleckige Entschattung ist vor allem in den Ausschnittaufnahmen der Handwurzel (c—e) deutlich abgrenzbar. (a = linke Hand in der Simultanaufnahme mit der rechten = b)

Lichtquelle, lassen sich auch u. E. im Bereich der hier diskutierten bandförmigen Aufhellungen immer wieder auch fleckförmige Strukturen abschnittweise erkennen. Das gilt in vollem Umfang auch für die von BIERLING u. REISCH ihrer Veröffentlichung zur De-

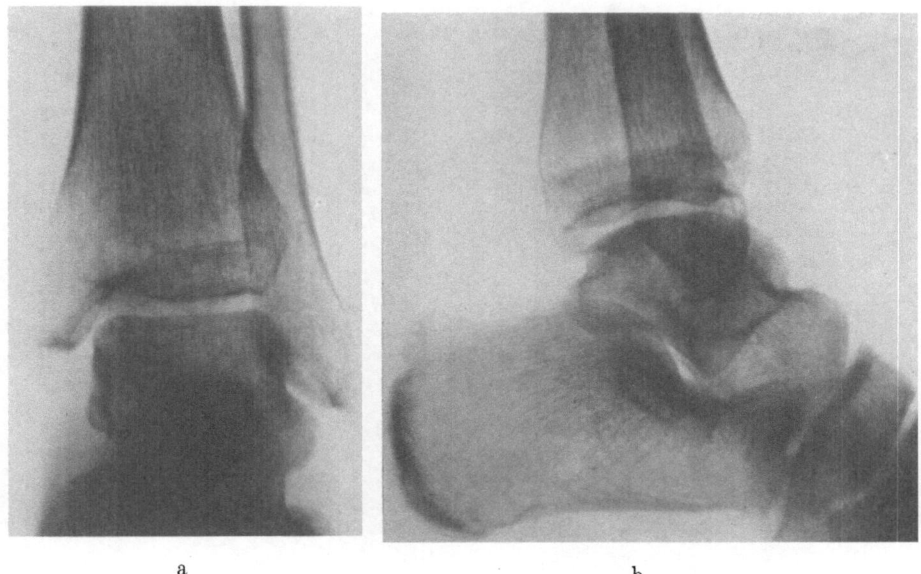

a b

Abb. 11 a u. b. 22jährige Patientin (P. N.) — S.K.A. I: Nach Ober- und Unterschenkelfraktur links Ausbildung einer S.K.A. mit feinfleckig erscheinenden Knochenumbauvorgängen im linken Sprunggelenkbereich — im Talus, Kalkaneus und Naviculare sowie in beiden Malleolen — und einer teils fleckförmig strukturierten bandförmig-metaphysären Aufhellung in der Tibia, die im übrigen leicht diffus entschattet ist

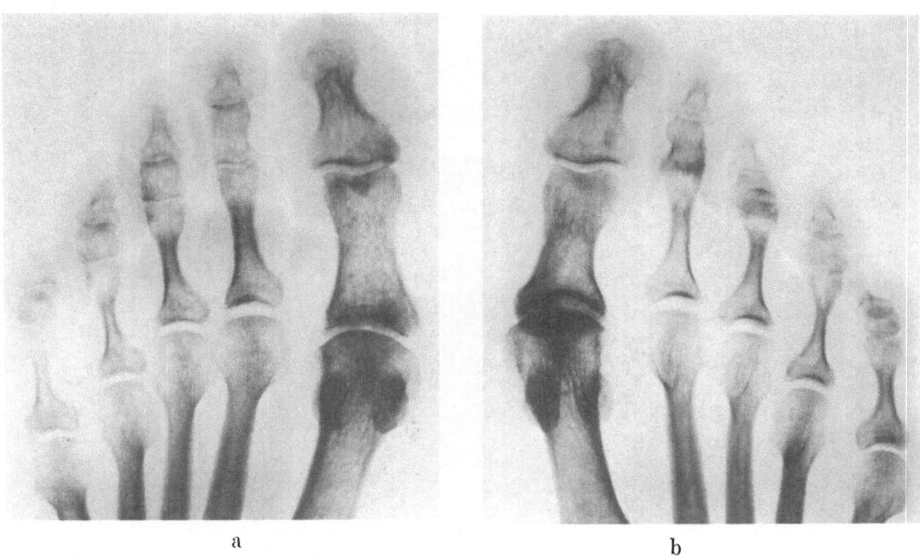

a b

Abb. 12 a u. b. 47jährige Patientin (P. M.) — S.K.A. I: In der 6. Woche nach operativ versorgten Frakturen des tibialen Malleolus und der Fibula links kleinfleckige Aufhellungen in den Köpfchen der Mittelfußknochen und in den Basen der Zehengrundphalangen. (Simultanaufnahme a = links; b = rechts)

monstration beigefügten Abbildungen der bandförmig-metaphysären bzw. -subchondralen Reaktion, wo fleckförmige Strukturelemente teils mit bloßen Auge zu erkennen sind. Andererseits besagt das Nebeneinander von mehr diffus erscheinenden und fleckförmigen Entschattungen nicht unbedingt, daß die eine dieser Formen der anderen in der Ent-

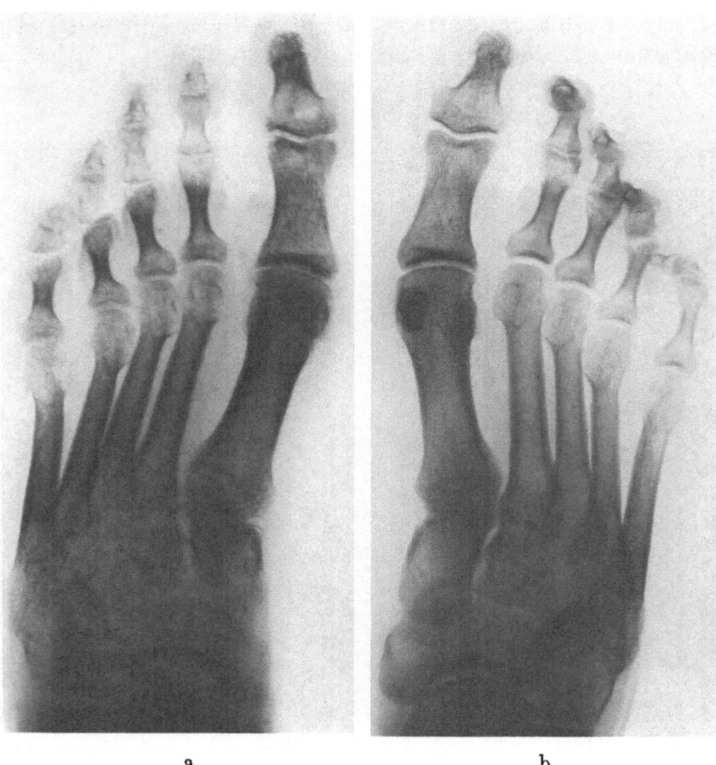

Abb. 13 a u. b. 19jähriger Patient (F. H.) — S.K.A. I: In der 7. Woche nach geschlossener Luxationsfraktur im oberen Sprunggelenk links, vorwiegend kleinfleckige Dichteminderungen der Knochenstruktur in der Fußwurzel, den Mittelfußknochen und Zehen, die in der Fußwurzel am stärksten erscheint und in diesem Bereich mit einer unruhigen, teils etwas verwaschenen Strukturzeichnung zur Darstellung kommt. Noch S.K.A. I (Silmultanaufnahme a = links; b = rechts) (nach WAGNER)

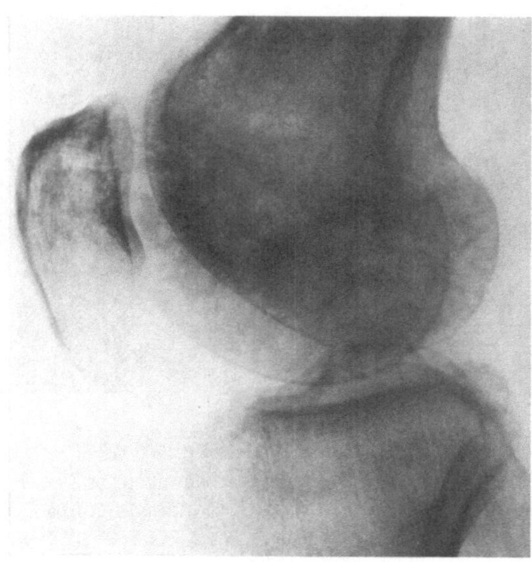

Abb. 14. 35 jähriger Patient (F. J.) — S.K.A. I: Bei zentraler Ausbreitung einer S.K.A. nach operativ versorgter Unterschenkelfraktur rechts, die in den peripheren Gliedmaßenabschnitten ins chronische Stadium (Stadium II) übergeht, proximal der Frakturen Entwicklung des Stadium I, wobei im 6. Monat nach dem Unfall im Bereich der distalen Femurmetaepiphyse und der Patella fein- und grobfleckige Entschattungsherde abgrenzbar sind

wicklung vorausgeht. Auch die quantitative Verteilung der Entschattungsformen gestattet hier keine beweisenden Rückschlüsse und eine exakte röntgenologische Verlaufsbeobachtung dieser Vorgänge liegt bisher nicht vor. Hier ist auch an die Auffassung von HELLNER zu erinnern, der in „einer gleichmäßigen und einer fleckförmigen Atrophie" nur gradmäßige Unterschiede sieht. Und schließlich wendet sich BLUMENSAAT an anderer Stelle selbst gegen die verbreitete Ansicht, daß die ersten Erscheinungen einer S.K.A. im Röntgenbild „in einer fleckförmigen, wenn auch kleinfleckigen Entschattung" bestehen. Wie er in einer von ihm besprochenen Verlaufsbeobachtung einer S.K.A. einer Hand zeigt, beginnt die S.K.A. mit „einer gleichmäßigen feinen und klaren Aufhellung der Epiphysen", die nur bei guten Vergleichsaufnahmen zu erkennen ist. Erst nach Ablauf von etwa 2—8 Wochen kann man nach einer Phase mit „unruhiger" Struktur eine Fleckform erkennen (BLUMENSAAT). Trotz dieser Überlegungen kann die in der Praxis verbreitete Bezeichnung „bandförmig" sicherlich zum Teil nur mit der von BLUMENSAAT gemachten Einschränkung Verwendung finden.

WAGNER, der bei der Analyse von 574 Fraktur-Sudeck-Fällen neben der Auswertung des klinischen Bildes, das er vom Unfalltag ab gezielt verfolgt, eine systematische röntgenologische Verlaufskontrolle mittels in regelmäßigen Abständen und mit jeweils gleicher Aufnahmetechnik angefertigter Vergleichsaufnahmen beider Hände oder beider Füße ausführt, unterteilt die erhaltenen Röntgenbefunde in den verschiedenen Stadien nach *Altersgruppen.*

Bei *Kindern und Jugendlichen* gehen auch nach seinen Erfahrungen im akuten Stadium die ersten Veränderungen einer S.K.A. im Röntgenbild mit einer allgemeinen, harmonischen, gering- bis mittelgradigen Entschattung einher. Diese erscheint jedoch in den Befunden von WAGNER am augenfälligsten distal der Fraktur im Bereich der Epiphysenfugen und der Metaphysen, fehlt aber auch im proximalen Bereich nicht. In den folgenden Wochen kann sie vor allem distal, weniger auch proximal an Stärke zunehmen.

Jugendliche und junge Erwachsene bis zum Alter von 22 Jahren zeigen nach WAGNER dagegen bandförmige Aufhellungen der Epiphysenfugen als besonders auffälliges erstes Kennzeichen im akuten Stadium. Daneben werden aber auch rundliche, fleckförmige Entschattungsherde im subchondralen Epiphysenbereich abgrenzbar. Im weiteren Verlauf nimmt in dieser Altersgruppe die epiphysär-subchondrale fleckförmige Entschattung zu.

Bei *Erwachsenen* sieht WAGNER im akuten Stadium die ersten röntgenologischen Veränderungen gewöhnlich in Form einer „allgemeinen mäßigen Demineralisation mit subchondralen kleinfleckigen Herden". Die Herde erscheinen von der Umgebung deutlich abgesetzt und stören den insgesamt harmonischen Eindruck nicht. Praedilektionsstellen dieser „harmonisch-fleckförmigen Entkalkung" sind die kurzen Röhrenknochen, die Hand- und Fußwurzelknochen, die Metaphysen der langen Röhrenknochen und die Kniescheibe. Bei von Anfang an schwerem Verlauf des Prozesses kann die herdförmige Entschattung etwas grobfleckiger und der Gesamteindruck „nicht so harmonisch, sondern mehr verwaschen" sein. Im weiteren Verlauf kommt es bei Erwachsenen schließlich distal und proximal der Fraktur zur Entwicklung des Vollbildes der klein-, manchmal auch angedeutet grobfleckigen Entschattung neben gleichzeitiger Aufhellung im Bereich der Epiphysenfugennarben. Das Bild wird jetzt als „scheckig" beschrieben. In den Diaphysen der langen Röhrenknochen überwiegt die allgemeine Entschattung. Darüber hinaus kann hier auch eine kleinfleckige Herdbildung andeutungsweise zu erkennen sein. Eine Verringerung der Schattendichte zeigt schließich auch die Mitbeteiligung der Knochenrinde an.

Fassen wir die röntgenologischen Erscheinungsbilder des akuten Stadiums einer S.K.A. zusammen, so erscheint die fleckförmige Aufhellung der Spongiosastrukturen als das hervorstechendste Merkmal. Diese fleckige Entschattung kann subchondral und metaphysär zu „bandförmigen" Aufhellungen zusammenfließen, die dem Röntgenbild ein charakteristisches Gepräge geben. Wichtig für eine „röntgenologische Frühdiagnose" und evtl. therapeutische Konsequenzen erscheint uns vor allem die möglichst frühe Erfassung einer Abnahme der Schattenintensität der Skelettstrukturen, selbst wenn aus „einer gleichmäßigen, feinen und

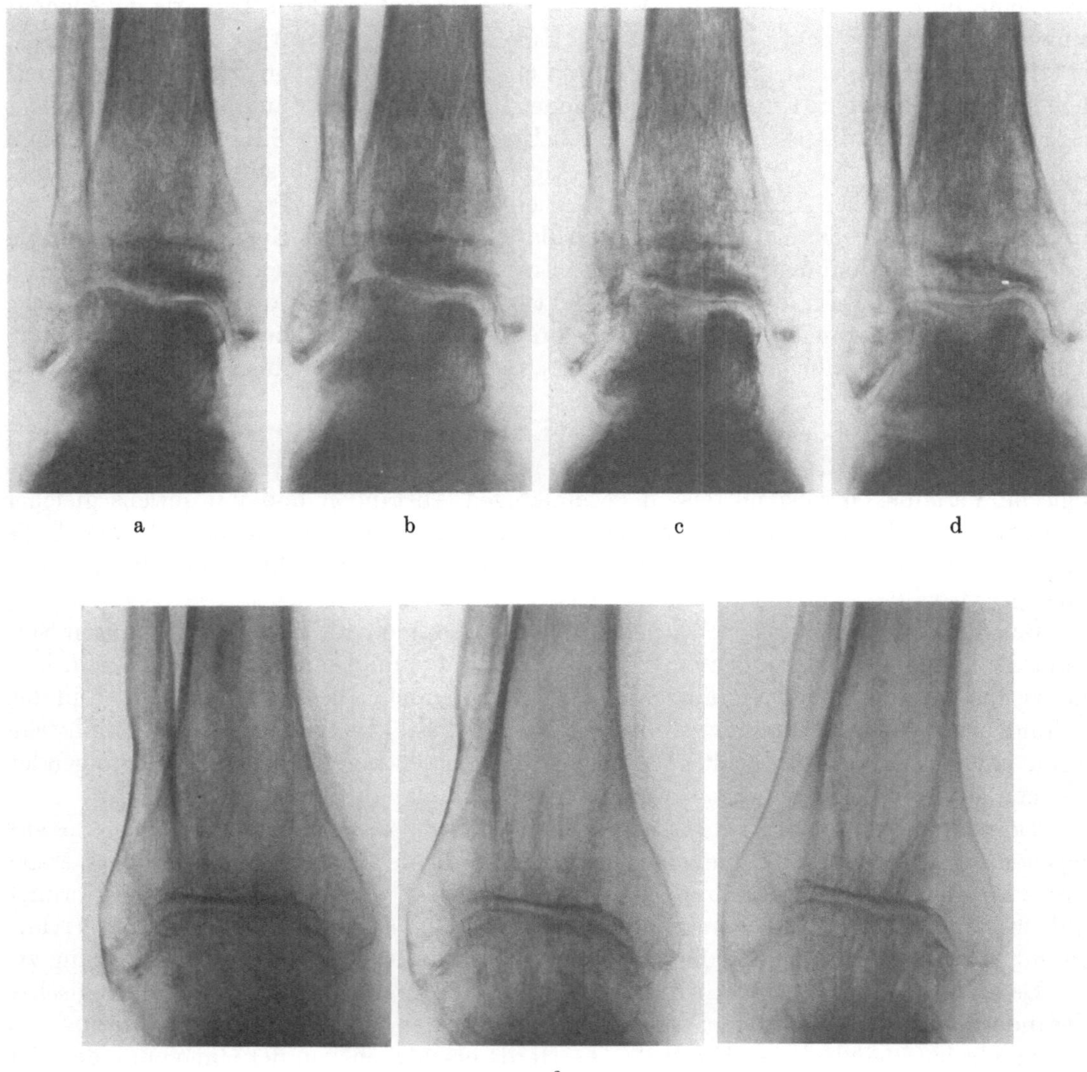

Abb. 15 a—g. 44jähriger Patient (Sch. H.) — S.K.A. I, II u. III: Verlaufsbeobachtung einer S.K.A. vom 3.—16. Monat nach kompletter, geschlossener Unterschenkelfraktur rechts, die 5 Monate nach dem Unfall aus dem Stadium I ins Stadium II übergeht und in der Zeit vom 10. bis 16. Monat nach dem Unfall mit einer Endatrophie das Stadium III erreicht hat (siehe auch Abb. 8). (a, b u. c) Im 3., 4. und 5. Monat nach dem Unfall progredient graduelle Zunahme der Knochenumbauvorgänge mit fortschreitender Rarifikation der Spongiosastrukturen, so daß 5 Monate nach dem Unfall (c) die Knochenstruktur diffus unregelmäßig fleckig aufgehellt ist, die Knochenbälkchen teils unscharf gezeichnet sind, wodurch das Spongiosagerüst teils verwaschen, unsauber bzw. dysharmonisch erscheint, eine bleistiftartige Umrandungszeichnung weitgehend die Begrenzung der gelenkbildenden Skelettelemente anzeigt und die Kompakta teils aufgeblättert ist. Die S.K.A. geht damit in das Stadium II über. (d u. e) Im 6. und 7. Monat nach dem Unfall vorwiegend nur mäßige weitere Progredienz der Knochenumbauvorgänge im Stadium II, wobei insbesondere die diffus unregelmäßig fleckige Strukturaufhellung und die verwaschene Strukturzeichnung zunehmen, so daß Abschnitte des tibialen Malleolus und des Talus fast wie ausgelöscht erscheinen. (f) Im 10. Monat nach dem Unfall Übergang der S.K.A. ins Stadium der Atrophie, S.K.A. III, wobei die Dysharmonie der Knochenstruktur gegenüber dem Vorbefund deutlich zurücktritt und das Spongiosagerüst teilweise wieder rekonstruiert ist. g. Im 16. Monat nach dem Unfall ist die Rekalzifikation und die Rekonstruktion des Spongiosagerüstes bis zur sog. Endatrophie (S.K.A. III), die sich im vorliegenden Falle als hypertrophische Atrophie im Sinne von ROUX entwickelt hat, fortgeschritten. Eine nicht abgebildete Kontrolle 30 Monate, d.h. 2,5 Jahre nach dem Unfall zeigt eine weitere Rückbildung der Endatrophie, jedoch beim Seitenvergleich mit dem simultan aufgenommenen linken Sprunggelenk keine Befundnormalisierung rechts

klaren Aufhellung der Epiphysen", wie sie BLUMENSAAT *als erstes Zeichen beschreibt, zunächst nur eine Verdachtsdiagnose als Hinweis auf eine S.K.A. abgeleitet werden kann. Die diffuse Form der S.K.A. ist umstritten.*

Wenn das akute Sudeck-Syndrom ausheilt, bilden sich auch die Knochenveränderungen zurück. Im Röntgenbild zeichnet sich dieser *Ausgang des akuten Stadiums in Heilung* bei entsprechender röntgenologischer Verlaufskontrolle zunächst durch einen vorübergehenden scheinbaren Stillstand des Befundes ab. In den folgenden Wochen und Monaten erfolgt dann in zunehmendem Maße die Rückbildung der Veränderungen mit Auffüllung der Spongiosalücken, die bis zur völligen Normalisierung der Skelettstrukturen gehen kann. Wie bereits erwähnt, überdauern die röntgenologisch nachweisbaren Skelettveränderungen den klinischen Befund in der Mehrzahl der Fälle um Wochen und Monate. Für die Wiederherstellung normaler Skelettverhältnisse nach Sudeck I gibt WAGNER einen Zeitraum von 5—12 Monaten an. Bei Vergleichsaufnahmen frakturferner Gelenkabschnitte konnte er spätestens 12 Monate nach dem Trauma keine Seitendifferenz der Skelettstrukturen mehr feststellen. Während WAGNER danach der Überzeugung ist, daß die Skelettstrukturen nach Ausheilung des Syndroms immer vollständig normalisiert sind, vertritt BLUMENSAAT die Auffassung, daß von der akuten Form der S.K.A. meist eine feine Osteoporose zurückbleibt.

Geht die S.K.A. aus dem akuten Stadium in das *Stadium der Dystrophie* (= S.K.A. II), das auch als chronisches Stadium bezeichnet wird, über, so ist im Röntgenbild entsprechend dem pathologisch-anatomischen Befund eine *graduelle Zunahme der atrophischen Veränderungen* nachweisbar. Das Fortschreiten des Knochenabbaus ohne Ersatz durch Anbau bedingt eine Rarefikation der Skelettstrukturen und damit eine Zunahme der Entschattung im Röntgenbild, während die Resorption der kalklosen osteoiden Regenerate röntgenologisch unsichtbar bleibt. In dieser Phase nehmen die kleinfleckigen Entschattungsherde an Größe zu oder fließen zu groben, manchmal defektähnlichen Herden, die keine Struktur mehr zeigen, zusammen. BLUMENSAAT spricht hier von *Pseudozysten.* Die bisher herdförmig fleckige Entschattung breitet sich jetzt unregelmäßig diffus aus, wobei die Zeichnung der Knochenbälkchen immer unschärfer und damit auch der Kontrast zunehmend gemindert wird. Der „harmonisch-fleckige" Charakter der akuten Phase weicht einer „verwaschen, unsauber und unruhig wirkenden Knochenzeichnung mit unscharfen Konturen und grobfleckigen Entschattungen" (WAGNER). In diesem Zusammenhang wird auch von einer Dysharmonie (SUDECK), einer nebelhaft verschwommenen Aufhellung (MOSER) und mattglasartigen Schatten der Handwurzelknochen (OEHLECKER) gesprochen. Auch bei diesen Veränderungen stehen wieder die spongiösen Knochenabschnitte, vor allem im Bereich der Praedilektionsstellen im Vordergrund (Abb. 15—17).

Besonders charakteristisch ist im Stadium der Dystrophie auch die Darstellung der Kortikalis der Epiphysen und der kleinen Knochen sowohl im Gelenkbereich als auch außerhalb davon als dünne, aber schattenintensive, scharf abgesetzte, saumartige Begrenzungslinie. SUDECK spricht hier sehr treffend von einer *„bleistiftartigen Umrandungszeichnung"*, eine Beschreibung, die seitdem allgemein eingeführt ist. Eine ähnlich markante Abgrenzung, auf die die Beschreibung „bleistiftartige Umrandungszeichnung" zutrifft, kann beim wachsenden Skelett auch im Bereich der Wachstumsfugen nachweisbar werden. Hier sind die beiderseitigen Begrenzungslinien der knorpeligen Wachstumsfugen wie mit einem Bleistift nachgezogen. Soweit diese „bleistiftartige Umrandungszeichnung" im Gelenkbereich zur Darstellung kommt, geben Untersuchungen von WEISS interessante Aufschlüsse. Gestützt auf Arbeiten von BENNINGHOFF, FICK, FREUND u. PETERSON vergleicht WEISS den anatomischen Aufbau mit der röntgenologischen Darstellbarkeit der Knorpel-Knochengrenze und stellt die Grenze zwischen verkalkter und unverkalkter Gelenkknorpelschicht überzeugend als „röntgenologische Gelenklinie" dar. Unter Auswertung der Arbeiten von FREUND zeigt WEISS dann weiter, daß der Knochenabbau bei der S.K.A. in Gebieten mit Knorpel-Knochengrenzen, nach anfänglicher, anatomisch erklärbarer Verzögerung schließlich soweit gehen kann, daß die „Kalkknorpelschicht vielfach das

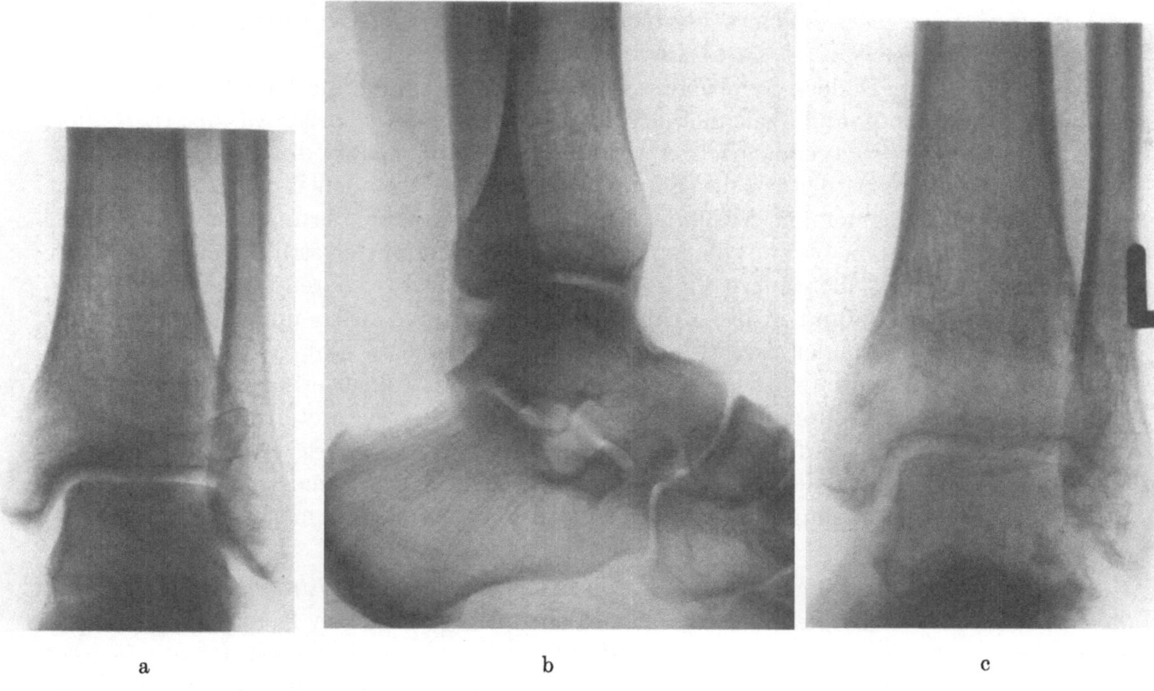

a b c

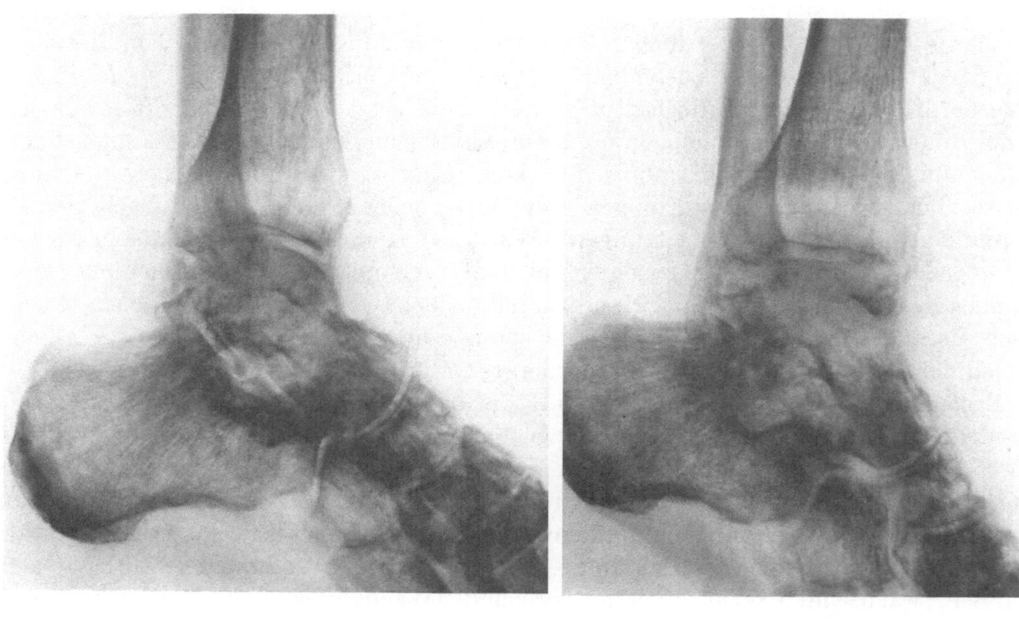

d e

Abb. 16 a—i. 38 jähriger Patient (R. F.) — S.K.A. II: 3 Monate nach einer schweren Kniegelenkdistorsion links S.K.A. II nachdem eine direkt nach dem Unfall ausgeführte Röntgenuntersuchung des linken Kniegelenkes und Unterschenkels keinen krankhaften Befund ergeben hatte und eine 4 Wochen später, wegen des klinischen Verdachtes auf ein Sudeck-Syndrom außerhalb ausgeführte Röntgenuntersuchung des linken Sprunggelenkes ebenfalls keinen sicheren krankhaften Befund ergab. (a u. b) 4 Wochen nach dem Unfall (Aufnahmen Dr. Körbel, Frechen/Köln): Rückblickend zarte diffuse und diskret fleckförmige Entschattung der distalen Tibiameta-epiphyse links, insbesondere in der seitlichen Aufnahme. (c—g) 3 Monate nach dem Unfall in den distalen Gliedmaßenabschnitten links S.K.A. II mit ausgedehnten, nahezu defektähnlichen bzw. mattglasartigen Entschattungen im Bereich der distalen Tibia-metaepiphyse sowie des Taluskörpers, insbesondere der Talusrolle und teils bleistiftartiger Umrandungszeichnung der angrenzenden Kortikalis neben einer wechselnd stark ausgebildeten, ▶

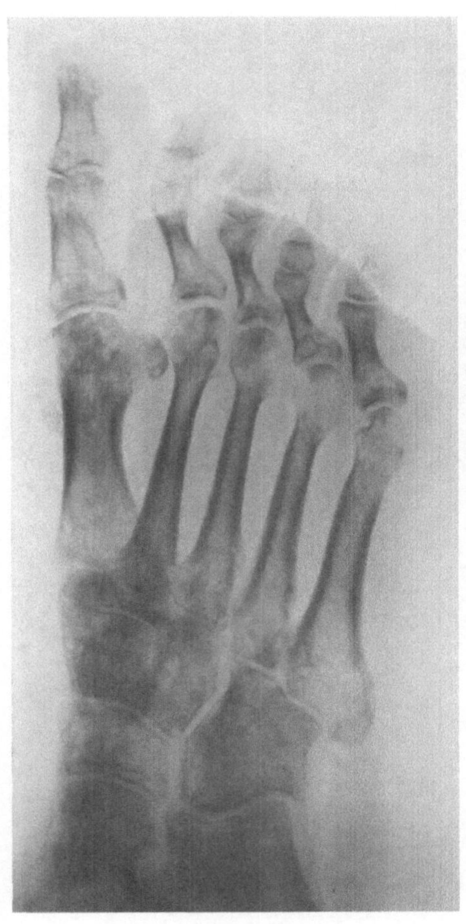

Abb. 16f

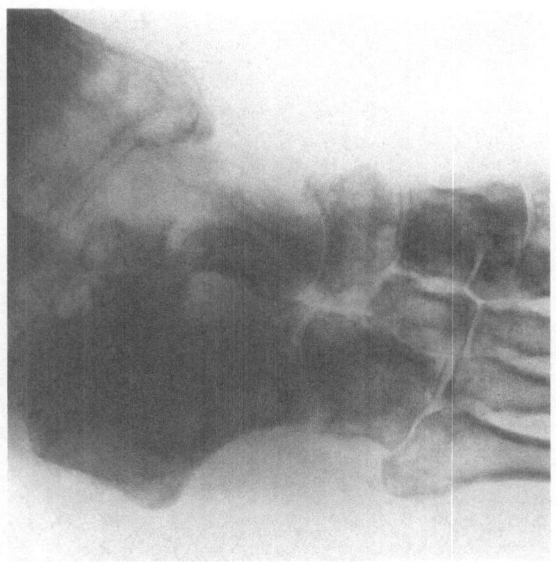

Abb. 16g

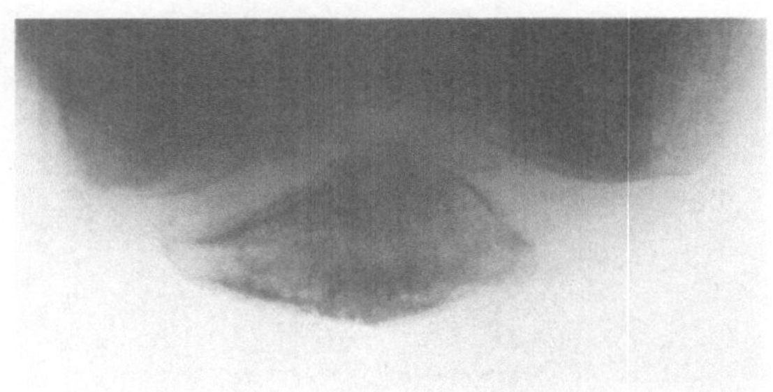

Abb. 16h

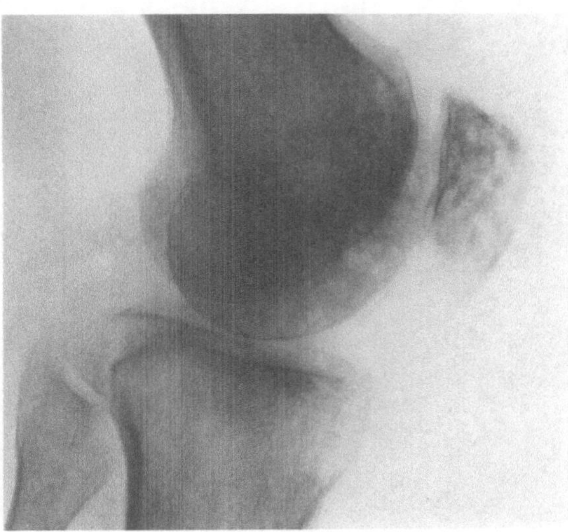

Abb. 16h

vorwiegend grobfleckigen Entschattung im übrigen Fußskelett einschließlich des frei dargestellten Sesambeines von Metatarsale I. (h u. i) Während im Fußskellett 3 Monate nach dem Unfall eine schwere Dystrophiephase besteht, findet sich zu gleicher Zeit zentral davon im Bereich des linken Kniegelenkes ein kollateraler Knochenumbau im Stadium I mit fleckförmigen Aufhellungsherden in der Patella, in den Femurcondylen sowie in der Tibiaepiphyse neben bandförmig-subchondralen Dichteminderungen in der Femurepiphyse

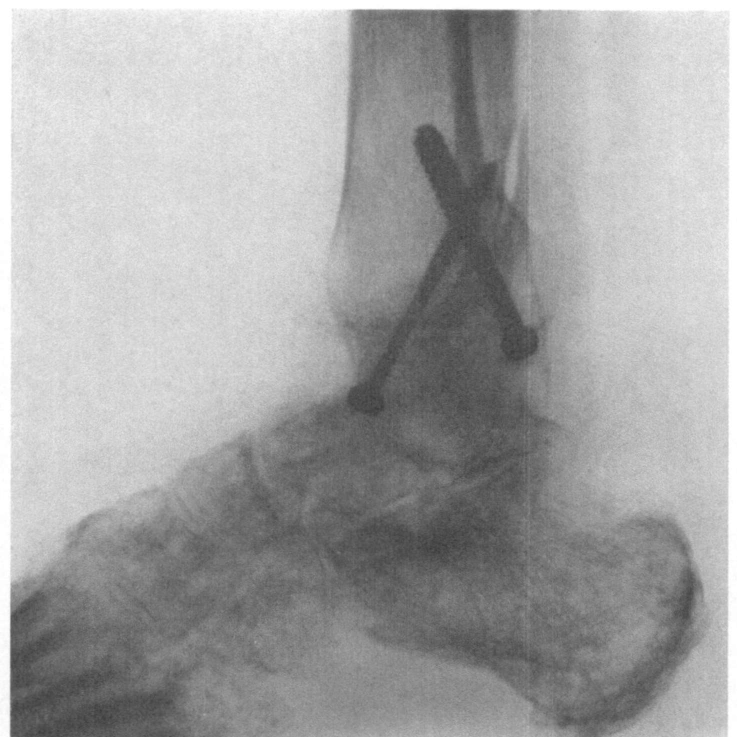

a

b

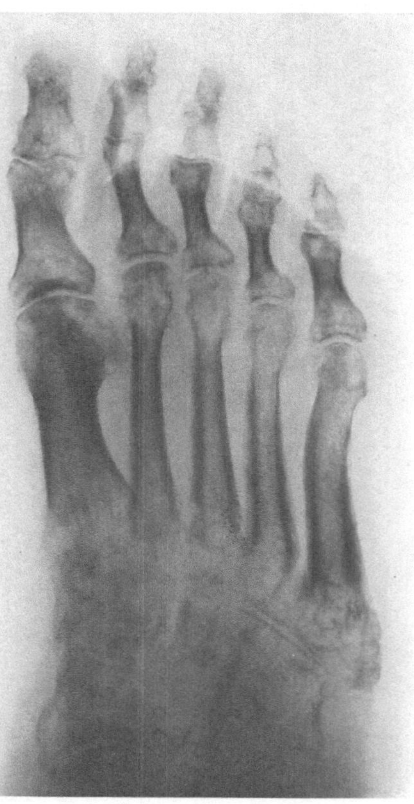

c

Abb. 17 a—c. 47jähriger Patient (B. K.-H.) — S.K.A. II: 15 Wochen nach einer operativ versorgten bimalleolären Fraktur rechts ausgeprägte S.K.A. II des Fußes mit stark grobfleckiger Entschattung der Fußwurzel und der angrenzenden Abschnitte der Mittelfußknochen, die teils lochartige Defekte bzw. teilweise einen mattglasartigen Schattencharakter zeigen. Die restierende Spongiosazeichnung ist in diesem Bereich vorwiegend unscharf begrenzt und wirkt verwaschen und unsauber. Die Kortikalis tritt in der Fußwurzel teils mit bleistiftartiger Umrandungszeichnung vor, während sie in den Diaphysen der Mittelfußknochen teils aufgeblättert erscheint. Fein- bis grobfleckige Strukturaufhellungen auch im peripherwärts gelegenen Fußskelett bis hin zu den Phalangen und dem abgrenzenden Sesambein von Metatarsale I überwiegende oder wie FREUND's Beobachtung gezeigt hat, sogar stellenweise das einzige anatomische Substrat der röntgenologischen Gelenklinie" bildet. Außerdem zeigt WEISS, daß in seltenen Fällen bei einer S.K.A. die Gelenklinie auch unter Berücksichtigung eines evtl. Kontrasteffektes stärker dimensioniert sein kann als am gesunden kontralateralen Gelenk. Unter Hinweis auf den subchondralen Knochenabbau sieht WEISS hierin vor allem den Ausdruck einer reellen Höhenzunahme der Kalkschicht des Gelenkknorpels. Schließ-

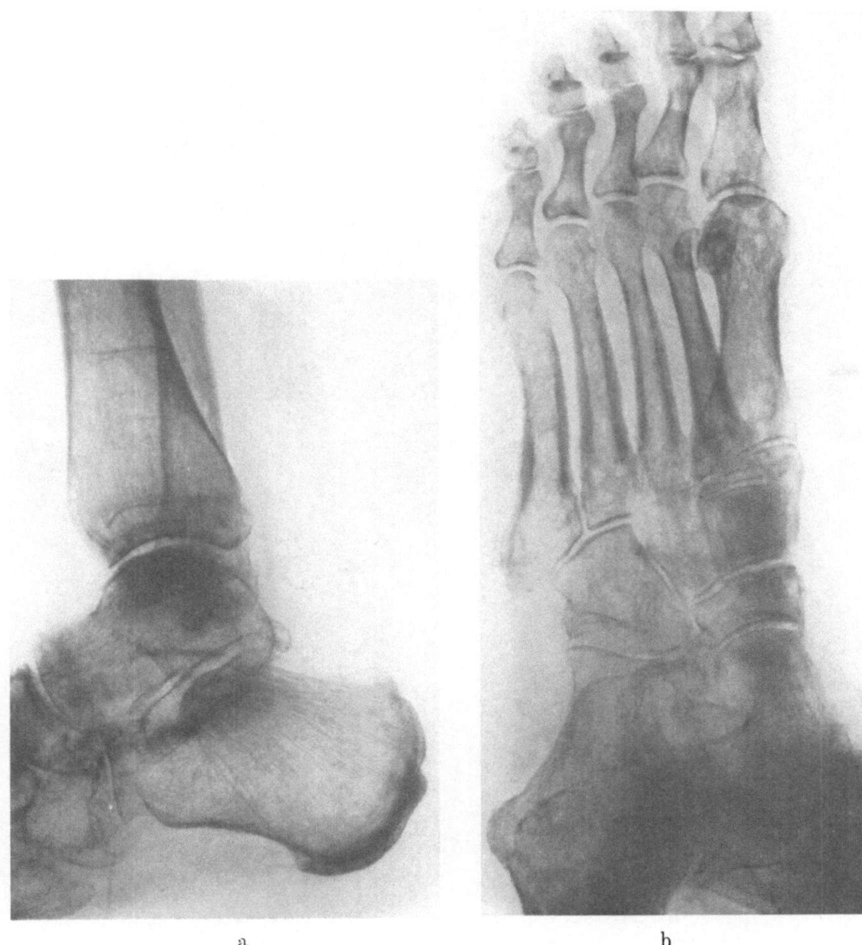

a b

Abb. 18 a u. b. 46jährige Patientin (B. S.) — S.K.A. II: 20 Wochen nach Fußwurzelfrakturen mit kleinen Absprengungen aus dem Kalkaneus, dem Kuboid und dem Naviculare sowie dem externen Malleolus rechts S.K.A. II mit besonders stark ausgeprägter bleistiftartiger Umrandungszeichnung vor allem subchondral nahezu im Bereich des gesamten Fußskeletts, in dem im übrigen diffus verteilt fein- bis grobfleckige Aufhellungen und in der Fußwurzel abschnittweise ein mattglasartiger Schattencharakter mit ausgelöschten Spongiosastrukturen vortreten

lich ist noch darauf hinzuweisen, daß BLUMENSAAT eine „bleistiftartige Umrandungszeichnung" nicht nur bei der S.K.A., sondern auch bei der Inaktivitätsatrophie beschreibt (Abb. 18—20).

Im Stadium der Dystrophie gilt als weiteres charakteristisches Merkmal der röntgenologische Nachweis der *Abbauvorgänge in der Knochenrinde der Diaphysen.* Als Zeichen des Knochenabbaus auch in diesem Bereich werden eine Verdünnung der Rinde und eine exzentrisch fortschreitende, axiale Aufblätterung mit streifenförmigen Aufhellungen in Richtung der Längsachse der Diaphysen nachweisbar. Seltener als die vorgenannten Ver-

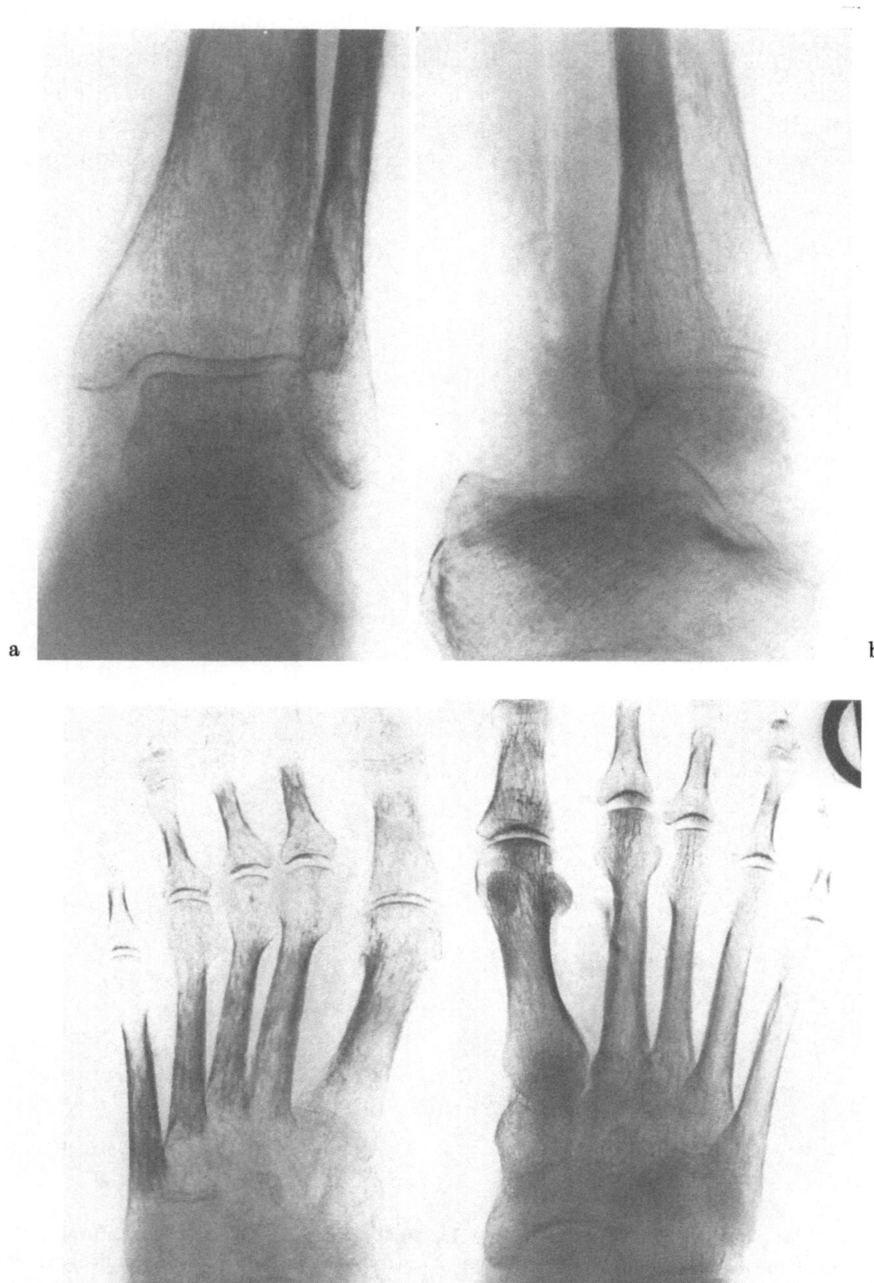

Abb. 19 a—h. 53jährige Patientin (K. L.)* — S.K.A. II und III: Verlaufsbeobachtung einer S.K.A. nach Distorsion des linken Sprunggelenkes über 11 Monate. (Nach einer persönlichen Mitteilung von Herrn Prof. Dr. med. H. Remé, Lübeck, kam es bei der gleichen Patientin 3 Jahre später auch zur Ausbildung eines Sudeck-Syndroms am rechten Bein, ebenfalls nach einer Distorsion und 4 Jahre danach zu einem „Sudeck-Rezidiv" am rechten Bein nach operativer Entfernung einer osteoporotischen Knochenzyste am rechten Oberschenkel, obschon das 4 Jahre zuvor am rechten Bein erlittene Sudeck-Syndrom mit einer Endatrophie ausgeheilt war.) (a—d) Im 3. Monat nach dem Unfall S.K.A. II mit starker, teils diffuser, teils fleckförmiger Entschattung und bleistiftartiger Umrandungszeichnung im Bereich des Sprunggelenkes (a u. b), mattglasartigem dysharmonischem Schattencharakter mit teils ausgelöschten Konturen in der Fußwurzel distal und in den angrenzenden Abschnitten der Mittelfußknochen sowie grobfleckiger Durchsetzung des Fußskeletts peripherwärts

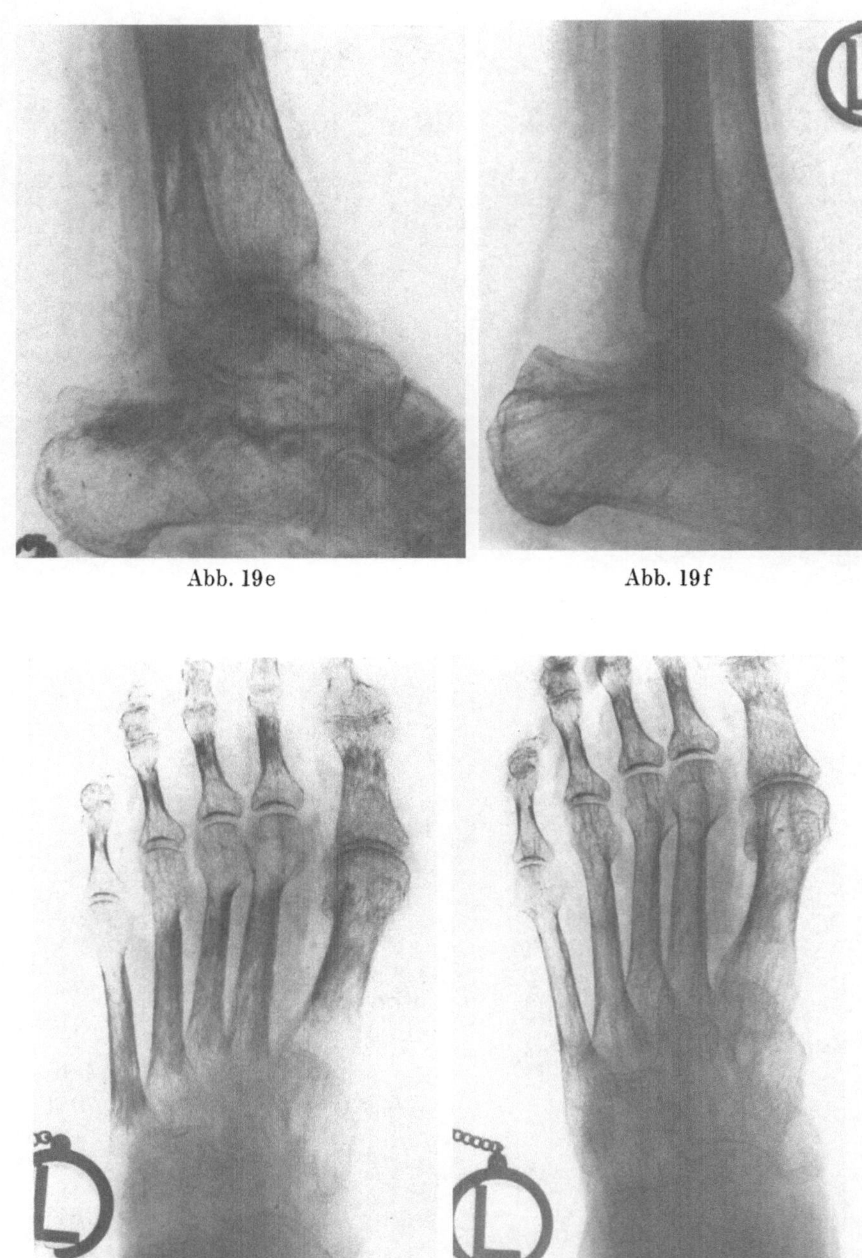

Abb. 19e Abb. 19f

Abb. 19g Abb. 19h

und lacunärer Auflockerung und Verdünnung der Kompakta der Diaphysen der Metatarsalia (c), ein Befund, der vor allem in der Simultanaufnahme beim Vergleich mit dem normalen rechten Fußskelett (d) vortritt. (e u. f) Während im 4. Monat nach dem Unfall (e) im Sprunggelenkbereich eine weitere Rarefikation des Spongiosagerüstes den dysharmonischen Gesamteindruck der Dystrophie gegenüber dem Vorbefund (b) verstärkt und die bleistiftartige Umrandungszeichnung noch ausgeprägter vortritt, zeichnet sich im 11. Monat nach dem Unfall (f) mit der Rekalzifikation und Rekonstruktion geordneter, statisch besonders beanspruchter Spongiosazüge im Sprunggelenksbereich der Übergang in die Endatrophie (S.K.A. III) ab. (g u. h) Im Gegensatz zum Sprunggelenkbereich erscheint im übrigen Fußskelett die Dysharmonie der Knochenstruktur im 4. Monat nach dem Unfall (g) gegenüber dem Vorbefund (c) nicht sicher progredient, während im 11. Monat nach dem Unfall (h) auch im Fußskelett die Rekalzifikation und Rekonstruktion von geordneten Spongiosazügen den Übergang in die Endatrophie (S.K.A. III) anzeigt (nach Remé)

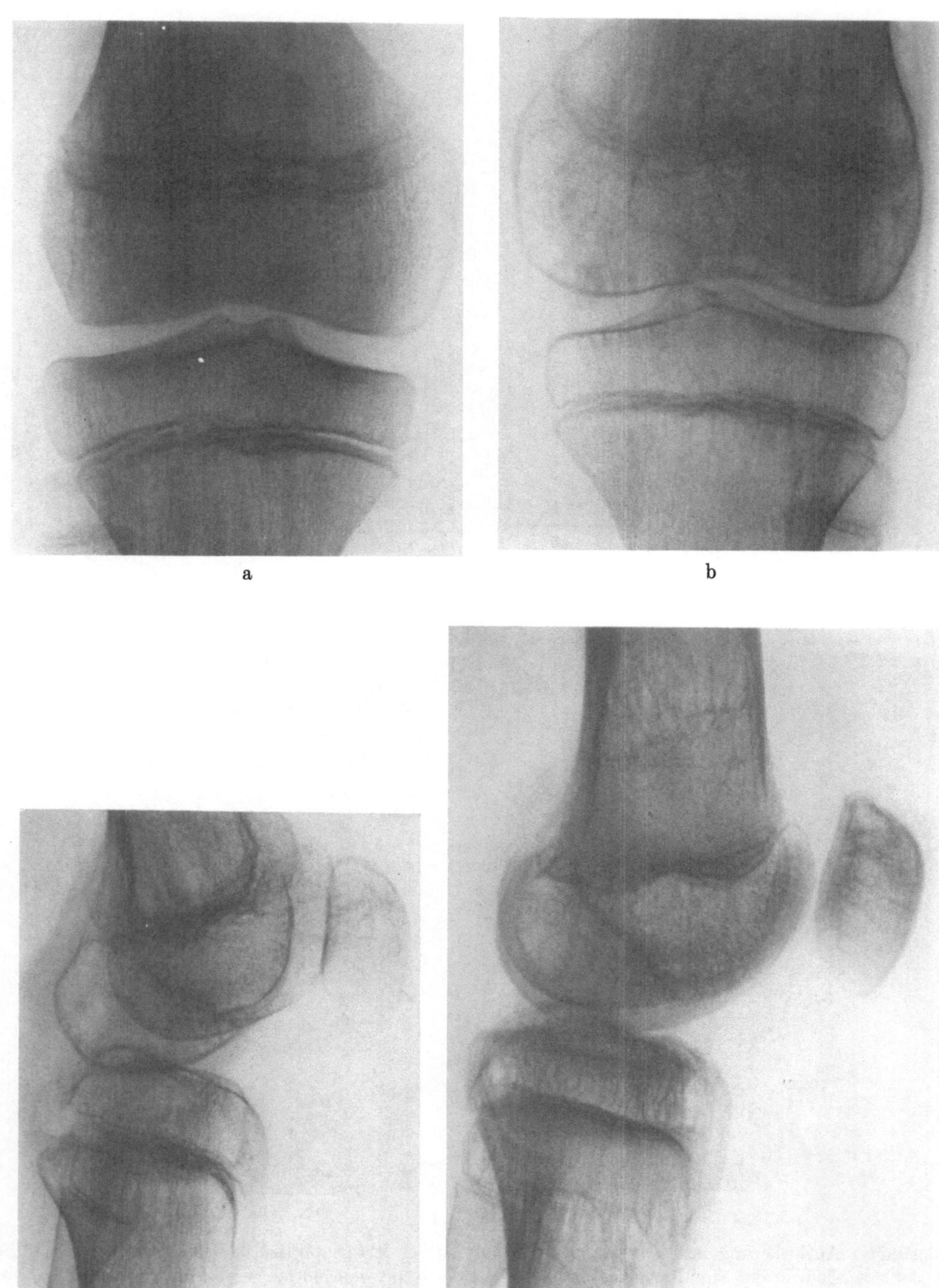

Abb. 20 a—d. 13jähriger Patient (N. M.) — S.K.A. II und III: Nach geschlossener Oberschenkelschaftfraktur links von der 7. Woche nach dem Unfall ab im Kniegelenkbereich Nachweis einer S.K.A., die von der 14. Woche ab ins chronische Stadium (S.K.A. II) übergeht (nicht abgebildet). (a—c) 23 Wochen nach dem Unfall S.K.A. II im linken Kniegelenksbereich (b u. c) mit besonders ausgeprägter bleistiftartiger Umrandungszeichnung der Femur- und Tibiaepiphyse sowie der Patella. Dabei erscheint in der Simultanaufnahme beim Seitenvergleich mit rechts (a) die Kortikalis der Epiphysen sowohl im Gelenkbereich als auch außerhalb davon auf der erkrankten Seite vor allem an der Femurepiphyse nahezu in ganzer Ausdehnung verdickt. Im übrigen vorwiegend mehr diffuse, teils auch fleckige Entschattung mit teils unscharfer, verwaschener bzw. ausgelöschter Spongiosastruktur (siehe auch Abb. 24). (d) 2 Jahre nach dem Unfall S.K.A. III mit Endatrophie, vorwiegend vom Typ einer hypertrophischen Atrophie im Sinne von Roux

änderungen ist eine Durchsetzung der Rinde mit verschieden großen, längsovalen Aussparungen, entsprechend der lakunären Form des Abbaus der Rinde. Der Projektionseffekt dieser Aussparungen in den Markraum ergibt das von BIERLING u. REISCH treffend als „mäusefraßähnlich" bezeichnete Bild, worauf schon hingewiesen wurde (Abb. 21—24).

Fassen wir die im Stadium der Dystrophie (chronisches Stadium) vortretenden Veränderungen zusammen, so ist das Röntgenbild jetzt gekennzeichnet durch eine graduelle Zunahme der Rarefikation der Skelettstrukturen im Bereich der spongiösen Knochenabschnitte und den Nachweis einer Beteiligung der Knochenrinde. Dabei geben die unregelmäßige

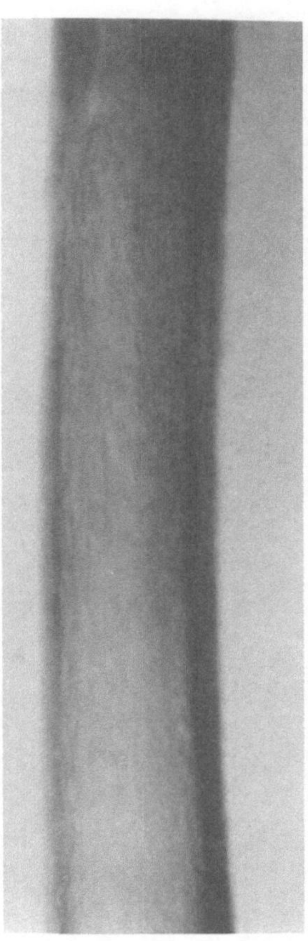

Abb. 21. 70jährige Patientin (W. M.) — S.K.A. II: In der 19. Woche nach einer subtrochanteren Oberschenkelfraktur rechts Knochenabbauvorgänge in der Kompakta der Diaphyse des distalen Fragmentes mit streifenförmigen Aufhellungen in Richtung der Längsachse der Diaphyse nach Art einer axialen Aufblätterung bei einer S.K.A. II

diffuse Entschattung und die „bleistiftartige Umrandungszeichnung" dem Röntgenbild ein ebenso charakteristisches Gepräge wie die Verdünnung und Auflockerung der Knochenrinde durch streifenförmige oder längsovale Aufhellungen.

Eine exakte *Abgrenzung der Stadien* und damit Festlegung des Überganges aus dem akuten Stadium in das Stadium der Dystrophie ist auch bei den Skelettveränderungen weder nach symptomatischen noch nach zeitlichen Gesichtspunkten möglich. Bei der Entwicklung der Knochenumbauvorgänge ist der Phasenübergang ebenso fließend wie bei den Weichteilveränderungen. Hinzu kommt auch hier das zeitliche „Nachhinken" des auf Makroveränderungen angewiesenen Röntgenbefundes hinter dem mikroskopischen Skelettbefund und dem klinischen Bild. So kann das klinische Bild bereits ins Stadium der Dystrophie gelangt sein, während das Röntgenbild noch einen akuten Zustand zeigt. Das gilt in vollem Umfang auch für den Übergang der Dystrophie in die Endphase, das Stadium der Atrophie. Auch hier kann klinisch der Endzustand schon erreicht sein, während im Röntgenbild noch die Veränderungen des Stadiums der Dystrophie vortreten. In diesem Zusammenhang ist auch auf die Beobachtung von BIERLING u. REISCH hinzuweisen, die zeigen, daß sich allein dem Röntgenbild nach aus dem akuten Stadium auch ohne weiteren Übergang direkt das Stadium der Atrophie entwickeln kann, während in diesen Fällen dem klinischen Bild nach die Dystrophie-Phase der Endatrophie vorausgeht. Wie bei der Besprechung des klinischen Bildes bereits herausgestellt, erfolgt der Übergang

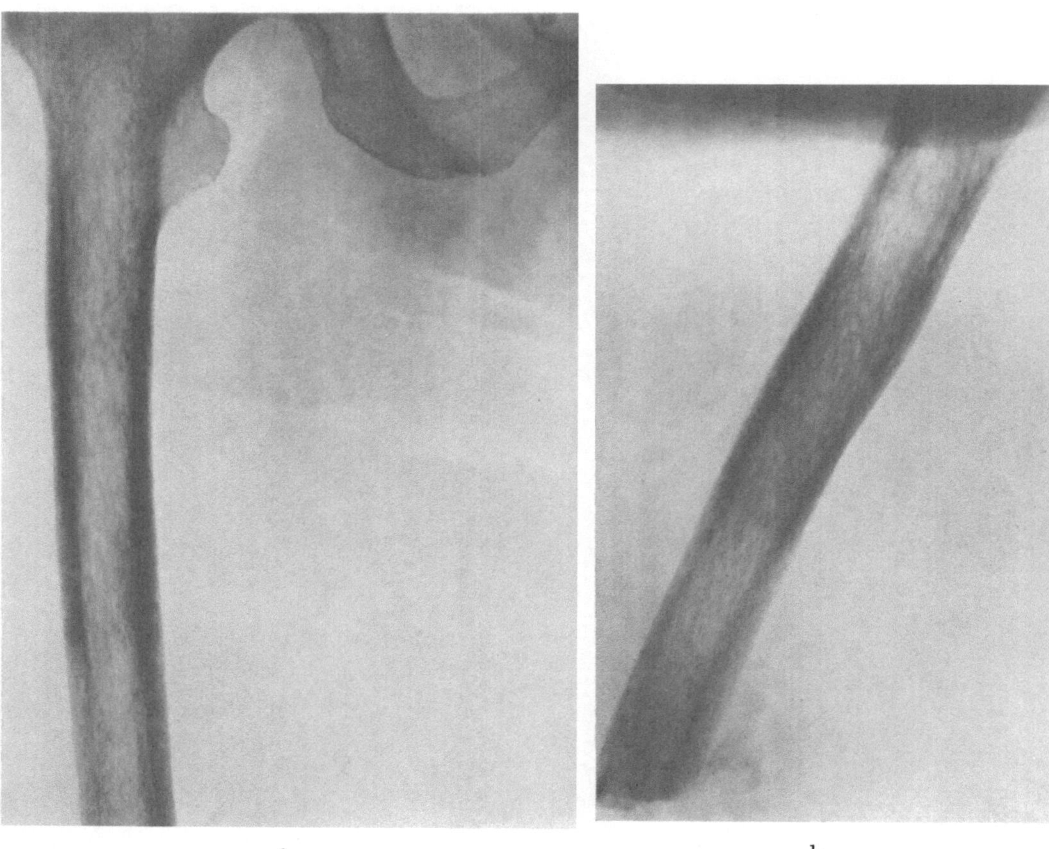

Abb. 22 a u. b. 59jährige Patientin (Sch. L.) — S.K.A. II: Im 5. Monat nach einer Oberschenkelamputation im unteren Drittel wegen peripherer Durchblutungsstörungen — der praeoperative Röntgenbefund des Oberschenkels war normal — ausgedehnter lakunärer Knochenabbau in der Kompakta, wobei die Knochenrinde von verschieden großen, längsovalen Aufhellungen durchsetzt ist, deren Projektion auf den Markraum das als mäusefraßähnlich bezeichnete Bild einer S.K.A. II ergibt. Dem klinischen Bild nach bestand zum Zeitpunkt der Aufnahme ein erhebliches Schmerz-Syndrom am Stumpf

aus dem akuten Stadium in die Dystrophie im übrigen wesentlich schneller als früher allgemein angenommen. So kann nach WAGNER bereits gegen Ende des 2. Monats nach einem Trauma das Röntgenbild der Dystrophie in seiner klassischen Ausprägung vorliegen. Als spätesten Zeitpunkt für den Übergang in die Dystrophie gibt WAGNER 6 Monate an.

Die Frage, welches Bild die Ausheilung der Dystrophie zeigt, wird, wie bereits bei der Besprechung der klinischen Daten ausführlich dargelegt, unterschiedlich beantwortet. Dementsprechend schwanken auch die Angaben über die Dauer der Dystrophie-Phase (ABESSER, BOLLIGER, BLUMENSAAT, MARTI, MAU, MAURER, OEHLECKER, REMÉ, RIEDER, WAGNER u.a.). Entscheidend ist hier die Auslegung des Begriffs Heilung. In der überwiegenden Mehrzahl der Fälle muß danach am Skelett mit einer mehr oder weniger ausgeprägten Defektheilung im Sinne einer Osteoporose gerechnet werden. Eine restitutio ad integrum, die BLUMENSAAT für das Skelett schon nach dem akuten Stadium als Ausnahme ansieht und nach der Dystrophie-Phase völlig ablehnt, ist auch nach WAGNER's Definition der Heilung am Skelett nur in der geringeren Zahl der Fälle, wenn nicht gar selten zu erwarten. Für die *Dauer der Dystrophie-Phase* wird ein Zeitraum von 6 Monaten (BOLLIGER u. BLUMENSAAT) bis zu 2,5 Jahren (WAGNER) angegeben. Während dabei nach WAGNER in den meisten Fällen in 1—2 Jahren ein „Zustand der Heilung ohne Funktionsstörung" erreicht ist, tritt nach BOLLIGER u. BLUMENSAAT meist schon nach 6—12 Monaten das Stadium der Atrophie ein. Auch in diesem Zusammenhang ist das „Nachhinken" des Röntgenbefundes ebenso zu beachten, wie die Schwierigkeit einer exakten Abgrenzung des Phasenüberganges nach röntgenologischen Kriterien.

a b

Abb. 23 a u. b. 60jährige Patientin (v. G. P.) — S.K.A. II: Nach kompletter Unterschenkelfraktur rechts im peripheren Fragment und im Fuß Ausbildung einer S.K.A. II (siehe Abb. 26). Im zentralen Tibiafragment (a) im 4. Monat nach dem Unfall mehr lakunäre Durchsetzung der Kompakta der Tibiadiaphyse ventral, während (b) im 7. Monat nach dem Unfall im gleichen Bereich die Beteiligung der Kompakta am Knochenabbau fast ausschließlich nach Art einer axialen lamellären Aufblätterung in Richtung der Diaphysenlängsachse vortritt

Wie schon gesagt, ist der Übergang aus dem Stadium der Dystrophie in das *Stadium der Atrophie* (= S.K.A. III), die allgemein als Defektheilung im Sinne einer Osteoporose aufgefaßte Endphase der S.K.A. im Röntgenbild fließend. Nach allgemeiner Auffassung erfolgt der Übergang in die auch als Endatrophie bezeichnete Phase nur langsam. Als erstes Zeichen der beginnenden Ausheilung werden im Röntgenbild die Knochenstrukturen wieder schärfer begrenzt. Die Dysharmonie mit ihrer verwaschen, unsauber und unruhig wirkenden Knochenzeichnung klärt sich auf. Die Knochenzeichnung wird im Verlauf der Abheilung wieder harmonisch. OEHLECKER bezeichnet bei vollendeter Ausheilung die Knochenstruktur als „reinlich und deutlich". Dabei ist die mehr oder weniger rarefizierte Spongiosa wieder scharf begrenzt und gleichmäßig strukturiert und die verdünnte Kompakta bzw. Kortikalis ist wieder scharf gegen die Spongiosa abgesetzt. Einzelne durch Zug, Druck oder Biegung funktionell besonders beanspruchte Bälkchenzüge können bevorzugt verstärkt wieder aufgebaut werden. Die zurückbleibende mehr oder weniger stark ausgebildete Osteoporose kann als diffuse Form mit verdünnten zarten, zahlenmäßig aber kaum verminderten Knochenbälkchen oder als sog. hypertrophische Atrophie im Sinne von Roux zur Darstellung kommen. Bei der hypertrophischen Atrophie zeigt die Spongiosa ein gröberes Maschenwerk infolge deutlicher Minderung der Zahl bei gleichzeitiger Verdickung der einzelnen Knochenbälkchen (Abb. 25 u. 26, siehe auch Abb. 15, 19 u. 20).

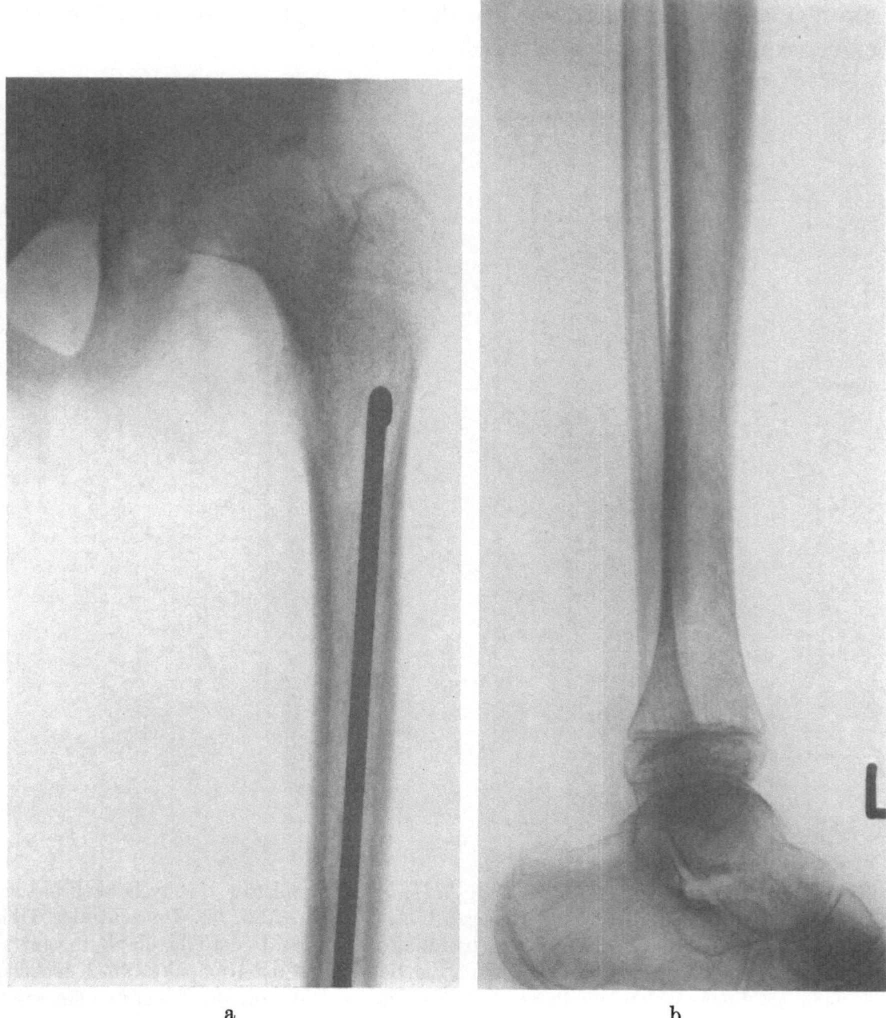

a b

Abb. 24 a u. b. 13jähriger Junge (N. M.) — S.K.A. II: Nach geschlossener Oberschenkelschaftfraktur links von der 7. Woche nach dem Unfall ab Nachweis einer S.K.A., die von der 14. Woche ab ins Stadium der Dystrophie (S.K.A. II) übergeht. (a) 14 Wochen nach dem Unfall bei zentraler Ausbreitung der S.K.A. im proximalen Oberschenkelfragment diskret lamelläre Aufblätterung der Diaphysenkompakta in Richtung der Längsachse als Hinweis auf den Übergang ins chronische Stadium (S.K.A. II). Im übrigen zarte, angedeutet bandförmige Dichteminderung der Bälkchenstruktur metaphysär entlang der Oberschenkelkopfepiphysenfuge und schaftwärts entlang der Trochanter major Apophysenfuge neben verwaschener bzw. teils ausgelöschter Spongiosazeichnung im Trochanter major Kern und einer bandförmig subkortikalen Aufhellung der Knochenstruktur entlang dem kaudalen Rand des Sitzbeins, die an eine posttraumatische Ostitis pubis erinnert, obschon über entsprechende Schmerzsymptome in vorliegendem Falle nicht berichtet wird. (b) 23 Wochen nach dem Unfall (siehe auch Abb. 20) S.K.A. II mit axialer Aufblätterung der Kompakta in Form streifenförmiger Aufhellungen in nahezu ganzer Ausdehnung der Tibiadiaphyse und umschrieben, insgesamt diskret auch in der Fibuladiaphyse neben bleistiftartiger Umrandungszeichnung und vorwiegend diffuser Dichteminderung bei teils verwaschenen Strukturen im Sprunggelenk und angrenzenden Fußwurzelbereich

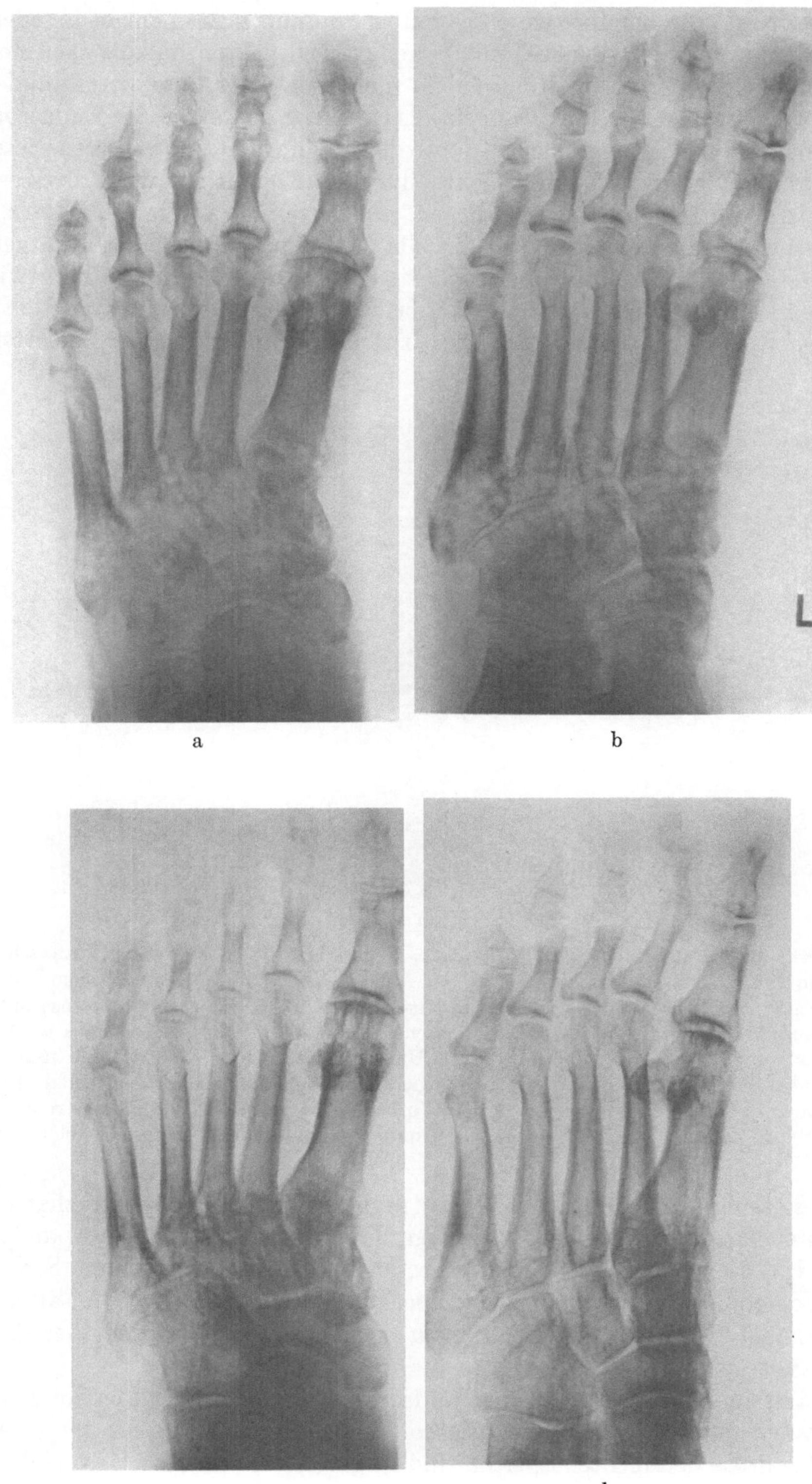

Abb. 25 a—d. 47jähriger Patient (Sch. H.) — S.K.A. II und III: Nach Schienbein- und Wadenbeinkopfbruch links von der 5. Woche nach dem Unfall ab Nachweis einer S.K.A. (a u. b) Im 6. Monat nach dem Unfall S.K.A. II mit teils verwaschenem Spongiosagerüst, fleckförmigen Strukturaufhellungen, die teils defektartig zusammenfließen und bleistiftartiger Umrandungszeichnung, vor allem subchondral. (c u. d) 18 Monate nach dem Unfall nach Rekalzifikation und Rekonstruktion von Knochenbälkchen S.K.A. III mit Endatrophie vom Typ einer hypertrophischen Atrophie im Sinne von ROUX

In die Zahl der mit einer Osteoporose einhergehenden Defektheilungen sind auch jene Fälle einzubeziehen, die bereits aus dem akuten Stadium mit einem mehr oder weniger ausgesprochenen Defekt hervorgehen. Im übrigen ist zu beachten, daß die nach einer S.K.A. zurückbleibende Osteoporose im Röntgenbild nicht von einer Osteoporose anderer Ätiologie zu unterscheiden ist. Ob die allgemein als Osteoporose aufgefaßte Endatrophie noch eine Phase im Ablauf des Geschehens — mit der Möglichkeit zur weiteren Besserung — darstellt, oder ob hier lediglich eine Defektheilung als Endzustand des Prozesses vorliegt, ist, wie bei der Stadieneinteilung besprochen, umstritten (BLUMENSAAT, REMÉ, WAGNER u.a.). In diesem Zusammenhang muß auf die Veröffentlichung einer Röntgenfilmserie eines rechtsseitigen Handskeletts einer 57jährigen Frau durch WAGNER hingewiesen werden, in der eine Endatrophie innerhalb von fast 2 Jahren und 5 Monaten eine deutliche Besserung mit Rekonstruktion von Spongiosazügen und Auffüllung der Skelettstrukturen

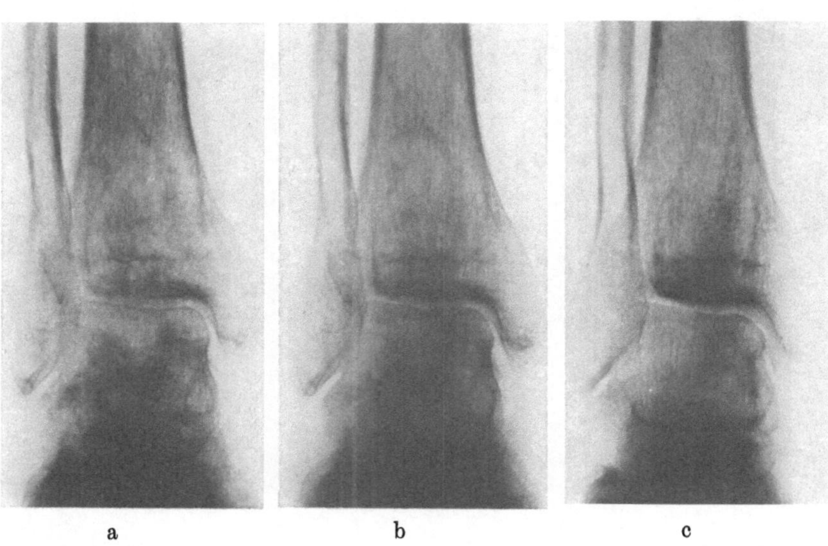

Abb. 26 a—c. 61jährige Patientin (v. G. F.) — S.K.A. II und III: Nach kompletter Unterschenkelfraktur rechts innerhalb von 6 Monaten Ausbildung einer S.K.A. II, die (a) im 15. Monat nach dem Unfall eine vorwiegend mattglasartige Transparenz der Knochenschatten zeigt, wobei das Spongiosagerüst bis auf wenige unscharf begrenzte Bälkchenzüge wie ausgelöscht erscheint und die verdünnte Kortikalis als bleistiftartige Umrandungszeichnung vortritt. (b) 2 Jahre nach dem Unfall Endatrophie (S.K.A. III) mit bisher nur geringfügiger Rekalzifikation und Rekonstruktion von Spongiosazügen. (c) 3 Jahre nach dem Unfall S.K.A. III mit geringer Besserung der Endatrophie gegenüber dem Vorbefund durch zusätzliche Rekonstruktion einer weiteren geringen Zahl von statisch besonders beanspruchter Knochenbälkchen (siehe auch Abb. 23)

zeigt. Als auslösende Ursache der S.K.A. ist in diesem Falle eine schmerzhafte Schultersteife bei Osteochondrosis cervicalis zwischen HWK 5 und 6 und eine Spondylarthrosis der unteren HWS angegeben. In einem weiteren Fall zeigt WAGNER eine S.K.A. im Zustand der Endatrophie nach Sprunggelenktuberkulose mit einem Herd im Talus, in dem es ebenfalls nach fast 2 Jahren und 6 Monaten zu einer deutlichen Besserung der Endatrophie gekommen ist.

Selten kann auch bei Vorliegen einer Endatrophie ein neues Trauma am gleichen Skelettabschnitt eine *rückfällige S.K.A.* auslösen. Das zeigt BLUMENSAAT am Beispiel einer Defektpseudarthrose der rechten Speiche und Luxation der rechten Elle nach Schußverletzung mit einer dabei bis zur Endphase durchgemachten S.K.A. Nach erneuter, diesmal operativer Behandlung mit Marknagelung und Phemisterspanplastik mit Drahtumschlingung, entwickelt sich in diesem Fall eine als Folge des Operationstraumas aufzufassende rückfällige S.K.A. mit den Zeichen akuter Knochenveränderungen am Unterarm und an der Hand. WAGNER berichtet über eine ähnliche rückfällige S.K.A. bei der chronischen Osteomyelitis. Auch hier kann nach seinen Erfahrungen beim Zustand der Endatrophie ein größerer akuter Schub, je nach vorhandener Reaktionslage wieder ein phasengerecht ablaufendes Sudeck-Syndrom auslösen.

Wie bereits bei der Stadieneinteilung und der Besprechung des klinischen Bildes erwähnt, müssen bei *synchronen Brüchen an korrespondierenden Gliedmaßenabschnitten*, auch bei gleichschwerem Trauma, gleicher Bruchform und gleichguter Reposition auf beiden Seiten die klinischen und röntgenologischen Veränderungen nicht unbedingt spiegelbildlich ablaufen (Bierling u. Reisch, Blumensaat). So berichten Bierling u. Reisch über 5 doppelseitige synchrone Radiusfrakturen, die sowohl hinsichtlich der Schwere des erlittenen Traumas und der Form des Bruches als auch im Erfolg der Repositionsbehandlung keine Seitenunterschiede aufweisen. Trotz, soweit übersehbar, gleicher Voraussetzungen sahen sie „den Sudeck doch nur auf einer Seite auftreten oder mindestens schwerer verlaufend als auf der anderen".

Wenn wir die umstrittenen Erscheinungsformen des Syndroms bei den chronischen, unspezifischen und spezifischen bakteriellen Knochenentzündungen, insbesondere der Gliedmaßentuberkulose zunächst einmal unberücksichtigt lassen, dann zeigen mit Ausnahme des postoperativen Sudeck-Syndroms am Becken, der sog. Ostitis pubis, die Röntgenbilder der Fälle, die als sog. *Begleit-Sudeck* bei anderen Erkrankungen vorkommen, im allgemeinen keine Abweichungen von den Bildern der immer wieder als Modell des „klassischen Sudeck" zitierten traumatisch ausgelösten Formen der S.K.A. Das gilt nach neuerer Auffassung (Blumensaat, Hirschmann, Mascher u. Hempel, Rieder, Sprung u.a.) auch für die neurogenen Formen des Syndroms, bei denen nur eine fleckige Entschattung des Knochens im Röntgenbild, die in Verbindung mit einer Kausalgie steht, zur Anerkennung einer S.K.A. berechtigt, während die gleichmäßig diffusen Entschattungen, wie sie z.B. bei Nervenverletzungen ohne kausalgieartigen Symptomenkomplex in graduell unterschiedlicher Stärke vorkommen, von Rieder zuletzt wieder der Inaktivitätsatrophie an die Seite gestellt werden. Unter Berücksichtigung der Diskussion um den Röntgenbefund der S.K.A. beim Kind, bei der Gliedmaßentuberkulose und beim sog. kontralateralen Sudeck-Syndrom, worauf noch eingegangen werden soll, erscheint trotz der Untersuchung von Mascher u. Hempel hier eine weitere Klärung zur Bestätigung dieser Auffassung angezeigt, nachdem von anderen Sudeck-Kennern (Remé, Wagner) auch die nach Nervenverletzung mit diffuser Entschattung des Skeletts einhergehende Form weiter als Sudeck-Reaktion angesehen wird.

Die allgemein als *Ostitis pubis* bezeichnete Sudeck-Reaktion am Becken weicht dagegen im Röntgenbild von den charakteristischen Knochenveränderungen ab. Betroffen sind die Schambeine und je nach der Schwere des Prozesses auch die Sitzbeine bis zu den Sitzbeinhöckern hin. Nach allgemeiner Auffassung (Blumensaat, Boden, Bose, Bruskewitz, Cohen, Fröhlich u. Farkas, Götzen u. Boeminghaus, Griessmann u. Dammann, Hendersen, Hock u. Kurtz, Jesserer u. Scholda, Leucutia, Mattea, Renfer, Rosenberg u. Vest, Vahlensieck u. Scheibe, Wheeler u.a.) stellt sich der Ablauf der Veränderungen im Röntgenbild, das nach Jesserer u. Scholda „den wichtigsten objektiven Befund liefert" im wesentlichen folgendermaßen dar:

Etwa 1—7 Wochen nach Beginn der subjektiven Beschwerden, in Ausnahmefällen auch früher (Renfer), sind als erste Veränderungen unscharfe Knochenkonturen oder Abrundungen der Symphysenkanten nachweisbar. Die folgenden Knochenumbauvorgänge sind zunächst in den medialen Bezirken der Schambeine sichtbar, von wo aus sie auf die angrenzenden Schambein- und Sitzbeinäste bis zu den Sitzbeinhöckern hin, je nach der Schwere des Prozesses übergreifen. Während Leucutia den Knochenumbau als eine diffuse oder fleckige Porose des Knochens mit verwaschener Struktur beschreibt, tritt nach den Beobachtungen von Blumensaat die für die S.K.A. typische Fleckform nicht so deutlich auf. Auch er spricht von einer verwaschenen Struktur, in der eine gewisse „Unruhe" herrrscht. Blumensaat vergleicht die Bilder in etwa mit den Befunden an den Diaphysen der großen Röhrenknochen, die am Anfang als diffuse Atrophie imponieren können.

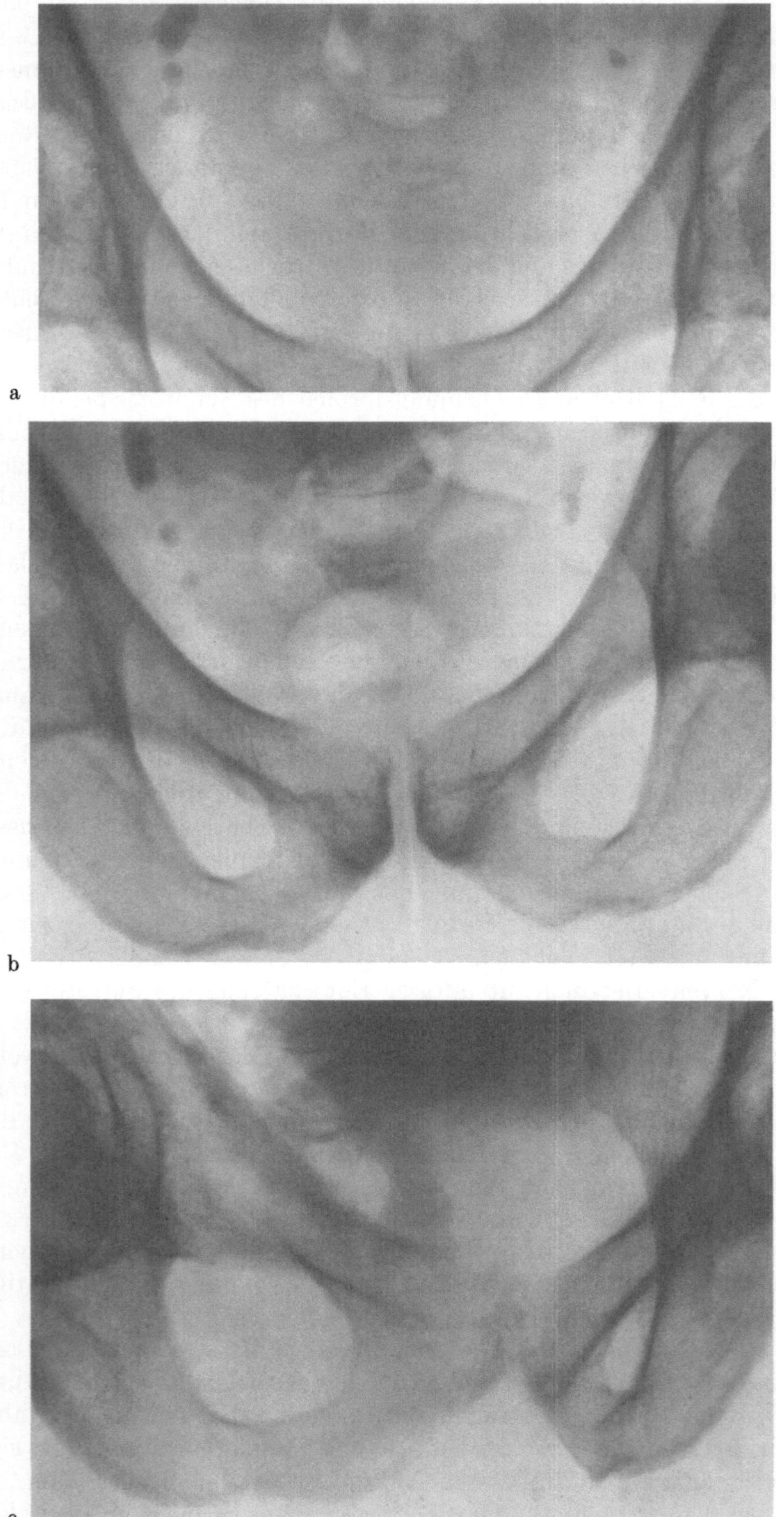

Abb. 27 a—f. 71 jähriger Patient (N. F.) — Postoperative Ostitis pubis: Verlaufsbeobachtung einer Ostitis pubis nach transvesikaler Prostatektomie über 2 Jahre: (a) Bei der praeoperativen Röntgenuntersuchung der ableitenden Harnwege, mit methodisch bedingt nur partieller Darstellung der Schambeinfuge, regelrechte Konturen und Strukturen der dargestellten fugennahen Skelettbezirke. (b) In der 8. Woche nach der Operation, 5 Wochen nach Beginn der klinischen Symptomatologie erster Nachweis einer geringen Konturunschärfe der fugennahen Abschnitte des Pecten ossis pubis rechts. (c) In der 9. Woche nach der Operation, gelegentlich eines

(Fortsetzung S. 618)

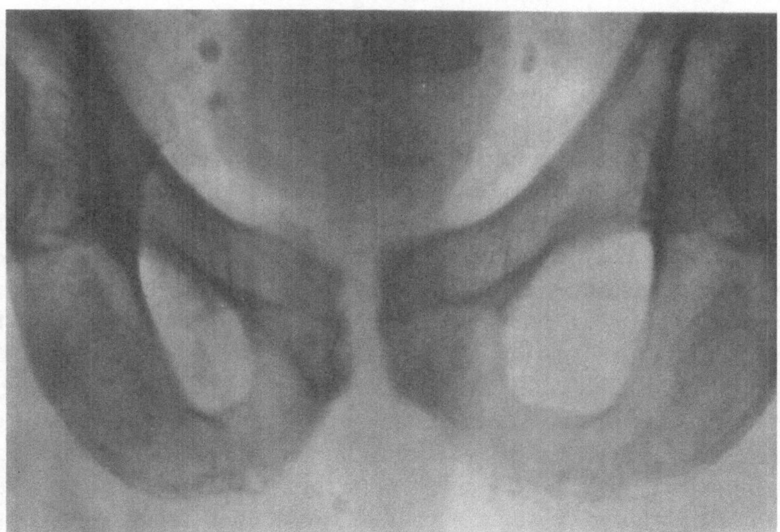

Abb. 27 d

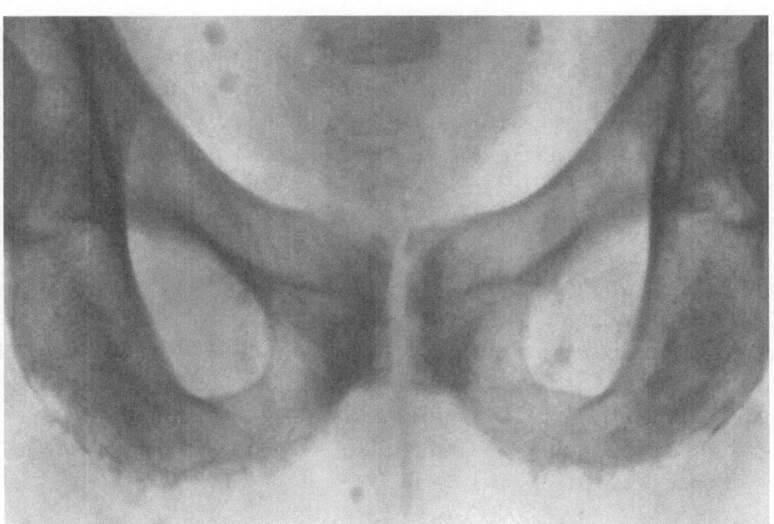

Abb. 27 e

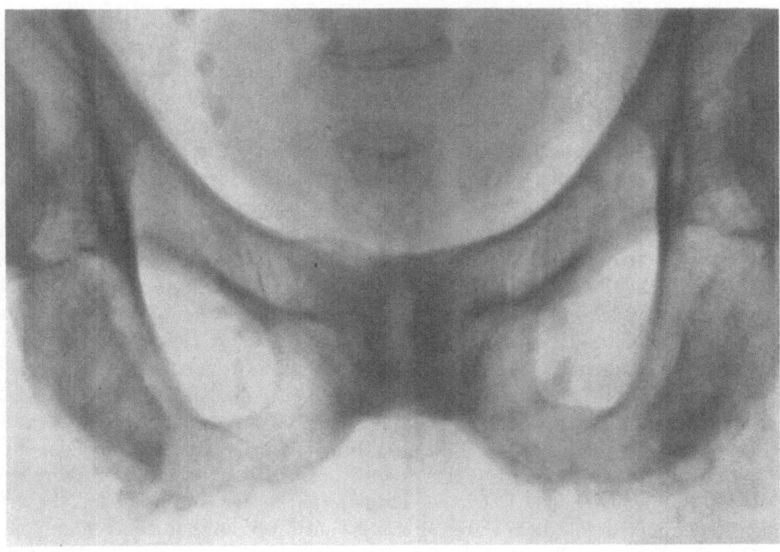

Abb. 27 f

Da die Knochenveränderungen in den fugennahen Skelettabschnitten am stärksten ausgebildet sind, erscheint die Symphyse mehr oder weniger stark verbreitert. Es kann sogar der Eindruck einer wirklichen Dehiszenz bestehen. Randständige Strukturaufhellungen oder Abhebung der subperiostalen Knochenschicht durch Muskelansätze können eine Sequestrierung vortäuschen. Eine echte Sequesterbildung kommt jedoch nicht vor. Stellen sich bei voll ausgebildetem Knochenabbau neben der verwaschenen Struktur osteolytisch wirkende größere Aufhellungen dar, so sieht das Bild einer Osteomyelitis, einer Tumormetastasierung oder einer Malazie täuschend ähnlich. Dieser Eindruck wird durch eine einsetzende Remineralisation noch verstärkt. Schon zu einer Zeit, wo der Knochenabbau noch zunimmt und randständige Aufhellungen als Scheinusuren vortreten, können periostale osteophytäre Reaktionen nachweisbar werden. Jetzt kann eine Periostitis ebenso wie eine osteomyelitische Begleitperiostitis vorgetäuscht werden. In Zweifelsfällen kann nur die Probefreilegung und die histologische Auswertung einer PE zur Klärung führen.

Nach einem Zeitraum von 2—8 Monaten setzt meistens die Restitution ein. Dabei kommt es nach einem scheinbaren Stillstand der Knochenveränderungen zu einer langsamen Rekalzifikation und zum Wiederaufbau trabekulärer Strukturen, so daß in weiteren 6—12 Monaten eine völlige Wiederherstellung des Knochens erfolgen kann. Insgesamt kann damit auch hier die Ausheilung eine Zeitspanne bis zu 2 Jahren in Anspruch nehmen. Meist bleiben aber Spuren des durchgemachten Prozesses im Sinne einer Defektheilung zurück. Die Schambeinfuge kann verbreitert bleiben, verschmälert erscheinen oder durch eine knöcherne Ankylose überbrückt sein. Leichte Sklerosen der fugennahen Knochenbezirke und eine hypertrophische Atrophie gehören ebenso zum Bild des abgelaufenen Prozesses wie periostale Knochenneubildungen im Bereich der Muskelansätze der betroffenen Skelettabschnitte, wodurch vor allem am unteren Rand der Scham- und Sitzbeinäste, aber auch in der Umgebung der Foramina obturatoria bizarre „Konturauswüchse" erzeugt werden (Abb. 27 u. 28).

Wie bereits bei der Erörterung der Ätiologie des Sudeck-Syndroms gesagt, besteht für die bei der sog. Ostitis pubis auftretenden osteophytären Periostreaktionen und dem möglichen Ausgang mit einer knöchernen Ankylose der Schambeinfuge keine Vergleichsmöglichkeit im Ablauf des Sudeck-Syndroms an den Gliedmaßen. Nach Rieder's histologischen Untersuchungen kann sich im Endstadium an den Gelenken eine bindegewebige Ankylose mit noch partiell offenem Gelenkspalt ausbilden. Von einer knöchernen Ankylose ist nicht

(Abb. 27 c—f Fortsetzung)

Kontrollurogramms, in der rechts „angehobenen" Beckenaufnahme gegenüber der Vorkontrolle deutlichere Darstellung der Konturunschärfe der fugennahen Abschnitte des Pecten ossis pubis rechts im Sinne einer Progredienz des Befundes. (d) 5 Monate nach der Operation sind beide Schambeine, rechts mehr als links, und die unteren Sitzbeinäste beiderseits am Knochenumbau beteiligt. Im fugennahen Bereich erscheinen die Skelettstrukturen der Schambeine und der angrenzenden Sitzbeinabschnitte vorwiegend diffus, in umschriebenen Bezirken teils auch fleckförmig aufgehellt und zum Teil verwaschen. Die obere rechte Symphysenkante ist deutlich abgerundet bzw. beim Vergleich mit links teils abgebaut. Die Schambeinfuge erscheint verbreitert und vor allem rechtsseitig unregelmäßig und unscharf begrenzt. Im Bereich der kaudalen Begrenzung der unteren Sitzbeinäste beiderseits randständige Strukturaufhellungen, die als Scheinusuren vortreten und Abhebung der subperiostalen Knochenschicht durch Muskelansätze. Vom Pecten ossis pubis rechts nach cranial sowie vom unteren Rand des oberen Schambeinastes rechts nach caudal gegen das Foramen obturatorium ausgerichtet bereits verschieden stark entwickelte periostale osteophytäre Reaktionen. (e) 13 Monate nach der Operation ist der Knochenumbau in Rückbildung begriffen. Außer einer allgemeinen Rekalzifikation und Rekonstruktion trabekulärer Strukturen tritt eine vermehrte Knochenanlagerung im Grenzbereich zwischen dem Faserknorpel, der Schambeinfuge und dem anliegenden Schambeinskelett vor, so daß der Symphysenspalt gegenüber den Vorbefunden deutlich eingeengt ist. Im übrigen neben nur mehr vereinzelt nachweisbaren randständigen Strukturaufhellungen in den unteren Sitzbeinästen jetzt auch multiple osteophytäre Knochenneubildungen an den caudalen Sitzbeinrändern und im Bereich der Foramina obturatoria beiderseits. (f) 2 Jahre nach der Operation Ausheilung der Ostitis pubis nach Art einer Defektheilung mit knöcherner Verschmelzung der beiden Schambeine, wobei der ehemalige Fugenbereich nur mehr durch sklerotische Randbezirke in den Schambeinen markiert wird. Im übrigen gegenüber der Vorkontrolle deutliche Progredienz der bizarren osteophytären Knochenneubildung an den kaudalen Sitzbeinrändern und im Bereich der Foramina obturatoria beiderseits (nach Bose)

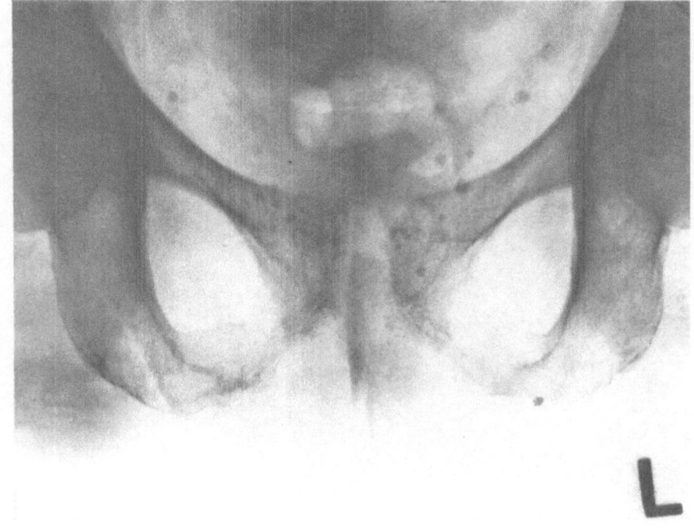

a

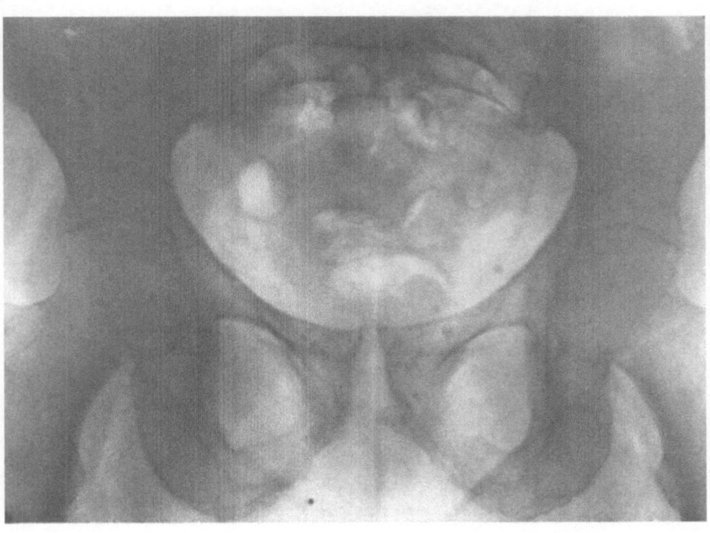

b

Abb. 28 a—g. 65jährige Patientin (N. L.) — Postoperative Ostitis pubis und S.K.A.: Verlaufsbeobachtung einer Ostitis pubis nach suprapubischer Blasenfixation wegen rezidivierender Cystocele über 6 Monate, wobei es außerdem zur Ausbildung einer S.K.A. I beider Beine kam. (a) Im 2. Monat nach der Operation bereits fortgeschrittene Knochenumbauvorgänge im symphysennahen Bereich der Schambeine und der unteren Sitzbeinäste beiderseits mit deutlicher Verbreiterung und insbesondere rechtsseitig unscharfer und unregelmäßiger Begrenzung der Schambeinfuge, diffuser, wechselnd stark ausgebildeter Aufhellung der teils verwaschen, teils grobmaschig erscheinenden Knochenstrukturen und einem etwa gut mandarinengroßen, unscharf begrenzten lochartigen Substanzverlust im vorderen Abschnitt des linken unteren Sitzbeinastes, so daß das angrenzende Foramen obturatum hier rezessusartig ausgeweitet erscheint. In dem ebenfalls stark entschatteten entsprechenden Bereich des unteren Sitzbeinastes rechts treten dagegen noch vereinzelte Knochenbälkchen vor. (b) Im 5. Monat nach der Operation bereits weitgehende Rückbildung der Knochenumbauvorgänge mit allgemeiner Rekalzifikation und Rekonstruktion der Knochenstrukturen auch im Bereich des vorbeschriebenen lochartigen Substanzdefektes im linken unteren Sitzbeinast, so daß jetzt das Foramen obturatum links wieder annähernd regelrecht begrenzt ist. Die im unteren Abschnitt noch verbreiterte Schambeinfuge ist vorwiegend linksseitig wieder schärfer begrenzt, wobei in den fugennahen Skelettbezirken links eine leichte Sklerose vortritt und die untere Symphysenkante links durch einen groben, gegen die Fuge ausgerichteten Knochensporn markiert ist, der unter Berücksichtigung des Vorbefundes einem rekonstruierten Abschnitt des Schambeins entsprechen dürfte. Umschriebene kleine spornartige periostale osteophytäre Reaktionen an den oberen Symphysenkanten rechts und links. (c) Im 7. Monat nach der Operation weitere Rückbildung der Knochenumbauvorgänge, so daß die weiterhin im unteren Abschnitt verbreiterte Schambeinfuge jetzt auch rechtsseitig wieder annähernd in ganzer Ausdehnung scharf begrenzt ist. Als weitere Hinweise auf eine sog. Defektheilung jetzt leichte Sklerose der fugennahen Knochenbezirke beiderseits und wenig stärkere Ausbildung der spornartigen osteophytären Knochenneu-

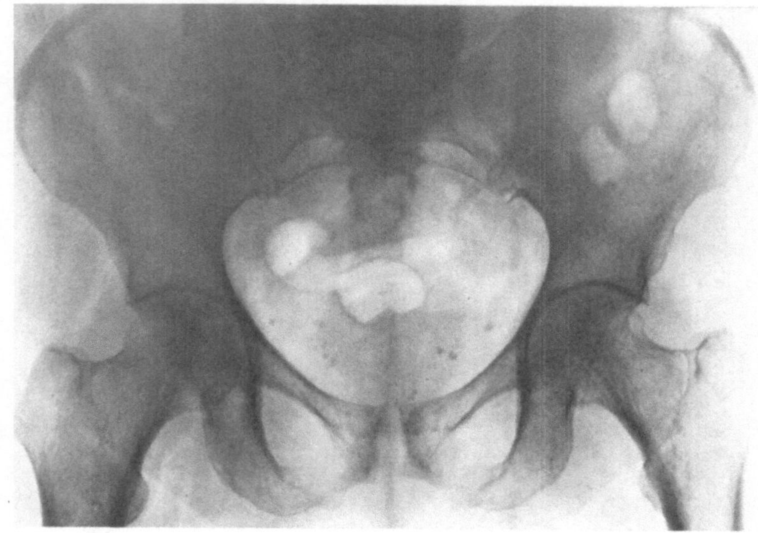

Abb. 28 c

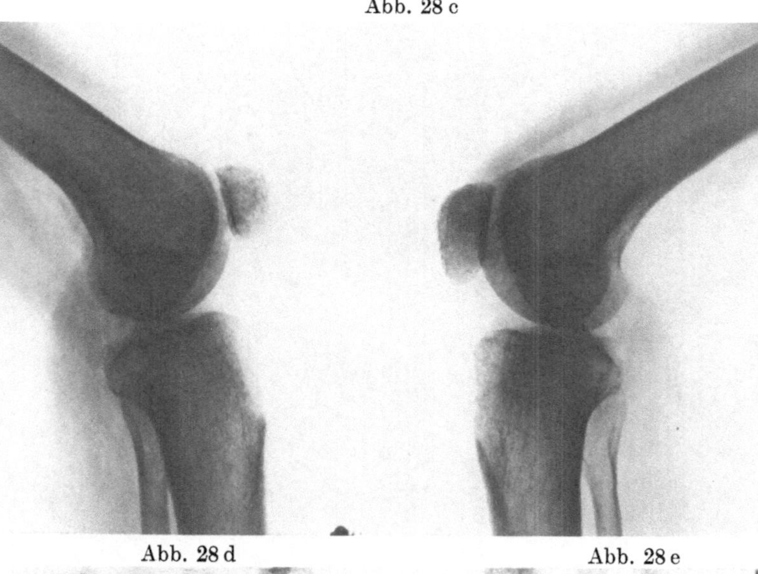

Abb. 28 d Abb. 28 e

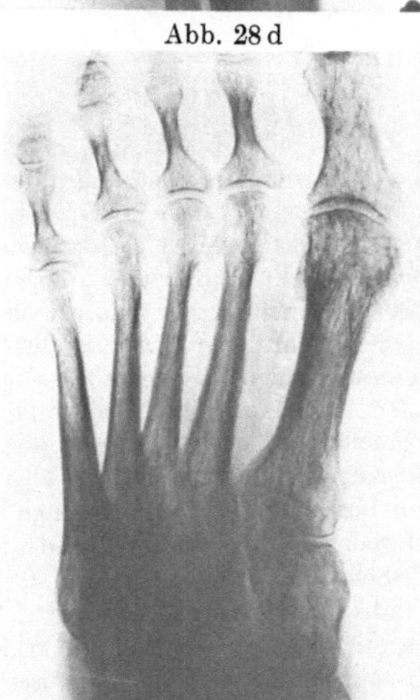

Abb. 28 f

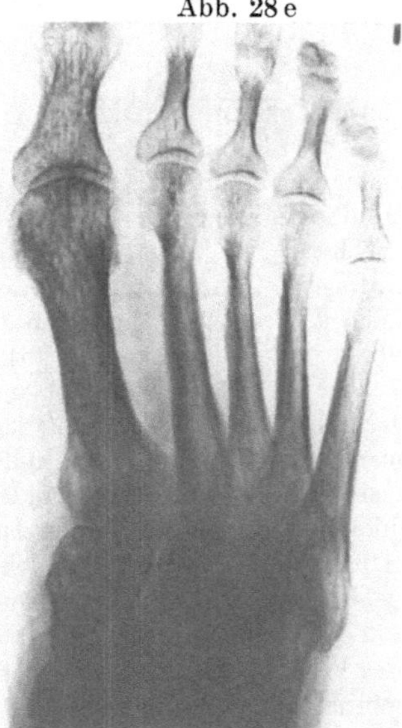

Abb. 28 g

bildung an den oberen Symphysenkanten beiderseits, die aufeinander zuwachsen und den oberen Rand der Fuge bereits teilweise überbrücken. (d—g) Im 5. Monat nach der Operation S.K.A. I an beiden Beinen mit u. a. fleckförmigen Entschattungen der Knochenstruktur im Bereich der Kniegelenke, in den Femurkondylen und den Kniescheiben und im Bereich der Füße in den Köpfchen der Mittelfußknochen (nach REMÉ) die Rede. Aber auch im klinischen Bereich ist uns kein Bericht über eine knöcherne Ankylose an den Gliedmaßen nach „reiner" S.K.A. bekannt. Das gilt in vollem Umfange auch für die osteophytären Periostreaktionen. Nach allgemeiner Auffassung sind von der S.K.A. nur die Makrostrukturen betroffen. Es wird von einer Strukturatrophie gesprochen (SCHINZ, BAENSCH, FRIEDL u. UEHLINGER). Der Makrobau und damit die Form und die Außenkonturen des Knochens bleiben „unberührt". Diese Besonderheiten des postoperativen und posttraumatischen „reinen" Sudeck-Syndroms am Becken sind als ungeklärt anzusehen. Auch BLUMENSAAT, der sich nachhaltig für die Deutung der postoperativ auftretenden sog. Ostitis pubis als Sudeck-Reaktion einsetzt, geht in seiner sonst ausführlichen und sehr kritisch angelegten Monographie auf diese Besonderheiten nicht ein.

Diese Besonderheiten sprechen u. E. jedoch ebenso wie die bisher vorliegenden mikroskopischen Befunde und der gesamte Verlauf der Knochenveränderungen im Röntgenbild auch nicht unbedingt für eine aseptische Knochennekrose, wie sie zuletzt wieder VAHLENSIECK u. SCHEIBE bei nichtinfektiösen Prozessen zur Erklärung der Ostitis pubis annehmen, nachdem früher bereits WHEELER eine ähnliche Überlegung anstellte. Im histologischen Bild fehlt bisher der Nachweis charakteristischer Zeichen einer Knochennekrose, worauf wir bei der Abhandlung des primären Knocheninfarktes im folgenden Kapitel näher eingehen. Wie schon gezeigt, erinnern die mikroskopischen Befunde stark an die Bilder einer S.K.A., die RIEDER beschreibt. Toter, aus der Zirkulation vollständig ausgeschalteter Knochen verliert seine Schattendichte im Röntgenbild nicht wie das bei der Ostitis pubis der Fall ist. Das zeigen in sehr eindrucksvoller Weise vor allem die noch zu besprechenden sog. Mischfälle von S.K.A. und aseptischer Osteonekrose in benachbarten Skelettabschnitten. Und schließlich ist nach den Untersuchungen von PHEMISTER u. KAHLSTROM, BURTON u. PHEMISTER u. a. bei der Ausdehnung, die eine Ostitis pubis am Scham- und Sitzbein erreichen kann, sofern wir eine aseptische Osteonekrose unterstellen, nicht mit einer so weitgehenden Restitution zu rechnen, wie sie bei der Ostitis pubis auch bei Ausgang in Defektheilung üblich ist. Nur kleinere der als Knocheninfarkte aufgefaßten aseptischen Knochennekrosen können durch „schleichenden Ersatz" eine vollständige Restitution zeigen, größere erleiden eine Demarkierung durch eine Spongiosklerose. Auch hierüber wird im folgenden Kapitel über den primären Knocheninfarkt berichtet.

Einer besonderen Erwähnung bedürfen auch die S.K.A. beim Kind, das Vorkommen des Syndroms bei der Gliedmaßentuberkulose, und das im Verlauf eines Gliedmaßen-Syndroms an der gesunden Seite auftretende kontralaterale Sudeck-Syndrom. Dabei handelt es sich um umstrittene Erscheinungsformen, bei denen der Röntgenbefund in der Diskussion die entscheidende Rolle spielt.

Daß es eine *S.K.A. bei Kindern* überhaupt gibt, zeigt unseres Erachtens die von BIERLING u. REISCH erstmalig auch bei Kindern — das jüngste ist 6 Jahre alt — im Röntgenbild nachgewiesene bandförmig-metaphysäre Erscheinungsform einer beginnenden S.K.A., die als solche von keiner Seite als charakteristisches röntgenologisches Kennzeichen bestritten wird. Daß diese bandförmig-metaphysäre Entschattung zur Diaphyse hin „nicht scharf abgesetzt" ist, wie BLUMENSAAT schreibt, ist nicht nur bei Kindern der Fall. Auch bei Erwachsenen kann sich die Aufhellung mehr oder weniger langsam zur Umgebung hin „verlieren". Im übrigen ist hier, wie gezeigt, nur die Frage noch unbeantwortet, ob diese bandförmig-metaphysäre Entschattung als diffuse oder als fleckförmige Erscheinung beginnt. Wie BIERLING u. REISCH, so stellt auch MAURER in seiner ausführlichen Arbeit über das Sudeck-Syndrom heraus, daß es in allen Altersklassen vorkommt. In seiner Altersstatistik führt er eine Beobachtung bei einem 8jährigen Knaben an.

Eigene Beobachtungen ermöglichen uns, die bisherigen zu ergänzen. Danach können außer mehr oder weniger scharf von der Umgebung abgesetzten bandförmig-metaphysären Entschattungen die für eine S.K.A. allgemein als ebenso charakteristisch angesehenen bandförmig-subchondralen Strukturaufhellungen auch beim Kind angetroffen werden (Abb. 29—31, siehe auch Abb. 3).

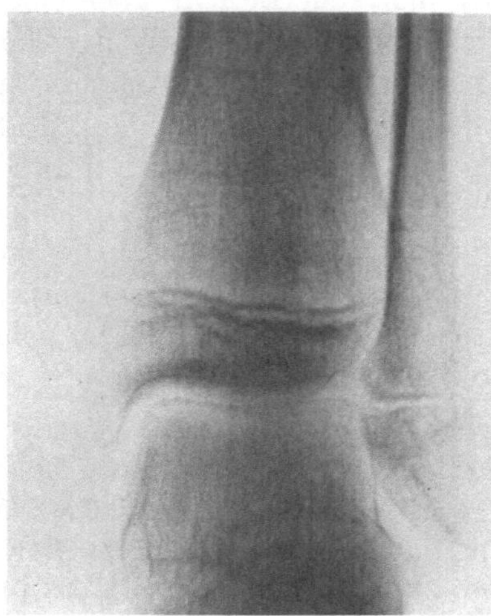
a

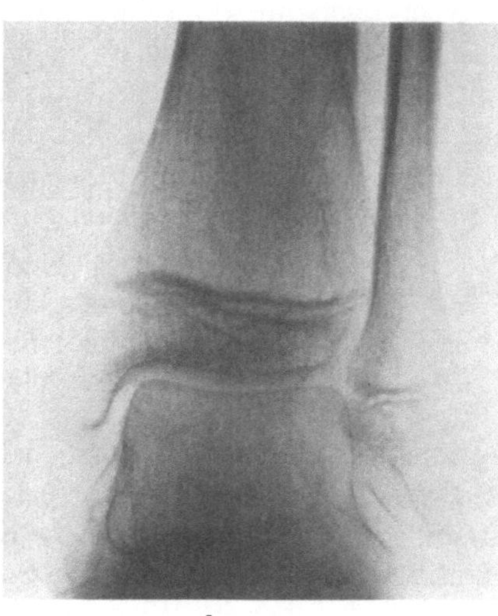
b

Abb. 29 a u. b. 9 Jahre und 6 Monate altes Mädchen (B. A.) — S.K.A. I: Verlaufsbeobachtung einer S.K.A. I von der 5.—9. Woche nach geschlossener Tibiafraktur links. (a) In der 5. Woche nach dem Unfall zarte, von der Umgebung vorwiegend scharf abgesetzte, teils angedeutet fleckige bandförmig-metaphysäre Dichteminderung in der Tibia neben breiterer, ebenfalls vorwiegend scharf abgegrenzter bandförmig-subchondraler Aufhellung im Talus und einer mäßig starken diffusen Entschattung der übrigen Skelettabschnitte. (b) In der 9. Woche nach dem Unfall ist von den vorbeschriebenen bandförmigen Entschattungen in der Tibia und im Talus nur mehr ein subchondraler Aufhellungsbezirk im Talus in der Gegend des lateralen Malleolengelenkbereiches, der jetzt zur Umgehung unscharf abgesetzt ist, erkennbar. Im übrigen auch weiterhin vorwiegend mäßig starke diffuse Entschattung des Skeletts

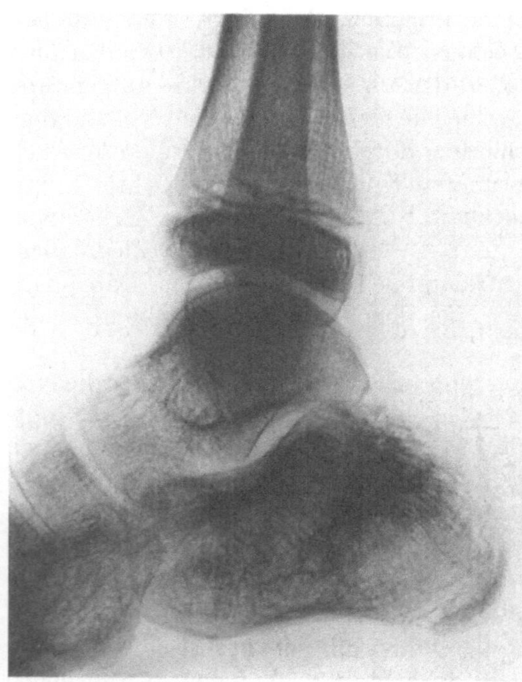
a

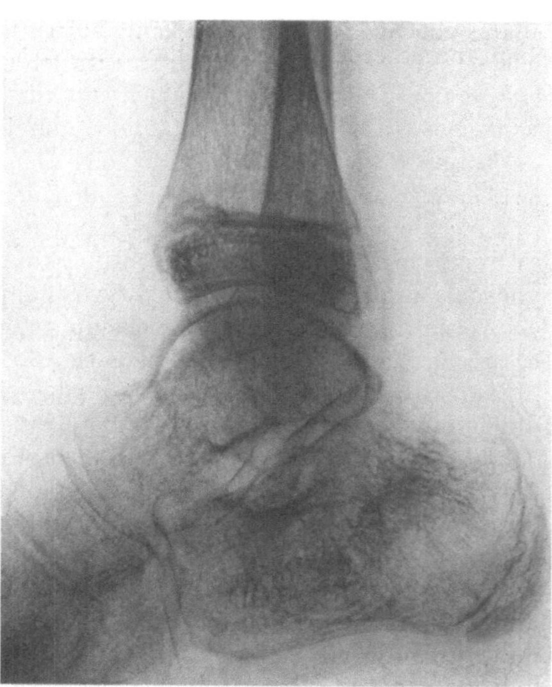
b

Abb. 30 a u. b. 10 Jahre und 3 Monate alter Junge (P. J.) — S.K.A. I und fraglich auch II: Verlaufsbeobachtung einer S.K.A. in der 5. und 10. Woche nach Kalkaneusfraktur rechts. (a) In der 5. Woche nach dem Unfall zarte, vorwiegend umschriebene bandförmig-subchondrale Entschattungen im Gelenkbereich der Fußwurzel, vor allem im Taluskopf, distal im Naviculare und im dorsalen Talo-Kalkaneargelenkanteil neben angedeutet bandförmig-metaphysärer Aufhellung in der Tibia und abschnittweise geringer diffuser Dichteminderung der Skelettstrukturen. (b) In der 10. Woche nach dem Unfall gegenüber dem Vorbefund verschieden stark ausgebildete Zunahme der Dichteminderung der jetzt teils auch unscharf begrenzten Skelettstrukturen, insbesondere in den subchondral gelegenen Abschnitten der Fußwurzel sowie im Tuber calcanei nahe der Apophysenfuge, so daß die Fußwurzel eine bleistiftartige Umrandungszeichnung zeigt und der Gesamtbefund an einen Übergang in das chronische Stadium (S.K.A. II) denken läßt (der Befund konnte nicht weiter verfolgt werden)

Ungeklärt und umstritten ist dagegen, wie schon gesagt, ob auch die bei Kindern und Jugendlichen bevorzugt auftretende diffuse Form der Entschattung als S.K.A. zu deuten ist. Hier sind zunächst die Arbeiten jüngeren Datums zu berücksichtigen, die sich auf die Auswertung der Röntgenbefunde und des klinischen Bildes stützen und außerdem die Altersklasse vom 1. bis 10. Lebensjahr klar von der Altersgruppe der 11—20-Jährigen

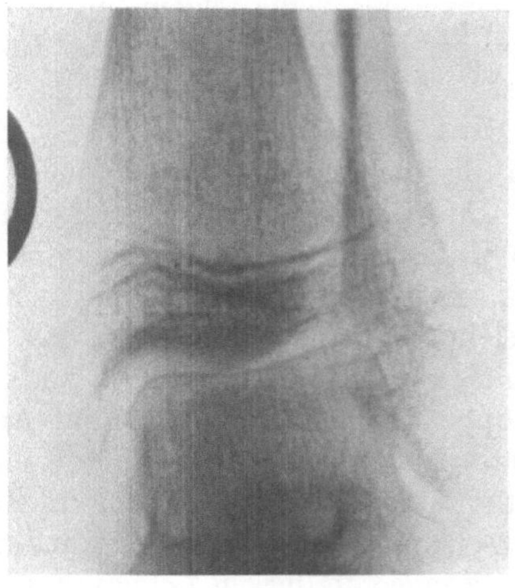

a

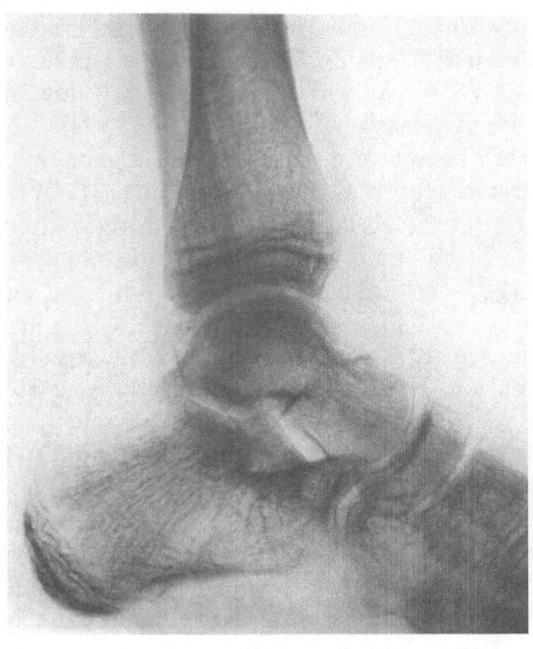

b

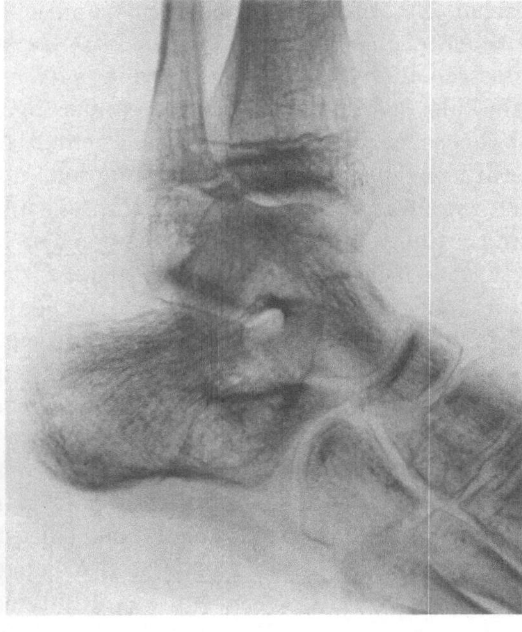

c

Abb. 31 a—c. 11jähriges Mädchen (P. S.) — S.K.A. I: 5 Wochen nach Sprunggelenkdistorsion mit Fibulainfraktion links S.K.A. I mit zarten, teils scharf, teils unscharf begrenzten bandförmig-subchondralen Aufhellungen im Bereich des Talus tibial- und fibularwärts an der Gelenkrolle sowie im Taluskopf, im Bereich des Kalkaneus sowohl unter der Facies artikularis posterior als auch unter der Facies artikularis cuboidea und an der Apophysenfuge des Fersenhöckers, im Os naviculare und im Os cuboideum neben einer mehr diffusen Entschattung der Skelettstrukturen

abgrenzen, da nach Ansicht von BLUMENSAAT mit dem Beginn der Pubertät eine gewisse Sudeck-Häufung einsetzt, die er in einer Änderung der vegetativen und hormonalen Reaktionslage zur Zeit der Pubertät begründet sieht. Die von verschiedenen Untersuchern (DUBOIS, DYES, KÖNIG u.a.) angegebene Altersangabe „Jugendliche“ gestattet daher ebenso wie die Erfassung der Kinder bis zum 14. oder 15. Lebensjahr in einer Altersgruppe ohne weitere Unterteilung (Berndt, Müller) keine genügenden Rückschlüsse. Unter Berücksichtigung dieser Voraussetzungen ist aus den Arbeiten von Bierling u. Reisch sowie Wagner — in beiden Untersuchungsreihen wurden röntgenologische und klinische Befunde ausgewertet und die Altersklasse der 1- bis 10-Jährigen abgetrennt — zu schließen, daß bei Kindern, vor allem im 1. Dezennium, die S.K.A. im Röntgenbild als „diffuse Form" (Bierling u. Reisch) bzw. als „eine allgemeine harmonische gering- bis mittelgradige Entkalkung, die distal der Fraktur im Bereich der Epiphysenfugen und der Metaphysen am augenfälligsten ist" (Wagner), zur Darstellung kommt. In der Altersgruppe der 1- bis 10-Jährigen zählen Bierling u. Reisch 41 Kinder mit einer S.K.A. und Wagner 35, so daß ein Zufallsbefund ausgeschlossen werden kann.

Obschon Blumensaat die Untersuchungen von Bierling u. Reisch, nicht dagegen die später veröffentlichten, vom Unfalltag an sorgfältigen klinischen und röntgenologischen Beobachtungen von Wagner, vor seiner Stellungnahme bekannt waren und sie auch im übrigen ausführlich berücksichtigt, lehnt er dennoch das Vorkommen eines Sudeck-Syndroms bei Kindern ab mit der Begründung, daß er bei Kindern trotz besonderer Beachtung nie „weichteildystrophe Erscheinungen", die zur Anerkennung eines „Sudeck" vorliegen müssen, beobachtete. Er vertritt daher die Ansicht, „daß man diese diffuse, dazu noch scharf strukturierte und leichte Entschattung im Röntgenbild kindlicher Frakturen nicht als Sudecksche Dystrophie ansehen kann, zumal man diese bei anderen Knochenverletzungen und -erkrankungen in diesem Lebensalter nicht kennt". Blumensaat verweist in diesem Zusammenhang auch auf eine Mitteilung von Berndt, der sich ebenfalls mit der Frage des Sudeck-Syndroms beim Kind befaßt, und ein „völliges Fehlen klinischer Symptome hinsichtlich trophischer Störungen mit Ausnahme geringgradiger Muskelatrophie" herausstellt, die Blumensaat jedoch glaubt zwangloser als „Inaktivitätserscheinung" deuten zu können. Im übrigen vermissen wir bei Blumensaat eine Angabe, als was er die Knochenveränderungen im Kindesalter ansieht. Er sagt nur: „Bei Erwachsenen beurteilen wir diese leichte, scharf abgesetzte, manchmal diffus, manchmal herdförmig begrenzte Entschattung als Ausdruck einer Inaktivitätsatrophie". Da Wagner, der zwar vom Unfalltag ab klinische und röntgenologische Befunde sorgfältig während der gesamten Verlaufsbeobachtung registriert, keine entsprechende Aufschlüsselung der klinischen Symptome nach Altersgruppen vorlegt — er stellt nur bei 6—16-Jährigen eine flaumartige Hypertrichosis besonders heraus — sind hier keine weiteren Rückschlüsse möglich. Seine strikte Ablehnung abschwächend, sagt Blumensaat jedoch an anderer Stelle zusammenfassend, daß hinsichtlich Vorkommen und Häufigkeit eine abgeschlossene Stellungnahme zum Sudeck-Syndrom bei Kindern noch nicht mit ausreichender Wahrscheinlichkeit gegeben werden kann. Hier steht also vorerst noch Ansicht gegen Ansicht und u.E. sind weitere histologische Untersuchungen zur Klärung notwendig.

Der Vollständigkeit halber ist noch darauf hinzuweisen, daß auch Sudeck und sein Schüler Remé das Vorkommen eines Gliedmaßen-Syndroms bei Kindern anerkennen. So stellt auch Sudeck in seiner letzten Arbeit eine mehr diffuse und nicht fleckige Entschattung als charakteristisch für das Röntgenbild eines kollateralen Knochenumbaus bei Kindern heraus. Die Ursache für diese diffuse Form sieht er in der reichlicheren Gefäßversorgung und damit der besseren Durchblutung des wachsenden Knochens. Blumensaat hält dem entgegen, daß die „fehlenden oder leichtesten dystrophischen Erscheinungen" an den Weichteilen wohl kaum mit einer stärkeren Durchblutung begründet werden können. Die bei Erwachsenen so charakteristische fleckförmige Dichteminderung der Spongiosastruktur wird somit bisher bei Kindern im 1. Dezennium von keiner Seite beschrieben, eine Beobachtung, auf die Lindemann bereits früher hingewiesen hat.

Von den Autoren, die eine S.K.A. im Kindesalter anerkennen, wird hervorgehoben, daß sich die diffusen Knochenveränderungen ebenso wie die klinischen Symptome meist rasch und ohne jede besondere Behandlung zurückbilden. Der gesamte Ablauf scheint nach den Beobachtungen von Müller auch schneller zu sein als bei Erwachsenen. Das betrifft auch den relativ frühen Nachweis der Knochenveränderungen beim Kind, wozu allerdings auch die günstigeren anatomischen Voraussetzungen beitragen dürften. Den Arbeiten von BIERLING u. REISCH sowie WAGNER ist weiter zu entnehmen, daß in der Altersgruppe der 1- bis 10-Jährigen alle Kinder nur das akute Stadium durchmachen, während in der Altersklasse der 10- bis 20-Jährigen neben dem akuten Stadium auch das Stadium der Dystrophie zu registrieren ist — woraus sich therapeutische Konsequenzen ergeben — und WAGNER in einem Falle dieser Altersgruppe bereits über eine Endatrophie berichtet. Ebenso berichtet MÜLLER anhand von Röntgenaufnahmen von Kindern bis zu 15 Jahren sowohl über Fälle im akuten Stadium, als auch über solche im Stadium der Dystrophie. In der Beobachtungsreihe von MÜLLER zeigen auch die Fälle der Dystrophie-Phase bis auf eine Beobachtung meist eine rasche Rückbildung. Die Ausnahme betrifft eine 2 Jahre alte hochgradige Dystrophie nach Kriegsverletzung mit Laesion der Vorderarmnerven. Zu der „Geschwindigkeit" der Rückbildung der Dystrophie-Phase in der vergleichbaren Altersgruppe macht WAGNER dagegen keine von dem üblichen Zeitraum abweichende Angaben (siehe Abb. 20).

Nicht einheitlich entschieden ist bisher auch, ob die bei der Gliedmaßentuberkulose im Röntgenbild auftretenden Skelettveränderungen als Sudeck-Reaktion aufzufassen sind, obschon die weit verbreitete Annahme einer ätiologischen Verbindung zwischen *S.K.A. und Gliedmaßentuberkulose* entscheidend durch das Röntgenbild beeinflußt ist (BECK, BLUMENSAAT, DYES, EXNER, HERFARTH, KIENBÖCK, LENGGENHAGER, MARTI, MAURER, REMÉ, RIEDER, SCHINZ, BAENSCH, FRIEDL u. UEHLINGER, SCHNEIDER, SUDECK, WAGNER u.a.).

BLUMENSAAT erkennt nur eine gewisse Ähnlichkeit zwischen den am Skelett bei einer Gliedmaßentuberkulose auftretenden Veränderungen und der S.K.A. an und sieht im übrigen wesentliche Unterschiede. Er hält die bei der chronischen unspezifischen und spezifischen bakteriellen Knochenentzündung, insbesondere die bei der Gliedmaßentuberkulose angenommene Sudeck-Symptomatologie für so uncharakteristisch und lückenhaft, daß es ihm fraglich erscheint, ob man überhaupt berechtigt ist, von einem Sudeck-Syndrom zu sprechen. Nach seinen Beobachtungen ist die Knochenstruktur von vornherein mehr verwaschen als von charakteristischer Fleckform. Diese Erscheinung ist zudem in seinen Beobachtungen nur auf den entzündeten Knochenherd und seine unmittelbare Umgebung beschränkt. In etwas entfernteren Abschnitten des gleichen Knochens tritt dagegen keine fleckförmige, sondern eine „diffuse, klare und gleichmäßige Osteoporose auf, die bis zum Bild des sog. gläsernen Knochens gehen kann". Die angrenzenden Knochen findet er entweder gar nicht beteiligt oder nur geringgradig aufgehellt. Er deutet diese Röntgenbefunde als toxische Osteolyse und Inaktivitätsatrophie. Ebenso fehlt nach seinen Beobachtungen ein typisches Weichteilbild. Ein evtl. vorliegendes Oedem ist auf den unmittelbaren „Herd" beschränkt und nimmt nicht in charakteristischer Weise peripherwärts zu. Die immer nachweisbare Muskelatrophie sieht er als Folge der Inaktivität an. Andere Weichteilsymptome fehlen nach seinen Erfahrungen. Bei differentialdiagnostischen Grenzfällen heißt bei seinen Beobachtungen die Frage: „Sudeck oder Tuberkulose" und nicht „Sudeck bei Tuberkulose". Bei der Beurteilung seiner eigenen Befunde läßt BLUMENSAAT jedoch die Möglichkeit offen, daß die in dem von ihm übersehenen Zeitraum erfolgte Anwendung von „Antibiotika und Tuberkulostatika, das Sudeck-Bild vielleicht beeinflußt hat". Er fordert schließlich wie schon vor ihm DYES eine histologische Klärung.

Auch DYES stellt die mehr gleichmäßige Entschattung bei der Gliedmaßentuberkulose heraus, ohne weiter deskriptiv auf Einzelheiten einzugehen. Er äußert außerdem die Ansicht, daß die fleckige Entschattung, die er bei der Tuberkulose und bei der S.K.A. für gleichartig hält, möglicherweise dem stürmischen Verlauf und die gleichmäßige Entschattung dem langsamen Verlauf gleichartiger Vorgänge entspricht. Er hält es jedoch für zweckmäßig, bis zum histologischen Beweis die Entschattung bei der Tuberkulose nicht mit zum Bild einer S.K.A. zu zählen. OEHLECKER ist der Ansicht, daß wir bei der Gliedmaßentuberkulose den akuten Vorgang in der Regel nicht miterleben, sondern direkt dem

„fertigen Bild der Dystrophie gegenübertreten“. Nach MAURER findet sich dagegen so gut wie immer eine Sudeck-Dystrophie bei der Gliedmaßentuberkulose.

WAGNER geht wegen der bestehenden Deutungsunterschiede und der therapeutischen Konsequenzen, die sich aus der Überlegung von BLUMENSAAT: Tuberkulose oder S.K.A. bzw. aus der von ihm gestellten Frage: S.K.A. bei Tuberkulose oder S.K.A. aus anderer Ursache ergeben, anhand einer Analyse von 64 in 7 Jahren selbst beobachteter und behandelter Gliedmaßentuberkulosekranker mit verschiedener Lokalisation des Prozesses im Detail auf die ossäre und synoviale Form der Gliedmaßentuberkulose ein. In den bis zu 3 Monaten, und damit noch relativ früh im Anfangsstadium erfaßten Tuberkulosen findet er bei der *synovialen Form* im Röntgenbild eine harmonische Entschattung der Spongiosa, selten auch schon der Kortikalis und vereinzelt fein- und grobfleckige herdförmige Aufhellungen der Spongiosa, vor allem im subchondralen Bereich. Bei der *ossären Form* steht der Röntgenbefund zu diesem Zeitpunkt in Abhängigkeit von der Lage des Herdes. Dabei ist nicht nur die regionale Lokalisation entscheidend, sondern auch die Lage des Herdes im Knochen selbst, ob periostnahe oder zentral gelegen beeinflußt das Bild. Bei *zentralem Sitz* — Oberarmkopf, Oberschenkelkopf und großer Rollhügel werden besonders genannt — kann außer dem lokalen Herd und einer Entschattung als Umgebungsreaktion überhaupt „kein Röntgenbefund“, auch nicht in den distalen Skelettabschnitten erhoben werden. Bei *periostnahem Sitz* — Ellbogen, Kniegelenk und vor allem Hand- und Fußwurzelknochen werden besonders herausgestellt — sind neben dem lokalen, meist die Kortikalis zerstörenden Herd „kollaterale Entschattungen neben subchondralen Fleckschatten deutlich zu sehen“ (WAGNER).

In diesem Stadium berichtet WAGNER aufgrund eigener Feststellungen und der Vorgeschichte der Patienten auch über entsprechende Weichteilsymptome. Dabei führt er im einzelnen an: einen zunächst mittelgradigen Belastungs- und einen geringen Spontanschmerz, die wegen ihrer zunehmenden Heftigkeit nach spätestens 8 Wochen zur Bettruhe zwingen und nicht nur im Bereich des tuberkulösen Prozesses, sondern in der ganzen Extremität angegeben werden, eine teigige Schwellung bis zu echter Oedembildung mit Maximum über dem Herd, aber auch, wenn auch insgesamt weniger als beim Fraktur-Sudeck distal davon, eine Rötung, bei stärkerer Belastung auch ein bläulicher Unterton und ein leichter Glanz der Haut, eine Hyperthermie, vor allem über dem Herd, aber auch, wenn auch insgesamt geringgradiger als beim Fraktur-Sudeck, distal davon, eine Hyperhidrosis, eine Hypertrichosis, eine Muskelminderung und eine Bewegungsbehinderung direkt erkrankter oder herdnaher, nicht dagegen herdferner Gelenke. Nagelveränderungen fehlen ebenso wie Seitendifferenzen der Extremitätenpulse. In dieser Symptomatik sieht WAGNER für diese Fälle der Gliedmaßentuberkulose ein *Sudeck-Begleitsyndrom der Phase I* und äußert die Überzeugung, daß diese Reaktionsform bei jeder Gliedmaßentuberkulose mehr oder weniger ausgeprägt dem regulären Ablauf entspricht, auch wenn sie aus verschiedenen Gründen relativ selten beobachtet wird. Als derartige Gründe werden angeführt: Bagatellisierung der Beschwerden, die zunächst auf äußere Ursachen zurückgeführt werden, folglich verspätete Röntgenkontrolle und damit Diagnosestellung und meist erst Beginn einer regelrechten klinischen Behandlung, wenn schon eine Dystrophie-Phase vorliegt. Die Phase I des Begleit-Sudeck-Syndroms wird in diesen Fällen nicht erfaßt, eine Ansicht, die vor WAGNER schon OEHLECKER äußerte. Nach WAGNER imponiert selbst das Dystrophiebild (Phase II) klinisch nur dann, wenn überhaupt keine oder eine unsachgemäße Vorbehandlung stattgefunden hat oder der Kranke aufgrund der Beschwerden nicht von sich aus die erkrankte Extremität ruhiggestellt hat. Der Vollständigkeit halber sei an dieser Stelle gesagt, daß SUDECK selbst und REMÉ vor den Untersuchungen von WAGNER bereits über je einen Fall von Gliedmaßentuberkulose mit trophischen Weichteilveränderungen berichten konnten.

Das akute Stadium geht nach WAGNER nahezu immer, meist relativ schnell in 2—5 Monaten nach Erkankungsbeginn mit einem typischen klinischen Bild mit entsprechendem Schmerzsyndrom, erheblichem Oedem und über dem Herd blaurot, distal davon blauviolett oder blaßblau verfärbter Haut, Temperaturschwankungen zwischen Hyper- und Hypothermie, brüchigen Nägeln, deren Wachstum gehemmt ist, für das Syndrom maximaler Hyperhidrosis und Hypertrichosis, evtl. auch Rückbildung der Schweißabsonderung und Auftreten unangenehm empfundener Trockenheit, Druckschmerzhaftigkeit und hochgradiger Minderung der Streckmuskulatur und Teil- bis Totalversteifung auch herdferner Gelenke in das *Stadium der Dystrophie* über. Bei der ossalen „körpernahen" Gliedmaßentuberkulose hinken die röntgenologisch nachweisbaren Zeichen der Dystrophie bis zu 6 Monaten und länger hinterher, während bei periostnahem Sitz der Tuberkulose in der Fußwurzel die röntgenologischen Dystrophiezeichen fast gleichzeitig, jedoch höchstens 3 Wochen nach den klinischen Symptomen feststellbar sind. Bei rein synovialer Form erscheinen die Dystrophiezeichen im Röntgenbild, je nachdem ob ruhiggestellt oder belastet wurde früher oder später, im allgemeinen jedoch spätestens 6 Monate nach Erkrankungsbeginn. Den voll ausgebildeten Röntgenbefund der Dystrophie-Phase beschreibt WAGNER als eine hochgradige, dysharmonische Entschattung von Spongiosa und Kortikalis. Die Knochenstrukturen machen einen unruhigen und verschwommenen Gesamteindruck, da die Spongiosastrukturen teils aufgehoben sind und daneben vor allem subchondral grob- und teils auch kleinfleckige Aufhellungen vorliegen. Die Kortikalis ist verdünnt, kann ovaläre Aufhellungen enthalten und als „bleistiftartige Umrandungszeichnung" vortreten.

WAGNER weist darauf hin, daß bei mischinfizierten Gliedmaßentuberkulosen das Syndrom nach dem klinischen und röntgenologischen Bild früher auftreten und stärker ausgebildet sein kann. Weiter macht WAGNER, wie bereits erwähnt, darauf aufmerksam, daß jede entsprechende Vorbehandlung das klinische Sudeck-Bild, auch das der Dystrophie-Phase wesentlich mildern kann, eine Erfahrung, die BLUMENSAAT bei der Deutung seiner Befunde als Erklärungsmöglichkeit offen lassen mußte.

Die Dauer der Aktivität der Tuberkulose bestimmt auch die Gesamtdauer des Begleit-Sudeck-Syndroms, das schließlich im *Stadium der Atrophie* mit einer Defektheilung endet, die sich nach dem klinischen Bild nicht von der Endatrophie nach Frakturen unterscheidet. Im Röntgenbild kann beim Vergleich mit dem Fraktur-Sudeck die Endatrophie nach Tuberkulose dagegen mit einer stärkeren Entschattung einhergehen, so daß das Bild des „Glasknochens" vortritt. Andererseits ist nach den Erfahrungen von WAGNER nach Tuberkulosen aber auch die Reparabilität der Endatrophie größer als nach Frakturen.

WAGNER berücksichtigt schließlich auch die Inaktivität bei der langdauernden Ruhigstellung, die die Gliedmaßentuberkulose in der Regel erforderlich macht. Er äußert die Überzeugung, daß der Inaktivität sicherlich auch für die Muskelminderung, die Funktionsstörung der Extremität und schließlich auch für die harmonische Entschattung des Skeletts eine Bedeutung zukommt, daß er „aber alle aktiven Reaktionen an Skelett- und Weichteilen als Gliedmaßen-Syndrom auffassen" muß. WAGNER kommt, wie vor ihm schon MAURER, zu dem Schluß, daß jede Gliedmaßentuberkulose von einem Sudeck-Syndrom begleitet ist. Der Verlauf ist bei der Art des Grundleidens jedoch kaum einmal regulär. Es geht so gut wie immer in die Dystrophie-Phase über und endet in der Atrophie-Phase. WAGNER sieht in der tuberkulösen Infektion den „unentbehrlichen Hauptfaktor für die Ingangsetzung und den Verlauf des Begleit-Sudecks".

Seine Ausführungen belegt WAGNER mit mehreren Krankengeschichten (4) und den dazugehörigen Röntgenaufnahmen. Im Falle einer Tuberkulose im Kahnbein des rechten Fußes — 35 jährige Patientin, in der Vorgeschichte Hiluslymphknoten- und geschlossene Lungentuberkulose sowie operativ bestätigte Achsellymphknotentuberkulose links —, die unter der Diagnose einer Phlebitis bereits 14 Tage nach Krankheitsbeginn in klinische Behandlung kommt, beschreibt er 3 Monate nach Krankheitsbeginn im Röntgenbild des rechten Fußes neben einer subchondralen Entkalkung vor allem im Os naviculare kleinfleckige Aufhellungen in den übrigen distalen Fußwurzelknochen und in den Basen der Mittelfußknochen und nach weiteren 6 Wochen ein Bild der Dystrophie mit klein- bis grobfleckigen Entschattungen und verwaschenen Strukturen, die er mit Röntgenaufnah-

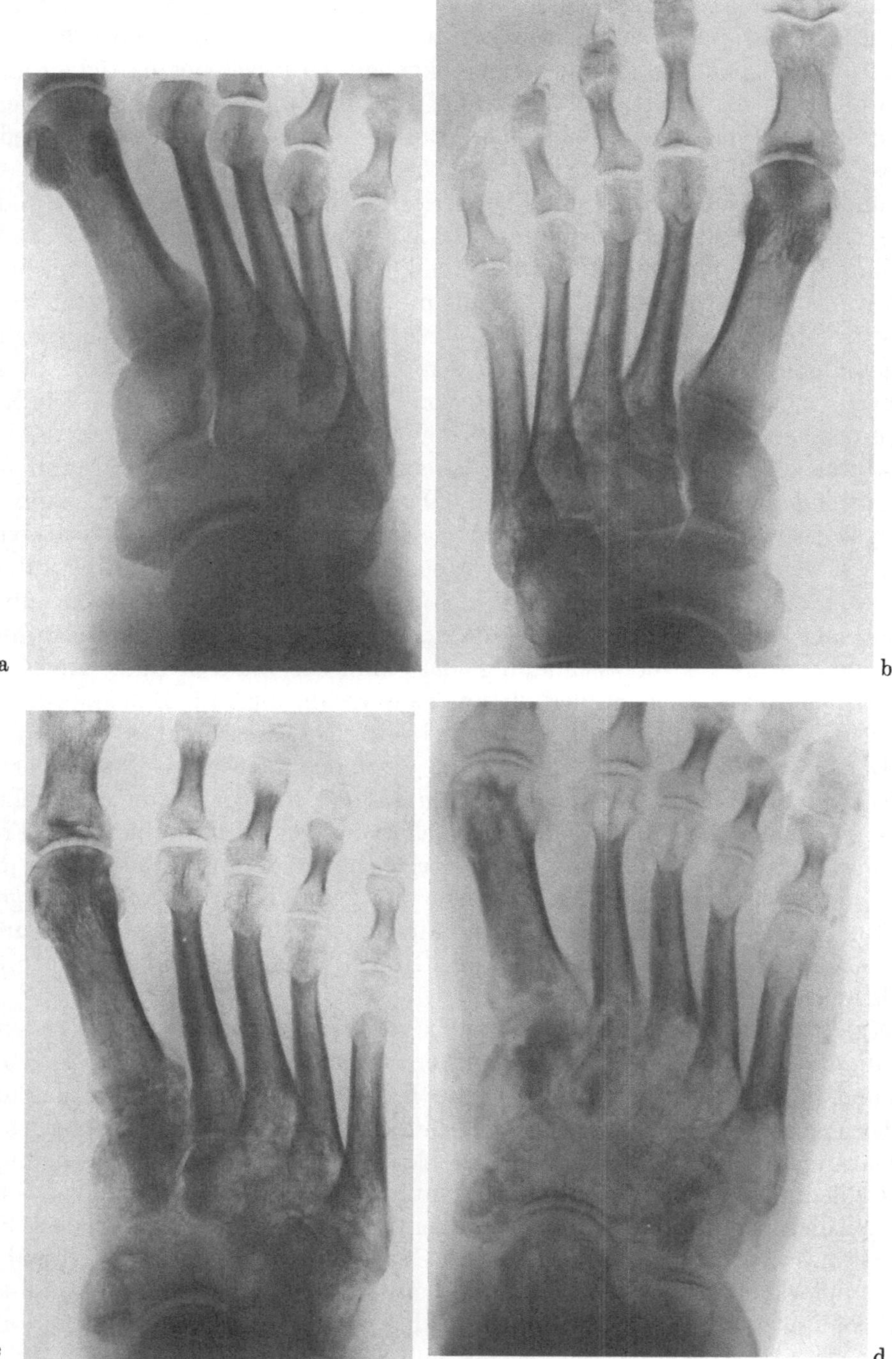

Abb. 32 a—g. 35jährige Patientin (D. B.) — Tuberkulose und S.K.A.: Verlaufsbeobachtung einer S.K.A. bei einer Kahnbeintuberkulose des rechten Fußes über 18 Monate, in deren Verlauf es zur Ausbildung eines kontralateralen Sudeck-Syndroms links kommt. — In der Vorgeschichte Hiluslymphknoten- und geschlossene Lungentuberkulose sowie operativ bestätigte Achsellymphknotentuberkulose links. (a) In der 3. Woche nach ziemlich plötzlich, ohne jegliches Trauma aufgetretenen Schmerzen an der Innenseite des rechten Fußes, die sich schließlich bis zur Gehbehinderung steigerten — zu gleicher Zeit im Schmerzbereich Rötung und Anschwellung, jedoch kein Fieber — röntgenologisch Verdacht auf Kahnbeintuberkulose rechts, die durch den Verlauf bestätigt wird. (b u. c) Nachdem 3 Monate nach Krankheitsbeginn sowohl nach dem klinischen Bild als auch nach dem Röntgenbild des Fußskeletts bereits ein Sudeck-Syndrom rechts vortrat (Aufnahme zur Reproduktion nicht mehr verfügbar), im 5. Monat nach Krankheitsbeginn im rechten Fußskelett (c) Übergang des Knochenumbaus in die Dystrophiephase (S.K.A. II) mit klein- bis grobfleckigen Entschattungen neben ▶

men aus der Zeit von etwa 6 und 8 Monaten nach Krankheitsbeginn belegt. In den vorgelegten Röntgenaufnahmen der Dystrophiephase erscheinen vorwiegend grobfleckige Aufhellungen über das ganze Fußskelett, auch proximal des spezifischen Herdes im Os naviculare und in der distalen Tibiametaepiphyse verteilt. Der Gesamteindruck ist dysharmonisch. Die Konturen der Fußwurzelknochen und der distalen Enden von Tibia und Fibula erscheinen vor allem im subchondralen Bereich mit „bleistiftartiger Umrandungszeichnung". Der Befund geht trotz spezifischer Tuberkulosetherapie in Endatrophie aus. Im Verlauf des Prozesses kommt es außerdem zu den Erscheinungen eines kontralateralen Sudeck-Syndroms links (Abb. 32).

Eine weitere von WAGNER mitgeteilte Beobachtung betrifft eine 16jährige Patientin mit aktiver produktiv-exsudativer Lungentuberkulose und Sprunggelenkstuberkulose mit einem Herd im Talus links. Die Röntgenaufnahmen des linken Sprunggelenkes von ca. 3 Monaten nach Krankheitsbeginn zeigen u.a. eine bandförmig-metaphysäre Entschattung im ehemaligen Fugenbereich der Tibia. Auch in diesem Fall kommt es trotz spezifischer Tuberkulosebehandlung zum Ausgang in Endatrophie, die ca. 2 Jahre und 6 Monate später eine deutliche Besserung zeigt.

Im 3. Fall, den WAGNER anführt — 23jähriger Patient, geschlossene, vorwiegend cirrhotische Lungentuberkulose, stationäre Ileosakraltuberkulose rechts und seit 10 Jahren Coxitis tuberkulosa rechts mit erneuter Behandlung wegen bakteriologisch gesichertem Senkungsabszeß bis zur Mitte des rechten Oberschenkels —, zeigt das ausgeprägte klinische Bild des Sudeck-Syndroms im Laufe von 3 Monaten den Übergang aus der Phase I in die Phase II und das von ihm publizierte Röntgenbild des rechten Kniegelenkes in ap-Aufnahmerichtung etwa 4 Monate nach erneutem Behandlungsbeginn eine schwere

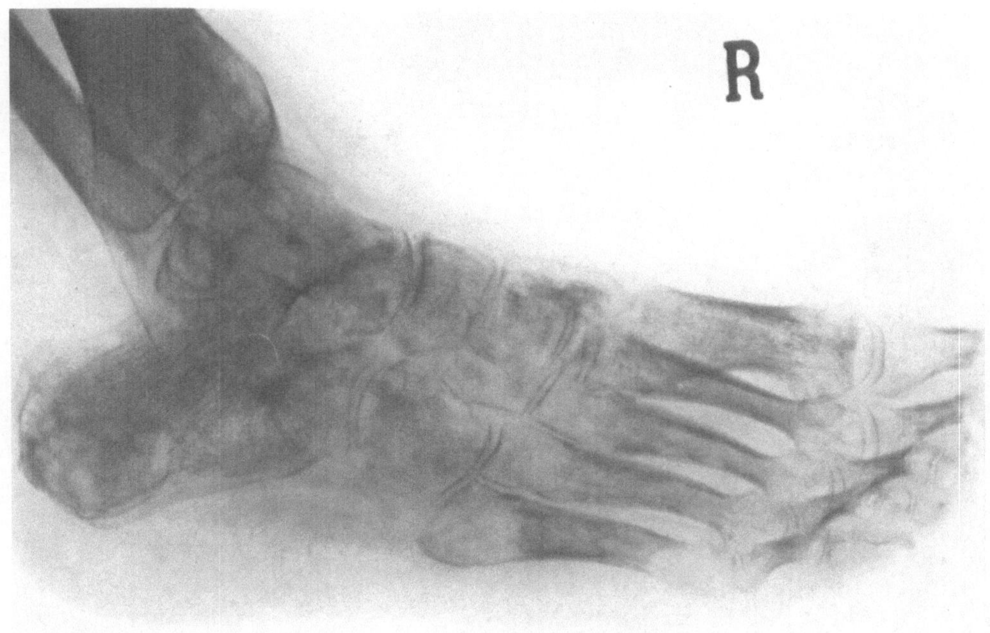

Abb. 32e

verwaschenen Strukturen im Bereich der Fußwurzel und der Basen der Mittelfußknochen, kleinfleckigen Aufhellungen in allen Köpfchen der Mittelfußknochen sowie in den Basen der Grundphalangen I und II und bandförmig-subchondraler Dichteminderung, vor allem im Taluskopf. Zu gleicher Zeit kontralaterale S.K.A. links (b) mit fleckförmigen Entschattungen im II.—V., fraglich auch im I. Mittelfußköpfchen und vorwiegend geringer diffus bis fleckförmiger Aufhellung im Bereich der Fußwurzel, vor allem distal. (d u. e) Im 10. Monat nach Krankheitsbeginn — die im Text besprochenen Röntgenaufnahmen aus der Zeit von etwa 6 und 8 Monaten nach Krankheitsbeginn, die in der Monographie von WAGNER publiziert sind, konnten zur Reproduktion an dieser Stelle nicht mehr zur Verfügung gestellt werden — im rechten Fußskelett S.K.A. II mit allen Zeichen einer hochgradigen Dystrophie: Dysharmonischer Gesamteindruck mit teils verwaschenen und teils ausge-

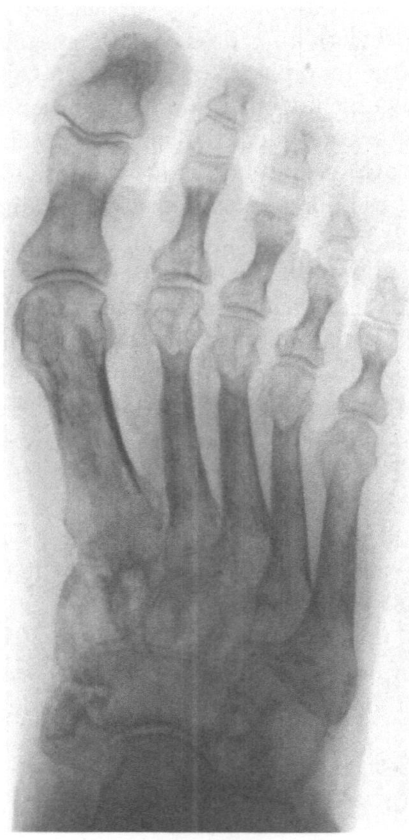

Abb. 32f

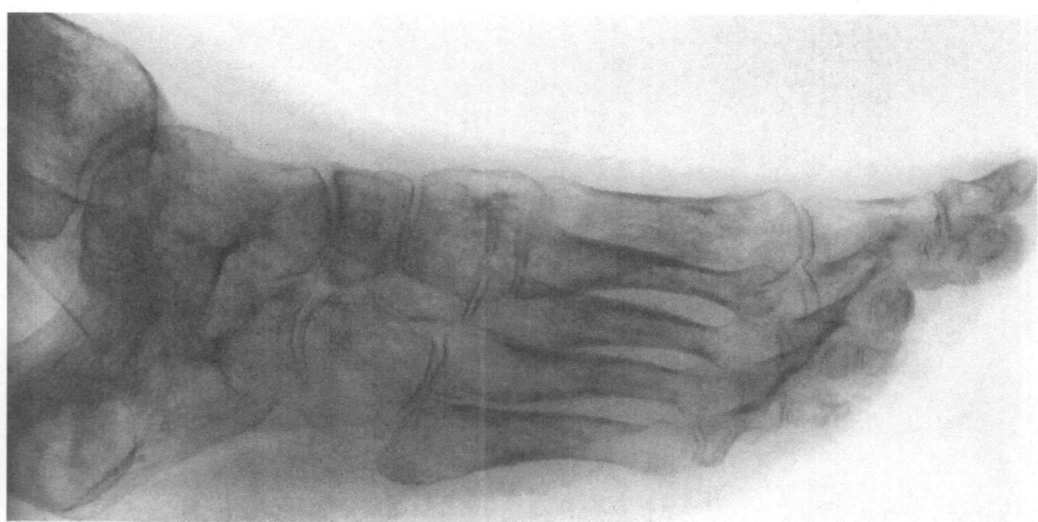

Abb. 32g

löschten Knochenstrukturen sowie grobfleckigen Aufhellungen im gesamten Fußskelett, nach proximal auf Tibia und Fibula übergreifend neben einer ausgeprägten bleistiftartigen Umrandungszeichnung, vor allem in den subchondralen Bereichen. (f u. g) Im 18. Monat nach Krankheitsbeginn Übergang der Knochenumbauvorgänge im rechten Fußskelett in S.K.A. III im Sinne einer ausgeprägten Endatrophie mit bisher lediglich geringer Rekalzifikation und Rekonstruktion von Spongiosazügen, die jedoch vorwiegend wieder harmonisch und geordnet erscheinen (nach WAGNER)

Dystrophiephase mit teils verwaschener Struktur, grobfleckigen Entschattungen neben teils mehr allgemeiner Aufhellung der Femur- und Tibiametaepiphysen und bandförmig-metaphysäre Aufhellungen im ehemaligen Fugenbereich von Femur und Tibia. Kontralateral am linken Kniegelenk ist gleichzeitig eine S.K.A. mit teilweise fleckförmigen Entschattungen und bandförmig-metaphysären Aufhellungen im Bereich der ehemaligen Femur- und Tibiaepiphysenfuge nachweisbar. Einige Tage später angefertigte Röntgenaufnahmen beider Sprunggelenke zeigen bei ap-Aufnahmerichtung rechtsseitig auch am distalen Tibiaende und im Talus fleckige Strukturen und subchondral an Tibia und Talus

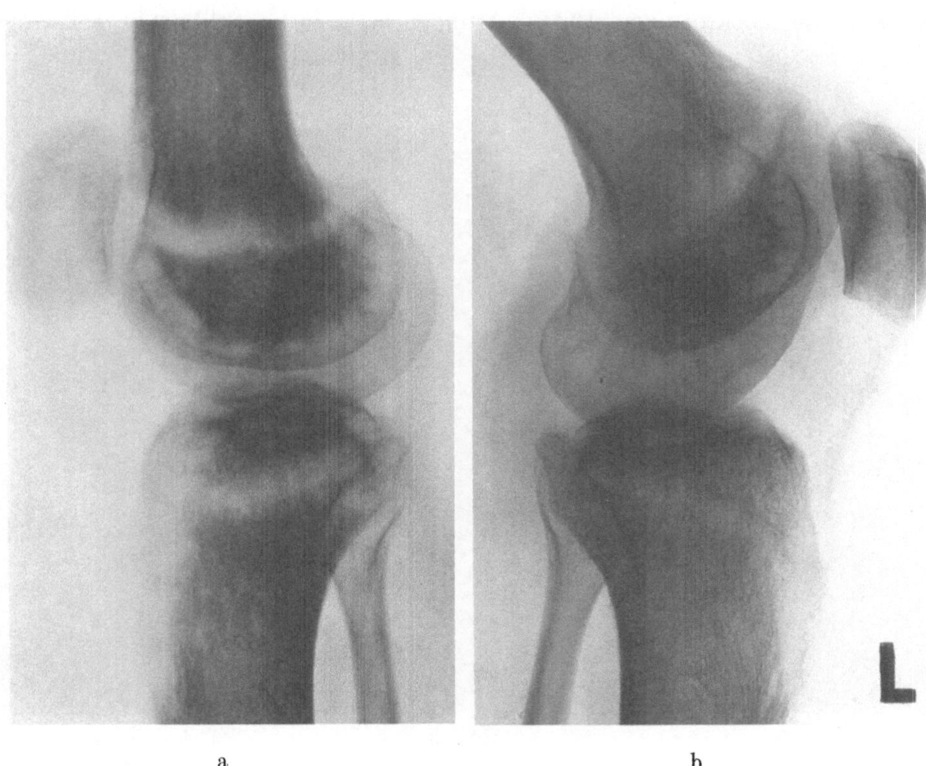

a b

Abb. 33 a—d. 23jähriger Patient (A. G.) — Tuberkulose und S.K.A.: Etwa 4 Monate nach erneutem Behandlungsbeginn wegen eines bakteriologisch gesicherten Senkungsabszesses bis zur Mitte des rechten Oberschenkels bei einer seit 10 Jahren bekannten Coxitis tuberkulosa rechts S.K.A. II mit charakteristischen Knochenumbauvorgängen im Bereich des rechten Knie- und Sprunggelenkes. Gleichzeitig kontralaterale S.K.A. im Knie- und Sprunggelenkbereich links. (a) S.K.A. II des rechten Kniegelenkes mit teils dysharmonischen, verwaschenen Strukturen, breiten bandförmig-metaphysären Aufhellungen im ehemaligen Fugenbereich von Femur und Tibia, breiten, teils grobfleckig strukturierten, bandförmig-subchondralen Entschattungen der Femurcondylen, die mit bleistiftartiger Umrandungszeichnung begrenzt sind, Aufblätterung der Femurkompakta im ventralen Bereich, starker diffuser Dichteminderung der Patella und nahezu ausgelöschter Knochenstruktur im Bereich der Tuberositas tibiae. (b) Kontralaterale S.K.A. des linken Kniegelenkes mit teils fleckförmigen subchondralen Aufhellungen in den Femurcondylen, bandförmig-metaphysären Entschattungen im Femur und weniger ausgeprägt auch in der Tibia neben einer mehr diffusen Dichteminderung im Bereich der Tuberositas tibiae. (c) S.K.A. II des rechten Sprunggelenkes mit dysharmonischem Gesamteindruck der Skelettstrukturen, die wechselnd stark, vorwiegend diffus, teils auch fleckig entschattet und teils verwaschen erscheinen, ausgeprägter, bleistiftartiger Umrandungszeichnung der Fußwurzelknochen und der Tibia sowie breiter bandförmig-metaphysärer Aufhellung der Tibia. (d) Kontralaterale S.K.A. des linken Sprunggelenkes mit charakteristischer, bandförmig-metaphysärer Aufhellung im ehemaligen Fugenbereich der Tibia und typischer bandförmig-subchondraler Entschattung im Taluskopf neben feinen fleckförmigen Dichteminderungen in der Talusrolle und mehr diffuser Rarifizierung der Spongiosazüge im dorsalen Abschnitt des Tuber calcanei (nach Wagner). (Die in Wagner's Monographie abgebildeten und von uns im Text besprochenen zugehörigen ap-Aufnahmen der Knie- und Sprunggelenke konnten zur Reproduktion an dieser Stelle nicht mehr zur Verfügung gestellt werden) breite Aufhellungen, wodurch die Konturen wie mit „bleistiftartiger Umrandungszeichnung“ abgehoben sind und schließlich eine bandförmig-metaphysäre Aufhellung im ehemaligen distalen Fugenbereich der Tibia. Ähnliche Veränderungen, wenn auch in schwächerer Forn, aber ebenfalls deutlich abgrenzbar, treten auch am kontralateralen linken Sprunggelenk vor (Abb. 33).

Im 4. Fall eines bakteriologisch gesicherten Fungus des linken Kniegelenkes bei einer 37jährigen Patientin wird schließlich der röntgenologische Verlauf der Veränderungen am linken Kniegelenk und die Beteiligung des gegenseitigen rechten Kniegelenkes am Syndrom gezeigt. Auch in diesem Fall beschreibt WAGNER charakteristische klinische Befunde an beiden Beinen (Abb. 34).

Fassen wir die Befunde von WAGNER zusammen, so möchten wir meinen, daß er mit dem Nachweis von fleckförmigen Entschattungen auch in benachbarten, teils sogar ent-

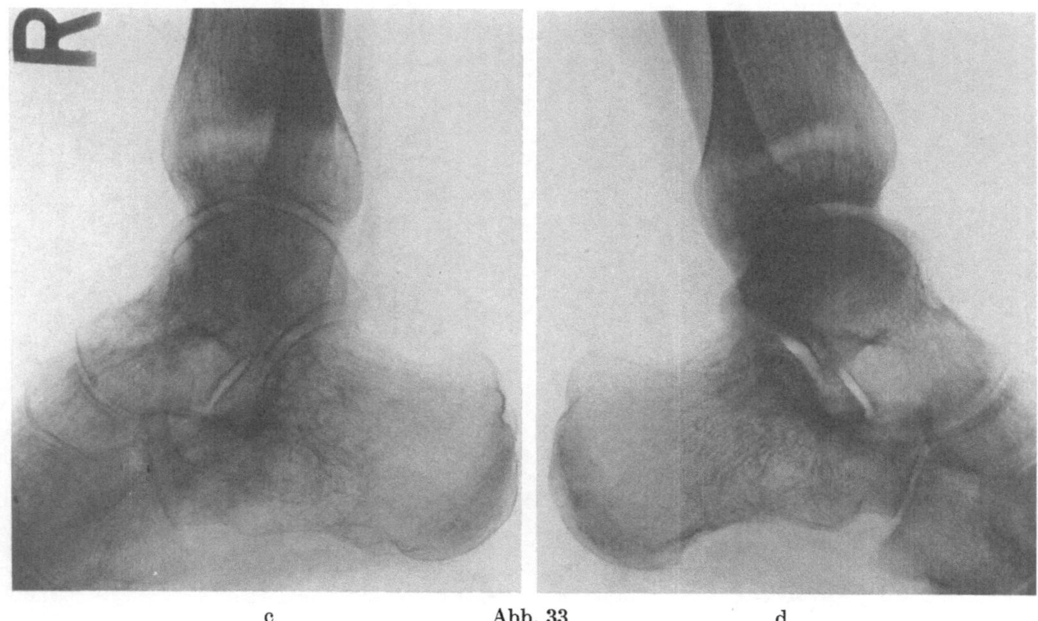

c Abb. 33 d

fernten Skelettabschnitten, dem Nachweis bandförmig-metaphysärer Aufhellungen und schließlich auch mit dem Nebeneinander der Fleckform und der „bleistiftartigen Umrandungszeichnung“ der Kortikalis den Beweis erbracht hat, daß auch bei der Gliedmaßentuberkulose ein Begleit-Sudeck dem Röntgenbild nach angenommen werden darf, wenn wir auch nach der Schilderung und der bildmäßigen Dokumentation seiner Befunde insgesamt den Eindruck haben, daß die S.K.A. bei der Gliedmaßentuberkulose nicht mit der Systematik abläuft, wie in traumatisch ausgelösten Fällen, sondern wie BLUMENSAAT sagt, eine gewisse Lückenhaftigkeit aufweist. Eine histologische Klärung als letzter Beweis wäre auch u. E. zu begrüßen.

Von den angeführten ungeklärten und umstrittenen Erscheinungsformen der S.K.A. ist noch die Beteiligung der gegenseitigen Extremität am Syndrom, das sog. *kontralaterale Sudeck-Syndrom* zu erörtern. Auch hier wird die Frage, ob die in der Regel im Röntgenbild dargestellten Knochenveränderungen als Sudeck-Reaktion aufzufassen sind, nicht einheitlich beantwortet (BLUMENSAAT, OEHLECKER, REMÉ, SCHEIBE, SPRUNG, SUDECK, WAGNER, WANKE u.a). Auch hier ist es wie bei der S.K.A. beim Kind die bevorzugt diffuse, harmonische Form der Entschattung, die zu unterschiedlicher Deutung Anlaß gibt. WAGNER aus der Schule REMÉ's, die das Vorkommen eines kontralateralen Sudeck-Syndroms bei Frakturen und bei Gliedmaßentuberkulosen bejaht, beschreibt im Röntgen-

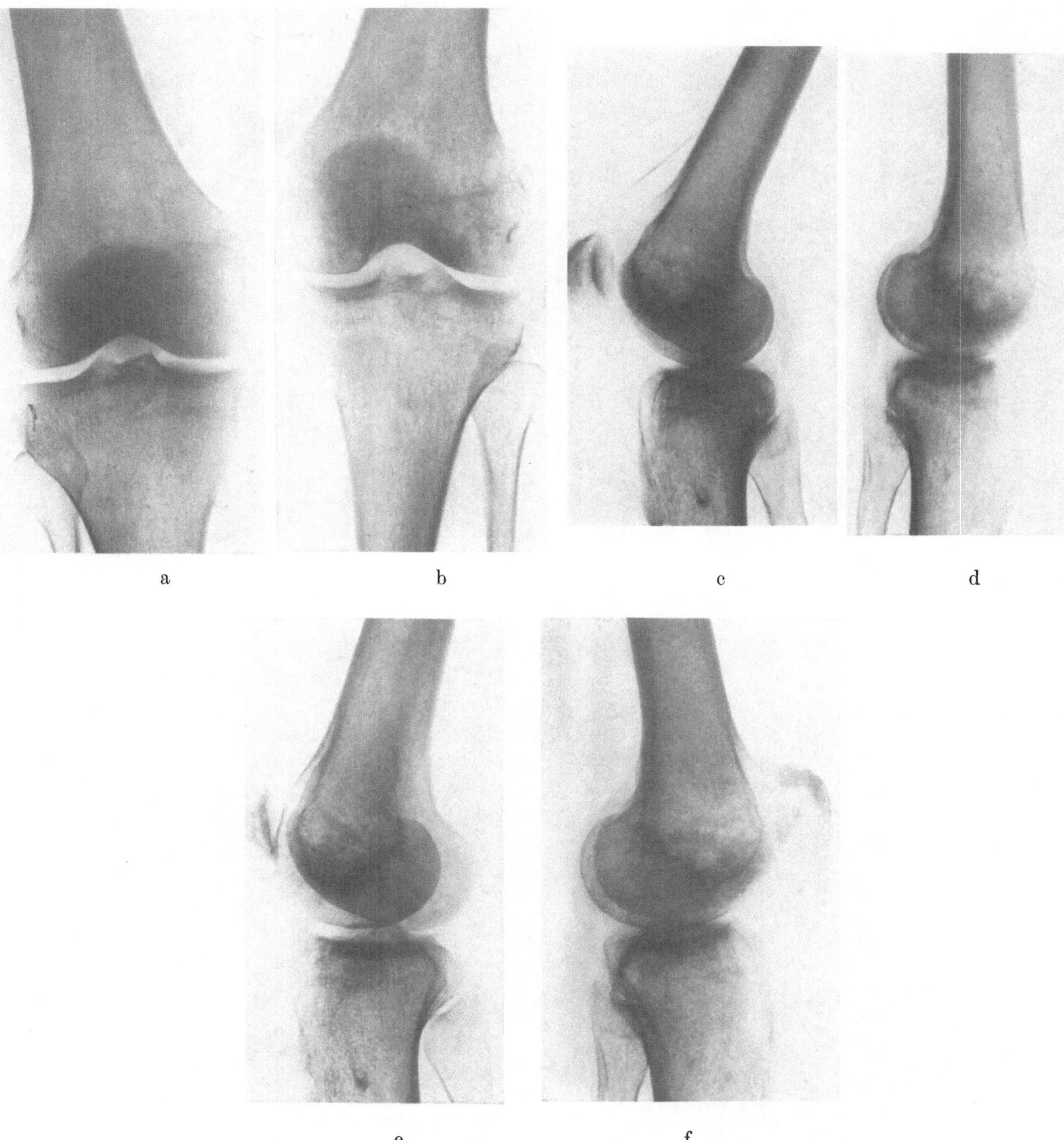

Abb. 34 a—l. 37jährige Patientin (Sch. A.) — Tuberkulose und S.K.A.: Verlaufsbeobachtung einer S.K.A. bei bakteriologisch gesichertem Fungus des linken Kniegelenkes mit kontralateraler S.K.A. rechts über 9 Monate. (a—d) Im 4. Monat nach Krankheitsbeginn im Bereich des linken Kniegelenkes (b u. d.) beim Vergleich mit rechts (a u. c) deutlich abgrenzbare fein- bis grobfleckige Aufhellungen in der Femur-, weniger auch in der Tibiametaepiphyse, die mehr diffus entschattet erscheint neben bandförmig-metaphysärer Dichteminderung im ehemaligen Tibiafugenbereich, vorwiegend im medialen Abschnitt (S.K.A. I). (e u. f) Im 6. Monat nach Krankheitsbeginn Progredienz der teils fleckförmigen, teils diffusen Dichteminderung im linken Kniegelenk (f), dessen Strukturzeichnung jetzt teils unscharf, verwaschen erscheint, womit sich der Übergang von S.K.A. I in die Dystrophiephase (S.K.A. II) anzeigt. Vorwiegend feinfleckige Aufhellungen jetzt auch in der Patella und in den Femurcondylen rechts (e) im Sinne einer kontralateralen S.K.A. g—j. Im 9. Monat nach Krankheitsbeginn ausgeprägte Knochendystrophie (S.K.A. II) links (h u. j) mit grobfleckigen, dysharmonischen und teils ausgelöschten Skelettstrukturen und bleistiftartiger Umrandungszeichnung der Femurcondylen und der Tibiaepiphyse und kontralaterale S.K.A. rechts (g u. i) mit feinfleckigen Aufhellungen in den Metaepiphysen von Femur und Tibia sowie in der Patella. (k u. l) Im 9. Monat nach Krankheitsbeginn auch im linken Fußskelett (k) S.K.A. II mit dem charakteristischen Bild einer Skelettdystrophie ähnlich wie im linken Kniegelenk und kontralaterale S.K.A. im rechten Fußskelett (l) mit vorwiegend fleckförmig bis diffuser Dichteminderung der Strukturzeichnung (nach Remé und Wagner)

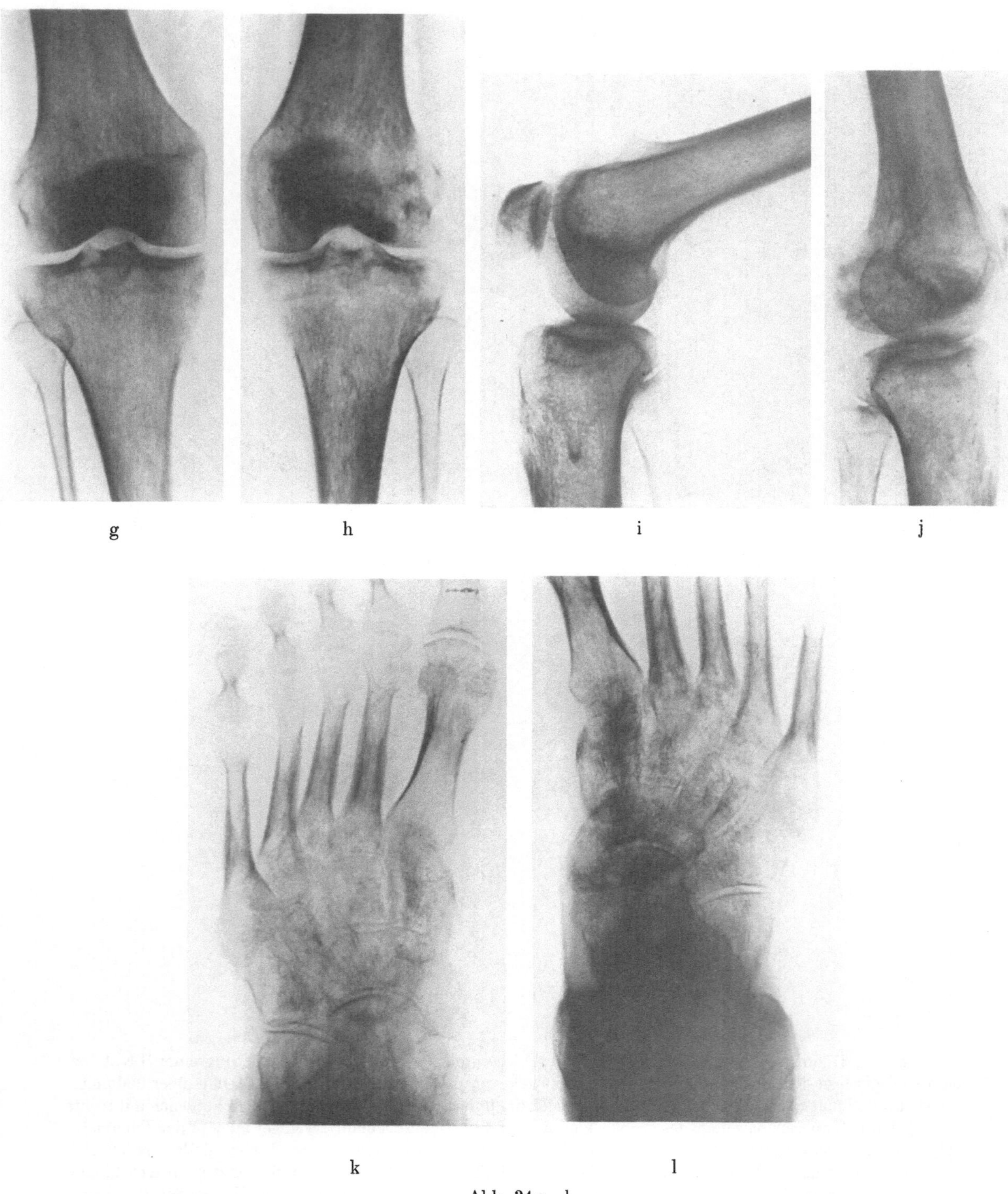

Abb. 34 g—l

bild „eine harmonische Entkalkung des Hand- oder Fußskeletts". Beim kontralateralen Sudeck-Syndrom bei Frakturen stellt er weiter fest: „Klein- oder grobfleckige Entschattungen sind, wenn überhaupt, nur subchondral zu erkennen", während er bei der Gliedmaßentuberkulose davon spricht, daß „gelegentlich auch einmal eine kleinfleckige, im wesentlichen subchondrale Entkalkung" vorkommt. Dabei erfaßt Wagner, wie aus seinen Abbildungen hervorgeht, mit der Beschreibung subchondral größere Epiphysenabschnitte als allgemein üblich. Darüber hinaus zeigt Wagner in einer Filmserie, daß neben fleckförmigen selten auch bandförmig-metaphysäre Aufhellungen beim kontralateralen Sudeck-Syndrom auftreten können (siehe Abb. 33). Auf die von WAGNER beschriebene abortive Form der Weichteilbefunde beim kontralateralen Sudeck-Syndrom wurde schon hingewiesen.

Hier ist nochmals die entgegengesetzte Auffassung von BLUMENSAAT zu erwähnen, der in seinem Krankengut keine Bestätigung für das Vorkommen eines kontralateralen Sudeck-Syndroms sieht, obschon auch er das Vorkommen einer geringen diffusen Entschattung an den gegenseitigen Skeletteilen, wenn auch nur an den kontralateralen unteren Extremitäten, als nicht selten angibt. Er deutet die Vorgänge an der kontralateralen Extremität, soweit sie den Knochen betreffen — charakteristische Weichteilveränderungen findet er nicht — als Ausdruck einer „reflektorischen Inaktivitätsatrophie". Gegen diese Deutung der Veränderungen an der gegenseitigen Extremität als Inaktivitätsatrophie führt WAGNER im Rahmen der Besprechung des kontralateralen Syndroms bei der Gliedmaßentuberkulose an, daß auch durch aktive Bewegungstherapie und Streichmassage der „gesunden" Seite die Entwicklung eines kontralateralen Sudeck-Syndroms nicht verhindert werden kann. Im übrigen zitiert BLUMENSAAT an anderer Stelle selbst u.a. auch „das Vorkommen eines konsensuellen, „kontralateralen Sudeck" an einer gesunden Seite bei traumatischem Sudeck-Syndrom der verletzten Seite" als Beleg für seine Anschauung, daß den endogenen Faktoren die Hauptrolle bei der „Sudeck-Entstehung" zukommt. So steht auch hier zumindest, soweit es sich um die diffuse Entschattung handelt, wie bei der S.K.A. beim Kind bis zu 10 Jahren bzw. vor der Pubertät Ansicht gegen Ansicht, so daß eine weitere Klärung notwendig ist.

Wenn die hier immer wieder diskutierte fleckförmige Entschattung im Röntgenbild nur Ausdruck und Folge des der S.K.A. zugrunde liegenden patho-physiologischen Geschehens ist, und das wird übereinstimmend angenommen, so müssen auch derartige Veränderungen im Röntgenbild der kontralateralen Extremität als Sudeck-Reaktion angesehen werden, selbst wenn keine voll ausgebildeten Weichteilveränderungen und Schmerzen, wie BLUMENSAAT es fordert, nachweisbar sein sollten, sondern die Befunde an den Weichteilen nur abortiv vortreten (WAGNER). Zu den Weichteilbefunden beim kontralateralen Sudeck-Syndrom sagt WAGNER, daß sie insgesamt gesehen nicht nur abortiv sind, sondern auch leicht übersehen werden können. Die bisher, soweit wir es übersehen, scheinbar nur in Ausnahmefällen nachgewiesenen fleckförmigen Entschattungen von Skeletteilen der gesunden Seite, über die SCHEIBE und unabhängig davon auch WAGNER berichten, beweisen daher oder sprechen zumindest mit großer Wahrscheinlichkeit für das Vorkommen eines kontralateralen Sudeck-Syndroms, das von SCHEIBE, WAGNER u.a. anerkannt wird. Der Vollständigkeit halber muß hier gesagt werden, daß die Untersuchungsergebnisse sowohl von SCHEIBE als auch von WAGNER erst nach der Stellungnahme von BLUMENSAAT bekannt wurden.

So zeigt SCHEIBE in einer Simultanaufnahme beider Füße fleckförmige Entschattungen des kontralateralen rechtsseitigen Fußskeletts mit Veränderungen in den Köpfchen der Mittelfußknochen und in den angrenzenden Abschnitten der Grundphalangen, im distalen Abschnitt der Großzehengrundphalanx sowie fraglich auch in der angrenzenden Basis der Nagelphalanx und diskret auch am medialen Fußrand bei einer S.K.A. im Stadium der Dystrophie des linken Fußes nach komplizierter Unterschenkelfraktur links (Abb. 35).

WAGNER bringt in seiner Monographie mehrere Beispiele. Er zeigt eine röntgenologische Verlaufsbeobachtung des beiderseitigen Fußskeletts mit einer kontralateralen S.K.A. links bei einer Dystrophie-Phase rechts nach offenem distalen Unterschenkeltrümmerbruch rechts. Vor allem in den Köpfchen der Mittelfußknochen und in den Basen der Zehengrundglieder des linken Fußes treten kleinfleckige Entschattungsherde vor. Weiter zeigt WAGNER in Vergleichsaufnahmen die Verlaufsbeobachtung einer kontralateralen S.K.A. des linken Fußes bei tuberkulösem Prozeß im rechten Kahnbein, wobei sich am rechten Fuß eine schwere Dystrophiephase entwickelt, während links kontralateral die fleckförmigen Strukturaufhellungen wieder bevorzugt in den Köpfchen der Mittelfußknochen nachweisbar werden (siehe Abb. 32). Im Falle einer Coxitis tuberkulosa rechts demonstriert er eine weitere kontralaterale S.K.A. links mit fleckförmigen und sogar, teils bandförmigen Aufhellungen in der peripheren Femurmetaepiphyse sowie in der zentralen und peripheren Tibiametaepiphyse, fleckförmigen Entschattungen in der Talusrolle und einer bandförmig-subchondralen Dichteminderung im Taluskopf, während rechts am Knie- und Sprunggelenk eine Dystrophie-Phase vortritt (siehe Abb. 33). Bei einem Fungus des linken Kniegelenkes, der mit einer ausgeprägten S.K.A. II im Kniegelenksbereich und im Fußskelett links einhergeht, zeigt er schließlich noch eine kontralaterale S.K.A. im Bereich des

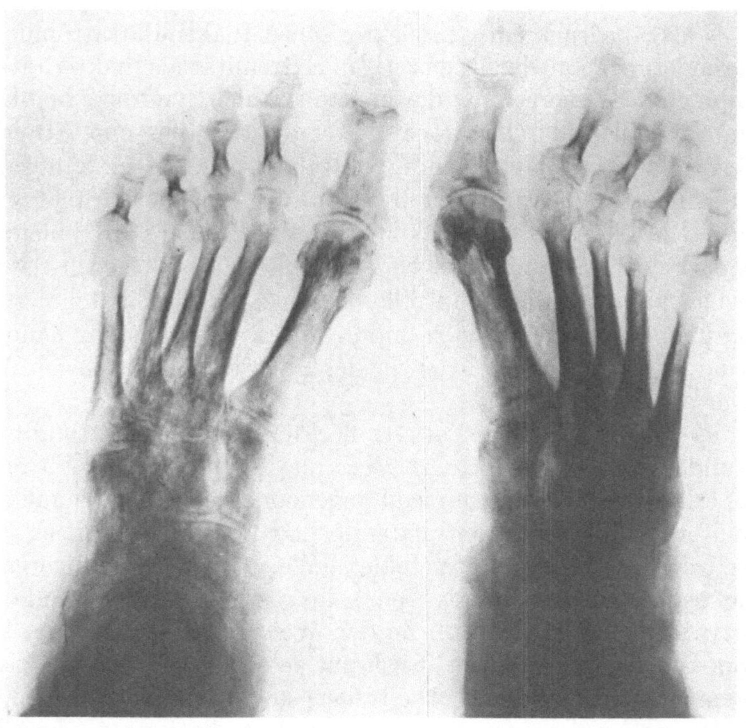

a b

Abb. 35 a u. b. Patient C.V. — S.K.A. mit kontralateraler Beteiligung: 18 Monate nach komplizierter Unterschenkelfraktur links ohne ein nachweisbares kontralaterales Trauma rechts neben vegetativ-trophischen Veränderungen des klinischen Bildes eines Sudeck-Syndroms an den unteren Gliedmaßen beiderseits im Röntgenbild beider Füße Knochenumbauvorgänge links im Sinne einer S.K.A. II und rechts im Sinne einer kontralateralen S.K.A. (a) Linker Fuß: S.K.A. II mit dysharmonischem Gesamteindruck der Skelettstrukturen, die im Bereich der Fußwurzel ungeordnet, verwaschen, vor allem subchondral teils wie ausgelöscht erscheinen und teils eine bleistiftartige Umrandungszeichnung zeigen, während im distalen Fußskelett die Spongiosa und die Kompakta der Mittelfußknochen von fleckförmigen Aufhellungen durchsetzt ist und teils einen verschwommenen Eindruck macht. (b) Rechter Fuß: Kontralaterale S.K.A. mit fleckförmigen Aufhellungen in den Köpfchen der Mittelfußknochen sowie in den angrenzenden Abschnitten der Grundphalangen, im distalen Abschnitt der Großzehengrundphalanx sowie fraglich auch in der angrenzenden Basis der Nagelphalanx und diskret auch im medialen Rand der Fußwurzel (nach SCHEIBE)

rechten Kniegelenkes und des rechten Fußskeletts, bei dem ebenfalls fleckförmige Aufhellungen zur Darstellung kommen (siehe Abb. 34).

Wie die Befunde von SCHEIBE und WAGNER zeigen, dürfte eine systematische Fahndung, vor allem im Dystrophiestadium einer S.K.A. sicherlich dazu beitragen, weitere Fälle mit typischen, vor allem fleckförmigen Umbauerscheinungen kontralateral aufzudecken, um den Beweis für das Vorkommen eines kontralateralen Sudeck-Syndroms vom Röntgenbild her weiter auszubauen. Daß das kontralaterale Sudeck-Syndrom später auftritt und sich schneller zurückbildet als das Sudeck-Syndrom an der primär betroffenen

Extremität, wurde schon gesagt. Hier ist zu ergänzen, daß die Beteiligung der Gegenseite keine Funktionsstörung bedingt.

Aus röntgenologischer Sicht ist schließlich noch der aus pathogenetischen Überlegungen und von Mischfällen mit charakteristischem Röntgenbefund her abgeleitete Zusammenhang zwischen *S.K.A.*, *Osteonekrose und Osteolyse* von besonderem Interesse. So bringt SCHAEFER, der die Rickerschen Grundgesetze für die Erklärung des Sudeck-Syndroms heranzieht, aus relationspathologischen Gründen aseptische Ernährungsstörungen des Skeletts, Osteonekrosen mit der S.K.A. in Verbindung. Von anderer Seite wird die Frage aufgeworfen, ob zwischen der posttraumatischen lokalisierten Osteolyse und der S.K.A. verwandtschaftliche Beziehungen bestehen (WERDER). Nach BLUMENSAAT, der sich mit diesen Fragen auseinandersetzt, werden auch beim Sudeck-Syndrom gelegentlich *Osteonekrosen* beschrieben. Diese sind aber nur im mikroskopischen Bild nachweisbar und erreichen nie makroskopische Ausmaße, so daß sie im Röntgenbild nicht darstellbar sind. Der Fleckform beim Sudeck-Syndrom im Röntgenbild liegen die Atrophie und die osteoiden Herde zugrunde. Selbst bei stärkster vegetativer Reizung der Endstrombahn sind beim Sudeck-Syndrom keine Knochennekrosen bekannt. Ebenso zeigt die als aseptische Knochennekrose aufgefaßte Lunatummalazie in den benachbarten Handwurzelknochen, die zu den Praedilektionsstellen der S.K.A. gehören, keine Beteiligung des Skeletts in Form einer Sudeck-Reaktion, obschon SCHAEFER die geweblichen Reaktionen beider Prozesse entsprechend dem Rickerschen Stufengesetz pathogenetisch auf eine nerval bedingte peristatische Hyperämie zurückführt und so miteinander in Verbindung bringt. Osteonekrosen sind, wie im folgenden Kapitel über den Knocheninfarkt gezeigt, Folgen einer aus verschiedenen Ursachen möglichen völligen Abschaltung des betroffenen Bezirks von der Blutversorgung, und das ist beim Sudeck-Syndrom nicht der Fall. Die aus der Durchblutung ausgeschaltete Osteonekrose kann am Abtransport der Kalksalze bei einer hinzutretenden S.K.A. nicht teilnehmen. Das zeigen die sehr selten vorkommenden *Mischfälle von Osteonekrose und S.K.A.* im Röntgenbild, wie sie BLUMENSAAT, DYES, OEHLECKER u. WETTE beschreiben.

So berichtet WETTE in einer Veröffentlichung über „die Lunatumnekrose als Unfallfolge und Berufskrankheit" über eine typische S.K.A. bei „relativer Kalkspeicherung im Mondbein" nach schwerer Phlegmone der ganzen Hand. Dabei zeigt das Mondbein, das als einziges Skelettelement an der allgemeinen Atrophie nicht teilnimmt, eine relative Kalkspeicherung inmitten der hochgradig kalkarmen Nachbarknochen. WETTE selbst hält es schon für möglich, daß es sich um ein Frühstadium einer Mondbeinnekrose handelt, die am Abtransport der Kalksalze nicht teilnehmen kann, eine Deutung, die BLUMENSAAT aufgrund eigener Erfahrungen sowie Veröffentlichungen von DYES u. OEHLECKER bestätigt. BLUMENSAAT berichtet über die gleichen Beobachtungen bei Frakturen des Mond- und Kahnbeins und bei „einer sequesterartigen Nekrose eines abgebrochenen Kniescheibenstückes bei gleichzeitigem Sudeck". Weiter macht er darauf aufmerksam, daß wahrscheinlich auch Schenkelkopfnekrosen nach traumatischer Hüftgelenksverrenkung Mischfälle von Osteonekrose und S.K.A. darstellen.

Einen wesentlichen Unterschied sieht BLUMENSAAT auch in dem gegensätzlichen Verhalten der S.K.A. und der Osteonekrose bei mechanischer Beanspruchung. Während die Osteonekrose deformierbar ist und zusammenbrechen kann, verliert der „Sudeck-Knochen" auch bei stärkster Dystrophie seine Festigkeit nicht. Er zeigt keine Spontanfrakturen oder Verbiegungen. Eine hiervon abweichende Ansicht vertritt, soweit wir das Schrifttum übersehen, lediglich SEIFERT, dessen Auffassung später von LIESS übernommen wird. Bei einer eitrigen Osteomyelitis der Wirbelsäule — ohne Angabe der Lokalisation — und einer Osteomyelitis des linken Oberschenkelschaftes mit Epiphysenlösung am distalen Femurende bei einem 28jährigen Mann nimmt SEIFERT aufgrund des röntgenologischen Nachweises einer S.K.A. am „gesunden" rechten Kniegelenk auch für das linke Kniegelenk eine Art Knochendystrophie bedingte „Wiedergeburt der Wachstumsfuge" an, die er im Rahmen des Knochengefüges als minderwertigen Bezirk ansieht und ursächlich mit der

Epiphysenlösung in Zusammenhang bringt. Gestützt auf diese Beobachtung nimmt SEIFERT daher an, daß in schweren Fällen einer S.K.A. mit „wiederaufgelebter" Wachstumsfuge „ein Festigkeitsverlust des Knochens und, mechanisch gesehen, eine Unterbrechung der Einheitlichkeit des Knochengerüstes wie ehedem im Wachstumsalter verbunden sein kann". LIESS, der die Ansicht von SEIFERT übernimmt, sieht in dieser Beobachtung sogar den Beweis dafür, daß manchmal auch bei der S.K.A. „die Belastbarkeit des Knochens an dieser Stelle intensivsten Umbaus soweit herabgesetzt wird, daß hier eine Spontanfraktur eintritt". U.E. ist die Annahme einer Epiphysenlösung als Folge einer S.K.A. durch den Nachweis einer S.K.A. am gegenseitigen Knie keineswegs eindeutig belegt. Die Beobachtung von SEIFERT sollte jedoch Anlaß zur weiteren Verfolgung dieses Problems sein. Die pathogenetische und wesensmäßige Verschiedenheit sieht BLUMENSAAT schließlich auch in der Feststellung, daß es bei Preßluftschäden im Bergbau, wo die Lunatummalazie bei Arbeiten mit dem Preßlufthammer häufig zu beboachten ist, keine S.K.A. gibt.

Bei der *posttraumatichen Osteolyse* liegen die Verhältnisse ähnlich wie bei der Osteonekrose. Auch hier ist eine pathogenetische und wesensmäßige Gleichsetzung mit der S.K.A. nicht berechtigt. Bei der S.K.A. gibt es keine grobe, gleichmäßige Osteolyse und bei der posttraumatischen Osteolyse keine für die S.K.A. typischen Skelett- und Weichteilbefunde. Die Osteolyse als Vorgang am Knochen, die Knochenresorption bei der S.K.A. ist röntgenologisch nur durch kleine Flecken zu erkennen. Die Knochenresorption ist aber nicht das einzige pathologisch-anatomische Substrat der Fleckform. Die erhöhte, fleckförmige Strahlendurchlässigkeit des Sudeck-Knochens beruht, wie schon gesagt, daneben zu einem erheblichen Teil auch auf der Ausbildung osteoiden Gewebes. Der Vorgang der Osteolyse ist bei der S.K.A. im Gegensatz zum Krankheitsbild der posttraumatischen Osteolyse diffus. Die posttraumatische Osteolyse ist dagegen durch einen totalen, begrenzten Schwund der Tela ossea charakterisiert, der sich röntgenologisch als Defekt darstellt. BLUMENSAAT empfiehlt die Bezeichnungen Osteolyse und Osteonekrose, womit sowohl ein Vorgang wie auch ein Zustand beschrieben wird, zu vermeiden.

Auch hier sind es vor allem die selten vorkommenden *Mischfälle von S.K.A. und einer groben Osteolyse*, die an Gemeinsamkeiten denken lassen, zumal wenn sie auf eine gemeinsame traumatische Entstehungsursache zurückzuführen sind. Als Beispiel führt BLUMENSAAT eine eigene Beobachtung an der Kniescheibe an. Am Unfalltag besteht röntgenologisch ein Abbruch der unteren Patellaspitze neben einem Spaltbruch des zentralen Tibiaendes. 7 Wochen später sind eine Osteolyse der abgebrochenen unteren Patellaspitze und eine am Rand des größeren Fragmentes zu erkennen. Daneben besteht eine fleckige S.K.A. des Patellahauptfragmentes und der benachbarten Femurcondylen. Wie ALNOR, NELL u. WERDER in getrennten Veröffentlichungen über posttraumatische Osteolysen des acromealen Claviculaendes zeigen, kommen derartige Osteolysen auch ohne gleichzeitigen Nachweis einer S.K.A. und ohne daß gleichzeitig eine Fraktur abzugrenzen ist, vor. In allen 3 Fällen handelt es sich um die Folgen eines Sturzes auf die Schulter ohne Luxation oder Fraktur. Die Pathogenese dieser posttraumatischen, lokalisierten Osteolyse ist ebenso völlig ungeklärt wie die Pathogenese bei dem ebenfalls selten vorkommenden Krankheitsbild der kryptogenetischen progressiven lokalisierten Osteolyse (HARNASCH, KLEINSORGE, SCHINZ, BAENSCH, FRIEDL u. UEHLINGER u.a.), das u.a. auch posttraumatisch zur Entwicklung kommen kann. Die Annahme einer gewissen Beziehung der posttraumatischen Osteolyse zum Sudeck-Syndrom durch WERDER weist NELL mit dem Hinweis zurück, daß die scharfe Abgrenzung des Krankheitsherdes weder durch die Anschauungen RICKER's, noch durch die trophoneurotischen Störungen oder eine Gefäßverletzung mit Ernährungsstörung zu erklären ist.

Schließlich ist noch auf die *Bedeutung des Röntgenbefundes für die Prognose* hinzuweisen. DYES sieht vor allem in dem *Zeitpunkt des Auftretens der Knochenveränderungen im Röntgenbild* ein für die Vorhersage hinsichtlich Dauer, Umfang und Ausgang des Prozesses wichtiges Kriterium. Nach seinen Beobachtungen nehmen frühzeitig auftretende fleckige Entschattungen rasch an Ausdehnung und Stärke zu und heilen fast nie bereits während der Verknöcherung des Kallus ab, sondern überdauern die knöcherne Konsolidierung der Fraktur. Andererseits zeigen nach DYES länger als normal ausbleibende röntgenologische Zeichen der Kallusbildung neben spät auftretenden Knochenumbauvorgängen im Sinne fleckiger Entschattungen „mit Sicherheit den Beginn einer langwierigen Sudeckschen Krankheit der ganzen Gliedmaße mit einzelnen oder allen Merkmalen dieser Krankheit" an. Hier bestehen Parallelen zu der Mitteilung von WAGNER, daß eine verzögerte Kallusbildung und eine Pseudarthrosenbildung meist mit einem Sudeck II einhergehen.

Nach BIERLING u. REISCH kommt auch der *Größe der Entschattungsherde* eine besondere Bedeutung in prognostischer Hinsicht zu. Nach ihren Beobachtungen klingt bei feinfleckigen Veränderungen das Syndrom rascher ab als bei grobfleckigen. Die grobfleckige Form der Entschattung geht dagegen häufiger in das Stadium der Dystrophie über. Die letztgenannte Beobachtung von BIERLING u. REISCH steht in etwa in Übereinstimmung mit einer Beobachtung von WAGNER, der im Röntgenbild bei von vornherein krankhafter Form des Syndroms die herdförmigen Entschattungen schon frühzeitig als etwas grobfleckiger und das gesamte Erscheinungsbild als „nicht so harmonisch, sondern verwaschen" beschreibt.

Letzten Endes kommt auch dem von BLUMENSAAT erbrachten Nachweis, daß es im Endstadium, bei osteoporotisch abgeschlossener Defektheilung, nach neuerlichem Trauma eine *rückfällige S.K.A.* geben kann und der ähnlichen Situation bei einem größeren frischen Schub bei einer chronischen Osteomyelitis, worüber WAGNER berichtet, eine prognostische Bedeutung zu. Im übrigen ist nach allgemeiner Auffassung die Prognose in Bezug auf Verlauf, Dauer und Ausgang des Prozesses auch beim Sudeck-Syndrom weitgehend von der Früherkennung und Frühbehandlung bzw. von dem Stadium, in dem die Diagnose gestellt und die Behandlung eingeleitet wird, abhängig.

11. Differentialdiagnose

Die differentialdiagnostischen Erwägungen liegen beim Sudeck-Syndrom in erster Linie im klinischen Bereich, soweit es sich nicht um ein sog. klassisches Sudeck-Syndrom nach einem entsprechenden traumatischen oder entzündlichen Gliedmaßenschaden mit klaren Zusammenhängen handelt. Im klinischen Bereich besteht die Hauptaufgabe in der Abgrenzung ähnlicher dystrophischer Weichteilveränderungen und in der Erfassung der auslösenden Ursache, der „Grundkrankheit" bei Fällen, die mit einem Begleit-Sudeck einhergehen. Darüber hinaus ist in jedem Fall eines Sudeck-Syndroms eine differenzierte Überlegung zur Ermittlung der Faktoren erforderlich, die den Ablauf des Syndroms zusätzlich beeinflussen können, um daraus ggf. — soweit diese Faktoren beeinflußbar sind — therapeutische Konsequenzen zu ziehen. Über ein „essentielles Sudeck-Syndrom" liegen bisher keine Mitteilungen vor (WAGNER). Weiter lehrt die Erfahrung, daß sich in Zweifelsfällen differentialdiagnostische Schwierigkeiten meist nur im Frühstadium bei Erkrankungen ergeben, die mit einem Sudeck-Syndrom im Sinne eines Begleit-Sudeck vergesellschaftet sind.

Von klinischer Seite werden als *Sudeck-ähnliche dystrophische Weichteilveränderungen:* Reflexdystrophien, traumatische Oedeme, postthrombotische Zustände und bestimmte Handrückenoedeme, soweit sie nicht mit einer entsprechenden Knochenbeteiligung einhergehen, angeführt (BLUMENSAAT, BÜRKLE DE LA CAMP u. GROSS, LANG, REISCHAUER u.a.). Der für das Gliedmaßen-Syndrom unerläßliche Nachweis eines charakteristischen Röntgenbefundes einer S.K.A., evtl. auch eine sorgfältig erhobene Vorgeschichte und beim thrombotischen Oedem eine Phlebographie dürften in der Mehrzahl der Fälle die Abgrenzung eines Sudeck-Syndroms ermöglichen. Schwierigkeiten können hier die Fälle bereiten, in denen ein Sudeck-Syndrom nach einer Fraktur z.B. des Unterschenkels mit einem thrombotischen Oedem zusammentrifft. BLUMENSAAT hält es in derartigen Fällen für wahrscheinlich, daß „mittels Phlebographie eine Abgrenzung der therapeutischen oder versicherungsrechtlich im Vordergrund stehenden Affektion" durchgeführt werden kann. In diesem Zusammenhang ist auch eine Beobachtung von OEHLECKER zu erwähnen. Er beschreibt bei einer Untersuchungsgefangenen eine Schwellung des linken Fußes und Unterschenkels nach 6 Monate lang nächtlich durchgeführter aber unbemerkt gebliebener Strangulation, die er als eine Art Selbstverstümmelung aufklären konnte. Neben der Weichteilschwellung bestand eine deutliche, aber mehr diffuse Aufhellung des Fußskeletts, vor allem im Bereich der Fußwurzel, die OEHLECKER an einem Sudeck-Syndrom durch Stauung zweifeln ließ. Andererseits berichtet SUDECK selbst aus der Gutachtertätigkeit, daß charakteristische Oedeme des Gliedmaßen-Syndroms als „idiopathisch-konstitutionell“ und ohne Zusammenhang mit dem Unfall bezeichnet wurden.

Nach WAGNER kann die Differentialdiagnose der „*Grundkrankheit*“ bei folgenden Leiden, die mit einem Begleit-Sudeck einhergehen, Schwierigkeiten bereiten: bei Gliedmaßentuberkulosen, bei Bagatelltraumen sowie leichten und mittelschweren Distorsionen und Kontusionen, bei Infektarthritis, akuter und primär chronischer rheumatischer Arthritis und Periarthritis humeroscapularis im weiteren Sinne, bei akuter Osteomyelitis und bei Tumormetastasen. Im Vordergrund steht bei allen genannten Veränderungen die alsbaldige Abgrenzung einer Gliedmaßentuberkulose, wobei WAGNER die Frage stellt: Sudeck-Syndrom bei Gliedmaßentuberkulose oder Sudeck-Syndrom aus anderer Ursache.

Aber auch nach allgemeiner Auffassung kann vor allem die *Gliedmaßentuberkulose* im Rahmen des Sudeck-Syndroms wirkliche differentialdiagnostische Schwierigkeiten bereiten (BLUMENSAAT, DYES, HELLNER, MAU, MAURER, MARTI, OEHLECKER, REMÉ, RIEDER, SCHINZ, BAENSCH, FRIEDL u. UEHLINGER, WAGNER u.a.). Hier ist es in erster Linie der Röntgenbefund, der zu differentialdiagnostischen Erörterungen Anlaß gibt. Er ist nach BLUMENSAAT auch das „tertium comparationis“, d.h. das gemeinsame zweier verschiedener, miteinander verglichener Befunde für die seines Erachtens „unbewiesene Annahme, daß es bei der Gliedmaßentuberkulose eine Sudecksche Dystrophie gibt“. Von praktischer Bedeutung ist auch hier, daß sich die differentialdiagnostischen Schwierigkeiten zwischen Sudeck-Syndrom und Gliedmaßentuberkulose nur zu Beginn des Krankheitsbildes stellen. Andererseits liegt in dieser Zeit der Schwerpunkt der Entscheidung, da bis zum voll ausgeprägten Röntgenbild der Gliedmaßentuberkulose und bzw. oder der S.K.A. auch bei Anerkennung einer zum Teil identischen Therapie, entscheidende Behandlungsmöglichkeiten, zumal in der ersten Zeit unter Umständen ungenutzt bleiben.

Aufgrund eigener Untersuchungen haben sich zuletzt vor allem BLUMENSAAT u. WAGNER mit der Differentialdiagnose Gliedmaßentuberkulose und S.K.A. auseinandergesetzt, so daß ihre Beobachtungen und Erfahrungen hier besonders ausgewertet werden sollen. Damit kommen zudem Vertreter entgegengesetzter Auffassungen zu Wort, nachdem, wie schon gezeigt, BLUMENSAAT es für fraglich hält, ob man überhaupt berechtigt ist, bei der Gliedmaßentuberkulose von einem begleitenden Sudeck-Syndrom zu sprechen und nach seinen eigenen Erfahrungen insgesamt eine ablehnende Haltung einnimmt, wohingegen WAGNER zu dem Schluß kommt, daß jede Gliedmaßentuberkulose von einem Sudeck-Syndrom begleitet ist, wobei die tuberkulöse Infektion den unentbehrlichen Hauptfaktor für die Ingangsetzung und den Verlauf des Begleit-Sudeck darstellt. Während BLUMENSAAT bei der Gliedmaßentuberkulose die „Lückenhaftigkeit“ im röntgenologischen und klinischen Bild zur Abgrenzung vom Sudeck-Syndrom herausstellt, stützt sich WAGNER bei der Frage Gliedmaßentuberkulose, Sudeck-Syndrom bei Gliedmaßentuberkulose oder Sudeck-Syndrom aus anderer Ursache vor allem auf „gradförmige Differenzen“ in der klinischen, weniger dagegen in der röntgenologischen Symptomatik als Hinweis auf das Grundleiden.

Wegen der grundsätzlichen Bedeutung für die Differentialdiagnose seien die von BLUMENSAAT angeführten röntgenologischen Argumente, die Gliedmaßentuberkulose und S.K.A. trennen, nochmals kurz angeführt. Bei der Tuberkulose hebt er die starke Verwaschenheit der Knochenstruktur in der Umgebung des tuberkulösen Herdes, das „Bild der verwischten Schiefertafel“, das von vornherein mehr vortritt als eine charakteristische Fleckform und auf die unmittelbare Umgebung des Herdes beschränkt bleibt und die nicht fleckförmige, sondern diffuse, klare und gleichmäßige Osteoporose, die bis zum Bild des gläsernen Knochens gehen kann, in den entfernteren Abschnitten des primär von der Tuberkulose betroffenen Knochens heraus, er sagt, daß benachbarte Knochen entweder gar nicht beteiligt oder nur geringgradig aufgehellt sind und hält es für berechtigt, diese Befunde bei der Tuberkulose als toxische Osteolyse und Inaktivitätsatrophie zu deuten und damit von der S.K.A. abzugrenzen. Die für die Anerkennung eines Sudeck-Syndroms neben dem Röntgenbefund von BLUMENSAAT geforderte „Weichteilkomponente" fehlt seiner Ansicht nach bei der Gliedmaßentuberkulose. Der Wert dieser klaren Aussage wird jedoch von BLUMENSAAT selbst durch die Bemerkung eingeschränkt, daß in dem Zeitraum (5 Jahre), auf den er seine Erfahrungen stützt, die Verwendung von „Tuberkulostatika das Sudeck-Bild vielleicht beeinflußt hat". Die Lokalisation der beobachteten tuberkulösen Gliedmaßenherde oder die Art der Tuberkulostatica werden von BLUMENSAAT nicht angegeben.

Hierzu sagt WAGNER, daß das klinische Bild — das BLUMENSAAT bei der Tuberkulose vermißt, aber für die Anerkennung des Sudeck-Syndroms fordert — bei der Gliedmaßentuberkulose durch jede entsprechende Vorbehandlung beeinflußt wird und — daß man nach einer tuberkulostatischen Vorbehandlung bei einer Probeexcision z.B. zur Sicherung der Diagnose „Fungus" damit rechnen muß, daß der histologische Befund negativ ausfällt, „da die Tuberkulostatica offenbar zu einer fibrösen Umwandlung spezifischen Gewebes führen". Leider ist den Ausführungen von WAGNER nicht zu entnehmen, ob die vorgenannte Diagnose Fungus bakteriologisch, in der Kultur oder im Tierversuch gesichert ist. In dem von ihm selbst geschilderten Fall eines Sudeck-Syndroms bei einem Fungus, der bakteriologisch gesichert ist, wird von einer Probeexcision nicht gesprochen. Andererseits ist zu beachten, daß WAGNER bei der Gliedmaßentuberkulose den Einfluß einer Vorbehandlung auf das klinische Bild beschränkt und zeigt, daß trotz Behandlung mit einem oder mehreren der folgenden Präparate: Neoteben, Rimifon, PAS., Conteben in seinen Fällen die als S.K.A. gedeuteten Skelettveränderungen progredient sind.

WAGNER — seine Befunde seien zur besseren Orientierung ebenfalls hier nochmals zusammengestellt —, der in relativ frühen Stadien der Gliedmaßentuberkulose bei der synovialen Form eine harmonische Entschattung mit vereinzelten, bevorzugt subchondral gelegenen grob- und kleinfleckigen Aufhellungen und bei periostnahem Sitz einer körperfernen ossalen Form eine „kollaterale Entschattung neben subchondralen Fleckschatten" beschreibt, während er bei körpernahen, zentral im Knochen gelegenen Herden im Frühstadium außer dem Herd und einer Umgebungsreaktion einen krankhaften Röntgenbefund vermißt und im weiteren Verlauf das Vorkommen fleckförmiger Entschattungen auch in benachbarten, teils auch in entfernteren Skelettabschnitten, die Entwicklung bandförmig-metaphysärer Aufhellungen und endlich auch das Nebeneinander von Fleckform und „bleistiftartiger Umrandungszeichnung" der Kortikalis zeigt und als Begleit-Sudeck deutet, stellt in der Differentialdiagnose das Röntgenbild der S.K.A. bei synovialer und körperferner ossaler Gliedmaßentuberkulose dem Bild der S.K.A. nach Bagatelltraumen gegenüber. Das beginnende Sudeck-Syndrom nach Bagatellverletzungen ist auch nach allgemeiner Ansicht (BLUMENSAAT, OEHLECKER, WAGNER u.a.) immer mit erheblichen differentialdiagnostischen Bedenken zu betrachten. Bei den genannten Formen der Gliedmaßentuberkulose sieht WAGNER oft erst im Übergang aus der Phase I in die Phase II im Röntgenbild eine Abgrenzungsmöglichkeit von einer S.K.A. nach Bagatelltraumen. Dabei hebt er bei der Tuberkulose die erheblichere allgemeine Entschattung, an der auch die Diaphysen der kurzen Röhrenknochen beteiligt sind, die sehr kleinfleckigen herdförmigen Aufhellungen, die bald zu grobfleckigen Herden zusammenfließen, die besonders auffällige subchondrale Entschattung, sehr breite und oft unregelmäßig abgesetzte Aufhellungen im ehemaligen Fugenbereich und letzten Endes auch die verwaschene Struktur heraus.

Eine ziemliche Übereinstimmung zwischen BLUMENSAAT und WAGNER besteht dagegen in der Beurteilung des frühen klinischen Bildes bei der Abgrenzung der Gliedmaßentuberkulose vom Sudeck-Syndrom. Dabei geht WAGNER wieder von der Gegenüberstellung der synovialen und körperfernen ossalen Gliedmaßentuberkulose und dem Sudeck-Syndrom nach Bagatelltraumen aus, das nach heutiger Auffassung fast ausschließlich von endogenen Faktoren ausgelöst wird. Beim reinen Sudeck-Syndrom erkennt WAGNER eine stärkere Intensität und eine weitere Ausbreitung der klinischen Zeichen als bei den genannten Formen der Tuberkulose an. Das dystrophische Ödem ist bei der Gliedmaßentuberkulose auch nach seiner Ansicht weniger ausgebreitet und die elektrische Hauttemperatur-Messung erreicht vor allem abseits vom Herd nicht so hohe Werte wie beim Sudeck-Syndrom. Schließlich stellt er noch die Gelenkbeweglichkeit heraus, die bei der Tuberkulose distal vom Herd zunächst erhalten bleibt, während sie beim reinen Sudeck-Syndrom schon frühzeitig eingeschränkt zu sein pflegt. In all diesen Punkten stimmt WAGNER mit BLUMENSAAT überein. Während WAGNER die übrigen klinischen Sudeck-Symptome in der Differentialdiagnose für schlechter verwertbar hält, hebt BLUMENSAAT noch die Durchblutungsänderung mit Zyanose auch bei hoch gelagerter Extremität, die Hyperhidrosis und frühe Spontanschmerzen als charakteristisch für das Sudeck-Syndrom heraus.

Sofern eine sorgfältig erhobene Vorgeschichte und eine gründliche klinische und röntgenologische Untersuchung evtl. einem Vorschlag von WAGNER folgend mit rein empirisch angefertigten Vergleichsaufnahmen der Hände bzw. Füße oder ggf. eine Gelenkpunktion im Frühstadium keine Klärung bringen, so ist nach allgemeiner Auffassung in Grenzfällen erst nach einer gewissen Beobachtungszeit eine Diagnosestellung möglich. Eine Beobachtungszeit von „wenigen Wochen" (BLUMENSAAT) kann ohne Nachteil zugebilligt werden, da Gliedmaßentuberkulose und Sudeck-Syndrom eine Ruhigstellung erfordern. Bei protrahiertem Verlauf ist jedoch eine Probeexzision evtl. auch Probetrepanation nicht zu umgehen, da es nicht zu verantworten ist, eine tuberkulostatische Behandlung bis zur „spontanen" Beantwortung der Differentialdiagnose durch den Verlauf (BLUMENSAAT) hinauszuschieben.

Gegenüber der Gliedmaßentuberkulose sind alle übrigen bekannt gewordenen Verwechslungsmöglichkeiten eines Sudeck-Syndroms von untergeordneter Bedeutung oder seltene Ausnahmen. So dürfte die Abgrenzung einer reinen *Inaktivitätsatrophie* im Röntgenbild keine Schwierigkeiten bereiten. Die Entschattung ist dabei immer gleichmäßig, feinporig und harmonisch durch gleichmäßige Rarefizierung der Spongiosa und Verdünnung der Kompakta bzw. Kortikalis. Die Abgrenzung wird außerdem hier wie in anderen Fällen durch das klinische Bild, in dem die für das Sudeck-Syndrom charakteristische Weichteilkomponente fehlt, erleichtert. Trotzdem berichtet BLUMENSAAT über eine Verwechslung in der Gutachtertätigkeit, wobei eine röntgenologisch einwandfreie S.K.A. als Inaktivitätsatrophie angesehen wurde.

LIESS macht darauf aufmerksam, daß bei atypisch lokalisierten Insuffizienzschäden des Skeletts mit den von LOOSER erstmals im Rahmen einer osteomalazischen Skelettaffektion beschriebenen Umbauzonen — wobei nach einer Veröffentlichung von MILKMANN häufig vom *Milkmann-Syndrom* gesprochen wird — röntgenologisch eine große Ähnlichkeit mit den subchondral und metaphysär im ehemaligen Fugenbereich auftretenden Aufhellungen im akuten Stadium einer S.K.A. bestehen kann. In diesem Zusammenhang zeigt LIESS bei einer als renal bedingt aufgefaßten, Vitamin-D-refraktären Osteomalazie ein Handskelett mit teils kleinfleckig aufgelockerter Spongiosastruktur neben einer stärkeren allgemeinen Entschattung und atypischen Umbauzonen nach Art bandförmiger Aufhellungen im Bereich der ehemaligen distalen Epiphysenfugen von Radius und Ulna, der Basis von Metacarpale I und der Daumengrundphalanx, sowie angedeutet auch im Bereich der Epiphysen der Metacarpalia und Grundphalangen II—V. An der Daumengrundphalanx tritt eine Spontanfraktur mit leichter Dislokation vor. Dieser Befund, mehr noch multiple Umbauzonen typischer Art und Lokalisation an allen 4 Gliedmaßen und an Rippen, Schulterblatt und Unterkiefer sowie eine hochgradige generalisierte Kalkarmut lassen eine S.K.A. in diesem Fall leicht ausschließen. Die für das Milkmann-Syndrom charakteristische Symmetrie der im Röntgenbild als Aufhellungsbänder im Knochen vortretenden Umbauzonen, die Multiplizität dieser Befunde an Gliedmaßen und Rumpfskelett — Schulterblätter, Rippen, Becken — und schließlich die Verlaufsbeobachtung mit Spontanfrakturen, Fortschreiten der Umbauerscheinungen in den Epiphysen, evtl. bis zum Bild der Akroosteolyse und andererseits der über Jahre unveränderte Befund unterscheiden das Röntgenbild des Milkmann-Syndroms auch bei atypisch, vorwiegend im ehemaligen Epiphysenfugenbereich, lokalisierten Umbauzonen und Fehlen von osteomalazischen Knochenverbiegungen hinreichend von der S.K.A., wie das LIESS in einer weiteren Beobachtung zeigen kann. Endlich schließt auch hier das klinische Bild mit charakteristischen Laborbefunden ein Sudeck-Syndrom aus.

Selten wird die S.K.A. auch mit der *Endangitis obliterans* in Verbindung gebracht (BLUMENSAAT, MAURER). So beschreibt MAURER als erster bei der Endangitis obliterans das gelegentliche Vorkommen fleckförmiger Entschattungen. Nach seiner Ansicht sprechen im Röntgenbild nachweisbare „Knochenveränderungen im Sinne eines Sudeck" in der Differentialdiagnose der peripheren Durchblutungsstörungen für eine Endangitis. Aufgrund einer eigenen Beobachtung nimmt BLUMENSAAT an, daß vor allem bei schnellerem Verlauf der Endangitis obliterans eine S.K.A. vorgetäuscht werden kann. In dem von ihm ausführlich mitgeteilten Gutachtenfall kann die Annahme einer akuten Phase einer S.K.A. durch den Vorgutachter allein schon durch die Tatsache widerlegt werden, daß zwischen dem angeschuldigten, aber nicht erwiesenen, geringfügigen Unfall und dem ersten Nachweis von Skelettveränderungen eine Latenzzeit von 18 Monaten liegt. Im übrigen gestatten in diesem Fall auch die im Zusammenhang mit der fortgeschrittenen Endangitis obliterans an beiden Unterschenkeln nachgewiesenen Skelettveränderungen den Ausschluß einer S.K.A. WAGNER, aus der Klinik REMÉ, der angeregt durch MAURER, auch dieser Frage nachging, betont dagegen, daß sie in ihrem Krankengut bei einer Endangitis obliterans nie ein klinisches oder röntgenologisches klassisches Sudeck-Syndrom beobachten konnten. Ebenso hebt BLUMENSAAT hervor, daß bei der Endangitis obliterans „Sudeck-dystrophische Weichteilveränderungen" fehlen. Andererseits weist er jedoch darauf hin, daß bei einer Endangitis obliterans im Zuge der Ausbildung einer Gangraen ein echtes Sudeck-Syndrom entstehen kann, das dann aber als Infektfolge aufzufassen ist. Ein echtes Sudeck-Syndrom bei nicht durch eine Infektion oder anderweitig komplizierter Endangitis obliterans ist demnach abzulehnen.

Auf die Verwechslungsmöglichkeit „mäusefraßähnlicher" Bilder der S.K.A., wie sie BIERLNG u. REISCH infolge lakunärer Entkalkung der Knochenrinde beschreiben, mit einem destruierend wachsenden *Tumor* oder *Tumormetastasen* wurde schon bei der Besprechung der röntgenologischen Symptomatik hingewiesen. Derartige Bilder können einer diffusen Skelettkarzinose z. B. nach Mammakarzinom täuschend ähnlich sehen. Ein solcher Befund kann aber auch einmal eine gewisse Ähnlichkeit mit einem Retothelsarkom eines langen Röhrenknochens zeigen, wie ein Vergleich mit einer Abbildung in der „Röntgenologischen Differentialdiagnose der Knochenerkrankungen" von HELLNER u. POPPE ergibt. HELLNER u. POPPE sprechen dabei von „mottenfraßähnlichen, unregelmäßigen Aufhellungen". Außerdem zeigen die gleichen Autoren bei einer 60jährigen Frau, 5 Monate nach einer Radiusfraktur eine „Sudecksche Dystrophie" des rechten Oberarmkopfes mit klein- und grobfleckigen Aufhellungen, vor allem meta-epiphysär im Bereich einer verschieden stark vortretenden diffusen Entschattung neben teils lakunärer und teils strähniger Auflockerung der Kortikalis und Kompakta meta-diaphysär und weisen darauf hin, daß ohne Kenntnis der Vorgeschichte bei Beurteilung allein des Röntgenbildes auch an osteolytische Karzinommetastasen zu denken sei. Darüber hinaus führen sie in der Differentialdiagnose dieses Sudeck-Falles eine *Osteodystrophia fibrosa generalisata Recklinghausen* an, die mit ähnlichen Veränderungen einhergehen kann, aber ggf. durch weitere Skelettuntersuchungen abzugrenzen ist.

Von besonderer Bedeutung ist in diesem Zusammenhang das Vorkommen einer *S.K.A. in Kombination mit Knochentumoren oder Skelettmetastasen.* Die S.K.A. ist in derartigen Fällen im Sinne eines „Begleit-Sudeck" zu deuten. In einer persönlichen Mitteilung berichtet POPPE, daß er bei Schaftsarkomen in etwa ein Zehntel bis ein Fünftel aller Fälle solche „Begleit-Atrophien" erlebt, wenn die Anamnese länger als 5 Monate geht.

In seiner gemeinsam mit HELLNER herausgegebenen „Röntgenologischen Differentialdiagnose der Knochenerkrankungen“ wird dieses Nebeneinander von Tumor und fleckförmiger Knochenatrophie auch belegt. 8 Monate nach einem Sturz auf das rechte Kniegelenk, 5 Monate nach Beginn einer „Rheumabehandlung“ rechtsseitiger Hüftschmerzen und 4 Wochen nach zunehmender Bewegungseinschränkung und harter Schwellung des stark druckschmerzhaften Kniegelenkes finden sich bei einer 24jährigen Frau ein ausgedehntes osteolytisches Sarkom der zentralen Tibiaanteile neben einer schweren, fleckförmigen Atrophie der distalen Femurmetaepiphyse und der Patella. Das ohne jede Skelettreaktion die Tibia zerstörende osteolytische Sarkom und die schwere, fleckförmige Knochenatrophie sind in ihrem Bildcharakter so deutlich voneinander abgrenzbar und die Veränderungen an Femur und Patella so charakteristisch für eine S.K.A., daß im Bereich von Femur und Patella ein Tumorwachstum sicher ausgeschlossen werden kann. Ebenso kann der ohne Skelettbeteiligung und ohne therapeutische Konsequenzen abgelaufene Sturz auf das Kniegelenk als Ursache der S.K.A. ausgeschlossen werden. POPPE führt hierzu an, „daß aus Gründen des Kausalitätsbedürfnisses viele Patienten mit einem Geschwulstleiden ein Trauma in der Anamnese angeben“. Nach einer Beobachtung von WAGNER kann in seltenen Fällen auch eine Carcinommetastase einmal ein Sudeck-Syndrom verursachen. Er berichtet über eine 55jährige Patientin, bei der etwa 15 Monate nach einer vaginalen Operation eines Adeno-Karzinoms des Corpus uteri bei lokaler Rezidivfreiheit im Röntgenbild eine durch Probeexzision histologisch gesicherte Karzinommetastase im lateralen Schienbeinkopf und daneben, ohne sonst erkennbare Ursache klinisch und röntgenologisch ein Sudeck-Syndrom nachgewiesen werden konnte. Im Röntgenbild beschreibt er neben der osteolytischen Metastase eine harmonische Demineralisation und kleinfleckige Entschattungen in der Patella und subchondral.

Sofern Vorgeschichte, klinische und röntgenologische Durchuntersuchung, evtl. mit Vergleichsaufnahmen von Händen oder Füßen nicht weiterhelfen, kann auch in der Differentialdiagnose Sudeck-Syndrom, Tumor oder Tumormetastasen zur Klärung eine Probeexzision erforderlich werden.

Von „Sudeck-ähnlichen“ Befunden sprechen REBOUL, DELOS, DELORME, DE GROC, BORDRONT u. CARRACE bei irregulären, subchondralen Sklerosen im *Frühstadium der primären Knocheninfarkte* bei Tauchern und Caissonarbeitern, ein Befund, an den neuerdings auch bei Sporttauchern zu denken ist (MÄNNCHE). Diese subchondralen Veränderungen sollen vor allem bei Vergrößerung der Aufnahmen gut zur Darstellung kommen. Die bei Drucklufterkrankungen des Skeletts bevorzugte Lokalisation — Oberarm- und Oberschenkelkopf, distales Femurende und Tibiakopf — dürfte ebenso wie das Fehlen peripher an Händen oder Füßen gelegener Skelettveränderungen, die Vorgeschichte, das klinische Bild und ggf. die Verlaufsbeobachtung ein Sudeck-Syndrom leicht ausschließen lassen.

Auf die differentialdiagnostischen Überlegungen bei der als Begleit-Sudeck aufgefaßten sog. Ostitis pubis, dem vor allem *postoperativen Sudeck-Syndrom am Becken* — Osteomyelitis mit bzw. oder Periostitis — wurde bereits hingewiesen. Hier ist zu ergänzen, daß LIESS atypische Loosersche Umbauzonen bei renal bedingten Osteomalazien auch im Bereich der Scham- und Sitzbeine beschreibt, die erhebliche, flächenhafte Ausdehnung erreichen können und damit ggf. auch als Ursache einer Entschattung in diesem Bereich zu erwägen sind. Das im übrigen recht andersartige klinische und röntgenologische Bild einer Osteomalazie dürfte im allgemeinen jedoch leicht von der Ostitis pubis abgrenzbar sein.

Auf die zum Teil recht unterschiedliche Auffassung über die ätiologische Bedeutung verschiedener Erkrankungen für die Auslösung eines Sudeck-Syndroms wurde bei der Besprechung der Ätiologie eingegangen. Die sich hierbei immer wieder ergebenden differentialdiagnostischen Schwierigkeiten bei der Abgrenzung der „Grundkrankheiten“ liegen außerhalb der Differentialdiagnose des Sudeck-Syndroms.

Fassen wir die Ausführungen zur Differentialdiagnose des Sudeck-Syndroms zusammen, so können vom Röntgenbild her vor allem bei der Gliedmaßentuberkulose und beim postoperativen Sudeck-Syndrom am Becken wirkliche Schwierigkeiten in der Abgrenzung bestehen. In selteneren Fällen kann auch die Abgrenzung einer S.K.A. von einer mehr diffusen Skelettmetastasierung einmal schwierig sein. Die Inaktivitätsatrophie, das Milkmann-Syndrom mit atypischen Umbauzonen, die Endangitis obliterans, eine Osteodystrophia fibrosa generalisata Recklinghausen und die Sudeck-ähnlichen Befunde im Frühstadium der primären Knocheninfarkte dürften in der Mehrzahl der Fälle dagegen leicht abgrenzbar sein.

12. Sudeck-Häufigkeit

Detaillierten statistischen Angaben über das Sudeck-Syndrom liegen in auswertbarem Maße ausnahmslos Untersuchungen an Frakturen zugrunde. Das ist erklärlich, da Frakturen allgemein das Hauptkontingent des Sudeck-Syndroms stellen und die Zusammenhänge hier am klarsten zu übersehen und zu verfolgen sind. Bei allen anderen ätiologischen Faktoren werden höchstens summarische Angaben zur Häufigkeit gemacht. Meist sind dabei die Fallzahlen für eine statistische Auswertung zu klein. Im Folgenden wenden wir uns daher ausschließlich der Sudeck-Häufigkeit nach Frakturen zu.

Die bisher mitgeteilten statistischen Erhebungen über die *absolute Häufigkeit des Sudeck-Syndroms* in einem aus verschiedenen Frakturen zusammengesetzten Krankengut weichen zum Teil erheblich voneinander ab. So gibt z.B. Bürkle de la Camp die Häufigkeit mit 0,21 % an, während Remé u. Wagner über eine Beteiligung von 94,72 % berichten und nach Dyes u. Hackethal mit dem Auftreten des Syndroms bei fast jedem Knochenbruch und daher mit einer Beteiligung von nahezu 100 % zu rechnen ist.

Für derartige erstaunliche Abweichungen in der Häufigkeitsangabe, die den Wert der statistischen Aussage einschränken, werden verschiedene Gründe angeführt. Eine zu kleine Fallzahl, ein zum Teil unterschiedlich ausgesuchtes Krankengut, die uneinheitliche Definition des Sudeck-Begriffes, die unterschiedliche Bewertung des Röntgenbefundes, da die Auffassung der Untersucher, wann eine in der Umgebung einer Fraktur nachweisbare Entschattung bereits als „Sudecksche Erkrankung“ angesprochen oder noch als „physiologischer Umbau“ bezeichnet werden soll, sehr unterschiedlich erscheint, Fehler in der Röntgenaufnahmetechnik, ungenügende Verlaufskontrollen mit u.a. Außerachtlassen eines röntgenologischen Seitenvergleichs und das „Vergessen“ in dem infrage kommenden Zeitraum danach zu fahnden, werden in diesem Zusammenhang genannt (Bierling u. Reisch, Blumensaat, Oehlecker, Wagner u.a.). Obschon die zeitweilig vertretene Ansicht, daß ein Sudeck-Syndrom nach Frakturen die Folge einer unsachgemäßen, fehlerhaften oder unterlassenen Behandlungsmaßnahme darstellt, längst als widerlegt gilt, (Blumensaat, Maurer, Oehlecker, Remé, Wagner u.a.) führen Bierling u. Reisch die unberechtigte Befürchtung vor Rückschlüssen auf eine angeblich unzulängliche Behandlung erneut als gelegentlichen Grund für die Scheu an, höhere Prozentzahlen zu nennen.

Unseres Erachtens scheint ein wesentlicher Punkt für die so stark differierenden Angaben darin zu liegen, daß in einem Falle alle Sudeck-Fälle der verschiedenen Stadien, auch solche mit nur geringfügigen Zeichen des Syndroms, evtl. sogar nach gezielter Untersuchung einschließlich röntgenologischer Vergleichsaufnahmen von Händen oder Füßen, zusammen registriert werden (Remé, Wagner) und im anderen Fall nur die voll ausgebildete Dystrophie mit den entsprechenden Knochen- und Weichteilveränderungen gezählt wird (Wagner). Anders können wir uns die folgenden, aus der gleichen Klinik von Remé u. Wagner am gleichen Krankengut erhobenen Zahlenangaben nicht erklären. Während Remé aufgrund der Untersuchungen seines Schülers Wagner an 606 Frakturen unter Einschluß aller Stadien des Syndroms von einer Beteiligung von 94,72 % (Abb. 36) spricht, gibt Wagner mit 12,7 % in der beigefügten Schrifttumsübersicht über die prozentuale Häufigkeit des Sudeck-Syndroms (Tab. 1) nur die Fälle an, die die Phase der Dystrophie durchlaufen. Vermutlich spielt hier manchmal auch die bereits diskutierte Frage, ob in der

Tabelle 1. *Prozentuale Häufigkeit des Sudeck-Syndroms bzw. der Sudeckschen Dystrophie* (nach Wagner)

Autoren	Jahr der Veröffentlichung	Zahl der Fälle	Sudeck-Häufigkeit in %	Bezeichnung
Schneider	1937	1728 Frakturen	4%	schwere akute Knochenatrophie
Bauermeister	1937	ohne Zahlenangabe	5—9%	,, ,,
Bauermeister	1937	172 Fingerfrakturen	0%	,, ,,
Maurer	1940	3040 Frakturen	6,6%	reaktiver Umbau
Zehnter	1948	678 Frakturen	11,6%	Sudecksche Komplikation
Bierling u. Reisch	1955	3170 Frakturen	18,5—22%	Sudeck-Fälle
Böhler	1955	12000 Radiusbrüche	0,33‰	Sudecksche Krankheit
Blumensaat	1955	ohne Zahlenangabe	20%	,, ,,
Reichle	1956	1036 Frakturen	1,5%	Sudecksche Erkrankung
Bürkle de la Camp	1956	13123 Frakturen	0,21%	Sudecksche Dystrophie
Biener u. Ostapowicz	1956	4019 Handverletzungen aller Art	2,7%	vegetative Störungen
Plewes	1956	80000 Handverletzungen aller Art	0,05%	Sudeck-Syndrom
Wagner	1957	606 Gliedmaßenfrakturen	12,7%	Sudecksche Dystrophie

akuten Phase ein physiologischer Vorgang zu sehen ist, oder ob eine pathologische Reaktion vorliegt, eine Rolle, obschon Remé u. Wagner in diesem Punkt die gleiche Auffassung vertreten.

Die schematische Darstellung von Remé (Abb. 36) gibt gleichzeitig einen Überblick über die prozentuale Beteiligung der verschiedenen Stadien, in dem von Wagner untersuchten Krankengut. Dazu ist zu ergänzen, daß nach den Ausführungen von Wagner zu diesen Zahlen 1,82 % der ausgewerteten 606 Frakturfälle den sog. primär chronischen Weg gingen, d.h. von vornherein einen krankhaften Verauf des Syndroms zeigten.

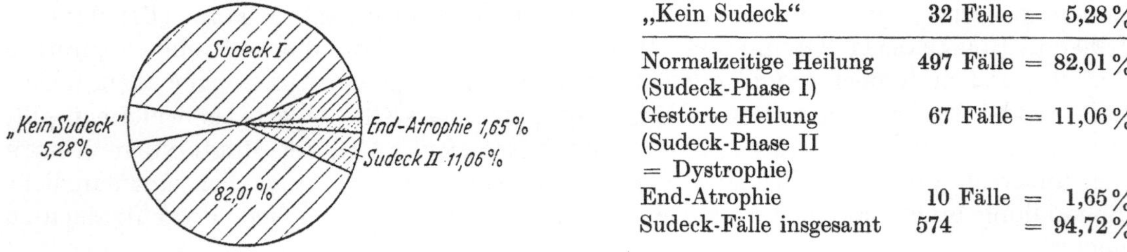

„Kein Sudeck"	32 Fälle =	5,28%
Normalzeitige Heilung (Sudeck-Phase I)	497 Fälle =	82,01%
Gestörte Heilung (Sudeck-Phase II = Dystrophie)	67 Fälle =	11,06%
End-Atrophie	10 Fälle =	1,65%
Sudeck-Fälle insgesamt	574 =	94,72%

Abb. 36. Prozentuale Verteilung des Sudeck-Syndroms auf die einzelnen Stadien bei 606 Frakturen (nach Remé)

Von röntgenologischer Seite haben Bierling u. Reisch zur Frage der Sudeck-Häufigkeit ausführlich Stellung genommen. Gestützt auf die retrospektive Auswertung von Röntgenaufnahmen der „Frakturknochen" — über eine systematische Röntgenuntersuchung der gesamten betroffenen Extremität, insbesondere der Hände oder Füße, wie sie Wagner ausführte, wird, wie schon erwähnt, nicht berichtet — und unter weitgehender Berücksichtigung der klinischen Unterlagen haben sie die geschlossenen Extremitätenfrakturen des Wenkebach-Krankenhauses Berlin-Tempelhof aus einem Zeitraum von 3 Jahren statistisch ausgewertet und dabei im Gegensatz zu Schneider, der nur schwere Fälle in seiner Statistik verzeichnet, neben schweren auch alle mittelschweren und leichten Sudeck-Fälle berücksichtigt. Geordnet nach Lokalisation der Fraktur stellen Bierling

Tabelle 2. *Gegenüberstellung der Statistik von* MAURER — *München 1940* — u. BIERLING u. REISCH — *Berlin-Tempelhof 1955* (nach BIERLING u. REISCH)

Fraktur	München		Tempelhof	
	Ges.-Zahl	davon Sudeck	Ges.-Zahl	davon Sudeck
Humerus	254	12	287	35
Unterarm	534	40	963	179
Handwurzel	77	9	66	6
Mittelhand	166	3	162	12
Finger	442	6	439	26
Femur	164	16	212	42
Patella	74	9	26	13
Unterschenkel	460	52	294	159
Knöchel	518	38	261	71
Fußwurzel	102	11	61	22
Mittelfuß	94	6	112	17
Zehen	155	1	287	5
insgesamt	3040	203	3170	587

u. REISCH ihre Erhebungen der etwa gleich großen Statistik von MAURER gegenüber (Tab. 2). Dabei weisen die Autoren sowohl auf die Schwierigkeit hin, ein so komplexes biologisches Problem wie das des Sudeck-Syndroms statistisch zu erfassen, als auch auf die Hindernisse, die sich beim Vergleich zweier solcher Statistiken aus der Vielzahl der nicht faßbaren Unterschiede in der Zusammensetzung des Krankengutes und aus dessen Sammlung und Ordnung durch den auswertenden Arzt ergeben. Aus dieser, daher von BIERLING u. REISCH mit einigem Vorbehalt ausgeführten Gegenüberstellung, ziehen die Autoren den Schluß, daß zu ihrer Zeit die Sudeck-Häufigkeit größer ist als zu der Zeit, in der MAURER seine Untersuchungen zusammenstellte. Über eine *Zunahme der Sudeck-Häufigkeit* wird um die gleiche Zeit — jüngere umfassende Mitteilungen liegen hierzu nicht vor — auch von anderer Seite berichtet (BLUMENSAAT, DYES, HAUSAMMANN, MARTI, STOLLE u.a.). Die Angaben schwanken jedoch und es wird die Frage aufgeworfen, ob sich hierin nicht nur das Ansteigen der Unfallzahlen insgesamt widerspiegelt (WAGNER). Andererseits wird die Abhängigkeit vom vegetativ-endokrinen System und dessen stärkere Einwirkung in dieser Zeit auch mehr herausgestellt (BLUMENSAAT).

Unter 3170 Frakturen, die BIERLING u. REISCH auswerten, wird in 587 Fällen, das entspricht 18,5 %, ein Sudeck-Syndrom registriert. Bei Herausnahme der selten von einem Sudeck-Syndrom betroffenen, aber zahlenmäßig häufigen Nagelfortsatzbrüchen an Fingern und Zehen (320 Fälle) aus der Gesamtrechnung steigt die allgemeine Sudeck-Häufigkeit auf 22 % an. Nach diesen statistischen Erhebungen kann somit, wenn die relative Sudeck-Häufigkeit zunächst einmal außer acht gelassen wird, bei jeder 5. Fraktur mit einem Sudeck-Auftreten gerechnet werden.

Die erhebliche Diskrepanz in den Aussagen von REMÉ u. WAGNER einerseits und BIERLING u. REISCH andererseits scheint u.E. vor allem durch die grundsätzlich verschiedenen Arbeitsmethoden erklärbar. WAGNER fahndet vom Unfalltag ab, wie REMÉ sagt, mit „pedantischer" Genauigkeit nach der klinischen und röntgenologischen Symptomatik des Sudeck-Syndroms unter Heranziehung objektiver Meßmethoden und röntgenologischer Vergleichsaufnahmen von Händen oder Füßen und verfolgt den klinischen und röntgenologischen Verlauf des Syndroms auch nach Abschluß der stationären Behandlung und Wiedereintritt der Arbeitsfähgkeit solange, bis keine wesentlichen Abweichungen mehr festzustellen sind. Die Fälle, die in die Endatrophie übergehen, verfolgt WAGNER über weitere Jahre klinisch und röntgenologisch und kann, wie bereits erwähnt, in manchen Fällen dabei die Besserungsfähigkeit auch in diesem Stadium zeigen. Eine derart subtile Arbeitsweise, mit der das Schicksal der Fraktur vom Unfalltag ab verfolgt

Tabelle 3. *Gegenüberstellung der Sudeckhäufigkeit an der oberen und unteren Extremität, getrennt nach Geschlecht und Alter* (nach BIERLING u. REISCH)

		Obere Extremität		Untere Extremität	
		Frakturen	davon Sudeck	Frakturen	davon Sudeck
1—40	♂	686	78 (11%)	365	87 (24%)
	♀	250	30 (12%)	144	30 (21%)
41—55	♂	216	24 (11%)	219	52 (24%)
	♀	178	34 (19%)	112	42 (38%)
über 55	♂	187	27 (14%)	190	50 (26%)
	♀	400	65 (16%)	223	68 (30%)
insgesamt		1917	258 (13,5%)	1253	329 (26,3%)

wird, dürfte in jedem Fall der Methodik der retrospektiven Auswertung von Krankenblattaufzeichnungen und Röntgenaufnahmen, die in erster Linie der Fraktur gelten, überlegen sein. Die Schwierigkeiten dürften hier vor allem in der Erfassung des Stadium I des Syndroms liegen.

Im Rahmen der Sudeck-Statistik ist die Aufschlüsselung nach Gliedmaßen — oberer und unterer Extremität — und die Unterteilung nach Alter und Geschlecht sowohl für die Praxis als auch im Hinblick auf die Pathogenese von besonderem Interesse (Tab. 3). Eine gewisse Übereinstimmung besteht nach den bisherigen Ermittlungen jedoch lediglich hinsichtlich der *Häufigkeit der Beteiligung der Gliedmaßen*. BIERLING u. REISCH grenzen bei 1917 Frakturen der oberen Extremität 258 (= 13,5 %) und bei 1253 Frakturen der unteren Extremität 329 (= 26,3 %) Sudeck-Syndrome ab. Danach ist die untere Extremität etwa doppelt so häufig beteiligt als die obere. Ebenso heben BLUMENSAAT, HERFARTH, SCHNEIDER u.a. die Bevorzugung der unteren Extremität hervor. Eine ähnliche Verteilung zeigen auch die Dystrophiefälle (Stadium II) bei WAGNER. Auch in seinem Krankengut ist im Stadium der Dystrophie die untere Extremität doppelt so häufig befallen wie die obere, während er im Stadium I eine geringfügig höhere prozentuale Beteiligung an der oberen (210 = 88,24 % Sudeck-I-Fälle bei 238 Frakturen) als an der unteren (287 = 77,99 % Sudeck-I-Fälle bei 368 Frakturen) registriert. Ähnlich berichtet schon Sudeck über einen häufigeren „Umbau" an den Händen als an den Füßen, eine Beobachtung, die nach Ansicht von BLUMENSAAT, der selbst keine Zahlen vorlegt, jedoch nur für diese Gliedmaßenteile, nicht dagegen für die ganze Extremität zutrifft. MAURER sieht in seinem Krankengut dagegen keine Gesetzmäßigkeit in dieser Hinsicht.

Nach BIERLING u. REISCH ist auch die *Häufigkeit schwerer Verlaufsformen* an der unteren Extremität größer als an der oberen. So registrieren sie an der oberen Extremität bei 258 Sudeck-Fällen 38 Fälle und an der unteren Extremität bei 329 Sudeck-Fällen 70 Fälle mit schwerem Verlauf, wobei die Autoren jedoch noch die heute als überholt geltende Zeiteinteilung mit einer Mindestdauer von 3 Monaten für die Einordnung als schwere Dystrophie zugrunde legen. Ähnlich zeigt auch WAGNER, daß an der unteren Extremität die Endatrophie wesentlich häufiger zu erwarten ist als an der oberen. BIERLING u. REISCH halten es für möglich, daß die Bevorzugung der unteren Extremität ein Hinweis darauf ist, daß die hier rein statisch erschwerten Zirkulationsverhältnisse ein prädisponierender Faktor für das Auftreten des Sudeck-Syndroms darstellen.

Hinsichtlich *Alter* und *Geschlecht* weichen die Ansichten über die Beteiligung dagegen stärker voneinander ab. Das gilt auch für eine mögliche Disposition während des Klimakteriums. BLUMENSAAT u. MAURER stellen in ihrem Krankengut keine Bevorzugung einer bestimmten Altersklasse oder eines Geschlechts und keine eindeutige Disposition während des Klimakteriums fest. BIERLING u. REISCH, DUBOIS, HACKETHAL, HILGENREINER, JENNY u. STOLLE nehmen dagegen eine stärkere Beteiligung der Altersgruppen über 41 bzw. 50 Jahren an. Bierling u. Reisch fassen wegen der in ihrem Krankengut nachweisbaren Häufung des Syndroms bei Frauen im 5. und 6. Jahrzehnt diese Altersgruppe in ihrer tabellarischen Übersicht über die Alters- und Geschlechtsverteilung (Tabelle 3) daher in einer Gruppe der 41- bis 55-Jährigen zusammen und stellen sie den vor- und nachher gelegenen Lebensabschnitten, die bei der Aufteilung nach Dezennien nur geringfügige Unterschiede zeigen, gegenüber. Sie führen die stärkere Sudeck-Gefährdung bei Frauen dieser Altersklasse auf das Klimakterium zurück. Ähnlich wie bei der Differenzierung ihrer gesamten Sudeck-Fälle ergibt auch die Aufschlüsselung der schweren Sudeck-Fälle ihres Krankengutes nach Altersgruppen eine Bevorzugung der Altersklasse der 41- bis 55-Jährigen. Stolle, der keine eindeutige Bevorzugung des weiblichen Geschlechts findet, erklärt die gesteigerte Sudeck-Häufigkeit zwischen dem 40. und 59. Lebensjahr bei beiden Geschlechtern mit dem Einfluß des Klimakteriums. Auch Wagner ermittelt für die Dystrophiephase (Stadium II) des Syndroms bei Frauen zwischen dem 41. und 50. und bei Männern zwischen dem 51. und 60. Lebensjahr je einen Häufigkeitsgipfel.

Über *Kinder* im Alter von 1—10 Jahren, bei denen das Vorkommen des Sudeck-Syndroms, wie gezeigt, umstritten ist, liegen nur von Reisch u. Bierling und von Wagner übersichtliche statistische Zahlenangaben vor. Reisch u. Bierling berichten über 41 leichte Sudeck-Fälle im 1.—10. Lebensjahr unter 280 Frakturen. Wagner registriert dagegen bei 41 Frakturen der oberen und unteren Extremität im 1.—10. Lebensjahr in 35 Fällen ein Sudeck-Syndrom der Phase I. Dabei gilt auch hier das oben über die unterschiedliche Untersuchungsmethodik von Reisch u. Bierling einerseits und Wagner andererseits Gesagte. Berndt spricht von einer Sudeck-Häufigkeit von 10 % bei Kindern. Maurer führt in seiner Altersstatistik einen 8jährigen Knaben ohne prozentuale Angaben an. Müller, der die Röntgenaufnahmen von 97 Frakturen im Alter bis zu 15 Jahren auswertet, findet in 68 Fällen einen Knochenumbau im Stadium I und 10mal einen solchen des Stadium II (Dystrophie). Der Wert der Untersuchung von Müller wird nach Ansicht von Blumensaat sowohl durch die Vernachlässigung des klinischen Bildes als auch durch die Tatsache eingeschränkt, daß Kinder bis zum 15. Lebensjahr ohne Unterteilung erfaßt sind und damit Kinder im Pubertätsalter, in dem von einer Sudeck-Häufung gesprochen wird (Blumensaat), in dieser Zusammenstellung enthalten sind.

Aufschlußreicher als die prozentualen Angaben zur allgemeinen Sudeck-Häufigkeit sind für die Praxis Zahlenangaben über die *relative Sudeck-Häufigkeit* bei den verschiedenen Frakturen. Die zur Ermittlung derartiger Zahlen erforderliche Aufschlüsselung nach der Lokalisation des Bruches im Bereich der einzelnen Extremität ergibt jedoch, selbst bei so großen Gesamtzahlen, wie sie Bierling u. Reisch vorlegen, eine so weitgehende Unterteilung des Krankengutes, daß nach der Aufgliederung absolute Zahlen in Größenordnungen vorliegen, die eine prozentuale Berechnung nicht mehr berechtigt erscheinen lassen. Hinzu kommt, daß auch hier, wie bei den Zahlen zur allgemeinen Sudeck-Häufigkeit die Angaben stark voneinander abweichen.

Um nicht in den „Fehler der kleinen Zahl" zu verfallen, begnügen sich Bierling u. Reisch in dem beigefügten Skelettschema (Abb. 37), daß, wie sie ausdrücklich betonen, die Lokalisation der auslösenden Fraktur und nicht den Sitz der Sudeck-Reaktion am Skelett wiedergibt, mit der Angabe abgerundeter Verhältniszahlen. Nach ihren retrospektiven Ermittlungen führen an der oberen Extremität Unterarmschaftfrakturen am häufigsten, und zwar in einem Drittel aller Fälle zu einem Sudeck-Syndrom, wobei Jugendliche das Hauptkontingent stellen. An zweiter Stelle nennen die Autoren sämtliche Brüche im Ellbogengelenkbereich, Humerusschaftbrüche und Radiusbrüche, die in ca. 16 % der Fälle mit einem Sudeck-Syndrom einhergehen. In abnehmender Häufigkeit führen sie danach an: Brüche der Handwurzel, der Metacarpi, der Grund- und Mittelphalangen, des Humeruskopfes und -halses einschließlich isolierter Abbrüche des Tuberkulum majus und der Hermodsonschen Impressionsfraktur sowie Frakturen der Endphalangen. An der unteren Extemität finden Bierling u. Reisch die meisten Sudeck-Fälle nach Brüchen des Tibiakopfes und der Patella sowie nach Unterschenkelschaftbrüchen im mittleren Drittel und nach Kalkaneusfrakturen. Nach derartigen Frakturen beträgt die Sudeck-Häufigkeit in ihrem Krankengut 50 % und mehr, wobei hier zum Teil schwere Dystrophien zur Entwicklung kommen. Bei Fersenbeinbrüchen, zu deren Reposition eine Kirschner-Drahtextension durch das Fersenbein erforderlich ist, berichten die Autoren sogar in etwa $^2/_3$ aller Fälle (24 Sudeck-Fälle bei 37 derartiger Fersenbeinbrüche) über Sudeck-Syndrome,

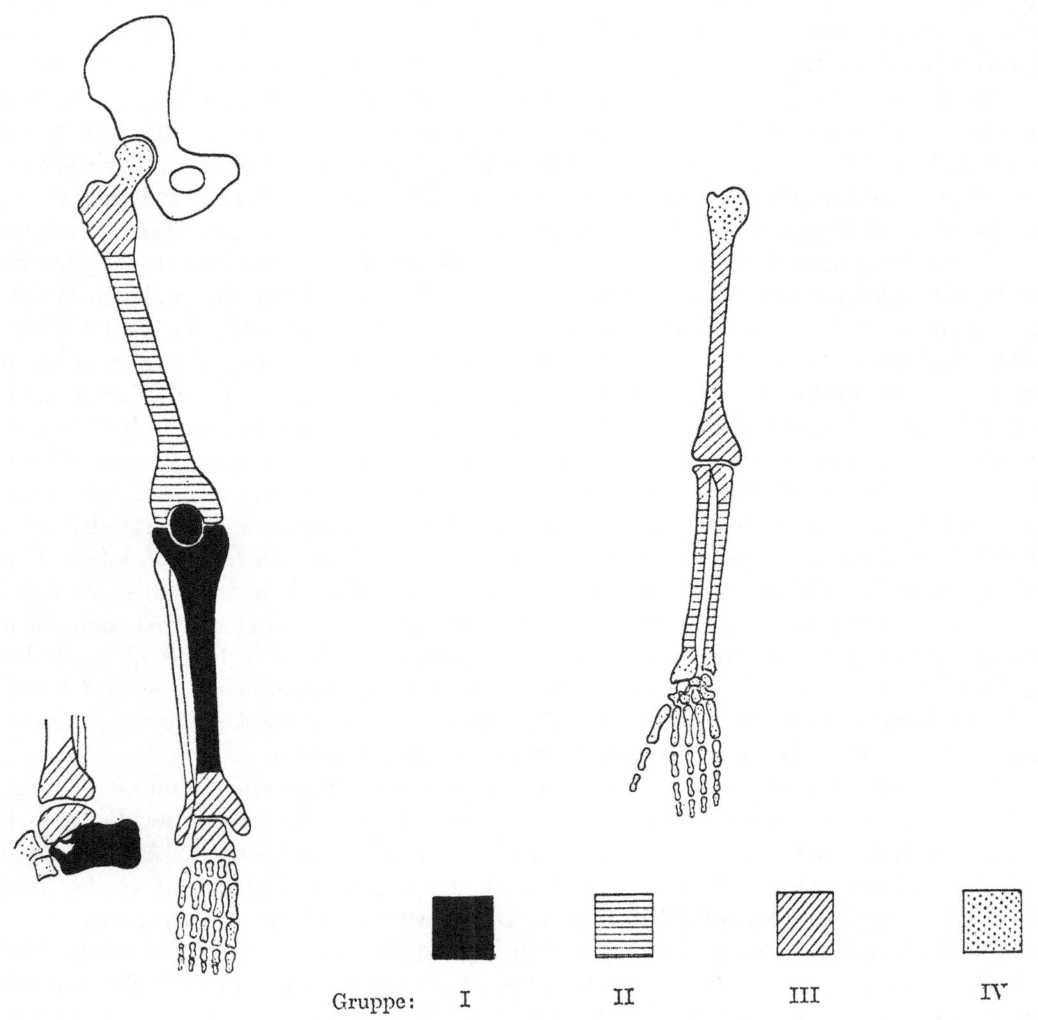

Abb. 37. Schematische Darstellung der Frakturlokalisation, geordnet nach der Häufigkeit als auslösende Ursache der Sudeckschen Dystrophie (nach BIERLING u. REISCH)

Gruppe I: Die Hälfte und mehr
Gruppe II: $^1/_3$
Gruppe III: $^1/_5$—$^1/_6$
Gruppe IV: $^1/_{10}$ und weniger
} der Frakturen haben eine Sudecksche Erkrankung ausgelöst.

die zum Teil einen schweren Verlauf nehmen, während bei nicht mit einer Drahtextension behandelten leichteren Fersenbeinbrüchen das Syndrom dagegen seltener ist. An nächster Stelle stehen nach BIERLING u. REISCH an der unteren Extremität kniegelenknahe Femur- und Femurschaftfrakturen. Sie gehen in etwa $^1/_3$ der Fälle mit einem Sudeck-Syndrom einher. Die Sudeck-Häufigkeit bei Malleolarfrakturen wird mit 21 % angegeben. Es schließen sich mit etwa 20 % die pertrochanteren und lateralen Schenkelhalsfrakturen an. In der gleichen Größenordnung liegen nach der Schemazeichnung die Frakturen der Fußwurzelknochen mit Ausnahme des Fersenbeins, das oben mit seiner hohen Beteiligung bereits erwähnt wurde. Bei Frakturen des Mittelfußes, der Grund- und Mittelphalanx löst wie an der Hand etwa jede 10. ein Sudeck-Syndrom aus, während die Endphalanxbrüche nur mit rund 1 % beteiligt sind.

Ein völlig anderes Bild ergibt die Aufschlüsselung des Krankengutes der Lübecker Klinik durch WAGNER, der, wie gesagt, alle Frakturen vom Unfalltag ab fortlaufend klinisch und röntgenologisch kontrolliert (Tab. 4 und 5). Auch wenn wir die von WAGNER ermittelten Prozentzahlen, denen der „Fehler der kleinen Zahl" anhaften dürfte, unberück-

Tabelle 4. *Häufigkeit des Sudeck-Syndroms bei Frakturen der oberen Gliedmaßen* (nach WAGNER)

1. Bruchlokalisation	2. Gesamt	3. Nicht untersucht	4. Untersucht	5. Von 4. kein Sudeck	6. Von 4. Sudeck I	7. Von 4. Sudeck II	8. Von 4. Sudeck III
Subkapitaler O-Arm (auch mit Luxation)	68	4	64 = 100%	3 = 4,3%	56 = 87,5%	5 = 7,8%	—
Oberarmschaft	17	3	14 = 100%	—	13 = 92,8%	1 = 7,2%	—
Ellenbogengelenkbereich (auch mit Luxation)	40	9	31 = 100%	2 = 6,5%	28 = 90,3%	1 = 3,5%	—
Olekranon	11	1	10 = 100%	—	10 = 100%	—	—
Radiusköpfchen	6	1	5 = 100%	—	5 = 100%	—	—
Ulnaschaft	6	4	2 = 100%	—	2 = 100%	—	—
Radiusschaft	5	2	3 = 100%	1 = 33,3%	1 = 33,3%	1 = 33,3%	—
Kompletter Unterarm	35	12	23 = 100%	1 = 4,3%	20 = 87,0%	2 = 8,7%	—
Radius loco typico mit oder ohne Processus styloideus ulnae	69	30	39 = 100%	2 = 5,1%	33 = 84,6%	4 = 10,3%	—
Handwurzel	4	—	4 = 100%	—	4 = 100%	—	—
Mittelhand	14	1	13 = 100%	—	13 = 100%	—	—
Finger	47	17	30 = 100%	3 = 10,0%	25 = 83,3%	1 = 3,3%	1 = 3,3%
Gesamt	322	84	238 = 100%	12 = 5,04%	210 = 88,24%	15 = 6,30%	1 = 0,42%

sichtigt lassen, gibt es nur wenig Gemeinsames zwischen diesen Erhebungen und den Ermittlungen von BIERLING u. REISCH. Allein die Beobachtung, daß bei Unterschenkel- und Fersenbeinbrüchen gehäuft schwere Verlaufsformen des Syndroms vorkommen, wird von beiden Seiten bestätigt. Bei derartig voneinander abweichenden Angaben, ergibt somit auch die relative Sudeck-Häufigkeit nur äußerst wenig verwertbare Hinweise für die Sudeck-Praxis.

In keiner statistischen Übersicht über das Sudeck-Syndrom werden Kopf-, Rumpf- oder Beckenskelett angeführt (BIERLING u. REISCH, MAURER, REMÉ, SUDECK, WAGNER u.a.). Am Kopf wird lediglich von BLUMENSAAT ein Einzelfall bei frakturiertem waagerechten Unterkieferast erwähnt, dessen Kenntnis er ESCHLER verdankt. Wie schon gezeigt, ist das Vorkommen des Sudeck-Syndroms an der Wirbelsäule umstritten und gilt heute als noch nicht bewiesen. Dagegen wird am Beckenskelett, wie bereits ausführlich diskutiert, in Form der sog. Ostitis pubis, insbesondere das postoperative Sudeck-

Tabelle 5. *Häufigkeit des Sudeck-Syndroms bei Frakturen der unteren Gliedmaßen* (nach Wagner)

1. Bruchlokalisation	2. Gesamt	3. Nicht untersucht	4. Untersucht	5. Von 4. kein Sudeck	6. Von 4. Sudeck I	7. Von 4. Sudeck II	8. Von 4. Sudeck III
Medialer Schenkelhals	41	9	32 = 100%	8 = 25%	24 = 75%	—	—
Lateraler Schenkelhals und pertrochanterer Oberschenkel	61	22	39 = 100%	7 = 17,9%	32 = 82,1%	—	—
Subtrochanterer Oberschenkel	9	2	7 = 100%	—	7 = 100%	—	—
Oberschenkelschaft	25	2	23 = 100%	2 = 8,7%	17 = 73,9%	4 = 17,4%	—
Kondylen	11	—	11 = 100%	—	8 = 72,3%	3 = 27,3%	—
Patella	16	—	16 = 100%	—	15 = 93,8%	1 = 6,2%	—
Tibiakopf	33	1	32 = 100%	—	26 = 81,3%	5 = 15,6%	1 = 3,1%
Tibiaschaft	26	4	22 = 100%	—	20 = 90,9%	2 = 9,1%	—
Fibula	3	1	2 = 100%	—	2 = 100%	—	—
Kompletter U-Schenkel	77	7	70 = 100%	2 = 2,9%	43 = 61,4%	**23 = 32,8%**	2 = 2,9%
Außenknöchel	22	2	20 = 100%	—	20 = 100%	—	—
Innenknöchel	8	1	7 = 100%	—	7 = 100%	—	—
Außen- und Innenknöchel	24	—	24 = 100%	—	22 = 91,7%	2 = 8,3%	—
Luxation im oberen Sprunggelenk	25	—	24 = 100%	—	21 = 84%	3 = 12%	1 = 4%
Talus	4	—	4 = 100%	1 = 25%	3 = 75%	—	—
Kalkaneus	23	—	23 = 100%	—	11 = 47,8%	**8 = 34,8%**	**4 = 17,4%**
Mittelfuß	8	3	5 = 100%	—	3 = 60%	1 = 20%	1 = 20%
Zehen	7	1	6 = 100%	—	6 = 100%	—	—
Gesamt	423	55	368 = 100%	20 = 5,43%	287 = 77,99%	52 = 14,13%	9 = 2,45%

Syndrom und in seltenen Fällen auch nach stumpfem Trauma ein posttraumatisches Sudeck-Syndrom von verschiedenen Seiten anerkannt.

Fassen wir die Ausführungen zur Sudeck-Häufigkeit zusammen, so fällt auf, daß die bisher vorliegenden statistischen Erhebungen nur wenig Übereinstimmung zeigen, wodurch der Wert der statistischen Aussage eingeschränkt wird. Sowohl die Angaben zur absoluten und relativen Sudeck-Häufigkeit als auch die Berücksichtigung von Alter und Geschlecht können der Sudeck-Praxis nur relativ wenig verwertbare Hinweise bieten. Allein die Beobachtung, daß schwere Verlaufsformen des Syndroms an der unteren Extremität — und hier vor allem nach Unterschenkel- und Fersenbeinbrüchen — häufiger vorkommen als an der oberen Extremität, wird von mehreren Seiten übereinstimmend herausgestellt. Schließlich ist noch zu vermerken, daß von den Autoren, die das Vorkommen eines Sudeck-Syndroms bei Kindern anerkennen, hervorgehoben wird, daß bis zum 10. Lebensjahr nur mit einem leichten Verlauf und nie mit dem Übergang in die Dystrophie-Phase zu rechnen ist.

II. Der primäre Knocheninfarkt[1]

1. Abgrenzung und Begriffsbestimmung

Seit den ersten Veröffentlichungen von PHEMISTER, KAHLSTROM u. PHEMISTER, KAHLSTROM, BURTON u. PHEMISTER über Knocheninfarkte im amerikanischen Schrifttum in den Jahren 1930—1946, denen schon bald eine ausführliche Darstellung der Diagnose und Differentialdiagnose von SCHINZ u. UEHLINGER (1947, 1948) folgt, finden derartige Knochenveränderungen von röntgenologischer, klinischer und pathologisch-anatomischer Seite gesteigertes Interesse. Früher von Pathologen gelegentlich bei Sektionen nachgewiesene Knocheninfarkte galten infolge mangelnder klinischer Auswertung vorwiegend als interessante anatomische Feststellung, obschon VOLKMANN bereits 1864 das pathologisch-anatomische Substrat multipler Knocheninfarkte als wahrscheinliche Emboliefolge bei einer Endokarditis beschreiben konnte und TWYNAM 1888 einen Knocheninfarkt bei einem Caissonarbeiter demonstrierte. Der Röntgenbefund wurde lange Zeit fehlinterpretiert. Verkalkte Enchondrome, intraossäre Parasiten oder eigenartige Formen einer zentralen Osteomyelitis standen zur Diskussion.

SCHINZ u. UEHLINGER grenzen einen primären von einem sekundären Knocheninfarkt ab. Als *primäre Knocheninfarkte* sehen sie all jene Veränderungen an, bei denen die Unterbrechung der Blutzirkulation im Knochen der allein entscheidende Vorgang ist. Danach entwickelt sich beim primären Knocheninfarkt aus der Verlegung der Blutbahn ein selbständiges Krankheitsbild im Knochen. Beim *sekundären Knocheninfarkt* liegt dagegen primär ein anderes ossäres Grundleiden vor. Hier tritt der Infarkt nur als Teilerscheinung oder Komplikation einer anderen Knochenschädigung auf. Sekundäre Knocheninfarkte sind am häufigsten nach Gliedmaßentraumen zu finden. So werden sie mit Vorliebe bei gelenknahen Frakturen im Markraum des Gelenkfragmentes angetroffen (FREUND; JAKOB; PHEMISTER; RUTISHAUSER; SCHINZ u. UEHLINGER u.a.). Ebenso tritt der sekundäre Knocheninfarkt als Komplikation bei entzündlichen Knochenerkrankungen und bei thermischen und chemischen Knochenschädigungen auf (AXHAUSEN u. BERGMANN; SCHINZ u. UEHLINGER). Seltener sind sekundäre Knocheninfarkte bei Knochenmarkerkrankungen, Knochentumoren, Knochenmetastasen und in Knochentransplantaten (LÉGANT u. BALL; SCHINZ u. UEHLINGER; SCHRÖDER; TODD u. KEIDAN u.a.).

Beim primären und sekundären Knocheninfarkt wird häufig das zugrunde liegende pathologisch-anatomische Substrat ganz allgemein angesprochen und von bzw. über Knochennekrosen berichtet. Soweit es sich dabei um einen nicht entzündlichen Prozeß handelt, ist die Bezeichnung *aseptische Knochennekrose* übernommen worden (ALNOR, HERGET u. SEUSING; BÄSSLER; KLÜMPER, LOHMANN, UEHLINGER, WELLER u. STREY; KAHLSTROM; PHEMISTER; REICHELT, JUNG u. HAAS; UEHLINGER u.a.). Dieser Begriff war bisher bekanntlich für spezielle Formen der Knochennekrose vorbehalten, die im wesentlichen Erkrankungen der Adoleszenz und des Kindesalters darstellen, wie z.B. der Perthesschen Erkrankung der Hüfte, der Osgood-Schlatterschen Erkrankung der Tibiaapophyse, der Köhlerschen Erkrankung des Naviculare pedis oder der Kienböckschen

[1] Für die Überlassung von Abbildungen danke ich:
Herrn Prof. Dr. med. P. C. ALNOR, Chefarzt der Chirurgischen Klinik des Städt. Krankenhauses Braunschweig
Herrn Prof. Dr. med. R. BÄSSLER, Pathologisches Institut der Universität Mainz
Herrn Dr. med. W. BESSLER, Chefarzt der Röntgenabteilung Kantonspital Winterthur
Herrn Dr. med. G. CANIGIANI, Zentral-Röntgeninstitut der Universität Wien
Herrn Dozent Dr. med. A. KLÜMPER, Oberarzt des Klinischen Strahleninstitutes der Universität Freiburg i. Br.
Herrn Prof. Dr. med. habil. G. LIESS, Direktor des Institutes für Röntgendiagnostik der Humboldt-Universität Berlin
Herrn Prof. Dr. med. L. PSENNER, Vorstand des Zentral-Röntgeninstitutes der Universität Wien
Herrn Dr. med. A. REICHELT, Orthopädische Klinik, König-Ludwig-Haus, Universität Würzburg
Herrn Prof. Dr. med. E. UEHLINGER, Direktor des Pathologischen Institutes der Universität Zürich

Erkrankung des Lunatums, um nur einige zu nennen (Schinz, Baensch, Friedl u. Uehlinger). Wie Pöschl zeigt, sind inzwischen aseptische Knochennekrosen im übrigen in nahezu allen Skelettelementen bekannt geworden, wobei trotz bioptischer oder autoptischer Sicherung der Diagnose die Ätiologie des Knocheninfarktes in vielen Fällen unklar ist (Balestra u. Porro; Bucky; Freund; Kahlstrom; Kahlstrom u. Phemister; Phemister; Reichelt, Jung u. Haas; Schinz u. Uehlinger; Taylor u.a.). Hierzu gehören auch die in jüngster Zeit von Reichelt, Jung u. Haas beschriebenen Sonderformen aseptischer Knochennekrosen bei Pankreasaffektionen — Carcinom und Pankreatitis. Trotz der mehrfach beobachteten Syntropie von Pankreascarcinom und Thrombose ist die Deutung der Ätiologie äußerst hypothetisch. Die Nekrosen betreffen meist großflächig das Fettmark in den Diaphysen und weichen damit auch von der Lokalisation her von den typischen Bildern des primären Knocheninfarktes ab.

Im Rahmen der zirkulatorischen Knochenveränderungen soll im folgenden nur der primäre Knocheninfarkt, die aseptische Knochennekrose bei Zirkulationsunterbrechung als eigenes Krankheitsgeschehen besprochen werden.

2. Ätiologie und Pathogenese

Zur Ätiologie des primären Knocheninfarktes führen Schinz u. Uehlinger eine stenosierende *Arteriosklerose*, eine *Endarteriitis obliterans*, eine *Thrombose* oder eine *Embolie* an. Als Quelle eines Embolus werden eine linksseitige Herzohrthrombose oder eine Endokarditis genannt. Über eine Endocarditis des linken Herzens mit Embolie berichtet auch Bucky, über Thrombosen Serre u. Simon. Schröder nimmt eine *Geschwulstzellenembolie* an, Ramseier eine *Periarteriitis nodosa.* Axhausen und Bergmann führen als Ursache aseptischer Knochennekrosen auch *Krampfzustände der Gefäße* an. Kahlstrom, Burton u. Phemister verweisen auf die Möglichkeit der *Fettembolie* nach Frakturen an anderen Skelettelementen fern vom Infarkt.

Nach Ätiologie und Pathogenese am weitgehendsten erforscht, sind die primären Knocheninfarkte bei *Druckluftererkrankungen*, wie sie bei Caissonarbeitern und Tauchern vorkommen. Hier liegt bis in den letzten Jahren die Frequenz der mitgeteilten Befunde am höchsten (Alnor, Herget u. Seusing; Bornstein u. Plate; Bucky; Christ; Frank u. Knoflach; Kahlstrom; Kahlstrom, Burton u. Phemister; Liess; Poppel u. Robinson u.a.). So berichten Alnor, Herget u. Seusing über die bisher umfangreichsten Untersuchungen bei 131 Tauchern, die sie über einen langen Zeitraum in Kiel verfolgen konnten und unter denen 72 Krankheitsfälle charakteristische Skelettveränderungen zeigen. Über Caissonarbeiter liegen dagegen vor allem Einzelbeobachtungen in größerer Zahl vor.

In seiner Abhandlung über „La pression barométrique“ hat der Franzose P. Bert bereits 1878 das Wesen der Caissonkrankheit definiert. Er erkannte schon damals, daß die *Caisson- oder Taucherkrankheit* Folge einer zu schnellen Dekompression ist, so daß heute auch von einer *Dekompressions- oder Druckfallkrankheit* gesprochen wird. Ebenso stellte er bereits fest, daß die im Zuge der Dekompression auftretenden Gesundheitsstörungen auf die Bildung von Stickstoffblasen zurückzuführen sind.

Bei Arbeiten im Senkkasten und während des Tauchens steht der Körper unter erhöhtem Druck. Zum normalerweise in Meereshöhe vorhandenen Druck von einer Atmosphäre kommt der Druck einer Luft- oder Wassersäule hinzu, dessen Höhe dem Abstand von der Erd- oder Wasseroberfläche entspricht. Pro 10 m Tiefe erhöht sich der Druck auf die Körperoberfläche jeweils um den Druck von einer Atmosphäre, so daß z.B. in 10 m Tiefe der Gesamtdruck 2 atm und in 20 m 3 atm etc. beträgt, d.h. ein Überdruck von 1 bzw. 2 atm in 10 bzw. 20 m Tiefe vorliegt. Mit dem Gesamtdruck steigt auch der Partialdruck der Atemgase — Sauerstoff, Kohlensäure, Stickstoff und Edelgase — und damit deren Aufnahmefähigkeit im Organismus. Nach den Gesetzen von Henry u. Dalton erfolgt die Lösung von Gasen in Flüssigkeit entsprechend ihrem Teildruck. Gasart, Lösungsmittel und Dauer der Druckerhöhung sind ebenso entscheidend. Für das Verständnis von Drucklufterkrankungen ist weiter von Bedeutung, daß die Löslichkeit von Stickstoff in Lipoiden etwa 5—6mal größer ist als im Wasser (QUINKE) und daß Stickstoff als inertes, d.h. reaktionsträges Gas keine chemisch fixen Verbindungen mit anderen Zellsubstanzen eingeht.

Das in der Phase des Druckanstieges, der Kompressionsphase, durch Änderung des Druckgradienten zwischen Körperoberfläche und Lungeninnenraum bzw. Nasennebenhöhlen und Paukenhöhle auftretende klinische Bild des Barotraumas kann hier ebenso wie die Intoxikationserscheinungen infolge Überschreitung des physiologischen Grenzwertes der Partialdrucke für Sauerstoff, Kohlensäure und Stickstoff in der Isokompressionsphase, der Zeit des kontinuierlich erhöhten Gesamtdruckes unberücksichtigt bleiben. Wie bereits von BERT erkannt, *ist für die Caisson- oder Taucherkrankheit die Gasabgabe unter Druckluft von entscheidender Bedeutung*. Hierbei handelt es sich um das bekannteste und am häufigsten auftretende Syndrom der Drucklufterkrankungen.

In der *Dekompressionsphase*, während der Druckentlastung, müssen die unter erhöhtem Druck im Gewebe und in den Körperflüssigkeiten aufgenommenen Gase wieder ausgeschieden werden. In der Norm überwindet bei langsamer Dekompression der Druck der in Lösung befindlichen Gase die Kohäsion des Lösungsmittels unter Bildung kleinster Gasbläschen. Diese werden mit dem Blutstrom zur Lunge transportiert und hier durch Diffusion nach außen abgegeben. ALNOR, HERGET u. SEUSING vergleichen diesen Vorgang der Entgasung mit dem Sieden einer Flüssigkeit. In dem Augenblick, in dem der Dampfdruck den äußeren Luftdruck überschreitet, steigen in der siedenden Flüssigkeit kleinste Gasbläschen an die Oberfläche.

Für die *Entstehung einer Gewebeschädigung* während der Dekompression sind das Volumen der freiwerdenden Gase, die Geschwindigkeit der Druckerniedrigung und die Größe der entwickelten Gasblasen von Bedeutung (ALNOR, HERGET u. SEUSING; BERT; BLINKS, TWILTTY u. WHITAKER; BORNSTEIN; HELLER, MAGER u. v. SCHROETER; GERBIS u. KOENIG u.a.). *Nach tierexperimentellen Untersuchungen und klinischen Beobachtungen entstehen bei zu rascher Druckerniedrigung sowohl im Gefäßsystem als auch im Gewebe selbst Gasblasen, die fast ausschließlich Stickstoff enthalten.* KOELSCH u.a. haben diese Vorgänge treffend mit dem Öffnen einer Flasche kohlensäurehaltigen Wassers verglichen. Auch hier liegt ein schneller Druckabfall vor. Bei der im Gewebe auftretenden Gasblasenbildung wird auch von *autochthoner Stickstoffentbindung* gesprochen. Neben dieser Möglichkeit der Gasblasenbildung, die auch als *endogene* bezeichnet wird, verweist SEUSING auf das Auftreten von Gasblasen im arteriellen Gefäßanteil als Folge eines relativen Überdruckes im Alveolarbereich bei zu schneller Dekompression und gleichzeitig bestehender ungenügender, der Druckdifferenz nicht angepaßter Ausatmung, oder auch bei Husten und Niesen. Nach tierexperimentellen Untersuchungen von HARTMANN kommt es bereits bei einem Überdruck von über 50 Torr ($= 50 \cdot 1{,}316 \cdot 10^{-3}$ atm) regelmäßig zum Luftdurchtritt aus der Lunge in die Gefäße. Es wird hier auch von *exogenem* Ursprung der Gasblasen gesprochen.

Nach den physiologischen Gegebenheiten der Gasabgabe unter Druckluftbedingungen sind für die Entstehung einer Gewebeschädigung bei der Taucher- oder Caissonkrankheit 2 Wege möglich. Neben der *Gefäßokklusion durch intravasale Gasembolie* (endovasale Genese) steht die Gewebskompression und damit Durchblutungsstörung infolge *Kompression der Gefäße von außen bei extravasaler Gasblasenbildung* (extravasale Genese). Beide Wege werden für die *Blockade der Endgefäße* bei der Entstehung der primären Knocheninfarkte bei Caissonarbeitern und Tauchern diskutiert (ALNOR, HERGET u. SEUSING; BERT; BORNSTEIN u. PLATE; BUCKY; CHRIST; FRANK u. KNOFLACH; GRÜTZMACHER; KAHLSTROM; KAHLSTROM, BURTON u. PHEMISTER; LIESS; POPPEL u. ROBINSON; RETTIG u.a.).

Obschon für beide Wege triftige Argumente vorgebracht werden und es als gesichert gilt, daß die Skelettveränderungen das Ergebnis einer lokal gestörten Zirkulation sind, ist der Beweis, ob es sich um eine embolische Schädigung handelt, oder ob eine autochthone

Stickstoffentbindung mit Kompression der Gefäße von außen vorliegt, bisher nicht erbracht (Alnor, Herget u. Seusing, Kahlstrom, Burton u. Phemister u.a.). Alnor, Herget u. Seusing werfen daher erneut die Frage auf, ob nicht beide Formen der Gewebeschädigung möglich sind. Unterschiede im Auftreten der Skelettveränderungen lassen hieran denken. Nach akuten Tauchzwischenfällen sehr schnell auftretende Skelettveränderungen im Sinne primärer Knocheninfarkte sind ihrer Ansicht nach eher durch eine Gasembolie zu erklären. Die Beobachtungen, daß es einerseits Fälle gibt, in denen trotz Taucherzwischenfällen auch nach langer Beobachtungszeit keine Skelettveränderungen gefunden werden, andererseits charakteristische Skelettveränderungen auch ohne Zwischenfälle auftreten können und schließlich Fälle vorkommen, bei denen sehr spät (Jahrzehnte) nach Zwischenfällen erst Skelettveränderungen nachgewiesen werden, sind ihrer Auffassung nach dagegen am ehesten durch Kompression der Gefäße von außen infolge autochthoner Stickstoffentbindung zu erklären. Trotz dieser Überlegungen lassen Alnor, Herget u. Seusing die Entscheidung in dieser Frage letzten Endes jedoch offen.

Nach den bisherigen Beobachtungen muß angenommen werden, daß bereits eine *einmalige Druckluftexposition zur Entwicklung von Skelettveränderungen führen kann* (Christ, Liess, Taylor). In der Mehrzahl der Fälle werden Skelettveränderungen jedoch erst nach längerer Tätigkeit im Senkkasten oder als Taucher nachweisbar.

Mit besonderem Interesse wird die Frage diskutiert, ob zwischen *Taucherunfällen* oder dem Auftreten von Gliederschmerzen, sogenannten „*bends*" oder *Pressionen*, wie sie während oder nach der Dekompression auftreten können, und Skelettveränderungen ein Zusammenhang besteht. Obschon es nach allgemeiner Auffassung *keine Gesetzmäßigkeit für das Auftreten von Skelettveränderungen* gibt, kommt einem Tauchzwischenfall nach den Untersuchungen von Alnor, Herget u. Seusing sicher eine wesentliche Bedeutung für die Entstehung des primären Knocheninfarktes zu. In einer Gruppe von 10 Tauchern, bei denen während einer unfallfreien Tauchzeit von durchschnittlich 15 Jahren keine Skelettveränderungen nachweisbar waren, kam es bei allen nach einem Unfallereignis zur Ausbildung solcher Veränderungen. Andererseits heben Alnor, Herget u. Seusing auch hervor, daß trotz Taucherunfälle und ausreichend langer Tauchzeit auch nach langjähriger Beobachtung keine Skelettveränderungen auftraten. Schließlich ist den Untersuchungen von Alnor u. Mitarbeitern zu entnehmen, daß auch ohne Taucherunfälle und „bends" Skelettveränderungen auftreten können. Von 20 Tauchern, die keine Unfälle oder „bends" erlitten, zeigten 8 trotzdem typische Skelettbefunde. Aus dem gleichen langjährig verfolgten Krankengut zeigen von 5 Tauchern, die ausschließlich „bends" erlitten, 3 Skelettbefunde, 2 dagegen keine. Nach den bisherigen Untersuchungen ist kein gesetzmäßiger Zusammenhang zwischen der Lokalisation von „bends" und Skelettveränderungen erkennbar.

Neben Taucherunfällen und „bends " kommt wahrscheinlich auch der *Tauchtiefe* und der *Tauchzeit* ein wesentlicher Einfluß auf die Entstehung der Knocheninfarkte zu. Entsprechende Untersuchungen, die anhand eines ausreichend großen und langfristig beobachteten Kollektivs in der Lage wären, diese Frage zu klären, fehlen jedoch. Hier gestatten auch die Untersuchungen von Alnor, Herget u. Seusing keine Rückschlüsse. Mit wenigen Ausnahmen arbeiteten ihre Taucher unter gleichen örtlichen und zeitlichen Bedingungen.

Nachdem keine Gesetzmäßigkeit für das Auftreten von Skelettveränderungen besteht, erhebt sich die Frage, warum im Einzelfall bei gleicher Tauchzeit, Tauchtiefe und normaler Ausschleusungszeit eine so unterschiedliche Entwicklung möglich ist. Hier kann nur eine individuelle Abwicklung der Dekompressionsphase angenommen werden. Zur Erklärung wird auf die individuell unterschiedlich entwickelte Strombahn — Kaliber der Blutgefäße, Ausdehnung des Gefäßbaumes, Ausbildung von Anastomosen und damit Größe der Durchblutung — hingewiesen (Alnor, Herget u. Seusing u.a.).

Das *zeitliche Auftreten von Skelettbefunden* nach Beginn der Druckluftarbeit ist mit oder ohne Unfälle bzw. „bends" in der Vorgeschichte, wie aus dem bisher Gesagten schon ersichtlich, somit sehr unterschiedlich. Nach Unfällen können diese sehr schnell, d.h. bereits nach einigen Monaten auftreten. In anderen Fällen werden sie erst nach vielen Jahren gefunden. Hervorzuheben ist, daß es nach den Beobachtungen von ALNOR u. Mitarb. jederzeit zur Entwicklung typischer Skelettveränderungen kommen kann, auch wenn die Arbeit unter Druckluftbedingungen schon lange Zeit aufgegeben wurde und nie Zwischenfälle oder „bends" vorlagen.

Schließlich sind noch die *unterschiedlichen Arbeitsbedingungen bei Tauchern und Caissonarbeitern* zu erwähnen. ALNOR, HERGET u. SEUSING führen die bei Tauchern im Gegensatz zu Caissonarbeitern stark bevorzugte Lokalisation der Skelettbefunde in den Oberarmköpfen bzw. -hälsen darauf zurück. Ob mit oder ohne Taucheranzug gearbeitet wird, ist nach ihrer Ansicht wahrscheinlich entscheidend. Die frühere Annahme, daß sich Caissonarbeiter vor allem die Skelettveränderungen in den Hüftköpfen bzw. -hälsen durch Arbeiten in gebückter Stellung zuziehen, befriedigt nicht mehr, nachdem heute im Senkkasten vornehmlich in aufrechter Haltung gearbeitet wird.

Mit der in jüngster Zeit zunehmenden Verbreitung des Tauchens als Wassersport muß heute auch bei *Sporttauchern* mit primären Knocheninfarkten wie bei Caissonarbeitern und Berufstauchern gerechnet werden (MÄNNCHE).

Eine Zirkulationsunterbrechung steht heute auch im Mittelpunkt der Diskussionen beim *Cortison-induzierten Knocheninfarkt.* Dabei handelt es sich um ein eigenes Krankheitsgeschehen im Knochen, das in den letzten 10 Jahren in schnell zunehmendem Maße als Nebenwirkung einer langfristigen Glukokortikoidtherapie beobachtet wird. So stellt REICHELT 1967, 10 Jahre nach der ersten Beschreibung durch PIETROGRANDI u. MASTROMARINO, bereits 107 Mitteilungen aus dem Schrifttum zusammen. Einschließlich 6 eigener Beobachtungen zählte er insgesamt 188 Knocheninfarkte. Das pathologisch-anatomische Substrat und der Röntgenbefund sind pathognomonisch für einen primären Knocheninfarkt (BÄSSLER, BLOCH-MICHEL, BENOIST u. PEYRON, COSGRIFF, DIEFFENBACH u. VOGT, HEIMANN u. FREIBERGER, JOHNSON, SMYTH, HOLT, LUBCHENKO u. VALENTINE, KLÜMPER, LOHMANN, UEHLINGER, WELLER u. STREY, REICHELT, UEHLINGER u. a.). Der Knocheninfarkt tritt damit als weiteres Erscheinungsbild zu den bereits bekannten Steroidosteopathien — Osteoporose mit Bevorzugung des Stammskeletts, spontanen Wirbelfrakturen sowie seltener auch spontanen Rippen-, Becken-, Femur-, Metatarsal- und Humerusfrakturen, Veränderungen, die bevorzugt bei der Cortisontherapie von Erkrankungen des rheumatischen Formenkreises auftreten (ELLEGAST, JESSERER, REICHELT, ROSENBERG, UEHLINGER u.a.).

Als entscheidender *pathogenetischer* Faktor wird nach dem pathologisch anatomischen Substrat beim Cortison-induzierten Knocheninfarkt allgemein eine Alteration der arteriellen Strombahn angenommen. Hierauf weist vor allem die Topik der Nekrosen in bestimmten epimetaphysären Bereichen der intraossären Arterien hin. Trotzdem ist die Pathogenese als solche bis heute letztlich ungeklärt. Die nach Cortison beobachtete Hyperkoagulabilität des Blutes wird von COSGRIFF, DIEFENBACH u. VOGT diskutiert. Von französischen Autoren, RAVAULT, LEJEUNE u. FRIES, SERRE u. SIMON, werden die lokalen Venenthrombosen mit den häufigen thromboembolischen Komplikationen angeführt. HEIMANN u. FREIBERGER sowie JOHNSON, SMYTH, HOLT, LUBCHENKO u. VALENTINE weisen auf die Erzeugung oder Verschlimmerung einer vorbestehenden Gefäßkrankheit bei rheumatischer Arthritis, die Cortison-induzierte oder -aktivierte Vaskulitis hin. UEHLINGER deutet die Ischaemie im infarzierten Knochenbezirk als Folge eines cortisonbedingten perivaskulären Ödems mit sekundärer Gefäßkompression. BOCK, JOHNSON u. Mitarb., KELLER, MARTIN u. MAYNO u. a. beschreiben Gefäßveränderungen im Sinne einer Panarteriitis, Thromboarteriitis und Periarteriitis nodosa nach Cortisonbehandlung ohne, daß jedoch bisher darauf beruhende Gefäßverschlüsse im Knocheninfarkt histologisch nachgewiesen werden konnten. KLÜMPER, LOHMANN, UEHLINGER, WELLER u. STREY halten es für möglich, daß vorübergehende Intimapolster oder Gefäßwandinfiltrationen zu einer ischaemischen Nekrose führen. MCFARLAND u. FROST verweisen auf die Kapillardurchlässigkeit, die zu Blutungen und perivaskulären Hämatomen mit Gefäßkompression führt. In allerjüngster

Zeit wird immer mehr die Fettembolie infolge therapiebedingter Hyperlipämie bzw. Fettleber in denVordergrund gerückt (JOHNS, ENGLEMANN, STEINBACH, MURRAY u. RAMBO, REICHELT u.a.). Tierexperimentell sind Fettembolien in die Lunge, die Niere und das Gehirn bei Cortison-induzierter Hyperlipämie und Fettleber bereits nachgewiesen (MORAN u.a.).

Die von verschiedenen Autoren, CHANDLER u. Mitarb., COSTE u. Mitarb., DE SÈZE u. Mitarb., MCFARLAND u. Mitarb. als Ursache der aseptischen Oberschenkelkopfnekrose nach Cortisontherapie angenommene Frakturtheorie ist durch die vorliegenden histologischen Befunde von HEIMANN u. FREIBERGER, KLÜMPER, LOHMANN, UEHLINGER, WELLER u. STREY sowie UEHLINGER widerlegt. Die Nekrosen treten auch ohne die nach dieser Theorie angenommenen Spontanfrakturen bei Cortisonosteoporose auf und weder makro- noch mikroskopisch ist ein Frakturnachweis zu erbringen. Andererseits konnten bis heute aber auch keine intrakanalikulären Gefäßverschlüsse durch Thromben oder Arteriitis bei Cortison-induzierten Infarkten histologisch nachgewiesen werden.

Ungeklärt ist die häufig vorkommende symmetrische Beteiligung beider Oberarm- bzw. beider Oberschenkelköpfe bei Caissonarbeitern, Tauchern und langzeitig mit Cortison behandelter Kranker. Diese Tatsache wird von KAHLSTROM, BURTON u. PHEMISTER u.a. als wichtiges Argument gegen einen embolischen Prozeß — im Sinne der endovasalen Genese — als Ursache der Zirkulationsstörung im Knochen angeführt. Hier müssen noch unbekannte, die Lokalisation begünstigende Faktoren angenommen werden. Zu denken wäre etwa an die mechanische Alteration der Gelenke, wie das auch von CANIGIANI u. PUSCH geschieht. ALNOR, HERGET u. SEUSING halten es, wie schon gesagt, für wahrscheinlich, daß unterschiedliche Arbeitsbedingungen im Senkkasten und im Taucheranzug verantwortlich sind für die bevorzugte Lokalisation der Infarkte bei Tauchern in den Oberarmköpfen. Auch hier dürften statisch-mechanische Faktoren mit angenommen werden. Im übrigen wird auf diese Frage im Schrifttum bisher nicht eingegangen.

3. Pathologisch-anatomische Befunde

Über pathologisch-anatomische Befunde bei primären Knocheninfarkten im Sinne von SCHINZ u. UEHLINGER liegen nur relativ wenige Mitteilungen vor. Das liegt zum Teil am Fehlen eines auf den Infarkt hinweisenden klinischen Bildes. Von Bedeutung ist hier auch die allgemein übliche Sektionstechnik. Nur bei spezieller klinischer Fragestellung oder aus rein wissenschaftlichen Gründen erfolgt eine Revision der Knochen. Im Rahmen der Pathologie der Therapie im Sinne MEESSEN's mehren sich jedoch in letzter Zeit die Befunde über Cortison-induzierte Knocheninfarkte.

Die primären Knocheninfarkte sind in den langen Röhrenknochen meta-diaphysär oder epiphysär, selten diaphysär lokalisiert. *Praedilektionsstellen* sind die proximalen Abschnitte der Oberarme, die proximalen und distalen Enden der Oberschenkelknochen und schließlich die proximalen Anteile der Schienbeinknochen (Abb. 38). KAHLSTROM berichtet über eine Beteiligung der distalen Tibiametaphysen. KAHLSTROM u. PHEMISTER zeigen einen Infarkt im mittleren Schaftdrittel des Oberarmes. Folgen wir TAYLOR, dann sind bei der Caissonkrankheit Infarkte in allen langen Röhrenknochen mit Ausnahme der Ulna und der Clavicel möglich.

Primäre Knocheninfarkte können *einzeln* und *multipel* auftreten. Sie können *monostisch* und *polyostisch* lokalisiert sein. Multiple Knocheninfarkte werden besonders häufig bei Caissonarbeitern (KAHLSTROM, BURTON u. PHEMISTER u.a.) und Tauchern (ALNOR, HERGET u. SEUSING u.a.) beobachtet. Sie sind vorzugweise polyostisch lokalisiert. Auch der in jüngster Zeit beschriebene Cortison-induzierte Knocheninfarkt erscheint gehäuft multipel und polyostisch (CANIGIANI u. PUSCH, HEIMANN u. FREIBERGER, KLÜMPER, LOHMANN, UEHLINGER, WELLER u. STREY, REICHELT, UEHLINGER). In Verbindung mit der Vorgeschichte kann diese Beobachtung ein wichtiger Hinweis für die Diagnose in Frühstadien sein.

Der *Makrobau des Knochens*, wie SCHINZ die äußere Gesamtform des Organs Knochen bezeichnet, bleibt nach übereinstimmenden Angaben im Schrifttum bei Lokalisation des Infarktes im meta-diaphysären Bereich unverändert. Tritt der Infarkt hingegen epiphysär, angrenzend an den subchondralen Kalkknorpel auf, so erleidet die Gelenkfläche in der Regel früher oder später eine Verformung. Das infarzierte Gewebe ist gegenüber mechanischer Beanspruchung insuffizient. Die Belastung durch das eigene Körpergewicht, gewöhnliche Gelenkbewegungen und Bagatelltraumen genügen bereits, um Einbrüche in die Epiphyse herbeizuführen und damit die Gelenkfläche zu verformen. Dieses Ereignis kann auch dann noch eintreten, wenn bereits eine gewisse Reparation des Infarktes erfolgt ist

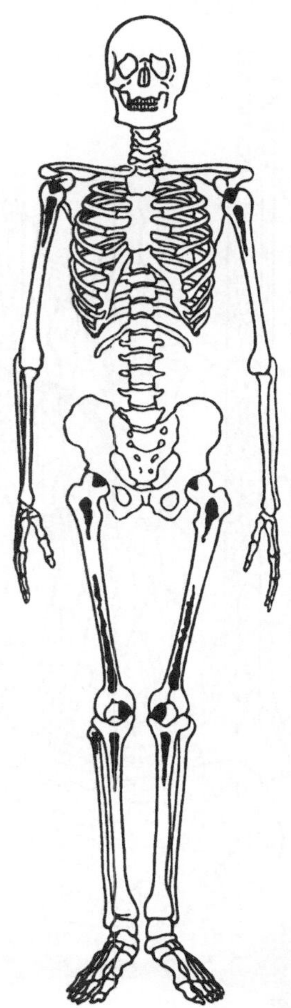

Abb. 38. Praedilektionsstellen der primären Knocheninfarkte (schwarz) (nach SCHINZ, BAENSCH, FRIEDL u. UEHLINGER)

(BUCKY). Eine Osteochondrosis dissecans oder eine Arthrosis deformans der beteiligten Gelenkfläche bzw. des Gelenkes sind weitere Folgeerscheinungen. Ähnliche Vorgänge sind auch bei mehr zentraler Lokalisation in der Epiphyse möglich.

Die vorliegenden Befunde an den *Makrostrukturen des Knochens* — Spongiosa, Kortikalis und Kompakta — die hauptsächlich das röntgenanatomische Substrat prägen, beruhen bis in den letzten Jahren fast ausschließlich auf Mitteilungen über alte Knocheninfarkte und stellen somit Spätbefunde dar. Im Zusammenhang mit Cortison-induzierten Knocheninfarkten wird vermehrt über Frühbefunde berichtet. So beschreibt UEHLINGER 1964 umfangreiche frische anaemische Knocheninfarkte epi- und metaphysär im Humerus und im Femur sowie in der Tibia nach einer Prednisonbehandlung wegen idiopathischer thrombocytopenischer Purpura. KLÜMPER, LOHMANN, UEHLINGER, WELLER u. STREY veröffentlichen 1967 das Bild eines frischen Infarktes im cranio-lateralen Abschnitt eines

Oberschenkelkopfes einer 33jährigen Patientin nach Prednisonbehandlung wegen einer Monozytenleukämie. REICHELT berichtet in diesem Zusammenhang 1967 über 6 Oberschenkelkopfnekrosen nach Glucosekortikoidlangzeittherapie wegen Asthma bronchiale, chronischer Polyarthritis rheumatica, Morbus Brill-Symmers, Plasmozytom, Lymphogranulomatose und Paramyeloblastenleukämie. Seit einigen Jahren ergibt auch die Ausweitung der Hüftchirurgie mit der Einführung neuer Operationsmethoden Einblicke in das morphologische Bild der Knochennekrose, wenngleich auch hier Frühstadien nur selten angetroffen werden (MAU, REICHELT u.a.).

Charakteristisch für das makroskopische Bild des primären Knocheninfarktes ist die Lage der Nekrosefelder in der Endstrombahn der intraossären Arterien (Abb. 39). Das sind jene

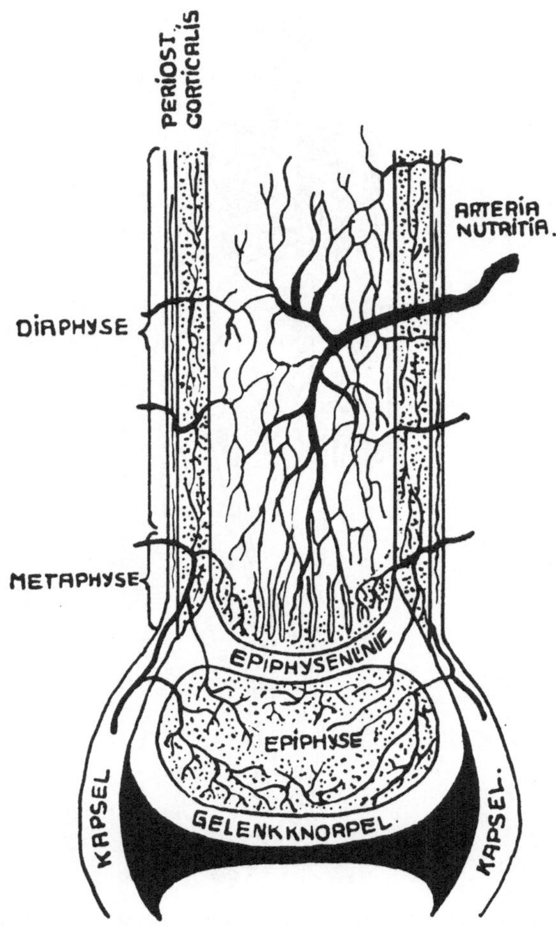

Abb. 39. Schema der Blutgefäßversorgung eines Röhrenknochens (nach KALLIUS)

Bezirke an der Peripherie eines Versorgungsgebietes, in denen die arterielle Gefäßversorgung stark variiert und aus der Wachstumszeit des Knochens Endarterien verbleiben können (ANSEROFF). Anatomisch praeformierte Endarterien bedeuten ebenso wie sogenannte funktionelle Endarterien hier wie auch anderen Orts einen Locus minoris resistentiae. Nach Darstellung der allgemeinen Pathologie sind demzufolge anämische Knocheninfarkte zu erwarten, wie sie die wenigen vorliegenden Untersuchungen von Frühstadien primärer Knocheninfarkte auch bestätigen. Ebenso charakteristisch für die Auffassung einer primären Störung in der Endstrombahn der intraossären Arterien ist die Beobachtung, daß bei metadiaphysärem Sitz des Infarktes die von den Periostgefäßen durchbluteten Bereiche der Kompakta bzw. der Kortikalis und der angrenzenden subkortikalen Abschnitte niemals beteiligt sind und epiphysäre Infarkte sich in der Regel bis an den Gelenkknorpel ausdehnen (Abb. 40, 41, siehe auch Abb. 42).

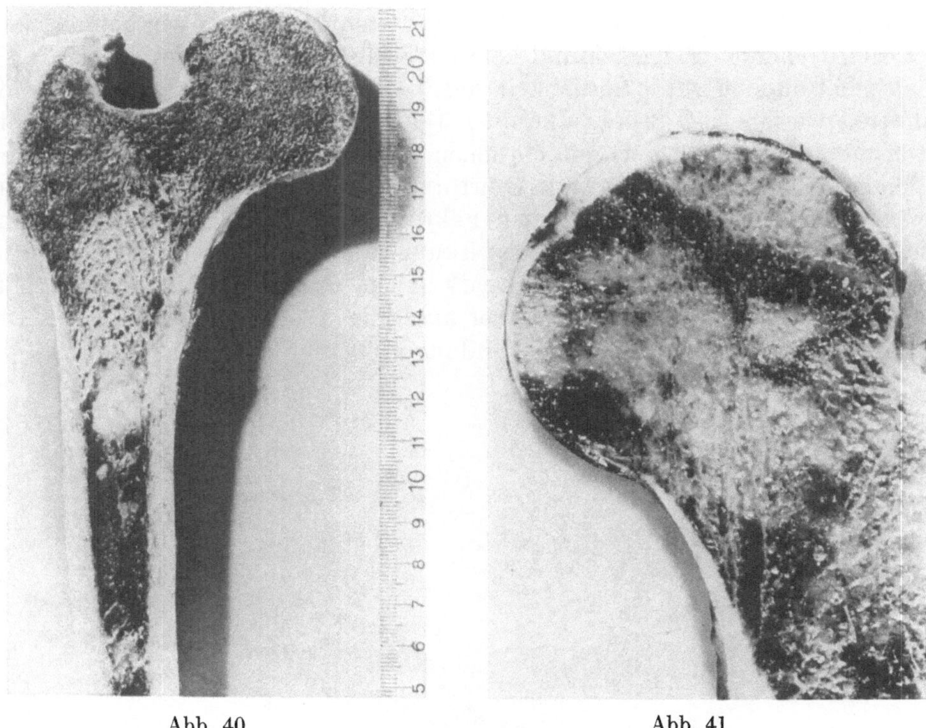

Abb. 40 Abb. 41

Abb. 40. 60jährige Patientin: Lymphogranulomatose und Zustand nach Splenektomie. Langzeittherapie mit Prednison. Außerdem intensive Zytostatika-Behandlung. Autopsie: meta-diaphysär im zentralen Femurabschnitt aseptische Knochennekrose im Sinne eines frischen anämischen Knocheninfarktes (nach BÄSSLER)

Abb. 41. 52jähriger Patient: seit Jahren Asthma bronchiale. Langzeitsteroidtherapie. Zuletzt Bronchial-Ca. mit Hirnmetastasen. Autopsie: keine Metastasen im Becken und Extremitätenskelett. Im rechten Femurkopf aseptische Knochennekrosen im Sinne frischer anämischer epiphysärer Infarkte (nach BÄSSLER)

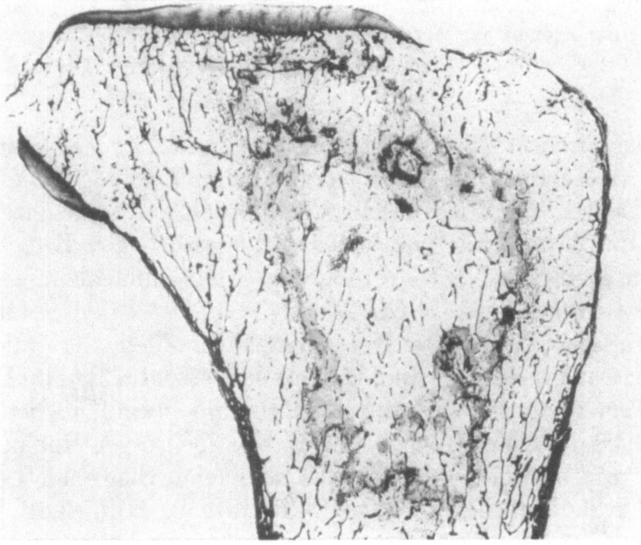

Abb. 42. 76jährige Patientin: langfristige Prednisonbehandlung wegen idiopathischer thrombozytopenischer Purpura. Autopsie: aseptische Knochennekrose im Sinne eines frischen anämischen Knocheninfarktes und hochgradige Osteoporose in der proximalen Tibiaepi- und -metaphyse mit umschriebenem landkartenartigem Nekrosebezirk, der haemorrhagisch demarkiert ist (nach UEHLINGER)

Bei Caissonarbeitern und Tauchern kommt eine weitere anatomische Gegebenheit hinzu. Im Bereich der Praedilektionsstellen der Infarkte finden wir beim Erwachsenen in der Regel bevorzugt Fettmark und kein oder kaum blutbildendes Mark. In Fett oder lipoidhaltigen Geweben ist die Löslichkeit von Stickstoff aber 5—6mal größer als in Wasser oder anderen Geweben (QUINKE, VERNON). Die Voraussetzung für die Entstehung von Stickstoffblasen im Sinne der autochthonen Stickstoffentbindung ist daher in diesen Bereichen besonders groß (KAHLSTROM, BURTON u. PHEMISTER). Schließlich fügt BORNSTEIN noch einen wesentlichen physiologischen Faktor an, der bei der Dekompression in den bevorzugten Bezirken besonders zur Auswirkung kommt. In Geweben mit relativ wenig aktiver Durchblutung, wie wir es im Fettmark haben, ist zwar die Aufnahme von Stickstoff entsprechend langsam, umgekehrt ist aber auch die Abgabe in der Zeit der Druckentlastung um so langsamer, wodurch die Bildung größerer Gasblasen begünstigt wird.

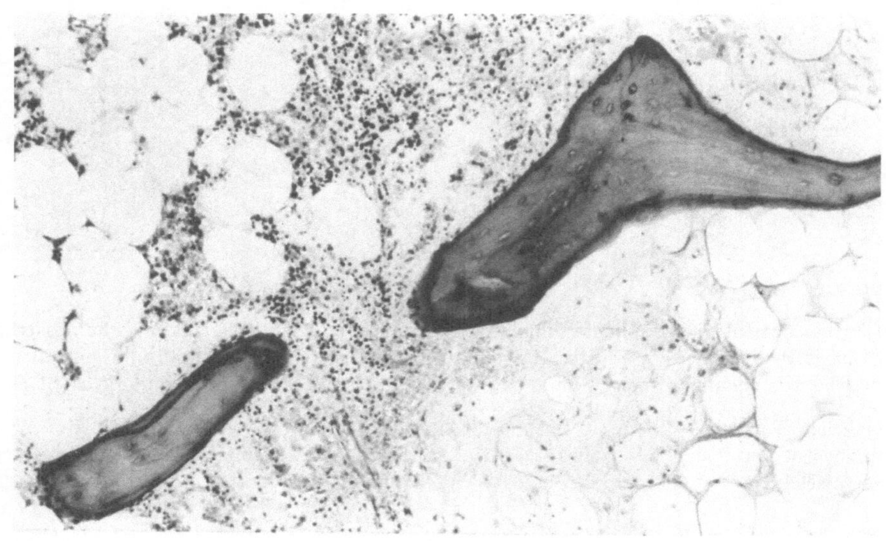

Abb. 43. Gleiche Patientin wie in Abb. 42. Histologischer Schnitt aus der zentralen Tibiaepi-metaphyse (Vergr. 110fach): Differenzierung der haemorrhagischen Demarkationszone mit Ausbildung einer Grenzschicht aus Fettzellen mit wabigem Zytoplasma (nach UEHLINGER)

Aus röntgenologischer Sicht ist besonders hervorzuheben, daß bei frischen Infarkten die Spongiosaarchitektur im nekrotischen Bereich makroskopisch keine Veränderung erfährt. Sie ist innerhalb wie außerhalb der Nekrosefelder einheitlich und überschreitet durchgehend den Nekroserand (UEHLINGER). Die nekrotischen, abgestorbenen Knochenteile sind, wie auch bei anderer Ätiologie der Nekrose äußerlich somit zunächst nicht vom lebenden, gesunden Knochen zu unterscheiden. *Die Nekrose zeigt sich lediglich im mikroskopischen Bild.* Sie ist an den ausgeweiteten und leeren Knochenhöhlen, der Onkose nach RUTISHAUSER, zu erkennen. Osteoblasten, Osteoklasten und Osteoid fehlen im Bereich der an der Nekrose beteiligten Tela ossea. Parallel mit diesen Befunden am Knochen geht die Nekrose des Knochenmarkes. All diese Veränderungen ergeben ebenso wie eine in den Frühstadien makroskopisch und mikroskopisch nachgewiesene haemorrhagische Demarkierung mit Randhyperämie und Randblutungen (KLÜMPER u. Mitarb., REICHELT, UEHLINGER) kein röntgenologisches Korrelat (Abb. 42, 43).

Im weiteren *Verlauf* kann der frische primäre Knocheninfarkt, gleich welcher Ätiologie, im Einzelfall ein unterschiedliches Schicksal erleiden (KAHLSTROM, BURTON u. PHEMISTER, KAHLSTROM u. PHEMISTER, KLÜMPER, LOHMANN, UEHLINGER, WELLER u. STREY, PHEMISTER, REICHELT, UEHLINGER). Ausgangspunkt aller folgenden Veränderungen ist die in den Frühstadien häufig bereits makroskopisch erkennbare haemorrhagische Demarkationszone. Hier kommt es zur Aktivierung des örtlichen Mesenchyms und zur Bildung eines zell- und gefäßreichen Granulationsgewebes. Dieses kann einmal in den toten Knochenbezirk entlang der nekrotischen Spongiosabälkchen eindringen und neuen Knochen bilden. Durch Anlagerung neuen lamellären Knochens werden die abgestorbenen Spongiosabälkchen stabilisiert, ein Vorgang, der von PHEMISTER als „schleichender Ersatz" (creeping substitution) bezeichnet wird. *Diese Stabilisierungsphase ist röntgenologisch durch eine Strukturverdichtung gekennzeichnet.*

Nekrotische Knochenbälkchen können auch der Osteolyse verfallen. Gelegentlich tritt auch Neubildung von Spongiosa vor, ohne daß die abgestorbenen Knochenbälkchen als Leitschienen erkennbar sind. Der schleichende Ersatz des nekrotischen durch neugebildeten Knochen soll bis zur morphologischen Restitution führen können (HERGET, KAHLSTROM, BURTON u. PHEMISTER, LUCK, PHEMISTER). In anderen Fällen bildet das gefäß- und zellreiche Granulationsgewebe einen Kollagenfaserwall, der den lebenden vom toten Knochen trennt. In diesem Randwall um den Nekroseherd kommt es zur Kalzi-

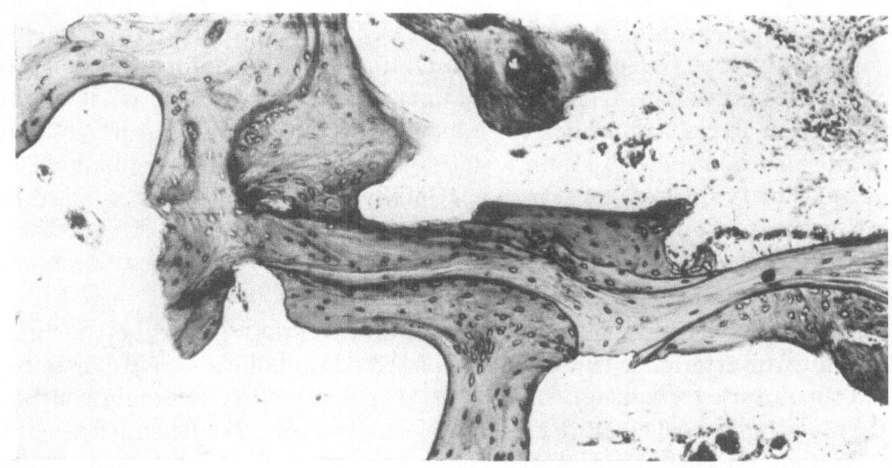

Abb. 44. Histologischer Schnitt aus einem Femurkopfinfarkt (Vergr. 110fach): Stabilisierte Demarkationszone mit Spongiosklerose und Fasermark (nach KLÜMPER, LOHMANN, UEHLINGER, WELLER u. STREY)

fizierung mit Ablagerung von Hydroxylapatit sowie zur Bildung neuen Knochens (Abb. 44). *Mit dieser demarkierenden Spongiosklerose wird der Infarkt im Röntgenbild ebenfalls sichtbar.* Schließlich ist auch eine *osteolytische Demarkierung* des nekrotischen Bezirkes, insbesondere bei Hinzutreten einer Infektion möglich.

Die sich hier ergebende Frage, warum schließlich in einem Fall ein „schleichender Ersatz" mit vollständiger Restitution des Knochens und im anderen Fall eine Demarkierung durch eine Sklerose erfolgt, wird von KAHLSTROM, BURTON u. PHEMISTER mit dem Hinweis auf die Größe des Infarktes beantwortet. Nur kleinere Herde sollen vollständig ersetzt werden können. Bei größeren Infarkten erlischt die Substitution, wenn der fibröse Randwall kalzifiziert und ossifiziert ist. Schließlich sollen Nekrosesitz, Dauer der Erkrankung und mechanische Belastung eine Rolle spielen. Im infarzierten Bereich können ebenso wie bei anderen Nekrosen auch Kalkeinlagerungen nachgewiesen werden.

Der *alte Knocheninfarkt* einer Epiphyse ist in der Regel makroskopisch durch eine Verformung der Gelenkfläche, eine irreguläre, teils verstärkte, teils geminderte Spongiosastruktur in den „kollabierten" Bezirken und evtl. sekundären Veränderungen, wie eine Arthrosis deformans oder eine Osteochondrosis dissecans gekennzeichnet. Die Verformung der Oberarm- und Oberschenkelköpfe, den am häufigsten beteiligten Epiphysen bei Drucklufterkrankungen und bei Cortison-induzierten Infarkten, kann dabei erhebliche Ausmaße annehmen. Nach Form und Größe wesentlich vielgestaltiger erscheinen die Spätstadien der meta-diaphysär lokalisierten Infarkte. Sie können als fleckförmige, strähnig-streifige, gitter- oder kettenartige Strukturen, nach Art von Geröllzysten polyzyklisch erscheinen und so das Bild der Spongiosaarchitektur verändern. Nach Kahlstrom können diese Formen sich bis in die Epiphysen hinein ausdehnen. Die Größe der beteiligten Bezirke schwankt. Es wird über Infarkte von Fleckform bis zu ca. 20 cm Längenausdehnung berichtet (Kahlstrom u. Phemister; Uehlinger u.a.). In einer besonders großen Ausdehnung sehen Kahlstrom u. Phemister einen Hinweis auf eine Blockade eines Astes der Arteria nutricia. Schließlich kann innerhalb alter Infarkte eine kräftige Spongiosa, deren Hauptzüge in den Zug- und Drucklinien angeordnet sind, angetroffen werden (Schinz u. Uehlinger).

Schon Kahlstrom, Burton u. Phemister zeigen, daß der primäre Knocheninfarkt bei Caissonarbeitern nach dem makroskopischen und mikroskopischen Bild den gleichen Charakter hat wie aseptische Knochennekrosen ungeklärter Ätiologie. Alnor, Herget u. Seusing, Grützmacher u.a. verweisen bei Caissonarbeitern und Tauchern auf die Ähnlichkeit des röntgen-anatomischen und klinischen Bildes mit den allgemein bekannten aseptischen Knochennekrosen der Adoleszenz. Der Cortison-induzierte Knocheninfarkt der Hüftköpfe zeigt weitgehende Übereinstimmung mit der idiopathischen Hüftkopfnekrose (Klümper, Lohmann, Uehlinger, Weller u. Strey). Hier ist bemerkenswert, daß Reichelt bei der Analyse des pathomorphologischen Bildes der idiopathischen Hüftkopfnekrose zu dem Schluß kommt, daß die Nekrose der Knochenbälkchen und des Fettmarkes auf eine Irritation der arteriellen Gefäßversorgung hinweist, so daß hier auch von ischämischen Hüftkopfinfarkten gesprochen wird. Nach Reichelt sind bei der idiopathischen Hüftkopfnekrose gelegentlich auch schon entzündlich-stenosierende Prozesse an Mark- und Kapselgefäßen nachgewiesen.

Tierexperimentell konnten Phemister (1931) und Kistler (1934) bei Kaninchen und Hunden durch intraarterielle Injektion aseptischer Embolie — fein verteilter Holzkohle — Knocheninfarkte erzeugen. Lübow (1951) gelang unter Bedingungen, wie sie bei Drucklufterkrankungen vorliegen, der Nachweis aseptischer Knochennekrosen bei Versuchen an Ratten. Hierbei wurde insbesondere die als bedeutungsvoll angesehene Dekompressionszeit untersucht. Arteriographische Untersuchungen liegen bisher für den primären Knocheninfarkt weder in Form postmortaler Angiogramme noch in Form von Untersuchungen am Lebenden vor.

4. Klinische Daten

In der Regel bleiben meta-diaphysär gelegene primäre Knocheninfarkte klinisch stumm. Seltener treten bei dieser Lokalisation ganz uncharakteristische Gliederschmerzen auf. Ohne klinische Erscheinungen können auch epiphysär lokalisierte Infarkte auftreten, vor allem solange die Knochenherde nicht geeignet sind, eine Miterkrankung der benachbarten Gelenke hervorzurufen. In der Mehrzahl der Fälle stellt der primäre Knocheninfarkt daher auch heute noch einen *röntgenologischen Zufallsbefund* dar, wenn wir einmal von der Berufsgruppe der Caissonarbeiter und Taucher absehen, wo die Arbeitsvorgeschichte einen wichtigen Hinweis geben kann und den in jüngster Zeit beschriebenen Cortison-induzierten Knocheninfarkt zunächst unberücksichtigt lassen. Bedingt der epiphysäre Sitz eines primären Knocheninfarktes hingegen eine Miterkrankung des betroffenen Gelenkes, so weisen meist Gelenkbeschwerden, die einen chronischen Charakter annehmen können, auf den krankhaften Befund hin (Alnor, Herget u. Seusing; Bucky; Kahlstrom, Burton u. Phemister; Liess; Reichelt; Schinz u. Uehlinger; Taylor u.a.).

Arbeiten unter Druckluftbedingungen sind bekanntlich vorzugsweise an bestimmte Orte oder Bauvorhaben gebunden. Entsprechende Schädigungen können daher örtlich unter Umständen gehäuft vorkommen, wie das Alnor, Herget u. Seusing für die Taucher im

Nord-Ostseekanal in Kiel in überzeugender Weise zeigen. Trotzdem kann die Erhebung einer *Berufsanamnese* bei röntgenologischem Nachweis eines oder multipler Infarkte mit oder ohne sekundäre Gelenkveränderungen auch sonst von entscheidender Bedeutung sein. Nach Arbeiten unter Druckluftbedingungen können Skelettveränderungen, wie bereits erwähnt, noch lange Zeit nach Beendigung einer solchen Tätigkeit auftreten. So beschreiben ALNOR, HERGET u. SEUSING charakteristische Skelettbefunde bei Tauchern, die schon 10 Jahre und länger ihren Beruf nicht mehr ausgeübt hatten und die niemals Taucherzwischenfälle erlebten oder über typische Beschwerden klagten.

LIESS berichtet 1956 über einen Eisenflechter, der gut 20 Jahre zuvor vorübergehend ein Jahr beim Bau einer Autobahnbrücke tätig war und hier nur zeitweise in einem Caisson arbeitete. Erst auf gezieltes Befragen erinnerte sich der Patient an diese Arbeit und später auch an einen Ausschleusungszwischenfall mit Beschwerden, weswegen er sich in die Sanitätsschleuse begeben mußte. 20 Jahre nach nur relativ kurzfristiger Tätigkeit in einem Senkkasten waren multiple polyostische Knocheninfarkte meta-diaphysär und epiphysär in den Schultergelenken und in den kniegelenknahen Skelettabschnitten nachweisbar. An einem Oberarmkopf bestand neben charakteristischen Verformungen und Dissektionsvorgängen bereits eine sekundäre Arthrosis deformans. Der Patient klagte über „Reißen" in den Schulter- und Kniegelenken seit nahezu 20 Jahren. Ebenso teilt TAYLOR einen Spätbefund mit typischen Skelettveränderungen nach nur einmaliger Druckluftexposition mit.

Vom klinischen Bild der Drucklufterkrankungen interessieren hier vor allem die akuten und chronischen Beschwerden und Erscheinungen im Bereich der Gliedmaßen. *Akute Gliederschmerzen* werden, wie schon erwähnt, als *„bends"* oder *Pressionen* bezeichnet. Nach zu schneller Dekompression sind sie wegen ihrer starken Schmerzhaftigkeit fast ebenso gefürchtet wie die aus gleichem Anlaß vorkommenden Gasembolien in der Lunge, den Herzkranzgefäßen, dem Gehirn, dem Rückenmark und der Netzhaut. In der Muskulatur, im subkutanen Fettgewebe, in den Gelenkhöhlen und im Knochenmark örtlich gebildete Gasblasen werden als Ursache der Gliederschmerzen angesehen (ALNOR, HERGET u. SEUSING; LUCKE u.a.). Nach LUCKE stellen derartige „bends" mit 90 % das häufigste aller akuten Symptome nach Dekompression dar. BORNSTEIN u. PLATE fanden 1911 beim Bau des Elbtunnels bei 80 % aller Caissonarbeiter „bends". Auch nach THORNE, der 1938 300 Caissonkranke während der Durchführung des Green-Midtown-Tunnelprojektes untersuchte, stehen „bends" in der Häufigkeit bei weitem an erster Stelle der akuten Symptome. Bei 50 Tauchern mit akuten Erscheinungen einer Dekompressionskrankheit sahen ALNOR, HERGET u. SEUSING „bends" in Form von Arthralgien in 35 % und Myalgien in 13 %, d.h. insgesamt in 48 %. Die übrigen akuten Erscheinungen betrafen mit 33 % neurologische Störungen, mit 11 % Störungen an den inneren Organen und mit 8 % Hauterscheinungen.

„Bends" können ein unterschiedliches Ausmaß annehmen. Der Betroffene kann sich vor Schmerzen krümmen oder beugen bzw. sich „zusammengepreßt fühlen". Die Lokalisation der Schmerzen im Bereich der befallenen Extremität wird von ALNOR, HERGET u. SEUSING sowie GERBIS u. KOENIG als wechselnd beschrieben. Danach tritt die größte Schmerzhaftigkeit innerhalb derselben Gliedmaßen zu verschiedenen Zeitpunkten an verschiedenen Stellen auf. „Bends" können plötzlich und langsam auftreten. Nach THORNE entwickeln sich in ca. 95 % der Fälle die Beschwerden innerhalb der ersten und zweiten Stunde nach der Dekompression, in 3 % innerhalb von 3 Stunden und in 2 % erst nach 12 Stunden und später. GERBIS berichtet, daß „bends" nach Wiedereinschleusung in den Caisson schwinden können, stets aber nach Ausschleusung, unabhängig von der Dauer des Aufenthaltes in der Schleuse, wiederkehren. Ähnliche Beobachtungen liegen von ALNOR, HERGET u. SEUSING über Taucher vor. Hochgradige Beschwerden klingen nur langsam, manchmal erst nach Wochen ab. Da nach langjähriger Druckluftarbeit Dekompressionsstörungen bei Caissonarbeitern sehr viel seltener auftreten, wird die Frage der Gewöhnung diskutiert (LUCKE).

Wie bei der Besprechung der Ätiologie und Pathogenese bereits erwähnt, kommt nach den Untersuchungen von ALNOR, HERGET u. SEUSING *Taucherunfällen* für die Entstehung von Skelettveränderungen eine besondere Bedeutung zu, so daß bei der Erhebung der Vorgeschichte besonders nach Zwischenfällen bei Druckluftarbeiten zu fragen ist. Unter 40 Tauchern, die Zwischenfälle erlitten, zeigten 31 Skelettveränderungen. Eine Gruppe von 9 Tauchern zeigte dagegen trotz durchgemachter Zwischenfälle und einer ausreichend langen Tauchzeit auch bei späterer Kontrolluntersuchung keine Skelettbefunde. Taucherunfälle können auch zu einer Verschlimmerung bereits vorhandener Skelettveränderungen führen. Der zeitliche Nachweis von Skelettveränderungen nach Unfallereignissen variiert, wie schon gesagt, sehr stark. Sie können sehr schnell, d.h. bereits in einigen Monaten, aber auch erst nach Jahren röntgenologisch nachweisbar werden. Als kürzestes Intervall wird ein Zeitraum von 7 Monaten angegeben (ALNOR, HERGET u. SEUSING). Dabei sei insbesondere im Hinblick auf gutachterliche Entscheidungen hervorgehoben, daß aus dem oben angeführten Literaturzitat nicht ersichtlich ist, ob zwischen Unfallereignis und dem ersten röntgenologischen Nachweis von Skelettveränderungen eine laufende Röntgenkontrolle, etwa im Abstand von 4—6 Wochen stattfand, oder ob der röntgenologische Nachweis von Skelettveränderungen 7 Monate nach dem Tauchzwischenfall anläßlich der ersten Röntgenkontrolle erfolgte. Hieraus ist ggf. zu folgern, daß der erste röntgenologische Nachweis von Skelettveränderungen bei laufender Kontrolle auch schon früher liegen kann.

An dieser Stelle sei schließlich nochmals darauf hingewiesen, daß es Fälle gibt, bei denen nie Skelettveränderungen auftreten, obschon charakteristische klinische Erscheinungen und typische Beschwerden vorlagen, und daß andererseits Skelettherde nachgewiesen werden können, ohne daß jemals ein entsprechender klinischer Befund bestand. *Es gibt keine Gesetzmäßigkeit für das Auftreten von Skelettveränderungen* (ALNOR, HERGET u. SEUSING).

Chronische Beschwerden im Bereich der Gliedmaßen treten bei Drucklufterkrankungen ebenso wie bei primären Knocheninfarkten anderer Ätiologie dann auf, wenn die Lokalisation des Knochenherdes eine Miterkrankung des benachbarten Gelenkes ergibt (ALNOR, HERGET u. SEUSING; BUCKY; KAHLSTROM, BURTON u. PHEMISTER; KLÜMPER, LOHMANN, UEHLINGER, WELLER u. STREY; LIESS; REICHELT; SCHINZ u. UEHLINGER; TAYLOR u.a.). Neben mehr oder weniger uncharakteristischen Gelenkschmerzen mit „Ziehen“ und „Reißen“ bei Belastung, evtl. bereits auch in der Ruhe, stehen typische Belastungsschmerzen mit oder ohne Bewegungseinschränkung und am Ende der Funktionsausfall des betroffenen Gelenkes, Symptome, die auch bei Gelenkerkrankungen anderer Ätiologie bekannt sind. ALNOR, HERGET u. SEUSING heben hervor, daß sich „bleibende“, d.h. als chronisch zu bezeichnende Beschwerden bei Tauchern sowohl mit als auch ohne akute Symptome im Sinne von „bends“ entwickeln können. Gelenkveränderungen mit Beschwerden und Funktionsausfall können zur Berufsunfähigkeit führen, wie das ALNOR u. Mitarb. bei 7 von 65 über ein Jahrzehnt beobachteten Tauchern fanden. Die Feststellung, daß die stärksten Krankheitserscheinungen meist dann vorliegen, wenn die Oberschenkelköpfe befallen sind, weist auf die Bedeutung der Belastung für das Auftreten der Beschwerden hin. Ganz allgemein ist den Untersuchungen von ALNOR, HERGET u. SEUSING zu entnehmen, daß im Bereich der betroffenen Gelenke die Stärke der Klagen im Zusammenhang mit dem Ausmaß der Gelenkveränderungen steht. Das heißt, liegen klinische Erscheinungen vor, so handelt es sich bereits um fortgeschrittene Veränderungen eines Infarktes. Sofern distaler Oberschenkel und proximaler Unterschenkel betroffen sind und Kniebeschwerden vorliegen, muß bei gleichzeitig bestehenden Veränderungen der Hüftgelenke auch ein von der Hüfte ins Knie ausstrahlender Schmerz erwogen werden (ALNOR, HERGET u. SEUSING).

Beim *Cortison-induzierten Knocheninfarkt* sind entsprechend der weitaus häufigsten Lokalisation dieser Infarkte in den *Oberschenkelköpfen* entsprechende Klagen, vor allem im Hüftgelenk und seiner Nachbarschaft zu erwarten (KLÜMPER, LOHMANN, UEHLINGER, WELLER u. STREY; REICHELT u.a.). Folgen wir KLÜMPER, LOHMANN, UEHLINGER, WELLER

u. STREY, so treten 2—56 Monate nach Therapiebeginn meistens einseitige Schmerzen in der Hüft- und Leistenregion auf. Die Schmerzen sind in den meisten Fällen akut und intensiv und nur selten schleichend. Im klinischen Bild ist zu dieser Zeit bereits eine Immobilisation mit geringer Abduktion- und Rotationshemmung zu verzeichnen. 1 bis 2 Monate nach Schmerzbeginn besteht manchmal bereits ein Dauerschmerz. Der Schmerz wird als progredient, besonders bei Gelenkbelastung, beschrieben. Oft nimmt er auch in der Nacht und beim Husten zu. Als Sitz des Schmerzes wird jetzt außer der Hüft- und Leistengegend ein von der Hüfte bis ins Knie ausstrahlender Schmerz oder auch nur das Knie angegeben. Klinisch tritt zu der Abduktions- und Rotationshemmung eine geringe Streckhemmung. 2—8 Monate nach Schmerzbeginn wird über einen ständig zunehmenden Schmerz und Hinken geklagt. Hüfte, Leiste, Oberschenkel und Knie werden als Sitz dieses Schmerzes angegeben. Zu den oben genannten Bewegungseinschränkungen kommt eine Hemmung der Beugung und unter Umständen bereits eine Beinverkürzung hinzu. 8—36 Monate nach Schmerzbeginn bestehen Klagen über Belastungs- und Bewegungsschmerzen, Gelenkversteifung und Hinken. Die Schmerzen werden in der Hüfte, der Leiste, dem Knie, der Lendenwirbelsäule und der „Kreuzregion" lokalisiert. Der Funktionsausfall der betroffenen Hüfte kann bis zur kompletten Versteifung gehen. HEIMANN u. FREIBERGER berichten außerdem über eine Muskelatrophie bei Beteiligung des Hüftgelenkes.

Ist der Cortison-induzierte Knocheninfarkt im *Oberarmkopf* lokalisiert, so sind mehr oder weniger ausgeprägte Schmerzzustände in der Schulterregion zu erwarten. Entsprechend der geringeren Belastung des Oberarmkopfes beim Vergleich mit dem Oberschenkelkopf sind diese Schmerzen meist jedoch von geringerer Stärke als im Hüftbereich. Selbst bei stärkerer Deformierung des Oberarmkopfes kann eine markante Bewegungsbehinderung im Schultergelenk fehlen (CANIGIANI u. PUSCH; HEIMANN u. FREIBERGER).

Im Gegensatz zu den Infarkten bei Caissonarbeitern und Tauchern stellen bei Cortison-induzierten Infarkten die Klagen über Schmerzen, soweit bisher übersehbar, zumindest bei Befall der Oberschenkelköpfe ein Leitsymptom dar, das den röntgenologischen Veränderungen vorausgeht. Der negative Röntgenbefund gilt als charakteristisch zu Beginn der Schmerzen.

Alle betroffenen Patienten wurden bisher über längere Zeit regelmäßig mit Kortikosteroiden behandelt. Als kürzeste *Behandlungsdauer* werden 3 Monate, als längste 72 Monate genannt. Die Höhe der *Einzel- und Gesamtdosen* schwankt. Es besteht somit, wie auch bei anderen Steroidkomplikationen, keine Beziehung zur Gesamtdosis. Das männliche Geschlecht ist bisher häufiger beteiligt als das weibliche. KLÜMPER u. Mitarb. errechneten eine Geschlechtsverteilung von 67,7 % Männern und 32,3 % Frauen. Cortison-induzierte Knocheninfarkte wurden bereits in allen Altersstufen von 18—73 Jahren gefunden (KLÜMPER u. Mitarb.).

Entsprechend der heute weit verbreiteten Anwendung von Kortikosteroiden bei den verschiedensten *Grundkrankheiten* ist auch die Verbreitung des Knocheninfarktes nach Cortisontherapie. Als Grundkrankheiten werden u.a. angeführt: Primär chronische Polyarthritis (BÄSSLER; MURRAY; SERRE u. Mitarb.; REICHELT; SWEETNAM u. Mitarb. u.a.), Pemphigus (BLOCH-MICHEL u. Mitarb.; HEIMANN u. Mitarb.; PIETROGRANDE u. Mitarb. u.a.), idiopathische thrombozytopenische Purpura (HEIMANN u. Mitarb.; MEYER u. Mitarb.; UEHLINGER), Erythema multiforme bullosum, exfoliative Dermatitis, multiple Sklerose (FREIBERGER u. Mitarb.; HEIMANN u. Mitarb.), Asthma bronchiale (RAVAULT u. Mitarb.,; REICHELT; SUTTON u. Mitarb.), Sarkoidose, idiopathische haemolytische Anaemie, Uveitis (SUTTON u. Mitarb.), Lupus erythematodes (DUBOIS u. Mitarb.), Sheehan-Syndrom (BRAHIC u. Mitarb.), Morbus Cushing, Bronchialkarzinom, Morbus Brill-Symmers, Paramyeloblastenleukämie, Plasmozytom, Lymphogranulomatose (BÄSSLER; REICHELT), Schwangerschaftsnephrose (ZANASI u. Mitarb.).

Spezielle Laborbefunde, die einen primären Knocheninfarkt anzeigen, sind bisher nicht bekannt.

5. Röntgenbefunde

Entsprechend seinem pathologisch-anatomischen Substrat ist der frische Knocheninfarkt im Röntgenbild nicht zu erkennen. Echte Frühbefunde sieht nur der Pathologe. Erst nach Stabilisierung, Demarkierung oder Verformung der Nekrose sind im Röntgenbild Veränderungen zu erwarten. Die Ablagerung von Kalksalzen oder die Bildung neuer Spongiosazüge im Nekrosebereich selbst oder in dem die Nekrose umgebenden „Randwall" bzw. eine Gelenkflächenverformung sind hier die wesentlichen Vorgänge. Seltener ist eine osteolytische Demarkierung. *Röntgenologische Frühbefunde gehören somit bereits vorgeschrittenen Entwicklungsstadien eines Infarktes an.* Selbst wenn Vorgeschichte und klinische Angaben über Schmerzen und Bewegungseinschränkung frühzeitig auf einen primären Knocheninfarkt hinweisen sollten, können röntgenologische Frühbefunde erst nach Wochen und Monaten nachweisbar werden.

Bei *meta-diaphysärem Sitz des primären Knocheninfarktes* erscheinen die Umbauvorgänge als zentral im Markraum des Knochens gelegene, kalkdichte Strukturen. Schinz u. Uehlinger beschreiben sie als streifige, strähnige, ringförmige oder polyzyklisch-fleckför-

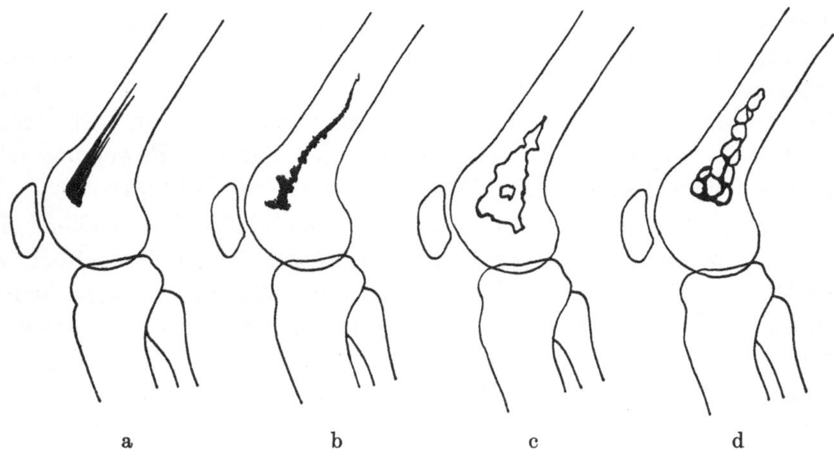

Abb. 45. Meta-diaphysäre Knocheninfarkte: (a) streifige Form; (b) strähnige Form; (c) Ringform; (d) polyzyklisch-fleckige Form (nach Schinz u. Uehlinger)

mige Verdichtungen der Knochenstruktur (Abb. 45). Herget spricht von korkzieherartigen Formen im Röntgenbild. Poppel u. Robinson vergleichen sie mit dem Bild einer Landkarte. Wie Kahlstrom, Phemister u. Uehlinger zeigen, können sich diese Formen bis in die Epiphyse hinein ausdehnen. Ihre Größe kann von bloßer Fleckform bis zu mehreren Dezimetern reichen. Da meta-diaphysär lokalisierte Infarkte, wie schon erwähnt, vorzugsweise klinisch stumm verlaufen oder nur ganz uncharakteristische Gliederschmerzen erzeugen, stellen sie in der Regel auch heute noch einen röntgenologischen Zufallsbefund dar, der *fast ausschließlich im Spätstadium erfaßt* wird (Abb. 46, 47).

Der in den *Epiphysen lokalisierte Infarkt* wird von Schinz und Uehlinger als keil- oder zungenförmig beschrieben (Abb. 48). Nach neueren Untersuchungen von Cortison-induzierten Infarkten (Klümper, Lohmann, Uehlinger, Weller u. Strey; Uehlinger) kann die Nekrose auch als mehr oder weniger große Kalotte aus dem Verband der Epiphyse herausgelöst erscheinen (Abb. 49, 50). Die Basis des Infarktes entspricht hier der Kalkknorpelzone des Gelenkknorpels. Da infarzierte Epiphysen, wie schon betont, gegenüber mechanischer Beanspruchung insuffizient sind und bereits normale Belastung, gewöhnliche Gelenkbewegungen oder Bagatelltraumen zu Impressionsbrüchen führen können, kommen *epiphysär lokalisierte Infarkte, vor allem im Bereich der Oberschenkel-*

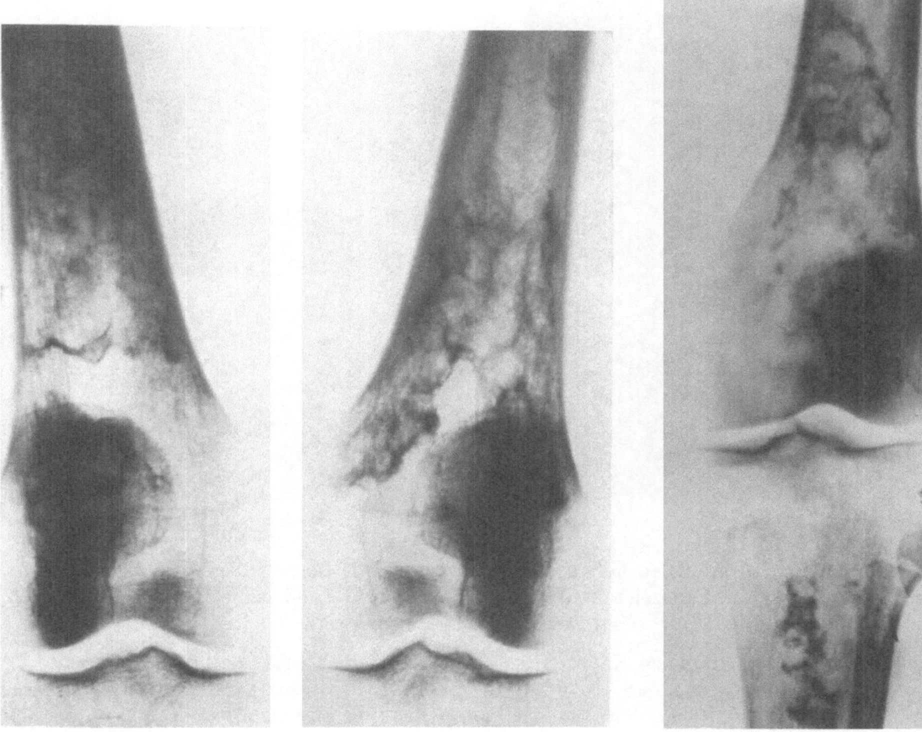

Abb. 46 Abb. 47

Abb. 46.* Spätstadien ausgedehnter Knocheninfarkte beidseitig in den distalen Femurmeta-diaphysen, die weit in die Epiphysen reichen, bei einem Taucher (nach ALNOR)

Abb. 47. Spätstadien ausgedehnter Knocheninfarkte in der distalen Femurmeta-diaphyse, bis in die Epiphyse reichend und in der zentralen Tibiameta-diaphyse bei einem Taucher (nach ALNOR)

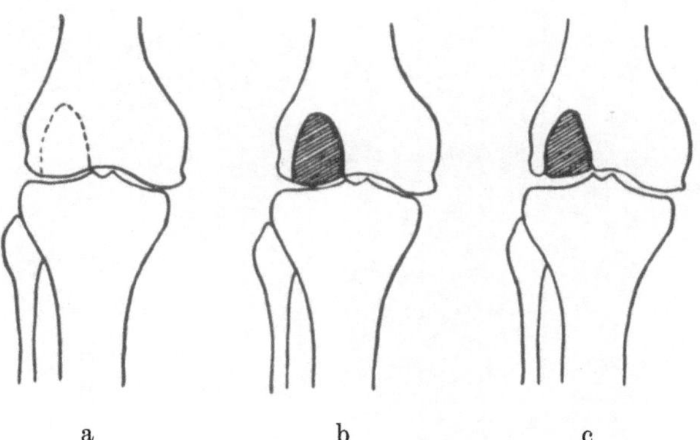

Abb. 48. Epiphysärer Knocheninfarkt: (a) Frühphase (röntgennegativ); (b) Mittelphase (mäßige Atrophie um den Infarkt); (c) Spätphase (sekundäre Arthrosis deformans) (nach SCHINZ u. UEHLINGER)

köpfe, auch heute noch oft erst im Stadium der Deformierung und des Strukturumbaus der Epiphysen, d.h. relativ spät zur Beobachtung. Vielfach sind zum Zeitpunkt des ersten röntgenologischen Nachweises auch schon sekundäre Gelenkveränderungen im Sinne einer Arthrosis deformans oder einer Osteochondrosis dissecans nachweisbar, wie das u.a. LIESS demonstriert, der bei einem Eisenflechter 20 Jahre nach nur vorübergehender Arbeit im Caisson neben multiplen, polyostischen Knocheninfarkten charakteristische Deformierungen, Dissektionen und eine schwere Arthrosis deformans eines Schultergelenkes nach-

* Bei allen folgenden Röntgenaufnahmen ggf. Lupenbetrachtung empfohlen.

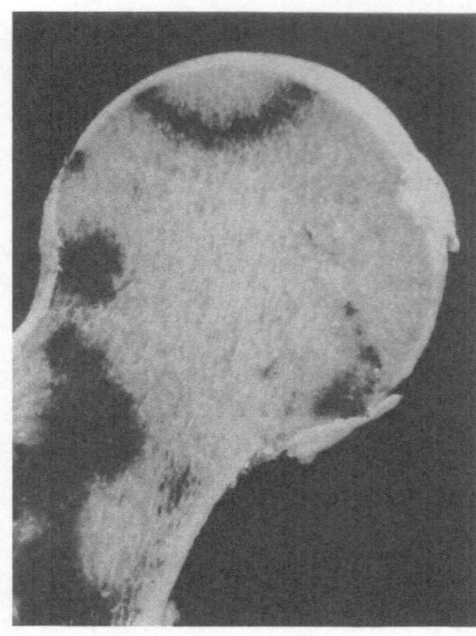

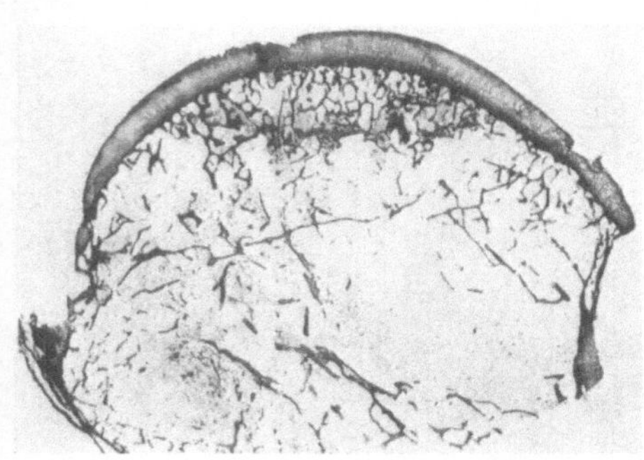

Abb. 49 Abb. 50

Abb. 49. Knocheninfarkt im kranialen Femur-Kopfquadranten mit haemorrhagischer Demarkationszone — 33jährige Patientin, Prednison-Langzeitbehandlung wegen Monozytenleukaemie (nach KLÜMPER, LOHMANN, UEHLINGER, WELLER u. STREY)

Abb. 50. Knocheninfarkt im kranialen Kalottenbereich des Humeruskopfes mit haemorrhagischer Demarkationszone und hochgradige Osteoporose — 76jährige Patientin, Prednison-Langzeitbehandlung wegen idiopathischer Panzytopenie. Vergr. 2 × (nach UEHLINGER)

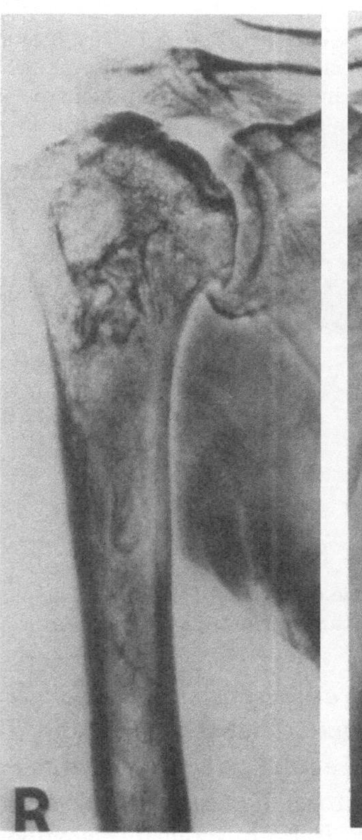

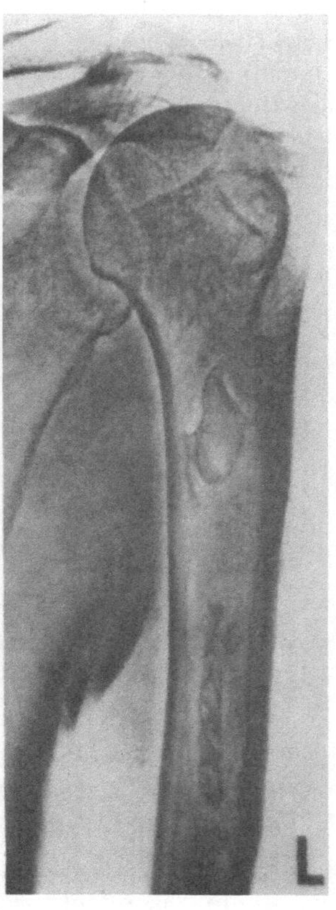

Abb. 51. Spätstadium eines ausgedehnten Knocheninfarktes in der rechten Humerusepiphyse — bandförmige subchondrale Nekrose, Dissektionen, Arthrosis deformans — bei einem Caissonarbeiter — daneben ausgedehnte Infarkte meta-diaphysär, rechts und links, rechts von größerem Umfange als links und bis in die Epiphyse reichend (nach LIESS)

weisen konnte (Abb. 51, 52). Auch hier spielt das im Einzelfall recht unterschiedlich entwickelte klinische Bild für den Zeitpunkt der Aufdeckung der Veränderungen eine wesentliche Rolle.

Erst die grundlegenden Untersuchungen von ALNOR, HERGET u. SEUSING über die Veränderungen am Skelettsystem bei Tauchern und die jüngsten Untersuchungen an Cortison-induzierten Infarkten (KLÜMPER, LOHMANN, UEHLINGER, WELLER u. STREY; REICHELT; UEHLINGER u.a.) haben in entscheidendem Maße zur Kenntnis der röntgenologischen Frühbefunde, insbesondere der Epiphyseninfarkte beigetragen.

ALNOR, HERGET u. SEUSING unterteilen die röntgenologisch abgrenzbaren *Skelettveränderungen bei Tauchern* in 4 Typen. Mit dieser Einteilung wollen sie vor allem unterschiedliche Schweregrade der Folgen abgelaufener Knocheninfarkte voneinander abgren-

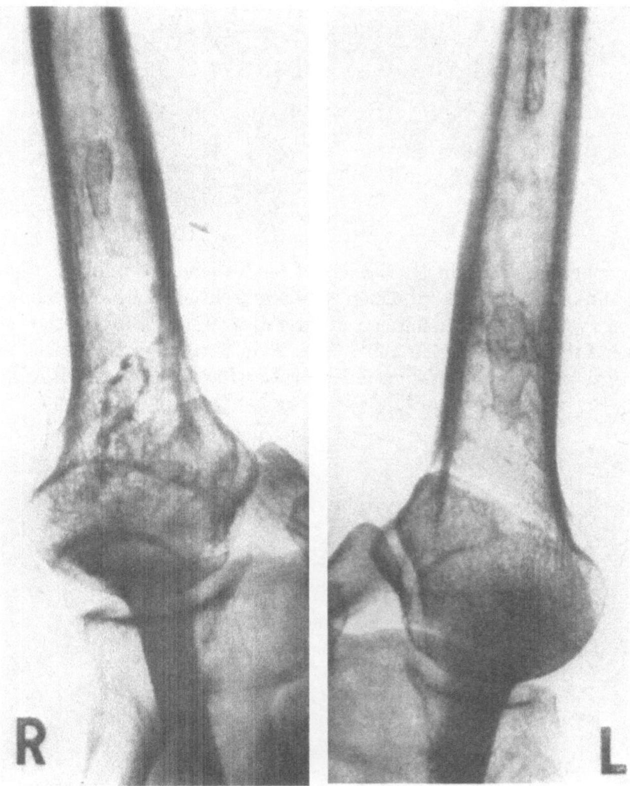

Abb. 52. Schultergelenke axial zu Abb. 51

zen. Nach dem klinischen Erscheinungsbild, der von ihnen vorgelegten Bildserie, ihren innerhalb von 10 Jahren ausgeführten Kontrolluntersuchungen und nach Kenntnis der pathologisch-anatomischen und röntgenologischen Befunde bei Cortison-induzierten Knocheninfarkten, kann u. E. diese Gliederung mit einer gewissen Einschränkung jedoch auch als Verlaufsbeobachtung des Krankheitsgeschehens im Knochen und an den beteiligten Gelenkabschnitten aufgefaßt werden. Bei einer solchen Einschränkung sind die nachfolgend beschriebenen *Befunde bei Typ I zu den ersten faßbaren Röntgensymptomen* zu zählen. *Typ II, III und IV stellen verschieden stark entwickelte Formen des Krankheitsverlaufs dar*, wobei Typ IV den Spätbefunden und den nicht arteigenen Begleiterscheinungen an den betroffenen Gelenken entspricht.

Zum *Typ I* zählen ALNOR, HERGET u. SEUSING all jene Fälle, bei denen eine *eben wahrnehmbare Sklerosierung des Knochens an den typischen Stellen des Skelettsystems* auftritt (Abb. 53, 54). In diese Gruppe ordnen sie auch die von REBOUL, DELOS, DELORME, DE ROC, BORDRON u. CARRAZE beschriebenen eben erkennbaren irregulären *subchondralen Sklerosen* ein. Diese Befunde werden von den französischen Autoren als „Sudeck-ähnlich" bezeichnet. Die Vortäuschung einer zwar zarten, aber markanten „Nachzeichnung" der Gelenkkontur mit dem Bleistift — wie es SUDECK einmal ausdrückte — die die „Gelenk-

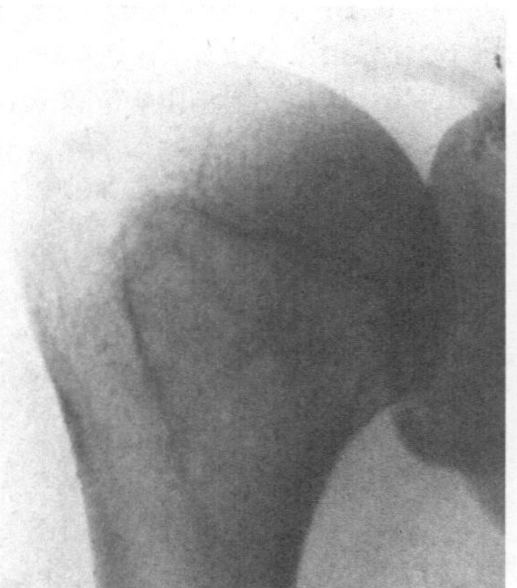

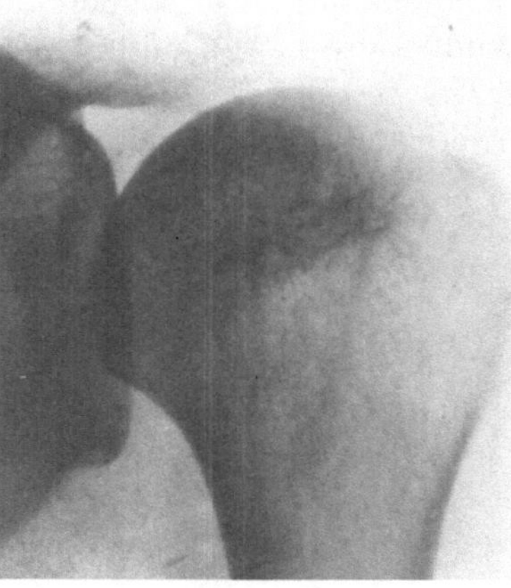

Abb. 53. Typ I eines Knocheninfarktes im Humeruskopf bei Tauchern: feine, eben abgrenzbare subchondrale Sklerosen im rechten und linken Humeruskopf neben zarten umschriebenen Sklerosen im ehemaligen Epiphysenfugenbereich und feinsten zystischen Aufhellungen in ihrer Umgebung. — Derartige Veränderungen sind nicht ohne weiteres als typisch für einen Knocheninfarkt bei Tauchern anzusehen. Die Verlaufsbeobachtung bestätigte jedoch die Annahme einer Druckluftschädigung (nach ALNOR)

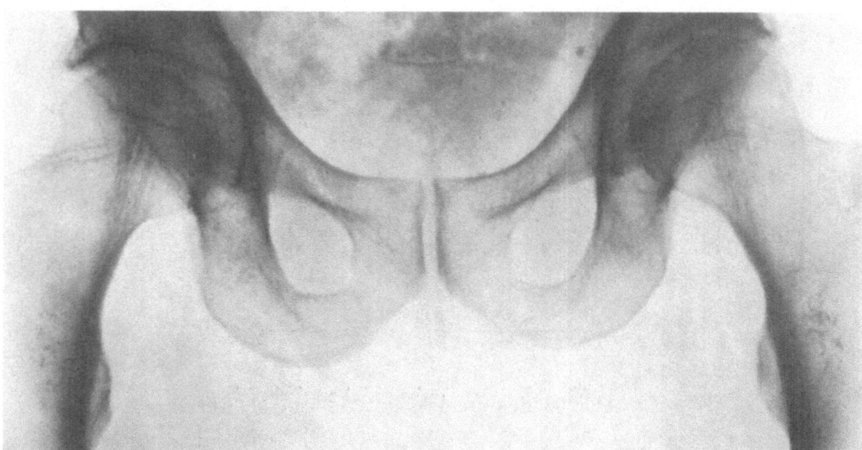

Abb. 54. Typ I eines Knocheninfarktes im Femurkopf bei Tauchern: geringe subchondrale Sklerosen im rechten Femurkopf, deutlicher abgrenzbar als im linken, neben strähnigen Sklerosen in den Schenkelhälsen und fleckförmigen Sklerosegruppen beiderseits in den Trochanter minor-nahen Metaphysenbereichen. — Sicherung der Diagnose durch charakteristische Veränderungen anderer Skeletteile und Verlaufsbeobachtung (nach ALNOR)

linie" hier im Gegensatz zur akuten Sudeck-Kienböckschen Knochenatrophie durch die subchondrale Sklerose deutlicher vortreten läßt, gibt Anlaß zu einem derartigen Vergleich. Wie im speziellen Kapitel über die akute Sudeck-Kienböcksche Knochenatrophie gezeigt, entspricht die „Abhebung" der Gelenkkontur bei der akuten Knochenatrophie jedoch einer subchondralen Knochenumbaustörung, die röntgenologisch mit einer Entschattung dieses Bereiches infolge Kalksalzmangels einhergeht. Bei der Besprechung der Differentialdiagnose des Infarktes wird auf die Abgrenzung der akuten Sudeck-Kienböckschen Knochenatrophie weiter ausführlich eingegangen. Im übrigen werden diese subchondralen Sklerosen als derartig diskret bezeichnet, daß sie oft erst bei Vergrößerungen der Aufnahme erkennbar seien. Ebenso fügen ALNOR, HERGET u. SEUSING die von FOURNIER u. JULLIEN unter der Bezeichnung „*Bilder mit Rarefizierung des Knochens*" angeführten Fälle unter Typ I ein. Auf die Hüft- und Schultergelenke beschränkte größere oder kleinere, teils konfluierende Aufhellungsbezirke mit scharfen Grenzzonen sind hier beschrieben.

Alle hier aufgeführten röntgenologischen Frühsymptome, sowohl die feinen Sklerosen als auch die Rarefizierung und Demineralisation der Knochenstrukturen können nicht ohne weiteres als typische Folgen eines Knocheninfarktes bei Drucklufterkrankung angesehen werden. Bei entsprechender Vorgeschichte und charakteristischer Lokalisation kann jedoch ein berechtigter Verdacht geäußert werden. Ein solcher Verdacht ist begründeter, wenn neben der Vorgeschichte und dem spezifischen Sitz der zunächst aufgedeckten Veränderung in einem Oberarm- oder Oberschenkelkopf bzw. -hals eine polyostische Skelettbeteiligung mit typischer Lokalisation nachweisbar ist. Das doppelseitige Auf-

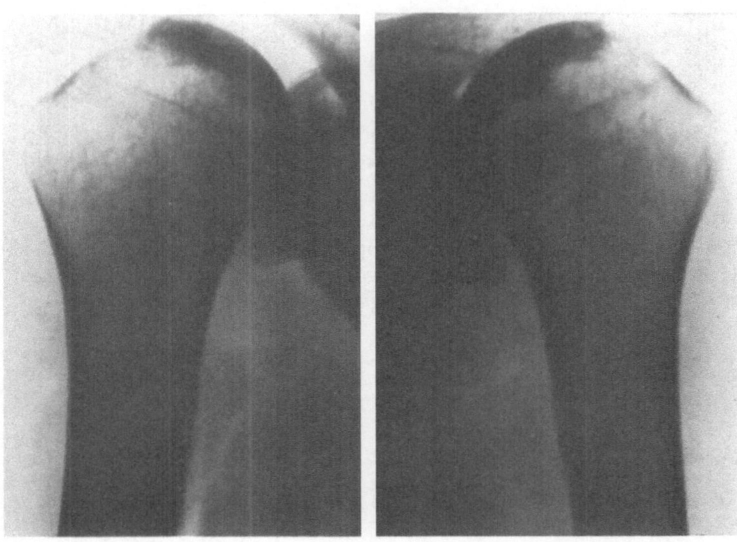

Abb. 55. Typ II eines Knocheninfarktes im Humeruskopf bei Tauchern: charakteristische, ausgedehnte subchondrale Sklerosen im Sinne von „Schneekuppen" in beiden Humersköpfen (nach ALNOR)

treten selbst geringer Veränderungen in Oberarm- oder Oberschenkelköpfen bzw. -hälsen kann schon als relativ sicherer Hinweis angesehen werden. Als weitgehend gesichert kann die Diagnose dann gelten, wenn andernorts lokalisierte, weiter fortgeschrittene, typische Skelettherde einen Druckluftschaden anzeigen. Schließlich bleibt noch die Verlaufsbeobachtung, aus der ein Knocheninfarkt abgeleitet werden kann, um die Frühsymptome nachträglich zu bestätigen.

Bereits hier sei erwähnt, daß ALNOR, HERGET u. SEUSING bei einer Gesamtzahl von 117 Veränderungen an den Oberarmköpfen bzw. -hälsen nur in 6 Fällen mit monostischen Befunden vom Typ I an Oberarmköpfen rein röntgenologisch diagnostische Schwierigkeiten hatten. In Verbindung mit der Vorgeschichte und aufgrund ihrer Erfahrung ordneten sie jedoch auch diese Fälle als Folge von Knocheninfarkten bei Druckluftschäden ein. Die Verlaufsbeobachtung bestätigte ihre Ansicht. In allen anderen Fällen gestatteten die weiter fortgeschrittenen Veränderungen selbst oder bei den polyostischen Fällen die weiteren, andernorts nachweisbaren Skelettbefunde, die Diagnose unschwer zu stellen.

Als *Typ II* werden Fälle mit *dichten Skleroseherden, insbesondere im Bereich* der *Konvexität der Oberarm- und Oberschenkelköpfe* bezeichnet. Derartige Strukturverdichtungen erinnern an das Bild einer *Schneekuppe*, im anglo-amerikanischen Schrifttum „snowcap" genannt (Poppel u. Robinson u. a.). Sie gelten vor allem an den Oberarmköpfen als so charakteristisch für einen Knocheninfarkt, daß auch bei monostischem Befall eines Oberarmkopfes dieser Befund mit Sicherheit die Diagnose einer Taucherschädigung gestattet (Abb. 55—57). Zu dieser Gruppe zählen Alnor, Herget u. Seusing auch die von Reboul u. Mitarb. beschriebenen Fälle mit *irregulären Verdichtungen des Knochens* und die von Fournier u. Jullien demonstrierten runden oder ovalen *zystenartigen Strukturen* mit

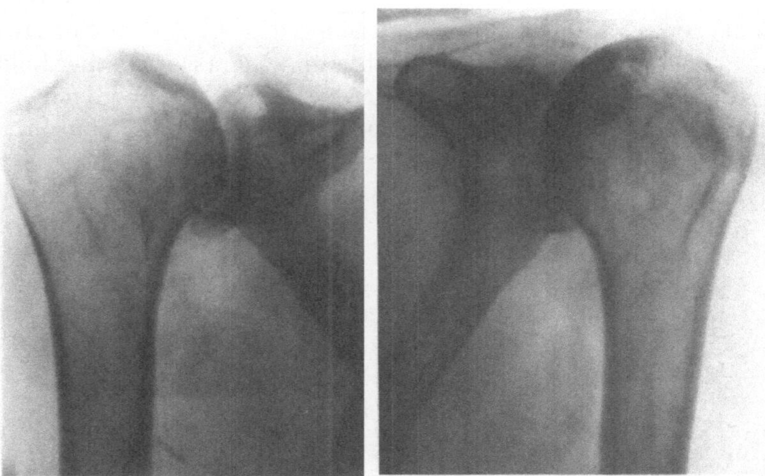

Abb. 56. Typ II eines Knocheninfarktes im Humeruskopf bei Tauchern: neben typischen subchondralen Sklerosen in beiden Humerusköpfen nach Art von „Schneekuppen" im linken Humeruskopf Zystenbildung mit kalkdichtem wallartigem Rand (nach Alnor)

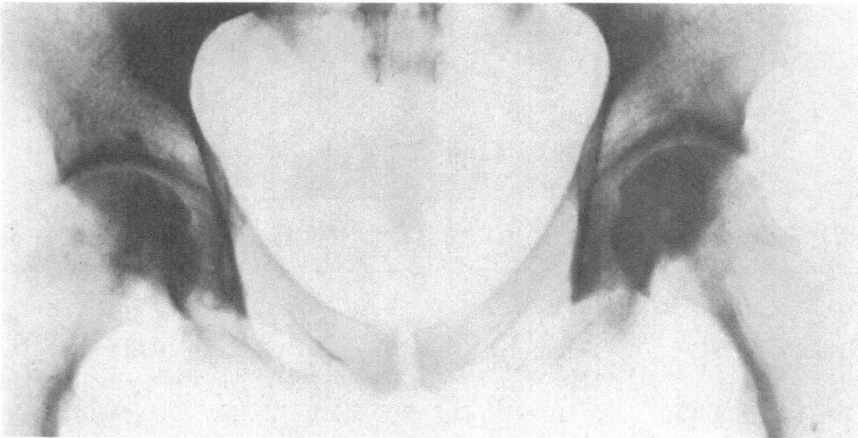

Abb. 57. Typ II eines Knocheninfarktes im Femurkopf bei Tauchern: im rechten Femurkopf ausgedehnte Sklerosen im zentralen und medialen Anteil; im linken Femurkopf ausgedehnte subchondrale Sklerosen mit zentraler zystischer Aufhellung (nach Alnor)

kalkdichtem Randwall, die auch multipel oder in Gruppen auftreten können. Auch diese Strukturen sind in der Regel im Oberarm- oder Oberschenkelkopf lokalisiert. Selten sind Zysten im Pfannendach, im Darmbein oberhalb der Hüftpfanne, im Schenkelhals oder andernorts erkennbar. Alnor, Herget u. Seusing sehen derartige unspezifische zystische Umbauvorgänge nur als Infarktfolgen bei Tauchern an, wenn im typischen Bereich Sklerosen vortreten. Im übrigen empfehlen sie Zurückhaltung, wenn Zysten die einzige abgrenzbare Veränderung des Skeletts darstellen. Als Rarität zeigen Alnor, Herget u. Seusing eine multiple Zystenbildung in den Handwurzelknochen und in einem anderen Fall eine Zystenbildung im Os multangulum minus (Abb. 58). In beiden Fällen lagen weitere, zum Teil schwere typische Skelettveränderungen andernorts vor. Trotzdem sehen sie die Genese der Handwurzelzysten als fraglich an. Schließlich heben die Autoren besonders hervor, daß bei allen der Gruppe II zugeordneten Skelettveränderungen größere Destruktionsherde in unmittelbarer Gelenknähe fehlen.

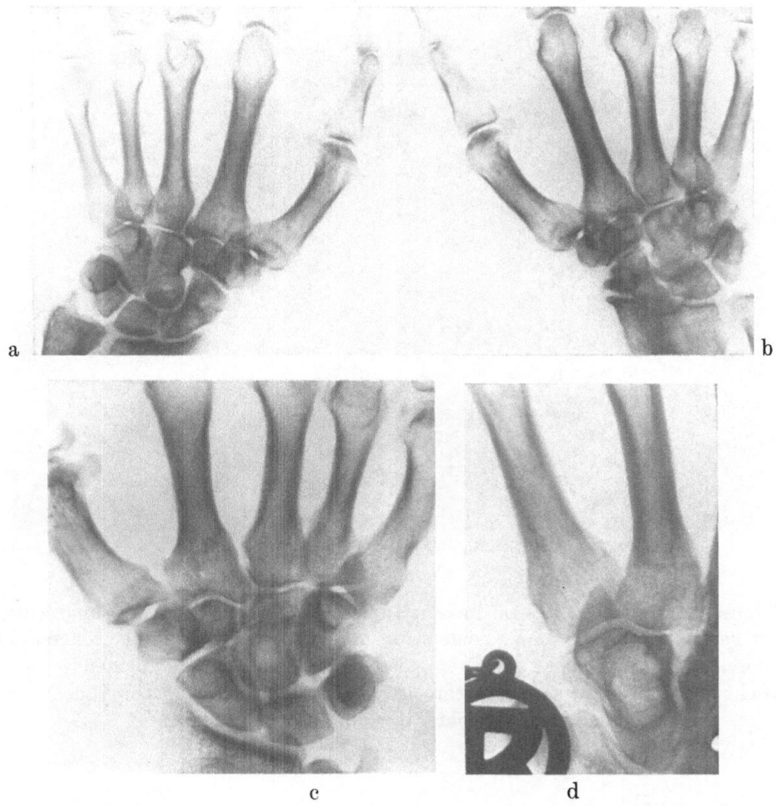

Abb. 58. Multiple Zysten in den Handwurzelknochen bei einem Taucher, der zahlreiche typische Knocheninfarkte andernorts aufweist; rechts besonders auffallend im Os hamatum, links im Os capitatum sowie in Metacarpale III und IV. — Schwere Arthrose radiocarpal rechts (a u. c = links, b u. d = rechts) (nach ALNOR)

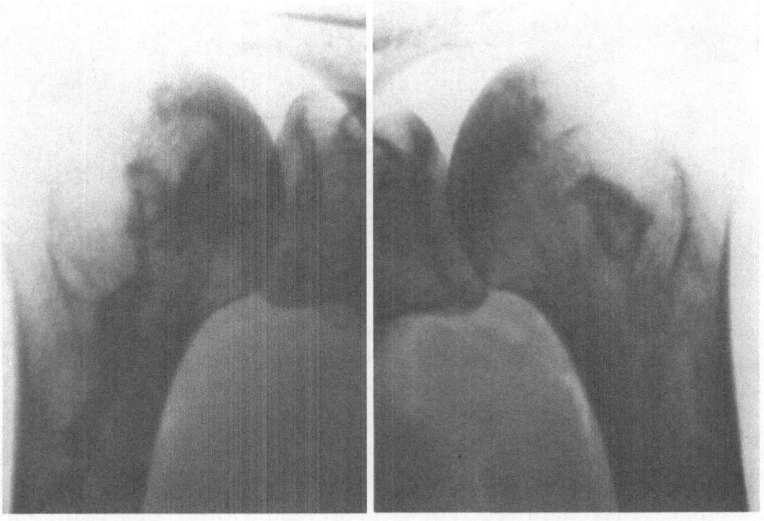

Abb. 59. Typ III eines Knocheninfarktes im Humeruskopf bei Tauchern: stärkere Sklerosen, teils subchondral, teils meta-diaphysär neben mehreren, teils größeren Zysten mit sklerotischem Randsaum beiderseits (nach ALNOR)

Zu den von Alnor, Herget u. Seusing als *Typ III* zusammengestellten Fällen gehören die, die *in Nähe der Sklerosen größere Zystenbildungen* erkennen lassen, die als Resorptionsherde aufzufassen sind. Weiter werden in dieser Gruppe jene Fälle untergebracht, bei denen deutliche *Destruktionsherde* vorliegen und *grobe subchondrale Strukturunregelmäßigkeiten ohne Gelenkbeteiligung* nachweisbar sind. Das heißt, die Knorpelknochen-

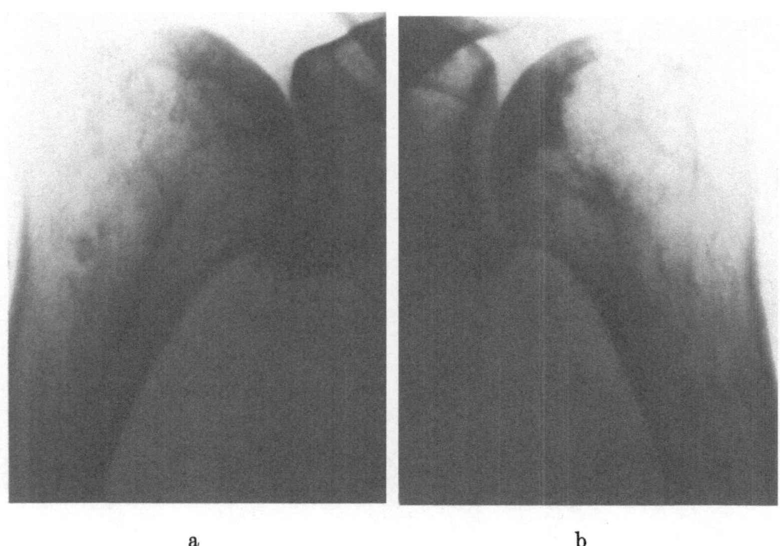

Abb. 60. Typ III eines Knocheninfarktes im linken Humeruskopf eines Tauchers, im rechten Humeruskopf desselben Kranken bereits Beginn Typ IV: beiderseits, unmittelbar subchondral größerer Destruktionsherd im sklerotischen Bereich, links deutlicher vortretend als rechts neben weiteren kleinen Herden, vor allem links — rechts Kopf leicht entrundet und kleiner arthrotischer Sporn an der Knorpel-Knochengrenze des Kopfes medial (a = rechts, b = links) (nach Alnor)

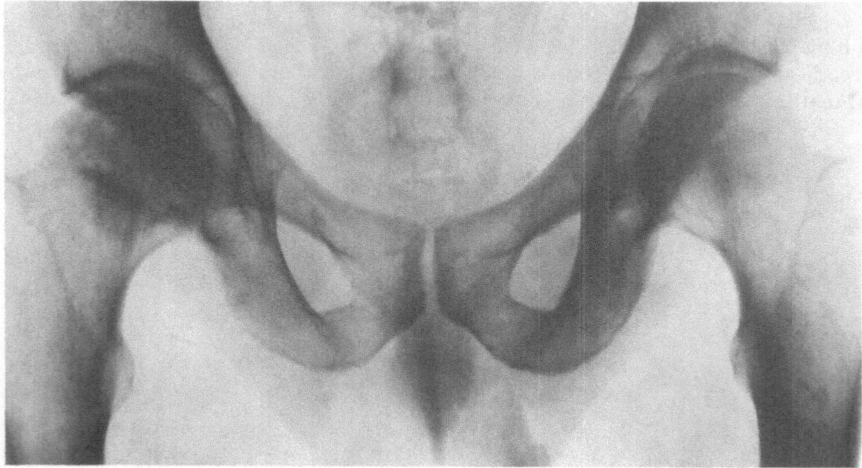

Abb. 61. Typ III eines Knocheninfarktes im rechten Femurkopf eines Tauchers, im linken Femurkopf desselben Kranken Typ I: ausgeprägte Sklerosen subchondral im Femurkopf und im Halsanteil mit multiplen, teils größeren subchondralen Zysten rechts — feine homogene Sklerosen subchondral und im Bereich der Epiphysenfugennarbe links (nach Alnor)

grenze ist auch in dieser Gruppe noch scharf gezeichnet (Abb. 59—62). Weiter sind hier die mehr oder weniger ausgedehnten, vorwiegend als strähnig bezeichneten *Infarktbezirke in den langen Röhrenknochen* eingeordnet, die vorzugsweise im Bereich eines oder beider Ober- und Unterschenkelknochen in Kniegelenknähe angetroffen werden. Die letzteren

Herde entsprechen den oben beschriebenen metadiaphysär zentral im Knochen gelegenen Infarkten mit ihren Verkalkungen und Verknöcherungen. Derartige Infarkte konnten gelegentlich auch am Oberarm und dabei in seltenen Fällen bis zur Mitte der Diaphyse des Oberarms beobachtet werden (Abb. 63, 64).

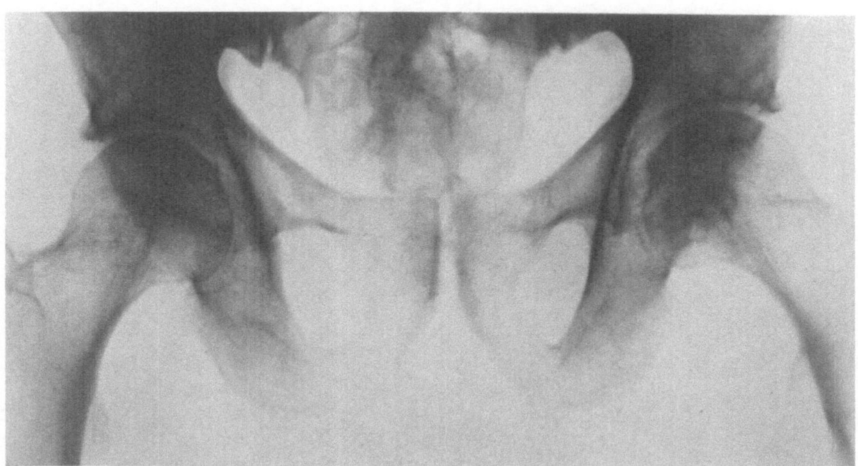

Abb. 62. Typ III eines Knocheninfarktes im linken Femurkopf eines Tauchers mit Zystenbildung in der zugehörigen Hüftpfanne, im rechten Femurkopf desselben Kranken Typ II: links ausgedehnte Sklerosen mit teils subchondralen größeren Zysten im Femurkopf neben sklerotisch abgesetzten Zysten im Pfannendach — rechts weniger starke Sklerose im Femurkopf als links neben kleineren Zysten (nach ALNOR)

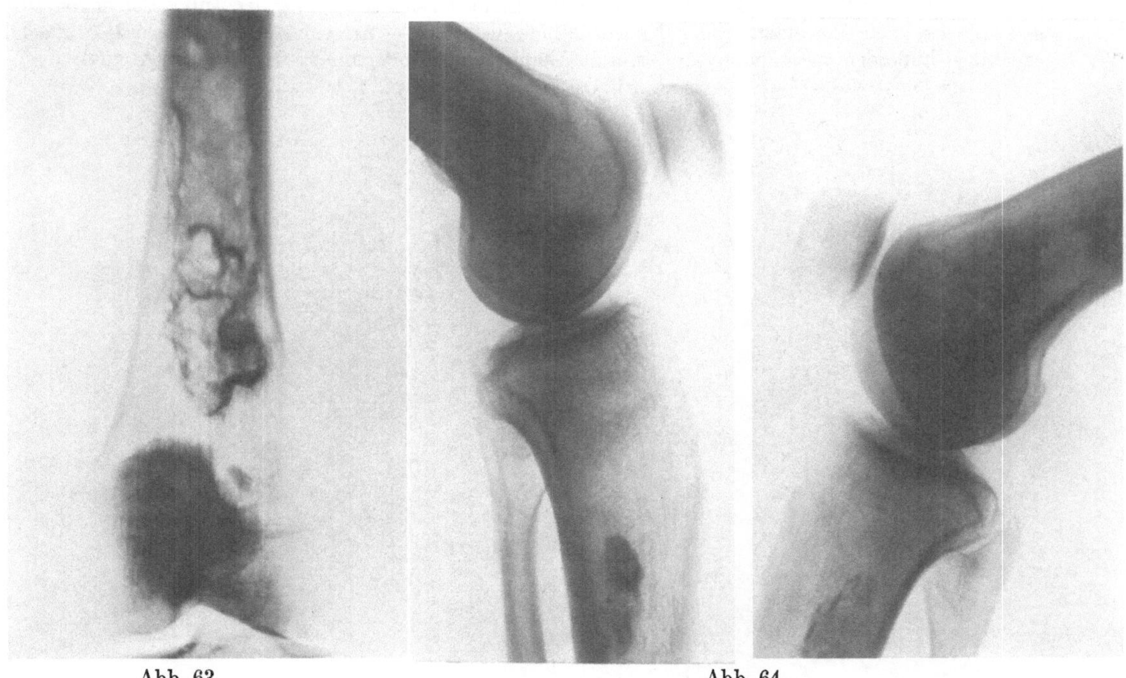

Abb. 63 Abb. 64

Abb. 63. Ausgedehnter meta-diaphysärer Knocheninfarkt im linken Oberschenkel eines Tauchers mit landkartenartigen sklerotischen Strukturen — als Nebenbefund Patella bipartita (nach ALNOR)

Abb. 64. Metadiaphysäre Knocheninfarkte beiderseits in Kniegelenknähe in Femur und Tibia eines Tauchers mit Überwiegen dichter, verschieden gestalteter Sklerosen (nach ALNOR)

Zum *Typ IV* gehören schließlich jene Fälle mit *welliger Konturierung eines subchondral sklerotischen Gelenkkopfes*, Fälle die *Dissektionen größerer oder kleinerer Knochenbezirke* aufweisen und solche mit fortgeschrittener *sekundärer Arthrosis deformans*. In all diesen Fällen ist infolge der subchondralen Nekrose eine zusätzliche Schädigung des Gelenkknorpels und eine nachfolgende Beteiligung des Gelenkes eingetreten (Abb. 65—71). In Unkenntnis der Vorgeschichte und der Folgen von Druckluftschäden können auch im

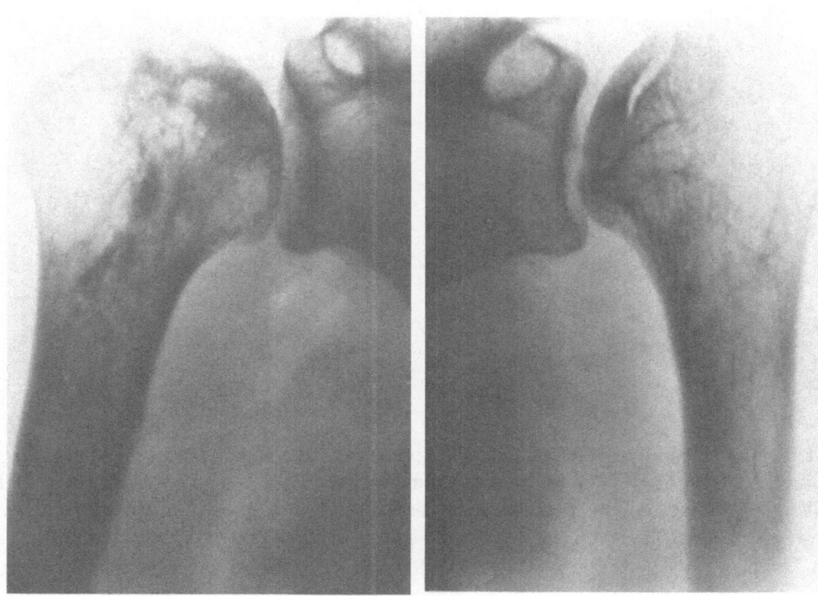

Abb. 65. Typ IV eines Knocheninfarktes im Humeruskopf bei Tauchern: rechts und links im Humeruskopf erhebliche subchondrale Sklerosen, Zystenbildung und Destruktionsherde — zentraler Anteil der linken Humerusgelenkfläche nach Art einer großen Knochenschale disseziert — Arrosionen der Humerusgelenkfläche rechts — außerdem meta-diaphysär, bis in die Epiphyse reichender Infarkt rechts (nach Alnor)

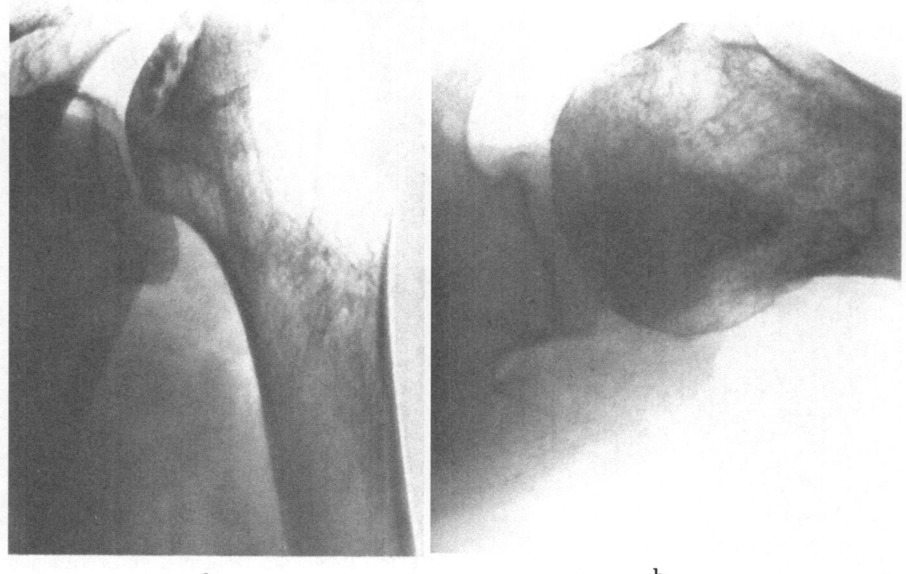

a b

Abb. 66. Typ IV eines Knocheninfarktes im linken Humeruskopf eines Tauchers mit großem Dissektionsherd nahe der Gelenkfläche inmitten einer ausgedehnten Sklerose (nach Alnor)

Spätstadium einer schweren deformierenden Arthropathie röntgenologisch differentialdiagnostische Schwierigkeiten entstehen, wie aus den Abbildungen des Typ IV ersichtlich.

Die aufgrund der Röntgenbefunde nach morphologischen Gesichtspunkten erfolgte Einteilung in die Gruppen I—IV entspricht im wesentlichen auch der klinischen Symptomatologie einer Schädigung des Bewegungsapparates bei Tauchern. Veränderungen vom Typ I und II verursachen in der Norm keine Beschwerden. Bei Befunden vom Typ

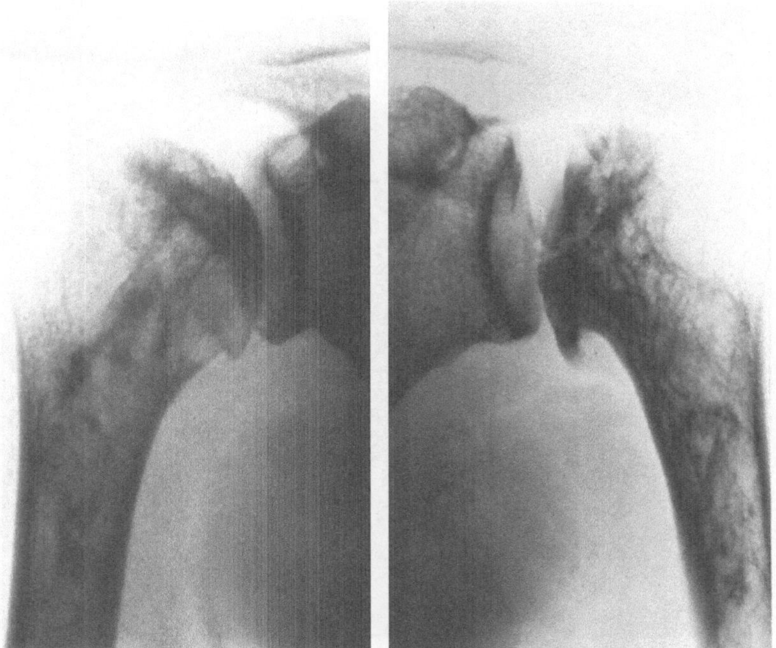

Abb. 67. Typ IV eines Knocheninfarktes im Humeruskopf bei Tauchern: rechts starke Sklerose subchondral und metaphysär, Zysten, Destruktionsherde, wellige Gelenkkontur und beginnende Arthrosis deformans — links fortgeschrittene schwere deformierende Arthropathie mit u.a. Dissektionen aus dem Humeruskopf, Impression des Kopfes im gleichen Bereich, starke Sklerosen epi-, meta- und diaphysär (nach ALNOR)

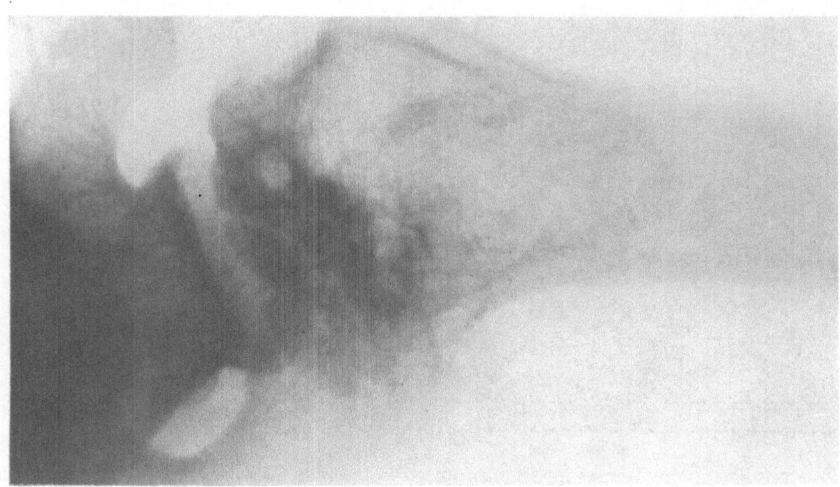

Abb. 68. Axiale Aufnahme der linken Schulter von Abb. 67: Impression im Bereich der Dissektion, schwere deformierende Arthropathie (nach ALNOR)

III wird schon in manchen Fällen über Beschwerden geklagt. Eine Schädigung vom Typ IV geht dagegen fast stets mit erheblichen Beschwerden und klinischen Symptomen einher. Hier kann im Einzelfall Berufsunfähigkeit die Folge sein.

Hinsichtlich des *Verlaufs der Skelettveränderungen bei einer Druckluftschädigung* ist folgendes zusätzlich bemerkenswert. Wie bereits bei der Besprechung der pathologisch-anatomischen Befunde erwähnt, konnten KAHLSTROM, BURTON u. PHEMISTER die völlige *Substitution kleinerer Herde durch neuen Knochen* feststellen. Die gleiche Auffassung

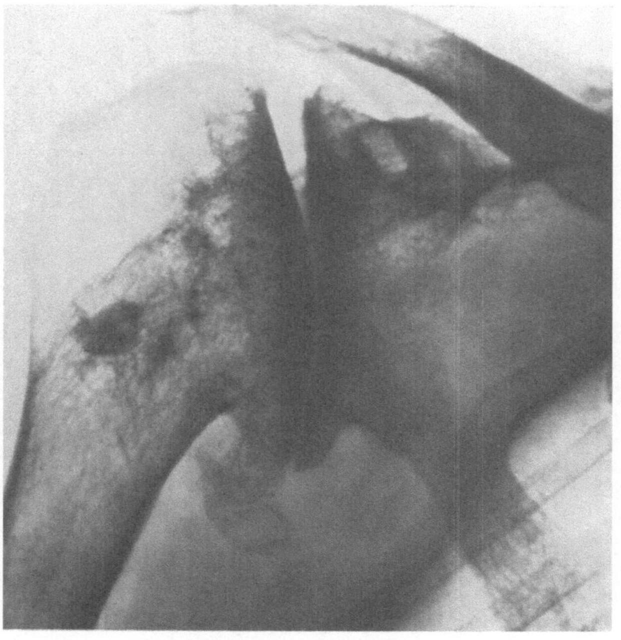

Abb. 69. Endzustand eines Knocheninfarktes im rechten Humeruskopf eines Tauchers: schwere deformierende Arthropathie mit u.a. extremer Verformung des Humeruskopfes, Knorpelabschliff und fast völligem Schwund des Gelenkspaltes und schwerer sekundärer Arthrosis deformans (nach ALNOR)

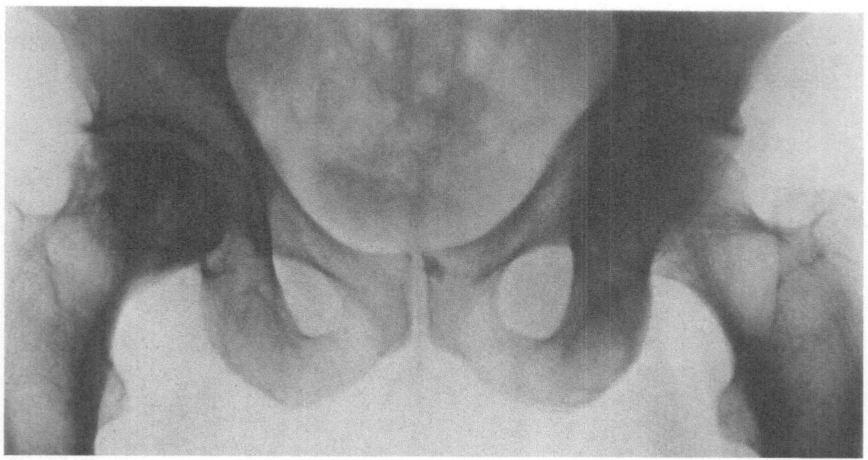

Abb. 70. Typ IV eines Knocheninfarktes im rechten Femurkopf eines Tauchers, im linken Femurkopf desselben Kranken Typ II: starke Deformierung des rechten Femurkopfes mit Einbruch der Gelenkfläche im oberen äußeren Quadranten, Sklerosen, ausgedehnten Zysten und sekundärer Arthrosis deformans — links ausgedehnte, vorwiegend subchondrale Sklerose und kleine Zysten (nach ALNOR)

vertritt LUCK. Ebenso hält HERGET es für wahrscheinlich, daß kleinere Infarkte durch schleichende Substitution ausheilen, d. h. durch neuen Knochen vollständig ersetzt werden können. Bei größeren Infarkten kommt die Substitution zum Stillstand, wenn der Knochen seine normale Stärke wieder erreicht hat (KAHLSTROM, BURTON u. PHEMISTER).

Wie ALNOR, HERGET u. SEUSING zeigen, ist bei der Mehrzahl der epiphysär im Oberarm- oder Oberschenkelkopf lokalisierten Infarkten sowohl mit als auch ohne neuerliche Tauchzwischenfälle mit einer *Progredienz der Veränderungen* zu rechnen (Abb. 72—74). Kommt es zu einem neuen Tauchzwischenfall, so ist die Wahrscheinlichkeit einer

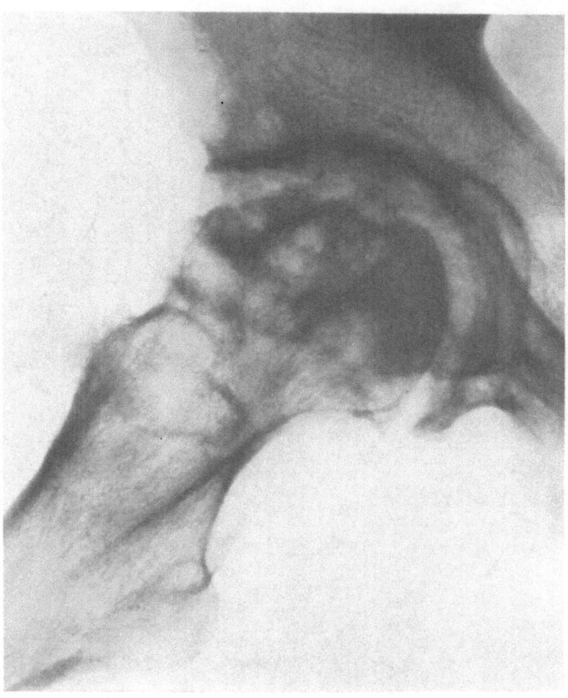

Abb. 71. Typ IV eines Knocheninfarktes im rechten Femurkopf eines Tauchers in einer Aufnahme nach Lauenstein: Einbruch der Nekrose im oberen äußeren Quandranten mit stärkerer Deformierung des Kopfes, welliger Konturierung der Gelenkfläche, Zystenbildung im Femurkopf und -hals mit sklerotischen wallartigen Rändern, stärkergradige sekundäre Arthrosis deformans (nach ALNOR)

Progredienz alter Herde jedoch größer als ohne weiteren Unfall. Aber selbst wenn es in jahrzehntelanger Tauchzeit nie zu einem Zwischenfall kam und nie „bends" auftraten, kann ein Fortschreiten alter Herde zur Beobachtung kommen. Inwieweit bei einem neuerlichen Unfall die bereits vorliegende Skelettveränderung durch eine neue Stickstoffeinwirkung verstärkt wird oder aus sich selbst heraus fortschreitet, muß offen gelassen werden. Weiter ist festzustellen, daß die Prozesse im Bereich der Oberschenkelköpfe auch ohne weitere Zwischenfälle eine größere Neigung zum Fortschreiten zeigen als die der Oberarmköpfe, obgleich auch ein Oberarmkopfprozeß ohne neuerlichen Zwischenfall fortschreiten kann. Ursächlich ist hier auf die unterschiedliche Belastung von Oberschenkel- und Oberarmkopf hinzuweisen.

Für die Verlaufsbeobachtung der Skelettveränderung bei Druckluftschädigung ist weiter charakteristisch, daß mit und ohne weiteren Zwischenfall neben progredienten oder stationären alten Herden *weitere neue Infarkte an anderen Skeletteilen* auftreten können, und daß *einzelne Herde* progredient, *andere dagegen stationär bleiben* können, ein Befund, der auch bei symmetrischem Befall z. B. der Oberarmköpfe auftreten kann, so daß der eine progrediente, der andere stationäre Veränderungen aufweist. Über Jahrzehnte hinaus *stationär bleiben* vor allem die Infarkte in den kniegelenknahen Skelettabschnitten von Femur und Tibia. Von besonderer Bedeutung ist schließlich noch, daß bei Tauchern, die jahrzehntelang keine Skelettveränderungen zeigten, selbst *lange Zeit nach Beendigung der Berufstätigkeit Infarkte noch auftreten und fortschreiten können.*

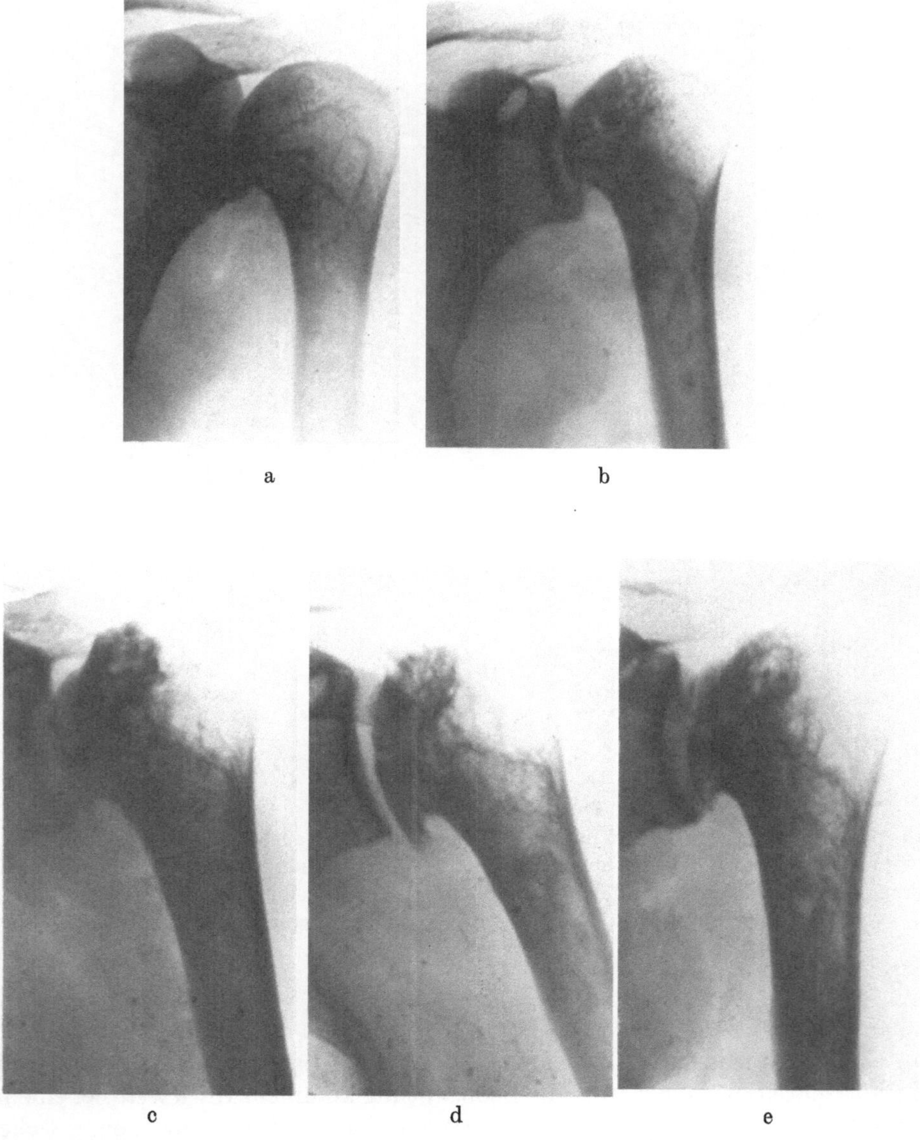

Abb. 72. Verlaufsbeobachtung eines Knocheninfarktes im linken Humeruskopf eines Tauchers über 13 Jahre, 1947—1960: (a) mehrere Jahre nach einem Tauchunfall leichte, vorwiegend subchondrale Sklerosen neben einer zystenartigen, von Sklerosen umgebenen Aufhellung meta-epiphysär, Typ I—II; (b) $6^1/_2$ Jahre später, ohne weiteren Tauchzwischenfall neben deutlichen Sklerosen, Dissektion und unregelmäßige Gelenkkontur, Typ IV; (c—e) in den folgenden $6^1/_2$ Jahren Fortschreiten der Dissektion, zunehmende Deformierung des Kopfes und Entwicklung einer schweren sekundären Arthrosis deformans mit Knorpelabschliff und Verschmälerung des Gelenkspaltes (nach ALNOR)

Ähnlich den Röntgenbefunden bei Tauchern sind die der *Cortison-induzierten Knocheninfarkte.* Entsprechend der weitaus häufigsten Lokalisation dieser Veränderungen an den Oberschenkelköpfen liegen auch für diese Region die ausführlichsten Verlaufsbeobachtungen vor. So stellt REICHELT 1967 bereits aus dem Schrifttum 107 und 6 eigene Fälle mit insgesamt 188 Cortison-induzierten Infarkten zusammen, von denen 152 im Oberschenkelkopf- und -halsbereich lokalisiert sind. Die anderenorts, vor allem im Oberarmkopf und im Skelett des Kniegelenkes nachgewiesenen Infarkte gehen auf Mitteilungen pathologisch-anatomischer Befunde zurück (REICHELT; UEHLINGER u.a.) oder es handelt sich

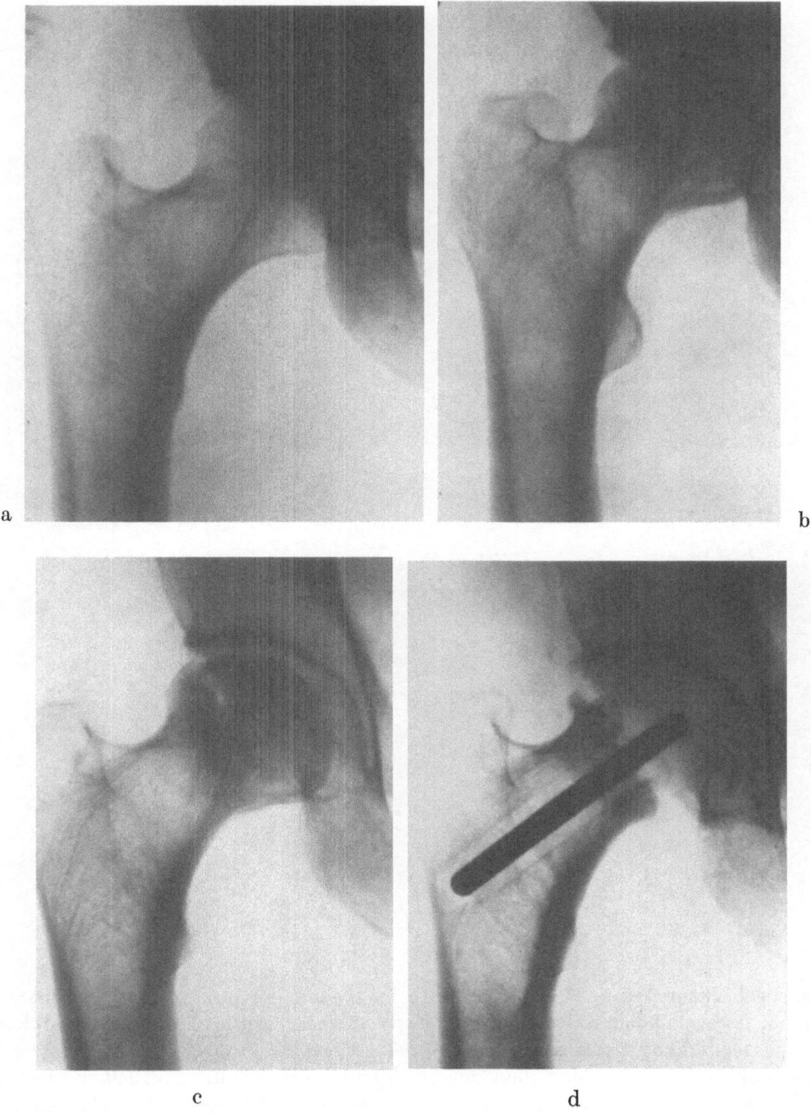

Abb. 73. Verlaufsbeobachtung eines Knocheninfarktes im rechten Femurkopf eines Tauchers über 8 Jahre, 1947—55. (a) 1947: regelrechter Skelettaufbau im dargestellten Bereich; (b) 1953: deutliche Skleroseherde neben Zysten und beginnender Dissektion mit Konturstufe im kranio-lateralen Anteil der Gelenkfläche, Übergang zu Typ IV; (c) 1953, ein Vierteljahr später als Befund (b) voll ausgebildete Dissektion mit Verstärkung der Konturstufe; (d) 1955: Endzustand nach Jude-Plastik (nach ALNOR)

bereits um Spätstadien (CANIGIANI u. PUSCH; HEIMANN u. FREIBERGER; UEHLINGER u.a.). Auch hier ist das klinische Erscheinungsbild und nach Kenntnis derartiger Veränderungen die systematische Röntgenkontrolle im klinisch angezeigten Bereich für den früheren Nachweis der Schädigung am Oberschenkelkopf entscheidend.

Nach Auswertung von 31 Mitteilungen aus dem Schrifttum, 4 eigenen Beobachtungen und pathologisch-anatomischen Befunden geben Klümper, Lohmann, Uehlinger, Weller u. Strey folgende *Analyse der Umbauvorgänge im Oberschenkelkopf- und -halsbereich.* Danach ist der „negative Röntgenbefund" charakteristisch für den Cortison-induzierten Infarkt zu Beginn der Beschwerden. Der Femurkopf erscheint in der Zeit des Frühschmerzes normal. 1—2 Monate später ist ein *Frühbefund* zu erheben, der leicht übersehen werden kann. In der Femurkopfbasis, in Höhe der Epiphysennarbe bzw. im Femurhals zeich-

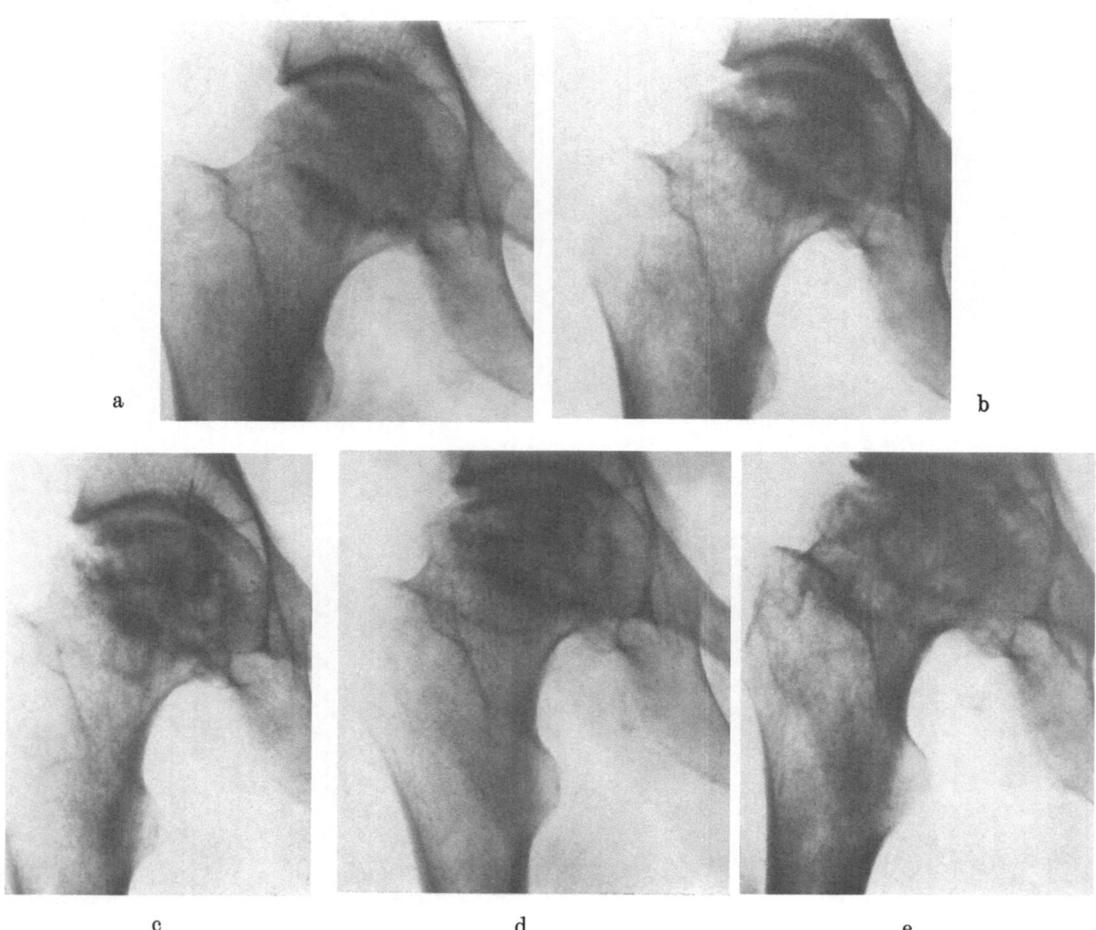

Abb. 74. Verlaufsbeobachtung eines Knocheninfarktes im rechten Femurkopf eines Tauchers über 7 Jahre, 1953—60. (a) 1953: unregelmäßige Sklerose und Resorptionszysten bei noch glatter Gelenkkontur, Typ III; (b) 1955: Zunahme der Sklerosen mit resorptiven Vorgängen im Sklerosebereich, beginnende Dissektion; (c) 1956: deutliche Dissektion, Gelenkkontur unregelmäßig, Typ IV; (d) 1957 und (e) 1960: Fortschreiten des dissezierenden und destruierenden Prozesses mit Zusammenbruch und Deformierung des Femurkopfes und Entwicklung einer sekundären Arthrosis deformans — im gleichen Zeitraum keine Befundänderung im linken Femurkopf, der Veränderungen vom Typ I zeigt (nach Alnor)

nen sich bandförmige Verdichtungen ab. An der lateralen Seite des Femurkopfes, evtl. auf den Hals übergreifend, treten Aufhellungen vor. Diese können fleckig oder annähernd homogen erscheinen. Der Gelenkspalt und die Hüftgelenkpfanne sind zu dieser Zeit unauffällig (Abb. 75, 76).

Im weiteren *Verlauf*, 2—8 Monate nach Schmerzbeginn wird die im Frühstadium beschriebene Sklerosierungszone deutlicher. Im kranio-lateralen bzw. im kranio-dorsalen Femurkopfquadranten erscheinen Strukturumschichtungen. Selten liegt der Prozeß im

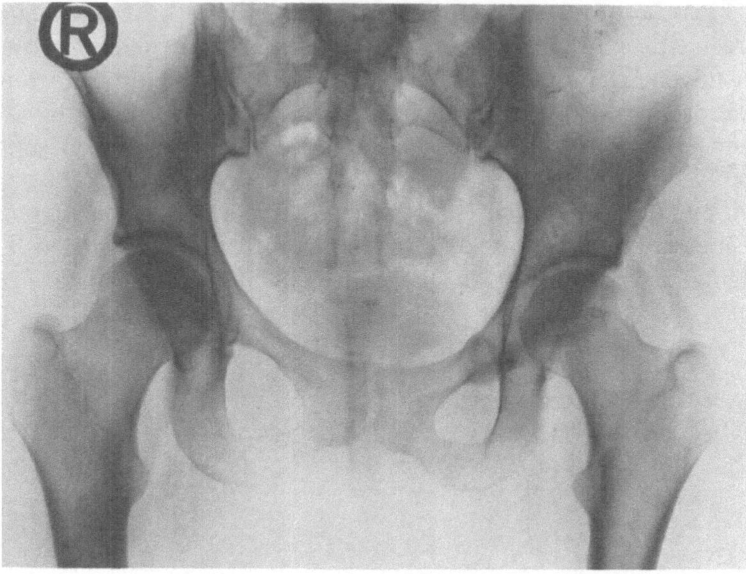

Abb. 75. 27jährige Patientin: Seit früher Kindheit endogenes Ekzem. Seit 4 Jahren Cortisonbehandlung mit täglichen Dosen zwischen 15—20 mg, die über längere Zeit eigenmächtig auf 30—50 mg gesteigert wurden. 2 Jahre vor obiger Aufnahme Spontanfraktur des linken aufsteigenden Schambeinastes. Frühbefund im linken Oberschenkelkopf- und Halsbereich mit bogenförmiger Verdichtungszone unterhalb der Epiphysennarbe und unregelmäßiger Spongiosastruktur mit fleckförmigen Aufhellungen im lateralen Femurkopf und angrenzenden Halsabschnitt. Zugehörige Gelenkpfanne unauffällig. Verdacht auf initiale Strukturumbauvorgänge auch im Femurkopf-Halsbereich rechts (weiterer Verlauf siehe Abb. 80—82). (nach KLÜMPER, LOHMANN, UEHLINGER, WELLER u. STREY)

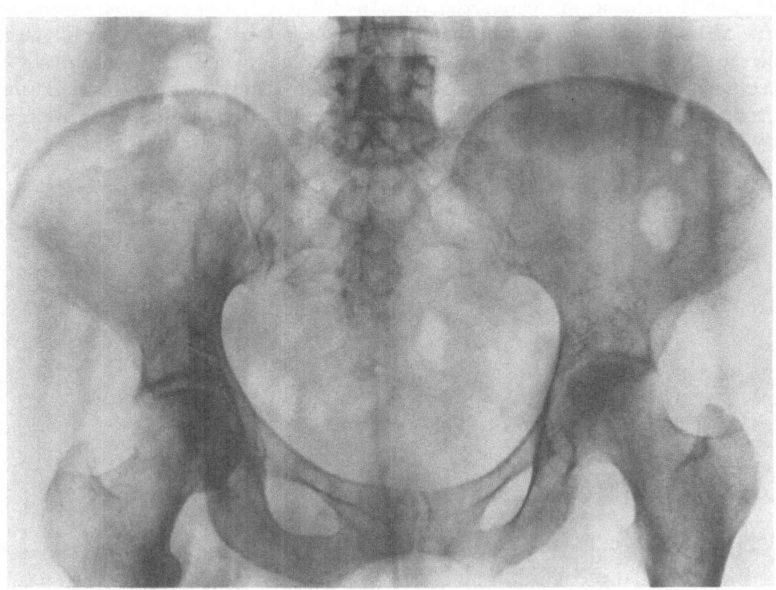

Abb. 76. 35jährige Patientin: Schubweise verlaufende Pancytopenie und Panmyelopathie. Seit ca. $2^1/_2$ Jahren Kortikosteroidtherapie mit Prednison und Prednisolon mit Tagesdosen von 15—30 mg. Frühbefunde in beiden Oberschenkelköpfen. Neben Strukturverdichtungen in den Femurköpfen beiderseits im cranio-lateralen Bereich fleckförmige Aufhellungen, die auf die Halsregion übergreifen und nach cranial konvexe dichtere Grenzlinien. Links Hüftgelenkspfanne vertieft, Gelenkspalt verschmälert. Generalisierte Osteoporose (weiterer Verlauf siehe Abb. 83) (nach KLÜMPER, LOHMANN, UEHLINGER, WELLER u. STREY)

medio-kaudalen Femurkopfquadranten (Canigiani u. Pusch). Die Spongiosazeichnung wird teils zunehmend fleckig, teils kommt es zu zystischen Aufhellungen neben unregelmäßigen Verdichtungen. Der Femurkopf flacht ab und Konturunterbrechungen werden sichtbar. Nach kaudal hebt sich eine scharf gezeichnete Randverdichtung ab. Schließlich können jetzt schon an der seitlichen Kopf-Halsgrenze initiale Randwulstungen abgrenzbar werden (Abb. 77—79).

Das *Spätstadium*, das im Durchschnitt in 8—24 Monaten nach Schmerzbeginn zu erwarten ist, ist charakterisiert durch Destruktionen mit muldenförmigem Kopfeinbruch im kranio-lateralen oder kranio-dorsalen Quadranten, Abflachung des ganzen Femurkopfes

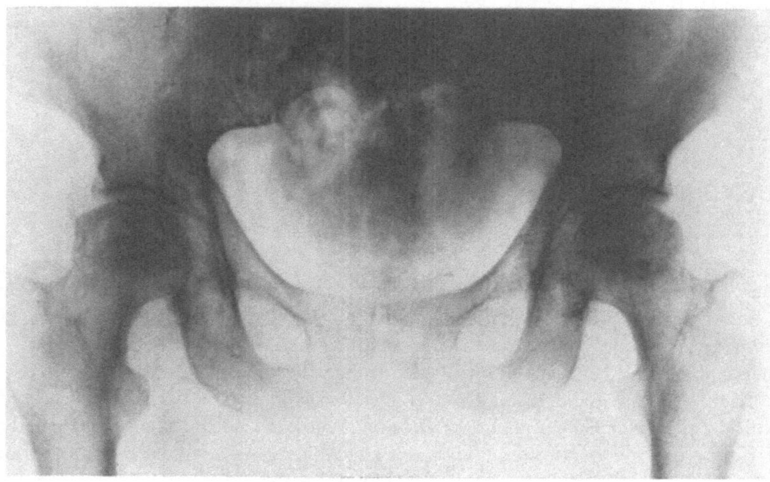

Abb. 77. 67jährige Patientin: Wegen thrombozytopenischer Purpura in 20 Monaten mit einer Gesamtdosis von 6500 mg Prednison bzw. Prednisolon und 1320 mg Triamcinolon, bei recht unterschiedlichen Tagesdosen behandelt. 20 Monate nach Therapiebeginn Schmerzen in beiden Hüften. Röntgenologisch bereits bald danach aseptische Femurkopfnekrosen im Sinne von Knocheninfarkten beiderseits, die über Frühbefunde hinausgehen. Femurköpfe beiderseits unregelmäßig strukturiert, vorwiegend verdichtet. Konturunterbrechungen beiderseits als Zeichen beginnender Destruktionen. Links deutliche Abgrenzung des Infarktbezirkes durch nach caudal konvexe, bogenförmige, in sich wellige Verdichtungslinie im Femurkopf-Halsbereich (weiterer Verlauf siehe Abb. 84) (nach Klümper, Lohmann, Uehlinger, Weller u. Strey)

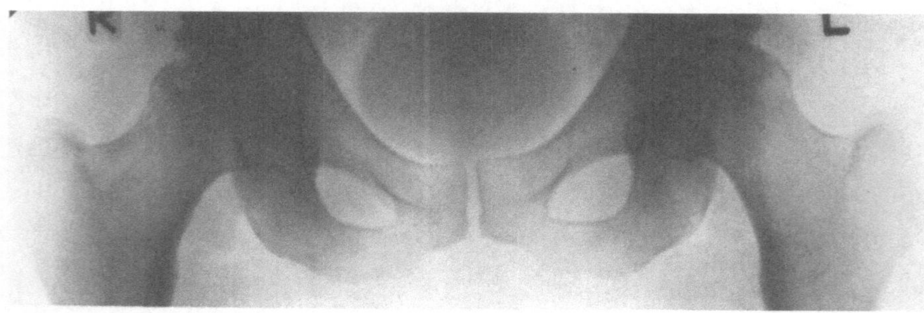

Abb. 78. 49jähriger Patient: Wegen generalisierten Ekzems an beiden Beinen und Unterarmen in einer 1. Behandlungsserie insgesamt 5000 mg Cortison appliziert. Bereits kurz nach Therapiebeginn auftretende Hüftgelenksbeschwerden wurden als Folge degenerativer Veränderungen gedeutet. Auch 2 Jahre nach erstmaliger Cortisonmedikation Röntgenbefund als mäßige Coxarthrose angesehen. Erst nach Revision der Aufnahme Knocheninfarkte nach Art aseptischer Kopfnekrosen beiderseits, rechts fortgeschrittener als links, aufgedeckt, die durch Verlaufsbeobachtung bestätigt wurden. Im kranio-lateralen Kopfbereich rechts ca. haselnußgroße, unscharf von Verdichtungen abgesetzte Aufhellung, die bis an die Grenzlamelle reicht. Grenzlamelle in diesem Bereich als Hinweis auf beginnende Destruktion leicht eingesenkt. Ähnliche, jedoch weniger stark ausgebildete Veränderungen auch im linken Femurkopf cranio-lateral. Auch hier Unterbrechung der Gelenkkontur angedeutet (weiterer Verlauf siehe Abb. 79, 85 und 86) (nach Canigiani u. Pusch)

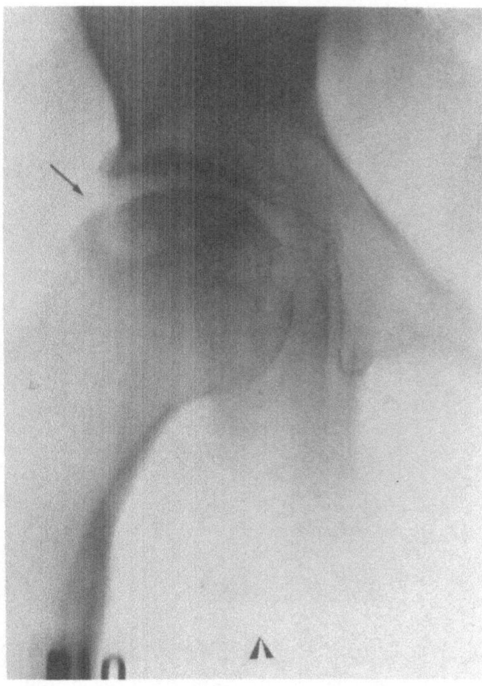

Abb. 79. Gleicher Patient wie Abb. 78, Tomogramm des rechten Femurkopfes ein halbes Jahr später: Einbruch der Kopfkalotte kranio-lateral mit deutlicher Stufenbildung. Beginnende Sequestration mit bandförmiger Aufhellung (weiterer Verlauf siehe Abb. 85 und 86) (nach CANIGIANI u. PUSCH)

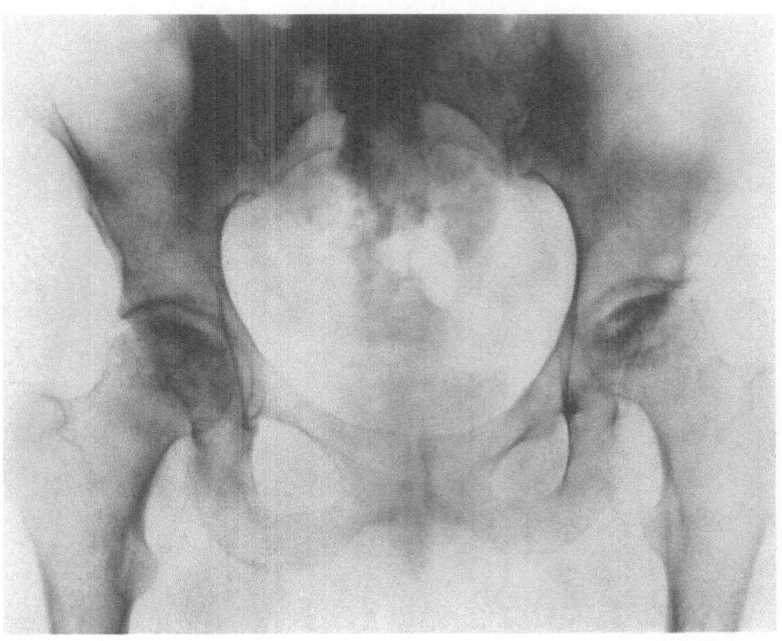

Abb. 80. Gleiche Patientin wie in Abb. 75, zwei Jahre später, nach jetzt insgesamt 6jähriger Prednison- und Prednisolontherapie mit Gesamtdosen von über 12000 bzw. 10000 mg: 2 Jahre nach dem Frühbefund eindeutige Knocheninfarkte nach Art aseptischer Kopfnekrosen mit pilzförmiger Deformierung der Femurköpfe, links stärker als rechts. Disseccation beiderseits. Links am oberen Pfannenrand reaktive Randzacke, oberhalb der Pfanne rundliche Aufhellung, vermehrte subchondrale Sklerose. Rechts an der lateralen Femurkopf-Halsgrenze feine Wulstbildung (siehe auch Abb. 81 und 82) (nach KLÜMPER, LOHMANN, UEHLINGER, WELLER u. STREY)

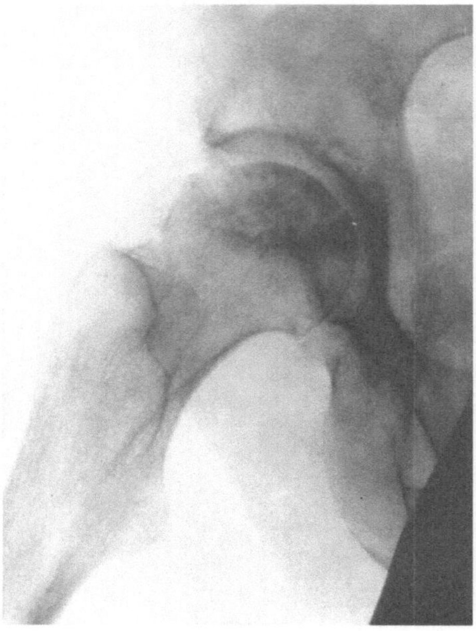

Abb. 81

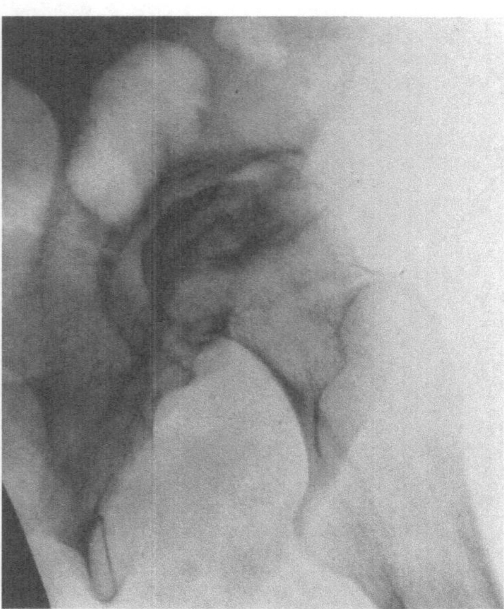

Abb. 82

Abb. 81. Gleiche Patientin wie in Abb. 75 und 80, rechte Hüfte nach Lauenstein: Auf den Schenkelhals übergreifende Knochennekrose im cranio-lateralen und kranio-dorsalen Bereich des Femurkopfes — Hüftgelenkpfanne unauffällig — Randwulst an der Kopf-Halsgrenze (nach KLÜMPER, LOHMANN, UEHLINGER, WELLER u. STREY).
Abb. 82. Gleiche Patientin wie in Abb. 75 und 80, linke Hüfte nach Lauenstein: Knochennekrose im craniolateralen, weniger auch im kranio-dorsalen Bereich des Femurkopfes auf den Schenkelhals übergreifend. Starke Abflachung des Oberschenkelkopfes. Vermehrte subchondrale Sklerose an der Gelenkpfanne (nach KLÜMPER. LOHMANN, UEHLINGER, WELLER u. STREY)

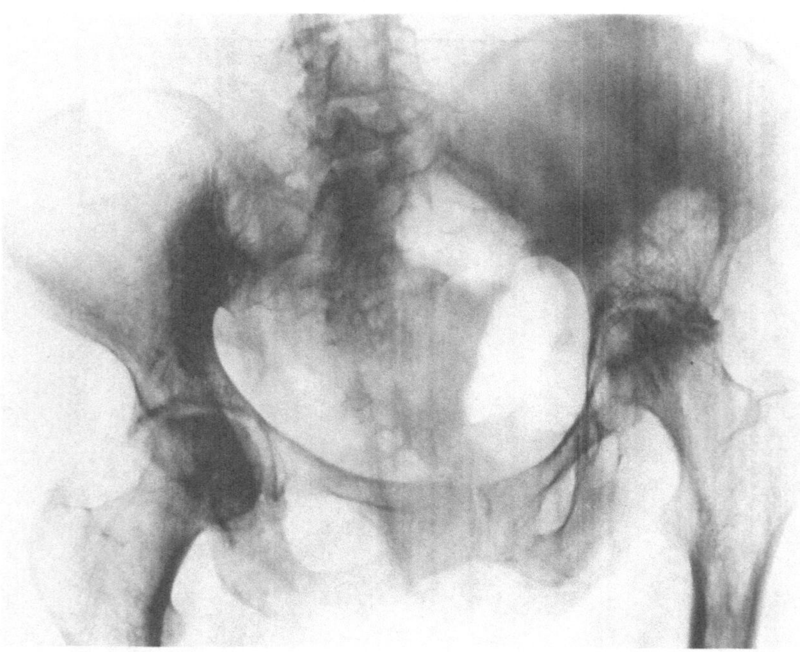

Abb. 83. Gleiche Patientin wie in Abb. 76, Röntgenbefund 2 Jahre später, nachdem dem Vorbefund keine Bedeutung beigemessen wurde, die Schmerzen und die Bewegungseinschränkung links stärker als rechts zunahmen und links eine Verkürzung des Beines um 2 cm vorlag: Erhebliche Abflachung und schwere Destruktion des linken Femurkopfes, vor allem kranio-lateral. Gelenkspalt weiter verschmälert. Pfannendach nach kranial ausgeweitet. Beginnende Destruktion auch im rechten Femurkopf mit Eindellung und Usurierungen der Gelenkkontur und unregelmäßig, teils zystoider Spongiosastruktur. Hochgradige Osteoporose (nach KLÜMPER, LOHMANN, UEHLINGER, WELLER u. STREY)

mit zunehmender Verdichtung, Sequestration mit Darstellung von bandförmigen Aufhellungen und Gelenkspaltverschmälerung bis zur völligen Obliteration, als Ausdruck der Knorpelbeteiligung. Daneben sind jetzt grobe, reaktive arthrotische Randwülste am oberen Pfannenrand erkennbar. Der Spätbefund wird mit dem Röntgenbild des „Charcot-Gelenkes" verglichen (Abb. 80—86).

Im Gegensatz zu den schweren Veränderungen der Oberschenkelköpfe und dem mehr oder weniger stark ausgebildeten arthrotischen Umbau an der Knorpel-Knochengrenze des oberen Pfannendachrandes sind die Reaktionen an den Gelenkpfannen selbst aus-

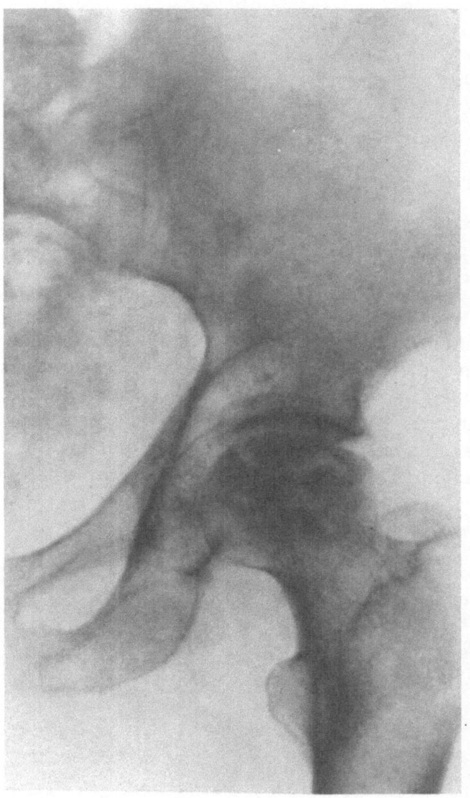

Abb. 84. Gleiche Patientin wie in Abb. 77, Röntgenbild 6 Monate später: Zusammenbruch im Nekrosebereich mit Abflachung des linken Femurkopfes und beginnende Sequestration. Gleiche Veränderungen wie im linken auch im nicht abgebildeten rechten Femurkopf (nach Klümper, Lohmann, Uehlinger, Weller u. Strey)

gesprochen gering. Hier treten in späteren Stadien subchondrale Sklerosen, flache Geröllzysten und eine mäßige Ausweitung vor. Klümper u. Mitarb. sehen dies als Ausdruck eines schell ablaufenden Krankheitsprozesses an.

Eine Gegenüberstellung der Röntgenbefunde und des klinischen Bildes der einzelnen Krankheitsstadien eines Cortison-induzierten Infarktes des Oberschenkelkopfes zeigt die folgende Tabelle (Tab. 6, S. 155).

Wesentlich seltener als in den Oberschenkelköpfen ist der Cortison-induzierte Knocheninfarkt, wie bereits erwähnt, in der *Oberarmkopf-Halsregion* oder in den *kniegelenknahen Skelettabschnitten* lokalisiert. Nach der Zusammenstellung von Reichelt sind bei 188 Infarkten 17 mal die Oberarmkopf-Halsregion, 9 mal die zentralen Tibiameta-Epiphysen und 7 mal die peripheren Femurmeta-Diaphysen betroffen. Fehlende oder ungenügende klinische Hinweise, die noch unzureichende Verbreitung entsprechender Kenntnisse und Erfahrungen über die Möglichkeit derartiger Nebenwirkungen des Cortison und seiner

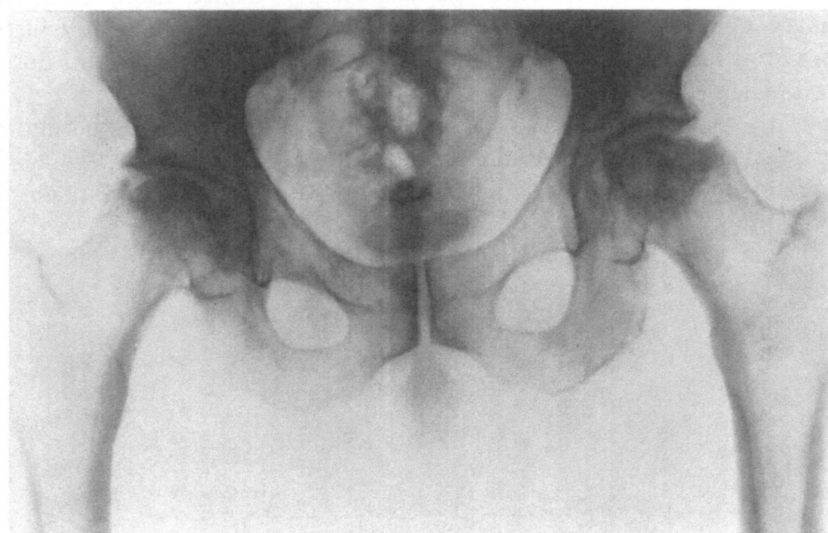

Abb. 85. Gleicher Patient wie in Abb. 78, Röntgenbefund 30 Monate nach dem Erstbefund, 4 Jahre nach Therapiebeginn: Erhebliche Progredienz der Femurkopfnekrosen beiderseits. Rechts: Femurkopf unregelmäßig verdichtet und nach medial-kaudal nach Art einer Abscherung verschoben, Kopfkalotte entrundet mit grober Stufenbildung kranio-lateral, Impression auch im Bereich der Foveola capitis. Links: Zapfenförmige Deformation des Femurkopfes, Strukturanomalien mit Aufhellungen und Verdichtungen. Randwülste an den Pfannen. (Weiterer Verlauf siehe Abb. 86) (nach Canigiani u. Pusch)

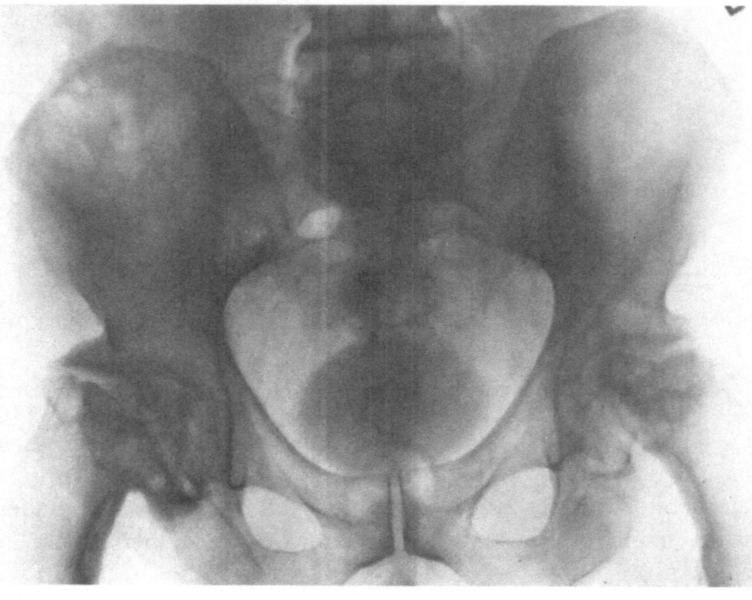

Abb. 86. Gleicher Patient wie in Abb. 78, Röntgenbefund 8 Jahre nach dem Erstbefund: Weitere Zunahme der deformierenden Arthropathie beiderseits gegenüber dem letzten Befund. Abscherung des rechten Femurkopfes verstärkt. Desgleichen Zerstörung und Abbau des linken Femurkopfes wesentlich fortgeschritten. Starke Zunahme des sekundär-arhrotischen Umbauprozesses (nach Canigiani u. Pusch)

Tabelle 6. *Das Krankheitsbild des Cortison-induzierten Knocheninfarktes des Femurkopfes* (nach KLÜMPER, LOHMANN, UEHLINGER, WELLER u. STREY)

Zeit	Subjektive Beschwerden	Lokalisation	Klinik	Röntgen
2—24 Monate nach Therapiebeginn	Schmerzen meistens einseitig, akut, intensiv, selten schleichend	Hüft- und Leistenregion	Immobilisation, geringe Abduktions- und Rotationshemmung	Keine Veränderungen
1—2 Monate nach Schmerzbeginn	Schmerzen, manchmal Dauerschmerz. Progredienz besonders bei Gelenkbelastung. Oft in früher Nacht und bei Husten zunehmend	Hüft- und Leistenregion bis in das Knie ausstrahlend, manchmal auch nur im Knie	Abduktions- und Rotationshemmung, geringe Streckhemmung	Bandförmige Verdichtungen in der Femurkopfbasis bzw. Femurhals. Aufhellung an der Lateralseite des Femurkopfes. Keine Pfannenveränderungen!
2—8 Monate nach Schmerzbeginn	Progredienter Belastungsschmerz, Hinken	Hüfte, Leiste, Oberschenkel bis in das Knie	Zunehmende Abduktions- und Rotationshemmung, Beuge- und Streckhemmung, Beinverkürzung	Abflachung des Femurkopfes, Konturunterbrechung, zunehmend fleckige Strukturzeichnung, scharf gezeichnete Randverdichtung nach kaudal, feine Randwulstbildung an der Kopf-Hals-Grenze
8—24 Monate nach Schmerzbeginn	Belastungsschmerz, Bewegungsschmerz, Versteifung, Hinken	Hüfte, Leiste, Oberschenkel, Knie, Lendenwirbelsäule, Kreuzbeinregion	Abduktions-, Rotations-, Beuge- und Streckhemmung, weitgehende Bewegungseinschränkung, Beinverkürzung	Muldenförmiger Kopfeinbruch im kraniolateralen oder kraniodorsalen Quadranten, Verdichtung des ganzen Femurkopfes, oft Sequestration, Gelenkspaltverschmälerung, arthrotische Veränderungen

Derivate und damit ggf. auch die Unterlassung von Röntgenkontrollen bei negativem Erstbefund, machen es ebenso wie die Seltenheit dieser Befunde leicht verständlich, wenn bisher bei derartiger Lokalisation nur über fortgeschrittene Befunde im Röntgenbild oder von pathologisch-anatomischer Seite berichtet wird. Aufgrund der pathologisch-anatomischen Befunde und den Befunden bei Tauchern ist jedoch anzunehmen, daß die Reparationsvorgänge der Tela ossea beim Knocheninfarkt im wesentlichen überall die gleichen sind, und daß dementsprechend auch im Röntgenbild ähnliche Frühbefunde und Verlaufsbeobachtungen zu erwarten sind. Das gleiche gilt für die mehr oder weniger ausgeprägten Destruktionen und Verformungen der Epiphysen und die sekundären Gelenkreaktionen bei entsprechender Lokalisation des Infarktes.

Über das Anfangsstadium weit hinaus fortgeschrittene *Veränderungen der Oberarmkopf-Halsregion* demonstrieren die Abbildungen 87, 88. Die hier vorliegenden Spätbefunde zeigen eine markante Ähnlichkeit mit entsprechenden Stadien in den Oberschenkelköpfen und den angrenzenden -halsabschnitten. Die Oberarmköpfe sind weitgehend zerstört und in typischer Weise im Sinne einer aseptischen Knochennekrose verformt und umgebaut. Auch hier sind die charakteristischen Merkmale: Abflachung des Oberarmkopfes,

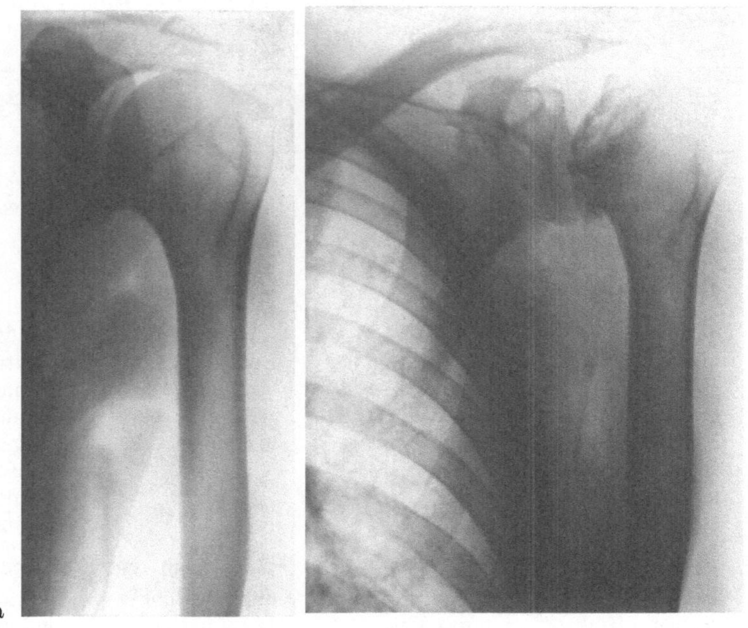

Abb. 87. 50jähriger Patient, Cortisontherapie wegen Pemphigus mucosus. Linkes Schultergelenk 1 und 4 Jahre nach Behandlungsbeginn. (a) 1 Jahr nach Beginn der Cortisontherapie: Seit Monaten uncharakteristische Schmerzen im Bereich der Wirbelsäule und speziell im Schulter-Armbereich. Röntgenologisch: Generalisierte Osteoporose, vor allem der Wirbelsäule. Regelrechter Skelettaufbau des Schultergelenkes. (b) 4 Jahre nach Beginn der Cortisontherapie: Bewegungseinschränkung und schmerzhafte, therapieresistente Beschwerden in beiden Schultergelenken. Röntgenologisch: Linker Oberarmkopf weitgehend verformt und umgebaut mit Abflachung und Einbruch des Kopfes, Unterbrechung der Gelenkkontur, Sequestration, unregelmäßigen Verdichtungen und Aufhellungen, verdichtetem Randwall nahe der Kopf-Halsgrenzzone und arthrotischer Randwulst am medialen Rand des Kopfes (nach Canigiani u. Pusch)

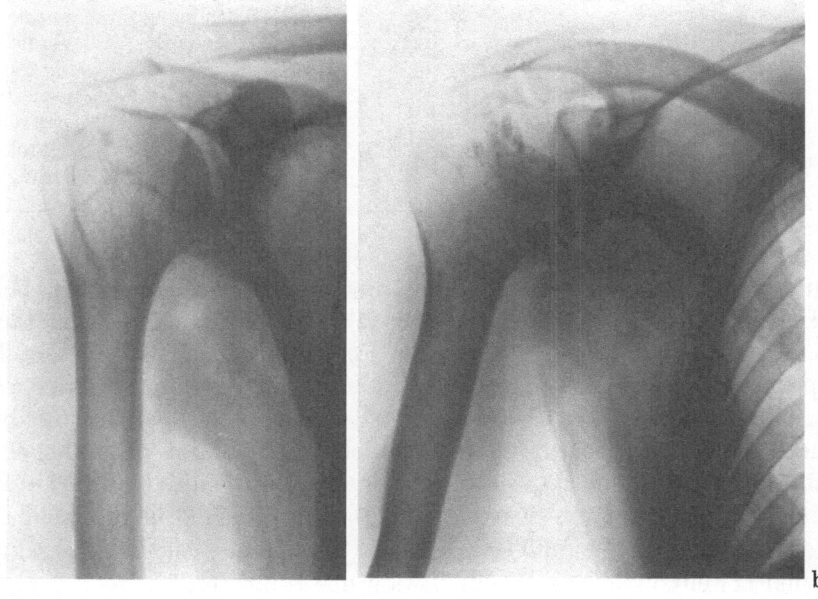

Abb. 88. Gleicher Patient wie in Abb. 87, rechtes Schultergelenk 1 und 4 Jahre nach Behandlungsbeginn. (a) 1 Jahr nach Beginn der Cortisontherapie: Bis auf eine Kompaktainsel regelrechter Skelettaufbau im Bereich des rechten Oberarmkopfes. Im übrigen siehe Legende zu Abb. 87a. (b) 4 Jahre nach Cortisontherapie: rechte Oberarmkopfkalotte in größerem Umfang eingebrochen als links, Gelenkfläche nicht mehr abgrenzbar, zystenartige Aufhellung im medialen, unteren Kopfbereich und in der angrenzenden Halsregion. Im übrigen ähnliche Veränderungen wie im linken Oberarmkopf. Klinisch ähnlicher Befund wie am linken Schultergelenk (nach Canigiani u. Pusch)

der mehr oder weniger ausgedehnt wie zusammengestaucht erscheint, Unterbrechung der Gelenkkontur, ein Befund, der bis zum völligen Schwinden einer abgrenzbaren Gelenkfläche gehen kann, Destruktionen mit muldenförmigem Einbruch der Kopfkalotte, Verdichtungen im Sinne von Sklerosen, zystenartige Aufhellungen und Sequestration mit bandförmiger Aufhellung und Abtrennung von Knochen aus dem Gewebsverband. Wie am Oberschenkelkopf, so kann auch am Oberarmkopf nach peripher, in der Gegend der Kopf-Halsgrenze, eine Verdichtung als markante Grenzzone zur Darstellung kommen. Schließlich sind auch am Schultergelenk sekundäre arthrotische Veränderungen mit Gelenkspaltverschmälerung und Randwülsten am Kopfrudiment und an der Gelenkpfanne zu erwarten, wie sie bei entsprechenden Veränderungen auch bei Tauchern bekannt sind. Im übrigen liegen bisher über Veränderungen an den Schultergelenkpfannen keine Mitteilungen vor.

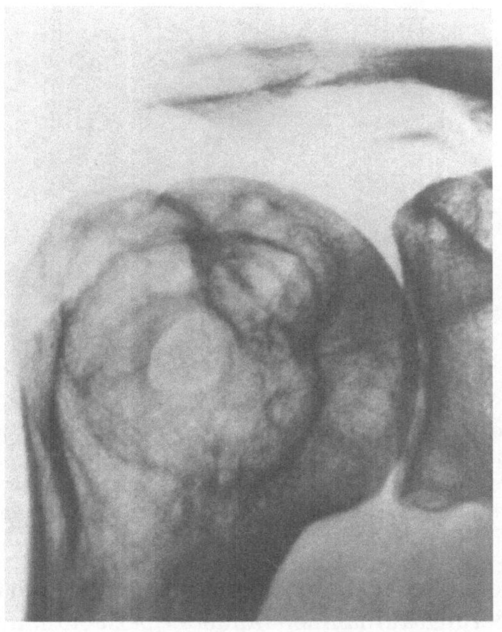

Abb. 89. 59jähriger Patient: Seit dem 25. Lebensjahr chronische rheumatische Polyarthritis. 6 Jahre vor seinem Tode, trotz Einleitung einer Cortisonbehandlung zunehmende Schulterschmerzen mit progressiver Funktionseinschränkung. 1 Jahr nach Einsatz der Kortikosteroidtherapie röntgenologisch: Polyzystischer Umbau der Humeruskopfspongiosa, der in den folgenden Jahren nur eine geringe Verschlimmerung erfährt. (Siehe auch Abb. 90) (nach Uehlinger. Aufnahme: Röntgeninstitut Kantonspital Zürich. Prof. H. R. Schinz)

Einen polyzystischen Umbau der Oberarmkopfspongiosa nach langfristiger Cortisonbehandlung wegen einer chronischen Polyarthritis rheumatica schildert Uehlinger (Abb. 89). Wie die Sektion zeigt, liegen den polyzystischen Aufhellungen im Röntgenbild umfangreiche Nekrosen an der Epiphysen-Metaphysengrenze zugrunde. Innerhalb der Nekrosefelder ist der Knochen restlos ausgeräumt. Eine fibröse Kapsel schirmt die Nekrose gegen den gesunden Knochen ab (Abb. 90).

Aus der Verlaufsschilderung des Cortison-induzierten Knocheninfarktes ergibt sich die Notwendigkeit zur Röntgenkontrolle auch bei negativem Erstbefund. Wie die Praxis jedoch lehrt, wird — nicht nur hier — bei negativem Erstbefund eine zeitgerechte Röntgenkontrolle aus den verschiedensten Gründen nur allzu leicht unterlassen. Es kann daher im Interesse von Diagnostik und Therapie bei negativem Erstbefund nicht ausdrücklich genug auf eine erforderliche Röntgenkontrolle in ca. 2—3 Monaten hingewiesen werden.

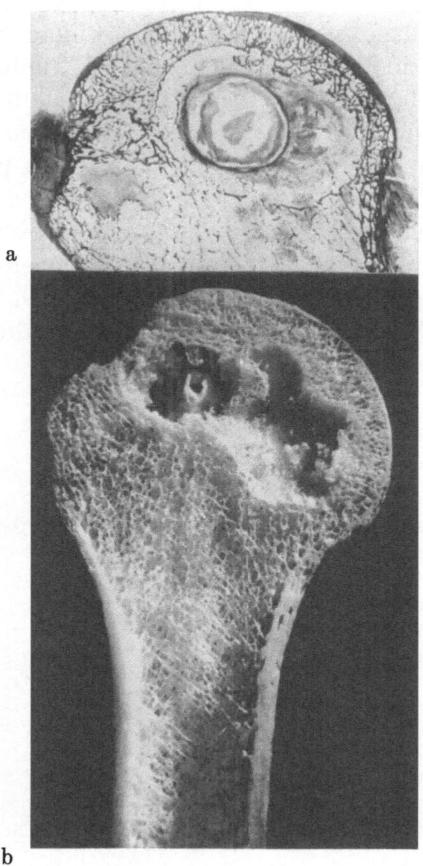

Abb. 90. Gleicher Patient wie in Abb. 89, 6 Jahre nach erstem Einsatz von Kortikosteroiden Exitus unter den Erscheinungen der Herzinsuffizienz nach multiplen Lungenembolien. Nach der Sektion: Ausgedehnte, zentrale Humeruskopfnekrose an der Epiphysen-Metaphysengrenze mit dicker fibröser Kapsel. Osteoporose. (a) Großschnitt durch Humeruskopf. (b) Mazerationspräparat (nach Uehlinger)

Zur Erfassung der diskreten Frühbefunde können dabei ggf. auch eine Vergleichsaufnahme der Gegenseite, Vergrößerungsaufnahmen, andere Spezialaufnahmen — z. B. Hüftaufnahmen nach Lauenstein — und eine Schichtuntersuchung angezeigt sein. Bei Fortbestehen des Verdachtes auf einen Infarkt sind, wie schon gesagt, auch spätere Kontrollen zu empfehlen.

6. Isotopendiagnostik — szintigraphische Befunde

Neue Aspekte für die Abklärung eines primären Knocheninfarktes sind von den in den letzten Jahren in die Knochendiagnostik eingeführten osteotropen radioaktiven Isotopen, insbesondere den szintigraphischen Untersuchungsverfahren zu erwarten. Wenngleich auch noch keine speziellen Ergebnisse über Untersuchungen beim primären Knocheninfarkt vorliegen, so gestatten doch die bei der idiopathischen Hüftkopfnekrose erhobenen Befunde gewisse Rückschlüsse. Wie schon bei der Besprechung der pathologisch-anatomischen Befunde gezeigt, bestehen nach dem makroskopischen und dem mikroskopischen Bild wesentliche Übereinstimmungen im patho-physiologischen Verhalten der Nekrosen beim primären Knocheninfarkt des Femurkopfes und bei der idiopathischen Hüftkopfnekrose. Nachdem die Methode der Knochenszintigraphie heute bereits als gezielte Zusatzuntersuchung bei Verdacht auf eine Knochenschädigung anzusehen ist, deren Vorzüge vor allem in der Früherfassung von Knochenumbauvorgängen und deren Bereichslokalisation bei noch negativem Röntgenbild und in der Information über die Dynamik osteogener Prozesse liegen (BESSLER; KOLÁŘ, BEK, JANKO, VYHANÁNEK, BABIKY u. DRÁPELOVÁ; UMEK, SORANTIN u. CZEMBIREK; u.a.) sei auf die sich hier auch für den primären Knocheninfarkt abzeichnenden Möglichkeiten kurz eingegangen.

Bei der Skelettszintigraphie werden in ihren chemischen und biologischen Eigenschaften dem Kalzium ähnliche radioaktive Substanzen appliziert. Nach ^{140}Ba (BAUER, CARLSSON u. LINDQUIST; MACDONALD), ^{72}Ga (BRUCER, ANDREWS u. BRUNER; DUDLEY u. MADDOX; DUDLEY, IMRIE u. JE JSTOK), ^{47}Ca und ^{85}Sr (BAUER u. WENDEBERG; COREY, KENNY, GREENBERG, LAUGHLIN u. RAY; u.a.), werden in jüngster Zeit die besonders kurzlebigen Nuklide ^{87m}Sr (BLAU, LOOR u. BENDER; SPENCER, HERBERT, RISH u. LITTLE; u.a.) und ^{18}F (BLAU, LOOR u. BENDER; BLAU, NAGLER u. BENDER; FRENCH u. MCREADY; u.a.) empfohlen. Für die Routinediagnostik hat sich das langlebige Radionuklid ^{85}Sr bewährt, dessen Verhalten im Stoffwechsel im Zusammenhang mit dem Falloutproblem nach Atombombenversuchen in den Vereinigten Staaten von Amerika eingehend untersucht wurde. Es ist im Handel erhältlich und mit einer physikalischen Halbwertzeit von 65 Tagen auch für kleinere Abteilungen, in denen Knochenszintigramme nicht zur laufenden Routinediagnostik gehören, wirtschaftlich vertretbar (BESSLER; FREY, SONNTAG, SCHEYBANI, KRAUSS u. FUCHS; HENGST u. V. D. OHE; UMEK, SORANTIN u. CZEMBIREK; ZITA u. SUMMER; u. a.). Das kurzlebige Nuklid ^{87m}Sr, Halbwertzeit 2,8 Stunden, ist dagegen zur Herstellung an die Nachbarschaft eines Reaktors oder an das Vorhandensein einer ^{87}Yttrium-Generatorsäule gebunden, ein relativer Nachteil, der seine Wirtschaftlichkeit unter Umständen begrenzt. Seine wesentlichen Vorteile sind jedoch eine um ca. eine Zehnerpotenz verminderte Strahlenbelastung des Skelettsystems bei höherer Dosierung und besserer Kollimierung (Tab. 7). Aus diesen und weiteren meßtechnischen Gründen empfeh-

Tabelle 7. (Nach BESSLER; FREY u. Mitarb.; HENGST u. Mitarb.; KOLAR u. Mitarb.; ROSENTHAL; SKLAROFF u. Mitarb.; UMEK u. Mitarb.)

Daten für	^{85}Sr	^{87m}Sr
Gamma-Energie in KeV	513	388
physikalische Halbwertzeit	65 Tage	2,8 Stunden
applizerte Dosis in mCi	0,04—0,1	2—3
Anreicherung im Knochen bei Injektion von 0,1 mCi in μCi/g	1—75	—
Zeitpunkt der Szintigraphie n. Applikation	1—11 Tage	30—60 Min.
Strahlenbelastung des Skelettsystems in rad:		
bei Injektion von 0,1 mCi	1,6—4,6	—
Mittelwert	3,1	
bei Injektion von 3,0 mCi	—	0,3
Ganzkörperbelastung in rad:		
bei Injektion von 0,1 mCi	0,6—2,3	—
Mittelwert	1,45	—
bei Injektion von 3,0 mCi	—	0,02

len daher UMEK, SORANTIN u. CZEMBIREK u.a. ^{87m}Sr anstelle von ^{85}Sr in der Knochendiagnostik zu verwenden. BESSLER macht jedoch darauf aufmerksam, daß in den Szintigrammen nach ^{87m}Sr, die wegen des raschen Zerfalls dieses Radioisotopes relativ früh nach seiner Injektion aufzunehmen sind, nach eigenen Erfahrungen die Radioaktivitätsablagerung noch stark durch die Durchblutungsverhältnisse bestimmt wird.

Intravenös appliziertes ^{85}Sr und ^{87m}Sr verhalten sich im Organismus ähnlich wie Kalzium. Sowohl das langlebige als auch das kurzlebige Nuklid wird über die Osteoblasten in den Knochen eingelagert. Mittels ihrer Gammastrahlung ist der Einbau durch äußere Aktivitätsmessung zu verfolgen. Dabei kann an Stellen erhöhten Knochenumbaus eine entsprechend stärkere Radioaktivitätsablagerung als im Bereich physiologischen Knochenumbaus nachgewiesen werden. Die äußere Aktivitätsmessung ergibt somit Anhaltspunkte über die osteogenetischen Stoffwechselvorgänge und damit die Durchblutung der untersuchten Skelettabschnitte. Die Meßergebnisse werden im allgemeinen im Szintigramm oder bei Beschränkung auf bestimmte Meßpunkte in Kurvenform niedergelegt.

Aus der Zirkulation ausgeschaltete ischämische Knochenbezirke, die der Nekrose verfallen sind und histologisch das Bild der Onkose zeigen, sind osteogenetisch inaktiv. Sie nehmen somit an den osteogenetischen Stoffwechselvorgängen nicht mehr teil. Dementsprechend muß in solchen Bereichen auch die normalerweise vorhandene Radiostrontiumeinlagerung fehlen. Die Darstellbarkeit solcher inaktiver Herde hängt jedoch aus strahlenphysikalischen und meßtechnischen Gründen von ihrer Größe und dem Ausmaß der osteogenetischen Aktivität ihrer Umgebung ab. Idiopathische Femurkopfnekrosen stellen, wie entsprechend lokalisierte Knocheninfarkte, vorzugsweise partielle Kopfnekrosen dar. Im gleichen Bereich folgen der Nekrose Reparationsvorgänge zur Demarkierung, zum Abbau bzw. zum Ersatz der Nekrose durch Knochenneubildung. Daraus ergibt sich

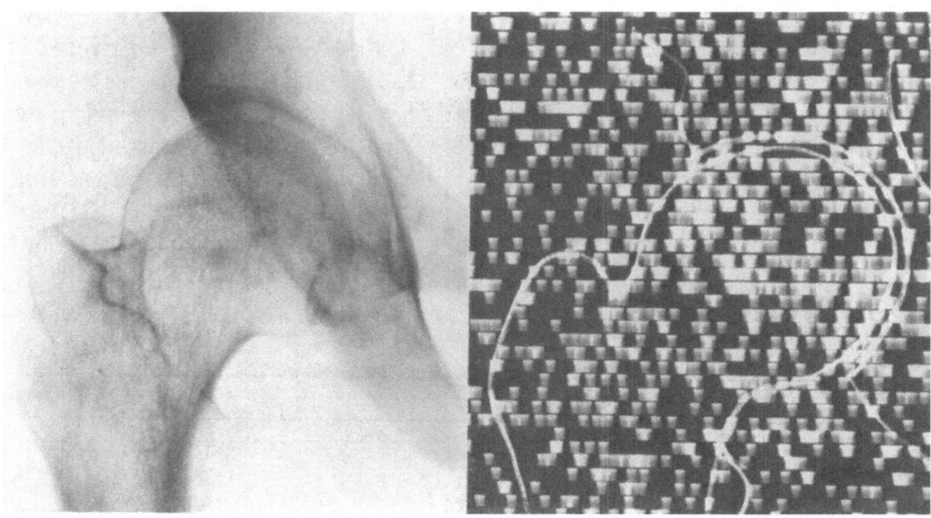

Abb. 91. 56jähriger Patient. Röntgendiagnostisch: Frühstadium einer idiopathischen Hüftkopfnekrose rechts bei Zustand nach Hüftarthrodese wegen schnell progredienter Kopfnekrose links. Szintigraphisch: Geringgradige kragenförmige Radioaktivitätsanreicherung im Sklerosebereich des rechten Femurkopfes (nach Bessler)

eine verschieden starke osteogenetische Aktivitätssteigerung in der Umgebung der nekrotischen Bezirke. Die fehlende Radiostrontiumeinlagerung in den nekrotischen Abschnitten ist daher in der Norm von der erhöhten Radioaktivitätsablagerung in der osteogenetisch überaktiven Umgebung vollständig überlagert. Im Szintigramm ist dementsprechend der Nachweis eines vermehrten Radiostrontiumeinbaus zu erwarten und bei punktförmiger Messung eine Erhöhung der Impulsrate gegenüber der gesunden Umgebung.

Einen Überblick über die Befunde bei Femurkopfnekrose gibt die folgende Gegenüberstellung von Röntgenbefunden und Szintigrammen, die einer Studie von Bessler entstammen. Abb. 91 zeigt das rechte Hüftgelenk eines 56jährigen Patienten, bei dem ein halbes Jahr vorher links wegen einer schnell progredienten Femurkopfnekrose bereits eine Hüftarthrodese ausgeführt wurde. Im Röntgenbild treten neben einem subchondralen Sklerosesaum im Femurkopfzentrum unscharf umschriebene, teils wabenförmige Skleroseherde vor. Der Befund entspricht einem relativ frühen Stadium einer idiopathischen Femurkopfnekrose. Im Szintigramm findet sich an entsprechender Stelle eine eben angedeutete, kragenförmige Radioaktivitätsanreicherung. Die nur geringe Erhöhung der Osteogenese weist darauf hin, daß sich die Nekrose in einem wenig aktiven Stadium befindet. Prognostisch kann daraus zweierlei geschlossen werden. Es kann sich um eine Nekrose handeln, die zurzeit noch in einem wenig aktiven Stadium vorliegt, im Endeffekt aber fortschreiten wird. Andererseits kann eine nur geringe Radioaktivitätsanreicherung auch einmal eine Stabilisierung des Prozesses anzeigen. In jedem Fall berechtigt eine nur geringe Aktivitätssteigerung bei der Wahl des therapeutischen Vorgehens ein konservatives, abwartendes Verhalten.

In Abb. 92 handelt es sich um die Befunde bei einem 46jährigen Patienten, der seit 1 Jahr an einer idiopathischen Femurkopfnekrose links leidet. Das Röntgenbild zeigt neben wabigen Aufhellungen und streifenförmigen Verdichtungen im zentralen Kopfanteil, Befunde, die teils auf den Hals übergreifen, stärkere Verdichtungen im oberen Femurkopfquadranten subchondral, die teils von bandförmigen Aufhellungen abgesetzt sind. Die Gelenkfläche des Femurkopfes ist nach Einbruch im kranio-lateralen Quadranten abgeflacht. Das Szintigramm zeigt im gleichen Bereich eine starke Radioaktivitätsspeicherung, der eine Impulsratenerhöhung bis zu 372 Imp./min. entspricht, bei einem mit gleicher Methodik — 0,05 mCi ^{85}Sr — ermittelten Wert von ca. 200 Impulsen über gesunden Hüftgelenken. Der stark positive Szintigraphiebefund deutet unter Berücksichtigung des

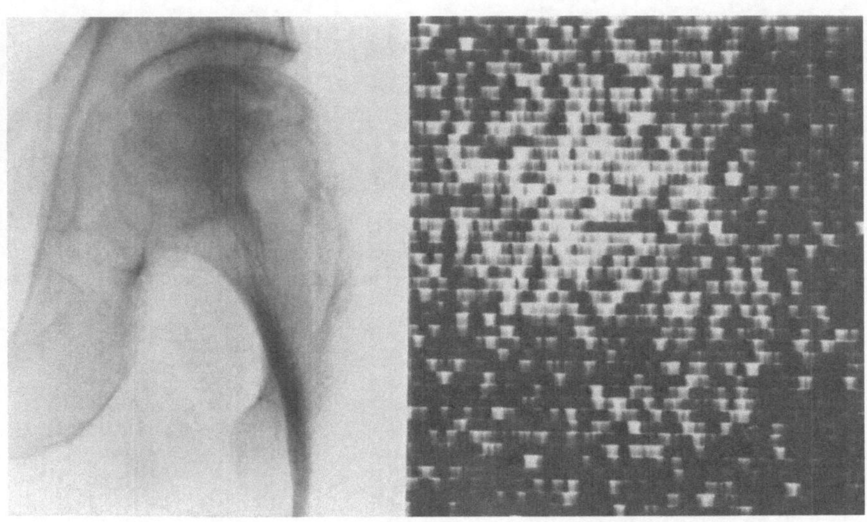

Abb. 92. 46jähriger Patient. Röntgendiagnostisch: Fortgeschrittene idiopathische Femurkopfnekrose links. Szintigraphisch: Starke Radioaktivitätsanreicherung im sklerosierten Bereich des Femurkopfes (nach Bessler)

Röntgenbildes auf das Vorliegen intensiver Reparationsvorgänge als Reaktion auf die Nekrose hin. Eine starke Radioaktivitätsanreicherung im Hüftbereich kann auch von der Ausbildung einer sekundären deformierenden Koxarthrose herrühren, die bekanntlich sowohl im Zuge der idiopathischen Hüftkopfnekrose als auch beim primären Knocheninfarkt auftreten kann. Hier hilft der Röntgenbefund weiter. In jedem Fall ist eine starke Radioaktivitätsspeicherung als prognostisch ungünstiges Zeichen zu bewerten. Für die Wahl des therapeutischen Vorgehens kann eine starke Radioaktivitätseinlagerung in der Umgebung des Nekroseherdes, ggf. ein aktives chirurgisches Eingreifen befürworten.

Eine fortgeschrittene beidseitige idiopathische Femurkopfnekrose zeigt Abb. 93. Das Szintigramm, 60 Minuten nach Injektion von 2 mCi ^{87m}Sr aufgenommen, ergibt eine hohe Radioaktivitätsanreicherung in beiden Femurköpfen, links stärker als rechts. Der Befund ist als Ausdruck einer vermehrten Osteogenese in den strukturveränderten Femurkopfabschnitten zu deuten und läßt nach Bessler zusätzlich auf eine verstärkte Durchblutung schließen.

Einen stärkergradig deformierten Femurkopf zeigt schließlich die Abb. 94. Dabei handelt es sich um eine 58jährige Patientin, bei der sich 3 Jahre nach einem zwischen-

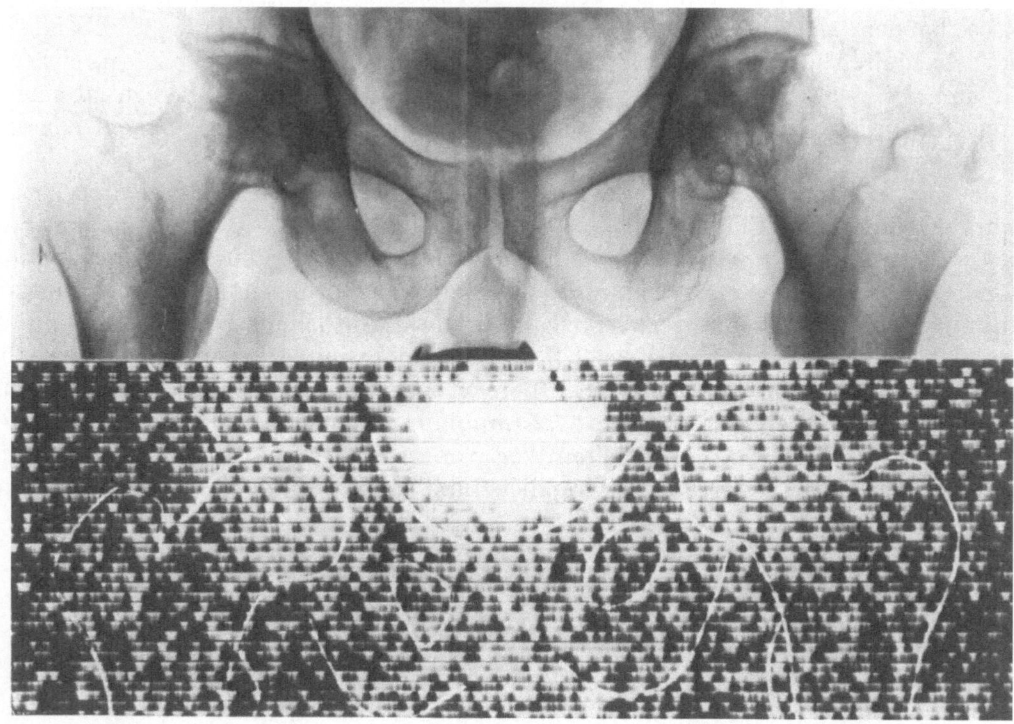

Abb. 93. 38jähriger Patient. Röntgendiagnostisch: Fortgeschrittene beidseitige idiopathische Hüftkopfnekrose. Szintigraphisch (^{87m}Sr): Starke Radioaktivitätsanreicherung in beiden Femurköpfen, vor allem links. Der Befund spricht für eine verstärkte Osteogenese im strukturveränderten Bereich und läßt eine vermehrte Durchblutung annehmen (nach BESSLER)

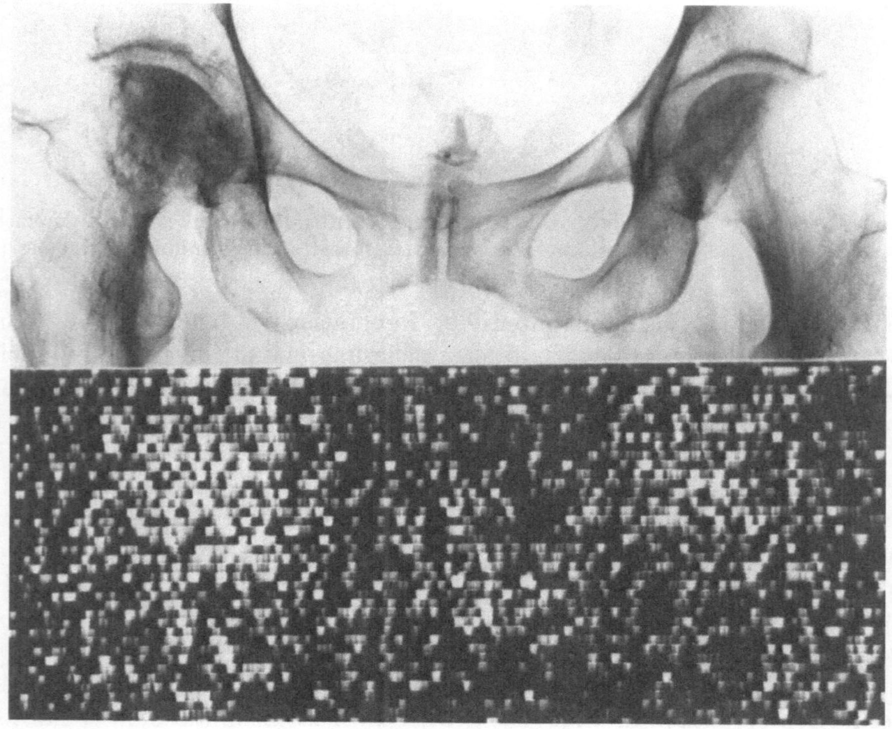

Abb. 94. 58jährige Patientin. Röntgendiagnostisch: Progrediente Femurkopfnekrose 3 Jahre nach zunächst mittels Nagelung knöchern verheilter Schenkelhalsfraktur rechts. Szintigraphisch: Vermehrter Radiostrontiumeinbau im partiell nekrotischen Hüftkopf rechts. Normale Befunde links (nach BESSLER)

zeitlich knöchern verheilten Schenkelhalsbruch rechts eine progrediente Hüftkopfnekrose der gleichen Seite entwickelte. Das Röntgenbild weist neben dem Zusammensintern des Kopfes erhebliche Knochenumbauvorgänge auf, die sich szintigraphisch in einem vermehrten Radiostrontiumeinbau äußern. Über dem rechten Hüftgelenk wurde dabei eine Erhöhung der Impulsrate bis zu 467 Imp./min. gemessen, während die Impulsrate über dem linken Hüftgelenk nur 197 Imp./min. betrug.

Nach Sichtung seines gesamten szintigraphischen Untersuchungsgutes kommt Bessler zu dem Schluß, daß die Stärke der Radiostrontiumeinlagerung im nekrotischen Hüftkopf im allgemeinen mit der Ausdehnung des pathologischen Befundes im Röntgenbild parallel geht. Besonders hohe Impulsraten sind nach seinen Erfahrungen nach Gelenkflächeneinbrüchen nachweisbar. In einzelnen solcher Fälle registrierte Bessler bis über 1000 Imp./min., während mit seiner Methodik, wie schon gesagt, über gesunden Hüftgelenken die Impulsrate bei 200 Imp./min. liegt.

Kolář u. Mitarb., die sich eingehend bei primären und sekundären Gelenknekrosen mit knochensuchenden radioaktiven Isotopen beschäftigten, machen darauf aufmerksam, daß die schon physiologischerweise in den Gelenkenden langer Röhrenknochen vorhandene vermehrte Radiostrontiumaufnahme bedeutsamen individuellen Schwankungen unterworfen ist, so daß keine „normale", für alle Patienten geltende Radiostrontiumaufnahme angegeben werden kann. Die Erfassung krankhafter Knochenveränderungen im Gelenkbereich mittels der Radiostrontiumeinlagerung ist danach nur aus dem Seitenvergleich der Aktivitätswerte entsprechender Meßpunkte rechts und links möglich. So zeigt eine einseitig erhöhte ^{85}Sr-Radioaktivität einen pathologischen Knochenumbauprozeß im untersuchten Bereich an. Der Vergleich der Aktivitätswerte homologer Gelenke bedeutet jedoch für die Diagnostik ein Risiko, wenn beide Gelenke gleich stark krankhaft verändert sind. Diese ungünstigen Verhältnisse ändert auch die Berechnung sogenannter Indexwerte nicht. Hier werden die Aktivitätswerte in den verschiedenen Meßpunkten des Skeletts durch Aktivitätswerte aus einem bestimmten anderen Knochenabschnitt dividiert. Derartige Indexwerte geben ebenso wie die direkt gemessenen Werte nur die Variation der Strontiumaufnahme wieder. Zur weiteren Analyse gelenknaher Knochenumbauvorgänge haben Kolář u. Mitarb. daher eine spezielle Methodik entwickelt. Bei der Untersuchung von Tumorkranken stellten sie fest, daß sich die Indexwerte bei einer Messung 24 Stunden und 7 Tage nach intravenöser Applikation von 0,04—0,05 mCi ^{85}Sr über gesunden und kranken Gelenken unterschiedlich verhalten. Über gesunden Gelenken sinken die Indexwerte nach 7 Tagen ab oder zeigen annähernd gleiche Höhe. Über kranken Gelenken tritt entweder schon bei der ersten Untersuchung eine signifikante Indexerhöhung mit entsprechender Seitendifferenz vor, oder aber der 24-Stunden-Wert ist normal und die Radiostrontiumeinlagerung steigt bis zum 7. Tag weiter an. Sofern das Röntgenbild, z.B. bei ähnlich schweren Veränderungen in beiden Hüftgelenken, keine Aussage über die Aktivität der Prozesse zuläßt, kann mit Hilfe dieses Vorgehens ggf. ein Einblick in die Dynamik des Prozesses erhalten werden, wie es von Kolář u. Mitarb. an einschlägigen Beispielen demonstriert wird. Rein röntgenologisch ist eine solche Information nur durch eine oft zeitraubende Verlaufsserie zu erhalten.

Kolář u. Mitarb. konnten ähnlich wie bei der Suche nach Metastasen, die auch zu diesem Aufgabenbereich der Isotopendiagnostik gehört, mit der von ihnen entwickelten Methode klinisch und röntgenologisch bisher stumme destruktive Gelenkprozesse entdecken. Bei postnekrotischen Zuständen mit klinischem Verdacht auf Aktivität konnten sie die Inaktivität der Herde nachweisen. Aber auch nach der mit dieser Methodik gegebenen Differenzierungsmöglichkeit zwischen aktiven und inaktiven Herden bleiben, wie Kolář u. Mitarb. auch selbst betonen, noch manche offenen Fragen übrig.

Eine Grenze ist zurzeit noch jeder Methodik, mit knochensuchenden, radioaktiven Isotopen Knochenumbauzonen zu ermitteln, dort gesetzt, wo sich degenerative Prozesse wie Arthrosen und Spondylosen, regenerative Veränderungen wie Knochenbruchheilung oder Stabilisierung einer Nekrose, spezifische oder unspezifische entzündliche Vorgänge wie eine Osteomyelitis oder eine Osteoarthritis oder neoplastische Umbauprozesse nebeneinander abspielen. Eine Differentialdiagnose dieser Prozesse gestattet die Methodik nicht. Hierdurch wird die Erfassung von Nekrosefrühformen ohne röntgenologische Symptomatologie, die zwar denkbar ist, erheblich eingeschränkt. Im Falle eines positiven Isotopenbefundes bei noch negativem Röntgenbild kann daher lediglich auf einen osteogenetisch aktiven Prozeß geschlossen werden, ohne daß eine Artdiagnose möglich ist. Trotz der noch offenen Fragen kann die Untersuchung mit Radiostrontium bereits heute bei nekrotischen Prozessen für die klinische Praxis empfohlen werden.

7. Häufigkeit und Lokalisation

Die Beachtung von Häufigkeit und Lokalisation des primären Knocheninfarktes kann für die Diagnose und Differentialdiagnose unter Umständen von entscheidender Bedeutung sein. Über die *Häufigkeit, mit der der primäre Knocheninfarkt vorkommt*, liegen jedoch nur für Taucher exakte Angaben vor. Die Mitteilungen über entsprechende röntgenologisch nachgewiesene Veränderungen bei Caissonarbeitern beruhen auf Einzelbeobachtungen von bis zu maximal 5 Fällen, in denen Angaben über die Zahl der untersuchten Arbeiter fehlen. Bei der fast nicht mehr übersehbaren Ausdehnung des Anwendungsbereiches der Glukokortikoide über alle klinischen Fachrichtungen kann selbst eine grobe Schätzung kaum noch eine auch nur einigermaßen zutreffende Aussage über die Häufigkeit des Cortison-induzierten Knocheninfarktes machen. Entsprechende Untersuchungen von langfristig mit Steroiden behandelten Patientengruppen, wie sie z. B. Rosenberg für die Cortison-induzierten Spontanfrakturen bei Patienten mit chronischer Polyarthritis rheumatica vorlegt, fehlen bisher für den Cortison-induzierten Knocheninfarkt. Ebenso muß für alle anderen auslösenden Faktoren die Frage nach der Häufigkeit des Vorkommens offenbleiben.

In der bereits zitierten Gruppe von 131, vorwiegend über einen längeren Zeitraum fortlaufend beobachteten und innerhalb von 7—13 Jahren größtenteils wiederholt klinisch und röntgenologisch untersuchten *Tauchern* stellen Alnor, Herget u. Seusing bei 72 Skelettveränderungen als Folge ihrer Tauchtätigkeit fest. Bei den restlichen 59 Tauchern sind dagegen im Beobachtungszeitraum keine typischen Skelettbefunde zu erheben. In dieser Gruppe zeigen somit unabhängig von Tauchzeit, Tauchtiefe und Tauchzwischenfällen mehr als die Hälfte einen Skelettbefall. Das heißt, daß bei einem nicht selektierten Untersuchungsgut, *vornehmlich* bei *langzeitig beobachteten Tauchern, in der Mehrzahl mit Skelettveränderungen zu rechnen ist.* Wie bereits erwähnt, können primäre Knocheninfarkte bei Tauchern auch noch lange Zeit nach Beendigung der Berufstätigkeit auftreten.

Die Bedeutung der Länge des Beobachtungszeitraumes für die prozentuale Häufigkeit wird u. a. auch aus einer Gegenüberstellung verschiedener Mitteilungen aus dem gleichen Arbeitskreis der Universität Kiel ersichtlich. Im Jahre 1948 berichtet Herget über 47 Taucher, von denen 13 an einer oder mehreren Stellen typische Skelettveränderungen zeigen. Mit anderen Worten, bei mehr als jedem 4. liegt ein Befund vor. In einer weiteren Mitteilung bespricht der gleiche Autor 1952 die Untersuchungsergebnisse von 90 Tauchern. Jetzt werden bereits 29 Fälle, d. h. praktisch bei jedem 3., mehr oder weniger ausgedehnte Skelettbefunde registriert. Nach der gemeinsamen von Alnor, Herget u. Seusing 1964 vorgelegten Studie, in der Röntgenuntersuchungen bis zum Jahre 1961 ausgewertet werden und die auch Taucher einschließt, die ihre Berufstätigkeit bereits aufgegeben haben, zeigen, wie oben besprochen, schließlich 72 von 131 Tauchern, d. h. mehr als jeder zweite, Skelettbefunde. Damit ist auch erklärlich, warum Thorne, der 300 Caissonkranke während der Ausführung des Queens-Midtown-Tunnelprojektes im Jahre 1938 untersuchte und ausführlich auf die akuten Symptome des Bewegungsapparates bei der Caissonkrankheit einging, nicht über Skelettbefunde berichten kann. Wie Mouchet u. Mouchet schon

1941 betonen, bleiben bei Caissonarbeitern die Skelettveränderungen, die später manifest werden, in der Mehrzahl der Fälle unerkannt, da sie meist beschwerdefrei verlaufen.

Besser als über die Häufigkeit des Vorkommens sind wir über die *Lokalisation und die Häufigkeit der Beteiligung der betroffenen Skelettabschnitte* unterrichtet. Letzteres gilt vor allem für die nach Ätiologie und Pathogenese am besten erforschten Knocheninfarkte bei Drucklufterkrankungen von Caissonarbeitern und Tauchern und für die langfristig mit Steroiden behandelten Kranken. Wie bei der Besprechung der pathologisch-anatomischen Befunde bereits herausgestellt, sind die Oberarm- und Oberschenkelkopf-Halsregionen und die kniegelenknahen Skelettabschnitte von Femur und Tibia, vor allem aufgrund ihrer Gefäßversorgung, die Praedilektionsstellen für den primären Knocheninfarkt, gleich welcher Ätiologie. Andere Lokalisationen sind selten. Ebenso charakteri-

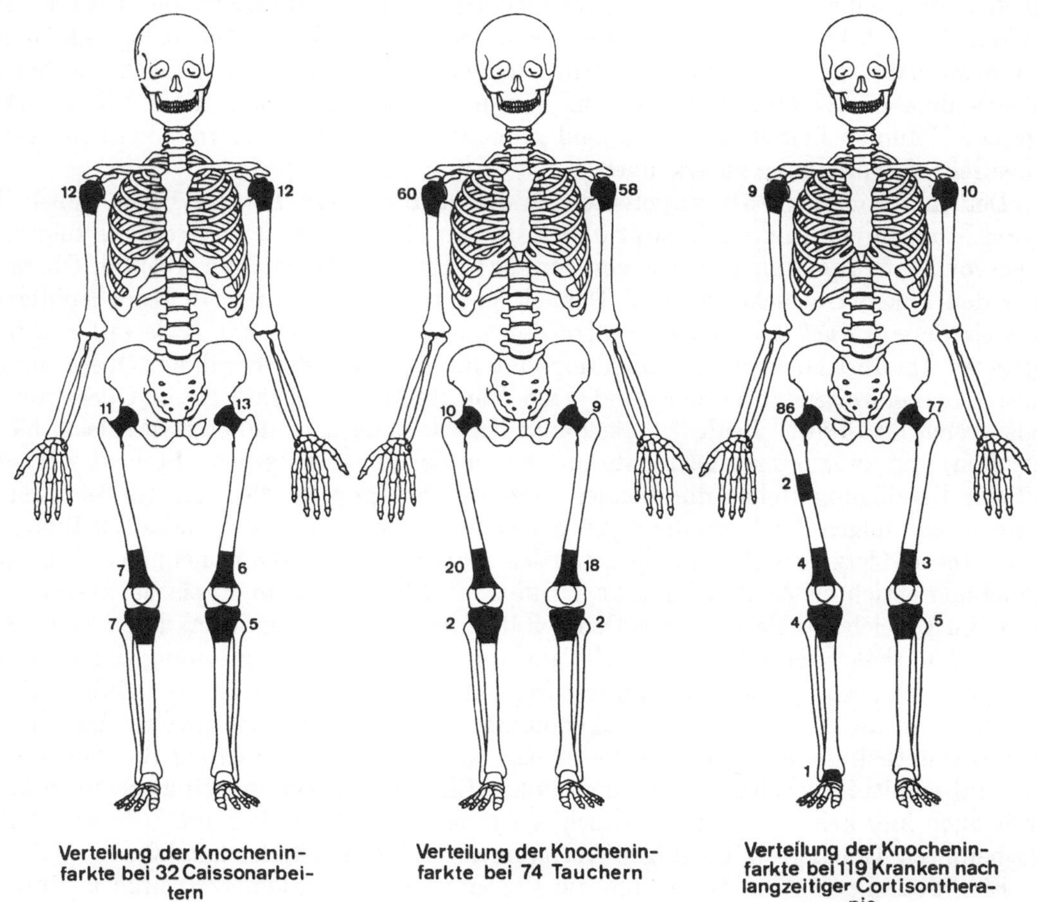

Abb. 95. (Ergänzung einer Zusammenstellung nach Reichelt, Jung u. Haas)

stisch für den primären Knocheninfarkt ist der polyostische Befall, der den monostischen bei weitem übertrifft. Dies gilt nach den bisherigen Ermittlungen vor allem für Caissonarbeiter und Taucher und in vielen Fällen auch für den Cortisoninfarkt oder andere auslösende Faktoren. Einen Überblick über die Verteilung und die Häufigkeit der Beteiligung der verschiedenen Praedilektionsstellen bei Caissonarbeitern, Tauchern und langfristig mit Glukokortikoiden behandelten Kranken geben die Abbildungen 95a—c.

Entsprechend der Zusammenstellung in Abbildung 95a sind bisher bei 32 *Caissonarbeitern* 73 Knocheninfarkte bekannt geworden. Den Angaben liegen, wie gesagt, ausschließlich Einzelbeobachtungen mit Mitteilungen über 1—5 Fälle zugrunde. Eine systematische Untersuchungsserie eines repräsentativen Kollektivs mit unterschiedlicher Tauchzeit und Tauchtiefe bzw. mit und ohne Tauchzwischenfällen und „bends“ in der Vorgeschichte, wie sie für Taucher von der Kieler Arbeitsgruppe vorliegt, fehlt für Caissonarbeiter. Im einzelnen ist aus der Abbildung folgendes abzuleiten: *Bei Caissonarbeitern überwiegt die polyostische Beteiligung* die monostische erheblich. Die Oberarmkopf-Halsregion rechts und links (24 Infarkte) ist praktisch gleich häufig betroffen wie die Oberschenkelkopf-Halsregion rechts und links (24 Infarkte). Damit kann die von Alnor, Herget u. Seusing noch 1964 vertretene Ansicht, daß bei Caissonarbeitern im Gegensatz zu Tauchern vornehmlich die Oberschenkelköpfe bzw. -hälse in typischer Weise befallen seien, in dieser Form nicht aufrecht erhalten werden, wenn auch, wie noch gezeigt werden soll, bei Tauchern die Beteiligung der Oberarmköpfe die der Oberschenkelköpfe um ein Vielfaches übertrifft. Weiter ist der Abbildung zu entnehmen, daß beide Oberarmköpfe und -hälse und beide Oberschenkelköpfe und -hälse etwa gleich häufig verändert sind. Ein signifikantes Überwiegen einer Körperseite besteht also nicht, obwohl die Mehrzahl der Arbeiter, entsprechend dem allgemeinen Durchschnitt, Rechtshänder gewesen sein dürften. Danach kann der Mehrbelastung einer Körperseite keine Bedeutung zukommen. Nur etwa halb so oft wie die Oberarm- und Oberschenkelkopfhalsbereiche zeigen die kniegelenknahen Skelettabschnitte von Femur (13 Infarkte) und Tibia (12 Infarkte) typische Befunde. Femur und Tibia sind praktisch gleich häufig betroffen. Auch hier ist keine Seitenbevorzugung zu erkennen.

Den in Abbildung 95b mitgeteilten Zahlenangaben über *Taucher* liegen neben den Beobachtungen von Alnor, Herget u. Seusing an 72 Tauchern 2 weitere Fälle zugrunde, einer von Grützmacher u. einer von Seifert. Ein Fall betrifft den rechten Oberarm, einer den linken Oberschenkelkopf. Danach sind bei 74 Tauchern 179 Knocheninfarkte zu registrieren. *Auch bei Tauchern überwiegen somit bei weitem die Fälle mit multiplen Infarkten.* Im übrigen zeigt die Abbildung, daß bei Tauchern der Befall der Oberarmkopf-Halsregion bei weitem im Vordergrund steht. Von 179 Infarkten sind 118 im Oberarmkopf-Halsbereich lokalisiert. Beide Oberarmkopf-Halsbereiche sind dabei etwa gleich häufig betroffen, und zwar 60mal der rechte und 58mal der linke. An zweiter Stelle der Häufigkeit der Beteiligung stehen die distalen Femurmetadiaphysen (38 Infarkte) und erst an dritter Stelle folgen die Veränderungen der Oberschenkelköpfe bzw. -hälse (19 Infarkte). An vierter und letzter Stelle sind die zentralen Tibiametaepiphysen zu nennen (4 Infarkte). Schließlich berichten Alnor, Herget u. Seusing über vereinzelte atypische, zystenartige Herde im Bereich des Beckens, des Os capitatum und des Os hamatum, deren Zugehörigkeit zu den Skelettveränderungen bei Tauchern, wie bei der Besprechung der Röntgenbefunde schon gesagt, jedoch als äußerst fragwürdig zu bezeichnen ist, so daß diese Herde auch nicht in die Abbildung 95b aufgenommen wurden. Insgesamt gesehen besteht wie bei Caissonarbeitern auch bei Tauchern eine symmetrische Verteilung der betroffenen Skelettabschnitte zwischen rechts und links. Eine Mehrbelastung einer Seite gewinnt somit auch hier keine Bedeutung, obschon Alnor, Herget u. Seusing betonen, daß es sich bei ihren Tauchern mit wenigen Ausnahmen um Rechtshänder handelt.

Eine detaillierte Analyse der um die Beobachtungen von Grützmacher u. Seifert erweiterten systematischen Untersuchungsserie von Alnor, Herget u. Seusing nach polyostischem und monostischem Befall ergibt weitere wertvolle Aufschlüsse. 57 Tauchern mit einer polyostischen Beteiligung stehen 17 mit monostischen Veränderungen gegenüber. Sowohl bei polyostischem als auch bei monostischem Befall stehen die Oberarmköpfe im Vordergrund. Unter 57 Tauchern mit polyostischen Veränderungen sind 55mal die Oberarmköpfe befallen, in 50 Fällen beidseits und in 5 Fällen einseitig. Bei 17 Tauchern mit monostischem Befund ist dieser 13mal in einem Oberarmkopf lokalisiert. Nur in 6 Fällen war der Oberarmkopf somit nicht betroffen. Danach ist der *Befall der Oberarmkopf-Halsregion als so charakteristisch für Taucher* anzusehen, daß Alnor, Herget u. Seusing dringend raten, beim Vorliegen derartiger Herde nach weiteren Skelettbefunden zu fahnden. Der weiteren Empfehlung dieser Arbeitsgruppe, daß umgekehrt beim Fehlen eines Oberarmkopfherdes mit überwiegender Wahrscheinlichkeit auf das Fehlen von Skelettherden überhaupt geschlossen werden kann, möchten wir uns vor allem für gutachterliche Stellungnahmen im Hinblick auf die Ausnahmen von der Regel und unter Hinweis auf die beim Typ I des Röntgenbildes beschriebenen, nicht typischen diskreten Veränderungen jedoch nur mit Einschränkung anschließen.

Den Angaben der Abbildung 95 folgend, bleibt schließlich noch die Analyse der Lokalisation und Häufigkeit der Beteiligung der verschiedenen Skelettabschnitte beim *Cortison-induzierten Knocheninfarkt.* Nach einer aus dem Jahre 1966 stammenden Mitteilung von REICHELT, JUNG u. HAAS, die teils Grundlage unserer Abbildung 95c ist, konnten damals 48 Fälle mit 85 Infarkten aus dem Schrifttum zusammengestellt werden. 1967, ca. 1 Jahr später, berichtet einer der vorgenannten Autoren, REICHELT, nach weiterer Bearbeitung dieses Gebietes und verwandter Problemkreise bereits über 107 Fälle aus dem Schrifttum, denen er 6 eigene Beobachtungen hinzufügen kann. Die Zahl der Knocheninfarkte beträgt danach schon 188. Schließlich konnten wir 6 weitere Einzelbeobachtungen mit 13 Infarkten ausfindig machen, so daß uns heute insgesamt 119 Fälle mit 201 Knocheninfarkten bekannt sind und zur Auswertung zur Verfügung stehen. Als wesentliche Ursache des Anwachsens dieser Zahlen möchten wir vor allem die durch zahlreiche Veröffentlichungen in den letzten 10 Jahren vertiefte Kenntnis des Krankheitsbildes ansehen. Ob darüber hinaus auch eine echte Häufigkeitszunahme vorliegt, ist bei der weiten Verbreitung des Anwendungsbereiches der Glukokortikoide kaum zu entscheiden.

Unter Berücksichtigung der vorliegenden Zahlenangaben ist auch *beim Cortison-induzierten Knocheninfarkt in erheblichem Umfange mit einer polyostischen Beteiligung* zu rechnen. Im übrigen ist, wie bereits bei der Besprechung der Röntgenbefunde hervorgehoben, der Cortison-induzierte Knocheninfarkt *am häufigsten im Bereich der Hüftköpfe ein- oder beidseitig* anzutreffen. Von 201 Infarkten sind 163mal die Oberschenkelkopf-Halsbereiche betroffen. Die restlichen Infarkte verteilen sich der Reihe nach auf die Oberarmkopf-Halsregion (19 Infarkte) und die kniegelenknahen Abschnitte von Tibia (9 Infarkte) und Femur (7 Infarkte). Als atypische Lokalisationen vermerkt REICHELT 2mal die Schaftmitte des rechten Femurs und einmal den rechten Talus. Auch beim Cortison-induzierten Knocheninfarkt ist keine entscheidende Seitenbevorzugung zu registrieren.

Die Lokalisation des Cortisoninfarktes in den Oberschenkelköpfen bzw. -hälsen ist inzwischen so häufig nachgewiesen, daß nach unseren heutigen Kenntnissen bei jeder Glukokortikoid-Langzeittherapie, insbesondere wenn uncharakteristische Beschwerden in der Wirbelsäule, der „Kreuzregion", der Leiste, des Oberschenkels oder gar der Hüfte selbst bestehen, dringend eine Röntgenkontrolle und ggf. auch eine röntgenologische Überwachung der Hüftgelenke anzuraten ist. Die gleiche Beachtung verdienen u. E. wegen des Ausmaßes der möglichen Zerstörungen auch die Infarkte der Oberarmköpfe, die in den Anfangsstadien meist symptomlos verlaufen, selbst wenn sie zahlenmäßig weit hinter denen der Oberschenkelköpfe zurücktreten.

Fassen wir nur die in Abbildung 95 aufgeführten primären Knocheninfarkte bei Caissonarbeitern, Tauchern und langfristig mit Cortison behandelten Kranken zusammen, so zählen wir 225 Fälle mit 453 Infarkten. Das auf den ersten Blick recht seltene Krankheitsbild des primären Knocheninfarktes erscheint danach doch häufiger als allgemein angenommen.

8. Differentialdiagnose

Entscheidend für die Diagnose eines primären Knocheninfarktes ist in der Regel der Röntgenbefund. Wichtige Voraussetzungen für seine richtige Einordnung sind die *Kenntnis der Vorgeschichte und die Auswertung des klinischen Bildes.* So kann eine eingehende Berufsanamnese, wie schon gezeigt, wichtige Hinweise geben. Das gleiche gilt für die Krankheitsvorgeschichte bei langzeitiger Cortisonmedikation. Nach Vorgeschichte und klinischem Bild sind Knochenschädigungen und Erkrankungen auszuschließen, die ihrerseits zum *sekundären Knocheninfarkt im Sinne von* SCHINZ u. UEHLINGER führen können. Hier steht die posttraumatische Knochennekrose, die mit Vorliebe bei gelenknahen Frakturen im Mark des Gelenkfragmentes vortritt, der Häufigkeit nach im Vordergrund (FREUND; JAKOB; PHEMISTER; RUTISHAUSER; SCHINZ u. UEHLINGER). Als weitere Ursache für sekundäre Knocheninfarkte nennen SCHINZ u. UEHLINGER entzündliche Knochenerkrankungen, Knochengeschwülste und Knochentransplantate. Einer Zusammenstellung von REICHELT, JUNG u. HAAS folgend sind einwandfrei nachgewiesene aseptische Knochennekrosen als Folgen anderer Erkrankungen dagegen relativ selten. Als solche kommen die Sichelzellenanaemie, die Polycythaemia vera, die primäre aplastische Anaemie, der Lupus erythematodes, der Morbus Gaucher, die Kaschin-Becksche Krankheit und Solitärmetastasen eines Karzinoms infrage. In einem eigenen Beitrag zeigen REICHELT, JUNG u. HAAS schließlich, daß auch bei Pankreasprozessen — Pankreaskarzinom und Pankreatitis — in seltenen Fällen metadiaphysär und epiphysär lokalisierte Knocheninfarkte auftreten können, wenn auch die Mehrzahl der bisher bekannt gewordenen Infarkte bei Pankreasaffektionen in den langen Röhrenknochen diaphysär angetroffen wurden. Trotz allem stößt die Diagnose aber immer wieder auf erhebliche Schwierigkeiten, so daß ein primärer Knocheninfarkt nach dem röntgenanatomischen und klinischen Bild oft nur neben anderen Veränderungen differentialdiagnostisch erwogen werden kann. An dieser Stelle sei bereits auf die leider auch heute immer noch große Gruppe der ätiologisch ungeklärten Knocheninfarkte hingewiesen (REICHELT, JUNG u. HAAS u.a.).

Waren es bis vor einigen Jahren nur die mehr oder weniger fortgeschrittenen Spätstadien eines Infarktes, die zu differentialdiagnostischen Überlegungen Anlaß gaben, so sind mit dem Bekanntwerden der Frühstadien, insbesondere bei den Dekompressionsschäden des Skeletts von Caissonarbeitern und Tauchern und bei langfristig mit Cortison behandelten Kranken, auch diese in die Überlegungen einzubeziehen. Die differentialdiagnostische Abgrenzung in den Frühstadien ist um so mehr zu beachten, als auch hier die Früherfassung für die Therapie und damit für die Prognose von ausschlaggebender Bedeutung sein kann. Zur Sicherung der Diagnose ist unter Umständen eine Biopsie unerläßlich.

Im Schrifttum wird über eine größere Zahl von Knochen- und Gelenkveränderungen berichtet, die einmal mehr oder weniger große differentialdiagnostische Schwierigkeiten bereiten kann (ALNOR, HERGET u. SEUSING; COLEY, BRADLEY u. MOORE JR.; FOURNIER u. JULLIEN; HAAS u. REICHELT; KAHLSTROM, BURTON u. PHEMISTER; KLÜMPER, LOHMANN, UEHLINGER, WELLER u. STREY; REBOUL, DELOS, DELORME, DE ROC, BORDRON u. CARRAZE; REICHELT, JUNG u. HAAS; SCHINZ u. UEHLINGER u.a.). So werden angeführt: die Arthrosis deformans, die Osteoarthritis tuberkulosa bzw. die primär ossäre Gelenktuberkulose, die chronische Polyarthritis, Speicherkrankheiten, die Lymphogranulomatose des Knochens, osteolytische Metastasen, Sudeck-ähnliche Befunde, die Osteochondrosis dissecans, die Syphilis der Gelenke, verkalkte Enchondrome, die Chondromatose des Knochens, Osteoidosteome, der Brodieabszeß, Lymph- bzw. Hämangiomatosen des Knochens, die Melorheostose, Sonderformen der Osteopoikilie, gering sklerosierende, vorwiegend osteolytische Sarkome, die chronische sklerosierende Ostitis, syphilitische Knochenveränderungen bzw. kalzifizierende Parasiten.

Von besonderer Verantwortung ist die Differentialdiagnose bei *epiphysärem Sitz des Knocheninfarktes*. Wie gezeigt, sind in diesem Bereich die bisher bekannt gewordenen Frühbefunde zu erheben. Mehr oder weniger diskrete Verdichtungen und Aufhellungen der Knochenstruktur, Veränderungen, die einzeln oder nebeneinander gemeinsam anzutreffen sind, prägen das Bild. Aber auch in späteren Stadien liegt der Schwerpunkt der differentialdiagnostischen Verantwortung beim epiphysären Infarkt. Hier sei nur an die sekundäre Gelenkbeteiligung und die sich daraus ergebenden Folgen erinnert.

Im Frühstadium eines Infarktes können feine, subchondral gelegene Verdichtungen, insbesondere an den Femurköpfen, an eine beginnende *Arthrosis deformans* denken lassen. Auch hier liegen die ersten Veränderungen in den statisch-dynamisch besonders beanspruchten Gelenkabschnitten. Das heißt, auch hier ist der kraniale Quadrant des Femurkopfes zuerst betroffen. Gegen eine Arthrosis deformans spricht das Fehlen von entsprechenden Frühbefunden an der Gelenkpfanne, vor allem am Pfannendach. Auch in weiter fortgeschrittenen Stadien eines Infarktes, wenn es in den Gelenkköpfen neben stärkeren Verdichtungen bereits zu verschieden großen Aufhellungen nach Art zystischer Hohlraumbildungen gekommen ist, das Gelenk selbst aber noch nicht sekundär beteiligt ist, gestattet das Fehlen von Pfannenveränderungen eine Arthrosis deformans auszuschließen. In die gleiche Richtung weist das Erhaltenbleiben der Gelenkknorpeldicke. Schwieriger gestaltet sich dagegen die ursächliche Abgrenzung eines Infarktgeschehens im Spätstadium einer deformierenden Arthropathie, in dem die Veränderungen einer sekundären Arthrosis deformans den Bildcharakter bestimmen. Ist das Schultergelenk betroffen, so sei daran erinnert, daß die primäre Arthrosis deformans hier in der Regel nur relativ geringe Veränderungen an Kopf und Pfanne erzeugt und daß eine Deformierung des Oberarmkopfes nicht zum Bild einer primären Arthrosis deformans gehört. Auch am Hüftgelenk kommen im arbeitsfähigen Alter schwere Deformierungen des Femurkopfes nicht allein durch eine primäre Arthrosis deformans zustande, sofern der Gelenkkopf vorher normal war, wenngleich auch am Hüftgelenk die Veränderungen einer primären Arthrosis deformans bekanntlich selbst erheblich sein können. Die Anamnese und der Nachweis weiterer Knocheninfarkte an typischer Stelle können ausschlaggebend sein.

In den Epiphysen oder meta-epiphysär gelegene, feine oder gröbere Verdichtungen und Aufhellungen, wie sie in frühen Stadien eines Infarktes vorkommen, kann auch eine *Osteoarthritis tuberculosa bzw. eine primär ossäre Gelenktuberkulose* erzeugen. Das gilt in gleichem Maße für die entsprechenden Abschnitte des Schulter- und Hüftgelenkes, wie für die kniegelenknahen Anteile von Oberschenkel und Schienbein. Verdichtungen können dabei sowohl von Kalkeinlagerungen in einem tuberkulösen Käseherd ausgehen als auch von einer partiell sklerotischen Randzone eines exsudativen ostitischen Herdes herrühren. Eine granulierende oder produktive Ostitis, in der die tuberkulösen Granulationen osteoklastisch wirken, bedingt eine Aufhellung der Knochenstruktur. Eine augeprägte perifokale Knochenatrophie spricht ebenso wie die gleichzeitige Beteiligung der Gelenkpfannen von Schulter- und Hüftgelenk für eine Tuberkulose. Es sei jedoch darauf hingewiesen, daß sich die perifokale Osteoporose bei einer Tuberkulose in der Regel erst einstellt, wenn das betroffene Gelenk ruhiggestellt wird. Ausschlaggebend kann das Resultat einer Probeexzision aus der Gelenkkapsel oder der positive Ausfall einer kulturellen Untersuchung eines Gelenkpunktates sein. Auch in den Spät- und Endstadien können zum Verwechseln ähnliche Befunde an Schulter und Hüfte vorliegen. An den Hüften ist das beidseitige Vorkommen einer Tuberkulose sehr selten. Ebenso ist die tuberkulöse Erkrankung eines Schultergelenkes eine Seltenheit.

Das Fehlen primärer Pfannenveränderungen an Hüft- und Schultergelenk im Frühstadium eines Infarktes spricht auch gegen eine *chronische Polyarthritis*, die zudem häufig mit einer mehr oder weniger starken Knochenatrophie des betroffenen Bereichs einhergeht. Auch hier kann die Berücksichtigung der Gelenkspaltweite Hinweise geben. Bei der chronischen Polyarthritis ist sie in wenig fortgeschrittenen Fällen meistens schon verschmälert. Die in den Frühstadien bei Druckluftschäden an Schulter- und Hüftgelenk von FOURNIER u. JULLIEN beschriebene Rarifizierung der Skelettstruktur mit Darstellung kleinerer oder größerer, teils konfluierender Aufhellungen können an *Speicherkrankheiten wie eosinophiles Granulom, Morbus Hand-Schüller-Christian, Morbus Letterer-Siwe und Morbus Gaucher, die Knochenlymphogranulomatose (Morbus Hodgkin) oder osteolytische Metastasen* denken lassen. Speicherkrankheiten dürften bei Berücksichtigung des klinischen Bildes, evtl. auch des röntgenologischen Nachweises weiterer Skelettherde an Stellen, die der primäre Knocheninfarkt nicht betrifft — kurze und platte Knochen, u.a. Schädel, Hand- und Fußskelett — und ggf. nach Bestimmung der Serumlipide zu erkennen sein. Die Lymphogranulomatose ist aus dem Blutbild, Knochenmarkausstrich, weiteren klinischen und evtl. auch röntgenologischen Erscheinungen und der Probeexzision eines erkrankten Lymphknotens zu diagnostizieren. Eine osteolytische Metastase zeigt selten eine scharfe Grenzzone.

Reboul u. Mitarb. sprechen in den Frühstadien bei subchondralen, irregulären Sklerosen von *„Sudeck-ähnlichen" Befunden.* Hierbei handelt es sich um einen Vergleich in einem Stadium, das bis auf die typische Lokalisation im übrigen keinerlei röntgenanatomische Charakteristika eines Infarktes zeigt. Wie bei der Besprechung der Röntgenbefunde schon gezeigt, kann in diesem Stadium des Infarktes eine solche Ähnlichkeit einmal vorgetäuscht werden. Der Knocheninfarkt und die Sudeck-Kienböcksche Knochenatrophie stellen jedoch nach Pathogenese und pathologisch-anatomischen Befunden verschiedene Krankheitsbilder dar. Dem Knocheninfarkt liegt eine völlige Unterbrechung der Blutversorgung zugrunde. Bei der Sudeck-Kienböckschen Atrophie besteht dagegen eine Hyperämie der Knochen- und Periostgefäße, die unter Umständen vorübergehend zu einem Stillstand von Blutstrombahn und Stoffwechselaustausch führen kann. Makroskopisch wahrnehmbare Nekrosen wie beim Knocheninfarkt sind bei der Sudeck-Kienböckschen Atrophie nicht nachweisbar. Bei der Sudeck-Kienböckschen Atrophie gelegentlich beschriebene Nekrosen erreichen nur mikroskopische Größenordnung (Blumensaat). Sie sind daher im Röntgenbild nie erkennbar. Der für die Sudeck-Kienböcksche Atrophie charakteristischen Entschattung des Knochens im Röntgenbild liegen keine Nekrosen sondern Knochenumbaustörungen mit Überwiegen des Knochenabbaus über den Anbau und eine Störung der Kalkeinlagerung im neugebildeten Knochen zugrunde. Blumensaat berichtet über sogenannte Mischfälle von Knochennekrose und Sudeckscher Dystrophie, bei denen beide Veränderungen als Folge einer gemeinsamen Ursache vorkommen. In diesem Zusammenhang interessierende Mischfälle von Sudeck-Kienböckscher Atrophie und Nekrose stellen die Schenkelkopfnekrosen nach traumatischen Hüftgelenksverrenkungen dar, die jedoch als sekundäre Infarkte aufzufassen sind. Bisher ist keine Sudeck-Kienböcksche Atrophie bei einem primären Knocheninfarkt bekannt geworden. Bei subchondralen Sklerosen dürften der Sitz im Humerus- oder Femurkopf, negative Befunde an Händen oder Füßen und ggf. Vorgeschichte, klinisches Bild und Verlaufsbeobachtung eine Sudeck-Kienböcksche Atrophie leicht ausschließen lassen.

In *fortgeschrittenen Fällen eines epiphysär lokalisierten Infarktes,* wenn es zu Dissektionen kleinerer oder größerer Knochenpartien gekommen ist, kann das Röntgenbild an die *Osteochondrosis dissecans* erinnern. Am Kniegelenk, der Hauptlokalisation der Osteochondrosis dissecans, sitzt die ungeborene Maus meist im Scheitelpunkt der Femurcondylen. Am Hüftgelenk, der zweithäufigsten Lokalisation, ist sie vorwiegend am oberen, selten auch am medialen Rand des Kopfes gelegen. Beide Hüftgelenke können betroffen sein. Das Schultergelenk gehört zu den ausgesprochen seltenen Lokalisationen einer Osteochondrosis dissecans. Solange die Gelenkmaus in ihrem Bett verbleibt, noch nicht resorbiert ist und noch keine sekundär arthrotischen Veränderungen bei einer Osteochondrosis dissecans vorliegen, dürfte der primäre Knocheninfarkt aufgrund seiner gewöhnlich die Dissektion überschreitenden Strukturveränderungen und ggf. auch weiterer meta-epiphysär oder meta-diaphysär gelegener Veränderungen in den meisten Fällen leicht abgrenzbar sein. Wenn auch die Osteochondrosis dissecans von pathologisch-anatomischer Seite als Folge eines anaemischen Infarktes aufgefaßt wird (Axhausen), so zeichnet sie sich im Frühstadium durch ein anderes charakteristisches Röntgenbild aus als der fortgeschrittene epiphysär gelegene Knocheninfarkt. Differentialdiagnostische Schwierigkeiten macht vornehmlich die Osteochondrosis dissecans der Hüftgelenke in fortgeschrittenen Stadien, wenn eine hochgradige Deformierung des Hüftkopfes und ein arthrotischer Umbau der Pfanne vorliegen.

In fortgeschrittenen Fällen eines epiphysären Infarktes ist mittels serologischer Untersuchung auch eine *Syphilis der Gelenke* auszuschließen. Die tertiäre Syphilis kann auf den Gelenkkopf übergreifen, so daß auch hier einmal eine fortgeschrittene Destruktion des Gelenkkopfes bei noch intakter oder nur relativ wenig beteiligter Gelenkpfanne angetroffen werden kann.

Bei *meta-diaphysär gelegenen Knocheninfarkten* ist die Differentialdiagnose bisher ausschließlich auf Spätstadien beschränkt, da röntgenologische Frühbefunde hier noch nicht bekannt sind. Daraus ergibt sich, daß vor allem Veränderungen zu diskutieren sind, die in Kombination mit Strukturverdichtungen einhergehen. So kann das Röntgenbild eines meta-diaphysären Knocheninfarktes weitgehend von einem *verkalkten Enchondrom* imitiert werden. Zur sicheren Diagnose ist eine Biopsie unerläßlich. Eine *Chondromatose des Knochens*, bei der ebenfalls makroskopisch faßbare Kalkeinlagerungen in Chondromherden vorkommen, die täuschende Bilder ergeben, ist dagegen durch den Nachweis weiterer Herde dieses systematisierten, polyostisch, polytopen Leidens leichter zu erkennen.

Spongiosklerosen nach Art kalkdichter Ringschatten finden wir beim Spongiosatyp des Osteoid-Osteoms (JAFFÉ u. LICHTENSTEIN) und beim Brodieabsceß. Das seit den Untersuchungen von JAFFÉ als gutartiger Knochentumor angesehene *Osteoid-Osteom* besteht aus osteoiden Bälkchen und fibrösem Mark. Bevorzugt ist die untere Extremität, in absteigender Häufigkeit Tibia, Femur und Fibula, betroffen. Osteoid-Osteome können aber auch an sämtlichen anderen Knochen vorkommen. Das männliche Geschlecht ist viermal so häufig befallen wie das weibliche. Das Prädilektionsalter ist das 2.—4. Lebensjahrzehnt. Derartige Tumoren können jedoch auch noch in höherem Alter zur Beobachtung kommen. Osteoid-Osteome werden selten größer als 1 cm und sind stets solitär. Im klinischen Bild stehen Klagen über Knochenschmerzen im Vordergrund, zunächst nur bei Belastung, später anhaltend und nachts exazerbierend. Gelegentlich tritt eine lokale Weichteilschwellung über der schmerzenden Knochenstelle vor. Die in der Regel normale Körpertemperatur wird gelegentlich von einem leicht febrilen Schub unterbrochen. Sehr selten finden sich eine umschriebene Rötung und leichte Erwärmung des betroffenen Bezirkes. Die Laborwerte sind normal. Dem Röntgenbild nach unterscheiden SCHINZ, BAENSCH, FRIEDL u. UEHLINGER je nach dem Sitz der Veränderung in der Kompakta bzw. subperiostal oder in der Spongiosa einen Kompakta- und einen Spongiosatyp. Im Röntgenbild des hier nur zu diskutierenden Spongiosatypus erscheint das Osteoid-Osteom als runde bis ovale Aufhellung mit feinem sklerosierten Mantel. Ähnlich wie beim Kompaktatyp, dem Kortikalisosteoid bzw. der osteoblastischen Krankheit von BERGSTRAND, so kann auch beim Spongiosatyp, dem Spongiosaosteoid, der Knochenschaft im betroffenen Bereich leicht spindelig aufgetrieben sein, jedoch fehlt hier die dem Kortikalisosteoid eigene, meist exzentrisch einseitige, in ausgeprägten Fällen dazu meist starke periostale Knochenauflagerung. Wie SCHINZ u. UEHLINGER zeigen, kann das Osteoid-Osteom über Jahre unverändert nachweisbar bleiben. Nach ALBERTINI, der ebenso wie JAFFÉ und später auch LICHTENSTEIN u. DAHLIN im Osteoid-Osteom eine gutartige Geschwulst des Knochensystems sieht, kann es im zellreichen fibrösen Markgewebe jedoch auch zur Ausbildung unregelmäßiger und ungeordneter Verknöcherungsherde kommen, so daß er annimmt, daß das Auftreten von Osteoid nur eine vorübergehende Erscheinung darstellt.

Der *Brodieabszeß* entwickelt sich im allgemeinen ohne erhebliche Symptome. Er sitzt metaphysär, meta-epiphysär und selten epiphysär. Bevorzugt ist u.a. das zentrale Tibiaende. Er kann einzeln oder mehrfach vorkommen. Im Röntgenbild erscheint er als vorwiegend glattwandige bis apfelgroße Aufhellung, die von einer mehr oder weniger mächtigen Sklerose umgeben ist. Wichtig ist die Vorgeschichte, sofern sie auf ein entzündliches Krankheitsgeschehen hinweist. Gleichzeitige periostale Reaktionen des Knochens in der näheren oder weiteren Umgebung der Aufhellung sprechen eindeutig für einen Brodieabszeß. Im Röntgenbild kann die Abgrenzung eines Osteoid-Osteoms, eines Brodieabszesses und eines primären Knocheninfarktes unmöglich sein. Entscheidend ist dann eine Biopsie.

Gewisse differentialdiagnostische Schwierigkeiten sind auch durch die zu den Hamartomen zählende *Lymph- bzw. Haemangiomatose des Knochens* möglich, sofern diese mit Verkalkungen einhergehen. Der Nachweis unverkalkter, cystenartiger Aufhellungen am gleichen oder an anderen Gliedmaßenknochen gestattet ihre Abgrenzung gegen einen Knocheninfarkt. Selten sind auch Verwechslungen mit der Melorheostose und den noch ungeklärten Erscheinungsbildern der streifenförmigen Osteopoikilie oder der Mischform der Osteopoikilie. Letztere ist gekennzeichnet durch das gleichzeitige Auftreten von fleckförmigen und streifigen Verdichtungsherden. Die *Melorheostose* dehnt sich meist an den für einen primären Knocheninfarkt infrage kommenden Knochen über einen viel größeren Bezirk aus und bedingt häufig Konturveränderungen an der Oberfläche. Sie ist eine polyostische, polytope Affektion, so daß im Zweifelsfall Übersichtsaufnahmen größerer Skelettabschnitte die Diagnose erleichtern. Auch bei den genannten Sonderformen der *Osteopoikilie* handelt es sich um polyostische, polytope Veränderungen, welche die Extremitätenknochen einschließlich Schulter- und Beckengürtel stets in symmetrischer Verteilung durchsetzen. Auch hier können im Zweifelsfalle Übersichtsaufnahmen größerer Skelettabschnitte weiterhelfen.

Aufhellungen der Knochenstruktur durch gering sklerosierende, vorwiegend osteolytisch wirkende *Sarkome* der osteogenen Reihe gehen ohne scharfe Begrenzung unmerklich ins normale Gewebe über und sind daher auszuschließen. Hier weist auch ein oft gleichzeitig zu findender, subperiostaler Befund auf einen malignen Knochentumor hin. Eine *chronische sklerosierende Ostitis*, die gewöhnlich monostisch vortritt, ist aufgrund der kortikalen Verdickung und Einengung der Markhöhle abgrenzbar. Eine *gummöse Osteomyelitis* oder eine *syphilitische Karies* der langen Röhrenknochen ist durch die serologischen Reaktionen zu fassen. *Kalzifizierte Parasiten*, wie der zystische Echinokokkus ergeben mit Arrodierung der Kortikalis, später wabiger und zystischer Auftreibung des Knochens ein anderes charakteristisches Krankheitsbild.

Sowohl beim primären Knocheninfarkt der Caissonarbeiter und Taucher als auch beim Cortison-induzierten Knocheninfarkt wird auf die *weitgehende Übereinstimmung mit ätiologisch ungeklärten Knocheninfarkten und allgemeinen bekannten aseptischen Knochennekrosen* hingewiesen. So zeigen Kahlstrom, Burton u. Phemister bereits 1939 neben histologisch gesicherten Infarkten bei Caissonarbeitern ebenfalls histologisch verifizierte, aber ätiologisch ungeklärte Knocheninfarkte bei Männern, die nie unter Druckluftbedingungen tätig waren. Auch hier handelt es sich um multiple, polyostische Infarzierungen. Sowohl nach dem Röntgenbild als auch nach den pathologisch-anatomischen Befunden — makroskopisch und mikroskopisch — haben die Veränderungen den gleichen Charakter wie bei Caissonarbeitern. Auch hier sind die für den primären Knocheninfarkt typischen Praedilektionsstellen an den Oberarm- und Oberschenkelköpfen sowie den kniegelenknahen Anteilen von Femur und Tibia bevorzugt. Gelegentlich sind außerdem auch die distalen Tibiametaphysen beteiligt. Sofern keine für Caissonarbeiter oder Taucher atypische Infarktlokalisationen vorliegen, kann in derartigen Fällen praktisch nur die Vorgeschichte entscheiden. Ist diese „leer", so ist eine weitere Klärung des ursächlichen Zusammenhanges z. Z. unmöglich.

Von untergeordneter Bedeutung für die Differentialdiagnose bei Caissonarbeitern und Tauchern dürfte dagegen der Hinweis von Alnor, Herget u. Seusing; Grützmacher u. a. sein, daß der Knocheninfarkt als Folge eines Dekompressionsschadens nach dem Röntgenbild und den pathologisch-anatomischen Befunden auch Übereinstimmung mit dem Bild der aseptischen Knochennekrose der Perthesschen Erkrankung zeigt. Die von Calvé, Legg u. Perthes beschriebene aseptische Nekrose der Hüftköpfe, die Osteochondropathia deformans coxae juvenilis tritt, wie der Name sagt, im Wachstumsalter auf. Diese Erkrankung der Hüftköpfe dürfte daher in der Mehrzahl der Fälle im arbeitsfähigen Alter nach dem klinischen Bild und dem Röntgenbefund bereits bekannt sein.

Nach Klümper, Lohmann, Uehlinger, Weller u. Strey zeigen die Cortison-induzierten Knocheninfarkte der Oberschenkelköpfe eine weitgehende Übereinstimmung des klinischen und röntgenologischen Verlaufsbildes mit der Perthesschen Erkrankung und der spontanen aseptischen Femurkopfnekrose, die in den letzten Jahren unter der Bezeichnung idiopathische Hüftkopfnekrose durch zahlreiche Veröffentlichungen vorwiegend französischer Autoren an Aktualität gewonnen hat. Da der Cortison-induzierte Knocheninfarkt unter Umständen auch im Wachstumsalter angetroffen werden kann, können sich differentialdiagnostische Schwierigkeiten beim Zusammentreffen einer Cortisonmedikation mit einer Perthesschen Hüftkopfnekrose ergeben. Bisher ist uns jedoch kein derartiger Fall bekannt geworden. Es scheint ratsam vor allem bei Jugendlichen *vor Einleitung einer langzeitigen Cortisonmedikation eine Röntgenkontrolle der Hüftgelenke* zu empfehlen. Eine idiopathische Hüftkopfnekrose ist unseres Erachtens nur dann bei langzeitiger Cortisonmedikation unwahrscheinlich, wenn gleichzeitig andere Praedilektionsstellen des primären Knocheninfarktes aseptische Nekrosen zeigen.

Fassen wir die Ausführungen zur Differentialdiagnose zusammen, so dürfte zumindest bei Caissonarbeitern, Tauchern und langzeitig mit Cortison behandelten Kranken in der Mehrzahl der Fälle die Abgrenzung eines primären Knocheninfarktes auf keine allzugroßen Schwierigkeiten stoßen.

Herrn Photomeister H. G. GOETSCH, Leiter der Photo-Abteilung des Institutes für Klinische Strahlenkunde der Johannes-Gutenberg Universität Mainz (Direktor: Prof. Dr. med. L. DIETHELM), und seinen Mitarbeiterinnen sei für die Anfertigung der Abbildungen herzlich gedankt.

Literatur

Die akute Sudeck-Kienböck'sche Knochenatrophie
Das Sudeck-Syndrom

ABESSER, E. W.: Spätergebnisse beim Sudeckschen Syndrom. Chirurg **26**, 20 (1955).

ALLEN, VON, BARKER u. HIMES: J. Amer. Assoc. **128**, 392 (1945), zit. n. Blumensaat, C. (4).

ALLISON, N., BROOKES, B.: Bone atrophy, an experimental and clinical study of the changes in bone result from non use. Surg. Gyn. Obstetr. **33**, 250 (1921).

ALBRIGHT, F., BURNETT, C. H., COPE, O., PARSON, W.: Acute Atrophy of bone (Osteoporosis). Simulating Hyperparathyroidism. J. Clin. Endocrin. **1**, 711 (1941).

ALNOR, P.: Die Posttraumatische Osteolyse des lateralen Claviculaendes. Fortschr. Röntgenstr. **75**, 364 (1951).

ANSEROFF, N. J.: Die Arterien der langen Knochen des Menschen. Z. Anat. Entwickl.-Gesch. **103**, 793 (1934).

ARNOLD, H.: Zur Genese und Therapie des Sudeck'schen Syndroms. Arch. physik. Ther. **7**, 7 (1955).

BABAIANTZ, L.: Les ostéoporoses. Radiol. Chir. **16**, 291 (1947).

BALZ, G., BIRKNER, R.: Die Bestimmung des Aluminiumschwächungswertes von Knochengewebe beim Lebenden. Strahlenther. **99**, 221 (1956).

BARTOLINI, G.: Contibuto alla diagnosi differenziale delle atrofie ossee acute traumatische e non traumatische. Osped. Ital. Chir. **4**, 138 (1961).

BAUMANN: Helvet. chir. Acta **14**, 331 (1947) zit. n. BLUMENSAAT, C. (4).

BEACH, E. W.: Urol. Surv. **53**, 577 (1949), zit. n. VAHLENSIECK, W. u. G. SCHEIBE.

BECK, O.: Knochenatrophie. Z. Orthop. Chir. **42**, 263 (1922).

— Die pathologische Anatomie und spezielle Pathologie der Knochenatrophie. Erg. Chir. **18**, 556 (1925).

— Knochenschwund. Z. Orthop. Chir. **51**, 12 (1929).

BECKER, F.: Sitzungsbericht der 26. Jahresversammlung der Schweizerischen Gesellschaft für Chirurgie in Lausanne vom 13.–14. Mai 1939. Chirurg **11**, 531 (1939).

— Helvet. med. Acta **6**, 939 (1939/40), zit. n. BLUMENSAAT, C. (4).

— Sudecksche Atrophie der Wirbelsäule. Schweiz. Z. Unfallmed. Berufskrankh. **37**, 1 (1944).

— Symptomatologie und Therapie der posttraumatischen Dystrophie. Schweiz. Z. Unfallmed. Berufskrankh. **45**, 243 (1952).

BEER, E.: Int. J. Med. **37**, 224 (1924), zit. n. BOSE, E.

BENEVENTI, F. A., SPELLMAN, R.: Unsuccessful Attempts to Produce Osteitis Pubis in Dogs. J. Urol. (Baltimore) **69**, (1963): 403.

BERNDT, H.: Die Gliedmaßendystrophie im Erwachsenen- und Kindesalter. Dtsch. Gesundheitswesen **1**, 444 (1946).

BIERLING, G., REISCH, D.: Über das Sudecksche Syndrom nach Frakturen. Fortschr. Röntgenstr. **82**, 1 (1955).

BLAIR: Surg. etc. **67**, 413 (1938), zit. n. BLUMENSAAT, C. (4).

BLAKE, J. A.: Drainage. Ann. Surg. **75**, 385 (1922) zit. n. HACKETHAL, K. H. (3).

BLUMENSAAT, C.: Das Röntgenbild der Sudeck'schen Krankheit und der Kalkstoffwechselstörungen der Kniescheibe. Fortschr. Röntgenstr. **70**, 1 (1944).

— Zur Phasendeutung des Sudeckschen Syndroms. Chirurg **23**, (1952) 449.

— Die Behandlung u. Begutachtung des Sudeckschen Syndroms. Arch. Orthop. Unfallchir. **45**, 451 (1953).

— Der heutige Stand der Lehre vom Sudeck-Syndrom. Hefte z. Unfallheilkunde, Heft 51, Berlin-Göttingen-Heidelberg, Springer-Verlag, 1956.

BODEN, O.: Schambeinosteomyelitis und andere Komplikationen bei Millinscher Prostatektomie. Zbl. Chir. **79**, 1266 (1954).

BOEMINGHAUS, H.: Zur retropubischen (extravesikalen) Prostatektomie. Zbl. Chir. **77**, 661 (1952).

BÖHLER, L.: Die Technik der Knochenbruchbehandlung. Wien u. Bonn: Maudrich-Verlag 1954.

— Ist das Sudeck-Syndrom nach geschlossenen Verletzungen eine unabwendbare Unfallfolge oder eine vermeidbare Behandlungsfolge? Langenbeck's Arch. u. Dtsch. Z. Chir. **284**, 43 (1956).

BOLLIGER, A.: Gefäßreaktionen und ihre Rolle bei der Entstehung des Sudeckschen Syndroms. Helvet. chir. Acta **21**, 61 (1954).

BOSE, E.: Gutachterliche Problematik bei dem Krankheitsbild der Ostitis pubis. Radiologie **10**, 248 (1970).

BRAND, G.: Verzögerte Knochenbruchheilung und Pseudarthrosenbildung. Leipzig: Georg Thieme-Verlag 1937.

BRANDES, M.: Experimentelle Untersuchungen über den zeitlichen Eintritt der durch Inaktivität bedingten Knochenatrophie. Fortschr. Röntgenstr. **21**, 551 (1914).

BRANDT, G.: Die biologische Bedeutung der Sudeckschen Knochenatrophie. Bruns Beitr. Klin. Chir. **151**, 516 (1931).

— Betrachtungen zur Pathophysiologie des Sudeckschen Syndroms (reaktiver Gewebsumbau-Dystrophie). Med. Klin. **49**, 600 (1954).

BREITLÄNDER, K.: Beitrag zur Röntgenbehandlung der Extremitäten-Dystrophie (Sudecksches Syndrom). Dtsch. Gesd. wes. **2**, 321 (1947).

BRUSKEWITZ, H. W.: Discussion. J. Urol. (Baltimore) **61**, 91 (1949).

BURDEAUX u. HUTCHINSON: J. Bone Surg. **33 A**, 155 (1951): zit. n. BLUMENSAAT, C. (4).

BÜRKLE DE LA CAMP, H.: In Handbuch der Artefacte. Jena: Verlag Gustav Fischer, 1939.

— Die Begutachtung des Zusammenhanges von Unfall und peripheren Durchblutungsstörungen. Mschr. Unfallheilk. **54**, 289 (1951).

— Wandlungen und Fortschritte in der Lehre von den Knochenbrüchen. Langenbeck's Arch. u. Dtsch. Z. Chir. **276**, 163 (1953).

— Das ärztliche Gutachten im Versicherungswesen. Stuttgart: Verlag Enke, 1955.

BÜSSEM, W.: Über akute, fleckige Knochenatrophie und Trauma. Dtsch. Z. Chir. **231**, 418 (1931).

BURCKHARD, C., FASEL, A.: Depot-Padutin und Depot-Impletol bei chirurgischen Erkrankungen. Dtsch. med. Wschr. **78**, 224 (1953).

CASSIVER, R.: Die trophischen Funktionen des Nervensystems. Erg. allg. Path. **13**, 91 (1909).

CHARCOT, I. M.,: Neue Vorlesungen über die Krankheiten des Nervensystems. Autoris dtsch. Ausgabe v. S. Freud, Leipzig 1886 zit. n. WAGNER, W. (1).

CHIARI, H.: Zur Kenntnis der „senilen" grubigen Atrophie an der Außenfläche des Schädels. Virchow's Arch. **210**, 425 (1912).

COHEN, H. H.: Osteitis pubis. J. Urol. (Baltimore) **55**, 84 (1946).

COHNHEIM, R.: Vorlesungen über allgemeine Pathologie (1882): 486 zit. n. BECK, O. (2).

COOKE, A. M.: The Lancet (1955): 877, 929 zit. n. WAGNER, W. (1).

CURTIUS, F.: Konstitution in Handb. Inn. Med. 4. Aufl., VI. Bd. Berlin-Göttingen-Heidelberg: Springer-Verlag 1954.

— KRÜGER, K. H.: Das vegetativ-endokrine Syndrom der Frau. München, Berlin: Verlag Urban u. Schwarzenberg 1952.

DAMBACHER, M.: Klinik und Stoffwechseldiagnostik der Osteoporose. Dtsch. med. Wschr. **93**, 698 (1968).

DAMMAN, F.: Ostitis pubis — Sudeck'sche Krankheit Z. Urol. Sonderbd. (Verhdlg. Dtsch. Ges. Urol. Hamburg 1955), 496 (1957).

— Das Sudeck-Syndrom. Med. Welt (1961): 2499.

DECKER: Z. Unfallmed. u. Berufskrankheiten 37 (1944): 1 zit. n. Blumensaat, C. (4).

DIETRICH, A.: Allgemeine Pathologie und pathologische Anatomie. 4. Aufl. Leipzig: Verlag S. Hirzel 1937.

DUBOIS, M.: Über akute traumatische Knochendystrophien. Arch. Orthop. u. Unfallchir. **32**, 398 (1933).

DUBS, J.: Über die Sudecksche Knochenatrophie nach Verbrennungen. Münchn. Med. Wschr. **36**, 1141 (1921).

DURODIER: zit. n. KUEHNE.

DYES, O.: „Sudecksche Porose". Chirurg. **17/18**, 529 (1947).

EGER, W.: Pathologische Anatomie der Osteoporose unter besonderer Berücksichtigung der Mineralstoffwechselvorgänge im Knochengewebe. Verhdl. Dtsch. Ges. inn. Med. 71 Kongress München: Verlag J. F. Bergmann (1965): 533.

EHLERT, H.: Beitrag zur Genese des Sudeckschen Syndroms. Langenbeck's Arch. u. Dtsch. Z. Chir. **284**, 55 (1956).

EICHLER, O., LINDER, E., SCHMEISSER, K.: Untersuchungen des peripheren Kreislaufs mit radioaktivem Natrium. Klin. Wschr. **27**, 480 (1949).

ELINGSHAUSEN, zit. n. BLUMENSAAT, C. (4).

ERCOLE, R., SGROSSO, J. A.: Urologia 18 (1949): 9 zit. n. VAHLENSIECK, W. u. G. SCHEIBE.

EXNER, A.: Beitrag zur Kenntnis der akuten Knochenatrophie. Fortschr. Röntgenstr. **6**, 1 (1902—1903).

FEIEREIS, H.: Beurteilung und Behandlung vegetativer Störungen in der Praxis. München: Verlag Rieger, 1953.

FEUDEL, P., HÖHNE, H.: Zur Korrelation zwischen klinischem Befund und Röntgenbild beim Sudeck-Syndrom. Kongreßber. 1. Tag. med.-wiss. Ges. Röntgenol. DDR v. 24.–26.3. 1955 in Kongreßber. Leipzig. (1957): 23.

FISCHER, J.: Zur Therapie des Sudeckschen Syndroms. Die Medizinische **31/32**, 1007 (1953).

FISHER, F.: Arch. Surg. **28**, 936 (1934). zit. n. WAGNER, W. (1).

FLÖRCKEN, H.: Die Hitzeschädigungen (Verbrennungen) im Kriege. Erg. Chir. u. Orthop. **12**, 130 (1920).

— Die Kälteschädigungen (Erfrierungen) im Kriege. Erg. Chir. u. Orthop. **12**, 166 (1920).

FOERSTER: zit. n. BLUMENSAAT, C. (4).

FONTAINE, R., HERMANN, L. G.: Post-traumatik painful osteoporosis. Ann. Surg. **97**, 26 (1933).

FREUDIGER, A.: Die pathologische mechanische Konstellation als ätiologischer Faktor der Sudeckschen Knochenatrophie nach Frakturen. Helvet. chir. acta **17**, 426 (1950).

FRIEDL, E., SCHINZ, H. R.: Zur Frage der Knochenatrophie. Erg. med. Strahlenforsch. **1**, 95 (1925), Leipzig: Thieme Verlag.

FRÖHLICH, O., FARKAS, L.: Über die postoperative Osteitis pubis. Z. Urol. **46**, 145 (1953).

FROMMHOLD, W., SCHOKNECHT, G.: Messung der Absorption von Knochen mit monochromatischer Röntgenstrahlung. 9. Int. Congr. Radiol. München 1959 Stuttgart: Georg Thieme Verlag u. München, Berlin: Urban u. Schwarzenberg, Vol. **1**, 251 (1961).

GAYET, R., BONNET, G.: Les altérations osseuses d'origine nerveux. Arch. gén. méd. sir. **5**, 495 (1904). zit. n. Hackethal, K. H. (2).

GEISSENDÖRFER, R.: Beitrag zur Technik der Prostatektomie. Langenbecks Arch. Klin. Chir. **264**, 569 (1950).

GERHART, A.: Erfahrungen mit lokaler Hydrocortisonbildung beim Sudeckschen Syndrom. Langenbecks Arch. u. Dtsch. Z. Chir. **284**, 75 (1956).

GOETZEN, F. J., BOEMINGHAUS, H., Zbl. Chir. **78**, 1 (1953) zit. n. BLUMENSAAT, C. (4).

Goldscheider, A.: Über neurotische Knochenatrophie und die Frage der trophischen Funktion des Nervensystems. Zschr. Klin. Med. **60**, 1 (1906).
Grashey, R.: Knochenschwund im Röntgenbild. Z. Orthop. Chir. **51**,38 (1929) (Beilageheft, Verhdlg. Dtsch. Orthop. Ges., Prag 1928).
Grey, E., Carr, L. G.: An experimental study of the factors responsible for non infektious bone atrophy. Bull. Johns Hopkins Hosp. **26**, 297 (1915).
Griessmann, H., Damman, F.: Ostitis pubis — Sudecksche Krankheit? Z. Urol. **49**, 321 (1956).
Gumrich, H., S. Dortenmann, Kübler, E.: Das klinische und röntgenologische Bild des posttraumatischen Spätödems. Dtsch. med. Wschr. **78**, 1404 (1953).
Gurd, F. B.: Posttraumatic acute bone atrophy (Sudeck's atrophy) Ann. Surg. **99**, 449 (1934).
— Post-traumatic acute bone atrophy — a clinical entity. Arch. Surg. **32**, 273 (1936).
Gutzeit, K.: Bandscheibenschäden und Schmerzzustände. Med. Klinik **47**, 1587 (1952).
— Wirbelsäule und innere Krankheiten. Münchn. med. Wschr. **95**, 47 (1953).
— Diagnose, Symptomatologie und konservative Therapie vertebraler Krankheitsbilder. Med. Klinik **49**, 1865 (1954).
— „Rheumatische" und trophoneurotische Krankheitsbilder im Rahmen der vertebralen Symptomatik. Die Medizinische **40**, 1343 (1954).
Haas, H. G.: Neuere Auffassungen über die Pathogenese der Osteoporose. Verhdl. Dtsch. Ges. inn. Med. 71. Kongreß München: Verlag J. F. Bergmann 586 (1965).
Hackethal, K. H.: Die Nervenwurzelschwellung als pathogenetischer Faktor der Halsnervenwurzel-Irritations-Syndroms. Langenbecks Arch. Klin. Chir. **276**, 152 (1953).
— Moderne Sudeck-Behandlung — eine kausale Therapie? Langenbeck's Arch. u. Dtsch. Z. Chir. **284**, 64 (1956).
— Das Sudecksche Syndrom. Heidelberg: Dr. Alfred Hüthig-Verlag, 1958.
Häbler, C.: Physikalisch-chemische Probleme der Chirurgie. Berlin: Springer-Verlag, 1920.
Hagemann, R.: Eine typische Oberschenkelfraktur bei Knochenatrophie und Kniegelenkskontraktur. Bruns Beitr. Klin. Chir. **76**, 527 (1911).
Hagentorn, A.: Vom trophischen Reflex. Münchn. med. Wschr. **84**,**2**, 1702 (1937).
Haglund, P.: Prinzipien der Orthopädie. Jena: Verlag Gustav Fischer, 1923.
Harff, J.: Das Zusammentreffen des Sudeckschen Syndroms mit Krankheiten anderer Genese. Langenbeck's Arch. u. Dtsch. Z. Chir. **284**, 61 (1956).
— Vegetative Entgleisung. Handbuch Orthopädie, Bd. I. Stuttgart: Georg Thieme Verlag, 1957.
— Das Sudecksche Syndrom, seine Ätiologie, Prophylaxe und Therapie. Verh. dtsch. orthop. Ges. (Beilageh.) **91**, 358 (1959).
— Stuth, H. W.: Z. Orthop. u. Grenzgeb. **84**, 359 (1954) zit. n. Blumensaat, C. (4).
Harnasch, H.: Die Akroosteolysis, ein neues Krankheitsbild. Fortschr. Röntgenstr. **72**, 352 (1949).
Hartenbach, W.: Zur Behandlung des Sudeckschen Syndroms mit Padutin. Dtsch. med. Wschr. **75**, 751 (1950).
— Die Einwirkung von Depot-Padutin auf verschiedene Zirkulationsstörungen. Dtsch. med. Wschr. **76**, 1064 (1951).
— Erfahrungen über posttraumatische Knochenumbaustörungen und ihre Behandlung. Langenbeck's Arch. u. Dtsch. Z. Chir. **284**, 67 (1956).
Hausammann, G.: Pathogenetische und therapeutische Probleme der Gliedmaßendystrophie. Z. Unfallmed. Zürich **46**, 25 (1953).
Heinzel, J.: Behandlungsergebnisse des Sudeckschen Syndroms in den Jahren 1945–1955 an der Heidelberger Klinik. Langenbeck's Arch. u. Dtsch. Z. Chir. **284**, 74 (1956).
Hellner, H.: Chirurgie der Knochen. In Kirchner-Nordmann, Allgemeine Chirurgie 2. Aufl. Bd. II Berlin u. Wien: Urban u. Schwarzenberg, 1940.
— Die Skelettsystemerkrankungen und ihre Beziehungen zueinander. Arch. klin. Chir. **198**, 243 (1940).
— Zur Differentialdiagnose der wichtigsten Knochenerkrankungen. Med. Klinik **47**, 217, 249, 283, 314, 410, 478, (1952).
— Poppe, H.: Röntgenologische Differentialdiagnose der Knochenerkrankungen. Stuttgart: Georg Thieme Verlag, 1956.
Henderson, D. St., Clair, L.: Osteitis Pubis. With five case reports. Brit. J. Urol. **22**, 30 (1950).
Henning, N.: Klinische Laboratoriumsdiagnostik. Verlag Urban u. Schwarzenberg, München-Berlin 1966.
Hensel, H., G. Ruef, Golenhofen, K.: Die Muskel- und Hautdurchblutung des Menschen bei Einwirkung vaso-aktiver Substanzen. Zschr. Kreisl. forsch. **43**, 756 (1954).
Herfarth, H.: Beitrag zur Frage der Sudeckschen Knochenatrophie. Bruns Beitr. Klin. Chir. **132**, 165 (1924).
Hermann, L. G., Reinecke, H. G., Caldwell, J. A.: Post-traumatik painful osteoporosis: A clinical and roentgenological entity. Amer. J. Roentgenol. **47**, 353 (1942).
Heuck, F.: Röntgenologische, historadiographische und chemisch-analytische Untersuchungen der Konzentration und Verteilung der Kalksalze im gesunden und kranken Knochen. Radiol. Austriaca **14**, 29 (1963).
— Neue Ergebnisse der Mikroradiographie bei Systemerkrankungen des Skeletts. Verhdlg. Dtsch. Ges. inn. Med. 71. Kongr. München: Verlag J. F. Bergmann 597 (1965).
— Ergebnisse der Mikroradiographie des gesunden und kranken Knochens. Progress in Radiology Vol. I. XI. Int. Congr. Radiol. Rom. 682 (1965.)
— The osteolytic action of the osteocytes in disorders of bone metabolism. Fourth European symposium on calcified tissues Leiden/Noordwijk aan Zee, 1966 in: Excerpta Medica International Congress Series 120.
— Radiologische Aspekte der Osteoporose. Dtsch. med. Wschr. **92**, 2272 (1967).

HEUCK, F.: Die Knochen bei gastrointestinalen Erkrankungen. in: Aktuelle Gastroenterologie. Verhdlg. 24. Tag. Dtsch. Ges. f. Verdauungs- u. Stoffwechselkrankh. Hamburg 1967, Stuttgart: Thieme Verlag 174 (1968).
— SCHMIDT, E.: Die Bestimmung des Kalkgehaltes in der Volumeneinheit Knochengewebe. 9. Int. Congr. Radiology München 1959. Stuttgart: Georg Thieme-Verlag u. München, Berlin: Urban- u. Schwarzenberg, Vol. I. 254 (1961).
HEUSER, G.: Streß und Entzündung. Die Medizinische **1**, 13 (1954).
HEUSSER: Helvet. med. Acta **13**, 149 (1942). zit. n. BLUMENSAAT, C. (4).
HILGENREINER, R.: Die Knochenatrophie nach Schußfrakturen der Extremitätenknochen. Bruns Beitr. Klin. Chir. **112**, 473 (1918).
— Gibt es eine Sudecksche Knochenatrophie? Bruns Beitr. Klin. Chir. **129**, 683 (1923).
HITSCHMANN, F., WACHTEL, H.: Die sogenannte Sudecksche Knochenatrophie als häufige Folge der Erfrierungen. Fortschr. Röntgenstr. **27**, 621 (1919–1921).
HITSCHMANN, J.: Über das Zustandekommen trophischer Gewebsveränderungen nach Verletzungen peripherer Nerven. Halle/Saale: Verlag Carl Marhold, 1951.
HOCHREIN, M.: Der Myocardinfarkt. Dresden: Verlag Steinpokff, 1945.
— Schulter-Hand-Syndrom nach Myocardinfarkten. Med. Klin. **46**, 429 (1951).
— SCHLEICHER, J.: Zur Frage der vertebralen Genese der Angina pectoris. Med. Klin. **48**, 496 (1953).
HOCK, E. F., KURTZ, K. A.: Osteitis pubis. J. Urol. (Baltimore) **65**, 419 (1951).
HOFMEISTER: zit. n. BLUMENSAAT, C. (4).
HOHMANN, G.: Fuß und Bein. München: Verlag J. F. Bergmann, 1939.
— Hand und Arm. München: Verlag J. F. Bergmann, 1949.
— Ist der Sudeck eine Behandlungsfolge? Ist er vermeidbar? Dtsch. med. Wschr. **80**, 280 (1955).
HOWARD, J. E.: Protein Metabolism during Convalescence after Trauma. Arch. Surg. **50**, 116 (1945).
HUET, P., HUGIER, J.: Chir. (Paris) **62**, 187 (1946), zit. n. SCHEIBE, G. (3).
IMHÄUSER, G.: Osteitis (Ostitis) pubis. In: Handbuch der Orthopädie, Stuttgart: Georg Thieme Verlag **2**, 1067 (1958).
INGLE, D. J.: Am.New York acad. Sc. **50**, 576 (1949). zit. n. BLUMENSAAT, C. (4).
ISELIN, H.: Inwiefern darf nach Wirbelsäulen-Trauma die Kümmelsche Krankheit unsere Behandlung und unfallmedizinische Beurteilung bestimmen? Zur Spondylitis traumatica. Schweiz. med. Wschr. 640 (1928).
— Abgrenzung entwicklungsmechanisch bedingter Auflockerung des Knochens (Demineralisation) gegen krankhafte Sudecksche Knochenatrophie und Dystrophie. Schweiz. med. Wschr. 1193 (1943).
— Helvet. med. Acta **5**, 41 (1938) zit. n. BLUMENSAAT, C. (4).
JAFFE, H. L.: Bone Rarefication after Trauma to large joint regions without Fracture. Radiology **33**, 305 (1939).
JESSERER, H.: Osteoporose – Wesen, Erkennung, Beurteilung und Behandlung. Berlin: 1963. Verlag Erich Blaschker.
— Klinik und Therapie der Osteoporose. Verhdlg. Dtsch. Ges. inn. Med. 71. Kongreß München: Verlag J. F. Bergmann. 569 (1965).
— SCHOLDA, G.: Das Krankheitsbild der Ostitis pubis. Dtsch. med. Wschr. **77**, 1377 (1952).
JOCHHEIM, K. A.: Beitrag zur Pathogenese der Periarthritis humeroscapularis. Med. Klinik **47**, 208 (1952).
— Osteochondrose und Periarthritis. Ein Beitrag zur Differentialdiagnose des Schulterschmerzes. Zschr. Orthopädie u. Grenzgeb. **82**, 364 (1952).
JOHNSON, Ann. int. med. **19**, 433 (1943), zit. n. BLUMENSAAT, C. (4).
JOHNSON u. TILLMANN: Sv. Läkartidn (1953): 588, Ref. Z. Org. Chir. 130, 258 (1953) zit. n. BLUMENSAAT, C. (4).
JUNGHANNS, H.: in G. SCHMORL u. H. JUNGHANNS: Die gesunde und die kranke Wirbelsäule in Röntgenbild und Klinik. Stuttgart: Thieme-Verlag 1953.
— Ergebnisse der Wirbelsäulenpathologie in ihrer Auswirkung auf Röntgenologie und praktische Medizin. Die Medizinische 513 (1955).
KAHLSTROM, S. C.: Bone infarcts. Amer. J. Roentgenol **47**, 405 (1942).
KAHLSTROM, S. C., BURTON, C. C., PHEMISTER, D. B.: Aseptic necrosis of bone. I. Infarction of bones in caisson disease resulting in encapsulated and calcified areas in diaphyses and in arthritis deformans. Surg. Gynec. and Obst. **68**, 129 (1939).
— — — Aseptic necrosis of bone. II. Infarction of bones of Undetermined etiology resulting in encapsulated and calcified areas in diaphyses and in arthritis deformans. Surg., Gynec. and Obst. **68**, 631 (1939).
KAHLSTROM, S. C., PHEMISTER, D. B.: Bone Infarcts. Case Report with Autopsy Findings. Amer. J. Pathology **22**, 947 (1946).
KAISER, E.: Amputationsneurom und posttraumatische Dystrophie. Schweiz. med. Wschr. **84**, 555 (1954).
KALLIUS, H. U. Experimentelle Untersuchungen über die Lymphgefäße der Röhrenknochen. Bruns Beitr. Klin. Chir. **155**, 109 (1932).
KARCHER, H.: Der Calcium- und Phosphorstoffwechsel bei der normalen und gestörten Knochenbruchheilung sowie in frischen und konservierten Transplantaten. Ein Nachweis mit den radioaktiven Isotopen p^{32} und Ca^{45}. Langenbeck's Arch. u. Dtsch. Z. Chir. **275**, 1 (1953).
KARITZKY, B.: Zbl. Chir. 1170 (1943) zit. n. BLUMENSAAT, C. (4).
— Akute Gliedmaßendystrophie und ihre Bedeutung für die Behandlungsmaßnahmen in der Unfallchirurgie. Hefte z. Unfallheilkunde, **22**, 3 (1938), Berlin-Göttingen- Heidelberg: Springer-Verlag.

KAWAMURA, B., WATANABE, J., HIRAYMA, M.: A study on bone disorders with X-ray diffraction. J. Jap. Orthop. Ass. 39, 1147 (1966).

KELLER, E.: Sudeck'scher fleckenförmiger Knochenumbau nach Blitzschlagverletzung. Zbl. Chir. **66**, 24 (1939).

KIENBÖCK, R.: Über akute Knochenatrophie bei Entzündungsprozessen an den Extremitäten (fälschlich sogenannte Inactivitätsatrophie der Knochen) und ihre Diagnose nach dem Röntgen-Bilde. Wien. med. Wschr. **51**, 1345, 1389, 1462, 1508, 1591 (1901).

— Über Knochenveränderungen bei gonorrhoischer Arthritis und akuter Knochenatrophie überhaupt. Wien. klin. Wschr. **16**, 57, 99, 126 (1905).

— Über Osteoporose. Fortschr. Röntgenstr. **33**, 862 (1925).

KIRCHMAIER, H.: Zur „Spritzenlähmung". Münch. med. Wschr. **96**, 1418 (1954).

KIRSCH, K.: Zur Klinik, Röntgenologie und Histologie des Sudeckschen Syndroms. Verh. dtsch. orthop. Ges. (Beilageh.) **91**, 376 (1959).

KLEINSORGE, H.: Akroosteolytische Erscheinungen der Osteomalacie. Fortschr. Röntgenstr. **73**, 471 (1950).

KLINEFELTER, E. W.: Osteitis pubis. Review of the Literature and Report of a case. Amer. J. Roentgenol. **63**, 368 (1950).

KÖHLER, A.: Hdb. d. ärztl. Erfahrungen im Weltkrieg 1914—18. **9**, 106 (1922). zit. n. WAGNER, W. (1).

KÖSTLIN, H.: Beziehung des Sudeck-Syndroms zu Unfall- und Berufskrankheit. Langenbeck's Arch. u. Dtsch. Z. Chir. **284**. 29 (1956).

KONCZ, J., MARGGRAF, W.: Untersuchungen über die vegetativ-nervöse Steuerung des Blutgerinnungssystems. Langenbeck's Arch. u. Dtsch. Z. Chir. **274**, 237 (1952/53).

KROKOWSKI, E.: Die Absorption von Röntgenstrahlen im Knochen. Fortschr. Röntgenstr. **91**, 76 (1959).

— Quantitative Verlaufsbeobachtung der Kalziumveränderung im Knochen mittels röntgenologischer Substanzanalyse. Fortschr. Röntgenstr. **100**, 359 (1964).

— Quantitative röntgenologische Bestimmung des Skelett-Calciumgehaltes. Verhdlg. Dtsch. Ges. inn. Med. 71. Kongreß. München: Verlag J. F. Bergmann 607 (1965).

— SCHLUNGBAUM, W.: Die Objektivierung der röntgenologischen Diagnose „Osteoporose". Fortschr. Röntgenstr. **81**, 740 (1959).

KROMPECHER, S.: Die Knochenbildung. Jena: Verlag Gustav Fischer, 1937.

KUEHNE, H.: Zbl. Chir. **78**, 1181 (1953) zit. n. BLUMENSAAT, C. (4).

LAING, P. G.: The blood supply of the femoral shaft. J. Bone. Jt. Surg. **35**, 462 (1953).

LANDOFF, G. A.: Versuch zur Erklärung des Röntgenbildes bei der akuten und subakuten Knochenatrophie. Nord. Med. **5**, 33 (1940) zit. n. HACKETHAL, K. H. (3).

— Experimentelle Untersuchungen über die „Knochenatrophie" infolge einer Immobilisation und einer akuten Arthritis. Chemische, histologische und röntgenologische Untersuchungen am Kaninchen. Nord. Med. **12**, 3666 (1941), zit. n. HACKETHAL, K. H. (3).

— Experimentelle Untersuchungen über die „Knochenatrophie" infolge einer Immobilisation und einer akuten Arthritis. Acta chir. Scand. Suppl. 71 (1942), zit. n. HACKETHAL, K. H. (3).

LANG, F. J.: Die Gliedmaßendystrophie (Sudecksches Syndrom). Bruns Beitr. Klin. Chir. **176**, 303 (1947).

LANGER, K.: Knochengefäße. Denkschr. Kaiserl. Akad. Wiss. **36**, 1 (1876).

LAVALLE, L. L., HAMM, F. C.: Osteitis pubis: Its Etiology and Pathology. J. Urol. (Baltimore) **66**, 418 (1951).

LEB, A.: Die primär chronische Polyarthritis als peripherer Kreislaufschaden (Polyarthrose). Radiologia Austriaca **1**, 43 (1948).

— Die Röntgen-Serienvasographie des periarticulären Gefäßapparates bei der rheumatischen Polyarthrose. Fortschr. Röntgenstr. **75**, 251 (1951).

— Peripheral ischaemia as the basis of joint disease. (Serial angiography of the periarticular blood vessels). Brit. Journ. Radiology **25**, 140 (1952).

— Die Röntgendiagnostik der Periarthrose und der Periarthritis. Fortschr. Röntgenstr. **77**, 525 (1952).

LENGGENHAGER, K.: Zur Genese, Prophylaxe und Therapie der Sudeckschen Knochenatrophie. Med. Klin. **51**, 517 (1956).

LENK, R.: Zur Frage der akuten Knochenatrophie bei Knochenbrüchen. Fortschr. Röntgenstr. **26**, 301 (1918–1919).

LEONHARDT, H.: Oszillographische Untersuchungen bei Frakturen der langen Röhrenknochen. Arch. Orthop. Unfallchir. **46**, 269 (1954).

LÉRICHE, R.: Sur les déséquilibres vaso-moteurs post-traumatiques primitifs des extremites. Lyon. chir. **20**, 746 (1923).

— Des reflexes d'axone dans les traumatismes périphériques. Importance de leur connaissances dans la chirurgie d'accident. Rev. chir. Paris **43**, 579 (1924).

— Physiologie et Pathologie du Tissau Osseux. Paris: Masson u. Co., 1939.

— Presse Med. **62**, 1223 (1954), zit. n. WAGNER, W. (1).

LEUCUTIA, T.: Osteitis Pubis and its Treatment by Roentgen Irridation. Amer. J. Roentgenol. **66**, 385 (1961).

LICHTWITZ, A.: Les ostéoporoses aiqués, – Ostéoporose d'immobilisation ou ostéoporose d'alarme. Presse Med. **54**, 654 (1946).

LIESS, G.: Multiple symmetrische Umbauzonen (Milkmann-Syndrom) ungewöhnlicher Ätiologie und Lokalisation. Fortschr. Röntgenstr. **82**, 15 (1955).

LINDEMANN, K.: Über trophische Störungen und Kontrakturen im Rückbildungsstadium der spinalen Kinderlähmung. Zbl. Chir. **75**, 1211 (1950).

LINKE, H.: Das Sudeck-Syndrom als intern-medizinisches Problem. Münchn. med. Wschr. **101**, 658 (1959).

MÄNNCHE, K. H.: Die Caissonkrankheit – auch für Sporttaucher eine Gefahr. Med. Welt. **19**, (N. F.) 1605 (1968).

MÄNNCHE, K. H.: Caissonkrankheit. Zur Geschichte, Physiopathologie und Klinik der Dekompressionskrankheit. Monatsschr. f. Unfallheilk. **71**, 509 (1968).

MANN, L.: Beobachtungen an Verletzungen peripherer Nerven. Münchn. med. Wschr. **62**, 1027 (1915).

MARTI, Th.: La Physiologie Posttraumatique de l'Articulation. Basel: Verlag B. Schwabe, 1948.

MASCHER, W.: Nervenarzt **21**, 67 (1950), zit. n. WAGNER, W. (1).

— HEMPEL, S.: Über Probleme des Sudeck-Syndroms bei peripheren Nervenschädigungen (sog. neurotische Dystrophie). Langenbeck's Arch. klin. Chir. **263**, 588 (1949/50).

MATTEA, E.: Minerva urol. **4**, 133 (1952), zit. n. E. BOSE.

MAU, C.: Das Sudecksche Syndrom. Med. Klin. 42, 529 (1947).

MAURER, G.: Wetter und Jahreszeit in der Chirurgie. Vorträge aus der praktischen Chirurgie Stuttgart: Verlag Enke, 1938.

— Stoffwechseluntersuchungen bei akuter Knochenatrophie. Arch. klin. Chir. **196**, 190 (1939).

— Umbau, Dystrophie und Atrophie an den Gliedmaßen. Erg. Chir. u. Orthop. **33**, 476 (1941).

MEYERLAACK, H.: Über das Sudecksche Syndrom und seine röntgentherapeutische Heilung. Strahlenther. **82**, 231 (1950).

MILLIN, T.: Retropubic Urinary Surgery, Edinburgh 1947.

MOSER, H.: Über Pathophysiologie, Klinik und Therapie der Sudeckschen Krankheit. Langenbeck's Arch. u. Dtsch. Z. Chir. **275**, 124 (1953).

MOSTON, D. J.: zit. n. Landoff, G. A. (2).

MUCCHI, L., GOIDANICH, J. F., ZANOLI, S.: Angiographie in der Knochenpathologie. Stuttgart: Georg Thieme-Verlag, 1966.

MÜLLER, U. Posttraumatische Dystrophie bei Kindern. Schweiz. Z. Unfallmed. u. Berufsk. **45**, 252 (1952).

MUFF: Diss. Zürich 1952, zit. n. BLUMENSAAT, C. (4).

MUSSGNUG, G.: Neuere Untersuchungen und Auffassungen über die Vorgänge im Skelett beim Sudeck-Syndrom. Med. Welt 1468 (1960).

NASSE, H.: Über den Einfluß der Nervendurchschneidung auf die Ernährung, insbesondere auf die Form und die Zusammensetzung des Knochens. Pflügers Arch. Physiol. **23**, 361 (1880).

NEGOVANOWIC, D., DEDIC, M.: Osteoporose als Symptom. 9. Int. Congr. Radiol. München 1959. Georg Thieme-Verlag, Stuttgart u. Urban u. Schwarzenberg, München, Berlin Vol. **1**, 244 (1961).

NELL, W.: Die posttraumatische Osteolyse des Schlüsselbeins und ihr Verlauf. Beiheft Mschr. Unfallheilk. **44**, 151 (1953).

NERLI, A., A. PUCCIARDI: Studio analitico delle immagini radiografische di sommazione della spongiosa ossea. Riv. Radiol. **1**, 631 (1961).

NICOD, L.: Ostéolyse. Helvetia chir. Acta **12**, 331 (1945).

NICOLE, R.: Röntgenunsichtbare Fraktur des distalen Radio-Ulnar-Gelenks. Beitrag zur Frage des Sudeck'schen Syndroms bei sogenannten Bagatellverletzungen. Z. Unfall. med. Berufskr. **52**, 252 (1959).

NOBLE, T. P., HAUSER, E. D.: zit. n. Landoff, G. A. (2).

NONNE, M.: Über radiographisch nachweisbare akute und chronische „Knochenatrophie" (Sudeck) bei Nerven-Erkrankungen. Fortschr. Röntgenstr. **5**, 293 (1901–1902).

NURRA, A., FRANZ, A.: La malattia di Sudeck. Minerva orthop. Torino **3**, 217 (1952).

OBERGASSNER, H.: Das cardial bedingte Schulter-Hand-Syndrom. Med. Klin. **49**, 1009 (1954).

OEHLECKER, F.. Anregung zur Vereinfachung und Vereinheitlichung von Krankheitsbenennungen. Chirurg **11**, 440 (1939).

— Die Sudecksche Krankheit, insbesondere nach Erfrierungen. Chirurg 14, 422, 459 (1942).

— Zu der Bezeichnung „Sudecksches Syndrom" oder kurz „Sudeck". Chirurg **19**, 398 (1948).

OESER, H., KROKOWSKI, E. Röntgenstrahlen zur visuellen Knochenbiopsie zwecks Bestimmung des Mineralgehaltes. Dtsch. med. Wschr. **86**, 2431 (1961).

— — Die röntgenologische Objektivierung der Osteoporose. Radiol. clin. (Basel) **35**, 31 (1966).

OHLMANN, J.: Über die Sudecksche Knochenatrophie. Fortschr. Röntgenstr. **24**, 517 (1924).

PALUGYAY, J.: Knochenveränderungen bei Verletzung durch elektrischen Strom. Fortschr. Röntgenstr. **32**, 568 (1933).

PETTE, H.: Klin. Wschr. (1945): 321 zit. n. BLUMENSAAT, C. (4).

PHEMISTER, D. B.: Aseptische Knochennekrose bei Frakturen, Transplantationen und Gefäßverschlüssen. Zschr. orthop. Chir. **55**, 161 (1931).

— Changes in bone and joints resulting from interruption of circulation I General considerations and changes resulting from injuries. Arch. Surg. **41**, 436 (1940).

— II Non-traumatic lesions in adults with bone infarction; arthritis deformans. Arch. Surg. **41**, 1455 (1941).

— Lesions of bone and joints avising from Interruption of Circulation. J. Mount Sinai-Hosp. **15**, 55 (1948).

— Some circulatory disturbances of the skeletal system. Proc. Inst. Med. Chicago **17**, 254 (1949).

PITZEN, P. Über die anatomische Grundlage der chronischen traumatischen Gliedmaßendystrophie. Arch. Orthop. Chir. **40**, 211 (1940).

— Kurzgefaßtes Lehrbuch der orthopädischen Krankheiten. München u. Berlin: Verlag Urban u. Schwarzenberg, 1950.

— Unfallmed. Tagung Köln 29. 3. 52, zit. n. BLUMENSAAT, C. (4).

POLSTER, J.: Zur Hämodynamik des Knochens. Möglichkeiten und Grenzen der intraossalen Druckmessung. Bücherei des Orthopäden, Bd. 5 Ferdinand Enke Verlag, Stuttgart 1970.

POMMER, G.: Über die lakunäre Resorption in erkrankten Knochen. Sitzgsber. Akad. Wiss. Wien, Math.-naturwiss. Kl. **83**, 17 (1881).

— Über Osteoporose, ihren Ursprung und ihre differentialdiagnostische Bedeutung. Arch. klin. Chir. **136**, 1 (1925).

Poppe, H.: Vorkommen Sudeckscher Dystrophien in Kombination mit Knochentumoren. Persönliche Mitteilung.
Ratkoczy: Lymphogranulomatose Leipzig: Georg Thieme Verlag, 1940, zit. n. Blumensaat, C (4).
Ratschow, S.: Die peripheren Durchblutungsstörungen. Dresden u. Leipzig: Verlag Steinkopf, 1953.
— Schriftliche Mitteilung an C. Blumensaat. zit. n. Blumensaat, C (4).
Rauber, A.: Ärztl. Monatsh. berufl. Fortb. (1946): II: 4 zit. n. Scheibe, G. (3).
Reboul, J., Delos, J., Delorme, G., de Groc, J., Bordron, H., Carraze, G.: Radiodiagnostic des Complications Ostéo-Articulaires de la Maladie des Caissons. J. Radiol. Electrol. **37**, 685 (1956).
Reichle, R.: Das Sudeck-Syndrom. Langenbeck's Arch. u. Dtsch. Z. Chir. **284**, 18 (1956).
Reisch, B.: Ein Fall von doppelseitiger Spaltung des Naviculare der Hand durch Berufsschädigung. Arch. Orthop. Chir. **32**, 247 (1933).
Reisch, D., Bierling, G.: Beitrag zum Sudeck-Syndrom. Arch. Orthop. Unfallchir. **47**, 542 (1955).
Reischauer, F.: Untersuchungen über den lumbalen und cervicalen Bandscheibenvorfall. Stuttgart: Georg Thieme-Verlag, 1949.
— Die cervicalen Vertebralsyndrome. Stuttgart: Georg Thieme-Verlag, 1955.
— Das sog. chronische traumatische Handoedem. Mschr. Unfallheilk. **48**, 185 (1955).
Remé, H.: Verlaufsformen des akuten Knochenumbaues. Dtsch. Z. Chir. **253**, 76 (1939).
— Über das Wesen des akuten Knochenumbaues (Sudeck'sche Knochenatrophie) und seine Beziehung zu den trophischen Störungen der Gliedmaßen. Med. Klin. **36**, 827 (1940).
— Experimentelle Studien über den Knochenumbau aus verschiedenen Ursachen. Dtsch. Z. Chir. 257, 115 (1943).
— Paul Sudeck's Werk und der heutige Stand der Lehre vom Sudeck'schen Syndrom. Festvorlesung i. d. Chirurg. Univ.-Klinik Eppendorf, 11, 12. 52, zit. n. Blumensaat, C. (4), Wagner, W. (1).
— Das Sudeck-Syndrom. Langenbeck's Arch. u. Dtsch. Z. Chir. **284**, 32 (1956).
— Sudeck-Syndrom und Gliedmaßentuberkulose. Verh. dtsch. orthop. Ges. (Beilageh.) **91**, 389 (1959).
Renfer, H. R.: Radiol. clin. **21**, 363 (1952). zit. n. Bose, E.
Riaboff, J.: Discussion. J. Urol. **45**, 497 (1941).
Ricker, G.: Pathologie als Naturwissenschaft. Berlin: Springer-Verlag 1924.
Rieder, W.: Knochenatrophie. Zbl. Chir. **58**, 1129 (1931).
— Posttraumatische Knochenatrophie. Zbl. Chir. **59**, 2952 (1932).
— Zur Behandlung der akuten schweren Gliedmaßendystrophie. Arch. orthop. Unfallchir. **34**, 216 (1933).
— Das histologische Bild der akuten Knochendystrophie. Arch. klin. Chir. **177**, 400 (1933).
Rieder, W.: Sudecksche Gliedmaßendystrophie. Zbl. Chir. **62**, 2791 (1935).
— Das Krankheitsbild der akuten Knochenatrophie und seine Aufnahme im Schrifttum. Dtsch. Z. Chir. **248**, 270 (1937).
— Die Bedeutung der Sudeckschen Gliedmaßendystrophie in der Unfallbegutachtung. Chirurg **9**, 13 (1937).
— Akuter kollateraler Knochenumbau. Arch. klin. Chir. **202**, 1 (1941).
— Verhütung und Therapie des Sudeckschen Syndroms. Mschr. Unfallheilk. **44**, 100 (1953).
Rosenberg, M. L. Vest, S. A : Osteitis pubis. J. Urol. (Baltimore) **60**, 767 (1948).
Roux, W.: Über die Dicke der statischen Elementarteile und der Maschenweite der Substantia spongiosa der Knochen. Zschr. Orthop. Chir. **4**, 284 (1896).
— Anpassung, Histomechanik, Histochemie. Virch. Arch. **209**, 168 (1912).
Ruckensteiner, E.: Die Bedeutung der Lehre Gustav Pommers für die Röntgenologie. 9. Int. Congr. Radiol., München 1959. Stuttgart: Georg Thieme-Verlag u. Urban u. Schwarzenberg, München-Berlin. Vol. 1 240 (1961).
Rummelhardt, K., Sorgo, W.: Beitrag zur Kausalgiefrage. Brun's Beitr. klin. Chir. **176**, 184 (1947).
Saegesser, M.: Das experimentelle Magengeschwür im Spiegelbild des Magenchemismus. Schweiz. med. Wschr. **85**,1, 200 (1955).
Samuel, W.: Atrophie. Eulenburgs Encyklop 3. Aufl. 1894, zit. n. Hackethal, K. H. (3).
Sans, M. J. Atrophies osseuses articulaires et aborticulaires consecutives à un traumatisme. Lille 1911, zit. n. Hackethal, K. H. (3).
Schade, H.: Die physikalische Chemie in der inneren Medizin. Dresden u. Leipzig: Steinkopf Verlag, 1923.
— Die Molekularpathologie. Dresden u. Leipzig: Steinkopf Verlag 1935.
Schaefer V.: Herd und Hof als unentbehrliche Begriffe in der Frakturlehre und in ihrer Beziehung zur sogenannten Inaktivitätsatrophie. Zbl. Chir. **65**, 2222 (1938).
— Die Trophik in der relationspathologischen Auffassung Gustav Rickers und die Folgerung für die Therapeutik. Dtsch. Med. Wschr. **75**, 1694 (1950).
— Die Physiologie der Knochenbruchheilung und Verstöße gegen sie, besonders durch die Streckbehandlung. Dtsch. med. Wschr. **77**, 808 (1952).
— Die neurologische Herd-Hof-Lehre und ihre Bedeutung für die orthopädische Chirurgie. Z. Orthop. Beil **83**, 244 (1953).
Scheibe, G.: Über den kontralateralen Sudeck nach Frakturen. Langenbeck's Arch. u. Dtsch. Z. Chir. **284**, 57 (1956).
— Die Kapillarschädigung bei der Sudeckschen Krankheit. Langenbeck's Arch u. Dtsch. Z. Chir. **285**, 693 (1957).
— Oscillographische Untersuchungen beim Sudeck-Syndrom. Chirurg **40**, 227 (1969).
— Karitzky, B.: Das funktionelle Hautcapillarbild bei der Sudeckschen Krankheit. Chirurg **25**, 202 (1954).

SCHENK, R.: Histologie und Morphometrie der Osteoporose. Dtsch. med. Wschr. **93**, 922 (1968).
SCHINZ, H. R., BAENSCH, E., FRIEDL, E., UEHLINGER, E.: Die akute Sudeck-Kienböck'sche Knochenatrophie, in Lehrbuch der Röntgendiagnostik Stuttgart: Georg Thieme-Verlag, 5. Aufl. 1 222 (1952).
SCHLOMKA, G., OPITZ, H.: Zur Pathogenese des Sudeck-Syndroms. Chirurg **26**, 55 (1955).
SCHMIDT, H., ARMBRUST, K.: Über das Schulter-Hand-Syndrom bei Herzerkrankungen. Med. Klinik. **47**, 1306 (1952).
SCHNEIDER, E.: Über die Disposition zur akuten Knochenatrophie. Zbl. Chir. 1333 (1937).
SCHNEIDER, M.: Therapiewoche **1**, 25 (1950), zit. n. BLUMENSAAT, C. (4).
— Physiologische Grundlagen der Sympathicuschirurgie. Langenbecks Arch. u. Dtsch. Z. Chir. **276**, 23 (1953).
SCHNEIDER, W., COPPENRATH, R.: Knochenveränderungen einschließlich des Sudeckschen Syndroms beim varicösen Symptomenkomplex. Hautarzt **13**, 206 (1962).
SCHOBER, R.: Die diffusen „porotischen" Erkrankungen des Skelettsystems. Radiologe **1**, 203 (1961).
SCHÖNBACH, G.: Ätiologische Betrachtungen zur Sudeckschen Dystrophie auf Grund klinischer und experimenteller Untersuchungen. Langenbeck's Arch. u. Dtsch. Z. Chir. **284**, 53 (1956).
— Ist die Sudecksche Dystrophie eine vermeidbare Unfallfolge? Verh. Dtsch. orthop. Ges. (Beilageh.) **91**, 397 (1959).
SEDGENIDSE, G. A., LINGENBRATEN, L. D.: Die Osteoporose als Zeichen einer Knochendystrophie. 9. Int. Congr. Radiol. München 1959. Georg Thieme-Verlag, Stuttgart u. Urban u. Schwarzenberg, München-Berlin Vol. 1 242 (1961).
SEIFERT, E.: Über eine eigenartige Form der akuten Knochendystrophie. Fortschr. Röntgenstr. **65**, 213 (1942).
SELYE, H.: Textbook of Endocrinology Montreal 1947, zit. n. Wagner, W. (1).
— Das allgemeine Adaptions-Syndrom (G.A.S.) und die Adaptionskrankheiten. Med. Welt 1, 46, 81 (1951).
— Das allgemeine Adaptions-Syndrom als Grundlage für eine einheitliche Theorie der Medizin. Dtsch. med. Wschr. **76**, 965 u. 1001 (1951).
— Einführung in die Lehre vom Adaptions-Syndrom. Stuttgart: Georg-Thieme Verlag 1953.
SEZE DE, S., LEQUESNE, M.: Les decalcifications diffuses du squelette. Vie med. **38**, 347 (1957).
SIEBER, E.: Bedeutung der alkalischen Serumphosphataseuntersuchungen im Verlauf der Knochenbruchheilung. Zbl. Chir. **78**, 1583 (1953).
— Das Sudeck-Syndrom im Kindesalter. Langenbeck's Arch. u. Dtsch. Z. Chir. **288**, 423 (1958).
— MEISSNER, F.: Oxydativer Muskelstoffwechsel und Sympathicotonus bei peripheren Durchblutungsstörungen. Langenbecks Arch u. Dtsch. Z. Chir. **277**, 536 (1954).
— — Stoffwechsel- und pathologisch-anatomische Untersuchungen der Muskulatur beim Sudeck' schen Syndrom. Langenbecks Arch. u. Dtsch. Z. Chir. **278**, 124 (1954).
SILVER, C. M. Bull. Hosp. It. Dis. (N. Y.) **2**, 10 (1941), zit. n. VAHLENSIECK, W. u. SCHEIBE, G.
SOLLMANN, A. J.: Sudeck und Wirbelsäule. Zbl. Chir. **20**, 816 (1955).
SOULIÉ, P., TRICOT, R., DEGEORGES, M.: Syndrome „épaule-main" et affections aorto-coronairiennes. Sem. hôp. Paris **26/80** 4144 (1950). zit. n. HACKETHAL, K. H. (3).
SPRUNG, H. B.: Über die neurotische Dystrophie im Röntgenbild bei Nervenschußverletzungen. Arch. Klin. Chir. **204**, 564 (1943).
— Grundlagen der Symphathicus-Chirurgie. Leipzig: Verlag Steinkopf, 1950/51.
Vegetative Regulationen und Sympathicus-Chirurgie. Med. Klin. **49**, 1934 (1954).
STEIN, R.: zit. n. HACKETHAL, K. H. (3).
STEINBACH, H. L. u. Mitarb.: The Pathogenesis of Osteitis Pubis. J. Urol. (Baltimore) **74**, 840 (1955).
STEINBROCKER, O.: The shoulder-hand syndrom. Amer. J. Med. **3**, 402 (1947).
STEINBROCKER, O., SPITZER, N., FRIEDMANN, H., DENVER, M. D.: The shoulder-hand-syndrome in reflex dystrophy of the upper extremity. Ann. Int. Med. (Lancester) **29**, 22 (1948).
STOCKER, H.: Der Ablauf des Mineralstoffwechsels und dessen Beziehungen zur inneren Sekretion bei Knochenbrüchen. Dtsch. Z. Chir. **231**, 714 (1931).
STOLLE, H.: Die Bedeutung des Sympathicus bei der Sudeckschen Dystrophie. Mschr. Unfallheilk. **58**, 65 (1955).
STORCK: Fschr. Med. **70**, 171 (1952), zit. n. BLUMENSAAT, C. (4).
SUDECK, P.: Zur Altersatrophie (einschl. Coxa vara senium) und Inaktivitätsatrophie der Knochen. Fortschr. Röntgenstr. **3**, 201 (1899–1900).
— Über die acute entzündliche Knochenatrophie. Arch. Kli. Chir. **62**, 147 (1900).
— Über die akute (reflektorische) Knochenatrophie nach Entzündungen und Verletzungen an den Extremitäten und ihre klinischen Erscheinungen. Fortschr. Röntgenstr. **5**, 277 (1901–1902).
— Über die akute (trophoneurotische) Knochenatrophie nach Entzündungen und Traumen der Extremitäten. Dtsch. med. Wschr. **28**, 336 (1902).
— Über die akute trophoneurotische Knochenatrophie nach Entzündungen und Verletzungen und ihre klinische Bedeutung. Münch. med. Wschr. **49**, 299 (1902).
— Die trophische Extremitätenstörung durch periphere (infektiöse und traumatische) Reize. Dtsch. Z. Chir. **234**, 596 (1931).
— Die kollateralen Entzündungsreaktionen an den Gliedmaßen (sog. akute Knochenatrophie). Arch. klin. Chir. **191**, 710 (1938).
— Kollaterale Entzündungszustände (sog. akute Knochenatrophie und Dystrophie der Gliedmaßen) in der Unfallheilkunde. Mschr. Unfallheilk. Beiheft **24**, 1 (1938).
— Die sogen. akute Knochenatrophie als Entzündungsvorgang. Chirurg **14**, 449 (1942).
— Kollaterale Heilentzündung — Dystrophie — Atrophie der Gliedmaßen. Fortschr. Röntgenstr. **67**, 1 (1943).

SUNDER-PLASSMANN, P.: Sympathicus-Chirurgie. Stuttgart: Georg Thieme-Verlag, 1953.
SÜSSE, H. J.: Der enossale Druck. Z. inn. Med. u. Grenzgeb. Leipzig: Thieme **11**, 219 (1956).
— Angiographische Untersuchungen bei der Ostitis deformans Paget. Fortschr. Röntgenstr. **83**, 498 (1955).
— Nachweis und Bedeutung der Inkompressibilität und Volumenkonstanz im Knochenmarkraum (angiographische Untersuchungen). Fortschr. Röntgenstr. **84**, 41 (1956).
SVAB, V.: Die Osteoporose vom klinischen Standpunkt. 9. Int. Congr. Radiol. München 1959. Stuttgart: Georg Thieme-Verlag u. München-Berlin: Urban u. Schwarzenberg, Vol. 1 235 (1961).
TAKÂTS DE, G.: Reflex-Dystrophy of the Extremities. Arch. Surg. **34**, 930 (1937).
— Nature of painful vasodilation in causalgic states. Arch. Neurol. Psychiatr. **1**, 318 (1943).
— Causalgic states in paece and war. J. Amer. Med. Ass. **128**, 699 (1945).
— MILLER, D. S.: Post-traumatik dystrophy of the extremities — a chronic vasodilator mechanism. Arch. Surg. **46**, 469 (1943).
THIEMANN, K. J.: Methoden zur Diagnostik der Osteoporose aus radiologischer Sicht. Internist **7**, 564 (1966).
TONUTTI, E.: Zur Analyse der pathophysiologischen Reaktionsmöglichkeiten des Organismus. Klin. Wschr. **27**, 569 (1949).
— Toxische Gewebsschäden, Entstehungsmechanismus und Folgerungen. Langenbecks Arch. u. Dtsch. Z. Chir. **264**, 61 (1950).
— Experimentelle Grundlagen zum Problem der hormonalen Beeinflussung des örtlichen Krankheitsgeschehens. Dtsch. med. Wschr. **76**, 1041 (1951).
TRUETA: Chirurg 25, 46 (1954), zit. n. BLUMENSAAT, C. (4).
ÜBERMUTH, H.: Untersuchungen über die alkalische Serumphosphatase beim Sudeck-Syndrom. Langenbeck's Arch. u. Dtsch. Z. Chir. **284**, 39 (1956).
UEHLINGER, E.: Über den akuten Knocheninfarkt. Schweiz. Z. Path. u. Bakt. 13 (1950), zit. n. SCHINZ, BAENSCH, FRIEDL u. UEHLINGER.
— Die Osteoporose als Symptom und einige andere Skeletterkrankungen. 9. Int. Congr. Radiol. München 1959. Stuttgart: Georg Thieme-Verlag u. München-Berlin: Urban u. Schwarzenberg, Vol. 1 225 (1961).
— Der Knochenschmerz. Monatskurse ärztliche Fortbildung **14**, 517 (1964).
VAHLENSIECK, W., SCHEIBE, G.: Zur sogenannten „Ostitis pubis" unter Berücksichtigung klinischer und tierexperimenteller Beobachtungen. Bruns Beitr. Klin. Chir. **207**, 355 (1963).
VIETEN, H.: Das „Ausgangsgesetz" in der funktionellen Strahlentherapie. Strahlenther. **78**, 429 (1949).
— Möglichkeiten der Strahlentherapie beim Sudeck'schen Syndrom. Langenbeck's Arch. u. Dtsch. Z. Chir. **284**, 69 (1956).
VOGLER, E.: Angiographische Beiträge zur Entstehung von Gefäßerkrankungen und Durchblutungsstörungen unter besonderer Berücksichtigung der terminalen Strombahn. Fortschr. Röntgenstr. **81**, 479 (1954).
VOIT, K.: Therapie anginöser Beschwerden bei Spondylosis. Med. Klinik 568 (1952).
VULPIAN, E. F. A.: Lecons sur l'appareil vasomoteur II 1875 zit. n. Wagner, W. (1).
WAGNER, W.: Das Sudeck-Syndrom. Wien-Bonn-Bern: Wilhelm Maudrich-Verlag, 1960.
— Sudeck-Syndrom und Unfallbegutachtung. Verh. Dtsch. orthop. Ges. (Beilageh.) **91**, 394 (1959).
WANKE, R.: Bruns Beitr. klin. Chir. **174**, 263 (1943). zit. n. BLUMENSAAT, C. (4).
— Arterielle Gefäßkrankheiten und Sympathicus-Chirurgie. Münch. med. Wschr. **95**, 388 (1953).
WATSON-JONES, R.: Fractures and Joint Injuries. **1**, 49 (1946), zit. n. WAGNER, W. (1).
WEILL, P.: Über akute Knochenatrophie bei Schußverletzungen der Extremitäten, ihre Ursache und funktionelle Bedeutung. Münch. med. Wschr. **26**, 273 (1917).
WEISS, K.: Die Knorpel-Knochengrenze der Pars constituens articuli im Röntgenbild. Fortschr. Röntgenstr. **67**, 26 (1943).
— Begriff und Röntgensymptomatologie der Osteoporose. 9. Int. Congr. Radiol. München 1959. Stuttgart: Georg-Thieme-Verlag, u. München-Berlin: Urban u. Schwarzenberg, Vol. **1**, 230 (1961).
WERDER, H.: Posttraumatische Osteolyse des Schlüsselbeinendes. Schweiz. med. Wschr. **80**, 912 (1950).
WETTE, W.: Die Lunatumnekrose als Unfallfolge und Berufskrankheit. Arch. Orthop. Unfall-Chir. **29**, 229 (1931).
— Die röntgenologische Darstellung, die Ätiologie und die versicherungsrechtliche Bedeutung der Spaltbildungen im Kahnbein. Arch. Orthop. Unfall-Chir. **33**, 194 (1933).
WHEELER, W. K.: Periostitis Pubes Following Suprapubic Cystostomy. J. Urol. (Baltimore) **45**, 467 (1941).
WILENSKY, A. O.: Arch. Surg. **37**, 371 (1938), zit. n. VAHLENSIECK u. SCHEIBE.
ZEHNTNER, H.: Zur Behandlung der posttraumatischen Knochendystrophie. Dtsch. med. Wschr. **79**, 1788 (1954).
ZIMMERMANN, Takâts DE, G.: Arch. Surg. **23**, 936 (1931), zit. n. BLUMENSAAT, C. (4).

Der primäre Knocheninfarkt

ALBERTINI, A.: Osteoid-Osteom. in: Histologische Geschwulstdiagnostik. Stuttgart: Georg Thieme Verlag 422, 1955.

ALBRECHT, W. D.: Aseptische Knochennekrosen nach Glukokortikoidtherapie. Beitr. Orthop. **14**, 430 (1967).

ALNOR, P. C., HERGET, R., SEUSING, J.: Druckluft-erkrankungen. München: Johann Ambrosius Barth 1964.

— Die chronischen Skelettveränderungen bei Tauchern. Bruns Beitr. klin. Chir. **207**, 475 (1963).

ANSEROFF, N. J.: Die Arterien der langen Knochen des Menschen. Zschr. f. Anat. u. Entwicklungsgesch. **103**, 793 (1934).

AXHAUSEN, G.: Über anämische Infarkte am Knochensystem und ihre Bedeutung für die Lehre von den primären Epiphysennekrosen. Arch. f. Klin. Chir. **151**, 72 (1928).

— BERGMANN, F.: Die Ernährungsunterbrechung am Knochen, in Henke, F. u. O. LUBARSCH Handb. spez. path. Anat. u. Hist., Berlin: Springer Verlag, 1937.

BÄSSLER, R.: Pathomorphogenese ungewöhnlicher aseptischer Knochennekrosen. (Tagg. Nord- u. Westdeutscher Pathologen, Gießen 4.–6. 11. 1966, persönl. Mitteilung) Zbl. Path. **110**, 171 (1967).

BALESTRA, G., PORRO, G.: Sull'infarto primito dell' osso. Radiol. med. (Torino) **40**, 376 (1954).

BAUER, G. C. H., CARLSSON, A., LINDQUIST, B.: Acta orthop. Scand. **26**, 241 (1957) zit. n. UMEK, SORANTIN u. CZEMBIREK.

— WENDEBERG, B.: External counting of Ca^{47} and Sr^{85} in studies of localized sceletal lesions in man. J. Bone Jt. Surg. **41**, 558 (1959).

BELL, A. L. L., EDSON, G. N., HORNICK, N.: Characteristic bone and joint changes in compressed air workers: a survey of symptomless eases. Radiology **38**, 698 (1942).

BERT, P.: La pression barométrique. Paris 1878, zit. n. ALNOR, P. C. u. Mitarb.

BESSLER, W.: Röntgenologische, autoradiographische und szintigraphische Befunde bei Femurkopfnekrose. Fortschr. Röntgenstr. **110**, 214 (1969).

— Szintigraphische Untersuchungen nach Frakturen und Knochenoperationen. Fortschr. Röntgenstr. **107**, 654 (1967).

— Resultate mit Sr-85-Skelettszintigraphie. in: HOFFMANN, G. und SCHEER, K. E.: Radioisotope in der Lokalisationsdiagnostik, Stuttgart: Verlag F. K. Schattauer 1967: 431.

— Veränderter Mineralgehalt des Knochens im Röntgenbild und Szintigramm. Radiologe **9**, 154 (1969).

— MÜLLER, M.: Le diagnostic précoce de la nécrose de la tête fémorale. Ann. Radiol. **4**, 21 (1961).

— — Autoradiographische Studien bei Femurkopfnekrose. Arch. Orthop. Unfall-Chir. **53**, 320 (1961).

BLAU, M., LOOR, Y., BENDER, M. A.: Clinical experience with F^{18} and Sr^{87m} for Bone Scanning. J. Nucl. Med. **4**, 193 (1963).

— NAGLER, W., BENDER, M. A.: Fluorine-18, a new Isotope for Bone Scanning. J. Nucl. Med. **3**, 322 (1962).

BLINKS, L. R., TWILTTY, V. C., WHITAKER, D. M.: Decompression Sickness. Philadelphia a. London 1951 Saunders.

BLOCH-MICHEL, H., BENOIST, M., PEYRON, J.: Ostéonécroses aseptiques au cours de la corticothérapie prolongée. Rev. Rhum. **26**, 648 (1959).

BLUMENSAAT, C.: Der heutige Stand der Lehre vom Sudeck-Syndrom. Berlin/Göttingen/Heidelberg: Springer Verlag 1956.

BOCK, H. E.: Schäden durch Nebennierenrindensteroide. Internist **3**, 459 (1962).

BORNSTEIN, A.: Versuche über die Prophylaxe der Preßluftkrankheit. Berl. Klin. Wschr. **47**, 1272 (1910).

— Physiologie und Pathologie des Lebens in verdichteter Luft. Berl. Klin. Wschr. **51**, 922 (1914).

— Die Absturzerkrankung der Taucher. Berl. Klin. Wschr. **55**, 1198 (1918).

— PLATE, E.: Über chronische Gelenkveränderungen, entstanden durch Preßlufterkrankung. Fortschr. Röntgenstr. **18**, 197 (1911).

BRAHIC, J., DELMONT, J., CHAMLIAN, A., BRUSQUET, Y.: A case of aseptic osteonecrosis of both femur heads during supplementary cortison — like treatman for Sheehan's disease. Marseille Méd. **99**, 730 (1962).

BRUCER, M., ANDREWS, G. A., BRUNER, D. H.: A Study of Gallium-72. Radiology **61**, 534 (1953).

BUCKY, N. L.: Bone infarction. Brit. J. Radiol. **32**, 22 (1959).

BURROWS, F. G. O.: Avascular necrosis of bone complicating steroid therapy Brit. J. Radiol. **38**, 309 (1965).

CANIGIANI, G., PUSCH, G.: Radiologischer Beitrag zur aseptischen Kopfnekrose im Humerus- und Femurbereich. Radiologe **9**, 222 (1969).

CHANDLER, G. N., WRIGHT, V.: Deleteroius effect of intraarticular hydrocortison Lancet 661 (1958).

— — HARTFALL, S. J.: Intraarticular therapy in rheumatoid arthritis. Comparison of hydrocortisone, tertiary butyl acetate and hydrocortisone acetate. Lancet 659 (1958).

CHANDLER, G. N., JONES, J. T., WRIGHT, V., HARTFALL, S. J.: Charcot's arthropathy following intraarticular hydrocortison Brit. med. J. 952 (1959).

CHRIST, A.: Über Chaissonkrankheit, mit besonderer Berücksichtigung einer typischen Erkrankung des Hüftgelenkes. Dtsch. Z. Chir. **243**, 132 (1934).

CLAUS, H. J.: Die Osteopoikilie (Osteopathia condensans disseminata, Osteosclerosis disseminata familiaris, spotted bones) Handb. med. Radiologie 5/3 182 (1968). Berlin, Heidelberg, New York: Springer Verlag.

COLEY, C., BRADLEY, L., MOORE jr., M.: Caisson disease with special reference to the bones and joints, Report of 2 cases. Amer. Surg. **111**, 1065 (1940).

COREY, K. R., KENNY, P., GREENBERG, E., LAUGHLIN, I. S., RAY, B.: Diagnostic applications of Ca^{47} and Sr^{85} to tumors involving bone. J. Nucl. Med. **2**, 119 (1961).

Cosgriff, S. W., Diefenbach, A. F., Vogt jr., W.: Hypercoagulability of blood associated with ACTH Cortisone therapy. Amer. J. med. 9, 752 (1950).

Coste, P., Pique, B., Delabarre, F.: Sur 5 cas d'ostéolyse de la tête fémorale au cours de polyarthrites chroniques evolutives. Rev. Rhum. 23, 451 (1956).

Coste, F., Delabarre, F., Laurent, F., Weissenbach, R.: Nécrose idiopathique de la tête fémorale Rev. Rhum. 27, 128 (1960).

— Turiaf, J., Blanchon, P.: Lupus érythemateux dissemine à forme polyarthritique Bull. Soc. med. Paris 153 (1953).

Dahlin, D. C.: Bone Tumors. Springfield: Charles C. Thomas, 1957.

Deák, P., Rózsahegyi: Osteoarthropathie der Caissonarbeiter. Fortschr. Röntgenstr. 84. 312 (1956).

Diethelm, L., Wanke, R.: Tumoren des Stützgewebes in: Bartelheimer, H. u. Maurer, H. J.: Diagnostik der Geschwulstkrankheiten. Stuttgart: Georg Thieme Verlag, 1962.

Dihlmann, W.: Glukocorticoidnebenwirkungen am Stütz- und Gleitgewebe. Fortschr. Röntgenstr. 103, 308 (1965).

Dubois, E. L., Cozen, L.: Avascular bone necrosis associated with systemic lupus erythematosus. J. Amer. med. Ass. 174, 966 (1960).

Dudley, H. C., Imrie, H. W., Je Jstok, J. T.: Deposition of Radiogallium (Ga^{72}) in proliferating tissue. Radiology 55, 571 (1950).

— Maddox, G. E.: Deposition of Radiogallium in sceletal tissue. J. Pharmacol. exp. Ther. 96, 224 (1949).

Ellegast, H.: Skelettveränderungen beim Morbus Cushing und bei iatrogenem Hypercortisonismus. Internat. Kongreß f. Radiologie Rom 437 (1965).

— Die Radiologie der Osteopathien und Arthropathien beim Cushing-Syndrom und nach Glukokortikoidtherapie. Radiol. clin. biol. 35, 1 (1966).

— Das Röntgenbild der Cortisonschäden. Wien Klin. Wschr. 78, 747 u. 753 (1966).

Epstein, N. N., Tuffanolli, D. L., Epstein, J. H.: Avascular bone necrosis. A complocation of longtime corticosteroid therapy. Arch. Derm. 92, 178 (1962).

Fleming, W. H., Mc Ilraith, J. D., King, E. R.: Photoscanning of bone lesions utilizing Strontium-85. Radiology 77, 635 (1961).

Fournier, A. M., Jullien, G.: Aspects radiologiques de la maladie des Caissons. J. Radiol. Électrol. 40, 529 (1959).

Frank, A., Knoflach, J. G.: Knochenveränderungen bei Caissonkrankheit. Röntgenpraxis 10, 102 (1938).

Franzen, J., Haas, J. P.: Bevorzugt halbseitige Knochenchondromatose – eine sogenannte Ollier'sche Erkrankung. Radiol. clin. (Basel) 30, 28 (1961).

Freiberger, R. H., Swanson, G. E.: A possible new cause for aseptic necrosis of the femoral head. Henry Fort Hosp. Bull. 9, 115 (1961).

— — Aseptic necrosis of the femoral heads after high dosage corticosteroid therapy. N. Y. St. J. Med. 65, 6 (1965).

French, R. J., Mc Cready, V. R.: The use of ^{18}F for bone scanning. Brit. J. Radiol. 40, 655 (1967).

Freund, E.: Zur Frage der aseptischen Knochennekrose. Virchow Arch. path. Anat. 261, 287 (1926).

Frey, K. W., Sonntag, A., Scheybani, M. Sch., Kraus, O., Fuchs, P.: Knochen-Szintigraphie mit Strontium 85. Vergleichende Untersuchungen zwischen Röntgendiagnostik und Szintigraphie. Fortschr. Röntgenstr. 106, 206 (1967).

Gassmann, W.: Melorheostose. Handb. med. Radiologie 5/3 168 (1968). Berlin, Heidelberg, New York: Springer Verlag.

Gerbis, H.: Drucklufterkrankungen (Caissonkrankheit). Dtsch. Med. Wschr. 65, 1152 (1939).

— Koenig, R.: Die Drucklufterkrankung (Caisson-Krankheiten). Aus: Arbeit und Gesundheit Leipzig 1939. zit. n. Alnor, Herget u. Seusing.

Green, N., Osmer, J. C.: Small bone changes secondary to systemic lupus erythematosus. Radiology 90, 118 (1968).

Grützmacher, K. Th. Veränderungen am Schultergelenk als Folge einer Drucklufterkrankung. Röntgenpraxis 13, 216 (1941).

Haas, J. P.: Das Lymphangiom des Knochens. Röntg. Blätter 19, 165 (1966).

— Reichelt, A.: Die isolierte Knochenlymphangiomatose — eine familiäre Erkrankung? Fortschr. Röntgenstr. 105, 733 (1966).

Hartmann, H.: Druckfallkrankheit und intravasale Gasblasen. Int. Z. angew. Physiol. einschl. Arbeitsphysiol. 19, 67 (1961–63).

Hastings, D. E., Macnab, I.: Spontaneous avascular necrosis of the femoral head. Cand. J. Surg. 8, 68 (1965).

Heimann, G. W., Freiberger, R. H.: Avascular necrosis of the femoral and humeral heads after high-dosage corticosteroid therapy. New Engl. J. Med. 263, 672 (1960).

Heller, R., Mager, W., v. Schroetter, H.: Luftdruckerkrankungen. Wien 1900, zit. n. Alnor, Herget u. Seusing.

Hellner, H., Poppe, H.: Osteoid-Osteom. in: Röntgenologische Differentialdiagnose der Knochenerkrankungen. Stuttgart: Georg Thieme Verlag 1956, 802, 817.

Hengst, W., v. d. Ohe, M.: Tumorfrühlokalisation im Skelett mit Strontium-85. Fortschr. Röntgenstr. 106, 728 (1967).

Herget, R.: Neuere Beobachtungen über chronische Gelenkveränderungen bei Tauchern durch Drucklufteinwirkung. Arch. f. Klin. Chir. 261, 330 (1948).

— Primäre Infarkte der langen Röhrenknochen durch lokale Zirkulationsstörungen. Zbl. f. Chir. 77, 1372 (1952).

Jaffé, H. L.: „Osteoid-Osteoma". A benign osteoblastic tumor composed of osteoid and atypical bone. Arch. Surg. 31, 709 (1935).

— Osteoid-Osteoma of bone. Radiology 45, 319 (1945).

— Lichtenstein, L.: Osteoid-Osteoma: Further Experience with this benign tumor of bone. With special reference to cases showing the lesion in relation to shaft cortices and commonly misclassified as instances of sclerosing non-suppurative osteomyelitis or cortical-bone abscess. J. Bone and Joint Surg. **22**, 645 (1940).

JAKOB, A.: Ein Beitrag zur Differentialdiagnose der enossalen Verkalkung, insbesondere des Knocheninfarkts. Fortschr. Röntgenstr. **74**, 77 (1951).

JESSERER, H. KOTZAUREK, R.: Cortison und Calciumstoffwechsel. Klin. Wschr. **37**, 285 (1959).

— Glukokortikoide, Kalziumstoffwechsel und Knochen. Med. Mitt. Schering AG. Berlin **26**, 2 (1965).

— Über die Möglichkeiten einer Verhütung von Cortisonschäden am Skelett. Wien. Klin. Wschr. **78**, 745 (1966).

JOHNSON, R. L., SMYTH, Ch. J., HOLT, G. W., LUBCHENKO, A., VALENTINE, E.: Steroid therapy and vascular lesions in rheumatoid arthritis. Arthritis and Rheumat. **2**, 224 (1959).

JONES, J. P., ENGLEMANN, E. P., STEINBACH, H. L., MURRAY, R. W., RAMBO, N. O.: Fat embolization as possible mechanism producting avascular necrosis. Arthr. and Rheum. **8**, 449 (1965).

KAHLSTROM, S. C.: Bone infarcts. Amer. J. Roentgenol. **47**, 405 (1942).

— BURTON, C. C., PHEMISTER, D. B.: Aseptic necrosis of bone. I. Infarction of bones in caisson disease resulting in encapsulated and calcified areas in diaphyses and in arthritis deformans. Surg., Gynec. and Obst. **68**, 129 (1939).

— — — Aseptic necrosis of bone. II. Infarction of bones of undetermined etiology resulting in encapsulated and calcified areas in diaphyses and in arthritis deformans. Surg., Gynec. and Obst. **68**, 631 (1939).

— PHEMISTER, D. B.: Bone Infarcts. Case report with autopsy findings. Amer. J. Pathology **22**, 947 (1946).

KALLIUS, H. U.: Experimentelle Untersuchungen über die Lymphgefäße der Röhrenknochen. Brun's Beitr. Klin. Chir. **155**, 109 (1932).

KELLER, M. F.: Periarteriitis nodosa im Verlauf einer mit Steroiden behandelten Polyarthritis. Z. Kreisl. Forsch. **53**, 943 (1964).

KISTLER, G. H.: Sequences of experimental infarction of the femur in the rabbits. Arch. Surg. (Chicago) **29**, 589 (1934).

— Proc. Inst. Med. Chicago **10**, 110 (1934), zit. n. N. L. BUCKY.

KLEIN, E. W., LUND, R.: Strontium 85 photoscanning in pagets disease. Amer. J. Roentgenol. **92**, 195 (1964).

KLÜMPER, A., LOHMANN, V., UEHLINGER, E., WELLER, S., STREY, M.: Aseptische Knochennekrosen des Oberschenkelkopfes nach Glucocorticoidbehandlung. Fortschr. Röntgenstr. **107**, 96 (1967).

KOELSCH, F.: Handbuch der Berufskrankheiten, 3. Aufl. Stuttgart: Verlag Georg Fischer, 1962.

KOENIG, R.: Druckluft-Caisson-Krankheiten beim Bau der Reichsautobahn Havelbrücke Werder an der Südtangente des Berliner Ringes. Münch. Med. Wschr. **86**, 370 (1939).

KOLÁŘ, J., BEK, V., JANKO, L., VYHNÁNEK, L., BABICKY, A., DRÁPELOVÁ, D.: Zu Sinn und Grenzen der Knochendiagnostik mit ^{85}Sr, Fortschr. Röntgenstr. **106**, 216 (1967).

— STŘEDA, A., BEK, V., BABICKÝ, A., BIBR, B., JANKO, L., KRÁLOVA, M.: Untersuchungen bei sog. primären und secundären Gelenknekrosen mit knochensuchenden radioaktiven Isotopen. Fortschr. Röntgenstr. **107**, 487 (1968).

LAING, P. G.: J. Bone Jt. Surg. **35**, 462 (1953), zit. n. REICHELT, JUNG u. HAAS.

LÉGANT, O., BALL, R. P.: Sickle-Cell Anemia in Adults: Roentgenographie findings Radiology **51**, 665 (1948).

LEICHNER-WEIL, S.: Ein Beitrag zur Ätiologie des primären Knocheninfarktes. Z. ges. Inn. Med. u. Grenzgeb. **18**, 451 (1963).

LIESS, G.: Knochen- und Gelenkveränderungen bei der Caisson-Krankheit. Fortschr. Röntgenstr. **84**, 472 (1956).

LIEVRE, J. A.: Lesions osseuses causes par la cortisone et ses derives Rhumatologie **5**, 220 (1960).

LUCK, J. V.: Bone and joint disease. Verlag Charles C. Thomas publisher Springfield, Illinois, USA, zit. n. ALNOR, HERGET u. SEUSING.

LUCKE, H. v.: Die Dekompressionskrankheiten. Aus: Handbuch d. Inn. Medizin 3. Aufl. **61**, 935 (1941).

LÜBOW, H.: Experimentelle Erzeugung aseptischer Knochennekrosen durch Drucklufteinwirkung. Inaug. Diss. Kiel 1952.

LOYOT, P., GAUCHER, A., MATHIEU, J.: Osteonecrose des têtes fémorales et hypercortisonisme. J. Radiol. **44**, 756 (1963).

MACDONALD, N. S.: Lab. clin. Med. **52**, 541 (1958), zit. n. UMEK, SORANTIN und CZEMBIREK.

MACFARLAND, P. H., FROST, H. M.: A possible new cause for aseptic necrosis of femoral head. Henry Fort Hosp. Bull. **9**, 115 (1961).

MACH, J.: Zur Differentialdiagnose von Hüftkopfnekrosen des Erwachsenen. Beitr. Orthop. **16**, 11 (1969).

MCCREADY, V. R., FRENCH, R. J.: The use of short lived isotopes in bone scanning. in: HOFFMANN, G. und SCHEER, K. E. Radioisotope in der Lokalisationsdiagnostik, Verlag F. K. Schattauer, Stuttgart: 1967, 407.

MÄNNCHE, K. H.: Die CAISSON-Krankheit – auch für Sporttaucher eine Gefahr. Med. Welt **19** (N. F.), 1605 (1968).

— Caissonkrankheit. Zur Geschichte, Physiopathologie und Klinik der Dekompressionskrankheit. Monatsschrift f. Unfallheilkunde **71**, 509 (1968).

MALKA, S.: Idiopathic aseptic necrosis of the head of the femur in adults. Surg. Gyn. Obst. **123**, 1057 (1966).

MARNIERRE, DE LA, P., SALAN, A.: Complications osseuses et articulaires de la maladie de Caissons. J. Chir. (Paris) **57**, 40 (1941).

MARTIN, E., MAYNO, G.: Cortison et tissu osseux. Schweiz. med. Wschr. **84**, 757 (1954).

MAU, H.: Neuere Erkenntnisse auf dem Gebiet der aseptischen Knochennekrosen. Med. Klin. **60**, 1561 (1965).

— Idiopathische Hüftkopfnekrosen Erwachsener. Z. Orthop. **101**, 18 (1966).

— Zur Frühdiagnose idiopathischer Hüftkopfnekrosen. Beitr. Orthop. **13**, 438 (1966).

Meessen, H.: Zur „Pathologie der Therapie“ Dtsch. Med. Wschr. **80**, 169 (1955).
Meyer, T., Golter, L. E., Hawley, C.: Avascular necrosis of bone following systemic steroid therapy. Radiology **80**, 422 (1963).
Miller, W. T., Restifo, R. A.: Steroid arthropathy. Radiology **86**, 652 (1966).
Moran, T. J.: Cortisone-Induced Alterations in Lipid Metabolism. Arch. Pathol. **73**, 300 (1962).
Mouchet, A., Mouchet, A.: Les lesions des os et des articulations dans la maladie des Caisson. Presse med. Paris 670 (1941), zit. n. Alnor, Herget u. Seusing.
Murray, R. O.: Radiological bone changes in Cushing's syndrome and steroid therapy. Brit. J. Radiol. **33**, 1 (1960).
— Steroids and the skeleton. Radiology **77**, 729 (1961).
Paschold, K., Friedrich, H.: Seltene Lokalisation einer aseptischen Knochennekrose. Brun's Beitr. Klin. Chir. **214**, 271 (1967).
Patterson, R. J., Bickel, W. H., Dahlin, D. C.: Idiopathic avascular necrosis of the head of the femur. A study of 52 cases. J. Bone Jt. Surg. **46-A**, 267 (1964).
Petitjean, R., Schmitt, D., Antony, R., Carle, J. P., Bas, M.: Osteonecrose aseptique des têtes fémorales et humerales au cours de la corticotherapie prolongée en pneumologie. Pneum. Coeur **21**, 1125 (1965).
Phemister, D. B.: Aseptische Knochennekrose bei Frakturen, Transplantationen und Gefäßverschlüssen. Zschr. Orthop. Chir. **55**, 161 (1931).
— Changes in bone and joints resulting from interruption of circulation. I. general considerations and changes resulting from injuries. Arch. Surg. **41**, 436 (1940).
— II. Non-traumatic lesions in adults with bone infarction; arthritis deformans. Arch. Surg. **41**, 1455 (1941).
— Lesions of bone and joints arising from interruption of circulation. J. Mount Sinai-Hosp. **15**, 55 (1948).
— Some circulation disturbance of the skeletal system Proc. Inst. Med. Chicago **17**, 254 (1949).
Pietrograndi, V., Mastromarino, R.: Osteopatia da proloungata trattamento cortisonico. Ortop. e traumatol. **25**, 791 (1957).
Pöschl, M.: Die aseptischen Osteo-Chondronekrosen. Handb. med. Radiologie, Springer-Verlag Berlin, Heidelberg, New York (in Vorbereitung) persönliche Mitteilung.
Poppel, M. H., Robinson, W. T.: The Roentgen Manifestations of Caisson Disease. Amer. J. Roentgenol. **76**, 74 (1956).
Quinke, A.: Naunyn-Schmiedebergs Arch. exp. Path. u. Pharm. **62**, 464 (1910), zit. n. Alnor, Herget u. Seusing.
Ramseier, E.: Über Periateriitis nodosa der intraossären Arterien, zugleich ein Beitrag zur Genese des sogenannten Knocheninfarktes. Zbl. Path. **101**, 207 (1960).
— Untersuchungen über arteriosclerotische Veränderungen der Knochenarterien. Virchows Arch. path. Anat. **336**, 77 (1962).
Ravault, P. P., Lejeune, E., Lambert, R., Fries, D.: Nécrose aseptique bilaterale de la tête femorale au cours de la corticothérapie. Lyon méd. **92**, 266 (1960).
Reboul, J., Delos, J., Delorme, G., de Groc, J., Bordron, H., Carraze, G.: Radiodiagnostic des Complications Ostéo-Articulaires de la Maladie des Caissons. J. Radiol. Electrol. **37**, 685 (1956).
Reichelt, A.: Zur Frage der Schenkelhalsbrüche bei steroidbehandelter chronischer Polyarthritis. Arch. orth. u. Unfall-Chir. **59**, 260 (1966).
— Das pathomorphologische Bild der idiopathischen Hüftkopfnekrose. Verhdl. Dtsch. Orth. Ges. 54 Kongreß, Köln 1967, 251.
— Glukokortikoidlangzeittherapie und Femurkopfnekrosen. Orth. Praxis **4**, 142 (1967).
— Röntgenologische Frühveränderungen der idiopathischen Hüftkopfnekrose. Fortschr. Röntgenstr. **108**, 649 (1968).
— Jung, J., Haas, J. P.: Sonderformen aseptischer Knochennekrosen. Radiologe **6**, 213 (1966).
Rendich, R. A., Harrington, L. A.: Roentgen findings in caission disease of bone, with case reports. Radiology **35**, 439 (1940).
Rettig, H.: Caissonnekrose am Hüftkopf. Mschr. Unfallheilk. **54**, 338 (1951).
Reus, de, H. D.: L'infarctus osseux. J. belge Radiol. **40**, 20 (1957).
Roncalli-Benedetti, Soave, G.: Studio angiografico della osteonecrosi primitiva della testa del femore. Clin. ortop. (Padova) **16**, 155 (1966).
Rosenberg, E. F.: Rheumatoide Arthritis. Wirbelfrakturen bei 24 Fällen von Osteoporose bei Steroid-Therapie. Acta med. scand. **162**, 341 (1958).
Rosenthal, L.: The use of Strontium 85 for the detection of bone lesions. J. Can. Ass. Radiol. **15**, 53 (1954).
Rutishauser, E.: Kreislaufstörungen im Knochensystem (Demonstrationen) Verhdl. dtsch. Ges. Path. **47**, 91 (1963).
Schinz, H. R., Baensch, W. E., Friedl, E., Uehlinger, E.: Lehrbuch der Röntgendiagnostik. Stuttgart: Georg Thieme Verlag, 1952.
Schinz, H. R., Uehlinger, E.: Aus der Gelenkpathologie. Ärztl. Monatshefte **43** (1947).
— — Zur Diagnose und Differentialdiagnose des primären Knocheninfarktes. Radiologia Clinica **17**, 57 (1948).
Schlungbaum, W.: Die beidseitige „idiopathische“ Hüftkopfnekrose des Erwachsenen. Fortschr. Röntgenstr. **106**, 448 (1967).
Schröder, G.: Klinisch-röntgenologischer Beitrag zum Problem des Knocheninfarktes bei Caissonarbeitern. Mschr. Unfallheilk. **59**, 161 (1956).
— Beitrag zur Ätiologie des Knocheninfarktes. Fortschr. Röntgenstr. **88**, 113 (1958).
Seifert, E.: Seltene Hüftgelenkserkrankung (Taucherkrankheit). Zbl. Chir. **39**, 2318 (1936).
Serre, H., Simon, L.: Aspects de la necrose de la tête fémorale chez l'adulte a propos de 15 formes primitives. Rev. Rhum. **27**, 525 (1960).
— — Claustre, J.: Les formes aggreavées de la goutte articulaire soumise à la corticothérapie au long cours. Bull. Soc. méd. Hôp. Paris **7**, 717 (1960)

SERRE, H., SIMON, L.: Primary necrosis of the femoral head in adults. Acta Rheum. Scand **7**, 265 (1961).
— — Role of corticoid therapy in primary osteonecrosis of femoral head in the adult subject. Presse med. **69**, 1995 (1961).
SEUSING, J.: Zschr. f. Kreislauff. **42**, 186 (1953). zit. n. ALNOR, HERGET u. SEUSING.
— Hefte Unfallheilk. **62**, 71 (1960). zit. n. ALNOR, HERGET u. SEUSING.
— Wehrmed. Mitt. 10 (1960), zit n. ALNOR, HERGET u. SEUSING
SÉZE, S. DE, HUBRAULT, A., RENIER, J. C.: Fractures spontanées sous cortisone. Rev. Rhum. **20**, 193 (1953).
— DEBEYRE, N.: Osteolyse de la tête fémorale au cours de la polyarthrite chronique rheumatismale. Rev. Rhum. **24**, 74 (1957).
SIEMSEN, J. K., BROCK, J., MEISTER, L.: Lupus erythematosus and avascular bone necrosis: a clinical study of three cases and review of the literature. Arthr. Rheum. **5**, 492. (1962).
SKLAROFF, D. M., CHARKES, N. D.: Studies of metastatic bone disease with strontium 85. Radiology **80**, 270 (1963).
SPENCER, R., HERBERT, R., RISH, M. W., LITTLE, W. A.: Bone Scanning with ^{85}Sr, ^{87m}Sr and ^{18}F. Physical and radiopharmaceutical considerations and clinical experience in 50 cases. Brit. J. Radiol. **40**, 641 (1967).
SUTTON, R. D., BENEDIKT, T. G., EDWARDS, G. A.: Aseptic bone necrosis and corticosteroid therapy. Arch. Inter. Med. **112**, 190 (1963).
SWEETNAM, R.: Cortisone arthropathie of the hip Proc. roy. Soc. Med. **53**, 63 (1960).
— MASON, R. N., MURRAY: R. O. Steroid-arthropathy of the hip. Brit. med. J. 1392 (1960).
TAYLOR, H. K.: Aseptic Necrosis in Adults: Caisson Workers and Others. Radiol. **42**, 550 (1944).
THORNE, I. J.: Caisson disease. A study based on three hundred cases observed at the Queens-Midtown-Tunnel project, 1938. Amer. J. med. Ass. **117**, 585 (1941).
TODD, R. M., KEIDAN, S. E.: Changes in the head of the femur in children suffering from Gaucher's disease. J. Bone. Jt. Surg. **34**, 447 (1952).
TORI, G.: Osseous alterations appearing in association with haemopathies of constitutional nature. Handb. med. Radiol. 5/3 (1968): 262. Berlin, Heidelberg, New York: Springer-Verlag.
TWYNAM, G. E.: A case of caisson disease. Brit. Med. J. **1**, 190 (1888).
UEHLINGER, E.: Über den akuten Knocheninfarkt. Schweiz Z. Path. u. Bakt. **13**, (1950): zit. n. SCHINZ, BAENSCH, FRIEDL u. UEHLINGER.
— Pathologische Anatomie der Therapieschäden. Verhdlg. dtsch. Ges. inn. Med. **67**, 457 (1961). München: Verlag J. F. Bergmann, 1962.
— Der Knochenschmerz. Monatskurse ärztl. Fortbild. **14**, 517 (1964).
— Aseptische Knochennekrosen (Infarkte) nach Prednisonbehandlung. Schweiz. med. Wschr. **94**, 1527 (1964).
— Kortikoide und Kalziumstoffwechsel. Melsunger Med. Mitt. **40**, 107, 197 (1966).
UMEK, H. SORANTIN, H., CZEMBIREK, H.: Knochenszintigraphie mit ^{87m}Sr und ^{85}Sr. Fortschr. Röntgenstr. **110**, 209 (1969).
VELAYOS, E. E., LEIDHOLZ, J. D., SMYTH, C. J., PRIEST, R.: Arthropathy associated with steroid therapy. Ann. Inter. Med. **64**, 759 (1966).
VERNON, H. M.: The solubility of air in fats and its relation to caisson disease. Lancet **2**, 691 (1907).
VOLKMANN, R.: Embolische Knochennekrose nach Endocarditis. Arch. klin. Chir. **5**, 330 (1864).
WALKER, W. A.: Aseptic necrosis of bone occuring in caisson disease. Case report. J. Bone and Jt. Surg. **22**, 1080 (1940).
WAREMBOURG, H., PAUCHANT, M., DUCLOUX, G., MEEROCICH, R.: Lille Medical **10**, 381 (1965). zit. n. Reichelt.
WERNE, S.: Compression fracture of the femoral head association with cortison therapy. Acta orthop. Scand. **32**, 413 (1962).
WINKLER, C.: Digitale Auswertung von Szintigrammen. in: HOFFMANN, G. u. SCHEER, K. E. Radioisotope in der Lokalisationsdiagnostik. Stuttgart: Verlag F. K. Schattauer 45, 1967.
WOLFF, H. P., FISCHER, R.: Strontium. in: SCHWIEGH, H. u. TURBA, F.: Künstliche radioaktive Isotope in Physiologie, Diagnostik und Therapie. Berlin-Göttingen-Heidelberg: Springer-Verlag 10, 1961.
ZANASI, R., AZZINI, C. A.: Osteonecrosi bilaterale della testa femorale da prolungato trattamento cortisonico. Chir. Organi Mov. **53**, 239 (1964).
ZITA, G., SUMMER, K.: Erweiterte Diagnostik von Knochenerkrankungen mit Sr^{85}. in: HOFFMANN, G. und SCHEER, K. E. Radioisotope in der Lokalisationsdiagnostik, Verlag Stuttgart: F. K. Schattauer 415, 1967.

Namenverzeichnis — Author Index

Die *kursiv* gesetzten Zahlen beziehen sich auf die Literatur; Page numbers in *italics* refer to the references

Sachverzeichnis

Bei gleicher Schreibweise in beiden Sprachen sind die Stichwörter nur einmal aufgeführt

Subject Index

Where English and German spelling of a word is identical, the German version is omitted.

SONDERDRUCK AUS

HANDBUCH DER MEDIZINISCHEN RADIOLOGIE
ENCYCLOPEDIA OF MEDICAL RADIOLOGY

HERAUSGEGEBEN VON

L. DIETHELM MAINZ · F. HEUCK STUTTGART · O. OLSSON LUND · K. RANNIGER RICHMOND · F. STRNAD FRANKFURT/M.
H. VIETEN DÜSSELDORF · A. ZUPPINGER BERN

BAND V/1

REDIGIERT VON

L. DIETHELM, MAINZ

SPRINGER-VERLAG, BERLIN HEIDELBERG NEW YORK 1976
(PRINTED IN GERMANY)

Allgemeine Radiologie und Morphologie der Knochenkrankheiten

Von

F. Heuck

SONDERDRUCK AUS

HANDBUCH DER MEDIZINISCHEN RADIOLOGIE
ENCYCLOPEDIA OF MEDICAL RADIOLOGY

HERAUSGEGEBEN VON

L. DIETHELM, MAINZ · F. HEUCK, STUTTGART · O. OLSSON, LUND · K. RANNIGER, RICHMOND · F. STRNAD, FRANKFURT/M.
H. VIETEN, DÜSSELDORF · A. ZUPPINGER, BERN

BAND V/1

REDIGIERT VON

L. DIETHELM, MAINZ

SPRINGER-VERLAG, BERLIN HEIDELBERG NEW YORK 1976
(PRINTED IN GERMANY)

NICHT IM HANDEL

Knochen- und Gelenkveränderungen durch Hitze und Kälte

Von

V. Šváb

SONDERDRUCK AUS

HANDBUCH DER MEDIZINISCHEN RADIOLOGIE
ENCYCLOPEDIA OF MEDICAL RADIOLOGY

HERAUSGEGEBEN VON

L. DIETHELM MAINZ · F. HEUCK STUTTGART · O. OLSSON LUND · K. RANNIGER RICHMOND · F. STRNAD FRANKFURT/M.
H. VIETEN DÜSSELDORF · A. ZUPPINGER BERN

BAND V/1

REDIGIERT VON

L. DIETHELM, MAINZ

SPRINGER-VERLAG, BERLIN HEIDELBERG NEW YORK 1976
(PRINTED IN GERMANY)

NICHT IM HANDEL

Knochenschäden bei Stromverletzungen

Von

J. Kolář und R. Vrabec

SONDERDRUCK AUS

HANDBUCH DER MEDIZINISCHEN RADIOLOGIE
ENCYCLOPEDIA OF MEDICAL RADIOLOGY

HERAUSGEGEBEN VON

L. DIETHELM MAINZ · F. HEUCK STUTTGART · O. OLSSON LUND · K. RANNIGER RICHMOND · F. STRNAD FRANKFURT/M.

H. VIETEN DÜSSELDORF · A. ZUPPINGER BERN

BAND V/1

REDIGIERT VON

L. DIETHELM, MAINZ

SPRINGER-VERLAG, BERLIN HEIDELBERG NEW YORK 1976
(PRINTED IN GERMANY)

NICHT IM HANDEL

Strahlenbedingte Knochenschäden

Von

J. Kolář und R. Vrabec

SONDERDRUCK AUS

HANDBUCH DER MEDIZINISCHEN RADIOLOGIE
ENCYCLOPEDIA OF MEDICAL RADIOLOGY

HERAUSGEGEBEN VON

L. DIETHELM MAINZ | F. HEUCK STUTTGART | O. OLSSON LUND | K. RANNIGER RICHMOND | F. STRNAD FRANKFURT/M.

H. VIETEN DÜSSELDORF | A. ZUPPINGER BERN

BAND V/1

REDIGIERT VON

L. DIETHELM, MAINZ

SPRINGER-VERLAG, BERLIN HEIDELBERG NEW YORK 1976
(PRINTED IN GERMANY)

NICHT IM HANDEL

Osteopathies of primary medullary origin

By

Giulio Zubiani

SONDERDRUCK AUS

HANDBUCH DER MEDIZINISCHEN RADIOLOGIE
ENCYCLOPEDIA OF MEDICAL RADIOLOGY

HERAUSGEGEBEN VON

L. DIETHELM, MAINZ · F. HEUCK, STUTTGART · O. OLSSON, LUND · K. RANNIGER, RICHMOND · F. STRNAD, FRANKFURT/M.
H. VIETEN, DÜSSELDORF · A. ZUPPINGER, BERN

BAND V/1

REDIGIERT VON

L. DIETHELM, MAINZ

SPRINGER-VERLAG, BERLIN HEIDELBERG NEW YORK 1976
(PRINTED IN GERMANY)

NICHT IM HANDEL

Zirkulatorische Knochenveränderungen

Von

J. Franzen